Hypnose

Hans-Christian Kossak

Hypnose

Lehrbuch für Psychotherapeuten und Ärzte

Weltbild

Impressum

Anschrift des Autors:
Dr. phil. Hans-Christian Kossak
Katholische Beratungsstelle
Ostermannstraße 32
44789 Bochum
E-Mail: Hans-Christian.Kossak@t-online.de

Genehmigte Lizenzausgabe für Verlagsgruppe Weltbild GmbH,
Steinerne Furt, 86167 Augsburg

Umschlaggestaltung: Spieszdesign, Neu-Ulm
Umschlagmotiv: Spieszdesign, Neu-Ulm
Gesamtherstellung: Freiburger Graphische Betriebe, Freiburg i. Br.
Printed in the EU

ISBN 978-3-8289-5270-6

2010 2009 2008
Einkaufen im Internet: *www.weltbild.de*

Vorwort zur dritten Auflage

Die erste Auflage des vorliegenden Buches erfolgte 1989, zu einem Zeitpunkt, als die Experimentelle und Klinische Hypnose in Deutschland langsam bekannter wurde, auch deutschsprachige Fachkongresse zu diesem Thema häufiger wurden und das Interesse für eine fundierte Ausbildung in Klinischer Hypnose wuchs. Wenn sich die Hypnose in Deutschland damals gewissermaßen im jugendlichen Entwicklungsstadium befand, so hat sie sich bis heute deutlich weiterentwickelt und ist nun ein recht blühender Wissenschaftsgegenstand im Erwachsenenalter geworden. Dies ist z. B. an den wachsenden Mitgliederzahlen der Hypnosegesellschaften deutlich abzulesen. Während damals z. B. die Deutsche Gesellschaft für Hypnose e. V. (DGH) fast dreihundert Mitglieder hatte, zählt sie heute über tausend Psychologen, Ärzte und Zahnärzte zu ihren eingeschriebenen Mitgliedern, die gleichzeitig ihre Fachausbildung dort absolvieren. Auch die Anzahl an deutschsprachigen Fachpublikationen hat in der Zwischenzeit deutlich zugenommen. Hypnose hat sich demnach immer mehr als selbstverständliches Verfahren in der Psychodiagnostik und Therapie etabliert. Auch an den Universitäten ist sie immer häufiger ein Ausbildungsteil der Klinischen Psychologie. Entsprechend gilt das „Lehrbuch Hypnose“ an den Universitäten nun als Standardwerk.

Die vorliegende dritte Auflage wurde vollkommen durchgesehen und die Druckfehler, die sich immer noch beharrlich versteckt hatten, wurden korrigiert.

Dieses Buch wendet sich weiterhin sowohl an Studenten und an Anfänger in der Hypnoseausbildung und berücksichtigt die vielfältigen Bereiche der Psychologie, Psychotherapie, Medizin und Zahnmedizin. Aber auch Fortgeschrittene und Praktiker werden hier angesprochen, um ihnen Anregungen für unterschiedliche Problemstellungen in der Diagnostik, der Therapie und einzelnen Hypnosemethoden zu geben.

Die vielen schriftlichen und mündlichen positiven Rückmeldungen zu dem Buch bestätigen die hier entwickelte Konzeption, als Lehrbuch systematisch aufbauend über Grundlagen einzuführen, um zu den komplexen Theorie- und Anwendungsproblemen zu gelangen. Gleichzeitig wird die theoretische Einbettung und Vermittlung bestätigt: Leserinnen und Leser unterschiedlicher Schulrichtungen finden Zugang zu den vielschichtigen Themen. Für verhaltenstherapeutisch Orientierte sind jedoch besondere Akzente gesetzt; sie werden besonders leicht die große Nähe der modernen kognitiven Verhaltenstherapie zur modernen Hypnose erkennen. Diese von mir vor nun über fünfzehn Jahren entwickelte neue Idee, moderne Verhaltenstherapie und Hypnose zu kombinieren, fand in der Zwischenzeit immer mehr Bestätigung. Dies führte dazu, daß Hypnose zu einem festen Bestandteil im Ausbildungscurriculum zum Verhaltenstherapeuten geworden ist, wie sie von der Deutschen Gesellschaft für Verhaltenstherapie (DGVT) angeboten wird. Das hat wiederum Rückwirkung auf die universitäre Ausbildung, in der die Kombination von Hypnose und Verhaltenstherapie nun zunehmend häufiger als wissenschaftlich sinnvoll vermittelt wird.

Mein Dank gilt jenen Fachkolleginnen und Fachkollegen, die mich im Dialog in meiner Arbeit ermunterten und mich durch ihre Rückmeldungen in meinem Konzept bestätigten, das ich damals als einsamer Einzelgänger aufbaute, dem nun zwischenzeitlich viele folgen konnten. Wie immer danke ich an dieser Stelle meiner Frau Silke und meinem Sohn Thorsten. Nur mit ihrer Geduld und ihrem Verständnis war der große Aufwand für das umfangreiche Werk möglich.

Bochum, im Februar 1997

Danksagung

Die erste Stelle meiner Danksagungen gilt Herrn Prof. Dr. Franz Petermann (Bonn); als ich ihm von meinen Ausarbeitungen zu einem Lehrbuch der Hypnose berichtete, zeigte er sich aufgeschlossen und erklärte sich spontan bereit, Teile meines Manuskripts zur Beurteilung durchzuarbeiten. Daraus erwuchs dann ein größeres Interesse, so daß er mein umfangreiches Manuskript bei der Psychologie Verlags Union vorlegte und sich dafür einsetzte – ein Schritt, von dem ich nur bescheiden zu träumen wagte. Herr Petermann bemühte sich weiterhin sehr lange und intensiv um mein Konzept und versah es mit zahlreichen wertvollen Kommentaren, die mir in der Einsamkeit meines Schreibens sehr hilfreich waren.

Dank gilt auch meinen zahlreichen Patienten und Klienten, die durch ihre Problemstellungen Anlaß für umfangreiche theoretische und praktische Überlegungen gaben – und einer Publikation ihres Leidensweges zustimmten.

An dieser Stelle sind auch die Diskussionen und Praxiserfahrungen mit Kolleginnen, Kollegen und Teilnehmern meiner Ausbildungsseminare zu nennen; diesen nicht immer einfachen und meist sehr kritischen Auseinandersetzungen habe ich viele Anregungen für meine Ausführungen zu verdanken.

In meinen direkten Fachkontakten zur Hypnose bin ich Herrn Prof. Dr. Vladimir A. Gheorghiu (Gießen) zu Dank verpflichtet. Er gab mir fachliche und freundschaftliche Ermutigungen vor und während meiner Ausarbeitungen, die mir sehr weiterhalfen, so z.B. seine Einladung zur Teilnahme am „First International Symposium on Suggestion and Suggestibility" im Juli 1987 in Rauischholzhausen/Gießen. Hier konnte ich zahlreiche Fachkontakte herstellen und vertiefen.

Auch Dr. Walter Bongartz (Konstanz; ehem. Präsident der Deutschen Gesellschaft für Hypnose; Präsident der European Society of Hypnosis) machte mir Mut, das Projekt zu beginnen - und es auch über so lange Zeit durchzuhalten.

Besondere Fachkontakte und Beiträge, die ich an wesentlichen Stellen verwenden konnte, verdanke ich Frau Prof. Dr. Helen Crawford (Virginia, USA), Dr. Vilfredo DePascalis (Rom, Italien), Dr. Harry Stanton (Tasmania, Australien), Dr. David Fourie (Pretoria, South Africa), Dr. Peter Kruse (Bremen) und Dr. Fredrick J. Evans (Chicago, Illinois, USA)...

Dem Konzept des vorliegenden Buches gemäß sollte neben der Vermittlung theoretischer Kenntnisse und praktischer Erfahrung der Versuch unternommen werden, durch Abbildungen die Anschaulichkeit zu fördern und die innere Bilderwelt durch eine äußere zu ergänzen. Hier danke ich global allen Fachleuten, die mir mit der Zusendung ihres Porträtbildes zu dieser Anschaulichkeit verhalfen. Ich fühle mich dadurch besonders geehrt.

Bei der langwierigen Prozedur, geeignete Bilddokumentationen zur Vorbereitung und Induktion der Hypnose zu erstellen, waren Herr Wolf Gutzmer, Dipl.-Psych. Meinrad Kamps und die Herren Thomas Dreiskämper und Serge Roman behilflich.

Letztere waren vom „Media Team" zu einem Fernsehinterview bei mir zu Gast und erklärten sich spontan zur Mithilfe bereit. Herrn Dipl-Psych. Burghard Peter verdanke ich das beeindruckende Foto von M.H. Erickson. Natürlich darf die Unterstützung durch meinen Sohn Thorsten nicht unerwähnt bleiben, der sich mit Geduld ebenfalls für eine Bilddokumentation zur Verfügung stellte.

Bei der Sichtung geeigneter Comics war Markus Keller (damals noch Schüler) mit seiner „Duckothek" zielsicher hilfreich. Ich gedenke seiner in stiller Trauer.

Dem Vorstand der Deutschen Gesellschaft für Hypnose und den Mitherausgebern (W. Bongartz und V.A. Gheorghiu) der Fachzeitschrift „Experimentelle und klinische Hypnose“ danke ich, daß ich Abbildungen und meine bislang veröffentlichten Artikel übernehmen durfte; gleicher Dank geht auch an Herrn Burghart Peter als Herausgeber der „Hypnose und Kognition“.

Bei der Psychologie Verlags Union bin ich Herrn Dr. H. Jürgen Kagelmann zu Dank verpflichtet, der als Lektor stets die Ruhe bewahrte und meine beinahe erlahmende Endmotivation durch seine gute Koordination aufrecht erhielt. Herrn Wirth gilt ebenfalls meine Aufmerksamkeit; ihm stand die Aufgabe zu, aus meiner auf dem C 64 Commodore erstellten Computertextverarbeitung eine professionelle Texterfassung zu erstellen. Bei den Korrekturen war Frau Petra Gotzler unerbittlich genau, was bei dem Umfang des Gesamtwerkes dankenswerterweise bis zur letzten Zeile beibehalten wurde. Meinen Freunden Dr. Dipl.-Psych. Heribert Joisten und Dipl.-Psych. Michael Schumacher danke ich ebenfalls für ihre Mithilfe bei einem Teil der nicht enden wollenden Korrekturen.

Zuletzt und bewußt an hervorgehobener Stelle danke ich meiner Frau Silke besonders herzlich, die diesem Buch stets mit sehr gemischten Gefühlen gegenüberstand und in den vielen Jahren mehr an Kraft abgeben mußte als ihr lieb war.

Inhaltsverzeichnis

Teil 2
Grundkurs, Übungsteil ... 67

Kapitel 4
Planung und Vorbereitung der Hypnosesitzung 69

Kapitel 5
Vorbereitung der Induktion und Vorbereitungsübungen 83

Anwendungen II 433

Teil 7 Anwendungsbereiche 437

Kapitel 24
Hypnose in der Medizin 439

Einleitung

Der Weg zur Hypnose verlief für mich selbst anfangs über viele Vorurteile und wurde durch sehr unterschiedliche Ereignisse beeinflußt. Langjährig als klinischer Fachpsychologe, Verhaltenstherapeut und Gesprächspsychotherapeut tätig, konnte ich mir die Wirkungsweise von Hypnose nicht vorstellen. Bekannte „klassische“ Lehrbücher erwähnten Hypnose nicht oder in mehr kritisch-einschränkender Weise.

Im Studium erschien das Verfahren nie oder lediglich in abwertenden Nebensätzen. Inzwischen hat das Interesse erheblich zugenommen. Zum einen wohl, weil man sich in der Wissenschaft vom intellektuell Begründbaren mehr zum psycho-logisch Begründbaren wendet. Gerade diese Entwicklung hat übrigens die gesamte Hypnose in ihrem geschichtlichen Verlauf der letzten zweihundert Jahre gezeigt. Auf der Ebene der Verhaltenstherapie gehört dazu auch die „kognitive Wende”, die nun Gefühle und Imaginationen in ihre Konzepte als wesentliche Bestandteile mit einbezieht.

Zum anderen erkennt man immer mehr, daß der Mensch als Ganzheit denkt, erlebt und agiert; aus diesem Grunde wird nun die Leib-Seele-Einheit des Menschen wieder neuentdeckt. Dazu gehören auch esoterische Aspekte als Epiphänomene. Eventuell bringen diese weitere Impulse, die bislang von rein intellektuellen Betrachtungsweisen ausgeklammert wurden.

Hypnose ist jedoch keinesfalls als esoterisches Verfahren oder therapeutisches Spielzeug (oder sogar Unterhaltungsinstrument) anzusehen, sondern als ein sehr altes und seit Jahrtausenden bekanntes und bewährtes Verfahren, das in nahezu allen Kulturen unter verschiedenen Zielsetzungen benutzt wird. Die Forschung der letzten Jahrzehnte verdichtet immer mehr die aus praktischen Therapieerfahrungen gewonnenen Aussagen, daß durch Hypnose zentrale subkortikale Filter- und Bewertungsprozesse gezielt erreicht und dadurch gesteuert werden können, die für Kodierungen und Dekodierungen von Informationen verantwortlich sind. Dies bezieht sich sowohl auf die Wahrnehmungsverarbeitung unterschiedlichster Sinneskanäle als auch auf kognitive Strukturen, Gedächtnis, Emotionsverarbeitung und physiologische Steuervorgänge. Beispiele hierfür sind: Beeinflussung psychophysiologischer Parameter durch Hypnose bis zur Psychotherapie unterschiedlichster Körpererkrankungen; Beeinflussung von bislang als autonom angenommenen Vorgängen wie z.B. Blutzusammensetzung und damit Eingriff zur Verbesserung des Autoimmun- und Immunsystems (so bei Krebserkrankungen und bei Allergien); Veränderung von seit Jahrzehnten bestehenden kognitiven Bewertungs- und Erlebnisstrukturen durch relevante Indikation der Hypnoseanwendung in der Psychotherapie – um nur einige wenige Aspekte aufzuzeigen.

Zielsetzung des vorliegenden Lehrbuches ist es demnach, grundlegende und vor allem empirisch-wissenschaftlich gestützte Informationen über Hypnose zu geben, bis hin zum klinischen Anwendungsbereich.

In meiner „Hypno-Biographie“ steht ein bestimmter Therapiefall, der mir am Beginn meiner Therapietätigkeit sehr viel zu denken gab: ein Jugendlicher mit zahlreichen Ängsten, unter anderem phobischen Ängsten gegenüber einem bestimmten Lehrer, wurde von mir nach der klassischen Methode der Systematischen Desensibilisierung behandelt. Am Anfang war wie immer das relativ langwierige Training der Progressiven Muskelrelaxation, dem dann die hierarchisch geordneten Reizkonfrontationen in sensu, also auf der Vorstellungsebene, folgten. Nach einigen Sitzungen konnte der Patient nahezu automatisch mit seinem Finger signalisieren, wann Angst auftrat und wann sie abgeklungen war. Diese Zeichen gab er in gewohnter Weise – nur zu meinem Erstaunen hörte ich von ihm in einer der Sitzungen plötzlich sehr regelmäßige und tiefe Atemzüge; sein eruptives Verdauungsgeräusch zeigte mir ebenfalls deutlich an, daß er tief schlief.

Verblüfft, aber unbeirrt führte ich die Vorstellungsinstruktionen weiter durch und der Patient signalisierte weiterhin mit seinem Finger die Angstsignale und Entspannungsgefühle. Als er dann von mir aufgeweckt wurde und über seine Vorstellungsbilder berichten sollte, erinnerte er nur sehr wenig davon. In der darauffolgenden gewohnten Skalierung seiner Angstinhalte war jedoch ein deutliches Absinken der im Schlaf durchgearbeiteten Vorstellungsbilder festzustellen.

Der Rahmen des damals verhaltenstherapeutisch Faßbaren war hier eindeutig verlassen worden und dennoch waren ohne Bewußtsein des Patienten Veränderungen und Verarbeitungsprozesse erfolgt. Ich hatte demnach mit dem Patienten auf einer Ebene kommuniziert, die zum damaligen Zeitpunkt mit lerntheoretischen Erklärungsmodellen nicht oder kaum faßbar war. Wahrscheinlich hatte ich mit dem Patienten Hypnose durchgeführt, bei der die direkte verbale Kommunikationsverbindung abgerissen war.

Im Verlauf der Jahre „vor der Hypnoseanwendung" merkte ich, daß bei einigen Problemfällen Anamnesedaten nur sehr schwerfällig und in vielen Sitzungen erhebbar waren, da diese Patienten sich kaum oder nur lückenhaft an ihre Kindheit – oder besser: an ihre traumatischen Erlebnisse – erinnern konnten. Hier war dann die Grenze der Diagnosemöglichkeiten schnell erreicht, wobei dann wieder imaginative Verfahren des Autogenen Trainings Hilfsmöglichkeiten boten.

Bei wieder anderen Patienten war eine Behandlung nahezu unmöglich, da Angstträume vorlagen, die es durch geeignete Methoden zu erkennen und zu behandeln galt.

Diese zahlreichen Grenzen diagnostischer und therapeutischer Möglichkeiten ließen mich dann die Entscheidung treffen, sehr skeptisch mit Hypnose zu beginnen. Während eines zwar interessanten Fortbildungskurses waren die Stühle so hart, daß ich wohl zur Ablenkung häufig an einer Warze meiner Hand spielte. Den Intentionen des Kurses folgend kombinierte ich diese Berührungen mit Vorstellungsbildern des Austrocknens der Stelle – und hatte dann am Ende des mehrtägigen Kurses die Warze lose in meiner Hand liegen.

Diese einzelnen wegweisenden und überzeugenden Schritte motivierten mich dann, Hypnose als Bestandteil in meine Psychotherapien zu integrieren – und letztendlich auch dazu, diese Begeisterung weiterzugeben.

Einiges zum Aufbau des Buches

Bewußt wurde der Aufbau des Buches so gestaltet, daß es wie ein Seminar erarbeitet werden kann. Besonders die in einigen Praxisteilen enthaltenen Arbeitshinweise erleichtern das Lernen. Dennoch sind die einzelnen Kapitel nahezu in sich abgeschlossen und im Sinne eines Nachschlagewerkes getrennt voneinander verständlich. Kleinere Überschneidungen oder Querverweise – besonders auf Therapiefälle – ließen sich dabei jedoch nicht gänzlich vermeiden.

Die theoretische Hauptrichtung des Buches folgt den Grundprinzipien der Lerntheorie und der Verhaltenstherapie. Der darin weniger bewanderte Leser wird jedoch sehr schnell mit diesen Begriffen vertraut werden und das Grundsätzliche der Interventionsformen schnell auf die für ihn relevanten (evtl. tiefenpsychologische und andere) Behandlungsmodelle übertragen können.

Der Schwerpunkt des Buches wird durch die Praxisvermittlung der Hypnose selbst gebildet, die jedoch stets auf historischen und theoretischen Grundlagen aufgebaut ist.

Das gesamte Lehrbuch besteht aus drei Teilen: dem Basisteil und zwei Anwendungsteilen, die wiederum jeweils in zwei bis drei Unterteile gegliedert sind. Auf diese Weise sind die 31 Kapitel in übergeordnete Strukturen gebracht und verdeutlichen dem Studierenden sofort die Zusammenhänge.

Basisteil

Er vermittelt historische und theoretische Grundlagen (Teil 1 = Kap. 1–3), ist ein Grundkurs in der Planung und Durchführung der Induktion (Teil 2 = Kap. 4–10), zeigt die experimentellen Grundlagen und Probleme der Hypnoseforschung auf (Teil 3 = Kap. 11–15), auch die problematischen Aspekte der Suggestibilitätsforschung und der Hypnose-Phänomene.

Abschließend wird dann versucht, eine übergreifende Erklärung zur Einleitung und vor allem zur Wirkung der Hypnose zu geben.

Anwendungen I

Es werden Basisinformationen über die Anwendung der Hypnose in der Psychotherapie gegeben (Teil 4 = Kap. 16–18).

Darauf folgt ein Überblick über die Anwendungsmöglichkeiten der Hypnose in den unterschiedlichen psychotherapeutischen Schulrichtungen (Teil 5 = Kap. 19–20).

Zu den grundsätzlichen Anwendungsproblemen eines Therapieverfahrens gehören dann (Teil 6 = Kap. 21–23) die Abgrenzung, d.h. auch die ethischen Aspekte, sowie Grenzen und Gefahren der Methode bis hin zur Erklärung der Showhypnose.

Anwendungen II

Dieser Buchteil befaßt sich mit den Anwendungsfeldern in der Medizin, Psychologie, Psychiatrie, Psychotherapie, Zahnmedizin, Sport und Kriminologie (Teil 7 = Kap. 24–28). Hier kann der Leser unter entsprechenden Symptombildern in Erfahrung bringen, welche therapeutischen Interventionen unter Hypnose bislang angewandt wurden – mit dem besonderen Schwerpunkt der verhaltenstherapeutischen Verfahren.

Im letzten Teil (Teil 8 = Kap. 29–31) sind die Verfahren der Verhaltensmodifikation in bezug auf ihre Anwendungen unter Hypnose dargestellt. Der Praktiker kann sich hier zahlreiche Anregungen für seine Behandlungen einholen – bis hin zu den sehr ausführlichen Falldarstellungen aus meiner eigenen langjährigen Praxis als Psychotherapeut. An ihnen ist exemplarisch aufgezeigt, wie Diagnostik, Therapieplanung und -durchführung bei der Behandlung unter Hypnose zu gestalten sind. Auf diesem Wege kann der Studierende und der erfahrene Praktiker schnell den Bezug zu seinen Fragestellungen und anstehenden Behandlungsmethoden herstellen.

Die kritischen Leserinnen und Leser werden spätestens dann Kritik an meinen geschlechtsgebundenen Formulierungen üben, wenn ich in der grammatikalisch männlichen Form z.B. von Therapeuten, Patienten und Hypnotiseuren berichte. Da ich seit 1970 Leiter einer großen Beratungsstelle für Erziehungs- und Familienfragen bin und somit vorwiegend mit Mitarbeiter*innen* zusammenarbeite, überwiegend Patient*innen* zu mir zur Beratung und Behandlung kommen und ich hoffentlich ausreichend selbstkritisch bin, ist die folgende Aussage von Anke Martiny für mich durchaus sehr bedeutsam: „Kaum irgendwo sonst offenbart sich Männermacht so vielseitig, aber immer eindeutig, wie beim Sprachgebrauch und bei unserer täglichen Konversation“ (Martiny, 1986, S. 81).

Ich versuchte, dies zu praktizieren, kam dabei jedoch aus der Phase stilistischer Bemühungen nicht heraus. Trotz intensiver Versuche konnte ich keine zufriedenstellende Ausdrucksform finden, die in einem wissenschaftlichen Werk die Lesbarkeit nicht erschwert. Hier bedarf ich einiger Umlernprozesse und bitte, meine Bemühungen wahrzunehmen.

Die zahlreichen Texthervorhebungen durch *Umrahmungen* weisen den Leser auf besonders wesentliche Aussagen, Experimentalergebnisse, Definitionen oder Fallbeschreibungen hin und dienen zur Betonung. Besonders bei der Wiederholung geben diese Kästen eine Lernhilfe.

Werden *Instruktionen* zu den unterschiedlichsten Anwendungsbereichen der Hypnose erwähnt, so ist weitgehend der wortgetreue Originaltext der Suggestionen wiedergegeben. Sie sollen als konkrete Orientierungshilfen für die Praxis dienen und sind deshalb durch eine graue Unterlegung hervorgehoben. In den klinischen Teilen des Buches werden diese Formulierungen als bekannt vorausgesetzt. Deshalb sind in diesen Teilen praxisnahe Falldarstellungen ebenfalls grau unterlegt.

Werden *Übungen* empfohlen, wie intensiv in Kap. 7 „Praxis der Hypnose-Induktion“, so sind am Ende jeder Erörterung jeweils mehrere Übungs- und Trainingsanweisungen gegeben. Diese sind – wie alle praktischen Anwendungen – so aufeinander abgestimmt, daß sich daraus ein systematischer und methodisch strukturierter Kurs ergibt. Dieser kann jedoch nicht die Teilnahme an Praxisseminaren bzw. eine Praxisausbildung unter Anleitung eines erfahrenen Therapeuten ersetzen.

Da Hypnose ein so abstrakt wirkendes Phänomen, Geschehen, kognitives Verarbeitungssystem ist, sollen die zahlreichen Abbildungen, Fotos und graphischen Darstellungen in besonderem Maße zur Veranschaulichung dienen. Ein Buch, das sich mit Imaginationen befaßt, sollte die unterschiedlichsten Formen der bildlichen Vermittlung nutzen.

Die Abrundung bilden dann die unterschiedlichen Therapiedarstellungen, die durch die teilweise wörtliche Mitschrift der Kommunikation zwischen Therapeut und Patient und die entsprechenden wissenschaftlichen Erklärungen die Anwendung der Hypnose in der Therapie plastisch veranschaulichen.

Am Ende des Buches befindet sich ein Anhang mit *Studienfragen*. Da das Werk als Lehrbuch konzipiert ist, wird dem Lernenden die Gelegenheit gegeben, an Hand von Studienfragen zu überprüfen, wie intensiv er den Lernstoff verarbeitet hat.

Zu jedem der Kapitel wurden 10 Studienfragen (also insgesamt 300!) erarbeitet. Sie sollen die Grundprobleme des jeweiligen Kapitels nochmals betonen.

Ein *Verzeichnis* aller im Buch wörtlich angeführten Instruktionen bzw. Suggestionen soll dem Lernenden ebenfalls helfen, Anregungen schnell zu finden.

Letztlich dienen die *Zitate* an jedem Kapitelanfang zur Einstimmung auf den neuen Lernstoff und sollen zum kurzen Verweilen einladen.

Just when I knew all life's answers,
they changed all the questions.

Pink Panther
Der rosarote Panther (Comic-Figur)

Basisteil – Grundkonzepte

Diese erste von drei umfassenden Bucheinheiten enthält insgesamt drei Teile:

1. Theoretische Grundlagen
2. Grundkurs, Übungsteil
3. Experimentelle Grundlagen

Hier werden in zehn Kapiteln historische und theoretische Grundlagen der Hypnose, einschließlich lerntheoretischer Erklärungs- und Anwendungsmodelle vermittelt.

Durch einfache Praxisübungen mit entsprechenden Hintergrundinformationen wird systematisch in die Vorbereitung und Durchführung der Hypnose eingeführt, wobei auch Varianten der klassischen Form dargestellt sind.

Besonders die Rolle des Therapeuten in seiner Beziehung zum Patienten wird auf breiter Ebene dargelegt.

Danach folgen die unterschiedlichen experimentellen Ansätze aus der Suggestionsforschung, die sich neben der Definition von Suggestion und Abgrenzung zur Hypnose mit dem Problem der Hypnosetiefe und der Erfassung von Hypnotisierbarkeit durch Tests befassen.

Letztlich werden nach einer Darstellung neurophysiologischer und neuropsychologischer Grundlagen dann die der Hypnosewirkung zugeschriebenen zahlreichen Phänomene kritisch betrachtet. Den Abschluß bilden Folgerungen zu den Wirkfaktoren der Hypnose, die durch ihre wissenschaftlichen Begründungen zur Entmystifizierung der Hypnose beitragen sollen.

Teil 1
Theoretische Grundlagen

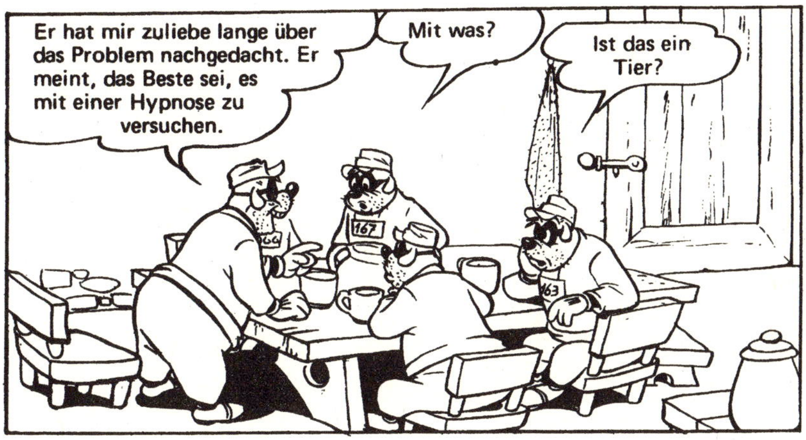
Er hat mir zuliebe lange über das Problem nachgedacht. Er meint, das Beste sei, es mit einer Hypnose zu versuchen.
Mit was?
Ist das ein Tier?

„Donald in Hypnose“
(Walt Disneys lustige Taschenbücher, Bd. 12
Stuttgart: Ehapa-Verlag 1981, S. 7)

Kapitel 1
Von Vorurteilen zur Hypnose

> Was man verachten will,
> das muß man kennen.
>
> Gorch Fock, eigentlich Hans Kinau (1880–1916)

Seit mehreren Jahren befasse ich mich mit den Bereichen der Hypnose, halte Seminare ab für Fachkollegen und Studenten, führe zahlreiche Psychotherapien (in Verhaltenstherapie und Gesprächspsychotherapie) in Kombination mit Hypnose durch und unterhalte mich natürlich auch im Privatbereich mit Freunden, Verwandten oder Bekannten über dieses Thema.

Sehr oft stoße ich dabei auf zahlreiche Fragen, die eine Menge an Sachinformationen abrufen. Zahlreicher sind dann jedoch diejenigen Fragen, die Unverständnis ausdrücken und natürlich auch Ängste und diffuse Ablehnung gegenüber Hypnose. Während die einen interessiert und skeptisch-gespannt sind, zeigen die anderen deutliche Belustigung oder sie bringen unmißverständlich ihre sehr starke Aversion zum Ausdruck.

Bevor ich selbst vor einigen Jahren begonnen habe, mich intensiv mit Hypnose und Hypnoseforschung auseinanderzusetzen, reagierte ich in ähnlicher Weise mit derartigen Vorurteilen und Ängsten gegenüber dieser Methode. Somit kann ich es recht gut nachvollziehen, daß meine Fachkollegen durchaus damit identische Beurteilungen und Einstellungen gegenüber Hypnose äußern.

In der Zeit vor meiner Überzeugung von der Wirksamkeit der Hypnose war es für mich als empirisch denkenden und praktisch tätigen Verhaltenstherapeuten nicht vorstellbar, eine Methode anzuwenden, die nach meinem (Un-)Wissen nicht erforscht war, empirisch wohl nicht abgesichert sein konnte – und die sich darüber hinaus auch noch mit der womöglich verdrängten Kindheit auseinandersetzte. In meinem Studium und in Zusatzausbildungen zum empirisch-kritischen Denken erzogen, konnte ich mir eine klinisch bedeutsame Anwendung dieser Methode nicht vorstellen, denn sie wirkte effektheischend, halbseiden und unseriös auf mich.

Als begeisterter Verhaltenstheoretiker und in der Praxis tätiger Verhaltenstherapeut (der natürlich tiefenpsychologische Aspekte ablehnen mußte) übernahm ich dennoch bereitwillig die durch Studium und dazugehörende relevante Fachliteratur geprägte Meinung, daß Hypnose schlecht sei, da Freud sie verworfen habe. Er erkannte damals, daß damit keine Probleme bearbeitet werden konnten, und Ursachen seiner Ansicht nach durch Hypnose nicht aufgedeckt wurden, sondern nur Symptome oberflächlich und vorübergehend zu reduzieren waren. – Darüber dann differenzierter und ausführlicher in späteren Kapiteln.

Somit kann ich die vielen Fachkollegen und Studenten, die ich als Teilnehmer meiner Einführungskurse kennenlernte, sehr gut verstehen.

Meist beginne ich die Einführungskurse damit, daß die Teilnehmer ihren persönlichen Bezug zum Fortbildungsinhalt „Hypnose“ artikulieren sollen. Wie der Leser weiß, werden dabei meist sehr intellektuelle und statuserhaltende Statements abgegeben. Aus den umfangreichen Kurserfahrungen heraus weiß ich jedoch auch, daß spätestens bei den ersten praktischen Übungen Vermeidungsverhalten gezeigt wird, das wohl auf nicht genau definierbaren und recht unerklärlichen Ängsten der Teilnehmer beruhen muß.

Somit bestehe ich zu Kursbeginn in der Einführungsphase darauf, daß jeder Teilnehmer zusätzlich seine „privaten“ (und möglichst von Lehrbüchern unbeeinflußten) Ansichten, Gefühle und Einstellungen gegenüber der Hypnose äußert.

Für mich war es anfangs sehr erstaunlich, wie sehr sich diese privaten Mitteilungen der Kollegen mit meinen eigenen früheren Einstellungen deckten. In den zahlreichen Gesprächen mit Patienten, Bekannten und Freunden erkannte ich jedoch auch ähnliche Argumente und Unsicherheiten wieder wie bei den studierten und erfahrenen Fachkollegen. Das setzte mich weiter in Erstaunen und beschämte mich zugleich, da ich als gestandener Diplom-Psychologe und Klinischer Fachpsychologe mit langer Berufserfahrung so naiv wie ein Laie gewesen war.

Die so ähnlichen Meinungsäußerungen der Kursteilnehmer erlaubten mir etwas an Freiraum in der harten Selbstbeurteilung. Als Folgerung konnte ich dann später daraus ableiten, daß sowohl Laien als auch (in Hypnose naive) Fachleute ähnliche oder sogar gleiche Informationsquellen benutzt haben müssen, aus denen sie ihre Urteile über dieses Sachgebiet ableiteten. Da relevante Fachliteratur somit ausgeklammert werden konnte, mußten allgemein zugängliche volkstümliche Informationsquellen für beide Interessengruppen vorliegen. Es galt nun, diese Literatur ausfindig zu machen und sie auf ihren Informationsgehalt hin zu analysieren.

Die Sichtung der zahlreichen Ansichten und Vorurteile ergab folgende Meinungen zur Hypnose, die nachfolgend hypothesenartig dargestellt und teilweise kommentiert werden.

1.1 Fehlende Indikation

Viele Fachleute nehmen an, daß Hypnose ausschließlich ohne spezielle Indikation als „Technik“ angewandt wird, losgelöst von jeglichen Diagnose-, Therapie- und Theoriekonzepten. Der Patient nennt seine Beschwerden und der Hypnotiseur wird daraufhin mit seiner Intervention erfolgreich aktiv.

Hypnose ist als Vertiefungsmethode der unterschiedlichsten psychotherapeutischen Verfahren anzusehen. Entsprechend gelten hier selbstverständlich die Grundprinzipien einer differenzierten Diagnostik und Indikation. (Siehe hierzu Kap. 19 „Kombination von Verhaltenstherapie und Hypnose“; Kap. 10 „Die Rolle des Therapeuten in der Hypnose“; ab Kap. 24 die klinischen Anwendungsfelder.)

1.2 Fehlende Vorbereitung der Patienten

Es glauben viele, daß der Hypnotiseur keine Absprachen mit seinem Patienten trifft. Er läßt seinen Patienten uninformiert, denkt nicht an eine mögliche Kooperation zwischen den beiden Personen. Der Patient wird als Objekt betrachtet, das vom autoritären Hypnotiseur „behandelt“ wird und sich seinen obskuren Interventionen zu fügen hat.

Die Kapitel 5–10 befassen sich intensiv mit der Interaktion zwischen Therapeut und Patient; sie ist ein wesentliches Merkmal der Hypnose, wie es in Kap. 10 „Die Rolle des Therapeuten in der Hypnose“ besonders hervorgehoben wird.

1.3 Einleitung durch den hypnotischen Blick und Beschwörungen

Fast ohne Ausnahme besteht das Urteil, Hypnose werde durch den Blick des Behandlers eingeleitet. Hier wird seinen Augen eine übernatürliche Kraft zugesprochen, der man sich nicht entziehen kann. Selbst ein namhafter Psychologieprofessor einer bekannten Universität wurde leicht unruhig, als er sich mit mir über Hypnose unterhielt und vermied – im Gegensatz zu früheren Gesprächen über andere Themen – den Blickkontakt recht deutlich. Schließlich sprach er seine Gedanken dann auch aus.

Wird Patienten unterbreitet, daß bei ihnen geplant ist, ein psychotherapeutisches Verfahren unter Hypnose durchzuführen, werden einige von ihnen in ähnlicher Weise unruhig. Sie stellen dann auch Fragen wie z.B. „Ist das so, als ob ich dann so Kreise vor den Augen habe? So wie im Dschungelbuch?“ (siehe hierzu Abb. 1.1).

Als weiteres Urteil über die Einleitung kommt hinzu, daß die Worte des Hypnotiseurs beschwörend sein müssen, begleitet von seinem scharfen Blick und eventuell einem Pendel, dann noch Handbewegungen, die mit langen beschwörenden Fingern auf das Gesicht des Patienten gerichtet sind.

Andere wieder meinen, der Hypnotiseur verfüge über so viel an „Kraft“ und vielleicht auch an

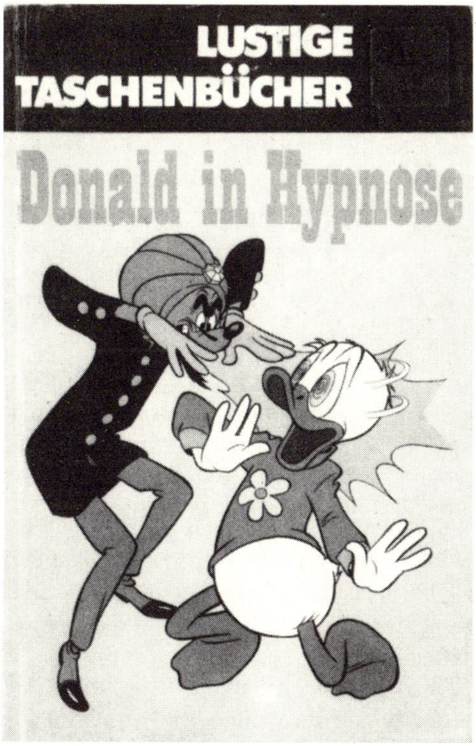

Abb. 1.1: Darstellung der Hypnose im Comic
Nahezu durchgängig wird in Comics Hypnose negativ dargestellt. Die Bilder suggerieren, daß Hypnose überfallartig eingesetzt wird und sofort wirkt, wobei der Proband vollkommen ausgeliefert ist.
„Donald in Hypnose" (Walt Disneys lustige Taschenbücher, Bd. 12. Stuttgart: Ehapa-Verlag 1981) © Walt Disney Prod.

Magie, daß er, gestützt durch sehr unterschwellige Instruktionen und Manipulationen, seine Hypnoarbeit beginne – unbemerkt von seinen Patienten.

In den Kapiteln 4–7 wird die Vorbereitung und Durchführung der Hypnoseeinleitung besprochen. Es ist nicht der Blick des Therapeuten, sondern die Mitarbeit und Kommunikation des Patienten, die Hypnose ermöglichen.

1.4 Unter Hypnose verliert man seine Kontrolle

Sehr viele fühlen sich bei dem Gedanken an Hypnose unwohl, weil sie damit die Vorstellung verbinden, dem Hypnotiseur ausgeliefert zu sein.

Er kann, nachdem er seinen Blick auf das „Opfer" gerichtet hat, nun das mit ihm machen, was ihm in den Sinn kommt. Der Patient hat keine Möglichkeit mehr, sich zu wehren oder nur seine Meinung dazu abzugeben. Er wird schlicht mundtot und gefügig gemacht.

Hypnose ist als ein imaginatives Therapieverfahren zu verstehen, bei dem es auf die Vorstellungsfähigkeit und -bereitschaft des Patienten ankommt. Er hat stets Einsicht in sein Verhalten und bestimmt das Geschehen innerhalb der Kommunikation durchaus mit, indem er über seine Imaginationen bzw. Kognitionen berichtet. Die Aspekte der Suggestibilität und Hypnotisierbarkeit werden in Kapitel 11 dargestellt.

1.5 Willensbeeinflussung unter Hypnose

Dieses Bündel an Vorurteilen beinhaltet auch, daß man in Hypnose Verhaltensweisen zeigen kann, die konträr zum Normalverhalten und Willen des Patienten sind.

Darunter fällt einerseits die Angst, daß man in Hypnose Aussagen trifft, die man sonst niemals aussprechen würde, weil sie unangenehm wären. Das sind intime Informationen, verborgene Wünsche, also kleine und große Geheimnisse des Lebens.

Dazu kommt dann die Angst davor, der Hypnotiseur könne Verhaltensweisen provozieren, die man in Normalsituationen nie zeigen würde. Das Spektrum reicht hier von der Annahme, daß man wie ein Huhn gackern soll, bis hin zur unfreiwilligen Entkleidung vor einem belustigten Publikum oder den lüsternen Augen des Hypnotiseurs.

In Kapitel 15 werden die verschiedenen Phänomene der Hypnose kritisch durchleuchtet – und auch in Kapitel 23, in dem die Showhypnose enthüllt wird, kann aufgezeigt werden, daß der Wille unter Hypnose keinesfalls ausgeschaltet wird.

1.6 Ausschalten von Moral

Aus vielen Vorurteilen ist dann abzuleiten, daß viele Menschen Angst davor haben, vom Hypnotiseur für dessen unlautere Motive benutzt zu werden. So wird ihm nachgesagt, daß er sich seine hypnotisierten hübschen Klientinnen sexuell hörig mache. Sie unterwerfen sich seinem Willen, ohne es zu wissen oder es negativ zu bewerten.

Nicht zu vergessen sind dann auch die Fragen, die auf sonstige kriminelle Handlungen unter Hypnose hinweisen. Diese zielen einerseits auf potentielle kriminelle Umtriebe des Hypnotiseurs ab, andererseits auf die Angst vor der Omnipotenz dieser Methode.

Der Mensch als willenloses Werkzeug in der Hand eines Geisteskranken?

Besonders in Kapitel 27, das sich mit den kriminologischen Aspekten der Hypnose befaßt, wird auf diese Fragestellung eingegangen. Als Ergebnis vorweggenommen gilt: Niemand ist gegen seinen Willen hypnotisierbar. Unter Hypnose kann nichts getan werden, was man sonst (ohne Hypnose) nicht auch tun würde.

1.7 Der Hypnotiseur als nicht integre Person

Wer Hypnose durchführt, muß nach den genannten Annahmen zwangsläufig Außenseiter sein; er ist unkritisch in der Anwendung von Methoden, arbeitet vorwiegend nach seinem privaten unlauteren und esoterischen Wissenschaftsmodell, das kaum Bezug zum realen Alltag der Psychodiagnostik und Psychotherapie hat.

Da er mit Personen wie mit Objekten verfährt und willkürlich arbeitet, besitzt er kein Einfühlungsvermögen. Er manipuliert die Menschen, seinen Lustprinzipien und Showmotiven ungehemmt folgend. In Thomas Manns Novelle „Mario und der Zauberer“ (1930) ist dies sehr plastisch dargestellt.

Da der Hypnotiseur angeblich seinen Willen aufzwingen kann und will, wird er seinem schlechten Charakter entsprechend unlautere Befehle erteilen.

Hinzu kommt, daß sein Aussehen etwas außerhalb der Norm liegen muß; mit seinen obligatorisch dunklen Augen und dem stechenden Blick werden absonderliche Verhaltensweisen assoziiert („heimlich wird er Rauschgift nehmen“), von seiner Kleidung ganz zu schweigen. Als ich an meinem ersten Hypnose-Fortbildungskurs teilnahm, fragten danach meine Kollegen in der Beratungsstelle nach dem dunklen Sternenmantel, der magischen Spitzmütze und der Kristallkugel.

Hier zeigt Kapitel 31 auf, daß der Therapeut äußerst einfühlsam vorgehen muß und eine intensive Ausbildung als Psychologe, Mediziner oder Psychotherapeut aufweisen soll, um den mannigfaltig auftauchenden klinischen Problemen und Fragestellungen gerecht zu werden. In Kapitel 21 wird auf die ethischen Aspekte des Verfahrens eingegangen.

1.8 Motorische Unbeweglichkeit durch Hypnose

Einmal in Hypnose, kann der Patient sich nicht mehr bewegen, verfällt in einen schlafähnlichen Zustand und darin in eine Körperstarre. Seine Lebensfunktionen liegen in der Hand des großen Meisters.

Sicherlich sind unter Hypnose zahlreiche Phänomene zu bewirken, die äußerst mysteriös aussehen mögen, z.B. bei Suggestionen zur Unbeweglichkeit. Hier erlaubt es jedoch die Kooperation des Patienten, diese Instruktionen zuzulassen. In Kapitel 15 sind die verschiedenen Phänomene der Hypnose kritisch untersucht. Man muß jedoch deutlich diese klinisch relevanten Überprüfungen sehr kritisch von Effekten der Showhypnose unterscheiden, wie in Kapitel 23 aufgezeigt.

1.9 Erinnerungsverlust

Hier handelt es sich um eines der häufigsten Vorurteile. Demzufolge soll der Patient nicht merken, was mit ihm geschieht, und gleichzeitig wird dabei sein Erinnerungsvermögen ausgeschaltet, so daß er nach der Prozedur nichts mehr von all den Geschehnissen zu berichten weiß. Hier handelt es sich um besonders starke Ängste: Da man Angst vor der Manipulation hat, will man sich wenigstens daran erinnern können, jedoch versagt der Hypnotiseur einem selbst diese letzte Kontrollmöglichkeit.

Das Problem der Amnesie begegnet uns alltäglich, z.B. wenn wir Informationen vergessen oder verzerren. Die Forschungsergebnisse in

Kapitel 15 „Phänomene der Hypnose“ und besonders die der forensischen Forschung zu Zeugenaussagen in Kapitel 27 machen deutlich, daß Hypnose eher ein Verfahren ist, durch das Erinnerungslücken aufgedeckt denn hergestellt werden.

1.10 Hypnose als schnelles Allheilmittel

Der Behandlungsmethode wird nachgesagt, daß sie schnell einsetzbar ist und sofort wirkt. Durch kurze Instruktionen wird die vom Patienten oder vom unlauteren Hypnotiseur gewünschte Wirkung schnell erreicht.

Wer von der Methode überzeugt ist, nimmt auch an, daß Hypnose immer hilft, unabhängig von seinen Beschwerden oder deren Ursachen. Viele Ratsuchende wünschen deshalb für ihre Probleme Hypnosebehandlungen, weil sie dabei ihrer Meinung nach etwas passiv über sich ergehen lassen können und sie ohne große Vorbereitungen oder Mitarbeit Heilung zu erfahren. Die Mitarbeit des Patienten wird lediglich auf dessen Anwesenheit reduziert.

Dieses Vorurteil ist einerseits historisch begründet, wie in Kapitel 2 „Geschichte der Hypnose“ dargestellt. Andererseits können wir auf „Fachleute“ stoßen, welche die ethischen Aspekte eines therapeutischen Verfahrens nicht beachten (s. Kap. 21 „Ethik und religiöse Aspekte der Hypnose“).

Als bei einer meiner Patientinnen mit seit Jahren bestehenden massiven Angst- und Kreislaufproblemen bereits nach der ersten Therapiestun-

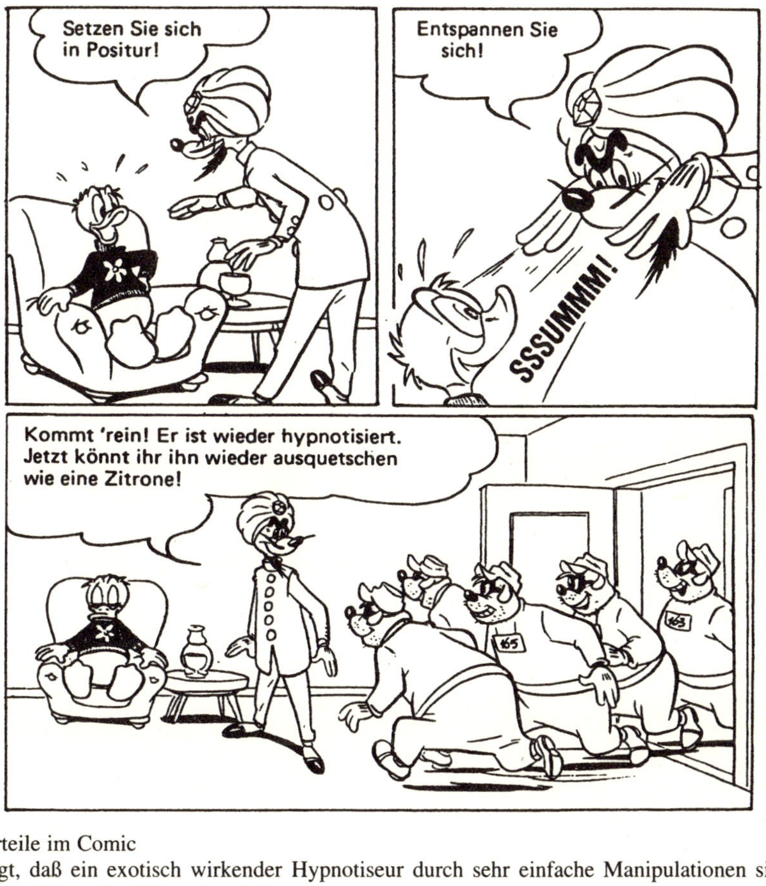
Setzen Sie sich in Positur!
Entspannen Sie sich!
SSSUMMM!
Kommt 'rein! Er ist wieder hypnotisiert. Jetzt könnt ihr ihn wieder ausquetschen wie eine Zitrone!

Abb. 1.2: Vorurteile im Comic
Der Comic zeigt, daß ein exotisch wirkender Hypnotiseur durch sehr einfache Manipulationen sichtlich Macht ausübt, die sofort wirkt und mißbraucht wird.
„Donald in Hypnose“ (Walt Disneys lustige Taschenbücher, Bd. 12. Stuttgart: Ehapa-Verlag 1981, S. 115) © Walt Disney Prod.

Einteilung der Hypnose

Experimentelle Hypnose	Grundlagenforschung Testentwicklung Wahrnehmungserforschung
Klinische Hypnose	Medizin (Schmerz, Geburt, Operationen) Zahnmedizin (Schmerz, Angst, Operation) Psychiatrie (Angst, psychische Störungen) Psychologie (Psychodiagnostik, -therapie)
Forensische Hypnose	Zeugenschutz (Therapie, Angstbehandlung) Zeugenbefragung (Amnesie, Emotionen) Glaubwürdigkeitsbegutachtung
Techniken der Hypnose	Pädagogik (Lernen) Sport (Leistungsverbesserung) Mentales Training (dto)
Showhypnose	Psychologie Zaubertricks (Unterhaltung?) Showtricks und Gruppendruck
Tierhypnose	Tricks (Verwendung von z.B. Schreckstarre)

Abb. 1.3: Einteilung der Hypnose nach ihren unterschiedlichen Bereichen (Kossak, 1991c)

de eine Besserung eintrat, war sie dennoch sehr kritisch, ob ich gut hypnotisieren könne. Sie glaubte dem Bericht einer Illustrierten, die verkündete, daß Hypnose nach einer einzigen Sitzung alle Probleme beseitigt habe.

Fest steht, daß Hypnose ein wirksames Verfahren ist, das in Kombination mit einer therapeutischen Grundintervention einzusetzen ist. Hier sind Diagnose und Therapieindikation unerläßlich. In den Kapiteln 19 und 20 werden Grundlagen erklärt und ab Kapitel 30 in den dann folgenden klinischen Anwendungsfeldern und –methoden wird stets darauf hingewiesen.

1.11 Problem des grenzenlos Machbaren

Wenn unter Hypnose so viel erreicht werden kann (wer hat das bislang behauptet?) und so viele und schnelle Heilungen möglich sind, dann sollte auch z. B. der Blick in ein früheres Leben möglich sein, möglichst auch noch in die Zukunft.

Hier wird das Problem der Grenzen, Gefahren und Kontraindikationen angesprochen, das in Kapitel 22 ausführlich diskutiert wird.

1.12 Hypnotisierbarkeit ist Willensschwäche

Ist wirklich jeder hypnotisierbar, sind es nur Leute mit besonders schwachem Willen, die sog. Suggestiblen? Wenn ich mich anstrenge und mich gegen die Interventionen des Hypnotiseurs wehre, kann ich dann nicht hypnotisiert werden? Müssen bestimmte Persönlichkeitsmerkmale beim Hypnotiseur oder beim Patienten vorliegen, um für diese Fähigkeit geeignet zu sein – nur welche?

In Kapitel 11 „Suggestibilität: Definition, Korrelate" werden die Faktoren der Hypnotisierbarkeit detailliert wissenschaftlich untersucht.

1.13 Hypnose ist gefährlich

Da der Patient dem Hypnotiseur scheinbar ausgeliefert ist, wenn er sich unter Hypnose befindet, ist er um so mehr auch Kunstfehlern und Mißgriffen ausgeliefert. So entsteht die Frage, ob man denn wieder von allein aus der Hypnose aufwacht, wenn die Rücknahme vom Hypnotiseur vergessen wird. Hier werden oft Beispiele zitiert wie folgt: Was ist, wenn der Hypnotiseur während einer Behandlung weggerufen wird, einen Herzanfall bekommt oder sogar stirbt? Was geschieht dann mit seinem Patienten?

Weiter tauchen Fragen auf, was geschehen kann, wenn der Hypnotiseur unangemessene und falsche Formulierungen verwendet; welchen Einfluß können sie haben?

Da durch Hypnose so intensive Eingriffe in die Persönlichkeit und den Willen eines Menschen getan werden können, sollte sie nach Möglichkeit verboten werden.

In Kapitel 22 werden die scheinbaren und realen Gefahren der Methode aufgezeigt, die besonders in der Showhypnose (s. Kap. 23) zu finden sind.

1.14 Welche Personen sind zur Hypnose-Ausbildung befähigt?

Wenn Hypnose eventuell tatsächlich so vieles zu leisten vermag – egal in welcher moralischen Richtung – wie können Fachleute dazu ausgebildet werden? Welcher Personenkreis bringt die erforderlichen fachlichen Voraussetzungen mit, um in entsprechender Verantwortlichkeit Behandlungen durchzuführen? Gibt es hier besondere Erfordernisse, die der Bewerber als Person erfüllen muß?

Als Ergebnis soll vorweggenommen werden, daß sich nur Fachleute mit abgeschlossener Ausbildung und Zulassung zur Therapie als Diplom-Psychologen, Mediziner oder Zahnmediziner mit diesem sehr differenzierten Verfahren befassen sollten. Nur auf der Basis dieser Ausbildungen und berufspraktischen Erfahrungen ist gewährleistet, daß die so effektiven Hypnoseverfahren im Sinne der Diagnose und auch im Sinne des Patienten fachlich angemessen angewandt werden.

Besonders Kapitel 21 „Ethische und religiöse Aspekte der Hypnose" und die Kapitel über die klinischen Anwendungen (Kap. 24–28) machen dies deutlich.

Kapitel 2

Geschichte der Hypnose

> Vollkommene Gerechtigkeit
> kann in der Geschichte niemals
> ganz verwirklicht werden.
>
> Max Horkheimer (1895–1973)

In diesem Kapitel wird eingangs die Anwendung der Hypnose bei frühen und sog. primitiven Kulturen kurz beschrieben, um den Bogen über gegenwärtige Kulturen und die historischen wissenschaftlichen Erklärungsversuche bis zur Gegenwart zu spannen. Da in historischer Zeit keine einheitliche Terminologie vorliegen konnte, werden die nachfolgenden unterschiedlichen historischen Faktoren und Erscheinungsformen der Hypnose mit entsprechenden Begriffen aus unserer gegenwärtigen Fachterminologie beschrieben und erklärt.

Seit vielen Jahrtausenden wird Hypnose in unterschiedlichsten Kulturen zu sehr verschiedenen Zwecken angewandt. Leider ist die Originalliteratur dazu nur schwer zugänglich, denn dieses sehr vielseitig benutzte Phänomen ist meist in religiöse Kulte eingebunden und deshab auf diesem Hintergrund operational beschrieben. Da der Begriff „Hypnose" erst im letzten Jahrhundert geprägt wurde, ist somit das Phänomen und der gesamte Vorgang der Hypnose jeweils in dem relevanten kulturellen Kontext als Beschwörungs- oder Heilungsritual auffindbar.

2.1 Vorwissenschaftliche Formen

2.1.1 Frühe Kulturen

Bereits bei dem wohl ältesten Kulturvolk, den Sumerern, sind Hinweise auf den Gebrauch von Hypnose zu finden; mittels besonderer Instruktionen wurde ein Schlaf erzeugt, der heilsam wirkte.

Im Gilgamesch-Epos aus Mesopotamien sind ebenso Hinweise zu finden wie in den Hieroglyphen der alten Ägypter (Prado, 1988; Bányai, 1988a).

Im Mahabharata, dem bedeutendsten und umfangreichsten Epos der Hindus (Roy, 1978), liegen sehr deutliche Hinweise auf den Gebrauch von Hypnose vor. Mit einem Alter von ca. dreitausend Jahren ist dies wahrscheinlich der älteste Hypnosebericht. Danach will sich Vipulas Lehrer auf Pilgerfahrt begeben und hat Bedenken, daß Gott Indra (dem viele Frauengeschichten nachgesagt werden, ähnlich dem griechischen Göttervater Zeus) in der Zwischenzeit seine Frau verführen könnte. Dieser Lehrer fragt seinen Schüler Vipula um Rat, mit der Bitte, seine Frau „standhaft" zu machen: „Indem er die Strahlen seiner Augen mit den Strahlen ihrer Augen vereinigte, drang er in ihren Körper ein wie der Wind die Lüfte durchdringt" (zit. n. Eliade, 1960, S. 88). Als dann später der verführerische Gott Indra ihr Zimmer betritt, ist sie immobil, wie versteinert, und kann kein Wort sprechen. Sie bleibt so ihrem Mann in dessen Abwesenheit treu.

Auch in anderen alten Schriften der Inder, den Veden und Upanishaden, wird die Anweisung für eine hypnotische Versenkung gegeben, nach der man an einem ruhigen Ort eine bestimmte Sitzhaltung einnimmt. Die Einleitung erfolgt dann: „Er hefte seine Augen auf die äußerste Spitze seiner Nase, lege beide Hände zusammen, bringe beide Füße zusammen; das Herz halte er frei von überkommenden Gedanken, und im Herzen nenne er den großen Namen Pranon; beim Nennen dieses Namens stelle er sich das Wesen, das dadurch bezeichnet wird, in Gedanken vor" (zit. n. Tietze, 1980, S. 13). Wesentlich sind hier also Konzentration, Abschirmung, Augenfixation und Imagination.

Von den assyro-babylonischen Arztpriestern kennen wir entsprechende exorzistische Prakti-

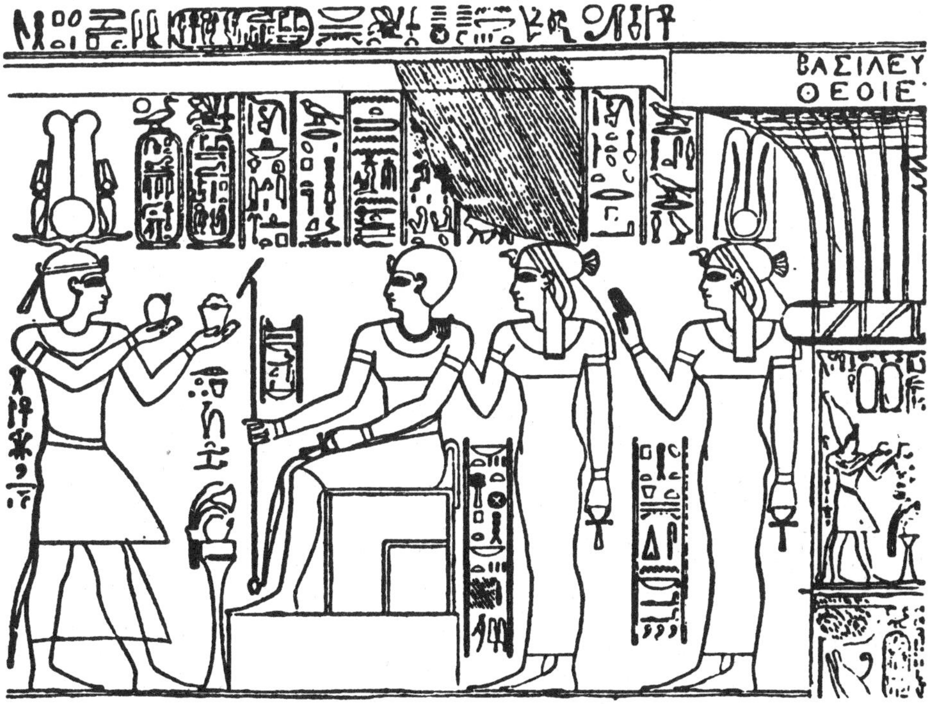

Abb. 2.1: Pharao Ptolemäus V. (210–180 v. Chr.) opfert dem Arzt-Gott Imhotep. Wandmalerei im Tempel zu Philae. Durch das Henkelkreuz werden die Halbgöttinnen gekennzeichnet, die nach sehr langen und umfangreichen Übungen – wahrscheinlich religiöse Meditationen – dazu fähig waren, daß ihre Seele zeitweise den Körper verlassen konnte (Völgyesi, 1967, S. 35).

ken, die sich der Hypnose bedienen (Bettman, 1956).

Sehr genaue Instruktionen sind bereits aus dem alten Ägypten bekannt; in Schriftrollen aus dem dritten vorchristlichen Jahrhundert wird von einem Jungen berichtet, der durch die Fixation eines leuchtenden Gegenstandes in Hypnose versetzt wird. Seine Trance ist dann ein Mittel zum Hellsehen (Brugsch, o.J.).

Im Äskulapkult der antiken Griechen (allgemein im gräko-romanischen Kulturbereich) wurde Hypnose zu Heilzwecken eingesetzt. Die Patienten befanden sich in den antiken Therapiezentren, den Asklepeien, die z.T. heute noch erhalten sind, z.B. in Epidauros und Pergamon. Sie waren nur in langen Pilgerreisen erreichbar. Nach zahlreichen Vorbereitungsriten wie Waschungen und Gebeten war bei den Patienten dann eine Erwartungshaltung erzeugt, die den Heilschlaf zuließ (Marcuse, 1959). Wenn die Pilger dann in den dafür errichteten Gewölben lagen, konnten die Priester durch verborgene Schalltrichter Suggestionen geben, die als Götterstimmen interpretiert und befolgt wurden (Pausanias, 1954). Aus der Inschrift der Stele I von Epidaurus geht hervor, daß Krankheiten geheilt wurden, wie z.B. Handlähmung, Kinderlosigkeit, Blindheit, Glatzenbildung, Hautmale (Edelstein & Edelstein, 1945, S. 229f.). Diese Schlaftempel zur Traumheilung wurden ca. 400 v. Chr. begründet und in den nachfolgenden tausend Jahren über Griechenland, Rom, Ägypten und Karthago verbreitet (Machovec, 1979).

Stam und Spanos (1982) merken kritisch an, daß die Techniken des Traumheilens in den Asklepeien in der Nachfolgezeit durch die verschiedenen Autoren sehr verändert dargestellt wurden, nicht zuletzt aufgrund von Fehlinterpretationen antiker Schriftsteller, so der Komödie „Plutus" von Aristophanes, Zeilen 633-747.

Der Asklepiuskult war sehr eng mit dem kulturellen Hintergrund der griechischen Gesellschaft gekoppelt, in der die Mittel- und Unterschicht eindeutig benachteiligt waren. Sie konnten sich den teuren Arzt nicht leisten und mußten auf die billigeren kultischen Heilmöglichkeiten zurückgreifen (Edelstein, 1967).

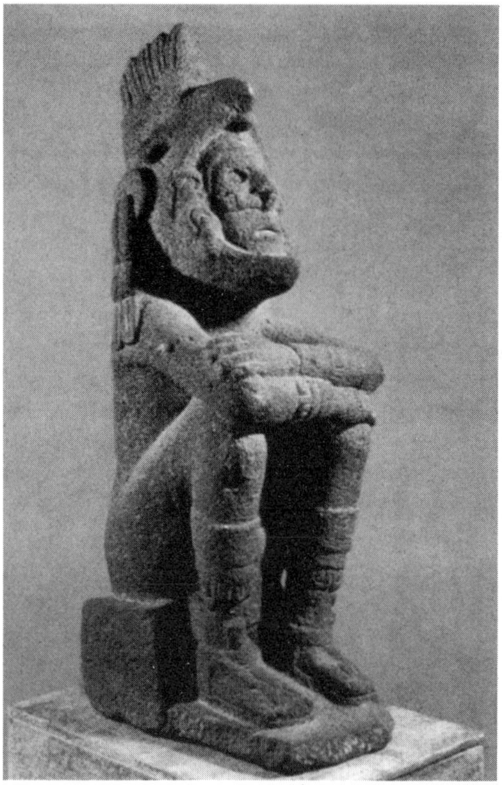

Abb. 2.2: Der Gott Xochipili „Blumenprinz"
Diese aztekische Skulptur aus dem 15. Jahrhundert läßt auf den Gebrauch von Meditationstechniken schließen (Museum für Völkerkunde, Mannheim).

2.1.2 Hypnose der Naturvölker

Berichte aus unterschiedlichen, sog. primitiven Kulturen, besser als Naturvölker oder schriftlose Kulturen bezeichnet (Duerr, 1988; Jahoda, 1988), zeigen, daß auf sehr verschiedene Weisen Hypnose angewandt wird. Hier sollen verkürzt nur einige Beispiele erwähnt sein.

In ihrer Kindererziehung verwenden Balinesen Trancephänomene, so daß stets dann Trance und damit verbunden Ausschalten der Realität eintritt, wenn die Kinder etwas sehen, was sie eigentlich nicht sehen dürften (Mead, zit. n. Arnell & Finer, 1988).

Australische Medizinmänner beschreiben, daß im Verlauf von Initiationsriten ihr Körper geöffnet und narbenlos wieder verschlossen wurde, was als eine Gruppenhalluzination zu deuten ist (Elkin, 1945).

Eingeborene in Britisch-Guyana heilen den Berichterstatter Bastian (1890) von Kopfschmerzen, indem sie in ihre Riten hypnotischen Schlaf einbeziehen.

In Zentralaustralien kann ein Eingeborener mittels eines „Zeigeknochens" in Verbindung mit speziellen Riten innerhalb von wenigen Stunden getötet werden (Basedow, 1925). Die im Stamm anerzogene Erwartungshaltung bewirkt hier durch Fremd- und Selbstsuggestion die Veränderung physiologischer Prozesse. Der Anblick eines bestimmten Gegenstandes kann jedoch zur Heilung verhelfen, wenn dieser von einer anerkannten Autorität des Stammes bestimmt wird. Diese in einigen Kulturen als Voodoo-Tod bezeichneten Auswirkungen sind eindeutig als Tod durch Suggestion anzusehen. In den Cargo-Kulturen der Indianer Amerikas, in Melanesien und bei den Papuas nimmt man an, daß mit einem Schiff oder Flugzeug Retter oder Erlöser erscheinen werden. Hier bewirken rhythmische Tänze Trance – oder es kommt zu Massensuggestionen, die sich bei den Papuas um 1919 als „Vailala madness" in Form von Kontrollverlust der Muskeln und bestimmter Magengefühle auswirkten (Jahoda, 1987). Im Malopo-Kult der Pedi in Südafrika wird ebenfalls durch Tänze ein Trancezustand erreicht, der mit hypnotischer Trance vergleichbar ist. Die Einleitung erfolgt über Trommelschlagen, Musik und rhythmische Gesänge der Teilnehmer (Olivier, 1987).

Bongartz und Bongartz (1987) berichten von den Iban, einem entlegenen Stamm auf Borneo. Bei der Belian-Bebunah-Buyu-Zeremonie versetzt sich der Schamane (Manang) durch Schaukelbewegungen in Trance. Er kann dann den Dämon sehen, der die Seele des Patienten peinigt, was für ihn in der animistischen Weltanschauung eindeutigen Realitätswert besitzt. Ganz mutige Schamanen wagen, dem gesehenen Dämon den Kopf abzuschlagen. Die Iban bezeichnen die Trance als „Seele fangen" und behandeln weitgehend Depressionen sowie Angst- und Erregungszustände.

Bei zahlreichen Kulturen werden derartige Besessenheiten von Dämonen unter Anwendung von Suggestion, Hypnose, Trance (diese Begriffe werden später differenziert) diagnostiziert und therapiert. Diese Form der Diagnostik und Therapie bezieht sich fast ausschließlich auf regional engbegrenzte Dämonen bzw. auf die in dieser

Gegend vorherrschende Glaubensrichtung über Dämonen und deren Austreibung. Kakar (1984) gibt hierzu sehr anschauliche Beispiele aus dem Indien der Gegenwart. Diese Vorgehensweisen können mit diversen Modifikationen auf die Dämonen- und Besessenheitsrituale und den Exorzismus in anderen Ländern übertragen werden, auch auf die relevanten Rituale, die bis zum 18. Jahrhundert in Europa üblich waren – und evtl. in manchen Gegenden auch heute noch ihre Bedeutung haben.

Diese wenigen Beispiele zeigen deutlich, daß bestimmte Grundvariablen erfüllt sein müssen, um therapeutische Wirkungen eintreten zu lassen.

Grundvariablen der Trance bei Naturvölkern

- Kulturelle und subkulturelle, ja regionale Konventionen über die Wirkung von Dämonen und deren Behandlung
- Übereinstimmender Glaube und Begriffsbildung über Symptome und deren Verursachung (Etikettierung)
- Der Glaube des Patienten an die Fähigkeiten des Heilers, der auf einer religiös (weltanschaulich) übereinstimmenden Grundhaltung basiert
- Erwartungshaltung des Patienten – wird vom Heiler aufgebaut und durch die relevante Sozialgruppe unterstützt
- Sozialer Konsens über Krankheitstheorie
- Sozialer Konsens über Wirksamkeit der Heilmethode
- Ausbildung des Heilers
- Prestige des Heilers
- Anwendung einer Heilmethode, die dem sozialen Konsens entspricht
- Anwendung bestimmter Einleitungs-Techniken, wie z.B. rhythmische Tätigkeiten (Tänze, Rituale, Körperschaukeln, Gesänge, Gebete, Musik), Ermüdung, verschiedene Deprivationszustände, Atemtechniken, Methoden zur Bewirkungen der Hypoglykämie, Drogen

2.1.3 Meditations- und Gebetsformen

Zahlreiche Kulturen der Vergangenheit und Gegenwart benutzen Hypnose zur religiösen Versenkung.

Yoga kann neben allgemeinen Entspannungswirkungen starke physiologische Veränderungen bewirken, so z.B. im tibetischen Yoga eine beträchtliche Erhöhung der Körpertemperatur (Hermanns, 1955). Von dieser Meditationsform wird auch berichtet, daß es gelingt, durch intensive Vorstellungen seinen Doppelgänger oder Schutzgeist neben sich wahrzunehmen (Hermanns, 1955). Hier handelt es sich wahrscheinlich um eine Form der Dissoziation, die später von Hilgard (1973) als „Verborgener Beobachter" beschrieben wird (s. Kap. 3 „Theorien der Hypnose").

Besonders zahlreich sind die Beispiele aus dem indischen Kulturkreis. So ist die als Lung-gom bezeichnete tantrische Praktik eine Technik, um als Läufer durch Trancewirkung besonders sicher zu sein, Hindernisse zu erkennen und die Zielrichtung einzuhalten (Snellgrove, 1961).

Der indische Psychotherapeut Kakar (1984) stellt in seiner Analyse verschiedener religiöser Heilmethoden durch indische Priester und Heilkundige fest, daß hier sehr oft Behandlungen unter Hypnose vorgenommen werden.

Zen-Buddhismus, Hinduismus, Shintoismus, Sufismus etc. enthalten umfangreiche Meditationstechniken, die hypnotische Trance bewirken. Das „Om mani padme hum" des buddhistischen Mönchs erzeugt Trancezustände, wenn es unablässig gesprochen wird – in gleicher Weise wie die Wiederholungsgebete der byzantinischen Kirche (Norwich & Sitwell, 1966). Auch die Rosenkranzgebete in der katholischen Kirche haben durch ihre Gleichförmigkeit ähnliche Wirkung.

Diesen meditativen Techniken sind folgende Faktoren weitgehend gemeinsam:

Faktoren meditativer Techniken

- Auswahl eines bestimmten (religiösen) Ortes
- Abschalten, Abschirmen von der Umwelt
- Auswahl einer bestimmten Körperhaltung
- Anblick eines Fixationspunktes, religiösen Punktes (z.B. Altar)

- Rhythmisierte Tätigkeiten (Gesang, Gebet, Bewegung)
- Bewirken einer sensorischen Deprivation (z.B. durch geringe Beleuchtung, ruhiges Sitzen, Ruheraum)
- Erlangen eines vom sonstigen Verhalten und Erleben verschiedenen Bewußtseinszustandes

Weitere Einzelheiten zum religiösen Hintergrund von Hypnose und Trance sind in Kapitel 21 „Ethische und religiöse Aspekte der Hypnose" dargestellt.

2.2 Beginn einer Wissenschaft

In unserem Kulturkreis wird vom Kirchenvater Augustinus (354–430) in seiner großen Apologie des Christentums „De civitate Dei" von einem Priester berichtet, der einen bewußtlosen Zustand erreicht, in dem er schmerzunempfindlich gegenüber Kneifen und Nadelstichen ist, dabei jedoch für die Unterhaltung ringsum voll aufnahmefähig bleibt, selbst wenn sie geflüstert ist.

Auf der weiteren Suche nach den historischen Wurzeln der Hypnose stoßen wir auf Theophrastus Philippus Aureolus Bombastus von Hohenheim (1494–1541), der sich Paracelsus nannte. Er berichtet in seinem Werk „Opera" von Klostermönchen aus der Nähe von Ossiach, die ihre Patienten veranlassen, glänzende Kristallkugeln zu betrachten, um dadurch in Schlaf zu fallen. Mit dieser Form der Behandlung befaßte er sich jedoch nicht näher. Nach seinen Annahmen strahlen magnetische Kräfte aus dem Körper. Ein Arzt kann dann durch Handauflegen den krankheitsverursachenden Magnetismus unschädlich machen. Besonders bei Nervenkrankheiten empfahl er das Anbringen von Magneten, denen er Lebensfunktionen zusprach (Paracelsus, 1536). Diese Ansichten wurden später von Goclenius (ca. 1609) und Athanasius Kircher (1601–1680) aufgegriffen und publiziert.

Andere Methoden, die wir heute als psychotherapeutische Suggestivverfahren oder Hypnose bezeichnen würden, übte der Pater Johann Joseph Gassner (1727–1779) aus. Im 17. und 18. Jahrhundert war die Besessenheit ein weitverbreitetes Phänomen, dem es durch die Austreibung der Dämonen entgegenzutreten galt (Spanos & Gottlieb, 1979).

In dem kleinen Ort Klösterle in der Ostschweiz hatte Gassner als Landpfarrer das Amt des Exorzisten inne. In seinem Lehrbuch (Gassner, 1774) unterschied er verschiedene Formen der Besessenheit, die durch unterschiedliche Techniken des Exorzismus behandelt wurden. Der Dämon wurde beschworen, sich zu zeigen und das Krankheitssymptom hervorzubringen. Wenn dann dieser Beweis der Besessenheit erbracht war, begann Gassner seine Austreibungspraktiken. So ließ er die Krämpfe in die verschiedenen Glieder fahren und die Teufel im Menschen dort unterschiedlichste Gefühle und Verhaltensweisen ausüben. Auf diese Weise bekam er Macht über die Teufel und konnte ihnen nun Befehle erteilen, zu verschwinden. De Haen (1778) bezeichnete jedoch Gassners Kraft als Teufelswerk.

Im Vordergrund der „Behandlung" standen meist Symptome wie Katalepsie (Dupau, 1826), Konvulsionen (Guazzo, 1608), Hellsehen (Boguet, 1603), aber auch Schmerzunempfindlichkeit, Amnesie etc. (Thesaurus exorcismorum, 1626).

Aus der Sicht der Gegenwart würden vermutlich viele derartige Erscheinungsweisen relativ leicht der Diagnose „Hysterie" zugeordnet werden können (Calmeil, 1845). Mitunter wurde von Gefolterten Selbstsuggestion benutzt, um die Schmerzen der Folterungen bei Hexenproben besser zu ertragen (Duerr, 1988).

Erstaunlich sind die extrem starken Parallelen dieser therapeutischen Behandlungsform zu den noch heute in Indien praktizierten Verfahren, die in den verschiedenen Tempeln (z.B. Balaji-Tempel in Mehndipur) von den Heilern (Exorzisten, kundigen alten Leuten oder Schamanen) vorgenommen werden; meist scheinen es hysterische Patienten bzw. Patientinnen zu sein, bei denen diese Verfahren besonders stark wirken. Meist werden sie mit Trance (im Balaji-Tempel als *peshi* bezeichnet) verbunden. Da es in Indien sehr viele lokale Götter gibt, werden die erforderlichen regional unterschiedlichen Varianten angewandt – den relevanten Sozialisierungen und Erwartungshaltungen (s.o.) gemäß (Kakar, 1984).

Beide genannte Formen der Therapie – die von Paracelsus und Gassner – beeinflußten Franz Anton Mesmer nachhaltig, obwohl dessen Lehrer De

Haen sie stark ablehnte. So nahm Mesmer als Arzt im Jahr 1772 in Wien an einer Magnetbehandlung teil, die vom Jesuiten Maximilian Hell durchgeführt wurde. Hell behandelte nach seiner Theorie der Magnetpolarisierungen im Körper z.B. Krämpfe erfolgreich. Auf der anderen Seite suchte Hell nach wissenschaftlichen Erklärungen, um u.a. die Exorzismuspraktiken zu widerlegen.

Bevor wir fortfahren, soll ein kleiner historischer Exkurs erfolgen, der den Geist jener Zeit – und damit den gesamten wissenschaftlichen Hintergrund – etwas beleuchtet.

Wir befinden uns nun im Zeitalter der Aufklärung. Kennzeichnend ist, daß die Vernunft (*ratio*) als das Wesen des Menschen angesehen wird. Vom aufsteigenden Bürgertum getragen entwickelt sich eine zunehmend wissenschaftliche Einstellung, in der neue Wissenschaften begründet und zahlreiche naturwissenschaftliche Entdeckungen gemacht werden, die nun sogar in mathematische Gesetze zu fassen sind. Hinzu kommen die neuen Staats- und Gesellschaftslehren, die unsere Gegenwart entscheidend beeinflussen.

Markante Personen, die in unseren Darstellungen erscheinen, sind u.a. der Chemiker Antoine Lavoisier (1743–1794), der die Phlogistontheorie (Entweichen eines Wärmestoffes bei Verbrennung) widerlegte, indem er die Oxidation als Sauerstoffaufnahme erkannte. Er wurde Begründer der modernen organischen Chemie. Benjamin Franklin (1706–1790) war der Mitunterzeichner der amerikanischen Unabhängigkeitserklärung und der Verfassung; er entwickelte Theorien der Elektrizität und war der Erfinder des Blitzableiters und des Kondensators.

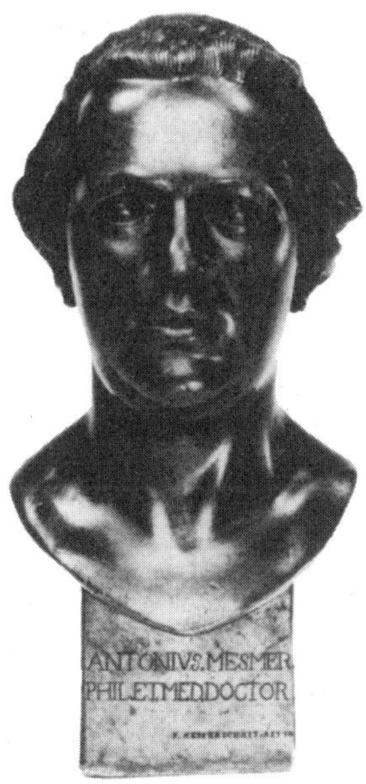

Abb. 2.3: Franz Anton Mesmer (1735–1815) Bronzebüste, 1770 von Franz Xaver Messerschmidt (1736–1783) erstellt. (Foto: Experimentelle und Klinische Hypnose 3(1) (1987), 29–31.

2.2.1 *Franz Anton Mesmer (1734–1815)*

Mit 18 Jahren beginnt Mesmer das Studium der Theologie, ergänzt es durch Philosophie und Jura und beendet 1755 mit 33 Jahren sein Medizinstudium in Wien. Seine Dissertation „De influxu planetorum" (1755) befaßt sich mit der „Beeinflussung der Gestirne auf den Körper". Danach besteht ein Wechselwirkungssystem, bei dem der „gravitas animalis" (Anziehungskraft der lebenden Körper) eine zentrale Bedeutung zugeschrieben wird.

Er heiratet eine reiche Witwe und kann sich somit in Wien als Arzt niederlassen, der schnell berühmte Freunde wie Gluck, Haydn und Mozart gewinnt. Sein Anwesen wird sogar zu einem Mittelpunkt der „Szene", so daß die erste Oper des jungen Mozart, „Bastien und Bastienne" hier uraufgeführt wird.

Erster Therapieerfolg mit „Magnetismus"

Historisch bedeutsam ist für Mesmer der Fall des jungen Fräulein Österlin. Er führt bei ihr nach dem Vorbild englischer Ärzte Magnetkuren mit eisenhaltigen Präparaten durch und kann so für Stunden viele ihrer zahlreichen Symptome beseitigen. Dies läßt ihn 1774 zu dem Schluß kommen, daß über die mechanische Anwendung der Magneten noch eine weitere Kraft wirksam sein muß. Er nennt sie „animalischen Magnetismus" und meint damit eine Art magnetischer Lebensenergie. Mit Hilfe dieser Therapie kann er schließlich Fräulein Österlins Behandlung erfolgreich beenden.

Bittel (1939) konnte aus Zeitungsberichten von damals sogar feststellen, daß Mesmer 1775 am Bodensee in der Nähe von Gassner zahlreiche aufsehenerregende Heilungen durchführte. Er war weiter bemüht, seine Theorie des Magnetismus zu beweisen und nahm sich der Behandlung der jungen Maria-Theresia Paradis an, die eine von Kindheit an blinde Pianistin war. Viele vorherige ärztliche Bemühungen hatten versagt, bis Mesmer dann durch seine Behandlung ihr Sehvermögen wiederherstellt.

Mit der etablierten kritischen Ärzteschaft und der Familie Paradis gibt es dann einige Auseinandersetzungen, da Fräulein Paradis Mesmer sehr verehrt und in ihr Elternhaus nicht mehr zurückkehren will. Letztlich verfügt dann die Kaiserin selbst, daß Fräulein Paradis wieder zu den Eltern zurück soll. Im Elternhaus erblindet sie wieder und setzt ihre Tätigkeit als Musikerin fort (Glowatzki, 1983).

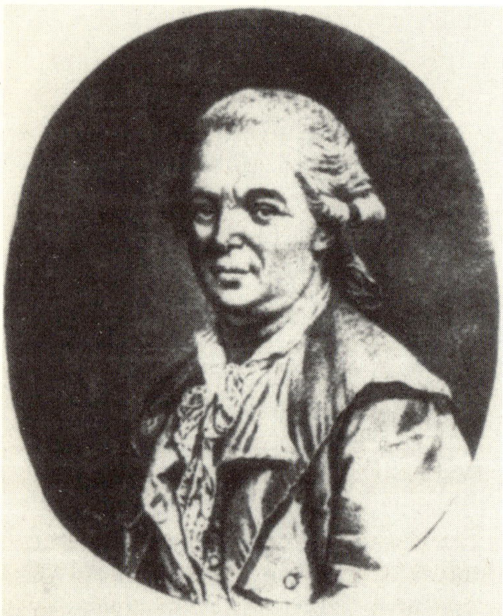

Abb. 2.4: Franz Anton Mesmer
(zeitgenössischer Stich; Musée Carnavalet)

Da Fräulein Paradis von klein auf eine wohl nicht unerhebliche Rente von der kaiserlichen Namensvetterin erhalten hatte, liegt es hier nahe, anzunehmen, daß die Erblindung sekundären Krankheitsgewinn erbracht hatte. Möglicherweise hat auch der darauf begründete Druck des Elternhauses zu

Wissenschaftliche Erklärungsversuche

Auf dem Hintergrund des Zeitgeistes der Aufklärung sucht Mesmer nach einer physikalischen Erklärung – psychologische sind noch nicht bekannt.

Da Entdeckungen wie die von Newton (Schwerkraft) oder Volta und Galvani (Elektrizität) und vielen anderen es nahelegen, sucht er ein physikalisches Erklärungsmodell. Sein „baquet" (s. Abb. 2.5) ist deshalb eine Nachbildung der Leydener Flasche (Ellenberger, 1973). Diese ist die 1745 in Leiden von Musschenbroek und Monate später in Pommern von Kleist – daher auch Kleistsche Flasche – erfundene Grundform des Kondensators. Entsprechend müssen sich die Patienten gegenseitig berühren sowie die Eisenstäbe des „baquet" oder den Meister selbst, damit diese Form der Energie fließen und an die richtigen Stellen gelangen kann.

(Dem Zeitgeist entsprechend wird die Wirkung des Pendels ebenfalls als „gestirnbedingt" angesehen (Ritter, 1808). Auch die Wirkungen der Wünschelrute werden auf elektrische/magnetische Ursachen zurückgeführt (Thouvenel, 1781). Mehr zu diesen Aspekten in Kapitel 5 „Vorbereitungen zur Induktion".)

einer psychischen Grundlage dieser Symptomatik geführt. Der Enkel Benny des berühmten Benjamin Franklin hatte die Gelegenheit, das Klavierspiel von Fräulein Paradis zu hören. Er bezeichnet es als laut und amateurhaft; er hält in seinem Tagebuch kritisch fest, daß sie ohne ihre Blindheit wohl kaum jene Berühmtheit und jene finanziellen Unterstützungen erhalten hätte (Lopez & Herbert, 1975).

Später in Paris verzichtet Mesmer völlig auf die direkte Anwendung der Magneten und verändert seine Methode aufgrund der überstarken Nachfrage. Er konstruiert das „baquet", ein großes Holzfaß, in dem sich mit magnetisiertem Wasser gefüllte Flaschen und Metallstangen befinden. Die Patienten gruppieren sich um das „baquet", aus dem Eisenstangen herausragen; damit berühren sie sich dann an den kranken Körperstellen und erfahren Heilung.

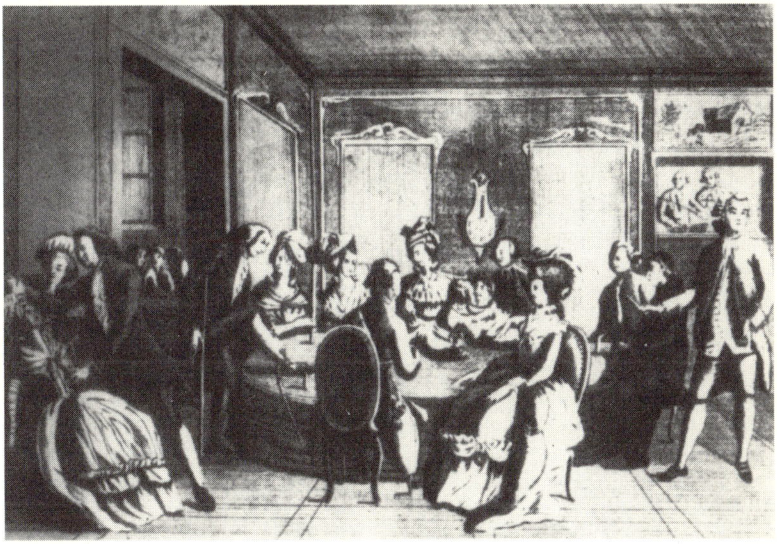

Abb. 2.5: Behandlung mit animalischem Magnetismus im „baquet". Die Patienten sitzen um den mit Wasser und Eisenteilen gefüllten Bottich und berühren die herausragenden Eisenstangen. (Englischer Stich, 18. Jh., Bibliothéque Nationale, Estampes).

Mesmer entwickelt nun 1779 ein System, das er in 29 Punkten darlegt. Er nimmt ein physikalisches Fluidum an, das das Universum erfüllt; Krankheiten entstehen durch ungleiche Verteilung dieses Fluidums. Durch bestimmte Techniken wird das Fluidum in rechte Bahnen gelenkt und mittels der beim Patienten dadurch bewirkten „Krisen" (s.u.) ist die Krankheit heilbar.

Die Idee einer von ihm postulierten notwendig auftretenden „Krise" ist möglicherweise von Gassner entlehnt. Danach war diese ein Beweis für die Besessenheit und gleichzeitig der Beginn der Austreibung. Mesmer sieht die Krise als naturwissenschaftlich-physikalisch hervorgerufen an. Sie ist nach seiner Theorie typisch für die Behandlungsform, die durch die Krise ihre Wirkung anzeigt. Bei ausreichend häufiger Auslösung dieser Krisen würde die Krankheit aufhören.

Meist führt Mesmer Kollektivbehandlungen durch, da das Volk sehr auf seine Behandlung drängt und seine Wartezimmer übervoll sind. Zur Verstärkung der Therapie setzt Mesmer große Spiegel ein, läßt Musik ertönen (spielt teilweise selbst die Glasharmonika) oder schaut den Patienten starr in die Augen, während er ihren Oberbauch und Glieder berührt.

Aus gegenwärtiger Sicht würden wir die von ihm in Gruppentherapien verursachten „Krisen" wahrscheinlich als hysterische Reaktionsformen bezeichnen, die auftreten, um Zuwendung zu erhalten. Auf dem Wege der operanten Verstärkung kann das gewünschte Alternativverhalten auftreten, da dieses dann ihm Rahmen der gesamten Situation ebenfalls Verstärkung erfährt. Zu denken wäre bei einigen Behandlungen möglicherweise auch an eine Form der negativen Praxis (hier werden unerwünschte Verhaltensweisen so lange ausgeübt, bis sie nicht mehr auftreten; Dunlap, 1932).

An der Gesamtsituation erkennen wir bereits, daß bei den Patienten eine enorme Erwartungshaltung geschaffen wird, die durch die Gruppenbehandlungen noch potenziert wird. Durch Modelllernen und stellvertretende Verstärkung (Bandura & Kupers, 1964) werden die erwünschten Verhaltensweisen in der Gruppe schnell kopiert.

Die Verhaltensweisen können aber auch als reflektiert erlernte interpersonale Strategien angesehen werden, die dazu dienen, einen gewissen Grad an Unzufriedenheit zu vermitteln und auf diesem Wege verschiedene Formen der sozialen Verstärkung zu erhalten (Szasz, 1961; Ullmann & Krasner, 1969; Spanos & Gottlieb, 1979).

Als Kontraindikation für sein Verfahren grenzt Mesmer Kranke mit offenen Wunden, eindeutige epileptische Leiden, Geisteskranke und Verstümmelte aus (Zweig, 1931). Er unterscheidet hiermit zwischen „rein nervlichen" und organischen Erkrankungen, da er die Struktur des Organismus nicht zu verändern vermag.

Die genaueren Analysen der von Mesmer behandelten Krankheiten und vor allem seines Vorgehens lassen die Folgerung zu, daß der Mesmerismus ein Vorläufer der Psychotherapie war (Hoff, 1989; Thuillier, 1990).

In Paris hat sich inzwischen eine Art „Magnetisierfieber“ ausgebreitet und es gilt als „le dernier cri”, sich einer solchen Behandlung zu unterziehen. Mesmers sehr prächtig ausstaffierte Behandlungsräume sind lange vorher ausgebucht. Minderbegüterte erhalten einen Platz an einem kleineren „baquet“; da Philanthropie ebenfalls dem Zeitgeist entspricht, werden sogar Bäume in öffentlichen Parks magnetisiert, damit die Armen sich daran heilen können, die wohl zu Hunderten darumlagern.

Bei diesem Erfolg bleibt es dann nicht aus, daß Mesmer auf Rat seines Rechtsanwaltes Bergasse und des Bankiers Kornmann Subskriptionen über den „Geheimniserwerb“ erfolgreich anbietet. Zusätzlich wird die sehr einträgliche „Société de l'Harmonie“ gegründet, die sowohl private Schule als auch Geschäftsunternehmen ist.

Da Erfolg stets mißtrauisch machen kann, wird vom König Ludwig XVI. eine Untersuchungskommission beordert, die sich aus Mitgliedern der Académie des Sciences, der Académie de Médecine und der Société Royale zusammensetzt und ihre Arbeit am 12. März 1784 aufnimmt. Zu ihnen zählen berühmte Wissenschaftler wie der Chemiker Lavoisier, der Astronom Bailly, der amerikanische Gesandte Franklin und der Arzt Joseph Ignace Guillotin, dessen Erfindung später viele kopflos macht – auch ihn selbst. (Vor dieser Kommission mit fast identischer Besetzung hat übrigens am 25. Mai 1782 Barthélemy Bleton nachgewiesen, daß er mittels Wünschelrute den Wasserrohrverlauf im Jardin du Luxembourg anzeigen kann; Bird, 1981.)

In den von Lavoisier ausgeklügelten Experimenten wird die Magnetisierbarkeit von Bäumen und sonstigen Gegenständen überprüft. Es soll jedoch nicht die Heilwirkung untersucht werden, sondern die Behauptung, das physikalische Fluidum entdeckt zu haben. Aus unserer Sicht sind jedoch die Kontakte zwischen Magnetiseur und Medium bedeutsam für die Phänomene.

Da Franklin zum Zeitpunkt der Experimente krank ist, finden diese Experimente zum Großteil in seinem Hause statt; er persönlich ist durchaus von der Heilwirkung des Magnetisierens überzeugt (McConkey & Perry, 1985). Da man jedoch keinerlei physikalisch meßbare Kräfte wahrnehmen kann, muß er wissenschaftlich exakt letztendlich zu dem Ergebnis kommen: „nullité du magnétisme“ – alles ist nur der „Einbildung“ zuzuschreiben (Kommissionsbericht von 1784, zit. n. Ellenberger, 1973, S. 107).

Neben diesem offiziellen wissenschaftlichen „Franklin-Bericht“ gibt es auch noch einen exklusiv für Ludwig XVI. verfaßten, in dem Magnetisieren, gerade bei Frauen angewandt, als moralisch verwerflich bezeichnet wird, da sie dabei sexuell mißbraucht werden könnten (Binet & Fere, 1888).

Der Kommissionsbericht bewirkt sogar ein Verbot dieser Heilmethode, das jedoch aufgrund eines Verfahrenfehlers rückgängig gemacht werden muß. Übrigens gilt dieses Verbot mehr den Vorgehensweisen des Herrn d'Eslon, einem Berufskollegen Mesmers, wird jedoch in der Öffentlichkeit auf Mesmer übertragen (Ellenberger, 1973).

Am Rande angemerkt will Lafayette in einem Schreiben (14.5.1784) an George Washington diesen für die Arbeit Mesmers interessieren (Fuller, 1982); als dann im August 1784 Thomas Jefferson Franklin in Paris besucht, weiß er von Lafayettes Intentionen und versucht nun zu verhindern, daß die irrationalen Auswüchse um den Mesmerismus auch in Amerika Fuß fassen können, indem er den Kommissionsbericht schnell in weiten Teilen Amerikas verbreitet (Fuller, 1982; Hale & Hale, 1888).

In einem privaten Brief schreibt Franklin an Temple, daß viele die Macht der Imagination beeindrucke und sie gleichzeitig fürchteten, der Glaube an die Wunder des Neuen Testamentes könne dadurch geschwächt werden (Lopez, 1966).

Obwohl seine Behandlungspraxis weiterhin gut geht, hat Mesmer vielen wissenschaftlichen Anfeindungen und Ironien aus dem Volk standzuhalten und viele Karikaturen werden über ihn veröffentlicht (s. Abb. 2.6 und Abb. 2.7). So entwickelt sein bislang treuer Schüler Puységur einen neuen Seitenzweig, da er den „magnetischen Schlaf“ entdeckt hat – wir werden später mehr darüber hören.

Recht hartnäckig hält sich in der Literatur der Bericht, Mesmer habe unüberlegt ein Konzert der blinden Pianistin Maria-Theresia Paradis (seiner früheren Patientin) besucht und sich somit dem öffentlichen Spott ausgesetzt. Pattie (1979) kann

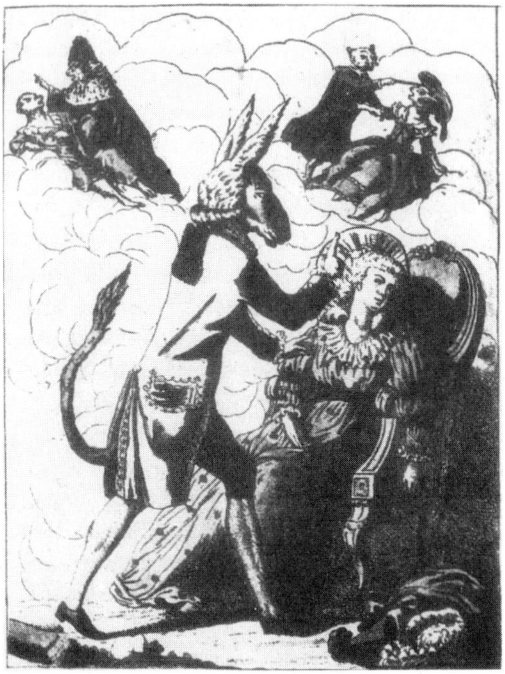

Abb. 2.6: Französische Karikatur über den animalischen Magnetismus (1784)
Der Magnetiseur hat Perücke und Mantel abgelegt und nähert sich der Dame. Mit erhobenem Zeigefinger nimmt er die Einleitung der Hypnose vor. In Trance sieht die Dame nebelhafte Fabelwesen (Paris, Bibl. Nat., Col. Rennin Gb. 178e).

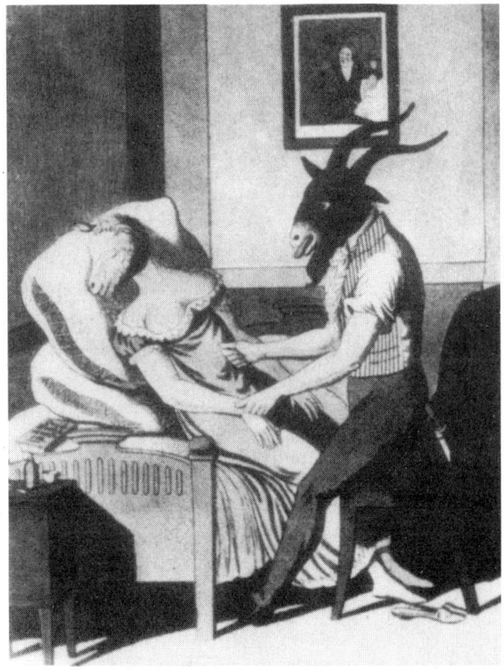

Abb. 2.7: Deutsche Karikatur zum „tierischen Magnetismus“ (1815)
Der bocksbärtige Magnetiseur nähert sich eindeutig und plump der Dame mit Schafkopf (Voltz, J.M., kolorierte Radierung; aus: Bauer, 1974, S. 60).

jedoch feststellen, daß es sich hierbei um eine unbegründete Episode handelt, die auf einen erfundenen Zeitungsbericht von 1838 zurückzuführen ist.

Als jedoch in diesem recht ablehnenden Klima auch noch Mesmers Demonstration des Magnetismus beim Prinzen Heinrich von Preußen fehlschlägt, verläßt er Paris. Wieweit hieran die französische Revolution von 1789 mitbeteiligt ist, zu deren Anführern er Kontakte hat (Darnton, 1983), ist nicht nachzuprüfen. Mesmer gerät von diesem Zeitpunkt an in Vergessenheit; dies zeigt allein die Unsicherheit über den genauen Zeitpunkt, zu dem er Paris verläßt. Ellenberger (1973) nennt 1785; Zweig (1931) erwähnt das Jahr 1792.

Als er 1793 wieder in Wien Fuß fassen will, wird der französisch sprechende Mesmer als politisch Verdächtiger (Jakobiner) ausgewiesen. Er erwirbt daraufhin die schweizerische Staatsbürgerschaft und wohnt in Frauenfelden. Erst im Jahr 1812 erinnert man sich in Berlin wieder an Mesmer – 40 Jahre, nachdem er sich an die Berliner Akademie gewandt hatte. Man will ihn nach Berlin berufen, um seine Methode zu überprüfen und entsendet den Arzt Professor Wolfart, um mit ihm Kontakt herzustellen. Dieser übernimmt die Übersetzung und Veröffentlichung des letzten Werkes (Mesmer, 1814), ist dabei jedoch sehr nachlässig und verliert einige der Unterlagen (Ellenberger, 1973).

Mesmer erlangt nun im hohen Alter zwar nochmals wissenschaftliches Ansehen; Angebote aus der Schweiz (Milt, 1952) ebenso wie die Leitung einer Magnetischen Klinik in Berlin lehnt er jedoch aus Altersgründen ab.

Die letzten Jahre kann Mesmer durch eine als Entschädigung geplante Rente der französischen

Regierung sorgenfrei in Meersburg am Bodensee leben und in bescheidenem Umfang seine Behandlungen fortsetzen; er stirbt dort im Jahr 1815.

2.2.2 *Puységurs Weiterentwicklung*

Armand-Marc-Jacques de Chastenet, Marquis de Puységur (1751–1825) war ein begeisterter Schüler und Anhänger Mesmers – ebenso seine beiden Brüder. Einer der Brüder bringt den Magnetismus sogar bis nach Santo Domingo und richtet dort sowohl den weißen Herren als auch den schwarzen Sklaven Baquets ein (Ellenberger, 1973).

Als Puységur einen seiner ersten Patienten, den Bauern Victor Race behandelt, tritt bei diesem nicht die übliche Krise in Form von Konvulsionen auf, sondern der Patient fällt in einen eigenartigen Schlaf, in dem er eine besondere Klarheit hat und sich unterhalten kann. Ja, während dieses künstlichen Schlafes kann er sogar seine eigene Krankheit benennen und effektive Behandlungsvorschläge machen.

Bedingt durch den starken Zulauf nimmt Puységur Kollektivbehandlungen vor; die Patienten berühren Seile, die von bestimmten Bäumen herabhängen. Dabei fallen sie dann in den künstlichen Schlaf und einige von ihnen, „Ärzte" genannt, nehmen die Diagnosen vor. Nach der Instruktion, den Baum zu küssen, erwachen alle wieder.

Puységurs Erklärungsmodell

Aufgrund seiner Beobachtungen in Einzel- und Gruppenbehandlungen kommt Puységur 1784 zu dem Schluß, daß die Krisen (deren Konvulsionen etc.) nicht erforderlich sind und daß es ein physikalisches Fluidum nicht gibt. Dem setzt er den nach seiner Annahme notwendigerweise auftretenden künstlichen Somnambulismus (Schlafwandeln) entgegen – und die psychologische Theorie, daß der Glaube und Wille (croyez et voulez) des Therapeuten und besonders des Patienten ausschlaggebend sind.

Diese Erkenntnis veranlaßt Richet, Mesmer als den Initiator des Magnetismus zu bezeichnen, Puységur aber als dessen Begründer (Richet, 1884).

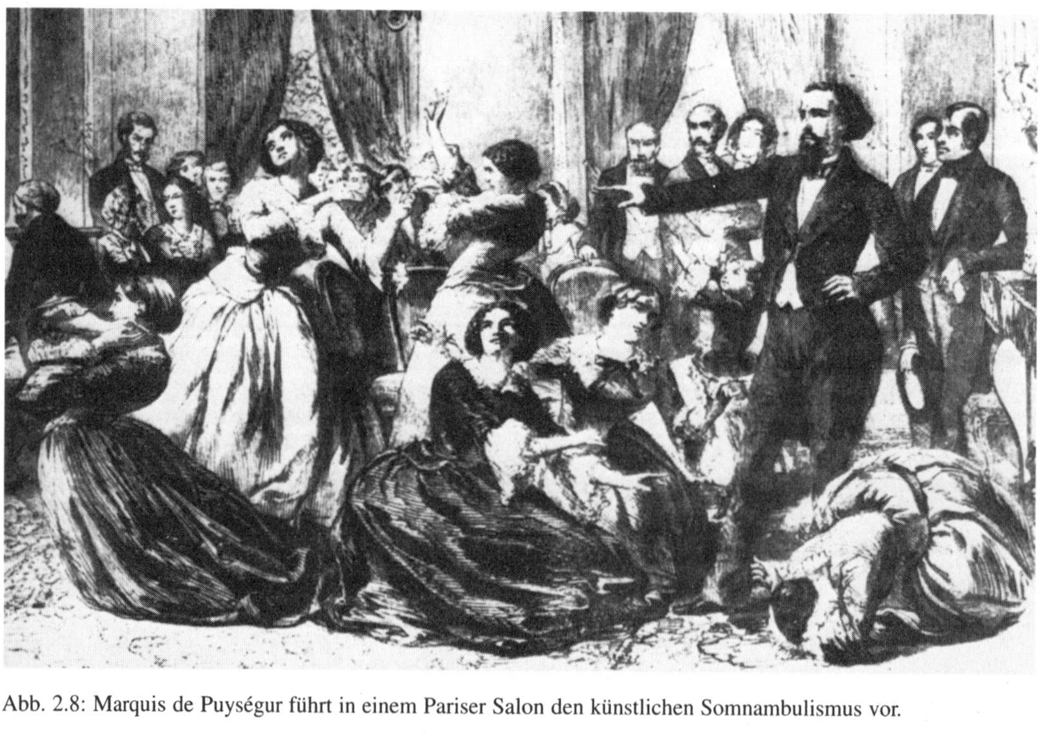

Abb. 2.8: Marquis de Puységur führt in einem Pariser Salon den künstlichen Somnambulismus vor.

2.2.3 *Abbé Faria*

Der portugiesische Priester José Custodio de Faria (1755–1819) war u.a. Professor für Philosophie in Nimes und Marseille. Er entwickelte eine Theorie des Somnambulismus. Danach ist der Somnambulismus auf Eigenschaften im Patienten und nicht auf Kräffe des Magnetiseurs zurückzuführen. Als Verursachung des Somnambulismus nimmt er den Flüssigkeitszustand des Blutes und eine bestimmte „psychische Beeinflußbarkeit" an. Seine Annahme über die Mitverursachung des Blutes ging von der Beobachtung aus, daß Personen, die nicht in „Schlaf" verfielen, nach dem Aderlaß gute Somnambulisten waren. Sicherlich ist hier die rapide Hypotonie Ursache der Benommenheit.

Die Einleitung dieses Zustandes wird vorgenommen, indem der Patient in einem bequemen Stuhl Platz nimmt und dann die erhobenen Handflächen des Abbés anstarrt. Der Abbé starrt ebenfalls (Klumbies [1981, S.12] spricht sogar von einem „furchterregenden Svengali-Blick"). Dann ruft Faria „Dormez! – Schlafen Sie!". Er bemerkt, daß von nun an allein das Wort wesentlich ist, um z.B. beim Patienten Visionen oder Schmerzlosigkeit zu erzeugen.

Farias Definition

Abbé Faria wendet sich vom Begriff des animalischen Magnetismus ab und führt den Begriff „Konzentration" ein. Der Magnetiseur wird zum „Konzentrator", und der somnambule Zustand wird als „luzider Schlaf" bezeichnet.

Farias Bedeutung liegt bestimmt darin, die Erkenntnisse über den Magnetismus von einer physikalischen Theorie hin zu einer psychologischen gerückt zu haben. In Paris war er sehr schnell vergessen und lebt nur als gelehrter Gefangener in Alexandre Dumas' Roman „Der Graf von Monte Christo" fort.

2.2.4 *Braid und die Entwicklung in England*

In England findet die Methode des Magnetisierens nur langsam Zugang. So nimmt der englische Augenchirurg James Braid (1795–1860) an einer Showvorführung des Magnetiseurs LaFontaine (einem Enkel des Fabeldichters) teil. Der Skeptiker Braid erkennt, daß das Lidflattern der mitarbeitenden Zuschauer nicht simuliert sein kann und beginnt mit eigenen Experimenten. Er verwendet zur Augenfixation einen leuchtenden Gegenstand, eine glänzende Lanzenspitze oder einen Kristall und bewirkt damit gleiche Phänomene wie durch verbale Instruktionen. Diese Fixationsmethoden waren bereits bei Paracelsus beschrieben worden. Sie waren jedoch durch die viel attraktiveren Magnetismus-Induktionen in Vergessenheit geraten.

Seine Experimente bewegen Braid, die Magnet- und Fluidum-Theorie zu verwerfen. Er entwickelt daraufhin die Theorie, daß hirnphysiologische Veränderungen wirksam sind, evtl. Hirnanämie (Braid, 1843).

Braid führt zahlreiche Augenoperationen unter hypnotisch erzeugter Anästhesie durch und bewirkt einen solchen Aufschwung dieses Verfahrens in England, daß es zu einer Welle des Braidismus kommt – ihm wird mitunter sogar die Entdekkung dieses Verfahrens zugesprochen.

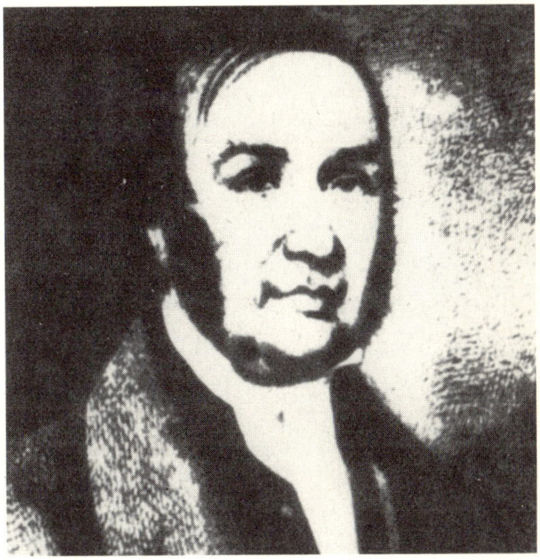

Abb. 2.9: James Braid (1795–1860)
Begründer der wissenschaftlich-experimentellen Hypnoseforschung (British Museum, London).

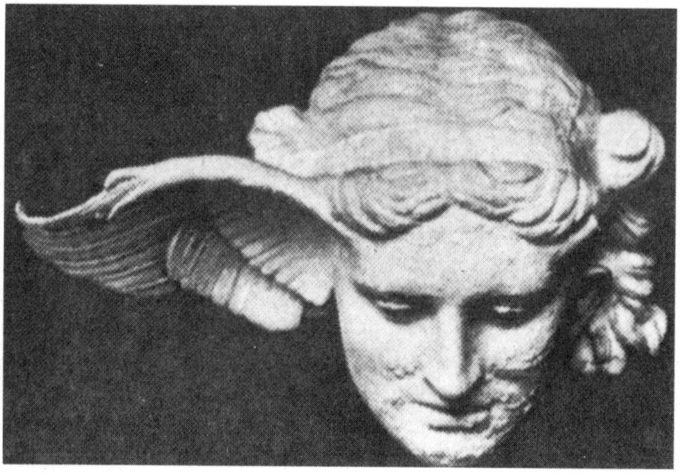

Abb. 2.10: Kopf des Gottes Hypnos
Hypnos wird meist als ein Jüngling dargestellt, der Flügel an den Schläfen besitzt.

Der neue Begriff: „Hypnose"

Da Braid der Ansicht ist, daß es sich um ein schlafähnliches Verhalten handelt, benennt er das Verfahren und den dadurch verursachten Zustand mit dem Begriff „Hypnose", der vom griechischen *hypnos* = Schlaf abgeleitet ist. Hypnos ist der Gott des Schlafes – lat. *somnus*. Als Sohn der Nacht hat er den Zwillingsbruder Thanatos, den Gott des Todes. Der Sohn des Hypnos ist Morpheus, der Gott der Träume, der den Schlafenden in menschlicher Gestalt erscheint.

Insgesamt kommt Braid das Verdienst zu, durch seine neue neurophysiologische Theorie der Hypnose die Doktrin des animalischen Megnetismus endgültig abzuschaffen und experimentalwissenschaftliche Grundlagen der Hypnoseforschung herzustellen. Bis zum Ende des neunzehnten Jahrhunderts hat sich jedoch immer noch der Glaube an die Therapiewirkung von Metallen und Magneten gehalten, was u.a. von Charcot in Paris weiter als "Metallotherapie" (später "Metalloskopie") erforscht wurde und sich dann in okkulte Bereiche der Hypnoseforschung in der französischen Psychiatrie verlor (Harrington, 1988).

Braids innovative Idee ist es, bei hysterischen Lähmungen Hypnose anzuwenden; er eröffnet damit die Debatte über suggestive Behandlungsmöglichkeiten (Kravis, 1988).

Auch Elliotson (1843) berichtet über zahlreiche Operationen unter Hypnose, ebenso Esdaile (1847), ein schottischer Chirurg, der in Indien über 300 Operationen mit dieser Methode durchführt. Meist ist es die Operation skrotaler Tumore (Tumore am Hodensack). Die Mortalitätsrate liegt damals gewöhnlich bei 60 Prozent; Esdaile reduziert sie mit seinen Hypnoseoperationen auf 5 Prozent (Bramwell, 1903). Nur wenige Jahre später werden Äther und Chloroform als Narkosemittel entdeckt; dies läßt das weitere Interesse am klinischen Einsatz der Hypnose für längere Zeit abklingen.

2.2.5 *Die Schule von Nancy*

Seit Ende des 19. Jahrhunderts sind Hypnose und die damit verbundenen Interventionsformen sehr verpönt – der Forschungsbericht der Untersuchungskommission von 1784 hatte seine Nachwirkungen.

Der einfache Landarzt Auguste Ambroise Liébeault (1823–1904) mit seiner Praxis in der Nähe von Nancy setzt sich über diese Vorurteile hinweg. Er behandelt die arme Landbevölkerung meist unentgeltlich, wenn er Hypnose anwendet. Seine zahlreichen Patienten empfängt er in einer dafür eingerichteten Scheune und hypnotisiert sie durch Blickkontakt, verbunden mit der Suggestion der Schläfrigkeit. Für alle noch so unterschiedlichen Symptome und Beschwerden wird stets die gleiche Methode benutzt.

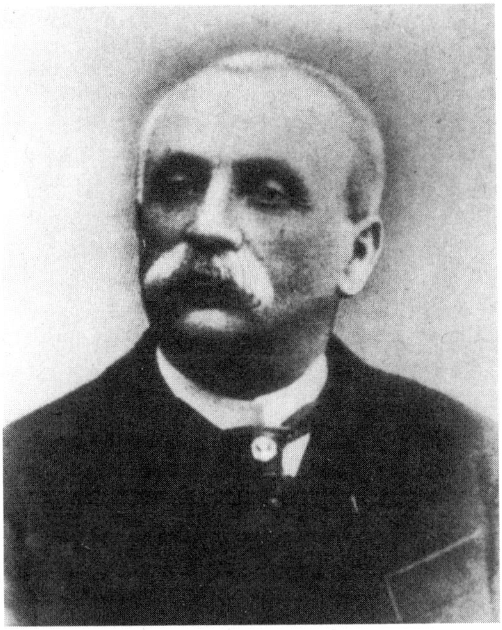

Abb. 2.11: Hippolyte Bernheim (1840–1919)
Als Professor der Medizin wendet Bernheim Hypnose in der Klinik von Nancy an (aus: Völgyesi, 1967).

Deshalb wird Liébeault auch sehr lange von seinen Fachkollegen verachtet. Er gilt als „Quacksalber" (weil er hypnotisiert) und als Narr (weil er keine Honorare fordert) (Ellenberger, 1973, S. 139).

In der 1872 neugegründeten Universität Nancy ist einer der ersten Professoren für Innere Medizin Hippolyte Bernheim (1840–1919). Er interessiert sich für die Methode Liébeaults und entwickelt sie weiter. Während der geistige Vater dieser neuen Entwicklungen, Liébeault, sein 1866 veröffentlichtes Buch kaum absetzen konnte, wird Bernheims Werk von 1886 ein begehrtes Lehrbuch.

Hier bei Bernheim entsteht die sog. „Schule von Nancy", ein kleiner Kreis von Psychiatern und weiterverfolgt. Dieser Kreis steht dann auch in einem regen wissenschaftlichen Disput mit Charcot (s.u.), der annimmt, Hypnose sei ein pathologischer Zustand.

Weitzenhoffer (1980) weist später nach, daß Bernheim diese Erkenntnisse weiter ausbaute und daß er in seiner letzten Veröffentlichung von 1917 sogar falsch verstanden wurde. So hatte Bernheim sehr überspitzt formuliert: „Es gibt keinen Hypnotismus, es gibt nur Suggestibilität" (Bernheim, 1917, S. 47). Er wollte damit die Fachwelt lediglich wachrütteln, um deutlich zu machen, daß Suggestion das primäre Agens ist und Hypnose die Folge davon darstellt – und nicht umgekehrt, wie es bislang häufig angenommen worden war.

Hypnose durch Suggestion

Bernheim legt dar, daß Hypnose auf die Wirkung der Suggestion zurückzuführen ist, die Eignung, einen Gedanken in eine Handlung umzuwandeln (Bernheim, 1886). Hiermit handelt es sich bei der Hypnose um einen Zustand, der nahezu bei allen Menschen herbeiführbar ist.

Schüler dieser „Schule von Nancy" sind unter anderem Richard von Krafft-Ebing aus Österreich, Wladimir Michailowitsch Bechterew aus Rußland und Auguste Forel, Direktor der bekannten Heilanstalt Burghölzli in der Schweiz (Forel, 1935). Sigmund Freud studiert 1889 ebenfalls ein paar Wochen bei Bernheim.

Aufgrund der Untersuchungen zur Suggestion können Liébeault und Bernheim wohl als Begründer der modernen Psychotherapie angesehen werden – nicht zuletzt war es Bernheim, der den Begriff der „Psychotherapeutik" prägte.

2.2.6 *Die Schule der Salpêtrière*

Den deutlichen Kontrast zur relativ locker gegliederten Schule von Nancy stellt die durch Jean-Martin Charcot (1825–1893) stark strukturierte Salpêtrière dar. Charcot ist wohl der berühmteste Neurologe des ausgehenden 19. Jahrhunderts; er wurde mit jungen Jahren bereits Chefarzt einer sehr großen Abteilung innerhalb der Salpêtrière, einem riesigen stadtähnlichen Krankenhauskomplex mit vier- bis fünftausend Patientinnen. Im Jahr 1870 übernahm er dann noch die Leitung der Spezialabteilung für „Krampfleiden". Hier galt es, Untersuchungsmethoden zu finden, die Krampfanfälle der Epileptiker von denen der Hysteriker zu unterscheiden. Hierzu benutzte er dann die Hypnose und konnte mit ihrer Hilfe sehr verschiedene Krampfzustände erzeugen. Aufgrund der Beobachtungen an seinen hysterischen Patientinnen kam er zu dem Schluß, daß Hypnose in drei unter-

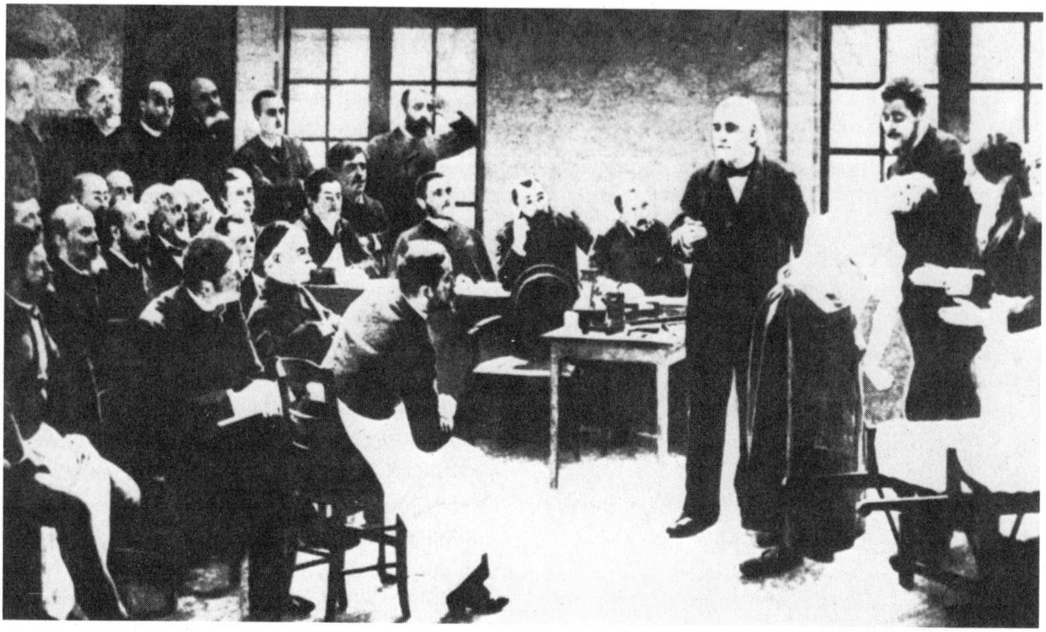

Abb. 2.12: Jean-Martin Charcot (stehend in der Mitte)
Der Begründer der Pariser Hypnoseschule demonstriert im Salpêtrière-Hospital an einer Patientin die Wirkung der Hypnose (Gemälde von A. Bruillet).

schiedlichen Stadien durchlaufen werde: Lethargie, Katalepsie, Somnambulismus. Diese Forschungsergebnisse trug Charcot 1882 vor der Académie des Sciences vor – jener Instanz, die Jahrzehnte vorher den „Magnetismus" abgelehnt, wissenschaftlich abgeurteilt, ja verboten hatte. Durch seinen wohl sehr leidenschaftlichen Vortrag konnte Hypnose wieder wissenschafts- und salonfähig werden

Hypnose als abnormes Verhalten

Charcots Theorie entwickelt sich dann weiter bis zu der Annahme, Hypnose sei ein pathologischer Zustand, eine Art experimenteller Neurose, die nur bei Hysterikern auftrete. Damit befindet er sich in heftigem Widerstreit mit der Schule von Nancy.

Der große Wissenschaftler Charcot genießt hohes Ansehen, da er in der Salpêtrière experimentalwissenschaftliche Labors einrichtet und z.B. den Bereich der Geriatrie entwickelt. Zahlreiche namhafte Wissenschaftler sind seine Schüler, so u.a. Gilles de la Tourette, Joseph Babinski, Sigmund Freud.

Diese überstarke Persönlichkeit mit ungeheuren Erfolgen auf dem Gebiet der psychischen Heilung durch Hypnose bleibt jedoch nicht ohne Kritiker – namentlich aus Nancy. Janet (1895) kann zahlreiche Kritikpunkte herausarbeiten, so unter anderem methodische Fehler: Charcot begab sich wohl selten auf seine Stationen, um direkten Kontakt mit den Patientinnen aufzunehmen. Er verließ sich nahezu ausschließlich auf die Informationen seiner Assistenten, die er nicht hinterfragte. So war es ihm entgangen, daß die Patientinnen von seinen Assistenten „präpariert" worden waren, indem nur ganz bestimmte Hypnose-Instruktionen benutzt wurden. Die von Charcot postulierten drei Stadien der Hypnose waren somit nur Auswirkungen eines Trainings. – Da man fast ausschließlich mit hysterischen Patientinnen arbeitete, konnten diese recht schnell lernen, welche Verhaltensweisen erwünscht waren und produziert werden mußten, um die symptombedingte Aufmerksamkeit zu erlangen.

Diese Auswirkungen des Modellernens waren Charcot nicht aufgefallen. Manche Patientin konnte so bei Falldemonstrationen schnell zum Star des

Hörsaals werden. Trotz allem sollten die anderen umfangreichen Forschungsergebnisse (z.B. zu den Systemerkrankungen des Rückenmarks) Charcots nicht unterschätzt werden – nur wurden sie für uns bereits zu Selbstverständlichkeiten in der Medizin.

2.2.7 *Freuds Entdeckungen durch Hypnose – und seine Kritik*

In der historischen Entwicklung der Hypnose-Begründung und - Erforschung wird ein wesentlicher – und leider auch tragischer – Veränderungsaspekt durch Sigmund Freud (1856–1939) gegeben.

Der junge Arzt des Wiener Allgemeinen Krankenhauses hat die Gelegenheit, 1885/86 nach Paris zu Charcot in die Salpêtrière zu gehen, um dort seine Studien zu erweitern. Als ein Unbedeutender unter den vielen Gastärzten des großen Charcot ist Freud über die vorgefundenen Arbeitsbedingungen sehr enttäuscht (Ellenberger, 1973, S. 593). Bekannter wird Freud dann, als er Charcot anbie-

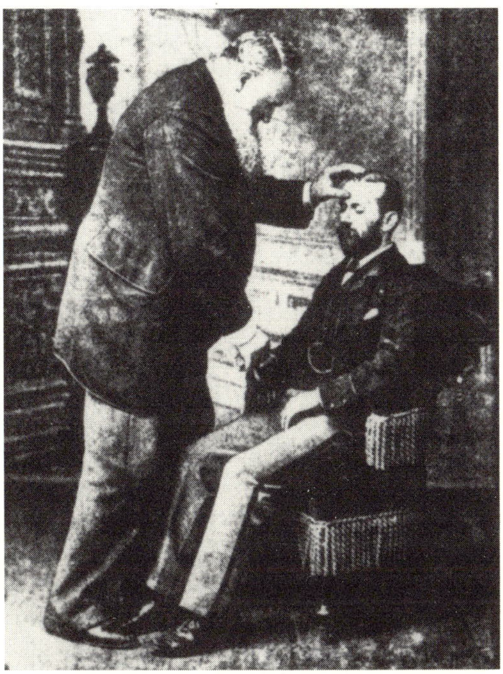

Abb. 2.13: Hypnosesitzung im 19. Jahrhundert
Der Hypnotiseur stellt einen „elektro-biologischen Stromkreislauf" zum Medium her, indem er mit den Händen mesmerische Streichungen vornimmt (Young, 1887).

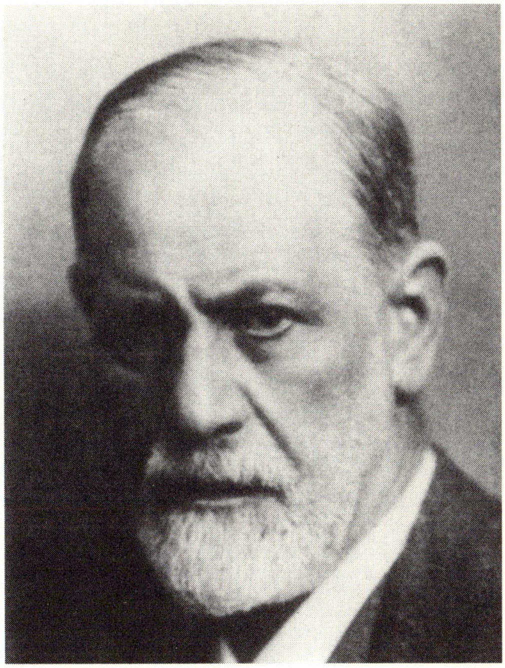

Abb. 2.14: Sigmund Freud (1856-1939)

tet, einen Teil seiner Werke ins Deutsche zu übertragen. Freud muß von diesem Studium sehr beeindruckt sein, da er gerne erwähnt, länger in Paris bei Charcot studiert zu haben, so in seinen Briefen an Wilhelm Fließ (Masson, 1986). Den Briefen an seine Braut ist jedoch zu entnehmen, daß dieses Studium in Paris maximal vier Monate mit Unterbrechungen dauerte (Jones, 1960).

Voller Begeisterung kehrt er nach Wien zurück und berichtet vor der Wiener Gesellschaft der Ärzte über das Problem der männlichen Hysterie. Er gerät danach in einen Hagel der Kritik, denn Charcots Ansichten sind dort bereits sehr wohl bekannt und werden heftig kritisiert, was Freud übersehen hatte.

Später zeigt Freud dann Interesse an der Lehre Bernheims; so besucht er ihn anläßlich des 1. Internationalen Kongresses für Experimentellen und Therapeutischen Hypnotismus 1889 in Paris. Er lernt hier auch den alten Liébeault aus Nancy kennen. Freud übernimmt schnell die Übersetzung von Bernheims Lehrbuch ins Deutsche.

Beeindruckend für Freud ist wohl die Beobachtung, in Hypnose Symptome verschwinden und auftreten zu lassen – und die Tatsache, daß sich viele Patienten direkt nach der Hypnose kaum an

Freuds Kritik an der Hypnose

- Die Katharsis – und damit die Hypnose – ist für Freud nicht kausal wirksam. Allein das Symptom wird dadurch behandelt und kommt deshalb an anderer Stelle wieder zum Vorschein – später als „Symptomverschiebung" bekannt.
  Erst Jahre danach wird erkannt, daß Hypnose sehr wohl kausal wirksam sein kann.
- Es ließen sich nicht alle Patienten in Hypnose versetzen, wodurch die generelle Anwendbarkeit der Hypnose als Behandlungsform in Frage gestellt war.
  Warum muß eine bestimmte Methode generell anwendbar sein, um als brauchbar angesehen zu werden?
- Zwischenzeitlich hat Freud das Phänomen des Widerstandes und der Übertragung entdeckt, also Variablen, die in der Beziehung zwischen Therapeut und Patient bedeutsam sind. Nach Freuds Beurteilung fördert Hypnose die Abhängigkeit des Patienten vom Therapeuten und erschwert somit die Behandlung.
  Wesentlich für die Beurteilung der Patient-Therapeut-Beziehung und der Hypnose ist dann auch noch Freuds Erlebnis, daß eine Patientin nach dem Erwachen aus Hypnose ihre Arme um ihn schlingt, was ihm wohl höchst unangenehm gewesen sein muß (Freud, Gesammelte Werke, XIV, S. 52).
- Die von ihm entwickelte Technik der „freien Assoziation" hatte für Freud den Vorteil, daß der Patient bei vollem Bewußtsein mitarbeitete und nicht nachträglich über seine (in Hypnose geäußerten) wesentlichen Mitteilungen informiert werden mußte (Thompson, 1950).
  Hier wird übersehen, daß die Patienten sich sehr wohl an die in Hypnose getroffenen Äußerungen erinnern können, was am Geschick des Therapeuten und dem gesamten therapeutischen Setting liegt.
- Hypnose wird von Freud als ein passives Verfahren angesehen, in dem der Patient nur auf die Instruktionen des Therapeuten reagiere; für die Psychoanalyse ist es jedoch wichtig, die Aktivität des Patienten aufrechtzuerhalten (Bally, 1966).
  Über diese autoritäre Anwendungsform der Hypnose weiter unten mehr.
- Hypnose-Interventionen geben dem Patienten mehr den Eindruck eines Labor-Experimentes als den einer individuellen Psychotherapie – so die Kritik einiger orthodoxer Psychoanalytiker (Kline, 1958, S.15).
- Hypnose verhindere die Einsicht in das Spiel der innerpsychischen Kräfte und der psychodynamischen Interaktionen (Kline, 1958, S.15).

einen der Gesprächs- und Erlebnisinhalte während der Hypnose erinnern können; wenn sie dann von Bernheim an der Stirn berührt werden, tritt wieder vollkommene Erinnerung ein.

Von großer Bedeutung ist für Freud die Begegnung mit dem Internisten Josef Breuer. An dem von Breuer häufig vorgestellten Fall der Anna O. kann Freud nicht nur die bereits bekannten Wirkungen der Hypnose beobachten, sondern auch, daß die Krankheitssymptome mit bestimmten Situationen im Leben der Patientin verbunden sind. Hier mußten also Impulse unterdrückt worden sein, die durch das Symptom nach außen sichtbar wurden. Diese Therapieform, bei welcher sich der Patient unter Hypnose aussprechen und somit abreagieren kann, wird als die „kathartische Methode" bekannt und gemeinsam von Freud und Breuer 1893 als „Vorläufige Mitteilungen über den psychischen Mechanismus hysterischer Phänomene" veröffentlicht.

Freud und Breuer stellen auch fest, daß für jede Hysterie das spezifische Trauma relevant ist; hierbei handelt es sich nicht um Unfall, Schock oder ein Trauma im Sinne Charcots, sondern um „Partikulartraumen", die sich mit der Zeit aufaddieren (Wyss, 1966, S. 9). Die ursächliche Relevanz dieser Traumen wird später zum Grundbestandteil der psychoanalytischen Theorien.

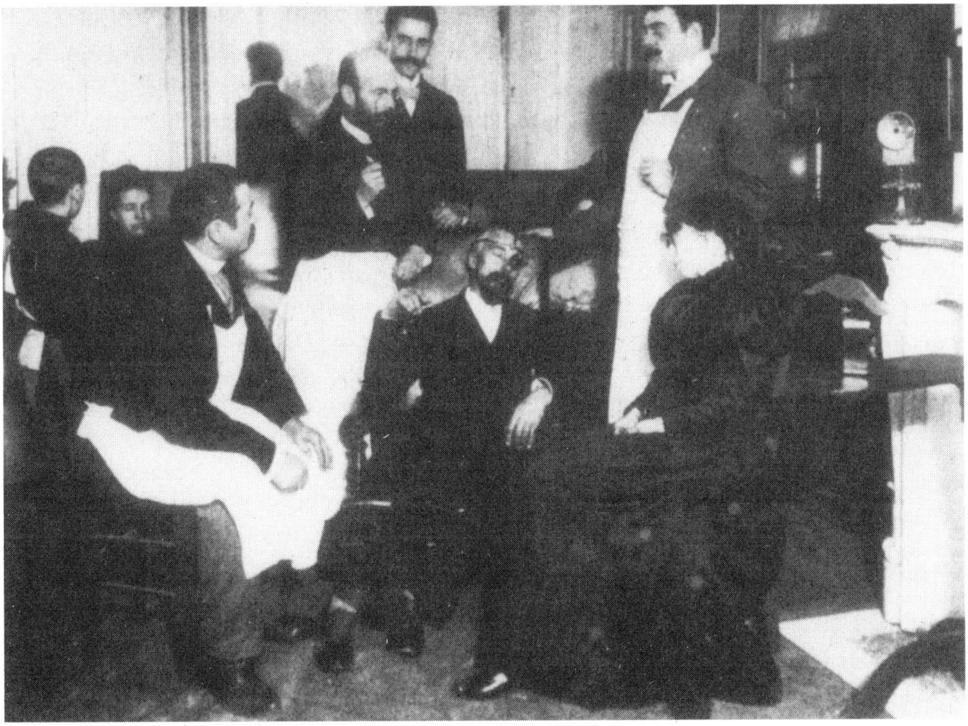

Abb. 2.15: Typische Szene aus dem 19. Jahrhundert.
Mit zwei Personen wird Heilhypnose demonstriert (Museé d'Histoire de la Faculté de Médicine)

Freud sieht die Hysterie als ein strukturelles Phänomen der Person, während Breuer sie als Sonderphänomen betrachtet; letzterer sieht die hypnotischen Zustände sogar als pathogene Faktoren in der Entwicklung der Hysterie an. So kommt es hier zum Bruch der freundschaftlich-wissenschaftlichen Beziehung beider. Wenn man einen späteren Brief Freuds von 1932 richtig versteht, so liegt das Zerwürfnis wohl auch darin begründet, daß eine Patientin Breuers sich einbildete, ein Kind von diesem zu bekommen (Freud & Freud, 1968), was von Eschenröder (1986) jedoch angezweifelt wird.

Aufgrund der Beobachtungen an seinen eigenen Patienten wendet sich Freud dann von der „kathartischen" Methode Breuers – und damit auch von der Hypnose ab.

Freud und seine späteren Anhänger nennen für die Abwendung von der Hypnose zahlreiche Gründe (so u.a. Wyss, 1966; Bally, 1966):

Freuds Ablehnung gegenüber der Hypnose wird von vielen Hypnosefachleuten (z.B. Pattie, 1967; Kline, 1958) als ein großer Schlag gegen dieses Verfahren in der Psychotherapie angesehen.

Viele Nachfolger Freuds nehmen seine Aussagen kritiklos als unveränderbares Dogma auf und übertragen es epigonenhaft in die Psychotherapie der Gegenwart. Dies hat dann zur Folge, daß Hypnose etwa von der Jahrhundertwende an abnehmende Bedeutung hat und ihre Anhänger als unwissenschaftlich abgetan werden.

Erst in späteren Darstellungen nach Freud wird dann deutlich, daß die von Freud angewandte Hypnoseform sehr einengend war und aus diesem Grunde mit Recht die von ihm geäußerte Kritik ertragen mußte.

Spätere Bemerkungen über Freud lassen kurz die Idee aufleben, er habe sich im höheren Lebensalter wieder der Hypnose zugewandt; dies rührt von Polgars Anspruch her, Freuds Hypnoseassistent gewesen zu sein, was jedoch von Gravitz und Gerton (1982) widerlegt wird.

Die wenige Jahrzehnte später wieder auflebende Diskussion über die Anwendung der Hypnose

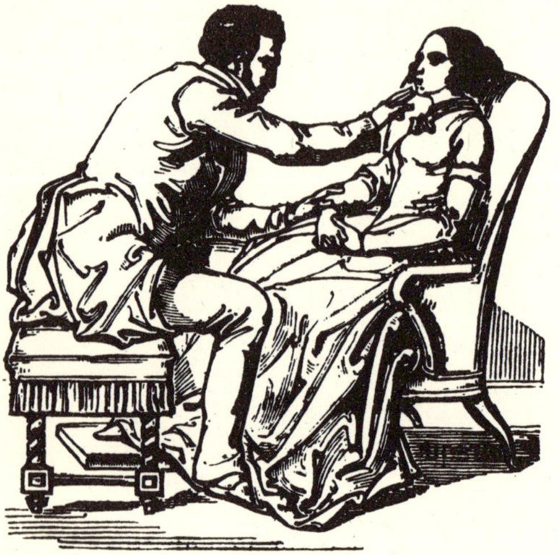

Abb. 2.16: Typische Sitzhaltung bei der Faszinationsmethode. In diesem Beispiel erfolgt gleichzeitig Handauflegen (Bibliothek der Ancienne Faculté de Médicine in Paris).

in der Psychoanalyse zeigt sehr deutlich, daß Hypnose sehr wohl in der Psychoanalyse und in Psychotherapien der analytischen Tradition erfolgreich angewandt wird (Winje, 1981).

Für uns „Nachgeborene" ist es nun leicht, ca. 70–80 Jahre später vor einem gänzlich anderen wissenschaftlichen Hintergrund Gegenkritik an der Kritik Freuds zu üben. So können wir heute, gestützt auf all die wissenschaftlichen Experimente und Veröffentlichungen der neuen Zeit behaupten, daß Freud wohl sehr wenig Ahnung von Hypnose gehabt haben muß.

Freud nimmt an, „der Hypnotiseur behauptet, im Besitz einer geheimnisvollen Macht zu sein, die dem Subjekt den eigenen Willen raubt, oder was dasselbe ist, das Subjekt glaubt dies von ihm. ... und wie bringt er dies in Erscheinung? Indem er die Person auffordert, ihm in die Augen zu sehen; er hypnotisiert in typischer Weise durch seinen Blick" (Gesammelte Werke, XIII, S.140).
Tradierte Vorurteile von ihm werden beibehalten: Allmacht des Therapeuten, Willenlosigkeit des „Opfers" und Macht durch den Blick. (Ähnlich wie es in der „Volksseele" der Comics produziert wird.)

Leider scheint Freud nur eine als „Faszinationsmethode" bekannte Form der Hypnose-Einleitung benutzt zu haben, die primär wohl im Umkreise Charcots praktiziert wurde. Modernere Verfahren, die die Fixation eines beliebigen Punktes benutzen, wurden bereits durch Braid und Bernheim angewandt – und auch ausführlich veröffentlicht. Sie sind Freud zwar bekannt (er praktizierte ja bei Bernheim), werden von ihm jedoch wie folgt verurteilt: „Man kann die Hypnose allerdings auch auf anderen Wegen hervorrufen, was irreführend ist und zu unzulänglichen physiologischen Theorien Anlaß gegeben hat, zum Beispiel durch das Fixieren eines glänzenden Gegenstandes ..." (Gesammelte Werke, XIII, S.140).

In seinen Rückerinnerungen von 1917 beschreibt Freud die Hypnose als monoton, „mit dem nämlichen Zeremoniell den verschiedenen Symptomen die Existenz zu verbieten, ohne deren Sinn und Bedeutung etwas erfassen zu können. Es war eine Handlangerarbeit, keine wissenschaftliche Tätigkeit und erinnerte an Magie, Beschwörung, Hokuspokus" (Gesammelte Werke, XI, S. 467).

Aufbauend auf das von ihm erfaßte Wissen um die Entstehung psychischer Störungen, mußte er selbstverständlich gegenüber dieser Form der Symptombehandlung negativ eingestellt sein – eine Form, die damals durchgängig üblich war, da man vor Freud mögliche differenzierte psychische Verursachungen körperlicher Störungen kaum oder gar nicht kannte. Schade, daß Freud dieses alte Negativbild der Therapie vollkommen mit Hypnose in Beziehung setzte und die Methode der Hypnose später dann nicht mehr mit der genialen Methode der Psychoanalyse kombinierte.

Die bereits zitierten und damals üblichen Verbotssuggestionen entstammen dem autoritären Denkstil der Zeit – und dem der damals praktizierenden Ärzte. Aus den neueren Grundlagenuntersuchungen der Kinderpsychologie wissen wir jedoch, daß Verbote meist unwirksam sind, da sie nur die Negativsituation hervorheben, jedoch kein relevantes erwünschtes Alternativverhalten aufzeigen, welches das Kind erlernen soll (Tausch & Tausch, 1970). Analog dazu weiß der Körper/die Psyche mit dem Hypnoseverbot „keine Angst" bestimmt wenig oder nur Negatives anzufangen. Bei der Hypnose-Instruktion: „In dieser.. (bestimmten) ..Situation .. sind Sie entspannt, locker ... können frei durchatmen ..." (etc.) erfolgt eine wesentlich bessere Entschlüsselung und Umsetzung in das erwünschte Verhalten. Die Psychoanalyse lehrte uns, daß das Unbewußte keine Verneinungen kennt. Heute können wir dies wissenschaftlich begründen.

In der Diskussion über Freud möchte ich nicht so weit gehen wie Lebzeltern (1981, 1987), der aufgrund Freuds Lebensgeschichte (er hatte einen übermächtigen und alten Vater) einen Hang zur Überkompensation annimmt, der ihn zu Allmachtsgedanken führte und ihn somit zu den autoritären Verbotssuggestionen brachte. Allein der autoritäre Zeitgeist ließ ihm wohl kaum Spielraum.

Weiter ist schwer zu beurteilen, inwiefern über Freud indirekt gesagt werden kann, daß für ihn das Unheimliche der Hypnose im Ödipuskomplex begründet lag (Lebzeltern, 1981), da er die Hypnose als etwas Vaterhaftes ansah, „gegen die man sich nur passiv-masochistisch einstellen konnte, an die man seinen Willen verlieren mußte, und mit der allein zu sein, ihr unter die Augen zu treten, ein bedenkliches Wagnis schien" (Gesammelte Werke, XIII, S. 142).

Der für eine große Zahl von Psychologen und Ärzten als Vaterfigur geltende Freud scheint wohl von vielen auch im Bereich der Hypnose als fähig und unfehlbar angesehen zu werden. Er selbst gibt jedoch zu, daß er diese Methode nicht sonderlich gut beherrschte (Gesammelte Werke, I, S.165f.; LeCron, 1973). – War das wohl der Grund, warum Freud sie so sehr ablehnen mußte?

Demgegenüber muß Breuer gute Erfolge mit dem Verfahren gehabt haben. So kann die Ablehnung der Hypnose ggf. mit dem Zerwürfnis mit Breuer in engem Zusammenhang stehen (wie es LeCron, 1973, zu entnehmen ist). Hinzu kommt noch die irrige Annahme Freuds, daß allein eine tiefe hypnotische Trance Wirkungen erziele; diesen somnambulen Zustand erreichen jedoch nur wenige Patienten – weniger als es Freud lieb war (Kline, 1966).

Da Freud sich selbst nicht als übermächtige Person einschätzte (Lebzeltern, 1981, 1987), konnte er von sich auch nicht annehmen, die fälschlicherweise als Übermacht des Hypnotiseurs eingestufte Rolle auszufüllen. Mit Lebzeltern (1981) ausgedrückt, kann daraus gefolgert werden, daß diese Mißerfolge Freud entmutigten, an seinem Selbstbewußtsein rüttelten. Von anderer Warte aus betrachtet kann ich in analoger Weise behaupten, daß Freud durch die Ablehnung der Hypnose in seiner Person kongruent blieb; er empfand sich nicht als übermächtige Person und wollte sich nicht so darstellen.

Offen bleibt auch die wissenschaftlich-spielerisch gestellte Frage, ob Freud je die moderne Psychotherapie begründet hätte, wenn er die damals sehr einengende autoritäre Hypnose beibehalten hätte.

Die Diskussion um Freud scheint jedoch noch nicht ganz abgeschlossen zu sein, da erst kürzlich bislang unbekannte Literatur vom Anfang dieses Jahrhunderts entdeckt wurde, in der Freud sich über Hypnose äußert (Solms, 1989a, 1989b).

In ähnlicher Weise wie sich Hypnose in den letzten Jahrzehnten veränderte, hat sich auch die orthodoxe Psychoanalyse verändert. Heute ist in der breiten Fachwelt jedoch immer noch eine Ablehnung gegenüber Hypnose festzustellen; ihre Seriosität, Wissenschaftlichkeit und Effektivität wird häufig abgelehnt – hier ist bestimmt noch die Aburteilung durch Freud wirksam, die nun langsam kritisch hinterfragt wird.

2.3 Jüngste historische Entwicklung der Hypnose

2.3.1. Internationale Entwicklungen

Im zurückliegenden Zeitraum von zweihundert Jahren erschienen 139 unterschiedliche internationale Fachzeitschriften zur Hypnose; die älteste (Annales de la Société Harmonique des Amis-Réunis de Strasbourg) stammt von 1786 und wurde wahrscheinlich von Puységur herausgegeben. Mindestens achtzehn Hypnosezeitschriften bestehen gegenwärtig (Gravitz, 1987).

Literaturuntersuchungen von 1966 bis 1985 zeigen, daß allein in diesem Zeitraum mehr als 3.500 Artikel über Hypnose geschrieben wurden; in den letzten Jahren nahm demnach das wissenschaftliche Interesse an Hypnose erheblich zu (Nash, Minton & Baldridge, 1988).

Sowohl Grundlagenforschung als auch Klinische Forschung entwickelten sich gerade in den letzten zwanzig Jahren erheblich. In der Grundlagenforschung nehmen die Untersuchungen zur Hypnotisierbarkeit und deren Auswirkung auf Hirnreaktionen (EEG, Durchblutung) einen immer breiteren Bereich ein. Im klinischen Bereich sind es zwar immer noch die traditionellen psychosomatischen Krankheiten, die einen großen Raum in der Forschung haben, aber auch bislang klassisch medizinische Bereiche wie Verbrennungen, Vorbereitung von Operationen, Chirurgie befassen sich immer mehr mit Hypnoseanwendungen. Besonders schnell hat sich der Sektor zur Krebsbehandlung und zur psychologischen Beeinflussung des Immunsystems entwickelt (Frankel, 1987; Fromm, 1987).

Unter den verschiedenen Methoden hat sich in den letzten zwei Jahrzehnten eindeutig die sog. Erickson-Methode etabliert, aber auch die Kombination von Hypnose mit Verhaltenstherapie, Familientherapie, Gesprächstherapie etc. ist immer selbstverständlicher geworden.

2.3.2 Kurzdarstellung: Ausland

Die Entwicklung der Hypnose im Ausland vollzog sich relativ geradlinig von Mesmer bis zur Gegenwart. Aus diesem Grunde sind nachfolgend die historischen Aspekte nur sehr knapp dargestellt.

Die Hypnose nahm in der UdSSR seit Pawlow (1923, 1938) bis heute ihren festen Platz in der Behandlung psychischer Störungen und bei medizinischen Interventionen ein (Platonow, 1959).

In den USA ist sie in gleicher Weise anerkannt. Historisch betrachtet ist dies das Verdienst von Marie Joseph Mortier Lafayette (1757–1834). Als französischer Staatsmann kämpfte er an der Seite von George Washington im amerikanischen Unabhängigkeitskrieg und setzte sich als ein Schüler Mesmers für die Verbreitung der Hypnose in Amerika ein. Die wesentlichsten Beeinflussungen kamen wahrscheinlich über das damals noch französische New Orleans, wo die erste Mesmer-Gesellschaft des neuen Kontinents gegründet wurde (Ellenberger, 1973).

Von hier ausgehend kam es zu einer kontinuierlichen Entwicklung, so daß in den USA wohl mit die größten Forschungszentren zu den Bereichen Hypnose und Suggestion zu finden sind. Die American Medical Association entwirft ein Curriculum für Hypnose als Lehrgegenstand an Medizinischen Fakultäten (A.M.A., 1961). Auch gibt es im Medical Health Report besondere Hinweise für die medizinische Anwendung der Hypnose (Plunkett, 1958).

In England hat die British Medical Association in ähnlicher Weise Richtlinien erlassen. Hypnose gehört dort seit 1952 ebenfalls zum festen Ausbildungsbestandteil klinischer Berufe.

2.3.3 Aspekte der Entwicklung im deutschsprachigen Raum

Im deutschsprachigen Raum zeigte man von Anfang an reges Interesse am Mesmerismus – auch an den Universitäten. So setzt die Preußische Regierung eine Untersuchungskommission ein, die sich 1816 positiv über den Magnetismus äußert (Erman, 1925). Es werden sogar entsprechende Lehrstühle an den Universitäten Berlin und Bonn eingerichtet.

Auf der Grundlage der Romantik, die in Deutschland ihren Ursprung hat und in diesem Zeitraum auf ihrem Höhepunkt steht, finden zahlreiche Intellektuelle Zugang zum Mesmerismus, so z.B. Christoph Wilhelm Hufeland (1762–1836; Medizinprofessor und Hausarzt von Goethe) und die Philosophen Georg Wilhelm Friedrich Hegel (1770–1831), Johann Gottlieb Fichte (1762–1814) und Friedrich Wilhelm Joseph von Schelling (1755–1854). Sogar der preußische König Friedrich Wilhelm III. (1770–1840) und sein Kanzler Karl August von Hardenberg interessieren sich dafür und beauftragen Hufeland, sich näher damit zu befassen.

Hardenberg war wohl einer der intensivsten Förderer des Magnetismus. Nach seinem Tod ging das Interesse dann jedoch zurück.

Heidenhain (1834–1897) führte ähnliche Experimente wie Braid in England durch und kam zu dem Ergebnis, daß Reizmonotonie bei der Einleitung des Magnetismus wesentlich ist (Heidenhain, 1885). Zu seinen Schülern zählte u.a. der sowjetrussische Physiologe Iwan Petrowitsch Pawlow und der Schweizer Psychiater Ludwig Binswanger, die beide bedeutsame Beiträge in der Hypnoseforschung leisteten. Ein Assistent Binswangers war Oskar Vogt (1870–1959), der mit 28 Jahren in Berlin ein „Institut für Hypnotismus" gründete. Er entwickelte die *fraktionierte Methode* (s. Kap. 7 „Praxis der Hypnose-Induktion"), nach der der Patient wiederholt in Hypnose versetzt und aufgeweckt wird, wobei vorwiegend seine erwünschten hypnotischen Verhaltensweisen verstärkt werden (Vogt, 1895, 1899). Unter seinem wissenschaftlichen Einfluß befaßten sich zahlreiche Forscher mit den unterschiedlichsten Bereichen der Hypnoseforschung, so auch die nachgenannten Schultz, Kretschmer und Klumbies (Halama, 1989b).

Die Folgewirkungen des Ersten Weltkrieges brachten Johannes H. Schultz (1884–1970) in Kontakt mit zahlreichen Kriegsneurotikern. Aufbauend auf seine umfangreichen Erfahrungen entwickelte er aus der Hypnose ein Verfahren zur Selbstbeeinflussung, das *Autogene Training* (Schultz, 1932); sein Untertitel „konzentrative Selbstentspannung" erinnert an das Konzept des Abbés Faria, der die Konzentration im Vordergrund der Intervention stehen sieht (Klumbies, 1981). Parallel dazu forschte in Tübingen Ernst Kretschmer (1888–1964), der bekannt ist durch seine Konstitutionslehre. Seine *gestufte Aktivhypnose* (s. Kap. 7) stellt eine Übergangsform vom autogenen Training zur Hypnose dar. Sein Schüler, Karl Langen (1913–1980), übernimmt dann in Mainz die Hypnoseforschung und wird durch seine Arbeiten in gleicher Weise berühmt wie seine Vorgänger (Langen, 1961).

In Jena arbeitet Gerhard Klumbies, der die besondere Form der *Ablationshypnose* entwickelt und damit große therapeutische Erfolge hat (Klumbies, 1952). Seine Benutzung von Schallplattenmusik während der Phasen des autogenen Trainings erinnert an Mesmers Unterstützungen durch das Glasharmonikaspiel. Nicht unerwähnt bleiben soll Alfred Katzenstein, der zahlreiche Veröffentlichungen zum Thema Hypnose vorlegte.

Die Forschung in der Bundesrepublik Deutschland wird langsam ausgebaut, befindet sich jedoch noch in einer relativen Außenseiterposition. Zu nennen sind hier Walter Bongartz, der in Konstanz neuerdings die Auswirkungen von Suggestionen auf das Autoimmunsystem erforscht, und Vladimir A. Gheorghiu in Gießen, der sich mit Gedächtnis und Suggestion befaßt und zu den bedeutenden Suggestionsforschern zählt. Ganz neu ist die Forschungsrichtung zum radikalen Konstruktivismus von Peter Kruse in Bremen.

Dieser kurze Abriß ist keinesfalls vollständig; es wird jedoch sehr deutlich, daß in der Bundesrepublik Deutschland (mit ihren neuen Bundesländern) die Hypnoseforschung Fuß gefaßt hat, die diese Form der Therapie auch zu einem selbstverständlichen Schritt in der Ausbildung von Ärzten und Psychologen werden läßt. Die stetige Zunahme von Ausbildungsangeboten und Spezialtagungen läßt diesen Schluß zu, besonders auch die seit 1984 bestehende Zeitschrift „Hypnose und Kognition" und die seit 1983 erscheinende „Experimentelle und Klinische Hypnose", publizistische Fachorgane zweier deutscher Hypnosegesellschaften mit steigendem Mitglieder- und Interessentenkreis.

Kapitel 3

Theorien der Hypnose

> Der Mesmerismus ist die vom philosophischen Standpunkt aus inhaltsschwerste aller gemachten Entdeckungen, auch wenn sie einstweilen mehr Rätsel aufgibt, denn löst.
>
> Arthur Schopenhauer (1788–1890)

Bei der Auswahl der hier dargestellten Theorien wird auf die bedeutendsten zurückgegriffen, die durch umfangreiche experimentelle Untersuchungen belegt werden konnten; dabei wird aber auch berücksichtigt, daß ein möglichst angemessener Querschnitt durch diese Modelle vorliegt.

Bei dieser Übersicht habe ich bewußt auf Kommentare oder Stellungnahmen zu den einzelnen Theorien verzichtet, da diese zahlreichen Schulmeinungen immer noch parallel nebeneinander bestehen. Dem Leser ist es hier selbst überlassen, sich eine kritische Position zu erarbeiten. Diese wird dann je nach seiner theoretischen Ausrichtung sehr unterschiedlich ausfallen.

Bereits zum Zeitpunkt der wissenschaftlichen Entdeckung der Hypnose im 18. Jahrhundert haben ihre „Gründungsväter" sehr verschiedene theoretische Erklärungsmodelle entwickelt.

Katzenstein (1981) unterscheidet dabei im historischen Stammbaum drei verschiedene Richtungen, die stichwortartig wie folgt formuliert werden:

- Mesmer: Hypnose wird durch *Außeneinwirkungen* erzeugt, durch den animalischen Magnetismus.
- Liébeault: Hypnose ist auf Suggestion zurückzuführen, also auf *spezifische innere Vorgänge* des Patienten.
- Abbé Faria: Hypnose ist durch *individuelle Unterschiede* zu erklären, so z.B. Konzentration und Blutzusammensetzung.

Übersicht der dargestellten Theorien

1. Dissoziationstheorie – Janet
2. Neodissoziationstheorie – Hilgard
3. Hypnosemodell – Weitzenhoffer
4. Drei-Dimensionen-Theorie – Shor
5. Theorie der Rollengestaltung – Sarbin
6. Psychoanalytische Interpretation – Gill und Brenman
7. Real-Simulations-Modell – Orne
8. Ökosystemischer Ansatz – Fourie
9. Hypnose aus radikal konstruktivistischer Sicht – Kruse
10. Behavioristische Theorien
    1. Frühe Ansätze
    2. Theorie der zerebralen Inhibition – Pawlow
    3. Hypnose als Verhalten – Hull
    4. Hypnose als „abstraktes Konditionieren" – Welch
    5. Die duale Definition – Edmonston
    6. Die operationale Annäherung – Barber
Der kognitiv-behaviorale Ansatz – Barber
Der kognitiv-sozialpsychologische Ansatz – Spanos
    7. Hypnose als Imagination

3.1 Die Dissoziationstheorie – Pierre Janet

Pierre Janet arbeitet als Nachfolger Charcots an der Salpêtrière ebenfalls auf den Gebieten der Hysterie und der Hypnose. Aus seinen Beobachtungen folgert er, daß in der Hysterie der Geist sich in verschiedene Bereiche aufteilt, was bei der Hypnose ebenfalls, jedoch künstlich, erzeugt werden kann. Dafür prägt er den Begriff der *Dissoziation* (Janet, 1925). Biologische und physiologische Systeme können danach getrennt und

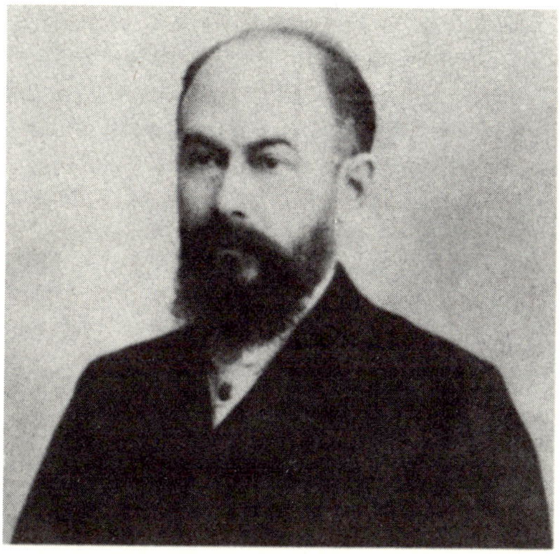

Abb. 3.1: Pierre Janet (1859–1947)

unabhängig voneinander arbeiten. Dies beinhaltet auch, daß das unbewußte und das bewußte System funktional unabhängig voneinander tätig sein können als „Desaggregation" (Janet, 1888).

Als medizinisch-physikalische Erklärung wird angenommen, daß eine Blockade der Reize an den Synapsen erfolgt und dadurch die sensorischen Zentren des Cortex von den motorischen Zentren abgekoppelt sind. Auf diese Weise kann der Reiz direkt (und ggf. unter Ausschaltung des Bewußtseins) zu den Motorikzentren gelangen. Beispiele dafür sind: Amnesie von Hypnoseerlebnissen, hypnotisch erzeugte Taubheit und Blindheit und die multiple Persönlichkeit (Janet, 1888), bei der eine Person unterschiedliche Rollen und Gestalten ihrer Persönlichkeit unter Hypnose einnehmen kann.

Übrigens stellte Janet erstmals einen systematischen und phasenorientierten Plan für die Psychotherapie von posttraumatischem Stress auf (Van der Hart & Brown, 1991).

Die Dissoziationstheorie wurde in der ersten Hälfte unseres Jahrhunderts wenig beachtet, da Freuds alternative Verdrängungstheorie viele dieser Aspekte zu beinhalten schien (Hilgard, 1998).

3.2 Die Neodissoziationstheorie – Ernest R. Hilgard

Hilgard (1974) greift die Dissoziationstheorie Janets wieder auf und arbeitet sie in seine Neodissoziationstheorie um. Er nimmt eine Mittelstellung ein zwischen dem rein behavioristischen Standpunkt Watsons, der ausschließlich auf das rein beobachtbare Verhalten zurückgreift, und einem humanistisch-phänomenologischen Standpunkt; seine philosophische Position bezeichnet er als *contemporary functionalism* (Hilgard, 1969).

Anfänglich sieht Hilgard (1967) Hypnose als einen veränderten Bewußtseinszustand an, später

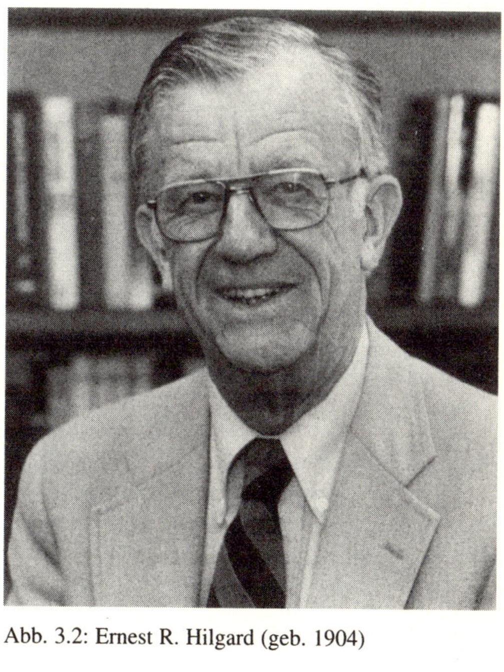

Abb. 3.2: Ernest R. Hilgard (geb. 1904)

wird dieser „hypnotische Zustand“ nicht mehr als kausale Bedingung, sondern als deskriptive Variable benutzt, um eine Begrenzung gegenüber anderen Bewußtseinszuständen vorzunehmen (Hilgard, 1969, 1971). Gleichzeitig nimmt er an, Hypnose sei ein stabiles Persönlichkeitsmerkmal. Er findet eine hohe Wiederholungs-Testgenauigkeit für hypnotische Suggestibilität, die bei einem Zeitraum von 10 Jahren für die Testwiederholung bei r=.60 liegt (Morgan, Johnson & Hilgard, 1974) – ein stabiles Ergebnis, das sonst nur in Intelligenzuntersuchungen erreicht wird.

In differenzierten und ausführlichen Versuchsplänen kann Hilgard (1973) feststellen, daß unter Hypnose eine Diskrepanz besteht zwischen physiologischen Befunden und verbalen Berichten oder Verhaltensweisen der Versuchspersonen. Die hypnotisierte Versuchsperson, die eine Anästhesie-Instruktion (=Narkose-Anweisung) erhält, fühlt keinen Schmerz. Ihr verbaler Bericht ist damit kongruent, während ihre physiologischen Messungen das Gegenteil zeigen – oder die Versuchsperson äußert sich während des automatischen Schreibens (s. Kap. 15 „Phänomene der Hypnose“) über die Schmerzen. Dies ist für Hilgard eine Bestätigung seiner Dissoziationshypothese.

In der Neodissoziationstheorie nimmt Hilgard folgende Prämissen an (1974, 1977a, 1989):

1. Es gibt unterschiedliche kognitive Verarbeitungssysteme, die miteinander interagieren, aber auch isoliert (=dissoziiert) voneinander tätig sein können.
2. Die einzelnen kognitiven Systeme werden durch übergeordnete Kontrolle in ihrer Interaktion und Konkurrenz geregelt. Durch selektive Dominanz wird in den gleichzeitig ablaufenden Gedanken und Handlungen Ordnung geschaffen.
3. Es gibt für alle eine zentrale Überwachungs- und Kontrollstruktur, da die hierarchischen Verhältnisse zwischen den einzelnen kognitiven Strukturen sich je nach Anforderung ändern.

Beonders durch Hypnose können diese einzelnen kognitiven Systeme angesprochen werden; durch sie sind die unterschiedlichen kognitiven Kontrollen zu beobachten und ihre hierarchisch angelegte Ordnung kann aufgelöst werden, um einige Systeme dann abzutrennen, zu dissoziieren. Phänomene wie Amnesie, posthypnotischer Auftrag, Anästhesie etc. können nun mit der Neodissoziationstheorie erklärt werden.

Hilgard nennt ein Phänomen den „geheimen Beobachter“ (hidden observer), um das Auftreten von Dissoziationen zu verdeutlichen. „Der Geheime Beobachter war als Metapher eingeführt worden, um eine Gedächtnisstruktur zu beschreiben, vermittels derer eine Person Material registriert und speichert, ohne gewahr zu werden, daß dieses Material zuvor erlebt und verarbeitet worden ist“ (Hilgard, 1989, S. 13).

Die Methode des „verborgenen Beobachters wird am besten durch die Originalinstruktion deutlich (Knox, Morgan & Hilgard, 1974; übers vom Verfasser; siehe grauer Kasten).

Instruktion zum verborgenen Beobachter

„So wie viele Dinge in unserem Körper ablaufen, die uns unbewußt sind, so kann es unter Hypnose Informationsprozesse geben, die uns nicht bewußt sind; Dinge, die der hypnotisierte Teil von dir, zu dem ich gerade spreche, nicht kennt. Falls das so ist, dann kann ich nach einer kleinen Weile, während ich meine Hand auf deine Schulter lege, Berührung haben mit diesem Teil von dir, der Dinge kennt, die der hypnotisierte Teil nicht kennt, und er kann zu mir sprechen. Du wirst nicht merken, daß dieser Teil zu mir spricht oder was er spricht; und wenn ich meine Hand dann wegnehme von deiner Schulter, dann wird alles wieder so sein wie es jetzt ist, bis du aus der Hypnose heraus bist; ich sage zu dir: ‚Nun kannst du dich an alles erinnern’. Dann wirst du dich an das erinnern, was du sagtest und wir können uns darüber unterhalten.“

In einigen Punkten besteht hier eine Ähnlichkeit dieser Theorie mit Aspekten der Ich-Regression in der psychoanalytischen Theorie von Gill und Brenman (1961; s. Abschnitt 3.6): Durch Veränderung in der Hierarchie der Kontrollsysteme verliert das Ich seine normalerweise dominante Funktion.

Die Neodissoziationstheorie gehört zu den großen gegenwärtigen Hypnosetheorien, über die und mit der sehr viele Wissenschsaftsdispute geführt werden.

3.3 Das Hypnosemodell – André M. Weitzenhoffer

Basierend auf seinen Untersuchungen und unter Berücksichtigung anderer Hypnosemodelle entwickelt Weitzenhoffer (1953) ein Erklärungsmodell, in dem er drei voneinander getrennte Prozesse annimmt: Selbsterzeugung, Suggestibilitätsgeneralisierung, Bewußtseinsveränderung.

1. Selbsterzeugung
Der Aspekt der „Selbsterzeugung" entspricht dem von Hull (1933) entwickelten Konzept der *homoaction* (hier übersetzt mit „Selbsterzeugung"). Sie wird definiert als erhöhte Reaktionsbereitschaft gegenüber derselben Suggestion. So zeigt die Beobachtung, daß die Suggestion „die Augenlider werden schwer" die Reaktionswahrscheinlichkeit des Augenschlusses zunehmend erhöht, wenn bereits die kleinsten Reaktionen in dieser Richtung von weiteren derartigen Suggestionen gefolgt werden. Diese Vorgehensweise ist nahezu für alle Induktionsformen typisch.

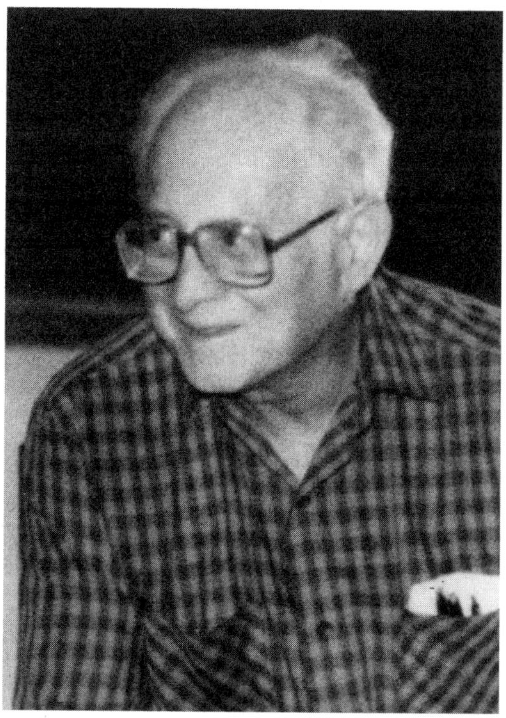

Abb. 3.3: André M. Weitzenhoffer

Zur Erklärung der Selbsterzeugung bedient sich Weitzenhoffer neurophysiologischer Modelle: Der Gedanke an eine Muskeltätigkeit bewirkt eine – wenn auch minimale – neurale Stimulation der Motorik. Werden diese Gedanken, Imaginationen, wiederholt oder intensiviert, so kann es zu deutlich erkennbaren Muskelreaktionen kommen, und sie werden als nicht willentlich hervorgerufen erlebt. Auf diese Weise kann die Suggestion über den Weg der Vorstellungsbilder motorische Aktivitäten bedingen.

Begünstigt wird dieser Vorgang durch die Aufmerksamkeit der Versuchsperson und die Wiederholung der Instruktionen, wodurch das Einwirken anderer externaler Reize und die damit verbundenen Vorstellungen oder generell andere als die vom Versuchsleiter gewünschten Vorstellungen reduziert werden.

Die neuromuskulären Impulse für andere Reaktionen werden dadurch ebenfalls herabgesetzt. Dies bewirkt einen Zustand tonischer Kontraktionen (Anspannung der Muskeln), welcher wiederum die Auftretenswahrscheinlichkeit der nun folgenden Reaktionen erhöht. In gleicher Weise hilft die Entspannungsinstruktion zusätzlich, eine Art homogenen oder neutralen Erregungshintergrund zu schaffen, der eine durch die Suggestion begünstigte motorische Reaktion erleichtert.

2. Suggestibilitätsgeneralisierung
Die Lernprinzipien weiter anwendend, greift Weitzenhoffer auf die Ergebnisse von Welch (1947) sowie Corn-Becker, Welch und Fisichelli (1949) zurück.

Lerngeneralisierung tritt auch bei der Suggestibilität auf: Nachdem eine Reaktion erlernt wurde, können durch Reizgeneralisierung auch benachbarte Suggestionen oder Vorstellungen die spezifische Reaktion hervorrufen. So können auch komplexere Situationen eine (motorische) Reaktion bewirken, wenn entsprechende verwandte Lernerfahrungen (Assoziationen) vorliegen.

Nimmt der Versuchsleiter Reaktionen der Versuchsperson wahr und meldet diese ihr sofort zurück, so ist die Versuchsperson stets in ihrem Verhalten bestätigt. Mit dieser Unterstützung kann die Suggestion selbst Generalisierungen bewirken, so daß die Versuchsperson auch in ungewohnten (Suggestions-) Situationen die vom Versuchsleiter gewünschten Reaktionen ausführt.

Zunehmende Selbsterzeugung generalisiert die Suggestibilität, die dann in den Zustand der Hypnose übergeht. Hypnose wird hier definiert als ein Zustand der fremderzeugten (*heteroactive*) Hypersuggestibilität, wobei *heteroaction* sich auf die unterschiedlichen Suggestionen bezieht und beinhaltet, daß jede auf eine Suggestion folgende Reaktion die Reaktion auf eine dazu verschiedene Suggestion erleichtert.

3. Eingeschränktes Bewußtsein
Der Zustand des eingeschränkten Bewußtseins entsteht, da die Hypnosevorgänge und Reaktionen der Versuchsperson ihre Aufmerksamkeit gegenüber externalen und internalen Reizen auf ganz bestimmte Weise einengen.

Die Instruktionen bewirken geringere zerebrale Aktivitäten und halten die Versuchsperson wach, wobei die bewußten Vorgänge reduziert sind und eine Dissoziation (s.o.) des Bewußtseins eintritt. Somit sind die Reaktionen der Versuchsperson allein auf die (verbalen) Instruktionen des Versuchsleiters beschränkt. Die Stimme des Versuchsleiters / Hypnotiseurs ist die einzige Verbindung zur Außenwelt und die Versuchsperson wird sich diesen Einschränkungen entsprechend verhalten, denn nur das dann gezeigte Verhalten ist konsistent mit ihren gegenwärtigen Umwelterfahrungen (Weitzenhoffer, 1953, S. 253).

Jeder dieser Faktoren wirkt in den drei Phasen der Hypnose: In der Anfangsphase wird die Suggestibilität aufgebaut und sie endet mit dem Augenschluß. Dieser Prätrance-Periode folgt (teilweise überlappend) die Periode, in der die Trance-Induktion gegeben werden, die durch die Generalisierung der Suggestibilität und den Beginn der Dissoziation gekennzeichnet ist. In der Endphase – „vollständige Hypnose" – tritt vollkommene Dissoziation auf.

3.4 Die Drei-Dimensionen-Theorie – Ronald E. Shor

In seiner ersten Version greift Shor (1959) auf die Erklärungen von White (1941) zurück, der Hypnose als veränderten Bewußtseinszustand betrachtet, in dem die generalisierte Realitätsorientierung aufgehoben ist. Für Shor ist diese kognitive Veränderung ein wesentlicher Bestandteil der Hypnose.

Die Trance-Induktion bewirkt die fokussierte Einengung der Aufmerksamkeit, und die breitgefächerte (Shor: generalisierte) Realitätsorientierung wird für die bewußte Wahrnehmung immer mehr erschwert – abhängig von der Trance-Tiefe. Auf diese Weise werden auch in Hypnose andere Orientierungen innerhalb der subjektiven Realität der Versuchsperson ermöglicht, wodurch Phänomene wie Amnesie oder automatisches Schreiben (siehe in Kap. 15 „Phänomene der Hypnose") erklärbar sind.

Später nimmt Shor (1962) von Schilder und Kauders (1956) psychoanalytische Aspekte in seine Theorie mit auf und formuliert dann seine drei Dimensionen der Hypnosetiefe: Beteiligung der hypnotischen Rollenübernahme, Trance-Tiefe, Tiefe der archaischen Beteiligung.

1. Beteiligung der hypnotischen Rollenübernahme
Hierunter ist die Übernahme der hypnotischen Rolle zu verstehen, die nicht bewußt oder willentlich vorgenommen wird, sondern übergeht in ein nichtbewußtes, unwillentlich ausgeführtes Verhalten.

2. Trance-Tiefe
Die Trance-Tiefe hängt ab von dem „Ausmaß, in dem die normalerweise generalisierte Realitätsorientierung abnimmt, hin zu einer nichtfunktionalen Bewußtheit" (Shor, 1962, S. 29). In der Erlebniswelt der Person werden dann die Hypnose-Instruktionen die einzige Realität, während andere Informationen zunehmend ausgeklammert werden.

3. Tiefe der archaischen Beteiligung
Hier werden die archaischen Objektbeziehungen zum Hypnotiseur wirksam. Es handelt sich

hierbei um eine aus der psychoanalytischen Theorie übernommene hypnotische „Übertragungsbeziehung". Gleichzeitig ist dabei bedeutsam, wie stark das tiefste Innere der Persönlichkeit der Versuchsperson an diesem hypnotischen Prozeß beteiligt ist. Dadurch wird die emotionale Reaktionsbereitschaft gegenüber dem Therapeuten erhöht; dieser wird dann in dem so aufgebauten Autoritätsbild zu einer Art Projektionsfläche für die unbewußten frühen Erfahrungen mit relevanten wichtigen Personen, wie z.B. mit Elternfiguren.

Hypnose kann, wie Shor meint, immer nur mehrdimensional gesehen werden. Der unterschiedlichen Gewichtung der drei Dimensionen entsprechend treten unterschiedliche hypnotische Verhaltensweisen auf. So ist z.B. bei einer geringen Ausprägung der dritten Dimension kaum therapeutische Arbeit möglich; hier handelt es sich vielmehr um die isolierte und neutrale Situation im Experimentallabor. Ist die erste Dimension (Rollenübernahme) nur schwach gegenüber den beiden anderen Dimensionen ausgeprägt, treten Verunsicherungen beim Patienten auf, er schwankt stark zwischen den unterschiedlichen Suggestionen und reagiert in hohem Maße emotional.

3.5 Die Theorie der Rollengestaltung – Theodore R. Sarbin

Sarbin sieht in der Hypnose sehr viele sozialpsychologische Komponenten und betrachtet in seinem ersten Ansatz (Sarbin, 1950a) das hypnotische Verhalten als Rollenspiel (*role playings*), bei dem sich die Person so verhält, „als ob" sie sich in dieser Rolle befände.

Später ändert er dieses metaphorische Konzept und nennt es nun Rollengestaltung (*role enactment*; Sarbin & Coe, 1972a). Hierbei sind folgende Aspekte wesentlich:

- Anzahl der Rollen, die jemandem für die Rollengestaltung zur Verfügung stehen: Je mehr Rollen verfügbar sind, um so flexibler kann sich die Person verhalten. Je leichter eine Person neue Rollen annehmen kann, um so leichter wird sie auch eine hypnotische Rolle übernehmen können (Sarbin & Lim, 1963).
- Schneller Erwerb einer Rolle (*preemptiveness*): Hiermit ist der Zeitumfang gemeint, den jemand in einer bestimmten Rolle verbringt – im Vergleich mit anderen Rollen.
- Organismische Mitbeteiligung, ein zentraler Faktor für die Hypnose: Je mehr eine Person in einer Rolle physiologisch beteiligt ist, um so eher werden Selbst und Rolle miteinander verschmelzen.

3.5.1 Variablen der Rollengestaltung

Insgesamt gibt es sechs Variablen, die die Gestaltung der hypnotischen Rolle beeinflussen.

1. Rollenbestimmung
Der Faktor der Rollenbestimmung (*role location*) bezeichnet die Fähigkeit, eine zur spezifischen Situation passende Rolle zu finden. In der Hypnose gibt der Hypnotiseur bestimmte Hinweise, die die Versuchsperson aufnimmt und daraus ihre hypnotische Rolle definiert.

2. Kongruenz der Eigenrolle
Kongruenz der Eigenrolle (*self-role congruence*) bezeichnet den Umfang der Übereinstimmung zwischen Eigencharakteristika und den erwarteten der zu erfüllenden Rolle. Sarbin sieht hierin den Aufbau einer motivationalen Variable, um durch entsprechende Informationen nicht nur z.B. Angst gegenüber Hypnose abzubauen, sondern die Versuchsperson gleichzeitig für ihre Hypnoserolle vorzubereiten. Auf diesem Wege wird dann Kongruenz von Selbst und Rolle hergestellt, um so die hypnotische Rolle besonders gut ausgestalten zu können.

3. Rollenerwartungen
Hier besteht ein enger Zusammenhang mit der ersten Variable „Rollenbestimmung". Bezeichnet wird damit das Ausmaß, in dem eine Person genaue und angemessene Wahrnehmungen einer Rolle vornimmt. Sie kann dann diese gewünschte Rolle um so leichter darstellen. So wird eine Versuchsperson, die die suggerierte Armkatalepsie (Armsteifigkeit; siehe Kap. 15 „Phänomene der Hypnose") erfährt und als solche auch aktiv überprüft, wesentlich überzeugter sein als eine andere, die diese Überprüfung nicht vornimmt.

4. Rollenfertigkeiten
Hier handelt es sich um das Ausmaß, in dem die erforderlichen Fertigkeiten für eine bestimmte Rolle aufzubringen sind. Dabei sind die vorhergenannten Variablen optimal zu erfüllen. Hierzu gehören z.B. allgemeine kognitive und motorische Fertigkeiten und dann auch spezielle für die bestimmte Rolle. Diese Variable ist besonders wichtig für die erfolgreiche Hypnoseerfahrung.

5. Rollenanforderungen
Die Variable der Rollenanforderungen zielt auf die individuellen Unterschiede in der Rollenausführung ab und bezieht sich auf die aktuellen situativen Anforderungen; gemeint sind damit u.a. auch grundlegende soziale und kulturelle Normen, die mit einbezogen werden müssen.

6. Verstärkende Fähigkeiten der Zuhörerschaft
Wesentlich ist hier die Intensität, mit der die Zuhörerschaft (eine Person oder mehrere Personen) durch ihr Verhalten das Rollenverhalten der Versuchsperson unterstützt und aufrechterhält. Untervariablen sind:
- Konsens mit der dargestellten Rolle und damit verbundene Akzeptanz der Rolle durch die Zuhörerschaft;
- verstärkende Verhaltensweisen des Publikums (wie z.B. Veränderungen von Körperhaltung oder Gesichtsausdruck) und
- soziale Verstärkung (wie z.B. Applaus, Zustimmung) haben Einfluß auf die beginnende Rollengestaltung, besonders im direkten Zweierkontakt;
- das Publikum wird über einen gewissen Zeitraum bestimmte Verhaltensweisen aufrechterhalten, die von ihm erwartet werden (z.B. schlafähnliches Verhalten). Wenn sich die Person anders als von ihr erwartet verhalten will, so muß sie sich von diesem Publikum ggf. entfernen.

3.5.2 Abfolge der Rollengestaltung

Bei der *Ausgestaltung* der hypnotischen Rolle nennen Sarbin und Coe (1972b) folgende zeitliche Abfolge.

1. Stufe: Rollenvorbereitung
Für die Rollenausgestaltung wird die Versuchsperson durch zahlreiche Informationen vorbereitet (so z.B. durch die physikalische Umgebung und die menschlichen Stimuli). Als Gegenstände, die zur Raumgestaltung und damit zur Rollenvorbereitung dienen, nennen Sarbin und Coe z.B. Einrichtungsgegenstände und Symbole der persönlichen Kompetenz des Therapeuten (wie Zertifikate, Zeugnisse etc.). Wesentlich sind dann auch die unterstützenden Bemerkungen des Hypnotiseurs.

2. Stufe: Rollenübergang
Nachdem die Person eine Menge an Erwartungen über ihre Rolle gelernt hat, folgen formelle Einführungszeremonien in die neue Rolle, ausgestaltet durch Formulierungen wie „Du wirst immer entspannter und entspannter“ oder „Deine Augen werden immer müder ...“.

Hierbei wird zunehmend mehr Kongruenz zwischen Selbst und Rollenerwartung erreicht, zumal der Therapeut als Publikum ständig verstärkend in die gewünschte Richtung wirkt. Wird die Rolle bereits gekannt oder beherrscht, so reichen kurze Zeremonien aus wie z.B. „Schlafe nun ein“ (vgl. Sarbin & Coe, 1972b, S. 101).

3. Stufe: Ausgestaltung der Hypnoserolle
Der Hypnotiseur unterstützt mit Instruktionen über Erwartungen die Ausgestaltung der gewünschten Rolle in Hypnose. Er bewirkt dadurch auch Kongruenz zwischen gewünschten und gezeigten Rollenverhaltensweisen und kann die Verstärkung der Rollenausgestaltung vornehmen.

3.6 Die psychoanalytische Interpretation – Merton M. Gill und Margaret Brenman

Gill und Brenman (1961, 1967) greifen auf die Ich-Psychologie von Hartmann (1958) und Rapaport (1958) zurück, die auf der psychoanalytischen Theorie basiert. Nach dieser Auffassung besitzen die Ich-Funktionen autonome Energiequellen.

Zwei Grundvariablen dienen als Ausgangsbasis:

1. Übertragung
Der für die Psychoanalyse zentrale Begriff der Übertragung wird angewandt: In der Patient-Therapeut-Beziehung spricht der Patient seinem Therapeuten Gefühle und Verhaltensweisen zu, die auf Erfahrungen mit früheren wichtigen Bezugspersonen beruhen. Entsprechend verhält sich der Patient und überträgt somit seine früheren Gefühle auf die Person des Therapeuten, die dieser dann aufgreift und zu verstehen versucht. Die Übertragung ist teilweise regressiv, da der Patient in frühere Gefühle und Verhaltensweisen zurückfällt.

2. Regression im Dienste des Ich
Der Regressionsvorgang wird mit den Anpassungsfunktionen des Ich verknüpft. Dabei handelt es sich nicht um eine vollständige Regression, da das Ich stets Kontrollfunktionen behält. Träume mit instinktbesetzen Inhalten (Sexualität, Aggression) dienen dazu, verdrängtes Gedächtnismaterial freizusetzen und stellen Regressionen im Dienste des Ich dar.
Zur Anwendung des Modells in der Hypnose: Zu Beginn der Hypnose besteht ein starker Umweltdruck u.a. durch den Hypnotiseur, mit dem die autonomen Funktionen des Patienten in Widerstreit stehen. Während der Induktionsphase kommt es sowohl zu einer Regression im Dienste des Ich als auch gleichzeitig zu dem motivationalen Aspekt, Übertragungsreaktionen gegenüber dem Hypnotiseur aufzubauen.

Bei der monotonen Situation der Induktion wird die Person veranlaßt, ihre autonomen Funktionen genau zu beobachten. Diese aufzugeben, verlangt viel Energie, die so dem Ich abgezogen wird; es kann kaum mehr andere Aktivitäten entfalten. Hinzu kommt der Umweltdruck durch den Hypnotiseur, der ebenfalls dazu dient, die Kontrolle langsam aufzugeben (Sarbin & Coe, 1972b).

Während einige Teile des Ich mehr regressiv in den Hintergrund treten, haben andere nach wie vor Kontakt mit der Umwelt. Auf diese Weise sind nun Untersysteme des Ich entstanden, die ihre Energie gegen Es und Überich richten und „Es-ähnliche" Phänomene wie Halluzinationen oder Erinnerungen früherer Situationen treten auf.

Die in Hypnose vorkommenden Regressionen sind jedoch nie vollständig, denn das im Hintergrund befindliche Ich sorgt weiterhin für die Einheitlichkeit der Person.

Sobald der Patient Erfahrungen mit der Hypnose-Induktion gesammelt hat, können sehr schnell Trancezustände erzeugt werden, denn es erfolgt nun eine Automatisierung, da dieses Vorgehen in die Ich-Struktur übernommen wurde.

3.7 Das Real-Simulations-Modell – Martin T. Orne

In seinen frühen Konzepten greift Orne (1959) auf Erklärungsmodelle von White (1941) oder Sarbin (1950a) zurück und benutzt u.a. die Theorie des Rollenspiels, um zu erklären, was spezifisch am hypnotischen Verhalten ist. Im Vordergrund steht hierbei die Reaktion der Versuchsperson.

Später rückt Orne (1965, 1972) von dieser Sichtweise ab, behält jedoch zwei Grundaspekte weiter bei: einmal die Wirkung der Hypnose, Erinnerungen und Wahrnehmungen zu verändern und zum anderen das Gefühl des Getriebenseins.

Typisch für seinen Ansatz bleibt, daß er das Verhalten der Versuchspersonen nicht nur beobachtet, sondern mittels ihrer Erlebnisbeschreibung zu erklären versucht. Besonders schwierig ist hierbei, den Unterschied zwischen „real" und „simuliert" festzulegen.

Als gute Versuchsperson beschreibt er jemanden, der versucht, intelligent zu wirken und in Übereinstimmung mit seiner Selbstwahrnehmung zu agieren. „Falls die experimentelle Aufgabe so aufgebaut ist, daß die Versuchsperson annimmt, bewertet zu werden, so wird die Versuchsperson sich stets so verhalten, daß sie einen guten Eindruck macht" (Orne, 1969, S. 145). Er findet jedoch keinerlei Beweise dafür, daß die Versuchsperson in besonderer Weise motiviert sei, gefallen zu wollen (Orne, 1966).

Das Real-Simulations-Modell Ornes beinhaltet letztlich, daß die hypnotisierte Versuchsperson in spezifischer Weise mit dem Hypnotiseur interagiert und deshalb unterschiedliche Experimentalpläne konstruiert werden müssen, um jene Variablen herauszufiltern, die aus dieser Interaktion entstehen und für Hypnose wesentlich sind. Letztlich kann die Realität der Hypnose nur durch die subjektive Erlebenswelt der Versuchsperson wiedergegeben werden. Nicht der Hypnotiseur bestimmt somit, was abläuft, sondern die Erlebenswelt der Versuchsperson.

Zusammengefaßt definiert Orne (1974) die Hypnose als einen Zustand vorübergehender (Wahn-)Verkennung (*transient delution*).

Mit ausgeklügelten Untersuchungsplänen zur Überprüfung seines Real-Simulations-Modells untersucht Orne die Frage, ob Hypnose real erlebt wird (als Realitätsverkennung) oder simuliert ist und als solche erkannt werden kann, da selbst erfahrene Hypnotiseure (z.B. im Blindversuch) hypnotisierte Versuchspersonen nicht von simulierenden unterscheiden können. Dies führt dazu, „objektive“ Kriterien für Hypnose aufzustellen. Durch die verschiedenen Untersuchungsmethoden kann Orne Verhaltensweisen bzw. Wahrnehmungsprozesse ermitteln, die eindeutig auf Hypnose zurückzuführen sind (Orne, 1988). Unter anderem wurde das Phänomen des posthypnotischen Auftrags (s. Kap. 15) als für die Hypnose typisch erkannt (Orne, Sheehan & Evans, 1968), ebenso Aspekte der induzierten „Quell-Amnesie“ (Evans & Thorn, 1966; s. Kap. 15) und besondere Verhaltensweisen der Altersregression (Orne, 1951; s. Kap. 15).

3.8 Der ökosystemische Ansatz – David P. Fourie

Fourie (1991 und Fourie und Lifschitz (1987) arbeiten heraus, daß die bislang bekannten konventionellen Hypnosekonzepte (also die bislang dargestellten) den Axiomen der Newtonschen Wissenschaftstradition folgen. Sie kritisieren daran, daß hier Untereinheiten ohne Berücksichtigung des Gesamtsystems atomistisch untersucht werden. Dies beinhaltet auch, daß sich der objektive Beobachter außerhalb des Systems befindet – und so die Realität nicht beeinflußt. Hinzu kommt, daß man innerhalb dieses klassischen Systems lineare Kausalitäten und eindeutige Ursache-Wirkungs-Verbindungen annimmt.

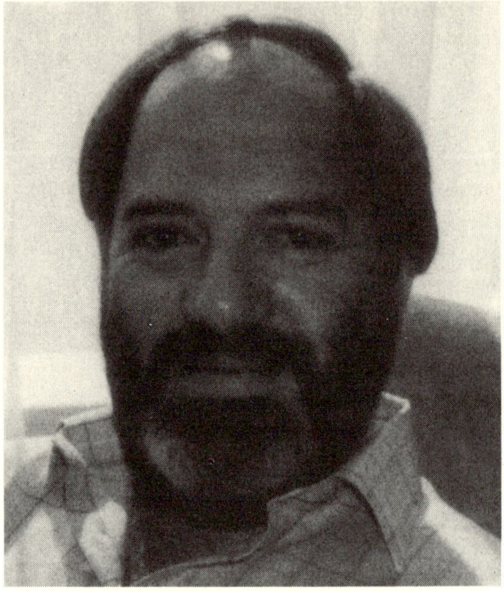

Abb. 3.4: David P. Fourie

In ihrem ökosystemischen Ansatz gehen sie von der Gesamtwirkung eines sozialen Systems aus, das stets nur als Gesamtheit Definitionen und Veränderungen trifft, so wie dies aus der Familientherapie bekannt ist (Watzlawick, Weakland & Fisch, 1974). Entsprechend ist hier keine „Objektivität“ im üblichen Sinn erforderlich, die zur Analyse beiträgt (Maturana, 1975).

Hier ist Hypnose also weder eine Fähigkeit der Versuchsperson, noch wird sie durch bestimmte Aktionen des Versuchsleiters hervorgerufen – sie wird durch die Kommunikationsstruktur innerhalb des Systems Versuchsleiter-Versuchsperson (bzw. im klinischen Bereich: des Systems Therapeut-Patient) bestimmt. Auf diese Weise wird hypnotisches Verhalten gemeinsam definiert. Die Kurzdarstellung von Krefting und Mehlmann (1986, S. 10f.) umreißt den ökosystemischen Ansatz Fouries sehr treffend:

1. Der Begriff Hypnose wird je nach Herangehensweise unterschiedlich verstanden und ist keine eindeutig faßbare Einheit. Hypnose beschreibt Aktivitäten von Personen in einem bestimmten Zusammenhang. Hypnotisches Verhalten ist eines, das eine Person in einem als Hypnose bezeichneten Kontext zeigt.

2. Hypnotisches Verhalten tritt immer nur im sozialen Kontext auf; die Beteiligten handeln immer im Zusammenhang mit ihrem sozialen Hintergrund. Dieser muß berücksichtigt werden.
3. Hypnotisches Verhalten ist im Zusammenhang eines sozialen Systems zu betrachten.
   Es kann zwar innerhalb eines Systems auftreten, steht aber immer in Zusammenhang mit anderem Verhalten im System, und die Aspekte des Systems passen zusammen.
4. Der Hypnotiseur bewirkt nicht die Hypnose.
   Das Konzept des Zusammenhangs eines Systems legt eine Komplementarität der Beziehung näher als eine kausale Verknüpfung. Daraus folgt, daß es nicht der Hypnotiseur ist, der die Hypnose bewirkt. Er hat Einfluß auf das System, doch dies darf nicht mit linearer Konsequenz angenommen werden.
5. Paradoxien rufen nicht Hypnose hervor.
   Die Annahme „Paradoxien rufen Hypnose hervor" ist linear-kausal. Eindimensionale Kausalitätserklärungen werden als altmodische Wissenschaftslehre angesehen. Der systemische Ansatz will nicht erklären, warum Hypnose auftritt, sondern was wie passiert. Dazu werden Konzepte wie das der Paradoxie nicht benötigt.
6. Hypnotisches Verhalten ist nicht unbewußt (*involuntary*).
   Die Verwendung des Begriffes eines „Unbewußten" ist von seiner Definition abhängig. Eine Analyse der sozialen Systeme kommt ohne ein solches Konzept aus.
7. Die Bereitschaft, auf eine hypnotische Situation zu reagieren, wird innerhalb des Systems ausgehandelt.
8. Hypnotische Tiefe ist nicht mehr als eine subjektive Erfahrung.
   Das Tiefenkonzept ist einem Bedingungsmodell der Hypnose entnommen und im intrapsychischen Ansatz verhaftet. Es handelt sich lediglich um ein Konstrukt.

Dieser moderne systembezogene Ansatz hat deutliche Auswirkungen auf das therapeutische Vorgehen (Fourie, 1989) und stellt den traditionellen Gebrauch der Simulation für die Hynoseforschung in Frage (Fourie, 1990).

3.9 Kognitive Selbstorganisationstheorie – Der Ansatz von Peter Kruse und Vladimir A. Gheorghiu

Der Erklärungsansatz Kruses (1987a, 1987b) basiert auf dem *Radikalen Konstruktivismus*. Kruse und Gheorghiu legen in ihrem Erklärungsansatz dem Verständnis hypnotischer Phänomene eine Übertragung allgemeiner Prinzipien der Selbstorganisationstheorie auf kognitive Systeme zugrunde (Kruse, 1989; Kruse & Gheorghiu, 1989; Kruse & Gheorghiu, 1990). In dieser Perspektive werden die autonomen Anteile kognitiver Ordnungsbildung betont. Die eigendynamischen Aspekte das Psychischen gewinnen dabei zentrale Bedeutung. Individuelle Erlebniswirklichkeiten werden nicht als das Ergebnis einer reizorientierten Informationsverarbeitung, sondern im erkenntnistheoretisch radikalen Sinne als kognitive Kontruktionen verstanden (Kruse & Stadler, 1987).

Phänomene wie die Multistabilität in der Wahrnehmung (z.B. Necker-Würfel, Kipp-Figuren) werden herangezogen, um die Autonomie der kognitiven Ordnungsbildung abzuleiten (Kruse, 1988). Zwischen den bekannten gestalttheoretischen Konzepten (z.B. Tendenz zur Guten Gestalt, Prägnanztendenz, Figur-Grund-Phänomene; Metzger, 1936, 1975) und den Selbstorganisationsperspektiven besteht ein enger Zusammenhang (Kruse, Roth & Stadler, 1987; Stadler & Kruse, 1990).

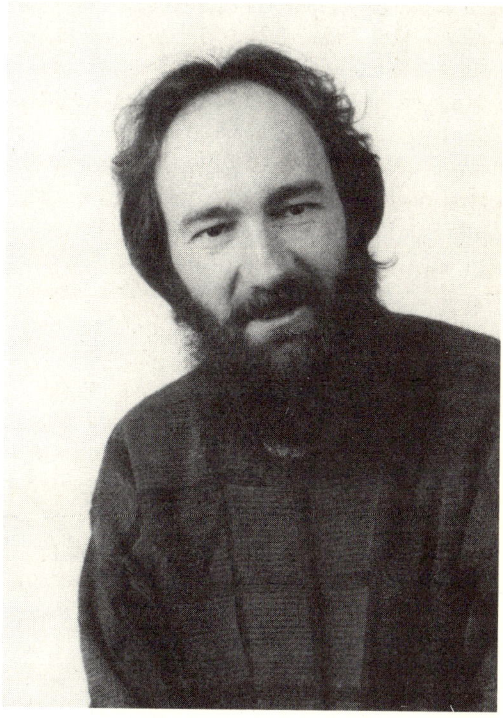

Abb. 3.4: Peter Kruse

In dem konstruktivistischen Kognitionsmodell wird postuliert, daß das Gehirn sich über die Interaktionen der eigenen innersystemischen Erregungszustände selbst eine Wirklichkeit erzeugt (autopoetische Funktion; Maturana & Varela, 1980). Die Außenwelt regt ausschließlich unspezifische Zustandsänderungen an. Das Gehirn ist ein informational-semantisch geschlossenes System (Maturana & Varela, 1980).

Wenn das Gehirn Wirklichkeit in einem komplizierten Selbstorganisationsprozeß erzeugt und das Kognitive ein ausschließlich intern bestimmter (selbstreferentieller) Prozeß der Bedeutungszuweisung ist, erscheinen dann die klassischen Hypnose-Phänomene in einem durchaus "normalen" Licht: Für ein System, das die Bedeutung von "außen" und "innen", von "real wahrgenommen" und "bloß vorgestellt" anhand eigener Kriterien selbst bestimmen muß (Kruse & Stadler, 1990a), wird die Unterscheidung von Halluzination und Wahrnehmung, wie sie intuitiv naheliegt, hinfällig. Bei der kognitiven Selbstorganisation werden negative und positive Halluzination, Analgesie oder die psychosomatische Wirklichkeit von Vorstellungen (z.B. Placebo) zur selbstverständlichen Konsequenz dieser Autonomie der kognitiven Ordnungsbildung - "innere" Wirklichkeit und "äußere" Realität" verschmelzen.

Aus der Sicht der kognitiven Selbstorganisationstheorie erscheint das Ritual der Hypnoseinduktion als ein Prozeß, in dem allgemein die Bereitschaft des kognitiven Systems zur Bildung und Umbildung von Ordnungszuständen angeregt wird. Es läßt sich postulieren, daß durch die Hypnoseinduktion die Flexibilität der autonomen Ordnungsbildung über eine Erhöhung innersystemischer Instabilität gesteigert wird (Kruse & Stadler, 1990b).

Da in der Instabilität Systeme generell gegenüber subtilen Einwirkungen ansprechbereiter sind (kleine Ursache - große Wirkung), bietet die Verbindung einen Erklärungsansatz für die gesteigerte Suggestibilität nach Hypnoseinduktionen, aber auch für Suggestionsphänomene und Suggestibilität generell (Gheorghiu & Kruse, 1991).

Für den klinischen Anwendungsbereich der Hypnose ergeben sich daraus ebenfalls Folgerungen: Definiert man Psychotherapie als Aufforderung zum Anderssein, erscheint Hypnose mit der gesteigerten Bereitschaft zur Um- und Neukonstruktion individueller Wirklichkeiten als zentrale therapeutische Intervention. Die therapeutische Bedeutung wird dabei besonders evident im Bereich psychosomatischer Interaktionen.

3.10 Behavioristische Theorien

Die behavioristischen Erklärungsmodelle zur Hypnose ziehen sich von den älteren Verhaltenstheorien bis hin zu modernen kognitiven Ansätzen.

3.10.1 Frühe Ansätze

Unabhängig voneinander haben die englischen Physiologen Wood (1851) und Bennett (1851) konstatiert, Gedanken oder Bewegungen, die durch Worte suggeriert werden, seien die grundlegenden Elemente des Verhaltens. Diese Wirksamkeit der Worte, Verhalten auszulösen, wurde von ihnen auf ein „Gesetz der Assoziation" zurückgeführt.

Hippolyte Bernheim (1840–1919), der französische Mediziner und Vertreter der Schule von Nancy, behauptete ebenfalls, daß in Hypnose Gedanken in Verhaltensweisen umgesetzt werden. Der deutsche Psychiater Albert Moll (1862–1939) war auch aus der Schule von Nancy; er verband beide Konzepte miteinander und stellte fest, daß Ideen die Reize für Tätigkeiten sind (Moll, 1894).

3.10.2 Theorie der zerebralen Inhibition – Iwan Petrowitsch Pawlow

Als Pawlow an seinen Experimenten über den bedingten Reflex arbeitete, stellte er fest, daß seine Versuchshunde fast immer in dämmer- oder schlafähnliche Zustände verfielen, wenn sie den Experimentalraum betraten, spätestens jedoch, wenn sie in die Geschirre des bekannten klassischen Versuchsaufbaus geschnallt wurden (Pawlow, 1923).

Pawlow meinte, daß Schlaf durch zelluläre Ermüdung entsteht; bei seinen Hunden konnte er

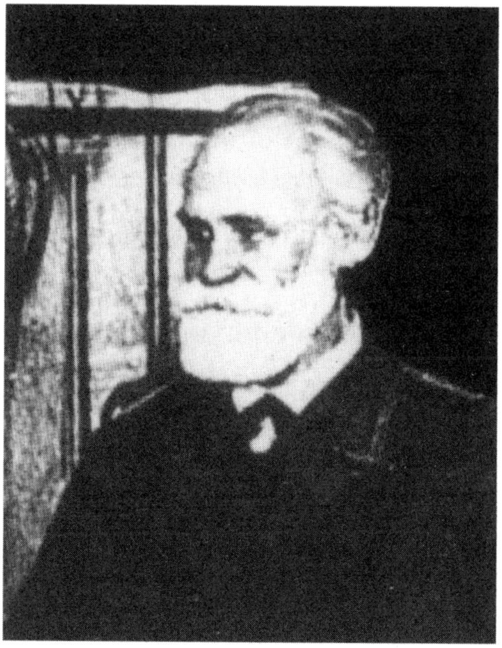

Abb. 3.6: Iwan P. Pawlow (1849-1936)

jedoch keine ermüdenden Bedingungen feststellen. Daraus schloß er, daß sowohl das äußerliche Verhalten als auch das „innere" (Schlaf) durch gepaartes Auftreten (Kontiguität) von schlaffördernden Reizen (monotone Reizsituation) und situativen Bedingungen (Versuchsraum, Geschirr) der *eine* Reiz allein ausreichte, um einen Schlafzustand zu bewirken, der nicht auf Ermüdung zurückzuführen war.

Folglich mußten, so Pawlow, in Hypnose – bei der ebenfalls ein schlafähnlicher Zustand zu beobachten war – ähnliche Vorgänge ablaufen.

Zur Erklärung des Schlafes nimmt Pawlow nicht ein bestimmtes Schlafzentrum an (wie z.B. Nauta, 1946), sondern er entwickelt ein neurophysiologisches Modell der Inhibition (Pawlow, 1923, 1938). Nach seiner Theorie unterliegen die Hirnzellen zwei antagonistischen Steuermechanismen: der *Exzitation* und der *Inhibition*.

Exzitation ist Erregung, Aktivierung, bewirkt hohe Aufmerksamkeit; Inhibition ist ein Hemm-Mechanismus, der Erregungsmuster dämpft und auf diese Weise ein Schutzmechanismus ist, besonders bei starken und/oder monotonen Stimulationen.

Im Wachzustand breitet sich die Exzitation über den gesamten Cortex aus, während im Schlaf sehr unterschiedliche Erregungs- und Hemmungsprozesse bedeutsam sind. Hier entwickelt Pawlow eine spezielle *Theorie des Schlafes*:

Schlaf ist eine Funktion der Inhibition; mit abnehmender Inhibition kann die Exzitation zunehmen. In der Schlafsituation werden von Pawlow je nach Intensität der Inhibition drei Phasen des Schlafes unterschieden (s. Abb. 3.7).

1. Oberflächlicher Schlaf
Diese Phase liegt am nahesten beim Wachsein; sowohl hemmende als auch erregende Anteile sind vorhanden, wobei die Inhibition die Exzitation leicht übertrifft.
(Pawlow nennt diese Phase *broken-up sleep.*)

2. Partieller Schlaf
Nehmen die inhibitorischen Anteile im Cortex zu, so erfolgt der Eintritt in die nächste Phase, die wiederum in drei Tiefenstufen zu unterteilen ist. In diesem Bereich des partiellen Schlafes sei die Hypnose anzusiedeln.

„Inhibition, Schlaf und Hypnose sind ein und derselbe Prozeß" (Pawlow, 1923, S. 604).

Pawlow leitet diese Folgerungen von seinem Vorgänger Bechterew (1906) und von Braid (1845) ab, die behaupten, Hypnose sei „ ... eine spezielle Modifikation des normalen Schlafes, die sowohl durch physische als auch psychische Mittel bewirkt werden kann" (Bechterew, 1906, S. 24).

a) Natürlicher partieller Schlaf
Hier handelt es sich um das allmähliche Ermüden; da noch starke Erregungsmuster wirksam sind, kommt es zwischendurch wiederholt zum Aufwachen.

b) Hypnotischer Schlaf
Hier setzt das Gefühle der Entspannung und der Gliederschwere ein. Konditionierungsprozesse innerhalb des ersten Signalsystems werden wirksam (d.h. auf erlernte Hinweisreize erfolgt Augenschwere, Lidschluß etc.).

c) Suggerierter Schlaf
Die Phase des suggerierten Schlafes unterteilt sich ebenfalls in drei Phasen, welche wiederum jeweils dreigeteilt sind (s. Platonow, 1959, S. 425–428).

Wesentlich ist dabei die weiter zunehmende Inhibition, z.B. des kinetischen Systems, bei gleichzeitig abnehmender Exzitation; durch den

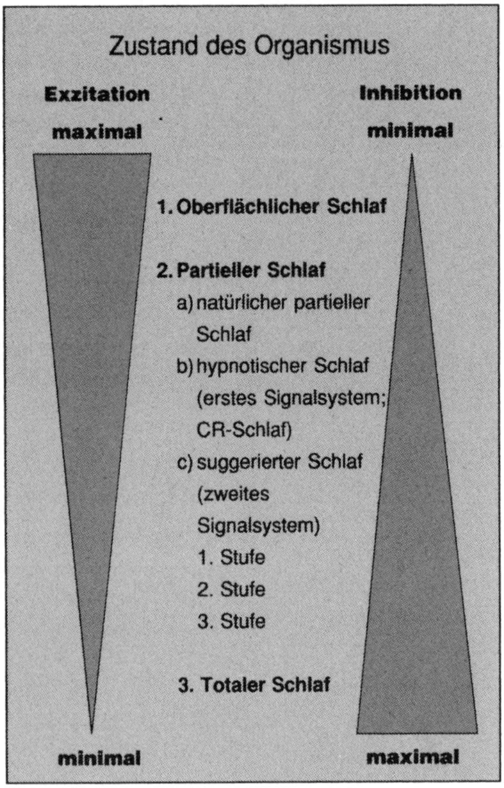

Abb. 3.7: Schematische Darstellung der Inhibitionstheorie von Pawlow. Die drei Phasen des Schlafes nach Pawlow, verbunden mit der jeweiligen Abnahme bzw. Zunahme von Exzitation und Inhibition.

Prozeß der dann folgenden partiellen Disinhibition sind hypnotische Phänomene erklärbar wie z.B. Halluzinationen bei geöffneten Augen, vollkommene Amnesie oder „Transformation“ (wir nennen es später „Altersregression“, s. Kap. 15).

In dieser Phase wird das zweite Signalsystem angesprochen: verbale Instruktionen sind wirksam. Die Versuchsperson reagiert auf diese Verbalinstruktionen, die in den (von Pawlow postulierten) kortikalen *Rapportzonen* verarbeitet werden. „Die Rapportzonen, die beim Schläfer durch verbale Suggestionen hervorgerufen werden, sind mehr oder weniger eng umschriebene Zentren der konzentrierten Exzitation, isoliert von den übrigen Zonen des Cortex“ (Platonow, 1959, S. 43).

Als Beweis für diese Rapportzentren gilt für Pawlow, daß eine schlafende Person nur auf bestimmte Geräusche hin wach wird (z.B. Babygeschrei), während andere Geräusche (Straßenlärm) keine spezielle Erregung hervorrufen.

„Das Wort ist natürlich für den Menschen ein ebenso realer bedingter Reiz, wie alle anderen bedingten Reize, die auch bei Tieren auftreten“ (Pawlow, 1924, zit. n. Übersetzung von 1972, S. 85).

Diese Feststellung wird experimentell unterstützt durch Narbutovich (1933), der Versuchspersonen dazu trainiert, entweder durch bestimmte Worte oder durch eine spezielle Metronomfrequenz (58/min) in Hypnose zu gelangen und durch andere Worte und eine andere Metronomfrequenz (200/min) wieder aus der Hypnose aufzuwachen.

Pawlow trifft die Unterscheidung zwischen suggeriertem und natürlichem Schlaf, da im suggerierten Schlaf z.B. die Rapportzonen isoliert arbeitsfähig sind (im Gegensatz zur sonstigen Inhibition) – und da der Hypnotiseur die Schlaftiefe kontrollieren kann, denn sie ist unabhängig von der kortikalen Ermüdung des normalen Schlafes.

Zusätzlich unterscheidet Pawlow zwischen hypnotischem Schlaf und suggeriertem Schlaf. Der *hypnotische Schlaf* kann bei allen Lebewesen (Mensch und Tier) ausgelöst werden, während der *suggerierte Schlaf* auf das zweite Signalsystem aufbaut:

- er wird verbal bewirkt;
- es werden spezielle Rapportzentren angenommen, die auf verbale Instruktionen ansprechen;
- erhöhte Suggestibilität durch das Ansprechen der Rapportzentren.

3. Totaler Schlaf

Am Ende dieses Kontinuums liegt vollkommene Inhibition vor, die Person ist nun nicht mehr ansprechbar und zeigt keinerlei aktivierende Anteile.

Zur Verdeutlichung der Inhibitionsabstufung und der Stufenabfolgen des Schlafes das stark vereinfachte Schema nach Platonow (1959, S. 425–428), siehe Abbildung 3.7.

Kritik und experimentelle Untersuchungen

Für Hull ist die Annahme der Rapportzentren nicht haltbar; er argumentiert vielmehr, „... daß Versuchspersonen in Trance mitunter die Sugge-

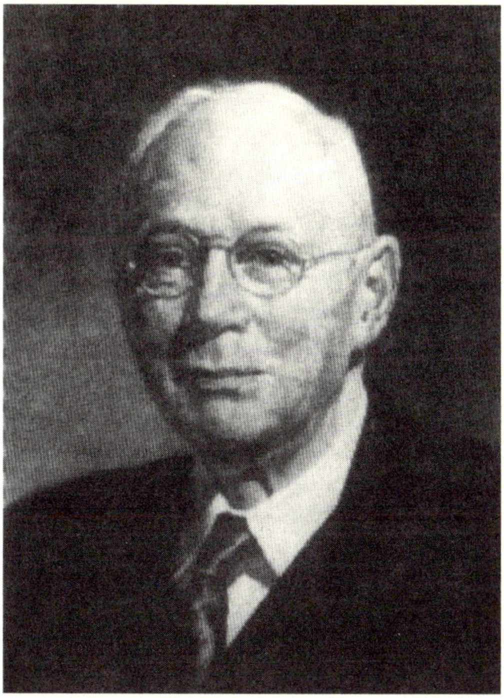

Abb. 3.8: Clark Hull (1884–1952)

stion nicht von jemand anders akzeptieren als von der Person, die die Trance induzierte" (Hull, 1933, S. 35). Er weicht hier deutlich von dem neurophysiologischen Erklärungsmodell ab und kritisiert weiter, daß Hypnose und Schlaf sehr verschieden sind. Dabei bezieht er sich auf Befunde von Bass (1931), der zeigen konnte, daß der Patellar-(Kniesehnen-)Reflex (bei Schlag auf die Kniesehne unterhalb der Kniescheibe reflexartiges Strecken des Unterschenkels) im Schlaf reduziert ist, nicht jedoch unter Hypnose. Auch sind in Hypnose willentliche Reaktionen möglich, nicht jedoch im Schlaf. Daraus folgert Hull, daß Hypnose durchaus nicht durch zunehmende Inhibition definierbar ist.

Hull (1933) und Scott (1930) beweisen experimentell, daß in Hypnose Konditionierungen möglich sind, nicht jedoch im Schlaf – also kann in Hypnose keine Inhibition vorliegen. Platonow (1959) legt in seinem umfangreichen Werk ebenfalls dar, daß sehr wohl Aufbau und Veränderung der konditionierten Reaktion (CR) im suggerierten Schlaf (menschliche Hypnose) möglich sind.

In ähnlicher Weise werden von Platonow charakteristische EEG-Muster gefunden, die typisch für die Schlaftiefen sind; auch Diamant, Dufek, Hoscovek et al. (1960) können hierin keine Ähnlichkeit zwischen Schlaf und Hypnose erkennen.

Die neueren Untersuchungen zeigen weiter, daß im Schlaf die typischen REM-Phasen (typische EEG-Muster, die schnelle Augenbewegungen anzeigen; rapid eye movement = REM) auftreten, während in Hypnose die dem Wachzustand ähnlichen EEG-Muster festzustellen sind (Evans, 1972). Demnach werden Hypnose und Schlaf durch unterschiedliche zentralnervöse Prozesse gesteuert – daraus ist weiter ableitbar, daß es sich hier um unterschiedliche Bewußtseinszustände handeln muß.

Das neurophysiologische Konzept Pawlows wird später von Platonow (1959) und Kraines (1969) übernommen.

3.10.3 Hypnose als Verhalten – Hull)

Hull (1933) versucht als erster zu beweisen, daß Hypnose als Verhalten (*habit*) eingestuft werden kann. Zur Stützung dieser Annahme müßten hypnotische Phänomene den gleichen Lerngesetzen folgen wie den bei motorischen Verhaltensweisen gefundenen. Nach Hulls Theorie müssen dann insgesamt sechs Kriterien erfüllt werden; z.B. schnelleres Auftreten durch wiederholte Übung, negativ beschleunigte Übungskurve, Löschung etc.

Anfangs führt Hull verbale Reizung ohne Hypnose durch, z.B. instruiert er seine Versuchspersonen, nach vorn zu fallen. Deutlich kann festgestellt werden, daß die Reaktionen durch die Übungen schneller auftreten; unter Hypnose sind gleiche Gesetze festzustellen (Hull, Huse & Betty, 1930). Bestätigt werden diese Befunde von Williams (1930), Caster und Baker (1932) u.v.a.

Krueger (1931) kann durch seine Experimente ebenfalls erhärten, daß Hypnose Lerngesetzen unterliegt und somit als Verhalten zu definieren ist.

In weiteren Untersuchungen kann Hull (1933) ferner beweisen, daß hypnotisches Verhalten auch dem Gesetz des Transfers unterworfen ist.

„So eine bemerkenswerte und detaillierte Übereinstimmung des Phänomens der Hypnose mit bekannten experimentellen Charakteristika gewöhnlicher Verhaltensweisen kann wohl kaum zufällig sein und kaum ohne Signifikanz. Die Anzeichen würden wohl so aussehen: egal was Hypnose auch immer sein mag, es ist – in einem beträchtlichen Umfang letztendlich – ein Verhaltensphänomen; und diese Hypothese kann sehr wahrscheinlich die Grundlage bilden für ein letztendliches Verstehen und eine Erklärung dieser bislang weitgehend unerklärbaren Charakteristika" (Hull, 1933, S. 347).

3.10.4 Hypnose als „abstraktes Konditionieren"– Welch

Welch (1947) stellt fest, daß die meisten Hypnotiseure bei der Induktion der Hypnose vom assoziativen verbalen Konditionieren Gebrauch machen: „Der Hypnotiseur schlägt Kapital aus den Effekten der rein physiologischen Faktoren. Er sagt der Versuchsperson erst, daß ihre Augen müde werden (...) und tatsächlich fühlen sie sich davon müde an, da auf ein helles Objekt gestarrt wurde. (...) Wie in der Pawlowschen Situation (...) wird das Gefühl der Ermüdung in der hypnotischen Situation, das durch das Licht-Starren bewirkt wurde, mit den Worten des Hypnotiseurs, ‚Deine Augen sind müde' assoziiert. Ohne diese Assoziation wäre für die Augen der Versuchsperson keinerlei Grund, sich müde zu fühlen..." (Welch, 1947, S. 360).

Er ist auch der erste, der eine Art Verhaltensgleichung aufstellt, indem er Reiz und Reaktion definiert.

An der Abfolge in Abb. 3.9 wird deutlich, daß der Therapeut differentielle Auslöser für die Reaktionen des Patienten gibt. Gleichzeitig wirken diese wiederum auf die Reaktionen des Therapeuten ein. Hier wird bereits deutlich, daß Hypnose eine Form der Interaktion ist.

Vergleiche hierzu besonders in Kapitel 10 („Die Rolle des Therapeuten") das in Abb. 10.1 erfaßte Ablaufmodell und die in einer Verhaltensgleichung dargestellte Hypnose-Induktion in Abb. 10.8.

In einem recht einfachen Experiment wird nachgewiesen, daß Hypnose eine Art abstraktes Konditionieren darstellen kann: Corn-Becker, Welch und Fisichelli (1949) projizieren ihren

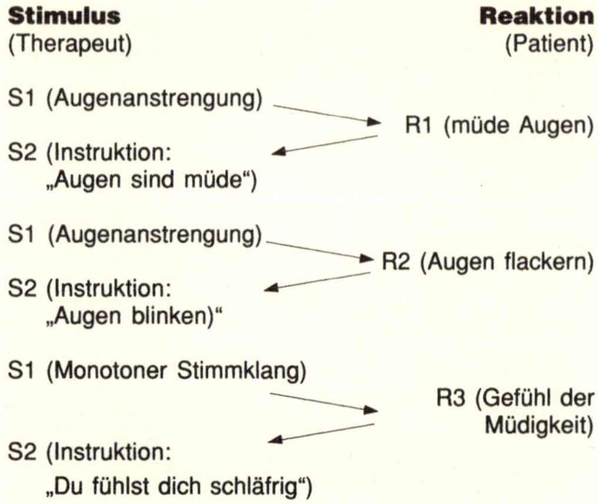

Abb. 3.9: Hypnose als abstraktes Konditionieren: Verhaltensabfolgen von Therapeuteninstruktion und Patientenreaktion (nach Welch, 1947, S. 361).

Versuchspersonen Worte auf eine Leinwand, wie „rot", „Musik", „flackern", „dunkel", „Elektroschock" etc. Bei den erstgenannten Worten erfolgt eine gleichzeitige Verstärkung (Paarung) mit einer physikalischen Reizdarbietung wie: rotes Licht, Musiklaute, Lichtflackern etc. Bei dem Wort „Elektroschock" wird kein adäquater simultaner Reiz dargeboten. Die Kontrollgruppe bekommt nur die Worte projiziert, ohne Verstärkung. Die Experimentalgruppe zeigt ein bedeutsames Ansteigen des PGR ($p < .01$; PGR = psychogalvanischer Reflex; Veränderung der elektrischen Hautleitfähigkeit), während die Kontrollgruppe beim kritischen Wort keine PGR-Veränderungen gegenüber den anderen Wörtern aufweist.

Leuba (1940) nahm unter Hypnose eine Koppelung von verbalen Informationen und deren Korrelaten (taktile, olfaktorische, schmerzhafte) vor und konnte feststellen, daß trotz Amnesie-Instruktion für die Hypnosesitzung die Versuchspersonen bei verbaler Information dann sofort die anderen assoziierten Qualitäten wahrnahmen. In einer ähnlichen Replizierung dieser Experimente fanden Leuba und Dunlap (1951), daß eine spezielle Lernphase zur Koppelung nicht erforderlich war: allein die Vorstellung der relevanten Reize löste die dazugehörende Empfindung aus. Auf diese Weise konnte tatsächlich das Bestehen des sekundären Signal-Systems (Pawlow) bzw. des abstrakten Konditionierens (Welch) bei Hypnose weiter bewiesen werden.

Die Untersuchungsergebnisse führten Welch weiterhin dazu, die *indirekten Suggestionen* gegenüber den *direkten Suggestionen* vorzuziehen (Welch, 1947, S. 362f.):

> *Direkte Suggestionen* sind z.B.: „Deine Beine sind überkreuzt; du wirst sie nun nebeneinander stellen..."
> *Indirekte Suggestionen* sind z.B.: „In wenigen Momenten wirst du deine Beine unbedingt nicht mehr überschlagen wollen, denn du hast in der gleichen Stellung so lange verharrt, daß deine Muskeln steif und schmerzhaft wurden. Du wirst ein unkontrollierbares Verlangen haben, deine Sitzhaltung zu verändern, so wie es jedermann nach einer gewissen Zeit tut."

Wie Welch meint, hat die „indirekte" Suggestion Vorteile:

- Eine Reihe von Instruktionen wird gegeben, um eine Handlung auszuführen. Dabei werden die zahlreichen Gefühle angesprochen, die mit dieser Handlung (erinnerungsbedingt) verbunden sind (siehe dazu das oben angeführte Beispiel).
- Die Person kann dazu veranlaßt werden, sich plastisch das verbleibende Symptom eines Gesamtsyndroms vorzustellen, z.B. Herzschmerzen. Hierdurch wird deutlich, daß Symptome ähnlich wie Halluzinationen auf der Vorstellungsebene auftreten.
- Komplementäre Suggestionen sind möglich und erleichtern ein Verhalten. Falls eine Person nicht auf eine direkte Suggestion reagiert, wie z.B. „Vergiß die letzten fünf Minuten", wird eine weitere indirekte und zur ersten komplementäre Suggestion die Durchführung der Erstsuggestion erleichtern: „Du wirst einen Traum erleben, der deine Aufmerksamkeit voll in Anspruch nimmt, so daß du die nächsten fünf Minuten nicht erinnern kannst."

(Vergleiche zu diesem Ansatz Kap. 8 „Die indirekte Methode nach Erickson".)

3.10.5 Die duale Definition – William E. Edmonston, Jr.

Edmonston (1961, 1967) setzt sich intensiv mit dem behavioristischen Erklärungsansatz der Hypnose auseinander.

Er stützt sich auf die oben dargestellten bekannten (frühen) behavioristischen Theorien und deren weitere Ausformungen, besonders jedoch auf Hull (1951, 1952) und Das (1959), der in seinen Experimenten die Pawlowsche Theorie unterstützt. Diese Inhibitionstheorie wird durch die Experimente von Shvarts (1948, 1949; Platonow, 1959) bestätigt, in denen mit einem Gerät zur Hirnwellen-Synchronisierung Hypnose induziert wird; die Arbeiten von Kroger und Schneider (1959) zeigen gleiche Ergebnisse.

Edmonston (1967, S. 379) sieht die S-R-Erklärung der Hypnose in zwei unterschiedlichen Ebenen:

- Hypnose ist zu verstehen als konditionierte Inhibition.
- Die konditionierte Inhibition der Hypnose vergrößert die Produktion weiteren hypnotischen Verhaltens. Hierdurch werden dann hypnotische Phänomene erklärbar.

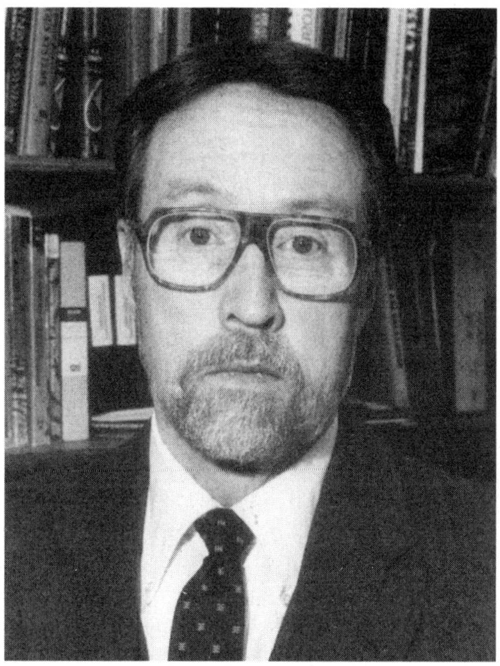

Abb. 3.10: William E. Edmonston, Jr.

In seinen Ableitungen kommt Edmonston (1967, S. 380, wörtlich übersetzt durch Verfasser) dann zu einer *dualen Definition der Hypnose*:

1. „Unabhängig davon, ob die konditionierte Inhibition der Ausführung anderer hypnotischer Verhaltensweisen (durch Disinhibition oder Übungseffekt) vorausgehen muß oder nicht, Hypnose ist eine intervenierende Variable; sie muß verankert sein in beidem, in dem meßbaren vorhergehenden und dem darauffolgenden Verhalten. Wenn also eine spezifizierte Kombination von Reizen dargeboten wird, tritt eine vorhersagbare Reihe von Reaktionen ein.
   Verbale Reize (...) scheinen die primären Antezedenten der Hypnose zu sein, obwohl motorische Stimuli in speziellen Fällen ähnlich wirksam sein können.
   Reaktionen, die auf diese Stimuli zurückzuführen sind und meßbar sind durch Amplitude, Latenz, Frequenz des Auftretens und durch die Löschungsresistenz, sind die nachfolgenden (Verhaltensweisen)."
   (Anm. des Verfassers: nicht zu vergessen sind sozialpsychologische Faktoren, Erwartungshaltungen etc.)
2. „Hypnose ist ein relatives Verhalten oder eine Gruppe von Verhaltensweisen, welche in ihrem Umfang in Zusammenhang mit der individuellen Ausführung der gleichen Aktion(en) stehen, ohne vorherige Induktions-Instruktionen. Gleichgültig ob eine Hypererleichterung durch einen kumulativen Übungseffekt oder durch vorausgehende konditionierte Inhibition erreicht wird, muß jede Untersuchung, die vorgibt, hypnotisierte Versuchspersonen zu benutzen, aufzeigen, daß deren Tätigkeit individuell begünstigt wird, bevor diese Untersuchung weitergeführt wird. So ist Hypnose ganz einfach eine S-R-definierte intervenierende Variable, deren beobachtbares Verhalten quantitativ größer ist als das gleiche oder ähnliche Verhalten unter unterschiedlichen vorhergehenden Bedingungen und in Bezug dazu gesehen werden muß. Als Schlußfolgerung nehmen wir an, daß die Betrachtung der Hypnose aus dem Blickwinkel der S-R-Theorie uns letztlich drei Vorteile bietet: Vorhersagbarkeit, Selbstkorrektur und Zweckmäßigkeit."

Durch die Vorhersagbarkeit wird das Verhalten überschaubarer, während durch die Möglichkeit der Selbstkorrektur diese Theorie wesentlich dynamischer ist als die „psychodynamischen" Theorien. Der pragmatische Vorteil der Theorie besteht darin, hypnotisches Verhalten besser zu verstehen.

3.10.6 Die operationale Annäherung – Theodore X. Barber

T. X. Barber ist der Hypnose-Forscher, der wohl die umfangreichsten Untersuchungen vornahm. Er hat zahlreiche Veröffentlichungen zur Erkundung der Hypnose geschrieben.

Seine theoretischen Positionen haben sich von Ende der fünfziger Jahre an bis heute in drei Phasen verändert. Es ist dabei schwierig festzulegen, ob seine Vorgehensweise mehr behavioristisch oder mehr operational ist.

In seiner ersten Konzeption definiert Barber Hypnose primär als einen Beziehungsprozeß zwischen Versuchsperson und Versuchsleiter, bei dem die Versuchsperson die Instruktionen des Versuchsleiters selektiv wahrnimmt und diese Formulierungen wörtlich aufnimmt, um sie dann auszuführen. Zu diesem Zeitpunkt seiner Theoriebildung ist Barber der Ansicht, daß Hypnose

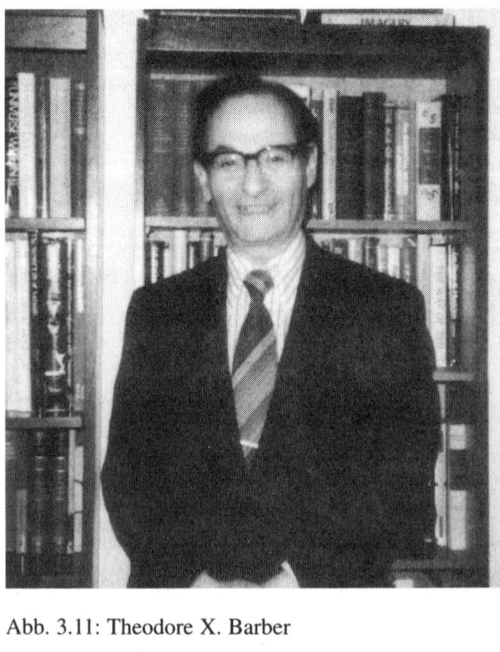

Abb. 3.11: Theodore X. Barber

ein zustandsähnliches Phänomen ist (Barber, 1958).

Als seine Auffassungen von Conn und Conn (1967) angegriffen werden, beginnt er daraufhin, Neuformulierungen seiner Theorie zu suchen und entwirft Experimentalpläne, die externale Einflüsse ausschließen. So legt er dann sein berühmtes Werk „Hypnosis: A scientific approach" vor (Barber, 1969), in dem umfangreiche Experimentalergebnisse dargestellt sind. Hier postuliert er, daß die hypnotischen Phänomene nicht als eine Funktion eines speziellen Bewußtseinszustandes anzusehen sind.

In seinen Untersuchungen unterscheidet er zwischen unabhängigen (vorausgehenden) und abhängigen (nachfolgenden) Variablen (Barber, 1969), von denen hier nur einige mit Beispielen skizziert sind.
Mit seiner operationalen Vorgehensweise kann er zahlreiche Effekte hervorrufen, die jedoch nicht allein durch Hypnose verursachbar sind, sondern u.a. durch die vorexperimentelle Erwartungshaltung.

Dies führte zur „Logik der alternativen Erklärung": so ist z.B. der verbale Bericht über hypnotische Erlebnisse ebenso erklärbar durch die externalen Einflüsse des Versuchsleiters. Abhängig von seinen Erwartungen und Fragestellungen wird er unterschiedliche Verbalberichte erhalten.

Die Wirkvariablen nach Barber

Unabhängige Variablen
1. Vorgehens-Variablen:
   Induktionen, Suggestionen, spezielle Formulierungen
2. Versuchspersonen-Variablen:
   Einstellungen, Persönlichkeit, Erwartungen
3. Versuchsleiter-Variablen:
   Prestige, Erwartungshaltung, Einstellungen
4. Interaktions-Variablen:
   Versuchsperson-Versuchsleiter

Abhängige Variablen
1. Reaktion auf die Suggestion:
   Muskelsteifheit, Altersregression, Taubheit etc.
2. „Hypnotisches" Aussehen:
   psychomotorische Verlangsamung, Gliederschwere etc.
3. Berichte ungewöhnlicher Erfahrungen:
   Änderungen im Körperschema, Gefühl der Unwirklichkeit
4. Überzeugung, in Hypnose gewesen zu sein

Variable: Aufgabenmotivation

Eine wesentliche unabhängige Variable ist zusätzlich zu den oben genannten die **Aufgabenmotivation** (*task motivation*), denn in vielen hypnotischen Induktionsinstruktionen sind Formulierungen enthalten, die als „nicht -hypnotisch" bezeichnet werden können, wie z.B.:
- Definition der Interventionssituation als Hypnose
- Suggestion der Entspannung
- Instruktionen, das Mitmachen auszuprobieren
- Bemerkungen wie: „Es ist leicht, das ... zu erreichen"

Zum Bereich der Aufgabenmotivation wurden umfangreiche Untersuchungen durchgeführt (Barber & Calverley, 1962). Danach wird gefunden, daß reine Hypnose-Instruktionen und Instruktionen mit Aufgabenmotivation sich nicht bedeutsam in ihrer Wirkung voneinander unterscheiden, während die Wirkungen beider deutlich von der Kontrollgruppe abweichen.

Wenn also eine „nicht-hypnotische" Variable wie die Aufgabenmotivation das gleiche bewirkt wie die Hypnose-Instruktion, so können wir nur feststellen, daß beide wirksam sind. Entsprechend werden wir das dann als „hypnotisch" bezeichnen, was unter Hypnosebedingungen auftrat – Logik der alternativen Erklärung.

Gleichzeitig nimmt Barber in dem Modell an, daß bestimmte Variablen in ihrer Wirkung vergleichbar sind, unabhängig davon, ob sie unter der Bedingung „Hypnose" oder der Bedingung „Nicht-Hypnose" wirksam wurden.

Diese beiden Folgerungen sind wesentlich für das Modell Barbers.

Die neuere Entwicklung des Modells berücksichtigt Einstellungen, Motivationen, Erwartungshaltungen, also Einflüsse sozialer Kommunikationsprozesse. Hinzu kommt die Bereitschaft der Versuchsperson, über Suggestionen nachzudenken oder zu imaginieren (Barber & Ham, 1974; Barber, Spanos & Chaves, 1974). Diese kognitiven Prozesse werden als das Konstrukt der „Einbeziehung in suggestionsbezogene Vorstellungen" in das Modell übernommen (Spanos & Barber, 1974).

Weiter steht die Funktionalität nicht mehr so stark im Vordergrund, sondern nun wird die Vorhersagbarkeit von Verhaltensweisen überprüfbar. Nach diesem neuen Modell ist vorhersagbar, daß positive Einstellungen, Erwartungshaltungen, Motivationen gegenüber der Testsituation über die Kognitionen das suggerierte sichtbare Verhalten und die subjektiven Erfahrungen bewirken; entsprechende negative Einstellungen etc. bewirken, daß die Versuchsperson nicht auf die betreffenden Suggestionen reagiert.

Weiter kann gefunden werden, daß „zielgerichtete Phantasien" wesentlich sind; dies sind die Vorstellungsbilder von einer Situation, die dann, wenn die Situation in Hypnose eintritt, das suggerierte Verhalten bewirken (Barber & Ham, 1974; Spanos & Barber, 1972).

Insgesamt zeigt diese Entwicklung, daß Barbers Modell nun abweicht von dem früheren strengen Testsetting (Barber, 1969) und zum Einfluß kognitiver Kontrollstrategien übergeht. Diese als Einstellungen, Motive und Vorstellungen bekannten Faktoren werden in das frühere Modell als „Mediatorvariablen" eingefügt (Barber, Spanos & Chaves, 1974).

Die Analyse der „Hypnose" und der Tranceereignisse wird nun nahezu vollständig ersetzt durch die Untersuchung normaler Prozesse der Sozialpsychologie und der Kognitionspsychologie.

3.10.6.1 Der kognitiv-behaviorale Ansatz – T. X. Barber

Die kognitiv-behaviorale Theorie basiert auf objektiv-experimentellen Befunden (Barber, 1972; Barber, Spanos & Chaves, 1974; Barber & Wilson, 1972). Hypnose wird auf vorhergehende Variablen (situative Faktoren) und intervenierende Variablen zurückgeführt. Konstrukte wie „Trance" und sogar „Hypnose" werden danach experimentell in Frage gestellt. In gleicher Weise wird verworfen, daß es sich um einen veränderten Bewußtseinszustand (*altered state of consciousness*) handelt. Zur Unterstützung seiner Theorie werden weiterhin primär objektiv beobachtbare Verhaltensweisen der subjektiven Erfahrung untersucht, die man „typischerweise" mit Hypnose oder dem Hypnotisiertsein in Verbindung bringt.

Neben den vorhergehenden und intervenierenden Variablen sind auch Mediatorvariablen wirksam (z.B. Einstellung, Motivation, Erwartungshaltung). Diese Variablen sind in Kapitel 5 „Vorbereitung der Induktion und Vorbereitungsübungen" ausführlich dargestellt.

Die Grundzüge der kognitiv-behavioralen Theorie sind im nebenstehenden Kasten aufgeführt (in Orientierung an Bearoff, 1984, S. 17f. wiedergegeben).

Insgesamt ist die Mitarbeit der Versuchsperson wesentlich. Je mehr sie sich einbezieht und lebhaft die suggerierten Wirkungen imaginiert, um so weniger wird sie sich selbst sagen, daß die suggerierten Ergebnisse nicht eintreten können oder nicht eintreten werden. Dies bedeutet, daß sie den Test-Suggestionen um so weniger verdeckt widerspricht. Die Reaktionen auf die Suggestionen hängen also von der aktiven Einbeziehung in die Imaginationen ab und damit verbunden ist der reduzierte (verdeckte) Widerspruch (Barber & DeMoor, 1972).

Spanos (1971) bezeichnet dies als eine Kooperationsfähigkeit, in welcher selbstinitiierte zielgerichtete Phantasien benutzt werden. In der breit angelegten Studie von Bearoff (1984) werden die von Barber genannten Annahmen experimentell bestätigt.

Kritik an der kognitiv-behavioralen Theorie

In den stark experimentell fundierten Untersuchungen Barbers (und seiner Mitarbeiter) werden keine qualitativen Unterschiede zwischen den hypnotischen Phänomenen beachtet, die in der sterilen Laboratmosphäre auftreten, und jenen, die unter klinischen Bedingungen vorkommen (Sacerdote, 1976).

Annahmen der kognitiv-behavioralen Theorie von T. X. Barber

- Es muß kein grundsätzlich verschiedener psychologischer und/oder physiologischer „Zustand" für Personen postuliert werden, die sich unter Hypnose-Suggestionen befinden – im Vergleich zu jenen Personen, die diese Suggestionen nicht erhielten.
- Die Personen unterscheiden sich in der Stärke, Lebhaftigkeit und Häufigkeit der natürlicherweise auftretenden imaginativen Aktivitäten. Diese sind sehr eng mit der Reaktionsstärke auf hypnotische Suggestionen verbunden.
- Viele vorhergehende Variablen (z.B. situative Faktoren) können die Hypnose-Reaktionen indirekt beeinflussen.
- Bei vorgegebenen starken und/oder häufigen Alltags-Imaginations-Aktivitäten und unter bestimmten vorhergehenden Bedingungen (z.B. Motivation, Erwartungshaltung) tritt unter Hypnose-Suggestionen das „hypnotische Verhalten" stärker auf.
- Abhängig von den positiven/negativen Einstellungen, Erwartungshaltungen, Motivationen etc. reagiert die Person auf/nicht auf hypnotische Suggestionen.
- Das Ausmaß, in dem die Person sich den Suggestionsthemen hingibt und darin lebendig imaginiert, bestimmt das sichtbare und subjektive Verhalten auf die Suggestionen.
- Die Reaktion auf die Testsuggestionen kann insgesamt als normales psychologisches Phänomen angesehen werden, das ein Teil der Psychologie, besonders der Sozialpsychologie ist.
  Konstrukte, die von der Psychopathologie entlehnt sind, wie z.B. „Trance", „Somnambulismus", „Dissoziation", sind demnach nicht erforderlich.
- Alle Reaktionen und Erfahrungen, die man allgemein mit dem „Hypnotisiertsein" verbindet, sind als Aspekte des Normalverhaltens anzusehen und können somit auch bewirkt werden, ohne „hypnotisiert" zu sein.

Grundaussagen der kognitiv-behavioralen Theorie von T. X. Barber

Folgerungen aus den Untersuchungsergebnissen zur kognitiv-behavioralen Theorie
Die Darstellung erfolgt hier in Anlehnung an Bearoff (1984, S.118ff.), der sich sehr ausführlich mit dieser Problematik experimentell befaßte.

- Das sog. hypnotische Verhalten sollte nicht auf abnorme Zustände zurückgeführt werden und ist nicht Bestandteil der Psychopathologie, sondern die Reaktion auf Suggestionen sollte als Aspekt der Kognitions- und Sozialpsychologie angesehen werden.
- Das hypnotische Verhalten ist auf imaginative Fähigkeiten, selektive Aufmerksamkeit zurückzuführen, wobei man sich bestimmter kognitiver Strategien bedient, um diese Aufmerksamkeit und das Imaginieren zu bewirken.
- In der Terminologie der kognitiv-behavioralen Orientierung ist die sog. Hypnose auf bestimmte Konstellationen zurückzuführen, innerhalb derer die Person, abhängig von ihren positiven Einstellungen, Erwartungshaltungen und Motivationen, die suggerierten Effekte imaginativ bewirkt.
- Eine hypnotische Induktion beinhaltet all jene Vorgehensweisen, Instruktionen und Manipulationen, die gerade jene positiven Einstellungen, Erwartungshaltungen und Motivationen bewirken.
- Die in Hypnose gezeigten Verhaltensweisen sind nicht auf ungewöhnliche Fähigkeiten oder auf einen spezifischen Zustand zurückzuführen. Die kognitiv-behavioralen Untersuchungen zur Hypnose zeigen, daß diese menschlichen Fähigkeiten allgemein vorhanden sind. Sie gehören zum Verhaltensspektrum fast aller Menschen und können durch relevante Bedingungen erreicht werden, wenn ausreichende positive Einstellungen (etc.) bewirkt werden.
- Die dargelegten Aspekte geben gerade

> für den klinischen Bereich Hilfen. Einige Patienten haben Angst vor der ihnen als „Hypnose“ bekannten Intervention, sei es nun aufgrund von Vorurteilen oder negativen Einstellungen. Dennoch haben sie gute imaginative oder auto-suggestive Fähigkeiten. Hier kann den Patienten mittels geeigneter kognitiver Strategien geholfen werden, diese Fähigkeiten im klinisch-hilfreichen Sinn anzuwenden. Dabei wird dann die als „formale Induktion“ bekannte Intervention nicht benutzt, jedoch der gleiche „Hypnose“-Effekt erreicht.

Die (notwendigen) standardisierten Test-Suggestionen berücksichtigen nicht individuelle Bedürfnisse, wie sie z.B. im klinischen Vorgehen unbedingt beachtet werden müssen. Somit können die unter diesen „sterilen“ Bedingungen erhaltenen Ergebnisse nicht bedingungslos für den klinischen Bereich verallgemeinert werden.

Zu bedenken ist jedoch, daß diese Form der Kritik auf fast alle experimentellen Studien der zahlreichen vorgenannten Theoretiker zutrifft.

3.10.6.2 Der kognitiv-sozialpsychologische Ansatz – Nicolas P. Spanos

Das dargestellte kognitiv-behaviorale Konzept wird durch Spanos (1986, 1987, 1988) weiter ausgebaut. Beeinflußt durch Barber (1972), Sarbin (1950a) und Sarbin und Coe (1972a) entwickelt er die kognitiv-sozialpsychologische Theorie.

Bedeutungsvoll ist sein umfassender experimenteller Ansatz. Da nach dieser Auffassung primär sozialpsychologische Faktoren und kognitive Strategien wirksam sind, bedarf es keiner formalen Induktions-Zeremonie.

Auf diesem Hintergrund nimmt Spanos mit seinem Ansatz einen extremen Gegenpart - besonders zu den Ansätzen des „altered states of consciousness“ und der Neodissoziationstheorie Hilgards ein. So weist er durch sein Experimentaldesign z.B. nach, daß bei negativen Halluzinationen die Geheime-Beobachter-Reaktion mehr durch Aufforderungen aus den Instruktionen

> **Hauptaussagen der kognitiv-sozialpsychologischen Theorie von Spanos**
>
> - Hypnotische Phänomene sind sozialpsychologisch begründet.
> - Es gibt keine hypnose-spezifische Logik
> - Die Person muß aktiv beteiligt und zielorientiert in Richtung auf den Suggestionsinhalt sein.
> - Es muß die Motivation vorliegen, die Rolle als „gute Versuchsperson“ anzunehmen und durchzuführen.

bestimmt wird als durch dissoziative Prozesse (Spanos, Flynn & Gwynn, 1989a). In gleicher Weise führt er aufgrund seiner Perspektiven die Entstehung posthypnotischer Quellamnesien, Analgesie, Amnesie etc. auf sozialpsychologische Faktoren zurück (Spanos, Gwynn, Della-Malva, Bertrand, 1988; Spanos & Katsanis, 1989; Spanos, James & de Groot, 1990; Spanos, Menary, Brett, Cross & Ahmend, 1987).

Insgesamt kommt es hier zu zahlreichen scharfen Theoriediskussionen (z.B. Edmonston, 1986; Kihlstrom, 1986; Zamansky, 1989; Spanos, Flynn & Gwynn, 1989b).

Weinstein (1986, S.488) bemerkt zu diesem Theorienstreit treffend: „Der Mesmerismus ist tot, aber hypnotische Phänomene leben“.

3.10.7 Hypnose als Imagination

Aus den vorhergehenden Abschnitten wurde bereits deutlich, daß sich die Verhaltenstheorie nun gestattet, über objektiv faßbare Parameter hinausgehend auch introspektive und experimentell nur schwer überprüfbare Phänomene in ihre Betrachtungen mit einzubeziehen, was nahezu als „kognitive Revolution“ zu bezeichnen ist.

An dieser Stelle sind die Imaginationen zu nennen, die wesentliche Bestandteile der Hypnose sind.

Der Begriff der Imagination beruht auf dem lateinischen Substantiv Imago (Bild, Bildnis, Abbild, Trugbild, Vorstellung) und meint die bildhafte Vorstellung von bestimmten Personen, Gegenständen, Gedanken, Situationen etc.

Imagination und Kognition
Der Begriff der Imagination ist nicht loszulösen von dem der Kognition. Wird „Kognition" deskriptiv benutzt, so kennzeichnet dies einen Sammelbegriff „für innere, verdeckte, im wesentlichen zentralnervös(er) (gesteuerter) Zustände oder Prozesse wie: Wahrnehmung, Denken, Gedächtnis, Bewertung, Vorstellung, Erwartung, Bedeutung, kognitives Schema, kognitive Struktur, Selbstverbalisierung, Autosuggestion, Phantasie, Wissen, Einstellung, (Irr-)Glauben usw." (Baade, Borch, Koebe & Zumvenne, 1982, S. 128f.). Je nach theoretischer Ausrichtung werden die einzelnen Facetten der Kognition unterschiedlich voneinander getrennt oder gemäß der vertretenen Theorie verstanden. Der Oberbegriff „Kognition" macht auch deutlich, daß die darunter eingeordneten Zustände oder Prozesse in einem sehr engen bzw. kaum scharf voneinander zu trennenden Zusammenhang stehen.

So ist Klinger der Ansicht: „Imagination ist ein Teil der psychologischen Verbindung des menschlichen Organismus mit der umgebenden Umwelt. (...) Der Fluß der Imagination umfaßt Elemente der Wahrnehmung, Kognition, Motorik und Affekte. Imagination ist nicht einfach eine epiphänomenale Reflektion dieser Prozesse, sondern ein integraler Bestandteil dieser. Imagination stellt einen der zentralsten Prozesse des psychologischen Funktionierens dar..." (Klinger, 1981, S. 12f.).

Entwicklungspsychologische Erklärung
Auf der Ebene der Entwicklungspsychologie hat sich die bildhafte Verarbeitung vor der des Sprachsystems entwickelt. Somit sind sehr frühe Erinnerungen primär bildhaft und weniger sprachlich abrufbar. Grundlegend sind hier die Prinzipien der Assimilation und Akkommodation (Piaget, 1962): Das Kind versucht, sich permanent durch seine motorischen und perzeptuellen Aktivitäten an die Realität der Umwelt zu akkommodieren (anzupassen). Zusätzlich versucht es, diese Dinge zu assimilieren (anzueignen, einzubeziehen), durch Greifen und orales Erfahren kognitiv-affektiv zu verarbeiten. Durch permanente Vergleiche mit früheren Erfahrungen erwirbt das Kind so Bilder und Pläne von sich und seiner Umwelt. Hier beginnen dann symbolische Vorgänge und das Handeln „als ob".

Barbers Forschergruppe nimmt an, daß die Person die Bereitschaft hat, über Suggestionen nachzudenken oder zu imaginieren (Barber & Ham, 1974). Das heißt, die Wirkung der Suggestionen hängt von der aktiven Einbeziehung der Versuchsperson ab (Barber & DeMoor, 1972). Sarbin (1972) dagegen nimmt mehr an, daß Imagination eine gegenseitige Rollenübernahme ist, was als relativ statisch gelten kann (vgl. Sarbins Theorie in Abschnitt 3.5). Demgegenüber steht die Ansicht Singers (1978), der von einer aktiven Weiterverarbeitung von Erlebnisprozessen ausgeht; danach gehen frühere kindliche verbale Kodierungen nicht verloren. Vielmehr werden hier Assoziationen mit früheren Assimilationen hergestellt, die dem Erwachsenen nicht mehr nachvollziehbar sind.

Die Berichte von Werner und Kaplan (1963) weisen darauf hin, daß sehr viele Grundverhaltensweisen (wie z.B. Bewegungen) und komplexe Situationen bereits von Kindern symbolisierbar und auch kulturunabhängig verstehbar sind, so die Ergebnisse der Ethologie (Eibl-Eibesfeldt, 1967, 1973).

Wieder andere Theorien der Imagination gehen davon aus, daß wir die wahrgenommene oder erinnerte Welt selbst erstellen und die Wahrnehmung und Erinnerung somit eine efferente Aktivität ist (Tomkins, 1962; Festinger, Ono, Burham & Bamber, 1967) bzw. eine Konstruktion (Neisser, 1974; Kruse, 1987a, 1987b).

So „repräsentiert die Imagination die Verarbeitungsweise wesentlicher Teile desselben psychologischen Apparates, den wir bei allen unseren Aktivitäten anwenden" (Klinger, 1979, S. 5).

Ergebnisse der Imaginationsforschung

Die wesentlichen Aspekte der Imaginationsforschung werden von Klinger (1979) in elf Aussagen formuliert; davon sind die für unseren Zweck relevanten hier knapp dargestellt:

- Imaginative Aktivitäten sind afferente Prozesse. Imaginationen sind demnach Ergebnisse einer aktiven Verarbeitung.
- Imaginationen gehen mit den affektiven Reaktionen auf Ereignisse einher, die in dieser Situation auftreten.

- Wird die Aufmerksamkeit auf einen Teil der Imagination gelenkt, so ergibt sich daraus meist eine Transformation des Inhalts:
  Das Bild kann detaillierter werden.
  Der Gegenstand kann seine Form verändern.
  Während der Imagination kann eine Veränderung des Affektes auftreten (zunehmen, abnehmen, sich inhaltlich verändern etc.)
  Wiederholte Tagträume können zunehmend realistischer werden.
- Laut denkende Personen zeigen länger zusammenhängende Gedankensegmente als leise denkende Personen.
- Imaginationen neigen dazu, Widerstände, Selbstbetrug und Verteidigung zu umgehen, aber die Umgehungen sind oft in Metaphern eingehüllt.
- Lösungen auf der Vorstellungsebene generalisieren außerhalb der Therapie, besonders, wenn sie geprobt werden.

Abschließende Betrachtung
Es wird deutlich, daß diese imaginative Sichtweise ebenfalls nur einen Aspekt der Hypnose darstellt. Bei der Darstellung der Phänomene der Hypnose (s. Kap. 15) wird die praktische Bedeutung dieses Ansatzes plastischer werden, besonders aber in Kapitel 16 („Imaginative Verfahren – Anwendungen") und in den späteren klinischen Kapiteln (ab Kap. 24), in denen die Anwendungsbereiche der Hypnose/Imagination dargestellt sind. Es wird sich hier nicht immer eine deutliche Grenze zwischen Hypnose und Imagination ziehen lassen.

3.11 Theorien: Überblick und Vergleiche

Wie zu Anfang des Kapitels bereits dargestellt, wurde hier nur eine Darstellung der wichtigsten Theorien vorgenommen, ohne diese zu gewichten oder zu bewerten. Es soll abschließend versucht werden, diese Modelle zu vergleichen.

3.11.1 Physiologische versus psychologische Theorien

Crasilneck und Hall (1975) schlagen folgende pragmatische Einteilung vor:

Physiologische Theorien
- Hypnose als Schlaf: Abbé Faria
- Hypnose als zerebrale Inhibition: Pawlow
- Hypnose als Pathologie des neuralen Systems: Charcot

Psychologische Theorien
- Hypnose als Suggestion: White (1941), (Sarbin, 1972)
- Hypnose als konditionierte Reaktion : Welch (1949); Weitzenhoffer (1972)
- Hypnose als kognitiv-behaviorales Verhalten: Barber (1972)
  Hypnose als kognitiv-sozialpsychologische Reaktion: Spanos (z.B. 1986)
- Hypnose als Rollenspiel: Sabin und Lim (1963)
- Hypnose als ökosystemisches Verhalten (Fourie, 1991)
- Hypnose als Auswirkung kognitiver Selbstorganisation (Kruse & Gheorghiu, 1998)

3.11.2 Internale versus interaktive Prozesse

Eine Zweiteilung wird ebenfalls von Sarbin und Coe (1972a) vorgenommen. Die Gegenüberstellungen liegen hier auf einem Kontinuum der Theorienschwerpunkte „innerhalb des Organismus – Interaktion", bei denen allerdings die Übergänge zwischen beiden Polen fließend sind (s. Abb. 3.12).

Bei dieser Art der Einteilung verfolgen Pawlow und Weitzenhoffer mehr die internalen Vorgänge der Versuchsperson, wobei Interaktionen mit der Umwelt unbeachtet bleiben.

Shor, Gill und Brenman benutzen das Konzept der Übertragung und weisen somit auf Interaktionsprozesse hin; internale Variablen stehen jedoch im Vordergrund.

Hilgard und Sarbin zeigen besonders auf, daß Hypnose als Reaktion auf die Umwelt anzusehen ist, mit der man in Interaktion steht.

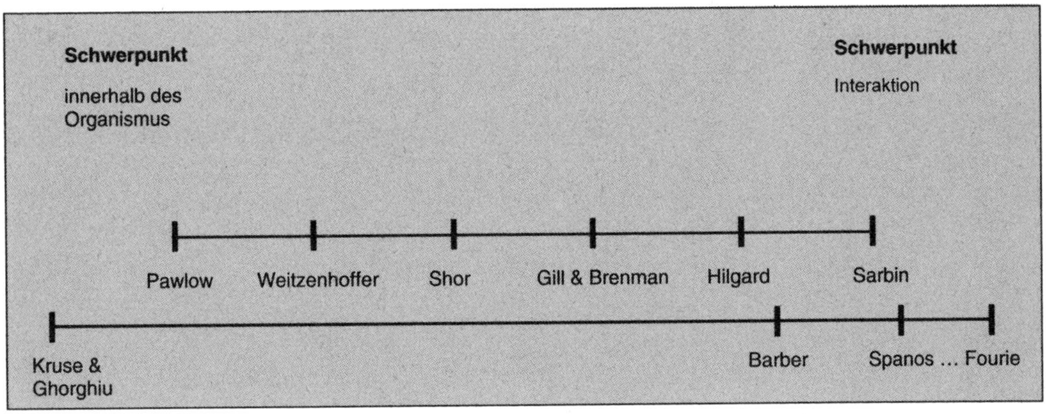

Abb. 3.12: Theoretische Einteilung der Hypnose: Internale versus interaktive Prozesse
oben: nach Sarbin und Coe (1972a, S. 170f)
unten: Erweiterung durch die neuen Theorien (Ergänzung durch den Autor)

Wenn wir die neueren Theorien bei dieser Art der Darstellung hinzunehmen, so wird der Ansatz der kognitiven Selbstorganisation von Kruse und Gheorghiu hierbei seiner eigenen Definition gemäß als "innerhalb des Organismus" einzuordnen sein; der Behaviorist Barber dagegen würde seine Theorie-Schwerpunkte auf die Interaktion mit der Umwelt beziehen, was im sozialpsychologischen Ansatz von Spanos und in der systemischen Theorie von Fourie besonders betont wird.

3.11.3 State versus non-state

Die Theoriediskussion wird sehr scharf und am deutlichsten von den beiden Lagern geführt, die Hypnose als speziellen Bewußtseinszustand (*state*) bzw. Hypnose nicht als speziellen Bewußtseinszustand (*non-state*) ansehen.

Hypnose als state
Hier wird Hypnose als besonderer Bewußtseinszustand definiert (*altered state of consciousness*), der sich von anderen Bewußtseinszuständen deutlich abhebt. Dieser Zustand hat spezielle Charakteristika. Angenommen wird, daß es sich um typische Hypnosereaktionen handelt, die unwillkürlich auftreten. Diese speziellen Prozesse werden durch ungewöhnliche Mechanismen wie z.B. „Dissoziation zwischen den kognitiven Systemen" erklärt (vgl. Hilgard, 1979a).

Vertreter sind u.a.: Orne (1959, 1966), Pattie (1956), Hilgard (1979a; 1989), Fromm (1968), Shor (1970).

Hypnose als non-state
In der Erklärungsrichtung des „non-state" gibt es keinen speziellen Bewußtseinszustand der Hypnose oder der Trance. Die in die Situation einbezogenen Vorstellungen (auch Synonyme hierzu, wie z.B. denken, imaginieren zu Suggestionsthemen) sind Alternativen zum herkömmlichen Trancekonzept (Spanos & Barber, 1974, S. 505).

So betont Barber, daß hypnotische Phänomene als Auswirkungen vorausgehender Variablen anzusehen sind, wie z.B. Einstellungen, Erwartungshaltungen, „aufgabenmotivierende Instruktionen", die Situation etc. Der Begriff der „Hypnose" ist hier mehr ein operationaler Arbeitstitel. Insgesamt bedeutet dies, daß hypnotische Phänomene nichts eigenständig anderes, sondern mit anderen Sozialverhaltensweisen vergleichbar sind. So tritt die „Hypnosereaktion" nicht unwillkürlich (evtl. unkontrollierbar) ein, sondern sie ist durch das Vorwissen um Hypnose und die Form der sozialen Kommunikation bedingt (Spanos, 1986, 1987).

Vertreter sind u.a.: Barber (1969, 1972), Meeker und Barber (1971), Sarbin und Coe (1972a), Spanos (1986, 1987, 1989), Fourier und Lifschitz (1987), Fourie (1991), Wagstaff (1983, 1986).

Diskussion der beiden Richtungen

Die Hauptkritikpunkte der state-Gegner sollen hier kurz dargelegt werden. Die ausführliche Diskussion zu diesem Thema ist von Spanos in „The Behavioral and the Brain Sciences“ (9, 449-467, 1986) sehr differenziert dargestellt. Diesem Artikel folgen dann die Stellungnahmen von insgesamt 23 Autoren, die Anhänger bzw. Befürworter der state-Annahme sind.

Als Belege für beide Seiten werden oft die durch Hypnose „erzeugten“ Phänomene wie Amnesie, Analgesie und Trance-Logik angeführt (Näheres dazu: s. Kap. 15 „Phänomene der Hypnose“).

Die von den state-Anhängern benutzten subjektiven Berichte der Versuchspersonen beinhalten einen besonderen Zustand. Sie können nicht (wie von den state-Anhängern angenommen) als objektiv auswertbar angesehen werden. Ihre Aussagen sind u.a. stark von der Fragestellung beeinflußt, auf die sie antworten sollen (Barber, Dalal & Calverley, 1968). Die oft angenommenen besonderen physiologischen Veränderungen unter Hypnose (Galbraith, London, Leibovitz et al., 1970; Weitzenhoffer, 1969) sind keine beweiskräftigen Anzeichen für diese Hypothesen. Das, was bislang als hypnotische Suggestibilität angesehen wurde, ist nach neueren Untersuchungen teilweise imaginative Fähigkeit und ein ganzheitlicher kognitiver Stil (Sarbin & Coe, 1972; Spanos & Barber, 1974; Crawford & Allen, 1983). Mehr darüber in Kapitel 11 „Suggestibilität: Definition, Korrelate“.

Wird von den state-Anhängern angenommen, daß in Hypnose einzigartige und ungewöhnliche Erfahrungen gemacht werden, so widerlegen dies die non-state-Vertreter durch ihre Experimente. Die von Barber als „aufgabenmotivierende Instruktionen“ bezeichneten kurzen Anleitungen können gleiche Verhaltensweisen auslösen wie die Prozeduren der Hypnose-Induktion (Barber, 1969; Barber, 1970; Barber & Calverley, 1968; Barber, Spanos & Chaves, 1974), so Armlevitation, Amnesie, Körperunbeweglichkeit etc. Auch Schmerzreduktion, Halluzinationen etc. sind durch diese Instruktionsform zu erzielen (Spanos, Barber & Lang, 1974; Spanos & Ham, 1973a).

Letztlich wird sogar nachgewiesen, daß die Tiefe der Entspannung in Hypnose durchaus nicht stärker ist als bei normalen Entspannungsverfahren (Edmonston, 1972; McAmmond, Davidson & Kovitz, 1971). Sogar die therapeutisch so bedeutsame Lebhaftigkeit und subjektive Realität der Vorstellungen ist durch aufgabenmotivierende Instruktionen in gleicher Weise bewirkbar (Ham & Spanos, 1974; Spanos & Ham, 1973; Starker, 1974).

Diese Daten, die die Annahme eines Hypnose-Zustandes widerlegen, verneinen jedoch nicht, daß Hypnose-Induktionen Verhaltensänderungen bewirken können; sie sind nur keine Beweise für ein „verändertes Bewußtsein“.

„... Diese logischen und empirischen Betrachtungen zeigen, daß das Konstrukt des Hypnose-Zustandes ein unangemessenes konzeptuelles

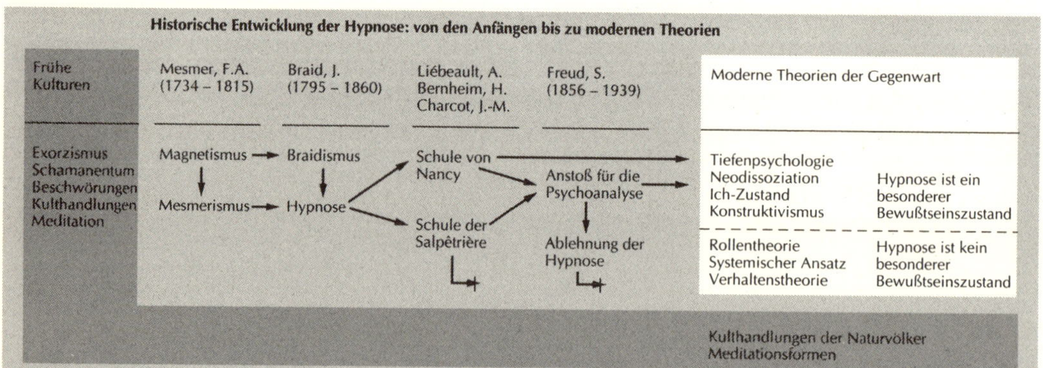

Abb. 3.13: Historische Entwicklung der Hypnose: von den Anfängen bis zu modernen Theorien (Aus: Kossak, 1991, S. 158)

Modell ist, um die erhobenen Befunde aus dem Bereich der Hypnose–Forschung integrieren zu können" (Spanos & Barber, 1976).

Die gesamte theoretische Kontroverse soll jedoch nicht vergessen lassen, daß Vertreter beider Theorien durchaus wesentliche Übereinstimmungen in ihren Untersuchungen erlangen. So wird aus den neueren Ergebnissen zur hypnotischen Suggestibiliät von beiden Lagern belegt, daß die aktive Mitbeteiligung des Patienten deutlich die Wirkung der Suggestionen beeinflußt und daß Imaginationsvermögen und kognitive Stile bei der Hypnose entscheidende Faktoren sind (Näheres hierzu s. Kap. 11 „Suggestibilität: Definition, Korrelate").

Holroyd (1989) ist sogar der Fragestellung nachgegangen, ob die jeweilige Theorierichtung die Verhaltensweisen bzw. Einstellungen und Kognitionen der Experimentatoren beeinflußt. Er fand hierbei keine Unterschiede in der Hypnotisierbarkeit der state und der non-state Forscher.

Tabelle 3.1: Theorievergleich zur Funktion der Hypnose
Hypnose kann durch externale, motivationale Faktoren bewirkt werden oder durch Faktoren, die innerhalb des Individuums liegen.

Theoretische Position:	Motivational (von außen veränderbar)	Extramotivational (von innen bestimmt)
Psychoanalyse (Gill & Brenman)	Übertragung Regression	veränderte Ich-Funktionen
Rollentheorie (Sarbin)	sozialer Druck u.ä.	rollenrelevante Geschicklichkeit
„non-state" Theorien (Barber, Spanos)	sozialer Druck u.ä.	Fähigkeit bildhaften Vorstellens
„state" Theorien (Orne, Fromm)	sozialer Druck u.ä.	Änderung kognitiver Kontrollsysteme

3.11.4 Versuch eines übergreifenden Vergleiches

Trotz der zahlreichen Widersprüche der einzelnen Konstrukte kann es gelingen, übergreifende Erklärungsmodelle einzusetzen. So lassen sich in der neueren Theoriediskussion Übereinstimmungen vieler Autoren finden, wenn die zwei Faktoren angenommen werden, die für zahlreiche Theorien zutreffend sind: motivationale und extramotivationale Faktoren (Spanos & Barber, 1974). Diese sind in Tab. 3.1 gegenübergestellt.

3.12 Versuch einer Definition von Hypnose

Die vorhergehenden Darstellungen zeigen, wie schwer es ist, die Vielschichtigkeit der Hypnose in eine kurze Begriffsbestimmung zu fassen.

Die Problematik ist nicht nur allein durch die unterschiedlichen theoretischen Positionen gegeben. Auch der Begriff der Hypnose wird in mehrfachem Sinne benutzt.

Unterschiedlicher Gebrauch des Terminus Hypnose

1. Hypnose als *Verfahren*
Bezeichnung eines Vorgehens, mittels dessen bestimmte Verarbeitungsprozesse bewirkt werden sollen. Hier sind es also die Einleitungsphase und die darauffolgenden Instruktionen und Interaktionen zwischen Versuchsperson und Versuchsleiter bzw. zwischen Patient und Therapeut.
2. Hypnose als *Erlebnisform*
Die in der hypnotisierten Person ablaufenden Verarbeitungsprozesse, Wahrnehmungsveränderungen und Phänomene werden als Hypnose bezeichnet: das, was durch das Verfahren Hypnose-Induktion erzeugt wird und in der darauffolgenden Trance Veränderungen erfährt.
3. Hypnose als *Behandlungsform*
Gemeint ist damit das Gesamt an Interventionen(Abfolge von Verfahren und dadurch bedingter Veränderungen), die

unter Hypnose im Rahmen einer Psychotherapie eingesetzt werden.

Hypnose kann auch nach drei aufeinander abfolgenden Stufen definiert werden:

1. Hypnose als *Einleitungstechnik*
Bezeichnung bestimmter "Rituale", die bestimmte Verhaltensweisen wie z.B. Augenschluß und das Abschalten von der Umwelt bewirken.
2. Hypnose als *Entspannungsform*
Die Person reagiert mit Entspannung, was durch unterschiedliche physiologische Parameter festzustellen ist.
3. Hypnose als *Behandlungsform* siehe oben.

Die sehr unterschiedlichen und oft nachlässigen Anwendungen des Begriffs "Hypnose" hat folgende Konsequenzen: Wenn jemand seine Behandlung als Hypnose bezeichnet und eine hypnotische Induktion gibt, muß der Patient nicht unbedingt hypnotisiert sein. Die Person kann lediglich entspannt sein - oder imaginativ etwas tun, von dem sie annimmt, daß es Hypnose sei. Die Vergleichbarkeit z.B. der Ergebnisse psychotherapeutischer Behandlungen wird durch diese Ungenauigkeit immens erschwert. So bewirken einige Forscher oder Praktiker mittels der Hypnoseinduktion tatsächlich Entspannung und prüfen, ob diese Auswirkungen auf ein bestimmtes Symptom haben. Dazu kommt dann eine weitere Gruppe von Forschern, die Hypnose im Sinne der vorgenannten Stufen durchführt und dann gezielte Instruktionen (Suggestionen, Strategien) vorgibt, um an der Symptomatik zu arbeiten. Mit Recht zeigt hier Spinhoven (1987) auf, daß sich derartige methodisch so unterschiedliche Vorgehensweisen nicht vergleichen lassen. Es wird somit gefordert, genau zu definieren, welche Art oder Form von Hypnose oder Hypnosebehandlung benutzt wurde.

Vergleich der Definitionen

Bedingt durch diese mannigfaltigen Definitionsschwierigkeiten sollen hier einige Definitionen

Verschiedene Hypnose-Definitionen

L. Alexander (1972)
Hypnose ist ein Zustand, der dadurch erreicht wird, daß der Geist nach innen gerichtet wird; dabei wird die Vergrößerung der kreativen Vorstellungskraft erleichtert, wobei das induktive gegenüber dem deduktiven Denken begünstigt wird; das Bedürfnis nach Realitätsüberprüfung nimmt ab. Auf diese Weise wird ein mentaler Zustand erreicht, in dem – bei geeigneten Suggestionen – Vorstellungen wahrgenommen und erlebt werden, die so lebendig sind, daß ihr Wiederaufleben bis zur Halluzination reicht.

T. X. Barber (1969)
Hypnose ist kein außergewöhnlicher Zustand, sondern die „hypnotischen" Verhaltensweisen treten auch in anderen Situationen oder Erlebensbereichen auf.

E. E. Bartlett (1968)
Hypnose ist eine Kontrolle der normalen Input-Kontrolle (die Information), um den Output (das Verhalten) zu kontrollieren.

J. H. Conn (1949)
Hypnose ist eine vielschichtige, dynamische interpersonale Beziehung, wobei Imagination der wesentliche Faktor ist.

W. E. Edmonston, Jr. (1987)
Hypnose ist lediglich Entspannung.

M. H. Erickson (1958a)
Hypnose ist ein Zustand intensivierter Aufmerksamkeit und Aufnahmefähigkeit mit einer erhöhten Reaktionsfähigkeit gegenüber einer Vorstellung oder einem Bündel von Vorstellungen.

M.V. Kline (1962)
Hypnose ist weder eine einzige noch eine einfache Reaktion. Es ist ein sehr kompakter und vielschichtiger Zustand, innerhalb dessen Stimulusfunktionen völlig verändert werden können, die realitätsregulierenden Mechanismen flexibler und immer mehr zur multifunktionalen Umsetzung fähig werden.

M.J. Marmer (1959)
Hypnose ist eine psychophysiologische

Tetrade des veränderten Bewußtseins, bestehend aus 1) erhöhter Suggestibilität, 2) eingeengtem Wachbewußtsein, 3) selektiver Wachheit und 4) begrenzter Aufmerksamkeit.

A. Meares (1961)
Hypnose ist eine Regression hin zu einer primitiven Form mentalen Funktionierens, in welchem die Vorstellungsbilder durch den primitiven Prozeß der Suggestion unkritisch akzeptiert werden.

M.T. Orne (1972)
Hypnotische Phänomene können von nichthypnotischen Phänomenen operational nur unterschieden werden, indem Suggestionen gegeben werden, die von der Versuchsperson verlangen, ihre Wahrnehmung oder ihr Gedächtnis zu verzerren.
Somit kann die hypnotisierte Person nur identifiziert werden, weil sie die Fähigkeit besitzt, auf entsprechende Suggestionen zu reagieren und indem sie deutlich einige oder sogar alle Wahrnehmungs- und Gedächtnismodalitäten verändert.

D. Revenstorf (1983)
Hypnose ist ein durch Suggestion herbeigeführter, eingeengter, schlafähnlicher Bewußtseinzustand mit vegetativen Veränderungen.

N. P. Spanos (1986)
Es gibt keine Hinweise dafür, daß es besondere Kräfte (Hintergründe, Erklärungsmodelle) für spezielle psychologische Prozesse gibt, die einzigartig für Hypnoseprozesse sind oder durch diese begünstigt werden können.

H. Spiegel und D. Spiegel (1978, 1987)
Hypnose ist eine Reaktion auf ein Signal einer anderen Person oder auf ein inneres Signal, das die Fähigkeit aktiviert, das Bewußtsein in der Person zu verändern – und sie ermöglicht eine intensive Konzentration hin zu einer bestimmten Zielrichtung. Bei gutem Training ist diese Bewußtseinsänderung durchgängig empfänglich für und reagibel auf Hinweisreize vom Hypnotiseur oder von sich selbst.

lediglich nebeneinandergestellt werden – insofern sie nicht bereits bei der Theoriendarstellung vorgestellt wurden.

Die vorausgehend dargestellten Kontroversen der Theorien und die hier nur punktuell wiedergegebenen daraus resultierenden Definitionen machen die Problematik dieses Wissenschaftsfeldes deutlich.

Aufgrund der Erfahrung im Bereich der Psychotherapie und bei Hypnose-Fortbildungsseminaren tendiere ich zu einem operational-pragmatischen Erklärungsansatz.

Je nach ihrem psychotherapeutischen Hintergrund werden sich die Therapeuten jeweils jener Theorie der Hypnose annähern, die ihrer bevorzugten Theorie der Psychotherapie nahekommt.

Sie werden hier die geringste kognitive Dissonanz wahrnehmen und eine größere Kongruenz im Rahmen ihres Gesamtkonzeptes von Diagnostik, Therapieplanung und Therapiedurchführung erfahren.

Letztendlich wird die theoretische Diskussion z.B. über das Thema „state versus non-state" wohl kaum klinische Relevanz haben, wie es auch von Cescato (1982) betont wird.

Wie dargestellt, sind hypnotische von nichthypnotischen Phänomenen nicht unterscheidbar. Beispiel Altersregression:

Ein altes Foto löst Tagträume aus, die von hypnotisch erzeugten durchaus nicht unterscheidbar sein müssen; in ähnlicher Weise kann ähnliches Erleben durch Psychodrama, Gestalttherapie, Gesprächstherapie, Psychoanalyse etc. erreicht werden.

Somit bevorzuge ich den operationalen Ansatz von Barber.

Ein pragmatischer Definitionsversuch

- Hypnose liegt dann vor, wenn spezifische Vorgehensweisen festzustellen sind: Formulierungen des Therapeuten, Suggestionen, Wahrnehmungseinengungen bei der Induktion etc.; d.h. Durchführung eines bestimmten „Rituals", um die subjektive Konstruktion der „Wirklichkeit" im Sinne des Therapeuten zu erstellen.

- Es besteht eine enge Kommunikation zwischen Therapeut und Patient. Der Patient muß gewillt sein, sich auf diese Kommunikation einzulassen.
- Der Patient muß die Fähigkeit der Kooperation, des bildhaften Mitdenkens und Vorstellens besitzen.
- In Hypnose läßt sich der Patient auf die Formulierungen (Suggestionen) des Therapeuten ein; dies kann so weit gehen, daß die Informationen des Therapeuten den einzigen Außenweltbezug darstellen. Die Suggestionen können so real wie Informationen der Außenwelt wahrgenommen und verarbeitet werden.
- Es liegt selektive Wachheit vor, die – suggestionsabhängig – ihre Akzente und ihren Umfang verschiebt.
- Insgesamt ist die Kritikfähigkeit gegenüber externalen Reizen (Suggestion, physikalische Einwirkung etc.) und internalen Reizen (Gedanken, Körperempfindungen etc.) reduziert.
- Möglicherweise ist mit „Hypnose" ein spezifisches neurophysiologisches Muster gekoppelt (s. Kap. 15 „Phänomene der Hypnose").

3.13 Ausblick

Den dargestellten zahlreichen Theorien will ich keine neue Theorie hinzufügen, sondern durch die Darstellungsform der verschiedenen durch und in Hypnose ablaufenden Prozesse *verhaltenstheoretische Erklärungsmodelle* aufzeigen. Diese sollen ermöglichen, Vorgehensweisen wie die Prozedur der Hypnoseeinleitung oder die Interaktion zwischen Patient und Therapeut in Hypnose im Sinne einer Verhaltensanalyse faßbar zu machen. Um so leichter lassen sich dann die innerhalb dieses Kontextes ablaufenden therapeutischen Interventionen verstehen und in der Planung von Verhaltenstherapie unter Hypnose nutzbar machen. Nicht zuletzt sollen die evtl. für Hypnose typischen Lernfaktoren oder Variablen zur Begünstigung von Lernprozessen detailliert aufgezeigt werden.

Diese theoretische Darstellung und Erörterung wird sich im weiteren Verlauf des Buches abzeichnen.

Teil 2
Grundkurs, Übungsteil

Kapitel 4

Planung und Vorbereitung der Hypnosesitzung

> Von allen Körpern in der Natur
> wirkt auf den Menschen am allerwirksamsten
> der Mensch selbst.
>
> Franz Anton Mesmer (1734–1815)

In diesem Kapitel wird dargestellt, welche praktischen Überlegungen bei der Planung und den Vorbereitungen für eine Therapiesitzung mit Hypnose getroffen werden müssen.

Es beginnt mit dem grundsätzlichen Ablauf einer Hypnosesitzung – die Vorbereitungsüberlegungen eingeschlossen. Dann folgt die Diskussion über die Vorbereitung des Patienten.

4.1 Theoretisches Modell einer Hypnosesitzung

Bevor Details im Vorgehen der Therapieplanung und -durchführung dargestellt werden, folgt ein Überblick über den gesamten Ablauf einer Sitzung mit Hypnose. Danach werden dann die einzelnen Phasen im Ablauf besprochen.

Nach Abschluß der konkreten Planungen der Grundtherapie (z.B. verhaltenstherapeutische Angstkonfrontation mit räumlicher Annäherung) und nach Abklärung der therapeutisch relevanten Suggestibilität des Patienten (s. Kap. 12 „Tests zur Messung der Suggestibilität und Hypnotisierbarkeit“) kann die konkrete Sitzung der therapeutischen Intervention beginnen. Eine derartige Sitzung ist hier modellhaft wiedergegeben (siehe Abb. 4.1).

Selbstverständlich wird der Therapeut keine der Sitzungen sofort mit Hypnose beginnen, sondern er wird die Behandlung durch relevante Therapiegespräche einleiten, um dann im Verlauf dieser oder der nächsten Sitzungen auf die Hypnose zurückzugreifen.

Im Ablauf einer Therapiesitzung werden sich fast immer folgende Schritte ergeben (in Abb. 4.2 als Flußdiagramm dargestellt):

4.1.1 Indikation: Auswahl der geeigneten Hypnosemethode

Es muß die angemessene Form der Hypnose gefunden werden. An Hand von Hypnose-Vortests (s. Kap. 5 „Vorbereitung der Induktion und Vorbereitungsübungen“) erkennt der Therapeut, mit welchen Sinneskanälen der Patient besonders anspricht – und ggf. welche hypnotischen Phänomene der Patient besonders gut realisieren kann. Abhängig davon und in enger Koppelung mit der geplanten Grundtherapie werden die für die Problematik erforderlichen Hypnosemethoden ausgewählt, wie z.B. positive Halluzination von ..., Altersregression im Bereich von ... etc.

4.1.2 Vorbereitung des Patienten

Vor Beginn der Intervention soll der Patient auf die Behandlung vorbereitet werden. Dazu gehört das Aufklärungsgespräch und evtl. der Abbau von Vorurteilen; zu diesem Zweck werden Vorübungen bzw. spezielle Tests durchgeführt.

4.1.3 Interventionsphase unter Hypnose

Nun erst beginnt die praktisch-konkrete klinische Vorbereitung des Patienten auf die geplante Hypnose:

- *Einleitungsgeschichte*
  Im Therapiegespräch wird meist nahezu übergangslos mit einer Einleitungsgeschichte (s.u.) begonnen, die den Patienten auf die speziellen Imaginationen unter Hypnose vorbereiten soll.

- *Induktion*
  Es folgt dann gleitend die Induktion (Einleitung) der Hypnose (s.u.). Möglicherweise müssen je nach Befindlichkeit und Reaktion des Patienten kleine Variationen vorgenommen werden.

- *Ruheszene*
  Der Patient ist nun entspannter und der Therapeut intensiviert dies durch die individuelle Ruheszene des Patienten, die auch die Bereitwilligkeit fördern kann, sich auf die Hypnose-Interventionen weiter einzulassen. Die Ruheszene wird im Vorgespräch genau durchgesprochen.

- *Therapie*
  Erst wenn an Hand der verschiedensten Signale (wie physiologische Reaktionen, Sprachmitteilungen, Imaginationen etc.) feststeht, daß der Patient sich in Hypnose befindet, werden die erforderlichen Hypnosetechniken eingeleitet und therapeutisch wirksam eingesetzt. An dieser Stelle erst beginnt die Psychotherapie unter Hypnose. Sie wird in Form von verbalen Berichten des Patienten, Rollenspielen, Unterhaltung mit dem Therapeuten oder durch Ausagieren der Problematik realisiert – je nach Indikation und Fähigkeiten von Therapeut und Patient.

- *Rückführung*
  Nach Beendigung der therapeutischen Intervention wird die Hypnosesituation durch die Rückführung, ein einfaches Verfahren, beendet.

- *Nachbesprechung*
  In der nun folgenden Phase wird das therapeutische Geschehen nachbesprochen und evtl. weiterbearbeitet.
  Daraus werden therapiebegleitend weitere diagnostische Schlüsse gezogen. Diese führen zu weiteren Therapieplanungen.

- *Hausaufgaben*
  Meist wird die Behandlung dadurch intensiviert, daß der Patient therapeutische Aufgaben erhält, die er in der Zwischenzeit realisieren soll.

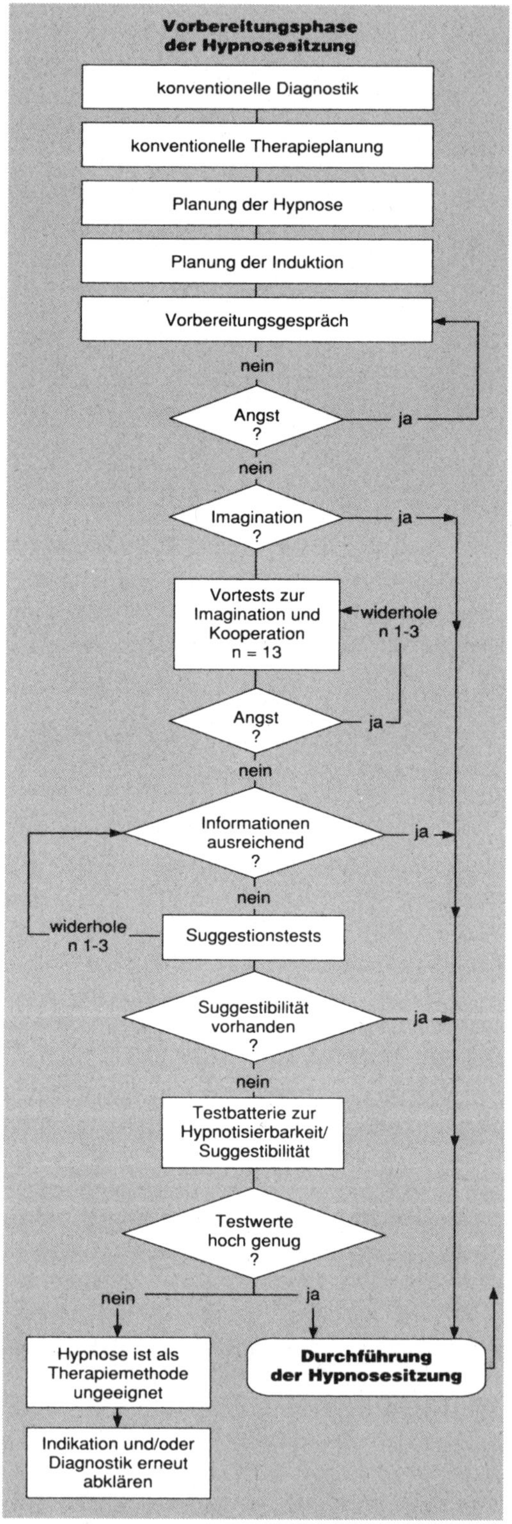

Abb. 4.1: Flußdiagramm: Phasen und Planungsprozesse bei der Vorbereitung der Hypnose

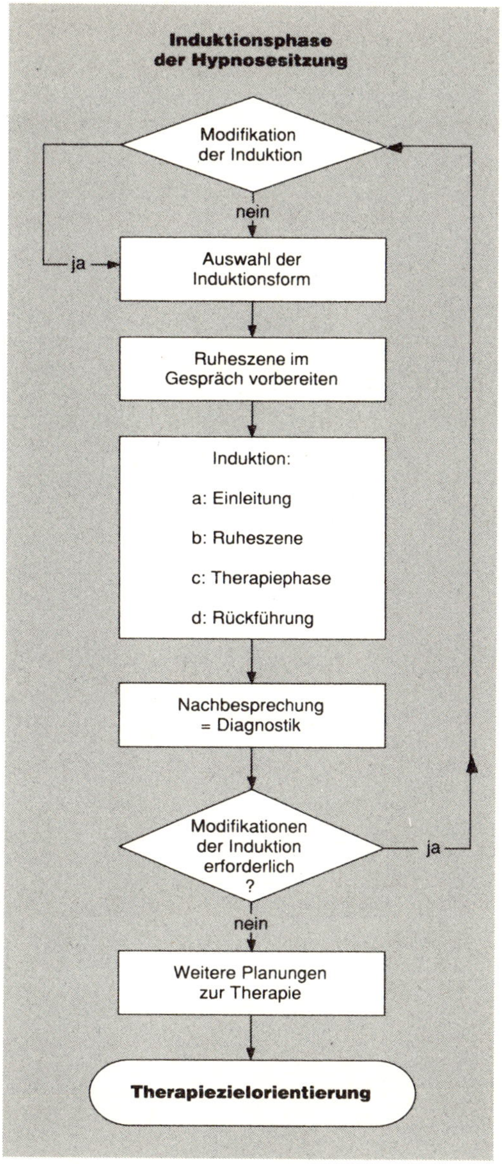

Abb. 4.2: Flußdiagramm: Phasen und Planungsprozesse bei der Therapie unter Hypnose

Nachfolgend sind die oben skizzierten Phasen der Therapiesitzung differenzierter dargestellt.

4.2 Indikation der Hypnose

In gleicher Weise wie Therapie oder Verhaltenstherapie Oberbegriffe sind und sich aus einzelnen Interventionsformen zusammensetzen, wird auch nicht „die Hypnose" angewandt. Vielmehr gibt es sehr viele verschiedene Einleitungs- und Vertiefungstechniken und darauf aufbauend spezielle Interventionsformen, die sich bestimmter hypnotischer Phänomene oder Methoden bedienen. Dies beinhaltet, daß bei den Planungen einer Therapie stets mitüberlegt werden sollte, ob in diesem individuellen Fall die Anwendung spezieller Hypnoseformen angezeigt ist. Zu leicht greift man hier auf „Hypnose" zurück, wenn evtl. eine bestimmte Therapiemethode bei diesem Patienten noch gar nicht auf ihre Effektivität erprobt wurde – oder wenn die erforderliche therapeutische Methode nicht in der Ausbildung erlernt wurde.

Bevor die Indikation der Hypnose gestellt wird, sind prinzipiell diagnostische und therapeutische Vorüberlegungen zu treffen:

Vorüberlegungen zur Indikation der Hypnose

1. Diagnostik
- Exploration mit dem Patienten
- evtl. Exploration mit Bezugspersonen
- Verhaltensbeobachtungen
- medizinische Untersuchungen
- psychologische Testuntersuchungen

2. Diagnostische Hypothesenbildung

3. Therapieplanung
- theoretische Planung
- praktische Planung
- Zielbestimmung und -diskussion

4. Planung begleitender Diagnosemaßnahmen

5. Fragen zur Indikation der Hypnose (s. folgenden Kasten)

Zur Planung der verhaltenstherapeutischen Intervention sind differenzierte Ausführungen in Kapitel 30 „Methoden der Verhaltenstherapie – unter Hypnose" enthalten.

Da Hypnose ein sehr vielseitiges Instrument ist, sollte es nicht als Schnellverfahren für

Fragen zur Indikation der Hypnose – ein Auswertungsschema

Bei der Indikationsstellung sollten folgende Fragen bedacht werden, die bei der Falldarstellung und -diskussion unbedingt beantwortet werden müssen:

1. Welches therapeutische Verfahren ist im vorliegenden Fall *ohne* Hypnose angezeigt ?
   - Welche Vorteile hat dieses Verfahren?
   - Welche Nachteile hat das Verfahren?
   - Wie wird der Patient darauf reagieren?
   - Hat der Patient bestimmte psychische, motorische, soziale Grenzen, die Veränderungen des Standardverfahrens erforderlich machen?
   - Welche Modifikationen sind für den Patienten erforderlich?

2. Aus welchen Gründen soll unbedingt Hypnose eingesetzt werden ?
   Beispiele für Indikation der Hypnose:
   - Grenzen der konventionellen Methoden?
   - Widerstände des Patienten?
   - Erwartungshaltungen des Patienten?
   - Bestimmte erwartete Vorteile der Hypnoseanwendung?
3. Welche Ziele sollen u.a. unter Hypnose erreicht werden?
   - Gewinnung diagnostischer Informationen? – Welcher?
   - Therapeutische Ziele
     - reine Entspannung
     - Anwendung eines bestimmten Therapieverfahreens
     - Erinnerungsproduktion etc.
     - Selbstregulationen
     - ....
     - ....
4. Wieviel weiß der Patient bereits über Hypnose?
   - Müssen Vorurteile/ Ängste abgebaut werden?
   - Welche Erwartungshaltungen hat er?
     - positive/negative?
     - zu hohe „Allmachtserwartungen"?
   - Will der Patient passiv bleiben, seine Verantwortung abgeben?
5. Müssen mit dem Patienten Vorbereitungsübungen durchgeführt werden?
   - Welche Übungen?
   - Welche Informationen geben?
6. Ist die Durchführung spezieller Hypnosetests erforderlich?
   - Auswahl welches Tests?
   - Auswahl welcher Testaufgaben?
7. Hat der Patient bestimmte (psychische, physische) Grenzen, die Modifikationen erforderlich machen?
   - Welche Modifikationen sind angebracht?
8. Ergebnisse: ....

Hilflose oder Unausgebildete dienen. Vielmehr sollte der Therapeut genau die unter Hypnose geplanten Interventionen ohne Hilfe der Hypnose beherrschen können. Erst wenn er darin geübt ist, sollte er sich eine Vertiefung und Verfeinerung mittels Hypnose gestatten.

Da die Indikation bestimmte Erwartungen an ein Verfahren richtet, sollten diese vorher abgeklärt werden. Eine differenziertere Beurteilung der Hypnose-Indikation ist wahrscheinlich erst nach Durcharbeiten des gesamten Buches möglich. In diesem Kapitel können jedoch grundsätzliche Überlegungen angestellt werden, wie in obigem Kasten dargestellt.

Bereits an dieser Stelle der Vorüberlegungen wird deutlich, wieviele diagnostische Abklärungen unbedingt erfolgen sollen, bis die Induktion der Hypnose beginnt.

In den nachfolgenden Abschnitten werden diese einzelnen Fragestellungen und Probleme detailliert dargestellt – bis hin zu weiteren Aspekten der Indikation innerhalb der Anwendung.

4.3 Die Vorbereitung des Patienten

Die Planung spezieller hypnotischer Interventionsformen muß auf einer differenzierten Diagnostik basieren. Hierzu sind zusätzlich zur problembezogenen Exploration nachfolgende Faktoren diagnostisch abzuklären (vgl. Abb. 4.1).

4.3.1 Überprüfung der Imaginationsfähigkeiten des Patienten

Die Imaginationsfähigkeit ist ein wesentlicher Aspekt der Hypnose. Deshalb sollte in der Praxis die Imaginationsfähigkeit in verschiedenen Schwierigkeitsgraden und aus unterschiedlichen Perspektiven exploriert werden. Dies beinhaltet, daß der Patient erst befragt wird, ob er sich die symptombezogenen Erwartungen etc. vorstellen kann – und wie plastisch er dies realisiert.

(Beispiel: „Wenn Sie jetzt an den Hund denken, vor dem Sie Angst haben – können Sie ihn sich plastisch vorstellen ... wie sieht er aus ... beschreiben Sie ihn doch mal bitte ...")

Vorschläge zur Überprüfung der Imaginationsfähigkeit

Oft sind die anamnestischen Schilderungen bereits ausreichend, um diese intensiven Vorstellungsbilder zu erkennen. Wesentlich ist dabei, daß der Patient detailliert wahrnehmungsbezogene Aspekte schildert (z.B. Haarfarbe des Hundes, seine Bewegungen, sein Bellen).

Hinzu kommen möglichst auch situative Schilderungen der Umgebung (z.B. „es ist in einem Park am Abend ...").

Dann folgen Aspekte der Selbstwahrnehmung (z.B. „ich bleibe stehen und werde ganz steif, fange an zu frieren ...").

Letztlich sollten auch die damit verbundenen Gedanken und Gefühle eruiert werden (z.B. „er wird gleich auf mich zulaufen"; „die Angst schnürt mir die Kehle zu").

Diese Informationen lassen deutlich die unterschiedlichen Vorstellungsfähigkeiten der Patienten erkennen. Gleichzeitig bekommt der Therapeut hier nicht nur diagnostische Aussagen und Beschreibungen, sondern anschauliche Formulierungen, die er später nahezu wörtlich in die Behandlung übernehmen kann.

4.3.2 Beeinflussende Faktoren der Imaginationen

Fällt es einem Patienten schwer, derartige Erlebnisse auf den genannten unterschiedlichen Ebenen darzustellen, so ist daraus noch nicht der Schluß zu ziehen, daß keine Kooperation unter Hypnose möglich sei. Es können hier sehr verschiedene Faktoren hemmend wirken, die weiterhin abgeklärt werden müssen, wie z.B.:

- *Reduziertes Erinnerungsvermögen*
  Möglicherweise ist die zu schildernde Szene emotional zu belastend und kann deshalb nur schlecht erinnert und nacherlebt werden. Hier gilt es, durch spätere relevante Methoden, diese Widerstände und emotionalen Blocks langsam und immer in Übereinstimmung mit dem Patienten abzubauen.
  Zu überlegen ist, ob generell Hypnose anzuwenden ist – oder ob festgestellt werden kann, daß hier nur selektive Erinnerungsprobleme vorliegen, die langsam systematisch diagnostiziert und behandelt werden müssen.

- *Verflachtes Erleben*
  Depressive Beeinflussungen des Patienten verhindern beispielsweise ein plastisches Erleben verschiedener positiver Inhalte.
  Auch hier ist zu überlegen, inwieweit die Indikation einer Hypnose-Intervention angemessen ist; ergänzend sollten weitere spezifische Diagnosemaßnahmen eingeleitet werden.

- *Geringe Verbalisierungsfähigkeit*
  Einige Patienten können gut imaginieren, können sich jedoch verbal nicht ähnlich plastisch mitteilen. Hier wird der Therapeut auf dem Niveau des Patienten seine Befragungen einfacher strukturieren und seine Bitte um

eine Beschreibung dessen, „was da gerade los war" wird schneller beantwortet werden.

- *Verunsicherung*
  Für manche Patienten mögen sich unabhängig von den gerade genannten Beeinträchtigungen Schwierigkeiten ergeben. So können sie darüber verunsichert sein, welche Informationen vom Therapeuten gefordert werden. *Operationalisierte Fragen* sind hier sinnvoll. Es hilft eine kleine Übung, die Augen zu schließen und zu beschreiben, wie z.B. eine Rose *aussieht*, sich *anfühlt*, *riecht* etc.

- *Irrelevante Imaginationen*
  Nicht zu vergessen ist hierbei, daß Personen auf sehr unterschiedliche Weise Erinnerungen oder Erlebnisse abspeichern, kodieren und wieder abrufen. Deshalb sollte stets bedacht werden, nicht nur die für den Therapeuten naheliegenden Bilder abzurufen. Sinnvoll ist es auf jeden Fall, ein Angebot von Imaginationen verschiedener Wahrnehmungskanäle abzutesten. Schnell werden wir feststellen, daß sehr unterschiedliche Ergebnisse erzielt werden. Der Patient, der besonders auf kinetische Bilder anspricht, wird möglicherweise bei Geruchsbildern nur schleche „Ergebnisse" erzielen. Also ist es immer wichtig, genau diese Verarbeitungsmodi diagnostisch ausfindig zu machen.

4.3.3 Allgemeine Grundhaltung des Therapeuten

Bei dem Vorbereitungsgespräch ist die Grundhaltung des Therapeuten mit ausschlaggebend für das spätere Gelingen der Hypnose. Durch eine ruhige und sachlich-freundliche Haltung kann er nonverbal viel an Vertrauen aufbauen und eine positive Werthaltung bewirken.

Gleichzeitig sollte der Therapeut versuchen, Hypnose deutlich gegenüber den spektakulären Mißbrauchsformen abzugrenzen. Dabei muß er jedoch darauf achten, möglichst wenige Negativdefinitionen zu geben, die bekanntlich ebenfalls gut gespeichert werden. (Dieser letzte Satzteil beinhaltet solch eine zu vermeidende Formulierung.)

Weiterhin ist bekannt, daß durch negative Definitionen oder Aufforderungen kein Hinweis für das angemessene und gewünschte Verhalten gegeben wird. Vielmehr sollte man versuchen, den Gesamtprozeß durch positive Sachinformationen zu schildern und gleichzeitig dabei die Variablen einflechten, die die Erwartungshaltungen des Patienten günstig beeinflussen.

4.3.4 Das Aufklärungsgespräch mit dem Patienten

Steht nun weitgehend fest, daß eine hypnotische Intervention bei diesem Patienten sinnvoll ist, so wird er über den Aufbau und die Wirkungsweise dieser Intervention informiert. Gleichzeitig sollte er auch aufgefordert werden, zu berichten, was er über Hypnose weiß oder welche Fragen er dazu hat.

In dieser Phase können nun die Ängste und Vorurteile des Patienten besprochen und behandelt werden.

Mögliche Fragen an den Therapeuten:

- *Bin ich dazu überhaupt geeignet?*
  Der Therapeut kann sich hier auf die Informationen aus den Vorgesprächen und Explorationsgesprächen beziehen. Da diese mit zur Indikation der Hypnose beitrugen, lassen sich daraus einige Beispiele für die Imaginationsfähigkeit des Patienten aufzeigen.
  Auch seine Problem-Genese weist eventuell darauf hin, daß in Zusammenhang mit dem starken Vorstellungsvermögen des Patienten entsprechende Symptome oder Kognitionen aufgebaut werden konnten.

- *Wie geht das, was wird da mit mir gemacht?*
  Hier erfolgen Hinweise auf einen tiefen Entspannungszustand, der verglichen werden kann mit relevanten Erfahrungen des Patienten. Gleichzeitig erfolgt die Information, daß der Therapeut die mit dem Patienten vorher abgesprochenen Vorstellungsbilder vorgeben wird und diese dann in der therapeutisch relevanten Weise strukturiert bzw. modifiziert. (Beispiel: Bei einer systematischen Desensibilisierung die geplante Annäherung an die phobische Situation)

- *Verlust der Kontrolle und Willensbeeinflussung durch den Therapeuten*
  Der Patient sollte stets informiert werden, daß seine aktive Mitarbeit wesentlich ist; nur dadurch sind überhaupt effektive Interventionen möglich. Die späteren Übungen zielen teilweise darauf ab, dies den Patienten erfahren zu lassen.
  Auch ist es für den Patienten wichtig zu wissen, daß er stets über sein Erleben und Verhalten Bescheid wissen wird. Entsprechend sollten hier dann diverse Amnesie-Items der Instruktion entfallen. Kleinere Vorübungen können hier bereits Zweifel abbauen helfen.

- *Angst, etwas „Unbeherrschtes" zu tun*
  Es werden Ängste angesprochen, etwas tief Vergessenes ausplaudern zu können oder zu etwas veranlaßt zu werden, das man (moralisch) ablehnen könnte. Hier sollte auf die Negativbeispiele der Fernsehkrimis und Show-Hypnosen (s. Kap. 23) verwiesen werden, die diese Effekte bewußt dramaturgisch als Showeffekt mit Komplizen einplanen, was jedoch entfernt ist von jeder seriösen Intervention. Wesentlich ist dabei zu betonen, daß der Patient stets nur das tun kann, was er tatsächlich auch zulassen will.
  Hier sollte besonders anfangs auf Aufgaben verzichtet werden, auf die der Patient zwar positiv reagiert, sie jedoch als ichfremd oder Manipulation interpretieren könnte.

- *Weitere Detailfragen*
  Je nach Medienbildung des Patienten sind folgende Fragen möglich:
  - Kann ich in mein früheres Leben sehen?
  - Wie schnell werde ich danach wach?
  - Wie verarbeitet mein Unterbewußtsein das?
  - Wie steht die (xy-)Kirche dazu?
  - Kann ich mich wirklich an alles erinnern?

  Insgesamt sei hier auf die in Kapitel 1 („Von Vorurteilen zur Hypnose") aufgeführten Fragen verwiesen, die im Verlauf des gesamten Buches beantwortet werden.

Auf der einen Seite benötigt der Patient Sachinformationen und Aufklärung, auf der anderen Seite sind dies starke Hinweise für seine Ängste und möglichen Abwehrhaltungen. Entsprechend wird hier bereits das therapeutische Gespräch einsetzen – und nicht erst, wenn eine bestimmte Technik (Hypnose etc.) eingeschaltet wurde.

In diesem Zusammenhang sei auf folgende Kapitel verwiesen: 15: „Phänomene der Hypnose", 21: „Ethische und religiöse Aspekte der Hypnose".

Beispielausschnitt zur Erklärung der Hypnose

- Hypnose ist ein Entspannungsverfahren, bei dem Sie abschalten können, wenn *Sie* es möchten. Dabei werden Sie auch immer *alles* mitbekommen und wahrnehmen, was hier rundherum passiert, wenn es für *Sie* interessant ist. ...
- Sicherlich werden im Krimi solche Effekte hochgespielt, damit es spannend ist; viele seriöse Wissenschaftsexperimente zeigen jedoch, daß Sie wirklich nur das tun können, was *Sie* auch wollen. ...
- Sie werden stets Ihren Willen beibehalten und sich auch an alles erinnern können. ...
- Hypnose ist ein Verfahren, bei dem viel an Kreativität und Vorstellungskraft verlangt wird; so wie Sie in unserem vorherigen Gespräch die Beispiele für ... plastisch nannten, wird es Ihnen bestimmt leichtfallen, das alles in Hypnose nachvollziehen zu können. ...
- Ja, Sie können jederzeit die Augen zwischendurch öffnen und Sie werden merken, daß Sie stets Ihre Kontrolle und Ihren Willen behalten. ... (etc.)

Da der Patient durch seine Fragestellungen meist negative Abgrenzungen vornehmen möchte, kann der Therapeut zu schnell geneigt sein, Negativformulierungen vorzunehmen. Durch entsprechende Verbalisierungs- und Formulierungsübungen kann der Therapeut hier größere Sicherheit erlangen.

Allgemeingültig ist der Text zu empfehlen, der von der Deutschen Gesellschaft für Hypnose in ihrer Informationsbroschüre versandt wird. Er sollte dem Patienten evtl. ausgehändigt werden:

Informationen zur Hypnose

In der Regel erscheint dem Laien Hypnose als ein Zustand, der durch eine besondere Gabe des Hypnotiseurs herbeigeführt wird, in dem der Hypnotisierte wie ein Roboter willenlos Befehle ausführt und dabei auch Leistungen vollbringt (Steigerung der muskulären Belastbarkeit bzw. gesteigerte Lern- und Gedächtnisleistungen), die ihm normalerweise nicht möglich sind und an die er sich – wieder zurück im Wachzustand – nicht mehr erinnern kann. Dieses Bild von Hypnose entnimmt die Öffentlichkeit den Sensationsberichten über hypnotische Phänomene bzw. den Darstellungen von Bühnenhypnose in den Medien (Fernsehen, Illustrierte). Leider zeichnen derartige Berichte nicht nur ein falsches Bild von Hypnose, sondern wecken auch unrealistische Erwartungen bei Patienten über Dauer und Verlauf einer Hypnosetherapie.

Tatsächlich ist der Patient in Hypnose sich seiner selbst und der Vorgänge während der Hypnosesitzung bewußt und kann sich hinterher in der Regel an alles erinnern. Spontane Amnesien sind sehr selten. Allerdings wird der hypnotische Zustand als ein veränderter Bewußtseinszustand erlebt, der vom Patienten häufig als ein Zustand „wie kurz vor dem Einschlafen" charakterisiert wird. Man denkt mehr „in Bildern", die intensiver und stabiler als im Wachzustand sind, die Aufmerksamkeit ist auf die „innere Realität" gerichtet, die der Therapeut durch Suggestionen, Metaphern etc. gestaltet, während die Umwelt, die „äußere Realität", in den Hintergrund tritt. Die Fähigkeit, einen tiefhypnotischen Zustand zu erreichen, hängt nicht – wie vom Laien oft vermutet – mit (eher negativen) Persönlichkeitsmerkmalen wie Neurotizismus, Hypochondrie, soziale Angst etc. zusammen, sondern insbesondere mit der Fähigkeit, lebhafte Vorstellungen entwickeln zu können.

Weiterhin werden kreative Fähigkeiten bzw. die Fähigkeit zur „Absorption" („Aufgehen" in der Beschäftigung mit der Sache) diskutiert. Physiologisch kann Hypnose klar vom Schlaf abgegrenzt werden (das Schlaf–EEG ist völlig verschieden), während die physiologischen Effekte von Entspannung/Meditation mit denen von Hypnose vergleichbar sind.

Leistungssteigerungen bzw. eine Minderung der moralischen Verantwortlichkeit sind in Hypnose nicht möglich. Zwar werden immer wieder derartige außergewöhnliche Phänomene berichtet. Mit sorgfältig kontrollierten Experimenten aber kann belegt werden, daß diese Phänomene auch ohne Hypnose im Wachzustand möglich sind.

Anders als der Laie, ist der mit Hypnose arbeitende Fachmann nicht von den angeblich das normale Maß übersteigenden Möglichkeiten der Hypnose fasziniert, sondern von der Möglichkeit, die in Trance veränderte „innere Realität" therapeutisch effektiv einzusetzen. Und hier zeigen Untersuchungen aus der klinischen Hypnoseforschung, daß Hypnose bei nahezu allen psychischen und psychosomatischen Problemen von großem therapeutischem Nutzen ist.

Hypnose ist aber keine eigenständige Therapieform, sondern wird in der Regel in Kombination mit den bekannten Psychotherapieformen angewendet: In der Verhaltenstherapie etwa, um den Patienten eine normalerweise angstauslösende Situation in der „inneren Realität" angstfrei bestehen zu lassen; in der Psychoanalyse z.B., um in der hypnotischen Altersregression wichtige Kindheitserlebnisse zu reaktivieren; in der Gesprächspsychotherapie vielleicht, um über indirekte Kommunikationsmuster eine unbewußte Suche nach Konfliktlösungen in Gang zu setzen. Neben der Kommunikation mit psychotherapeutischen Verfahren hat die Hypnose aber auch ihren Platz in der Verhaltens- bzw. psychosomatischen Medizin, wo Krankheiten wie Bluthochdruck, Hautprobleme etc., die psychisch bedingt sind (Streß), mit Hypnose behandelt werden können. Hypnose wird ebenfalls zur Schmerzkontrolle (etwa in der zahnärztlichen Praxis) eingesetzt.

4.4 Planung und Vorbereitung der Tests

Bei den Überlegungen zur Indikation der Hypnose sollen die verschiedenen Möglichkeiten der Vortests bedacht werden.

Durch verschiedene Verfahren werden diagnostische Informationen über die Reaktionsbereitschaft des Patienten eingeholt; gleichzeitig haben sie therapeutische Wirkung, um Ängste oder Vorurteile gegenüber Hypnose abzubauen.

Hierzu stehen unterschiedliche Verfahren zur Verfügung:
- Vorbereitungstests
- Suggestibilitätstests (Verhaltensstichproben)
- Testbatterie zur Prüfung der Suggestibilität

Einzelne Formen dieser Tests werden im nächsten Kapitel und in Kapitel 12 („Tests zur Messung der Suggestibilität und Hypnotisierbarkeit") ausführlich dargestellt.

Die Auswahl der Verfahren richtet sich nach den unterschiedlichen Ängsten und Vorbehalten des Patienten. Die entsprechenden Vorgehens-

Auswertungsschema zur Durchführung einer Hypnosesitzung

1. Kooperation des Patienten
   a) Wie gut arbeitet er mit, befolgt er die Instruktionen?
   b) Welche Instruktionen werden gut/schlecht befolgt; wie wird reagiert?
   c) Gefälligkeitsreaktionen oder angemessenes Kooperieren?
2. Grenzen
   a) Physische Grenzen
   Widerstände etc. bei welchen Grenzen?
   b) Psychische Grenzen: Ängste, Wider. stände etc.
   - bei welchen Instruktionen, Interventionen?
   - Reaktionsweisen?
   c) Stellungnahme des Patienten zu den Grenzen
3. Imaginationsfähigkeit
   a) Reaktionszeit von der Instruktion bis zur imaginativen Umsetzung
   b) Besonders gut/schlecht ansprechbare Sinneskanäle
   c) Bevorzugte Bilder und Formulierungen
   d) Lebhaftigkeit und Plastizität der Bilder
   e) Besondere Inhalte
4. Entspannung
   a) Beginn der Entspannung
   - Kann der Patient sich fallenlassen?
   - Welche Bilder sind besonders hilfreich/störend?
   - Umschaltphänomene/Körpersensationen etc.
   - Verbaler Bericht des Patienten
   - Beobachtungen des Therapeuten
   b) Verlauf der Entspannung
   - Tiefe
   - Zeitlicher Verlauf, Schwankungen
   - Fördernde/hindernde Instruktionen und Imaginationen
   c) Beendigung
   - Schnelligkeit der Rückführung
   - Rückorientierung
   - Beeinträchtigungen, Nachwirkungen
5. Stellungnahmen des Patienten
   a) Besondere Vorkommnisse
   b) Offene Fragen, Informationswünsche etc.
6. Konsequenzen und Modifikationen
   a) Müssen Veränderungen vorgenommen werden?
   b) Sollen Auslassungen oder Ergänzungen erfolgen?
   c) Konsequenzen für die Indikation der Hypnose und die geplante Therapie unter Hypnose

weisen sind in Abbildung 4.1 in Form eines Flußdiagramms veranschaulicht.

Der hoch motivierte und wenig ängstliche Patient wird ohne Vortests in einer Probesitzung bereits mit Hypnose Erfahrungen sammeln können, während der Patient mit geringer Vorstellungsfähigkeit und starken Ängsten, die Kontrolle über sich zu verlieren, langsam aufbauend mit den unterschiedlichen Entspannungstechniken vertraut gemacht werden muß.

Bei der Planung sollen die psychischen und physischen Grenzen des Patienten berücksichtigt werden, so seine Ängste und Befürchtungen auf der einen Seite und z.B. seine Augenbelastungen als Kontaktlinsen-Träger andererseits (eventuelle Kontraindikation bestimmter visueller Techniken).

An Hand der später dargestellten Vorbereitungstechniken können leicht deren Stärken und Grenzen bei der Planung berücksichtigt werden.

Durch die Vorbereitungs- und Vortests sollen verschiedene Fragen überdacht werden, wie z.B.im Kasten auf S. 75 zusammengestellt.

Dieser Fragenkatalog erhebt keinen Anspruch darauf, komplett oder endgültig zu sein, sondern enthält vielmehr Anregungen, die jederzeit individuell ergänzt werden können.

4.5 Planung der Ruheszene

Zur Verbesserung der Entspannung ist gerade bei der Einleitung der Hypnose und für die ersten Sitzungen sehr sorgfältig eine Ruheszene zu planen. Meist ist es eine entspannende Urlaubslandschaft, in der der Patient sich besonders wohl fühlt. Die Ruheszene hat auch weiter die Funktion eines entspannenden Sicherheitsraumes; werden in der Therapie besonders ängstigende oder belastende Szenen bearbeitet, so kann der Therapeut zwischendurch auf diese Ruheszene zurückgreifen und so eine Verweilpause gewähren.

Zur Vorbereitung der Ruheszene wird der Patient ausführlich über diese Szene exploriert, wobei Landschaftstypisches, Jahreszeit, Gebäude, Menschen, Gerüche, Geräusche etc. erfragt werden. Je genauer diese Informationen eingeholt werden, um so plastischer können sie dem Patienten wiedergegeben werden, der sich darin dann schnell wiederfinden kann.

Die hier vorgegebenen Formulierungen werden langsam und überzeugend vorgetragen, stets orientiert an den vom Patienten gegebenen Rückmeldungen (z.B. Armentspannung, Schnuppern, Lippenbewegungen zum Lächeln etc. – mehr dazu in Kap. 10 „Die Rolle des Therapeuten"). Die üblichen und notwendigen Wiederholungen innerhalb der einzelnen Feedbackschleifen sind hier nicht wiedergegeben.

Beispiel für eine Ruheszene

„Sie befinden sich hier am Strand der Costa del Sol in Spanien; das ist Ihr Strand mit der herrlich weit geschwungenen Bucht vor Ihnen und dem breiten weißen Sandstrand. Der ist so hell, daß er in der Sonne fast blendet. Sie liegen auf Ihrem Badetuch und genießen die viele Zeit, die Sie haben. Die Sonne scheint warm auf Ihre Haut, Sie merken deutlich die Wärme der Sonnenstrahlen in Ihrem Gesicht, wie diese dort die Haut leicht anspannen. Auch auf Ihren Schultern (usw.) merken Sie diese Wärme ganz deutlich.

Die Wellen des blauen Meeres sind ganz flach und laufen langsam, fast träge ans Ufer. Die Brandung ist ganz leise, ein leises Zischen vom Kommen und Gehen der Wellen ... Sie riechen auch deutlich diese würzige Luft; das Salz der Seeluft spüren Sie deutlich in Ihrer Nase, vermischt mit dem leichten Geruch von Tang. Die Luft ist ganz salzhaltig; das merken Sie auch auf Ihren Lippen. Sie schmecken ganz salzig, merken deutlich mit Ihrer Zunge diesen Salzgehalt, typisch nach Seeluft schmeckt es ... In der Entfernung sehen Sie ein paar Segelboote langsam vorbeigleiten und einige Manöver machen, die Segel sind leicht aufgebläht im Wind. Und Sie genießen diese herrliche Entspannung an diesem wunderschönen Sandstrand mit den Wellen, die leicht auf und ab gehen, und der herrlichen Sonne, in der Sie so schön dösen können ..."

Bei all diesen Ruhebildern ist darauf zu achten, daß sie genau die Entspannungsbedürfnisse des Patienten individuell ansprechen, da sonst schnell Störfaktoren einfließen können.

Beispiele für Beeinträchtigungen beim Ruhebild
Aus den Erfahrungen unterschiedlicher Hypnose-Seminare hier einige Fehler.

- Bei einer Seminardemonstration genießt die Berufskollegin die Strandszene und die Sonne sehr. Auf die (vorher nicht abgesprochene vermeintlich gutmeinende) Instruktion des Therapeuten, nun ins Wasser zum Abkühlen zu gehen, reagiert sie mit Abwehr und Unruhe. Sie berichtet danach, daß sie sehr wasserscheu ist und ihr diese Instruktion Angst bereitete.
- In einer Gruppeninduktion wird die Möglichkeit angesprochen, sich in einem kleinen Boot zu befinden und darauf sachte zu schaukeln. Ein Teilnehmer reagiert mit Angst, da ihn diese Szene daran erinnert, daß er als Kind in einem Boot vom Ufer abgetrieben worden war. Ein anderer Teilnehmer reagiert mit einem Schreck, der mit Zusammenzucken verbunden ist. Er erinnert sich an seine Ungeschicklichkeit, wie er ein kleines Segelboot bestieg und damit sehr zur Belustigung der Zuschauer kenterte.
- Ein Junge von 12 Jahren schlägt als Ruheszene eine Sommerwiese vor und reagiert bei der Imagination der Gräser mit einem Niesanfall; er hatte seine Heuschnupfendisposition vergessen.
- Ein Patient wünscht sich eine Waldszene, möchte jedoch auf einer großen Decke sitzen, da er eine Insektenphobie hat.
- Zu einer Seminardemonstration meldet sich ein früherer Fluglehrer für Düsenjäger. Er möchte als Ruhebild folgende Szene: Im Düsenjäger in über 3000 Fuß fliegen, das Triebwerk ausschalten und dann im Gleitflug sich treiben lassen. Dabei entstehen für ihn sehr angenehme Gefühle. Er reagiert auf die Induktion der Hypnose sehr gut und imaginiert das Ruhebild sehr realistisch, bis er plötzlich leicht verwirrt aus der Hypnose hochschreckt und die Augen öffnet. Die Exploration zeigt: Er war in seinem Gleitflug zu tief abgesunken und in eine kritische Fluglage gekommen. Durch das Entspannen war sein Kopf leicht nach vorn gesunken, was bei einem derartigen Flug ein starkes Absinken der Maschine signalisiert. Als Pilot wird man stets darauf trainiert, in derartigen (lebens-) kritischen Situationen sofort reflexartig zu reagieren. Dies Beispiel zeigt deutlich, daß man bei zu großer Angst oder Bedrohung eigenständig die Hypnose unterbrechen kann und lebensnotwendige Funktionen erhalten bleiben. Da ich als Passagier von langsamen Verkehrsflugzeugen keinerlei angemessene Vorstellungen über die realistischen Gegebenheiten eines Düsenjägerpiloten produzieren kann, bin ich auch nicht in der Lage, entsprechende verbale Vorgaben für Imaginationen zu machen. Das heißt, in einem solchen Fall sollte eine andere Ruheszene vereinbart werden, bei der derartig kritische Situationen relativ unwahrscheinlich auftreten können.

Durch die Exploration der Ruheszene wird der Patient dazu aufgefordert, differenzierte Erinnerungen wachzurufen, wie z.B. Geräusche, Gerüche. Auf diese Weise wird er indirekt bereits auf eine bessere Entspannung vorbereitet, denn das Gespräch über die Szeneninhalte und -eindrücke läßt Gesamtbilder von Assoziationen und Erinnerungseinheiten aufkommen, die für die nachfolgende Hypnose-Instruktion nun bereits plastisch vorliegen und vom Patienten schnell in die unter-

Bevorzugte Ruheszenen sind:

- Strandszene im Sommer
- Spaziergang im Wald
  Beeindruckend ist hier meist das Licht- und Schattenspiel der Sonne im Blätterwerk und das typische Echo im Wald.
- Spaziergang in einer schönen Landschaft
  Angenehm sind oft große Wiesen mit einem Bach darin, alte Bäume, ferne Hügel.
- Blick auf ein Tal mit Bergen dahinter.

Wird eine bestimmte Ruheszene sehr oft benutzt, so kann ihr Entspannungswert verlorengehen und sie muß durch eine neue, wirkungsvollere ersetzt werden.

schiedlichen Wahrnehmungs- und Erlebnisqualitäten umgesetzt werden können.

Diese Ruheszenen sollten für jeden Patienten individuell festgehalten werden, damit er seine für ihn gültigen spezifischen Bilder erhält (s. Kasten auf S. 77).

4.6 Die Einleitungsgeschichte

Wie gerade dargestellt, erleichtert die Unterhaltung über die Ruheszene die Bereitstellung komplexer Erinnerungsmuster während der Hypnose erheblich. Diese Beobachtung wird genutzt bei der Einleitungsgeschichte (Erickson: cover story); sie dient dazu, den Patienten auf ein Problemfeld oder eine Interventionsform vorzubereiten. Der Therapeut erzählt *vor* der Induktion meist ohne Vorerklärung eine vermeintlich beiläufige Geschichte oder Metapher, in der die Erinnerungsspuren der Problemfelder des Patienten indirekt angesprochen werden.

Beispiel: Bei einem Patienten soll eine Altersregression vorbereitet werden; bekannt von ihm ist, daß er zum relevanten Zeitpunkt in einer ländlichen Gegend wohnte. Der Therapeut kann sich mit dem Patienten über die Urlaubszeit unterhalten und wird dann scheinbar unbeabsichtigt über die Möglichkeit sprechen, Urlaub auf dem Bauernhof zu machen. Hier erwähnt er dann relevante Inhalte wie Tiere, Misthaufen, Kuhblöken, Milchkannenklappern etc. Auch, daß es Kinder hier besonders schön haben können, da sie gute Auslaufmöglichkeiten haben, im Stroh verstecken spielen können ... Auf diese Weise hat der Therapeut seinen Patienten ohne direkte Instruktion dazu veranlaßt, seine speziellen Erinnerungen aus dieser Zeit zu aktivieren. Um so leichter wird in der dann folgenden Altersregression das Wachrufen der spezifischen Erinnerungen ermöglicht. Widerstände können auf diesem Wege reduziert werden.

Wie deutlich wurde, können bei der Einleitungsgeschichte keine Standardbilder benutzt werden. Eine individuelle Abstimmung auf die persönliche Problemlage, Situation und Imaginationskanäle des Patienten muß stets erfolgen; um so schneller und plastischer wird er die gewünschten Bilder zulassen oder erinnern.

4.7 Auflösung der Hypnose

Bereits bei den Planungs- und Vorbereitungsarbeiten soll die Auflösung (Beendigung, Rückführung) der Hypnose mit einbezogen werden.

Wenn zur Einleitung Zählverfahren benutzt werden, so ist es zum Ende hin sinnvoll, diese wieder einzusetzen: durch Rückwärtszählen wird der Patient dann rückorientiert und erhält die Instruktion, bei Null die Augen zu öffnen. Für viele Patienten ist es sehr angenehm, wenn in dieser Phase auf die nach der Hypnose folgende Frische hingewiesen wird.

Beispiel für die Auflösung der Hypnose:

„... Und nun werde ich langsam von Drei bis Null zählen und Sie werden dann die Augen öffnen und sich ganz erholt und angenehm frisch fühlen. Drei: Sie hören deutlich meine Stimme. Zwei: Sie befinden sich hier in diesem Raum. Eins: Sie werden gleich die Augen öffnen und Sie werden sich wohlig aktiv fühlen. Null: Sie öffnen die Augen ..."

Der Patient erhält nun einige Sekunden, um sich rückorientieren zu können, bis dann erst weitere Gespräche oder Interventionen folgen.

Bei der Auflösung der Hypnose reagieren die Patienten ebenfalls sehr unterschiedlich, so daß jeder seine individuelle Zeit benötigt, in der er gewillt ist, die Augen zu öffnen.

Es gibt ausreichend abgesicherte Beobachtungen, daß Hypnose nicht unbegrenzt andauern wird, selbst wenn der Therapeut die Auflösung weglassen sollte. Meist wird der dann folgende Schlaf nach 10–30 Minuten spätestens beendet sein; d.h. der Patient wird stets von allein wieder wach werden – falls nicht psychopathologische Hinderungsgründe vorliegen (s. Kap. 22 „Gefahren, Kontraindikationen und Grenzen"). Sinnvoll ist es jedoch, durch die klaren Endinstruktionen die Hypnose deutlich abzuschließen; hierdurch kann der Therapeut sichergehen, daß sein Patient angemessen rückorientiert ist und mögliche Benommenheitsgefühle dadurch weitgehend

Kritische Situation:
Unterbrechung der Hypnose

Mitunter kann es vorkommen, daß die Hypnose unterbrochen wird, so u.a. wenn der Patient zu starke Angst entwickelt. Dies trat bei der Behandlung einer Patientin mit einer starken Phobie vor Reisebussen auf. Sobald sie auf der Hypnoseebene den Bus besteigen sollte, öffnete sie die Augen und weigerte sich, weiterzumachen. Ähnlich ist es bei dem Düsenjägerpiloten (s.o.), der bei Erreichen einer kritischen Fluglage sofort die Augen öffnet. Bei solchen Situationen muß genau exploriert werden, warum die Unterbrechung erfolgt. Durch diese Form der Diagnostik können entsprechende Therapievarianten erarbeitet bzw. unnötige Belastungen ausgeklammert werden.
Diese Beispiele zeigen, daß der Patient in bedrohlichen Situationen die Hypnose unterbricht und nicht willen- und kritiklos den Suggestionen ausgeliefert ist.

Falls derartige Unterbrechungen auftreten, sollte der Therapeut stets die Ruhe bewahren, um den Patienten nicht noch zusätzlich durch sein Verhalten zu belasten. Prinzipiell muß er dabei beachten: wenn die Hypnose unterbrochen wurde, ist nicht auszuschließen, daß noch Suggestionen (unkontrolliert) wirksam sind. Aus diesem Grund sollte jede unterbrochene Hypnose nochmals eingeleitet und nach einer evtl. nur kurzen Entspannungsphase dann mit der entsprechenden Auflösungsinstruktion beendet werden. Auf diese Weise ist das Restrisiko stark reduziert.

ausgeschaltet werden. Falls Patienten nach Beendigung einer (besonders intensiven) Hypnosesitzung Rückorientierungsprobleme haben sollten, so hat der Therapeut die vollkommene Realitätsorientierung wiederherzustellen, um den Patienten nicht zu gefährden (z.B. im Straßenverkehr). Dies ist relativ leicht zu erreichen, indem in der nachfolgenden Unterhaltung mit dem Patienten besprochen wird, was dieser nach der Therapiesitzung tun wird. Bereits nach wenigen Sätzen wird er sich dann wieder vollständig zeitlich, räumlich und inhaltlich orientieren können.

4.8 Auswertung

Nach Abschluß der hypnotischen Arbeit, also nach Rückführung des Patienten, beginnt die Auswertung der Sitzung; sie enthält meist ein ausführliches Gespräch über die Erlebnisse unter Hypnose. Sie können nun weiterbearbeitet werden, um ggf. in einer erneuten Hypnose in dieser Sitzung weiter vertieft zu werden.

Wesentliche Regel:
Stets alle Phänomene kontrollieren und beenden

In Hypnose werden zur therapeutischen Intervention oder auch für experimentelle Zwecke unterschiedliche Phänomene hervorgerufen, wie z.B. Halluzination, Armsteifigkeit, Amnesie etc. Als wesentliche Regel gilt hier, daß der Therapeut stets Überblick darüber behalten muß, welche Phänomene er bewirkte. Entsprechend gilt, daß er vor Auflösung der Hypnose alle diese erzeugten Phänomene ebenfalls beendet. Nach Möglichkeit soll er diese Aufhebung auch durch den Patienten verifizieren lassen.

Auf diese Weise hat der Therapeut die Gewißheit, daß nicht durch Reste der unaufgelösten Phänomene unangenehme Nachwirkungen bestehen bleiben.

Dies muß unbedingt als Sicherheitsmaßnahme beachtet werden.

Ausnahmen bilden hier natürlich jene therapeutisch relevanten Phänomene, die über die Hypnosesitzung hinausgehend wirken sollen. Hier ist der Therapeut angehalten, die therapeutische Indikation besonders gut zu planen und deren Wirkungen zu explorieren, um unerwünschte Nebenwirkungen auszuschließen.

4.9. Therapiebegleitende Diagnostik

In der Auswertungsphase erfolgt kontinuierlich therapiebegleitende Diagnostik, da sowohl therapierelevante Inhalte als auch hypnoserelevante Informationen eingeholt werden müssen, wie z.B. der Umgang mit den vorgegebenen Imaginationen, evtl. Umarbeitungen der Szenen durch den Patienten; dies kann auf Vermeidungsverhalten oder Eskalation seiner Problematik hinweisen. Bedacht werden sollten auch unangenehme Erlebnisse oder Folgen, die evtl. unabhängig von der Hypnose oder in Zusammenhang mit der Problematik aufgetreten sind, wie z.B. störende oder symbolträchtige Imaginationen, Körperbefindlichkeiten, Belastungen, Kopfschmerzen etc. *Wesentlich ist hierbei, daß der Patient möglichst wenig suggestiv befragt wird;* allein die Formulierung einer Fragestellung lenkt die Aufmerksamkeit und Bewertung der Erinnerung und Wahrnehmung. So sollte die Abschlußfrage: „Was war denn unangenehm?" bestimmt nicht in dieser Form gestellt werden.

Die Gesamtheit dieser Informationen erfordert neue Überlegungen, die möglicherweise eine Veränderung der hypnotischen Interventionsform, Fragen an den Patienten und Szenenvorschläge durch den Therapeuten bis hin zur Umorientierung der Grundtherapie oder ihrer Teilbereiche erforderlich machen.

4.10 Hausaufgaben

Hypnose ist nur scheinbar ein passives Verfahren; es kann durchaus einige Patienten dazu verführen, keine oder geringe Eigenaktivitäten zur Verbesserung ihrer Problematik zu ergreifen. Deshalb sollte am Ende jeder Sitzung überlegt werden, welche „Hausaufgaben" zu realisieren sind. Gemeint sind damit aktive Umsetzungen der Hypnoseerfahrungen entweder in Form eigenständiger Übungen mittels Autohypnose oder durch reale Umsetzungen des neu erworbenen Verhaltens/Problemlösens in Form von Selbstsicherheitsübungen, Reizkonfrontation, Übernahme neuer Kompetenzen etc.

Der Vorteil dieser „Hausaufgaben" besteht darin, daß der Patient möglichst schnell an der Realität erproben kann (und soll), *wie stark seine imaginativen und kognitiven Veränderungen tatsächlich sein reales Verhalten beeinflussen können.* Je nach Fähigkeiten des Patienten und abhängig von der Stärke der Störungen können hier sehr umfangreiche und klar definierte Aufgaben erteilt werden. Der Patient kann zusätzlich mittels Häufigkeitsnotierungen, Diagrammen oder Tagebuchaufzeichnungen Informationen sammeln.

Übungsvorschläge:

1. Finden Sie kurze positive Antworten auf folgende Patientenfragen und üben Sie dieses Gespräch im Rollenspiel.
   - Kann ich dabei einschlafen?
   - Verliere ich auch nicht meine Kontrolle?
   - Sicherlich werde ich dumm aussehen, wenn ich die Augen zu habe.
   - Werde ich davon einiges vergessen?
   - Kann ich dabei was tun, mit dem ich mich blamiere?
   - Werde ich dann ganz steif und unbeweglich?
2. Führen Sie ein kurzes Vorbereitungsgespräch mit dem „Patienten".
3. Erklären Sie dem „Patienten" im Rollenspiel den Ablauf einer Hypnosesitzung.
4. Explorieren Sie eine Ruheszene mit allen darin enthaltenen Sinnesqualitäten.
5. Imaginationsübung: Geben Sie die gerade explorierten Inhalte und Qualitäten der Ruheszene als Instruktion. Der „Patient" hat die Augen geschlossen und konzentriert sich auf die Inhalte. Er gibt anschließend Rückmeldung über Tempo, Anschaulichkeit und Entspannung in der Instruktion.

Kapitel 5

Vorbereitung der Induktion und Vorbereitungsübungen

> Wenn eine Spinne in den Becher fällt,
> Da kann man trinken, weggehn, unvergiftet,
> (Denn nur wer weiß vom Gift, wird krank.)
> Doch hält man ihm das eklige Getränk
> Vor Augen und zeigt ihm, was er trank,
> Zerspringt ihm Schlund und Brust von heftigem Brechreiz.
>
> Ein Wintermärchen, II. Akt, 1. Szene
> William Shakespeare (1564–1616)

Nachdem die allgemein gültigen Grundprinzipien der Induktion dargestellt wurden, sollen in diesem Kapitel nun spezielle Techniken und Vorgehensweisen für die Praxis aufgezeigt werden.

Am Anfang stehen hierbei Überlegungen zur Vorbereitung des Patienten; hierfür soll der Lernende verschiedene Hilfen in Form von Fragebögen erhalten.

Da es insgesamt sehr unterschiedliche Induktionsformen für verschiedene Zwecke gibt und mancher Therapeut bestimmte bevorzugt, sind hier die wesentlichsten Techniken genau beschrieben und teilweise im Wortlaut aufgezeichnet. Bei selteneren Formen oder Varianten soll eine Kurzdarstellung genügen. Der Sinn ist dabei, ein möglichst weites Anwendungsspektrum der Induktionsformen vorzugeben, um dem Praktiker hierdurch eine angemessene Auswahl für die sehr breiten individuellen Indikationsmöglichkeiten zu bieten.

Da die Teilnehmer meiner unterschiedlichsten Seminare zahlreiche Fragen und Diskussionspunkte aufwarfen, sollen diese mit eingeflochten werden. Daraus erwuchsen dann auch die speziellen Übungsteile am Ende einer jeweiligen Darstellung; in ihnen sind Praxishinweise zur Vertiefung und Verfeinerung der Techniken enthalten.

Am Ende des Gesamtkapitels soll der Versuch unternommen werden, alle Techniken in eine übergreifende Systematik einzuordnen. Schließlich sind dann noch weitere Untersuchungsergebnisse aus der Erforschung der Induktionstechniken aufgeführt.

5.1 Die Vorbereitung des Patienten

Die Vorbereitung des Patienten ist eine wesentliche Phase im gesamten Therapieverlauf, wie bereits im vorhergehenden Kapitel dargestellt.

Zu erinnern ist weiter daran, daß jede der nachfolgenden Einzelphasen sowohl ein Stück Diagnostik als auch Therapie sein kann. Beide ergänzen sich gegenseitig. Somit können auch kleinere Vorbereitungsübungen bereits einen therapeutischen Effekt haben, wenn dadurch z.B. Kontrollverlustängste des Patienten reduziert werden konnten. Auch die vielen anfänglichen Informationsfragen des Patienten sollten eingehend besprochen werden; gerade sie können einiges an diagnostischen Informationen über das allgemeine Angstverhalten und die Selbstkontrollmöglichkeiten des Patienten aussagen, nicht nur über Vorurteile gegenüber der Hypnose.

5.2 Tests zur Vorbereitung des Patienten

Bei sehr kritischen und ängstlichen Patienten, die besonders das Problem des Kontrollverlustes und der Willenlosigkeit beschäftigt, sind die nachfolgenden Tests oder Übungen angezeigt. Bei durchschnittlich kooperativen oder „normal" ängstlichen Patienten kann mit der eigentlichen Hypnose-Induktion begonnen werden. (Diese ist in den folgenden Kapiteln 6 und 7 dargestellt.)

5.2.1 Vorteile der Tests für den Patienten

Die Anwendung von Vorbereitungstests ist aus verschiedenen Gründen für den Patienten vorteilhaft:

- Angstabbau
- Vertrauensübung in der Beziehung zur Therapieform und zum Therapeuten
- Erfahrung, daß man stets kooperieren muß, um Effekte zu erzielen
- Feststellen, daß die Eigenbeteiligung wichtig ist: der Patient erzeugt die Phänomene
- Anstelle eines Machtverhältnisses ist die Beziehung von Therapeut und Patient wesentlich
- Erfahrung, daß Hypnose eine einfache und harmlose Technik ist
- Erfahrung, daß Erfolge steuerbar sind und schnell eintreten können

5.2.2 Vorteile der Tests für den Therapeuten

Der Therapeut kann durch die Vortests besonders als Anfänger die Erreichung seiner einzelnen Lernziele überprüfen. Der Fortgeschrittene wird die Vortests rein aus zeitökonomischen Gründen seltener anwenden; sie bleiben jedoch weiter im klinischen Kontext (z. B. als Vertrauensübung, zum Angstabbau) oder als zusätzliche diagnostische Hilfsmittel relevant.

5.3 Lernziele des Therapeuten für die Hypnose-Induktion

Die nachfolgend aufgelisteten Verhaltensweisen sind als Lernziele für den Therapeuten zu verstehen. Er sollte diese Auflistung während seiner Ausbildung als Überprüfungsbogen seines Verhaltens kontinuierlich benutzen.

Liste der Lernziele des Therapeuten als Überprüfungsbogen

a) Erlernen von Verbalisierungen in den Dimensionen
   - anschaulich-konkret
   - präzise und kurze einfache Sätze
   - aufgabenmotivierend
   - zielorientiert
   - positiv formuliert
   - abgestimmt auf die Erlebniswelt des Patienten
   - Stimmlage ruhig, entspannt, bestimmt

* Veränderungsvorschläge: ____________

____

b) Erlernen der Wortflüssigkeit
   - anschauliche Wiederholungen
   - schnelle, aber ruhige Wortfolge
   - einfache Wiederholungen statt Synonyme
   - einfache Satzstrukturen

* Veränderungsvorschläge: ____________

____

c) Beobachten und Rückmelden feinster Reaktionen (Therapeut als Biofeedback-Mechanismus)
   - Feststellen des relevanten Effektororgans
   - genaues Beobachten kleiner Motorikreaktionen
   - konkrete Rückmeldung
   - kontingentes Verstärken durch verbale/nonverbale Rückmeldungen
   - Formulierung der Rückmeldung

– weitere Vergrößerung der Reaktionen

* Veränderungsvorschläge: ____________

____

d) Verstärkung der Kooperation
   - jegliche Kooperation wird beobachtet und verstärkt
   - Feststellen der Kooperation
   - Formulierungen
   - Verstärkungsarten

* Veränderungsvorschläge: ____________

____

e) Aufbau therapeutischer Kompetenzen
   - Gewinn an Sicherheit
   - Erfahrung mit möglichen Patienten reaktionen
   - Flexibilität und Variationsbreite des Therapeutenverhaltens
   - Erlernen von Modifikationsformen
   - Abbau von eigenen Erwartungs- und Versagensängsten

* Veränderungsvorschläge: ____________

____

f) Aufbau und Aufrechterhaltung einer positiven Sozialbeziehung.

   Angaben hierzu in Stichworten: ______

____

g) Sind Ergänzungen zur Diagnostik erforderlich?
   - allgemein zur Problematik des Patienten
   - speziell zur Hypnose-Indikation

* Vorschläge: _______________________

____

h) Sind Repertoire-Erweiterungen des Therapeuten erforderlich?
   - schwierige Patienten
   - unterstützende Maßnahmen
   - Modifikationen bisherigen Verhaltens

* Vorschläge: _______________________

Anmerkung zu f):
Der Erfolg der Hypnose-Instruktionen wird in hohem Maße durch die Therapeut-Patient-Beziehung bestimmt. Differenzierte Ausführungen zu diesem Bereich in Kapitel 10 „Die Rolle des Therapeuten in der Hypnose“ und Kapitel 15 „Phänomene der Hypnose“, Abschnitt „Rapport“.

5.4 Klinisches Auswertungsraster der Sitzungen

Der in der Hypnose-Ausbildung befindliche Fachmann sollte seine Falldarstellungen bei seinen Induktions- und Vorbereitungsübungen nach dem gleichen (oder einem vergleichbaren) Schema aufzeichnen, um auf diese Weise die Übersicht bzw. Vergleichbarkeit für die Auswahl der Verfahren zu erleichtern. Gleichzeitig wird dadurch die Supervision durch Fachkollegen erleichtert.

Als Ausarbeitungsschema schlage ich folgende Aspekte vor:

Darstellungsschema für die Induktionen

1. Vorbemerkungen
- Hier erfolgen lebenshistorische Bezüge aus der Anamnese des Patienten, Literaturquerverweise über bestimmte Problemstellungen, technische Hinweise.
- Erschwerende/erleichternde Bedingungen durch den Patienten/Rollenpartner.
- Erschwerende/erleichternde Bedingungen durch die Gesamtsituation (Vorgeschichte) der Therapie/der Übung.

2. Beschreibung der beabsichtigten Wirkung
Kurzdarstellung der Wirkungen, auf die durch diese Interventionsform abgezielt wird (als Ergänzung zu den bereits oben dargestellten).

3. Methodische Lernziele
Ist-Lage im Wissen und den Fähigkeiten des Therapeuten bezüglich der Hypnose-

Induktion. Orientiert an dem Schema „Lernziele" (s.o.) Definition der Lernziele (möglichst Unterziele operationalisieren) für die hier geplante Übung.

4. *Indikation und Grenzen der geplanten Methode(n)*
Kurze Diskussion der speziellen Indikation des geplanten Verfahrens und entsprechende Überlegungen zu einer möglichen Kontraindikation.

5. *Instruktion*
Genaue Anleitung und Formulierung für das Verfahren, evtl. Variationsmöglichkeiten.
Dabei auch Hinweise zu den angestrebten Beobachtungen beim Patienten (z.B. bestimmte motorische Reaktionen).

6. *Ergebnisprotokoll*
Verhalten des Therapeuten
- Allgemeine Therapeutenvariablen
- Realisierung der allgemeinen Lernziele (s.o.)
- Realisierung des individuellen Unterziels (siehe *3.*)

7. *Verhalten des Patienten*
- Beschreibung der relevanten Verhaltensweisen und Reaktionen auf die Suggestionen.
- Mögliche Widerstände
- Grenzen des Patienten
- Hinweise für mögliche Modifikationen der Methode

8. *Erklärung des Phänomens*
Wissenschaftliche Erklärungsmodelle und Begründungen für die Entstehung des erzeugten Phänomens.

9. *Diskussion*
Darstellung von offenen Fragen und Diskussionsbeiträgen zu dieser Durchführung.

10. *Übungshinweise*
Entsprechend dem geplanten Seminarkonzept werden hier detaillierte Hinweise für gezielte Einzel- und Gruppenübungen gegeben.

5.5 Vorbereitungstests zur Induktion

Von den zahlreichen Vorbereitungstests zur Induktion werden diejenigen dargestellt, die besonders leicht durchzuführen sind – und diejenigen, die in der Showhypnose zu beobachten sind (s. Kap. 23 „Bühnen- und Showhypnose"). Letztere wurden speziell ausgewählt, weil einige Patienten derartige Vorführungen bereits gesehen und dadurch negative Vorurteile gegenüber Hypnose aufgebaut haben.

Vorbereitungstests zur Induktion

- Das Chevreulsche Pendel
- Der Handfaltetest (1)
- Der Augen-Katalepsie-Test (1)
- Das Kohnstamm-Phänomen

Alle Induktions- und Vorbereitungsübungen sind nach einem identischen Schema dargestellt, um auf diese Weise durch eine bessere Übersicht und Vergleichbarkeit die Auswahl des geeigneten Verfahrens zu erleichtern.

Das Darstellungsschema für die Induktionen hat folgenden Aufbau:

a) Vorbemerkungen
Bedeutung des Verfahrens, seine Praxisrelevanz und sein historischer Hintergrund.

b) Beschreibung des Effekts
Auswirkungen der Instruktionen auf motorisches, emotionales, kognitives und physiologisches Verhalten des Patienten.

c) Indikation und Grenzen
Hauptanwendungsbereiche und Empfehlungen hierzu; wesentliche Grenzen und Kontraindikationen der Methode.

d) Instruktion
Genaue und somit detailliert nachvollziehbare Anleitungen für den Therapeuten, meist wörtliche Formulierungen.
Eventuell werden Varianten angeboten.

e) Erklärung des Phänomens
Physiologische und psychologische Begründungen für das Auftreten des bewirkten Verhaltens.

f) Diskussion
Die wesentlichen Fragen und Diskussionsansätze aus zahlreichen Ausbildungsseminaren werden berücksichtigt.

g) Übungshinweise
Eng umgrenzte Übungsanweisungen helfen, das neue Therapeutenverhalten (und Beobachten) differenziert aufzubauen.

Die Reihenfolge der einzelnen Tests ist methodisch so aufeinander abgestimmt, daß anfangs die einfachsten Grunderfahrungen und Grundvariablen vorgegeben werden und dann mit steigendem Schwierigkeitsgrad neue Faktoren hinzugenommen werden.

Hierbei handelt es sich um Übungsschritte, die anfangs mit Kollegen trainiert werden. Deshalb sind die Termini „Versuchsperson" und „Versuchsleiter" benutzt. Erst bei Sicherheit im Umgang mit diesen Übungen sollten sie beim Patienten angewandt werden.

Insgesamt ist davon auszugehen, daß die gesamten Übungen unter Supervision eines Ausbilders und im Rahmen einer anerkannten Ausbildung erfolgen.

5.5.1 Der Versuch mit dem Chevreulschen Pendel

a) Vorbemerkungen
Dieser nahezu klassische Versuch ist sehr bekannt, denn er zeigt pragmatisch und anschaulich Grundbegriffe der Suggestion und Autosuggestion. Dennoch ist in der gegenwärtigen Literatur wenig darüber zu finden, da es sich hier nicht um eine Hypnose-Induktion im engeren Sinne handelt. In den zahlreichen Lehrbüchern berichten nur Hartland (1973) und Kroger (1979) knapp darüber.

Da das Pendelphänomen parallel zur Hypnose ebenfalls im Zeitalter der Aufklärung wissenschaftlich untersucht wurde und heute mehr im Bereich der Esoterik angesiedelt ist, soll es hier eine entsprechende Würdigung und gleichzeitige Abgrenzung gegenüber okkulten Praktiken erfahren.

Bereits der römische Schriftsteller Ammianus Marcellinus (330–395) beschreibt ein dreifüßiges Gerät, das mit Buchstaben beschriftet ist und in dessen Inneren sich ein Pendel befindet. Der Fragende nimmt das Gerät in die Hand und erlebt dann, wie das Pendel zu den Buchstaben schwingt und ihm so Auskunft gibt – vorausgesetzt die Person konzentriert sich gemäß dem vorgegebenen Ritus. Der Wissenschaftsorientierung des 18. Jahrhunderts folgend nimmt Abbé Fortis (1806) elektrische Kräfte an. In der Bayerischen Akademie der Wissenschaft befaßt sich Johann Wilhelm Ritter (1808) – der Begründer der modernen Elektrotechnik – mit dem Pendel. Er stellt fest, daß es über bestimmte (z.B. chemische) Substanzen gehalten stets für die Substanz typische Schwingungsmuster zeigt. Ritter nimmt polare elektrische/magnetische Verursachungsfelder an, eine Art „beseelter Elektrizität". Entsprechend bildet er den Begriff des siderischen Pendels (lat. sidus = Gestirn).

Später stößt Ritter auf die Beobachtung, daß das Pendel sogar ohne materielle Verursachung ausschlägt, allein der Gedanke des Pendlers reicht aus, um Ausschläge zu bewirken. Erforderlich sind dichotome Fragestellungen, also Ja-Nein-Fragen, auf die dann mit entsprechendem Links- oder Rechtsschwingen geantwortet wird. Diese Wirkungen waren so verblüffend, daß Ritter annahm, die Magie neu entdeckt zu haben.

In der Ära der Romantik befassen sich u.a. die deutschen Dichter Friedrich Leopold Freiherr von Hardenberg (genannt Novalis), Ludwig Tieck und Friedrich von Schlegel mit dem Pendelphänomen (Bird, 1981). Relativ schnell kommen dann jedoch Bedenken auf, ob die Bewegungen durch die „Phantasie" des Pendlers bedingt sind. So befaßt sich der Chemiker Michel-Eugene Chevreul (1786–1889) damit, das Phänomen näher zu erkunden, indem er den Arm, der das Pendel hält, festbindet. Je weiter die Hand fixiert ist, um so geringer werden die Pendelamplituden, bis sie bei völliger Handfixierung nicht mehr zu beobachten sind. Chevreul (1833) folgert daraus, daß ein „geistiger Akt" des Pendlers den Arm- und Fingermuskeln die Befehle erteilt (Näheres zur Erklärung weiter unten).

b) Beschreibung des Effekts
Die Versuchsperson hält ein Pendel in ihren Fingerspitzen; mit der Verbalinstruktion des Versuchsleiters beginnt dieses in die suggerierten Richtungen beträchtlich zu schwingen.

Der Versuchsleiter kann durch die Versuchsperson unterschiedliche Schwingungen erzielen, ohne daß willentliche Bewegungen produziert werden. Letztlich gelingen die gleichen Effekte auch im Eigenversuch.

c) Indikation und Grenzen
Die Anwendung dieses Versuches ist für die Hypnose-Lernanfänger relevant, die besonders in den Grundfähigkeiten wie Beobachtung, Verbalisierung und Rückmeldung geschult werden.

Für den Patienten ist der Versuch dann bedeutsam, wenn besondere Ängste der Willensbeeinflussung, des Kontrollverlustes etc. vorliegen.

Sehr anschaulich erkennt die Versuchsperson hier durch ihre Selbstbeobachtung bestimmte Gesetzmäßigkeiten, die nicht mit Suggestion und Willensbeeinflussung zusammenhängen, sondern mit Kooperation und Imagination. In zahlreichen Varianten gewöhnt sich der Patient nahezu spielerisch an die Kooperationsform späterer Suggestionen. Seine Ablehnung reduziert sich deutlich, da er die Gesetze auch im Selbstversuch – also ohne „magische Beeinflussung" – eruieren kann.

Grenzen sind durch das Verfahren selbst gesetzt, da es in dieser Form nur zur Vorbereitung und Aufklärung dient, als direkte Induktionsform jedoch ungeeignet ist. Bei mehr esoterisch orientierten (oder fehlinformierten) Personen kann das hier irrelevante „Auspendeln" eines Gedankens oder angenommener okkulter Inhalte mehr falsche Erwartungen auslösen, die von der eigentlichen Richtung ablenken; möglicherweise verliert der Therapeut dadurch sogar an Glaubwürdigkeit und Prestige.

An dieser Stelle sollte jedoch nicht unerwähnt bleiben, daß es durchaus eine seltene Form des hypnotischen „Auspendelns" gibt, bei der unterbewußt gegebene Signale beachtet werden; mehr dazu jedoch für Fortgeschrittene im Abschnitt über „ideomotorische Reaktionen" in Kapitel 15 „Phänomene der Hypnose".

d) Instruktion
Die Versuchsperson erhält einen ca. 80 cm langen Zwirnfaden, an den sie einen kleinen, mittelschweren Gegenstand bindet, wie z.B. Fingerring, Schlüssel, Radiergummi.

Die Versuchsperson sitzt breitbeinig auf einem Stuhl, leicht nach vorn gebeugt und stützt sich mit ihrem rechten Ellenbogen (allg.: Arbeitsarm) vorn auf ihren Oberschenkel auf (s. Abb. 5.1).

Zwischen den Spitzen von Zeigefinger und Daumen hält sie den langen Pendelfaden, so daß das Pendelgewicht kurz über dem Boden frei hängen kann. Zwischen den Füßen der Versuchsperson befindet sich ein Blatt Schreibmaschinenpapier, auf das in der Mitte ein großes Strichkreuz gezeichnet ist. Das Pendel befindet sich anfangs genau über dem Kreuzmittelpunkt.

Der Versuchsleiter sitzt der Versuchsperson gegenüber und beginnt mit seinen Suggestionen:

> „Sie konzentrieren sich ganz intensiv auf diese Pendelspitze, die vorläufig noch ruhig über dem Mittelpunkt schwebt. Sie beobachten weiter die Spitze und stellen sich nun intensiv vor, wie das Pendel anfängt, von vorn nach hinten zu schwingen, von vorn nach hinten. Und sie stellen sich diese Bewegung deutlich vor. Am Anfang sind das vielleicht noch kleine Bewegungen (sieht leichtes Wackeln), ein kleines Wackeln, aber mit der Zeit können die Bewegungen stärker werden, nämlich von vorn nach hinten (etc.; sieht beginnendes Pendeln) und es hat sich entschieden, mit dem Pendeln zu beginnen. Sie sehen: am Anfang sind die Bewegungen noch klein, sie werden jedoch immer stärker: von vorn nach hinten schwingen (begleitet die Bewegungen vor und zurück ebenfalls verbal). Das Pendel schwingt dann weiter stärker ..." (etc.).

Wesentlich ist hierbei, daß der Versuchsleiter die Bewegungen genau beobachtet und konkrete Formulierungen für die Bewegungen des Pendels findet, damit er bereits kleinste Bewegungen

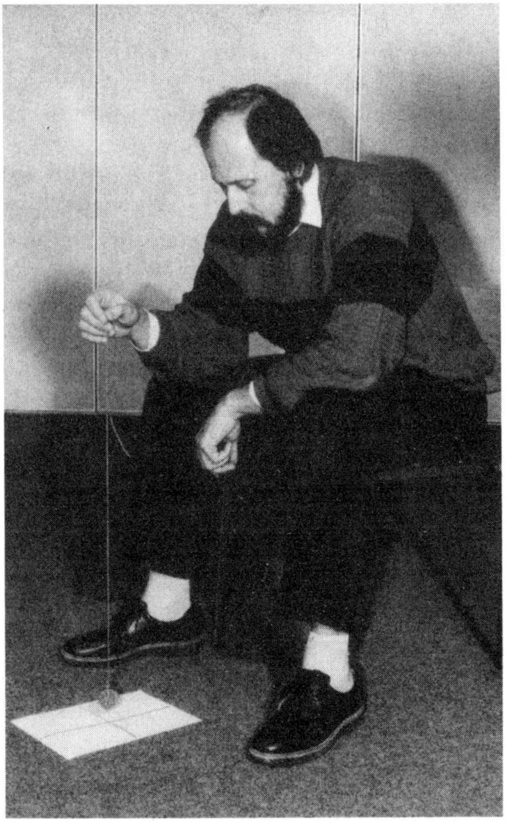

Abb. 5.1: Sitzhaltung beim Versuch mit dem Chevreulschen Pendel
Achten Sie auf den weit nach vorn ragenden Arm, der als Verstärkungshebel wirkt. Beachten Sie auch, daß der Faden mit den Fingerspitzen gehalten wird – ebenfalls zur Vergrößerung der Bewegungen.

verbal rückmelden und verstärken kann. Durch differentielle Verstärkung erreicht er so durchaus beträchtliche Pendelschwingungen oder Richtungsänderungen.

Varianten:
- Veränderung der Schwingungsrichtungen und Ausschläge als Kreise oder Ovale etc.
- Selbstversuch durch die Versuchsperson
- Benutzung unterschiedlicher Pendelgegenstände.

e) Erklärung des Phänomens
Hier handelt es sich um das *Prinzip der ideomotorischen Signale*: Wie theoretisch bereits dargestellt, löst jede Vorstellung einer Bewegung die dazugehörenden kleinsten motorischen Reaktionen aus; sie werden aufgrund ihrer minimalen Amplitude meist von der Versuchsperson nicht wahrgenommen. Diese minimalen Fingerspitzenbewegungen der Versuchsperson lösen kleinste Pendelausschläge aus, die durch die Pendellänge deutlich in ihrer Amplitude vergrößert werden.

Es handelt sich hier um eine ideomotorische Reaktion, die unterbewußt abläuft, jedoch kein hypnotisches Phänomen ist, sondern vielmehr eine kinästhetische Illusion (Easton & Shor, 1975, 1976).

Dieses Phänomen ist auch als Carpenter-Effekt bekannt, benannt nach dem englischen Physiologen C. Carpenter (1813-1855; s. Dorsch, 1963).

Durch die gleichzeitige Beobachtung der auftretenden Bewegungen erhält die Versuchsperson optische Rückmeldung und Bestätigung für ihre Reaktionen, die vom Versuchsleiter auch simultan (kontingent) verbal verstärkt werden.

Rückmeldungen durch den Versuchsleiter müssen zu Anfang des Versuches unaufhörlich gegeben werden (kontinuierliche Verstärkung). Nur dadurch erfolgt für die Versuchsperson das Differenzierungslernen der angemessenen Reaktion wie die Schwingrichtung des Pendels etc. Gleichzeitig wird sie durch die Verbalisierungen stets angehalten, ihre Bewegungs-Imaginationen beizubehalten (verbale Verstärkung dieser Kognitionsform); externale Ablenkungen durch Störreize sind dadurch erschwert.

f) Diskussion
Nahezu bei jeder Konstellation von Versuchsperson und Versuchsleiter sind schnell sichtbare Erfolge zu erreichen. Werden zu selten Rückmeldungen gegeben, so wird die Versuchsperson verunsichert und kreiert eigenständige Bewegungen. Hat die Versuchsperson die Augen geschlossen, so werden schlechtere Ergebnisse erzielt, da ein wesentlicher Rückmeldekanal fehlt.

Die Versuchsperson (der Patient) hat sofort nachvollziehbare Erfahrungen, die angstfrei sind und die sie im Selbstversuch abwandeln kann. Der Therapeut wird den Patienten in ähnlicher Weise wie oben dargestellt über die Wirkungsweise der ideomotorischen Reaktionen informieren. Gleichzeitig kann er neben dem erreichten

Angstabbau den Patienten für seine gute Kooperation loben und ihn zur Weiterarbeit ermuntern.

Letztendlich wurde hier bereits ein Abtesten der Reaktionsbereitschaft für spätere Suggestionen vorgenommen.

Bei wenigen Versuchspersonen sind zur Instruktion gegenläufige Bewegungen festzustellen; wahrscheinlich liegen hier Widerstände vor oder – was mit dem identisch sein kann – ein Kompetenzgerangel um Machtanteile zwischen Versuchsperson und Versuchsleiter. Hier wird der Versuchsleiter nicht auf der von ihm gewünschten Bewegungsrichtung beharren, sondern er macht sich die gezeigte Reaktionsbereitschaft zunutze und verstärkt die ihm von der Versuchsperson angebotenen Bewegungen. Hier besteht ein wichtiges Grundprinzip: *Aufgreifen des vorgegebenen Patientensystems und dieses für die Reaktionen nutzbar machen.*

g) Übungshinweise

1. Beobachten Sie kleinste Bewegungen und melden Sie diese zurück.
2. Finden Sie plastische und anschauliche Formulierungen.
3. Gewöhnen Sie sich an den (hier) wiederholenden Redefluß.
4. Verstärken Sie die Versuchsperson differentiell durch Rückmeldung der Bewegung und auch durch andere verbale Kommunikationen.
5. Beobachten Sie in alltäglichen Situationen derartige minimale ideomotorische Reaktionen.
   Beispiele:
   - Beobachten Sie beim Gespräch über abwesende Personen die Blickbewegungen der angesprochenen Person und erkennen Sie daran, wo sich die abwesende befindet.
   - Sprechen Sie ‚unbeabsichtigt' über einen Gegenstand im Raum und beobachten Sie Blickrichtung und Bewegungen der anderen Person, die den Platz dieses Gegenstandes kennt.

5.5.2 Der Handfaltetest (1)

a) Vorbemerkungen
Es gibt zahlreiche individuelle Varianten dieses Tests, je nach Vorlieben des jeweiligen Autors. Bereits Coué (ein Apotheker in Nancy) hat mit dieser Methode Anfang des Jahrhunderts gearbeitet und sie eindeutig den Suggestionsmethoden zugeschrieben (Coué, 1922). Er hat durch seine Schule der Autosuggestion (Couéismus) einen großen Anhängerkreis in ganz Europa gewonnen.

Die hier gewählte Form ist besonders zur Patienteninformation geeignet, hat jedoch als Induktionsform wenig Relevanz.

b) Beschreibung des Effekts
Die Versuchsperson faltet ihre Hände ineinander und kann sie dann auf Anweisung des Versuchsleiters so lange nicht mehr voneinander trennen, bis dieser wieder die Gegenanweisung gibt.

c) Indikation und Grenzen
Besonders geeignet für Anfangsversuche bei ängstlichen und ablehnenden Patienten: Sie erkennen, daß allein ihre Kooperation entscheidend ist und nicht die „Macht" des Therapeuten.

Grenzen sind gegeben, wenn die Person motorisch sehr eingeschränkt ist (z.B. durch Übergewicht, Armschmerzen, Behinderung).

Große oder spitze Fingerringe o.ä. sollte die Versuchsperson vorher ablegen, da diese im Versuch unangenehm drücken könnten. Wenn die Versuchsperson sehr fleischige Finger hat oder ihre Hände schweißfeucht sind, wird das Experiment schlecht gelingen, bewirkt jedoch die vom Therapeuten gewünschte Aufklärung.

d) Instruktion
Die Versuchsperson sitzt und erhält als Instruktion:

„Bitte falten Sie Ihre Hände ineinander, so daß die Finger ganz ineinander verzahnt sind. Und nun heben Sie die Arme, drehen die Hände herum, so daß die Handrücken über dem Kopf sind; nun drücken Sie die Handrücken fest auf den Kopf, so fest, daß

Sie es deutlich merken, es aber noch angenehm zu ertragen ist. Stellen Sie sich nun vor, Ihre Hände sind fest miteinander verklebt, wie mit Leim bestrichen, miteinander verklebt (etc.). Und während Sie die Hände merklich nach unten auf Ihren Kopf drükken, spüren Sie deutlich Ihre Hände miteinander verklebt. Sie sind so fest verklebt, daß Sie sie nicht voneinander lösen können. Sie drücken fest nach unten und ziehen an den verklebten Händen, die fest miteinander verbunden bleiben. ... Und nun sind die Hände wieder locker, der Druck läßt nach und Sie können die Hände ganz leicht voneinander lösen, die Arme nach unten nehmen und die Hände wieder frei bewegen."

Variation: Die Versuchsperson führt den „Test" als Selbstversuch durch, achtet dabei darauf, daß sie deutlich die Hände nach unten auf den Kopf drückt.

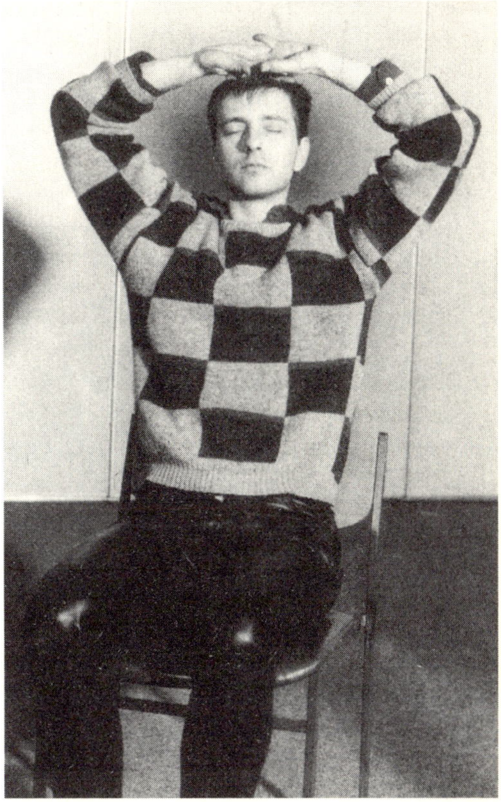

Abb. 5.2: Der Handfaltetest (1)

e) Erklärung des Phänomens
Die stark ineinander gefalteten Finger sind verhakt; bei gleichzeitigem Druck nach unten wird diese Verhakung zwischen den Fingerknöcheln vergrößert, die Finger pressen sich dabei gleichzeitig zusammen. Es handelt sich hier also um kein psychologisches, sondern ein mechanisches Problem.

Dadurch, daß die Versuchsperson die Anweisungen jedoch genau befolgt, bewirkt ihre Kooperation den Effekt.

Allein die bildhafte Beschreibung des Verklebens läßt den Eindruck einer Suggestion entstehen, wobei die wiederholte Instruktion des Unterdrückens jedoch nicht unerheblich ist.

f) Diskussion
Das Phänomen ist sofort nachvollzogen und überprüft; dem Patienten kann hier verdeutlicht werden, mit welchen einfachen Tricks die gefürchteten Show-Hypnotiseure wirkungsvolle Publikumseffekte erreichen können. Gleichzeitig erkennt der Patient, daß scheinbar Unerklärliches sehr einfache Gründe haben kann. Der Therapeut wird glaubhaft, denn der Patient hat auch hier erkannt, wie wichtig seine Kooperation ist. Gelingt der Versuch nicht, so wurde wahrscheinlich nicht gleichzeitig während des Auseinanderziehens nach unten gedrückt – oder die fleischigen Finger des Patienten verhinderten ein Gelingen; dies sind wieder Beweise, daß Außenfaktoren und Kooperationsbereitschaft wesentlich sind.

g) Übungshinweise

1. Formulieren Sie nur verbal-anschaulich die Instruktion (also nicht vormachen).
2. Üben Sie die Wortflüssigkeit bei der Instruktion.
3. Beobachten Sie das Herunterdrücken und geben Sie erst dann die Anweisung, zu ziehen.
4. Formulieren Sie die beiden Anweisungen

„drücken und ziehen" in kurzen Folgesätzen.

5. Bemerken Sie, daß diese Übung nur kurzzeitig wirkt; zu lange Instruktionen lassen ermüden und die Hände lösen.
6. Erklären Sie diese Wirkungen einem „Patienten" (Rollenspiel) und lassen Sie ihn entsprechende Eigenerfahrungen machen.
7. Führen Sie ein Patientengespräch (Rollenspiel) über die erlebten Wirkungen, mit dem Ziel, Angst vor Hypnose abzubauen.

5.5.3 Der Augen-Katalepsie-Test (1)

a) Vorbemerkungen

Von dieser Form gibt es unterschiedliche Varianten, die zur Aufklärung des Patienten dienen und als Test zur Reaktionsbereitschaft für Suggestionen benutzt werden.

b) Beschreibung des Effekts

Die Versuchsperson erhält die Instruktion, die Augen zu schließen und ist dann unfähig, sie „willentlich" wieder zu öffnen, bis der Versuchsleiter die Gegeninstruktion gibt.

c) Indikation und Grenzen

Diese Variante dient primär zur Aufklärung des Patienten, ähnlich wie die vorgenannten Übungen.

Grenzen sind dort zu sehen, wo die Versuchsperson in der Anamnese bezüglich Augenbelastungen (Krankheiten, Entzündungen etc.) auffällig sein kann. Bei Kontaktlinsenträgern sollte vorher abgeklärt werden, ob die Person ihre Augen stark nach oben drehen kann, ohne dabei Probleme zu bekommen.

d) Instruktion

„Sie sitzen ganz bequem und konzentrieren sich auf Ihre Augen. Bitte schließen Sie die Augen normal – und rollen den Augapfel nun nach oben – so, als wenn Sie oben aus dem Kopf raussehen wollten. Ja genau, fest nach oben schauen und deutlich bemerken, wie Sie die Augen nach oben drehen. Und nun auf einmal merken Sie, wie die Augenlider fest miteinander verklebt sind, ganz geschlossen. Sie schauen weiter nach oben und merken deutlich, wie fest verklebt die Augen sind. Sie versuchen sie nun zu öffnen und merken, es gelingt Ihnen nicht, so zugeklebt sind die Augen. ... Und dann schauen Sie ganz locker nach vorn und können die Augen wieder ganz einfach öffnen."

e) Erklärung des Phänomens

Hier handelt es sich um ein rein anatomisch erzeugtes Phänomen; allein durch das Hochrollen des Bulbus ist es anatomisch nicht mehr möglich, die Augen zu öffnen. Sobald jedoch die Augendrehung reduziert wird, gelingt das Öffnen wieder ohne Anstrengungen.

Die Versuchsperson kann dies auch im Eigenversuch testen und sich davon überzeugen, daß hier wiederum ihre Kooperation maßgeblich ist.

f) Diskussion

Wie bei dem vorhergehenden Test müssen zwei Bedingungen gleichzeitig erfüllt werden, um die gewünschte Wirkung eintreten zu lassen. Der Patient kann relativ schnell von der Harmlosigkeit der Hypnose überzeugt werden. Der Augenschluß sollte nur wenige Sekunden dauern, da er sonst zu unangenehm wird – oder die Versuchsperson wird ihre Augen zu früh öffnen.

g) Übungshinweise

1. Klären Sie mögliche Grenzen und Kontraindikationen im Rollenspiel ab, ohne dadurch bei der Versuchsperson/dem Patienten Vorbehalte oder Ablehnungen zu erwecken.
2. Üben Sie einfache Formulierungen.
3. Denken Sie an die Suggestion beider Verhaltensweisen.
4. Nehmen Sie eine verbale Verstärkung der Kooperation vor.
5. Rollenspiel: Gespräch mit ängstlichem Patienten und entsprechende Aufklärung mittels des Tests.

5.5.4 Das Kohnstamm-Phänomen

a) Vorbemerkungen

Hier handelt es sich um einen physiologischen muskulären Mechanismus. Kohnstamm (1927) selbst definiert das Phänomen: „Die vor und nach einer anstrengenden Muskelkontraktion trotz subjektiv gleicher Muskelspannungsempfindung unterschiedliche physikalische Kraftentwicklung“.

Das Kohnstamm-Phänomen ist gut dazu geeignet, eine positive Einstellung gegenüber Hypnose, Entspannung und der späteren Armlevitation zu bewirken. (Mitunter wird das Phänomen fälschlicherweise als „Test“ bezeichnet, wie z.B. von Svoboda, 1984.)

b) Beschreibung des Effekts

Die Versuchsperson erhält eine sehr einfache Instruktion zur Armleichtigkeit und erlebt diese fast verblüfft als ein deutliches unwillkürliches Armheben.

c) Indikation und Grenzen

Bei Patienten sehr gut geeignet, die das Gefühl der Leichtigkeit und Entspannung nur schwer erleben bzw. nachvollziehen können. Da es sich hier nicht um eine Suggestion handelt, ist die Übung mehr zur Vorbereitung verspannter oder ängstlicher Patienten zu empfehlen.

Grenzen liegen evtl. in starken motorischen Behinderungen des Patienten.

d) Instruktion

Die Versuchsperson steht mit ihrer Schmalseite ca. 30 cm entfernt zur Wand, wobei möglichst der Arbeitsarm der Wand zugeneigt sein sollte. Die Versuchsperson hebt ihren lang herabhängenden

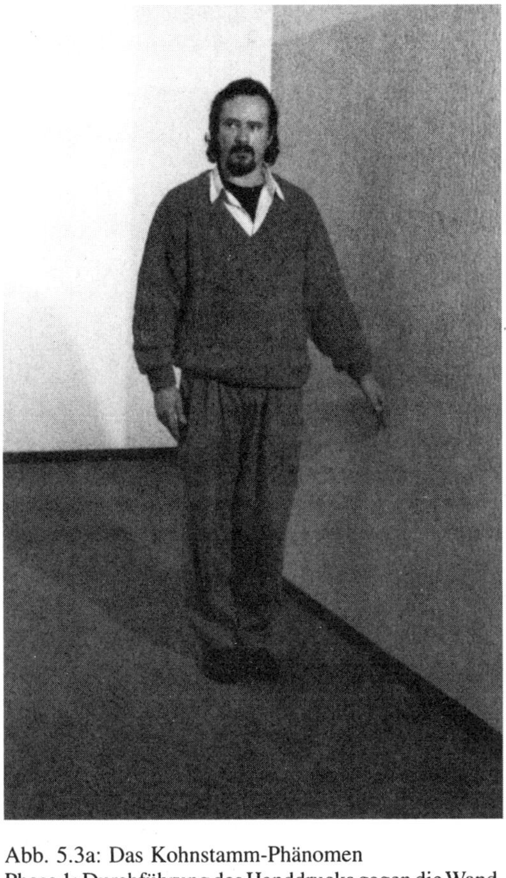

Abb. 5.3a: Das Kohnstamm-Phänomen
Phase 1: Durchführung des Handdrucks gegen die Wand.

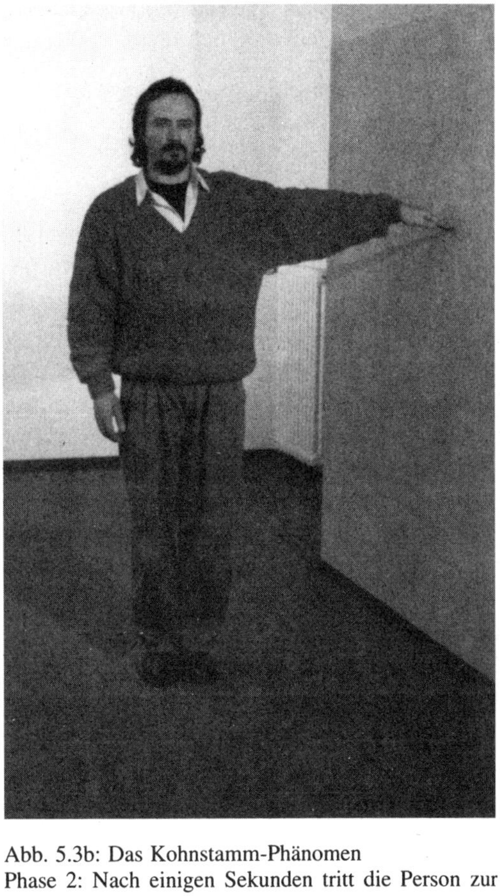

Abb. 5.3b: Das Kohnstamm-Phänomen
Phase 2: Nach einigen Sekunden tritt die Person zur Seite und der Arm hebt sich.

Arm seitlich leicht an, so daß dann der Handrükken an der Wand anliegt. Nun soll sie bei ausgestrecktem Arm nur mit dem Handrücken ca. 30 Sekunden gegen die Wand drücken; der Druck soll deutlich spürbar sein, jedoch ohne große Kraftanstrengung ausgeübt werden. Hier muß darauf geachtet werden, daß nicht aus der Hüfte heraus gedrückt wird, sondern nur mit der Armkraft.

Wenn der Versuchsleiter will, kann er nun einige „Suggestionen" der späteren Armleichtigkeit einstreuen; es reicht jedoch vollkommen aus, die Versuchsperson allein an den Druck des Handrückens gegen die Wand zu erinnern.

Nach Ablauf der Zeit wird die Versuchsperson gebeten, sich um ca. 90 Grad mit dem Arm von der Wand wegzudrehen und genau zu beobachten, was eintreten wird.

Die Versuchsperson spürt nun, wie sich ihr Arm langsam, wie von einer äußeren Kraft verursacht, nach oben bewegt; dabei ist das Gefühl der Leichtigkeit und Schwerelosigkeit deutlich wahrzunehmen und wird für einige Sekunden andauern, bis der Arm wieder von allein herabsinken wird.

e) Erklärung des Phänomens
Die Wirkung dieser Übung beruht auf dem Kohnstamm-Phänomen, was beinhaltet, daß jeder Muskel nach einer Kontraktion natürlicherweise entspannt – und dann durch den Antagonisten leicht ein „unwillkürliches" Anheben produziert wird.

f) Diskussion
Der verspannte Patient erlebt sofort eine deutliche Entspannung und das Gefühl der Armleichtigkeit kann für spätere Tests hier bereits gebahnt werden.

Da der Effekt so automatisch abläuft, ist jede Person schnell geneigt, dieses Phänomen als Suggestionswirkung anzuerkennen – wenn es der Therapeut zu diesem Erklärungszweck einsetzt.

Das Phänomen läßt sich auch im Sitzen produzieren, wenn z.B. bei Rollstuhlfahrern motorische Einschränkungen gegeben sind. Sogar bei Armbehinderungen läßt sich der Effekt im Sitzen mit den Beinen erzeugen.

g) Übungshinweise

Versuchen Sie allgemein, die in den vorhergehenden Übungen angesprochenen Grundvariablen weiter zu üben:
- klare, positive, anschauliche Formulierung
- Erwartungshaltung aufbauen
- genaue Beobachtung
- differentielle Verstärkung
- Nachbesprechung mit dem Patienten
- Aufklärung über die Auswirkungen der Kooperation des Patienten

5.6 Vortests zur Überprüfung der Suggestibilität

Die nachfolgend aufgeführten Übungen bedienen sich nicht mehr einfacher anatomischer „Tricks", um die Versuchsperson zu überzeugen, sondern hier werden eindeutig Suggestionen eingeführt, auf die die Versuchsperson reagieren soll.

Alle Tests dienen dazu, die Reaktionsbereitschaft auf derartige Instruktionen zu überprüfen. Gleichzeitig helfen sie natürlich, in der Diskussion mit dem Patienten, Vorbehalte abzubauen.

Übersicht der Vorbereitungstests zur Überprüfung der Suggestibilität:

- Der Handfaltetest (2)
- Der Augen-Katalepsie-Test (2)
- Der Augenrolltest
- Der Körper-Schwing-Test

5.6.1 Der Handfaltetest (2)

a) Vorbemerkungen
Es handelt sich hier um sehr einfache Instruktionen und Verhaltensweisen, die jede Versuchsperson nachvollziehen kann. Diese Übung ist sehr

alt und wird u.a. bereits bei Coué (1922) dargestellt.

b) Beschreibung des Effekts
Die Versuchsperson erhält die Instruktion, daß sie ihre vorgestreckten ineinandergefalteten Hände zusammengeklebt erlebt und nicht mehr voneinander lösen kann.

c) Indikation und Grenzen
Da es sich um eine äußerst einfache Übung handelt, ist sie stets ohne große Probleme realisierbar. Besonders bei skeptischen Versuchspersonen dient sie zur Überzeugung. Gleichzeitig erlebt die Versuchsperson, daß sie trotz der Unerklärbarkeit der Reaktion entspannt bleibt, denn sie selbst hat dieses Gefühl zulassen können.

Grenzen liegen evtl. bei Personen mit einer Symptomatik vor, die Immobilitätsängste einschließt, ebenso Behinderungen.

d) Instruktion
Die Übung kann im Sitzen oder Stehen ausgeführt werden. Die Formulierung orientiert sich hier an der von Hartland (1973):

„Falten Sie Ihre Hände ineinander, immer stärker ... und Sie werden fühlen, wie ihre Finger immer fester greifen.
Und während Sie das tun, ... entwerfen Sie bitte das Bild von einem schweren Metallschraubstock; stellen sich vor, die Backen werden immer enger und enger zusammengeschraubt, ... fester und fester.
Wenn ich nun bis fünf zähle, werden Ihre Hände zusammengefügt sein ... fester und fester ... und wenn ich die Zahl fünf erreicht habe, werden sie so eng zusammen sein, daß sie sich wie ein fester Metallblock anfühlen ... und es wird schwer sein oder sogar unmöglich für Sie sein, sie voneinander zu trennen. Eins ... fest verbunden ... zwei fester und fester ... drei sehr, sehr fest ... Ihre Hände fühlen sich an, als ob sie zusammengeklebt sind ... vier ... Ihre Handflächen sind fest zusammengefügt ... fünf ... sie sind so fest verbunden, daß es unmöglich sein wird für Sie, sie wieder voneinander zu trennen, bis ich nicht rückwärts bis drei gezählt habe ... je stärker Sie versuchen, die Handflächen zu trennen ... um so fester werden Ihre Finger auf Ihren Handrücken zudrücken ... und um so fester werden Ihre Hände verbunden sein."

Der Versuchsleiter zählt dann rückwärts, löst ab Zahl drei die Handverbindung auf und läßt die Versuchsperson dies dann sofort überprüfen.

Variationen: Nicht allen Patienten behagt diese Originalinstruktion Hartlands, da sie mit dem Schraubstock unangenehme Bilder verbinden. Entsprechend werden hier angemessenere Bilder gewählt wie z.B.: Wurzeln eines Baumes, die ineinander verflochten sind.

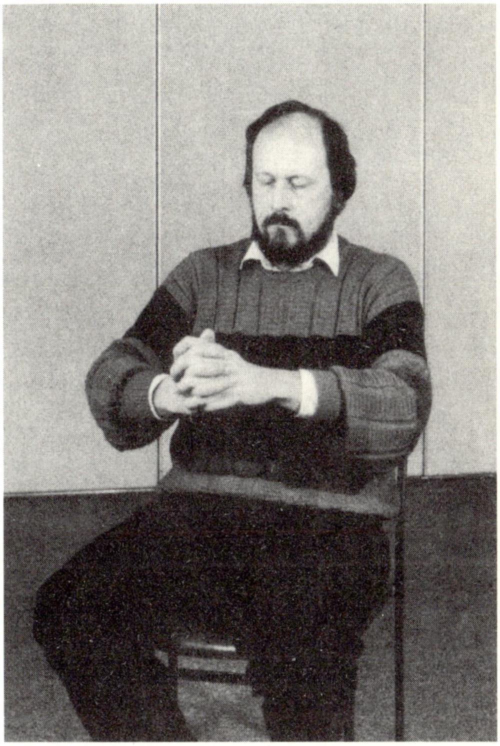

Abb. 5.4: Der Handfaltetest (2)

e) Erklärung des Phänomens
Hier wurden die unterschiedlichen Variablen zur Induktion eingesetzt (siehe Barber & DeMoore, 1972): Erwartungshaltung aufbauen, bildhafte Sprache, Wiederholungen, Rückmeldung, Verstärkung etc.(s. Tab. 6.1, S. 101).

f) Diskussion
Tritt die Wirkung nicht ein, so kann mit der Versuchsperson diskutiert werden, daß sie wahrscheinlich überstarke Phantasieerwartungen gegenüber einer Hypnosewirkung hat und sich willentlich auf das Experiment nicht einlassen will.

Falls die Versuchsperson die Hände verfrüht löst, kann ihr hier anschaulich gezeigt werden, daß nur ihre Kooperation und ihr Mitarbeitswille die Entstehung des Effekts bewirken können.

g) Übungshinweise

1. Nehmen Sie die vorgegebene Formulierung als Anregung und finden Sie andere für den Patienten passende Bilder.
2. Benutzen Sie eine Formulierung, in der Erwartungshaltungen aufgebaut werden, jedoch kein Zählen benutzt wird.
3. Versuchen Sie eine Instruktion zu geben, die trotz der Fülle von Verbalisierungen wenig Anspannung erzeugt.
4. Diskutieren Sie im Rollenspiel mit dem Partner dessen (verschiedene) Reaktionsweisen und Fragen dazu.

5.6.2 Der Augen-Katalepsie-Test (2)

a) Vorbemerkungen
Diese Form wird häufiger benutzt, da sie ein Test zur Suggestibilität ist; sie ist bei vielen Autoren zu finden (z.B. Cheek & LeCron, 1968). Da spätere Induktionen ebenfalls oft mit Augen-Instruktionen arbeiten, dient diese hier gut zur Vorbereitung bzw. auch zum Vortesten.

b) Beschreibung des Effekts
Die Versuchsperson erhält die Instruktion, die Augen zu schließen und kann sie dann auf Anweisung des Versuchsleiters nicht mehr öffnen, bis die Gegeninstruktion gegeben wird.

c) Indikation und Grenzen
Im Gegensatz zur ersten Variante, in der quasi ein Showeffekt enthüllt wurde, wird nun Suggestibilität überprüft, also das Eingehen der Versuchsperson auf ungewohnte Erlebnisse und Erfahrungen.

Grenzen sind bei Personen mit Augenbelastungen und bei Kontaktlinsenträgern, evtl. bei Kontrollverlust-Ängsten zu bedenken.

d) Instruktion
Die Formulierung folgt hier dem Vorschlag von Cheek und LeCron (1968, S. 25); die Versuchsperson wird gebeten, die Augen zu schließen.

„... Nun sind Ihre Augenlider fest geschlossen, zusammengedrückt; und ich werde nun bis drei zählen und Sie werden dann nicht in der Lage sein, Ihre Augen zu öffnen. Warten Sie, bis ich Ihnen sage, daß Sie es intensiv versuchen sollen – und dann werden Sie es stark probieren. Aber je stärker Sie es ausprobieren, die Augen zu öffnen, um so mehr kleben die Augenlider zusammen. (Das bewirkt das Gesetz des umgekehrten Effekts.) Eins, Ihre Augenlider werden nun zusammenkleben, fest zusammenkleben, kleben fester und fester zusammen. Zwei, nun ist es so, als ob die Lider wie zugeschweißt sind, zu einem Stück geschweißt und Sie können sie gar nicht öffnen, zugeschweißt. Drei, die Lider sind nun zugeschlossen, fest verschlossen. Versuchen Sie nun, sie zu öffnen, aber es gelingt Ihnen nicht; sie sind verschlossen, fest, fest. Nun hören Sie auf mit den Versuchen. Nun sind sie wieder frei und Sie können sie öffnen."

e) Erklärung des Phänomens
Hier wird deutlich erfahren, wie reine verbale Beeinflussungen eine scheinbare Unbeweglichkeit erzeugen. Der Effekt wird von Cheek und LeCron (1968) großartig als „Katalepsie" be-

schrieben, macht jedoch deutlich, daß es sich hier bestimmt nicht um eine Starre handelt, sondern vielmehr um ein unwillkürliches „Nicht-Wollen".

Das erwähnte „Gesetz des umgekehrten Effekts" (s.o.) erklärt sich dabei von selbst.

Die Wirkung tritt aber auch auf, weil die Versuchsperson hier durch ihre Motorik das Eintreten des Verhaltens konkret verifizieren kann; die dadurch gewonnene positive Rückmeldung erzeugt bei ihr wiederum Zustimmung und verstärkt ihre Kooperation weiterhin.

f) Diskussion

Die obige Formulierung macht den älteren Sprachstil früherer Instruktionen deutlich; gegenwärtige Verbalisierungen sind teilweise knapper und permissiver. Wesentlich ist jedoch hier die (methodisch relevante) plastische Formulierungsweise, die im ersten Satz eine deutliche Erwartungshaltung aufbaut, die stufenweise durch das Zählen gesteigert wird.

Deutlich wird nun auch – im Gegensatz zu den vorherigen Übungen – daß der Therapeut die Instruktion bewußt rückgängig macht (siehe letzter Satz der Instruktion). Der Patient würde seine Augen zwar wenige Sekunden nach Instruktionsende von allein öffnen, der Therapeut sollte sich jedoch gleich daran gewöhnen, die von ihm verursachten Phänomene am Ende der Instruktion wieder aufzuheben. Dies ist eine reine Vorsichtsmaßnahme, da sehr suggestible Versuchspersonen das suggerierte Verhalten auch einige Zeit über das Instruktionsende hinaus beibehalten könnten und sich dann nicht nur beeinträchtigt, sondern bestimmt manipuliert fühlten.

g) Übungshinweise

1. Benutzen Sie die Formulierungen nur sinngemäß und finden Sie eigene Worte.
2. Stimmen Sie die Formulierungen auf Wünsche der Versuchsperson ab, wenn diese nur unangemessen reagiert.
3. Führen Sie ein diagnostisches Gespräch und gestalten Sie daraufhin die neue Instruktion.
4. Versuchen Sie bei der Fülle der Anweisungen eine ruhige Sprechweise, die trotz der klaren Instruktionen relativ viel Freiraum läßt.

5.6.3 Der Augenrolltest

a) Vorbemerkungen

Viele Suggestibilitäts-Tests arbeiten mit Arm- oder Augenbewegungen; wahrscheinlich sind das die erfolgreichsten Effektororgane für Suggestionen, deren Wirkungen die Versuchsperson schnell überprüfen kann.

Spiegel (1970) entwickelte ein *Hypnotic Induction Profile* (HIP). Die darin benutzte Aufgabe „Augenrollen" wurde von ihm als gesonderter Test entwickelt (Spiegel, 1976).

b) Beschreibung des Effekts

Die Versuchsperson erhält die Instruktion, die Augen nach oben zu rollen; bei gleichzeitigem Augenschluß kann der Versuchsleiter dann an der Bulbusdrehung die Stärke der Hypnotisierbarkeit ermitteln.

c) Indikation und Grenzen

Es handelt sich hier um ein schnelles Verfahren; es besteht eine hohe Korrelation zwischen den Testwerten und der Hypnotisierbarkeit.

Grenzen sind wohl nur durch Ablenkungen des Patienten gegeben; eventuell können Beeinträchtigungen bei Kontaktlinsenträgern auftreten.

d) Instruktion

Die Instruktion wurde übernommen von Spiegel (1976, S. 468):

„Halten Sie den Kopf so, daß Sie geradeaus schauen.
Während Sie den Kopf in dieser Position halten, schauen Sie nach oben zu Ihren Augenbrauen – und nun zu der Oberseite Ihres Kopfes hoch (Aufwärtsblick).
Während Sie nun weiter hochsehen, schlie-

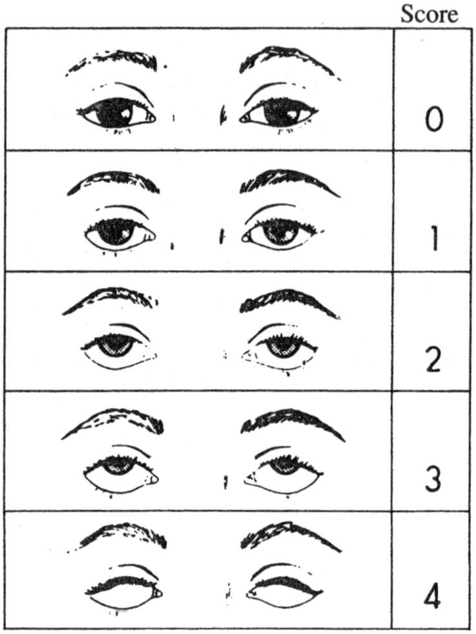

Abb. 5.5a: Augenrolltest zur Hypnotisierbarkeit
Das Ausmaß des sichtbaren Weiß der Skleren und des Unterrandes der Hornhaut ist ein Indikator für die Hypnotisierbarkeit.

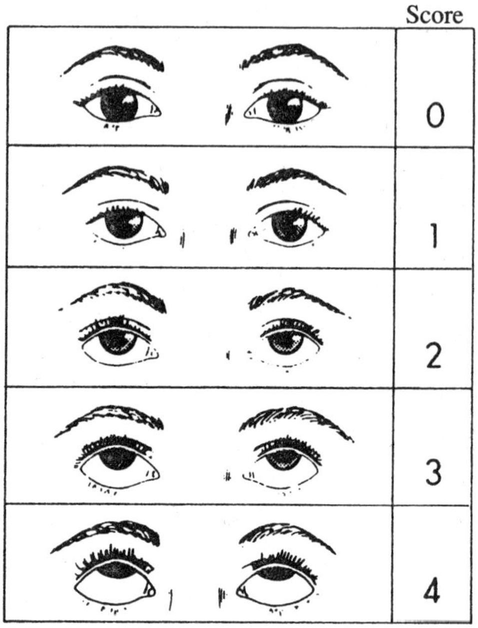

Die Abbildung dient als Vergleichsskala (aus: Spiegel und Spiegel, Trance and treatment. Washington: American Psychiatric Press, 1987, S. 52 u. 54).

ßen Sie gleichzeitig dabei langsam die Augenlider.
Nun öffnen Sie Ihre Augen und lassen Sie Ihre Augen wieder zurück in die Blickrichtung kommen."

e) Erklärung des Phänomens
Der Testwert ist abhängig von dem Anteil der Skleren, der zwischen Unterlid und Iris sichtbar wird. Je mehr Augenweiß durch das Augenrollen sichtbar wird, um so bessere Ergebnisse werden erzielt.

Bei der Auswertung kommen dann noch Bewertungspunkte hinzu, die sich aus dem „Schiel-Anteil" ergeben: je mehr die Versuchsperson dabei nicht nur hochdreht, sondern auch noch unwillkürlich nach innen dreht (schielt), um so stärker wird sie auf spätere Suggestionen reagieren.

Der vertikale Blick nach oben ist mit Alphawellen im EEG verbunden, die ein Hinweis auf Entspannung sind (Wallace, 1970; Mulholland & Evans, 1966).

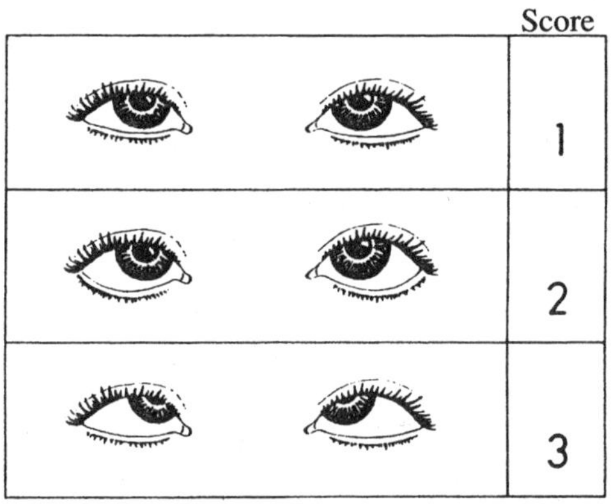

Abb. 5.5b: Augenrolltest (Schielen)
Mitunter tritt während des Augenrollens ein Schielen auf, das nach Spiegel und Spiegel (1976, 1987) ein Indikator für die Hypnotisierbarkeit ist.
Die Abbildung dient als Vergleichsskala (aus: Spiegel und Spiegel, 1987, S. 55).

f) Diskussion
Dieser Test kann nur ein grobes Orientierungsmaß erbringen, da nur eine Aufgabe abgerufen wird, welche in sich schwer quantifizierbar ist. Mit diesen Einschränkungen wird gleichzeitig der Vorteil geboten, relativ schnell und problemlos Informationen zur Suggestibilität einzuholen.

g) Übungshinweise
Die Übung besteht hier nicht im Training einer Instruktion, sondern in der Beobachtung der nur für einen kurzen Moment bis zum Lidschluß sichtbaren Augenstellung.

5.6.4 Der Körper-Schwing-Test

a) Vorbemerkungen
Der Körper-Schwing-Test wird in zahlreichen Lehrbüchern in unterschiedlichen Varianten aufgeführt. Er ist mit der älteste Test zur Überprüfung der Suggestibilität und Anwendungen sind bereits bei Coué (1922) zu finden.

b) Beschreibung des Effekts
Die aufrechtstehende Versuchsperson erhält die Instruktion, ihre Körperschwingungen wahrzunehmen, die schließlich so stark werden, daß die Versuchsperson hintenüberfällt.

c) Indikation und Grenzen
Anwendung des Verfahrens zur Testung der Suggestibilität, aber auch, um die Beziehung zwischen Therapeut und Patient zu verbessern: durch Körpernähe und gemeinsame Aktionen beim Test kann eine etwas engere Beziehung entstehen. Gleichzeitig wird der Test als Vertrauensübung wichtig, da die Versuchsperson lernt, sich hintenüberfallen lassen zu können, um sofort sicher vom Versuchsleiter aufgefangen zu werden.

Grenzen sind durch körperliche Behinderungen gegeben. Bei neurologischen Erkrankungen, die mit Beeinträchtigung des Gleichgewichts verbunden sind, wie z.B. Abasie und Astasie, ist eine Kontraindikation gegeben.

In engen Räumen wird die Durchführung problematisch sein. Bitte generell darauf achten, daß besonders der Versuchsleiter ausreichend Bewegungsfreiheit hat, um hinter die Versuchsperson treten und sie auffangen zu können.

d) Instruktion
Alle Versuche werden stehend durchgeführt. Wichtig ist, daß die Versuchsperson gerade und mit enggeschlossenen Füßen steht und die Hände dabei nach unten hängen.

1. Variante: nach hinten fallen
Der Versuchsleiter befindet sich hinter der Versuchsperson, legt seine Hände auf deren Schultern. Die Versuchsperson soll nun einen Punkt an der Decke mit ihren Augen fixieren und soll vollkommen steif stehen. Dabei bewegt der Versuchsleiter mit seinen Händen die Versuchsperson sacht und kaum von der Versuchsperson wahrnehmbar vor- und rückwärts, um ihr Gleichgewicht zu stören. Nach einigen Sekunden soll die Versuchsperson die Augen schließen.

„Sie stellen sich nun vor, daß Sie ein Brett sind, steif wie ein Brett ... Ihre Knie sind steif ... der gesamte Körper ist vollkommen steif...Während Sie Ihre Augen geschlossen halten, schauen Sie dabei trotzdem weiter nach oben.
Sie werden gleich bemerken, daß Sie langsam aber deutlich nach hinten fallen ... Sie werden da eine Kraft spüren, die Sie immer weiter nach hinten zieht, immer weiter zu mir hin.
Sie schwingen immer stärker und fühlen immer mehr diesen Zug nach hinten zu mir hin, ganz unwiderstehlich ... Sie fallen immer stärker und stärker ... ich werde Sie sicher auffangen ... Sie fallen immer weiter nach hinten ... fallen nach hinten."

Der Versuchsleiter fängt nun die Versuchsperson an den Schultern sicher ab; falls sie nicht von allein die Augen öffnet, so erhält sie nun die Instruktion dazu.

2. Variante: nach hinten fallen
Die Versuchsperson steht wie in der vorigen Übung gerade, der Versuchsleiter befindet sich im rechten Winkel zu ihr an ihrer linken Seite und hat seinen rechten Arm so ausgestreckt, daß er mit der Kante des Zeigefingers seiner ausgestreckten offenen Hand (Handfläche nach unten) den Nacken der Versuchsperson leicht berührt. Durch den abgespreizten Daumen nimmt der gesamte Zeigefinger den Kontakt mit dem Nacken der Versuchsperson auf.

Die Instruktion ähnelt der vorgenannten:

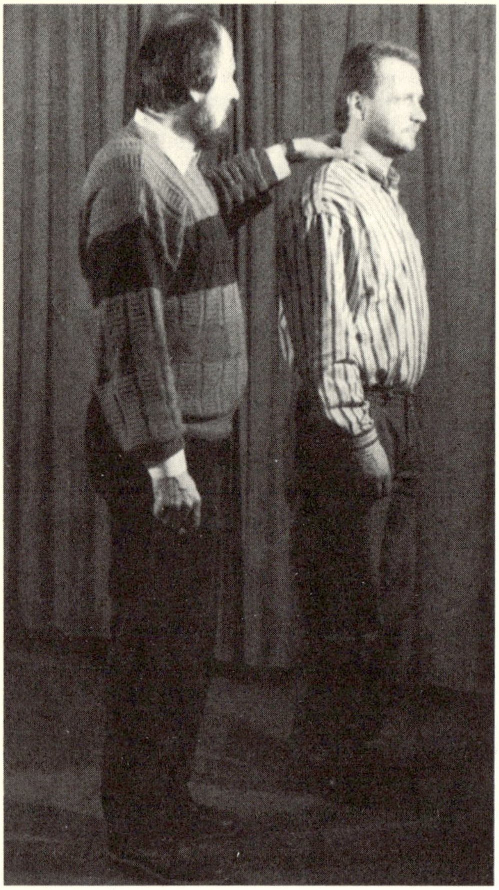

Abb. 5.6a: Der Körper-Schwing-Test
Position des Therapeuten bei der Suggestion der Schwingungen.

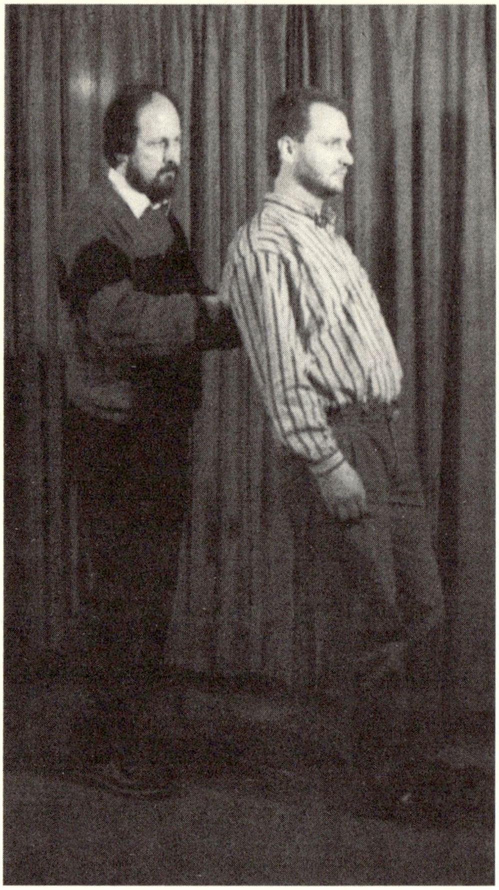

Abb. 5.6 b: Der Körper-Schwing-Test
Position des Therapeuten beim Auffangen des Patienten.

„Sie fühlen sich steif wie ein Brett (Eisenstange etc.), der gesamte Körper ist ganz steif und gerade (etc., wie Variante 1) und Sie stellen sich vor, während das Brett ganz steif ist, daß unten in Ihren Hacken ein Gelenk, ein Scharnier ist, um das dieses Brett schwingen und wackeln kann; nur um diesen Drehpunkt in Ihren Hacken. Sie merken deutlich, wie Sie anfangen werden, mit dem ganzen Körper zu schwingen, der steif ist wie ein Brett ... und Sie merken, wie diese Schwingungen immer stärker werden ...“
(Der Versuchsleiter nimmt diese Schwingungen optisch wahr und spürt sie auch deutlich mit seiner Hand am Nacken der Versuchsperson; entsprechend verstärkt er diese Schwingungen kontingent verbal und durch ganz leichtes Drücken und Nachgeben mit seiner Handkante.)
„Sie spüren weiter die Schwingungen des Bretts, das immer mehr schwankt und immer deutlicher nach hinten schwankt, bis es nachher nach hinten umfallen wird ...“.

Bei stärkeren Schwankungen tritt dann der Versuchsleiter mit einem Schritt hinter die Versuchsperson und gibt dabei seine Instruktionen weiter, um die Versuchsperson dann an den Schultern aufzufangen etc.

3. Variante: nach vorn fallen
Versuchsperson und Versuchsleiter stehen sich nun ungefähr auf Armlänge gegenüber. Die Versuchsperson erhält die Instruktion, dem Versuchsleiter die ganze Zeit fest in die Augen zu sehen, ohne zu zwinkern oder sich ablenken zu lassen. Der Versuchsleiter nimmt ebenfalls eine Augenfixation vor, indem er auf die Nasenwurzel der Versuchsperson starrt, am besten mit einem unfixierten Blick, der diese Blickform erleichtert.

Die Verbalsuggestionen sind nun mit den vorhergehenden identisch, wobei das Vorwärtsschwingen differentiell verstärkt wird, bis es dann eintritt und die nach vorn fallende Versuchsperson an den Schultern aufgefangen wird.

e) Erklärung des Phänomens
Die Körperhaltung wird so hergestellt, daß durch das Geradestehen mit geschlossenen und eng zusammenstehenden Füßen und durch den hohen Körperschwerpunkt eine relativ instabile Lage erreicht wird. Dabei kommt es sehr schnell zu kleinen Körperschwankungen, die nun weiter verstärkt werden.

In der ersten Variante wird dies sehr handgreiflich vorgenommen, während in der zweiten nur noch wenige Hilfen gegeben werden, die dann in der dritten Variante gänzlich entfallen. Insgesamt wird dadurch eine leichte vestibuläre Irritation vorgenommen, die der Versuchsperson auch Veränderungen in anderen Wahrnehmungskanälen nahelegt, was es ihr dann um so mehr erleichtert, sich auf diese Suggestionen einzulassen.

In der ersten Variante wird zusätzlich durch den Augenschluß eine Desorientierung bewirkt, die zur Begünstigung der Reaktionen beiträgt.

f) Diskussion
Die erste Variante ist deutlich die leichteste, da der Motorikanteil des Versuchsleiters sehr hoch ist; in der zweiten Variante bekommt der Versuchsleiter nur noch minimale taktile Informationen über seine Hand am Nacken der Versuchsperson und hat diese gleichzeitig sacht motorisch zu verstärken. Andererseits hat er nun den Vorteil, neben der Versuchsperson zu stehen und die Schwingungsamplituden deutlicher sehen zu können. Die dritte Variante ist für viele Versuchsleiter die schwierigste, da sie nur mit rein verbalen Suggestionen und Verstärkungen arbeitet.

Differentielle Verstärkungen: Anfangs soll jede motorische Kooperation in Form des Schwingens verstärkt werden, bis dann primär die Schwingungen in Fallrichtung besonderer Verstärkung bedürfen. Dies wird erreicht durch die stärkere Hervorhebung der Richtung durch differentielle Formulierung und Tonfall.

Auffangen der Versuchsperson: Die Versuchsperson muß immer vollkommen sicher sein, aufgefangen zu werden; deshalb sollte der Versuchsleiter stets in knapper Armlänge von ihr entfernt sein. Wenn der Versuchsleiter in Variante 2 hinter sie tritt, so signalisiert das bereits einiges an Sicherheit. In Variante 3 wird der Versuchsleiter langsam die Arme anheben, um sein Auffangen zu signalisieren – und damit weiter die Bewegung nach vorn verstärken. Die Versuchsperson sollte stets an den Schultern aufgefangen werden, da hier selbst von einem kleinen und muskelschwachen Versuchsleiter oder einer kleinen zierlichen Frau aufgrund der Hebelgesetze minimale Kräfte aufgebracht werden müssen, auch wenn die Versuchsperson groß und massig ist.

Gleichzeitig sollte man die Versuchsperson nicht zu weit fallen lassen – etwa 20–30 cm reichen vollkommen aus –, sonst kann das Auffangen einige Kraftanstrengung kosten. Schließlich soll die Versuchsperson ja ihr Sicherheitsgefühl beibehalten.

g) Übungshinweise

1. Üben Sie die Varianten in den hier angeführten aufsteigenden Schwierigkeitsgraden.
2. Benutzen Sie bei unterschiedlichen Versuchspersonen verschiedene Bilder der Körpersteifigkeit (zur Schulung der bildhaften Formulierungen).
3. Achten Sie besonders auf die differentielle Verstärkung der Fallrichtung.
4. Falls simultane verbale und motorische Rückmeldungen noch zu schwer zu realisieren sind:
   Üben Sie nur bei Variante 1 bzw. 2 die motorische Rückmeldung durch die Kör-

perberührungen; Variante 2 stellt dabei höhere Anforderungen.

5. Üben Sie die Sicherheit des Versuchsleiters beim Abfangen der Versuchsperson, indem dies ohne jegliche Suggestion probiert wird – besonders mit Versuchspersonen von unterschiedlicher Größe und Gewicht. Besonders kleine und muskelschwache Versuchsleiter sind hier angesprochen.
(Hier ist jedoch kein Muskeltraining gemeint, sondern es ist die Versuchsperson im richtigen Neigewinkel am optimalen Hebelpunkt der Schultern abzufangen.)
6. Üben Sie nun erst die dritte und schwierigste Variante.

Kapitel 6

Die Induktion der Hypnose – Theoretische Einführung

> Jeder nach seinen Fähigkeiten,
> jedem nach seinen Bedürfnissen.
>
> Karl Marx (1818–1883)

In diesem Kapitel wird anfangs definiert, worin die Einleitung der Hypnose besteht. Wie aus den vorhergehenden Kapiteln deutlich wurde, stellt Hypnose ein sehr vielschichtiges Phänomen dar. Deshalb werden die zahlreichen Faktoren recht ausführlich vorgestellt, durch die die Hypnoseeinleitung beeinflußt wird.

6.1 Definition der Induktion

Unter Induktionsverfahren sind jene Methoden und Suggestionen zu verstehen, die eine Hypnose einleiten; dies beinhaltet das, was allgemein mit „Hypnotisieren" bezeichnet wird. Ausgangspunkt ist dabei, für den Patienten eine Grundsituation zu schaffen, in der er bereit ist, sich auf die Instruktionen des Therapeuten einzulassen. Selbstverständlich ist dabei, daß Störvariablen wie Geräusche, Raumbeeinträchtigungen oder unbequeme Sitzgelegenheit ausgeschaltet wurden und der Patient nun seine Bereitschaft bekundet, mitarbeiten zu wollen.

Da fast alle Induktionen mit Entspannungsformen beginnen, wird Hypnose generell zu den trophotropen, also den Organsimus vor Überlastung schützenden Verfahren gerechnet; es erfolgen hier vegetative Umschaltungen (Hess, 1957; Stocksmeier, 1984). Dies kann sich jedoch nur auf diese Anfangsphase beziehen, da weiteres physiologisches Verhalten sehr stark von den Instruktionen abhängt.

Definition der Hypnose-Induktion

„Eine Induktionstechnik ist jede interpersonale Prozedur, in welcher ein Individuum versucht, bei einem anderen Trance-Phänomene hervorzurufen. ... Ein Induktionsvorgehen kann weitgehend als nahezu alles definiert werden, das eine Person dazu bringt, aufmerksam zu sein .... In einem formaleren Sinn ist die Induktionstechnik eine Zeremonie, die wissentlich von einer Person benutzt wird, um einer anderen Person eine Botschaft zu überbringen, daß es nun Zeit ist, vom gewöhnlichen Bewußtsein in einen Trance-Zustand überzugehen." (Spiegel & Spiegel, 1980, S.134)

Diese Induktionsvorgänge bestehen typischerweise aus bestimmten – meist standardisierten – Serien von Suggestionen, also verbalen Beeinflussungen.

Von vielen Autoren früherer Werke und auch meist in der Klinischen Fachliteratur wird angenommen, daß allein diese Induktionstechniken oder Formulierungen es bewirken, eine Person bestimmte Inhalte erleben zu lassen oder sich entsprechend so zu verhalten, daß man von Trance-Phänomenen sprechen kann.

In seinen sehr umfangreichen und detailliert ausgefertigten Experimenten konnte Barber (1969) nachweisen, daß Tranceverhaltensweisen auch ohne Hypnose-Instruktionen erreicht werden können und von zahlreichen Faktoren abhängig sind.

Barber ist es zu verdanken, daß er in seinen vielseitigen Experimenten nicht nur das Wesen der Hypnose untersucht, sondern auch erforscht, durch welche Faktoren „tatsächlich" derartige Tranceverhaltensweisen hervorgerufen werden. Die „typische" Hypnose-Induktion ist dennoch eine kontrollierte und weitgehend standardisierte Einleitungsbedingung und unterscheidet sich somit von anderen Instruktionsformen, die analoges Verhalten evozieren können.

6.2 Forschungsergebnisse zur Induktion

Barber und De Moor (1972) konnten durch Experimente insgesamt 8 Variablen herausfiltern, die im Induktionsprozeß bedeutsam sind. Einige davon werden von erfahrenen Therapeuten seit langem realisiert.

Neben diesen 8 vorausgehenden Variablen nehmen Barber und De Moor die Wirksamkeit weiterer Mediatorvariablen wie Einstellungen, Motivation und Imagination an, bis schließlich in Abhängigkeit davon „hypnotisches" Verhalten auftritt.

Zu berücksichtigen ist dabei, daß die Ergebnisse in der experimentellen Hypnoseforschung gewonnen wurden und jeweils standardisierte Bedingungen enthalten mußten. Entsprechende Aussagen über eine klinische Population von psychisch gestörten Patienten, die sehr individuelle Instruktionen erhalten, können davon jedoch weitgehend abgeleitet werden. Die nachfolgende Darstellung orientiert sich somit an den von Barber aufgestellten Variablen und wird durch relevante Beispiele und Hinweise aus der klinischen Praxis des Autors ergänzt.

6.2.1 Induktionsvariablen

Die Zusammenhänge dieser einzelnen Variablen sind in einer Übersicht in Tabelle 6.1 dargestellt.

Nachfolgend sind die Untersuchungsergebnisse zu den einzelnen für die Induktion relevanten Variablen aufgeführt. Da es sich vorwiegend um experimentalpsychologische Ergebnisse handelt, wird hier von „Versuchspersonen" und nicht von „Patienten" berichtet.

6.2.1.1 Definieren der Situation als Hypnose

Allein die Information an den Klienten, daß es sich gleich um eine Hypnosesituation handeln wird, kann ausreichen, um bei ihm eine Reaktion auf die Testsuggestionen zu bewirken; Versuchspersonen, die nur die Information wie z.B. „Lernexperiment" erhalten, zeigen dagegen bei gleichen Suggestionen weniger sinngemäße Reaktionen (Barber & Calverley, 1964b). Hier kann gefolgert werden, daß primär die Annahme und Erwartungshaltung bezüglich vorhandenen Wissens über Hypnose dieses Verhalten begünstigt.

So sehr dies im experimentellen Bereich ernüchternd sein kann, um so bedeutsamer mag es für die klinische Praxis sein: der Patient mit der Erwartung, Hypnose zu erhalten, wird danach in einem weit größeren Maße reaktions- und kooperationsbereit sein als ein Patient mit neutraler Erwartungshaltung.

6.2.1.2 Abbau von Ängsten und Fehleinstellungen

Einige Patienten haben Vorurteile oder Ängste, wenn sie die Information bekommen, daß Hypnose bei ihnen angewandt werden soll. Sie werden sich auf die Intervention zu Recht nicht einlassen wollen und bedürfen vielmehr intensiver Aufklärung über die Wirkung der Hypnose.

So ist es generell wichtig, daß die meisten Patienten bei der Planung einer Hypnose-Anwendung befragt werden, welchen Wissensstand sie über Hypnose haben, und welche Informationen sie benötigen. In diesem Gespräch sollte dann ausführlich über entsprechende Fehleinstellun-

Tabelle 6.1: Induktionsvariablen, Mediatorvariablen, Folgevariablen (nach Barber, Spanos & Chaves, 1974, S. 20)

Variablen, verbunden mit der Induktionsprozedur	Mediator-variablen	Mediator-variablen	Folgevariablen
1. Definition der Situation als Hypnose 2. Abbau von Ängsten und Fehleinstellungen 3. Absicherung der Kooperation 4. Bitte an die Person, die Augen geschlossen zu halten 5. Suggerieren von Entspannung, Schlaf und Hypnose 6. Ausfeilen und Variieren der Formulierungen und des Tonfalls der Suggestion 7. Verbindung von Suggestion mit aktuellen Ereignissen 8. Vorbeugen oder Uminterpretieren von Fehlern der Versuchsperson/ des Patienten bei Suggestionen	Positive Einstellungen, Motivationen, Erwartungs–haltungen	Denken und Imaginieren mit den Suggestionen	1. Reaktionsbe–reitschaft auf Testsuggestionen (zur Armlevitation, Glieder- oder Körperstarre, Altersregression, Analgesie, Halluzination, Amnesie, etc.) 2. „Hypnotisches" Aussehen 3. Veränderung der Körpergefühle 4. Berichte, hypnotisiert worden zu sein

gen und Falschinformationen gesprochen werden. Die bereits in Kapitel 5 genannten Vorübungen mit dem Patienten dienen diesem Angstabbau und der näheren Patienteninformation. Besonders wichtig ist dabei, daß er erfährt, daß er weiterhin seinen Willen behalten kann und daß er nach wie vor alles selbst steuern kann. Einige Untersuchungen, wie die von Cronin, Spanos & Barber (1971), bestätigen, daß das angstreduzierende Vorgespräch eine eindeutige Verbesserung der hypnotischen Reaktionsbereitschaft bewirkt.

Nur in wenigen Ausnahmefällen sollte man die Vorinformation zur Hypnose nicht geben, indem anstatt des Terminus „Hypnose" ein Synonym wie „Entspannung" oder „Vorstellungsübung" benutzt wird, so bei sehr undifferenzierten und einfach strukturierten Patienten, deren durch Vorurteil erzeugte Ängste (siehe Comics, Regenbogenpresse, Weltmeisterschaften im „Hypnotisieren" etc.) stärker sein werden als die seriöse verbale Überzeugungskraft eines Therapeuten. Hier würden unnötig überstarke Widerstände aufgebaut werden, die kaum lösbar wären.

6.2.1.3 Absichern der Kooperation

Entgegen aller Vorurteile ist die Kooperation des Patienten unerläßlich. Falls dieser eine überaus passive oder ablehnende Haltung zeigt und dem Therapeuten alle Aktivitäten zusprechen will, wird Hypnose nicht wirksam werden (Wolberg, 1948).

Also gilt es, den Patienten auch hier zu informieren, daß seine Mitarbeit von äußerster Wichtigkeit ist. Indem er mit seinen Vorstellungsbildern aktiv und möglichst lebhaft kooperiert, kann die Induktion um so erfolgreicher verlaufen. Besonders ist hier im Vorgespräch darauf hinzuweisen, daß nicht der Wille des Therapeuten wirksam ist, sondern die aktive Kreativität des Patienten (Bowers & Bowers, 1972). Mit dieser wissenschaftlichen Erkenntnis wird gleichzeitig eine besondere inhaltliche Wertzuweisung geschaffen, die sicherlich eine zweideutige Instruktion ist: Hypnose hat nichts mit Willenlosigkeit, sondern mit Kreativität des Patienten zu tun. Wer will unter einer solchen Prämisse dann nicht kreativ sein? In dem Märchen „Des Kaisers neue Kleider“ von Hans Christian Andersen verfahren die Webergesellen übrigens analog.

Aufgabenmotivierende Instruktionen

Durch seine „aufgabenmotivierenden“ Instruktionen (Barber, 1969) bewirkt der Therapeut zusätzlich eine gesteigerte Reaktionsbereitschaft, wie z.B. durch folgende Formulierung:

„Wenn Sie diese Übung ausprobieren, dann werden Sie sehr schnell merken, wie leicht und wie normal das eigentlich ist, sich Bilder und Situationen vorzustellen und solche Erfahrungen zu machen, die sonst für Sie vielleicht außergewöhnlich sind.“

Auch hier helfen entsprechende Vorübungen, dem Patienten zu verdeutlichen, worauf es ankommt. Gleichzeitig wird durch die Anamneseerhebung zur Hypnose (s. Kap. 4 „Planung und Vorbereitung der Hypnosesitzung“) abgeklärt, welche Vorstellungsbilder benutzt werden sollen; in diesem Gespräch kann sich bereits sehr deutlich abzeichnen, wie plastisch sich der Patient bestimmte Bilder oder Sinnesmodalitäten erinnerbar und damit für die Hypnose abrufbar machen kann.

6.2.1.4 Bitte an die Person, die Augen geschlossen zu halten

Nahezu allen Induktionsformen ist gemeinsam, daß der Patient die Instruktion erhält, die Augen zu schließen – oder er bekommt die Instruktion/Suggestion, daß die Augenlider immer schwerer werden, bis sie schließlich zufallen.

Barber und Calverley (1965 a) konnten hier nachweisen, daß auch bei geöffneten Augen einfachere Suggestionen oder solche mit motorischen Komponenten ebenfalls gleichwertig realisiert werden können.

Aus eigener Anschauung erleben wir jedoch, daß Konzentration und Entspannung wesentlich besser gelingen, wenn möglichst wenige störende Wahrnehmungen erfolgen. Entsprechend versuchen wir uns bei besonders schwierigen Aufgaben z.B. durch Augenschließen abzuschirmen. Bei entsprechenden „Vorstellungsaufgaben“ wie bei der Altersregression ist es somit besonders wichtig, „für sich zu sein“, um die eigene imaginierte Bilderwelt nicht durch Außenreize gestört zu bekommen.

6.2.1.5 Suggerieren von Entspannung, Schlaf und Hypnose

Von alters her enthalten alle Hypnose-Induktionsformen Formulierungen von Entspannung und Schlaf; da früher angenommen wurde, daß es sich hier um eine Art Schlaf handelt, sind dann möglicherweise unreflektiert irrelevante Praxen übernommen worden.

In ihren Experimenten mit unterschiedlichsten Konstellationen der Instruktion (Entspannung, Hypnose, Kombination beider) zeigen Barber und Calverley (1965a, 1965b) auf, daß die Kombination der Instruktionen signifikant höhere Suggestionsreaktionen bewirkt als allein die Information, Hypnose zu erhalten.

Die Vertreter der traditionellen Ansicht, daß Hypnose ein besonderer „Zustand des Bewußtseins, ein Trancezustand" ist, meinen, daß diese besonderen Entspannungsinstruktionen dazu führen, in den Trancezustand zu gelangen. Barber, Spanos und Chaves (1974, S. 25) widerlegen dies jedoch fundiert experimentell:

Untersuchungsergebnisse zur Suggestion „Entspannung"

- Die Suggestion der Entspannung (Müdigkeit, Schläfrigkeit etc.) bewirkt nur bei einigen Versuchspersonen Entspannung, die auch physiologisch nachgemessen werden kann (Barber & Hahn, 1963).
  Demgegenüber ist diese anfängliche Entspannung nicht mehr vorhanden, wenn die Suggestionen besondere Aktivitäten verlangen wie z.B. Armunbeweglichkeit (Barber & Coules, 1959).
  Zu denken ist dabei auch an die sehr bewegenden Imaginationen z.B. bei der Altersregression (s. Kap. 15), in der es zu dramatischen Auseinandersetzungen kommen kann, wo also trotz anfänglich induzierter Entspannung nun erhebliche Erregungen vorliegen – und dennoch sind die Suggestionsaufgaben des Therapeuten wirksam.
  Demnach kann Hypnose nicht unbedingt mit Entspannung gleichgesetzt werden.
- Personen können, nachdem sie ihre Instruktion zur Entspannungshypnose erhielten, nun die Information erhalten, ihre Augen zu öffnen, um dann bestimmte Aufgaben zu erledigen. Sie werden dies in ähnlicher Weise verrichten wie andere Versuchspersonen mit alleinigen Entspannungsinstruktionen.
- Gerade die Hypnoseinduktionen der historischen Begründer zeigen, daß ohne Entspannungsinstruktionen sehr wohl Suggestionen übermittelt werden können, so z.B. Mesmer, der durch seine „passes" (Striche über den Körper) gleiche Wirkungen erzielte.
  Experimentelle Untersuchungen belegen, daß sogar während des Fahrens auf einem Fahrradergometer hypnotische Induktionen wirksam werden können (Bányai & Hilgard, 1976).
- Schlaf-Suggestionen sind für den Induktionsprozeß keine notwendige, aber aus den o.g. Gründen hilfreiche Bedingung. Durch Suggestionen können sehr wohl überwache und „Zustände" hoher Konzentration geschaffen werden, die keinesfalls angenehm oder entspannend sein müssen (Bowers, 1976; Ludwig und Lyle, 1964).

Im klinisch relevanten Bereich der Psychotherapie ist es bestimmt besonders wichtig, die Induktion mit Entspannungsformeln einzuleiten, um dem Patienten mehr an Geborgenheit und Sicherheit zu vermitteln, damit er sich dann um so bereitwilliger auf die weiteren Instruktionen einlassen kann. Bei entsprechender Symptomatik wie z.B. bei Ängsten bieten sich Entspannungsinstruktionen (ggf. in Kombination mit den Angstinhalten) logisch evident an.

In meiner therapeutischen Praxis konnte ich durchaus bei einer Frau mit stark agierten hysterischen Verhaltensweisen erleben, daß sie sich bei der Kindheitserinnerung an den permanenten sexuellen Mißbrauch durch ihren Vater auf keine Entspannungsinstruktionen zur Altersregression und damit verbundenen kognitiven Umstrukturierung einlassen konnte. Als ich daraufhin indirekte Induktionsformeln einstreute, war sie relativ schnell dazu in der Lage, diese Altersregression in Hypnose therapeutisch erfolgreich zu realisieren.

Kursanfänger von Hypnose-Seminaren meinen häufig nach Partnerübungen zur Induktion, sie seien nicht erfolgreich gewesen, wenn ihr Übungs-Patient nicht von Entspannung berichten kann, Imaginationen jedoch gut realisiert. Hier spielen die o.g. tradierten, aus Zeitschriften und Filmen produzierten Erwartungshaltungen eine wesentliche Rolle, die die hypnotisierte Person stets als schlafend, zumindest aber als dösend-schläfrig darstellen.

Auch einige Klienten, die eindeutig die ihnen gestellten Suggestionsaufgaben realisieren, sind nach Beendigung der ersten Therapiesitzungen durchaus der Ansicht, nicht in Hypnose gewesen zu sein, da sie die erwartete Schläfrigkeit (oder auch sonst irgend etwas Spektakuläres) nicht wahrgenommen haben.

6.2.1.6 Ausfeilen und Variieren der Formulierungen und Tonfall der Suggestionen

In diesem Variablenset sind folgende Aspekte bedeutsam:

Verständlichkeit der Suggestionen

Der Patient muß den Wortschatz und die Idiome des Therapeuten kennen bzw. eher umgekehrt: der Therapeut sollte sich vielmehr der Formulierung des Patienten anpassen. Benutzt der Therapeut z.B. Fremdworte, so treten sofort Verständnisprobleme auf. Gindes (1951) berichtet von einer Therapie, in der der Patient endlich nach längerem Bemühen des Therapeuten nachfragt „Was heißt denn eigentlich ‚lethargisch'?"

Eine meiner Kursteilnehmerinnen hatte sich bei der Vorgabe einer Strandszene nicht ausreichend auf ihren Therapeutentext vorbereitet und las ihn vom Blatt ab, wobei sie anstatt „es fliegt eine Möwe" liest: „es fliegt eine Möhre". Ihr ‚Patient' war dadurch für einige Zeit vollkommen aus seinem Entspannungsbild gebracht und verwirrt; allein seine Kognition „Kossak wird sich bei dem Text schon was gedacht haben" ließ ihn dann wieder entspannen und sinngemäß mitarbeiten.

Konkretheit und Bildhaftigkeit der Formulierungen

Während z.B. alte Instruktionen die stete Wiederholung „Sie sind entspannt..." benutzen, wird in den neueren Formulierungen eine Szenerie beschrieben, in der sich der Patient befindet und in der er diese Entspannung erleben kann wie z.B. „Sie liegen auf einem wunderschönen Sandstrand im Sommer, haben viel Zeit ...".

In gleicher Weise werden auch hypnotische Phänomene wie Armsteifigkeit oder Altersregression nicht durch einfache Befehle bewirkt, sondern durch ausgefeilte bildhafte Formulierungen. Um so leichter werden dann beim Patienten Erinnerungsspuren unterschiedlichster Sinnesmodalitäten angesprochen, die ihm die relevanten Imaginationen deutlich erleichtern (Kroger & Fezler, 1976).

Zielgerichtete Phantasietätigkeit

Die als „zielgerichtete Phantasietätigkeit" benannte Variable (Spanos 1971; Spanos & Barber, 1972) beinhaltet: der Patient wird so geleitet, daß er sich die Szenen vorstellt als ob sie gerade passieren würden; auf diese Weise wird um so leichter das gewünschte Verhalten produziert.

Ein Beispiel für eine Armlevitation ist die Formulierung: „An Ihrem Handgelenk ist ein Luftballon angebunden, der die Hand und den Arm schwerelos macht und sogar leicht nach oben zieht; Sie spüren deutlich diesen leichten Zug nach oben. Ihre Hand fängt dadurch langsam an zu schweben und nach oben zu gehen ...".

Autoritäre gegenüber permissiven Formulierungen

Versuchspersonen zeigen eine höhere Rate an Amnesien, wenn sie die Instruktion erhalten „versuche zu vergessen", während die autoritäre Anordnung „vergiß nun..." weniger wirksam ist (Barber & Calverley, 1966).

Dies wird in ähnlicher Weise von Stone (1980) bestätigt, die feststellen konnte, daß indirekte Suggestionen in der Hypnose wirksamer sind als autoritäre, während im Wachzustand direkte Instruktionen besser befolgt werden. Ergänzend dazu zeigt die Untersuchung von Coyle (1982), daß die permissive Technik generell wirksamer ist; bei Personen mit bestimmten Merkmalen (z.B. negative Einstellung gegenüber Hypnose, wenig sich einlassen können auf die Situation) ist jedoch die „autoritäre" Methode von Vorteil.

Ich konnte in meiner Praxis ähnliches beobachten: Personen mit „Autoritätsängsten" sprechen wesentlich besser auf indirekte Formulierungen an, während „autoritätsgewohnte" Patienten auf permissive Formulierungen schwach reagieren. So benötigte (und wünschte) der Chef eines großen Unternehmens stets sehr direkte, fast befehlsartige Instruktionen, während viele Studenten mit einer anderen Einstellung zur Autorität vorwiegend besser auf indirekte Formulierungen ansprechen.

Stimmintonation, Lautstärke und Sprachmelodie

Die stimmlichen und sprachlichen Faktoren werden bestimmt große Anteile an der Wirksamkeit der Suggestionen haben, sie sind jedoch kaum untersucht worden. Die Experimente von Barber und Calverley (1964 b) gehören hier zu den wenigen, die dazu konstruiert wurden; sie konnten finden, daß die gespreizte und ‚schmachtende' Intonation weniger effektvoll ist als eine sichere und klare Sprache.

Logisch evident ist dabei auch, daß eine inhaltliche Anpassung der Stimme an die Situation erfolgen muß: bei einer Entspannungssituation wird die ruhige und tiefere Stimme wirksamer sein als die schnelle hohe Stimme; bei der Durcharbeitung von dramatischen Konflikten wird sich die Stimmführung auch dieser Dramatik in Tempo und Sprachmelodie anpassen, um bei Patienten ein kongruenteres Erlebnisbild zu ermöglichen. Die Instruktion „Sie werden tiefer entspannt..." mit dabei steigender Tonhöhe der Stimme wird danach wahrscheinlich wenig effektiv sein.

6.2.1.7 Verbindung von Suggestionen mit aktuellen Ereignissen

Wird das vom Patienten gewünschte hypnotische Verhalten mit einem von ihm gerade erlebten Ereignis bzw. gezeigten Verhalten gekoppelt, so wird die Reaktionswahrscheinlichkeit erhöht (s. nächster Kasten).

Durch die Techniken wird erreicht, daß die Person stets annimmt, sich richtig zu verhalten. Auf diese Weise wird ihre Kooperation systematisch verstärkt und sie wird um so leichter auch bei schwierigeren Aufgaben mitarbeiten. Anders formuliert: Widerstände werden reduziert.

Hier handelt es sich um eine äußerst wichtige Variable, die stark deutlich macht, daß Hypnose viel weniger ein Beeinflussungsinstrument des Therapeuten ist, als bisher angenommen wurde: der Therapeut muß sehr genau das beobachtbare Verhalten des Patienten wahrnehmen und dies sofort zurückmelden. Auf diese Weise entsteht eine Art Bio-Feedback-Prozeß zwischen Patient und Therapeut; der Therapeut ist dabei quasi das Bio-Feedback-Gerät, das Informationen mit den Sensoren aufnimmt, verarbeitet und dann in einer für den Patienten wahrnehmbaren Form rückmeldet.

Verbindung von Suggestionen mit aktuellen Ereignissen
(Weitzenhoffer, 1957, S. 273)

- Egal, welche Technik verwandt wird, sie sollte an die gerade gezeigten Verhaltensaktivitäten der Person adaptiert werden.
- Egal, welches Verhalten die Person ausführt, es sollte als erfolgreiche Reaktion interpretiert werden. (Dies läßt die Person glauben, angemessen zu reagieren, egal ob es momentan stimmt oder nicht.)
- Suggestionen werden gegeben, die Verhaltensweisen oder Erfahrungen antizipieren, die natürlicherweise auftreten.

Verhaltenstheoretisch formuliert: durch seine feinen Beobachtungen und kontingenten Rückmeldungen nimmt der Therapeut eine sofortige differentielle Verstärkung gewünschter Verhaltensweisen im Sinne eines Programms zur systematischen Verhaltensformung (shaping) vor. Durch diese Art der Verhaltensformung lernt der Patient die vom Therapeut angestrebten „erwünschten" relevanten Verhaltensweisen. Dieses Grundprinzip ist von grundlegender Bedeutung und zieht sich durch alle Induktionstechniken (s. nachfolgenden Kasten).

In Kap. 7 „Praxis der Hypnose-Induktion" sind die Instruktionen und diese Rückmeldungen dargestellt und mit entsprechenden Kommentaren und Übungshinweisen versehen.

Beispiele: Einbeziehung aktueller Ereignisse

Während der Instruktion, daß die Augen immer müder und müder werden, beobachtet der Therapeut genau die Augen des Patienten; sobald sich diese zu röten beginnen, gibt er die Rückmeldung „die Augen werden jetzt auch langsam zu brennen anfangen und sie werden zunehmend müder ...“. Entsprechend werden dann kleine Anzeichen des Lidsenkens rückgemeldet und verstärkt.

Bei der Instruktion „... Sie riechen deutlich das salzige Meereswasser ...“ wird der Therapeut die leichte Aufwölbung der Nasenflügel beobachten und darauf folgt „Sie riechen deutlich den Tang und ... merken dabei die herrliche Ruhe ...“.

Bei der Instruktion „Das Pendel schwingt von vorn nach hinten ...“ wird jede winzige Bewegung in diese Richtung wahrgenommen und kontingent, also ohne Zeitverzögerung rückgemeldet „ja, es schwingt deutlich von vorn nach hinten ... “

6.2.1.8 Vorbeugen oder Uminterpretieren von Fehlern der Versuchsperson, um Suggestionen zu bewirken

Oft ist es sinnvoll, Suggestionen zu verwenden, die der Patient überprüfen kann; um so überzeugter wird er von der Richtigkeit seines Verhaltens sein.

Beispiele hierzu: Bei der sog. Augenkatalepsie beinhaltet die Instruktion, die Augen nicht mehr öffnen zu können. Der Patient wird dann auch dazu aufgefordert, diesen Effekt sofort zu überprüfen (sofortige Verstärkung des Verhaltens). Oder bei der „Armschwere“ kann der Arm so schwer werden, daß der Patient ihn nicht mehr hochheben kann etc.

Falls hierbei Mißverständnisse auftreten, wird der Patient sich nicht instruktionsgemäß verhalten und z.B. die Augen öffnen oder den Arm heben.

Folgende Vorgehensweisen des Therapeuten erscheinen m.E. sinnvoll:

Vorschläge zum Umgang mit „Fehlern“ der Versuchsperson

- *Uminterpretieren des Verhaltens*
  Hierbei kann betont werden, daß der Patient in der Lage ist, die Augen zu öffnen; er konnte damit deutlich bestätigen, daß er jederzeit das tun kann, was er möchte. Auf diese Weise verifiziert er, daß Hypnose nicht willenlos macht, was ebenfalls hilfreich ist, und daß der Therapeut recht hat.
- *Aufgreifen des Verhaltens*
  Der Arm hebt sich, anstatt sich zu senken: sofort wird auf das Leichtigkeitsgefühl in diesem Arm hingewiesen „Aha, Sie haben sich entschieden, daß der Arm leichter werden kann ... er hebt sich weiter, ganz leicht ...“.
  Der Therapeut macht dadurch eine stets zutreffende Aussage.
- *Anfangsinstruktion strukturieren*
  „Ihre Augen sind fest zugeklebt ... so fest, *falls* Sie versuchen, sie zu öffnen, *könnten Sie das nicht.* Aber Sie werden erst *gar nich*t versuchen, sie aufzumachen. *Sie haben gar kein Verlangen danach*, die Augen zu öffnen, sondern nur danach, immer tiefer zu schlafen“ (Weitzenhoffer, 1957, S. 214).
  Auf diese Weise wird der Patient leichter darauf verzichten, den Effekt der Suggestion zu überprüfen – falls doch, so kann man sich mit ihm darüber unterhalten, daß er eben kein Bedürfnis hatte, schlafen oder sich entspannen zu wollen – und wieder wird eine zutreffende und zwingend richtige Aussage gemacht.
- *Differentielle Verstärkungen*
  Hat die Person in einigen Verhaltensweisen den Instruktionen entsprochen, in der gerade geprüften jedoch nicht, so werden die erfolgreichen besonders hervorgehoben, während die wenig erfolgreichen unbeachtet bleiben.

– *Alternativreaktionen einbeziehen*
Besonders bei der Übung der Armleichtigkeit bzw. der Armschwere kann schnell das Problem auftreten, daß sich der Patient für den ‚anderen Arm' oder die ‚entgegengesetzte' Reaktion entscheidet. Bleibt dem Patienten hier jedoch die Wahlfreiheit im Sinne eines mehrfachen double-binds, so wird jede Reaktionsweise erfolgreich sein.
Beispiel:„ ... Einer der beiden Arme kann das Gefühl der Leichte wahrnehmen und schweben, während der andere Arm immer schwerer wird ...“ oder „Sie können erleben, wie *der eine Arm* immer leichter wird ... *dieser* merkt dann genau ...“.

Wie deutlich wurde, dienen alle diese Techniken dem Zweck, dem Patienten Sicherheit in seinem Verhalten zu geben und seine Kooperation zu verstärken. Je mehr dies dem Therapeuten gelingt, um so mehr wird es der Patient dann zulassen, auch problembesetzten Suggestionen zu folgen bzw. kritische Situationen zu imaginieren. Wesentlich ist dabei unbedingt, daß der Therapeut auf keinen Fall Leistungsehrgeiz entfalten sollte, ein bestimmtes Phänomen bewirken zu müssen. Unter dieser Anspannung kann er sehr leicht Widerstände bewirken und indirekt dem Patient „beweisen“, daß dieser unfähig sei – und nicht der Therapeut.

Teilnehmer von meinen Seminaren und Kursen waren stets erstaunt, mit welcher Gelassenheit ich es beim Patienten und bei mir zulassen konnte, wenn der (in Streß stehende) Demonstrationspatient anders als von mir vorgeschlagen reagierte. Sicherlich muß der Therapeut in der Lage sein, das Verhalten des Patienten einzuschätzen und es so weit bekräftigen, wie es von den Voraussetzungen des Patienten her (Angst, Ablehnung, Anspannung etc.) gezeigt werden kann. Andernfalls würde sich der Therapeut mit seinen Erfolgswünschen in den Vordergrund drängen – vor den Patienten, der mit seinen Problemen innerhalb eines akzeptierenden und liebevollen Miteinanders die volle Aufmerksamkeit und Zuwendung benötigt.

Wie deutlich wurde, spielen in der Interaktion beider Personen sehr viele Variablen eine bedeutsame Rolle, so daß nicht immer bei jedem Therapeuten jeder Patient auch jedes Verhalten in jeder Situation produzieren wird.

Vorwiegend ungeübte Therapeuten entwickeln leicht Versagensängste, wenn ihnen bestimmte Suggestionen nicht „gelingen“; denn sie verfügen noch nicht über die zahlreichen Möglichkeiten, damit angemessen umzugehen – und damit verbunden ein Nichtgelingen von Suggestionen als eine normale Möglichkeit innerhalb einer komplexen Kommunikation zu akzeptieren.

6.2.2 Weitere Variablen

Unterschiedlichste Faktoren sind zusätzlich bei der Wirksamkeit der Suggestionen mitbestimmend:

– *Verstärkung*
Wie bereits dargestellt, sind verbale Verstärkungen des Verhaltens auch im Bereich der Hypnose wirkungsvoll, wie z.B. „gut ... prima etc“. Bullard (1973) hat dies erstmalig experimentell bestätigt.

– *Therapeutenvariablen*
Die Sicherheit des Therapeuten und besonders seine Überzeugung, daß Hypnose hier in diesem Fall wirksam sein wird, spielen eine nicht zu unterschätzende Rolle (Greenberg & Land, 1971). Allein seine nonverbalen Informationen in der Kommunikation werden ausreichen, um den Patienten entsprechend zu informieren. So wird es der unsichere Anfänger ungleich schwerer haben, wenn er dies signalisieren soll. Weiter sind jedoch auch Prestigefaktoren bedeutsam (Powers, 1972), was bestimmt bei jeder Therapeut-Patient-Beziehung zum Tragen kommen wird; bei der Hypnose können hier wahrscheinlich zu leicht relevante Vorurteilsbilder (Comics, Regenbogenpresse) mit in die Personenbewertung einspielen.

– *Therapeutische Beziehung*
Besteht bereits eine positive therapeutische Beziehung, so wird die Reaktionswahrscheinlichkeit bei Suggestionen deutlich erhöht (z.B. Kramer, 1969).

– *Vorhergehende Erfahrungen*
Hat ein Patient einschlägige positive Vorerfahrungen mit imaginativen Verfahren oder entsprechenden Entspannungsverfahren, so fällt es ihm wesentlich leichter, die in Hypnose geforderten Aufgaben zu realisieren (Barber, Ascher & Mavroides, 1971).

– *Gewöhnung und Langeweile*
Werden Instruktionen in den einzelnen Sitzungen identisch repliziert, so sinkt die Reaktionsrate (Barber & Calverley, 1965c), während bei wechselnden Suggestionen in den einzelnen Sitzungen eine Zunahme der Reaktionsrate festzustellen ist (Barber, Ascher & Mavroides, 1971). Jede Therapie- und Interventionsform wird mit großer Wahrscheinlichkeit ineffektiver werden, wenn der Grad ihres Anreizes stetig abnehmen wird.

Barber, Spanos und Chaves (1974) machen hier deutlich, daß die Forschung bei weitem noch nicht abgeschlossen ist und auch eine Gewichtung der einzelnen vielen Variablen in ihrer Bedeutsamkeit und Wirkung kaum vorgenommen werden kann.

6.2.3 Mediatorvariablen

Zusätzlich zu den oben dargestellten unabhängigen Variablen der Induktionsprozedur werden von Barber, Spanos und Chavez (1974) Mediatorvariablen genannt, die in der Versuchs-

Beeinflussung durch Einstellung, Motivation und Erwartungshaltung

- Versuchspersonen mit einer positiven Einstellung gegenüber Hypnose erreichen höhere Werte in der hypnotischen Suggestibilität als Versuchspersonen mit einer negativen Einstellung (Barber, Ascher & Mavroides, 1971; Melei & Hilgard, 1964; Spanos & McPeake, 1975a).
- Versuchspersonen, die von sich annehmen, in einem Hypnose-Test positiv zu reagieren, zeigen wesentliche höhere Suggestibilitätswerte als die Versuchspersonen, die diese Erwartung nicht haben (z.B. Barber & Calverley, 1969; Gregory & Diamond, 1973; Shor, 1971).
  Selbst bei Patienten, die anfangs refraktär gegenüber Hypnose sind, kann eine Vergrößerung der Suggestibilität erreicht werden, wenn es dem Therapeuten gelingt, eine positive Einstellung zur Hypnose zu bewirken (Kroger, 1963a; Secter, 1957; Wolberg, 1948).
  In gleicher Weise ist die hypnotische Suggestibilität reduzierbar, wenn den Versuchspersonen eine negative Haltung gegenüber Hypnose nahegelegt wird (Spanos & McPeake, 1975b).
  Auch die Stimmlage des Instruktors nimmt Einfluß auf die Erwartungshaltung und somit auf die Höhe der Suggestibilität (Barber, Spanos & Chaves, 1974).
- Hat z.B. die Versuchsperson durch die Vortest-Informationen erfahren, daß es sich weitgehend um ein „positives“ Experiment handelt, so ist sie in der Erfüllung der Aufgaben wesentlich bereitwilliger (Cronin, Spanos & Barber, 1971).
  Instruktionen können sogar auch bewirken, daß negative Voreinstellungen abgebaut werden, wonach dann bessere Testergebnisse gemessen werden können.
- Wird z.B. das Hypnoseexperiment vorgestellt als ein Verfahren, mit dem „Leichtgläubigkeit“ ermittelt werden kann, sind die Suggestionsreaktionen geringer als bei der gleichen Prozedur, die jedoch als Test zur „Fähigkeit zu imaginieren“ vorgestellt wird (Barber & Calverley, 1964e).
  In ähnlicher Weise beeinflußt die Instruktion „es ist leicht, auf die Suggestionen zu reagieren“ positiv im Gegensatz zu „die Suggestionen sind nur schwer zu befolgen“ (Barber & Calverley, 1964f).

person bzw. dem Patienten selbst liegen und den Erfolg der Suggestionsreaktionen beeinflussen. (Siehe hierzu nochmals Tab. 6.1.)

6.2.3.1 Einstellungen, Motivationen und Erwartungshaltungen

Generell zeigen die wenigen Ergebnisse dieses noch relativ gering erforschten Gebietes an, daß bei Nichterfüllung dieser Variablen schlechtere Testleistungen erzielt werden (s. Kasten auf S. 112).

Weitere Untersuchungen wurden in ähnlicher Weise konstruiert und erbrachten gleichartige Ergebnisse.

Kritisch ist anzumerken, daß an diesen Experimenten wie immer „durchschnittlich normale" Studenten teilnehmen. Im klinischen Bereich bewirken die teilweise eingeengten Erwartungshaltungen und Motivationen der Patienten eine erhebliche Begünstigung bei der Befolgung von Suggestionen – andererseits sind gerade hier sehr viele (wahrscheinlich krankheitsbedingte) Ängste und Widerstände vorzufinden, die Induktionen erschweren können.

Diese Befunde sind für den Praktiker besonders relevant, da gerade er durch seine Vorinformationen zur Therapie die Erwartungshaltungen entscheidend bestimmen kann. So wird eine Mitteilung des Therapeuten also nicht nur Sachinformationen enthalten, sondern gleichzeitig den Patienten ermuntern, ihn motivieren und seine mögliche Angst abbauen, wie in etwa folgender Beispielsäußerung: „Sie werden merken, daß bei der Hypnose vorwiegend kreatives Vorstellungsvermögen wichtig ist ..., das Sie bestimmt besitzen, wie wir ja bereits in unseren Gesprächen gesehen haben ... also wird es für Sie auch leicht sein, das in Hypnose nachvollziehen zu können …".

6.2.3.2 Denken und Imaginieren mit den Suggestionen

An dieser Stelle stimmt Barber dem Konzept Sarbins zu, der annimmt, daß Imaginationen ein „als-ob-Verhalten" sind (Sarbin & Juhasz, 1970; Sarbin & Coe, 1972). Zahlreiche Autoren weisen darauf hin, daß Denken und Imaginieren sich auf unterschiedlichsten Ebenen manifestiert und nachweisen läßt.

So bewirkt das Denken oder Imaginieren von motorischen Abläufen kleinste Kontraktionen ausschließlich im vorgestellten Effektororgan (Jacobson, 1930, 1932). Letztlich sind sogar offen sichtbare Motorikreaktionen durch Vorstellungen produzierbar, was von vielen Autoren bewiesen wurde, u.a. von Hull (1933) und Arnold (1946). Wesentlich ist dabei, daß stets nur das vorgestellte Organ in der konkret imaginierten Bewegung reagiert.

Selbst physiologische Veränderungen wie z.B. Beeinflussung der Hauttemperatur sind durch relevante Imaginationen um bis zu 2 Grad Celsius zu bewirken, abhängig von der vorgestellten Richtung als Temperaturanstieg. Es wird hier eine Vasodillatation, also Gefäßerweiterung, bewirkt (z.B. Harano, Ogawa & Naruse, 1965). Je nach Instruktion wird ein Temperaturabfall durch Vasokonstriktion, also Gefäßverengung, erreicht (Schulz, 1926). (Näheres hierzu jedoch in Kap. 15 „Phänomene der Hypnose".)

Nicht zu vergessen ist bei all diesen Ergebnissen, daß parallel zu den o.g. objektiv meßbaren Veränderungen auch die dazugehörenden subjektiven Empfindungen der Suggestionsinhalte berichtet werden.

Die „zielgerichteten Phantasietätigkeiten" (siehe auch Variable 6) sind hier ein wesentlicher Faktor. Sie sind dann besonders wirkungsvoll, wenn durch die Formulierungen des Versuchsleiters erreicht wird, daß die Versuchsperson das Gefühl hat, nicht willentlich (und bewußt ausgelöst) zu reagieren, sondern unwillkürlich (Spanos & Barber, 1972). Entsprechend sind in den Instruktionen nie Aufträge für ein offen sichtbares Verhalten so formuliert, daß es durch einen Willensimpuls hervorgebracht werden soll.

6.2.4 Sprachanalysen

Die Alltagssprache ist nicht darauf angelegt, Entspannung, Imaginationen oder „Bewußtseinsveränderungen" hervorzurufen. Wodurch unterscheidet sich nun die Alltagssprache von Induktions-Formulierungen?

Field (1972) hat hierzu umfangreiche Sprachanalysen durchgeführt. So untersucht und vergleicht er folgende Sprachmuster:

- Hypnose-Induktionen von zehn Veröffentlichungen namhafter Therapeuten unterschiedlichster Ausrichtungen. Die Auswahl reicht von Wolberg (1948) bis hin zu Erickson (1964b).
- Formale Sprache: Versuchsleiter-Instruktionen für Teilnehmer an psychologischen Experimenten.
- Informelle Sprache: Interviews mit Studenten und Krankenhauspatienten.

Analysiert werden: Vorkommenshäufigkeit von Worten, grammatische Klassifizierung der Worte etc. (s. nebenstehenden Kasten).

Besonders die indirekte Methode von Erickson verwendet bestimmte Sprachstrukturen (sie werden später in Kap. 8 „Die indirekte Methode nach Erickson“ dargestellt) und auch Metaphern, innerhalb derer sich der Patient sein Problem und die dazugehörenden Lösungsstrategien selbst unterbewußt sucht (Lankton & Lankton, 1983).

Die Ergebnisse der Sprachanalyse zeigen folgendes:

- Substantive, Adjektive, Artikel und Präpositionen sind in der Hypnose–Sprache signifikant seltener ($p < .05$ bis $< .001$).
- Substantive und ihre grammatikalischen Verbindungen sind in der Induktion selten. Daraus leitet Field (1972) ab, daß im Vergleich zu einer Experimental-Instruktion in der Hypnose-Sprache semantisch eine Abwendung von der Umwelt und der praktizierten Alltagsrealität erfolgt.
- Die reduzierten Adjektive lassen den Schluß zu, daß in Hypnose keine intellektuelle Analyse erfolgt, sondern direkte Erfahrung, Reduzierung der Wachheit und Aufmerksamkeitsrichtung nach innen.
- Intransitive Verben werden bevorzugt, wodurch der Hypnotiseur mehr unspezifische Aktionen, weniger deutliche Verhaltensbeschreibungen vorgibt.
- Formulierungen in der dritten Person zeigen, daß der Patient nicht festgelegt werden soll.
- Starke Zentrierung auf den Patienten erfolgt durch direkte Anrede, also hier auf seine inneren Erfahrungen usw.
- Insgesamt zeigen diese Befunde, daß die Hypnose-Sprache wesentlich einfacher und redundanter ist und dabei konkreter und weniger abstrakt als die Kontrollbedingungen der Normalkonversation.

6.2.5 Weitere Beeinflussungsfaktoren bei der Induktion

– Individuelle Formulierungen

Gern werden standardisierte Induktionsverfahren benutzt wie z.B. die Stanford Hypnotic Susceptability Scale (SHSS, Weitzenhoffer & Hilgard, 1959; s. Kap. 12 „Tests zur Messung der Suggestibilität und Hypnotisierbarkeit“). Sie bringen die Vorteile der Vergleichbarkeit, der Ökonomie und sind in der Experimentellen Hypnose erforderlich. Schirado (1979) vergleicht diese Verfahren mit persönlich abgestimmten Induktionen und stellte fest, daß die persönlich formulierten Induktionen eine größere Trancetiefe bewirken.

In ähnlicher Weise analysieren Barber, Wilson und Scott (1980) Induktionsformen. Verglichen werden Instruktionen mit konventionellen Formulierungen wie in Barbers BSS (Barbers Susceptibility Scale; Barber, 1969), z.B. „(Ihr Arm ist) gewichtlos und erhebt sich in die Luft“ = „hypnotiseur-zentriert“. Auf der anderen Seite stehen „subjekt-zentrierte“ Suggestionen wie z.B. „Denken Sie an einen starken Wasserstrom, der Ihre Hand aufwärtstreibt.“ (Wilson & Barber, 1978, S. 244). Die Ergebnisse zeigen, daß die Wirkung der Formulierungen von der verwendeten Beurteilungs-Skala abhängt (BSS oder Phantasieskala von Wilson & Barber, 1978). Die konventionelle Formulierung steigert die Empfänglichkeit für Hypnose, wenn der Hypnotiseur es „geschehen läßt“. Wird die Formulierung jedoch so sein, daß sie die Versuchsperson auffordert, es „geschehen zu lassen“, so treten in Kontroll- und Vergleichsgruppe erhöhte Reaktionen auf.

– *Imagination*
Myers (1983) untersucht die hypnotische Reaktionsbereitschaft und die Fähigkeit zur Imagination und Phantasie. Ihre Ergebnisse zeigen, daß zwischen diesen beiden Faktoren eine positive Korrelation besteht. (Näheres zur hypnotischen Reaktionsbereitschaft s. Kap. 11 „Suggestibilität: Definition, Korrelate“.)

– *Überprüfung*
Für die erfolgreiche klinische Anwendung der Hypnose sollten nach Gibson (1979) in den Formulierungen „Überprüfungen“ der eingetretenen Phänomene enthalten sein: an besonderen motorischen Reaktionen wie z.B. seiner Armsteifigkeit kann der Patient überprüfen, daß die in der Suggestion angekündigte Wirkung zutrifft.

Gibson (1979) empfiehlt auch zweideutige Formulierungen, die die Wirkung der Induktion deutlich unterstützen.

– *Modellernen*
Die nonverbale Beeinflussung durch die Beobachtung von Modell-Personen hat einen erheblichen Einfluß (Klinger, 1970). Beobachtet eine Versuchsperson ein erfolgreiches Hypnose-Modell, so reagiert sie auf die Test-Suggestionen (BSS; s. Kap. 12) bedeutsam besser als bei der Beobachtung eines erfolglosen Modells ($p < .001$). Die Länge der Induktion (die einiges kompensieren könnte) hat auf diese Modellwirkung keinen Einfluß. Dies kann als Anregung dienen, für problematische Patienten erfolgreiche Modellpersonen einzusetzen, um so die Reaktionsbereitschaft in Hypnose zu erhöhen – wie bereits im Abschnitt über den Einsatz von Video-Aufnahmen angedeutet. Die Beobachtung konkreten Verhaltens ist hier wahrscheinlich prägnanter als die womöglich mißverständliche Verbalinstruktion des Therapeuten

– *Störgeräusche*
Oft werden Störgeräusche nicht wahrgenommen – oder die Versuchsperson kann durch entsprechende Induktionsformulierungen so beeinflußt werden, daß sie diese scheinbar nicht mehr wahrnimmt. Wahrscheinlich trifft hier die Ansicht von Goldstein (1982) zu, nach der durch die Induktion eine Art Filter vorgegeben wird, der nur jeweils eine Eingangsinformation zuläßt. Zu dieser Annahme werden die verschiedenen Untersuchungsergebnisse über die Phänomene der Hypnose (Kap. 15) informieren.

Kapitel 7

Praxis der Hypnose-Induktion

> Der Sitz der Seele ist da,
> wo sich Innen- und Außenwelt berühren ...
>
> Novalis, eigentlich Friedrich Leopold Freiherr v. Hardenberg (1772–1801)

Die Definition der Induktionsverfahren erfolgte bereits im vorhergehenden Kapitel 6.

In diesem Kapitel werden die praktischen Vorgehensweisen bei der Einleitung der Hypnose dargestellt.

In der Regel erfolgt die Induktion in einer für den Patienten bequemen Haltung im Sitzen oder im Liegen. Dies wird abhängig sein von der Methode der Grundtherapieform. So wird der Psychoanalytiker die Couch bevorzugen; Dieterle (1983) konnte in seiner Dissertation nachweisen, daß die Verwendung der Couch in der Psychoanalyse ähnliche Wirkung hat wie eine Hypnose-Induktion, da hier ebenfalls ein „verändertes Bewußtsein" bewirkt werden kann.

Ich ziehe für die Therapiegespräche die Sitzhaltung vor; der Patient kann während der verschiedenen Therapiephasen (mit bzw. ohne Hypnose) bequem sitzen bleiben.

Eine Couch oder Liege flößt einigen Personen möglicherweise schnell Krankheitsgefühle ein, da sie damit die Untersuchungsliege des Arztes verbinden können. Bei besonders verspannten Personen erfolgen die Gespräche und die Hypnose im Entspannungsssesel. Die Therapeuten unterschiedlicher Schulrichtungen werden über die Verwendung einer Couch bestimmt sehr unterschiedlicher Meinung sein. Bei dieser Diskussion spielt die Auseinandersetzung über die Sozialhierarchie zwischen Therapeut und Patient mit hinein; deshalb werden danach die „sozial-integrativen" Therapeuten die Sitzgruppe bevorzugen, während die sogenannten „autoritären" Couchbefürworter auch dafür ihre plausiblen Gründe haben werden.

Wesentlich bei der Sitzhaltung ist, daß die Person bequem angelehnt sein sollte, ihre Arme locker im Schoß liegen und die Beine ebenfalls locker nebeneinander stehen. Bei der Liegeposition befindet sich der Patient in Rückenlage, mit leicht angewinkelten Armen und locker auseinanderfallenden Beinen.

Bei fast allen Induktionsformen wird weithin übereinstimmend bewirkt, daß durch die Instruktion eine Reizeinengung und -monotonisierung erfolgt und bestimmte Wahrnehmungsphänomene und physiologische Reaktionen erzeugt werden. Um diese Vorgänge weiß der Therapeut, beobachtet sie und meldet sie dem Patienten kontingent zurück, worauf dieser in seiner positiven Haltung und zur Weiterarbeit differentiell verstärkt wird. Näheres dazu bei den einzelnen Induktionsverfahren.

Grob sind die Einleitungsverfahren zu unterteilen in verbale und nonverbale Methoden.

Selbstverständlich sind Misch- und Übergangsformen möglich und müssen in speziellen Fällen sehr individuell gestaltet werden, wie z.B. bei der fraktionierten Methode oder bei starken Wahrnehmungsstörungen wie in dem von Gravitz (1981) durchgeführten und hier dargestellten Fall. Am gebräuchlichsten sind die verbalen

Tabelle 7.1: Einteilungsschema der Induktionsverfahren

Induktionsverfahren – Übersicht	
verbale Verfahren	**nonverbale Verfahren**
1. Reine Verbalsuggestionen	4. haptische Reize
2. Augenfixationsmethoden 2.1. Fingerfixation 2.2. allgemeine Fixation 2.3. Farbkontrast 2.4. Faszination	5. akustische Reize 6. vestibuläre Reize 7. chemische Reize 7.1. externale Reize 7.2. autochemische Reize
3. Spezialformen 3.1. Zählmethode 3.2. weitere Fixationsmethoden 3.2.1. Ablationsmethode 3.2.2. fraktionierte Induktion 3.2.3. gestufte Aktivhypnose 3.2.4. Pendelmethode	8. Spezielle nonverbale Induktionsverfahren
9. apparative Hilfen bei der Induktion	

Verfahren, besonders Fingerfixation. Die hier vorgenommene Darstellungsfolge entspricht ungefähr der Anwendungshäufigkeit.

7.1 Reine Verbalsuggestionen

Die meisten Einleitungsmethoden bedienen sich verbaler Suggestionen, die fast immer mit optischen, mitunter auch haptischen oder vestibulären Reizungen (oder Reizmonotonie) verbunden sind.

a) Vorbemerkungen

Wie bereits in den einleitenden Sätzen dieses Abschnitts deutlich wurde, ist die verbale Suggestion meist mit anderen sensorischen Informationen gekoppelt und erleichtert dadurch die Sicherheit und die Schnelligkeit der Einleitung. Aus den historischen Beispielen geht hervor, daß reine Verbalsuggestionen durchaus sehr wirksam waren (z.B. Abbé Faria).

Aus methodischen Gründen soll diese klassische Form am Anfang stehen, um das verbale Grundmuster vorzugeben.

Die Induktionsformen von M. H. Erickson, die auch als „indirekte“ Verfahren bekannt sind, bedienen sich fast nur verbaler Einleitungen, die durch bestimmte Satz- und Sprachstrukturen gekennzeichnet sind (vgl. dazu Kap. 8 „Die indirekte Methode nach Erickson“).

b) Beschreibung des Effekts

Der Therapeut gibt die Suggestion der Müdigkeit, auf die der Patient dann mit „Müdigkeit“ reagiert.

c) Indikation und Grenzen

Diese Form kann durchwegs ohne Einschränkungen angewandt werden, wird jedoch für den Anfänger besonders schwer sein.
Grenzen sind nicht nur für Therapieanfänger, sondern auch für Patienten schneller erreicht, wenn diese ebenfalls Anfänger sind. Durch die Kombination mit anderen Verfahren kann die Wirkung erleichtert werden. Bei besonderen verbalen Anforderungen wie z.B. bei Ausländern, Schwerhörigen, intellektuell Minderbegabten wird die alleinige Verbalsuggestion problematisch sein.

d) Instruktion

Der Therapeut spricht ruhig und anschaulich, betont mit seiner Stimmlage die Passagen der Müdigkeit und Entspannung. Die Sprechgeschwindigkeit bleibt ruhig-monoton und läßt meist nur kurze Pausen zu. Wesentlich ist dabei, daß der Patient die Instruktionen nicht als Eile oder Drängen empfindet, sondern eher als einen freundlich-fließenden entspannenden Redefluß, auf dem man sich ausruhen kann.

„In wenigen Augenblicken werden Sie sich angenehm und müde fühlen, tief entspannt. Ihre Augenlider werden dann immer schwerer und schwerer werden, so daß es Ihnen immer mehr Mühe bereiten wird, sie offen zu halten.
Und bereits jetzt, während ich zu Ihnen spreche, und Sie meine Worte hören, werden Sie vielleicht etwas von dieser Entspannung und Müdigkeit wahrnehmen, an Ihren Augen, die immer schwerer werden, richtig müde schwer.
Ihr Wunsch, die Augen zu schließen, wird mit der Zeit immer weiter zunehmen und das merken Sie auch an Ihren Augen, die langsam müder werden. Bis Ihre Augenlider so schwer und müde sind, daß sie von allein zufallen. Lassen Sie die Augen ruhig von alleine zufallen, ganz locker zufallen."

e) Erklärung des Phänomens

Durch seine Stimmlage schafft der Therapeut Reizmonotonie, die auch inhaltlich durch die Wiederholungen gegeben ist. Die plastisch-anschaulichen Formulierungen der Lidschwere und der Müdigkeit werden auf kognitiver Ebene – betont durch die Stimmlage und Intonation – die Imaginationen dieser Verhaltensweisen erleichtern; entsprechend rufen diese Imaginationen minimale motorische und physiologische Vorgänge hervor, die durch die Wiederholungen weiter verstärkt werden.
Wesentlich ist weiterhin, daß der Therapeut genau das relevante Verhalten beobachtet (Lidsenken, Lidflattern, Gesichtsentspannung, reduzierte Gesamtmotorik) und es kontingent rückmeldet. Falls die Wirkung langsam eintritt, so wird er seine Formulierungen wiederholen.
Die stetigen Wiederholungen der Instruktionen dienen auch dazu, die Aufmerksamkeit des Patienten nur auf diese Inhalte hin einzuengen; erschwert wird der Versuchsperson dadurch, eigene und mit der Therapeuteninstruktion inkompatible Imaginationen zu entwickeln bzw. gedanklich abzuschweifen.

f) Diskussion

Während diese Verbalinstruktionen früher sehr befehlend und autoritär erteilt wurden wie „Sie schlafen jetzt sofort!", werden heute sozialintegrativere Formen gewählt. Wahrscheinlich hängt dies sehr eng mit den Sozialverhaltensweisen des jeweiligen Zeitgeists zusammen.
Wesentlich wird bleiben, daß der Patient sich in dem vorgegebenen Formulierungsstil akzeptiert fühlt und er seine allgemeine Grundhaltung darin wiederfindet.
Wie deutlich wurde, beginnt hier ein Prozeß des verbalen Bio-Feedbacks, in dem der Patient in keiner Weise der Befehlsempfänger ist, sondern ein Funktionselement im Regelkreis dieser hypnotischen Kommunikationsform. Mehr hierzu in Kap. 10 „Die Rolle des Therapeuten in der Hypnose".

Übungshinweise

1. Beobachten Sie sich selbst, wenn Sie müde werden. An welchen Organen ist Müdigkeit und Entspannung wahrnehmbar, wie äußert sie sich ?
2. Stellen Sie sich selbst das Gefühl der Müdigkeit vor und formulieren Sie dann, was Sie selbst erleben.
3. Ihre ersten Übungspartner sollten evtl. in Entspannungsverfahren geübt sein. Dadurch entfallen Probleme wie Kontrollverlustängste oder Widerstände. Vorerfahrene Versuchspersonen sind schneller bereit, die relevanten Verhaltensweisen abzurufen und zu zeigen.
4. Üben Sie die obige Formulierung, so daß Sie ruhig und entspannt sprechen können.
5. Anfänger scheuen oft die dauernden Wortwiederholungen. Sie dienen zur Monotonisierung und müssen oftmals besonders geübt werden, da wir gelernt haben, eine derartige Redundanz durch Synonyme und ausgefeilte Stilistik zu vermeiden.

7.2 Augenfixationsmethoden

Wie oben besprochen, ist das Schließen der Augen für die erfolgreiche Hypnose nicht unbedingt erforderlich, erleichtert jedoch Konzentration und Imagination, besonders bei Ablenkbarkeit oder größeren Imaginationsanforderungen.

Das *Grundprinzip aller Augenfixationsmethoden* besteht darin, einen Punkt (Finger des Therapeuten, Fleck an der Wand, etc.) zu fixieren.

Die historische Grundform stammt von Braid, der seine Patienten einen glänzenden Gegenstand wie z.B. eine Lanzenspitze fixieren ließ (vgl. Kap. 2 „Geschichte der Hypnose").

Später stellte man fest, daß bei der Fixation Wahrnehmungsveränderungen und Ermüdungserscheinungen auftreten, die dann vom Therapeuten beobachtet und rückgemeldet wurden.

Subjektive und physiologische Veränderungen bei der Fixation

Folgende Fakten sind zu beachten:
- Wird ein Punkt über längere Zeit unablässig fixiert, wird durch diese Reizmonotonie kein klares Bild mehr wahrgenommen, sondern die Helligkeitsunterschiede verändern sich subjektiv und alles wird wie durch einen zunehmenden Nebel gesehen.
- Liegt der Fixationspunkt besonders nah (ca. 20 cm entfernt), so tritt allein durch das Konvergieren der Augen eine Ermüdung der äußeren Augenmuskeln ein. Gleichzeitig wird die starke Akkommodation auf den nahen Punkt die Ermüdung der inneren Augenmuskeln beschleunigen.
- Durch das nahe Fixieren werden gleichzeitig die Muskeln recti interiores stark ermüdet; sie lassen in ihrer Wirkung zeitweilig nach. Erkennbar ist dies daran, daß sich die zuvor engen Pupillen deutlich erweitern und dann wieder verengen etc. Damit verbunden ist die unscharfe (und wieder scharfe) Wahrnehmung des fixierten Punktes. Dieser Effekt ist auch bei Fixation eines entfernten Punktes zu beobachten, tritt jedoch nicht so schnell ein.
- Wird die Versuchsperson veranlaßt, einen Fixationspunkt steil oben zu fixieren, so wird durch den Aufwärtsblick ebenfalls eine schnelle Ermüdung erreicht. Die Versuchsperson sollte ihr Gesicht dabei gerade halten und nur die Augen so weit nach oben drehen, daß sie gerade den Punkt unter den Augenbrauen vorbei sehen kann. (Evtl. werden durch die Bulbusdrehung Theta-Wellen provoziert, die dann in sich schon starke Entspannungszustände anzeigen.)
- Die Punktfixation sollte bei ständig geöffneten Augen, also ohne Lidschließen oder Lidblinzeln erfolgen. (Dies muß selten besonders instruiert werden.) Dadurch wird die Austrocknung der Bindehäute beschleunigt, was an der deutlichen

Augenrötung zu erkennen ist. Subjektiv ergibt sich das Gefühl des Augenbrennens und der Müdigkeit („so wie vor dem Schlafengehen").
- Durch das lange Fixieren und Offenhalten der Augen senken sich langsam die ermüdeten Augenlider oder fangen mitunter an zu vibrieren.
- Die muskuläre Entspannung ist bei Rükkenlage daran zu erkennen, daß sich die Beine nach außen drehen.
- Bei einigen Personen ist die Entspannung durch eine veränderte Gesichtsdurchblutung zu erkennen.
- Entspannung wird oft angezeigt durch ruhigere und tiefere Atmung.
- Entspannungsanzeichen können Schlukken und ähnliche Halsbewegungen sein.

Für den Patienten wird die Beziehung zwischen Ursachen und Wirkungen von Instruktionen umgekehrt:

Veränderung der Kausalkette: objektive und subjektive Realität

Deutlich ist zu erkennen, daß die Instruktionen insgesamt eine Umkehrung der Kausalitäten beinhalten:

Kausalkette beim Therapeuten:

a) Der Therapeut gibt Verhaltensweisen vor;
b) er provoziert dadurch bestimmte Ermüdungen;
c) er beobachtet dann die damit verbundenen o.g. Signale;
d) er meldet die damit verbundenen subjektiven Erlebnisse an den Patienten.

Kausalkette beim Patienten:

a) Der Patient erlebt die beschriebene Entspannung;
b) er nimmt die beschriebenen Signale sofort wahr;
c) er glaubt, daß sie Wirkungen der Suggestionen sind;
d) er glaubt nun an Suggestion;
e) er läßt weitere Suggestionen zu;
f) er arbeitet erfolgreich mit.

Erst erfahrene oder vom Therapeuten gut aufgeklärte Patienten werden feststellen, daß die Kausalkette in der Interaktion besteht und primär in ihrer Kooperation begründet ist. Ziel fast aller therapeutischer Interventionen wird es sein, daß der Patient sich selbst als Verursacher erlebt (*locus of control*). Um so mehr wird er auch aktiv an seiner Problematik mitarbeiten.

Die verschiedenen Fixationsmethoden bedienen sich der beschriebenen Signale unterschiedlich.

Indikation und Grenzen der Fixationsmethoden allgemein

Die Fixationsmethoden sind allein deshalb die gebräuchlichsten, weil sie ohne nennenswerten Aufwand eingesetzt werden können; überall ist ein potentieller Fixationspunkt zu finden. Aus eigener Erfahrung weiß jeder aus Zeiten der Langeweile oder der Entspannung etc. von vergleichbaren Wahrnehmungen zu berichten. (Man denke nur an den schönen Urlaubstag, an dem man sehr lange nur einen Punkt fixiert.)

Fast alle Beschreibungen in der Literatur beziehen sich deshalb wohl vorwiegend auf diese Gruppierung. Sie wird von den meisten Patienten als die natürlichste oder selbstverständlichste Form beschrieben. Deshalb sind diese Methoden in der Praxis schnell und ohne größere Vorbereitungen einsetzbar, direkt und harmonisch in das therapeutische Gespräch eingebettet.

Grenzen oder zumindest Vorsichtsüberlegungen sind allgemein dort gegeben, wo Augenprobleme vorliegen, wie z.B.: Kontaktlinsen, Konjunktivitis, Augenfehlstellungen. Hinzu kommen psychologische Faktoren, die z.B. einem Patienten das Fixieren erschweren oder unmöglich machen können wie bei Kontrollverlustängsten, Angst beobachtet zu werden, dumm auszusehen etc.

Da diese Fälle in der Praxis selten zu beobachten sind, wird es bestimmt nicht obligatorisch erforderlich sein, eine diesbezügliche Anamnese zu erheben – sie könnte nur angsteinflößend sein und die Erwartungsrichtung negativ beeinflussen. Vielmehr werden im konkreten Praxisversuch die Reaktionen des Patienten und seine Befragung die besten diagnostischen Aufschlüsse geben.

Falls Begrenzungen festgestellt werden sollten, kann auf die rein verbale Induktionsform bzw. auf eine Form ohne Augenfixation zurückgegriffen werden.

Bei der Auswahl des Fixationspunktes sollte stets bedacht werden, daß dessen Generalisierungsquotient möglichst gering sein sollte, damit nicht in Alltagssituationen hypnotisches Verhalten zufallsbedingt ausgelöst werden kann.

7.2.1 Die Fingerfixationsmethode

a) Vorbemerkungen
Diese Form wird am häufigsten eingesetzt. Ihre historischen Grundlagen sind nicht mehr festzustellen. Sie kann als Grundform der anderen Varianten betrachtet werden.

b) Beschreibung des Effekts
Der Therapeut läßt seine vor das Gesicht der Versuchsperson gehaltene Zeigefingerspitze fixieren (Entfernung ca. 20 cm) und gibt dabei die typische Induktion zur tiefen Entspannung, die nach 1–4 Minuten einsetzt.

c) Indikation und Grenzen
Wie bereits oben erwähnt, ist die Anwendbarkeit universell.
Grenzen sind dann gegeben, wenn der Patient sehr lange Zeit bis zum Augenschluß benötigt und dann der Arm des Therapeuten schmerzhaft ermüdet. Eventuell zu berücksichtigen ist, daß hier eine große körperliche Nähe des Therapeuten (auf Armlänge) erforderlich ist, die nicht jeder Patienten erträgt.

d) Instruktion
Der Therapeut sitzt im rechten Winkel zum Patienten, so nah, daß er mit fast ausgestrecktem Arm nahezu die Stirn des Patienten berühren könnte. Am besten benutzt er seine Arbeitshand, schließt sie, läßt den Zeigefinger nach unten zeigen. Diese Fingerspitze wird dann so gehalten, daß sie ungefähr eine gute Handspanne vor dem Gesicht der Versuchsperson und etwa um die gleiche Entfernung oberhalb der Augen des Patienten ist.

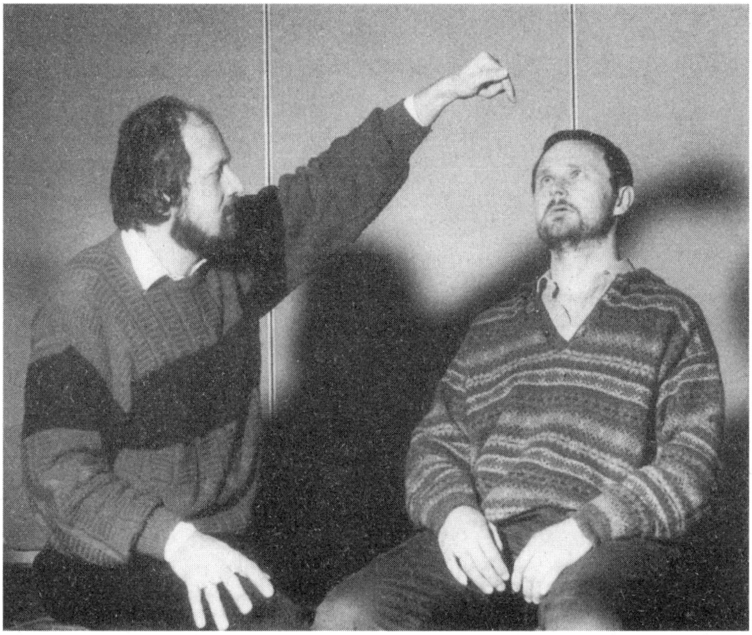

Abb. 7.1: Typische Konstellation bei der Fingerfixationsmethode

„Sie sitzen locker und entspannt und werden nachher noch viel entspannter sein können, was bestimmt leicht sein wird. Sie schauen dazu meine Fingerspitze an, beobachten Sie ganz deutlich ... das hilft weiter beim Konzentrieren und Entspannen .... und während Sie die Fingerspitze ansehen, merken sie allmählich, wie sich die Helligkeitsverhältnisse um den Finger herum verändern, schauen weiter ganz ruhig (ohne Zwinkern) auf die Fingerspitze und merken, wie sich alles darum in der Helligkeit verändert ... wie durch Nebel immer weiter verblaßt ... etc ..."

(Therapeut sieht nun Pupillenerweiterung):

Und nun sehen Sie auch, wie sich die Schärfe an der Fingerspitze verändert, wie sie unscharf wird ... und dann wieder schärfer, während die Helligkeitsverhältnisse weiter so milchig bleiben, sehen Sie, während Sie den Punkt beobachten, weiter die Schärfe und Unschärfe...

(Therapeut sieht nun Augenrötung):

Sie merken auch deutlich, wie Ihre Augen immer müder und müder werden, ganz schwer, so schwer, daß Sie sie am liebsten gleich schließen wollen, um mehr und mehr zu entspannen ... Sie sehen aber vorerst weiter den Punkt an, beobachten die Helligkeitsveränderungen weiter und die Schärfeveränderungen ...

(Therapeut sieht Augenstarre und Lidsenken bzw. -zittern):

Die Augen werden weiter immer müder, so müde, daß es viel Kraft kostet, sie weiter aufzuhalten, zu viel Kraft, bis es Ihnen schließlich gleichgültig wird und Sie die Augen von alleine schließen können, so schwer sind die Augenlider geworden ...

(Die einzelnen Unterinstruktionen werden jeweils wiederholt, bis die gewünschte Reaktion eintritt.)

Und nun haben Sie die Augen geschlossen und genießen die Entspannung, das wunderschöne Gefühl, ganz tief entspannen zu können, abzuschalten. Und Sie merken deutlich die angenehme, entspannte Schwere in Ihrem Körper ... genießen dieses Gefühl weiter...

(Hier setzt nun die eigentliche Hypnosearbeit in der Therapie ein, es folgen nun z.B. das Ruhebild und darauf die Interventionen.

Die Beendigung der Hypnose erfolgt nun mit der Instruktion:

Stimme etwas lauter:
„Ich werde gleich von drei bis null rückwärts zählen, Sie hören deutlich meine Stimme .... und bei null werden Sie nachher die Augen öffnen und sich angenehm entspannt (und wohlig aktiv fühlen). Drei ... zwei ... eins ... null ... Sie öffnen die Augen und räkeln sich nun etwas ..."

e) Erklärung des Phänomens
Hier wurden die oben geschilderten Faktoren der subjektiven Wahrnehmung und der physiologischen Veränderungen berücksichtigt. Zum Zeitpunkt der Beobachtung erfolgt kontingente Verstärkung durch Rückmeldung.

f) Diskussion
Es ist besonders wichtig, daß der Therapeut seinen Fixationsfinger sehr ruhig hält, damit eine entspannte Fixation möglich ist; für den Anfänger oder bei langen Induktionen (Widerstände des Patienten) ist dies sehr anstrengend und schmerzhaft. Abhilfe kann hier ein Armlehnstuhl schaffen.
Während der Therapeut seine Fixationshand frei schwebend ausstreckt, stützt er sich mit dem kontralateralen Arm fest auf seine Armlehne und kann dadurch eine ruhigere und angenehmere Haltung erzielen. (Der postalkoholische Tremor von der Feier des Vorabends wird dadurch ebenfalls reduziert.)
Die Höhe der Fingerspitze in Relation zum Augenmittelpunkt beträgt meist eine Handspannenbreite und ist durch Üben später schnell und sicher zu finden, so daß der

Patient den Punkt gerade noch sehen kann. Falls die Induktion länger dauern sollte und immer noch kein Lidschluß erfolgt, kann dies durch das langsame Anheben des Fingers forciert werden. Der Blick muß nun noch steiler nach oben gerichtet werden, die Augenermüdung tritt schneller ein.

Besonders ist zu beachten, daß bei Beginn des Augenrötens der Patient sehr schnell bereit ist, die Augen zu schließen; wird dieser aversive Zustand zu lange aufrechterhalten, könnten wir ein Unwohlsein des Patienten bewirken.

Übungshinweise

1. Fixieren Sie die eigene Fingerspitze (von der erhobenen Hand in angemessener Höhe und Entfernung herabhängend).
   Beobachten Sie dabei die Helligkeits- und Schärfeveränderungen, Augenbrennen, Augenschwere etc.
2. Beobachten Sie als Hospitant bei einer Hypnose-Induktion aus der Nähe die auftretenden Phänomene wie Pupillenerweiterung, Augenröte, Lidschwere etc.
3. Üben Sie im Rollenspiel die Sitzposition und Sitzanordnung beider Personen. Geben Sie dem Patienten – falls erforderlich – entsprechende Informationen.
4. Führen Sie eine „klassische" Induktion mit Fingerfixation durch. Text dazu wörtlich übernehmen.
5. Beachten Sie den angemessenen Abschluß der Hypnosephase.
6. Üben Sie freie Formulierungen und entsprechende Variationen.
7. Besprechen Sie die Erfahrungen in der Kleingruppe und mit dem Supervisor.

7.2.2 Die allgemeine Augenfixation

a) Vorbemerkungen

So wie die Fingerspitze als Fixationspunkt dienen kann, ist die Beobachtung nahezu jedes Punktes für die Induktion geeignet.

b) Beschreibung des Effekts

Bei der Fixation eines Punktes erfährt der Patient Entspannung nach entsprechenden Suggestionen.

c) Indikation und Grenzen

Mitunter ergeben sich Hypnose-Induktionen direkt aus dem therapeutischen Gespräch – wie z.B. in Abschnitten der Gesprächspsychotherapie oder in Passagen bestimmter anderer Interventionsformen. Wärend die Fingerfixationsmethode eine störende Veränderung der Sitzordnung verlangen würde, kann die Fixation eines beliebigen Punktes spontan vorgenommen werden.

Falls die Fingerfixationsmethode für den Patienten zu viel an Nähe bringen würde, kann hier der Therapeut auf beliebiger Distanz bleiben. *Grenzen* sind wie bei allen Augenfixationsmethoden gegeben (s.o.).

Auswahl des geeeigneten Fixationspunktes

- Der Punkt sollte vor einem homogenen Hintergrund liegen, um Ablenkungen zu reduzieren. Der Fleck auf einer stark gemusterten Tapete wäre relativ ungeeignet.
  Am besten ist ein kleiner Punkt an der Decke (z.B. Schnipsel aus dem Aktenlocher, der an der Decke klebt).
- Der Punkt sollte einen sehr geringen Generalisierungsquotienten haben. Das heißt: Die mit diesem Punkt in Verbindung gesetzte Entspannungsreaktion sollte nur allein durch diesen Punkt auslösbar sein. Gern werden in der alten Literatur glänzende Gegenstände wie eine Kugelschreiberspitze benutzt; hier könnte das Glänzen zu einem generalisierten Stimulus werden und zu sehr unliebsamen Reaktionen führen.
- Meist ist es günstig, den Patienten selbst einen für ihn relevanten Punkt auswählen zu lassen.

d) Instruktion

Bei der Auswahl eines festen Punktes erfordert die Instruktion eine geringe Variation der Fingerfixation.

Soll der Patient einen freien Punkt selbst auswählen, so liegt eine leichte Schwierigkeitssteigerung vor:

„... Sie haben sich nun an Ihren Sessel gewöhnt, sitzen ganz bequem ... Sie werden es nachher noch viel bequemer haben, da Sie immer weiter und weiter entspannen können. Für jede Entspannung ist es jedoch wichtig, sich konzentrieren zu können; so konzentrieren Sie sich akustisch mit Ihren Ohren auf meine Stimme und die steht im Vordergrund. Sie können dadurch schon ein Stück mehr abschalten.
Jede Konzentration ist meist auch noch mit den Augen verbunden, indem man sich einen Punkt aussucht und nur diesen betrachtet. So suchen Sie sich bitte auch einen Punkt aus, den Sie für einige Zeit fixieren wollen".
(Therapeut gibt nun Rückmeldung über die Beobachtung der Suchvorgänge des Patienten.)
„Ja, Sie schauen sich um und suchen nach einem Punkt, betrachten dabei meinen Schreibtisch mit all den vielen Gegenständen darauf, ... sehen den Briefbeschwerer, ... dann den Aktenlocher ... und auch die Vase ... irgendwann werden Sie schon etwas entspannter und werden dann Ihren Punkt gefunden haben, den Sie für einige Zeit betrachten können. Ah, es ist wohl die Kappe von dem Bleistift, der dort steckt ? Ja? (Patient bestätigt.) Gut, dann sehen Sie diese rote Kappe ganz genau an, nur diese rote Kappe..."

Die weitere Instruktion erfolgt analog der Fingerfixation.

e) Erklärung des Phänomens
Durch die Rückmeldung des Suchprozesses bleiben Therapeut und Patient in Kontakt, ohne daß deutliche Instruktionen ausgesprochen werden. Dadurch behält der Patient viel an Freiheitsgraden. Zusätzlich wird die potentielle Abwehrhaltung (Widerstand, Skepsis etc.) weiter reduziert, da der Patient nur Informationen erhält, die stets zutreffen, die er also stets bejahen kann.

f) Diskussion
Falls ein fester (angeklebter) Punkt an der Decke benutzt wird, sollte er so angebracht sein, daß er von möglichst vielen Sitzpositionen im Raum betrachtet werden kann, da sonst wieder das Sesselrücken beginnen muß.
Sicherlich kann in Zufallskonstellationen vom Patienten ein ungeeigneter Punkt gewählt werden: der Patient mit Examensangst wählt ausgerechnet den Buchrücken eines Prüfungswerkes etc.; deshalb sollte der Therapeut stets nachfragen, welcher Punkt fixiert wird, um ggf. korrigierend einzugreifen.

Übungshinweise

1. Überlegen Sie, welche Fixationspunkte besonders geeignet sein können.
2. Diskutieren Sie, welche Punkte ungeeignet sind, da sie ablenken, stören oder sogar zur starken Stimulusgeneralisierung oder Widerstand führen können.
3. Üben Sie mit der Instruktion eines vorher fest vereinbarten Punktes.
4. Üben Sie die Instruktion, in welcher der Patient den Punkt während der Anweisung selbst auswählt und geben Sie darüber kontingente Rückmeldungen.

7.2.3 Die Farbkontrastmethode

a) Vorbemerkungen
Die Farbkontrastmethode ist auf Levy-Suhl zurückzuführen und wurde von ihm 1908 entwickelt (Levy-Suhl, 1922). Sie soll nach einer im Jahr 1970 durchgeführten Befragung von zwei Drittel der Ärzte bevorzugt werden (Stocksmeier, 1984).
Aufgrund einer informellen Befragung von zahlreichen Psychologen und Ärzten kann ich

dies in keiner Weise bestätigen. Bei den von mir befragten Fachleuten wird die Farbkontrastmethode eher abgelehnt.
Das Prinzip beruht auf dem simultanen Farbkontrast (Hering, 1905; Metzger, 1975).

Material für die klassische Methode
Benutzt wird eine Kartontafel im Querformat (ca. 10 x 20 cm); sie ist senkrecht in zwei gleich große Farbfelder unterteilt, die durch einen schmalen weißen Streifen (ca. 2–3 mm breit) voneinander getrennt sind. Für die beiden Felder werden Farbkontrastpaare gewählt: die Kombination blau-gelb oder grün-rot etc. Die Farben sollen möglichst leuchtend-klar sein. Für die Selbstherstellung benutzt man am besten farbigen Plakat- oder Fotokarton.

b) Beschreibung des Effekts
Der Patient fixiert eine zweifarbige Karte, beobachtet dabei die Farbveränderungen und entspannt suggestionsgemäß.

c) Indikation
Da der simultane Farbkontrast stets auftritt und den wenigsten Personen bekannt ist, kann seine fast verblüffende Wirkung im Wahrnehmungsapparat besonders genutzt werden. Wie die nach Stocksmeier (1984) zitierte Statistik aufweist, scheint sie besonders wirkungsvoll zu sein.
Grenzen liegen logisch evident bei Farbuntüchtigkeit vor. Allgemein sind Anwendungsprobleme bei dieser Methode schnell gegeben, wenn die für den Farbkontrast erforderliche intensive Beleuchtung der Farbkarte nicht ausreicht. Je nach Lichtquelle muß der Patient so plaziert werden, daß relativ viel Licht von hinten an ihm vorbei auf die Farbtafel fällt.
Bei Personen, die mit diesen psychophysiologischen Farbeffekten vertraut sind (Künstler, Anstreicher), wird die suggestive Überzeugung wohl wenig wirkungsvoll sein.

d) Instruktion
Die Sitzhaltung ist wie gewohnt; der Therapeut hält die Farbtafel in knapper Armlänge vom Gesicht des Patienten entfernt in Augenhöhe oder leicht angehoben.

„... Sie betrachten bitte diese Farbkarte, mit beiden Farbfeldern, dem gelben und dem blauen. Konzentrieren Sie sich dann bitte auf den weißen Trennungsstrich in der Mitte von beiden Feldern. Betrachten Sie ihn ganz intensiv. Sie merken nach wenigen Sekunden bereits, daß der Rand zum weißen Strich hin ganz intensiv die Farbe seines Feldes annimmt ... Der Rand des gelben Feldes wird intensiv gelb, während der Rand vom blauen Feld immer intensiver blau wird ... mit der Zeit werden diese Ränder dann auch breiter und intensiver, ... bis dann der weiße Strich in der Mitte ebenfalls farbig wird ... Ihre Augen werden dabei immer müder und müder ... etc.“

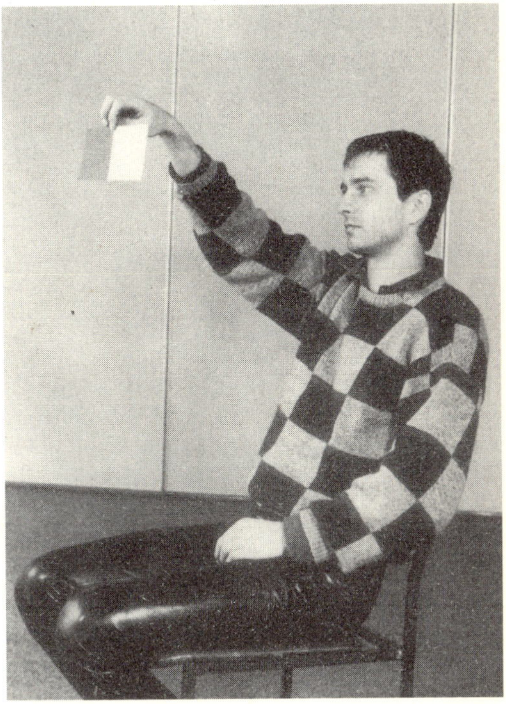

Abb. 7.2: Farbkontrastmethode. Bei dieser Variante hält der Patient die Farbkarte selbst.

Variante

Der Patient bekommt die Karte ausgehändigt und soll sie selbst an der oberen Längskante halten; dabei hat er seine Hand mit der Karte in Stirnhöhe angehoben. Dies bewirkt, daß der Patient zur Fixation noch etwas nach oben sehen muß. Nach wenigen Sekunden ist dann eine deutliche Armermüdung festzustellen.

Hält der Patient die Farbkarte selbst in der Hand, so dient dies nicht nur zur Entlastung des Therapeuten; gleichzeitig wird dadurch eine Armschwere bewirkt, die der Therapeut bei der Induktion nutzt.

Wenn der Augenschluß eintritt, wird die Karte sanft weggenommen und nun kann die Induktion der Entspannung und der bereits eingetretenen Armschwere folgen:

„... sobald Sie die Augen schließen, spüren Sie eine tiefe Entspannung, sind ganz locker und angenehm schwer. Ganz entspannt, merken dies besonders in Ihrem Arm, der ganz schwer und entspannt geworden ist. Er ist inzwischen so schwer geworden, daß es Sie viele Mühe kostet, ihn noch weiter hoch zu halten und so wird er langsam nach unten sinken und schwerer und schwerer werden, ganz schwer, je weiter er nach unten sinkt. Ganz entspannt, der ganze Körper, Sie fühlen sich locker und entspannt. Der Arm sinkt weiter herab ... bis er auf den Oberschenkel (etc.) sinkt und Sie noch tiefer entspannt sind ..."

e) Erklärung des Phänomens

Wie bereits in den „Vorbemerkungen" zu diesem Abschnitt dargestellt, wird hier das psychophysiologische Phänomen der sukzessiven Farbkonstanz genutzt und rückgemeldet (Metzger, 1975). Beim Versuch des starren Fixierens kommt es trotz großer Bemühungen des Ruhighaltens zu Pendelbewegungen der Augenachse. Dieser leichte physiologische Nystagmus (waagerechtes Augenzittern) bewirkt, daß der Trennungsstrich zwischen den Farbfeldern z.T. unscharf bleibt und dann auch langsam die Ränder von den Farbveränderungen betroffen werden.

f) Diskussion

Anfänger können sich oft nur schwer vorstellen, welche Rückmeldungen in der kontingenten Abfolge gegeben werden.

Hierbei hilft oft ein ganz einfacher Hinweis: wenn der Therapeut die Anweisung gibt, die Farbtafel zu betrachten (und er sich vergewissert hat, daß der Trennungsstrich fixiert wurde), dann nimmt er selbst ebenfalls diese Fixation vor und beschreibt einfach das, was er selbst an Wahrnehmungsphänomenen erlebt. Somit beschreibt er parallel die Wahrnehmungen des Patienten.

Prinzipiell kann jede Kartenform oder Feldkonfiguration gewählt werden z.B auch ein grüner Kreis auf roten Grund etc..

Das hier gewählte Querformat entspricht grob dem Gesichtsfeld und den damit verbundenen Sehgewohnheiten.

Übungshinweise

1. Betrachten Sie selbst die Farbkontrasttafel und beobachten Sie im Eigenversuch die auftretenden Phänomene.

2. Führen Sie den Versuch simultan mit 2-3 Personen durch, die stets sofort berichten, was sie wahrnehmen.
   Dadurch erhalten Sie Information über:
   - Phänomene
   - Zeitliche Abfolge
   - Verbalisierungen zur Beschreibung

3. Wählen Sie anfangs eine sehr helle Beleuchtung der Karte, die später mit der Übungsgewandtheit reduziert wird.

4. Nachdem Sicherheit in der Methode erreicht wurde, die Variante einführen und dadurch die Armschwereinstruktion üben.
   – Evtl. vorher Eigenversuch.

7.2.4 Die Faszinationsmethode

a) Vorbemerkungen

Die Faszinationsmethode ist sehr alt, wurde bereits von Freud benutzt und von ihm als unangenehm empfunden. Dies hat neben vielen anderen Gründen dazu geführt, daß Freud generell Hypnose ablehnte (vgl. Kap. 2 „Geschichte der Hypnose" und Abb. 2.16).
Stocksmeier (1984, S. 60) betont zu Recht, daß diese Form „aus dem Repertoire ärztlicher Hypnose verschwinden" sollte.
Da sie historisch bedeutsam ist, soll diese früher von sehr vielen Ärzten benutzte Methode kurz dargestellt werden.

b) Beschreibung des Effekts

Der Therapeut starrt dem Patienten fest in die Augen und erteilt dabei die Instruktion der Müdigkeit.

c) Indikation und Grenzen

Während diese Methode früher als Standardmethode wohl durchgängig indiziert war, wird sie heute meist abgelehnt.
Grenzen: Die große Nähe der Kommunikationspartner (sie sitzen sich meist sehr nah gegenüber) und der intensive Augenkontakt beider schafft schnell eine beklemmende Atmosphäre, besonders für sozial gehemmte und schüchterne Personen. Bei gegengeschlechtlichen Partnern kann die Ähnlichkeit mit dem Augenflirt etc. sehr intime Gedanken und Imaginationen aufkommen lassen.
Kleinsorge (1987) berichtet, daß früher dem empfindlichen Therapeuten sogar speziell verspiegelte Brillen empfohlen wurden. Dadurch kann er zwar die Augen des Patienten beobachten, kann von diesem jedoch nicht in die Augen gestarrt bekommen. Das Ungleichgewicht in der Beziehung zwischen Therapeut und Patient wird dadurch besonders betont.

d) Instruktion

Der Therapeut sitzt dem Patienten dicht gegenüber – manchmal so nah, daß der Patient zwischen den gespreizten Beinen des Therapeuten sitzt. Dabei schaut der Therapeut starr und unverwandt in die Augen des Patienten und gibt ihm die Entspannungssuggestion.

e) Erklärung des Phänomens

Hier treten die gleichen physiologischen Ermüdungserscheinungen auf wie bei allen anderen Fixationsmethoden.

f) Diskussion

Allein schon im Partnertraining fällt diese Form als unangenehm und aufdringlich nah auf. Der Studierende wird sie schnell zugunsten anderer Methoden ablehnen.

Übungshinweise

1. Führen Sie Versuche mit der Methode durch.
2. Befragen Sie Ihre Versuchspersonen nach ihren Empfindungen während der Anwendung der Faszinationsmethode.

7.3 Spezialformen der Fixationsmethode

7.3.1 Die Zählmethode

a) Vorbemerkungen

Die Zählmethode ist wenig bekannt, wird primär von Cheek und LeCron (1968) vorgestellt und ist als eine Variation der Fixationsmethode anzusehen.

b) Beschreibung des Effekts

Das intensive Augenschließen und -öffnen des Patienten wird von Verbalsuggestionen begleitet und der Patient reagiert mit (entspanntem) Augenschluß.

c) Indikation und Grenzen

Hier treten sehr schnell Ermüdungserscheinungen auf, die durch bewußt aktive Mitarbeit des Patienten erzeugt werden. Somit kann diese Methode besonders bei Ängsten vor Willensverlust oder Beeinflussung eingesetzt werden.
Grenzen sind evtl. bei Kontaktlinsenträgern gegeben. Vom Therapeuten wird erhöhte Konzentration verlangt. Zu bedenken ist, ob in

seltenen Fällen die Stimulation zur Auslösung einer Fotoepilepsie möglich ist.
Personen mit negativen Beziehungen zu Zahlen (evtl. Schüler, Zählzwang etc.) werden diese Methode unangenehm erleben können.

d) Instruktion
Der Patient erhält die Instruktion, die Augen in dem Rhythmus zu öffnen und zu schließen, wie der Therapeut langsam rückwärts zählt, mit hundert beginnend. Bei geraden Zahlen erfolgt der Augenschluß, bei ungeraden das Öffnen.
Cheek und LeCron (1968) empfehlen, das anfangs langsame Zählen später zu beschleunigen und dann wieder zu verlangsamen. Diese Prozedur wird so lange appliziert, bis der Patient die Augen geschlossen läßt. Darauf folgt die gewohnte Entspannungssuggestion.

Variante
Während des Zählens streut der Therapeut Suggestionen der Augenschwere und Müdigkeit ein; dabei verbindet er beide Instruktionstypen miteinander.

e) Erklärung des Phänomens
Die motorisch stark belasteten Lidmuskeln ermüden durch die ungewohnte Frequenz schneller als bei anderen Fixationsformen. Ansonsten treten die bekannten Wirkungen ein.

f) Diskussion
Ich habe diese Methode mitunter sehr erfolgreich angewandt und damit erstaunlich schnell Hypnose induzieren können, wende sie jedoch nur selten an, da sie für alle Beteiligten anstrengend ist. Besonders von Personen mit geringem Leistungsanspruch kann sie schnell abgelehnt werden.

Übungshinweise

1. Üben Sie die Grundform und beachten Sie dabei, sich trotz allem an das Tempo des Patienten anzupassen.
2. Erst nach ausreichender Fertigkeit mit verschiedenen anderen Induktionen sollte die zweite Form geübt werden, da das Vermischen beider Formen viel an Konzentration verlangt, um z.B. die Zahlenfolge nicht zu verwirren.

7.3.2 Weitere Fixationsmethoden

Nachfolgend soll noch auf weitere Formen der Verbalsuggestion mit Augenfixation verwiesen werden. Da durch die vorhergehenden Darstellungen ausreichende theoretische und/oder praktische Kenntnisse vorliegen, soll das bislang benutzte Darstellungsschema verlassen werden.

7.3.2.1 Die Ablationsmethode

Gerhard Klumbies (1952; 1978) entwickelte die Ablationsmethode. Anlaß war die Beobachtung, daß Patienten, die mit einem glänzenden Gegenstand hypnotisiert worden waren, bei zufälligem Auftreten eines ähnlichen Blinkens ebenfalls in Hypnose gelangten (Reizgeneralisierung).

Daraus leitete Klumbies dann ab, daß die Induktion der Hypnose auch ohne Therapeut möglich ist, was z.B. für häusliche Übungen sehr von Nutzen sein kann. Als Signalreiz wird zur Fixation eine kleine Karte benutzt. Diese sollte eine Konfiguration (Farbe etc.) enthalten, die nur sehr schwer generalisiert werden kann. (Das heißt, daß diese Konfiguration keinerlei Ähnlichkeit mit anderen Gebilden des täglichen Lebens haben sollte. Diese würden sonst ungewollt ebenfalls die erlernte Entspannungsreaktion auslösen.)

Durch wiederholtes Training tritt nun eine Konditionierung ein: allein beim Anblick der Karte erfolgt die Entspannungsreaktion (im Sinne der indizierten Therapie).

Die auf diese Weise eingeschliffene Hypnosereaktion kann nun ohne Therapeuten bewirkt werden. Da eine Ablösung (Ablatio) vom hypnotisierenden Therapeuten erfolgt, ist ihre Einsatzbreite groß.

Die *Indikation* der Methode ist überall dort gegeben, wo intensive Selbstkontrollmaßnahmen erforderlich sind, wo also der Patient selbst die Übungen mehrmals täglich und damit therapeutenunabhängig durchzuführen hat, wie z.B. bei schweren Schmerzzuständen (Klumbies, 1978), Examensängsten etc.

Grenzen sind bei mangelnder Motivation gegeben, so daß die Methode nicht autonom angewandt werden würde; neigt der Patient zur Realitätsflucht oder ist Hypnose für ihn ein Ersatz (von Beziehungen, Realität etc.), sollte Abstand davon genommen werden.

7.3.2.2 Die fraktionierte Hypnose

Oskar Vogt, der 1898 das private „Institut für Hypnotismus" in Berlin gründete, entwickelte besonders für schwer Hypnotisierbare die fraktionierte Methode, die von seinem Assistenten Brodmann (1897, 1889, 1902) beschrieben wurde und von ihm auch den Namen erhielt.

Grundprinzip der Methode ist, den Patienten wiederholt zu entspannen (benutzt wird in der klassischen Form die Instruktion mit der Fixation der Fingerspitze) und ihn nach kurzer Zeit wieder aufzuwecken – bei jeweils unvollständiger Rücknahme der Hypnose. In den Zwischenphasen wird das Therapiegespräch fortgesetzt und der Patient berichtet über seine Entspannungs-/Hypnoseerfahrungen.

Wesentlich ist nun, daß der Therapeut nur die für die Hypnose und Entspannung förderlichen Informationen differentiell verstärkt, während hinderliche durch Nichtbeachtung gelöscht werden – so die moderne und lerntheoretische Erklärung der Methode.

Jede erneute Einleitung der Hypnosephase enthält die Schlußelemente der vorherigen Phase, so daß eine Verkettung erfolgt, was man wohl als Verhaltenformung (shaping) bezeichnen kann.

Mit zunehmendem Fortschreiten der Phasen wird eine immer tiefere Hypnose erreicht, die dann auch mit Armlevitationen und Katalepsien besonders vertieft wird.

Vorteil der Methode ist, besonders schwer hypnotisierbare Patienten behandeln zu können; nach Stocksmeier (1984) ist bei der Rücknahme Vorsicht geboten, da die sehr tiefe Hypnose eine besonders gute Rückgewöhnungsphase bis zur vollkommenen und auch überprüften Realitätsorientierung bedarf.

Teitelbaum (1969) verwendet eine „fractionalized relaxation technique" (S. 82), die als Vertiefungstechnik jedoch nur Namensgleichheit aufweist.

Die *Indikation* ist bei Personen zu sehen, die schwer hypnotisierbar sind – oder nach den Erfahrungen des Autors bei Kontrollverlustängsten; der Patient kann sich dabei kurzzeitig auf die Suggestionen einlassen.

Als *Grenzen* sind die starken Hypnosetiefen zu nennen, die dem Patienten die Rückorientierung erschweren, was besonders beachtet werden muß.

7.3.2.3 Die gestufte Aktivhypnose

Diese Form wurde von Ernst Kretschmer (1946) entwickelt und später von Langen (1967) ausführlicher dargestellt.

In der Anfangsphase des Lernens wird auf die Grundübungen des autogenen Trainings von Schultz (1932) zurückgegriffen; wesentlich ist das Erlernen der Entspannungstechniken, wobei auf das zeitraubende Erlernen der einzelnen Körperübungen verzichtet wird. Darauf bauen sich dann autohypnotische Übungen auf; wesentlich ist die Selbstübung des Patienten. Induktionen erfolgen dann meist über die Augenfixation.

Durch die Vorübungen und die selbstübenden Anteile erreicht der Patient „das Hypnoid" schnell (Langen, 1969, S. 3).

In der therapeutischen Anwendung benutzt der Patient die aus seiner Analyse gewonnenen wandspruchartigen Leitsätze, die er stets mit den selbsthypnotischen Übungen verbindet.

Die *Indikation* wird von Langen (1969, S. 32) generell für „seelische Störungen" angegeben; er umfaßt damit die Gesamtbreite seelischer Problemlagen.

Grenzen sieht Langen (1969) wohl kaum, höchstens Übungsprobleme oder eine generelle Einschränkung bei den Patienten, wo eine „derartige Behandlung von vornherein kontraindiziert war" (S. 77).

7.3.2.4 Die Pendelmethode

In seltenen Fällen wird bei der Fixationsmethode auf ein Pendel zurückgegriffen: während das

Pendel recht nahe vor den Augen des Patienten schwingt, hat er dieses zu fixieren und wird von den Suggestionen begleitet.

Die Methode wird kaum noch in modernen Lehrbüchern berücksichtigt; wahrscheinlich ist ihre Wirksamkeit nicht sehr hoch. Was jedoch bestimmt eine bedeutende Rolle spielt, ist, daß viele Patienten mit dem Pendel jene Comic- und Krimieffekte verbinden. Allein aus diesem Grunde ist es dann günstig, die Methode nicht zu benutzen. Bei Esoterikanhängern mag sie wiederum die erwartete Wirkung unterstützen.

7.4 Haptische Reize

Das bislang gewohnte Darstellungsschema wird auch hier auf wesentliche Aspekte beschränkt.

a) Vorbemerkungen
Die Ergänzung der Verbalsuggestionen durch haptische Reize (Berührungen) wurde bereits durch Mesmers „Striche" deutlich. Später wandte man sich davon fast vollständig ab. Stocksmeier (1984) empfiehlt die Methode bei der Grundstufe des autogenen Trainings, um die Tiefe der Entspannung zu verstärken. Dabei werden Arme und Beine „bestrichen". Nach der Induktion der Hypnose empfiehlt er ebenfalls, während der Suggestionen „Bestreichungen" vorzunehmen, um die Hypnose zu vertiefen.

b) Beschreibung des Effekts
Durch die körperliche Berührung kann ein angenehmes und wohliges Geborgenheitsgefühl entstehen, das den Patienten immer stärker entspannen läßt (siehe auch 7.8).

c) Indikation und Grenzen
Die Indikation hängt bestimmt in hohem Maße von den weit größeren Grenzen der Methode ab. Einige Patienen werden diese Nähe und Intimität durchaus sehr zu schätzen wissen. Für andere dagegen wird eine kritische Distanzgrenze durchbrochen. Zu schnell können dem Therapeuten hier sexuelle Motive unterstellt werden. Bei Patienten/Patientinnen mit entsprechenden Problemen der Nähe ist hier bestimmt große Zurückhaltung indiziert.

d) Instruktion
Die Verbalsuggestionen erfolgen wie bei der gewohnten Grundform, wobei während der Bestreichungen entsprechende Suggestionen der Entspannung gegeben werden.

7.5 Akustische Reize

a) Vorbemerkungen
Anstelle der monotonen optischen Reize werden nun monotone akustische Reize benutzt, um die Induktion weiter zu vertiefen. So benutzen Guensberger und Bardos (1978) Metronomschläge, evtl. vom Tonbandgerät. Wahrscheinlich wird durch diese Monotonie eine zentralnervöse Sedierung bewirkt.
Die Autoren sehen den Vorteil dieser Methode darin, störende Außengeräusche abzuschirmen und „die Stille, die manchmal beängstigend wirkt, wird durch das monotone Geräusch ausgefüllt" (Guensberger & Bardos, 1978, S. 113).

b) Indikation und Grenzen
Sicherlich gehört es zum persönlichen Stil des Therapeuten, welche Induktionsmethode er bevorzugt; je überzeugter er davon ist, um so mehr wird er davon als nonverbale Suggestion signalisieren.
Grenzen sind dort vorstellbar, wo Personen in ihrer Arbeitswelt bereits von monotonen Geräuschen begleitet werden (Fließbandarbeiter etc.) und somit durch das Metronom unangenehme Bereiche angesprochen werden, die eine angestrebte Entspannung nicht zulassen.

7.6 Vestibuläre Reize

a) Vorbemerkungen und Beschreibung des Effekts
Durch Körper- oder Kopfdrehen erfolgt eine Stimulation des Gleichgewichtsorgans (vestibulum) und fördert hypnotische Reaktionen. Dies wurde bereits beim Körper-Schwing-Test deutlich (s. Kap. 5 „Vorbereitung der Induktion und Vorbereitungsübungen").
Wahrscheinlich wird durch die Irritation der

Gleichgewichtsorgane eine leichte Verwirrung hervorgerufen, die durchaus als angenehm erlebt werden kann, so z.B. bei Kindern mit Jactation capitis (weitere Beispiele sind wahrscheinlich die Bewegungsfreuden bei der Karussellfahrt etc.). Diese Methode wurde z.B. von Großmann (1894) durch plötzliche Lageveränderung realisiert und von Forel (1923) durch Schaukeln. Parallelen zur Induktion sind bei den Iban auf Borneo zu finden (Bongartz & Bongartz, 1987).

Gruensberger und Bardos (1978) benutzen einen Sessel mit verstellbarer Lehne, um während der Induktionsphase den Patienten nach hinten zu kippen. Hier handelt es sich um den „Barbiersessel-Effekt", den einige (Damen) vom Friseur kennen: sobald der Stuhl nach hinten geneigt wird, tritt starke Entspannung ein; mir wurde berichtet, daß einige Personen dies als besonders angenehme Begleiterscheinung des Friseurbesuches schätzen.

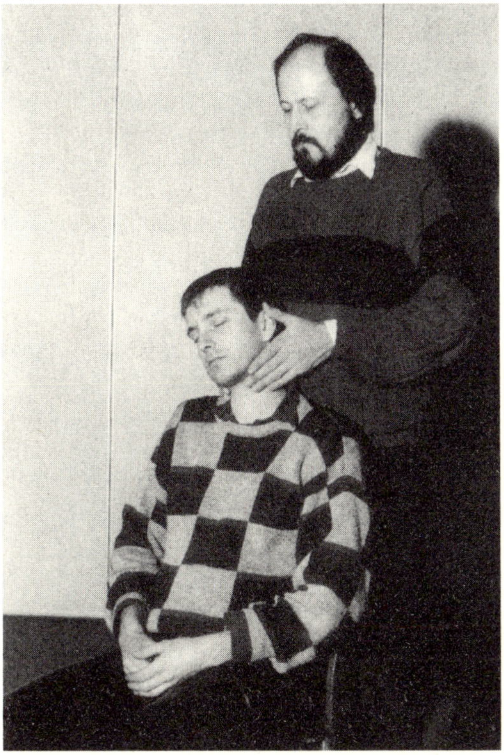

Abb. 7.3: Die vestibuläre Reizung als Hypnose-Induktion.
Der Therapeut bewegt den Kopf des Patienten sehr behutsam.

Der gleiche Effekt kann auch erreicht werden, wenn der hinter dem sitzenden Patienten stehende Therapeut leicht mit beiden Händen den Kopf des Patienten faßt und ihn während der Suggestionen sanft bewegt; dabei muß er besonders sensibel die Bewegungsbereitschaft des Patienten wahrnehmen (siehe Abb. 7.3).

b) Indikation und Grenzen

Je nach situativer Notwendigkeit, ggf. bei verschiedenen Widerständen, kann diese (kaum noch gebräuchliche) Methode durchaus effektiv sein.

Grenzen sind durch die räumliche Nähe und die damit verbundene Intimität gesetzt. Eventuell kann gerade die Lageveränderung Kontrollverlustängste verstärken.

7.7 Chemische Reize

Hier handelt es sich um die Wirkung von Medikamenten oder von physiologischen Vorgängen, die die Hypnose-Induktion begünstigen können. Stocksmeier (1984; S. 66f.) bezeichnet diese Gruppierung als „toxische Reize", also giftige Einwirkungen. Da weder Medikamente noch die meisten „normalen" physiologischen Vorgänge diese gesteigerten Effekte aufweisen, wird hier neutraler von chemischen Reizen gesprochen.

7.7.1 Externale chemische Reize

a) Vorbemerkungen und Erklärung des Effekts

Früher wurde durch Schlafmittel die Hypnose-Induktion erleichtert (z.B. Wetterstrand, 1893; zit. n. Stocksmeier, 1984, S. 67), während später Neuroleptika und Sedativa (z.B. Valium) oral oder intravenös appliziert wurden (Langen, 1972; Hartland, 1973; Kroger, 1977). Erreicht wird eine allgemeine Sedierung, die den Patienten in besonderem Maße über seine Belastungen sprechen läßt.

Diese Form wird als *Narkohypnose* bezeichnet, die damit verbundene tiefenpsychologische Behandlung *Narkohypnoanalyse* oder *Narkosynthese*.

Bei der *Hypnonarkose* (Langen, 1972) wird

durch die Hypnose die notwendige medikamentöse Narkose vorbereitet.

b) Indikation und Grenzen
Die chemischen Interventionsformen werden zur Behandlung refraktärer Patienten empfohlen (z.B. Langen, 1972; Kroger, 1977) oder solcher, die starke Entspannungsschwierigkeiten haben (Hartland, 1973).
Kroger (1977) betont auch, daß gute Therapeuten diese Methode nur selten anwenden.
Grenzen liegen sicherlich dort, wo die Indikation der Medikamente und deren Nebenwirkungen angesiedelt ist.
Es stellt sich auch die Frage, ob die Kombination überhaupt notwendig ist, da man dann evtl. auf andere Behandlungsverfahren zurückgreifen könnte.
Wahrscheinlich liegt der Vorteil der „Hypnonarkose" (Langen, 1972) in der besseren Beruhigung des Patienten und auch in der deutlichen Reduktion der Narkosemittel (Frey, 1968).
Dieser Aspekt wird im klinischen Teil des Buches bei der Anwendung der Hypnose in der Chirurgie, Gynäkologie, Anästhesie und Zahnheilkunde relevant und ist dort dargestellt (siehe Kap. 24 und 26).

7.7.2 Autochemische Reize

a) Vorbemerkungen und Erklärung des Effekts
Durch bestimmte Techniken lassen sich die physiologischen Prozesse des Körpers so beeinflussen, daß die chemischen Veränderungen die Hypnose-Induktion begünstigen.
Durch Hyperventilation wird die Absenkung des CO_2–Blutspiegels erreicht, was zu Benommenheitsgefühlen und Bewußseinsveränderungen führt. (Hyperventilation bewirkt: Reduktion der Aktionspotentiale, Abnahme von Blutdruck und Herzfrequenz, respiratorische Alkalose, Kalium-Kalzium-Veränderungen etc.; Thews, 1980).

b) Indikation
Einige Meditationstechniken verwenden diese Form der Bewußtseinsbeeinflussung.
Stocksmeier (1984) berichtet, daß die Geburtsarbeit durch die Kombination von Hechelatmung und Verbalsuggestionen erleichtert wird. Die Schnellinduktion – auch als Autohypnose – kann sich hier durchaus einer kurzen Hyperventilationsphase bedienen, um den vertieften Entspannungszustand schneller einzuleiten.
Versenkungstechniken wie z.B. bei einigen Yogarichtungen bevorzugen die Atemhemmung und lösen durch Erhöhung des CO_2–Blutspiegels analoge Prozesse aus.

7.8 Spezielle nonverbale Induktionsverfahren

Verbale Kommunikationen sind für uns meist die direkten Vermittler abstrakter Inhalte, wie z.B. „Entspannung" oder „Sie werden entspannen", deshalb lassen sich darüber schnell Informationen weitergeben, so z.B. auch bei der Induktion.

Rein nonverbale Induktionen sind somit nur schwer vorstellbar. Meares (1954 a, 1954 b), der große australische Nestor der Hypnose, wendet diese Formen erfolgreich z.B. bei Krebspatienten an. Seine Patienten tragen bequeme Kleidung, die leicht geöffnet oder verschoben werden kann. Durch Handauflegen z.B. am Bauch, Oberkörper etc. und leichtes rhythmisches Drücken wird Körperkontakt hergestellt, der entspannend ist und beim Patienten ein „Lockerlassen" oder sich „Fallenlassen" bewirkt.

Durch minimale Motorikreaktionen verstärkt der Therapeut dieses Verhalten, aber auch durch kleine Informationen wie „hmm ..." etc.

Gravitz (1981) berichtet von seiner sehr kreativen Induktionsform, in der er bei einer Patientin mit einem Hirnschaden und zentraler Taubheit (hier eine seltene Form auditorischer Agnosie) nonverbale Induktion vornimmt, um bei ihr Entspannung zu erzielen: das Problem bestand darin, daß die Patientin zwar Instruktionen von den Lippen lesen konnte, dies jedoch nach dem Augenschließen nicht mehr möglich war. Somit entschloß sich Gravitz, nonverbale sensorische Informationen zu geben. Durch die Bewegung von Zeigefinger und Daumen bewirkt er Augen-Rollen und schließt dann mit diesen Fingern vor den Augen der Patientin langsam einen Kreis, was sie zum Augenschluß veranlaßt. Danach erfolgen Schulterberührungen und von da aus langsames Handstreichen an den Armen entlang bis zu den Fingerspitzen, analog zu den „Strichen“ Mesmers. Bei Anzeichen von Hypnosereaktionen (verlangsamte Atmung) erzeugt der Therapeut mit seinen Händen einen Luftstrom am Gesicht der Patientin und benutzt diesen als Verstärker für die Vertiefung. Erreicht wird deutliche Entspannung; der subjektive Bericht der Patientin „ich war nicht wirklich hier, aber ich war“ (Gravitz, 1981, S. 113) zeigt einen Hypnoseprozeß an. In der folgenden Sitzung benutzt der Therapeut ein Metronom mit niedriger Frequenz, dessen Vibrationen auf der Haut wahrnehmbar sind.

Verbunden mit häuslichem Training erreicht die Patientin eine deutliche Reduktion ihrer Kopfschmerzen und Schlafstörungen. Am wirkungsvollsten erlebt sie die Übung, wenn ihre Schultern rhythmisch herabgedrückt werden.

Verbale (unveröffentlichte) Berichte von Patienten und Therapeuten der Fuß-Reflexzonen-Therapie weisen auf ähnliches: durch sachtes rhythmisches Streichen, Drücken oder Ziehen an den Füßen treten Entspannungsgefühle auf, die teilweise in Hypnosereaktionen übergehen.

Wenn wir sehr streng den Untersuchungen und Definitionen von Barber, Spanos und Chaves (1974) folgen, liegt hier evtl. keine Hypnose vor, da keine (verbalen) Suggestionen erteilt wurden, während andere ihrer Variablen erfüllt werden wie z.B. Kooperation, Verbindung der Suggestion mit aktuellen Ereignissen etc.

Indikation: wie das Beispiel von Gravitz (1981) deutlich macht, gibt es klinische Rand- und Ausnahmebedingungen, die das Abweichen von gewohnten verbalen Suggestionen erforderlich machen, sei es nun, daß die Person sehr starke menschliche Nähe benötigt oder durch Sinnesschwächen erheblich beeinträchtigt ist. Wie an der Falldarstellung von Gravitz deutlich wurde, sind hier der Kreativität des Therapeuten sehr viele Möglichkeiten gegeben.

Grenzen sind durch die große körperliche Nähe und Intimität der Berührungen gegeben, wie in anderem Zusammenhang bereits mehrfach erwähnt wurde. Ein erheblicher Grenzbereich liegt wohl in der eingeschränkten Kommunikation, die auch für den Therapeuten eine erhebliche Beanspruchung darstellt.

7.9 Apparative Hilfen bei der Induktion

Wie bei der Darstellung einiger Induktionstechniken bereits anklang, werden mitunter apparative Hilfsmittel benutzt, um die Induktion zu beschleunigen. Bereits genannte Beispiele sind: Farbkarte (Langen, 1972), Pendel (Anderson, 1977), verstellbarer Stuhl (Guensberg & Bardos, 1978). Dabei werden auch merkwürdige Konstruktionen benutzt, wie die erwähnte Hypnosebrille (Kleinsorge, 1987).

Nachfolgend werden weitere Instrumentarien zur Anregung vorgestellt.

7.9.1 Tonbandgerät, Tonkassetten

Guensberger und Bardos (1978) benutzen ein Tonbandgerät bzw. einen Kassettenrecorder, um dem Patienten ein aufgezeichnetes Metronomtikken vorzuspielen. Sie verwenden diese Technik bei besonders problematischen Patienten.

Field (1974) bereitet seine Patienten durch Tonbandinstruktionen auf Operationen vor, indem er ihnen einen Tag vor dem orthopädischen Eingriff hypnotische Entspannungssuggestionen und Aufklärung über die bevorstehende Operation gibt. Am Tag der Operation ist deutliche Entspannung festzustellen und die Nacherholung verläuft schneller als in der Vergleichsgruppe. (Methodisch von Nachteil ist dabei, daß keine Vergleichs- und Kontrollgruppen gebildet wurden, in denen jeweils allein Hypnose und allein Aufklärung gegeben wurde.)

Hart (1980) greift die Idee Fields auf und benutzt Tonbandinstruktionen zur Vorbereitung seiner Patienten für eine Operation am offenen Herzen. In insgesamt fünf „Sitzungen“ am Krankenbett erhalten sie über Kopfhörer Hypnose-Instruktionen zur Entspannung und zum Angstabbau; die Dauer beträgt 10 min. für die erste Sitzung und je 20 min. für die folgenden. Gegenüber der Kontrollgruppe ist in dem Beobachtungszeitraum von neun Tagen der diastolische Blutdruck vor und nach der Operation bedeutend reduziert ($p < .05$); die Menge des postoperativ zur Transfusion benötigten Blutes als Zeichen für die Erholung ist bedeutend geringer ($p < .05$). Da hier jedoch keine Messung der Suggestibilität vorgenommen wurde, kann anhand dieser Studie nicht entschieden werden, ob es sich hier um Auswirkungen der Hypnose oder um reine Entspannungsfolgen handelt.

Den nahezu genesenen Patienten gibt Herod (1984) die Tonaufzeichnung von bestimmten Imaginationen, nach denen sie ihre Zukunftsträume imaginieren sollen, um damit ein positiveres Selbstkonzept zu bewirken.

In der Therapie benutze ich häufiger den Kassettenrecorder, um während der Sitzung die Induktion inklusive der therapeutischen Suggestionen aufzunehmen und sie dem Patienten zum häuslichen Training mitzugeben. Auf diese Weise konnten bislang sehr gute Ergebnisse erzielt werden. Besonders bei Examensängsten hat sich diese Methode gut bewährt, da der Patient auch noch wenige Minuten vor der Klausur oder in den Pausen seine Instruktionen erhält.

Bei einem Fall von Asthma konnte der Patient auf diese Weise durch die Kassetten-Suggestion angenehmer Atembedingungen fast völlige Heilung erlangen (s. Kap. 31, Falldemonstration 4).

Bei dieser Anwendung ist generell sicherzustellen, daß der Patient die Kassette nur für sich selbst benutzt und nicht unbefugt an andere weitergibt (vgl. Kap. 17 „Selbsthypnose“).

Bei den auf dem Markt befindlichen Kassetten handelt es sich teilweise weniger um Hypnose, als vielmehr um Suggestionen. Insgesamt sollte kritisch geprüft werden, ob das darin versprochene theoretische Konzept tatsächlich realisierbar ist. (Weitere Ausführungen zu dieser Problematik s. Kap. 22 „Grenzen, Gefahren und Kontraindikationen“)

7.9.2 *Video-Recorder*

Ulett, Akpinar und Turan (1971) benutzen für experimentelle Zwecke eine speziell angefertigte standardisierte Videoaufzeichnung der Barber Suggestibility Scale BSS (Barber, 1965; vgl. Kap. 12), um die Suggestibilität zu testen. Die Selbstbeurteilung der hypnotischen Tiefe und der Testwerte stimmen mit den objektiven Beurteilungswerten überein. Die Autoren der Untersuchung schlagen diese Methode somit als Standardinstruktion vor. Kritisch anzumerken ist hier, daß eine Kontrollgruppe fehlt.

Der Einsatz des Videorecorders ist bestimmt dann auch von Vorteil, wenn es gilt, den Patienten über Hypnose zu informieren.

7.9.3 *Hypnoskop*

Guensberger und Bardos (1978) verwenden ein „Hypnoskop“ zur Augenfixation; es ist ein Hohlspiegel von etwa 20 cm Durchmesser auf einem kleinen Ständer. In seinem Mittelpunkt hängt ein glänzender Punkt (Kugel o.ä.), der angeleuchtet wird. Wahrscheinlich tritt die Wirkung durch die virtuellen Bilder des Spiegels auf. Die Autoren benutzen die Methode, um bei relativ geringer Hypnosereaktion der Patienten deren Reaktionspotential zu steigern. Dies Verfahren ist nicht sehr bekannt.

7.9.4 *Zirkel*

Guensberger und Bardos (1978) benutzen auch einen großen (Metall-)Zirkel zur Intensivierung der Verbalinduktion bei Augenfixation; die beiden Zirkelenden werden im Sehabstand vor beide Augen gehalten, wodurch dem Patienten nun zwei Punkte zum Fixieren vorgegeben sind. Auf die Instruktion hin soll er die Punkte abwechselnd im Rhythmus von 2–3 Sekunden fixieren. Dabei werden Augenlider und Konvergenz beobachtet und die Phänomene entsprechend rückgemeldet.

7.9.5 *Sonstige Geräte*

Hypnosebehandlungen über das *Telefon* sind durchaus möglich; so haben Leff (1969), Kroger (1969) und Owens (1970) Behandlungen mit Patienten vorgenommen, die sie vorher nie gesehen hatten – oder bei denen spätere Notfallsituationen eintraten. Stanton (1978a) berichtet ebenfalls von telefonischen Hypnosebehandlungen; im einen Fall wurde die Therapie über das Telefon fortgesetzt; im anderen Fall hatten sich Therapeut und Patient nur über das Telefon kennengelernt und verständigt. Stanton folgert aus seiner Analyse, daß diese Behandlungen ähnlich erfolgreich waren wie in einer direkten persönlichen Begegnung.

Cooperman und Schafer (1983) legen einen Fallbericht vor, bei dem die Behandlung aufgrund von Transportproblemen über sechs Monate telefonisch fortgeführt wurde; behandelt wurden die Schockreaktionen einer Patientin nach einem dramatischen Autounfall. Cooperman bezeichnet diese Möglichkeit sogar als sehr vorteilhaft, da für sie als blinde Therapeutin „normale visuelle Eindrücke und die Körpersprache keine bedeutende Rolle spielen bei der konventionellen" direkten Gegenüberstellung (Cooperman & Schafer, 1983, S. 279); somit sieht sie die Telefonsituation auch nicht als Nachteil an.

Kvasnicka in der CSSR (zit. n. Bouchal, 1981, S. 42) benutzt *faradisierende Ströme* zur Vergrößerung des verbalen Suggestionseinflusses.

Der Anästhesist Wegeneder (zit. n. Klumbies, 1981) konstruierte ein *elektronisches Hilfsgerät*, welches nach amerikanischem Vorbild auf unterschiedliche Stimuli wie Licht, Vibration, Rauschen, Musik, Sprache, Trommel etc. in unterschiedlichen Frequenzen, Lautstärken und Abfolgen eingestellt werden kann. „Wesentlich ist aber nach Mitteilung des Schöpfers, daß Patienten, die vorher einer Suggestion unzugänglich sind, absolut refraktär bleiben" (Klumbies, 1981, S. 32).

Kroger und Schneider (1959) entwickelten ein Gerät, mit dem eine *Hirnwellensynchronisierung* erreicht werden kann, das sie als elektronische Hilfe zur Hypnose-Induktion ansehen. Es wird später jedoch nicht mehr erwähnt. Kleinsorge (1987) berichtet von Therapeuten, die bei der Anwendung der Faszinationsmethode, eine Art Spiegelbrille zu tragen. Er kann dadurch die Augen des Patienten genau beobachten, schirmt sich jedoch selbst vor den Blicken des Patienten ab.

7.9.6 Anmerkungen: Kritik und Ausblick

Sicherlich werden Geräte zur Messung physiologischer Entspannungskorrelate hilfreich sein, damit der Therapeut aufgrund der angezeigten Meßwerte dann relevante Entspannungszustände verbal rückmelden kann, was jedoch bereits kontingenter durch Bio-Feedback-Geräte geleistet wird. Um so interessanter kann es sein, in Kombination mit diesen Bio-Feedback-Geräten Induktionsformen zu entwickeln.

Kritisch ist anzumerken, daß jede Art von Gerät den Patienten faszinieren oder abschrecken kann – je nach seiner Grundproblematik; entsprechend wird es indiziert oder kontraindiziert sein. Generell sollte diese Technik jedoch nur als sekundäres Hilfsmittel zur Unterstützung angesehen werden und nicht als beherrschendes Element der intensiven zwischenmenschlichen Kommunikation. Am Beispiel von Cooperman und Schafer (1983) wurde jedoch deutlich, daß das technische Hilfsmittel sehr große Vorteile haben kann.

Kapitel 8
Die indirekten Methoden nach Erickson

> Unsere besten Gedanken
> denken sich selbst
>
> Adolf Pichler (1819–1900)

Nachdem die sog. „Klassischen Methoden" ausführlich dargestellt wurden, erfolgt in diesem Kapitel eine Kurzdarstellung der speziellen Hypnoseform, die durch M. H. Erickson entwickelt wurde. Sie unterscheidet sich in einigen Punkten von der bereits beschriebenen Form.

Milton H. Erickson (1901– 1980) war ein sehr ideenreicher und bekannter amerikanischer Psychotherapeut in Phoenix/Arizona. Er wurde für die Klinische Hypnose so bedeutungsvoll, weil er vielseitige Therapiemethoden und Techniken entwickelte, die in seinen Büchern, Tonbändern, Videoaufzeichnungen und Sekundärwerken zusammengestellt sind.

Wesentlich in Ericksons Entwicklung sind seine beiden im Abstand von 35 Jahren auftretenden Polio- Infektionen, die ihn durch die Lähmungen körperlich stark einschränkten und an den Rollstuhl fesselten (z.B. Peter, 1987). Dadurch war er fast ausschließlich auf die Beobachtungen seiner Umwelt angewiesen. Dies beeinflußte in entscheidendem Maße seine diagnostischen und therapeutischen Vorgehensweisen.

Ziele Ericksons

- *Eingehen auf das Niveau des Patienten*
  Der Therapeut begibt sich stets auf das vom Patienten vorgegebene verbale und nichtverbale Niveau des Denkens und Handelns. Auf diese Weise kann er dem Patienten am besten begegnen und so eine vertrauensvolle Beziehung aufbauen.

- *Übernahme des Patientensystems*
  Durch das starke Eingehen auf den Patienten wird der Therapeut Teil seines Denk- und Vorstellungssystems. Auf diese Weise kann der Therapeut etwas ganz Unerwartetes tun und dadurch eine Verunsicherung hervorrufen, sowie die Einstellung labilisieren. Dies bildet die Grundlage, um die Handlungsweisen des Patienten modifizieren zu können.

- *Nutzbarmachung (Utilisation)*
  Die Gesamtsituation wird nun so strukturiert, daß die dann eintretenden Veränderungen in der gewünschten Weise und Richtung so nutzbar gemacht werden, daß sie mit den Wünschen und Intentionen des Patienten kongruent sind.

- *Schutz*
  Grundbestandteil jeder Therapie ist es, den Patienten zu schützen und ihm innerhalb der Behandlung Sicherheit zu geben.

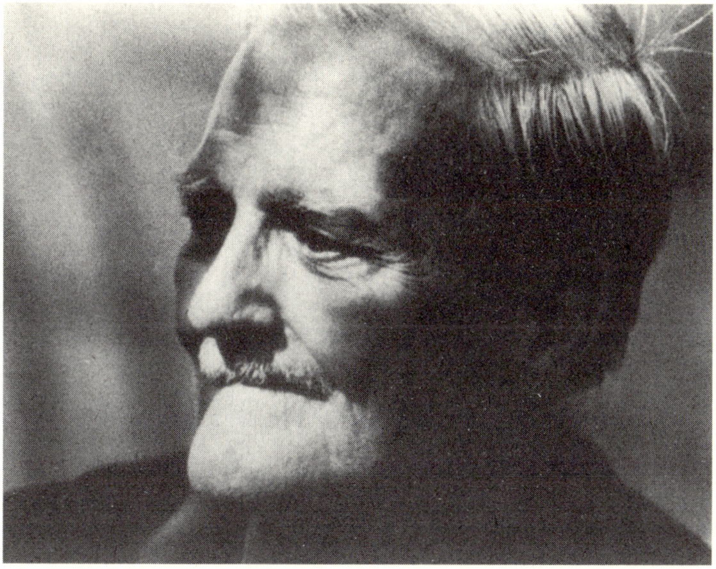

Abb. 8.1: Milton H. Erickson (1901–1980) Foto: B. Peter

8.1 Die Ziele Ericksons

Die Ziele der Therapie Ericksons sind im Grundprinzip sehr einfach. Sie sind in den nachfolgenden Kästen zusammengefaßt (nach Beahrs, 1977 und Katzenstein, 1981).

Nach den Erfahrungen Ericksons begünstigen diese Faktoren einen Bewußtseinszustand, der als Trance zu bezeichnen ist und in dem die Patienten besonders aufgeschlossen sind für Veränderungen und Lernprozesse.

8.2 Hypnoseprinzipien

Die für die Hypnose nach Erickson typischen Prinzipien sind:

1. Utilisation
2. Indirekte Suggestionen
3. „Folgen“ und „Führen“
4. Metaphern
5. Unbewußte Suchprozesse
6. Verwirrung und Neustrukturierung

8.2.1 Utilisation

Die eigenen mentalen und allgemeinen Fähigkeiten des Patienten werden so genutzt, wie es auch in der klientenzentrierten Gesprächspsychotherapie (nach Rogers) erfolgt. Der Bezugrahmen, die Wünsche und Gefühle des Patienten werden akzeptiert; dabei hat sich der Therapeut mit seinen Methoden und Fähigkeiten flexibel anzupassen.

Dies setzt einerseits voraus, daß der Therapeut über viel Sicherheit, Erfahrung und Methodenbreite verfügt; andererseits, daß er sehr genau beobachten kann, um sich diese Wahrnehmungen für seine Suggestionsformulieungen nutzbar zu machen.

Grundprinzip: Utilisation

Der Kernsatz der Utilisation ist am besten in folgendem wiedergegeben: „Hypnotische Suggestion ist nicht eine Art verbaler Magie, die den Patienten aufgedrängt werden kann, um sie zu allem zu zwingen. Hypnotische Suggestionen sind nur in dem Maße wirksam, in dem sie die Funktionsweisen der na-

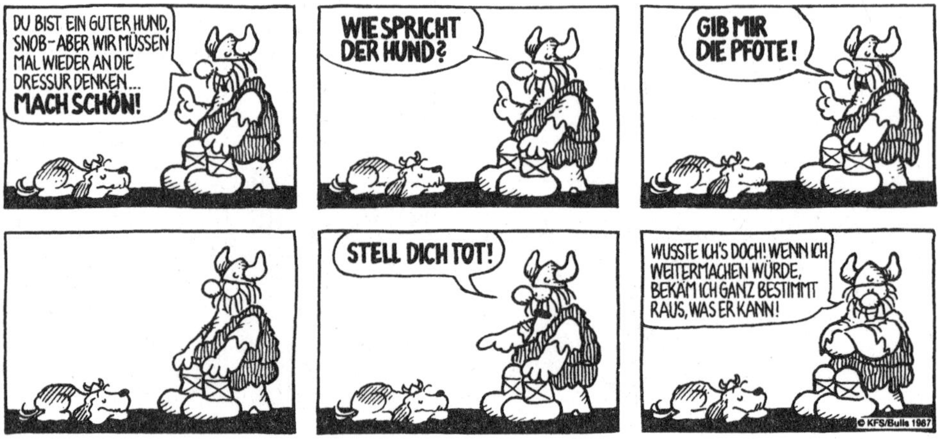
DU BIST EIN GUTER HUND, SNOB - ABER WIR MÜSSEN MAL WIEDER AN DIE DRESSUR DENKEN...
MACH SCHÖN!
WIE SPRICHT DER HUND?
GIB MIR DIE PFOTE!
STELL DICH TOT!
WUSSTE ICH'S DOCH! WENN ICH WEITERMACHEN WÜRDE, BEKÄM ICH GANZ BESTIMMT RAUS, WAS ER KANN!
© KFS/Bulls 1987

> türlichen geistigen Mechanismen und Assoziationen, die schon im Patienten vorhanden sind, aktivieren, blockieren oder ändern" (Erickson, Rossi & Rossi, 1978, S. 36).

Dies beinhaltet also, daß dem Patienten nichts aufgezwungen wird, was nicht seinem Bezugssystem entsprechen würde. Hypnose ist ein äußerst individueller Prozeß, der nur auf dieser einzigartigen individuellen Ebene realisiert werden kann.

Im praktischen Vorgehen bedeutet dies, daß Ängste aufgegriffen und mit einbezogen werden oder z.B. der Wunsch nach Bewegung zugelassen und in die bevorstehende Induktion übernommen wird.

Wesentlich ist, daß durch diese Methode eine *Ja-Haltung* bewirkt wird:

Es geschieht nur das, wozu der Patient zustimmen kann und dadurch wird er auch weitere Interventionen zulassen, die ihm bislang unbekannt sind. Dieser Aspekt könnte auch mit „besonders guter Rapport" bezeichnet werden, da Empathie und menschliche Wärme in hohem Maße gefordert sind (siehe Gesprächspsychotherapie).

Selbst Widerstände und Symptome des Patienten können im Sinne seiner Therapie genutzt werden. Diese Gesamtkonstellation beinhaltet den Abbau von Ängsten und Widerständen und damit verbunden den Aufbau einer vertrauensvollen therapeutischen Beziehung.

8.2.2 Indirekte Suggestionen

Die Verbalisierungen zur Induktion und während der Therapie werden nicht direkt im Sinne einer Anweisung gegeben, sondern in einer speziellen Form der Kommunikation. Der Patient erfährt stets Anerkennung und kann weiterhin eine Ja-Haltung entwickeln bzw. beibehalten.

„Die indirekten Formen von Suggestionen sind semantische Folien, die das Erleben neuer Reaktionsmöglichkeiten erleichtern. Sie evozieren unabhängig von unserem bewußten Willen automatisch unbewußte Suchvorgänge und innere Prozesse" (Erickson & Rossi, 1981, S. 35).

Möglichkeiten der indirekten Suggestionen

- *Einstreutechnik*
  Hierbei wird eine wesentliche Mitteilung in einen Satz eingebunden, um damit eine positive Assoziation zu erzeugen wie z.B: „Sie können diese Gefühle so *frei* beschreiben, wie Sie wollen." Das eingestreute Wort „frei" ruft angenehme Assoziationen hervor, mit den Gefühlen frei umgehen zu können, was Ängste und Vorbehalte gegenüber der Gefühlsmitteilung abbaut (Erickson, 1966).
- *Gemeinplätze/Tautologien/Binsenweisheiten*
  Durch Verwendung verallgemeinernder Aussagen schafft der Therapeut weiterhin

eine Ja-Haltung und mindert die Widerstände des Patienten: „Die meisten Menschen empfinden eine Hand leichter als die andere ..." oder „wir erinnern manchmal einen Namen, er liegt uns auf der Zunge und wir können ihn noch nicht aussprechen".

- *Vage zeitliche Angaben*
  Hierdurch gibt der Therapeut einen breiten Zeitraum vor, innerhalb dessen die hypnotische Reaktion eintreten kann und erleichtert ihm dadurch, sich ohne Leistungsdruck einzubeziehen: „Früher oder später wird sich Ihre Hand wärmer anfühlen ...".
- *Abdecken aller Möglichkeiten einer Kategorie von Reaktionen*
  Soll ein bestimmtes Phänomen bewirkt werden, so legt der Therapeut den Patienten nicht in seiner Reaktionsweise fest, sondern beschreibt alle in der Situation möglichen Verhaltensweisen, um diese dann später immer weiter einzuengen wie z.B. bei der Handlevitation:
  „Sie werden bemerken, wie einer Ihrer Finger anfängt zu zucken, der Zeigefinger oder der Mittelfinger zu zucken beginnt. Dieses Zucken kann nach oben gehen oder nach unten, vielleicht auch zur Seite oder auch mit sehr unterschiedlicher Geschwindigkeit...".
  Wesentlich ist dabei die differentielle Verstärkung der dann auftretenden Reaktionen. Dadurch macht sich der Therapeut das gesamte Verhaltensrepertoire nutzbar und bewirkt, daß alle Reaktionen stets richtig sind.
- *Bindungen und Doppelbindungen*
  Wesentlich ist es, die Reaktionstendenzen und deren Konfliktgehalt im Patienten zu erkennen und diese dann in Formulierungen zu fassen: „Möchten Sie tief oder mittel entspannen? – Möchten Sie jetzt oder später Trance erleben?".
  Hierin wird von vornherein die Möglichkeit der Entspannung oder der Trance impliziert (double-bind), nur ihre Intensität oder der Zeitpunkt wird noch als freie Entscheidung zugelassen (Erickson, 1964a).

8.2.3 „Folgen" und „Führen"

Das *Folgen* (pacing) besteht u.a. darin, genau die konkret gezeigten Verhaltensweisen des Patienten zu beschreiben oder sogar zu kopieren (Sitzhaltung): „Sie sitzen bequem in Ihrem Stuhl, haben die Beine übereinandergekreuzt und warten ...".

Dadurch wird wiederum eine Ja-Haltung aufgebaut. Diese Form wurde später auf Handlungspläne übertragen, die vom Patienten kommuniziert werden. So wird der Humorvolle als witzig angesprochen und der Energische als energiegeladen etc.

In der Stufe darauf erfolgt das *Führen* (leading). Der Therapeut setzt nun die von ihm geplanten Interventionen und Absichten ein, immer in Abstimmung auf das Folgen des Patienten: Bei der Induktion folgt der Therapeut anfangs dem Atemtempo des Patienten, indem er sich diesem mit seiner eigenen Atmung während der Kommunikation/Suggestion anpaßt. Sobald der Patient Anzeichen von Entspannung zeigt (etwas ruhigere und tiefere Atmung), verlangsamt nun der Therapeut geringfügig seinen Atemrhythmus. Er veranlaßt dadurch den Patienten, noch langsamer und ruhiger zu atmen und dann noch tiefer zu entspannen.

8.2.4 Metaphern

Erickson hat den Gebrauch von Metaphern sehr begünstigt. Grundsatz ist dabei, multiple Ebenen des Bewußtseins, der Bedeutung und Kommunikation anzusprechen (Erickson & Rossi, 1979). Dazu dienen Wortspiele, Symbole, Witze und Metaphern, ähnlich der Interpretation Freuds (Freud, 1910).

Der Begriff der Metapher als meta = „jenseits, über" und pherin = „bringen tragen" beinhaltet das Ansprechen des Unterbewußten durch eine Erzählung. Hierzu dienen z.B. Märchen, Anekdoten etc. (Gordon, 1978). Daraus entwickelten sich dann Techniken wie die „multibel eingebetteten Mataphern", eine Anzahl von Geschichten innerhalb von Geschichten (Matthews & Langdell, 1989).

Gerade wenn Therapeut und Patient einen verschiedenen kulturellen oder religiösen Hintergrund haben, können Metaphern in der Therapie sehr hilfreich sein (Bilu, Witztum & van der Hart, 1990).

Deutsche Besucher pflegte Erickson mit folgendem Ausspruch zu konfrontieren: „It's nice to be a price, but it's higher to be a buyer“ (Rosen, 1985, S. 98).

Inzwischen befassen sich bereits umfassende Werke mit Vorschlägen und Sammlungen von Metaphern, so z.B. Gordon (1978). Besonders bemerkenswert ist hier die umfangreiche Darstellung von Hammond (1990), in der bekannte Hypnosetherapeuten der Vergangenheit und Gegenwart zu fast allen Problemstellungen der Psychologie, Psychotherapie, Medizin und Zahnmedizin Suggestionen und auch Metaphern vorstellen.

8.2.5 Unbewußte Suchprozesse

Eine weitere Grundlage der Therapie Ericksons besteht darin, das Unterbewußte anzusprechen (z.B. durch Metaphern oder durch Verwirrungen) und dadurch Suchprozesse zur Problemlösung einzuleiten, die nach seiner Auffassung durch direkte Instruktionen nicht so leicht erreichbar sind.

8.2.6 Verwirrung und Neustrukturierung

Da eine Person nur auf ein eingeschränktes Informationsgebiet fokussiert sein kann, nutzt Erickson diese Begrenzung (z.B. Erickson, Rossi & Rossi, 1978) und führt durch seine Formulierungen Änderungen ein, die auf andere Bewußtseinsfoci ausgerichtet sind. Er erreicht dadurch Unsicherheit und Verwirrung beim Patienten - und dadurch wiederum das Bedürfnis nach Neustrukturierung (s. Kasten). Sehr starke Gemeinsamkeiten mit Erklärungen von Kruse und Gheorghiu aus dem Konstruktivismus (s. 8.9 und 11.1) bestehen hier.

Derartige Konfusionen können durch unterschiedlichste Verbalisierungen oder Handlungen vorgenommen werden. Als linguistische Möglichkeiten stehen z.B. zur Verfügung: Antonyme, Homonyme, Synonyme, Ausführungen, Unterbrechung, Echo, ungebräuchliche Wörter (Otani, 1989).

Verwirrung
(infolge von Streß, Schock, Unsicherheit usw.)

↓

Strukturauflösung
(Veränderungen der üblichen Bezugsrahmen)

↓

Neustrukturierung
(Veränderung in Richtung auf ein bestehendes Bedürfnis)

↓

Empfänglichkeit
(aufgeschlossen sein für therapeutische Suggestionen)

Abb. 8.1: Auswirkungen der Verwirrung (nach Erickson, Rossi & Rossi, 1978, S. 177)

Beispiel (innerhalb einer Induktion, um Gedanken ausklingen zu lassen und ggf. eine Amnesie zu bewirken):

„Die Gedanken kommen und gehen, so denken Sie vielleicht jetzt gerade an etwas von gestern oder an etwas von heute oder von morgen.”

Auf der Handlungsebene fördern z.B. Handlungsunterbrechungen oder unerwartete Tätigkeiten die Verwirrung.

Beispiel: Der Therapeut geht mit ausgestreckter Hand zur Begrüßung auf den Patienten zu, zieht jedoch im letzten Moment seine Hand zurück und fügt in diesem Moment wichtige Verbalsuggestionen ein.

8.3 Die Anwendung der Hypnosetherapie nach Erickson

Bei der Unterschiedlichkeit der Induktions- und Therapiephase der Hypnose ist der Anwendungsbereich der indirekten Methoden Ericksons nicht auf bestimmte Therapiemethoden oder Anwendungsbereiche beschränkt. Zunehmend mehr Veröffentlichungen informieren über die verschiedensten Therapieerfahrungen mit der Hypnoseform nach Erickson, sei es nun bei der Schmerzbehandlung (Ebell, 1985), bei der psychologischen Krebstherapie (Gerl, 1985; Newton 1984a, 1985), bei Magen-Darm-Störungen (Mayer, 1985), bei einer Tonsillektomie (Loth & Kahan, 1986), auf der psychoanalytischen Behandlungsebene (Rosen, 1984), in der Familientherapie (z.B. Trenkle & Schmidt, 1985), bei der Kindertherapie (Bongar & London, 1983; Mrochen, 1990b) der Symtomverschreibung (Zeig, 1980) oder bei Examensangst (Prior, 1990a) – willkürlich wurden hier nur wenige aus dem inzwischen angewachsenen Literaturbereich herausgegriffen.

Die grobe Aufzählung macht deutlich, daß diese methodische Variante den für Hypnose nahezu typischen breiten Indikationsbereich aufweist. Nähere Ausführungen sollen hier entfallen, und den relevanten spezifischen Lehrwerken überlassen bleiben (Rossi, Sharp & Ryan, 1983; Rossi & Ryan, 1985, 1986; Erickson, Rossi & Rossi, 1978; Erickson & Rossi, 1981).

8.4 Vergleich von sogenannter direkter gegenüber indirekter Hypnose

Die im vorliegenden Werk bislang dargestellte Hypnoseform ist als die „klassische" Induktions- und Therapieform zu bezeichnen, da sie sich historisch von ihren Gründungsvätern ausgehend entwickelt hat. Sie ist deshalb auch am meisten verbreitet.

Seit Einführung der sogenannten „indirekten Form" nach Erickson – sie wurde Ende der siebziger Jahre in der Fachöffentlichkeit bekannter – wird die „klassische Methode" von den Erickson-Anhängern nun als direkte oder sogar autoritäre Form bezeichnet, um die Unterschiede zu verdeutlichen.

Hierdurch wurde nahezu ein Schisma in der Hypnosewissenschaft erreicht, auf dessen Basis sich die Vertreter der beiden Formen in einander mißtrauende oder rivalisierende Lager aufteilten.

Die klassische Form wurde als autoritär und plump abgelehnt, während von der anderen Seite die indirekte Form als diffus verworren beschrieben wurde.

Wie immer beruhen derartige Vorurteile auf extremen Anschauungen. Sicherlich kann die klassische Form als autoritär bezeichnet werden, wenn sie in der historischen und seit Freud kaum veränderten Form angewandt wird, was durchaus noch zu beobachten ist, jedoch immer seltener wird. Diese Vorgehensweise wird auch von den jüngeren Kollegen abgelehnt: denn diese veraltete Form arbeitet mit starren Induktionen, sieht den Patienten mehr als Objekt und den Therapeuten als den Manipulateur von Willen, Moral und Verhalten an.

Die hier im Buch dargestellte neuere „klassische" Form benutzt zwar bekannte (und bewährte) Induktionsmethoden, ist jedoch darauf bedacht, sich stark am Verhalten des Patienten zu orientieren und die Therapeut- Patient-Beziehung als eine Einheit zu sehen, in der partnerschaftlich mit dem Patienten kooperiert wird. Dies sind jedoch Einstellungen und Variablen, die durchaus für die Gesprächspsychotherapie relevant sind (Rogers, 1957; Truax & Carkhuff, 1967; Kossak, 1987a).

Hier treffen die für Erickson charakteristischen Ziele (s.o.) in gleicher Weise zu, da man unbedingt auf das Niveau des Patienten eingeht und sein System übernimmt, um sein Verhalten für die Therapie zu nutzen.

Auf eine andere Weise läßt sich gegenwärtig wohl kaum eine gute und auch wirksame Psychotherapie vorstellen.

Die Kritik an der indirekten Methode nimmt mit einer entsprechenden Würdigung im übernächsten Abschnitt einen breiteren Raum ein.

Experimentelle Vergleiche

In jüngerer Zeit wurden gerade auf der Grundlage dieser Methodenkontroverse einige experimentelle Vergleichsuntersuchungen durchgeführt.

Alman (1979) untersucht die beiden Methoden bezüglich ihrer Einwirkung auf das posthypnotische Verhalten und findet hierbei bedeutsame Unterschiede. Danach ist die indirekte Technik effektiver. Da am Experiment nur studentische Versuchspersonen teilnahmen, kann dies dazu beigetragen haben, daß für diese Personengruppe die indirekte Methode besonders attraktiv und deshalb wirkungsvoller war. Fraglich ist auch, wieweit die Konzepte der bestehenden und in der Untersuchung benutzten Suggestibilitätstest bei indirekten Suggestionen noch valide sein können.

Mit der Auswirkung des Führungsstils befaßt sich dann Trodella (1982) und untersucht Militärpersonal. Personen mit autokratischem Führungsstil unterscheiden sich nicht in ihrer Hypnosetiefe, egal, ob direkte oder indirekte Suggestionen erteilt werden; auch ihr körperliches hypnotisches und ihr posthypnotisches Verhalten zeigt je nach Suggestionsmethode keine bedeutsamen Differenzen.

Coyle (1982) vergleicht die „autoritäre mit der permissiven Technik“ und findet, daß seine studentischen Versuchspersonen die „permissive“ Form mehr als der Realität entsprechend beurteilen. Weiterhin weisen seine Ergebnisse darauf hin, daß die „autoritäre“ Form mehr in Bezug steht mit der „Persönlichkeitsvariable: Einstellung gegenüber Hypnose“, während die permissive Form unabhängig von diesen Erwartungen ist.

Hungerford (1984) überprüft, inwieweit Abwehr, Kontrollüberzeugung und autoritäre Einstellung mit der Induktionsform in Zusammenhang stehen und findet hier keine signifikanten Unterschiede zwischen der direkten und der indirekten Suggestionsbedingung.

Auch Mullins (1980) geht davon aus, daß die indirekte Methode effektiver sei, kann jedoch mit der SHSS:C (Stanford Hypnotic Susceptability Scale, Form A; siehe Kap. 12) keine bedeutsamen Unterschiede zur direkten Suggestion feststellen. Diese Ergebnisse, nach denen direkte und indirekte Suggestionen gleiche Wirkungen erzielen, werden wiederholt bestätigt (z.B. Wexler, 1982; Lynn, Neufeld & Matyi, 1987; Lynn, Weeks, Matyi & Neufeld, 1988). Auch Spinthoven, Baak, van Dyck und Vermeulen (1988) finden beim Gruppentest HGSHS:A (Harvard Group Scale of Hypnotic Susceptability, Form A; siehe Kap. 12) keinerlei Beeinflussung der Hypnotisierbarkeit durch permissive Suggestionen.

Die klinische Studie von Edwards (1979) befaßt sich mit der Behandlung von chronischen Schmerzen bei Wirbelsäulenverletzungen und zeigt auf, daß sowohl direkte wie indirekte Methode in gleicher Weise wirkungsvoll sind und sich darin nicht bedeutsam unterscheiden.

Der Vergleich der beiden Methoden macht deutlich, daß ihre unterschiedlichen Wirkungsweisen sehr ähnlich sind und somit evtl. nur durch die Ideologie und Vorliebe des Therapeuten zu rechtfertigen sind.

8.5 Mythen und Epigonen

Wie kommt es nun, daß man der Erickson–Hypnose eine derartige Bedeutung zuspricht, die nahezu mit sektiererischem Eifer vertreten wird?

Wesentlich erscheint wohl die Person Ericksons, der als Erscheinung und kreativer, überzeugender Therapeut bzw. Lehrer sehr beeindrukkend war. Durch seine innovativen Ideen brachte er neue Dimensionen in die Kommunikation der Hypnose und die gesamte Psychotherapie ein. So war es auch selbstverständlich, daß sich zahlreiche Studenten um ihn gruppierten, die nun sein Verhalten überbewerteten. Es wurde z.B. seine Vorliebe, Geschichten zu erzählen, schnell zu einer Technik umfunktioniert (Hilgard, 1988). Besonders in seinen letzten Lebensjahren wurden dem schwerkranken Mann zahlreiche Techniken zugesprochen, die möglicherweise gar nicht seine Intention waren, sondern vielmehr seiner Krankheit zuzuschreiben sind, wie das Geschichtenerzählen oder sein Murmeln, das in Sprachproblemen bestand. Letzteres wurde dann von den Schülern bereitwillig als „murmering technique“ bezeichnet und zur unterschwelligen Beeinflussung des Unterbewußten eingesetzt.

So ist die für ihn typische indirekte Methode von seinen Schülern besonders einige Zeit nach seinem Tod überbewertet worden. Dies war jedoch nicht seine ausschließliche Interventionsform und er arbeitete in gleicher Weise auch sehr direkt, wenn es sinnvoll war, so daß mehr die Flexibilität seines Vorgehens als typisch zu bezeichnen ist (Hammond, 1986). „Erickson behauptete nie, daß die direkte Methode irgendeine frühere oder begrenzte Entwicklung der indirekten Methode sei" (Haley, zit n. Hammond, 1986). Im Gegenteil: er befürwortete beide Vorgehensweisen, die je nach den jeweiligen Therapieerfordernissen gleichberechtigt benutzt werden müssen.

Besonders Erickson sehr nahestehende Kollegen weisen auf diesen vielfältigen Ansatz hin. „Im Gegensatz dazu beharren einige moderne ‚Ericksonianer' implizit wie explizit tyrannisch darauf, eigentlich immer permissiv und indirekt sein zu müssen. Es ist zu bezweifeln, ob Erickson als so rigide und eng in seinem Stil verstanden werden soll" (Hammond, 1986, S. 9). Sein Ansatz ist insgesamt als eklektisch anzusehen (Hammond, 1988).

In gleicher Weise wurden von Erickson die Metaphern nicht in dem ihm nachgesagten Umfang benutzt. Er verwandte nichthypnotische und hypnotische Verfahren gleichwertig nebeneinander und hat in ungefähr einem Viertel seiner Fälle metaphorisch gearbeitet (Pearson, zit n. Hammond, 1986; Diamond, 1988; Kirmayer, 1988).

Auch wurde er falsch darin verstanden, man „müsse immer spontan sein und einfach dem Unbewußten vertrauen" (Hammond, 1986, S. 11). D.h. bei ausreichender Kreativität des Therapeuten wird dessen Unterbewußtsein schon etwas einfallen, was das Unbewußte des Patienten wohl tun kann. An dieser Stelle wird Erickson falsch interpretiert, denn er hat zwar durchaus spontane Einfälle sehr effektvoll realisiert, sich jedoch vorwiegend auf seine gut vorbereiteten Pläne bezogen. Hier verläßt der so arbeitende „moderne Erickson-Therapeut" gerade die wesentliche Linie, die in dem engen Kontakt mit dem Patienten besteht und von Erickson so stark befürwortet wird.

Bei all dem Charisma, das berechtigterweise um Erickson besteht, ist es nicht verwunderlich, wenn er überinterpretiert und falsch kopiert wurde. So kamen auch Epigonen auf, die versuchten, sein Verhalten simpel nachzuahmen, ohne dessen Hintergrund zu verstehen. Dies führte teilweise so weit, daß seine typische Haltung nachgeahmt wurde: die Körperhaltung eines alten kranken Mannes, der im Rollstuhl sitzt und halbseitig gelähmt ist. Oder einige seiner vielleicht im Moment originellen und auch für diesen Therapiefall relevanten Formulierungen wurden als Techniken hochstilisiert, semantischen Analysen unterzogen und dann in Trainigsprogramme eingebaut, um sie als „die Erickson-Techniken" teuer zu verkaufen. Sehr schnell haben sich dann viele seiner zahlreichen Zuhörer als seine Schüler und Studenten bezeichnet, auch wenn sie nur kurze Eindrücke in einem Vortrag sammeln konnten. Daraus resultieren dann auch Erika Fromms (1987) Kritik und Befürchtungen, daß durch jene "Neo-Ericksonianer" Ericksons Werk ausgebeutet und mit missionarischem Eifer überpopularisiert werde und die gesamte Klinische Hypnose zu einer reinen sensationsheischenden Symptomtechnologie verkomme. Wieder andere kritisieren (wie z.B. Miltner, 1991), daß die Ericksonvertreter in Anspruch nehmen, die neuere Geschichte der Hypnose beginne erst mit Erickson.

Letztendlich besteht der berechtigte wissenschaftliche Zweifel, ob all jene von den „Schülern" apostrophierten Faktoren und Techniken tatsächlich als effektive Therapiefaktoren einem

Keine Schulrichtung, sondern Vielfalt

So betont Hammond in seinem vorzüglichen Artikel „Mythen um Erickson und die Ericksonsche Therapie" (Hammond, 1986), daß es nicht die eigenständige Erickson-Therapie gibt, die als Methode vermittelt werden könnte. „Es ist ein Zeichen von Ignoranz, wenn Therapeuten eine oder zwei Ericksonsche Vorgehensweisen auswählen, diese zur Schule erheben und darüber Bücher schreiben, als ob dies die Ericksonsche Therapie sei. Ericksonsche Therapie ist per definitionem Vielfalt in der Technik" (Thompsons Mitteilung, zitiert n. Hammond, 1986, S. 14).

Methodenvergleich standhalten. Es ist vielmehr die typische Flexibilität und Vielfalt in der Psychotherapie Ericksons, mit der er auch Hypnose bewundernswert einsetzt. Dies ist die Form, die bestimmt weiter überdauern wird und hier – ähnlich wie die Gesprächspsychotherapie Carl Rogers – wissenschaftlichen Vergleichen standhalten wird.

Ericksons ganzheitlicher Ansatz

Erst später erkannten die Epigonen, daß die Werthaltung gegenüber dem Patienten und dessen Bezugsrahmen in gleicher Weise wichtig ist wie die Infragestellung und Konfrontation damit. Dies bedeutet aktive Auseinandersetzung mit den Problemen. In konkretes und therapierelevantes Handeln umgesetztes Verhalten bedeutet das ganz knapp – und somit unvollständig – formuliert: den Patienten zu aktivieren, indem man sein gesamtes System von Werten, Emotionen und Kognitionen erkennt. Zumindest muß der Patient die Freiheit haben, sich in seiner Gesamtheit darzustellen. D.h., er sollte möglichst nie nur unter einer Perspektive betrachtet werden, die fast immer die Symptomperspektive ist.

Dieses ganzheitliche und integrative Moment akzeptiert den Patienten in sich und seinem Bezugsrahmen. Wesentlich ist, daß der Patient ebenfalls Stellung beziehen muß, d.h. daß er realistische Alternativen und Reaktionsmodelle in Betracht ziehen muß, evtl. vorgeben sollte.

Kritik und Annäherung

Wie zwischen den Zeilen deutlich wurde, besteht in der modernen Anwendung der „klassischen" und der „indirekten" Hypnose kein prinzipieller Unterschied. Die historische und deshalb früher autoritären Formen haben im neuen integrativen und partnerschaftlichen Therapieverständnis keinen Raum mehr. Vergessen wird von den Übereifrigen, daß die „klassische" Form sich in ihrer Methode deutlich veränderte. Die als fehlverstandene Gegenbewegung, als sog. „Ericksonsche Hypnose", legt immer mehr ihre antiautoritäre Haltung ab. In gleicher Weise beginnen die Epigonen, ihr Verhalten zu reflektieren.

Deutlich wird, daß sich der Therapeut intensiv an den Bedürfnissen, Emotionen, Kognitionen und Imaginationen des Patienten orientieren muß. Der Therapeut sollte auf keinen Fall den Fehler begehen, ältere und somit durchaus noch autoritäre Hypnoseformen apodiktisch abzulehnen. Als unreflektierte Gegenbewegung ergibt sich eine Methodik, die tatsächlich als „anti" und somit nicht mehr als eigenständig zu bezeichnen ist. Hier besteht eine deutliche Parallele zur Einführung der non-direktiven/klienten-zentrierten Gesprächspsychotherapie. Anfangs waren die Schüler (incl. der Autor dieses Buches) Epigonen eines Verbalverhaltens (s. Kasten auf S. 139).

Die früheren „blinden" Epigonen von Techniken und Pseudoverhaltensweisen haben erkannt oder werden erkennen, daß nicht allein die vom Therapeuten trainierte Methodologie einer Verbalinfiltration effektiv ist. Seine Werthaltungen und sein Einfühlungsvermögen, verbunden mit klaren diagnostischen Überlegungen, kritischen Analysen und fundierten Planungen werden besonders effektiv sein. Der Therapeut sollte in seinem Bemühen um Einfühlung und Kongruenz nicht aufgesetzte Sprachmuster und Verbalisationsstrukturen im Vordergrund sehen, sondern den individuell belasteten Patienten, dem der Therapeut zwar mit seiner Methodik begegnet, aber darüber hinaus mit einem umfassenden Menschenbild.

Hierin wie in den nachfolgenden Aspekten kann eine „Gefahr" der gesamten Hypnose-Induktionen liegen, die bei der sogenannten „indirekten" Form besonders deutlich wird (siehe auch Kap. 10 „Die Rolle des Therapeuten in der Hypnose"). Der Therapeut sollte auch nicht den Fehler begehen, durch überstarke Methodenvielfalt bestechen zu wollen. Um so eher kann er dann „Fehler" des Patienten als seine eigenen wahrnehmen. Zu leicht kann er sich dabei von der Interaktion distanzieren anstatt sich zu integrieren. Er kann sich dieser intensiven Kommunikation – unabhängig von der Induktionsmethode – nicht entziehen, indem er sich hinter der Methode der Bekräftigung, Verwirrung, Sprachstruktur usw. versteckt. Er muß sich stets einbeziehen und dazu seine Stellungnahme abgeben.

Es ist zu beobachten, daß sich gerade die originellen Ansätze wie z.B. die Anwendung von Metaphern zunehmender Bekanntheit erfreuen, „allerdings eben nicht immer auch in der akademisch-hypnotischen Gemeinschaft" (Peter, 1991d, S. 79).

Mit dem Begriff der Hypnose wird sofort „Erickson und Metaphern" verbunden. Bei einigen ist es nahezu schick geworden, mit einer rapiden Kehrtwendung ausschließlich „Erickson" anzuwenden und zu publizieren. Scheinen einige Angst zu haben, sonst evtl. nicht mehr „in" zu sein?

Als Fazit der Würdigung der Erickson-Werke ist zu ziehen, daß die überzeugenden (teilweise auch überrumpelnden) Vorgehensweisen Ericksons nicht unbedingt immer Hypnosetechniken waren, sondern rhetorische Formen, die zu Verhaltens- oder Einstellungsänderungen verhalfen. Er beherrschte die Wortmagie in der Sprache des allgemeinen Menschenverstandes, verbunden mit der Alltagspsychologie – und war deswegen so pupulär und erfolgreich (Kirmayer, 1988). Derartige auf langer Lebens- und Berufserfahrung basierende einzigartige und spontane Vorgehensweisen wurden von vielen zwar als Techniken bezeichnet, lassen sich jedoch nicht identisch kopieren und auch nicht experimentell überprüfen. Aus der Sichtweise Ericksons haben wir es hier nicht mit Techniken zu tun, sondern mit bestimmten Werthaltungen und kreativen Therapieansätzen, die jeder Therapeut unabhängig von seiner theoretischen Ausbildung anwenden kann (Lankton, 1988).

Somit sollte Erickson besser als ein Kommunikationsvorbild verstanden werden, wie es sein geistiger Pflegesohn und Nachfolger Jeffrey K. Zeig (1988) vorschlägt.

Kapitel 9

Neurolinguistisches Programmieren

Folklore, Aberglaube, der sogenannte gesunde Menschenverstand,
Steckenpferde und verarbeitete Zaubertricks
sowie die persönliche Erfahrung bilden kein angemessenes Fundament,
um anderen Menschen zu helfen.

D.W. Johnson und R.P. Matross (1977)

Die Methode des „neurolinguistischen Programmierens" (NLP) soll hier nur sehr stark komprimiert wiedergegeben werden, da es sich zwar um kein Hyposeverfahren handelt, jedoch Elemente der Hypnose, besonders der Form von Erickson, integriert werden (vgl. Kap. 8 „Die indirekte Methode von Erickson").

Oft erfolgen auch Verwechslungen von NLP und Hypnose, so daß durch die Darstellung des Inhalts, der Methode und der Therapiegrundlage eine deutliche Abgrenzung gegenüber der Hypnose vorgenommen werden muß.

Begründer des „neurolinguistischen Programmierens" sind John Grinder und Richard Bandler. Sie analysierten die Therapiegespräche von Erickson und anderen erfolgreichen Therapeuten, wie z.B. Pearls, Satir, Haley und Whitacker, nach linguistischen Prinzipien (Bandler & Grinder, 1975, 1977; Dills, Grinder & Bandler, 1981). Die auf diese Weise untersuchten Therapeuten haben sehr unterschiedliche theoretische Grundlagen und benutzen äußerst verschiedene Interventionstechniken. Trotz dieser Unterschiedlichkeiten nehmen Bandler und Grinder an, aus ihren Analysen konkrete therapeutische Fähigkeiten und Fertigkeiten ableiten zu können, die für einen guten Therapeuten bzw. eine erfolgreiche Therapie kennzeichnend sind (Bandler & Grinder, 1981).

Auf der Basis ihrer linguistischen Untersuchungen entwickelten Bandler und Grinder die von ihnen als NLP bezeichnete Methode, die nachfolgend kurz umrissen wird. Da die Begründer der Methode überzeugt sind, eine übergreifende effektive therapeutische Vorgehensweise gefunden zu haben, kann jeder Interessent an ihren Ausbildungen teilnehmen. Die Methode wird auch in Verkäufer- und Managerschulungen gelehrt.

9.1 Konzept des NLP

„Weil die Begründer des NLP glauben, Techniken beschrieben und ein Begriffssystem entwikkelt zu haben, das den Modellen sämtlicher Therapieschulen implizit zugrunde liegt, siedeln sie ihr Konzept auf einer höheren Ebene an als alle anderen Therapien, und sie leiten aus diesem Anspruch die enorme Leistungskraft der NLP-Techniken ab, die sie immer wieder werbewirksam hervorheben (Bandler & Grinder, 1981, S. 14)" (Bliemeister, 1988, S. 22).

Die Grundannahme des NLP besteht darin, daß sich jeder Mensch von der ihn umgebenden Welt eine individuelle und nur für ihn gültige „Landkartenserie" erstellt. Die über die Sinneskanäle ankommenden Informationen werden auf den einzelnen „Karten“ gespeichert und strukturiert. Sie sind die Repräsentationssysteme. Das visuelle, auditive und kinästhetische Repräsentationssystem sind die wichtigsten; je nach Bevorzugung der Systeme werden unterschiedliche (visuelle, auditive und kinästhetische) „Typen“ angenommen. Diese haben sich die für sie typischen „Karten“ erstellt, die bei zu starker Bevorzugung eines Systems zu einer verzerrten Weltsicht führen können.

Diesen Verarbeitungsmustern des „Typus“ entsprechend werden Erinnerungen zuerst auf diesen Kanälen abgerufen.

Ziel des NLP ist es, das bevorzugte Repräsentationssystem des Patienten zu erkennen und die wenig benutzten oder unterentwickelten Repräsentationssysteme auszubauen. Auf diese Weise können die weißen Flecken der „Landkarten“ ausgefüllt werden.

Die Methode beinhaltet, den Patienten zu veranlassen, sein Repräsentationssystem (indirekt) mitzuteilen und dadurch diagnostische Informationen zu geben, die dann therapeutisch genutzt werden sollen.

Man geht davon aus, daß Menschen bestimmte Sinneskanäle bevorzugen, was sich in ihrer Sprache widerspiegelt. Beispiele: Ich *höre* hier einen Vorwurf.../ Ich *sehe* hierin einen Vorwurf .../ Das *riecht* nach einem Vorwurf...“ Der Therapeut hat diese vom Patienten geäußerten Prozeßworte (Adjektive, Verben, Adverbien) aufzufinden.

Danach richtet der Therapeut seine Sprache aus wie z.B.: „Ich *sehe* das Problem ... ich *höre* die Stimme von ...“. Dies habe zur Folge, den Patienten inhaltlich besser zu erreichen.

Damit verbunden ist auch die Annahme, daß durch entsprechende Formulierungen – d.h. formale Strategien – die externe Wahrnehmung intensiviert werden könne, was sich dann z.B. in der Blickrichtung des Patienten abzeichnet. Gleichzeitig wird dadurch dessen interner kognitiver Verarbeitungsmodus deutlich und sein Denkstil wird dem Therapeuten durch die Blickrichtung und Sequenzen von Augenbewegungen offenbar.

Aus den Ergebnissen der semantischen Analyse der Suggestionen wird abgeleitet, Formulierungen nun so zu wählen, daß sie möglichst leicht vom vordergründig verbalen Inhalt in eine tieferliegende individuelle Struktur übertragen werden. (Man stützt sich hier auf das Modell von Chomsky, 1968.) Das beinhaltet, daß die Formulierungen einerseits vage sind, um individuellen Freiraum zu geben, andererseits jedoch präzise genug sind, um die gewünschte Handlung zu bewirken. So hat die Verbalisierung „Ein Arm“ kann sich heben“ einen hohen Aufforderungscharakter, ohne direkt zu instruieren. Charakteristisch sind bei derartigen Strukturen Auslassungen, Möglichkeitsformen oder Zweideutigkeiten. Hierdurch gelingt es eher, unbewußte Inhalte zu erreichen – so Bandler und Grinder –, wozu auch Bilder benutzt werden.

Die Grundprinzipien des NLP sind im Hypnosebereich denen Ericksons sehr ähnlich und bestehen in folgenden Faktoren therapeutischer Strategien:

– *„Folgen“ und „Führen“*
Das Prinzip des Folgens und Führens, mit dem sich der Therapeut erst an den Patienten anpaßt, um dann innerhalb dieses Systems selbst Vorgaben zu machen.
– *Ablenkung und Utilisation*
Diese Faktoren fördern einerseits die Ja-Haltung des Patienten und bauen Widerstände ab, andererseits wird dadurch das rationale Denken ausgeschaltet.
–*Vorbewußtes Denken*
Die Therapeutenformulierungen sprechen vorwiegend vorbewußtes Denken an und erleichtern somit die Wirkung der Suggestionen.

Wesentlich im NLP ist unter anderem, daß Trancezustände verankert werden (Bandler & Grinder, 1981). Man bezieht sich dabei darauf, daß das Erleben aus zahlreichen perzeptiven und kognitiven Komponenten besteht. Das Grundprinzip des Ankerns „bezieht sich auf die Tendenz jeder einzelnen dieser Komponenten, das gesamte Erlebnis zu reaktivieren“ (Grinder & Bandler, 1984).

Das „Ankern" (= Gegenkonditionieren)

Im NLP wird die Methode des „Ankerns" benutzt, die bei näherer Betrachtung eine imaginative Form der seit langem bekannten Gegenkonditionierung darstellt und sehr der Methode Steins (1963) ähnelt (vg. 30.2.1).

Problemstellung
Am Beispiel einer „klassischen" Hundephobie soll die Methode erklärt werden.
Unser hypothetischer Patient hat eine Hundephobie durch eine respondente Konditionierung erworben: er war vor einiger Zeit von einem Hund gebissen worden. Seitdem hat er sehr starke Angst vor Hunden. Bereits wenn er sie sieht, bemerkt er deutliche Anzeichen der Angst wie Herzrasen, Schweißausbruch, Unruhe, Beklemmungsgefühle. Auch bereits der Gedanke an einen Hund oder die Vorstellung, ein Hund könne sich ihm nähern, löst diese Angst aus.
Die für die nachfolgende Intervention erforderliche Enstspannung kann vom Patienten besonders gut erreicht werden, wenn er sich die Szene „Urlaub an der See" vorstellt.

Das Bedingungsmodell der Hundephobie zeigt sich wie folgt:

CS ——————————— CR
„Hund vorstellen" Angst – physiologisch (Herz, Schweiß)
– emotional

Interventionsphase

1. Vorstellen der angstauslösenden Szene

Der Patient soll sich nun intensiv die angstauslösende Szene "Hund" vorstellen.

CS ——————————— CR
„Hund vorstellen" Angst – phys./ emot.

1.1. Erste Konditionierung = Schulterberührung

Die angstauslösende Szene wird nun plastisch vorgestellt; wenn sie Angst auslöst, zeigt der Patient dies durch ein vereinbartes Signal an. Der Therapeut kündigt nun an, daß er mit seiner Hand die *Schulter* des Patienten berühren wird und berührt diese dann. Dadurch wird der Reiz der Schulterberührung an die mit Angst verbundene Hundeimagination gekoppelt.
Es erfolgt somit eine sekundäre Konditionierung.

CS ——————————— CR
„Hund vorstellen" Angst – phys./ emot.

UCS
Schulterberührung

1.2. Zweite Konditionierung = Farbvorstellung

Der Patient soll sich nun zu dieser Angstszene eine passende einheitliche Farbe vorstellen; es wird somit eine weitere Konditionierung vorgenommen. Allein die Schulterberührung oder die Farbvorstellung kann danach Angst auslösen.

CS „Hund vorstellen" —— CR Angst – phys./ emot.

CS Schulterberührung —— CR

UCS „negative" Farbe vorstellen

2. Vorstellen der entspannenden Szene

CS „Urlaub" vorstellen —— CR Entspannung

2.1. Erste Konditionierung = Handgelenkberührung

In ähnlicher Weise wie bereits durchlaufen, erfolgt nach Erlangen von Entspannung ein Signal und darauf eine Berührung, nun aber am *Handgelenk* des Patienten.

CS „Urlaub" vorstellen —— CR Entspannung

UCS Handgelenkberührung

2.2. Zweite Konditionierung = Farbvorstellung

Nun soll sich der Patient zusätzlich eine zur Entspannung passende „positive" Farbe vorstellen; damit wird eine weitere Konditionierung vorgenommen. Die Handgelenkberührung und die neue „positive" Farbe werden nun die Entspannung auslösen.

CS „Urlaub" vorstellen —— CR Entspannung

CS Handgelenkberührung —— CR

UCS „positive" Farbe vorstellen

3. Gegenkonditionieren

Nun erfolgt der wesentliche Therapieschritt der Gegenkonditionierung: Auf die Schulterberührung hin soll sich der Patient die Angstszene vorstellen. Wenn sie plastisch imaginiert wird, wird sofort umgeschaltet: es erfolgt die Handgelenkberührung und Imagination der Ruheszene. Hier liegt also das klassische Vorgehen der systematischen Desensibilisierung vor.

CS
Schulterberührung

CS ———————————— CR
„Hund" vorstellen — Angst – phys./ emot.

CS
Handgelenkberührung

CS ———————————— CR
„Urlaub" vorstellen — Entspannung

4. Trainings- und Überprüfungsphasen

Dieser Vorgang wird mehrmals wiederholt (meist reicht bereits zwei bis vier mal).
Zur Überprüfung der nun eintretenden Wirkung der Gegenkonditionierung soll der Patient feststellen, wie sich die „negative" Farbe und die Angstgefühle bei Schulterberührung verändern.
Er wird feststellen, daß die „negative" Farbe verblaßt oder in die „positive" Farbe übergeht und daß das Angstgefühl abnimmt.

5. Selbstkontrolle

Nachdem sich bereits deutliche Erfolge eingestellt haben, soll der Patient nun Selbstkontrolle ausüben, indem er selbst die Handgelenkberührung und somit Entspannungsauslösung (= Gegenkonditionierung) vornimmt.

CS ———————————— CR
„Hund" vorstellen — Angst – phys./ emot.

CS ———————————— CR
eigene Handgelenkberührung — Entspannung

6. Therapieende

Nach weiteren drei bis vier eigenproduzierten Wiederholungen ist nun bereits der Therapieforschritt festzustellen: die „negative" Farbe wird nicht mehr imaginiert, die ehemals angstauslösenden Imaginationen sind neutral, und es wird allgemein mit Entspannung reagiert.

S ———	R
„Hund" vorstellen sehen etc.	neutrale Reaktion Entspannung etc.

Abb. 9.1: Verhaltenstheoretische Erklärung des „Ankerns"

Erklärung

Die Wirkung der hier demonstrierten Abläufe ist durch die klassische Gegenkonditionierung zu erklären, da eine angsthemmende Reaktion (Entspannung) in Gegenwart angsterzeugender Reize (Hund vorstellen) hervorgerufen wird und dadurch die Verknüpfung zwischen Reiz und Angst geschwächt wird. Möglicherweise liegt hier auch noch eine konditionierte Hemmung der Angstreaktion vor, da durch die Schulterberührung und Farbvorstellung nun die Darbietungen weiterer Reize erfolgen, die nicht mit dem unbedingten Reiz gemeinsam auftreten.

Die beiden Berührungen an Schulter bzw. Handgelenk dienen zur Erleichterung des Diskriminationslernens. Die schnell einzusetzende Eigenanwendung durch den Patienten gibt ihm ein recht sicheres Mittel der Selbstkontrolle. Er merkt dadurch sofort, daß er nun wieder selbst der (internale) Ort der Kontrolle ist; die Angst wird nicht mehr als der (externale) Ort der Kontrolle erlebt. Da die Handgelenkberührung vom Patienten in nahezu jeder Alltagssituation durchgeführt werden kann, ist er somit in der Lage, in jeder erforderlichen (ehemals) angstauslösenden Situation die Selbstkontrolle als Gegenkonditionierung vorzunehmen.

Indikation

Wie aus dem Vorgehen ersichtlich ist, kann die Methode nur bei respondentem Verhalten durchgeführt werden. Sie bietet sich als Kurzinterventionsform bei zahlreichen Ängsten an, besonders wenn diese auf kognitiv/imaginativer Ebene ausgelöst werden. Speziell als Selbstkontrollverfahren kann die Methode dem Patienten schnell zu Therapiefortschritten verhelfen und diese plastisch erfahrbar machen (so durch das schnelle Ändern der imaginierten Farbe).

Auswirkungen

Die Methode ist so einfach zu realisieren, daß sie spontan innnerhalb der Therapiesitzung eingeführt werden kann. Fast immer sind bereits nach drei bis vier Wiederholungen der Gegenkonditionierung (also Paarung der Reize) sofortige positive Veränderungen festzustellen. Die Veränderungen sind sehr plastisch erleb- und nachvollziehbar.

Modifikationen

Die Durchführung wirkt auch ohne Einsatz der sekundären Konditionierungen von Handberührung und Farbvorstellung, wird durch diese jedoch deutlich erleichtert, besonders aber beim Erwerb der Selbstkontrolle. Bei manchen Beziehungsproblemen - besonders bei Patientinnen mit Gewalt- und Mißbrauchserfahrungen – müßte die Handberührung durch den Therapeuten sogar entfallen.

Sollte die vertiefte Imagination in Hypnose aus unterschiedlichsten Gründen nicht möglich sein, kann die Methode auch auf rein imaginativer Ebene gewandt werden.

Grenzen und Kontraindikationen
Die Methode der Gegenkonditionierung ist logischerweise nicht bei operant verstärken Ängsten sinnvoll, ja kann dann sogar symptomverstärkend, also kontraindiziert sein. Das Verfahren soll nur als Möglichkeit der symptomorientierten Kurzintervention verstanden sein und kann nicht eine erforderliche umfassende Behandlung ersetzen. Sie dient vielmehr zur schnellen Vermittlung einer möglichen und effektiven Selbstkontrolle.

Die verhaltenstherapeutische Erklärung besteht darin, daß durch die Armberührung eine Assoziation mit dem jeweiligen negativen bzw. positiven Gefühl hergestellt wird, was dann jeweils abgerufen werden kann. Die Methode „collapsing ankers" ist jedoch lerntheoretisch schwer nachvollziehbar, da es schnell zu einer Vermischung beider Gefühle kommen kann, welche je nach Lerngeschichte und Zufallsereignissen nun auch die positiven Gefühle negativ überlagern können. Hier stellt sich mir die Frage, warum dies so kompliziert sein muß?

Werden dagegen beide Anker getrennt angewandt, so kann der Patient Differenzierungslernen seiner Bewertungen und Gefühle vornehmen. Weiter lernt er Gedankenstopp und Selbstkontrolle (s. Kap. 30 „Methoden der Verhaltenstherapie"), wenn er bei Auftreten der negativen Gedanken (und Gefühle) den positiven Anker (z.B. Berührung am Oberarm) benutzt und damit positives Denken und Fühlen auslösen kann.

Ein weiterer wesentlicher Aspekt ist der des *Reframing*, eine Art Umstrukturierung gewohnter Denkwege, die in sechs Schritten erfolgt (hier wiedergegeben nach Revenstorf, 1985, S. 266 und Revenstorf, 1983, S. 134):

1. Definition des Ziels als Wunschvorstellung (Vorstellung)
2. a) Definition des Problems (Vorstellung)
   b) Umdeutung in Ressource (Vorstellung)
3. Suche nach Alternativen (implizit)
4. Entscheidung (körperliche Reaktion)
5. Entwicklung einer Zukunftsperspektive (Vorstellung).

9.2 Diskussion und kritische Anmerkungen

Die nähere Analyse des NLP-Systems zeigt folgendes:

1. NLP als Kopie bestehender Theorien und Therapiekonzepte

- Einige Aspekte der Therapie, besonders die Erweiterung der Repräsentation von Erfahrungen, sind in großem Umfang der Gestalttherapie entlehnt (z.B. Revenstorf, 1985).
- Das Konzept des *Reframing* (Bandler & Grinder, 1982) ist sehr stark dem Problemlösen von D'Zurilla und Goldfried (1971) entlehnt, nahezu identisch mit diesem, ohne daß dies von Bandler und Grinder erwähnt wird (Revenstorf, 1985).
- Das Konzept der Streß-Immunisierung wurde übernommen von Meichenbaum (1977) und Lazarus (1980).
- Das Konzept des Ankerns besteht – schlicht ausgedrückt – aus Assoziationen. Ehemals erlernte Kopplungen werden nutzbar gemacht, bzw. der Patient wird auf bestimmte (meist kognitive) Reize konditioniert, damit diese als Auslöser wirken, um z.B. eine erneute Trance zu begünstigen. Hier wird auf bereits alt bekannte Lerngesetze zurückgegriffen, ohne den Zusammenhang dazu herzustellen oder zu erwähnen. Teilweise werden lerntheoretisch widersprüchliche Interventionen vorgenommen.
- Im NLP werden unsystematisch Prinzipien des Gegenkonditionierens, Kontingenz-Managements, Modellernens und Verstärkens benutzt, ohne die lerntheoretischen Hintergründe und Indikationen der Verfahren zu

beleuchten (so in den Beispielen von Grinder & Bandler, 1984, S. 176-179).

2. *Unkenntnis von bestehenden Theorien und Therapiekonzepten*
- Die Darstellungen zeigen insgesamt, daß Bandler & Grinder wohl nur geringe Kenntnisse von den geltenden und bereits seit langem allgemein bekannten Theorien und Therapiekonzepten haben. Die nachfolgenden Beispiele verdeutlichen dies.
- Die Konzepte der Interventionstechniken sollen Ressourcen aktivieren. Dies ist ein Konstrukt und widerspricht den Forschungsergebnissen der kognitiven Therapie.
- Mit scheinbar deutlichem Erstaunen stellen Grinder & Bandler (1984) fest, daß es zu Symptomverschiebungen kommen kann, wenn nur das Symptom selbst kuriert wird. „Die neuen Symptome schienen denselben *Zweck* zu erfüllen wie die alten: Wenn ich bei jemandem unter Hypnose ein Symptom beseitigt hatte, bekam er ein neues, mit dem er sich dieselben Vergünstigungen schaffen konnte wie mit dem ersten Symptom" (Grinder & Bandler, 1984, S. 185).
  Hier handelt es sich um operante oder in der psychoanalytischen Terminologie eventuell ‚verdrängte' Aspekte.

3. *Negieren von Ursachen und Verzicht auf Diagnostik*
- Der wesentliche Aspekt der Anamnese und Diagnostik entfällt im NLP-Konzept weitgehend und scheint durch einen Funktionalismus inhaltsfreier Prozeßinstruktionen ersetzt zu werden.
  So wird bei einem Ehepaar ohne Diagnostik und Therapieplanung eine Raucherentwöhnung durchgeführt; die viel spätere Beobachtung zeigt, daß das Rauchen Kommunikationsbedeutung hatte. Da es nun entfällt, kommt es daraufhin zu Eheproblemen.
  Die Folgerung der NLP-Gründer: „Das ist ein gutes Beispiel dafür, daß etwas keine Bedeutung *an sich* hat, aber doch einen bestimmten Zweck erfüllt" (Grinder & Bandler, 1984, S. 188).
  Der evidente operante Anteil des Rauchens wird hier nicht erkannt, sondern zum Gegenstand „philosophischer" Betrachtungen gemacht.
  Dies führt dann zu der Aussage „Ich wünschte, ich hätte damals schon gewußt, was ich heute weiß: daß hinter jedem Verhalten ein unbewußter Zweck steht" (a.a.O., S. 194).

4. *Ungleiche Therapeut-Patient-Beziehung*
- Der Begriff „neurolinguistisches Programmieren" verkündet ein sehr einseitiges Kommunikationsverhältnis und keine partnerschaftliche Beziehung. Entsprechend ist auch die Vorgehensweise.
- Das Problem des Widerstandes scheint von Bandler und Grinder wenig ernst genommen zu werden. Es entsteht der Eindruck, daß sich Bandler und Grinder (oder die von ihnen Ausgebildeten) allmächtig fühlen, mit jeglicher Art von Methode jede Form des Widerstandes angehen zu können.
- Das Menschenbild von Bandler und Grinder entspricht nicht dem einer warmen und vertrauensvollen Kommunikation, in der partnerschaftlich gearbeitet wird und in welcher der Patient trotz Konfrontation Schutz genießt.
  Einige Fallbeschreibungen (besser: Interventionsbeschreibungen) machen dies deutlich: Für eine adipöse therapieresistente Patientin werden von den Therapeuten Leute von der Straße angeheuert und dafür bezahlt, daß sie im Wartezimmer erscheinen und die Ahnungslose wegen ihrer Figur auslachen.
  In einem anderen Fall einer Bienenphobie wird vorgeschlagen „lassen Sie ihn selbst ein bißchen herumsummen. ‚To bee or not to be'... " (Grinder & Bandler, 1984, S. 124). Derartiges wirkt vordergründig freundlich-clownesk, ist m.E. jedoch zynisch und menschenverachtend.

5. *Fehlende methodische und empirische Grundlagen*
- Sowohl die therapeutischen Techniken als auch die Therapeut-Patient-Beziehung sollten aus den verschiedenen Theorieansätzen deutlich werden und daraus ableitbar sein. Dies trifft für das NLP nicht zu, da kaum Grundzüge übrigbleiben und die Ausnahmen gegenüber den Regeln zunehmen (Revenstorf, 1985).

- Man scheint nach einem Black-Box-Modell zu arbeiten, bei dem sowohl Therapeut als auch Patient nicht zu wissen brauchen, woran sie arbeiten, sondern sich einfach „auf das Unbewußte" verlassen.
- Dieses Vorgehen, z.B. bei der Technik der Ablenkung, hat eine starke Ähnlichkeit mit der Magie: „Der Magier verwendet ebenfalls viel Sorgfalt darauf, die Aufmerksamkeit des Publikums abzulenken, bevor er zu seinem Trick kommt, der allerdings meistens in einer Täuschung besteht" (Revenstorf, 1983, S. 131). Gerade die moderne Psychotherapie bemüht sich darum, dieses ihr anhaftende Bild abzubauen.
- Die vorgegebenen theoretischen Überlegungen einer Psycholinguistik sind im linguistisch-wissenschaftlichen Sinn nicht haltbar und entsprechen mehr einer Pseudolinguistik (Danzer-Kahan, 1984).
- Die These, daß die Augenbewegungen bei der Informationsverarbeitung je nach Blickrichtung Auskunft über den kognitiven Stil des Patienten geben, ist bislang nur in der Tendenz anzunehmen (Sinn, 1984), bzw. eindeutig widerlegt worden (Francesconi & Francesconi, 1984; Coe & Scharcoff, 1985). Nach den Untersuchungen von Bliemeister (1988) kann nicht eine dieser zentralen Grundannahmen des NLP als empirisch gültig betrachtet werden.
- Es fehlt jeder Beweis, ob die durch das NLP vorgegebenen und angenommenen Einzelfaktoren überhaupt effektiv sind.
- Bislang fehlt jeder Effektivitätsnachweis der gesamten vorgelegten NLP-Annahmen.
- Dull (1980) zeigt auf, daß diese Intervention keinen Einfluß auf die hypnotische Suggestibilität nimmt. Aus seinen Analysen folgert Dull (1980), daß die von Bandler und Grinder apostrophierte Transformationsgrammatik als Modell für Hypnose unangemessen und sogar irreführend ist.

Die zahlreichen Befürworter und Anwender der NLP-Methode werden bestimmt aus ihren vielfältigen Konstrukten entsprechende Gegenargumente darstellen. Die kontroverse Diskussion hierüber wird weitergeführt (Heap, 1988; Ebrahim, 1988). Vereinzelt (evtl. zunehmend häufiger) werden entsprechende Therapieberichte über die unterschiedlichen Techniken des NLP publiziert (Stanton, 1988, 1989, 1990; Field, 1990).

Abschließend für dieses Kapitel soll deshalb das Zitat der Methodenbegründer stehen:

„Glaubt ihr das? Es ist gelogen. Alles, was wir euch hier erzählen werden, ist gelogen. Alle Generalisierungen sind Lügen. Da wir keinen Anspruch auf Wahrheit und Exaktheit haben, werden wir euch in diesem Seminar fortwährend belügen" (Bandler & Grinder, 1981, S. 35).

So mag es dann auch zutreffen, daß Bandler und Grinder in einer öffentlichen Diskussion zugegeben haben sollen, ihre ersten mit NLP erfolgreich behandelten Fälle seien reine Konstruktionen gewesen, um eine Idee zu „verdeutlichen".

Kapitel 10

Die Rolle des Therapeuten in der Hypnose

> Wer nur das sieht,
> was vor ihm steht,
> kann nur erfahren,
> was er schon weiß.
>
> Weisheit der Navajo-Indianer

In diesem Kapitel wird dargestellt, welche Interaktionsprozesse zwischen Therapeut und Patient in der Hypnose bestehen; dabei sollen für die Hypnose lerntheoretische Erklärungsmodelle herangezogen werden.

10.1 Die Therapeut-Patient-Beziehung in der Verhaltenstherapie

Der Aspekt der Beziehung zwischen Patient und Therapeut wird in der Literatur kaum beachtet. In den Gründungszeiten der Verhaltenstherapie bestand ein nahezu apodiktischer Kampf gegen psychoanalytische Methoden, die mit subjektiven Kriterien wie „Intuition" arbeiteten (Wolpe, Salter & Reyna, 1964).

So wollte man ein Gegengewicht bilden und die Rolle des Therapeuten als vollkommen objektiv gestalten (Krasner, 1962; Skinner, 1953; Eysenck, 1959). Das führte dann so weit, daß z.B. Therapie-Instruktionen für systematische Desensibilisierungen als standardisierte Instruktionen vom Tonband gegeben wurden (Wolpe, 1962). Da man stets bestrebt war, möglichst nur objektiv meßbare Informationsdaten (verbaler Bericht, physiologische Ableitungen etc.) zu sammeln, wurden auch wesentliche Aspekte des Patienten wie z.B. Gefühle, Einstellungen, Motive fast vollständig als subjektive Wertungen vernachlässigt. Der Beziehung zwischen Therapeut und Patient wurde eine sehr untergeordnete oder sogar negative Bedeutung beigemessen (Baker, 1969; Kirchener & Hogan, 1966).

Als Gegenbewegung dazu entwickelten sich dann Untersuchungsmethoden, um die Beziehungsvariablen in dieser Dyade zu ermitteln (Murray, 1963; Strupp, 1972). In der Diskussion wurden sehr unterschiedliche theoretische Positionen bezogen, wie z.B. die, den Therapeuten als „soziale Verstärkungsmaschine" anzusehen (Krasner, 1962). Dies trifft aus heutiger Sicht nur noch teilweise zu.

Die umfangreichen Untersuchungen aus dem Bereich der klientzentrierten Gesprächspsychotherapie zeigten, „daß das Sprachverhalten von Klienten in funktionalen und inhaltlichen Merkmalen durch gewisse Verhaltens- und Sprachmerkmale von Versuchsleitern bzw. Psychotherapeuten deutlich beeinflußt und modifiziert werden kann" (Fiedler, 1974, S. 129; Rogers & Skinner, 1956; Truax, 1966). Dies weist darauf hin, daß der Therapeut einerseits versuchen muß, „objektiv" zu sein, um auf diesem methodischen Wege *keine* Beeinflussungen vorzunehmen, und daß er andererseits gerade diesen Aspekt voll zur Geltung bringen sollte, um therapeutisch wirksam zu sein. In jener Diskussion ist kaum berücksichtigt, daß ähnliche Gegenwirkungen auch für den Therapeuten zutreffen. Dies bedeutet, daß sich beide Gesprächspartner in einem Kommunikationssystem der Wechselwirkungen befinden. Dennoch unterscheidet sich die Interaktion in der Verhaltenstherapie grundsätzlich von der anderer Therapierichtungen (Fiedler, 1974).

Im Gesamtprozeß der Behandlung hat der Verhaltenstherapeut sehr verschiedene Aufgaben mit jeweils wechselnden Gewichtungen:

- Diagnostische Funktion
- Motivierende Funktion
- Therapeutische Funktion

Diese Aspekte unterscheiden sich zwar inhaltlich von den anderen klassischen Therapieformen, da hier eine völlig andere Axiomatik vorliegt, sollte sich jedoch nicht durch die Faktoren unterscheiden, die generell für eine therapeutische Beziehung wichtig sind (Marks & Gelder, 1966; Meyer & Crisp, 1966). Die menschliche Begegnung im therapeutischen Gespräch wird zu selten in der akademischen Ausbildung berücksichtigt und verführt die Lernenden schnell dazu, als Ersatz dafür technokratisch-machbare Fakten abzufragen bzw. Rezepte zu verbreiten.

Als erklärtes Interaktionsziel der Verhaltenstherapie gilt, den Patienten stets in die Überlegungen des Therapeuten mit einzubeziehen, damit er seine Therapie möglichst bald selbst gestalten kann, wobei bereits in den diagnostischen Gesprächen entsprechende Aktivitäten von ihm gefordert werden (Schulte, 1973). Er ist es auch, der seine Ziele definiert, die er gemeinsam mit dem Therapeuten bespricht und mit seiner Hilfe anstrebt. Mitunter ist der Therapeut der kooperierende Berater und unterstützende Gehilfe des Patienten.

Sicherlich wird sich der Therapeut hier stellenweise verbaler Konditionierungsmethoden bedienen, um relevante verbale oder nonverbale Verhaltensweisen zu verstärken bzw. zu löschen. Dies sind jedoch nur Teilaspekte des therapeutischen Gesamtverhaltens, das für den Patienten stets größtmögliche Transparenz haben sollte.

Insgesamt läßt sich das Verhalten des Therapeuten nicht einheitlich definieren. Die Therapeutenrolle wird je nach Patient, Problematik und den entsprechenden Therapieerfordernissen sehr unterschiedlich sein: auf der einen Seite den Patienten freundlich dazu bringen, sich einer Intervention zu unterziehen wie z.B. einem Selbstsicherheitstraining (DeVoge & Beck, 1978); auf der anderen Seite wird ein großes Maß an Einfühlungsvermögen und Anpassung des Therapeuten verlangt. Dabei wird er in dieser Form der Beziehung sehr eng die Variablen der Gesprächspsychotherapie realisieren, ohne dabei seine verhaltenstheoretische Grundorientierung verlassen zu müssen.

10.2 Die Therapeut-Patient-Beziehung in der Hypnose

Nur ein kleiner Teil der Hypnoseliteratur und -forschung berücksichtigt die Person des Hypnotiseurs/Therapeuten und dessen Interaktion mit dem Patienten. Im Vordergrund stehen wohl mehr Induktionsformen, Vertiefungstechniken oder Behandlungsmethoden.

In den historischen Anfängen Mesmers wurde die Hypnosewirkung dem Fluidum zugeordnet, wobei der Hypnotiseur eine eher untergeordnete Rolle innehatte. Dies änderte sich dann wahrscheinlich um die Jahrhundertwende, als bedeutsame Personen dieses Verfahren anwandten (so z.B. Freud) und die Wirkungen mit den Fähigkeiten des Therapeuten in Beziehung gesetzt wurden.

Bei ihren Experimenten gab Eva Bányai auf dem Fahrradergometer tretenden Versuchspersonen Hypnose-Instruktionen (Bányai & Hilgard, 1976). Sie stellte dabei fest, daß in ihren eigenen Beinen ebenfalls Ermüdungen eintraten (Bányai, 1988a). Diese Beobachtung veranlaßte sie dazu, mehr den interaktiven Aspekt der Hypnose zu erforschen (Bányai, 1988b).

Spätestens zu diesem Zeitpunkt stellt sich dann die Frage, ob Hypnose ein besonderes Verfahren ist, in dem der Therapeut eine spezielle

Position einnimmt – oder ob Hypnose wie jede andere psychotherapeutische Interventionsform bestimmte (jedoch allgemeingültige) Anforderungen stellt, wie z.B. Sensitivität, Einfühlungsvermögen, Objektivität (Wolberg, 1977; Strupp, 1960).

Derartige Therapeutenvariablen sind all jene, die auf der Grundlage der nondirektiven Gesprächstherapie Rogers und deren Folgeuntersuchungen herausgearbeitet wurden, wie z.B. Kongruenz, Empathie, positive Achtung des Patienten (Rogers & Dymond, 1954; Rogers, Gendlin, Kiesler & Truax, 1967; Truax & Mitchell, 1972 u.a.). Wie bereits dargestellt, werden auch auf verhaltenstherapeutischer Ebene ähnliche Variablen für eine erfolgreiche Therapie postuliert wie Sensitivität, Wärme und einige Kommunikationsfähigkeiten (Phillips, 1977; Linehan, 1980).

Der größte Anteil der Hypnoseliteratur, die sich mit dem Therapeuten beschäftigt, ist primär tiefenpsychologisch orientiert und betrachtet die Therapeut-Patient-Beziehung auf der Ebene der Übertragung und Gegenübertragung (Gill & Brenman, 1959; Fromm, 1968; Gruenewald, 1971a u.a.); ein anderer Teil der Literatur befaßt sich vorwiegend mit experimentellen Untersuchungen, wobei unter diesen Bedingungen mehr die Variable eines Versuchsleiters und Hypnotiseurs ausgelotet wird und weniger die des Therapeuten.

Stellt nun Hypnose besonders hervorzuhebende Anforderungen an den Therapeuten, die über die gewohnte Therapeut-Patient-Kommunikation hinausgehen?

- Zu bedenken ist, daß in Hypnose reduzierte Aufmerksamkeit vorliegt; dies impliziert die erhöhte Verletzlichkeit des Patienten (Fromm, 1980).
- Das hat zur Folge, daß gerade bei dieser Interventionsform besonders kompetente und gut geschulte Therapeuten tätig sein sollten, die sehr einfühlsam mit den Gefühlen und Problemen des Patienten umgehen können, die also relativ permissiv den Willen des Patienten respektieren und ihm auf dieser Basis helfen, sich mit den ihn erschreckenden Teilen seiner Vergangenheit auseinanderzusetzen.
- Zu beachten ist weiterhin, daß gerade in der hypnotischen Beziehung eine relativ intime Situation gestaltet wird, die besonders hilfreich ist, Vertrautheit schafft und es gerade auf dieser Ebene ermöglicht, in sehr private und auch schmerzliche Gefühle des Patienten vorzudringen (Baker, 1983; Gill & Brenman, 1959).
- Das Umgehen mit Imaginationen fordert vom Therapeuten, daß er während der Hypnose den Patienten besonders intensiv beobachtet. Dies kann bei dem Therapeuten nicht nur größere Sensibilität für den Patienten bewirken, sondern auch umgekehrt (Lazar & Dempster, 1984).
- Aus den obengenannten Aspekten ergeben sich demzufolge Variablen wie Kompetenz, Zutrauen, Sensitivität und Verantwortlichkeit (Lazar & Dempster, 1984).

10.2.1 Experimentelle Befunde

Auf der Basis des Real-Simulations-Modells (vgl. Kap. 3 „Theorien der Hypnose") untersucht Sheehan (1971), inwieweit Versuchspersonen ihr hypnotisches Verhalten weiterführen, wenn der instruierende Versuchsleiter seine Suggestionen abbricht. Simulierende Versuchspersonen arbeiten weiter, während die in Trance befindlichen Versuchspersonen ihr suggeriertes Verhalten beenden. Gleiche Ergebnisse wurden bereits von Orne und Evans (1966) und Evans und Orne (1971) erzielt. Daraus kann nicht nur zwischen simulierenden und „tatsächlich" hypnotisierten Versuchspersonen unterschieden werden, sondern dieses Experiment macht auch deutlich, daß die Anwesenheit des Versuchsleiters wesentlich ist. Dies wird auch von Reyher und Pottinger (1976) hervorgehoben, die die körperliche Anwesenheit des Versuchsleiters sogar für unbedingt erforderlich halten.

Diese Ergebnisse widersprechen allerdings den zahlreichen Untersuchungen, in denen Hypnose durch Telefon (z.B. Gravitz, 1983) oder über Tonbandinstruktionen (z.B. Field, 1974) erfolgreich realisiert wird (vgl. hierzu Kap. 7 „Praxis der Hypnose-Induktion"). Letztere Berichte stammen jedoch aus dem therapeutischen Bereich und sind evtl. mit den Ergebnissen unter sterilen Laborbedingungen wenig vergleichbar. Möglicherweise sind die früheren Befunde aus den Anfängen der siebziger Jahre noch mit Abneigung gegenüber technischen Hilfsmitteln behaftet.

Eine nicht zu unterschätzende Variable scheint das Prestige des Therapeuten zu sein; ein für die Versuchsperson vermeintlich hochstehender Versuchsleiter bewirkt eine Zunahme der hypnotischen Suggestibilität (Small & Kramer, 1969).

Bei der Auswahl der Methode spielt der Therapeut nicht nur als Entscheidungsperson eine wesentliche Rolle. So hebt Hartland (1971b) in der Diskussion um die Verwendung permissiver oder direktiver Hypnosemethoden hervor, daß deren Wirkung nur dann bedeutsam ist, wenn sie sowohl der Persönlichkeit des Patienten als auch der des Therapeuten angemessen sind.

Erhalten die Versuchspersonen Instruktionen/Suggestionen, die objektiv als „warm und konsequent" bezeichnet werden, so ist ihre Suggestibilität dadurch erhöht (Greenberg & Land, 1971).

Auch die Kontakt- oder Kommunikationsform zwischen Therapeut und Patient wird von zahlreichen Variablen beeinflußt; so behandeln Versuchsleiter ihre Versuchspersonen anders, wenn diese sich als höher suggestibel während des Versuches erweisen (McConkey & Sheehan, 1982). Dies bedeutet, daß die Auseinandersetzung beider ein entscheidender Faktor ist und nicht nur die vermeintlich angenommene einseitige Beeinflussung. Hier weist Conn (1981) nach, daß die stets befürchtete Willensbeeinflussung durch Hypnose (bzw. den Hypnotiseur) ein Mythos ist.

Die heute als autoritär bezeichneten früheren Hypnoseformen enthielten bestimmt derartige Elemente, die von den Therapeuten nicht widerlegt wurden, weil sie selbst daran glaubten. Aber auch im klinisch-therapeutischen Bereich ist deutlich geworden, daß Hypnose ein Verfahren ist, bei dem die Kontrolle durch den Therapeuten irrelevant ist (Balaam, 1982). Aufklärungsarbeit wird hier wichtig sein, denn durch sie kann die Einstellung des Patienten deutlich positiv beeinflußt werden (McIntosh & Hawney, 1983).

10.2.2 Beziehungsaspekte zwischen Therapeut und Patient

Nach den Analysen von Fine, Pollio und Simpkinson (1973) enthält die in der Therapie benutzte sprachliche Kommunikation Formulierungen, die in ähnlicher Weise in Gedichten oder Erzählungen vorkommen. Diese teilweise metaphorischen Sprachwendungen füllen oft den schwer zu beschreibenden Bereich zwischen Erfahrung und gesprochenem Wort. Für beide Kommunikationspartner ist es somit wichtig, diese Form zu beherrschen.

Mitunter kann sogar beobachtet werden, daß der Therapeut während der Suggestionen eben-

Hypnose ist ein Aushandeln von Kontrakten

Beispiel: Wird bei dem Studenten mit Arbeitsproblemen in Hypnose der belastende *Blei*-Stift durch einen *Feder*-Halter ersetzt, so erlaubt diese Imagination ggf. einen erleichternden Aspekt und die Semantik im Sinne der Entspannung und Kreativität wird wesentlich leichter angesprochen.

Dies zeigt, daß zwischen Therapeut und Patient ausgesprochene oder unausgesprochene Vereinbarungen oder Kontrakte abgeschlossen werden. Sie werden vor oder während der Induktion und auch innerhalb der Behandlung getroffen. Dabei handelt es sich um Übereinkünfte oder Zugeständnisse bzw. Versprechungen, die eine Art Gesetz zwischen den Partnern darstellen (Hodge, 1976), so z.B. bei Beginn der Trance: wurde vorher ein Kontrakt geschlossen, sich auf den Therapeuten einzulassen, dann stimmt der Patient dem zu, was der Therapeut als machbar vorgibt. Was danach eintritt, kommt dann aus dem Patienten selbst, ist nicht vom Therapeuten aufgesetzt und wird entsprechend vom Patienten als seine Willensfreiheit erlebt.

falls in abgewandelter Form ähnliche hypnotische Verhaltensweisen zeigt wie sein Patient (Blatt, Goodman & Wallington, 1969; Bányai, 1988a). Ein befreundeter Psychologe berichtete mir, daß er bei einem Patienten eine Aversionstherapie gegen Alkohol durchführte und daß ihm anschließend ebenfalls das Bier nicht mehr schmeckte.

Mir selbst ist es einmal bei der Seminardemonstration einer Handschuhanästhesie passiert, daß meine eigene Hand ebenfalls blaß wurde – wie Teilnehmer beobachten konnten. Hier muß nicht unbedingt das Konzept der Übertragung oder Gegenübertragung angeführt werden. In gleicher Weise kann es wohl auch ein Ausdruck der Empathie sein (Rogers & Dymond, 1954). Wird dies zu operationalisieren versucht, so ist es evtl. die Fähigkeit des Therapeuten, bei sich selbst in besonders plastischer Form Imaginationen hervorzurufen, wodurch er erst befähigt wird, plastische Formulierungen für den Patienten zu finden. Der Übergang zur Autosuggestion ist hier bestimmt fließend. Um so wichtiger ist es dann für den Therapeuten, sich abgrenzen zu lernen, was wahrscheinlich nur durch intensive Supervision gewährleistet sein kann. Fraglich bleibt, ob die erwähnte Autosuggestion generell auszuschließen ist.

Die Forschergruppe in Budapest befaßt sich seit kurzem intensiv mit dem interaktionalen Ansatz, konnte bislang jedoch nur von sehr kleinen Versuchsgruppen berichten, so daß eindeutige Aussagen über die gegenseitige Beeinflussung von Therapeut und Patient noch nicht getroffen werden können (Gössi-Greguss, Bányai, Vágó et al., 1988; Horváth, Bányai, Varga et al., 1988; Vágó, Bányai, Varga et al., 1988).

Hypnose ist eine intensive Kommunikationsform

Folgerungen: Diese Darstellungen machen weiter deutlich, daß sich Therapeut und Patient in einer Art Regelkreis befinden, denn sie müssen beide bereits auf minimale Signale reagieren. Somit kann es innerhalb der Hypnosetherapie zu einer erhöhten Sensitivierung beider Personen aufeinander kommen.

Dieser enge Beziehungsaspekt läßt Merrington (1981) darauf hinweisen, daß die Therapieeffektivität zwar erhöht werden kann, die dabei aufkommenden sexuellen Gefühle jedoch erneute Probleme aufwerfen können.

Die Beispiele weisen stark darauf hin, wie sehr Hypnose nicht als einseitig durch den Therapeuten verursachtes Geschehen angesehen werden kann, sondern in einem interaktionalen Gesamtkonzept zu betrachten ist (Levitt & Baker, 1983; Fourie & Liefschitz, 1982).

Krefting und Mehlmann (1986) stellen fest, daß die Versuchspersonen die Kommunikation in Hypnose als symmetrisch erleben, während der Versuchsleiter diese eher als komplementär wahrnimmt. Wie die Autoren selbst bemerken, sind dies jedoch bislang nur Tendenzen aus der Vorinduktionsphase, die weiter untersucht werden müssen. Hier wird der ökosystemische Ansatz deutlich (vgl. Kap. 3 „Theorien der Hypnose“).

10.3 Kommunikationstheoretisches Erklärungsmodell der Hypnose

Als einer der ersten betrachtet Haley (1963, dt. 1978) Hypnose unter kommunikationstheoretischem Aspekt. Er stellt dar, daß die hypnotische Trance mit der Beziehung von Therapeut und Patient zusammenhängt. So läßt der Hypnotisierte einiges von dem zu, was der Therapeut unausgesprochen von ihm herausfordert (s.o. die bereits erwähnten Kontrakte von Hodge, 1976). Anfangs veranlaßt der Therapeut, daß seine Instruktionen freiwillig befolgt werden – danach bewirkt er dann unwillkürliche Reaktionen, und der Patient hat ihm scheinbar die Kontrolle über sein Verhalten übertragen.

Hypnose als Austausch von Botschaften

Haley zeigt auf, daß Suggestionen als eine Klasse von Botschaften zu definieren sind; die hypnotische Beziehung besteht *ausschließlich* aus dem Austausch von Botschaften einer bestimmten Klasse. „Der Hypnotiseur befiehlt der Versuchsperson durch seine Suggestionen, was sie tun soll, und kommentiert ihr Verhalten“ (Haley, 1978, S. 43). Die Wirksamkeit der Hypnose ist darin zu sehen, daß der Hypnotiseur die Versuchsperson auffordert, etwas zu tun und ihr gleichzeitig suggeriert, es nicht zu tun. So wird die Anweisung, die Augen offenzuhalten und den Punkt zu fixieren durch die folgende Anweisung, die Augen zu schließen, widerlegt.

Durch diese Qualifizierung der Kommunikation wird erreicht, daß „die Versuchsperson gleichzeitig angewiesen wird, dem Befehl zu gehorchen und ihm nicht zu gehorchen“ (S. 51). Dies impliziert eine Botschaft auf verschiedenen, also inkongruenten Ebenen. Die Widersprüchlichkeiten in den Instruktionen enthalten somit eine Aufforderung und ihre Gegenaufforderung: Gehorche mir ... nicht. Auf diese Weise kann der Patient z.B. seine Augen schließen und diese unwillkürliche oder sogar „unfreiwillige“ Reaktion akzeptieren – auf welche Weise kann man sich hier weigern, das Gegenteil zu tun?

Wesentlich in der hypnotischen Beziehung ist nach Haley auch, daß der Therapeut durch diese Paradoxien den Patienten daran hindert, sowohl eine komplementäre als auch eine symmetrische Kommunikation herzustellen. „Wie auch immer die Versuchsperson ihre Beziehung zu dem Hypnotiseur zu definieren versucht, sie muß feststellen, daß sich der Hypnotiseur weigert, diese Definition zu akzeptieren“ (Haley, 1978, S. 55). Hier sieht Haley den besonderen klinischen Nutzen der Hypnose, wenn sie „als Taktik zur Definition einer Beziehung und zur Überwindung des Widerstands von Patienten gesehen wird, die mit eigenen Definitionen kontern“ (Haley, 1978, S. 58).

10.4 Verhaltenstheoretische Erklärungsmodelle der Therapeut-Patient-Beziehung in der Hypnose

10.4.1 Vorbemerkungen

Tiefenpsychologisch und psychodynamisch orientierte Psychotherapien, die Hypnose einbeziehen, gehen in der Therapie anders vor als die auf der Methodik der Verhaltenstheorie basierenden Fachkollegen. So betont Stromberg (1975), daß das subjektive Befragen des Patienten während der Hypnose besonders wesentlich ist, um die Probleme des Patienten zu klären, besonders solche, deren er sich nicht bewußt ist. Gleichzeitig werde dadurch das Beziehungsverhältnis zwischen Therapeut und Patient intensiviert und die emotionale Mitteilungsbereitschaft des Patienten erhöht. Dies weist deutlich darauf hin, daß einige der „konventionellen“ Hypnose-Therapieformen den Patienten passiv halten und ihn wenig in das Geschehen verbal-kommunikativ integrieren.

Weiter wird daraus ersichtlich, daß nur selten unterschieden wird zwischen:

- dem Induktionsverfahren der Hypnose und
- der darauffolgenden therapeutischen Intervention. (Vergl. Kap. 3 „Theorien der Hypnose,“ besonders Abschnitt 3.12.)

In den nachfolgenden Darstellungen soll im Zusammenhang mit den Induktionsformen primär der erstgenannte Aspekt der Hypnose analysiert werden. Weitere Erklärungsversuche sollen dann später in den klinisch relevanten Kapiteln folgen.

In der hier vorgestellten hypno-behavioralen Therapie ist es unabdingbar, eine intensive Kommunikation aufzubauen und auch während der gesamten Behandlung unter Hypnose aufrechtzuhalten. Nur so kann gewährleistet werden, daß sowohl die Induktion als auch die später folgenden therapeutischen Suggestionsinhalte/Imaginationen eng verbunden sind mit den Verarbeitungs-, Denk- und Vorstellungsmustern des Patienten und somit problemorientiert bleiben.

Anders formuliert: Nur durch den kontinuierlichen Kommunikationsaustausch zwischen Therapeut und Patient gelingt es, von der konventionellen Symptomintervention wegzukommen –

hin zu einem integrativen Dialog, der auch Ursachen (kognitiv, sozial etc.) dynamisch mit einbezieht. An dieser Stelle wird dann (Verhaltens-)Therapie nicht nur Problemlösung (Behandlung), sondern gleichzeitig auch Problemstellung (Jaeggi, 1979, S. 89).

Planlosigkeit unter Hypnose?

Wird Hypnose auf dem Hintergrund früherer Praktiken betrachtet, so ist es nachvollziehbar, wenn Miller, Galanter und Pribram (1960) den Hypnotisierten als jemanden betrachten, der seine Pläne aufgegeben habe und sich widerstandslos ausliefere.

Diese Annahme, daß in Hypnose Pläne aufgegeben werden, wird von Jaeggi (1979, S. 100) wie folgt skizziert:

1. „Als Bedingungen, die dem Einschlafen ähneln (wo Pläne ebenfalls aufgegeben werden) – also Stille, Monotonie, Entspannung etc.
2. Als solche, in denen große Verwirrung bezüglich der Planung herrscht: der Hypnotiseur kreiert für den zu Hypnotisierenden so viele einander widersprechende Pläne in so kurzer Zeit, daß der zu Hypnotisierende in eine Krise gerät und darauf verzichtet, eigene Pläne zu entwickeln.“ Er verhält sich dann (Jaeggi, 1979, S.104) wie ein Patient in Panikzuständen, der in seiner Planlosigkeit den vom Hypnotiseur angebotenen Vorschlag übernimmt.

Diese Kritik Jaeggis ist nur noch bei den veralteten Form der Hypnoseanwendung zutreffend.

Nachfolgend wird versucht, die Interaktionsform zwischen Therapeut und Patient verhaltenstheoretisch zu erklären, wobei zu überprüfen bleibt, inwiefern die Annahme derartiger Planlosigkeiten weiterhin aufrechterhalten werden kann. Im Vordergrund steht dabei der Versuch, plausible Erklärungen z.B. für hypnotisches Verhalten zu finden und ggf. die einzelnen Schritte der Induktion in einer „Verhaltensgleichung“ darzustellen. Bereits im Abschnitt über die Augenfixationsmethode (s. Kap. 7 „Praxis der Induktionsverfahren“) wurde ein kurzer Hinweis auf die Interaktion zwischen Therapeut und Patient gegeben: durch die Vorgaben (Instruktionen) des Therapeuten entstehen unterschiedliche subjektive Kausalketten, so daß der Patient letztlich annimmt, die „Hypnose-Phänomene“ wie Augenschwere etc. seien durch den Therapeuten suggeriert. Der Therapeut dagegen läßt sich zusammen mit dem Patienten ein in einen Informationsaustausch und kann nur auf diesem Wege in Verhaltensabhängigkeit vom Patienten jene Phänomene „erzeugen“.

10.4.2 Biofeedback-Modelle der Induktion

Beim Versuch, verhaltenstheoretische Erklärungsmodelle für die Wirkung der hypnotischen Induktion zu finden, reichen einfache Verhaltensketten in Form einer Verhaltensgleichung nicht aus, da Probleme des operanten und respondenten Konditionierens vermischt auftreten, dabei zahlreiche Kognitionen und Emotionen beteiligt sind, und letztlich nicht nur ein einziges Paradigma wie das des operanten Konditionierens ausreichend zur Erklärung beitragen kann.

Aus praktischen Beobachtungen und theoretischen Modellen kann abgeleitet werden, daß hier keine einseitige Beziehung vorliegt, sondern ein Regelkreis im Sinne eines Biofeedbacks, innerhalb dessen Therapeut und Patient interagieren.

Deshalb sind nachfolgend die grundsätzlichen Modelle des Biofeedbacks dargestellt, auf deren Grundlage die Induktion der Hypnose verhaltenstheoretisch erklärt werden soll.

Die Pupillenveränderung des Patienten soll hier weitgehend exemplarisch für die vielen anderen Veränderungen zitiert werden.

10.4.2.1 Induktion als komplexes Verhalten

Der Gesamtvorgang der Induktion stellt kein einheitliches Verhalten dar, sondern baut sich aus einer Sequenz sehr unterschiedlicher Instruktions- und Verhaltensmuster auf. Dies sei am klassischen Beispiel der Augenfixationsmethode erklärt (s. Abb. 10.1).

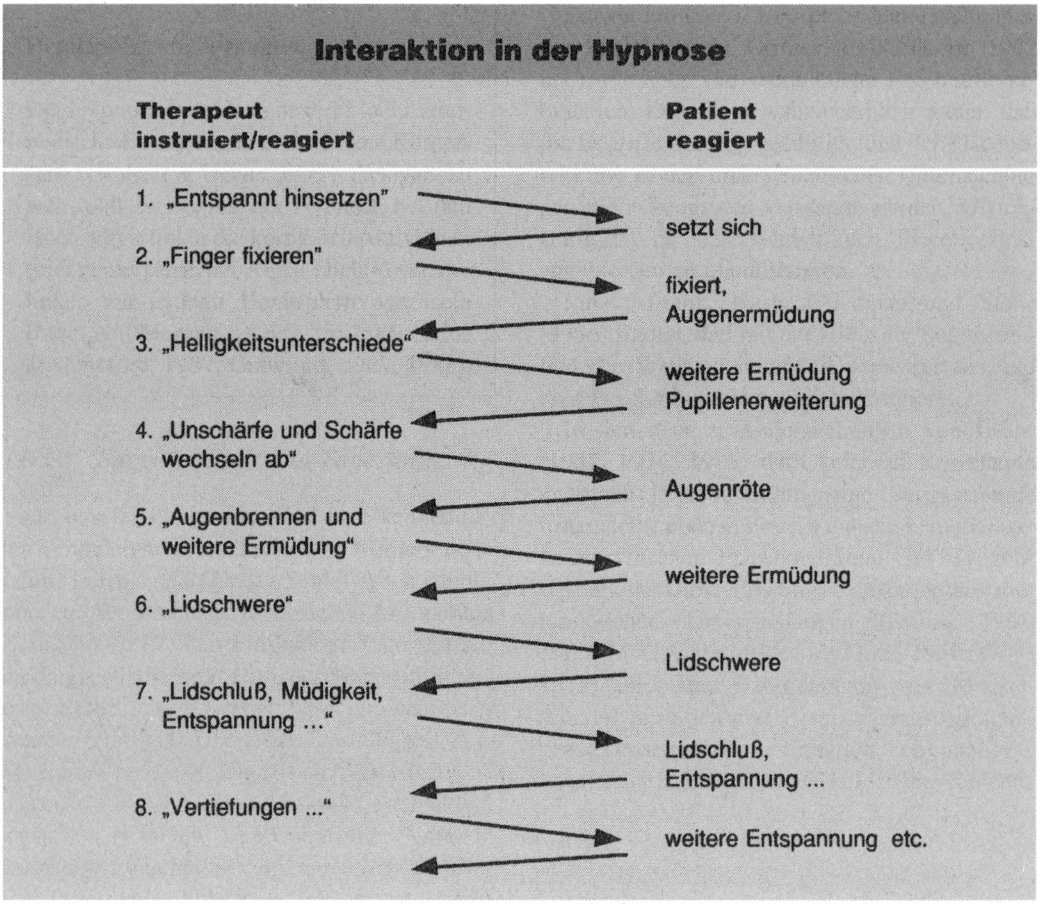

Abb. 10.1: Ablaufmodell: Induktion als komplexe Verhaltenskette

Dieses sehr vereinfachte Schema des Grundablaufs einer Induktion macht folgendes deutlich:

a) Zweiseitige Kommunikation
Der Therapeut erteilt zwar die Instruktionen, kann diese jedoch nicht isoliert ohne Berücksichtigung der Patientenreaktionen geben; er ist auf die Beobachtung der Patientenreaktionen angewiesen. Sobald der Patient ein bestimmtes Verhalten realisiert hat, wie z.B. Pupillenerweiterung, wird der Therapeut die relevante Instruktion geben wie „der Punkt ist nun unscharf". Als nächstes wird dann der Patient wieder darauf reagieren usw.

Dies zeigt, daß die Hypnose-Induktion auf keinen Fall ein einseitig gerichtetes Verhalten bzw. eine befehlende Kommunikation ist, die allein vom Therapeuten ausgeht. Nur der außenstehende naive Beobachter wird zu diesem Schluß kommen, da er ausschließlich das Verbalverhalten des Therapeuten wahrnimmt.

b) Unterschiedliche Kommunikationsformen
Nähere Beobachtungen der Interaktionen machen deutlich, daß der Patient sehr wohl auch differenziertere Verhaltensweisen als lediglich „Ermüdung oder Entspannung" zeigt; diese sind jedoch von scheinbar minimaler Ausprägung, wie z.B. die Pupillenerweiterung. (Dieses „scheinbar Minimale" des Verhaltens bezieht sich auf die Beobachtungsgenauigkeit des naiven Betrachters, während der Fachmann hier bereits sehr eindeutige Hinweisreize erhält.) Der Therapeut hat es gelernt, diese Verhaltensweisen des Patienten wahrzunehmen und darauf zu reagieren. Nicht zu vergessen sind hier die umfangreichen und komplexen Kognitionen, die später differenziert erwähnt werden.

c) Dekodierung von Verhaltenssignalen

Der Therapeut ist in der Lage, die vom Patienten gezeigten Verhaltensweisen zu dekodieren und in ein Wahrnehmungs-Bezugssystem des Patienten umzuformulieren: der Therapeut beobachtet die Pupillenerweiterung und übersetzt dies in die Instruktion „Sie sehen den Punkt nun unscharf", in jenes Bezugssystem, innerhalb dessen der Patient registrieren kann; seine eigene Pupillenerweiterung nimmt der Patient nicht direkt wahr. Das gleiche gilt z.B. für die Helligkeitsunterschiede, die durch das lange Fixieren aufgrund der Ausbleichung des Sehpurpurs eintreten; auch die durch die Austrocknung der Bindehäute entstehende Augenröte wird vom Patienten nicht wahrgenommen; der beobachtende Therapeut formuliert es um in ein „Brennen" – die für den Patienten wahrnehmbare Folgeerscheinung der Austrocknung – gleichzeitig ist es das relevante physiologische System.

d) Beschreibung internaler Vorgänge

Diese Dekodierung von Verhaltensweisen schließt mit ein, daß vom Therapeuten Phänomene beschrieben werden, die nur allein vom Patienten wahrnehmbar sind, wie z.B. die Sehschärfeveränderungen. Der Therapeut beschreibt hier etwas, das eigentlich zur „Innenwelt" des Patienten gehört, und wird dadurch als derjenige erlebt, der dem Patienten „in die Seele sehen" kann. Dies ist wahrscheinlich auch ein Erklärungsmodell für die Angst vieler Menschen vor der Verhaltensbeeinflussung durch Hypnose. Aspekte des von Metzger (1954) erörterten Leib-Seele-Problems werden deutlich.

e) Wiederholungsschleifen

Nahezu alle Instruktionen werden mehrmals gegeben, bis das erwünschte Verhalten eintritt. Erst wenn ein Verhalten realisiert wurde, wird zum nächsten weitergegangen. Auch in späteren Phasen der Induktion erfolgen Wiederholungen, die auf den Verhaltensweisen des Patienten basieren.

Das Bild ineinander verschränkter Wiederholungsschleifen bietet sich hier an, durch die eine systematische Verhaltensformung (*shaping*) bewirkt wird.

f) Eintreten des ausschließlich Zutreffenden

Da sich der Therapeut ausschließlich auf die ihm gegebenen Hinweisreize bezieht, wird er stets auch nur das beschreiben, was tatsächlich eintritt. Der geübte Therapeut wird es nicht auf einen Machtkampf ankommen lassen, damit nur das geschehen soll, was er möchte. Selbst bei Eintreten des Gegenteils wird er dieses dann aufgreifen und damit weiterarbeiten; so z.B., wenn der Patient kaum Lidschwere zeigt und die Augen starr geöffnet läßt; hier wird der Therapeut zwar den Augenschluß nahelegen (und weiter systematisch verstärken), jedoch nicht erzwingen; vielmehr wird er auf die immer noch geöffneten Augen eingehen.

Auf diese Weise tritt immer nur das ein, was der Patient selbst wahrnehmen und beobachten kann und es wird bei ihm eine immer stärker werdende Zustimmungshaltung erzeugt, die es ihm erlaubt, sich auch auf weitere Instruktionen einzulassen, die er ggf. vorher gefürchtet hat. Gleiches gilt hier für andere nahegelegte Reaktionsweisen wie Armschwere/-leichtigkeit, Wärme-/Kühlegefühl usw.

Die so erzeugte Zustimmungshaltung reduziert mögliche Fehlkommunikationen bzw. unangemessene Konditionierungen, die z.B. als Widerstände interpretiert werden können. Diese Form des Eingehens auf ausschließlich eintreffendes Verhalten wird auch als Schaffen einer „Ja-Haltung *(Yes-set)*" bezeichnet (Erickson & Rossi, 1981).

g) Unterschiedliche Verhaltensweisen des Patienten

Die Verhaltensweisen des Patienten sind nicht nur inhaltlich sehr unterschiedlich, sondern auch bezüglich der Verhaltensebene und lerntheoretischen Klassifikation:

- Operante Verhaltensweisen:
  Hierunter fallen u.a. motorische Aktivitäten wie das willkürliche Fixieren, Reduktion des Lidschlags etc.
- Physiologisches Verhalten:
  Augenermüdung, Helligkeitsveränderungen, Augenröte, Lidschwere, Körperschwere
- Kognitive Komponenten:
  Zulassen der Instruktionen, Zustimmung zu den einzelnen eintretenden „Phänomenen" und Glauben an die Wirkung der Hypnose.

- Emotionale Komponenten: Entspannungszunahme, Angstreduktion etc.

In den späteren Darstellungen wird deutlich werden, daß wir diese Komponenten stets als eine Einheit des Erlebens zu behandeln haben.

10.4.2.2 Grundlagen des Biofeedbacks

Beim Erlernen eines Verhaltens ist die Rückmeldung (*feedback*) des erreichten Verhaltenszieles erforderlich, um Auskunft über den Lernerfolg zu erhalten. Ist das Ziel erreicht, kann das Verhalten dann als erlernt oder erreicht angesehen werden. Auf physiologischer Ebene sind viele derartige Rückmeldeeinrichtungen tätig, um unsere Körpervorgänge zu steuern, wie z.B. Herz- und Muskeltätigkeit. Meist laufen sie unbemerkt und unwillkürlich ab.

Beim Biofeedback werden autonom ablaufende psychophysiologische Vorgänge gemessen, für die keine direkten Wahrnehmungsorgane vorhanden sind, wie z.B. Hautwiderstand, Muskelpotentiale und Hirnwellen. Durch geeignete Übersetzungsgeräte werden die physikalisch ermittelten Meßgrößen in externalisierte Signale umgewandelt, die für die Versuchsperson dann wahrnehmbar sind, wie z.B. Ton- oder Lichtfrequenzen. Der Sinn des Biofeedbacks besteht darin, diese externalisierten Reize zu beeinflussen, indem unwillkürliche physiologische Veränderungen innerhalb des relevanten Systems vorgenommen werden. Die Versuchsperson hat dadurch die Möglichkeit, ihre physiologischen Prozesse selbst steuern zu lernen im Sinne einer Selbstkontrolle (z.B. Birbaumer, 1978; Mayer & Petermann, 1977).

Das Biofeedback wird beim Menschen auf drei unterschiedlichen Ebenen abgeleitet:
(nach Birbaumer, 1978, basierend auf den Arbeiten von Pickenhain, 1968)

- Organisch-physiologische Ebene: physiologische Messungen von Herz-, Nerven- und Muskelpotentialen
- Motorisch-verhaltensmäßige Ebene: meßbar z.B. durch Verhaltensbeobachtungen (Bergold, 1974)
- Subjektive Erlebnisebene: Stimmungen, Emotionen etc., erfaßbar durch Formen des verbalen Berichts
- Symbolisch-kommunikative Ebene: verbale und nonverbale Signale der Kommunikation, indirekt meßbar durch Inhaltsanalysen der sozialen Interaktionen (Wygotski, 1969; Argyle, 1972)

Wesentlich bei der Nutzung des Biofeedbacks in der Therapie ist, daß zusätzlich zu den höheren kognitiven Ebenen der konventionellen Therapie auch physiologische Variablen und unterschiedliche Verhaltensebenen mit einbezogen werden (Legewie & Nusselt, 1975, S. 6).

Gleichgültig, welches dieser Systeme für die Intervention genutzt wird (ob motorisch oder vegetativ), so besteht eine sehr enge Verbindung zwischen ihnen und sie beeinflussen sich gegenseitig. Hinzu kommt, daß im Vordergrund jeder Biofeedback-Behandlung die Entspannung des Patienten steht. Hier wird versucht, von einer ergotropen (sympathisch gesteuerten) auf eine trophotrope (parasympathisch gesteuerte) Lage umzuschalten. Unterschiedlichste Verfahren wie autogenes Training oder progressive Muskelrelaxation etc. zielen darauf ab, externe und interne Störreize zu reduzieren, indem eine Abschirmung gegenüber der Umwelt erfolgt, z.B. durch Schließen der Augen. „Motorische Reafferenzen werden durch eine bestimmte Ruheposition reduziert. Gedankliche Störreize werden auf verschiedene Weise ... minimiert. Durch Verringerung der einwirkenden Stimuli wird also eine günstige Bedingung für eine Aktivierungsreduzierung geschaffen“ (Kröner & Sachse, 1981). Außerdem wird die Wahrnehmungsfähigkeit für die eigenen Körpervorgänge geschult, um durch Selbststeuerungsvorgänge diese weiter im Sinne der Entspannung bzw. des Therapieziels zu beeinflussen. Wesentlich ist beim Biofeedback letztlich auch, daß die Reduktion der externen und internen Signale so weit erfolgt, bis vorwiegend allein das Rückmeldesignal im Mittelpunkt der Aufmerksamkeit steht.

Diese Voraussetzungen für das Biofeedback sind ohne Ausnahme identisch mit den Bedingungen, die für die Induktion der Hypnose erforderlich sind.

Das oben aufgezeigte Ablaufmodell zur Induktion der Hypnose enthält einige der wesentlichen Aspekte der Biofeedback-Interventionen:

Hypnose als Biofeedback zwischen Therapeut und Patient

- Registrierung von Verhalten durch den Therapeuten und dann Rückmeldung an den Patienten.
- Auch autonom ablaufende Prozesse wie Ermüdung, Augenröte etc. können registriert und rückgemeldet werden.
- Es erfolgt eine Übersetzung registrierter Prozesse in für den Patienten bewußt wahrnehmbare Signale (Suggestionen).
- „Messungen" erfolgen auf unterschiedlichen Ebenen, wobei die organisch-physiologische Ebene und die motorisch-verhaltensmäßige Ebene primär beobachtet werden. Subjektive Erlebnisse werden nur indirekt über Folgerungen gemessen: während der Augenfixation tritt zunehmend Müdigkeit und Entspannung ein. Bei späteren Betrachtungen der Hypnose in der psychotherapeutischen Anwendung wird deutlich werden, daß die symbolisch-kommunikative Ebene ebenfalls wirksam wird durch sprachliche, gestische und mimische Informationen, die vom Therapeuten in das Verarbeitungssystem des Patienten umgesetzt werden.

Das Feedback wird bei (elektronischen) physiologischen Ableitungen entweder *binär* oder *proportional* erteilt. Binäre Rückmeldung liegt dann vor, wenn nur bei Erreichung eines bestimmten Kriteriumwertes eine Information erfolgt; proportionales (analoges) Feedback beinhaltet die kontinuierliche Rückmeldung über das Ausmaß und die Richtung der Veränderungen. Bei der Induktion der Hypnose sind beide Formen vorzufinden: bei der Pupillenerweiterung z.B. handelt es sich um eine binäre Rückmeldung, während die zunehmende Müdigkeit und Entspannung nahezu proportional wiedergegeben wird.

Wesentlich ist weiterhin, daß enge *Kontinuität* vorliegen muß, um effektive Rückmeldungen zu bewirken, d.h., auf die gemessene Größe soll zeitlich unverzögert das Rückmeldesignal gegeben werden (Williamson & Blanchard, 1979).

Der Therapeut muß bei der Induktion der Hypnose ebenfalls darauf achten, daß seine Beobachtungen präzise sind und seine Rückmeldungen an den Patienten ohne zeitliche Verzögerung erfolgen. Dies kann nur gelingen, wenn er kontinuierlich beobachtet und dies sofort in anschauliche Informationen umwandelt.

In gleicher Weise muß die *Kontingenz* der Rückmeldung gewährleistet sein; d.h., das Rückmeldesignal soll den tatsächlichen physiologischen Vorgang repräsentieren (Lang, 1974). Bei der Hypnose-Induktion ist wohl meist kontingentes Rückmelden zu beobachten, da der Therapeut primär die Signale unverfälscht rückzumelden versucht; der Verarbeitungsprozeß beim Therapeuten schließt jedoch nicht aus, daß nicht-kontingente Rückmeldungen auftreten können. Neuere Untersuchungen aus der Biofeedback-Forschung zeigen jedoch auch, daß in gewissen Grenzen nicht-kontingente Rückmeldungen therapeutisch effektiv sein können, so z.B. beim rückgemeldeten fingiert „verbesserten EKG" bei funktionellen Herzbeschwerden (Ebert-Hampel, 1982). In der Therapie ist dieser therapeutische Effekt der nicht-kontingenten Rückmeldung durch Hypnose ebenfalls möglich, indem der Therapeut Formulierungen wählt, die „fingiert" im Sinne des Therapieziels sind; so z.B. „Sie stehen vor dem Hund und merken, daß Sie ganz entspannt sein können ...".

10.4.2.3 Kybernetisches Erklärungsmodell

Die Regeltechnik bzw. Kybernetik, 1948 von Wiener (1967) begründet, beinhaltet die Theorie der „Kontrolle und Kommunikation in Organismen und Maschinen"; Steuer- und Regelprozesse erfolgen innerhalb eines Systems von Elementen, die in einem integrativen Zusammenhang und untereinander in Beziehung stehen. Innerhalb des Systems treten veränderliche Meßgrößen auf, so physikalische Werte (Variablen, Signale), die auf andere Elemente einwirken und dort Veränderungen hervorrufen. Hierbei sind unabhängige Variablen als Input wirksam. Sie stehen zu den abhängigen Variablen in Beziehung, bei denen sie vorhersagbare Veränderungen bewirken. Beispiele hierfür sind: Temperaturregelung am Heizkörper, spinaler Reflexbogen etc. Bei der Anwendung des Biofeedbacks liegen analoge Prinzipien vor (z.B. Gaarder & Chase, 1971).

Meist wird die Interaktion der Systemelemente in einem *Regelkreismodell* erfaßt: es soll eine bestimmte Regelgröße erreicht werden (Blutdruck, Heizkörpertemperatur); diese muß über einen Meßfühler erfaßt werden (Barorezeptoren z.B. im Karotissinus; Thermofühler im Wohnzimmer), um dann durch einen Regler verarbeitet zu werden. Dieser trifft die „Entscheidung", ob die Werte unter- oder überschritten sind und wird dann über ein Stellglied aktiv, um Veränderungen vorzunehmen (Vasokonstriktion oder -dilatation; Heizung ein- oder ausschalten). Meist sind hier Sollwerte gespeichert, die stets mit dem Istwert, verglichen werden um eine optimale Sollwertlage herzustellen (Hypothalamus regelt Blutdruck nach Körperbeanspruchung; optimale Raumtemperatureinstellung am Thermostatknopf).

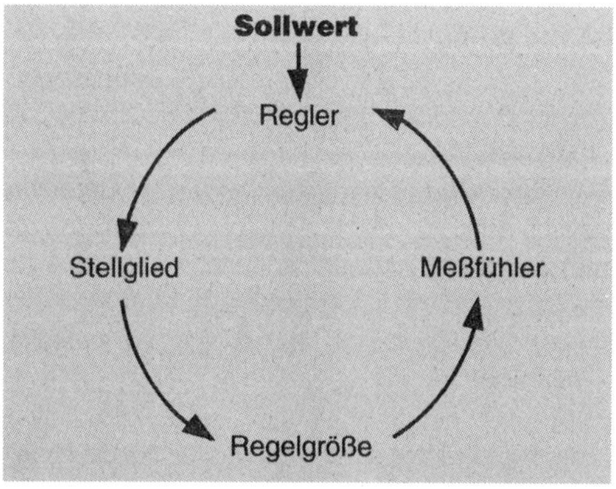

Abb.10.2: Grundprinzip des Regelkreismodells

Weitere Faktoren innerhalb des Modells sind Zeitverhalten des Reglers und der Übertragungsfaktor: Das Zeitverhalten des Reglers beinhaltet die Geschwindigkeit, mit der ein Meßergebnis aufgenommen, verarbeitet und dann weitergegeben wird, um den Sollwert zu erreichen. Der Übertragungsfaktor ist der Umfang, mit dem Abweichungen der Regelgröße auf die Stellgröße einwirken, um den Gleichgewichtszustand möglichst schnell, aber ohne Überschwingungen zu erreichen. Bei negativer Rückkopplung werden nur Abweichungen gemeldet und gesteuert, die entgegengesetzte Maßnahmen erfordern (z.B. Kälte läßt über Heizungsthermostat den Brenner einschalten); positive Rückkopplung beinhaltet, daß kein Ausgleich der Werte erfolgt, sondern nur Informationen mit gleichem Vorzeichen berücksichtigt und einseitig vergrößert werden (z.B. Aufmerksamkeitssteigerung durch Orientierungsreaktion; Legewie & Nusselt, 1975).

Beim Biofeedback wird der interne Regelkreis des Systems durch einen externen Regelkreis (Meßinstrumente, Versuchsaufbau) erweitert bzw. vermascht. Wesentlich ist dabei, daß der Output nun nicht mehr direkt im System selbst einsetzt, sondern über den *externen Regelkreis* in ein wahrnehmbares Inputsystem umgesetzt wird, um dann wieder als Input in den *internen Regelkreis* einzugreifen. Das elektronische Biofeedbackgerät stellt somit einen zusätzlichen (externen) Regler dar, der zusammen mit seinem (elektronischen) Meßfühler zum internen Regelkreis parallelgeschaltet ist. Die nun erfolgende Verarbeitung in effektive Informationen für das Stellglied, das den Sollwert erreichen soll, wird über einen anderen Inputkanal der Wahrnehmung vorgenommen und muß dann durch unterschiedliche Prozesse wie z.B. Lernen umgesetzt werden.

An dieser Stelle hat das Regelkreismodell des Biofeedbacks eine Lücke, denn hier müssen zusätzliche Verarbeitungsvariablen (Mediatorvariablen) angenommen werden, die gerade die Umsetzung der externen Informationen in interne Steuersignale vornehmen. Hinzu kommt weiterhin, daß die Sollwerte nun nicht mehr allein vom Organismus bestimmt werden, sondern parallelgeschaltet vom Therapeuten durch seine Instruktionen definiert sind (s. Abb. 10.3).

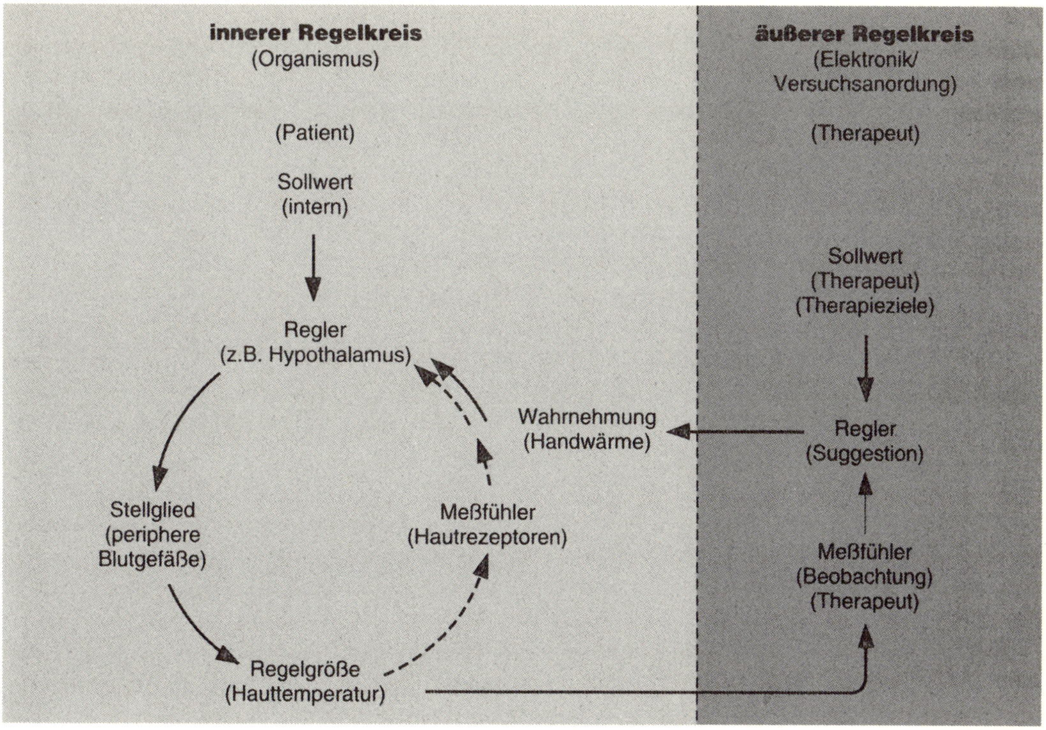

Abb. 10.3: Innerer Regelkreis des Organismus, in vermaschter Regelung mit dem externen Regelkreis (elektronisches Meßgerät/Versuchsanordnung) bei der Standardbedingung in der Biofeedback-Therapie
In Klammern sind die Faktoren der Interaktion in Hypnose am Beispiel einer Wärmesuggestion angegeben.

Wie weiter oben im Ablaufschema der Induktion erläutert, sind bei der Hypnose-Induktion in vergleichbarer Weise unterschiedliche Regelkreise wirksam:

Der innere Regelkreis wird durch den Patienten repräsentiert, der in sich (z.B. innerhalb seines physiologischen oder moralischen Systems) wohldefinierte Regelmechanismen besitzt, die von gekennzeichneten Sollwerten bestimmt sind. Der Therapeut stellt nun durch seine Intervention einen externen Regelkreis dar, der mit dem inneren des Patienten vermascht wird. Es erfolgt hier eine Parallelschaltung der Regelkreise, was beinhaltet, daß bei falschen Meß- oder Sollwerten des externen Regelkreises der innere Regelkreis seine automatische Regeltätigkeit übernehmen kann. D.h., der Patient behält während der Induktionsphase die autonome Kontrolle seiner Funktionen bei und übergibt sie nur in dem Maße, wie keine zu starken Abweichungen beider Regelsysteme festzustellen sind. Gibt der Therapeut also unangemessene Instruktionen, so wird der Patient diese nicht befolgen, sondern sein eigenes Regelsystem stärker aktivieren.

Therapeut und Patient in einem Regelkreis

Der Patient kann seine Veränderungsprozesse teilweise über die eigenen Meßfühler nicht sensibel genug registrieren, so z.B. Wahrnehmungsunschärfe, Augenröte; der Therapeut dagegen kann durch seine Schulung derartige Veränderungen wahrnehmen. Wesentlich ist nun, daß er als Regler ein flinkes Zeitverhalten hat und sofort rückmeldet. Hinzu kommt, daß der Therapeut mit einem hohen Übertragungsfaktor arbeitet: die von ihm beobachteten Verhaltensweisen des Patienten (Pupillenreaktion, Änderung des Hautwiderstandes u.v.a.m.)

werden mit intensiven anschaulichen Formulierungen rückgemeldet. Bestimmend ist die Form der positiven Rückkopplung, da nur der Entspannungszustand einseitig berücksichtigt und vergrößert wird.

Die vom Therapeuten vorgegebenen Sollwerte sind jeweils abhängig von den formulierten Unterzielen wie: Fixieren, unscharf Sehen, Augenermüdung, Wärmegefühl etc. Als oberer Sollwert fungiert dabei die Entspannung des gesamten Organismus, also die Umschaltung auf einen trophotropen Regelzustand.

Bei späteren – auf die Induktion folgenden – hypnotischen Phänomenen ist anzunehmen, daß die Eigenregelung des inneren Regelkreises weiterhin abnimmt und fast ausschließlich nur noch der externe Regelkreis über den Therapeuten wirksam ist, der nun in das innere Regelsystem „falsche" Regelinformationen geben kann, die unkritisch von der Wahrnehmung verarbeitet und an das Organismussystem weitergeleitet werden. Aus der ehemaligen Parallelschaltung des externen (Therapeuten-) Regelkreises ist dann die Hauptschaltung geworden. Auf diese Weise können nun Instruktionen des Therapeuten bewirken, daß die Wahrnehmung objektiver, physikalisch präsenter Meßinformationen beim Patienten durch subjektiv veränderte Wahrnehmungen (z.B. Halluzinationen) ersetzt.

Als Kritik ist an dieser Stelle anzumerken, daß es sich hier um sehr komplexe Vorgänge handelt, die nur schwierig durch ein einfaches Regelkreismodell erklärt werden können. Bei derartigen komplexen Formen der Ablaufkontrolle und -steuerung schlagen Miller et al. (1973) vor, TOTE-Einheiten zur Erklärung heranzuziehen, die z.B. in Form von *Flußdiagrammen* Abläufe umfangreicher und miteinander vernetzter Regelsysteme wiedergeben.

Der komplexe Ablauf der Hypnose-Induktion bei Benutzung der Augenfixationsmethode ist in einem Flußdiagramm wie folgt darstellbar.

Bei der in Abbildung 10.4 dargestellten Form wird deutlich veranschaulicht, daß der Patient Informationen nach außen zum Therapeuten gibt; der Therapeut hat an diesen Entscheidungsstellen festzulegen, ob das von ihm formulierte Kriterium eingetroffen ist und dann die nächste Stufe mittels einer weiteren Instruktion angesteuert werden kann. Im Idealfall würde demnach jeweils eine einzige Instruktion ausreichen, um beim Patienten das relevante Verhalten zu bewirken. Da dies jedoch in der Praxis nie oder nur sehr selten zutrifft, werden auch Negativzustände festgestellt. Diese machen es dann zu Beginn der Induktion evtl. erforderlich, die Indikation der gerade benutzen Induktionsform zu überprüfen und eine andere Induktionsmethode zu wählen; falls spätestens bei der Fingerfixation keine Kooperation des Patienten festzustellen ist, muß die Induktionsform ebenfalls geändert werden. Hier würde dann der Einstieg in ein anderes Regelsystem (Flußdiagramm) erfolgen.

Treten dann später Negativzustände auf, bei denen das Kriterium vom Patienten nicht erreicht wurde, so sind Wiederholungen der Instruktionen erforderlich, die evtl. innerhalb eines Instruktionskreislaufs mehrmals erfolgen müssen, bis sie wirksam sind. Wird dann das Kriterium immer noch nicht zufriedenstellend erreicht, so erfolgt ein Rücksprung auf vorhergehend bereits erreichte Regeleinheiten, um die darauffolgenden zu erleichtern.

Das in Abbildung 10.4 dargestellte Flußdiagramm ist demnach nur ein Beispiel, da hier idealisierte Rückkoppelungsschleifen eingetragen sind; in der Praxis sind hier natürlich zahlreiche Varianten möglich. So kann die Abfolge der einzelnen Stufen Veränderungen erfordern, z.B. wenn das Lidsenken (Stufe 6) bereits zu einem früheren Zeitpunkt eintritt.

Hier werden also stets Unter-Sollwerte (Zwischenziele) definiert und solange angesteuert, bis letztendlich das Hauptziel „Entspannung und Hypnos" erreicht wird.

Wie deutlich wurde, enthält diese Form der Darstellung im Flußdiagramm nun weit differenziertere Erklärungsmöglichkeiten als die davor wiedergegebenen Regelmodelle. Der Vorteil dieses Modells besteht zusätzlich darin, daß die Interaktionen zwischen Patient und Therapeut klarer hervorgehoben sind, besonders die Abhängigkeit des Therapeuten von den Verhaltensweisen des Patienten.

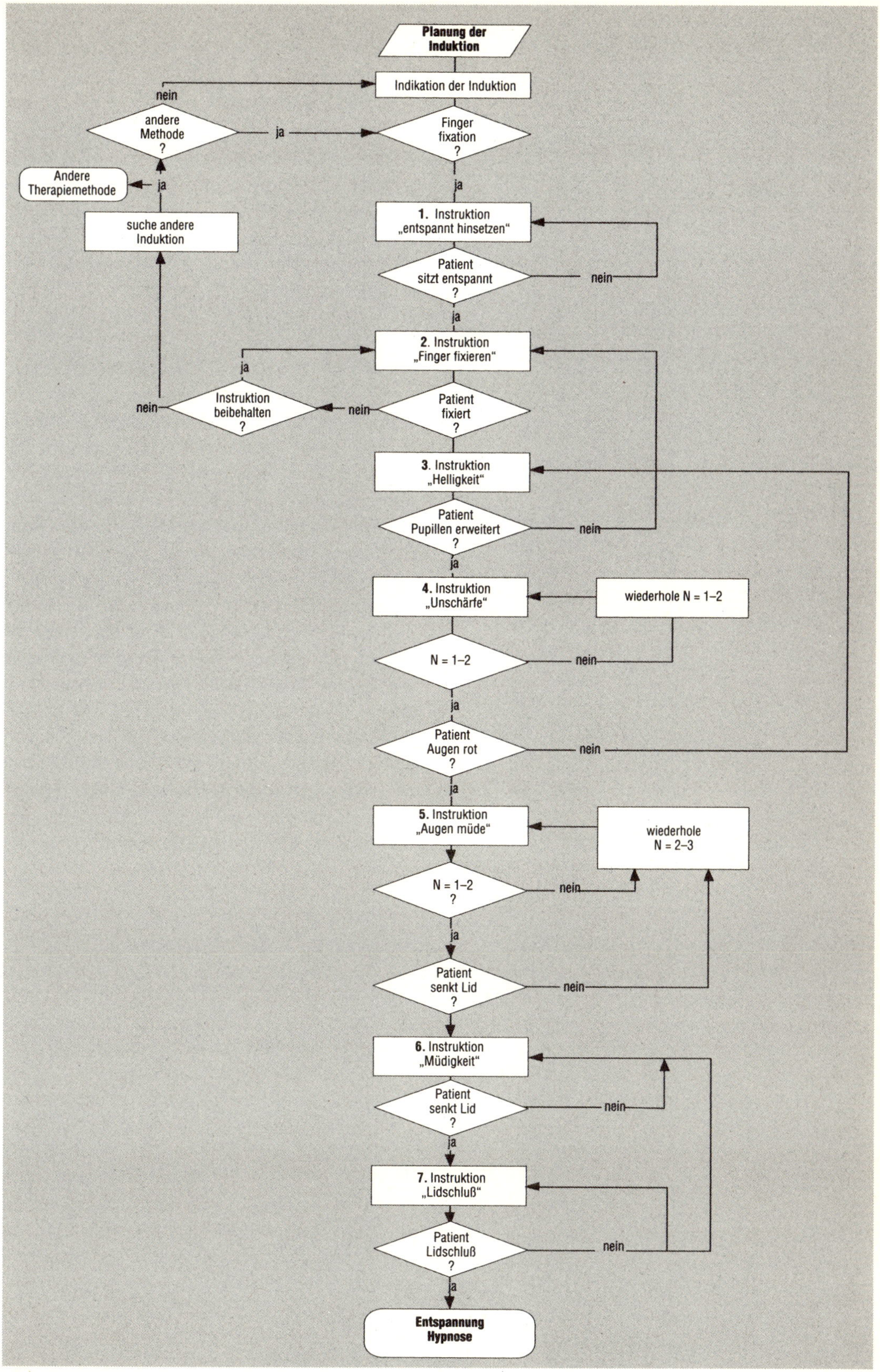

Abb. 10.4: Flußdiagramm der Hypnose-Induktion

Der Nachteil des Modells ist dort zu sehen, wo über die Regelbeziehung hinausgehende Faktoren wirksam werden können. So sind hier mögliche Lernaspekte und kognitive Bewertungen durch den Patienten nicht berücksichtigt (Legewie & Nusselt, 1978). Dennoch ist sein Veranschaulichungswert zur Darstellung der Rückkopplungsmechanismen der einzelnen Subsysteme hoch.

Nachträglich sind bei dem in Abb. 10.3 veranschaulichten kybernetischen Erklärungsmodell punktuelle Überschneidungen mit technischen Erklärungsmodellen zu finden. Oppelt (1978, 1989, 1990) versucht aus der Sicht des Ingenieurs menschliches Verhalten, besonders aber hypnotische Trancezustände, biokybernetisch zu erklären. Er verwendet hier ein dreischichtiges Erklärungsmodell und postuliert darin ein zweiteiliges Wirknetz, um die bewußten und unbewußten Anteile der inneren Verarbeitung abbilden zu können. Diese werden von ihm den beiden Hirnhemisphären zugeordnet. Der gute Therapeut kann durch seine Suggestionen innere Regelkreise öffnen, bzw. die Versuchsperson läßt die Öffnung dieser Regelkreise zu. Die dann einsetzenden hypnotische Vorgänge werden durch die Eigenart der inneren Datenverarbeitung bestimmt.

10.5 Lerntheoretische Erklärungsmodelle

Als Lerntheorien im engeren Sinne wurden von Skinner (1938) die beiden Formen klassisches Konditionieren (Signallernen) und operantes Konditionieren unterschieden. Diese Formen sind in der Diskussion der Biofeedback-Forschung von relevanter Bedeutung.

10.5.1 Klassisches Konditionieren

Die Gesetzmäßigkeit der klassischen Konditionierung wurde von Pawlow 1904 entdeckt. Dabei ist in der Grundform des Experiments ein unbedingter Reiz (*unconditioned stimulus,* UCS) vorgegeben: Futter im Maul des Hundes. Dieser Stimulus löst die angeborene und somit unbedingte Reaktion (*unconditioned reaction*, UCR) des Speichelflusses aus. Andere dazu in keiner natürlichen (angeborenen) Relation stehende Stimuli sind neutrale Reize (*neutral stimulus*, NS), so z.B. ein Glockenton. Wird dieser neutrale Reiz (NS) gleichzeitig mit dem unkonditionierten Reiz (UCS) dargeboten, so erfolgt nach einigen Wiederholungen eine konditionierte Reaktion (*conditioned reaction*, CR), da nun dieser ehemals neutrale Reiz allein den Speichelfluß auslösen kann. Durch den Lernprozeß ist der

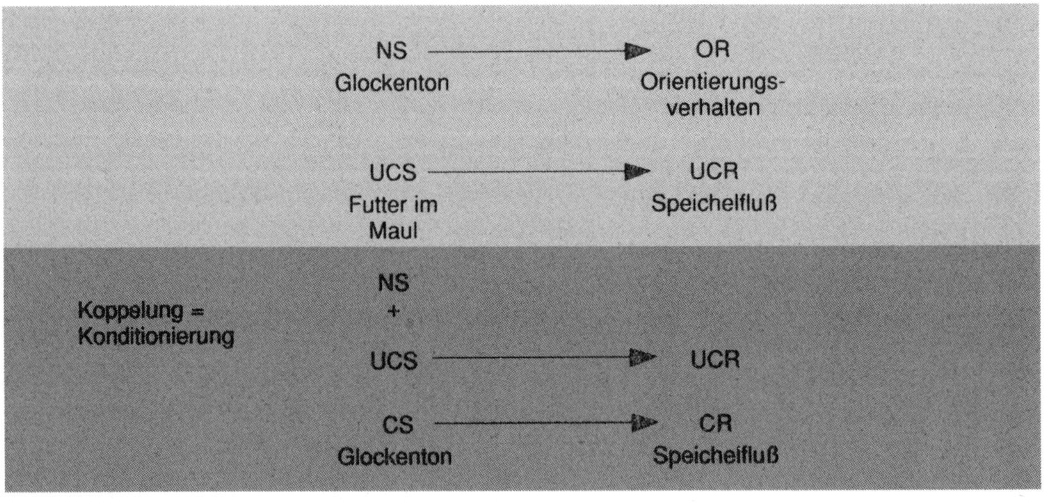

Abb. 10.5: Schematische Darstellung klassisches Konditionieren
Das klassische Experiment von Pawlow: beim Hund fließt durch Konditionierung nach einem Glockenton Speichel.

NS nun zum konditionierten Stimulus (*conditioned stimulus,* CS) geworden.

Im Vordergrund der Erforschung des klassischen Konditionierens stehen physiologische Reaktionen, also die Beteiligung des vegetativen Systems an Lernvorgängen. Der Einteilung Razrans (1961) zufolge gibt es Konditionierungen über die Stimulierung der unterschiedlichen Rezeptoren, so über Interozeptoren des vegetativen Systems und über Exterozeptoren des Wahrnehmungsapparates. Hierbei sind insgesamt vier Kombinationsmöglichkeiten gegeben. Bei der klassischen Form Pawlows erfolgte eine extero-exterozeptive Konditionierung, da NS und UCS über Exterozeptoren dargeboten werden. In der Standardsituation des Biofeedbacks erfolgt eine extero-interozeptive Konditionierung, da der UCS eine physiologische Größe ist, die über den CS z.B. des akustischen Signals ausgelöst werden kann. Derartige interozeptive Reize sind entweder sehr schwach (Herztätigkeit) und werden nicht bewußt wahrgenommen, oder sie sind durch Interozeptoren nicht wahrnehmbar und nicht direkt übersetzbar (z.B. Alphawellen im Gehirn).

Der Patient kann es jedoch lernen, interozeptive Reize wahrzunehmen (Luthe, 1969).

Bei einigen Untersuchungen wurde deutlich, daß interozeptive Konditionierungen zwar mehr Wiederholungen bis zur Ausbildung der konditionierten Reaktion benötigen, daß sie dann jedoch löschungsresistenter sind (Legewie & Nusselt, 1975).

Hypnose-Induktion als Konditionierung

Bei der Induktion der Hypnose werden zahlreiche Konditionierungen vorgenommen; so ist z.B. bei der Pupillenreaktion die Konditionierung extero-exterozeptiv, da der UCS „unscharf sehen“ mit dem CS „Instruktion: unscharf sehen + entspannt sein“ gekoppelt wird.

Bei der Erzeugung der Müdigkeit, z.B. in Phase 6 des Ablaufschemas der Induktion (s. Abb. 10.1) wird ein interozeptiver Stimulus „sich müde und entspannt fühlen“ mit dem exterozeptiven Stimulus „Instruktion: die Augenlider sind schwer ...“ gekoppelt.

Die zunehmende Entspannung in Richtung auf das definierte Endziel „Hypnose“ kann hier durch eine stete Konditionierung der Entspannungsreaktion erklärt werden: in fast allen Phasen erfolgt nicht nur eine Ruhigstellung des Patienten, sondern mit fast allen auftretenden Ereignissen und Stimuli wird die Instruktion „entspannt und müde sein“ gekoppelt.

Später kann es dann vorkommen, daß allein die Kurzform der Instruktion („Sie schließen die Augen und sind sofort entspannt“) ausreicht, um hypnotische Entspannung auszulösen – bis hin zu der Möglichkeit, daß die Konditionierung so aufgebaut wurde, daß ein Fingerschnippen oder ein Signalwort des Therapeuten hinreichend genug sein können, um als konditionierte Stimuli die konditionierte Hypnosereaktion zwingend auszulösen.

Wie stark derartige verbale Konditionierungen in Hypnose wirksam sein können, veranschaulicht das Experiment von Hudgins (1933), das nach Pawlows Methode aufgebaut war: der durch Lichteinfall bedingte Kontraktionsreflex der Pupille ist unwillkürlich; dieser Reflex wurde anfangs mit einem Glockenton konditioniert; im zweiten Versuchsabschnitt (sekundäre Konditionierung) konnte die Versuchsperson selbst den Vorgang steuern, indem sie einen Handgriff betätigte, der den Glockenton beendete und das Licht auslöschte, nachdem der Versuchsleiter die Instruktion „entspannen“ gegeben hatte. Später konnte der Versuchsleiter Hudgins allein durch seine Verbalinstruktion „kontrahiere“ eine unwillkürliche starke Pupillenkontraktion bewirken. In ähnlicher Weise nahm er Konditionierungen vor, bei denen die Versuchspersonen allein bei dem Gedanken „kontrahieren“ oder „entspannen“ entsprechende Pupillenreaktionen zeigten. Die Wirkungen dieser Konditionierungen hielten 15–19 Tage an. Salter (1961) folgert daraus, daß bei der Hypnose-Induktion genau diese verbalen Konditionierungen ablaufen, wenn der Hypnotiseur Instruktionen gibt wie „Der Arm ist so *schwer* und der Körper fühlt sich so *müde*, die Arme sind so *schwer* und *müde* ...“.

Salter (1961, S. 4) kommentiert hierzu „Sieht das nicht plausibel aus, daß das Wort ‚schwer' bei guten Versuchspersonen mit Schweregefühlen assoziiert wurde und daß die Wiederholung des Wortes ‚schwer' durch den Hypnotiseur wie die Glocke vorhergehender Assoziationen von *tatsächlichen* Schweregefühlen wirkte? In diesem Sinne sind Hypnotiseure Personen, die Standardglocken läuten und einige Hunde finden, die darauf trainiert wurden, daraufhin Speichel zu sezernieren, wie in diesem Beispiel Leute, die sich schwer und müde fühlen."

„Danach sind Worte assoziative Reflexe, die in der Erziehung und auch während der Hypnose konditioniert werden. ... Hypnose basiert auf assoziativen Reflexen, bei denen Worte als die Auslöser für automatische Reaktionen wirken. Hypnose ist die Produktion von Reaktionen im menschlichen Organismus, bedingt durch die Benutzung verbaler oder assoziativer Reflexe" (Salter, 1961, S. 6).

Wesentlich für Salter ist auch das Experiment von Ellson (1941), in dem ein Licht mit einem hohen Ton (unkonditionierter Stimulus) kombiniert wird. Der Ton nimmt in seiner Intensität langsam zu und erreicht einige Sekunden nach Einschalten des Lichts sein Lautstärkemaximum, um dann wieder abzuklingen. Nach einigen Wiederholungen berichten die Versuchspersonen, daß sie den Ton hören – auch wenn der Lichtstimulus nur allein eingeschaltet war. Hier nimmt Salter (1961) an, daß diese konditionierte Sensation als Halluzination bezeichnet werden kann, da keine objektive physikalische Reizgrundlage vorgegeben war.

Die oben zitierten Experimente können wahrscheinlich eine Erklärung dafür geben, daß durch wenige Wortformulierungen in Hypnose sehr umfangreiche kognitive und physiologische Programme abgerufen werden können, so z.B. bei der Altersregression: Bereits durch knappe gezielte Instruktionen des Therapeuten erinnert sich der Patient z.B. an seinen sechsten Geburtstag, die Freude über den neuen Ball und die Trauer über einen zerbrochenen Gegenstand, die Angst vor dem Hund (mit allen physiologischen Begleiterscheinungen) usw.

Letztlich ist kritisch anzumerken, daß das komplexe menschliche Verhalten nicht allein durch die Reflextheorie erklärbar ist, was hier auch auf das Erklärungsmodell der Hypnose zutrifft.

10.5.2 Operantes Konditionieren

Das auf Thorndike (1898; 1913) zurückzuführende operante Lernen wurde von Skinner (1938) in seinen Gesetzmäßigkeiten erkundet.

Die Grundtheorie des operanten Konditionierens, auch instrumentelles Konditionieren genannt, geht davon aus, daß die belohnende Konsequenz eines Verhaltens dessen Auftretenswahrscheinlichkeit erhöht. Das Individuum lernt, daß bestimmte Verhaltensweisen verstärkt/belohnt werden und emittiert diese dann häufiger. Im klassischen Experiment Skinners erhält die Ratte Futter, wenn sie zufällig einen Hebel drückt und wird nun darauf konditioniert, diesen Hebel mit zunehmender Häufigkeit zu drücken. Dies trifft besonders zu, wenn die Ratte hungrig ist; da es sich hierbei sogar um zielgerichtete Verhaltensweisen handelt, die einen bestimmten Zweck verfolgen, wird auch von konditionierten

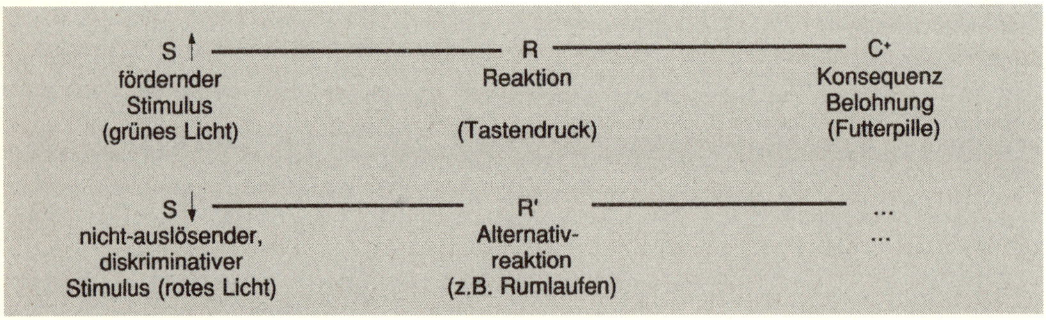

Abb. 10.6: Schematische Darstellung operantes Konditionieren
Das klassische Experiment Skinners; die Ratte lernt das Tastendrücken bei grünem Licht.

Wirkverhaltensweisen (*operants*) gesprochen. Wesentlich ist, daß der Verstärker funktionale Qualitäten haben muß – d.h., *wenn* eine auf ein Verhalten folgende Konsequenz die Häufigkeitsrate steigen läßt, *dann* liegt in diesem Falle eine Beeinflussung durch einen Verstärker vor. Maßgeblich ist weiterhin, daß derartige Verhaltensweisen in der Gegenwart bestimmter Stimuli ausgelöst werden können, und das Individuum es dann gelernt hat, daß in Gegenwart anderer Stimuli keine Belohnung erfolgt – und somit dieses Verhalten nicht gezeigt wird.

Spätere Experimente zeigten, daß der biologische Zustand des Organismus, z.B. Krankheit, Ermüdung, Drogenkonsum etc., bei der operanten Konditionierung ein mitbestimmender Faktor ist. Hinzu kommen die Kontingenzen, das sind die Verstärkungsschemata wie Häufigkeit und Regelmäßigkeit der erfolgten Verstärkungen (Lindsley, 1964; Kanfer & Phillips, 1970).

Mit Hilfe dieser Verhaltensgleichung kann das relevante Verhalten in der Beziehung seiner einzelnen Parameter dargestelt werden (Kanfer & Saslow, 1965, 1969; Kanfer, 1969).

Da das operante Verhalten in Gegenwart eines bestimmten Stimulus (S↑) auftritt, gelangt es somit unter Stimuluskontrolle. Es erfolgt dann Erlernen einer Reizdiskrimination. Je nachdem, ob positive Konsequenzen gegeben oder genommen werden, sind unterschiedliche Auswirkungen auf das Verhalten zu beobachten (s. Tab. 10.1; Darstellung in Anlehnung an Holland & Skinner, 1971).

Die Lerntypen wurden von Skinner (1938) differenziert in das Antwortverhalten (respondentes Verhalten) und das Wirkverhalten (operantes Verhalten).

Die in ihrer Lerngenese verschiedenen Verhaltensweisen lassen sich an Hand verschiedener Merkmale unterscheiden (s. Tab. 10.2; Gegenüberstellung in Anlehnung an Kraiker, 1974).

S↑ ——	O ——	R ——	C ——	K
auslösender Stimulus	Organismus	Verhalten	Verstärker	Kontingenzen

Abb.10.7: Schematische Darstellung Verhaltensgleichung: Bestimmungselemente operanter Konditionierung

Tabelle 10.1: Wirkung der Verstärker und Form der Verstärkung

Art des Verstärkers	Verstärker einsetzen	Verstärker beenden
positive Verstärker (Belohnungsreize)	positive Verstärkung Zunahme der Reaktion C^+	Bestrafungstyp II Abnahme $\not{C}^+$
aversive Verstärker (Bestrafungsreize)	Bestrafungstyp I Abnahme C^-	negative Verstärkung Zunahme $\not{C}^-$

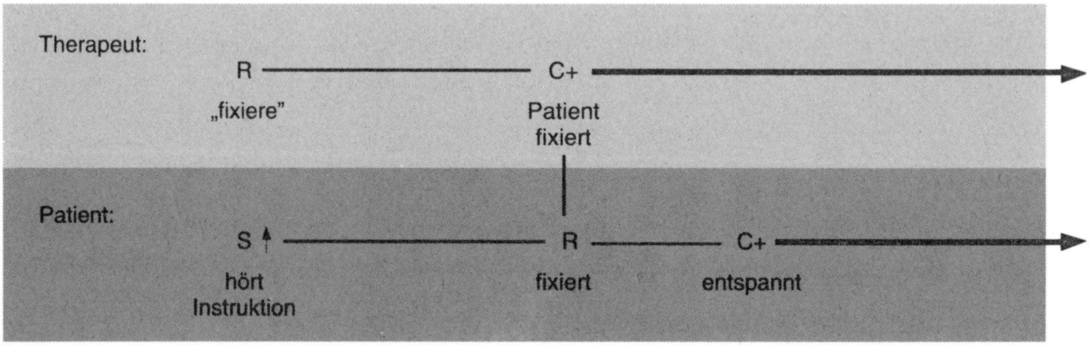

Abb. 10.8: Hypnose-Induktion, dargestellt als Verhaltensgleichung

Tabelle 10.2: Unterschiede im respondenten und operanten Lernen

respondentes Verhalten *(respondents)*	operantes Verhalten *(operants)*
wird durch bestimmte Reize zuverlässig ausgelöst	auslösende Reize oft nicht erkennbar
Reaktionen des vegetativen Systems (Drüsen und glatte Muskulatur)	Reaktionen des motorischen Systems (quergestreifte Muskulatur)
ohne unmittelbaren Effekt auf die Umwelt	wirkt auf die äußere Umwelt ein
wird durch Konsequenzen nicht kontrolliert	kann durch seine Konsequenzen kontrolliert werden
(keine Verstärker)	(Verstärker vorhanden)

Das Paradigma des operanten Konditionierens ist bei der Induktion der Hypnose wirksam. Die Darstellung eines Auschnittes einer Hypnose-Induktion in Form einer Verhaltensgleichung (Abb. 10.8) soll dies verdeutlichen

Dieser kleine Ausschnitt aus den Therapeut-Patient-Interaktionen macht deutlich, daß die Verstärkungswirkungen beider Personen voneinander abhängig sind. Die Reaktionen des Patienten sind Auslöser für das Instruktionsverhalten des Therapeuten und dieses bewirkt wieder Entspannung. Entsprechend sind die gegenseitigen Verstärkungen miteinander verschränkt. Hier wird also keine einseitige Manipulation durch den Therapeuten unabhängig von den Belangen des Patienten vorgenommen, sondern Therapeut und Patient sind bezogen aufeinander und beeinflussen sich wechselseitig.

Durch Wiederholungen der Instruktionen werden ständig kleinste Verhaltensänderungen in Richtung auf das erwünschte Zielverhalten verstärkt, bis durch diese Verhaltensformung (*shaping*) letztendlich die einzelnen komplexen Verhaltensmuster des Patienten in Richtung auf tiefe Entspannung verstärkt werden.

Bereits Welch (1947) zeigte diese Wechselwirkung auf, jedoch war sein Wirkmodell zwischen Therapeut und Patient wesentlich einfacher (vgl. Kap. 3 „Theorien der Hypnose" und Abb. 3.9).

10.5.3 Hypnose als respondentes oder operantes Verhalten?

An dieser Stelle kommen nun sehr kritische Aspekte zum Tragen, da hier gleiche Argumente gebraucht werden wie beim Erklärungsmodell des respondenten Konditionierens. Der Widerspruch besteht darin, daß Reaktionsweisen wie „entspannen" mit großer Wahrscheinlichkeit keine einheitlichen Verhaltensbezugssysteme haben. Auf der einen Seite sind zahlreiche physiologische Abläufe festzustellen (z.B. Reduktion des Muskeltonus, Absinken des Blutdrucks), die als respondent bezeichnet werden können; auf

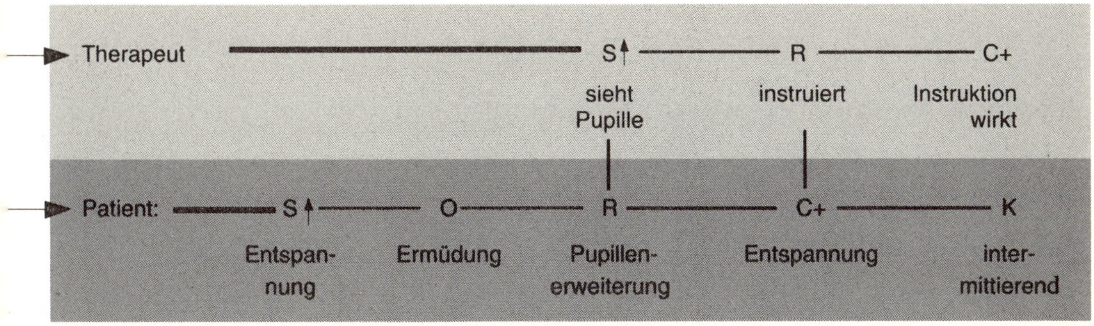

Abb. 10.8: Hypnose-Induktion, dargestellt als Verhaltensgleichung

der anderen Seite sind auch viele motorische Verhaltensweisen (*operants*) zu beobachten wie z.B. Ruhigstellung des Körpers, Augenbewegungen. Beide Formen laufen parallel zueinander und beeinflussen sich gegenseitig stark, so daß wahrscheinlich nur vereinzelt von einer einzigen isolierten respondenten oder operanten Verhaltensweise gesprochen werden kann.

Aus der Biofeedback-Forschung ist bekannt, daß auch physiologische Parameter operant verstärkt werden können. So wird angenommen, daß das Biofeedback-Signal die Qualität eines sekundären Verstärkers erlangt, wenn die Instruktion lautet, das Signal möglichst oft zu erzielen (Peper & Mulholland, 1975). Werden zusätzliche Verstärker als Feedback-Signale benutzt, wie z.B. Geldbelohnungen oder Anblick schöner Bilder, so kann durch diese operanten Konditionierungsstrategien auch eine physiologische Reaktion produziert werden (Hefferlin & Keenan, 1963; Nusselt & Legewie, 1975; Benson, Shapiro, Tursky & Schwartz, 1975; Sterman, 1975).

Es sind demnach physiologische Lernvorgänge, die auf der Basis von Verhaltensformung (Shaping-Prozesse) ablaufen (Budzynski & Stoyva, 1975; Miller, DiCara, Solomon et al., 1975). Vergleichbar mit diesen positiven Verstärkungen sind wahrscheinlich die durch die Hypnose-Instruktion bewirkten Entspannungszustände. Auch die im späteren Verlauf der Hypnose durch den Therapeuten vorgegebenen positiven Vorstellungsbilder werden sicherlich die Funktion positiver Verstärker übernehmen und das komplexe hypnotische Verhalten aufbauen.

An dieser Stelle der theoretischen Erörterungen wird – wie oben bereits angedeutet – deutlich, daß nicht klar voneinander zu trennende respondente und operante Verhaltensweisen bei der Hypnose-Induktion vorzufinden sind. Diese Widersprüche, die auch generell in der Biofeedback-Forschung vorzufinden sind, lassen sich durch die Mediationshypothese reduzieren.

10.5.3.1 Die Mediationshypothese

Bei der Aufteilung in respondentes und operantes Verhalten nimmt Skinner (1938) an, daß physiologische (oft vegetative) Reaktionen nur durch klassisches, nicht jedoch durch operantes Konditionieren erlernt werden können. Hierbei gibt es jedoch auch Ausnahmen: „Ein Resultat, das der willentlichen Kontrolle von Drüsen oder glatten Muskeln ähnelt, wird erzielt, wenn operantes Verhalten geeignete Stimuli erzeugt ... Dieser Effekt scheint offenkundig Ausnahmen von der Regel zu erklären ... Allerdings gibt es plausible Gründe für die Annahme, daß in jedem solchen Fall ein intervenierender Schritt unternommen wird und daß die Reaktion der Drüse oder des glatten Muskels an sich kein Operant ist“ (Skinner, 1953; dt. 1973, S. 113); das Angebot einer *Mediationshypothese* wird hier unterbreitet.

Später wurde versucht, diese Hypothese experimentell zu belegen (Katkin & Murray, 1968). Sie konnte von Miller, DiCara, Solomon et al. (1975) im Tierexperiment bestätigt werden. Im Humanbereich wird deutlich, daß kognitive Faktoren die konditionierten vegetativen Reaktionen beeinflussen (Peper & Mulholland, 1975). Ob und auf welche Weise derartige kognitive Faktoren auch die operante Konditionierung beeinflussen oder evtl. ersetzen können, wird experimentell weiter abgeklärt.

Hypnose als komplexes Verhalten

Demnach ist für die Hypnose zu folgern, daß es sich hier um sehr vielschichtige respondente und operante Verhaltenskomplexe handelt, die sehr stark durch kognitive Faktoren aufgebaut, verstärkt und aufrechterhalten werden.

10.5.4 Kognitive Erklärungsmodelle

In diesem Bereich kommen wir von den offen meßbaren Verhaltensweisen (*overt behavior*) zu den verdeckt ablaufenden und nur noch indirekt

Wirkungsvolle Suggestionen greifen auf Efferenzkopien zurück

Es werden bei den Instruktionen stets sehr bildhafte Formulierungen verwandt wie „die Augen sind nun ganz schwer und müde“ oder „der ganze Körper wird nun wohlig warm...“. Sie sprechen genau die abgespeicherten Steuereinheiten an, die als Gesamtbild angenehme Entspannung bewirken sollen.

Auch bei der Handlevitation (auf die Suggestion hin hebt sich die Hand mit dem Arm nach oben; siehe Kap. 15 „Phänomene der Hypnose“) helfen Bilder wie „der Arm wird so leicht, als ob er in warmem Wasser langsam nach oben getragen wird ...“ oder: „so leicht als ob an seinem Handgelenk ein Luftballon hängt, der ihn langsam nach oben zieht ...“. Hier wird durch die plastischen Formulierungen die gespeicherte Efferenzkopie angesprochen, die dann „automatisch” ein bestimmtes Verhalten (hier: Armheben) auslöst.

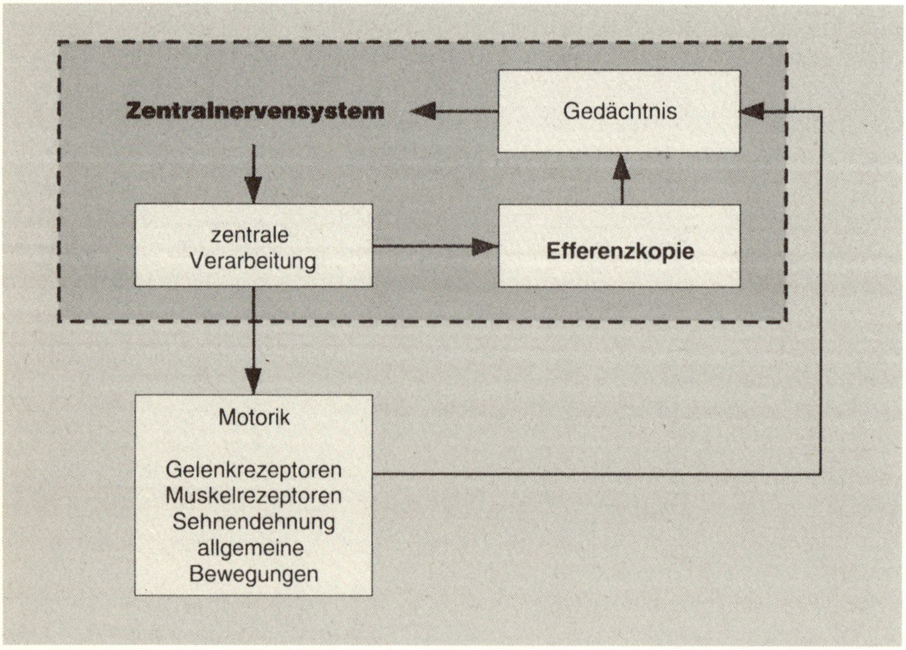

Abb. 10.9: Darstellung der Efferenzkopie
Die vom Zentralnervensystem ausgesandten Impulse bewirken eine bestimmte Bewegung, von der im Gedächtnis eine Kopie gespeichert wird.

beobachtbaren Verhaltensweisen (*covert behavior*). Kognitionen haben dabei nicht nur die Funktion als „Handlungsanstoß“ (Meichenbaum, 1975) und sind auch nicht nur unspezifische Oberbegriffe für Sprechen und Denken, sondern bestimmte Bewußtseinsphänomene, die in Zusammenhang mit konkreten Tätigkeiten des Menschen stehen (Jaeggi, 1979).

Ausgangspunkt dieser Theorierichtung ist die Überlegung von James (1890): Er postuliert, daß nicht nur einzelne Reiz-Reaktions-Verschränkungen das Verhalten bestimmen, sondern auch sehr komplexe Kombinationen (z.B. als „Gestalten“ bezeichnet; Metzger, 1954). James greift hier auf die Beobachtungen von Carpenter zurück. Danach bewirkt die lebhafte Vorstellung einer Bewegung, daß man sie dann automatisch ausführt. Dieser Carpenter-Effekt („ideomotorisches Prinzip“) wird z.B. beim Test mit dem Chevreulschen Pendel zur Vorbereitung der Hypnose eingesetzt (s. Kap. 5 „Vorbereitungen zur Induktion“).

Nach der Ideomotorik-Theorie von James kann die Willkürmotorik entweder erlernt oder durch Erinnerungsbilder hervorgerufen werden; diese Bilder wurden durch unwillkürliche Bewegungen aufgebaut. Sie werden über innere und äußere (z.B. visuelle) Rückmeldungen der Bewegungsausführung gespeichert und können später, wenn sie abgerufen werden, komplexe Verhaltensweisen bewirken. Eine Ausweitung dieser Hypothesen wurde durch von Holst (1954) vorgenommen, der in seiner Theorie der „Efferenzkopie“ annimmt, daß willkürliche Bewegungen eine Kopie dieses Vorgangs im Zentralnervensystem speichern lassen; wird dann die Bewegung (wieder) ausgeführt, erfolgt ein Vergleich zwischen diesem Efferenzbild und den Rückmeldungen aus der Muskelbewegung. Dieser „Komparatorprozeß“ nimmt dann die Steuerung der Bewegungsgestalt vor (s. Abb. 10.9).

Gerade bei den zahlreichen Entspannungsverfahren wie autogenes Training (Schultz, 1956), progressive Muskelrelaxation (Jacobson, 1938) usw. bis hin zur Hypnose werden primär Vorstellungsbilder benutzt, die die Entspannungsprozesse in Gang setzen sollen.

In gleicher Weise wird bei der Altersregression stets ein plastisches und markantes Erinnerungsbild benutzt, an Hand dessen sich der Patient orientieren kann und in seiner Erinnerung das gesamte dazugehörende Umfeld der Bewegungen, Gefühle, physiologischen Gegebenheiten etc. aktualisiert.

Spätestens an dieser Stelle wird nun deutlich, daß die lerntheoretische Erklärung der Hypnoseinduktion beweist, warum von allen Autoren die Forderung gestellt wird, daß nur *positive* Suggestionsformulierungen benutzt werden sollten bzw. wirksam sind: konditionierte Reaktionsformen können nur durch vorher (respondent) hergestellte Assoziationen oder (operant) erlernte diskriminative Stimuli ausgelöst werden - und nicht durch deren Verneinung! Die Instruktion „du hast keine Angst vor dem Hund“ ruft mit Sicherheit das gesamte Bild der Angst (physiologische Reaktionen, Vermeidungstendenz etc.) leichter hervor als die Instruktion „du kannst den Hund jetzt ruhig und entspannt ansehen“. Gleichzeitig ermöglicht die letztgenannte Formulierung nicht nur den Aufbau des gewünschten Verhaltens/der gewünschten Kognitionen, sondern stellt eine neue Konditionierung dar: Hund sehen, daran denken etc. = entspannt sein.

Der autoritäre und diagnostisch wenig bewanderte Therapeut benutzt eher flache Standardformulierungen und wird somit weniger Erfolg haben als derjenige, der die Vorstellungs- und Bilderwelt seines Patienten gut exploriert und auf dieser Basis sehr individuelle anschauliche Formulierungen vorgibt, die genau das relevante Wahrnehmungssystem oder das physiologische Bezugssystem ansprechen.

Das Zusammenwirken der klassischen Ebenen Kognition, Physiologie und Motorik (Schachter, 1971) wird hier deutlich.

10.5.5 Attributionstheoretische Aspekte

Sicherlich spielen bei der Hypnose-Induktion auch Attribuierungen eine große Rolle, wie z. B. die subjektive Wahrnehmung von Ursache-Wirkungs-Zusammenhängen in der Alltagswelt (Mischel, 1971). Die Kausalattribuierungen bei der Induktion der Hypnose sind sicherlich für das Gelingen sehr mitbestimmend. Wird der Therapeut die der Imaginationswelt des Patienten entsprechenden Instruktionen geben, so wird seiner Intervention wahrscheinlich weniger Kausalpotenz zugesprochen werden und der Patient kann Hypnose mehr als ein Produkt seiner Mitbeteiligung erleben („internale Attribuierung"; Heider, 1958).

Der autoritäre Therapeut nimmt auf den Patienten wenig Rücksicht, wird als machtvoll erlebt („externale Attribuierung") und kann damit leicht Ängste produzieren. Die Kausalattribuierungen lassen nicht nur rückwirkend bewerten, sondern beeinflussen auch in die Zukunft reichende Erwartungen und Hypothesenbildungen, mit denen eine Prognose für Zukünftiges gestellt wird (Liebhart, 1975). Erlebt der Patient die Induktion als entspannend und zum Großteil durch sich selbst mitverursacht, so wird er in der nächsten Sitzung wesentlich besser kooperieren und zunehmend tiefere Hypnoseerlebnisse haben.

Suggestion: Selbstbewertung, Motivation, Selbstkontrolle

An dieser Stelle kann nun auch erklärt werden, warum der Therapeut sich sehr eng an die Reaktionen des Patienten angleichen muß; so wird er stets nur die in Richtung Entspannung und Hypnose gehenden Verhaltensweisen des Patienten besprechen und (z.B. verbal) verstärken.

Oder bei der Instruktion der Handleichtigkeit wird der Therapeut sich nach einigen „Fehlinstruktionen" anpassen, wenn die Hand sich nicht nach oben bewegt; er wird dann umschalten und nun Handschwere instruieren. Vor dem attributionstheoretischen Hintergrund kann diese Methode sehr genau begründet werden.

Die Zufriedenheit (oder Unzufriedenheit) nach Zielerreichung (bzw. Zielverfehlung) ist um so intensiver, je stärker das Individuum das Leistungsergebnis der eigenen Leistungsfähigkeit oder Anstrengung attribuiert (Weiner et al., 1972). Da eine positive Korrelation zwischen Zufriedenheit, Zielerreichung und Begabungsattribuierung besteht (Meyer, 1973; Nicholls, 1975), wird der erfolgreiche Hypnosepatient, bei dem mehr *seine eigenen Bilder* und *seine individuelle Kooperation* berücksichtigt wurden, dieses Geschehen mit *seiner besonderen Befähigung* in Verbindung sehen – und er wird deshalb um so besser weiterhin kooperieren.

Hier spielen auch Erfolgs- und Mißerfolgsängste im Sinne der Motivationspsychologie (Heckhausen, 1976) eine bedeutende Rolle.

Da im allgemeinen Patienten häufig den eigenen Kontrollverlust bei klinischen Interventionen beklagen, kann dies bedeuten, „daß sie die Versagenserlebnisse auf mangelnde Selbstkontrollfähigkeiten zurückführen und im Sinne Heckhausens zu der Gruppe der Mißerfolgsängstlichen zählen" (Ebert-Hampel, 1982, S. 21).

Selbstwahrnehmungsprozesse sind hier von besonderer Bedeutung. Nach der Selbstwahrnehmungstheorie von Bem (1972) kann der Mensch seine körperliche und seine innere psychische Befindlichkeit nicht immer eindeutig diskriminieren. Er benutzt in solchen Konstellationen dann bereits ausgeführte offene Verhaltensweisen zum Vergleich.

Sie dienen als Interpretationshilfen, um die eigenen kognitiven und emotionalen Einstellungen zu Phänomenen genauer definieren zu können. Da der Mensch sich stets fragt, warum er ein bestimmtes Verhalten gezeigt hat, sucht er nach Erklärungsmodellen.

In der Hypnose-Induktion werden diese Aspekte pragmatisch berücksichtigt: wenn die Hand sich immer leichter fühlen soll, um danach emporzuschweben, braucht der Patient plausible Erklärungsbilder dafür, die er durch den imaginierten Luftballon am Handgelenk erhält. Dieser Selbstattribution wird auch darin Rechnung getragen, daß möglichst oft motorisch nachvollziehbare Phänomene wie die Handlevitation besonders zu Beginn und zur Vertiefung der Induktion benutzt werden: der Patient kann nun deutlicher zwischen seiner körperlichen Befindlichkeit (Handheben) und seiner psychischen Situation (Entspannung, Hypnose) diskriminieren und erlebt dabei keine Gegensätzlichkeiten, was gleichzeitig wieder zur Verifizierung seiner veränderten Befindlichkeit beiträgt und eine kognitive Verstärkung beinhaltet.

Ganz anders gehen hierbei die meisten Showhypnotiseure vor, die gerade diese Verifizierung unterbinden (Fehlen des Gegenbeweises; McGill, 1947; s. Kap. 23 „Bühnen- und Showhypnose“). Sie erreichen dadurch einerseits, daß das wahrscheinliche Mißlingen ihrer Instruktion nicht überprüfbar ist; andererseits hat diese Manipulation den Sinn, daß das „Medium“ keine Selbstattribution aufbauen soll; um so eher wird dann dem Showhypnotiseur dieser Wirkungseffekt zugesprochen: er wird als der mächtige und willensbrechende Hypnotiseur erlebt, was in mehrfacher Hinsicht für ihn einträglich ist.

Angemessene Suggestionen verändern die Selbstattribution

Verhaltensänderungen werden um so mehr selbst attribuiert, je weniger externale Erklärungsgründe aufzufinden sind und um so mehr das erwünschte Verhalten mit den eigenen Anstrengungsbemühungen in Zusammenhang steht (Bem, 1972; Kukla, 1972).

Entsprechend wird der umsichtige Therapeut seine Hypnose so gestalten, daß der Patient durch einen breiten Verhaltensspielraum möglichst wenig Außendruck erlebt. Gleichzeitig erfolgt durch diesen Prozeß eine Selbstverstärkung, da die Bemühungen des Patienten mit angenehmer Entspannung (schöne Urlaubsimaginationen etc.) kontingent verstärkt werden. Dies macht seine Kooperation und schnellere bzw. auch tiefere Entspannung in der nächsten Sitzung um so wahrscheinlicher.

Teil 3
Experimentelle Grundlagen

Kapitel 11

Suggestibilität: Definition, Korrelate

> ... die Kleider, die von dem Zeuge genäht wurden, sollten die wunderbare Eigenschaft besitzen, daß sie für jeden Menschen unsichtbar seien, der nicht für sein Amt tauge oder der unverzeihlich dumm sei.
>
> Des Kaisers neue Kleider
> Hans Christian Andersen (1805–1875)

In dem vorhergehenden Kapitel (Kap. 5) über die Vortests der Suggestibilität wurde der Begriff der Suggestibilität ganz pragmatisch benutzt, um hierdurch die verschiedenen Möglichkeiten zur Überprüfung der Hypnotisierbarkeit eines Patienten vorzustellen.

In diesem Abschnitt soll ausführlicher auf den theoretischen Hintergrund der Suggestion eingegangen werden, besonders ihre Bestimmungsvariablen. Hier wird sehr deutlich, wie schwer Suggestion, Suggestibilität und Hypnotisierbarkeit begrifflich voneinander zu trennen sind.

11.1 Der Begriff der Suggestion

Der Begriff „Suggestion" ist eine Wortneuschöpfung des 17./18. Jahrhunderts (Duden, 1963) und läßt sich etymologisch zurückführen auf lat. „subgerere, suggerere – unterschieben, darunter legen, darunter hinbringen" und ist mit „suggestum – Rednerbühne; suggestus – Tribüne, Bühne" verwandt (Stowasser, 1987).

Bereits diese Wortkonstruktion enthält eine sprachliche und semantische Festlegung, die den wissenschaftlichen Fakten nicht gerecht wird. Da eine Suggestion so aussieht, als ob sie eine Täuschung (durch einen Redner) beinhaltet, wird sie als solche bezeichnet – und in einem Zirkelschluß als solche definiert.

Die unterschiedlichsten Fachrichtungen und Forschungszweige konnten keine einheitliche Definition hervorbringen (Gheorghiu, 1967, 1982, 1987). Dies liegt bestimmt auch daran, daß Termini wie „Suggestion", „Suggestibilität" und „Suggestionsverfahren" mehr voneinander abgeleitet werden und – ebenfalls im Zirkelschluß – sich selbst definieren sollen.

Zur Definition von Suggestibilität (n. Gheorghiu, 1987):

„Es ist somit nicht verwunderlich, daß
- in einem engeren Sinne das jeweils angewandte Suggestionsverfahren schlechthin mit Suggestion gleichgesetzt wird: dabei ist des öfteren nur die dazugehörige verbale Komponente gemeint (im Falle eines Placeboversuches z.B. nur das von dem Therapeuten über das Leerpräparat Gesagte).
- Suggestibilität, ausgehend von der Beschreibung des herangezogenen Suggestionstests charakterisiert wird.
- Hypnotisierbarkeit mit Suggestibilität gleichgestellt wird, bzw. Suggestion und Hypnose als austauschbar betrachtet werden, und ferner
- das Phänomen Suggestion und Suggestibilität mit Suggestion als Forschungsmethode verwechselt wird" (Gheorghiu, 1987, S. 6).

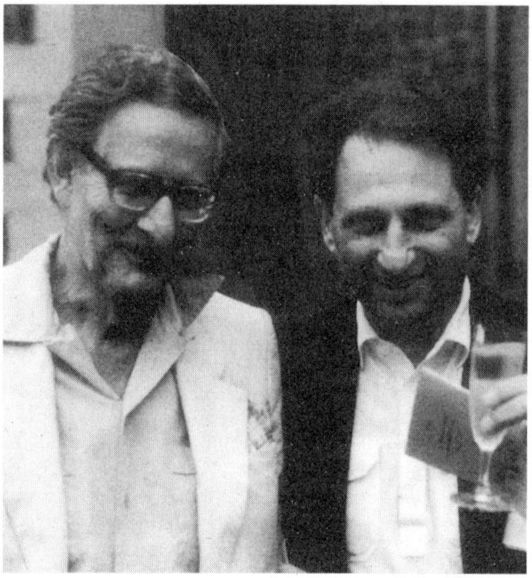

Abb. 11.1: Vladimir A. Gheorghiu (r.) und Hans J. Eysenck auf dem von Gheorghiu in Gießen/Rauischholzhausen geleiteten „First International Symposium on Suggestion and Suggestibility“ (1987)

Meist wird der Begriff der Suggestion und besonders der der Suggestibilität als Synonym angesehen für: Willensbeeinflussung, Machtausübung bzw. Gutgläubigkeit, Beeinflußbarkeit, Willensschwäche.

Der Terminus „Suggestion“ (hier auch in Relation zur Hypnose) muß jedoch unter sehr verschiedenen Aspekten betrachtet werden.

Historisch gesehen arbeitete Mesmer ohne das Konzept der Suggestion, da er den animalischen Magnetismus als Wirkkraft ansah. Später erkennen z.B. Faria, Bertrand und Braid, daß Suggestionen wesentlich sind für die Hypnose. Bernheim entwickelt den Gedanken weiter; er sieht jedoch Suggestion nicht allein als Ursache der Hypnose an, sondern als Erklärung des hypnotischen Phänomens.

Die nächste Forschergeneration beschäftigt zunehmend mehr, inwieweit Suggestion, Suggestibilität, Hypnose und Hypnotisierbarkeit miteinander verbunden sind.

Den ersten Definitionsversuch unternimmt Liébeault (1866): Suggestion ist „die Erzeugung einer Vorstellung durch Wort und Gebärde in einem Schlafenden, um die Abwicklung eines körperlichen oder geistigen Vorgangs zu veranlassen” (zit. nach Loewenfeld, 1901, S. 39). Bernheim (1884) faßt diese Definition bereits weiter: Suggestion ist „im weitesten Sinne der Vorgang, durch welchen eine Vorstellung in das Gehirn eingeführt und von ihm angenommen wird“ (zit. nach Loewenfeld, 1901, S. 39).

Eine gewünschte Differenzierung wird ansatzweise von Lundy (1989; 1991) vorgenommen, da er den Terminus „Suggestibilität für Hypnose“ benutzt:

Suggestibilität für Hypnose ist die Fähigkeit, zu ignorieren

1. Wenn eine Versuchsperson hypnotische Suggestionen akzeptiert, dann ist das Ignorieren ablenkender Reize immer vorhanden, ja notwendig. Wenn diese Reize, gleich ob external oder internal, nicht ignoriert werden, verliert die Suggestion ihre Wirkung.
2. Es ist eine Tatsache, daß einige ablenkende Reize schwerer zu ignorieren sind als andere; dies kann bei unseren Bemühungen hilfreich sein, die Unterschiede im Schwierigkeitsgrad der verschiedenen Hypnose-Suggestionen zu erklären.
3. Einige Personen haben eine größere Fähigkeit oder Neigung, ablenkende Stimuli zu ignorieren. Dann besteht die Möglichkeit, daß diese Unterschiede in der Suggestibilität für Hypnose teilweise auf diese allgemeine Fähigkeit oder Neigung zurückgeführt werden können.

Dieser Erklärungsansatz stützt sich auf die bekannten Hypnosemodelle, trennt bewußt nicht scharf zwischen Suggestibilität und Suggestion, macht jedoch deutlich, daß es eine bestimmte

Fähigkeit geben muß, die in Hypnose zum Tragen kommt.

Definition:
Suggestion als Aufforderungssituation

Im Begriff der Suggestion ist ein Kommunikationsaspekt enthalten, wie von Gheorghiu (1987) sehr klar herausgestellt wird.

Dieser Kommunikationsaspekt hat einen bestimmten Aufforderungscharakter. Unabhängig von der Vermittlungsmethodik der Suggestion (z.B. autoritär oder indirekt) erfolgt eine Lenkung des Verhaltens bzw. Erlebens. Suggestion ist also anzusehen als eine „Klasse von Stimuli, die determinierende Tendenzen aufbauen" (Weitzenhoffer, 1963c, S. 271). Dies beinhaltet also auf keinen Fall das Nicht-Zulassen von Verhaltensweisen und damit die Beschneidung von Freiheitsgraden – im Gegenteil: es werden *Alternativmöglichkeiten* angeboten, bei denen eine Wahlfreiheit besteht.

Durch die Suggestion wird jedoch eine *Aufforderungssituation* geschaffen, in der nur von der einen Möglichkeit Gebrauch gemacht wird. Suggestionen „bieten Lösungen an und verlangen explizit oder implizit, diesen zu folgen. Sie sind schließlich dann als wirkungsvoll zu betrachten, wenn sie, durch welchen Mechanismus auch immer, konkurrierende Lösungen (‚Gegen-Suggestionen') ausklammern" (Gheorghiu, 1987, S. 11).

Dieser Erklärungsansatz Gheorghius schließt neben dem Aufforderungscharakter die Motivationslage des Empfängers, seine Bedürfnisse und Beweggründe mit ein. An dieser Stelle sehen wir eine deutliche Konvergenz mit dem kognitiv-behavioralen Ansatz (z.B. Barber, Spanos & Chaves, 1974) bzw. dem kognitiv-sozialen (Spanos, 1986, 1987) (vgl. Kap. 3 „Theorien der Hypnose"). In diesen Ansätzen sind Erwartungshaltung und Motivation des Empfängers wesentliche Variablen, die es durch aufgabenmotivierende Instruktionen, wahrscheinlich durch das wirksame Agens der Suggestion, zu aktivieren gilt.

Schwanenberg (1987) erwähnt hier die Fabel La Fontaines, in welcher die Krähe einen schmackhaften Käse im Schnabel hält und der Fuchs ihn erlangen möchte. Er lobt ihre herrlichen Federn und möchte ihren wunderbaren Gesang hören, damit er ihr als Königin der Vögel huldigen kann. Als die Krähe zu krächzen beginnt, entfällt ihr der Käse und der Fuchs ist am Ziel seiner Wünsche. Vom Fuchs werden hier einige kognitive Kausalketten vorhergesehen, die der Krähe im Rahmen ihrer sozialen Wünsche und Eitelkeit sehr entgegenkommen. Sie hat zwar stets Handlungsfreiheit, reagiert jedoch im Rahmen der sozialen Bedingungen dem Aufforderungscharakter gemäß.

Nicht unbeachtet soll bleiben, daß der Suggestion meist das „Nicht-Rationale" anhaftet, was von ihrer scheinbaren Wirkung her zutreffen mag. Eine Operationalisierung oder Definition erfolgt dadurch nicht. Eher werden auf diese Weise relevante und typische Faktoren gekennzeichnet. Gheorghiu (1987) weist hier darauf hin, daß es sich weniger um irrationale Aspekte handelt, sondern vielmehr um schwer erklärbare Funktionen und Methoden, mittels derer Kontroll- und Überwachungsprozesse umgangen werden.

Wird Suggestion als ein Unterschieben im ursprünglichen etymologischen Sinne definiert, so bezieht sich diese Begriffsbildung dann nur auf die angenommene Wirkung der Suggestion und ein Analogieschluß wird gezogen: Das, was so aussieht wie Unterschiebung, muß auch eine sein.

Die neueren Theorieansätze der Suggestionsforschung basieren auf der Wahrnehmungsforschung und führen zum Konstruktivismus (s. 3.10.).

Wie die Gestaltpsychologie (z.B. Metzger, 1936, 1975) bewiesen hat, ist unsere Wahrnehmungswelt mehr ein Produkt autonomer Ordnungsfunktionen als eine bloße Repräsentation. In unserer Umwelt besteht vorwiegend Mehrdeutigkeit (Ambiguität) und Instabilität. Erst durch das Wirken von z.B. Gestaltprinzipien ist die Figur-Grund-Unterscheidung möglich. Bei multistabilen Mustern wie z.B. dem Necker-Würfel u.ä. (s. Kap. 15.4.2) kommt es durch stetes Umkippen zu stabilen Wahrnehmungen (s. Abb. 11.2.). Der autokinetische Effekt (Scheinbewegung eines feststehenden Lichtes in der Dunkelheit; Sherif, 1953) ist ebenfalls eine darartige vage Situation. Z.B. in Stroboskopexperimenten kann gemessen werden, wie hoch die habituelle innersystemische Instabilität (Hystere) bei mehrdeutigen Reizkonstellationen ist.

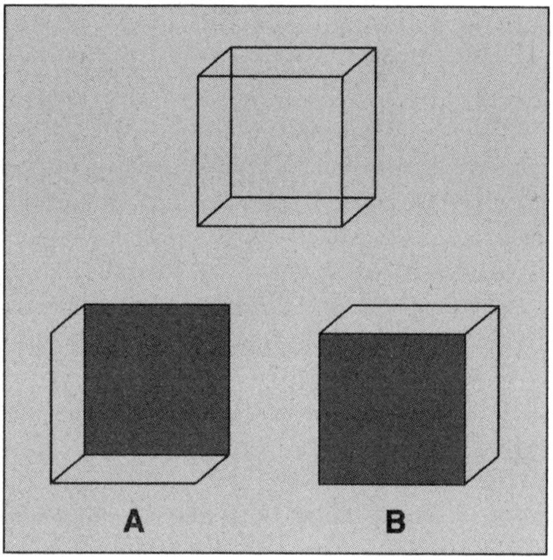

Abb 11.2.: Die multistabile Kippfigur des Neckerwürfels (oben) wird abwechselnd in den stabilen Zuständen A und B wahrgenommen.

Aus der Suggestionsforschung sind analoge Denkrichtungen bekannt:

Bereits Binet (1900) weist darauf hin, daß das Ausmaß der Ungewißheit einer Situation der zentrale Aspekt der Suggestion ist. Mit zunehmender Mehrdeutigkeit bedarf der Reiz/die Situation immer mehr an Reinterpretation.

Mitunter bewirken rationale Strategien eine Reinterpretation und somit eine Stabilisierung, weg von der Ambiguität. Derartige Strategien sind Suggestionen. Sie bewirken in mehrdeutigen Situationen eine Reduktion der Instabilität; sie schränken damit die Freiheitsgrade ein, ohne dabei gleichzeitig bewußte intellektuelle Fähigkeiten zu tangieren. Suggestion ist somit in einer relativ instabilen Wahrnehmungswelt ein normaler und notwendiger Prozeß (Gheorghiu, 1982, 1989; Kruse, 1989; Kruse & Gheorghiu, 1989, 1991).

Gheorghiu und Kruse nehmen nun eine Synthese von Ergebnissen der Wahrnehmungsexperimente und der Suggestionsforschung vor.

Personen mit einem geringen Hysteresebetrag (=hohe innersystemeisch Instabilität) sind im SST (Sensory Suggestibility Test ; Gheorgiu & Reyher, 1982; s. 12.3.1.6) hoch suggestibel ($p < .01$) und hohe Hysteresewerte korrelieren mit geringer Suggestibilität ($p < .05$; Kruse & Stadler 1989; Kruse, Gheorghiu & Stadler, 1990; Kruse, Stadler, Pawlecovic, Gheorghiu, 1992).

Gheorgiu und Kruse (1991) ziehen zu ihrem übergreifenden Erklärungsmodell der Sugestion andere Untersuchungsergebnisse heran; danach bestehen enge Zusammenhänge zwischen kognitiver Flexibilität und Multistabilität (Gräser, 1977; Klintmann, 1984), ebenso zwischen kognitiven Funktionen und Suggestibilität (Crawford, 1989). In gleicher Weise sind enge Zusammenhänge zwische Alter, Suggestibilität (Stukat, 1958) und Alter und Wahrnehmungsänderungen festgestellt worden (Feingold, 1982; Heath & Orbach, 1963). Diese übergreifenden Vergleiche zeigen, daß Mehrdeutigkeit des Reizes und kognitive Instabilität zentrale Aspekte im Prozeß der Suggestion sind (Gheorghiu & Kruse, 1991, S. 66). Diese mehrschichtigen Aspekte der Vergleiche sind in Abb. 11.3. dargestellt.

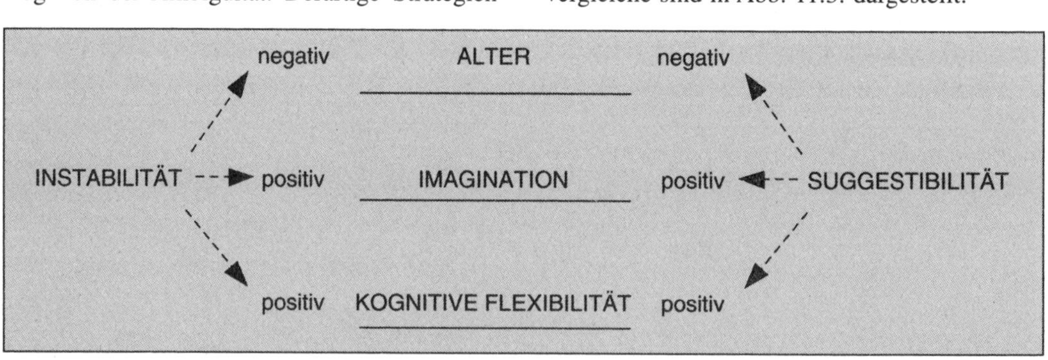

Abb. 11.3.: Korrelationsbeziehung von Suggestibilität und Multistablität (Nach Kruse, Stadler, Pawlecovic, Gheorghiu, 1992).

Konstruktivistische Definition der Suggestion

1. Die Welt der Phänomene ist mehr das Produkt eines innerkognitiven Vorgangs einer Konstruktion als die Repräsentation einer externen Realität. Die stabile Ordnung, die wir erfahren und die wir zum Handeln benötigen, ist das Ergebnis einer autonomen Ordnungsformung, die man als eine kontinuierliche Disambiguität ansehen kann.

2. Suggestion ist ein kognitiver Hauptmechanismus, den wir benutzen, um diese Disambiguität herzustellen und Stabilität zu erreichen.

3. Suggestion ist ein Mechanismus der Disambiguität und Stabilisierung; Unterschiede in der Suggestibilität sind eine Auswirkung habitueller Unterschiede in der innersystemischen Instabilität. (Weitgehend wörtlich nach Gheorghiu & Kruse, 1991, S.72.)

11.2 Abgrenzung von Suggestion und Hypnose

Nachfolgend sind die verschiedenen Aspekte von Suggestion und Hypnose dargestellt.

11.2.1 Suggestion ohne Hypnose

Hierunter sind komplexe Situationen zu verstehen, die psychische Wirkungen haben können, so z.B. das Entstehen von Placeboeffekten, das Phänomen der „self fulfilling prophecy", Einwirkungen von Zauberformeln und Beschwörungen durch Schamanen bis hin zum Voodoo-Zeremoniell. Zahlreiche Märchen enthalten derartige Formeln wie z.B. die Vorhersagen durch eine Fee, Wirkungen von Amuletten usw.

Auf dieser Ebene begann Binet (1900), Suggestionen zu erforschen; er wollte die „normale Suggestibilität" nachweisen.

Schwierig wird die Begriffsabgrenzung dort, wo bekannte Erklärungsmodelle herangezogen werden können, so z.B. bei der Konditionierung von Einstellungen oder Werthaltungen durch Erziehung, wo je nach Situation und Fall Suggestionen wirksam sind. Allein die Bemerkung „Dieser Ball ist aber schön!" kann als eindeutige Suggestion angesehen werden. Es gibt Fragen, die dem Antwortenden nur eine Scheinfreiheit lassen (*Double-bind-Situation*): Die Frage: „Willst du die rote oder die gelbe Mütze aufsetzen?" beinhaltet die starke Suggestion, eine Mütze aufzusetzen, wobei die Frage nach der Farbe nur ein Scheinangebot ist.

Ist der Fall des rechnenden Pferdes „Kluger Hans" nicht auch eine Form ungewollter Suggestion? Alle Zuschauer waren überzeugt von den „kognitiven Fähigkeiten" des rechnenden Tieres, bis schließlich durch systematische Beobachtungen festgestellt werden konnte, daß das Tier es gelernt hatte, auf sehr feine, nahezu unterschwellige Bewegungen der Zuschauer zu reagieren (Pfungst, 1965).

Hier ist u.a. auch der gesamt Bereich der „selbst erfüllenden Prophezeiung" zu nennen (Gheorghiu, 1990).

Wirkungen der Suggestion:

- Kognitive Prozesse werden durch die Vorgabe bestimmter Modelle Gleichaltriger in der Schule sehr stark beeinflußt. Lernen ist nicht nur als starrer Konditionierungsprozeß sondern auch als aktiver Übernahmeprozeß (Modellernen) zu sehen; beim „Lernen am Modell" wirken in starkem Maße soziale Faktoren wie Alter und Geschlecht des Modells (Chemnitz, Feingold & Gheorghiu, 1981; Sheehan, 1987).
- Die nonverbal aufgebaute Erwartungshaltung in einem Leistungsexperiment kann die Arbeitsqualität und -quantität steigern (Lachnit & Kuhmann, 1986).
- Zeugenaussagen werden bestimmt von komplexen sozialen und motivationalen Faktoren (Gudjonsson, 1987) (s. Kap. 27 „Hypnose im kriminologischen und forensischen Bereich").

- Sprachqualitäten wie z.B. Lautstärkeunterschiede verändern die Meinung über einen gehörten Text (Gehm, Appel & Apsel, 1987).
- Bei instabilien Figuren reichen teilweise kleine Änderungen in den Umgebungsreizen, um eine Stabilität zu bewirken (Gheorghiu & Kruse, 1991).

Dies sind nur einige wenige Ergebnisse aus dem weiten Feld der Suggestionsforschung ohne Hypnose-Einfluß.

11.2.2 Hypnose ohne Suggestion

Es gibt Reizkonstellationen, unter denen hypnotisches Verhalten auftritt, das jedoch ohne (verbale) Suggestion induziert wurde, so z.B. die *Highway Hypnosis* (Shor & Thackray, 1970). Hier treten beim Fahren auf einer langen geraden Autobahnstrecke durch die monotone visuelle Reizung verschiedene Phänomene auf, die als Hypnose bezeichnet werden können.

Verfolgen wir die Definition Edmonstons (1987), der Hypnose lediglich als Entspannung ansieht, so sind danach keine typischen Verhaltensweisen zu erzeugen – außer den bekannten Entspannungsparametern. In vielen experimentellen Untersuchungen wird lediglich diese Form der Hypnose benutzt. Es verwundert daher auch nicht, wenn bei der reinen Entspannungshypnose keine besonderen Verhaltensweisen festzustellen sind. Die Annahme des besonderen Bewußtseinszustandes wird dadurch widerlegt (vgl. Kap. 3 „Theorien der Hypnose").

Ähnliches ist bei allen nonverbalen Induktionen der Hypnose zu beobachten. Gleichzeitig stellt sich hier die Frage, ob Suggestionen stets nur verbal sein können – die Werbeplakate und -filme beweisen das Gegenteil.

11.2.3 Suggestion als Bestandteil der Hypnose

Zahlreiche ältere Autoren sehen Suggestionen als die wesentlichen Bestandteile der Hypnose an. Hier beginnt jedoch bereits die Schwierigkeit der Definition und Standortbestimmung, da Suggestion verstanden werden kann als Erklärungsprinzip und als Methode zur Induktion – oder als ein Mittel, um das Erscheinungsbild der Hypnose zu bestimmen (Gheorghiu, 1972, 1980, 1985).

11.2.4 Suggestion und Suggestibilität als Erklärungsgrundlage der Hypnose

Greift man zurück auf Bernheim, so sind Suggestion und Suggestibilität wesentliche Bestandteile der Hypnose; dabei wird jedoch nicht berücksichtigt, daß die Mannigfaltigkeit der hypnotischen Phänomene und Verhaltensweisen kaum auf diese beiden Begriffe reduzierbar ist, auch wenn z.B. Weitzenhoffer (1963b) Hypnose als Zustand der erhöhten Suggestibilität ansieht.

Wir sehen hier die Schwierigkeit einer Begriffsdefinition, die es zu klären gilt. Auf der einen Seite steht hier u.a. Weitzenhoffer (1963) mit seinem Suggestions-Paradigma, während sich im anderen Lager Barber (1979) befindet, der Hypnose als einen Prozeß der Einbeziehung in suggestionsbezogene Vorstellungen ansieht.

Shor (1979) dagegen würde Rollenünbernahme und archaische Einbezogenheit als wesentliche Aspekte in der Übertragungssituation der Hypnose ansehen (Nash & Spinler, 1989). Bei der

Bei der Darstellung wird deutlich, wie sehr der theoretische Standpunkt des Forschers den Diskussionsverlauf bestimmt.

Suggestion und Suggestibilität sollen als Aspekte der Kommunikation verstanden werden: „Der Fähigkeit des Suggestors, Gedanken und Vorstellungen auszudrücken und sie einem anderen überzeugend darzubieten, entspricht die Beeinflußbarkeit und Aufnahmebereitschaft des Suggerierten ... Die gegenseitige Beeinflußbarkeit macht jedoch das Zusammenleben der Menschen erst möglich" (Stocksmeier, 1984, S. 24). Dies verdeutlicht das „Normale" an Suggestion und Suggestibilität, was emotional von vielen abgelehnt wird.

Bei der gesamten Problemstellung eines Definitionsversuches muß einerseits bedacht werden, was Hypnose eigentlich ist, was unter diesem Arbeitstitel abgefragt und gemessen wird (s. Kap. 12 „Tests zur Messung der Suggestibilität

Suggestibilität und Hypnotisierbarkeit

„Ein ziemlich trivialer Gebrauch dieses Begriffes (Anm.: Hypnotisierbarkeit) besteht darin, die Fähigkeit einer Person zu bezeichnen, verschiedene Suggestionen auszuführen, die den Teil der formalen Hypnoseinduktion bilden. Dies war wahrscheinlich eine Auswirkung der allgemein bestehenden Mißverständnisse ...“

Es „...besteht Übereinstimmung, daß wir tatsächlich dazu tendieren, mit Hypnotisierbarkeit die Fähigkeit eines Individuums zu bezeichnen, hypnotisiert zu werden und/ oder eine bestimmte Tiefe oder Grad an Hypnose zu erreichen.

„Obwohl man eine gute Unterscheidung zwischen Hypnotisierbarkeit und “hypnotischer Empfänglichkeit” (hypnotic susceptability) treffen kann, werde ich zum Zweck der hier gegebenen Darstellung diese beiden als Synonyme betrachten.“ (Weitzenhoffern 1989, S. 64)

und Hypnotisierbarkeit“). Dies beinhaltet auch, daß „der Begriff der ‚Hypnose‘ im Laufe seiner Geschichte viel wahrscheinlicher benutzt wurde, um eine Anzahl von verwandten, aber verschiedenen Bedingungen zu bezeichnen - und der Begriff ‚Hypnotisierbarkeit‘ dem nahe folgen muß.“ Weiter ist zu bedenken, „daß Hypnotisierbarkeit eine fragliche Vorgehensweise ist, wenn sie in Begriffen der Suggestibilität gemessen wird. Wenn dies getan wird, muß man sehen, daß die Hypnotisierbarkeit eine komplexere Struktur besitzt als man ihr bislang in der Vergangenheit zuerkannte.“ (Weitzenhoffer, 1989, S. 72).

11.3 Grundlegende Ergebnisse aus der Suggestibilitätsforschung

Suggestibilität wurde von zahlreichen Forschern in unterschiedlichsten Verfahren überprüft, und man versuchte, ihre Einflußgrößen und Zusammenhänge mit anderen Variablen zu ermitteln.

Generell ergeben sich bei der Erfassung und Messung der Suggestibilität zahlreiche methodische Probleme, die sehr differenzierte und einfallsreiche experimentelle Designs erfordern – welche wiederum die Forscher untereinander zur Kritik veranlassen.

Da aus diesen Gründen die Suggestibilitätsforschung einen sehr breiten Raum einnimmt, soll hier nur auf grundlegende Ergebnisse zurückgegriffen werden.

Wie die Darstellung der Ergebnisse zeigen wird, sind hier sowohl Fakten aus der Forschung über Suggestibilität ohne Hypnose als auch aus dem Bereich der Hypnotisierbarkeit angeführt; einige Autoren benutzen die beiden Begriffe nahezu synonym.

11.3.1 Stabilität vs. Erlernbarkeit

Stets war von Interesse, ob Suggestibilität ein zeitlich schwankendes Phänomen ist oder ob sie über einen gewissen Zeitraum stabil bleibt. Dies betrifft somit auch die Wiederholungsgenauigkeit von Suggestibilitätstests.

Gemessen bei Kindern in drei Altersgruppen von 5–16 Jahren ergab sich eine recht gute Stabilität der hypnotischen Suggestibilität über einen Zeitraum von zwei Jahren hinweg (London & Cooper, 1971); dabei ist jedoch zu berücksichtigen, daß die Suggestibilität bei Kindern besonders hoch ist und mit zunehmendem Alter absinkt (Morgan & Hilgard, 1973). Auch langfristige Längsschnittuntersuchungen weisen darauf hin, daß Suggestibilität über einen relativ langen Zeitraum stabil bleibt (Morgan, Johnson & Hilgard, 1974).

Insgesamt zeigen die Wiederholungsstudien einen Anstieg der Suggestibilität vom ersten zum zweiten Meßzeitpunkt, die Korrelation der Werte des ersten und zweiten Meßzeitpunktes ist jedoch sehr hoch: Cooper, Banford, Shubot und Tart (1967) z.B. ermitteln eine Korrelation von .94 mit der Wiederholungssituation. Diese Ergebnisse werden von zahlreichen anderen Untersuchungen bestätigt (z.B. Sachs & Anderson, 1967; Kinney & Sachs, 1974). Die von Diamond

(1974, 1977) gefundenen deutlichen Modifikationen der Suggestibilität konnten nicht bestätigt werden und wurden von Perry (1977) einer deutlichen Methodenkritik unterzogen.

Es können letztlich Messungen über einen Zeitraum von 25 Jahren vorgelegt werden (Piccione, Hilgard & Zimbardo, 1987), in denen die Stanford Hypnotic Susceptability Scale (SHSS:A) von Weitzenhoffer und Hilgard (1959) nach zehn und fünfundzwanzig Jahren auf Stabilität überprüft wurde (s.Tab. 11.1.; näheres zur Skala in Kap. 12).

Die hohen Korrelationswerte der Jahresvergleiche nach entsprechenden Intervallen zeigt diese hohe Stabilität nach 25 Jahren deutlich auf (s. Tab. 11.2.). Diese Konstanz ist sicherlich beeindruckend und führte zu zahlreichen Forschungsimpulsen (Hilgard, 1987).

Hier stellt sich nun die Frage, ob die hypnotische Suggestibilität durch Lernprozesse beeinflußbar ist.

Werden die Versuchspersonen einer sensorischen Deprivation ausgesetzt, so steigt ihre hypnotische Suggestibilität um nahezu fünf Skalenwerte an (Sanders & Reyher, 1969).

Basierend auf den Ergebnissen von Pena (1963) konstruiert Wickramasekera (1969, 1976a) seine Experimente, um die Konditionierbarkeit von Suggestibilität nachzuweisen. Seine Versuchspersonen werden über eine Stunde lang sensorisch depriviert, um danach erneut einem Hypnosetest (SHSS:A; s. Kap. 12 „Tests zur Messung der Suggestibilität und Hypnotisierbarkeit") unterzogen zu werden. Die Ergebnisse zeigen, daß unter dieser Bedingung die Experimentalgruppe signifikant ($p < .005$) höhere Hypnotisierbarkeit erreicht. Daraus kann gefolgert werden, daß Hypnotisierbarkeit durch sensorische Reduktion erhöht werden kann.

Wickramasekera (1976a, S. 482) folgert daraus: „Wenn Hypnotisierbarkeit durch Prozeduren verbessert werden kann, die auch verbales Konditionieren und einfaches Lernen verbessern, dann liegt es nahe anzunehmen, daß Hypnose mit Lernen und Motivation gleiche Parameter teilt". Diese Ergebnisse werden durch Spanos (1986, 1987, 1988) unterstützt. Er nimmt an, daß die Verbesserung der Suggestibilität durch motivationale und soziale Faktoren bewirkt wird.

Tab. 11.1.: Durchschnittswerte der Konsistenz hypnotischer Reaktionsbereitschaft (nach Piccione, E.R. Hilgard & Zimbardo, 1987)

SHSS:A Werte	Test 1 1960	Test 2 1970	Test 3 1985
X	5.9	6.0	6.5
S.D.	3.5	3.6	3.5

Tabelle 11.2.: Korrelationskoeffizienten zwischen früheren und späteren Messungen der hypnotischen Reaktionsbereitschaft, gemessen über 25 Jahre (nach Piccione, E.R. Hilgard & Zimbardo, 1987)

	Test 1–2 1.Intervall 10 Jahre	Test 2–3 2.Intervall 15 Jahre	Test 1–3 Gesamt: 25 Jahre
Frauen (N=24	.62	.82	.69
Männer (N=26)	.67	.81	.73
Gesamte Stichprobe (N=100)	.64	.81	.71

Weitere Untersuchungsergebnisse zur Konditionierung der Hypnotisierbarkeit:

- Positive Erwartungshaltungen gegenüber der Hypnose und den eigenen Hypnosefähigkeiten erhöhen die Hypnotisierbarkeit (Barber & Calverley, 1964; Gandolfo, 1971; Gregory & Diamond, 1973).
- Ein Modell von für die Versuchsperson hohem Status kann zur Verbesserung der Hypnotisierbarkeit beitragen (De Voge & Sachs, 1973).
- Eine hoch hypnotisierbare Modellperson, die offen von ihren Hypnoseerfahrungen berichtet und auf entsprechende Fragen antwortet, erhöht die Auftretenswahrscheinlichkeit hypnotischer Reaktionen bei seinem Beobachter (z.B. Zimbardo, Rapaport & Baron, 1969; Diamond, 1972; De Stefano, 1971).
- Kontingentes Biofeedback-Training des Alpha-EEG bzw. des EMG erhöht bereits nach sechs Sitzungen die Hypnotisierbarkeit, während nicht-kontingentes Training keine relevanten Wirkungen hat (London, Hart & Leibowitz, 1968; Barber, Ascher & Mavroides, 1971; Wickramasekera, 1971).

Die Untersuchungen von Goldfarb (1985) dagegen begnügen sich nicht mit der Überprüfung möglicher Trainingseffekte durch Wiederholungsmessungen, die ein (geringes) Maß für Lernbarkeit sind. Er bezieht sich auf die Annahme Salters (1972), nach der Hypnose durch klassisches Konditionieren bewirkt werden kann. Danach selektiert Goldfarb Versuchspersonen mit sehr geringen Testwerten in der Stanford Hypnotic Susceptability Scale, Form A (Weitzenhoffer & Hilgard, 1962) und exponiert sie einem Lachgasgemisch, das hypnoseähnliche Reaktionen hervorruft. Dieser unkonditionierte Stimulus (UCS) wird in der experimentellen Phase mit Worten gepaart, die Standardinduktionen entnommen sind. Nach sechs solcher Konditionierungssitzungen innerhalb von 3 Wochen war bei der Wiederholungsmessung (mit der SHSS:B) der Testwert von 2,9 auf 4,7 bedeutsam angestiegen, während die Kontrollgruppen keinerlei Zunahmen verzeichneten. Dieses klassische Konditionierungsexperiment beginnt die Stabilitätshypothese in Frage zu stellen.

In den neueren Untersuchungen von Barabasz (1982) befinden sich die Versuchspersonen vor der Hypnose-Testung sechs Stunden in einem Wassertank, also unter reduzierter Umweltstimulation - und haben danach bedeutend höhere Suggestibilitätswerte. Bei einer klinischen Gruppe mit Schmerzpatienten verdoppeln sich die Hypnose-Testwerte sogar ($p < .001$; Barabasz & Barabasz, 1989). Da in dieser Studie nicht wie üblich Studenten als Versuchspersonen dienten, kann hier kaum die Auswirkung eines Versuchspersonen- und Laboreffektes angenommen werden. Hier handelt es sich übrigens um eine der wenigen Untersuchungen, die mit einer klinischen Gruppe durchgeführt wurde. Diese Therapiemethode der Verbindung von reduzierter Umweltstimulation und Hypnose wurden bereits erfolgreich in der Raucherbehandlung angewandt (Barabasz, Baer, Sheehan & Barabsz, 1986).

Von der Arbeitsgruppe um Spanos wurde das Carleton Skills Training Program (CST) konstruiert, um damit das Training hypnotischen Verhaltens zu bewirken; es beinhaltet a) eine Videoaufzeichnung einer "korrekten" Hypnose-Modellperson; b) Informationen, daß man von von der Imagination absorbiert wird; c) spezifische Instruktionen, wie man die Suggestionen interpretieren soll; d) es wird Übungsgelegenheit gegeben (Spanos, De Groh, De Groot, 1987). In der ersten Studie wird durch den CST eine Anhebung der Suggestibilität bewirkt (Bates, Miller, Cross & Brigham, 1988), während dies in der Wiederholung nicht erreicht wird (Bates & Brigham, 1990). Es wird angenommen, daß durch das Trainingsprogramm vorwiegend Gefälligkeitsreaktionen verbessert werden, jedoch nicht die hypnotische Fähigkeit; die Versuchspersonen handeln also nur so als ob sie hypnotisiert sind. Dies zeigt sich deutlich darin, daß ihre subjektive Einschätzung der Hypnoseerfahrung keinerlei Zunahme zu verzeichnen hat. Danach wird auch deutlicher, daß Instruktionskomponenten allein nicht die Werte der Hypnotisierbarkeit anheben können (Bates & Brigham, 1990).

11.3.2 Fähigkeit vs. Persönlichkeitsvariable

Die zeitliche Stabilität der Suggestibilität läßt vordergründig vermuten, daß hier eine besondere Persönlichkeitseigenschaft vorliegt. Die Forscher unterschiedlichster theoretischer Orientierung konnten jedoch unabhängig voneinander zu dem Schluß kommen, daß zwischen Suggestibilität und Persönlichkeitsfaktoren kein Zusammenhang besteht – weder in den Faktoren des 16PF (Bester & Grobler, 1983), noch in den Dimensionen Extraversion-Introversion (de Pascalis & Imperiali, 1984) oder im MMPI oder in anderen Dimensionen wie z.B. Geschlecht (Bowers, 1971; Stedrak, 1981; Payne, 1982).

Neuere Untersuchungen bestätigen diese Stabilität einerseits (Smith, Womack & Chen, 1989), weisen jedoch andererseit mögliche Zusammenhänge zwischen Hypnotisierbarkeit und Persönlichkeitsmustern nach: Hysteriker zeigen bedeutend höhere Werte im Harvard Group Scale of Hypnotic Susceptability, während Zwangspersonen bei der Selbsthypnose deutlich höhere Werte zeigen (Moss & Magaro, 1989); Frauen beziehen sich bei Suggestionen stärker ein als Männer (Weekes & Lynn, 1990) und im Rorschach-Test werden ebenfalls Zusammenhänge zwischen bestimmten Antworttypen und Hypnotisierbarkeit gefunden (Zlotogorsk, Hahnemann & Wiggs, 1987); bei Psychiatriepatienten wurden ebenso Zusammenhänge zwischen Psychopathologie und Hypnotisierbarkeit festgestellt (Pettinati, Kogan, Evans et al., 1990).

Die kritische Betrachtung dieser Art der Zusammenhänge zeigt jedoch, daß die Experimentalbedingungen sehr unterschiedlich waren: Abhängig von den benutzten Hypnoseskalen verändern sich die Ergebnisse, wie Pettinati et al.(1990) erkennen, bzw. die bislang umstrittene Reliabilität und Validität des Rorschach-Tests wird hier voll zum Tragen gekommen sein und somit keine absolute statistische Gültigkeit zulassen.

Letztendlich bleibt die klassische Feststellung bestehen, daß die Suggestibilität persönlichkeitsunabhängig ist.

Galbraith, Cooper und London (1972) konnten feststellen, daß hoch hypnotisierbare Versuchspersonen ihre selektive Aufmerksamkeit besser steuern können, indem sie z.B. irrelevante Störgeräusche unter Hypnose besser herausfiltern.

Sheehan (1972) nimmt an, daß imaginative Prozesse bedeutender sind als die kognitive Funktion der Phantasie. Die Hypothese der Imaginationsfähigkeit wird auch von Bowers und Bowers (1972) stark gestützt. Diese Ergebnisse legen jedoch in gleicher Weise nahe, bestimmte Verarbeitungs- und Kodierungssysteme als grundlegende Faktoren der Suggestibilität anzusehen, wodurch hier doch kognitive Systeme angesprochen werden. Die hoch suggestible Versuchsperson hat ein aktiveres und komplexeres Geistesleben und ist mehr in der Lage, schwierige und komplexe intellektuelle Aufgaben zu lösen (Fries, 1978) – wenn man bei dieser Untersuchung die Aussagen über die Denkstile aus der benutzten Holtzmann Inkblot Technique akzeptiert. (Die aus diesem Tintenkleckstest gewonnenen diagnostischen Aussagen sind jedoch sehr umstritten.)

Von den zahlreichen Überlegungen, welche Art von Fähigkeit die Grundlage der Hypnotisierbarkeit darstellt, sind folgende drei die am besten erklärten und abgesicherten:

1. Hypnotisierbarkeit als imaginative Fähigkeit

Die neueren Untersuchungen zeigen, daß es sich bei der hypnotischen Suggestibilität um eine imaginative Fähigkeit handelt (Crawford & Allen, 1983), die in der Verarbeitungsform von „Bildern" liegt.

Hoch hypnotisierbare Personen haben die Fähigkeit, sich in imaginative Geschehnisse einzulassen – auch außerhalb der Hypnosesituation (z.B. Hilgard, 1974, 1979; Tellegen & Atkinson, 1974). Besonders die Deutlichkeit und Lebhaftigkeit der Vorstellungsfähigkeit ist ausschlaggebend (Sheehan, 1972), wobei auch Formen der Kreativität zum Tragen kommen (Bowers & Bowers, 1979).

Die Lebhaftigkeit der Aufmerksamkeit ist in diesem Modell ein wesentlicher Faktor, der auch bei der Art der Informationsverarbeitung eine bedeutende Rolle spielt, wobei affektive Komponenten beteiligt sind (Heyneman, 1990; Wallace, 1990b; Crowson, Conroy & Chester, 1991).

Wesentlich ist hierbei auch die Fokussierung der Aufmerksamkeit, die für die Induktion erforderlich ist und die schwer Hypnotisierbaren nicht gelingt (Graham & Evans, 1977; Karlin, 1979).

Bei der Selbsthypnose ist wahrscheinlich eine andere Art der Imagination erforderlich als bei der Fremdhypnose (Lombard, Kahn & Fromm, 1990)

2. Hypnotisierbarkeit als Absorption

Als Fortführung der o.g. Folgerungen zeigten Tellegen & Atkinson (1974) auf, daß die Fähigkeit zum völligen Involviertsein in eine imaginative Aktivität (=Absorption) eine enge Beziehung zur Suggestibilität aufweist, was mehrfach bestätigt wurde (z.B. Spanos & McPeake, 1975; Yanchar & Johnson, 1981). Das Konstrukt der Absorption ist wahrscheinlich die wichtigste Komponente hypnotischer Empfänglichkeit (Kolbe, 1986; Meyer, Giebel, Diehl & Beltz, 1987). Die Messung dieser Fähigkeit erfolgt mit der Tellegen's Absorption Scale (TAS, Tellegen & Atkinson, 1974).

Die Absorptions-Fähigkeit beinhaltet gute Konzentrationsfähigkeit, vor allem stark nach innen gerichtete Aufmerksamkeit (Van Nuys, 1973; Meskin & Singer, 1974); dabei muß die Absorptions-Fähigkeit nicht nur auf optische Imaginationen ausgerichtet sein, sondern kann sich auch auf die Imagination von Musik beziehen (Snodgrass & Lynn, 1989). Die Analyse von Kihlstrom, Register et al. (1989) zeigt auch auf, daß Absorption eine holistische (ganzheitliche) Erfahrung beinhaltet, besonders bei der Einengung oder Ausweitung des Aufmerksamkeitsfocus. Die starke Beziehung zwischen Absorption und Hypnotisierbarkeit wird auch in neueren Untersuchungen bestätigt (Kihlstrom, Register et al., 1989; Snodgrass & Lynn, 1989; Freeman, Kessler & Vigne, 1990; Radtke & Stam, 1991).

Inwieweit hier kontextuelle Imformationen bei der Instruktionen oder Einstellungen Einfluß auf die Absorption nehmen, wird noch diskutiert (de Groot, Wynn & Spanos, 1988; Spanos, Brett, Menary & Cross, 1987; Kuma & Pekala, 1988). Ebenso wird im Bereich der Absorption die Involviertheit in Tagträume und Träume und deren Beziehung zur Hypnotisierbarkeit untersucht. Die Befunde weisen auf tendenziöse bis klare Zusammenhänge hin (Nadon, Laurence & Perry, 1987; Zamore & Barrett, 1989).

3. Hypnotisierbarkeit und Denkform

Die Untersuchungen von Crawford (1981, 1983, 1988) zeigen auf, daß die kognitive Verarbeitung ebenfalls ein wesentliches Bestimmungselement der Hypnotisierbarkeit ist. Crawford findet, daß ganzheitliche Verarbeitungsstrategien sehr bestimmend sind und sie zeigte auch, daß synthetische bzw. ganzheitliche (holistische) Denkformen bei Hochsuggestiblen vorzufinden sind, während Geringsuggestible mehr zu analytischen Denkstrategien neigen (Crawford & Allen, 1983). Dies wird auch durch die Ergebnisse von Wallace und Patterson (1984) bestätigt, die bei Hochsuggestiblen deutlich andere Arbeitsstrategien in der Bearbeitung kognitiver Aufgaben feststellen. Dies äußert sich wahrscheinlich auch darin, daß sie über andere Suchstrategien verfügen als die Geringsuggestiblen (Wallace, 1990a).

Wenn man der Annahme der Spezialisierung der Hirnhemisphären folgen kann, wonach dort unterschiedliche Denkstile repräsentiert werden, so finden sich hier einige Hinweise:

Hochhypnotisierbare sitzen mehr auf der rechten Seite des Klassenzimmers (Sackheim, Paulus & Weiman, 1979) und neigen mehr dazu, beim Nachdenken die Augen nach links zu drehen (Gur & Gur, 1974), was sie auch bei optischen Wahrnehmungstäuschungen vorwiegend tun (Joffe, 1982) – und sie bevorzugen allgemein mehr die rechte Hemisphäre (McCollom, 1981). Diese Ergebnisse wurden jedoch von Monteiro und Zimbardo (1987) deutlich widerlegt.

Hemisphärenbevorzugung

Die Hypnose-Induktion bewirkt mehr automatische Bewegungen in der linken Körperseite (Graham & Evans, 1977), dies geht so weit, daß zu Beginn der Hypnose bei den Hochsuggestiblen die kortikalen Aktivitäten (hier gemessen in der Alpha-Dichte) von der linken zur rechten Hemisphäre wechseln (MacLeod-Morgan & Lack, 1982; Meszaros & Crawford, 1987; Crawford, 1987, 1988).

11.3.3 Suggestibilität und Tagesform

Viele unserer Funktionen sind tageszeitbedingten Veränderungen unterzogen, so Körpertemperatur, Leistungsfähigkeit, Schlaf-Wach-Rhythmus etc. Entsprechend untersuchen Aldrich und Bernstein (1987) den Einfluß der Tageszeit auf die Suggestibilität mit Hilfe des Suggestibilitätstests SHSS:A (s.u.). Hier wird ein deutlicher Anstieg von 8.00 Uhr an festgestellt, mit dem Maximum bei 12.00 Uhr; danach ein Absinken, das um 14.00 Uhr seinen Tiefpunkt erreicht hat. Zwischen 16.00 und 18.30 Uhr wird wieder ein Maximum erreicht und danach deutliches Absinken festgestellt. Aldrich und Bernstein (1987) vermuten hier einen möglichen Zusammenhang mit der Temperaturschwankung, die ggf. durch die Einnahme der Mahlzeiten bedingt ist. Methodenkritisch muß bemerkt werden, daß externale Zeitgeber der Versuchspersonen (Uhren etc.) zur differenzierten Untersuchung der hier vorläufig erhobenen Ergebnisse ausgeschaltet werden müßten. Aldrich und Bernstein (1987) schlagen vor, die Therapiezeiten nach diesen gefundenen Ergebnissen zu richten, um die Therapiewirkungen unter Hypnose zu effektivieren.

11.3.4 Suggestibilität und Placeboeffekt

Als Placebowirkungen können jene Auswirkungen einer unwirksamen (neutralen) Substanz angesehen werden, die ähnlich denen der aktiven pharmakologischen Wirksubstanz sind. Es stellt sich hier die Frage, ob jene Placeboeffekte mit Suggestibilität in Zusammenhang stehen (Evans, 1985, 1987).

Es wurden hierzu zahlreiche Untersuchungen durchgeführt (z.B. Grimes, 1948; Thorn, 1962 u.a.), die sehr widersprüchliche Ergebnisse erbrachten. Dies liegt wahrscheinlich daran, daß die Begriffe der Suggestibilität und der Placebowirkung in den unterschiedlichen Untersuchungen nicht kongruent verwandt wurden. Gleichzeitig ist es sehr schwer, den Placeboeffekt angemessen zu quantifizieren.

Imber, Frank, Nash, Gliedman und Stone (1956) finden, daß mit der Höhe der Suggestibilität die Wahrscheinlichkeit verbessert ist, auf eine Psychotherapie positiv zu reagieren.

In den neueren Untersuchungen von Evans (1967, 1974, 1985) wird keinerlei Korrelation zwischen Placebowirkung und Suggestibilität festgestellt; ebenso besteht danach keine Korrelation zwischen Placebowirkung und Hypnotisierbarkeit. Diese Ergebnisse stammen aus umfangreichen Untersuchungen (Evans, 1981, 1985; McGlashan, Evans & Orne, 1969; Orne, 1974) über die Wahrnehmung von Muskelschmerzen in den drei Untersuchungsbedingungen: 1. hoch motivierte Situation, 2. hypnotische Analgesie, 3. Einnahme einer Placebo-Tablette.

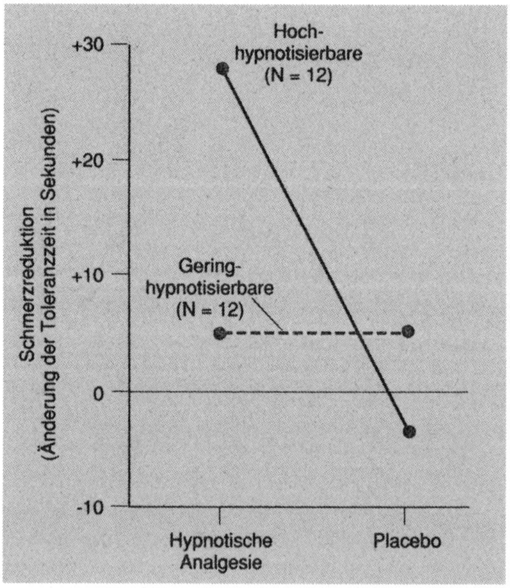

Abb. 11.4: Hypnotisierbarkeit und Placeboeffekt
Hypnotische Analgesie und Placebowirkung bei Personen mit unterschiedlicher Hypnotisierbarkeit. Bei hoher Toleranzzeit wird der Muskelschmerz erfolgreich geringer wahrgenommen (nach McGlashan, Evans & Orne, 1969).

Zum Abschluß dieser Diskussion trifft Evans (1987) folgende Abgrenzung: „Die Placeboreaktion ist direkter mit Erwartungsvariablen verbunden, besonders jenen, die mit der Art von Erwartungen in Beziehung stehen, die von zentraler Bedeutung für die Arzt-Patient-Beziehung und -Glaubensbeziehung sind" (Evans, 1987, S. 18).

Folgende Detailergebnisse aus der Placebo-Forschung sind bekannt:

- Bei Hochhypnotisierbaren ist in der hypnotisch induzierten Analgesie ein extremer Anstieg der Schmerzschwelle festzustellen.
- Die durch Placeboeffekt hervorgerufene Schmerzreduktion ist für Hoch- und Geringhypnotisierbare gleichhoch; es besteht demnach keine Korrelation zwischen Placeboreaktion und Hypnotisierbarkeit.
- Die in Hypnose erfolgten Analgesie-Suggestionen bewirken auch bei unhypnotisierbaren Versuchspersonen eine Schmerzreduktion. Diese Reduktion ist von gleicher Höhe wie in der Placebo-Gruppe. Evans (1987) schließt daraus, daß die Erwartungshaltung, Hypnose könne schmerzreduzierend wirken, ebenfalls als „Placebo-Komponente" anzusehen ist.

Kapitel 12

Tests zur Messung der Suggestibilität und Hypnotisierbarkeit

> Eine Theorie mag falsch sein, dann läßt sie immer noch die Orientierung zu, wenn sie mit dem wirklichen Verhältnis einen Zusammenhang bildet.
>
> Alexander Kluge (geb. 1932)

12.1 Überlegungen zur Testkonstruktion

Als Frage stellt sich, wie hypnotische Suggestibilität bzw. Hypnotisierbarkeit festgestellt und nach Möglichkeit sogar quantitativ genau gemessen werden kann. Inwiefern kann es ermöglicht werden, das an subjektiven Erfahrungen meßbar zu machen, was sich der direkten Beobachtung des Testleiters bzw. Therapeuten weitgehend entzieht. Hypnose ist hier besonders schwierig greifbar, da es für die Messung des hypnotischen Verhaltens gilt, aus den zahlreichen Erlebensweisen der Versuchsperson das zu operationalisieren, was relevant ist. Letztlich sollen die Messungen so aussageträchtig sein, daß sie für experimentelle Vergleichsuntersuchungen oder als Auswahlverfahren im psychotherapeutischen Bereich benutzt werden können.

Grundsätzlich geht es hierbei um eine sinnvolle Testkonstruktion, die all den Gütekriterien entsprechen muß, die von der Teststatistik her gestellt werden, so Objektivität, Zuverlässigkeit, Genauigkeit, Normierung, Vergleichbarkeit, Ökonomie etc. (Lienert, 1967). Gleichzeitig sollen die einzelnen Testaufgaben so gestaltet sein, daß sie trennscharf, im Schwierigkeitsgrad ansteigend und eindeutig feststellbar bzw. auswertbar sind.

Motorische Tests (wie z.B. Armheben) sind psychometrisch leichter erfaßbar als Realitätsverkennungen wie Halluzinationen, Altersregression oder Amnesie.

Eine Versuchsperson, die die verschiedenen Items realisiert, soll danach als unterschiedlich empfänglich für hypnotische Suggestionen eingestuft werden können.

Wesentlich ist hierbei, unbedingt zwischen der Aussage über Hypnosetiefe und Empfänglichkeit für Hypnose-Instruktionen (Suggestibilität) zu unterscheiden (Hilgard, 1979).

Weiter ist zu bedenken, daß der Begriff der hypnotischen Tiefe in sich zahlreiche methodische und theoretische Probleme aufwirft, die im nachfolgenden Kapitel (Kap. 13 „Zum Problem der hypnotischen Tiefe") dargestellt sind.

Definition der Hypnotischen Suggestibilität

Die *Hypnotische Suggestibilität* ist die Fähigkeit einer Person, sich auf bestimmte ihr übertragene Instruktionen einzulassen und darauf angemessen zu reagieren.

Die Hypnosetiefe ist dagegen das Ausmaß, mit dem sich eine Person auf die Trance-Erlebnisse einläßt, was durchaus unabhängig ist von speziell strukturierten Instruktionen; die Trancetiefe hängt u.a. ab von der Dauer der Induktion, Erwartungshaltungen, Motivation etc. und den Beziehungsverhältnissen zwischen Patient und Hypnose (Hilgard, 1981a).

So werden in den Suggestibilitätsskalen vollkommen andere Informationen gegeben und eingeholt als bei der Feststellung der Hypnosetiefe. Es kann durchaus vorkommen, daß eine Versuchsperson das objektiv meßbare Kriterium einer Testaufgabe in der Suggestibilitätsskala nicht erreicht, in ihrer subjektiven Erfahrung jedoch tiefe Trance erlebt. Hier liegt auch die testtheoretische Problematik, da nur sehr schwer subjektive Befindlichkeiten oder Erfahrungen für eine Quantifizierbarkeit operationalisiert werden können. Schließlich soll das Eintreten oder Aufhören bestimmter Phänomene festgestellt werden.

Wie bereits dargestellt wurde, enthält Hypnose in hohem Maße subjektive Erfahrungen, die es zu erfassen gilt.

Ein weiteres Problem stellt sich dadurch, Testaufgaben zu finden, die innerhalb der großen Streubreite von offenen motorischen Reaktionen und verdeckten (*covert*) Erfahrungen wie Gedanken oder Vorstellungen als repräsentativ gelten können.

12.2 Historische Skalen

Die historisch ältesten Skalen befassen sich weniger mit der Suggestibilität als vielmehr mit der Bestimmung der Hypnosetiefe.

Bernheim (1888) entwickelte eine neunteilige Tiefenskala, die sich an seinen Stufenbenennungen orientiert. Liébeault (1889) bediente sich ebenfalls einer eindimensionalen Tiefenskala, die sechsstufig ist.

Nach einer langen Pause wurden dann in den dreißiger Jahren unseres Jahrhunderts mehrere Skalen entwickelt:

- *Barry, MacKinnon und Murray Scale* (1931)
  Sie enthält elf Items mit negativen Suggestionen wie Unbeweglichkeit, Armstarre und Amnesie.

- *Davis und Husband Scale* (1931)
  Sie umfaßt eine größere Breite an Test-Items, die über den Augenschluß und bizarre posthypnotische Suggestionen bis hin zum Somnambulismus reichen. Diese Skala zur Messung der Hypnosetiefe enthält kaum konkrete Definitionen oder Quantifizierungsangaben. Auch wird die Anwesenheit oder Beendigung eines Phänomens nicht festgelegt. Es ist u.a. sehr kritisch anzumerken, daß keine Angaben über standardisierte Instruktionen vorliegen (Barber, 1969).

- *Friedlander und Sarbin Scale* (1938)
  Sie enthält deutlich standardisierte Trance-Induktionen. Da sie einige Items der vorgenannten Skalen benutzt, werden auch deren Kritikpunkte übernommen. Diese Skala kann als Vorläufer der späteren Stanford-Skalen angesehen werden.

- *Eysenck und Furneaux Scale* (1945)
  Die Skala erstreckt sich über 21 Items, die sowohl Gefühle als auch objektive motorische Reaktionen, ideomotorische Reaktionen, Halluzinationen usw. enthalten. Leider ist die Normierung nur an 60 Hospitalpatienten mit nervösen Störungen vorgenommen worden (Sheehan & McConkey, 1982).
  Mit dieser Skala wird zwischen primärer (direkter, motorischer) und sekundärer (indirekter, sensorischer) Suggestibilität unterschieden (Eysenck & Furneaux, 1945), was in den Replikationsuntersuchungen jedoch nicht bestätigt werden konnte (Benton & Bandura, 1952; Evans, 1967; Hammer, Evans & Bartlett, 1963).
  Eysenck (1989) selbst revidiert später seine Theorie; er sieht eine Beziehung zwischen primärer Suggestibilität und Konditionierung, die durch Pawlows Zweites Signalsystem gegeben ist (d.h. der Wortgebrauch als konditionierte Stimuli und konditionierte Reaktionen).

12.3 Moderne Skalen

Die bedeutenden modernen Skalen, die den Gütekriterien der Testkonstruktion entsprechen, lassen sich in unterschiedliche Gruppierungen zusammenfassen (Sheehan & McConkey, 1982):

Einteilung der Hypnose- und Suggestibilitätsskalen

1. Hypnoseskalen für Erwachsene
   Sie messen die hypnotische Suggestibilität und registrieren das Verhalten der Versuchsperson.
2. Suggestibilitätsskalen
   Sie messen durch die Verhaltensregistrierung die Reaktionsbereitschaft auf Suggestionen.
3. Klinische Anwendungsskalen
   Sie messen bestimmte für die Therapie relevanten Patientenverhaltensweisen.
4. Hypnoseskalen für Kinder
5. Skalen, die auf subjektiven Erfahrungen beruhen:
   Eigenbericht- und Tiefenskalen

Darstellung der Skalen

Die hier besprochenen Skalen sind nach einem möglichst identischen Schema dargestellt, um Vergleiche zu erleichtern. Bei diesen Kurzdarstellungen werden – so weit es möglich ist – folgende Aspekte berücksichtigt:

- Entstehungshintergrund
- Definition der Items
- Gruppierungen der Items
- Bewertungskriterien
- Kritik
- Teststatistische Angaben
  (meist durch die Testautoren selbst)

12.3.1 Hypnoseskalen für Erwachsene

12.3.1.1 Stanford Hypnotic Susceptability Scale, Form A, Form B (SHSS:A; SHSS:B; Weitzenhoffer & Hilgard, 1959)

Die SHSS ist die älteste und am meisten verbreitete Skala; sie greift zurück auf die Skala von Friedlander und Sarbin (1938).

Tabelle 12.1: Unterteilung der Aufgaben der SHSS

Art der Suggestion		Aufgabe	Schwierigkeit/ Trennschärfe
positive Suggestion	1	Rückwärtsfall	leicht und nicht trennscharf
	2	Lidschluß	
	3	Senken der Hand	
	7	Bewegung der Hände	
negative Suggestion	4	Unbeweglichkeit der Arme	schwierig
	5	Händefalten	
	6	Armsteifheit	höchste Trennschärfe
	8	Sprechhemmung	
	10	Augenkatalepsie	
komplexe Suggestion	9	akustische Halluzination	schwierig niedrigere Trennschärfe als bei negativer Suggestion
	11	posthypnotischer Auftrag	
	12	Amnesie	

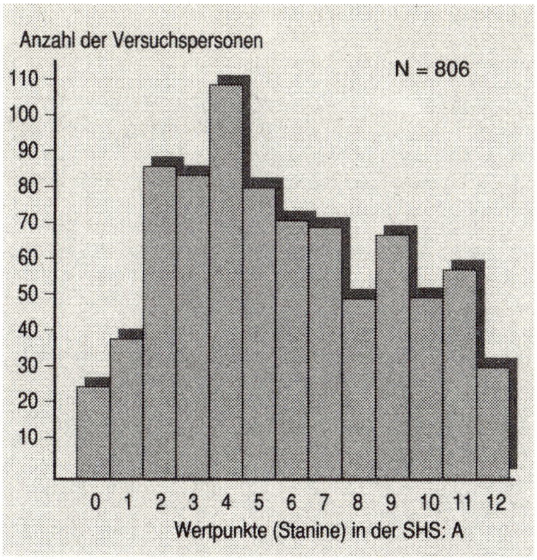

Abb. 12.1: Verteilung der Testwerte in der SHSS:A
Die Testwerte wurden in Einzeltests mit der Stanford Hypnotic Susceptability Scale, Form A ermittelt.
Die am wenigsten reagiblen Versuchspersonen erreichten 0 Punkte, die hochhypnotisierbaren 12 Punkte (nach Hilgard & Hilgard, 1975, S. 8).

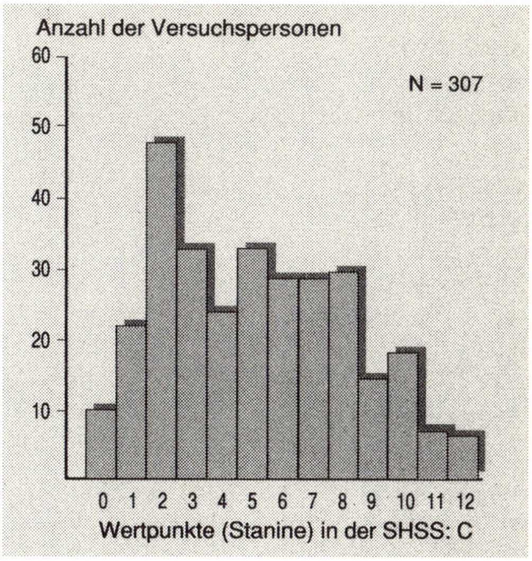

Abb. 12.3: Verteilung der Testwerte in der SHSS:C (nach Hilgard, 1979, S. 72).

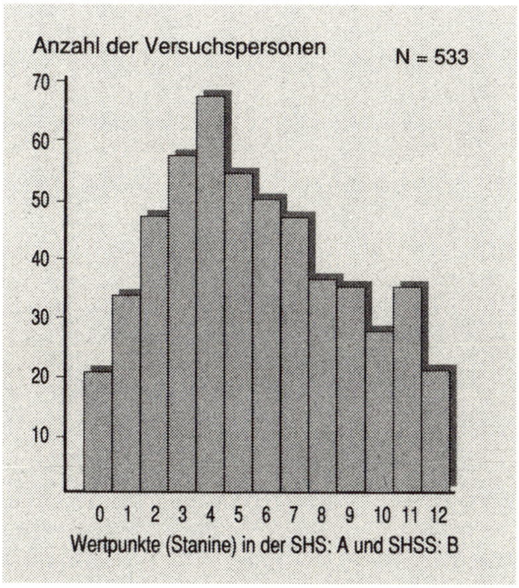

Abb.12.2: Verteilung der Testwerte in der SHSS: A und SHSS:B
(nach Hilgard, 1979, S. 70).

Die Formen A und B sind Parallelformen mit unterschiedlichen Wortformulierungen. Die Induktion erfolgt über den Augenschluß. Präsentiert werden 12 Items.

Für die Bewertung werden nur die beobachtbaren Verhaltensweisen der Versuchsperson danach registriert, ob sie gezeigt werden oder nicht. Danach sind maximal 12 Rohpunktwerte erreichbar, die in Stanine-Werte umrechenbar sind.

Die unterschiedlichen Suggestionen können in verschiedene Kategorien unterteilt werden (s. Tab. 12.1).

Kritikpunkte

Da die Test-Suggestionen stark mit den Induktionsinstruktionen verknüpft sind, wird nicht zwischen vorhergehenden (unabhängigen) Variablen und folgenden abhängigen Variablen unterschieden. Zusätzlich können sie nicht für Gruppen mit Wachsituationen benutzt werden. Die Skalen messen nur motorische Reaktionen, nicht jedoch die subjektiven Erlebnisse (Barber, 1969).

Die Betonung der Formulierungen ist sehr inkonsistent und kann somit beeinflussen, inwieweit starke oder schwache Suggestionen gegeben werden (Reyher, 1977).

Die SHSS ist vielfach unterschiedlichster Kritik ausgesetzt worden; dennoch ist sie der Test, der am meisten verwandt wird und immer noch hohe Relevanz besitzt.

Deutsche Übersetzungen und Bearbeitungen: Engelhardt (1970), Kuhlwein & Latka (1971), Vaitl (1980), Gabelmann & Kossak (1984).

12.3.1.2 Stanford Hypnotic Susceptability Scale, Form C (SHSS:C; Weitzenhoffer & Hilgard, 1962)

Hier handelt es sich nicht um eine Parallelform der genannten Skalen A und B. Es ist eine Veränderung, die gegenüber den motorischen Komponenten der Vorgängerformen nun vorwiegend Erlebensweisen wie Phantasie und kognitive Veränderungen enthält, die über den Verbalbericht der Versuchsperson gemessen werden (s. Tab. 12.2).

Tabelle 12.2: Testaufgaben der SHSS:C

1. Handheben	7. Altersregression
2. Hände auseinanderbringen	8. Armunbeweglichkeit
3. Mückenhalluzination	9. Geruchsunempfindlichkeit
4. Geschmackshalluzination	10. halluzinierte Stimme
5. Armsteifigkeit	11. negative visuelle Halluzination
6. Traum	12. posthypnotische Amnesie

Die Reliabilität liegt bei r = .85; der Test korreliert hoch mit der SHSS:A (r = .72).

12.3.1.3 Stanford Profile Scale of Hypnotic Susceptability, Form I, Form II (SPS:I, SPS: II; Weitzenhoffer & Hilgard, 1967)

Der Test fragt besondere hypnotische Fähigkeiten ab, vor allem kognitive, und ist deshalb als Instrument anzusehen, das erst bei Versuchspersonen anwendbar ist, die z.B. in der SHSS höhere Testwerte erreichten. Die Aufgaben in der SPS:II sind ähnlich konstruiert. In Tabelle 12.3 sind die Items beider Formen gegenübergestellt.

Tabelle 12.3: Gegenüberstellung der Items von SPS:I und SPS:II

SPS:I	SPS:II
1. Handanalgesie	1. Hitzehalluzination
2. Musikhalluzination	2. selektive Taubheit
3. Geruchsunempfindlichkeit gegenüber Ammoniak	3. halluziniertes Ammoniak
4. Erinnerung eines Essens	4. Regression bis zur Geburt
5. Lichthalluzination	5. Nicht-Sehen des Uhrzeigers
6. Traum	6. Traum über Hypnose
7. Agnosie für Häuser	7. Agnosie für Scheren
8. Arithmetische Ungleichungen	8. Persönlichkeitsveränderungen
9. posthypnotischer verbaler Zwang	9. posthypnotisches automatisches Schreiben

Die Korrelation mit der SHSS:A und der SHSS:C ist hoch (Hilgard, 1965).

12.3.1.4 Harvard Group Scale of Hypnotic Susceptability, Form A, Form B (HGSHS:A; HGSHS:B; Shor & Orne, 1962, 1963)

Die SHSS:A(B) wurde für diesen Test umgewandelt in eine Gruppeninstruktion, verbunden mit neuen Gruppennormen. Die beiden Formen A und B sind als Parallelformen zu betrachten.

Tabelle 12.4: Testaufgaben der HGSHS

1. Amnesie	7. Steifheit des Arms
2. Lidschluß	8. Handannäherung
3. Fallen des Kopfes	9. Kommunikationshemmung
4. Senken der Hand	10. Wahrnehmung einer Fliege
5. Unbeweglichkeit des Arms	11. Augenkatalepsie
6. Händefalten	12. posthypnotische Suggestion

Die Version ist als geeigneter und ökonomischer Gruppentest zur grundlegenden Abklärung der Hypnotisierbarkeit zu bezeichnen. Der Vorteil besteht in der Gruppenanwendung; bis zu 40 Versuchspersonen können mit einer Tonbandinstruktion getestet werden, um danach z.B. geeignete Versuchspersonen weiter zu selektieren. (Kihlstrom & Register, 1984, untersuchten allein 1351 Versuchspersonen zur Amnesie.) Nachteilig ist die Skalierung auf der Basis des Selbstberichtes der Versuchspersonen, der die bekannten Ungenauigkeiten aufweist.

Die deutsche Übersetzung und Normierung der Form A wurde von Bongartz (1982 bzw. 1985a) vorgenommen; danach ist die Zuverlässigkeit der deutschen HGSHS etwas niedriger als die des Originals, weicht jedoch nicht bedeutsam davon ab.

Da die HGSHS:A sehr effizient ist, hat sie sich weltweit bewährt, so für Australien (Sheehan & McConkey, 1979), Deutschland (Bongartz, 1985a; Gheorghiu & Bloh, 1987), Spanien (Lamas, del-Valle-Inclan, Blanco & Diaz, 1989) und die CSFR (Svoboda, 1989).

Die subjektive Einschätzung der Hypnotisierbarkeit, wie sie durch spezielle Fragebögen erfragt wird, steht in hohem Zusammenhang ($p < .001$) mit den objektiven Meßwerten des HGSHS:A.

12.3.1.5 Stanford Hypnotic Arm Levitation Induction and Test (SHALIT; Hilgard, Crawford & Wert, 1979)

Dieser Test dauert 6 Minuten und ist somit ein Schnellmeßverfahren. Er beruht nur auf einem einzigen motorischen Item. Gemessen wird die Reaktionsschnelligkeit, die selbsteingeschätzte Tiefe und Unwillkürlichkeit der Reaktion.

Neben dem Vorteil der Zeitökonomie liegt der Nachteil darin, daß hier nur ein sehr enger Bereich der hypnotischen Möglichkeiten getestet wird.

Wie die Testautoren selbst angeben, sollten aufgrund der eindimensionalen Testaufgaben Patienten mit niedrigen Testwerten nicht unbedingt von einer Hypnosetherapie ausgeschlossen werden.

12.3.1.6. Sensory Suggestibility Test (SST; Gheorghiu, 1976)

Da der Nachteil der bislang aufgeführten Hypnoseskalen darin besteht, daß die Wirkung der Testaufgaben interpretiert werden muß und meist auf deskriptiven Faktorenanalysen beruht, wird die systematische Erkundung der verschiedenen Dimensionen verhindert, die das Phänomen der Suggestion bestimmen (Gheorghiu, Netter & Tichi, 1989).

Basierend auf dieser Kritik wurde ein Test entwickelt, in dem unterschiedliche Stimulusarten dargeboten werden. Dabei wird geprüft, inwieweit das sensorische Urteil beeinträchtigt wird. Der Test besteht insgesamt aus fünf visuellen, vier auditiven und drei taktilen Aufgaben, die sowohl links als auch rechts präsentiert werden. Insgesamt können 24 Punkte erreicht werden.

Direkte motorische Suggestionen wie z.B. die der Körperschwankung, Pendelbewegung, sind leicht evozierbar und allgemein bekannt (Eysenck & Furneaux, 1945; Weitzenhoffer, 1957). Bei indirekten sensorischen Suggestionen werden jedoch Reize vorgetäuscht und dadurch eine Reaktionsbereitschaft evoziert. Durch derartige indirekte Suggestionen lassen sich objektiv meßbare motorische Reaktionen bewirken (Gheorghiu, Gehm, Hehl & Vaitl, 1989).

Auch die direkt-indirekt Version des Tests (Gheorghiu, 1976; Gheorghiu & Reyher, 1982) weist innere Konsistenz auf, wie es in Untersuchungen in Deutschland, Rumänien und Italien bestätigt wurde (Feingold, 1982; Gheorghiu & Reyher, 1982; DePascalis & Caddia, 1985).

12.3.2 Verhaltensskalen der Suggestibilität

Der bekannten Kritik Barbers (z.B.1969) zufolge sollen abhängige und unabhängige Variablen der Induktion streng voneinander getrennt beobachtet werden (vgl. Kap. 3 „Theorien der Hypnose" und Kap. 6 „Die Induktion der Hypnose – theoretische Einführung"). Gleichzeitig merkt er an, daß Skalen der Suggestibilität unabhängig von einer Induktionsform einsetzbar sein sollten. Letztlich ist zu bemängeln, daß keine der bekannten Skalen die Möglichkeit mit einschließt, die Wachsuggestion zu überprüfen.

Die nachfolgenden Skalen versuchen, diesen Anforderungen zu entsprechen.

12.3.2.1 Barber Suggestibility Scale (BSS; Barber, 1969)

Die BSS enthält 8 standardisierte Test-Suggestionen; sie können so flexibel gegeben werden, daß die unabhängigen (vorausgehenden) Variablen verändert werden können, wie z.B. motivationale Instruktionen, die die Suggestion der Müdigkeit (Entspannung etc.) enthalten/nicht enthalten. Barber (1969) hat hier bewußt die Aufgaben ausgewählt, die im traditionellen Sinn unter dem Begriff ‚Hypnose' bekannt sind.

Tabelle 12.5: Testaufgaben der BSS

1. Armsenken	6. Körperunbewegliche keit
2. Armlevitation	
3. Handverschluß	7. „Posthypnose-ähnli - che" Reaktionen
4. Dursthalluzination	
5. Verbalhemmung	8. selektive Amnesie

Die Durchführungs- und Auswertungszeit wird mit 10–12 Minuten angegeben.

Der Test sieht vor, sowohl das offen meßbare Verhalten zu beobachten (*objective scores*) als auch subjektive Erlebnisse (*subjective scores*). Beide Werte können unabhängig voneinander verwendet werden, je nach experimenteller Fragestellung.

Die Formulierungen sind wohl autoritärer als die in den Stanford-Skalen.

Trotz der Bemühungen, hier absolut unabhängige Variablen zu erstellen, scheint dies nicht gelungen zu sein, da Daten darauf hinweisen, daß hier Sozial- und Verhaltensdruck eine Rolle spielen können (Sheehan & Dolby, 1974).

12.3.2.2 Creative Imagination Scale (CIS; Wilson & Barber, 1978)

Der Test kompensiert die autoritären Formulierungen der BSS; die Suggestionen leiten die Versuchsperson nun mehr an, als daß sie bestimmen. Die Versuchspersonen werden mehr angeregt, ihre eigenen Imaginationen zu aktivieren und umzusetzen. Die Entwicklung erfolgte für den klinischen und auch den experimentellen Gebrauch, sowohl als Individual- als auch als Gruppentest. Es werden motorische und stark kognitive Items gegeben. Der Vorteil der Skala besteht darin, daß sie sehr kurz und permissiv ist und auf diese Weise kaum Versuchspersonen ängstigen kann. Der Nachteil ist in den ausschließlich subjektiven Bewertungen zu sehen.

Es bestehen Zweifel, ob durch die CIS Suggestionsreaktionen gemessen werden oder eher die Fähigkeit der Imagination (Hilgard, 1981a).

Die polnische Form der CIS hat eine Wiederholungs-Zuverlässigkeit von $r = .79$ ($p < .01$; Siuta, 1987). Die Gesamttestwerte dieser Form haben gegenüber der amerikanischen und der australischen Form (Sheehan, McConkey & Law, 1978) nur eine Abweichung von .20 Skalenwerten (Siuta, 1987).

12.3.2.3 Carleton University Responsiveness to Suggestion Scale (CURSS; Spanos et al., 1983)

Die Skala bewegt sich auf drei Suggestions-Dimensionen: objektive und subjektive Bewertung der objektiven Reaktionen und die Unwillkürlichkeit, von der man sich während der Hypnose geleitet fühlt. Alle drei Dimensionen korrelieren mit der HGSHS und der SHSS:C; eine bedeutsame Korrelation zwischen Einstellungen und Erwartungshaltungen konnte ebenfalls festgestellt werden (Spanos et al., 1983).

12.3.3 Klinische Anwendungsskalen

Die bislang dargestellten Skalen sind für den klinischen Gebrauch zwar nützlich, wurden jedoch nicht speziell dafür konstruiert.

Vor Beginn einer Therapie ist es durchaus wichtig zu wissen, wie stark ein Patient auf Hypnose ansprechen wird – und welche seiner besonderen Fähigkeiten für seine Therapie nutzbar gemacht werden können. Vor allem muß man darauf bedacht sein, Testaufgaben zu finden, die mit den therapeutischen Zielen nicht konkurrieren und den Patienten nicht beunruhigen. Gleichzeitig sollte hier der Patient sehr viel Freiraum erhalten, damit seine Kapazitäten und hypnotischen Fähigkeiten sehr umfassend erkannt werden können. Dennoch soll die Möglichkeit der Standardisierung beibehalten bleiben. Die Form der Hypnose sollte jedoch etwas weiter gehen als in der Kritik Frankels (1978/79). Er ist der Ansicht, daß klinische Hypnose nichts weiter sei als Übertragung, Placebowirkung und Entspannung.

12.3.3.1 Hypnotic Induction Profile (HIP; Spiegel, 1974; Spiegel & Spiegel, 1978)

Der Test ist ziemlich umstritten, da er einerseits den Anspruch erhebt, klinische Aspekte der Hypnotisierbarkeit zu messen, aber auch psychopathologische Differenzierungen und Persönlichkeitsstile.

Der HIP wird durch die beiden Hauptteile Augenrolltest (Spiegel, 1976a; vgl. Kap. 7 „Praxis der Hypnose-Induktion") und Armlevitation bestimmt, die insgesamt 5–10 Minuten in Anspruch nehmen.

Die Korrelation des Augenrolltests mit anderen bekannten Skalen liegt bei Null (Bowers, 1981); es kann eventuell angenommen werden, hier nicht offene Hypnotisierbarkeit zu messen, sondern die Fähigkeit, Hypnose erfahren zu können. Demgegenüber korreliert jedoch der Faktor „Indikation" des HIP (mäßig) positiv mit SHSS:A, SHSS:C und HGSHS:A (Orne, Hilgard, Spiegel & Spiegel, 1979).

Generell stellt sich die Frage, wie stabil dieser Test ist und wie genau er überhaupt messen kann.

12.3.3.2 Diagnostic Rating Scale (DRS; Orne & O'Connell, 1967)

Ziel des Tests ist es, die Trancefähigkeit im klinischen Bereich zu erfassen; sie wird in fünf Stufen gemessen (s. Tab. 12.6).
Ähnlichkeiten bestehen zum Teil mit der Davis/Husband Scale (1931), s. S. 183.

Tabelle 12.6: Beurteilung der Trancefähigkeit mit der DRS

Stufe	Beurteilung
1 unhypnotisierbar	keine Reaktion
2 sehr schwach	ideomotorische Reaktion
3 schwach	Überprüfungsreaktion mit Beteiligung der Versuchsperson
4 mittel	halluzinatorische Reaktion
5 tief	Amnesie und echte posthypnotische Reaktion

Der Test kann als flexibles Verfahren und exzellentes Zusatzinstrument angesehen werden, das besonders in solchen Fällen sinnvoll ist, wo der klinische Anwendungsbereich zur Diskussion steht (Sheehan & McConkey, 1982). Zur Durchführung und besonders zur Bewertung ist ein erfahrener Praktiker erforderlich, der die Patientenreaktionen angemessen interpretieren und quantifizieren kann.

Korrelationen mit anderen Verfahren sind relativ hoch: SHSS:A – r = .75;
SHSS:B – r = .93
(Shor, Orne & O'Connell, 1966; Hilgard, 1979).

12.3.3.3 Stanford Hypnotic Clinical Scale for Adults (SHCS:Adults; Morgan & Hilgard, 1978/79a)

Der Test soll spezielle kognitive Fähigkeiten der Patienten erfassen wie Imagination, Altersregression und posthypnotische Reaktionsfähigkeit, um darauf besser eine Therapieform abstimmen zu können. Obwohl Patienten identische Testwerte erlangen, werden sie dennoch unterschiedliche Therapieformen benötigen.

Die fünf Aufgaben sind den SHSS-Formen A,B,C entnommen, wobei jedoch die Patientenberichte wesentlich stärker gewichtet werden. Insgesamt gilt die SHCS als ein Schnellverfahren, das bei Zeitknappheit sinnvoll einsetzbar ist, jedoch keine differenzierten Aussagen treffen kann. Die Korrelation mit der SHSS:C liegt bei r = .72 und ist sogar höher als zwischen SHSS:A und SHSS:C.

12.3.4 Hypnoseskalen für Kinder

Für Kinder wurden besondere Skalen entwickelt, um z.B. die Formulierungen besser an deren altersrelevanten Sprachgebrauch anzupassen.

12.3.4.1 Children's Hypnotic Susceptability Scale (CHSS; London, 1963)

Der Test besteht aus zwei Teilen, die insgesamt 22 Aufgaben enthalten. Diese wurden aus den bekannten Skalen SHSS:A und B und SPS:I und II entnommen, wobei motorische und kognitive Aufgaben benutzt werden. Sie sind sprachlich so für Kinder adaptiert, daß zwei Altersformen bestehen: für die Gruppe 5–12 Jahre und 13–16 Jahre. Dabei wird bei Testbeginn in der „jüngeren Form" zur Herstellung einer besseren Therapeut-Kind-Beziehung wiederum in zwei Altersgruppen unterschieden.

Gemessen wird auf den getrennten Ebenen „objektives offenes Verhalten" und „subjektive Beteiligung", die zusätzlich noch gemeinsam bewertet werden.

Die Reliabilität der drei Meßwerte liegt in beachtlicher Höhe bei .97, .88 und .94; die Korrelation mit der SHSS:A liegt bei .67.

12.3.4.2 Stanford Hypnotic Clinical Scale for Children (SHSC: Children; Morgan & Hilgard, 1978/79b)

Hier handelt es sich um einen klinischen Kurztest von 20 Minuten, der als Kurzform der SHSS:A (Adults) anzusehen ist und dem deshalb die entsprechende bereits dargestellte Kritik zukommt.

Die Formen A und B gelten für unterschiedliche Altersgruppen, wobei es für die jüngere Form gleichgültig ist, ob die Augen geschlossenoder

Tabelle 12.7: Gegenüberstellung der altersabhängigen Items in der SHCS

Form A: 6–16 Jahre	Form B: 4–8 Jahre
1. Arm senken links	1. Hand senken rechts
2. Armsteifigkeit links	2. Armsteifigkeit rechts
3. visuelle Halluzination (Fernsehen)	3. visuelle Halluzination (Fernsehen)
4. akustische Halluzination (Fernsehen)	4. akustische Halluzination (Fernsehen)
5. Traum	5. Traum
6. Altersregression	6. Altersregression
7. posthypnotische Reaktion	

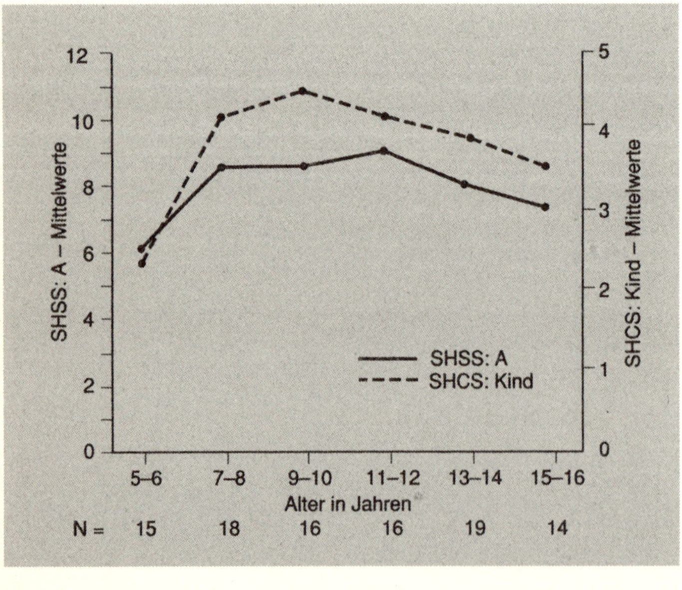

Abb. 12.4: Altersverteilung der Testwerte in SHSS:A und SHCS Verglichen werden die Mittelwerte in der Stanford 5–Punkte Hypnose-Skala für Kinder (SHCS:Child) und die Mittelwerte in der SHSS:A. Die Testergebnisse wurden an 98 Kindern aus der Elementary und High School im Alter von 5–16 Jahren ermittelt (nach Morgan & Hilgard, 1979b, S. 149).

geöffnet sind, denn erfahrungsgemäß fällt es jüngeren Kindern schwerer, die Augen zu schließen. Für diese Form erfolgt die Fixation des Daumennagels, der mit einem roten Filzstift ein lustiges Gesicht aufgemalt bekommt.
Die Korrelation mit der SHSS:A liegt bei .67 (Morgan & Hilgard, 1978/79b).

12.4. Kritik und Ausblick

Bei derartig vielen Skalen, die weitgehend angeben, Hypnotisierbarkeit zu messen, entsteht leicht der Verdacht, daß sehr Unterschiedliches registriert wird.

1. Es muß evtl. weiterhin hinterfragt werden, ob es sich um eine hypnotische *Erfahrung* oder um eine *Fähigkeit* handelt (Kelly, 1985), die jedoch untereinander hoch übereinstimmen ($p < .001$; Matheson, Shue & Bart, 1989). Die in Hypnose gemachte subjektive *Erfahrung* kann nicht allein in Verhaltensreaktionen gemessen werden (Orne, 1980).

2. An den traditionellen Skalen ist kritisch anzumerken, daß durch sie vorwiegend die Reaktionsbereitschaft auf einen direkten, mitunter als autoritär bezeichenten Stil, gemessen werden (Araoz, 1985; Barber, 1977, 1978). Daraus ergibt sich die Frage, an welcher Stelle der Semantik der Übergang von direkt nach indirekt erfolgt.
Weiter ist fraglich, ob indirekte Aufforderungen bzw. Suggestionen nun indirekte oder direkte Reaktionen bewirken und wie besonders erstere gemessen werden können.

3. Die klinische Relevanz der Tests bzw. Skalen steht ebenfalls zur Diskussion. Nur sehr wenige Praktiker benutzen regelmäßig Tests zur Hypnotisierbarkeit, da sie nicht nur zeitaufwendig sind, sondern von ihnen als klinisch irrelevant eingestuft werden; Hypnotisierbarkeit wird von den Praktikern nicht unbedingt in Zusammenhang mit einem Therapieerfolg stehend bewertet (Cohen, 1989).

4. In den Skalen wird weitgehend mit Aufgaben gemessen, die durch "bestanden/nicht bestanden" charakterisiert sind. Dies setzt automatisch eine Eindimensionalität der Hypnotisierbarkeit/Suggestibilität voraus. Die Einteilung nach "richtig/falsch" setzt eine Ordinal-Skala voraus - jedoch wo sind bei der Hypnotisierbarkeit Intervalle, wie lassen sich diese "Einheiten" definieren?
Die auf den Ordinalskalen basierende Skalierung der Hypnotisierbarkeit nimmt demnach an, daß die Differenz zwischen 1 und 2 Werten den gleichen Abstand besitzt wie zwischen 10 und 11 Werten. Auf diese Weise wird das oben dargestellte Grundprobleme der unangemessenen Skalierungsform negiert.

5. In den Skalen wird tatsächlich angenommen, daß es einen eindimensionalen allgemeinen Fähigkeitsfaktor für Hypnose gibt. Dabei wird ignoriert, daß unterschiedliche Fähigkeitsstrukturen bereits extrahiert wurden wie z.B. Absorption (Hammer, Evans & Bartlett, 1963; Telegen & Atkinson, 1974).

6. Faktorenanalytische Untersuchungen zeigen unterschiedliche hypnotische Typen auf (Hilgard, 1965; Tellegen, 1979); dies kann jedoch nicht als Beweis für das reale Vorhandensein solcher Typen gelten.

7. Bereits in älteren Skalen werden sehr unterschiedliche Verteilungskurven für die Hypnotisierbarkeit gefunden; dabei muß hinterfragt werden, ob es sich hierbei ggf. um statistische Artefakte, Auswirkungen des Testinstruments oder tatsächlich um unterschiedliche Fähigkeiten handelt (Balthazard & Woody, 1989).

8. Die von Hilgard, Weitzenhoffer, Landes & Moore (1961) gefundene Verteilung weist eindeutig auf eine Bimodalität der Hypnotisierbarkeit hin. Wenn wir hier außer acht lassen, daß es sich um Auswirkungen statisti-

scher Transformationen handeln könnte, so ist folgendes anzunehmen: Die Personen, welche die nur einfachen motorischen Aufgaben erfolgreich absolvierten, mußten andere Fähigkeiten zeigen als diejenigen, die zusätzlich die schwierigeren kognitiven Aufgaben lösten und dann als hoch hypnotisierbar eingestuft werden. Gleichzeitigig können wir jedoch auch annehmen, daß bei diesen leichteren Aufgaben wesentlich leichter "Gefälligkeitsreaktionen" möglich sind als bei den schwierigeren; Personen, die über diese Gefälligkeitsreaktionen hinausgehend die Suggestionsaufgaben lösen, weisen dann evtl. eine besondere (hypnotische) Fähigkeit auf. Die faktorenanalytischen Ergebnisse weisen darauf hin, daß die leichten Aufgaben mit einem von zwei möglichen Mechanismen gelöst werden, während die schwierigeren Aufgaben nur mit Hilfe von einem einzigen dieser Mechanismen lösbar sind (Balthazard & Woody, 1989).

9. Die von Weitzenhoffer (1989a) geäußerte Annahme der Existenz mehrerer Hypnosetypen scheint demnach nahezuliegen - nur durch welche Maßnahmen können derartige Hypnosetypen erforscht werden, da die Möglichkeiten der bestehenden Skalen und Meßinstrumente erschöpft zu sein scheinen? Weiterhin scheint es noch an solchen Theorien zu fehlen, die die Grundlage dafür gestalten, diese Typen zu benennen - und sie durch Tests unterscheiden zu können.

Kapitel 13

Zum Problem der hypnotischen Tiefe

„Rabbit's clever", said Pooh thoughtfully.
„Yes," said Piglet, „Rabbit's clever."
„And he has Brain."
„Yes," said Piglet, „Rabbit has Brain."
There was a long silence.
„I suppose," said Pooh, „that that's why he never understands anything."
The Tao of Pooh.

Benjamin Hoff

Von je her war man bemüht, das hypnotische Verhalten zu quantifizieren. Zusätzlich zu den Skalen der Suggestibilität und Hypnotisierbarkeit sollten Skalen geschaffen werden, die die Tiefe der Hypnose messen sollten.

Bereits Liébeault und Bernheim benutzten die Beschreibung von verschiedenen Stufen, die die Tiefe der Hypnose messen sollten (s. Kap. 12.2. „Historische Skalen"). So benannte Liébeault seine sechs Stufen: Benommenheit, Benommenheit mit Katalepsie, leichter Schlaf, tiefer Schlaf, leichter Somnambulismus, tiefer Somnambulismus. Braid nahm eine Unterteilung in drei Stufen vor (leicht, mittel, tief), ebenso Charcot, der sich allerdings an neurologischen Zeichen orientierte. Die Analyse dieser Tiefe-Definition zeigt jedoch, daß die frühen Autoren die Termini „Tiefe" und „Suggestibilität" als Synonyme benutzten. Es wurde mehr angenommen, daß die Tiefe durch die Reaktionen der Versuchsperson ablesbar ist.

Erst die Forscher des zwanzigsten Jahrhunderts haben hier Differenzierungen vorgenommen, so White (1937, 1941) und Hilgard (1965) durch die Konstruktion von standardisierten Skalen (*SHSS*).

Nach Fourie (1980, 1983; Fourie & Lifschitz, 1987), der den ökosystemischen Ansatz vertritt, ist hypnotische Tiefe lediglich eine subjektive Erfahrung. „Das Tiefenkonzept ist einem Bedingungsmodell der Hypnose entnommen und im intrapsychischen Ansatz verhaftet. Es handelt sich lediglich um ein Konstrukt, das so nicht in die ultimative Realität versetzt werden sollte" (Krefting & Mehlmann, 1986, S. 11). Die durchgehend übliche Bezeichnung „Trance-Tiefe" ist Bestandteil eines intrapsychischen Konzepts. Fourier, der Hypnose interaktionistisch definiert (s. Kap. 3. „Theorien der Hypnose"), sieht dieses Phänomen bzw. diese Verarbeitungsform als Auswirkung der sozialen Beziehung zwischen den Interaktionspartnern an. Mit zunehmender Kommunikationsübereinstimmung können um so mehr Phänomene auftreten. Da sich demnach der (kognitive) Verhaltensspielraum erweitert, ersetzen Fourie und Lifschitz (1987) den Begriff der Tiefe durch „Tranceweite".

Die nachfolgende Einteilung der Untersuchungsrichtungen orientiert sich weitgehend an Laurence und Nadon (1986).

13.1 Hypnoseerfahrung und Hypnosetiefe

Bei der Annahme, daß Hypnose ein besonderer Bewußtseinszustand ist, geht man davon aus, die subjektive Wahrnehmung der in Hypnose befindlichen Person könne die Tiefe dieses Zustandes wiedergeben. In der Diskussion über den anderen Bewußtseinszustand sind die Gegenargumente von Barber (1969) bekannt (s. Kap. 3 „Theorien der Hypnose"). Letztlich zeigen die Ergebnisse von Sarbin und Slagle (1979) und Spanos (1982), daß es keine reliablen physiologischen Anzeichen für die angenommenen Tiefenstufen gibt.

Tiefe wird im sozialpsychologischen Ansatz dann mehr angesehen als ein intensiver Beziehungsaspekt zwischen den Kognitionen und Emotionen von Therapeut und Patient (Shor, 1979). Diese Annahme ist experimentell schwer zu belegen und demzufolge zahlreicher statistischer und methodischer Kritik ausgesetzt (Kelly, 1984).

Insgesamt ist bei dieser Forschungsrichtung die Hypnosetiefe stark mit Hypnoseverhalten gekoppelt, d.h., wahrscheinlich werden hier identische Faktoren untersucht (Kihlstrom, 1981, 1982; Radtke & Spanos, 1982).

13.2 Skalen zur Hypnosetiefe

Während im vorhergehenden Kapitel Skalen zur Messung der hypnotischen Reaktionen aufgezeigt wurden, sind nun Skalen vorgestellt, die die subjektiven Aspekte des hypnotischen Verhaltens berücksichtigen und sich mit der Tiefe der Hypnose befassen. Meist stammen sie aus Praxiserfahrungen.

Allen Skalen ist die Grundannahme gemeinsam, daß Hypnose sich von dem Wachbewußtsein unterscheidet, wobei die Intensität des Erlebnisses deutlich schwanken kann.

Der Vorteil der Eigenbericht-Skalen besteht darin, daß durch sie viel mehr an Breite erfaßt werden kann als durch die bekannten fest vorgegebenen Verfahren. So wird besonders der subjektive Bericht über die Hypnose sehr unterschiedlich ausfallen, was gerade für den klinischen Bereich aufschlußreich sein kann. Hier wird auch weniger auf eine zeitliche Stabilität Wert gelegt als vielmehr auf die momentane situative Einbeziehung und Gestimmtheit in Hypnose.

Der Nachteil solcher subjektiven Skalen ist deutlich, da momentane Befindlichkeiten, Erwartungen und Abwehrhaltungen hier großen Einfluß nehmen und eine Vergleichbarkeit erschwert ist.

Begonnen wurde mit den ersten historischen Skalen von Bernheim (1888) und Liébeault (1889).

1. LeCron-Skala (1953)
   Die Tiefe wird innerhalb einer Skala von 100 „Einheiten" bewertet, wobei diese Angaben angeblich „automatisch" von der Versuchsperson gegeben werden.

2. North Carolina Scale (Tart, 1963, 1979)
   Von der Versuchsperson wird ein Bericht nach jedem Phänomen erbeten. Die Bewertung erfolgt nach einer Skala (Tabelle 13.1):

Tabelle 13.1: Einstufung der Hypnose nach der North Carolina Scale

0	=	wach
1–20	=	entspannt, ideomotorische Bewegung
20	=	Analgesie
25	=	Träume
30	=	Amnesie, sehr hohe Suggestibilität
40	=	alle Effekte werden als real erlebt
50+	=	geistige Trägheit

3. Fields Inventory of Hypnotic Depth (Field, 1965)
   Der Fragebogen wird nach der Hypnosesitzung bearbeitet und enthält 38 Aufgaben. Das Grundmodell enthält 300 solcher Aufgaben, um besonders die unterschiedlichsten subjektiven Erlebens- und Verhaltensweisen unabhängig von der objektiv meßbaren Hypnotisierbarkeit feststellen zu können.

4. Shors phänomenologische Methode (Shor, 1979)
   Die Beurteilung erfolgt über verschiedene Bewertungsskalen, die vom Versuchsleiter nach dem Bericht der Versuchsperson ausgefüllt werden. Die Konstruktion ist stark von der Drei-Faktoren-Theorie Shors beeinflußt (vgl. Kap. 3 „Theorien der Hypnose"); entsprechend erfolgt die Bewertung der

hypnotischen Tiefe auf jeweils mehrteiligen Skalen (s. Tabelle 13.2).

Tabelle 13.2: Einstufung der Hypnosetiefe nach Shor

a) Trance
b) unbewußte Einbeziehung
c) archaische Einbeziehung

Hinzu kommen die Beurteilungen:
a) Müdigkeit
b) Entspannung
c) Lebendigkeit der Imaginationen
d) Absorption
e) Zugang zum Unbewußten

Der Vorteil besteht in der Interaktion von Versuchsleiter und Versuchsperson bei der Befragung, wodurch ein gemeinsamer Prozeß begünstigt wird.
Übertragungsmöglichkeiten werden dadurch im Sinne Shors intensiv angeboten. Darin ist gleichzeitig der Nachteil der Methode zu sehen, denn dieses theoretische Konzept läßt für andere Ausrichtungen wie z.B. die Verhaltenstheorie wenig an Spielraum.

5. Weitere Skalen im Überblick
Eine Reihe ähnlicher Skalen befaßt sich ebenfalls mit der Messung der Hypnosetiefe, die in Tabelle 13.3. aufgestellt sind.

Tabelle 13.3: Gegenüberstellung verschiedener Tiefenskalen

Skala	Autor	Meßbreite
Brief Stanford Scale	Hilgard & Tart (1966) Tart & Hilgard (1966)	1 – 4
Long Stanford Scale	Larsen (1965)	0 – 10
Harvard Discrete Scale	O'Connell (1964)	1 – 10
Harvard Continous Scale	Cheek (1959a)	1 – 10

13.3 Hypnotisierbarkeit und Hypnosetiefe

Die Hypnosetiefe wird durch unterschiedliche Skalen und Konstrukte zu ermitteln bzw. zu definieren versucht.

13.3.1 Tiefenskalen, auf Verhalten basierend

Nach diesen Skalen wird die Tiefe nach bestimmten Hypnose-Aufgaben ermittelt, so z.B. die Skala von LeCron (1953). Die subjektive Einschätzung der Tiefe wird auch vorgenommen durch die North Carolina Scale (Tart, 1963) und deren Erweiterung (Tart & Dick, 1970). Bei all diesen Skalen, die auf der Verhaltenseinschätzung beruhen, kann aufgrund der theoretischen Grundlage zwischen Hypnotisierbarkeit und Tiefe nicht unterschieden werden. So ist die stets hohe Korrelation zwischen beiden Werten logisch evident.

13.3.2 Undefinierte Tiefenskalen

Bei den undefinierten Tiefen-Skalierungen wird ebenfalls eine Quantifizierung vorgenommen, die jedoch auf einer eindimensionalen Skala erfolgt, die die Endpunkte „überhaupt nicht hypnotisiert" und „so tief hypnotisiert wie du meinst, daß es überhaupt möglich ist".

Die Korrelationen zwischen diesen Tiefenskalen und der skalierten Hypnotisierbarkeit liegen zwischen .50 und .75 (Bowers, 1981; Kihlstrom, 1982).

Der Nachteil dieser Messung liegt in der mangelnden Vergleichbarkeit der Daten, gleichzeitig ist zu berücksichtigen, daß hier zahlreiche subjektive Bewertungsaspekte Einfluß nehmen, wie z.B. Situationsfaktoren.

13.3.3 Tiefe und selbstgeschätzte Hypnosereaktionen

Bei Messung durch Selbsteinschätzung werden subjektive Berichte über die Hypnose und die Tiefe untersucht und zeigen hohe Korrelationen.

Als Nachteile ergeben sich, daß sich die Versuchspersonen bei ihrer Tiefenbeurteilung sehr unterschiedlich orientieren. Hochsuggestible orientieren sich mehr an kognitiven Items, während die restlichen Versuchspersonen sich mehr an den überprüfbaren und ideomotorischen Aufgaben orientieren (Kihlstrom, 1981). Faktoren wie Erwartungshaltungen und Einstellungen fließen dabei stark mit ein (Shor, Pistole, Easton & Kihlstrom, 1984).

13.3.4 Diagnostische Einschätzung von Verhalten und Erfahrung

Um die Nachteile der vorgenannten Methoden zu umgehen, werden diagnostische Einschätzungen der Tiefe vorgenommen. Diese Werte korrelieren mit den bekannten standardisierten Hypnoseskalen zwischen .75 und .91 (M.T. Orne & O'Connell, 1967; M.T. Orne, 1980).

Es gilt hier nachzuweisen, ob beide Skalierungen evtl. das gleiche Konstrukt messen.

13.4 Situationsvariablen und Hypnosetiefe

Die verschiedenen Autoren, deren Basis der sozialpsychologische und behavioristische Ansatz ist, sehen Hypnose nicht als besonderen Bewußtseinszustand an (Barber, 1969; Spanos, 1982). Sie nehmen vielmehr die Auswirkung von Interaktionen und Selbstbeobachtung an, die die Selbstbeurteilung der Hypnosetiefe beeinflussen bzw. diese erzeugen (Radtke & Spanos, 1981).

13.4.1 Vorausgehende Variablen beeinflussen den Bericht der Hypnosetiefe

Durch die vorausgehenden Variablen (s. Kap 6 „Die Induktion der Hypnose – theoretische Einführung"), wie „Definition der Situation als Hypnose" werden die Berichte der Versuchspersonen beeinflußt. Entsprechende Veränderungen dieser vorausgehenden Variablen verändern ebenfalls den subjektiven Bericht der Hypnosetiefe (Barber, Dalal, Calverley, 1968), ebenso die Erwartungshaltung gegenüber Hypnose (Mc Cord, 1961) und beeinflussen die Berichte zur Hypnosetiefe bedeutsam (Barber & Calverley, 1969; Kihlstrom, 1982; Council, Kirsch, Vickery & Carlson, 1983).

Auf dem Hintergrund der ich-psychologischen Theorie (z.B. Gill & Brenman, 1959) wurden Untersuchungen zur Autonomie und Hypnosetiefe durchgeführt. Nach dieser Theorie wird Autonomie als Eigenerfahrung eines Individuums mit einer eigenen Identität angesehen, ihre Messung erfolgt u.a. mit der Personality Research Form (Jackson, 1974). Autonomie wird als Mediatorvariable in der Vorhersagbarkeit beim subjektiven Bericht über die hypnotische Tiefe definiert (Rønnestadt, 1989). Untersuchungen zeigen, daß nach einer autoritären Hypnoseinduktion (wie in Barbers Suggestibility Scale BSS, Barber, 1965) Versuchspersonen mit geringer Autonomie bedeutsam weniger von subjektiv eingeschätzter hypnotischer Tiefe berichten als bei permissiven Fremdinduktionen oder bei Selbstinduktionen. Vorausgehende Variablen (wie Rapport, Erwartungshaltungen und Absorption) stehen bei starker Autonomie der Versuchsperson in starkem Zusammenhang mit subjektiver Hypnosetiefe. Diese Ergebnisse zeigen im Rahmen der ich-psychologischen Interpretation, daß hypnotisches Verhalten bei Personen mit großer Autonomie mit größerer Wahrscheinlichkeit selbstkongruent ist als außenkongruent mit Anforderungsvariablen wie der Induktionsform (Rønnestadt, 1989).

Diese Studie bietet eine andere Betrachtungsweise der Hypnose an, bedarf jedoch weiterer Zusatzuntersuchungen, zumal hier die subjektive Einschätzung der Hypnosetiefe einer undefinierten Zehnpunkteskala im Sinne eines globalen retrospektiven Berichtes vorgenommen wird und der Begriff der Tiefe nicht klar definiert wird. Wir begegnen den in Abschnitt 13.3.2 dargelegten Problemen.

13.4.2 Die Wortformulierung in den Skalen

Zahlreiche Untersuchungen machen deutlich, wie allein die Wortformulierungen in den unterschiedlichen Tiefeskalen die Berichte der Versuchspersonen beeinflussen, so auch den Bericht über die Hypnosetiefe (Radtke & Spanos, 1982). Je nach Vorgabe wird das Verhalten dann sogar als nichthypnotisch bezeichnet.

Die Darstellungen machen deutlich, daß die experimentelle Abklärung der Hypnosetiefe sehr vielen methodischen Fehlern unterliegt – wenn sie nicht insgesamt ein Konstrukt ist.

Eventuell kann angenommen werden, daß die Kombination der zahlreichen o.g. Faktoren wie Hypnotisierbarkeit, Interaktionsmuster, Erwartungshaltungen, hypnotischer Kontext, kognitive und affektive Strukturen das ausmacht, was allgemein als Tiefe der Hypnose bezeichnet wird (Laurence & Nadon, 1986).

13.5 Vertiefungstechniken

Obwohl das Konzept der Tiefe und deren Meßbarkeit theoretisch und methodisch sehr umstritten ist, sollen dennoch in einem kurzen Abriß sog. Vertiefungstechniken vorgestellt werden. Ich vertrete zwar nicht die Ansicht, Hypnose sei ein außergewöhnlicher Bewußtseinszustand, der an seinen Tiefegraden erkennbar ist, möchte aber den Anhängern der State-Theorie entsprechende Informationen nicht vorenthalten. Vertreter anderer theoretischer Orientierung können aus den Beispielen Anregungen entnehmen, um die Intensität der Imaginationen zu erhöhen.

13.5.1 Fraktionierung

Vogt (1895) entwickelte die Technik der Fraktionierung: vor der Rücknahme der Hypnose sollen die Gefühle und Gedanken zur Entspannung besonders konzentriert werden. Die Hypnose wird dann nicht vollständig aufgehoben, worauf nun die Gedanken und Gefühle der Entspannung besprochen werden. Danach erfolgt dann wieder die Hypnose-Induktion. Durch Wiederholung dieses Vorgangs soll eine starke Vertiefung der Hypnose erreicht werden.

Die Wirkungsweise besteht in dem deutlichen Feedback, da stets die von der Versuchsperson gegebenen Entspannungsberichte rückgemeldet werden. Hier ist das verhaltenstherapeutische Paradigma der Verhaltensformung *(shaping)* wirksam. (Näheres zu dieser Methode s. Kap. 3 „Geschichte der Hypnose".)

13.5.2 Anhäufungstechnik

Teitelbaum (1969) nimmt eine Anhäufung von Suggestionen vor, die sehr leicht zu befolgen sind. Es wird z.B. bei geringer Reaktion auf Katalepsie nacheinander die Instruktion gegeben, kleinere Motorikreaktionen zu zeigen, so z.B. Arme, Beine, Kopf bewegen etc.

Bei jeder Bewegung erfolgt dann das Loben für die gute Kooperation. Auf diese Weise wird die gewünschte Reaktionsweise im Sinne des systematischen Verhaltensaufbaus (*shaping*) bewirkt.

13.5.3 Atmungs- und Zähltechnik

Oft wird eine Vertiefung mit der Atmung gekoppelt: „Mit jedem Atemzug werden Sie tiefer und tiefer entspannt...". Damit können dann noch weitere Interventionen verbunden werden, wie z.B., daß bei jedem Atemzug um eine gerade Zahl weitergezählt wird:

„Immer, wenn ich zähle, werden Sie weiter tiefer und tiefer entspannt ... 2 ... immer tiefer ... 4 ... und merken deutlich ... 6 ... die Tiefe der Entspannung … 8 ... etc ..." (Kroger, 1977).

Diese Methode wurde bereits im Kap. 7 „Praxis der Hypnose-Induktion" ausführlich besprochen.

13.5.4 Rolltreppe

Die Methode der „Rolltreppe"spricht sehr viele Sinne und somit Vorstellungsebenen an. Sie ist besonders für Gruppeninduktionen, aber auch als Grobraster zur Abklärung der Imaginationsfähigkeit geeignet, da das breite Angebot sehr unterschiedliche Personen motiviert.

Kernbestandteil ist die Fahrt auf einer Rolltreppe, die als eigentliche Vertiefung zu betrachten ist und in gewissem Sinne eine Variante der Zählmethode darstellt. Die darauffolgenden Bilder im „Projektorraum" sind als Projektionsmöglichkeiten für freie Assoziationen anzusehen, die gerade in einer Gruppe viele Freiheiten lassen.

Die Instruktion ist hier vollständig wiedergegeben und stellt eine Tonbandübertragung aus einem meiner Hypnoseseminare dar, wo sie weniger als Vertiefungstechnik, sondern mehr als Gruppendemonstrationsverfahren in der Anfangsphase eines Grundlagenseminars benutzt wird. Die wörtliche Darstellung der Formulierungen kann in der vorgegebenen Form direkt übernommen werden und ist nahezu immer wirkungsvoll. In Klammern gesetzt sind Hinweise und Kommentare.

Einleitungsgeschichte

„Am Anfang steht die Einstimmung auf die Entspannung.

Es ist ein schöner Tag, an dem ihr frei habt, wo ihr einfach an diesem Tag tun und lassen könnt, was ihr wollt, z.B. spazieren gehen, oder auch mal genug Zeit haben, in der Stadt einen Bummel zu machen und dann mal in ein Kaufhaus zu gehen, in Ruhe sich Sachen anzuschauen, und da mit der Rolltreppe in verschiedene Etagen zu fahren, oder ganz in Ruhe diesen Tag zu verbringen, oder ein paar Stunden."

Augenfixation

„Das zweite Prinzip besteht darin, daß Hypnose, wie andere Entspannungsverfahren, etwas damit zu tun hat, sich zu konzentrieren, indem ihr euch jetzt dadurch konzentriert, daß ihr auf einen Punkt vor euch schaut. Dieser Punkt kann evtl. sein, ... die Spitze vom Kuli, der Bügel von der Brille, ein Stück vom Tischbein, oder das eigene Knie; daß ihr einfach ganz in Ruhe diesen Gegenstand anschaut, vielleicht sogar, ohne zu blinzeln, diesen Gegenstand betrachtet. Dadurch erreicht ihr eine Konzentration, so daß Sachen ringsum uninteressanter werden."

(Induktion)

„Du stellst mit der Zeit fest, daß sich die Helligkeit rund um dich verändert, und dieser Gegenstand sich deutlicher hervorhebt, dieser Punkt. Es kann auch mit der Zeit sein, daß dieser Punkt mal scharf oder unscharf wird, wenn du ihn weiter anschaust. Und irgendwann wirst du dann merken, daß deine Augen früher oder später einfach von allein immer schwerer und schwerer werden, vielleicht anfangen zu brennen, die Augenlider immer schwerer und schwerer werden, immer müder werden, es viel Kraft kostet, die Augen noch aufzuhalten, und irgendwann werden die Augenlider so schwer, daß du sie von alleine schließt, entweder jetzt oder später, in ein paar Sekunden oder in ein paar Minuten, die Augen schließt".

(Der Therapeut orientiert sich in seinem Vorgehenstempo etwas mehr an dem langsamen Patienten.)

„Dann wirst du vielleicht vermehrt am Anfang Geräusche wahrnehmen, das Rauschen des Windes draußen, oder entfernt Autos oder Personen, die vorbeigehen. Mit der Zeit wirst du merken, daß diese Geräusche immer mehr und mehr in den Hintergrund treten und immer gleichgültiger werden, immer uninteressanter werden. Du wirst die ganze Zeit zwar meine Stimme hören, aber andere Geräusche werden vollkommen gleichgültig werden" (negative Halluzination).

„Du genießt es, deine Atmung zu spüren, die Entspannung, deutlich das auf und ab deiner Atmung.

Du hast jetzt das Bild vor dir, daß du diesen freien Tag hast, von dem wir vorhin sprachen, gehst spazieren, kommst in die Geschäftsstraße und gehst nun in dieses große Kaufhaus, gehst durch die Menschenmenge hindurch und begibst dich auf die Rolltreppe, die nach oben fährt. Die Rolltreppe fängt langsam an zu fahren, du merkst das leise Rütteln, hörst deutlich die Musik über den Kaufhauslautsprecher und gehst langsam nach oben zur ersten Etage, siehst dort die Gegenstände, vielleicht die Sportartikel, die Leute, die die Dinge ausprobieren". (Beachte die konkreten Formulierungen der visuellen Suggestionen.)

„Du fährst weiter auf der Rolltreppe, kommst zur zweiten Etage, vielleicht sind da Spielsachen, wo einige Kinder stehen und sich die Sachen anschauen, du beobachtest diese Personen ganz deutlich“.

(Nun erfolgen Halluzinationen auf unterschiedlichen Wahrnehmungsebenen.)
„Wenn du auf der Rolltreppe weiterfährst, langsam immer weiterfährst, deutlich in deinem Körper das leichte Vibrieren der Rolltreppe spürst, zur dritten Etage kommst. Dort sind vielleicht Lebensmittel, du spürst deutlich die Gerüche dieser Lebensmittel, evtl. hast du auch den Geschmack von der einen oder anderen Sache im Mund, angeleitet durch den Geruch.

Du gleitest weiter auf der Rolltreppe zur nächsten Etage, zur vierten Etage, merkst, die Leute sind weniger geworden, es wird etwas ruhiger im Kaufhaus, die Musik ist gedämpfter.

Du gleitest weiter und weiter. Du kommst dann zur nächsten Etage, es ist die fünfte Etage, du merkst, daß du fast der einzige bist auf dieser Rolltreppe, die Musik immer gedämpfter und gedämpfter wird.

Du fährst weiter, bis zur sechsten Etage, und dann merkst du, daß die Rolltreppe gleich enden wird. Sie hört langsam auf, bleibt stehen, du gehst dann weiter.

Du findest vor dir einen mittelgroßen Raum, der angenehm beleuchtet ist, und schaust dich darin um, hast viel Zeit und Ruhe mitgebracht, schaust dich um, und nimmst auch da Platz, ganz angenehm, auf dem Sofa oder auf dem Stuhl, machst es dir sehr schön bequem“. (Freier Verhaltensspielraum im double-bind.)

„Nach einiger Zeit, wo du es dir ganz doll bequem und entspannt gemacht hast, geht vor dir ein Vorhang zur Seite, an der gegenüberliegenden Wand. Du siehst eine Leinwand, wie im Kino. Der Raum wird langsam dunkler und es werden Bilder projiziert auf diese Leinwand, von Gegenständen und von Menschen.“

(Von nun an wieder diverse Halluzinationen.)
(Langsamer Übergang von statischen zu dynamischen Imaginationen, wieder verbunden mit unterschiedlichen Halluzinationen.)

Du siehst da plötzlich eine Kaffeetasse – aus der Kaffeetasse steigt leicht Dampf heraus, du spürst deutlich den Geruch dieses Kaffees in deiner Nase, du spürst auch deutlich die Wärme, die davon ausstrahlt.

Und dann kommt ein anderes Bild, vielleicht eine Banane oder ein Pfirsich, du schaust dir dieses Bild an.

Und plötzlich beginnen diese Bilder sich zu bewegen wie in einem Film. Es ist ein wunderschöner Sommertag, eine schöne Landschaft, eine Wiese mit einem Flüßchen drin, du kannst darin spazieren gehen. Du hörst deutlich die Vögel zwitschern, in dieser Landschaft, das kleine Flüßchen fließen und die Blätter rauschen. Es ist angenehm warm, du genießt es, diese Wärme auf deiner Haut zu spüren, diese angenehme, entspannende Wärme ganz deutlich im Gesicht wahrzunehmen, an Schultern, Armen und Händen. Diese wunderbare Sonnenwärme, du genießt sie. Du gehst weiter spazieren, riechst deutlich den Duft von den Blumen, die am Wegesrand sind, siehst ihre Farben, die Blumen, die vielleicht in dem warmen Sommerwind bewegt sind.

Wenn du so spazieren gehst, begegnen dir auch Menschen unterschiedlichen Alters, es können auch Personen dabei sein, die du kennst, Personen aus der Vergangenheit oder Gegenwart. Du siehst deutlich deren Gesicht, diese Person, ihre Frisur und ihre typische Bewegung. Es kann ein Freund oder eine Freundin sein, vielleicht aus der Schulzeit, oder jemand von heute. Du siehst diese Person ganz deutlich und unterhältst dich mit ihr, so wie du es gewohnt bist, mit ihr zu sprechen. Siehst deutlich ihre Mimik und ihre typischen Bewegungen, wenn diese Person dir begegnet“.

(Nun folgen Angebote der Altersregression)
„Es kann auch sein, daß sich mit der Zeit die Szenerie etwas verändert. Vor dir auf diesem Weg ist auf einmal ein Spielzeug aus der Kindheit, ein Ball oder ein Reifen, ein Roller oder eine Puppe. Du schaust dir diesen Gegenstand genau an, nimmst ihn in

die Hand und hast genau das typische Gefühl wie früher, wenn du diesen Gegenstand in die Hand genommen hast. Du merkst: die Zeit hat sich nicht verändert, dieser Gegenstand ist so wie früher und du auch.

Du kannst mit diesem Gegenstand spielen so wie früher. Und auch die Personen von früher, die zu diesem Gegenstand gehören, nimmst du ganz deutlich wahr, ihr Aussehen, ihre Stimmen, du hast Kontakt mit ihnen und spielst mit diesem Gegenstand, solange du es möchtest. Genieße es, ausreichend Zeit dafür zu haben, ganz locker damit zu spielen".

(Nun wieder Gegenwartsbezug und Angebot der freien Assoziation zu diesem Bereich.)
Nach einiger Zeit ändert sich wieder die Szenerie in eine andere Richtung, vielleicht vom Urlaub, vom Partner, von einer Person oder einer Landschaft. Du nimmst die typischen Inhalte davon wahr, betrachtest sie ganz genau, die Geräusche, Bewegungen, Eindrücke, Gerüche. Siehst es ganz deutlich, nimmst es ganz deutlich wahr. Nach einiger Zeit, nach einigen Minuten oder auch länger bist du in dieser Situation.

„Nach einiger Zeit werden die Bilder langsamer, der Raum wird allmählich wieder erhellt, der Vorhang vor dieser Leinwand schließt sich. Du schaust dich in diesem Raum um, hängst noch etwas diesen Gedanken nach, streckst dich und begibst dich wieder langsam und gemütlich zurück zur Rolltreppe, stellst dich darauf, und sie beginnt langsam wieder zu fahren.

Ganz langsam und locker gleitet die Rolltreppe nach unten zur fünften Etage, du siehst wieder Besucher dieses Kaufhauses, fährst weiter zur vierten Etage, siehst dort die typischen Gegenstände und mehr Menschen und Geräusche und gleitest weiter und weiter zur dritten Etage, dort waren es Lebensmittel. Du gleitest vorbei an der zweiten Etage mit Spielsachen, kommst zur ersten Etage mit den Sportartikeln. Die Rolltreppe wird immer langsamer und bleibt stehen, sie hält unten an und du gehst gemütlich weiter bummeln durch das Kaufhaus, durch die Menschenmenge hindurch, gehst langsam zum Ausgang, und wenn du draußen bist, öffnest du die Augen.

(Langsamer Beginn der Rückführung.)
(**Nun reale Rückführung**. Wichtig: Stimme ist lauter und bestimmter, damit alle Teilnehmer bzw. sehr tief entspannte Versuchspersonen der Instruktion folgen.)

Du wirst auch gleich die Augen öffnen, hörst deutlich meine Stimme, du merkst, daß du hier auf dem Stuhl sitzt und ich zähle von 3 bis 0. Du wirst dich dann ganz entspannt und wohlig aktiv fühlen. 3 – du befindest dich hier in diesem Zimmer auf diesem Stuhl. 2 – 1 – und 0 – du öffnest die Augen.

Die nachfolgende Besprechung (z.B. in der Gruppe) macht deutlich, wie unterschiedlich die Informationen aufgenommen und verarbeitet wurden und wie wichtig es ist, in einer Therapie individuelle Instruktionen bzw. Suggestionen zu geben, die auf die Kognitionen, Emotionen und Erwartungshaltungen des Patienten abgestimmt sind.

13.5.4.1 Reaktionsbeispiele

In zahlreichen Ausbildungsseminaren wurden sehr interessante individuelle Reaktionen gezeigt, hierzu einige Beispiele:

- Das Bild des Kaufhauses erzeugt bei einigen Teilnehmer Unbehagen, abhängig von dessen Größe und den Kaufgewohnheiten der Personen.
- Die Fahrtrichtung der Rolltreppe ist für die verschiedenen Personen unterschiedlich mit Entspannung verbunden.
- Für einige ist das Bild der Rolltreppe unangenehm und sie nehmen von sich aus das Bild des Aufzugs.
- Bei der Instruktion „du bist nun allein..." entwickelt eine Teilnehmerin plötzlich Ängste. Sie erkennt, daß sie in ihrem

schwangeren Zustand auf keinen Fall „allein“ sein möchte, hat Angst vor einer Fehlgeburt.

- Ein junger Vater erlebt sich mit seinem Kinderwagen auf der Rolltreppe und hat nun seine Mühe, diesen einigermaßen bequem in das Geschehen zu integrieren.

Bei der Vorgabe der Altersregression:

- Oft werden Spielzeuge wie Dreirad, Reifen oder Ball plastisch erlebt. Dabei werden sehr plastische Szenen wachgerufen.
- Bei einigen Teilnehmern entstehen spontan Ängste, so bei einem Teilnehmer, der an seine unangenehme Einschulung erinnert wird und bei einem anderen, der spontan blaß wird, als ihm sein Großvater begegnet.

Die unterschiedlichen Reaktionsweisen zeigen, daß jeder eine für ihn stimmige Szenerie konstruiert und in der für ihn individuell typischen Weise reagiert.

Kapitel 14

Psychoneurologie

> Der Mensch kann nicht
> in einem einzelnen Lebensbereich recht tun,
> während er in irgend einem anderen unrecht tut.
> Das Leben ist ein unteilbares Ganzes.
>
> Mohandas Karamchand (gen. Mahatma) Gandhi (1869 - 1948)

In diesem Kapitel sind die Funktionen der Nervensysteme dargestellt, die eng mit psychophysiologischen Funktionen verbunden sind. Es können lediglich grundlegende Informationen vermittelt werden. Sie führen zum besseren Verständnis der in Kapitel „Phänomene der Hypnose" aufgezeigten und diskutierten Ergebnisse. Diese Ausführungen zur Psychoneurologie sollen aber auch dazu dienen, zusammen mit den dargestellten Experimentalbefunden zu den Phänomenen der Hypnose Hypothesen zu bilden, die auf die Wirkfunktionen der Hypnose und ggf. neuronale Korrelate der Hypnose hinweisen. Aus diesem Grunde sind erst am Ende von Kapitel 15 die für die Psychoneurologie der Hypnose wichtigen Folgerungen angeführt.

14.1 Regelsysteme – Grobüberblick

Je komplizierter ein biologischer Organismus ist, um so mehr muß er über Systeme der Informationsaufnahme, Informationsverarbeitung und Steuerung verfügen. Dazu dienen die Nerven und das Hormonsystem.

14.1.1 Nervenfunktionen

Die Nerven sind als Leitungen für elektrische Impulse anzusehen. Das heißt, die physikalisch sehr unterschiedlichen Informationen der Sinneszellen werden in elektrische Impulsmuster umgewandelt und weitergeleitet. Die Weiterleitung auf einen anderen Nerv erfolgt über eine Schaltstelle, die Synapse. Sie ist durch einen Spalt vom nächsten Nerv getrennt und nimmt über chemische Stoffe (Neurotransmitter) die Überleitung zum nächsten Nerv vor.

Je nach Aufgabenbereich werden sensible und motorische Nerven unterschieden.

Die *sensiblen Nerven* nehmen Informationen über einen Rezeptor (z.B. Sinnesorgan) auf und leiten diese als Impulse weiter an höhergeordnete Schaltstellen wie z.B. das Gehirn. Da sie aufsteigend Informationen leiten, werden sie als *afferente oder sensible Nerven* bezeichnet.

Die *motorischen Nerven* geben Impulse von höheren Schaltstellen weiter an motorische Einheiten und geben damit „Befehle" an Erfolgsorgane wie z.B. Muskeln. Da diese Nerven vom Zentrum zur Peripherie führen, werden sie als *efferent oder motorisch* bezeichnet.

Durch die Informationen beider Nervengruppen kann der Organismus Reize wahrnehmen und darauf reagieren oder selbst gewollt Aktionen vornehmen.

Zu unterscheiden ist hier einmal ein Nervensystem, das allein für die Funktion der Innenzustände des Körpers zuständig ist (idiotropes System). Dieses vegetative System nimmt Reize aus dem Körperinneren wahr (propriozeptive Reize) und regelt z.B. Blutdruck, Körpertemperatur, Blutzucker etc.

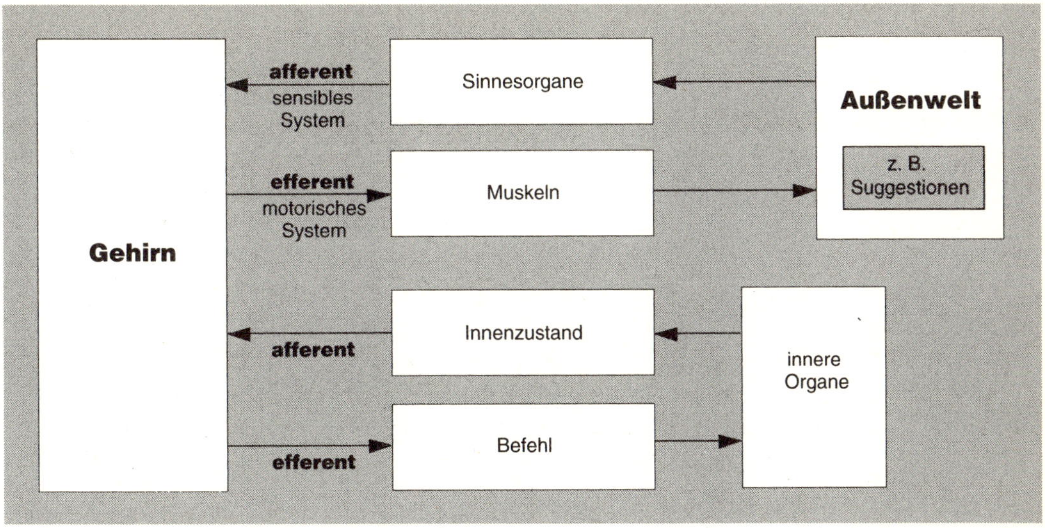

Abb. 14.1: Regelmechanismus des Nervensystems. Als Eingabe der Außenwelt wirken Suggestionen auf den umfangreichen Regelmechanismus des Nervensystems ein.

Parallel dazu arbeitet das Nervensystem, das mit der Umwelt in Verbindung steht (= oikotropes System). Es nimmt Umweltreize wahr (exterozeptive Reize) und regelt so die Interaktion mit der Umwelt. Abb. 14.1 verdeutlicht diese Funktionszusammenhänge.

Bestimmte Regelmechanismen sind Antworten auf die Umwelt und als Schutzfunktionen fester Bestandteil vorprogrammierter Reaktionsweisen, die dann als automatische Funktionen ablaufen (Reflexe).

14.1.2 Hormonfunktionen

Die Hormone sind chemische Stoffe, die in speziellen endokrinen Organen erzeugt werden und über das Blut oder die Lymphbahnen in den Organismus gelangen. Sie haben in bestimmten Organen spezifische Wirkungen und arbeiten als eine chemische „Fernsteuerung". An den Organen befinden sich spezielle Rezeptoren, die diese Substanzen aufspüren und dann Veränderungen veranlassen wie z.B. Regulation der Schilddrüse oder der Verdauung.

Die Steuerung des Nerven- und des Hormonsystems sind eng miteinander gekoppelt; dabei hat das Nervensystem die übergeordnete Position.

Das Nervensystem arbeitet über seine elektrischen Impulse schneller und gezielter. Das Hormonsystem arbeitet chemisch und seine Wirksubstanzen gelangen passiv über den Blutstrom zu den Erfolgsorganen; diese Substanzen müssen entsprechend chemisch wieder ab- oder umgebaut werden, wenn die diversen Steuereffekte erreicht sind.

14.2 Aufbau und Funktionen des Nervensystems

Wie bereits oben dargestellt, kann das Nervensystem in zwei wesentlichen Bereiche unterteilt werden: *das oikotrope und das idiotrope System.*

Das *oikotrope System* regelt die Verbindungen des Organismus mit der Umwelt und ermöglicht willkürliches Einwirken auf die Umwelt. Es besteht aus dem Zentralnervensystem (Gehirn und Rückenmark) und dem peripheren Nervensystem (afferente und efferente Nerven von Kopf, Rumpf, Extremitäten, Sinnesorganen).

Das *idiotrope System* wird als vegetatives (viszerales, autonomes) System bezeichnet und ist zum Großteil antagonistisch organisiert; die

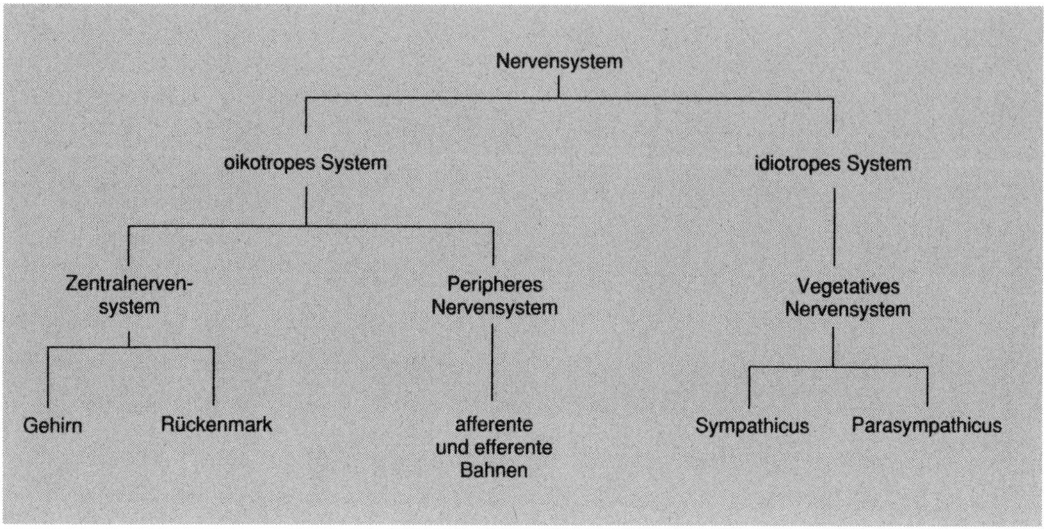

Abb. 14.2: Aufbau der Funktionskreise des Nervensystems

Nerven des Sympathicus und Parasympathicus sind seine Organisationseinheiten. In Abbildung 14.2 ist diese Unterteilung graphisch veranschaulicht.

Nachfolgend sind die einzelnen Funktionskreise differenziert dargestellt.

14.3 Das Zentralnervensystem

Wie aus Abbildung 14.2 hervorgeht, besteht das Zentralnervensystem (ZNS) aus dem Gehirn und dem Rückenmark.

14.3.1 Das Rückenmark

Das Rückenmark als Bestandteil des Zentralnervensystems ist von der Wirbelsäule umhüllt. Es ist der Hauptversorgungsstrang der Nerven zwischen der Hauptzentrale des Gehirns und den Erfolgsorganen. Entsprechend sind hier sowohl afferente (sensible) Nerven von den Organen untergebracht als auch efferente (motorische) Nerven, die Impulse an die Organe geben.

Diese Bahnen sind an bestimmten Arealen im Rückenmark lokalisiert und haben z.B. Funktionen wie: Leitung der Tiefensensibilität, Schmerz- und Temperaturempfindung, Oberflächensensibilität, Verbindung zum Kleinhirn, Motoriksteuerung.

Einfache automatische Regulationen wie bestimmte Reflexe werden direkt – unter Umgehung des Gehirns – hier umgeschaltet, sog. Rückenmarksreflexe (monosynaptische Reflexe). Sie laufen direkt vom Rezeptor über die relevante Rückenmarksstelle efferent zum Wirkorgan. Als Beispiel mag hier der Patellar-Kniesehnen-Reflex gelten: bei einem Schlag unter die Kniescheibe wird eine reflektorische Muskelzuckung des Unterschenkels ausgelöst.

14.3.2 Das Gehirn

Das Gehirn besteht aus einer kompakten Vernetzung von Nervenzellen und -fasern. Es läßt sich in unterschiedliche Bereiche unterteilen, die sich teilweise phylogenetisch oder durch ihre Aufgaben voneinander unterscheiden. Bezüglich ihrer Aufgaben besteht kaum Übereinstimmung in der Fachliteratur. Die differenzierteste Systematik wird hier von Beaumont (1987) gegeben (s. Tab. 14.1 und Abb. 14.3).

Tabelle 14.1: Einteilung des Zentralnervensystems in Regionen, zu denen einige Grundstrukturen angegeben sind. Die Zahlen beziehen sich auf Abb. 14.3.
(Aus: Beaumont, Einführung in die Neuropsychologie. München: Psychologie Verlags Union, 1987, S. 34)

Gehirn		Vorderhirn (Prosencephalon)	Telencephalon (Endhirn) (1)	Großhirnrinde
			Rhinencephalon	limbisches System
			Diencephalon (Zwischenhirn) (2)	Thalamus Hypothalamus Basalganglien innere Kapsel
	Hirnstamm / Formtatio reticularis	Mittelhirn	Mesencephalon (Mittelhirn)	Mittelhirn
				Cerebellum
			Metencephalon (Hinterhirn)	Pons (5)
			Myencephalon (Nachhirn) (6)	Medulla oblongata
Rückenmark (7)				

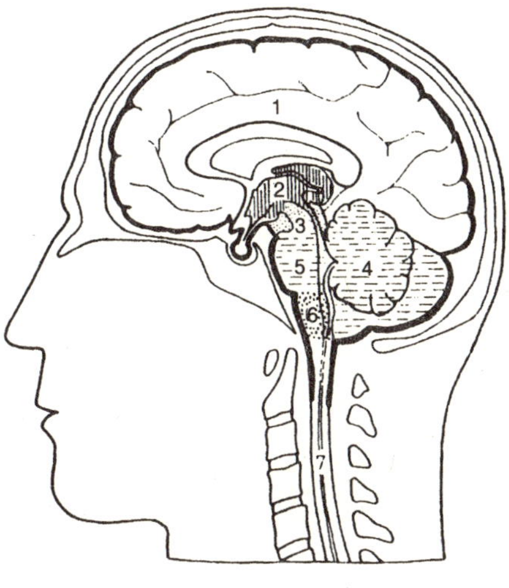

Abb. 14.3: Die einzelnen Hirnbereiche
(aus: Beaumont, 1987, S. 35)

14.3.2.1 Das Telencephalon – der cerebrale Cortex

Das Endhirn (Telencephalon) ist der entwicklungsgeschichtlich jüngste Teil des Gehirns. Es besteht aus den beiden gleichen Hirnhälften, den Hemisphären, die über den Balken miteinander verbunden sind.

Die Oberfläche ist stark durch Windungen (Gyri) und Vertiefungen (Sulci) strukturiert. Die Großhirnrinde (Cortex) besteht aus der sog. grauen Substanz und ist das nervenreichste Areal. Hier werden die einfachsten und kompliziertesten Denkstrukturen generiert. Quer über beide Hemispären verläuft die Zentralfurche (Sulcus centralis). In der vor ihr befindlichen Windung (Gyrus praecentralis) sind die Stammzellen der motorischen Funktionen und Willkürbewegungen. In der hinteren Zentralwindung (Gyrus postcentralis) sind die Projektionsfelder der Körpersensibilität; in diesem Hirnteil werden bestimmte afferente Informationen in definierten Arealen verarbeitet (somatotopische Repräsentation).

Auf dem Cortex gibt es weitere Zentren mit unterschiedlichen Funktionen, wie z.B. das Sprachzentrum, die Hörregion (vgl. Abb. 14.4). Diese Lokalisation darf jedoch nicht zu eng aufgefaßt werden, klare Abgrenzungen der Funktionsbereiche sind kaum möglich, weil im Gehirn eine mannigfaltige Vernetzung zwischen den einzelnen haupt- und Unterbereichen besteht.

Insgesamt hat das ZNS, hier besonders der cerebrale Cortex, übergeordnete integrative Funktionen. Ein wesentlicher Aspekt ist das Erleben des Bewußtseins.

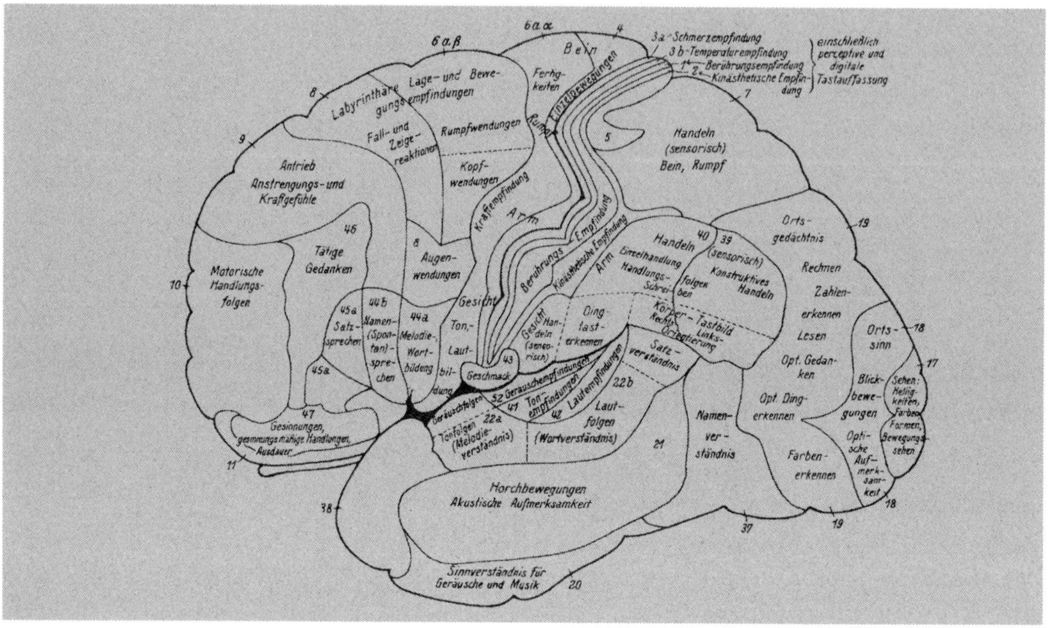

Abb. 14.4: Topographie des Großhirns
(aus Duus, P.: Neurologisch-topische Diagnostik. Stuttgart: G. Thieme 1987)

Diese sehr komplexen Funktionen des cerebralen Cortex sind gekennzeichnet durch z.B.

- zielgerichtete und willentliche steuerbare Aufmerksamkeit
- Umgang mit abstrakten Ideen
- Ausdrucksfähigkeit durch Worte oder Symbole, Abstraktionsvermögen
- Planung von Handlungen und Vorauserkenntnis der Wirkungen, Selbst- und Fremderkenntnis
- Aufbau ästhetischer und ethischer Werte. (Mountcastle, 1974)

Wesentlich ist hier das geordnete Zusammenspiel cortikaler und subcortikaler Strukturen, die z.B. die Erstellung eines mittleren Aktivitätsniveaus durch das aufsteigende retikuläre aktivierende System (ARAS, s.u.) vornehmen und so die Voraussetzung für höhergeordnete (Denk)-Prozesse schaffen.

Zahlreiche Untersuchungen zeigen, daß bei z.B. motorischen Aktivierungen durch den Cortex auch zentrale Mitinnervation vegetativer Begleitreaktionen erfolgt, so bei der Erwartung von Startreaktionen.

Weitere Funktionen des Endhirns sind u.a.:

- Sprache und Semantik
- Gedächtnis
- Erinnerung
- Lernen

Auf die Darstellung der umfassenden psychoneurologischen Modelle und der möglichen neuronalen Substrate kann bei diesen extrem komplizierten und meist wenig erforschten Mechanismen hier nicht eingegangen werden.

Hypothesen der Hemisphärendifferenzierung

Den beiden Hirnhemisphären wird teilweise eine unterschiedliche Funktion zugeschrieben. Die Beobachtungen bei Personen mit einer Durchtrennung des Balkens (Split-Brain-Patienten) bestätigt die Theorie der unterschiedlichen Funktionen (Sperry, Gazzaniga & Bogen, 1967; Milner, 1971; Squire & Moore, 1979).

Aus den Untersuchungen von Split-Brain-Patienten wurden die in Tab. 14.2 dargestellten Hypothesen abgeleitet.

Tabelle 14.2: Funktion der beiden Hemisphären, Hirn

linke Hemisphäre	rechte Hemisphäre
– Enthält das neuronale Substrat für Sprache (Eccles, 1979); deshalb wird die linke Hemisphäre als die dominante bezeichnet. – Verarbeitet logische Einheiten, also Sprache. Sie muß bei logischen Informationen eine Decodierung vornehmen, damit die rechte Hemisphäre sie auf emotionaler Ebene verstehen kann (Bakan, 1980). – Übt bewußte Kontrolle über das Skelettmuskelsystem aus. Dabei sind Bilder aus dem Bereich der rechten Hemisphäre mit wirksam. – Sie kann evtl. als eine Schaltstelle zur Außenwelt angesehen werden.	– Verarbeitet nonverbale Bilder, besonders die Bilder vom Körper. – Hat eine vorgeordnete Rolle in der Verarbeitung von Emotionen, bei der Beurteilung von Reizen und in Streßsituationen (Safer & Levental, 1977). – Beinhaltet mehr sensorische, integrative Prozesse, die dem Bewußtsein nicht oder schwer zugänglich sind. – Ist dominanter bei emotionalen Situationen (Lyman, Bernadin & Thomas, 1980). Eventuell findet hier die Bewertung von Imaginationen statt. – Schafft den Zugang zu Imaginationen. Deshalb besteht evtl. ein direkter Bezug zum autonomen Nervensystem und zum limbischen System (Achterberg, 1985). Das heißt möglicherweise, daß durch die rechte Hemisphäre verbale Informationen in nonverbale und bildhafte Informationen verwandelt werden, um sie so dem autonomen Nervensystem zugänglich zu machen. – Ist evtl. eine Schaltstelle zwischen Bewußtsein und Innensystem des Körpers.

Es ist wohl „zutreffender, von einer sich gegenseitig ergänzenden *Spezialisation der beiden Hemisphären* zu sprechen, wobei die linke in der Regel *sprachdominant* ist" (Schmidt, 1980, S. 177).

Die Untersuchungen von Goldenberg (1987) zeigen ebenfalls, daß diese Problematik sehr differenziert betrachtet werden muß und stark abhängig ist von den jeweiligen kognitiven oder imaginativen Aufgaben, so z.B. ob visuelle oder motorische Vorstellungen verarbeitet werden. Bildliche und motorische Vorstellungen haben demnach unterschiedliche neurologische Substrate. Dies zeigt sich u.a. in der unterschiedlichen Durchblutung des Gehirns bei verschiedenen Denk- oder Vorstellungsaufgaben; bei Entspannung und visueller Vorstellung erfolgt eine Mehrdurchblutung des linken occipitalen Bereiches; d.h. hier wird das hintere Areal aktiviert, in dem sich die Sehrinde befindet.

Die Dual-Coding Theorie, nach der die beiden Hirnhemisphären unterschiedliche Funktionen haben, wird jedoch deutlich von Goldenberg (1987) widerlegt.

Die Untersuchungen auf dem Gebiet der Hypnose versuchen hier weitere Erhellung zu bringen. Diese Problematik wird in Kap. 15 „Phänomene der Hypnose" näher erörtert.

14.3.2.2 Das limbische System

Das Großhirn besteht neben dem Neocortex aus dem limbischen System, einem entwicklungsgeschichtlich älteren Anteil des Gehirns. Das limbische System ist anatomisch schwer zu defi-

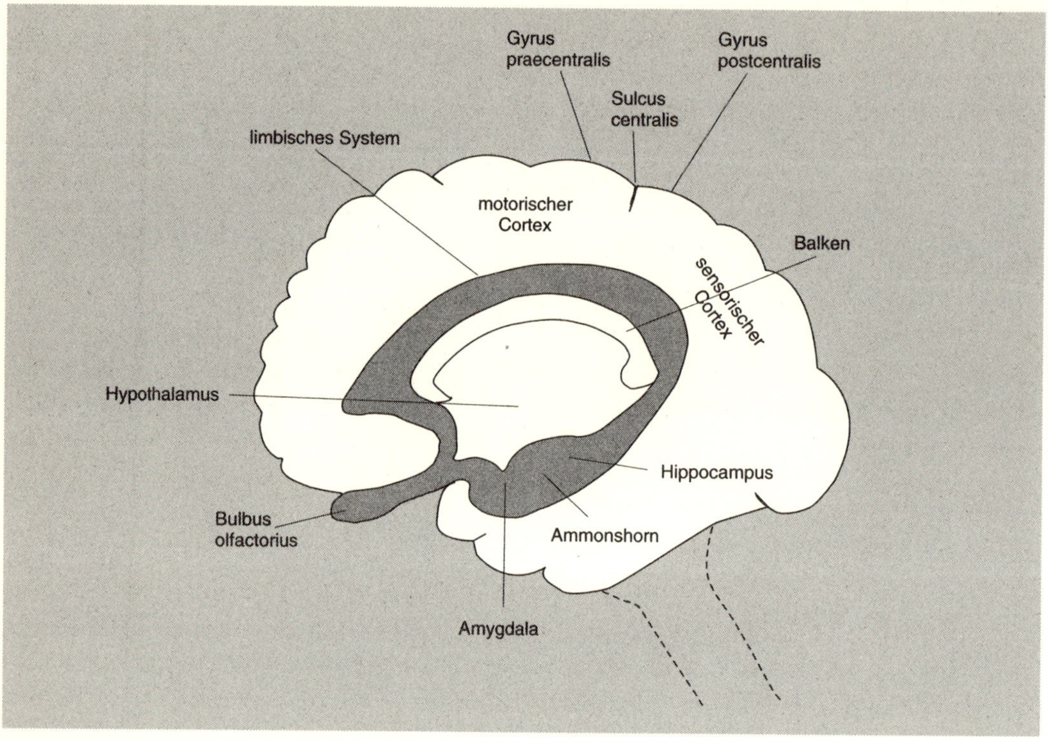

Abb. 14.5: Anatomie und Lage des limbischen Systems
Hier wird die saumförmige (Limbus = Saum) Anordnung deutlich.
(Schnitt durch den Balken, zwischen den Hemisphären)
Besondere Bereiche wie Amygdala und Hippocampus stehen in direkter Verbindung mit dem Hypothalamus.

nieren, da es kein geschlossenes, topisch geordnetes Bahnensystem ist und weil es aus den Randgebieten des Cortex und Verbindungen zu subcortikalen Zentren (s. Abb. 14.5) besteht.

Insgesamt ist das limbische System mehr als funktionelles System zu bezeichnen. Mitunter wird es auch als viszerales oder emotionales Gehirn beschrieben (Kahle, Leonhard & Platzer, 1986), wodurch seine Funktionen verdeutlicht sind.

Während der Neocortex die präzise raumzeitliche Kommunikation mit der Umwelt und die formal-logischen Steuerungen und Bewertungen vornimmt, ist es die *Aufgabe des limbischen Systems*, Stimmung, Handlungsbereitschaft, Motivationsgefüge, Emotionen, Lern- und Gedächtnisprozesse zu regeln. Hinzu kommen die Aufgaben, die Bedeutungen der Informationen aus der Innen- und Außenwelt festzulegen. Das Frontalhirn ist dabei möglicherweise eine neocorticale Kontrollstelle des limbischen Systems.

Näher definierte Funktionen des limbischen Systems sind: Steuerung des Sozial- und Sexualverhaltens, das zur Individual- und Arterhaltung dient, Anpassung von sensorischen Informationen und affektiven Zuständen. Hier werden artspezifische Verhaltensweisen, also ererbte angeborene Reaktionen gesteuert, wie z.B. der Signalcharakter des Haaresträubens bei Angst oder Wut. Untersuchungen zeigen, daß hier die Ergebnisse von Erfahrungen auf ihre Zweckmäßigkeit hin verglichen werden und dann entsprechende affektive Verhaltensmuster aktiviert werden (Isaacson, 1974). Hier wird die Wahrnehmung und Bewertung sensorischer Informationen an das Gedächtnis gekoppelt.

Da die Verbindung zum Neocortex sehr eng ist, werden hier auch kognitive Fähigkeiten verarbeitet. Motorische, vegetative und endokrine

Funktionen werden hier gesteuert und koordiniert. Somit wirkt sich die Störung einer dieser Funktionen auf die Emotionen aus – und umgekehrt können Emotionen an dieser Stelle die anderen Systeme beeinflussen. *Hier ist wahrscheinlich eine wesentliche Steuerstelle, an der die Kognitionen (Vorstellungsbilder etc.) des Neocortex psychische, motorische, physiologische und emotionale Prozesse beeinflussen.*

Wesentliche Funktionen des limbischen Systems sind noch die Erzeugung und Regelung von Emotionen, d.h. Gefühle und Stimmungen und deren Ausdrucksverhalten (Levi, 1975). Wahrscheinlich ist hier das neuronale Substrat für erlerntes motiviertes Verhalten zu finden (Jänig, 1980).

Die funktionelle Beziehung zum übergeordneten Neocortex und den untergeordneten Strukturen des Hypothalamus ist in Abb.14.6 grob schematisch dargestellt.

Monoamine Systeme

Zum limbischen System gehören die monoaminergen Systeme. Es sind jene Nervengruppen, die auf die Wirksubstanzen der Monoamine Dopamin, Noradrenalin und Serotonin reagieren. Diese Systeme wirken hoch zum Neocortex und in die tiefer gelegenen Areale (wie z.B. Thalamus und Hypothalamus, s.u.) zum Stammhirn hin. Sie dienen zur globalen Regulierung des Verhaltens. Werden in bestimmten Bereichen (hier: mediales Vorderhornbündel im lateralen Hypothalamus) über implantierte Reizelektroden Impulse gegeben, so wirken diese Reize (z.B. bei der Ratte) als Verstärkung eines intendierten Verhaltens (Hall, Bloom & Olds, 1979; Iversen & Iversen, 1977). Wird die Verabreichung des Reizes dem Versuchstier über einen Hebelmechanismus selbst überlassen, so führt es eine exzessive Selbststimulation aus.

Im limbischen System und dem monoamiden System liegen somit *neuronale Substrate für Verstärkungsmechanismen*, so durch die catecholaminergen Systeme (sie sprechen auf z.B. Adrenalin, Noradrenalin, Dopamin an) – zumindest ist eine synaptische Verschaltung festzustellen.

Zahlreiche psychische Erkrankungen sind wahrscheinlich Veränderungen höherer ZNS-Strukturen, besonders des limbischen Systems, zuzuschreiben. So wirken die meisten hier eingesetzten Psychopharmaka häufig im dopaminergen System: bei Angst und starken Verstimmungen erniedrigen Benzodiazepine (wie Valium, Librium) den Serotonin-Stoffwechsel. Bei Schizophrenie blockieren z.B. Pleothiazine (wie Chlorpromazin) die Dopaminrezeptoren. Bei Depressionen verstärken Tricyclide (z.B. Imipramin) die Wirkung von Noradrenalin und Serotonin, da eine Blockierung an den Synapsen erfolgt (Goodman & Gilman, 1975).

In den späteren Kapiteln bleibt zu prüfen, inwiefern Hypnose ähnliche Wirkungen erzielen kann, d.h., ob eine Beeinflussung des limbischen und monoamiden Systems durch Hypnose möglich ist.

14.3.2.3 Das Zwischenhirn (Diencephalon)

Das Zwischenhirn hat verschiedene Schaltareale mit unterschiedlichen Funktionen.

Thalamus

Der Thalamus ist ein Hirnstammbereich und entwicklungsgeschichtlich ein Steuerzentrum für die vegetativen Funktionen. Er ist eine Art Schaltstation der afferenten Systeme zum Endhirn. Im Thalamus befinden sich unterschiedliche Kerne, also Verteilerstationen für z.B. das visuelle und auditorische System. In gleicher Weise sind hier motorische Kerne und Assoziationskerne. Diese stehen in anatomischer und funktioneller Zuordnung zu entsprechenden Arealen des sensiblen und motorischen Cortex.

Hypothalamus

Der Hypothalamus ist der ventrale (untere) Bereich des Zwischenhirns, in dem afferente und efferente Bahnen verlaufen (s. Abb. 14.6).

Der Hypothalamus ist ein wichtiges Integrationszentrum für somatische, vegetative und endokrine Funktionen. Hier werden z.B die wichtigsten Parameter des Blutes, Liquors, Wasser- und Salzhaushalts, Kohlehydratstoffwechsels und der Sexualfunktionen geregelt. Hier werden die Hormone der peripheren endokrinen Drüsen kontrolliert, die primär über die Hypophyse

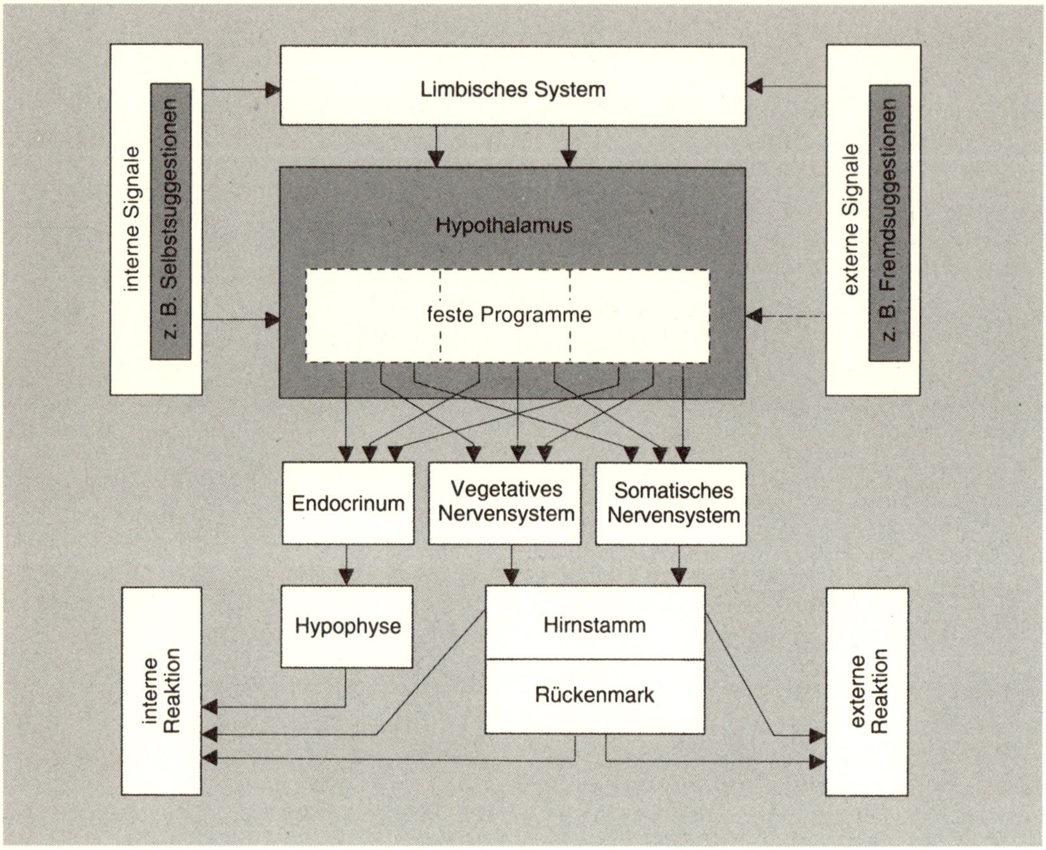

Abb. 14.6: Schema des Funktionsablaufs im Hypothalamus (nach Jänig, 1980, S. 147, ergänzt durch den Autor) Selbst- und Fremdsuggestionen wirken als Eingangssignale auf den Hypothalamus und das Limbische System, die komplexe Verarbeitungs- und Schaltsysteme sind.

angesteuert werden. Bestimmte Areale des Hypothalamus haben eine übergeordnete Bedeutung bei der kardio-vaskulären Steuerung und passen zentralnervös den Kreislauf an die Arbeitsanforderungen an. Diese Hypothalamusbereiche sind der neocortikalen Kontrolle unterstellt.

Klinische Beobachtungen am Menschen zeigen, daß durch Läsionen an bestimmten Hypothalamusbereichen Funktionsstörungen auftreten, wie Störungen von: Schlaf, Thermoregulation, endokriner Regulation, Emotionsverarbeitung etc.

Im Hypothalamus liegen vorgefertigte Programme für bestimmte Grundverhaltensweisen vor, die zur Selbsterhaltung des Individuums und der Art dienen. So führt die elektrische Reizung bestimmter Bereiche zu Abwehr- und Fluchtverhalten, Nahrungsaufnahme, Sexualverhalten etc.

14.3.2.4 Das Stammhirn

Das Stammhirn verbindet die „höheren" Areale von Endhirn und Zwischenhirn mit dem Rückenmark. Hier handelt es sich um zahlreiche anatomisch und funktionell sehr ineinander verschachtelte Systeme mit sensorischen, motorischen und vegetativen Funktionen.

Es sind Mittelhirn (Mesencephalon), Brückenhirn (Pons) und verlängertes Mark (Medulla oblongata); die Formatio reticularis wird weitgehend vom Mittelhirn und Medulla oblongata umschlossen (s. Abb. 14.7).

Formatio reticularis

Die Formatio reticularis ist ein relativ unspezifisches System mit teilweise noch unvollständig untersuchten Aufgabenbereichen. Hier werden

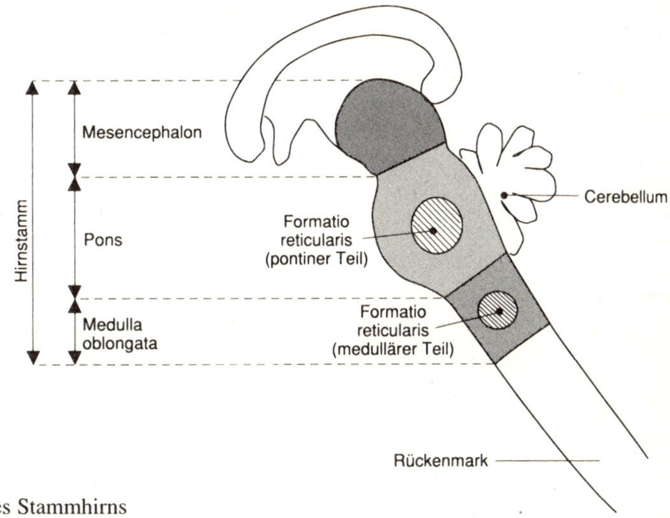

Abb. 14.7: Grobschema der Anatomie des Stammhirns

mannigfaltige afferente und efferente Beziehungen zwischen dem motorischen und sensorischen Cortex, limbischem System, Thalamus, Hypothalamus und dem Rückenmark hergestellt. Die Verbindungen und Funktionen der Formatio reticularis sind in Abbildung 14.8 grobschematisch dargestellt.

Wesentlichste Funktionen der Formatio reticularis sind:

- Steuerung des Schlaf-Wach-Rhythmus und damit cortikale Beeinflussung der Bewußtseinslage. Hier werden einerseits die Regulationen der lebensrhythmischen Prozesse vorgenommen; bei längeren Flugreisen in Ost-West-Richtung wird durch diese Beeinflussung die Wirkung des Systems deutlich.
- Hier ist das generelle Weckzentrum. Da alle (afferenten) sensorischen Impulse die Formatio reticularis passieren, können sie die motorische Aktivierung im Sinne eines Wachwerdens initiieren (= ARAS; aufsteigendes reticuläres aktivierendes System).
- Unterstützung der Ziel- und Stützmotorik, zur Koordinierung der vom Kleinhirn gesteuerten Impulse.
- Gestaltung der affektiv-emotionalen Wirkung sensorischer Reize (besonders bei Schmerzreizen) durch die Koppelung mit dem limbischen System.
- Regelung vegetativ-motorischer Reflexe wie z.B. Schluck-, Nieß-, Husten-, Kreislauf-, Atmungsreflexe.

Medulla oblongata

Das verlängerte Mark ist der funktionell „primitivste" Teil des Gehirns, der dem Rückenmark vorgeschaltet ist. Entsprechend sitzen hier die lebenswichtigsten Funktionen, die auch bei Durchtrennung des Hirnstamms oberhalb der Medulla oblongata noch erhalten bleiben wie z.B.:

- Atmungsregulation durch chemosensible Areale, die auf die Blutzusammensetzung reagieren. Wesentliche Parameter sind hier u.a. pH-Werte und CO_2-Gehalt.
- Kardio-vaskuläre Regulation

In nicht genau abzugrenzenden Zentren der Medulla oblongata, der Formatio reticularis und im Pons sind Schaltstellen zur Regulierung des Herz-Kreislauf-Systems, die vorwiegend für die automatische Balance des Systems verantwortlich sind. Insgesamt wird das Herz-Kreislauf-System jedoch auf allen Ebenen des ZNS beeinflußt, so z.B. *durch kognitive (imaginative) Einstellungen wie Angst und Erwartungshaltung,* wobei neben dem Cortex das limbische System mitbeteiligt ist.

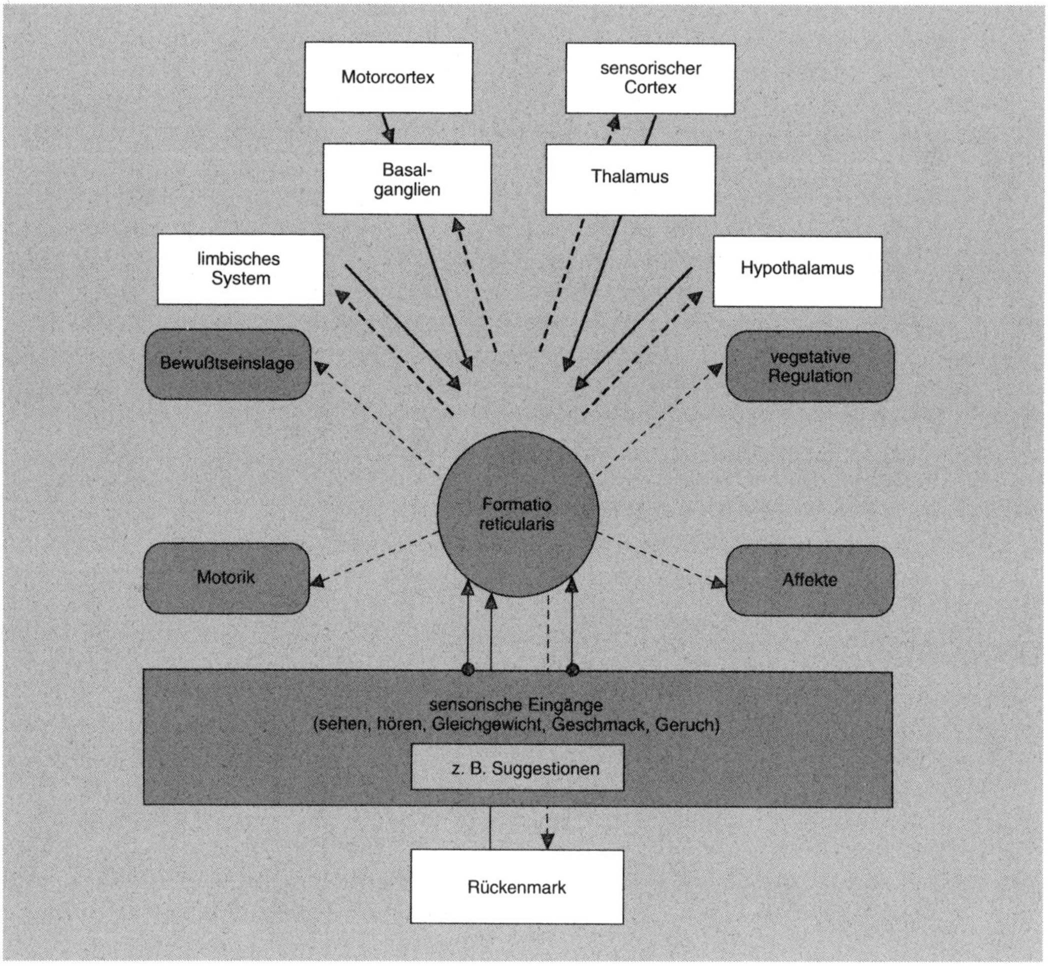

Abb. 14.8: Verbindungen und Funktionen der Formatio reticularis (orientiert an Zimmermann, 1980, S. 217)
▭ = anatomische und funktionelle Systeme
⬭ = Beiträge der Formatio reticularis zu funktionellen Systemen

14.3.2.5 Das Kleinhirn (Cerebellum)

Im Kleinhirn erfolgen die unbewußte Regelung und die Integration der Motorik. Hier laufen sämtliche afferenten Impulse ein, die über die Motorik informieren: die Stellung der einzelnen Gelenke und Glieder sowie Zustände der einzelnen Muskeln bei aktiver und passiver Bewegung. Efferent wird mit diesen Informationen dann eine Verarbeitung vorgenommen. Ziele sind: Koordination und Feinabstimmung der Körpermotorik und Kontrolle des Muskeltonus. Sowohl willkürliche wie unwillkürliche Bewegungen werden hier abgestimmt. Ohne cerebelläre Funktionen wären alle Bewegungen unkoordiniert, nicht zielgerichtet und grobschlächtig.

Da im Kleinhirn auch die Reize des Gleichgewichtsorgans vom Innenohr anlaufen, wird hier auch die Gleichgewichtsregulierung und die Orientierung im Raum vorgenommen. Dazu gehört dann bei plötzlicher Änderung der Körperposition die Einleitung reflektorischer Bewegungen zur Kompensation. Da das Kleinhirn schnell auf Alkoholeinwirkungen reagiert, sind seine Funktionen bei Alkoholkonsum besonders betroffen, was sich in Sprachschwierigkeiten, Koordinationsstörungen und Gangabweichungen äußert.

14.4 Das vegetative Nervensystem

Das vegetative Nervensystem wird auch als viszerales oder autonomes Nervensystem bezeichnet und besteht aus den beiden antagonistischen Systemen Sympathicus und Parasympathicus. Ihre Hauptfunktion ist es, das innere Milieu des Organismus konstant zu halten. Der Sympathicus ist jedoch auch besonders bei Prozessen gefordert, die interaktiv mit der Umwelt sind, so z.B. bei Streß, Angriffs- und Verteidigungssituationen.

Das vegetative Nervensystem ist efferent und verläßt das Rückenmark; alle Fasern werden danach vor Ankunft am Erfolgsorgan mindestens einmal umgeschaltet. Der Sympathicus hat zahlreiche solcher Synapsen, die eine Ganglienkette, den Grenzstrang neben der Wirbelsäule, bilden.

Der Hauptnerv des Parasypathicus ist der Nervus vagus; die Schaltkerne liegen hier sehr dicht am jeweiligen Erfolgsorgan und ermöglichen dadurch schnellere Schaltungen. Der *Sympathicus hat eine ergotrope Wirkung*, sie ist aktivierend und arbeitsgerichtet, d.h. z.B. Erhöhung der Puls- und Atemfrequenz, verminderte Darmperistaltik.

Der *Parasympathicus ist dagegen trophotrop wirksam*, d.h., er ist auf Entspannung und Ernährung ausgerichtet.

Die Übertragung vom vegetativen Nervensystem auf den Effektor erfolgt neurohumoral, d.h. durch chemische Substanzen. Die Neuronen des

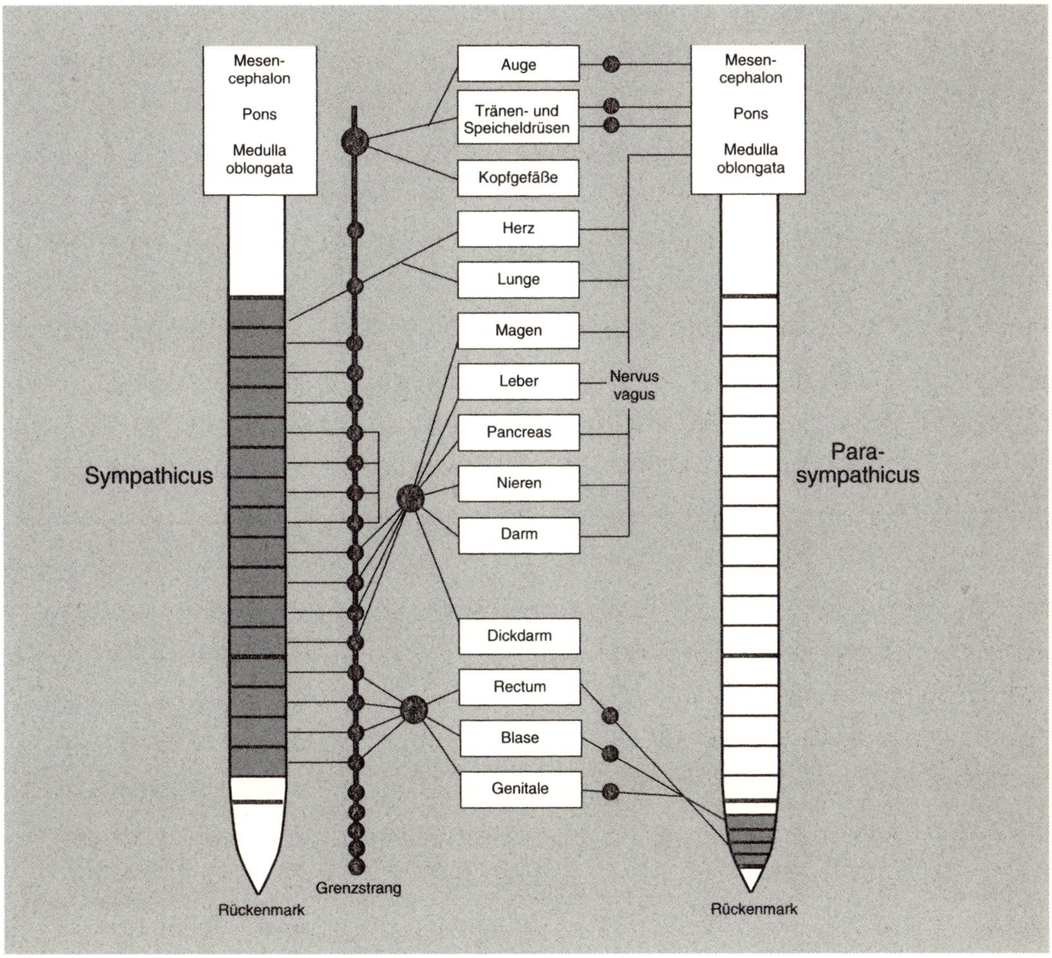

Abb. 14.9: Aufbau des vegetativen Nervenystems, Grobschema
(Die verschiedenen Ganglien sind durch Punkte dargestellt.)

Tabelle 14.3: Effekte der Aktivierung von Sympathicus und Paraympathicus auf die einzelnen Organe (aus Jänig, 1980, S. 122)

Organ oder Organsystem	Reizung des Parasympathicus	Reizung des Sympathicus
Herzmuskel	Abnahme der Herzfrequenz Abnahme der Kontraktionskraft (nur Vorhöfe)	Zunahme der Herzfrequenz Zunahme der Kontraktionskraft
Blutgefäße:		
Arterien in Haut und Mucosa	Ø	Vascoconstriction
... im Abdominalbereich	Ø	Vascoconstriction
... im Skeletmuskel	Ø	Vascoconstriction Vasodilatation (nur durch Adrenalin) Vasodilatation (cholinerg)
... im Herzen (Coronarien)	Ø	Vascoconstriction ? Vasodilatation
... im Penis (Clitoris und Labiora minora?)	Vasodilatation	?
Venen	Ø	Vascoconstriction
Gehirn	Vasodilatation (?)	Vascoconstriction
Gastorintestinaltrakt:		
longitudinale und circuläre Muskulatur	Zunahme der Motilität	Abnahme der Motilität
Sphincteren	Erschlaffung	Kontraktion
Milzkapsel	Ø	Kontraktion
Harnblase:		
Detrusor vesicae	Kontraktion	Erschlaffung
Trigonum vesicae (Spincter internus)	Ø	Kontraktion
Genitalorgane:		
Vesica seminalis	Ø	Kontraktion
Ductus deferens	Ø	Kontraktion
Uterus	Ø	Kontraktion Erschlaffung (abhängig von Species und hormonalem Status)
Auge:		
M. dilatator pupillae	Ø	Kontraktion (Mydriasis)
M. sphincter pupillae	Kontraktion (Miosis)	Ø
M. ciliaris	Kontraktion (Nahakkomodation)	leichte Erschlaffung (unbedeutend)
Tracheal-Bronchialmuskulatur	Kontraktion	Erschlaffung
Mm. arrectores pilorum	Ø	Kontraktion
exocrine Drüsen		
Speicheldrüsen	starke seröse Sekretion	schwache mucöse Sekretion (Gl. submaxillaris)
Tränendrüsen	Sekretion	Ø
Verdauungsdrüsen	Sekretion	Abnahme der Sekretion oder Ø
Drüsen im Nasenrachenraum	Sekretion	Ø
Bronchialdrüsen	Sekretion	?
Schweißdrüsen	Ø	Sekretion (cholinerg)
Stoffwechsel:		
Leber	Ø	Glykogenolyse Gluconeogenese
Fettzellen	Ø	Lipolysis (freie Fettsäuren im Blut erhöht)
Insulinsekretion (aus β-Zellen der Langerhansschen Inseln)	Ø	Verminderung

Sympathicus sind adrenerg, d.h., ihre Reaktionssubstanz ist Adrenalin und Noradrenalin. Der Parasympathicus ist cholinerg und reagiert mit Acetylcholin. Das Nebennierenmark ist ein umgewandeltes sympathisches Ganglion und produziert neuronal bedingt 80% Adrenalin und 20% Noradrenalin. Treten Notfallsituationen, Streß oder emotionale Belastungen auf, so schüttet das Nebennierenmark die zehnfache Menge im Vergleich zur Ruhesituation aus. Die zentralnervösen Steuermechanismen für diese Prozesse, die über den Hypothalamus als oberstes Integrationsorgan und das limbische System ablaufen, sind noch weitgehend unerforscht.

Das anatomische Schema und die Wirkung des vegetativen Nervensystems sind in Abbildung 14.9 und Tabelle 14.3 veranschaulicht.

Fallen Teile des zentralen Steuersystems aus, so übernehmen periphere Teile des vegetativen Nervensystems diese Aufgaben automatisch. Letztlich ist anzumerken, daß das vegetative System zwar nicht direkt willentlich beeinflußbar ist, jedoch indirekt über z.B. Entspannung oder entsprechende Vorstellungsbilder der Ruhe oder der Erregung.

14.5 Funktionssysteme

Wie deutlich wurde, arbeiten die unterschiedlichen Nervensysteme miteinander vermascht, um auf unterschiedlichsten Ebenen Veränderungen oder Normalisierungen in der Innenwelt des Organismus oder in der Umwelt vorzunehmen.

Diese Funktionskreise sollen hier exemplarisch am Streßablauf verdeutlicht werden.

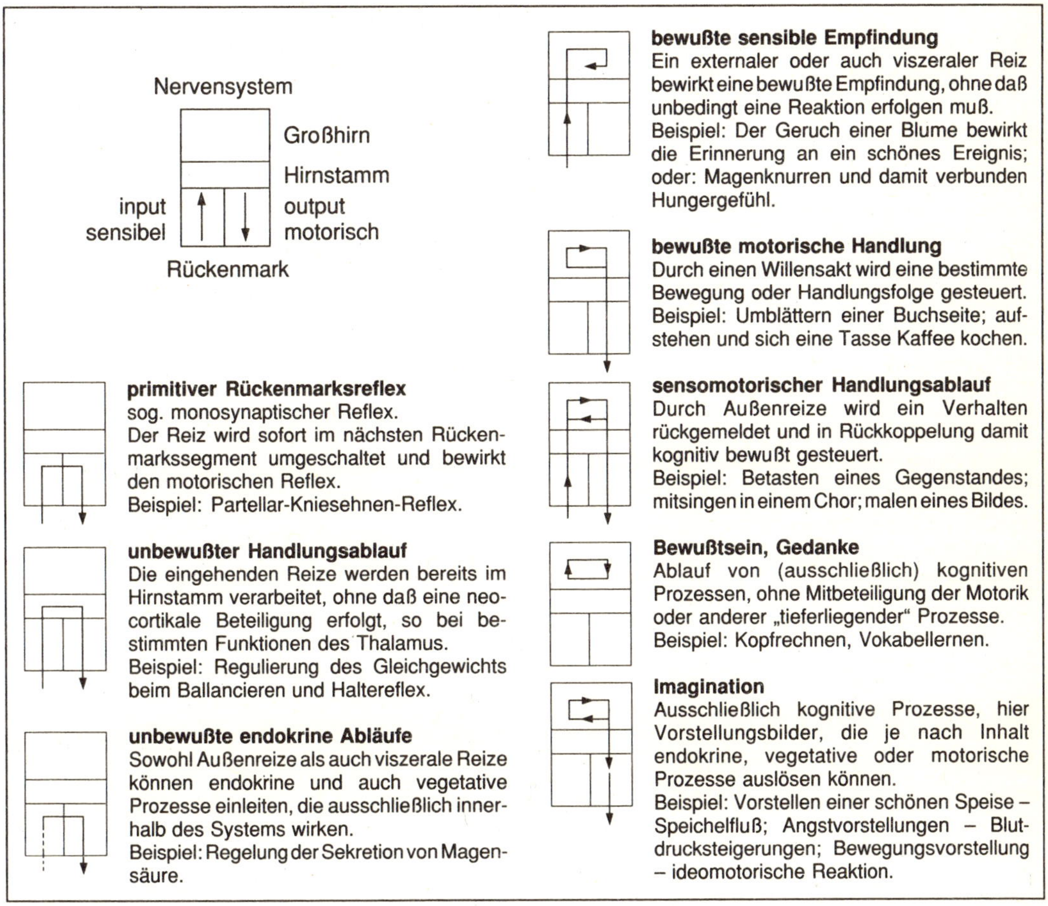

Abb. 14.10: Kybernetik-Modell der verschiedenen Regelsysteme in bezug auf das Bewußtsein (in Anlehnung an Beutner, 1980, S. 87, ergänzt durch den Autor)

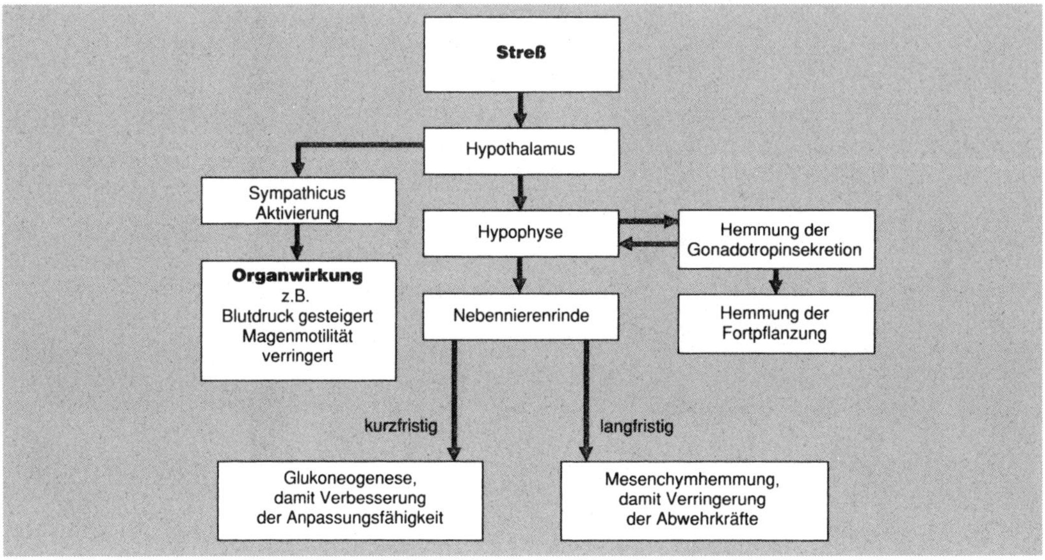

Abb. 14.11: Grobschema: Ablaufprozesse bei Streß

14.5.1 Kybernetikmodell des Nervensystems

Die Regelprozesse auf den unterschiedlichen Ebenen des Nervensystems sind am besten in einem vereinfachten Kybernetikmodell (Beutner, 1980) darzustellen (s. Abb. 14.10).
Hier wird deutlich, daß je nach biologischer Ablauffunktion unterschiedliche Ebenen der Verarbeitung gewählt werden. Erst bei komplexeren Handlungsabläufen tritt eine bewußte Empfindung auf, d.h. bewußte kognitive Verarbeitung.

Durch die zahlreichen Untersuchungen zur Wirkung der Hypnose soll überprüft werden, ob durch Hypnose lediglich das durch Imaginationen gekennzeichnete Kybernetik-Programm angesprochen wird - oder ob auch andere Ebenen erreicht werden.

14.5.2 Beispiel: Streßmodell

Am Beispiel des Streß soll das Funktionsmodell des Nervensystems knapp dargestellt werden (s. Abb. 14.11.) Streß ist hier definiert als Druck, Belastung, Anspannung, sei es auf körperlicher, emotionaler, sozialer oder kognitiver Ebene.

Deutlich wird, daß Streß nicht nur durch sehr vielschichtige und komplexe Außen- und Innenbedingungen verursacht wird, sondern zentralnervös wirksam ist und hier als sehr starker Auslösereiz wirkt. Beeinflußt werden das vegetative und das endokrine System. Bei Dauerbelastungen können durch diese Regelprozesse Krankheiten bedingt werden: Abbau der Abwehrkräfte, Sexualreduktion, Blutdruckerkrankungen, Magenerkrankungen, allgemeine Stoffwechselstörungen.

Hier gilt es aufzufinden, inwieweit Hypnose Interventionsmöglichkeiten bietet (s. Kap. 15 „Phänomene der Hypnose“, Kap. 24 „Hypnose in der Medizin“, Kap. 25 „Hypnose in der Psychologie und Psychotherapie“).

14.5.3 Rolle der Hypnose in der Psychoneurologie

In dieser Überblicksdarstellung der Psychoneurologie wurde weiterhin deutlich, wie eng verknüpft zahlreiche Funktionen sind wie z.B. Emotion, Kognition, Motorik, Physiologie. In der Psychotherapie und auch in der Hypnoseforschung sind wir meist mit sehr komplexen Funktionssystemen konfrontiert, deren Hauptschaltstellen es aufzufinden gilt.
Im nachfolgenden Kapitel 15 „Phänomene der Hypnose“ soll auf diesem Hintergrund der Komplexität von Steuervorgängen die Frage aufge-

worfen und überprüft werden, inwieweit Hypnose bzw. Suggestionen unter Hypnose Einfluß auf bestimmte neurologische Funktionen haben. Letztlich soll die Frage beantwortet werden, an welchen neurologischen Zentren oder Schaltstellen die Wirkmechanismen der Hypnose ansetzen.

Wie zu Anfang dieses Kapitels erwähnt, soll dann am Ende der Darstellungen der Phänomene der Hypnose (Kap. 15) diskutiert werden, welche neurologischen Korrelate dafür evtl. in Betracht kommen.

Kapitel 15

Phänomene der Hypnose

> Geheimnisse sind
> noch keine Wunder
>
> Johann Wolfgang von Goethe (1749–1832)

In diesem Kapitel wird aufgezeigt, welche Wirkungen durch Hypnose erzielt werden können. Gleichzeitig wird kritisch untersucht, ob allein Hypnose für das Auftreten dieser „typischen" Phänomene verantwortlich ist.

Die meisten Arbeiten zu diesem Thema listen die sehr unterschiedlichen Phänomene meist nacheinander auf. Hier soll versucht werden, diese in ein möglichst übergreifendes Ordnungsschema einzugliedern.

Dieses teilweise an Hartland (1973) orientierte Schema trifft die Einteilung nach den Auswirkungen der Hypnose. Auf keinen Fall ist zu vergessen, daß dem Wesen der Hypnose gemäß alle Veränderungen durch sehr starke psychologische Aspekte bedingt werden. Wie weiter deutlich werden wird, sind einige Phänomene mehreren Kategorien zuzuordnen (s. S. 213 oben).

So weit wie möglich soll auch hier wieder eine einheitliche Darstellung erfolgen, die Vergleiche erleichtert:

Darstellungsschema der Phänomene

a) Beschreibung und Definition
b) Experimentelle Befunde
c) Indikation/Grenzen
d) Methoden und Instruktionen
e) Diskussion und Kritik

Um erhebliche Überschneidungen mit späteren Kapiteln zur klinischen Anwendung zu vermeiden, werden an dieser Stelle grundsätzliche Inhalte aufgezeigt, während später bei den klinischen Schilderungen differenziertere Anwendungsbereiche beschrieben werden.

Bei der Darstellung der experimentellen Befunde soll ein Einblick in die Entwicklung der unterschiedlichen Fragestellungen und die methodischen Schwierigkeiten gegeben werden; deshalb sind auch ältere Untersuchungen und Befunde wiedergegeben. Bei manchen Phänomenen gibt es kaum neuere Untersuchungen, da die Diskussion darüber abgeschlossen ist oder vorübergehend ruht. Allgemein wird versucht, stets am Ende des Abschnitts den neuesten Stand der Forschung darzustellen.

Insgesamt ist die Darstellung von der Kontroverse gekennzeichnet, ob Hypnose ein besonderer Bewußtseinszustand ist oder nicht. (Siehe hierzu die Diskussion state vs. non–state in Kap. 3 „Theorien der Hypnose".) Entsprechend werden bei fast allen Phänomenen auf der einen Seite Untersuchungsergebnisse erscheinen, die die Existenz dieses typischen Phänomens deutlich bestätigen. Auf der anderen Seite sind die Befunde, aus denen hervorgeht, daß sich dieses „hypnotische" Verhalten nicht deutlich von anderen vergleichbaren Verhaltensweisen unterscheidet. Solche Verhaltensweisen können z.B. durch soziale Interaktionen hervorgerufen werden (Spanos, 1986, 1987).

Ordnungsschema der Phänomene

1. Kommunikation – Rapport

2. Veränderung der Willkürmotorik
2.1. Ideomotorik
2.2. Katalepsie
2.3. Armlevitation
2.4. Automatisches Schreiben

3. Veränderungen in den Nervensystemen
3.1. Kardio-vaskuläre Funktionen
3.1.1. Herzfunktionen
3.1.2. Blutdruck
3.1.3. Periphere Durchblutung
3.2. Thermoregulation
3.3. Speichelsekretion
3.4. Hautreaktionen: Blasenbildung
3.5. Abwehrsysteme
3.5.1. Allergiereaktion
3.5.2. Immunsystem
3.6. Hirnfunktionen
3.6.1. Cortexfunktionen
3.6.2. Alpha-Aktivitäten
3.6.3. Hirnhemisphären

4. Veränderungen der Wahrnehmung und Wahrnehmungsverarbeitung
4.1. Halluzinationen
4.2. Allgemeine optische Wahrnehmungsveränderungen
4.3. Farbenblindheit
4.4. Blindheit, monokular, binokular
4.5. Myopie
4.6. Taubheit
4.7. Geruch
4.8. Analgesie und Anästhesie
4.9. Körperschema

5. Veränderung von Gedächtnis und Zeit
5.1. Altersregression
5.2. Altersprogression
5.3. Zeitverzerrung
5.4. Amnesie

6. Veränderungen weiterer psychologischer Aspekte
6.1. Dissoziation
6.1.1. Hidden Observer
6.1.2. Dissoziation in der Anästhesie
6.1.3. Unbewußtes Hören
6.1.4. Unbewußtes Lernen
6.2. posthypnotischer Auftrag
6.3. Trance–Logic

7. Selbsthypnose

15.1 Kommunikation – Rapport

a) Beschreibung und Definition
Der Rapport ist nicht allein für Hypnose typisch, sondern bezeichnet allgemein den wechselseitigen Beziehungsaspekt zwischen Patient und Therapeut und ist bestimmt durch gegenseitige Wertschätzung.

Hypnose kann so weit wirken, daß der Therapeut mit seinen Suggestionen subjektive Umweltveränderungen vornehmen kann (z.B. Halluzinationen, s. u.); dies erfordert von ihm sehr viel an Einfühlungsvermögen, um dem Patienten genau die Suggestionen und bildhaften Formulierungen zu geben, die für ihn angemessen, und auch gleichzeitig therapeutisch relevant sind. Dies beinhaltet abstrakt: Interaktion zwischen Aufgabenstellung durch den Therapeuten und Erwartungshaltungen (Emotionen etc.) beim Patienten auf der Ebene des kognitiven Stils, der vom Patienten vorgegeben wird (Sheehan & McConkey, 1982).

Bei gutem Rapport bleiben beide während der gesamten Hypnosesitzung miteinander in Kontakt: der Patient nimmt die Therapeutenstimme wahr bzw. reagiert darauf und der Therapeut kann an den Verhaltensweisen des Patienten erkennen, daß dieser mit ihm sinngemäß in Kontakt steht, wie z.B. durch sprachliche Mitteilungen oder Körperreaktionen.

Der Therapeut ist kontinuierlich auf derartige Kommunikationen angewiesen, damit er weiter

Rapport beinhaltet Wertschätzung und Vertrauen

Der Patient hat Vertrauen in die Fähigkeiten und Kompetenzen des Therapeuten und auch darin, daß dieser ihm helfen kann. Der Patient hat ein dringendes Bedürfnis nach Hilfe und begibt sich in die Obhut des Therapeuten (Crasilneck, 1980). Gleichzeitig wünscht er, eine angenehme Beziehung zum Therapeuten herzustellen, evtl. sogar, ihm zu gefallen; Aspekte der Übertragung werden hier deutlich.

Auf der anderen Seite kennt der Therapeut die emotionalen Bedürfnisse und Ängste des Patienten und hilft ihm durch eine emotional angemessene und harmonische Beziehung, über diese Inhalte zu sprechen und sie zu bearbeiten.

Aufgabe des Therapeuten ist es weiter, innerhalb dieser Beziehung eine Art Abschirmung gegenüber anderen störenden Außenreizen vorzunehmen. Da er durch seine Suggestionen während der Hypnose dann weitgehend die einzige Verbindung zur Außenwelt darstellt, sind hier Vertrauen und gegenseitige Wertschätzung besonders wesentlich.

Früher wurde sogar angenommen, daß diese Isolierung von der Umwelt ausschließlich sei, und nur allein der Therapeut mit dem Patienten reden könne; es hängt jedoch sehr vom Patienten ab, wie stark dieser es zuläßt, auch von anderen Personen Instruktionen anzunehmen.

angemessene Interventionen vornehmen kann. Die einseitige Beeinflussung ist somit keinesfalls gegeben.

b) Experimentelle Befunde

Beim Rapport handelt es sich im wesentlichen um allgemeine Beziehungsaspekte, das heißt um die grundsätzliche Kommunikation, die zwischen Therapeut und Patient relevant ist. Diese Beziehung sollte stets intensiv sein, wie auch die Ergebnisse der einschlägigen Studien aus verschiedenen Therapierichtungen zeigen.

Im Bereich der Hypnose sind äußerst wenige experimentelle Arbeiten zu diesem Thema zu finden, meistens stehen dann andere Variablen, wie z.B. Erwartungshaltung, Motivation im Mittelpunkt (siehe Kap. 5 „Vorbereitung der Induktion und Vorbereitungsübungen“).

Durch ihre differenzierten Untersuchungen konnten Lynn, Nash, Rhue et al. (1984) feststellen, daß der Rapport wesentlich ist, um die als unwillkürlich erlebten Reaktionen zuzulassen. Personen mit hohem positiven Rapport reagieren stärker auf die Instruktionen des Versuchsleiters als die mit geringem Rapport. Wenn die Versuchsperson hoch suggestibel ist, so wird sie bei gutem Rapport sogar widersprüchliche Aspekte annehmen bzw. einen Kompromiß zwischen ihren normativen Erwartungen und denen des Versuchsleiters finden; die Versuchsperson mit niedrigen Werten in beiden Dimensionen wird sich vorwiegend normativ verhalten. Diese Ergebnisse lassen vermuten, daß hoch suggestible Versuchspersonen sogar besonders motiviert sein können, stark auf den Versuchsleiter einzugehen (Lynn et al., 1984; Dolby & Sheehan, 1977; Sheehan, 1980). Lynn nimmt in einer anderen Untersuchung jedoch an, daß die Suggestibilität keinen Einfluß auf den Rapport hat (Frauman, Lynn, Hardaway et al., 1984). Die Ergebnisse von Lynn et al. (1984) zeigen, daß der Rapport wahrscheinlich mitbeeinflußt wird durch zahlreiche Faktoren, so u.a. durch situationsbezogene Erwartungshaltungen.

Der Rapport wird jedoch nicht nur allein auf der verbalen Ebene hergestellt bzw. aufrecht erhalten; mit physiologischen Ableitungen (EEG, EKG, GSR) wird nachgewiesen, daß auch durch komplexe nonverbale Kommunikation/ Suggestion der Rapport hergestellt und aufrechterhalten werden kann (Mirza, Petrusinsky & Doroshenko, 1984).

In ihrem interaktiven Ansatz nimmt Bányai (1988a, 1988b) sogar eine interaktionale Synchronität an. Bei ihren experimentellen Untersuchungen stellte Bányai (1988a) fest, daß beim Therapeuten während der Hypnosebehandlung eines Patienten seine eigenen kleineren Beschwerden wie z.B. Kopfschmerzen, rauher Hals, Zahnschmerzen verschwanden. Weiter beobachtete sie, daß der Therapeut gegenüber dem Patienten synchrone Verhaltensweisen zeigt, wie z.B. synchrone Atmung, Bewegung der Hände, des Körpers. Wenn diese unbeabsichtigte Synchronität eintrat, fühlten sich die Patienten wohler und hatten mehr Vertrauen in den Therapeuten und die Therapie.

c) Indikation/Grenzen
Aus der Darstellung geht logisch evident hervor, daß der Rapport eine Grundvoraussetzung der therapeutischen und hypnotischen Beziehung ist, und somit keiner besonderen Indikation bedarf.

Grenzen sind dort gegeben, wo der Patient Mißtrauen gegenüber dem Therapeuten oder seiner Methode hat. An dieser Stelle sollte keine Hypnose erfolgen, sondern die allgemeine Beziehung der Partner (Rapport) sollte durch ausführliche Gespräche und Aufklärungen hergestellt werden.

Falls der Patient dennoch keine vertrauensvolle Beziehung zum Therapeuten aufbauen kann (und umgekehrt), so sollte ein Therapeutenwechsel, mit Bestimmtheit ein Methodenwechsel angezeigt sein.

Rapportverlust

Mitunter kann Rapportverlust dadurch auftreten, daß der Patient die Therapeuten-Informationen nicht mehr wahrnimmt, d.h. während der Hypnose darauf nicht mehr reagiert. Orthodoxe Vertreter der Methode sind hier der Ansicht, daß das Unbewußte dennoch die relevanten Informationen aufnimmt und herausfiltert. Mißverständnisse sind hier jedoch in hohem Maße möglich.

Bereits bei der Induktion kann der Rapport durch unangemessene Instruktionen beendet werden. Die Formulierung „... Sie sind nun ganz entspannt und alle Geräusche ringsrum sind Ihnen gleichgültig..." kann bewirken, daß alle Geräusche – inclusive Therapeutenstimme – ausgeblendet werden. Deshalb sollte eine solche, als Abschirmung für Störgeräusche gute Formulierung ergänzt werden durch „... Sie hören aber während der gesamten Zeit immer deutlich meine Stimme".

Der Therapeut ist auf die Signale des Patienten angewiesen (verbale Mitteilungen und physiologische Veränderungen wie Hautdurchblutung, leichte motorische Reaktionen wie Mundbewegung bei Geschmackssuggestionen etc.); falls diese sich immer weiter reduzieren, kann der Rapport verloren gehen. Hier kann der Therapeut gegensteuern, indem er mit etwas lauterer Stimme in Abständen einfügt „Sie hören deutlich meine Stimme ...".

Ein wiederholter Rapportverlust kann in langweiligen und zu einschläfernd gesprochenen Instruktionen begründet, evtl. durch Übermüdung des Patienten bedingt sein oder ggf. durch seine pathologische Realitätsflucht (vgl. Kap. 22 „Gefahren, Grenzen und Kontraindikationen") hervorgerufen werden.

Was passiert nun bei plötzlichem Rapportabbruch? Dies entspricht der surrealen Frage „Was passiert, wenn der Therapeut plötzlich während der Hypnose verstirbt". Die Untersuchungen von Dorcus, Brintnall und Case (1941) legen bereits nahe, daß der Patient dann einfach nach wenigen Minuten aufwachen wird, wie auch bei anderen Entspannungsverfahren. Dies wird dann später durch ausgefeilte Experimente bestätigt: wenn der Versuchsleiter den Raum verläßt, so öffnen hypnotisierte Versuchspersonen nach wenigen Minuten ihre Augen und warten ab, bis der Versuchsleiter wiederkommt, während Versuchspersonen, die Hypnose simulieren sollten, immer noch in „Hypnose" sind (Orne & Evans, 1966; Evans und Orne, 1971).

d) Methoden und Instruktionen
Es gibt keine besonderen Methoden, um den Rapport zu verbessern, es sei denn, man erkennt im Verlauf der Behandlung, daß bestimmte Instruktionen bzw. Formulierungen die Vorstellungswelt und das kognitive System des Patienten besonders gut erreichen. Dies sollte jedoch weniger als gesonderte Methode, sondern als Grundvoraussetzung angesehen werden.

e) Diskussion und Kritik
Der Kommunikationsaspekt in der Psychotherapie, besonders in der Hypnose, ist in seiner therapeutischen Relevanz nicht zu unterschätzen. Deshalb sollte nochmals betont werden, wie wichtig es ist, durch anamnestische Gespräche

sowohl den Klienten in seiner Gesamtpersönlichkeit als auch im Rahmen seiner Störungen (deren Genese und Bedingungssituationen) kennenzulernen. Hier baut sich die therapeutisch wirksame Beziehung beider Partner auf, und der Therapeut lernt es, sich in das emotionale und kognitive Beziehungssystem des Patienten einzudenken, um auf gerade dieser Ebene zu kommunizieren. Therapie mit Hypnose als Schnellverfahren ohne Diagnostik und Indikation ist aus diesem Grunde abzulehnen bzw. sollte nur in wenigen Ausnahmefällen wie z.B. in der Notambulanz ohne Vorinformationen über den Patienten erfolgen.

15.2 Veränderungen der Willkürmotorik

Bei der Induktion oder Therapiedurchführung wird oft mit Beeinflussungen der Willkürmotorik gearbeitet, wobei man auf die unterschiedlichsten „hypnotischen" Phänomene zurückgreift. Die meisten von ihnen sind auch aus dem Bereich der Showhypnose bekannt, da hier deutlich sichtbare und wirkungsvolle Effekte geboten werden.

> Unter den Begriff der hypnotischen Beeinflussung der Willkürmotorik fallen folgende Phänomene:
> 1. Ideomotorik
> 2. Katalepsie
> 3. Armlevitation
> 4. Automatisches Schreiben

15.2.1 Ideomotorik

a) Beschreibung und Definition

Unter Ideomotorik versteht man, daß das Wahrnehmen oder sogar Vorstellen von Bewegungen bereits minimale Mitbewegungen des relevanten Körperteils bewirkt.

Dieses Phänomen wurde vom englischen Physiologen Carpenter (1813-1885) erkannt und dann von James (1890) in seine Überlegungen mit einbezogen.

> **Ideomotorisches Prinzip als Basis vieler Hypnosephänomene**
>
> Bei der Ideomotorik wirken die Faktoren Kognition, Physiologie und Motorik als Einheit zusammen (Schachter, 1971), so daß durch Imaginationen entsprechende meß- und wahrnehmbare Motorikimpulse gegeben werden, derer sich die betreffende Person jedoch nicht bewußt ist.
>
> Dieses ideomotorische Prinzip ist eine der wesentlichsten Grundlagen der klinisch bedeutsamen hypnotischen Reaktionsweisen. Es bildet die Voraussetzung für Phänomene wie: Armlevitation, Katalepsie usw. und wahrscheinlich auch endokrine Veränderungen.

Die Vorstellungen werden über das limbische System geleitet. Es ist mit dem prämotorischen und motorischen Cortex verbunden und repräsentiert motorische Imaginationen, die dann in Handlungen umgesetzt werden (Arnold, 1959).

An dieser Stelle wird sehr deutlich, warum stets sehr anschauliche Imagination-Instruktionen gegeben werden müssen, die zusätzlich noch so formuliert sind, daß die Versuchsperson sich so fühlen kann, als ob sie sich in der Situation befindet: um so besser werden die physiologischen (ideomotorischen) Reaktionen gebahnt, die dann die typischen Phänomene ausformen können.

Übereinstimmend wird auch beschrieben, daß hier unbewußte Anteile des Gedächtnisses angesprochen werden. So erzählen einige Patienten nach der Hypnose, daß sie verbal anders antworten wollten als ideomotorisch; nähere Explorationen zeigten dann, daß die ideomotorische Reaktion deutlich mehr dem lebensgeschichtlichen Wahrheitsgehalt entsprach. Werden die Patienten, die diese Widersprüche unter Hypnose nicht bemerkten, nach der Hypnose mit diesen Widersprüchen konfrontiert, so wollen sie diese Unterschiede anfänglich nicht wahrhaben, da sie nicht mit der Erinnerung ihrer Problematik übereinstimmen (z.B. Hartland, 1973).

b) Experimentelle Befunde
Objektive Untersuchungen der ideomotorischen Reaktionen waren erst durch die modernen physiologischen Registriermethoden möglich (z.B. EMG). Die Versuchsreihen bestätigen die oben zitierten theoretischen Grundlagen, daß Imagination an den relevanten vorgestellten Organen Muskelpotentiale bewirkt (Shaw, 1940; Pajntar, Jeglic, Stefancic et al., 1977; Pajntar, Jeglic, Stefanicic & Vodovnik, 1980a; Jegic, Roskar, Pajntar & Vodovnik, 1980). Als Beispiele seien hier EMG-Aktivitäten am Blasenschließmuskel (Roskar & Pajntar, 1982) und bei peripheren Verletzungen des Nervensystems (Pajntar et al., 1977) angeführt; sogar bei Hemiparesen (Halbseitenlähmung) können in Verbindung mit relevanten Suggestionen entsprechende EEG-Ableitungen nachgewiesen werden (Roskar, Pajntar, Vodovnik & Gros, 1978a, 1978b).

c) Indikation/Grenzen
Ein Teil der ideomotorischen Reaktionen tritt spontan auf, d.h., während der Suggestionen erfolgt eine entsprechende Reaktion (z.B. Fingerzucken), die ein Hinweis dafür sein kann, daß Inhalte dieser Suggestion zu besonderen Erregungen Anlaß geben. Hierbei muß es sich jedoch nicht unbedingt um Konfliktmaterial handeln, sondern die sehr lebhaften Imaginationen haben lediglich eine relevante Motorik bewirkt. So bewegte eine meiner Patientinnen beim Ruhebild „mit dem Fahrrad durch eine schöne Landschaft fahren“ lebhaft ihre Beine.

Falls der Therapeut in der Therapie Konflikte vermutet, die jedoch vom Patienten nicht ausgesprochen werden (können), so kann er den Inhalt dieses Konfliktes (z.B. schwere Züchtigung in der Kindheit) durch direkte oder indirekte Befragung (s.u.) in Erfahrung bringen (z.B. durch „Auspendeln“, s.u.).

Ideomotorische Reaktionen bei indirekter Befragung

Einige Patienten sprechen ungern in Hypnose, lassen die ideomotorische Befragung jedoch problemlos zu.

Dies ist wohl die wichtigste Anwendung der ideomotorischen Reaktionen:

Indirekte Befragung: Es werden nur zwei alternative Antworten zugelassen wie ja/nein oder früher/später (dichotome Befragung). Dann folgt die Instruktion, daß der Patient z.B. mit Fingerzucken als „Ja-Signal“ antworten kann. So lassen sich dann vergessene/verdrängte Inhalte und Erlebnisse einkreisen und in die Erinnerung zurückrufen. Die ideomotorischen Signale sind demnach auch ein Kommunikationsaspekt. Hierzu gibt es allerdings keine umfassenden Studien.

Zu der Anwendung der ideomotorischen Befragung gibt es bemerkenswerte Einzelfallberichte:

Cheek und LeCron (1968) haben Schwierigkeiten bei einer Ausbildungsdemonstration vor Ärzten. Die Teilnehmerin will nicht aufwachen und zeigt in kurzen Intervallen spasmische Kontraktionen ihres Bauches. Die ideomotorische Befragung ergibt, daß sie am Morgen eine Fernsehsendung über die Anwendung der Hypnose bei der Entbindung gesehen hatte und einen Monat zuvor ihr Sohn verstorben war. Sie hat nun bei der Demonstration, ausgelöst durch die Fernsehsendung, ihre Vorgeschichte und die Hypnosedemonstration, die Geburtssituation ihres Kindes reaktualisiert (Wehenkontraktionen), und will nicht aufwachen, um nicht an den Tod des Kindes erinnert zu werden.

Mellor (1960) hilft mittels ideomotorischer Fingersignale, bei jugendlichen Delinquenten nach deren verborgenen emotionalen Anspannungen zu suchen, und erreicht auf dieser Grundlage größere Aktivitäten und Selbstkontrolle seiner Patienten.

Andere Autoren verwenden anstatt der Fingersignale z.B. das *Chevreulsche Pendel* (so z.B. LeCron). Entsprechend vereinbarte Pendelrichtungen weisen dann auf die Antwortmöglichkeiten des Patienten hin (vgl. Kap. 5 „Vorbereitung der Induktion“).

Das Fallbeispiel von Cheek (1980) ist typisch für die klinische Anwendung und soll hier als Denkmöglichkeit für die zahlreichen Praxisanwendungen stehen: seine Patientin gibt mittels ideomotorischer Signale an, daß sie sich als Fötus von den Abtreibungsversuchen ihrer Mutter bedroht fühlt. Recherchen zeigen, daß dies ein Ausdruck der gestörten Mutter-Kind-Beziehung ist, in der sich die Patientin von ihrer feindseligen Mutter abgelehnt fühlte.

Das Beispiel zeigt gleichzeitig die *Grenzen* der Methode ideomotorischer Befragungen auf. Die dadurch erworbenen Hinweise können durchaus Realitätscharakter haben, sie können aber auch auf symbolische oder kognitiv verarbeitete Inhalte deuten, die lediglich als Hypothesen aufgefaßt werden sollten.

Die Anwendung des Pendels zur Befragung hat in der breiten Öffentlichkeit einen sehr negativen okkulten Beigeschmack; mit der Methode wird mehr Zauberei und Magie verbunden als die hier erklärten Reaktionsmöglichkeiten. Aus diesem Grunde sollte gerade die Pendelmethode zur Befragung nur sehr selten und bei besonders ausgewählten bzw. aufgeklärten Patienten angewandt werden.

So trifft z.B. das in der esoterischen Literatur angegebene Auspendeln des Geschlechts bei einem ungeborenen Kind mit einer Wahrscheinlichkeit von 52% zu 48% (normale Geschlechterverteilung) stets zu; eruiert wird lediglich der Wunsch der schwangeren Frau nach dem Geschlecht ihres Kindes.

Ähnlich wie beim Pendeln wird bei der okkulten Praxis des Gläserrückens vorgegeben, Geister aus dem Jenseits zu Wort kommen zu lassen. Hierzu steht ein leeres Wasserglas auf einer glatten Tischoberfläche; darum sind kreisförmig kleine Kärtchen angeordnet, auf denen die Buchstaben des Alphabets stehen. Eine oder mehrere Personen legen ihren Zeigefinger auf das Wasserglas und lassen sich nun von den Einflüssen des „Geistes" leiten, durch die Glasbewegungen Worte und Sätze zu bilden. Hierbei führt entweder eine eingeweihte Person durch ihren Fingerdruck das Glas und die anderen folgen bereitwillig, was bei glatter Tischfläche sehr leicht zu erreichen ist. Oder das „Medium" produziert selbsterzeugte Bewegungen im Sinne der Ideomotorik, schreibt die Verursachung jedoch nicht sich selbst, sondern einem Geist aus dem jenseits zu.

Weiter sollte für den klinischen Bereich bedacht werden, daß kleinere Zufallsreaktionen des Patienten möglicherweise vom Therapeuten fehlinterpretiert und systematisch durch seine ihm nicht bewußten Verstärkungen aufgebaut werden können. An dieser Stelle würden dann solche Reaktionen produziert werden, die weiterhin zufallsbedingt sind, die den Erwartungen des Therapeuten entsprechen und somit dem nahekommen, was wir als Gefälligkeitsreaktion, Simulation oder Methodenfehler bezeichnen können.

d) Methoden und Instruktionen

Die Suggestion der Armschwere wird oft als eine Formel bei der Hypnose-Induktion angewandt und zeigt das Prinzip der Ideomotorik sehr anschaulich:

> „Bitte strecken Sie Ihren Arm nach vorn gerade aus und beobachten Sie dann in diesem Arm und in der Hand alle Gefühle ganz deutlich. So stellen Sie sich bitte vor, daß Sie etwas ganz Schweres in dieser Hand halten, es festhalten. Sie stellen sich das ganz intensiv vor... und werden merken, wie Ihr Arm dabei immer schwerer und schwerer wird, das Gewicht in Ihrer Hand zieht den Arm immer weiter nach unten, Ihr Arm wird immer schwerer und schwerer, sinkt weiter und weiter nach unten, ist kaum zu halten, so schwer ist er geworden, ... bis er schließlich auf Ihrem Oberschenkel ruht, das Gewicht nun nicht mehr da ist und sich ganz ausruhen kann. Er ist dann locker und normal schwer oder leicht wie immer."

Sehr plastisch verdeutlicht wird die Methode der ideomotorischen Fingersignale durch die Instruktion von Hartland (1973, S. 356 f.; vergleiche hierzu in Kap. 3 „Theorien der Hypnose" die Neodissoziationstheorie von Hilgard):

> „Bitte legen Sie beide Hände in den Schoß ... und ich werde Ihnen zeigen, wie Sie auf unbewußter Ebene Fragen beantworten können. Wenn Sie zu Menschen sprechen ... dann haben Sie schon oft gesehen, wie

sie mit dem Kopf nicken, wenn sie zustimmen ... und ihren Kopf schütteln, wenn sie dem nicht zustimmen, was sie sagen.
Und sie merken nicht einmal, daß sie das so machen. Die Bewegung ist vollkommen unbewußt.
Nun ... werde ich Ihrem unbewußten Bewußtsein beibringen, wie es auf Fragen antworten kann, indem es einen Finger veranlaßt, sich anzuheben auf die Antwort ‚Ja' und einen anderen auf die Antwort ‚Nein' usw.
Lassen Sie Ihre Hände ganz ruhig auf Ihrem Schoß liegen. Ich möchte nun, daß Sie den Gedanken ‚Ja'... ‚Ja'... ‚Ja' immer wieder denken. Und das werden Sie auch ... und bald werden Sie merken, wie einer Ihrer Finger sich ganz von allein hochhebt .... von Ihrem Schoß. Das ist gerade so, als ob eine Schwingung in Gang gesetzt wird ... und Sie diese in Abständen wieder anschieben müssen.
Sie machen das, indem Sie immer wieder denken: ... ‚Ja'.
Und während Sie immer wieder ‚Ja' denken, ... denken Sie nicht an ‚Nein'... oder an eine andere Antwort. Sie denken nur an ‚Ja'... ‚Ja'... ‚Ja'.
Merken Sie es? Der Zeigefinger Ihrer *rechten* Hand hebt sich langsam hoch. Und nun können Sie ihn wieder runterlassen.
Nun ... .denken Sie den Gedanken ... ‚Nein' ... ‚Nein' ... ‚Nein' ... immer und immer wieder.
Und ... wie Sie das so tun, ... hebt sich ein anderer Ihrer Finger langsam hoch. Das kann an der gleichen Hand sein ... oder es kann auch an der anderen Hand sein. Es ist der Zeigefinger der *linken* Hand.
So, ... wenn Sie nun ihr Unbewußtes befragen ... und die Antwort ist ‚Ja' ... nachdem es die Frage auch überlegt hat, wird es Ihren *rechten* Zeigefinger veranlassen, sich hochzuheben.
Falls jedoch ... die Antwort ‚Nein' ist, ... so wird sich ihr *linker* Zeigefinger hochheben . ..."

Nun stellt der Therapeut Fragen, die mit *ja* oder *nein* zu beantworten sind. Gebräuchlich ist es auch, als dritte Reaktionsmöglichkeit zu vereinbaren, daß ein anderer Finger signalisiert: „Ich möchte keine Antwort geben" oder „Ich habe Angst" usw. Diese Vereinbarungen helfen besonders sehr ängstlichen Patienten (evtl. auch solchen, die Angst vor der Enthüllung ihrer Probleme haben), ihr Sicherheitsgefühl beizubehalten.

15.2.2 Katalepsie

a) Beschreibung und Definition
Hier handelt es sich wohl mit um das spektakulärste Phänomen, das allen Laien fälschlicherweise als bedeutende Wirkung der Hypnose geläufig ist.

Meist wird in der Literatur nur allgemein der Begriff der Katalepsie verwandt.

Je nach Auswirkung, Instruktion und Reaktionsweise werden vier Formen der hypnotischen Katalepsie unterschieden:

- *aktive Katalepsie*
  Die Person erhält die Instruktion/Suggestion der Steifigkeit z.B. im Arm, und die Person versucht nun selbst, durch ihre eigene Anstrengung und Muskelkraft den Arm zu beugen, was ihr dann so lange nicht gelingt, bis die Instruktion aufgehoben ist.
- *passive Katalepsie*
  Bei gleicher Instruktion versucht nun der Versuchsleiter/Therapeut mit seiner Muskelkraft, das kataleptische Körperglied zu biegen oder zu bewegen, und tritt so den Beweis der Muskelstarre an.
- *wächserne Biegsamkeit*
  Die Person wird mit entsprechender Suggestion in eine beliebige Körper- oder Armhaltung gebracht, die sehr willkürlich und bizarr ausgeformt werden kann, um nach entsprechender Suggestion in dieser Haltung unbeweglich zu verharren.

- *Paralyse*
  Die Person erhält die Suggestion, daß einzelne Körperteile oder der gesamte Körper gelähmt sind, wobei dann eine starre oder schlaffe „Lähmung“ dieser Partien während der Suggestionen eintritt.

Die Unterscheidung aktive/passive Katalepsie erfolgte von Schultz (1983), die der Paralyse von Hartland (1973).

Im klinischen Bereich sind der sogenannte Augen-Katalepsie-Test und der Handfalte-Test bekannt, um Suggestibilität zu prüfen und über diesen Weg Hypnose zu induzieren (s. Kap. 5 „Vorbereitung der Induktion“ und Kap. 7 „Praxis der Hypnose-Induktion“). Viele Praktiker benutzen derartige Katalepsie-„Tests“, um die Wirkung der Hypnose zu beurteilen. Entsprechend enthalten viele Suggestibilitäts- und Hypnose-Tests derartige Motorik-Items, so z.B. der SHSS (s. Kap. 12 „Tests zur Messung der Suggestibilität und Hypnotisierbarkeit“).

Aus dem Showgeschäft ist die menschliche Planke bekannt, die kataleptische Brücke, bei der ein Mensch steif über zwei Stuhllehnen liegt.

b) Experimentelle Befunde

Wissenschaftliche Untersuchungen sind vorwiegend in der früheren Literatur zu finden, während sich neuere Experimente mit diesem (scheinbar abgeschlossenen) Kapitel nicht mehr befassen.

Die experimentellen Arbeiten gehen auf Orne (1959) zurück. Er informierte Studenten der einen Gruppe, daß die Katalepsie des dominanten Armes ein wesentliches Zeichen der Hypnose sei, während die andere Gruppe in der Vorlesung diese spezifische Information nicht bekam. In der Experimentalgruppe zeigten sieben von neun Versuchspersonen Armkatalepsie, während in der Kontrollgruppe keine Versuchsperson so reagierte. Dies veranlaßte Orne, das sogenannte *Simulations-Paradigma* zu entwickeln, um experimentell zwischen Hypnosewirkung und Simulation unterscheiden zu können. (Vergleiche hierzu die Theorie Ornes in Kap. 3.)

Den Extremfall der Katalepsie stellt der Showeffekt der „menschlichen Planke“ dar: nach entsprechenden Suggestionen der Starrheit wird die nun am ganzen Körper kataleptische Person waagerecht gelegt und nur am Nacken und an den Fersen von zwei Stuhllehnen unterstützt, so daß die Person eine weit ausladende Brücke bildet. Zur weiteren Demonstration steigt ihr nun

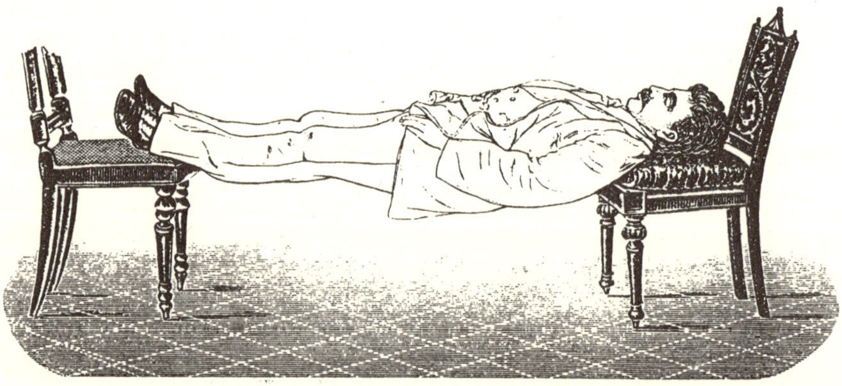

C. H., hypnotisirt, und zwar in aufrechter Stellung. Er wurde dann in vollkommenem Starrkrampf wie ein Brett quer über zwei Stühle gelegt. Als nun Dr. Stein mit seinen Händen eine bogenförmige Bewegung über den Kataleptischen hin in einer Entfernung von 3 bis 4 Cm. in der Richtung vom Kopfe nach den Füssen machte, hob sich der auf Kopf und Füsse allein gestützte Körper im Bogen etwas nach oben, und wenn dieselbe Bewegung der Hände in der Richtung von den Füssen nach dem Kopfe gemacht wurde, dann senkte sich der Körper im Bogen nach unten. Die Möglichkeit, dass der Patient die Hände sah, ist nicht ausgeschlossen. (P.)

Abb. 15.1: Die kataleptische Brücke
Irrtümlich wird die Demonstration der „kataleptischen Brücke“ oft als Beweis für die Hypnosewirkung herangezogen (aus Preyer, 1890, S. 78).

noch eine erwachsene Person auf den Leib und die Starrheit wird trotz des Gewichtes beibehalten.

Die Studie von Collins (1961) beweist eindeutig, daß hier die Stärke der Hypnotisierbarkeit keine Rolle spielt und fast alle Versuchspersonen diesen Trick beherrschen. Wesentlich ist hier, daß diese Vorführung nicht länger als 1-2 Minuten dauert; sie kann dann von nahezu allen Versuchspersonen ohne Hypnose-Instruktion realisiert werden. Allein die Aufforderung, sich steif zu machen, reicht aus. Das naive Publikum in einer Show wird diesen scheinbar unglaublichen Effekt der angekündigten Hypnosewirkung zuschreiben. (Weitere Ausführungen s. Kap. 23 „Bühnen- und Showhypnose".)

In weiteren Experimenten wurde untersucht, inwieweit Versuchspersonen ein Gewicht über längere Zeit z.B. am kataleptischen Arm halten können. So wird deutlich, daß es sich hier um kein typisches hypnotisches Phänomen handelt, sondern daß allein motivationale Instruktionen ausreichen, um gleiche Ergebnisse zu bewirken (Barber, 1966; Barber & Calverley, 1964a; London & Fuhrer, 1961; Orne, 1959).

Die Wiederholungsuntersuchung zeigt jedoch, daß unter Hypnose bessere Ergebnisse erzielt werden (Slotnik & London, 1965), wobei zusätzlich die Kombination von motivationalen Instruktionen mit „einbezogenen Instruktionen" (wie z.B. „Du wirst ein starkes Bedürfnis verspüren, dieses Gewicht über eine lange Zeit zu halten") in der Hypnose-Gruppe stärkere Wirkung hat als in der Kontrollgruppe (Slotnik, Liebert & Hilgard, 1965).

Die Wirkungsweise dieser kataleptischen Phänomene wird nie näher erklärt; allein Kraines (1976) bezieht sich auf das Modell Pawlows und nimmt eine Hemmung von Muskelgruppen an (Vergleiche hierzu die Theorie Pawlows in Kap. 3).

Wahrscheinlich sind hier kompliziertere Erklärungsmodelle erforderlich. Da die Katalepsie eines Armes über viele Minuten aufrechterhalten werden kann, ohne äußerliche Ermüdungen anzuzeigen, ist evtl. anzunehmen, daß sich innerhalb einer größeren Muskelgruppe einzelne Untergruppierungen in der Haltefunktion ablösen, um sich auf diese Weise abwechselnd erholen zu können.

Bei der sog. Augenkatalepsie liegt keine „echte" Katalepsie vor, sondern durch das spezifische Setting von Augenrollen und Lidschluß ist rein anatomisch-mechanisch ein Lidöffnen nicht möglich; analoges gilt für bestimmte Formen des Handfaltetests.

c) Indikation/Grenzen

Diese Formen der Katalepsie werden oft in der Induktionsphase benutzt, da es sich hier um Motorikaufgaben handelt, die auch „handgreiflich" von der Versuchsperson selbst überprüft werden können. Sie verifizieren somit selbst ihre Reaktion bzw. die Hypnosewirkung. Gleichzeitig sind diese Motorik-Tests für den Versuchsleiter/Therapeuten deutliche Signale für die Kooperation, und haben somit mehr pragmatischen Wert. Die Motorik-Tests gehören zu den Variablen, die mit der Induktion verbunden sind und die Kooperation der Versuchsperson absichern (Barber, Spanos & Chaves, 1974).

Da die Voreinstellungen der Versuchsperson ebenfalls wesentlich sind und viele Versuchspersonen mit Hypnose Katalepsie verbinden, werden diese Erwartungshaltungen in Kombination mit Katalepsie-Instruktionen die weitere Kooperation begünstigen.

Hinzu kommt, daß das „hypnotische Verhalten" durch den Versuchsleiter/Therapeuten langsam aufgebaut bzw. geformt werden muß, wobei in dem genannten Zusammenhang die Katalepsie-Reaktionen im Rahmen dieser Konditionierungen begünstigend sein können.

Der therapeutische Wert der Katalepsie ist im klinischen Sinne zweifelhaft.

Ihre Indikation ist sehr eingeschränkt und wahrscheinlich bei entsprechenden psychischen Lähmungserscheinungen relevant. Ich selbst verzichte meist auf diese Aufgaben, da sie mir einerseits für die Intervention irrelevant erscheinen, andererseits mögliche Machtverhältnisse aufkommen lassen können, die in einer partnerschaftlichen Therapeut-Patient-Beziehung nicht angebracht erscheinen.

Grenzen bzw. Kautelen sind bei ängstlichen Patienten, bestimmt aber bei Personen mit Kontroll-Verlust-Ängsten oder Abhängigkeits- und Autoritätsproblemen gegeben. Durch das Erlebnis der Körperstarre fühlen sie sich dem Therapeuten ausgeliefert. Da sie per se Angst vor der Bevormundung oder dem Eingreifen durch eine Person haben, erleben sie hier subjektiv eine sehr starke Machtausübung, gegen die sie sich nicht wehren können. Da diesen Personen besonders zu Beginn einer Behandlung nur sehr schwer zu erklären ist, daß sie selbst diese Wirkungen zulassen, sollten derartige Aufgaben entfallen. Später, bei stabilerem Vertrauensverhältnis zwischen Patient und Therapeut, können gerade bei diesen Patienten derartige Katalepsieaufgaben benutzt werden, um ihnen aufzuzeigen, wie sehr sie selbst an derartigen Reaktionen beteiligt sind.

d) Methoden und Instruktionen
Die Instruktionen bestehen in anschaulichen Formulierungen, die den Patienten motivieren und bildhaft einbeziehen:

> „Ihr ausgestreckter Arm ist nun ganz steif; Sie werden merken, wie steif dieser Arm wird, wie ein Stahlstab so fest und unbeweglich. Je mehr Sie versuchen werden, den Arm zu beugen, um so starrer wird dieser Arm, der steif ist wie ein Stahlstab ...".
>
> *Die indirekte Formulierungen von Erickson (vgl. Erickson, Rossi & Rossi 1978, S. 130) lauten dagegen:*
>
> „... Durch Ihren Ellbogen und dann durch Ihr Handgelenk können Sie entdecken, was mit Ihrem Arm geschieht. (Pause) Sehen Sie, was passiert ist. Zuerst war eine extreme Mobilität im ganzen linken Arm, und dann weniger am Ellenbogen, und dann schließlich wachsende Unbeweglichkeit unten am Handgelenk, und dann schließlich in den Fingern. So wurde Ihr Arm Stück für Stück starr."

Entsprechende Abwandlungen betreffen dann andere Körperteile oder Körperpositionen.

15.2.3 Armlevitation

a) Beschreibung und Definition
Dieses bei der Induktion mit am meisten benutzte Phänomen besteht darin, daß auf entsprechende Suggestion hin sich der Arm der Versuchsperson wie von allein langsam anhebt, um dann dort für längere Zeit waagerecht ausgestreckt stehen zu bleiben oder sogar noch höher „zu schweben".

> **Diese Bewegung der Armlevitation erlebt die Versuchsperson als unwillkürlich, also als nicht willentlich von ihr beeinflußbar.**
>
> Wesentlich ist hier die langsame Bewegung, die in leichten, kaum wahrnehmbaren Abstufungen vorgenommen wird. Mitunter erleben Versuchspersonen dies, als ob ihr Arm eigenständig oder losgelöst vom Körper oder dem eigenen Willen diese Bewegungen vollzieht.

b) Experimentelle Befunde
Wie bei kataleptischen Phänomenen sind hier besonders zielorientierte Instruktionen mit anschaulich-bildhafter Formulierung wirksam (Spanos, 1971).

Die aktiven Vorstellungen der Versuchsperson sind dabei besonders wesentlich; erhalten sie zwar optimal wirksame Instruktionen im vorgenannten Sinn, wie z.B. „ ... ein Ballon an Ihrem Handgelenk hebt Ihre Hand empor ...", imaginieren sie dabei jedoch andere Inhalte, die für das Armheben irrelevant sind, so tritt keine Reaktion auf (Spanos & Barber, 1972).

Das Phänomen der Armlevitation ist zweifelsohne eine wesentliche Übung zur Überprüfung der Suggestibilität. Es wird deshalb in einigen relevanten Tests aufgeführt, so in der Barber Suggestibility Scale (Barber, 1965) oder bei Hilgard in seiner Stanford Hypnotic Susceptability Scale (Hilgard, 1978/79).

c) Indikation/Grenzen
Die Armlevitation ist primär ein Instrument zur Suggestibilitäts-Überprüfung und Hypnose-Induktion. Analog zur Katalepsie kann der Patient

die Wirkung motorisch nachempfinden und dem Therapeuten sichtbar rückmelden. Gleichzeitig wird er dadurch seinen Erwartungshaltungen gegenüber der Hypnose entsprechen.

Das Phänomen der Armlevitation muß nicht allein auf den Arm beschränkt bleiben; in der Behandlung von Schmerzen und Ängsten bei einem Jugendlichen mit Beinspastik wurde Beinlevitation erfolgreich mit entsprechenden Kraftsuggestionen verbunden (Kossak, 1983b).

Weitere klinische Bedeutung hat das Phänomen z.B. bei psychogenen Lähmungen, wo dann eine Umlenkung der Lähmung auf andere Organe erfolgen kann, was evtl. auch bei der Schmerzbehandlung möglich ist.

Armlevitation kann zur Vertiefung der Entspannung benutzt werden. So kombiniert Christenson (1949) die Instruktion zur Levitation mit Entspannung „je entspannter Sie werden, um so weiter hebt sich der Arm …“. Letztlich verbindet er dann die höchste Armerhebung damit, daß die Hand zum Gesicht geht, dieses dann berührt und dann von allein herabfällt. Damit einher geht eine weitere Vertiefungs-Instruktion für die Entspannung. Wolberg (1948) wandelte diese wirkungsvolle Form in eine mehr indirekte Anweisung um. Mitunter wird Christensons Methode Erickson zugeschrieben.

Ich wende diese Methode bei einigen meiner Patienten an, und kann bei ihnen dadurch eine deutlich beobachtbare Umschaltung in tiefere Entspannung bewirken, die von ihnen auch wahrgenommen und bestätigt wird.

Grenzen sind wahrscheinlich nur durch die physikalische Beweglichkeit des Patienten gegeben; besondere Hinweise auf Einschränkungen etc. sind in der Literatur oder aus der Praxis der Therapie nicht zu finden. Eventuell ist Vorsicht geboten bei Kontroll-Verlust-Ängsten.

Da es sich hier um ein begünstigendes, aber nicht wesentliches Element der Hypnose handelt, sollte es keine Überbetonung erfahren.

d) Methoden und Instruktionen

Im BSS, einem Test zur Messung der Suggestibilität (Barber Susceptability Scale, Barber, 1965; siehe Kap. 12 „Tests“), lautet für Item 2 die Instruktion:

> „ … (Halten Sie Ihre Augen geschlossen) und halten Sie Ihren linken Arm gerade vor sich hin wie vorhin (Anm.: waagerecht in Schulterhöhe). Konzentrieren Sie sich auf Ihren Arm und hören Sie mir zu. Stellen Sie sich vor, daß der Arm leichter und leichter wird, daß er sich höher und höher bewegt. Das fühlt sich so an, als ob er überhaupt kein Gewicht hat und er bewegt sich weiter hoch und hoch, weiter und weiter. Er ist so leicht wie eine Feder, er ist schwerelos und erhebt sich in die Luft, usw...“.

Wesentlich bei diesen Instruktionen ist außerdem, die gewünschte Reaktion in besonderer Weise zu verstärken. Sobald sich minimale Bewegungsanzeichen in den Fingern wahrnehmen lassen, werden diese systematisch durch Verstärkung weiter aufgebaut.

Viele geben die Instruktion der Armlevitation, wenn die Hand des Patienten auf dessen Oberschenkel liegt. Die Reaktion ist dann etwas schwieriger zu bewirken, da durch die Handauflage eine stabilere Situation geschaffen wird: die Rückmeldung durch den Oberschenkel (Wärme, Gewicht) gibt gegenläufige objektive Informationen. Um so wichtiger ist es hier, bereits minimale Reaktionstendenzen aufzugreifen.

Meine Praxisbeobachtungen zeigen, daß eine Handlevitation aus diesen Gründen sehr erschwert ist, wenn der Patient seine Hände so eng aneinanderliegen hat, daß sie sich berühren; wahrscheinlich ist diese Rückinformation für den Patienten zwingender als die verbale Suggestion.

Einige Praktiker lassen dem Patienten die Freiheit in der Auswahl der Hand wie z.B. „eine Hand wird sich heben, wird sich entscheiden, ob sie sich heben soll, entweder die linke oder die rechte ... usw.“. Durch diese zweideutige Instruktion wird dem Patienten scheinbar Wahlfreiheit gelassen und es fällt ihm um so leichter, sinngemäß zu reagieren.

Die Kombination beider Methoden lernte ich bei B. Newton (1985) anläßlich des Kongresses in München bei einer privaten Unterhaltung und Demonstration kennen:

Nach der gewohnten Induktionsphase und nach Erreichung einer gewissen Entspannung ergreift der Therapeut vorsichtig beide Handgelenke des Patienten und hebt die Arme in Schulterhöhe parallel ausgestreckt an. Der langsam nachlassende Griff ist so behutsam, daß der Patient hier seine Arme eigenständig ausgestreckt hält.
Nun erfolgt die Instruktion:

„Sie werden merken, daß der *eine* Arm ganz schwer wird, während der *andere* Arm immer leichter und leichter wird. Sie können es ganz genau beobachten...usw.".

Auch hier wird differentiell jede gewünschte Reaktion verstärkt. Diese einfache Methode ist sehr wirkungsvoll, da sie bereits Körperempfindungen vorgibt, findet jedoch bei Personen mit Berührungsängsten ihre Grenzen.

15.2.4 Automatisches Schreiben und andere Automatismen

a) Beschreibung und Definition
Bei der Anwendung des Phänomens „Automatisches Schreiben" geht man davon aus, daß die unbewußten Anteile angesprochen und dann durch schriftliche Informationen unter Hypnose produziert werden (Hartland, 1973; Cheek & LeCron, 1968).

Andere erklären das Phänomen als Auswirkung der Dissoziation (Hilgard, 1977b), bei der unkontrollierte Anteile des kognitiven Systems von den kontrollierten abgespalten werden und somit „eigenständig" reagieren. (Siehe hierzu in Kap. 3 „Theorien der Hypnose" die Neodissoziationstheorie Hilgards.)

Auf diese Weise macht die Person schriftliche oder graphische Mitteilungen, die für die weitere Therapie oder Befragung wesentlich sein können.

Besonders im neunzehnten Jahrhundert war automatisches Schreiben in den Salons sehr beliebt und wird nun wiederentdeckt als eine Möglichkeit der Erweiterung von Kommunikationsformen. Sogenannte okkulte Praktiken bedienen sich ebenfalls des automatischen Schreibens. Man benutzt hierbei ein kleines Gerät, Planchette genannt (s. Abb. 15.2), an dem ein Bleistift zum Aufzeichnen befestigt ist. Was von Vertretern des Okkultismus benutzt wird, um „Geister" aus dem Jenseits oder anderen Welten zu befragen, ist einfach die unbewußte Reaktion des „Mediums". Es schreibt seine unbewußten Wünsche oder Befürchtungen auf, die von dem Anleiter (hier: Beschwörer) unter besonderer Dramaturgie provoziert werden.

Als Alltagsphänomen ist das automatische Schreiben als Telefonmalerei oder Konferenzkritzeln allgemein bekannt: hier werden graphomotorische Aktionen durchgeführt, die nicht zielgerichtet und teilweise unbewußt ablaufen; mitunter haben sie Informationswert. So entdeckte ein Kollege, daß ich nach einem langen Telefonat mit einer problematischen Patientin einen moralisch erhobenen Finger gezeichnet hatte, was mir inhaltlich und graphisch nicht aufgefallen war.

Die durch automatisches Schreiben gewonnenen Informationen sind oft sehr wirr, die Schrift teilweise unkenntlich und unleserlich, Sätze meist nur fragmentarisch (Hartland, 1973). Einige Personen sollen diese Methode so weit realisieren können, daß sie während des Lesens

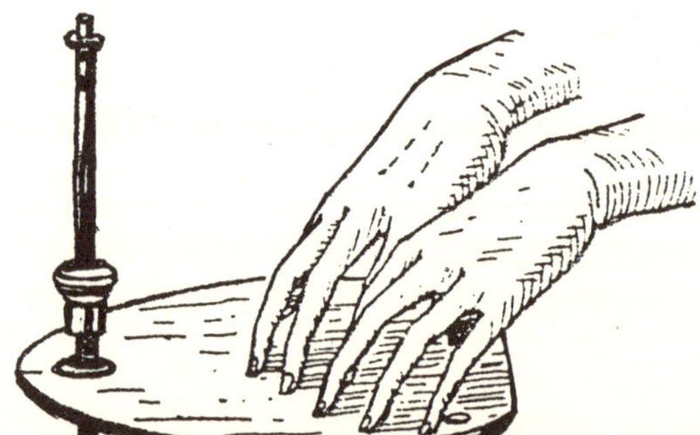

Abb. 15.2: Planchette zum automatischen Schreiben
In sogenannten okkulten Praktiken wird das erklärbare Phänomen des automatischen Schreibens benutzt, um über das Hilfsgerät der Planchette aufzuschreiben, was die „Geister" aus anderen Welten mitteilen.
(Aus Wheatly & Links, 1984)

automatisch schreiben, evtl. sogar mit beiden Händen unterschiedliche Informationen aufzeichnen (Cheek & LeCron, 1968)

Weitere, jedoch weniger bekannte Automatismen sind z.B. das automatische Sprechen, automatisches Malen etc. (Weiteres siehe unten bei den Methoden dieses Abschnitts).

b) Experimentelle Befunde

Im experimentellen Bereich gibt es keine systematischen Studien, sondern allein Beobachtungen bei Experimenten und klinischen Therapiefällen, bei denen automatisches Schreiben angewandt wurde.

Der grundlegende historische Bericht stammt von James (1889). Er führte ein Experiment zur hypnotischen Anästhesie des Armes durch, bei dem er seiner Versuchsperson in den Arm stach. Obwohl die Versuchsperson verbal nicht von Schmerzen berichtete, informierte sie mittels des automatischen Schreibens genau über die Schmerzen und die Anzahl der Stiche.

Ähnliches berichtet Kaplan (1960, S. 568); die Hand schreibt automatisch „Au, verdammt, Sie tun mir weh", während die Versuchsperson nachfragt, wann das Schmerz-Experiment denn beginnen wird.

Daß hier Mechanismen ohne Hypnose möglich sind, zeigt Estabrooks (1957) auf. Während sein Freund ein interessantes Buch liest, bringt er dessen Hand hinter einen Vorhang, also außerhalb seines Gesichtsfeldes und veranlaßt sie zum automatischen Schreiben. Als er sie mit einer Nadel sticht, wird ihm entsprechend rüde schriftlich geantwortet, ohne daß der Leser seine Tätigkeit unterbricht.

Klinisch bedeutsamen Wert hat die Methode ähnlich wie bei ideomotorischen Signalen – nur hier werden evtl. differenziertere Informationen gegeben.

c) Indikation/Grenzen

Wie deutlich wurde, ist der Wert der Methode darin zu sehen, verborgenes Erinnerungsmaterial (sei es nun verdrängt, vergessen oder unterdrückt) wieder aufleben zu lassen, um therapeutisch damit weiterzuarbeiten. Einige Fallbeispiele sollen dies verdeutlichen.

Ostuni (1981) hat bei einer 20jährigen Patientin mittels automatischen Schreibens erfahren, daß sie im Alter von zwei Jahren das Opfer eines Sexualverbrechens gewesen war.

Teitelbaums (1969) Patient schreibt automatisch Details über seine Geburt, stößt plötzlich einen Schmerzensschrei aus und berührt mit der Hand eine Stelle an der Stirn. Von seinem Vater, der bei der Entbindung zugegen gewesen war, kann erfahren werden, daß der Patient bei der Geburt an dieser Stelle verletzt worden war. Die Wunde war später narbenlos verheilt und der Vater hatte nie darüber berichtet (Teitelbaum, 1969).

In einer meiner Therapien konnte sich die Patientin nur grob daran erinnern, daß die Ursachen ihrer Depressionen wohl in der Jugendzeit lagen. Mehr war ihr direkt nicht zugänglich. In einer Altersregression zu diesem Zeitraum unterhielten wir uns über unterschiedliche (später irrelevante) Ereignisse. Die Instruktion, durch automatisches Schreiben eine relevante Erinnerung zu notieren, wurde von ihr nach wenigen Sekunden befolgt. Nach der Hypnose war sie sehr verwundert über diese Notiz – und plötzlich erkannte sie darin den Namen des Urlaubsortes, wo sie gemeinsam mit ihren Eltern, kurze Zeit vor dem Tod ihrer Mutter, Ferien gemacht hatte. Hier wurden ihr die Zusammenhänge mit ihren Depressionen deutlich.

Die *Gefahr* liegt wie bei den ideomotorischen Signalen oder allgemein bei den Erinnerungsinformationen in den uns wenig zugänglichen Verarbeitungsprozessen, so daß Fehlinterpretationen nicht auszuschließen sind.

Es kann auch vorkommen, daß hierbei sehr wörtliche Umsetzungen erfolgen wie z.B. für „before" wird B4 geschrieben oder die Zahl 2 wird eingesetzt für die phonetisch ähnlichen Worte „to, too, two" (Cheek & LeCron, 1968, S. 84).

Bei einer Gruppendemonstration konnte ich beobachten, wie eine Teilnehmerin sehr lange seitenweise schrieb und sogar unaufgefordert ihre Füße automatisch schreiben ließ. Hier stand weniger der Wunsch des „unbewußten Mitteilens" im Vordergrund, sondern wahrscheinlich vielmehr der Wunsch, im Mittelpunkt zu stehen.

d) Methoden und Instruktionen

Dem Patienten wird vor oder während der Hypnose ein Schreibblock mit fester Unterlage und ein leicht zu handhabender Stift, Filzstift o.ä. gegeben.

Als Formulierung kann z.B. die von Kroger (1979, S. 21) dienen:

„Ihre Hand wird ganz taub und kalt; sie verliert alles Empfinden und alle Bewegungen. Sie spüren Ihre Hand nicht, wenn ich sie berühre – sie wird ganz taub und sie gehört nicht mehr zu Ihrem Handgelenk. Und wenn Sie nun Ihren Arm hochheben, wird es sich so anfühlen, als ob Ihre Hand gar nicht mehr an Ihrem Handgelenk befestigt ist (wiederholt). Sie haben nun keine Kontrolle mehr über Ihre Hand. Ihre Hand kann sich jedoch an alles von Ihnen erinnern. Falls Sie sich nicht an etwas Bestimmtes von sich erinnern, so wird Ihre Hand dazu in der Lage sein, sich daran zu erinnern und die Antwort aufschreiben. Falls es zu schmerzlich für Sie ist, das zu sehen oder darüber zu sprechen, wird es Ihre Hand aufschreiben. Falls Sie nicht die Wahrheit sagen, so wird die Hand die richtige Antwort ohne Ihre Kontrolle niederschreiben. Sie werden auch nicht bemerken, was Sie dann schreiben. Wenn diese Entspannung jedoch vorbei ist, dann werden Sie ganz leicht wiedererkennen, was Sie geschrieben haben."

Je nach Hypnotisierbarkeit des Patienten können die oben vorgegebenen Instruktionen sehr verkürzt werden und die Suggestion des Taubheitsgefühls in der Hand kann entfallen.

Weitere Ausarbeitungen des automatischen Schreibens sind:

- *Automatisches Malen*
  Der Patient erhält hierzu eine sehr allgemeine Instruktion, daß sich seine Hand frei bewegen und alles malen kann, wie es aus ihm herauskommt. Zu beachten sind hier die sich deutlich abzeichnenden Grenzen der Methode, da nun fast ausschließlich mit symbolischen Verarbeitungen reagiert werden kann.
- *Automatisches Sprechen*
  In analoger Weise wird die Versuchsperson dazu motiviert, eine Tätigkeit zu verrichten wie z.B. still lesen, bei der sie dann automatisch und „unwillentlich" verbale Mitteilungen gibt (Teitelbaum, 1969).
- *Buchstaben auswählen*
  Bei dieser von Erickson (1980) in einer Therapie angewandten Methode erhält seine Patientin die Hypnose-Instruktion, bedeutungsvolle Buchstaben eines vorgelegten (zufälligen) Drucktextes zu unterstreichen, um dadurch die Ursache der Symptome zu ergründen. Sie konnte diese dann entsprechend als zusammenhängende sinnvolle Worte vorlesen.
- *Hypnoplastik*
  Der Patient wird veranlaßt, plastische Gestaltungen mit z.B. Ton oder Knetgummi unter Hypnose durchzuführen. Auch hier werden u.a. Instruktionen gegeben, daß automatische, dissoziierte, vom direkten Bewußtsein abgekoppelte Handlungen ablaufen, die dann interpretiert und psychotherapeutisch weiterbearbeitet werden können.
  Meares (1960) hat den Begriff der *Hypnoplastik* in die Psychotherapie eingebracht. Er hat dieser Behandlungsform sogar ein umfangreiches Buch gewidmet. Raginsky hat die Methode später mehrfach weiterentwickelt und zur *„sensorischen Hypnoplastik"* verändert, indem er mit dem Knetmaterial unterschiedlichste Sinneswahrnehmung einbringt, so durch die Konsistenz (Ton unterschiedlicher Körnungen) oder Geruchsbeimischungen. Hier wird davon ausgegangen, daß die Regression besonders zu frühen Phasen der oralen und analen Verarbeitung erleichtert wird (Raginsky, 1961, 1967).

15.3 Veränderungen in den Nervenfunktionen

Die Untersuchungsergebnisse dieses Abschnitts sollten in besonderem Maße mit den Ausführungen in Kap. 14 „Psychoneurologie“ verglichen werden.

Die bislang durchgehaltene Systematik soll hier zugunsten einer besseren Überschaubarkeit unterbrochen werden. Vielmehr erscheint es hier sinnvoll, die einzelnen vegetativen Veränderungen parallel darzustellen und erst am Ende dieses Abschnitts die Aspekte c) Indikation und Grenzen insgesamt zu erörtern.

Bei den nachfolgend dargestellten Veränderungen durch Hypnose werden unterschiedliche Nervensysteme angesprochen.

Untersucht werden folgende Bereiche:

1. *Kardio-vaskuläre Funktionen*
1.1. Herzfunktionen
1.2. Blutdruck
1.3. Periphere Durchblutung

2. *Thermoregulation*

3. *Speichelsekretion*

4. *Hautreaktion: Blasenbildung*

5. *Abwehrsysteme*
5.1. Allergie
5.2. Immunsystem

6. *Hirnfunktionen*
6.1. Cortexfunktionen
6.2. Alpha-Aktivitäten
6.3. Hirnhemisphären

15.3.1 Kardio-vaskuläre Funktionen

15.3.1.1 Herzfunktionen

Bei der Kontrolle der Herzfrequenz muß sehr deutlich unterschieden werden, über welchen Parameter eine Beeinflussung vorgenommen wird, ob z.B. die Herzrate über Vermittlervariablen wie durch Schmerzereignisse kontrolliert wird (Paterson, Bracchi & Passeini, 1965) oder durch phobische Ängste (Rubin, 1972) oder durch andere Variablen.

Eine direkte Veränderung durch Suggestionen scheint ebenfalls möglich zu sein (Talan, Felderbum & Chernigovsky, 1978), wobei zu bedenken ist, daß hierbei kein Generalisierungseffekt außerhalb der Hypnosesitzung auftreten muß (McKay, 1979) und auch allgemeine Entspannungsfaktoren ebenfalls auf eine Reduktion der Herzfrequenz einwirken (Langen, 1972). Hypnose kann jedoch unmittelbar auf das autonome Nevensystem einwirken – hier Herzfunktionen (Collinson, 1970b).

Bei einem Patienten mit ventrikulärer Tachykardie, die medikamentös nicht kontrollierbar war, konnten Wain, Amen und Oetgen (1984) mit Hypnose eine deutliche Verbesserung erzielen.

15.3.1.2 Blutdruck

In ähnlicher Weise ist die Beeinflussung des Blutdrucks über relevante Imaginationen möglich. So kann man z.B. durch Entspannung den Blutdruck senken (Mount et al, 1978). Daß hier starke Konditionierungsaspekte eine Rolle spielen, wird durch die Beobachtungen von Jana (1971) deutlich, der bei einem starken Raucher durch die hypnotische Suggestion des Rauchens analoge Wirkungen erreichen kann: Vasokonstriktion (Zusammenziehung der Blutgefäße) und damit verbunden Anstieg des Blutdrucks, Zunahme der Herzfrequenz und Sinken der Einatmungsrate.

Dieses Experiment verdeutlicht, wie sehr physiologische Abläufe von erlernten Faktoren wie Imaginationen, Kognitionen und Suggestionen abhängig sind. So gilt es dann, in der Therapie geeignete Bilder und physiologische Imaginationen für das therapeutisch relevante System zu geben.

15.3.1.3 Periphere Durchblutung

Die Beeinflussung der peripheren Durchblutung wurde vorwiegend über Experimente der Temperaturregulation erkundet; davon unabhängige Experimente sind m.W. sehr selten. Klinische Beobachtungen weisen jedoch deutlich auf die Einwirkung der Hypnose hin (Mirvish, 1978; Dikel & Olness, 1980).

In vereinzelten Berichten wird Hypnose zur Reduktion der peripheren Durchblutung erfolgreich eingesetzt, so bei Unfällen (Clawson & Swade, 1975), bei zahnärztlichen Eingriffen (Dubin & Shapiro, 1974) und bei hämophilen Patienten (Lucas & Tocantins, 1964; Newman, 1974).

Ungeklärt ist bei der Intervention bei Hämophilen, ob es sich um eine Beeinflussung der Agglutination des Blutes handelt oder um einen Entspannungseffekt, der sich auf die Konstriktion der Kapillarien auswirkt (Gerschman, Reade & Burrows, 1980. Nähere Informationen hierzu in Kap. 24 „Hypnose in der Medizin").

15.3.2 Thermoregulation

Temperaturveränderungen unter Hypnose konnten wie folgt nachgewiesen werden: die hypnotische Induktion läßt die Mundtemperatur signifikant gegenüber der Kontrollgruppe ansteigen (Timney & Barber, 1969). Diese Autoren vermuten, daß die Einstellung der Versuchspersonen hierbei mitbestimmend ist, etwas Verbotenes oder Mystisches in der Hypnose zu tun, und dadurch evtl. die Erregung zunimmt, die einen Temperaturanstieg bewirkt.

Die Untersuchung von Jackson und Hastings (1981) findet dagegen keine signifikanten Unterschiede, wobei die Hochsuggestiblen mit einem leichten oralen Temperaturabfall reagieren.

Werden Biofeedback und Hypnose zur Regelung der Hauttemperatur eingesetzt, so hat das Biofeedback-Lernen eine größere Nachwirkung als allein die Hypnose-Instruktion (Crosson, 1980).

Wird die Auswirkung sofort während der Interventionsphase gemessen, so hat bei der Kombination von Biofeedback und Hypnose letztere einen signifikanten Einfluß in der Thermoregulation der Haut (Piedmont, 1981).

Roberts, Kewman und Macdonald (1973) bewirken bei einer ihrer Versuchspersonen einen Temperaturunterschied zwischen beiden Händen von 9,2 Grad Celsius als Folge der Hypnosesuggestion.

Zu beachten ist, daß hier wahrscheinlich keine direkte Temperaturbeeinflussung vorgenommen wird, sondern indirekt über Vasodilatation und -konstriktion der Kapillarien.

Ein Praxisbeispiel:
Beeinflussung von Pulsfrequenz und Hautdurchblutung durch Suggestionen unter Hypnose.

Die dargestellten Daten wurden während einer von mir durchgeführten Hypnosesitzung von 36 Minuten Dauer aufgezeichnet.

Mit dem Polygraphen registriert wurden: Pulsfrequenz (Schläge/Minute – durchgezogene Linie; Minimum: 66/Min.; Maximum: 102/Min.) und Durchblutung der peripheren Gefäße des Fingers (gemessen mit dem Plethysmographen in mm – gestrichelte Linie; Min. 1mm; Max. 12mm).

Die kontinuierlich aufgezeichneten Werte ergaben einen Meßstreifen von 14 Metern Länge. Deshalb sind hier nur einige besondere Ergebnisse hervorgehoben und mit einem Pfeil markiert. Die Meßergebnisse wurden zur besseren Übersichtlichkeit in Intervallen von 10 Sekunden zusammengefaßt; daraus lassen sich die teilweise diskontinuierlichen Kurvenverläufe erklären. (Die vom Beginn der Induktion verstrichene Zeit ist jeweils links oben in die Grafiken eingefügt).

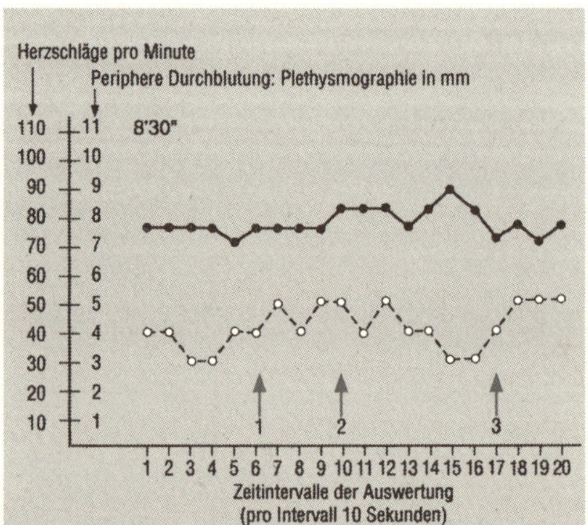

Abb. 15.3: Halluzination einer Fliege

Versuchsperson ist ein 23 Jahre alter Student. Die Person befindet sich seit 8.30 Minuten in Hypnose, ihr Ruhepuls liegt bei 78/Min. sie ist entspannt.

↑ 1: „Eine Fliege surrt um Ihren Kopf...".

↑ 2: „Die Fliege setzt sich auf Ihre Hand und Sie können sie verscheuchen."

Der Puls steigt bei ↑ 2 bis auf 90/Min. an und die periphere Durchblutung reduziert sich.

↑ 3: „Sie befinden sich nun wieder am Strand und entspannen sich in der Sonne...".

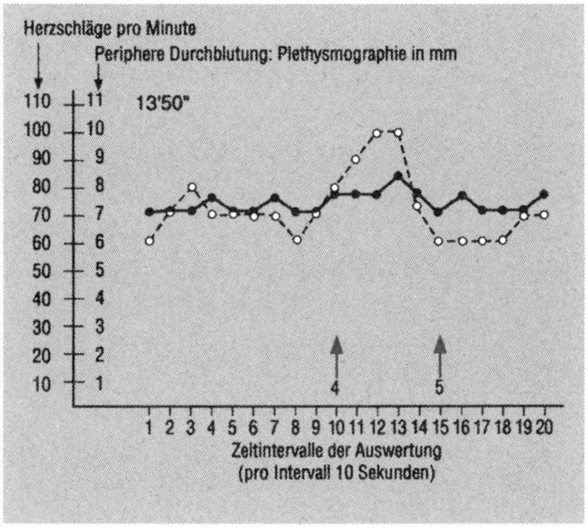

Abb. 15.4: Halluzination einer Kaminszene

Sofort kehren der Puls und die periphere Durchblutung auf die Ruhewerte zurück.

Die Ruhewerte der Vorszene haben sich weiter eingependelt (Ruhepuls 72/Min.). Die Versuchsperson erhielt die Suggestion, sich in einer Berghütte mit einem gemütlichen offenen Kamin zu entspannen.

↑ 4: „Sie halten Ihre Hände nun dem Feuer entgegen und wärmen sie."

Während der Puls auf Entspannungsniveau bleibt (schwankt zwischen 72-82), nimmt die periphere Durchblutung sofort zu (von 6 auf 10 mm).

↑ 5: „Sie betrachten nun die Eisblumen am Fenster."

Es werden wieder Ruhewerte erreicht.

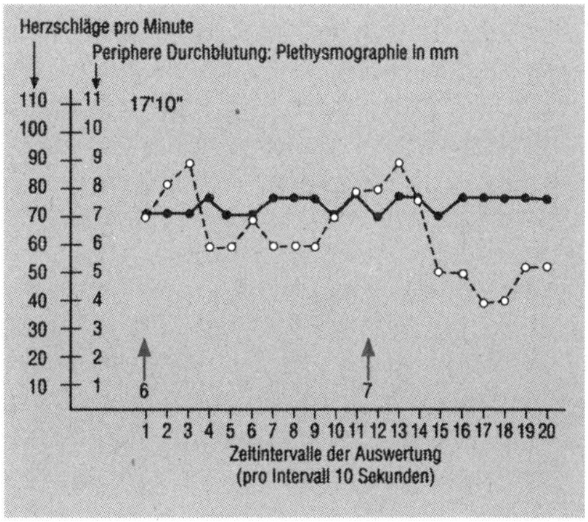

Abb. 15.5: Halluzination von Kälte

Direkt an die Entspannung der Vorszene schließt sich diese Szene an.

↑ 6: „Sie nähern Ihre Hand langsam den Eisblumen an der Fensterscheibe."

↑ 7: „Ihre flache Hand berührt nun die kalte Fensterscheibe mit den Eisblumen darauf."

Nach einer anfänglichen Mehrdurchblutung der Finger sinkt nun – bedingt durch den suggerierten „Kältereiz" – die periphere Durchblutung ab.

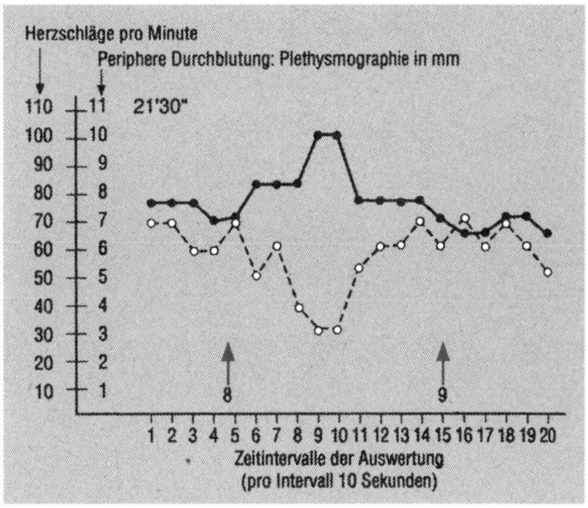

Abb. 15.6: Geschmacks-Halluzination

Wieder ausgehend von einer entspannten Grundlage erfolgt das Angebot eines Käsebrotes.

↑ 8: „Vielleicht haben Sie Hunger bekommen und haben nun ein herzhaftes Käsebrot vor sich, in das Sie hineinbeißen."

Der Ruhepuls von 72/Min. steigt sofort auf

102 an, während die periphere Durchblutung rapide absinkt: ein deutliches Anzeichen von Streßreaktion. Die Nachbefragung ergibt, daß die Versuchsperson an ihr Käsebrot im Handschuhfach des Autos dachte und in der Imagination den Weg zum Auto zurücklegte. D.h., hier wird deutlich, wie sehr unsere Gedanken sehr spezielle physiologische Reaktionen bewirken – und wie wichtig es ist, klar umrissene und nur für den Patienten gültige Vorstellungsbilder bzw. Suggestionen zu benutzen.

↑ 9: „Sie sind nun ganz entspannt und befinden sich nun in einem wunderschönen warmen Dschungel...“.

Sofort werden wieder Ruhewerte erreicht.

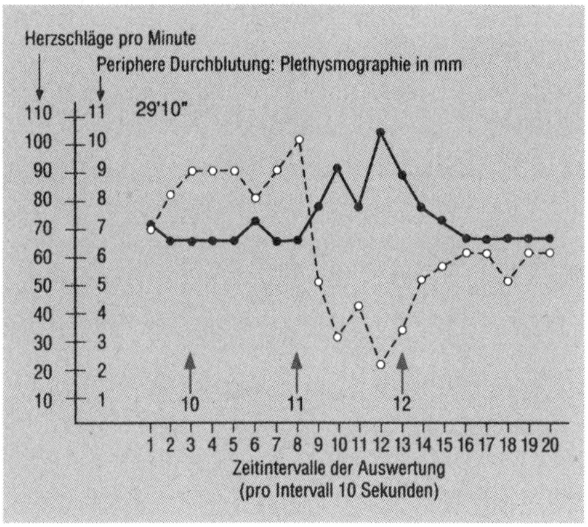

Abb. 15.7: Altersregression und Amnesie

↑ 10: „...Sie sind nun ein kleiner Junge und es ist Ihr erster Schultag...“.

Die Versuchsperson berichtet später von sehr angenehmen Erinnerungen an diesen Tag: der Ruhepuls ist bis auf 66/Min. abgesunken, die periphere Durchblutung bis auf 10mm angestiegen.

↑ 11: „...Sie haben nun die Zahl 5 vergessen und zählen nun von 1-10“.

Sofort steigt der Puls bis auf 102/Min. an, und die Durchblutung sinkt auf 2mm ab: die Amnesie erzeugt eindeutig Streß.

↑ 12: „Sie erinnern sich nun an die Zahl 5, zählen nochmals von 1-10 und sind dann ganz entspannt“.

Die Aufhebung der Amnesie läßt sofort wieder Ruhewerte eintreten.

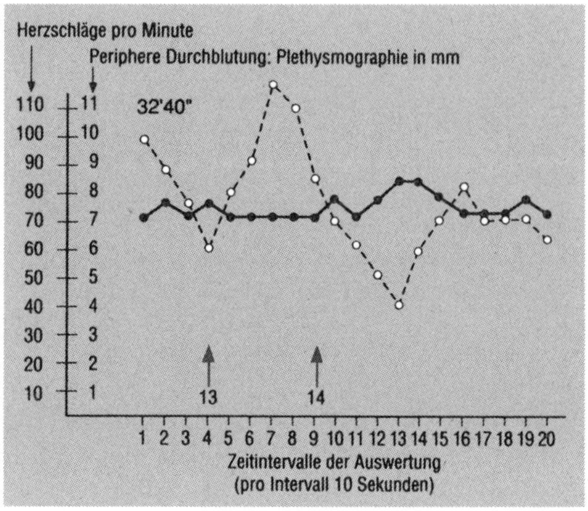

Abb. 15.8: Entspannen und Beenden der Hypnose

↑ 13: „Sie sind ganz tief entspannt und fühlen sich rundherum wohlig und angenehm.“

Die periphere Durchblutung erreicht ihr Maximum von 11 mm, Ruhepuls zwischen 72-78/ Min.

↑ 14: „Ich zähle nun von 3 bis 0 und Sie öffnen dann die Augen, fühlen sich dann ganz entspannt ... 3-2-1...“.

Nach einer anfänglichen Streßreaktion tritt wieder das Ruheniveau ein.

15.3.3 Speichel- und Magensekretion

Der Anblick einer Person, die eine Zitrone verspeist, hat wahrscheinlich schon manches Blasorchester unter überstarker Speichelsekretion leiden lassen. Entsprechende Verbalsuggestionen bewirken ähnliches: wird eine neutrale Substanz wie z.B. Wasser auf die Zunge gebracht und damit die Suggestion „sauer“ verbunden, so steigt die Speichelsekretion erheblich an (Barber, Chauncey & Winer, 1964). Berührt eine saure Flüssigkeit die Zunge und wird die Wahrnehmung von der Suggestion „neutrale Substanz“ begleitet, so reduziert sich die Speichelmenge bedeutsam. Diese Reaktion ist jedoch etwas schwächer als die vorher beschriebene. Diese Effekte sind durch Verbalsuggestionen mit und ohne Hypnose-Induktion erreichbar.

Weiter untersucht wurde dann, inwiefern die Suggestion „Zitrone“ beim Geschmack von Ahornsirup die Speichelsekretion beeinflußt und auch umgekehrt die Suggestion „Sirup" beim Geschmack der Zitrone wirksam ist (Bowles & Pronko, 1949). Die hypnotisierten Versuchspersonen reagierten mit ihrer Speichelsekretion gemäß der Suggestion und folgten nicht der objektiven Stimulierung, während nicht hypnotisierte Versuchspersonen keine Sekretionsveränderungen aufwiesen.

Wird die neutrale Substanz Wasser als experimenteller Stimulus verwandt, so treten ebenfalls deutliche Sekretionsunterschiede je nach Suggestionsrichtung auf (Pronko & Hill, 1949).

Dies weist darauf hin, daß der Reiz funktionale Wirkung hat und über beeinflußbare Verarbeitungsprozesse wirksam wird.

15.3.4 Hautreaktion: Blasenbildung

Die Bewirkung von Blasenbildung auf der Haut stand häufig in der Diskussion, als Beweis der Hypnosewirkung zu gelten. Paul (1963) untersuchte hierzu ingesamt 21 dokumentierte Fälle aus dem Zeitraum von 1886 bis 1962. Nur 14 davon waren nicht mit Methodikfehlern behaftet und nur drei davon blieben übrig, bei denen keine Alternativerklärung für die Entstehung der Hautveränderungen gegeben werden kann. Zu bedenken ist, daß bei einigen Experimenten die Haut während der Suggestionen leicht berührt wird; das allein kann schon ausreichen, um eine Berührungsdermatitis auszulösen (Whitlock, 1976).

Barber (1961) stellt in seinen Experimenten fest, daß durch die Suggestion „Hitzeeinwirkung auf einer bestimmten Hautstelle" keine Blasen entstehen, sondern eher lokalisierte Quaddeln, und sieht dies als eine Fehlwirkung der Hypnose an, was auch von anderen bestätigt wird, so z.B. von Sarbin (1956).

Derartige „unspektakuläre" Hautveränderungen können durchaus als Reaktionen auf die Verbalsuggestion angesehen werden, denn hier wird ähnlich wie bei Urtikaria (spezifische Hauterkrankung mit Schwellungen des Untergewebes; Definition s. Kap. 24 „Hypnose in der Medizin") oder beim Dermographismus eine Vasodilatation der kleinen Gefäße bewirkt, eine Permeabilität der Kapillarien und wahrscheinlich auch die Freisetzung histaminähnlicher Substanzen.

Wahrscheinlich reagieren hier vorwiegend oder ausschließlich Personen mit Tendenz zu lokalisierten Hautveränderungen besonders stark (Whitlock, 1976), wie es beim Dermographismus bei mechanischer Reizung zu beobachten ist.

Die durch Suggestion bewirkten Hautreaktionen legen nahe, daß eine psychische Einwirkung durch Verbalanweisungen eintritt, wenn auch nicht durchgehend gesichert ist, ob unbedingt eine hypnotische Induktion dazu erforderlich sein muß.

15.3.5 Abwehrsysteme

15.3.5.1 Allergie

Die meisten Untersuchungen über die Beeinflussung von Allergien durch Hypnose stammen aus klinischen Beobachtungen in der Asthmabehandlung. Hier gibt es zahlreiche Studien, die die Wirksamkeit der Hypnose bestätigen (Smith & Burns, 1960; Collison, 1975; Barbour, 1980). Es bleibt jedoch strittig, inwiefern eine echte oder psychogene (evtl. operant bedingte) Allergie vorlag.

Wenn bei Asthma teilweise dieser psychogene Anteil nicht auszuschließen ist, so konnte eine lange bestehende Hundeallergie durch Hypnose erfolgreich behandelt werden (Perloff & Spiegelman, 1973), ebenso eine Nahrungsallergie (Collison, 1979).

Die Untersuchungen von Anderson (1982) zeigen, daß Heuschnupfen besonders bei Hochsuggestiblen mittels Hypnose gut zu beeinflussen ist; signifikant nehmen dann die Nasenödeme ab und der Blutdruck sinkt.

In ähnlicher Weise kann Black (1963a, b) die Reduktion allergischer Hautreaktionen durch Hypnose bewirken, dazu jedoch keine psychophysiologischen Erklärungen geben. Bongartz (1988) wendet sich dieser Fragestellung zu und verwendet bei seinen hochsuggestiblen Versuchspersonen Marieux-Stempel. Sie werden von Dermatologen benutzt, um verzögerte allergische Reaktionen zu diagnostizieren. Die Hypnosegruppe (mehrmalige Entspannung) wird der Streßgruppe (mehrmaliges Kopfrechnen) gegenübergestellt. Messungen werden 1,5 bis 7,5

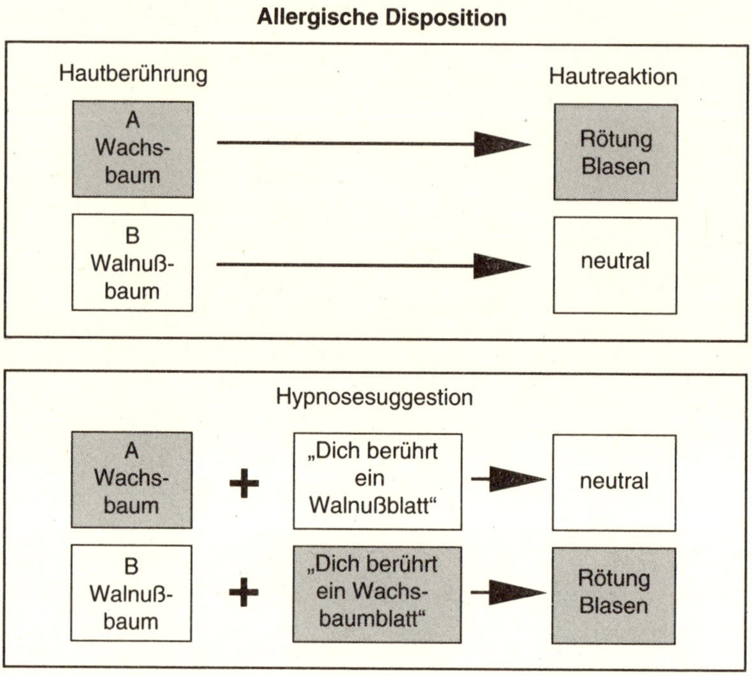

Abb. 15.9: Das klassische Experiment von Ikemi und Nakagawa (1962)

Beeindruckend sind die Ergebnisse von Ikemi und Nakagawa (1962). Sie wählen Versuchspersonen aus, die mit einer deutlichen allergischen Dermatitis reagieren, wenn sie mit den Blättern des japanischen Wachsbaumes berührt werden. Wenn sie die Suggestion erhalten, von einem ungiftigen Walnußbaum berührt zu werden, zeigen sie bei Hautkontakt mit dem Wachsbaumblatt keine allergischen Reaktionen. Bei der Suggestion der Berührung mit dem giftigen Blatt zeigen sie deutliche Hautreizungen (Erröten, Schwellung, Papeln) – obwohl sie nur mit dem Walnußblatt berührt wurden.

Hier war die Suggestion die instrumentell wirksame Variable, wobei Induktionsprozeduren unwesentlich waren (Barber, 1969).

Die suggestiven Interventionen können demnach bei Personen mit einer spezifischen allergischen Reaktion das Auftreten der typischen Allergiereaktion verhindern; gleichzeitig können Suggestionen bereits bei einer neutralen Stimulierung Allergiereaktionen auftreten lassen.

Stunden nach der Reizung vorgenommen. Die Ergebnisse zeigen, daß wiederholte Hypnose kurzfristig die Leukozytenzahl bedeutend reduziert. Das Diffentialblutbild zeigt jedoch, daß die Lymphozytenzahl (T- und B-Zellen) signifikant zunimmt, während die Zahl der polymorphkernigen Leukozyten signifikant abnimmt - unter Streß tritt der entgegengesetzte Effekt ein. In der Hypnosebedingung sind die durch den Hauttest bewirkten Hautrötungen und -schwellungen deutlich geringer als in der Streßbedingung. In ähnlicher Weise bewirkt Hypnose bei Hochsuggestiblen nach dem Histamin-Prick-Test die bedeutende ($p < .02$) Abnahme der Hautreaktionen (Zachariae, Bejerring & Arendt-Nielsen, 1989). Wird beim Mantoux-Test die Hypnose-Suggestion gegeben, die Hautreaktionen an einem Arm zu erhöhen, aber am anderen zu reduzieren, wird ebenfalls eine bedeutsame Differenz ($p < .02$) der Rötungsgröße und -dauer ($p < .01$) festgestellt (Zachariae, Bejerring & Arendt-Nielsen, 1989). Bongartz (1988, 1990) folgert, daß wahrscheinlich die durch Hypnose veränderte Leukozytenzahl hier verantworlich ist, da sowohl die polymorphkernigen Leukozyten als auch die Monozyten durch chemische Prozesse Substanzen wie Histamin und Serotonin transportieren, die die allergische Reaktionsstärke bestimmen. Die Ergebnisse von Zachariae et al. (1989) bestätigen die Annahme von Bongartz und zeigen auch auf, daß durch Hypnose sogar lokale Veränderungen möglich sind.

Die Untersuchungsrichtung von Olness, Culbert und Uden (1989) verfolgt eine andere Richtung: Kinder erlernen die cyberphysiologische Beeinflussung der Speichel-Immunoglobuline und verwenden in den Gruppen a) Selbsthypnose, b) Selbsthypnose mit spezifischen Suggestionen und c) keinerlei Instruktionen. Die Kinder, die spezielle Suggestionen zur Kontrolle der Speichelglubuline verwandten, erreichen eine bedeutende Zunahme von IgA ($p < .01$), jedoch keine bedeutsame Veränderungen von IgG. Korrelationen mit der Höhe der Hypnotisierbarkeit bestehen nicht. An dieser Stelle wird deutlich, daß die oben für die allergischen Hautreaktionen getroffenen Aussagen für andere Bereiche des Immunsystems nicht verallgemeinert werden können.

15.3.5.2 Immunsystem

Das Immun- oder Körperabwehrsystem dient zur Erkennung und Vernichtung von Krankheitserregern, die von außen eindringen. Wie bereits im vorhergehenden Abschnitt der Allergien deutlich wurde, kann Hypnose hier eine Beeinflussung des Immunsystems vornehmen.

Da unser Körper stets im Ab- und Aufbau begriffen ist, kommt es bei der Regeneration von Zellen zu Fehlproduktionen wie Tumor- und Krebszellen. Diese eigenen krankheitsfördernden Zellen gilt es, körperintern durch das Autoimmunsystem zu vernichten.

Die Möglichkeit der Beeinflussung des Autoimmunsystem durch imaginative Verfahren wurde durch Schneider, Smith und Whithers (1982/83) verdeutlicht. Die neueren Untersuchungen zeigen, daß besonders Hypnoseinstruktionen einen starken Einfluß auf das Wachstum immunrelevanter Zellen haben (Oker-Blom et al., 1981; Bongartz, 1986a, 1986b, 1986c). Gerade Bongartz (1986b) kann ganz spezifisch nachweisen, daß Plasmakortisol und weiße Blutzellen durch Hypno-Suggestionen (hier Ruhebilder) reduziert werden können (s. Abb. 15.9). Gegenüber den Meßwerten vor der Hypnose sinkt die Zahl der Leukozyten signifikant ab ($p < .0001$), während ein als Kontrolle dienendes Videospiel keine signifikante Beeinflussung der Blutwerte bewirkt.

In ähnlicher Weise ist es möglich, durch Hypnose die Granulozytenzahl zu erhöhen, was mit dem Chemoluminiszenzverfahren nachweisbar ist (Bongartz, 1987a).

Die vorgenannten Aussagen werden von Bongartz (1988) selbst relativiert, indem er feststellt, daß die Veränderung der Leukozytenzahl nur kurzfristig durch Hypnose beeinflußt werden kann. Zahlreiche Erklärungsmodelle bieten sich hier an. Da die Leukozytenzahl ein Anteil des

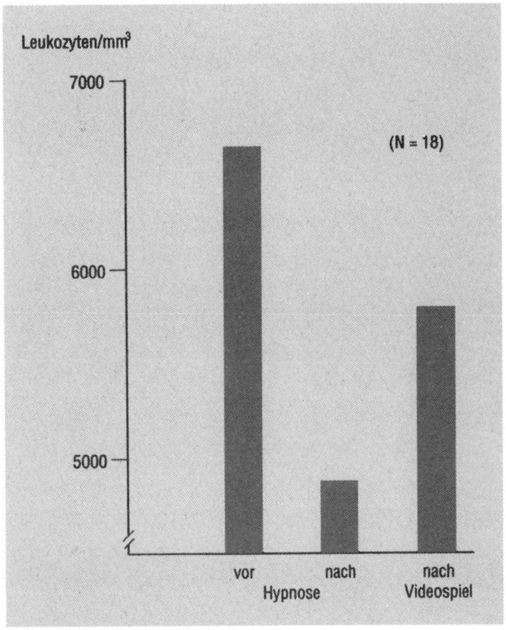

Abb. 15.10: Beeinflussung der Leukozytenzahl durch Hypnose
Durchschnittliche Zahl weißer Blutzellen (Leukozyten) pro Kubikmillimeter vor und nach Hypnose sowie nach einem (leicht belastenden) Videospiel, gemittelt über hoch- und geringsuggestible Versuchspersonen.
(Aus Bongartz, 1986b, S. 104)

Plasmavolumens ist, könnte durch Veränderung des Plasmavolumens einen relative Reduktion der Leukozyten erklärt werden. Bongartz, Lyncker und Rafai (1989) finden dies nicht bestätigt. Hypnose bewirkt nur eine unerhebliche Zunahme des Plasmavolumens, aus der die deutliche Leukozytenreduktion nicht zu erklären ist.

Die hypnosebedingte starke Reduktion der Leukozytenzahl ist wahrscheinlich darauf zurückzuführen, daß die Ruhesuggestionen eine Absenkung des sympathischen Erregungsniveaus bewirken, das den Katecholaminspiegel senkt (Bongartz, 1990). Dieser wiederum nimmt Einfluß auf die Haftfähigkeit der Leukozyten am Endothel (= Zellen der Gefäßinnenwände), wodurch mehr Leukozyten am Rand haften bleiben. Diese Randhaftung wird in den Zellen durch Abnahme von cAMP (zyklisches Adenosin-monophosphat) bedingt. Krause, Herson et al. (1986) zeigen auf, daß diese Leukozytenadhärenz ein wesentlicher Faktor bei Infektionen ist. Die nun noch frei zirkulierenden Leukozyten, die durch die Blutprobe gemessen werden, sind dadurch reduziert. Der Zusammenhang zur Hypnosebehandlung von Krebstumoren ist nun erklärbar geworden: Die Körpersubstanzen wie TNF (tumor necrosis factor) nehmen Einfluß auf die Leukuzytenadhärenz. An dieser Stelle stellt Bongartz (1990) konsequent die Frage, ob evtl. Hypnose TNF beinflussen kann. Experimente hierzu müssen noch aufgestellt werden.

15.3.6 Hirnfunktionen

15.3.6.1 Cortexfunktionen

Dem Cortex (Hirnrinde, zum Teil für die Motoriksteuerung verantwortlich) wurde von Pawlow eine besondere Bedeutung zugesprochen, da er durch Inhibition und Exzitation entsprechend Hypnose oder Schlaf bewirken könne (siehe Kap. 3 „Theorien der Hypnose"). So nahm Pawlow auch an, daß eine monotone Reizung zu Schlaf führen kann. Die späteren Studien zeigen, wie gerade diese Annahme zutrifft, wobei die Formatio reticularis eine bedeutende Rolle spielt; dieser Bereich im Hirnstamm hat eine wichtige Rolle in der Erregungsverteilung und ist für die Aufrechterhaltung des Bewußtseins und in Folge davon für die bewußte Wahrnehmung bedeutsam (vgl. Kap. 14 „Psychoneurologie"). Monotone und rhythmische Geräusche bewirken eine Synchronisierung der Formatio reticularis mit dem Cortex (Gellhorn & Loofbourrow, 1963), was auch durch rhythmische Lichtstimulation möglich ist (Kroger & Schneider, 1959). Die monotonen Worte des Therapeuten können also den Cortex inhibieren. Dies wiederum verursacht eine Irradiation (Ausstrahlung der Erregungen) über den Cortex und damit verbunden eine Ausbreitung der „Schlafreaktion" der Hypnose (Kraines, 1967).

Das soll jedoch auf keinen Fall bedeuten, daß Hypnose mit dem Schlaf gleichzusetzen sei. Das unter Hypnose abgeleitete EEG entspricht eher dem Wachzustand (Evans, 1972) und enthält nicht die für den Schlaf typischen REM-Phasen. Auch die Reflexerregbarkeit bleibt in Hypnose erhalten, während sie im Schlaf deutlich herabgesetzt ist (Hull, 1933).

15.3.6.2 Alpha-Aktivitäten

Im Gehirn treten in Ruhephasen vorwiegend Alpha-Wellen (8-13 Hz) auf. Bei Aktivierung nimmt die Alpha-Aktivität sofort ab.

Nähere Untersuchungen zeigen, daß die Zunahme der Alpha-Wellen in großem Maße mit der Höhe der Suggestibilität korreliert ($r = 0.80$) und durch Hypnose deutlich gegenüber der Kontrollgruppe erhöht werden kann (London, Cooper & Engstrom, 1974).

Dieser Zusammenhang wird jedoch von einigen Autoren angezweifelt und als experimentelles Artefakt dargestellt (Edmonston & Grotevant, 1975).

Hypnose wirkt sich auf die Alpha-Aktivitäten in ähnlicher Weise aus wie andere Entspannungsverfahren – vorausgesetzt, daß es sich hierbei um eine neutrale Hypnose-Instruktion handelt, d.h. Fehlen spezifischer Suggestionen (Edmonston, 1981). Dies zeigt auf der hirnphysiologischen Ebene, daß Hypnose (ohne Suggestionen) kein Sonderzustand ist, sondern eine Art Entspannungsverfahren, vergleichbar mit der Meditation, das trophotrope Veränderungen bewirken kann, das heißt den Organismus vor Überbelastungen bewahrt (Hess, 1957).

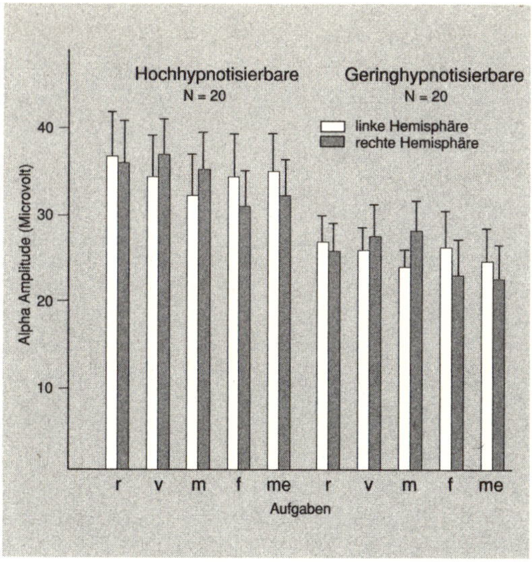

Abb. 15.11: EEG Alphaamplitude und Hypnotisierbarkeit. Hochhypnotisierbare und geringhypnotisierbare Versuchspersonen haben mit geschlossenen Augen unterschiedliche mentale Aufgaben (s.u.) zu erfüllen. Die Hochhypnotisierbaren erzeugen signifikant größere Amplituden in beiden Hirnhemisphären als die Geringhypnotisierbaren Verbal- und Multiplikationsaufgaben haben eine enge Beziehung zum Alphaanteil, nicht jedoch die Beanspruchung des visuellen Gedächtnisses und der Phantasie.

Die Aufgaben sind:
r=Ruhesituation; v = verbales Langzeitgedächtnis;
m = Multiplikationsaufgaben; f = Phantasie; me = visuelles Langzeitgedächtnis
(nach DePascalis, Silveri & Palumbo, 1988)

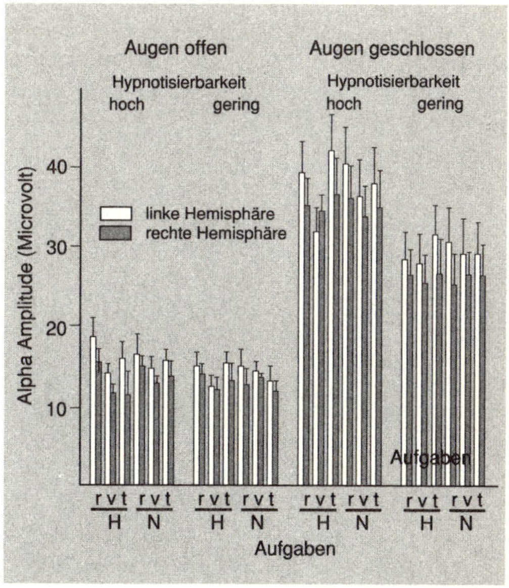

Abb. 15.12: EEG-Alphaamplitude, Hypnotisierbarkeit, Aufgabenschwierigkeit, Versuchspersonen mit hoher und geringer Hypnotisierbarkeit werden verglichen. Sie erhalten unterschiedliche Aufgaben (s.u.) mit hohem (H) und niedrigem (N) Schwierigkeitsgrad, die sie mit geschlossenen und offenen Augen lösen sollen.
Die Hochhypnotisierbaren zeigen unter der Baselinebedingungen (Ruhe, mit geschlossenen Augen) stärkere Alphaaktivitäten als die Geringhypnotisierbaren.
Dieser Unterschied verschwindet unter allen Aufgabenbedingungen und bei geschlossenen Augen.

Die Aufgaben sind:
niedriger Schwierigkeitsgrad (N)
r = Ruhesituation; v = verbale Aufgabe: Knopf drücken, wenn man ein Substantiv hört; t = tonale Aufgabe: Knopfdrücken, wenn bei einer gehörten Melodie eine Veränderung festzustellen ist.
hoher Schwierigkeitsgrad (H):
r = Ruhepause; v = verbale Aufgabe: Worte aus einer Liste nach ihrer grammatischen Funktion auswählen: t = tonale Aufgabe: feststellen, welche Noten sich in einer gehörten Melodie verändert haben
(nach DePascalis, 1987).

> Die übereinstimmenden Untersuchungsergebnisse von DePascalis (1987) und DePascalis, Silveri & Palumbo (1988) lassen vermuten: Die Alpha-Amplitude kann evtl. als Maß für die Hypnotisierbarkeit herangezogen werden.

15.3.6.3 Hirnhemisphären

(Siehe zu diesem Abschnitt die Ausführungen im Kap. 14 „Psychoneurologie“).

Zahlreiche Untersuchungen haben sich damit befaßt, die Spezifität der beiden Hirnhemisphären zu erkunden. Danach werden der linken Hemisphäre verbale, logische und analytische Funktionen zugesprochen und der rechten Hemisphäre räumliche, imaginative und synthetische Funktionen (Galin, 1974; Ornstein, 1972).

Viele Untersuchungen zeigen, daß in Hypnose eine Verschiebung zu rechtshemisphärischen Verarbeitungsprozessen bewirkt wird (Bakan, 1969). Unter Hypnose werden in der rechten Hemisphäre mehr Alpha-Wellen generiert, unab-

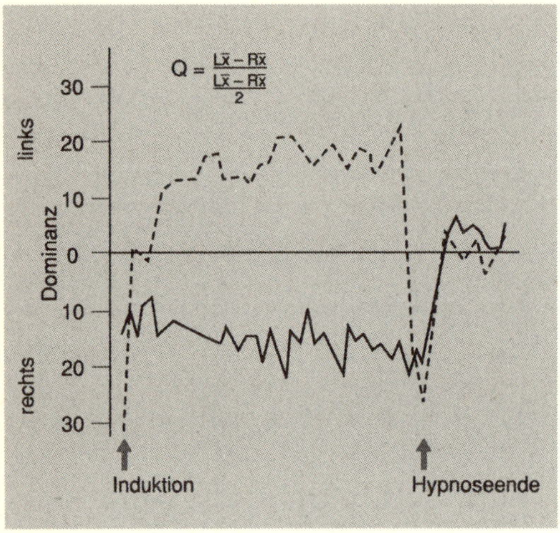

Abb. 15.13: EEG-Seitendifferenzen unter Hypnose
In zwei Sitzungen wird die gleiche Versuchsperson in leichte (gestrichelte Linie) und tiefe Hypnose (durchgezogene Linie) versetzt. Unter tiefer Hypnose erfolgt ein rechtshemisphärische Aktivierung.
Q = Der Quotient ermöglicht eine Darstellung der Hemisphärendifferenzen.
Lx = Durchschnittswerte des Gesamt-EEG, links fronto-occipital aufgenommen
Rx = Durchschnittswerte des Gesamt-EEG, rechts fronto-occipital aufgenommen
(nach Bányai, Mészáros & Csókay, 1982, S. 104).

hängig von der Stärke der Suggestibilität (Morgan, MacDonald & Hilgard, 1974), wogegen bei Hochsuggestiblen der Gesamtbetrag der Alpha-Wellen erhöht ist. Dies wird auch in der Wiederholungsstudie von MacLeod-Morgan (1982) belegt.

Viele derartige Untersuchungen arbeiten vorwiegend über das dichotische Hören (jedes Ohr erhält voneinander unabhängige akustische Informationen) und bestätigen frühere Experimente, wonach unter Hypnose signifikant größere Anteile über die rechte Hemisphäre verarbeitet werden (Crawford, Crawford & Koperski, 1982; Frumkin, Ripley & Cox 1978; Dogherty, 1982; Pagano, Akots & Wall, 1988).

Auch weitere Untersuchungen bestätigen eindeutig, daß besonders bei Hochsuggestiblen unter Hypnose eine Verschiebung in Richtung auf rechtshemisphärische Aktivitäten erfolgt und gleichzeitig frontale gegenüber okzipitaler Verarbeitung (am Hinterkopf) bevorzugt wird. Bei Geringsuggestiblen ist der Unterschied in den Hemisphärenaktivitäten nicht festzustellen. Daraus folgert man (Crawford, 1987; Meszaros & Crawford, 1987), daß Hochsuggestible eine besondere Flexibilität in der lateralen Prädominanz besitzen, nicht jedoch die Geringsuggestiblen.

Verbale Aufgabenstellungen im Gegensatz zu Vorstellungsaufgaben aktivieren mehr die linke Hemisphäre (Morgan, 1980). Diese Befunde scheinen auch durch Levine, Kurtz und Lauter (1984) bestätigt zu werden, da sie unter Hypnose bei Hochsuggestiblen eine starke Verschiebung zum linken Ohr hin feststellen – wenn Musik verarbeitet wird. Bei verbalen Informationen sind keine solchen Unterschiede aufzufinden. Demnach bestimmt die Eigenart des akustischen Reizes dessen Verarbeitungsmodus.

Sanders (1979) schließt aus seinen Ergebnissen, daß derartige rechtshemisphärische Verarbeitungen eine Inhibition der linken Hemisphäre bewirken, wenn nonverbale Aufgaben gegeben werden. Diese Studie zeigt ebenfalls auf, daß Hochsuggestible eine größere Flexibilität aufweisen, sich je nach Aufgabenanforderungen mit ihrer hemisphärischen Verarbeitungsweise anzupassen.

Wie die Beziehung zwischen Hypnose, Lateralität und Aufgabenverarbeitung besteht, wurde durch die zahlreichen Experimente von DePascalis (1987), DePascalis, Marucci, Penna und Pessa (1987) nachgewiesen (s. Abb. 15.13 - 15.15 und Tab. 15.1). In Ergänzung zu diesen Ergebnissen stellen DePascalis und Penna (1990) fest, daß die Hochhypnotisierbaren bei der Durchführung des SHSS:C während der frühen Aufgaben bei beiden Hemisphären eine Zunahme der 40Hz EEG-Dichte aufweisen. Zum Ende des Tests erfolgt eine linkshemisphärische Abnahme und eine rechtshemisphärische Zunahme der 40Hz EEG-Dichte. Wie bereits früher bestätigt, ist bei den Geringsuggestiblen eine Aktivitätsreduktion in beiden Hemisphären charakteristisch. De Pascalis und Penna (1990) interpretieren ihre Ergebnisse dahingehend, daß bei den Hochsuggestiblen eine spezielle Art der kognitiven Verarbeitung vorliegt - und daß Hypnose als eine rechtshemisphärische Aufgabenstellung anzusehen ist.

Um hier differenziertere Ergebnisse zu erlangen, beobachten Barabasz und Lonsdale (1983) die P300 Amplitude des EEG und stellen bei hypnotischen Halluzinationen eine Zunahme

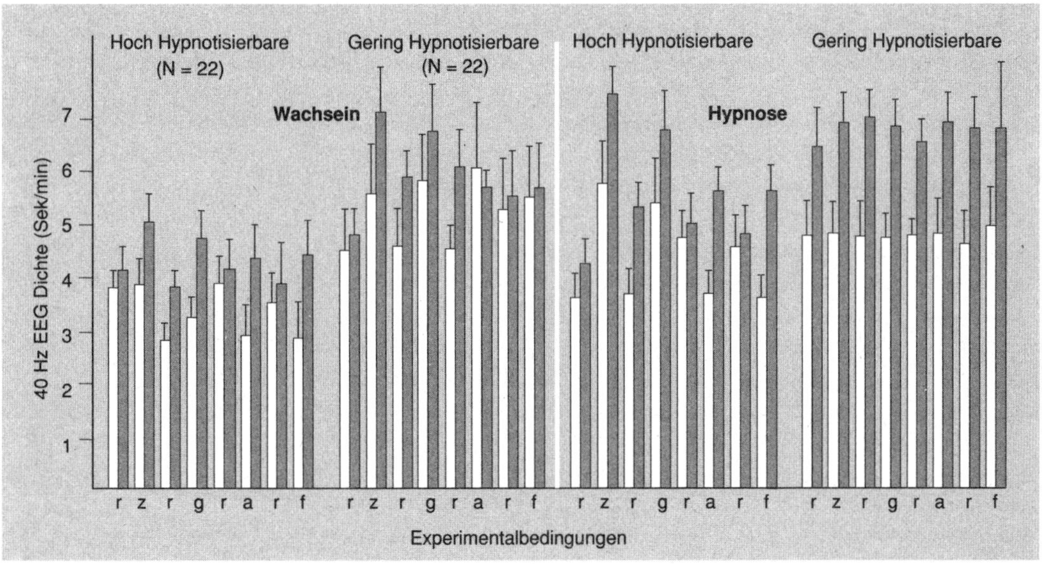

Abb. 15.14: 40 Hz EEG-Dichte, Hemisphärenbeteiligung, Emotionsverarbeitung
Verglichen werden Versuchspersonen mit hoher und geringer Hypnotisierbarkeit unter der Wachbedingung (Augen geöffnet) und unter Hypnose, während sie unterschiedliche positive und negative Gefühle (s.u.) wachrufen (De Pascalis, 1989).

Die EEG Dichte ist der Verhältniswert zwischen links- und rechtshemisphärischen EEG-Aktivitäten (R-L) / (R+L).
Die Ergebnisse sind im Kasten dargestellt.

positive Emotionen:
r = Ruhe
z = Zufriedenheit
g = Glücklichsein

negative Emotionen:
r = Ruhe
a = Ärger
f = Furcht

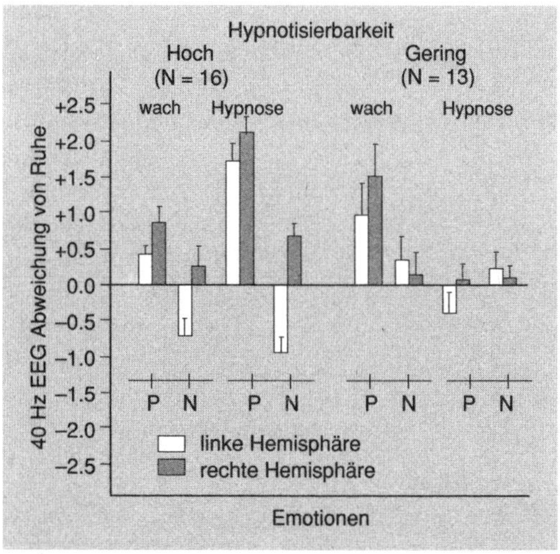

Abb. 15.15: 40 Hz EEG-Dichte, Hemisphärenbeteiligung, Emotionsverarbeitung
Es handelt sich hier um eine Wiederholung der Untersuchung von DePascalis, Marucci, Penna & Pessa (1987). Die Untersuchungsbedingungen blieben also identisch. Hier sind die Werte der Experimentalbedingungen positive Emotionen (P) und negative Emotionen (N) bereits zusammengefaßt.
Die Ergebnisse sind mit denen von der Voruntersuchung (DePascalis et al., 1987) identisch (siehe Kasten).

Die Hochhypnotisierbaren zeigen gegenüber der Ruhebedingung (Baseline) eine Zunahme der 40 Hz EEG-Dichte in beiden Hemisphären, wenn sie positive Gefühle erinnern. Bei negativen Emotionen tritt bei ihnen eine linkshemisphärische Aktivitätsabnahme auf und eine rechtshemisphärische Aktivitätszunahme.
Die Geringsuggestiblen zeigen dagegen keine unterschiedlichen Hemisphärenmuster, die man unterschiedlichen Emotionsvalenzen zuordnen könnte (nach DePascalis, 1987).

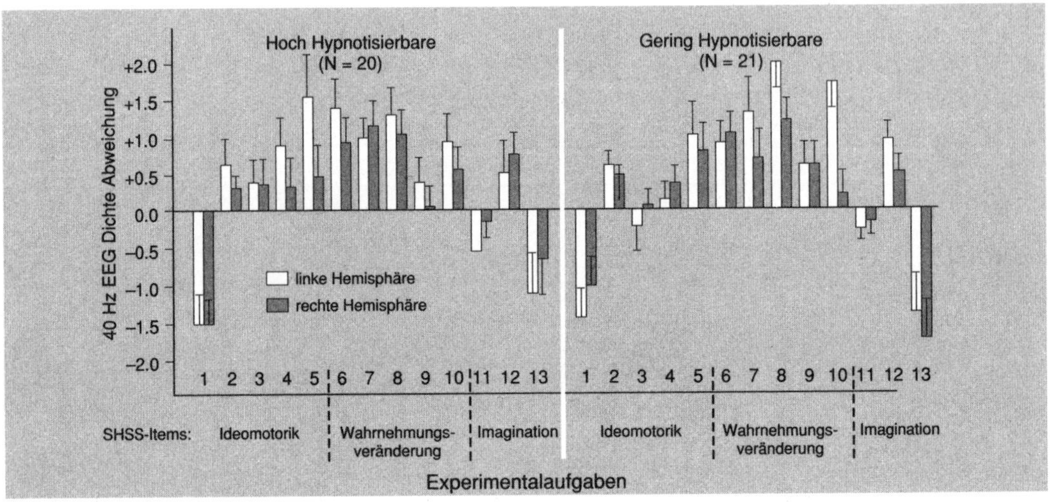

Abb. 15.16: EEG-Differenzwerte während der Anwendung der Stanford Hypnotic Susceptability Scale: A Errechnet werden die Differenzwerte für die linke und die rechte Hz EEG-Aktivität, indem die Werte der 40 Hz Dichte, die während der späteren Induktionsphase gemessen werden, von den Werten der frühen Induktionsphase abgezogen werden.

Die Auswertungsergebnisse sind in der nachfolgenden Tabelle 15.1 aufgezeigt.

Die einzelnen in der SHSS:A enthaltenen Items sind:

Ideomotorik	Wahrnehmungsveränderung:	Imagination
1 = Induktion	6 = Mückenhalluzination	11 = Traum
2 = Hand senken rechts	7 = Geschmackshalluzination	12 = Altersregression
3 = Hände auseinanderziehen	8 = Geruchsunempfindlichkeit	13 = Amnesie
4 = Armimmobilisation rechts	9 = halluzinierte Stimme	
5 = Armsteifigkeit rechts	10 = negative Halluzination	

(nach DePascalis, 1987)

Tabelle 15.1: EEG-Differenzwerte während der Anwendung der Stanford Hypnotic Susceptability Scale: A Ergebnisse (s. Abb. 15.15)

Testitem	Hoch Hypnotisierbare	Gering Hypnotisierbare
Gesamttest	Absinken beider Hemisphärenaktivitäten von der frühen zur späten Induktionsphase hin	
	Bei fortschreitender Induktion stärkere Hemmung links und rechts	
Ideomotorik	links = stärkerer Anstieg gegenüber rechts (0,60 vs 0,37)	
	linke Aktivitätszunahme li vs re (5,5 vs 2,3)	keine Hemisphärenunterschiede li vs re (0,37 vs 0,40)
Wahrnehmungs-veränderung	links stärkerer Anstieg gegenüber rechts (1,08 vs 0,69)	
	links Aktivitätszunahme li vs re (0,94 vs 0,69)	links stärkere Zunahme als rechts li vs re (1,23 vs 0,69)
Imagination	keine Hemisphärendifferenzen	
	rechts Aktivitätszunahme li vs re (0,01 vs 0,31)	links stärkere Zunahme als rechts li vs re (0,33 vs 0,15)
Traum	auf beiden Seiten Abnahme des 40 Hz EEG	
	stärkere Reduktion links	keine Hemisphärendifferenz

fest; später beobachtet man eine Amplitudenabnahme (Spiegel, Cutcomb, Ren & Pribram, 1986). Sie interpretieren diese Unterschiede auf klinischer Ebene und führen sie auf die unterschiedlich benutzten Suggestionen zurück (Spiegel & Barabasz, 1988).

Die regionale Durchblutung und damit Aktivität des Gehirns kann auch mittels Inhalation von Xenon 133 ermittelt werden. Ulrich, Meyer, Diehl und Meining (1987) und Meyer, Diehl, Ulrich und Meinig (1989) können mit dieser Methode zwar unter Hypnose eine Zunahme der cortikalten Durchblutung feststellen, jedoch keine hemisphärenspezifische.

Mittels injizierter Radiodiagnostika (leicht strahlende Präparate) kann z.B. mit der Single-Photon-Emission-Computer-Tomography (SPECT) die Hirndurchblutung differenziert gemessen und in Falschfarben als Computergraphik ausgegeben werden. Halama (1989a) stellt mit dieser Methode fest, daß der Cortex bereits in Ruhe rechtshemisphärisch stärker perfundiert ist als links. Unter Hypnose nimmt die gesamte cortikale Perfussion zu; dabei erfolgt eine frontale Mehrdurchblutung rechts mehr als links, höhere Hirnetagen werden ebenfalls mehrdurchblutet als tiefer gelegene. Bei globalem oder lokalem cortikalem Substanzverlust (z.B. nach langjähriger Belastung mit neurotoxischen Substanzen wie Dioxin, Lindan, Holzschutzmittel etc.) kann mittels der SPECT-Methode keinerlei globale oder lokale Perfussionszunahme unter Hypnose festgestellt werden, bzw. allgemein eine präfrontale Minderperfussion. Die geschädigten organischen Korrelate können also nicht mehr ihre Funktionen wahrnehmen (Halama, 1990).

Weitere Untersuchungen machen deutlich, daß über diese Art der Reizverarbeitung hinausgehend Hochsuggestible mehr zu holistischen imaginativen Strategien neigen (Crawford & Allen, 1983); das heißt, sie erleben spontan in ihren Vorstellungen mehr ganzheitliche Bilder und komplexe Erlebniseindrücke. Im Kontrast dazu stehen die Personen, die sich mehr abgegrenzte Einzeleindrücke vorstellen können, die sie dann allmählich zu einem Gesamtbild zusammenstellen. Dies zeigt auch, daß sich bei Hochsuggestiblen der kognitive Stil entsprechend unter Hypnose verändert (Wallace & Patterson, 1984).

Als Fazit kann man daraus folgern, daß die Bilderverarbeitung unter Hypnose besonders wesentlich ist, wobei holistische Strukturen besser bearbeitet und wiedergegeben werden können, als wenn analytisch-verbale Arbeit geleistet werden soll.

Edmonston und Moscovitz (1990) betrachten die Ergebnisse der gesamten Lateralitätsforschung unter Hypnose kritisch. Sie stellen fest, daß die Hirnaktivität von der spezifischen Aufgabenstellung beeinflußt ist (siehe auch De Pascalis, 1987). In diesem Zusammenhang konnte aufgezeigt werden, daß z.B. Schmerz während der hypnotischen Analgesie zu einem Wechsel von rechtshemisphärischer zu linkshemisphärischer Aktivität führt (Karlin, Morgan & Goldstein, 1080).

Ohne Hypnose ist die gesamte Hirnaktivität bereits erhöht, wenn Aufgaben zu lösen sind, die rechtshemisphärische Anforderungen stellen. Also sollte man bei den Untersuchungen stets berücksichtigen, ob hemisphärenspezifische Aufgaben vor, während und nach der Hypnose die Ergebnisse verändern können (Edmonston & Moscovitz, 1990).

Die Untersuchungen von Varga, Bányai, Vágó et al. (1988) befassen sich auch mit den Hemisphärenunterschieden der *Betawellen.* Hochsuggestible zeigen im Wachzustand eine signifikante Bevorzugung der linken Hemisphäre, die unter Hypnose noch deutlicher hervorgehoben ist. Die Hochsuggestiblen unterscheiden sich darin signifikant ($p < .001$) von den Gering- und Mittelsuggestiblen.

Diese ungarische Forschergruppe stellt geschlechtsspezifische Unterschiede bei den hemisphärenbezogenen Betawellen fest. Im Wachzustand bevorzugen Frauen mehr die rechte Hemisphäre, was unter Hypnose noch signifikant deutlicher wird. Männer haben im Wachzustand mehr eine Mittellage der Betawellen, die unter Hypnose signifikant nach links verschoben wird.

Diese Befunde zur hemisphärischen Verschiebung unter Hypnose sollten jedoch nicht zu ungezügelten Folgerungen führen wie z.B. rechts = westlich, zivilisiert und links = östlich, bildhaft, archaisch etc., wie Bowers und Meichenbaum (1984) warnen. Auch sollten die Ergebnisse nicht zur Annahme verleiten, hier zwei autonome Systeme vorzufinden und damit einhergehend zwei unterschiedliche Strukturen der Persönlichkeit und des Selbst. Es handelt sich hier vielmehr um verknüpfte Verarbeitungssysteme und Denkprozesse, bei denen linkshemisphärisch-analytische und rechtshemisphärisch-intuitive Vorgehensweisen sich stets gegenseitig ergänzen.

Jene Ergebnisse aus der Hirn- und Hypnoseforschung führten dann zur Annahme, daß die spontane Blickrichtung einer Person Auskunft gibt über deren kognitive Prozesse, ja sogar deren Denkstil (Bandler & Grinder, 1982).

Die Aktivierung kognitiver Funktionen in einer Hemisphäre bewirkt das Übergreifen auf die Orientierungszentren innerhalb dieser Hemisphäre und damit verbunden eine Augenbewegung zur kontralateralen Seite. Dies müsse bedeuten, daß der Rechtshänder bei Sprachaufgaben einen Rechtsblick aufweist – und bei visuellen Anforderungen einen Linksblick (Kinsbourne, 1974; Kocel, Galin, Ornstein & Merrin, 1973).

Die neuen Untersuchungen von Francesconi und Francesconi (1984) machen jedoch deutlich, daß die intraindividuell bevorzugte Blickrichtung unabhängig von der Art der Aufgabenstellung (hier verbal/visuell) konstant bleibt und auch zwischen Händigkeit und spontaner Blickrichtung kein Zusammenhang besteht. Die von Revenstorf (1985) geäußerte methodische Kritik am Ansatz von Bandler und Grinder und deren Blick-Denkstil-Hypothese ist damit deutlich unterstützt.

Weiter wurde behauptet, daß die Sitzordnung im Klassenraum (Orientierung zur rechten oder linken Wand) mit der Hemisphärenpräferenz und Blickrichtung verbunden sei (Sackheim, Paulhus & Weiman, 1979), was jedoch eindeutig widerlegt werden konnte. Hier besteht keine Beziehung – lediglich, daß Rechtshänder mehr dazu neigen, rechts im Klassenraum zu sitzen und Linkshänder mehr links (Monteiro & Zimbardo, 1987).

15.3.7 Indikation und Grenzen in der Hypnosebeeinflussung des vegetativen Systems

Die Indikation verschiedener Hypnoseinterventionen ist größtenteils logisch evident aus den o. g. Befunden ableitbar: Beeinflussung der Herzfunktionen, der Hypertonie und der peripheren Durchblutung bei einigen Hautkrankheiten, Kopfschmerzen und kleinen Operationen. Die Beeinflussung der Thermoregulation ist wesentlich bei Kopfschmerzinterventionen und Hauterkrankungen. Die Beeinflussung des Autoimmunsystems ist in der Allergiebehandlung und besonders in der Krebstherapie von sehr großer Bedeutung. Einige Befunde belegen stichhaltig den erfolgreichen Einsatz der Hypnoseintervention bei solchen Behandlungen (Newton, 1984; s. auch Kapitel 24 „Hypnose in der Medizin").

Dieser breite Anwendungsbereich kulminiert in einer mehr oder weniger direkten Beeinflussung des Cortex und der subcortikalen Systeme, die als Filter- und Schaltstellen wirken und auf diese Weise das sympathische und das parasympathische Nervensystem verbinden. Damit verknüpft sind wiederum Organfunktionen, die gerade bei psychischer Beeinträchtigung mit geeigneten psychotherapeutischen Interventionen unter Hypnose äußerst wirkungsvoll beeinflußt werden können.

Da Hypnose eine verbesserte Hirndurchblutung, besonders frontal bewirkt, könnte bei einigen Krankheiten, die mit cerebraler Minderdurchblutung verbunden sind, Hypnose hilfreich sein (Halama, 1989).

Die Ergebnisse aus der Hemisphärenforschung legen nahe, die Hypnose-Instruktionen entsprechend zu gestalten. Die „rechtshemisphärische Sprache" erleichtert die Induktion. Sie ist operational als eine Information mit Imaginationen zu definieren, die vor allem zielgerichtete Phantasien bewirkt und in der unkonventionellen grammatikalischen Form der dritten Person spricht. Demgegenüber steht die „linkshemisphärische Sprache", die arm an Imaginationen und Bildern ist und mehr die konventionelle Form der zweiten Person verwendet (Shulik, 1979). Daraus kann gefolgert werden, daß Hypnotisierbarkeit keine absolute Größe ist, sondern durch spezifische Stimuli wie z.B. Formulierungen und Imaginationen bestimmt wird.

Grenzen sind dort zu sehen, wo durch ungeeignete Suggestionen das physiologische System nicht angemessen angesprochen wird. Das ist häufig dann der Fall, wenn die Imaginationen des Patienten oder die des Therapeuten nicht systemrelevant anschaulich sind. So benötigt zum Beispiel das Erzeugen von Handwärme nicht nur die abstrakte Instruktion „warm werden", sondern die individuell für den Patienten bedeutsame Imagination „Am Strand von Norderney fallen Sonnenstrahlen auf meine Hand und wärmen sie". Auf dem Hintergrund dieses Wissens formuliert der Therapeut die Suggestionen und spricht so genau in den Imaginationen die vegetativen Steuersysteme an.

Auch hier können jedoch zufällig auftretende Kognitionen unkontrollierbare Wirkungen erzielen.

Zu bedenken ist weiterhin, daß die o.g. Befunde nicht in der beschriebenen Instruktionsform in den klinischen Bereich übertragbar sind; hier wird sich die alte Regel wieder bestätigen, daß stets im Einzelfall erprobt werden muß, wie der Patient auf diese Interventionsform mit ihren spezifischen Formulierungen anspricht; ggf. führen erst mehrere Erprobungen zu der erforderlichen sinnvollen Kommunikation und Wirkung.

15.4 Veränderung der Wahrnehmung und Wahrnehmungsverarbeitung

Unter dem Aspekt der hypnotischen Veränderung von Wahrnehmung und Wahrnehmungsverarbeitung sind folgende Inhalte dargestellt:

1. Halluzinationen
2. allgemeine optische Wahrnehmungsveränderungen
3. Farbenblindheit
4. Blindheit
5. Myopie
6. Taubheit
7. Geruch
8. Analgesie und Anästhesie
9. Veränderung des Körperschemas

15.4.1 Halluzinationen

Die verschiedenen Indikationen sollen zur besseren Übersicht am Ende des Abschnitts erscheinen.

a) Beschreibung und Definition

Bei der hypnotischen Halluzination sind zwei Formen zu unterscheiden:

- *Positive Halluzination*
  Die Person nimmt das suggerierte Objekt (oder den suggerierten Reiz) wahr und ist von dessen objektiver Existenz überzeugt, obwohl kein objektiv definierbarer physikalischer Reiz vorliegt.
- *Negative Halluzination*
  Die Person nimmt der Suggestion zufolge ein Objekt (oder den objektiven Reiz) nicht wahr und ist davon überzeugt, daß es nicht vorhanden ist.

Halluzinationen können auf den verschiedenen Wahrnehmungsebenen auftreten und erzeugt werden. Aufgrund ihrer klinischen Beobachtungen sind Cheek und LeCron (1968) der Ansicht, daß Geschmack und Geruch am leichtesten und das Gehör am schwierigsten halluzinatorisch zu verändern sind.

Sehr viele Hypnosetests und Suggestibilitätsskalen enthalten entsprechende Aufgaben aus den unterschiedlichsten Wahrnehmungsbereichen (s. Kap. 12 „Tests zur Messung der Suggestibilität und Hypnotisierbarkeit").

b) Experimentelle Befunde
Die Grenzen zwischen dem subjektiven Überzeugtsein von einer Wahrnehmung aufgrund einer *Halluzination* und der Wahrnehmung aufgrund eines objektiven Reizes sind psychisch nicht immer vorhanden. Deshalb muß in die Diskussion über die Halluzination mit einbezogen werden, ob es sich im einzelnen Fall nicht um eine Halluzination, sondern um eine Imagination handelt.

Bei der *Imagination* erlebt die Person bestimmte Inhalte, kann sie jedoch subjektiv als

Imagination bzw. Vorstellungsbilder bezeichnen. Da eine Überprüfung besonders erschwert ist, kann es auch vorkommen, daß weder wahrgenommen noch imaginiert wird, sondern eine Gefälligkeitsreaktion auf die Instruktionen des Versuchsleiters erfolgt.

In Abgrenzung zu Halluzinationen anderer Genese sich die durch Hypnose erzeugten kontextbezogene Imaginationen (Spanos, Bridgeman, Stam et al., 1982-83). SPECT-Untersuchungen des Gehirns machten deutlich, daß durch Hypnose bewirkte auditorische Halluzinationen eine andere Lokalisation aufweisen als die Halluzinationen psychotischer Patienten (Walter, Podreka et al., 1990).

Bestimmt man den Anteil der Personen, die allein auf motivierende Aufforderungen hin akustische oder visuelle Halluzinationen produzieren, so kann jeder Zweite diese erleben (Barber & Calverley, 1964d). Die Experimentatoren bewerten den subjektiven Bericht der Versuchspersonen als Halluzination, die gleichsam auch als Imagination eingestuft werden könnte.

Ein kleiner Teil der Versuchspersonen reagiert jedoch auf diese Halluzinationen, sie streicheln z.B. die halluzinierte Katze (Estabrooks, 1943), was deutlich die Annahme einer Imagination widerlegt. Andererseits wurde festgestellt, wie durch nonverbale Bekräftigungen „Halluzinationen" beeinflußbar sind (Dobie, 1959; Fisher, 1962).

Zahlreiche Studien befassen sich mit der Erkundung der Halluzination, z.B. durch verzögerte auditive Rückmeldungen oder Suggestionen zur Leugnung von optischen Täuschungen, Auswirkungen von Nachbildern etc. Diese verschiedenen Bereiche werden in den nachfolgenden Abschnitten (Taubheit, Blindheit etc.) beschrieben.

Die Pupillen-Reflex-Methode bringt keine Bestätigung einer Erzeugung von positiven Halluzinationen (Lundholm, 1932), da die Suggestion „Sonnenstrahlen" keine Pupillenkontraktion bewirkt. Andererseits zeigt Hutgins (1933), daß das mit der Pupillenreaktion konditionierte Wort (z.B. „kontrahieren") eine entsprechende Wirkung haben kann, was beinhaltet, daß durch eine konditionierte Information die Reaktion auf einen ausschließlich subjektiven Stimulus erfolgt, was ggf. als Halluzination bezeichnet werden kann. Würde dies konsequent weiterverfolgt, so wäre jede klassische Konditionierung einer Halluzination gleichzusetzen.

Zur Überprüfung der Halluzination verwenden Brady und Levitt (1966) eine rotierende Trommel mit weißen und schwarzen Streifen. Wird die drehende Trommel fixiert, so tritt der optokinetische Nystagmus auf: die Augen bewegen sich durch diese Reizung automatisch rhythmisch seitlich. Hypnotisierte Versuchspersonen mit der Instruktion, diese Trommel zu halluzinieren, zeigen deutlich den optokinetischen Nystagmus (gemessen durch elektrische Ableitungen der Augenbewegungen mittels Sensoren direkt am Augapfel). Eine Folgeuntersuchung beweist, daß der gleiche Effekt auch durch aufgaben-motivierende Instruktionen erreicht werden kann (Hahn & Barber, 1966).

Dieser sehr kurze Abriß macht deutlich, daß der Terminus der Halluzination schwer gegenüber ähnlichen Bewußtseins- und Erlebenszuständen abgrenzbar ist und – abhängig von der jeweiligen Theorie – sehr unterschiedlich untersucht und aufgefaßt wird.

Neuere Untersuchungen entsprechen weitgehend der Tendenz, daß die hypnotischen Halluzinationen mehr kontextbezogene Imaginationen sind, innerhalb derer erlebt und agiert wird (Spanos, Bridgeman, Stam et al., 1982-1983).

15.4.2 Allgemeine optische Wahrnehmungsveränderungen

Am meisten untersucht sind wohl die Auswirkungen von Hypnosesuggestionen auf verschiedene Wahrnehmungseffekte. So werden positive Korrelationen zwischen Suggestibilität und autokinetischen Effekten gefunden (Wallace, Garrett & Anstadt 1974). Diese „selbsterzeugten Bewegungen" treten bei der Betrachtung von zum Beispiel glimmenden Punkten im dunklen Raum auf. Es entsteht nach längerem Betrachten der Eindruck, als ob sich diese Punkte bewegen würden.

Bei der Ponzo-Täuschung (s. Abb. 15.17) liegt eine geometrische Täuschung vor. Zwischen zwei schräg aufeinander zulaufenden Linien befinden sich zwei gleich lange parallele Linien,

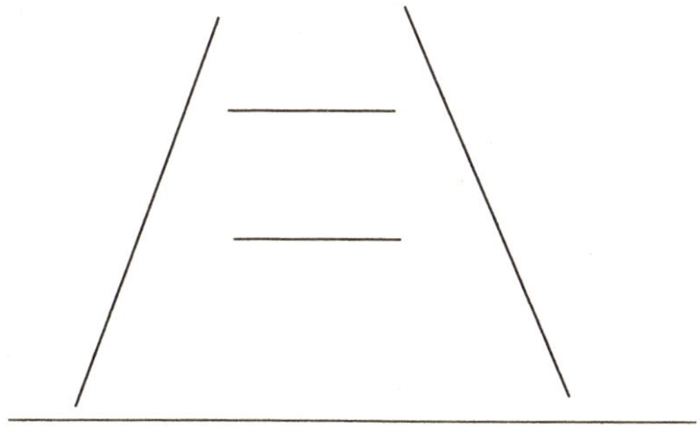

Abb. 15.17: Ponzo-Täuschung
Die obere horizontale Linie wird als länger wahrgenommen als die untere. Sie sind jedoch beide von identischer Länge.

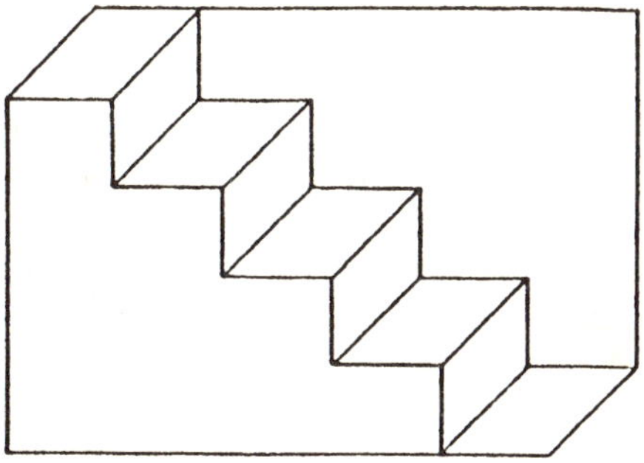

Abb. 15.18: Schröder-Treppen
Je nach Fixationspunkt werden die Treppenstufen als „normal" stehend oder als von oben hängend wahrgenommen.

von denen die im engeren Linienbereich liegende als größer wahrgenommen wird. Durch Hypnose können diese Wirkungen beeinflußt werden (Miller, 1975). Umkippfiguren sind sogenannte instabile Gebilde, da nach längerem Betrachten sich die subjektiv empfundene Räumlichkeit des Gebildes verändert.

Bekannt sind weiterhin der Necker-Würfel (s. Abb. 11.2) und die Schröder-Treppen (s. Abb. 15.18). Hier kann durch Hypnose-Suggestionen die jeweilige Raumwahrnehmung beeinflußt werden (Wallace, Knight & Garrett, 1976).

Die Kippfrequenz des Neckerwürfels ist bei Hochsuggestiblen größer als bei Geringsuggestiblen. Wird der Würfel jedoch von anderen Gestalten umgeben (=Distraktoren), dann reduziert sich diese Kippfequenz unabhängig von der Höhe der Suggestibilität. Wahrscheinlich spielt hierbei der Einsatz der selektiven Aufmerksamkeit eine Rolle (Wallace, 1988).

Auch Figur-Grund-Veränderungen werden durch Hypnose bewirkt, so bei der Ponzo-Täuschung (Miller & Leibowitz, 1976) und bei der Titchener-Ebbinghaus Kreis-Täuschung (Blum, Gleiwitz & Stewart, 1981). Letztere optische Täuschung besteht darin, daß die wahrgenommene Größe eines Kreises davon abhängt, welchen Durchmesser die ihn umgebenden Kreise haben (s. Abb. 15.19).

Hypnotisch bewirkte Aufmerksamkeit nimmt Einfluß auf die visuelle Diskrimination (Blum, Nash, Jansen & Barbour, 1981b), auf die Wiedererkennungszeiten beim Tachistoskop (Blum & Graef, 1971), beschleunigt die Wahrnehmungsverarbeitung (Friedman, Taub, Sturr & Monty, 1987) – um hier nur einige der sehr zahlreichen und umfangreichen Untersuchungen anzuführen.

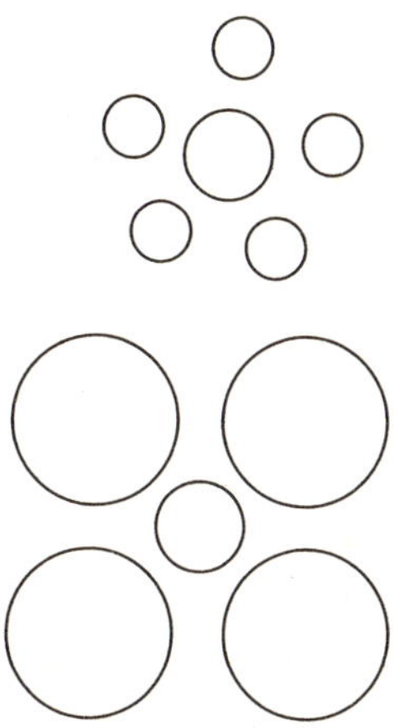

Abb. 15.19: Titchener-Ebbinghaus Kreis-Täuschung
Bei dieser Kontrasttäuschung werden zwei identisch große Kreise von großen bzw. kleinen Kreisen umgeben. Der von großen Kreisen umgebene Mittelkreis wird als kleiner wahrgenommen als der von kleinen Kreisen umringte.

Neuere Untersuchungen zeigen, daß das Figur-Grund-Sehen kein einheitlicher Prozeß ist. Vielmehr werden diese Informationen unterschiedlich aufgenommen, so daß ein Auge mehr den Grund wahrnimmt und das andere mehr die Figur bzw. die dem Auge zugeordneten subkortikalen Strukturen (Rugieri, Capozzi & Clavenzani, 1987).

15.4.3 Farbenblindheit

In seinen Hypnoseexperimenten erzeugte Erickson (1939) unterschiedliche Formen der Farbenblindheit, so daß seine Versuchspersonen auf die Ishihara-Tafeln sinngemäß reagieren. (Diese Farbtafeln werden zum Testen der Farbenblindheit und Farbschwäche benutzt; die Tafeln enthalten Figuren unterschiedlicher Farbsättigung und Helligkeit, die sich in verschiedener Weise vom Hintergrund abheben.) Im Wachzustand zeigten die Versuchspersonen jedoch normale Farbtüchtigkeit. Erickson folgerte daraus, daß durch Hypnose eine identische Farbuntauglichkeit produziert werden könne wie zum Beispiel bei der kongenitalen Deuteranopie (geschlechtsgebundene vererbte Rot-Grün-Blindheit).

In der Wiederholung des Experimentes benutzte man zusätzlich die Tafel I der Ishihara-Tafeln, die Simulanten aufdecken soll. Unter dieser Bedingung geben alle 10 Versuchspersonen die simulierte Antwort, denn sie sehen nun ebenfalls die Zahlen nicht – obwohl gerade diese auf Tafel I sowohl von Farbtüchtigen als auch von Farbuntüchtigen wahrgenommen werden (Hariman, 1942).

Entscheidend befaßten sich Barber und Deeley (1961) mit der Frage, ob Farbenblindheit auch ohne Hypnose produzierbar ist und benutzten pseudo-isochromatisches Testmaterial. (Diese Karten weisen nicht wie bei den Ishihara-Tafeln gleiche Farbnuancierungen auf.) Sie konnten durch ihre Instruktionen ähnliche Effekte bewirken wie durch Hypnose. Diese Ergebnisse wurden von Rock und Shipley (1961) bestätigt. So reicht allein die Aufforderung zum hypnotischen Rollenspiel „farbenblind sein" aus, um derartige Reaktionen zu bewirken (Bravin, 1959).

Neuere Untersuchungen zeigen, daß die hypnotisch bedingte Farbenblindheit von den einzelnen Versuchspersonen sehr unterschiedlich realisiert wird und sich von der kongenitalen Anopie (geschlechsgebunden vererbte Untätigkeit der sonst funktionsfähigen Netzhaut z. B. beim Schielen) deutlich unterscheidet (Cunningham & Blum, 1982). Neuere Studien zeigen, daß sich räumliches Sehen wahrscheinlich nur „farbenblind" vollzieht und daß das Auge nur solche Informationen „sieht", die relevant sind (Ruggieri, Capozzi & Clavenzani, 1987). Dies belegt ebenfalls, daß subkortikale Verarbeitungsprozesse wirksam sind. In Hypnose werden diese angesprochen und nehmen unterschiedliche Filterungs- und Bewertungsprozesse vor.

15.4.4 Blindheit

Der Fall von Pattie (1935), in dem seine Versuchsperson in Hypnose einäugige Blindheit aufwies, erregte Aufsehen. Dieser Effekt stellte sich einerseits als Auswirkung des Versuchsplans heraus, andererseits wurde festgestellt, daß die Versuchsperson ihre besondere „Fähigkeit" zu Hause intensiv trainiert hatte (Bowers, 1976). Diese Versuchsperson war zahlreichen Untersuchungen unterzogen worden und war je nach Instruktion blind. Sie konnte allerdings auf diesem „blinden" Auge Helligkeitsunterschiede differenzieren, da sie annahm, daß Blindsein durchaus mit Lichtsehen verbunden sein kann.

Daraufhin wurden nun zahlreiche Experimente erdacht, um hypnotische Blindheit von organischer unterscheiden zu können. Die Pupillenreaktion bei Lichteinfall konnte dazu nicht benutzt werden, da sie bei Blindheit nicht unbedingt entfallen muß (Dorcus, 1937; Barber, 1961). Auch die Desynchronisation des Alpha-Rhythmus (Alpha-Block) bei visueller Stimulation ist nicht aussagekräftig, da bereits das Augenöffnen – unabhängig von Raumhelligkeit oder Dunkelheit – diese Desynchronisation bewirkt (Ford & Yeager, 1948). Es wurden auch Bedingungen geschaffen, unter denen bei Hypnose das Auge geöffnet bleiben konnte, und nun trat unter Lichtstimulation kein Alpha-Block auf (Loomis, Harvey & Hobart, 1936). Die Experimentatoren konnten die gleichen Effekte jedoch auch durch andere als „hypnotische" Instruktionen bewirken, was auch z.B. von Jasper und Cruickshank (1937) bestätigt wurde.

Mit besseren technischen Möglichkeiten werden dann später durch die Suggestion der Blindheit visuell evozierte Potentiale gemessen. Sie unterscheiden sich jedoch nicht signifikant von der Kontrollgruppe mit „Wachbedingungen" (Zakrzewski & Szelenberger, 1981).

In der Untersuchung von Cooperman (1982) werden die Versuchspersonen instruiert, „durch eine optische Täuschung hindurch zu sehen". Die hypnotisierten Versuchspersonen waren dazu in der Lage.

Die Befunde zeigen, daß sowohl die Suggestion per se als auch die Suggestion unter Hypnosebedingungen je nach Art der gestellten Anforderung Wahrnehmungsbeeinflussungen bewirkt, bei denen selektive Verarbeitungsprozesse möglich sind.

Die unterschiedlichen Experimente von Bryant & McConkey (1989a, b, 1990) weisen darauf hin, daß während der hypnotischen Blindheit Wahrnehmungen erfolgen und der kognitive Stil, der zum Glauben an die hypnotische Blindheit führt, wesentlich ist, aber auch den Bericht darüber beeinflußt. Insgesamt wird von den o.g. Autoren sogar erwogen, ein Modell der hypnotischen Blindheit zu entwickeln.

15.4.5 Myopie (Kurzsichtigkeit)

Bei der Myopie ist die Brechkraft des Auges zu groß, beziehungsweise der Augapfel ist zu lang, so daß sich die ins Auge fallenden Strahlen vor der Netzhaut vereinen und somit kein scharfes Bild entsteht. Korrekturen erfolgen durch Zerstreuungsgläser.

Kelly (1958; 1961) gibt seinen nahsichtigen Versuchspersonen die Suggestion, die Augen zu entspannen, über eine weite Entfernung zu sehen und letztlich, sich eine Szene mit geschlossenen Augen vorzustellen, um daraufhin eine Vorlage zu betrachten. Alle drei Bedingungen bewirken eine Verbesserung der Sehleistung, wobei die Vorstellungsbedingung am meisten bevorzugt wird. Auch die Kontrollgrupppe zeigt ähnliche Verbesserungen zwischen 20/50 bis 20/20 der Sehschärfe. Weitere differenzierte Augenuntersuchungen lassen erkennen, daß es sich hier weder um eine cerebrale Beeinflussung, noch um eine Linsenveränderung handelt, sondern mit großer Wahrscheinlichkeit um eine Veränderung der Augapfelform und damit verbunden um refraktäre Beeinflussung. Effektororgane waren hier die externen Augenmuskeln.

Spätere Untersuchungen (Graham & Leibowitz, 1972) weisen nach, daß die Hypnose-Instruktion bei myopischen Versuchspersonen mit hoher Suggestibilität deutliche Verbesserung der Sehschärfe bewirkt – bei besonders stark myopischen Versuchspersonen um so mehr. Posthypnotische Suggestionen bedingen sogar einen Transfer: die Versuchspersonen dieser Gruppe wiesen bessere Sehleistungen auf als früher. Geringsuggestible dagegen verändern während und nach dem Experiment ihre Sehschärfe nicht. Wirkfaktor ist demnach nicht allein die Suggestion, sondern entsprechend hohe Suggestibilität, die um so besser wirksam ist, je stärker die Myopie ist. Graham und Leibowitz (1972) nahmen sehr verschiedene Untersuchungen vor, um die verantwortlichen Effektororgane oder Verarbeitungsstellen ausfindig zu machen, konnten jedoch innerhalb der peripheren visuellen Anatomie keine Ursachen finden.

15.4.6 Taubheit

In ähnlicher Weise wie bei der Untersuchung der hypnotischen Blindheit erfolgten auch bei der Taubheit zahlreiche Experimente. Ausgangspunkt war wiederum Erickson (1938a), der bei seinen Versuchspersonen „hypnotische Taubheit" erzeugt, was daran festgemacht wird, daß sie durch unerwartete Störgeräusche nicht erschreckt oder beeindruckt werden. Erickson war durch diese Experimente darin bestärkt anzunehmen, daß zwischen der hypnotischen und der neurologischen Taubheit kein Unterschied bestehe.

Die Untersuchungen von Dynes (1932) zeigen jedoch bereits, daß seine Versuchspersonen sich zwar bei einem Pistolenschuß nicht erschrecken, sich jedoch nach dem Experiment an den Knall erinnern können. So wird dann ein Konditionierungsexperiment bemüht: auf einen akustischen Stimulus wird mittels eines Schmerzreizes die Reaktion des Handwegziehens konditioniert. Bei hypnotisch suggerierter Taubheit erfolgt dann keine konditionierte Reaktion (Erickson, 1938b).

Bei dem identischen Experiment hatte Lundholm bereits 1928 nachgewiesen, daß diese konditionierte Handreaktion auch willkürlich zu beeinflussen war, was auch von Hilgard (1940) bestätigt wurde.

Die von Pattie (1950) bewirkte monaurale Taubheit stellte sich ebenfalls als Experimentalfehler heraus, da die Versuchspersonen seinen Versuchsplan durchschauen konnten.

Die technische Entwicklung konnte hier ebenfalls Hilfe geben, da sie das verzögerte auditive Feedback (delayed auditory feedback, DAF) ermöglichte. Danach wird die Sprache über ein Mikrophon aufgenommen und elektronisch zeitverzögert über Kopfhörer rückgekoppelt, wobei das gewohnte zeitgleiche Feedback verhindert ist. Normalerweise treten nun beim Sprechen Störungen wie z.B. Buchstaben- und Silbenwiederholungen auf, ähnlich wie beim Stottern, und die Sprache wird verlangsamt. Bei einer tauben Versuchsperson dürften derartige Verzerrungen nicht festzustellen sein. Die hypnotisch „tauben" Versuchspersonen zeigen jedoch unter verzögerter auditorischer Rückmeldung die gleichen Sprachfehler wie ohne Taubheitssuggestion (Kline, Guze & Haggerty, 1954; Suttcliffe, 1961).

Da hier keine Kontrollgruppen eingesetzt worden waren, wiederholten Barber und Calverley (1964c) diese Experimente. Danach wird keine absolute Taubheit erreicht, sondern partielle subjektive Taubheit (wie verringerte Intensitätswahrnehmung etc.), die jedoch bei der Hypnose-Induktion mit Taubheitssuggestion in gleicher Weise auftritt wie bei alleiniger Taubheitssuggestion.

Patterson, Bracci, Paserini et al. (1967) konditionieren auf eine bestimmte hohe Frequenz einen Schmerzreiz. Wird der CS „hoher Ton" gegeben, so reagiert die Versuchsperson mit Erhöhung der Herzfrequenz und Veränderung der elektrischen Hautleitfähigkeit (PGR=psychogalvanische Reaktion), während ein Ton anderer Frequenzen keine physiologischen Beeinflussungen hervorruft. Erhalten die Versuchspersonen dann die hypnotische Suggestion der Taubheit für diese spezifische Tonfrequenz, so sind dennoch physiologische „Furcht"-Reaktionen festzustellen. Die Experimente zeigen jedoch, daß alle anderen Frequenzen wahrgenommen werden. Also müßte auch der entsprechende Ton gehört werden, um ihn von den anderen unterscheiden zu können.

Gleichzeitig stellt sich die Frage, ob hier Blokkaden der afferenten Informationen im Cortex vorgenommen werden. Da die Versuchsperson jedoch weiterhin auf den hohen Ton mit Veränderungen der Herzrate reagiert, muß zwischen Trommelfell und Herz ein verändernder Prozeß eingesetzt haben. Hernadez-Peon, Sheher und Jouvet (1956; zit n. Paterson et al., 1967) nehmen an, daß der Nucleus cochlearis (im Zentralnervensystem bestehender Zellverband für akustische Verarbeitung) hierbei wesentlich beteiligt ist. Es ist ein subcortikales Zentrum mit relativer Unabhängigkeit zum Cortex. So ist auch zu erklären, warum Mütter z.B. bei sehr unterschiedlichen Geräuschen schlafen können, sie jedoch bei dem spezifischen Geschrei ihres Kindes wach werden. Insgesamt ist aus den Experimenten von Paterson et al. (1965) abzuleiten, daß hypnotische Taubheit eine Auswirkung der cortikalen Verarbeitung ist. So ist zwischen cortikaler und subcortikaler Bewußtheit zu unterscheiden. Ankommende auditorische Impulse werden wahrscheinlich in subkortikalen Zentren in Form eines Informationsfilters verarbeitet.

Dies wird durch die Experimente von Crawford, MacDonald und Hilgard (1979) bestätigt. Auch die Ergebnisse von Feustle (1985) sind in dieser Weise interpretierbar; seine Versuchspersonen werden auf einem Ohr hypnotisch „vertäubt" und erhalten über Kopfhörer dichotisch dargebotene akustische Signale (für beide Ohren getrennte Informationen), die sie räumlich orten sollen. Unter dieser Bedingung der einseitigen hypnotischen Taubheit treten deutliche Veränderungen im Richtungshören auf, die nicht simulierbar sind.

Werden Worte dichotisch dargeboten, zeigen Geringsuggestible sowohl ohne als auch mit Hypnose durchgängig eine Präferenz des linken Ohres. Bei Hochsuggestiblen ist ohne Hypnose eine gemischte Bevorzugung festzustellen, die unter Hypnose bei allen Versuchspersonen eine Präferenz des rechten Ohres bewirkt (Spellacy & Wilkinson. 1987). Die Autoren nehmen an, daß diese Veränderung mit der Variabilität kognitiver Zustände gekoppelt ist, die besonders bei den Hochhypnotisierbaren zu finden ist.

Insgesamt zeigen die psychophysiologischen Studien über die Lautstärke und die Hörschwelle an, daß gerade bei Hochhypnotisierbaren die Suggestion der Taubheit eine deutliche Reduktion der auditiven Empfindlichkeit bewirkt (Black & Wigan, 1961; Crawford, Macdonald & Hilgard, 1979).

Nash, Lynn, Stanley und Carlson (1987) befassen sich mit den Mechanismen von Kognition und Aufmerksamkeit, durch welche die auditiven Informationen während völliger hypnotischer Taubheit außerhalb des Bewußtseins gehalten werden. Entsprechend werden Versuchspersonen ausgewählt, die entweder nach unterschiedlichen Hypnoseskalen (z.B. HGSHS:A) als "hypnotisch völlig taub" eingestuft werden - oder die simulieren. Diesen hypnotisch tauben Versuchspersonen werden schriftlich Worte vorgelegt, die entweder semantisch oder phonetisch ähnlich zu dem gesprochenden Stimulus-Wort sind. Hypnotisierte Versuchspersonen produzieren deutlich weniger ähnliche Worte. Die nähere Analyse zeigt, daß semantisch keinerlei Unterschiede festzustellen sind, jedoch phonetisch. Die Simulanten reagieren bedeutend mehr auf phonetisch ähnliche Worte ($p < .01$) als die Hypnotisierten oder die in der Baseline-Bedingung festgestellten Werte. Die genaue Analyse läßt vermuten, daß die hypnotisierten Versuchspersonen phonetisch ähnliche Wortwahlen vermieden. Diese Verhaltensweise kann einerseits als ein strategisches Vorgehen innerhalb des Hypnosekonzeptes angesehen werden (Spanos, 1982). Danach versucht die hypnotisierte Versuchsperson, den Erwartungen des Hypnotiseurs gerecht zu werden. Die Vermeidung phonetischer Reaktionen zeigt danach den bewußten Versuch der Versuchsperson an, taub zu erscheinen. Andererseits können diese Ergebnisse durch die Neodissoziationstheorie Hilgards (1979) interpretiert werden, nach der die Verarbeitung auditiver Inputs außerhalb des Bewußtseins über eine dissoziative Schranke hinweg erfolgt.

Bei einem Untersuchungsplan zur "indirekten Messung" der hypnotischen Taubheit erhalten die Versuchspersonen durch Suggestionen ein Bild, das Kühle und Vasokonstriktion in der Hörschnecke beinhaltet. Dadurch tritt vorübergehend eine Veränderung der Hörschwelle auf, wie sie sonst nach lauten Geräuschen festzustellen ist. Hierbei zeigen Gering- und Hochsuggestible keine Unterschiede (Hall & Mines, 1989).

Möglicherweise ist das Problem der hypnotischen Taubheit kein absolutes: im letztgenannten Experiment wurde eine gesamte Veränderung der Lautstärke (Amplitude) gefordert, während andere Experimente vorwiegend die Taubheit gegenüber definierten akustischen Signalen (Frequenzen oder Worte etc.) bewirken. Entsprechend sind die Verarbeitungsmodi durch andere Filter- und Verarbeitungsmechanismen denkbar. Diese Folgerungen aus der akustischen Wahrnehmung wurde auch im Bereich der Wahrnehmung von Berührungen bestätigt und weisen wieder auf die besonderen kognitiven Methoden der Hochhypnotisierbaren hin (Spiegel, Bierre & Rootenberg, 1989).

15.4.7 Geruch

Die hypnotische Beeinflussung des Geruchssinns ist bislang nur sehr spärlich erforscht.

LeCron (1973) berichtet von einer Fernsehdemonstration, in der er seiner Versuchsperson eine negative Halluzination für Gerüche gegeben hat, verbunden mit der Instruktion, nur noch Parfum riechen zu können. Er demonstriert damit die negative Halluzination gegenüber dem beißenden Amoniak. Als er vergaß, diese Halluzination zurückzunehmen, hielt sie über ein Jahr lang bis zum nächsten zufälligen Treffen mit der Versuchsperson an und er löste sie dann auf.

Barabasz und Lonsdale (1982) konfrontieren ihre Versuchspersonen mit unterschiedlichen (computergesteuerten und somit genau dosierbaren) Intensitäten des Geruchsstoffes Eugenol, erteilen ihnen die Instruktion der negativen Halluzination und leiten dabei EEG-Muster ab (temporal und occipital). Die Auswertung der positiven Wellen (P300 = 300msec Latenz) zeigt, daß die Hochhypnotisierbaren sowohl bei starken als auch bei schwachen Geruchskonzentrationen gegenüber den Geringhypnotisierbaren eine signifikante Zunahme der P300-Amplituden (jeweils $p < .001$) unter Hypnose aufweisen, nicht jedoch im Wachzustand. Die geringsuggestiblen Versuchspersonen, die Hypnose zu simulieren hatten, zeigen in keiner der beiden Situationen EEG-Veränderungen.

Das heißt, daß unter Hypnose Hirnwellenbilder verändert sind, wenn eine Person stark hypnotisierbar ist.

15.4.8 Analgesie und Anästhesie

Die umfangreichsten frühen Berichte über hypnotische Anästhesie (Narkose) werden von Esdaile (1947) gegeben, der in Indien über tausend Operationen unter Hypnose durchführte.

Die Diskussion der Analgesie (Aufhebung der Schmerzempfindlichkeit) führt sofort zur Schmerzproblematik, da neben dem subjektiven Bericht nur sehr schwer objektivierbare Parameter aufgezeichnet werden können. Diese Diskussion soll jedoch in einem späteren Kapitel erfolgen (s. Kap. 24 „Hypnose in der Medizin").

Die Untersuchungen von Bowers und van der Meulen (1972) zeigen, daß sowohl bei konventioneller Analgesie als auch unter Hypnose während des Zahnbohrens deutliche physiologische Veränderungen auftreten; so z.B. steigt die Herzrate und der PGR (Psychogalavanischer Reflex) verändert sich. Da hier jedoch zusätzliche Reize (z.B. hören des Bohrers) und damit verbundene Lernprozesse einwirken können, und somit methodisch schwer kontrollierbare Einflüsse vorliegen, benutzten andere Autoren vorwiegend die mehr kontrollierbaren Kältereize (Barber & Hahn, 1962).

In früheren Untersuchungen erbringen auch nichthypnotische Suggestionen die gleichen positiven Wirkungen der Schmerzreduktion wie Hypnose oder Placebo (Barber, 1959). Neuere Experimente sind differenzierter und unterscheiden vor allem bei den Versuchspersonen nach der Höhe der Hypnotisierbarkeit. Bei den Geringhypnotisierbaren ist die durch Hypnose oder Placebo eingeleitete Analgesie gleich unwirksam. Bei den Hochhypnotisierbaren dagegen ist die Hypnose-Analgesie deutlich effektiver als die Placebobedingung (Spanos, Perlini & Robertson, 1989). In Experimenten mit ischemischen Schmerzen (hervorgerufen durch Minderdurchblutung mittels Druckmanschette) werden identische Ergebnisse erzielt (DeBenedettis, Panerai & Villamira, 1989).

Bei Kindern (6-12 Jahre alt) kann beim Kalt-Wasser-Test eine deutliche Überlegenheit der Hypnose gefunden werden und Hypnotisierbarkeit steht in keinem Zusammenhang mit der Schmerzreduktion. Dabei ist das Alter von statistisch wesentlicher Bedeutung, da jüngere Kinder höhere Schmerzwerte berichten und früher abbrechen (Zelter, Fanurik & LeBaron, 1989).

Bei elektrischer Reizung der Zahnwurzel bewirkt die hypnotische Anästhesie ebenfalls deutlich eine Blockade der Schmerzempfindungen ($p < .001$), nicht jedoch Placebo. Die abgeleiteten Potentiale des Musculus masseter (Kaumuskel) zeigen dabei hypnosebedingte spezifische Veränderungen, woraus abzuleiten ist, daß die Wirkmechanismen der hypnotischen Anästhesie in höheren Hirnregionen anzusiedeln sind (Sharav & Tal, (1989).

Insgesamt zeigen die klinischen Untersuchungen und Berichte übereinstimmend, daß Suggestionen bei der Schmerzbeeinflussung sehr wirkungsvoll sind (Cheek, 1966; Gerschman, Reade & Burrows, 1980; Loth & Kahan, 1986). Operationen unter Hypnose sind durchaus schmerzfrei möglich und werden z.B im zahnärztlichen Bereich relativ häufig angewandt.

In Hypnose-Experimenten wird mitunter der Handschuh-Anästhesie-Test als deutlicher Indikator der veränderten Schmerzwahrnehmung angeführt. Danach bewirken entsprechende verbale Anweisungen eine Schmerz- und Berührungsunempfindlichkeit über die gesamte Hand oder sogar den Unterarmbereich. Auch Nadeltests können für die Versuchsperson schmerzfrei durchgeführt werden.

Instruktion zur Handschuh-Anästhesie (Hartland, 1973, S.144f; die Hervorhebungen wurden beibehalten):

„Sie sind nun so tief eingeschlafen, ... daß nun alle Gefühle aus Ihrer linken Hand weichen.

Sie werden dazu in der Lage sein, nichts mehr in Ihrer linken Hand zu spüren ... Denken Sie einfach an Ihre linke Hand, wie sie ganz taub wird ... so als ob sie eingeschlafen ist.

Allmählich .... wird sie tauber und tauber ... und alle Gefühle sind daraus gewichen.

Und während ich zu Ihnen spreche, ... fühlt sich Ihre linke Hand nun noch kälter und kälter an ... als ob sie mit Eis umgeben wäre.

Sie haben das Bild vor sich, wie Ihre Hand rundherum in Eis gepackt ist ... und während Sie das tun, fühlt sie sich kälter und kälter an ...immer tauber und gefühlloser. Und sobald Sie merken, daß Ihre Hand sich ganz kalt und taub anfühlt...heben Sie bitte Ihre andere Hand hoch.
(Der Therapeut wartet dies ab.)

Ihre Hand ist nun so kalt und taub, ... daß Sie nun keine Gefühle mehr darin haben.

Bald werden Sie auch keinen Schmerz mehr darin spüren, ... überhaupt keinen Schmerz.

In ein oder zwei Augenblicken ... werde ich langsam bis drei zählen. Und wenn ich dann die Zahl *drei erreicht habe, ... wird Ihre Hand vollkommen gefühllos für Schmerz sein ... und Sie werden keinen Schmerz in Ihrer Hand spüren können.*

Eins. .. kälter und kälter ... immer tauber und gefühlloser ... verlieren aller Schmerzwahrnehmung.

Zwei . .. Ihre Hand ist nun vollkommen taub und leblos ... da ist überhaupt kein Gefühl mehr drin ... so als ob sie eingeschlafen ist.

Drei ... Ihre Hand ist vollkommen taub ... kalt ... und gefühllos ... *und Sie fühlen überhaupt keinen Schmerz darin.*"

An dieser Stelle kann nun bei angemessener Kooperation von Versuchsleiter und Versuchsperson der Nadeltest durchgeführt werden, indem eine dünne Nadel durch eine Hautfalte der Hand oder des Unterarms gestochen wird.

Die *Aufhebung der Analgesie* wird durch die nachfolgende Instruktion bewirkt:

„In wenigen Augenblicken ... fühlt sich Ihre linke Hand wieder ganz normal an ... sie wird wärmer und wärmer ... und das Taubheitsgefühle entweicht aus ihr ... und sie ist nun völlig normal ... genau so wie Ihre andere Hand. Alle Gefühle sind wieder da ... und Sie können nun wieder alles spüren, genau so wie in Ihrer anderen Hand."

Auf der Suche nach den Wirkfaktoren der hypnotischen Analgesie und Anästhesie werden auch körpereigene Substanzen gesucht, die eine Schmerzreduktion erklärbar machen. DeBenedettis, Panerai & Villamira, 1989) können jedoch weder eine Beeinflussung der Endorphine noch der adrenocorticotropen Hormone (ACTH) feststellen.

Einige Untersuchungen machen deutlich, daß die Suggestionen der Schmerzfreiheit dann besonders wirkungsvoll sind, wenn sie von ganz bestimmten kognitiven Strategien begleitet werden. Das sind gedankliche Vorgehensweisen wie z.B. nur angenehme Imaginationen aufkommen lassen oder Distraktion, das heißt ablenken vom Schmerzinhalt oder Schmerzgeschehen, also an etwas anderes denken oder etwas anderes tun (Chaves & Barber, 1974a,b; Spanos, Brown, Jones & Horner, 1981; Spanos, Stam & Brazil, 1981). Diese Folgerungen werden besonders von den Ergebnissen der jüngeren Experimente bestätigt. Sie zeigen auf, daß kognitive Bewältigungsstrategien und reduzierte Katastrophisierungen wesentliche Elemente der hypnotischen Schmerzreduktion sind (Spanos, Perline & Robertson, 1989). Gleiche Folgerungen sind auch aus den Kinderexperimenten von Zeltzer, Fanurik & LeBaron (1989) abzuleiten (s.o); die älteren Kinder zeigen wesentlich bessere Reduktionswerte, da sie über bessere kognitive Bewältigungsmechanismen verfügen können.

Bei all dem ist zu berücksichtigen, daß hier mit großer Bestimmtheit die physiologischen Korrelate des Schmerzes auftreten; sie werden jedoch so verarbeitet und gefiltert, daß im Bewußtsein das Schmerzgefühl als solches nicht decodiert wird. Diesen kognitiven Erklärungsansätzen steht wieder die Neodissoziationstheorie gegenüber, nach der unter Hypnose unterschiedliche kognitive Systeme abgespalten, dissoziiert werden. Schmerzfreie Versuchspersonen berichten dann auch mittels des automatischen Schreibens oder mittels der Dissoziation über ihre deutlichen Schmerzwahrnehmungen, die sie nur unterbewußt aufnehmen (Hilgard & Hilgard, 1975; Kaplan, 1960). (Vergleiche hierzu Kap. 3 „Theorien der Hypnose" und darin den Abschnitt über das automatische Schreiben.)

DeBenedettis et al (1989) produzieren ischemischen Schmerz durch Abbinden des Armes. Sie lassen dabei die Schmerzstärke auf einer Zehnpunkteskala schätzen. Gleichzeitig soll die Toleranz gegenüber den Unannehmlichkeiten oder Qualen gemessen werden, die ggf. unabhängig vom lokalen Schmerz auftreten. Verglichen werden sowohl die Hoch- als auch die Geringhypnotisierbaren in vier unterschiedlichen Versuchsbedingungen (s.Abb.15.20). Die Hochsuggestiblen haben durch Hypnose deutliche Vorteile in der Reduktion von Schmerz und erlebter Qual.

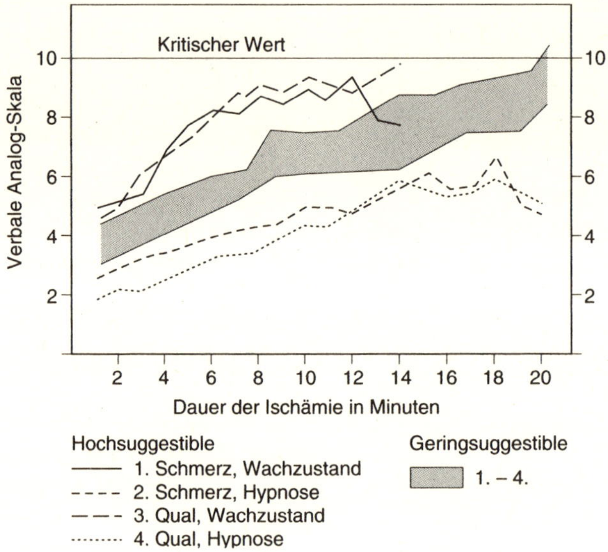

Abb. 15.20: Unterschiede zwischen Wachsituation und hypnotisch bedingter Schmerztoleranz und Qualtoleranz
Gegenüberstellung der Geringhypnotisierbaren und der Hochhypnotisierbaren.
Geringhypnotisierbare unterscheiden sich kaum in den einzelnen Experimentalbedingungen.
(Nach DeBenedettis, Paneira & Villamira, 1989, S. 60.)

15.4.9 Veränderung des Körperschema

Hypnotisierte Personen berichten relativ häufig über eine veränderte Wahrnehmung ihres Körpers oder ihres Körperschemas, so z.B. über Größen- und Proportionsveränderungen (Barber & Calverley, 1969). Trotz der häufigen Berichte dieser Phänomene sind erstaunlich wenige Experimente dazu durchgeführt worden.

Schwierig zu unterscheiden ist bei diesen Berichten der Versuchspersonen, ob es sich um eine Veränderung der sensorischen Informationen handelt, um eine Veränderung der subjektiven Einordnung und Repräsentation des betreffenden Körperteils oder um Veränderungen des Verbalverhaltens.

Bongartz (1983) nahm hierzu ein Experiment aus der Psychophysik zur Diskriminationsmessung von Berührungsreizen vor und benutzt ein ausgefeiltes Computerprogramm zur Steuerung der Berührungsstimuli. Er suggeriert in Hypnose eine subjektive Armverlängerung, während die Versuchsperson an zwei Stellen des Unterarmes berührt wird; die Abstände sollen dann geschätzt werden. Die Ergebnisse zeigen, daß die sensorische Ebene signifikant verändert wird. Die Hochsuggestiblen können besonders starke Veränderungen erleben, während diese bei den Geringsuggestiblen und in der Simulationsgruppe sehr gering sind s. Abb. 15.21.

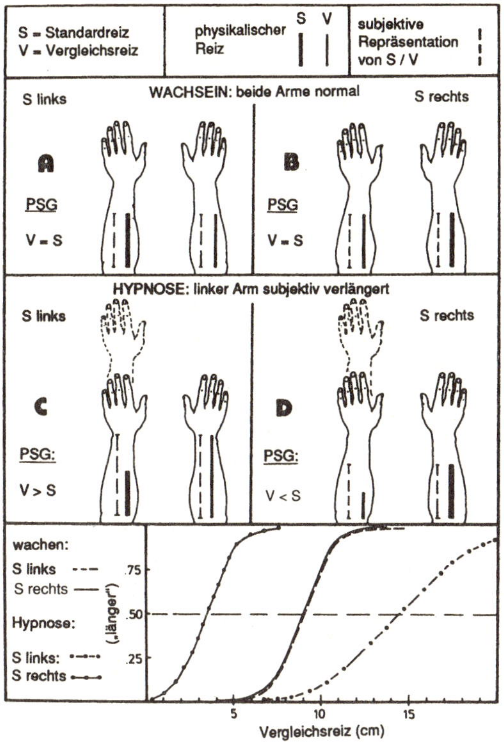

Abb. 15.21: Subjektiv erlebte Armverlängerung unter Hypnose
Der Punkt subjektiver Gleichheit (PSG) ist dann erreicht, wenn der Standardreiz (S) und der Vergleichsreiz (V) als subjektiv gleich erlebt werden. Im Wachzustand entspricht die subjektive Länge der Arme (gestrichelte Linie) ihrer physikalischen Länge (durchgezogener Balken) – unabhängig davon, welcher Arm den Standardreiz dargeboten bekommt (A und B).
Wird die subjektive Länge des Arms durch die entsprechenden Suggestion unter Hypnose vergrößert und der Standardreiz an diesem Arm gesetzt, so wird dieser deutlich verlängert erlebt (C). Bei gleicher Suggestion und Standardreiz auf dem rechten Arm ist die subjektive Verkürzung geringer (D)
(aus Bongartz, 1983, S. 65)

15.4.10 Indikation und Grenzen der Wahrnehmungsveränderung und Wahrnehmungsverarbeitung durch Hypnose

Die klinische Bedeutung der hypnosebedingten Wahrnehmungsveränderungen ist im folgenden zu sehen (und wird im klinischen Teil ab Kap. 24 dargestellt):

Akustische und optische Suggestionen
Je nach Problematik können angstbesetzte Reize ausgefiltert oder so verändert werden, daß man darauf neutral reagiert und in Verbindung damit geänderte Verhaltensweisen und kognitive Bewertung erwirbt. Zu denken ist hier an inhaltliche und qualitative Veränderungen der Wahrnehmungen.

Psychotische Halluzinationen
Im Bereich der Psychiatrie können Schizophrene lernen, zwischen ihren eigenen und erzeugten Halluzinationen zu differenzieren und diese evtl. dadurch selbst unter Kontrolle zu bekommen (Lavoie & Sabourin, 1980).

Gerade bei unterschiedlichen Problemfeldern, in denen Selbstkontrollmethoden erforderlich sind, lassen sich ggf. unterschiedliche Halluzinationen in das Behandlungsprogramm einarbeiten, die dem Patienten neue Lernformen ermöglichen.

Korrektur von Fehlsichtigkeit
Weiter denkbar ist evtl. die Beeinflussung von starker Fehlsichtigkeit in der Kombination von Verhaltenstraining und Hypnose, wie sie bereits erfolgreich realisiert wurden (Graham & Leibowitz, 1972).

Analgesie und Anästhesie
Dieser Anwendungsbereich ist logisch evident und bereits auf breitester Ebene erfolgreich klinisch erprobt (siehe Kap. 24.12; 25.20; 26).

Veränderung des Körperschemas
Hier ist besonders bei umfangreichen Schmerz problemen und bei Phantomschmerzen ein breites Anwendungsfeld gegeben (Bongartz, 1983).

Grenzen der Veränderungen
Wie aus zahlreichen Untersuchungen zu erkennen ist, sind einige Veränderungen sehr stark von der Hypnotisierbarkeit bzw. Suggestibilität der Patienten abhängig; so wird auch hier vor der Interventionsphase ein relevanter Test über die Praktikabilität einer hypnotischen Intervention Aufschluß geben.

Die in Hypnose erfahrenen Therapeuten wissen, wie intensiv die Wahrnehmungsverarbeitung verändert werden kann, bis hin zur Desorientierung der Person. Als Beispiel hierzu eine persönliche Erfahrung: es beklagt sich eine ältere hochsuggestible Patientin über ihre Knieschmerzen, die sie nach dem „Hypnosespaziergang" zum entfernten Konfrontationsort empfindet. Sicherlich helfen hier geeignete Gegensuggestionen. Es kann jedoch nicht ausgeschlossen werden, daß tatsächlich physiologische Veränderungen auftreten, die in einem anderen Fall sogar zu kritischen Situationen führen können.

Bei Patienten, die zu Wahrnehmungsverzerrungen, Wirklichkeitsverkennungen oder sogar wahnhaften oder psychotischen Veränderungen neigen, sollte sehr sorgfältig abwogen werden, ob diese Form der Hypnose bzw. Therapie sinnvoll ist (s. Kap. 22 „Gefahren, Kontraindikationen und Grenzen").

15.5 Veränderung von Gedächtnis und Zeiterleben

Die Aspekte der Gedächtnis- und Zeitveränderung unter Hypnose können wie folgt gegliedert werden:

1. Altersregression
2. Altersprogression
3. Time distorsion
4. Amnesie

15.5.1 Altersregression

a) Beschreibung und Definition
Als Altersregression werden jene Prozesse bezeichnet, die Erinnerungen an frühere Zeiten wachrufen. Dabei kann es zu unterschiedlichen Erlebnistiefen kommen, die sehr verschieden eingestuft und beurteilt werden.

Weitzenhoffer (1953) unterscheidet drei Formen der Altersregression:

- Der Erwachsene agiert oder zeigt das Rollenspiel eines früheren Alters. Dabei agiert der Erwachsene das aus, was er aus seiner früheren Lebensphase annimmt, erinnert oder imaginiert (Typ I).
- Tatsächliche psychophysiologische Wiederkehr eines früheren Alters, ein tatsächliches Wiederaufleben (Typ II).
- Altersregression ist teilweise ein Rollenspiel und teilweise ein Wechsel zu einem früheren psychophysiologischen Zustand (Typ III)

Die amerikanische Literatur differenziert hier in „revivification" im Sinne eines aktuellen Wiederbelebens und „regression" als Erinnern (Kroger, 1977). Rubenstein und Newman (1954) nennen hier noch die Pseudorevivification, bei der frühere Ereignisse simuliert und in der gegenwärtigen Situation ausagiert werden.

Je nach theoretischem Hintergrund wird Altersregression unterschiedlich eingeordnet:

- Orne (1951) und Sarbin (1950) sehen Altersregression als *Rollenspiel* an.

Beispiele von Orne (1988):
Vergleicht man die unter Altersregression gezeichneten Bilder mit denen, die ein Patient in seiner Kindheit gemalt hat, so sind die unter Altersregression entstandenen intellektuallisiert vereinfachte Darstellungen und nicht die naiven Ausführungen der Kindheit.

Die unter Altersregression geschriebenen Texte sind zwar in sehr einfacher kindlicher Schrift verfaßt, sie enthalten jedoch nicht die typischen Schreibfehler der entsprechenden Altersstufe.

Orne (1988b) interviewt einen Patienten in Altersregression, der plötzlich deutsch spricht. Es entsteht folgender Dialog:

Therapeut:	Patient:
You understand English?	*Nein*
You speak English?	*Nein*
Do your parents speak English?	*Ja, damit ich es nicht verstehen kann.*

- Hilgard (1977c) betrachtet die Altersregression in seiner *Neodissoziationstheorie* als eine „Reorganisation psychobiologischer Systeme" (Foenander & Burrows, 1980), die von anderen kognitiven Systemen während der Hypnose dissoziiert werden.
  Das Beispiel von Weitzenhoffer (1988) verdeutlicht diese Position:
  In der Altersregression hat eine erwachsene Patientin plötzlich rote Striemen auf ihrem Unterarm – in gleicher Weise, wie diese in ihrer Kindheit von ihren Eltern durch Peitschenschläge verursacht worden waren.
- Tiefenpsychologische Orientierungen interpretieren die gesamte Hypnose als *Ich-Regression* (Gruenewald, Fromm & Oberlander, 1972).
- Barber (1962) ist sogar der Ansicht, daß es irreführend ist, wenn man die Frage stellt, ob Altersregression real oder Rollenspiel ist, da es sich hier um ein *imaginatives Einbeziehen* der Versuchsperson handelt.

b) Experimentelle Befunde

Von den zahlreichen experimentellen Befunden, die zum Phänomen der hypnotischen Altersregression erhoben wurden, sollen hier nur grundlegende angeführt sein.

Entwicklungspsychologische Ergebnisse

Diese Untersuchungen folgen der Annahme von Reiff und Scheerer (1959), nach der durch die hypnotische Altersregression frühere Erinnerungsspuren und kognitive Schemata zugänglich gemacht werden, die mit einer Regression auf eine frühere Entwicklungsstufe übereinstimmen. Die Ergebnisse von Reiff und Scheerer konnten später von O'Connel, Shor und Orne (1970) nicht bestätigt werden. Auch die Untersuchungen von Greenleaf (1969) konnten nur den Typ III der Weitzenhofferschen Einteilung bestätigen, nicht jedoch eine vollkommene Regression auf eine frühere Stufe (Typ II).

In der *Entwicklungspsychologie Piagets* werden unterschiedliche kognitive Bewertungen als alterstypisch angegeben (Piaget, 1972; Piaget & Inhelder, 1969). Verschiedene Autoren haben sich damit befaßt und untersuchten z.B die Mengenkonstanz (aus einem Tonklumpen unterschiedliche Gebilde formen und deren Gesamtmenge als konstant zu erleben), Horizontalheit (Wasserspiegel einer Flasche bleibt unabhängig von deren Neigung stets horizontal) sowie Reihenbildung (unterschiedlich großer Stäbchen). In der Untersuchung von Reiff und Scheerer (1959) trat unter Altersregression deutlich die erwartete kindgemäße Bewertung auf. Die differenzierte Wiederholung von Silverman und Retzlaff (1986) kann nur eine leichte Teilregression feststellen, die eher auf die situativen Bedingungen (Erwartungshaltungen etc.) oder das Rollenspiel zurückgeführt werden können als auf die zeitweisen Veränderungen der kognitiven Struktur.

Das moralische Urteil in der Bewertung bestimmer Situationen ist deutlich entwicklungsbedingt und stellt einen wesentlichen Bestandteil der Entwicklungspsychologie Piagets dar. Werden Versuchspersonen in der hypnotischen Altersregression auf die Altersstufen 16, 13, 10 und 7 Jahre regrediert, so reduzieren sich in allen Altersbereichen zwar die moralischen Bewertungen, zeigen jedoch keine bedeutenden Differenzen (Page & Handley, 1988). Klinische Einzelfallberichte lassen dagegen auf derartige hypnosebedingte Veränderungen schließen (z.B. Kossak, 1987a).

Wenn *Intelligenz* als entwicklungsabhängig anzusehen ist, müßte hier Altersregression entsprechende Effekte bewirken. Dies konnte von

Gakkebush, Polinkovskii und Fundiller (1930) in gewissen Grenzen bestätigt werden, als sie bei einer 34jährigen Versuchsperson Altersregression bis zum Alter von 11 Jahren vornahmen. Platonow (1933) verwandte ebenfalls den Binet-Simon-Intelligenztest und fand bei zwei seiner drei Versuchspersonen ein „Intelligenz"-Alter, das der Altersregression entsprach.

Im Experiment von Young (1940) erzielten die simulierenden und die hypnotisierten Versuchspersonen gleiche Testwerte eines früheren Alters, was die Annahme der Rollenspiel-Hypothese nahelegt. Kline (1951a) schließt aus seinen Ergebnissen, daß Altersregression mehr ist als nur Erinnerung oder Simulation. Dies wird wiederum von Barber (1962) widerlegt, der bei Simulation identische Ergebnisse erhält.

Gard und Kurtz (1979) finden zwar ebenfalls eine Veränderung der Intelligenzwerte, jedoch keine Unterschiede zwischen der Hypnose- und der Simulationsgruppe; bedeutsamer ist dafür, daß ihre Hypnosegruppe von starken Änderungen der Gefühle und der Erinnerungen berichtet, was für die Simulanten nicht zutrifft. Anzunehmen ist hier, daß durch Altersregression andere kognitive Systeme tätig werden.

Wahrnehmungsfunktionen können evtl. homogenere Ergebnisse erbringen als die Untersuchung der mehrdimensionalen Intelligenz. So bedient man sich entwicklungsabhängiger optischer Täuschungen: die Ponzo-Täuschung (s. Abb. 15.16) nimmt bis zum Erwachsenenalter zu, während die Poggendorf-Täuschung hauptsächlich im Alter von 5-10 Jahren auftritt.

Parrish, Lundy und Leibowitz (1969) stellen deutliche Hypnoseauswirkungen durch Altersregression bei der Ponzo-Täuschung fest, weniger bei der Poggendorf-Täuschung; eine Kontrollgruppe kann die Werte nicht erreichen. Deshalb schlagen Parrish et al. (1969) vor, diese Wahrnehmungseffekte als objektives Bewertungsmaß einer Altersregression zu benutzen. Wiederholungsuntersuchungen können diese Ergebnisse jedoch nicht bestätigen (Ascher, Barber & Spanos, 1972; Porter, Woddward, Bisbee & Fenker, 1972).

Autokinetische Effekte (Scheinbewegungen eines feststehenden Lichtes in der Dunkelheit) sind ebenfalls entwicklungsabhängig. Altersregressionen bei Hochhypnotisierbaren bewirken jedoch keine kindgemäßen Beobachtungen. Dies kann evtl. auf die ausgereifte und voll entwickelte Retina des Erwachsenen zurückzuführen sein, der dadurch andere Wahrnehmungsstrukturen verarbeiten kann (Pritchard, 1961). Zur Diskussion stehen aber auch Lern- und Erinnerungsfaktoren und methodische Fehler.

Eidetik

Kinder unterscheiden sich von Erwachsenen durch ihre starke Eidetik, d.h., sie können einen gesehenen Gegenstand nach dessen Verschwinden subjektiv noch genau so plastisch vor sich „sehen", als ob er vor ihnen wäre. (Das ist der Grund, warum Kinder so oft beim Memory-Spiel gewinnen.) Walker, Garrett und Wallace (1976) und Wallace (1978) weisen in ihren Untersuchungen mittels Eidetik die Wirkung der Altersregression nach, verwenden jedoch keine Kontrollgruppe. Letzterer ist der Ansicht, daß Eidetik in der Altersregression nur nachzuweisen ist, wenn diese bereits in der Kindheit vorlag. So schränkt er ein, daß nur in der (wohl seltenen) Kombination von Fähigkeit zur hypnotischen Altersregression und kindlichen Eidetik entsprechende Ergebnisse zu erzielen sind. Die Replikation der vorgenannten Untersuchung kann deren Ergebnisse jedoch nicht bestätigen (Spanos, Ansari & Stam, 1979).

Projektive Verfahren

Die Untersuchungen mit projektiven Tests – z.B. Rorschach-Test – zeigen ebenfalls sehr unterschiedliche Ergebnisse (Orne, 1951; Taylor, 1950). Auch die neuere Studie von Trylch (1982) findet keine signifikanten Differenzen zwischen Altersregression und Simulation.

Psychophysiologische Untersuchungen

Aufsehenerregend ist die Beobachtung von Kuper (1945): Bei einem 24jährigen Patienten liegen eindeutige EEG-Veränderungen vor, die seit dem 18. Lebensjahr bestehen, seitdem er unter Krämpfen leidet, die mit seinem Vaterproblem zusammenhängen. In einer Altersregression weit vor das 18. Lebensjahr sind die EEG-Muster normal, verändern sich jedoch, wenn der Patient in Hypnose das kritische Alter erreicht.

Hier ist wohl eher anzunehmen, daß unter den Entspannungsbedingungen der Hypnose eine Wiederauffrischung der gesamten psychischen Belastungen und Emotionen stattfindet. Evtl. kann es sich hier um psychogene Veränderungen handeln.

In einer anderen Untersuchung mit mehreren Versuchspersonen tritt bei einer einzigen Versuchsperson eine EEG-Veränderung ein (Übergang zu Delta- und Theta-Wellen; Schwartz, Bickford & Rasmusen, 1955). Die anderen Ergebnisse weisen auf keine Veränderungen hin (True & Stephenson, 1951; McCraine & Crasilneck, 1955).

Pajntar, Jeglic, Stefancic und Vodovnik (1980a) können durch Hypnose und Altersregression das neuromuskuläre System (quergestreifte und glatte Muskulatur) bedeutsam beeinflussen, so auch bei Hemiplegie und Hemiparesen. (Bei der Hemiplegie liegt die Lähmung einer Körperseite vor, die bei der Hemiparese als Halbseitenschwäche gemildert auftritt.) Typisch ist hier, daß die antagonistisch wirkenden Muskelgruppen dauerkrampfen und dadurch eine Bewegung nicht ermöglichen bzw. erschweren. Plajntar et al. (1980b,1982) nehmen eine Altersregression in die frühere, gesunde Zeit vor und erreichen eine Abnahme der spastischen Aktivitäten des Antagonisten und gleichzeitig die Aktivierung des Agonisten. Sie nehmen an, daß durch die Altersregression ideomotorische Systeme erinnert werden, die die kognitive und darauffolgend physiologisch-motorische Rekonstruktion vergessener Kontraktionen begünstigen.

Aravindakshan, Jenner und Souster (1988) suchen über den Weg der cortikalen Verarbeitung nach der Wirkung der Altersregression. Sie leiten auditive evozierte Potentiale ab, da sie Indikatoren dafür sind, ob ein Stimulus den Cortex erreicht hat. Dabei zeigen Kinder größere Latenzzeiten als Erwachsene. Befinden sich die Versuchspersonen in hypnotischer Altersregression, so zeigen sie keinerlei Unterschiede zum Wachzustand. Dies kann wieder mehr die Annahme der Rollentheorie (Orne, 1951) bestätigen. Möglicherweise liegt in der Konzeption des Experimentes ein Trugschluß. Die Experimente zum Schmerz, Taubheit, etc. zeigten auf, daß afferente Impulse "normal" verarbeitet werden, *danach* jedoch Filter- und Steuerprozesse einsetzen, die efferent festzustellen sind. Somit wird die Altersregression möglicherweise auch in diesem "Bereich" ansetzen. Das o.g. Experiment mißt jedoch nur afferente Impulse.

Reflexe

Für die vorliegende Fragestellung mag der neonatale Babinskireflex geeignet sein: Neugeborene reagieren reflektorisch mit Hochbiegen der großen Zehe und Herabbiegen der Kleinzehen bei Reizung der Fußsohle oder des äußeren Fußsohlenrandes z.B. durch Bestreichen mit dem Finger. Auch hier werden einerseits positive Ergebnisse unter Altersregression erzielt (True & Stephenson, 1951; LeCron, 1952; Sarbin, 1956). McCraine & Crasilneck (1955) beobachten in einem Fall sogar zusätzlich den Saugreflex.

Andererseits werden keine Beeinflussungen festgestellt (Burr, 1921; Wolff, 1930; McGraw, 1945). Es kann eher angenommen werden, daß es sich hier nicht um den Reflex eines Neugeborenen handelt, da der Babinskireflex auch bei tiefer Entspannung, im Schlaf, generell bei reduziertem Muskeltonus auftritt, was auch unter Hypnose vorliegt; eventuell werden hier bei der durchschaubaren Experimentalsituation Gefälligkeitsreaktionen gezeigt (Barber, 1969).

Erlerntes Verhalten

Das Augenzucken oder Handzurückziehen kann auf einen Summton hin klassisch konditioniert werden; als die so präparierten vier Versuchspersonen eine Altersregression vor den Zeitpunkt des Lernexperimentes erhielten, trat das erworbene Verhalten nicht auf (LeCron, 1952).

In der Wiederholung von McCraine, Crasilneck und Teter (1955) war das Augenzucken in der Altersregression noch zu beobachten, nicht jedoch das Handwegziehen. Sie erklären die Unterschiede damit, daß das Augenzucken unwillkürlich verlaufe und somit nicht hypnotisch beeinflußbar ist, während das willkürlich steuerbare Handwegziehen als Gefälligkeitsreaktion produziert werden kann.

Edmonston (1960) konditionierte das Augenzucken mit einem Luftstoß und verband dieses dann mit neutralen Stimuli (Klicken, Helligkeitszunahme). Nach vier Wochen erfolgte dann eine Löschungsphase. Die Untersuchungsgruppe zeigte in Altersregression (Zeitpunkt der Konditionierung) deutlich fast genau die konditionierte Reaktion; die Kontrollgruppe ohne Altersregression zeigte nur das gelöschte Verhalten.

Zeitraum der Altersregression
Sehr wenige Untersuchungen berichten von dem möglichen Ausmaß einer hypnotischen Altersregression. So bewirkt Cheek (1974) Rückerlebnisse bis zum Geburtszeitpunkt; hierbei nimmt er an, daß die typischen Kopf- und Schulterbewegungen der Versuchspersonen mit der Vaginatätigkeit bei der Geburt übereinstimmen und diese nicht simuliert werden können.

Bryan (1974) nimmt in die Behandlung z.B. psychoneurotischer Patienten die Altersregression bis vor die Geburt mit auf. Wahrscheinlich hat der Patient hierdurch die Möglichkeit, seine Kindheitsängste, z.B. die des Unerwünschtseins, zu projizieren.

So kann evtl. der Fall einer 35 Jahre alten Patientin verstanden werden, die in Altersregression intrauterin den Abtreibungsversuch ihrer Mutter mit einem Stiefelknöpfer erlebt. Die Mutter kann den Eindruck der Tochter nur so weit bestätigen, daß sie nicht den Eingriff vornahm, sondern den Wunsch hatte, ihr Schmerz zuzufügen (Cheek, 1980).

Bei der Altersregression bis zum pränatalen Stadium können evtl. zwei Theorien Erklärungen bringen (Scott & Scott, 1984):

Der Fötus hat bereits ein Nervensystem entwickelt, das ausreichend ausgerüstet ist, um frühe traumatische Erlebnisse zu speichern, die dann abgerufen werden können. Oder es besteht ein mechanisches Gedächtnis, welches traumatische Einwirkungen auf die Körperzellen speichert, wobei bestimmte Körperzonen oder Organe diese Aufzeichnungen vornehmen und bei späterer ausreichender Stimulation mittels Altersregression aktualisieren.

Reinkarnation
Das Buch „The Search for Bridey Murpy“ von Bernstein (1956) wurde ein Bestseller, da in ihm die Möglichkeit der Reinkarnation besprochen ist. Dies löste dann eine Flut von Reinkarnationstherapien aus.

Meist wird hier angenommen, daß die Sünden und Vernachlässigungen des früheren Lebens die Neurosen des gegenwärtigen Lebens bestimmen (Fiore, 1978; Netherton & Shiffrin, 1978; Wambach, 1979). Mit ihren drei Fallstudien belegt Mariott (1984), daß die Reinkarnationstherapie ihren Platz neben anderen etablierten Therapieverfahren einnehmen sollte.

Die hypnotische Altersregression kann derartige Phänomene sehr intensiv bewirken; so erreicht Kline (1952) die Altersregression vor die Geburt entlang des Entwicklungsstammbaums bis zum Affenstadium und erzielt sehr unterschiedliche „frühere Daseinszustände“ (Kline, 1956). Für ihn ist das wenig verwunderlich, da die Versuchspersonen bereitwillig mitarbeiten und die gewünschten Rollen schnell spielen.

Es wurden 100 als Reinkarnation bezeichnete Fälle näher untersucht, bei denen insgesamt methodische Untersuchungsfehler die Glaubhaftigkeit sehr in Frage stellen (Parejko, Gaines & Katarzynski (1975). Auch Baker (1982) bestätigt dies, „wie leicht normale menschliche Versuchspersonen dazu überredet werden können, sogenannte ‚Erinnerungen‘ früherer Leben und Persönlichkeiten zu produzieren“ (Baker, 1982, S. 75); diese „Erinnerungen“ werden durch die Suggestionen des Versuchsleiters, Erwartungshaltungen der Versuchsperson, bestimmte Anforderungen und die hypnotische Beziehung bewirkt.

Schlußfolgerungen
Der Großteil der Untersuchungen kann weniger eine tatsächliche psychophysiologische Altersregression bestätigen, sondern vorwiegend eine Mischform. Wenn für die Person Erinnerungsspuren erreichbar sind, dann wird eine deutliche (evtl. tatsächliche?) Regression eintreten. Falls solche Spuren jedoch nicht erreichbar sind, dann werden andere Erinnerungsspuren benutzt oder es erfolgen Interpretationen, die das Gesamtgeschehen sinnvoll erscheinen lassen.

> Da nie die gesamte Person biologisch regredieren kann, sollte mehr von „*Regression auf eine bestimmte Entwicklungsstufe von bestimmten Inhalten (motorisch, emotional, kognitiv)*“ gesprochen werden und weniger von „Regression auf ein bestimmtes Alter“. Dies beinhaltet, daß die Person unter Hypnose innerhalb bestimmter Funktionen partiell regredieren kann.

Man sollte dabei nicht vergessen, daß teilweise auch unabhängig von Hypnose Altersregression erreicht werden kann, so z.B. durch Rollenspiel, Simulation oder in anderen Psychotherapieverfahren, die es ebenfalls darauf anlegen, derartige Reaktivierungen vorzunehmen.

Insgesamt tritt wahrscheinlich anstelle der entwicklungsgeschichtlichen Wiederholung die psychologische Darstellung vergangener Inhalte.

An dieser Stelle sollte die Diskussion bzw. Hypnoseforschung über das Gedächtnis bzw. die Amnesie nicht unberücksichtigt bleiben, die jedoch in diesem Kapitel im Abschnitt „Amnesie" und in Kap. 27 „Hypnose im kriminologischen und forensichen Bereich" geführt wird.

c) Indikation/Grenzen

Die Anwendungsbreite der Methode der Altersregression liegt wohl primär im klinischen Bereich:

Anamnestische Erhebungen

Die Alltagspraxis zeigt, wie schwer mitunter Inhalte aus der Problemgenese oder generell aus der Geschichte des Patienten zu erheben sind, da Erinnerungsspuren emotional blockiert sind, z.B. durch starke emotionale Erlebnisse wie Bedrohungen (kindliche Züchtigungen, Vergewaltigungserlebnisse, Geiselnahme etc.). In diesen klinischen und forensischen Fällen kann Altersregression helfen, diese Erinnerungen wieder zu reaktualisieren. Sehr lang zurückliegende Ereignisse sind schwer für eine genauere Einnerung zugänglich. Letztlich werden die zum Geschehenszeitpunkt irrelevanten Inhalte kaum gespeichert.

Therapie

In gleicher Weise ist es möglich, durch die Altersregression Inhalte wieder nachzuerleben und aufzuarbeiten, wie nachfolgend an einigen klinischen Fällen veranschaulicht.

Beispiele:

Brenman und Gill (1947, S. 276) berichten von einem zweiteiligen Experiment, in dem ein Mann in eine bestimmte Situation gebracht worden war, die Monate später durch Regression wiedererlebt werden sollte. Der Mann begann in dieser Wiederholungssitzung mit Altersregression zu schwitzen und beklagte sich über die Hitze, obwohl das Experiment im Winter durchgeführt wurde. Da erinnerte sich der Versuchsleiter, daß der erste Teil seines Experimentes an einem der heißesten Sommertage des Jahres durchgeführt worden war.

Dies zeigt, daß nicht nur allein kognitive Aspekte gespeichert bzw. abgerufen werden können, sondern auch bewußt und zufällig gelernte Erfahrungen, wie hier physiologische Befindlichkeiten.

Gross (1982) behandelt einen 31 Jahre alten Patienten mit starken Ängsten. In der Altersregression kann der Patient frühere Ereignisse sowohl aus der damaligen als auch aus der gegenwärtigen Perspektive betrachten und auf diese Weise unterschiedliche Bewertungen vornehmen. Gross behandelt die Schuldprobleme des Patienten auf der Basis der Entwicklungstheorie Piagets und nach dem Aspekt des moralischen Urteils. Er kann auf diese Weise den damaligen Kindheitskonflikt im neunten Lebensjahr bearbeiten.

Cheek (1980; wurde oben bereits kurz erwähnt) nimmt bei einer 35jährigen Patientin Altersregression vor, um ihre Kindheitskonflikte zu ergründen. Sie erlebt, wie sie als Fötus von ihrer Mutter mit einem Stiefelknöpfer abgetrieben werden soll. Die Mutter kann bestätigen, daß sie oft den Wunsch hatte, ihre Tochter zu verletzen. In diesem Fall war dieses Gefühl, abgelehnt zu werden, von der Patientin in eine sinnvolle Geschichte eingebettet worden.

LeCron (1982) schildert den Fall einer Frau mit Asthma und mit massiven Angstzuständen, die stets bei Krankenhausbesuchen, beim Anblick nackter, behaarter Männerarme und beim Anblick von Messern auftreten. Die Symptomatik bestand vom Kleinkindalter an, so daß die Patientin z.B. schreiend weglief, wenn ihr Vater den Braten aufschnitt. Die Patientin war in Selbsthypnose geübt und ging systematich in Altersregressionen in ihrem Alter immer weiter zurück. Als sie das Alter von fünf Jahren erreichte, sieht sie sich in einem langen weißen Gewand auf einem beleuchteten Tisch. Über sie beugt sich ein weiß gekleideter Mann mit einem Messer und einem unbekannten Gegenstand. Sie erkennt seine nackten Arme und versucht, ihn in einem Kampf abzuwehren, was ihr nicht gelingt.

Der unbekannte Gegenstand kommt auf sie herab und sie muß nach Luft ringen. Sehr aufgewühlt unterbricht sie die Hypnose. Aus der Erzählung ihrer Mutter erfährt sie, daß sie im Alter von 16 Monaten nach einer Mastoidektomie starke Schockwirkungen hatte, lange krank gewesen war und unter Alpträumen litt. Die Mutter hatte damals von den Krankenschwestern der Klinik erfahren, daß der Narkosearzt sehr brutal zu dem Kind gewesen war. Der erste Asthmaanfall war kurze Zeit nach der Operation eingetreten. Nach dem Wiedererleben unter Hypnose und Bewußtwerden der Ursachen traten die geschilderten Symptome nicht mehr auf.

Mitunter kann durch Altersregression eine rückwirkende Veränderung der damaligen Moral vorgenommen werden, so daß der Patient durch die Therapie quasi eine andere psychische Identität erhält. Ein Fall aus meiner Praxis soll dies im klinischen Abschnitt des Buches ausführlicher verdeutlichen (Kossak, 1987b; s. Kap. 31 „Falldemonstrationen", Fall 3).

Die *Grenzen* der Altersregression sind dort zu sehen, wo die Grenzen durch die Gedächtnisforschung aufgezeigt wurden: So sollte die Altersregression nicht unbedingt als ein reales Abbild des historischen Geschehens betrachtet werden. Unser Gedächtnis arbeitet nicht fotografisch exakt, sondern verarbeitet später aktiv weiter.

Bei der Altersregression sind folgende Möglichkeiten der Wiedergabegenauigkeit denkbar:

- genaue Wiedergabe des historischen Ereignisses
- genaue Wiedergabe, jedoch Weglassen oder Hinzufügen von Personen, Ereignissen
- Konfabulationen von Erinnerungsbruchstücken unterschiedlichster Altersbereiche
- Konfabulationen von Erinnerung und Gegenwart
- Kognitive Rekonstruktion einer Altersregression und damit logisches Erklärungsmodell eines emotionalen Zustandes: Die Patientin fühlt sich von ihrer Mutter abgelehnt und „erlebt" in der Altersregression als Fötus den Abtreibungsversuch ihrer Mutter (Cheek, 1980).
- Rollenspiel für das Publikum: die Versuchsperson/der Patient spielt eine Rolle, um sich entweder erwartungskonform zu verhalten (z.B. in der Showhypnose)oder um sich in den Vordergrund zu stellen.

Diese kurze Aufzeichnung der wahrscheinlichsten Möglichkeiten zeigt, daß Altersregression nicht immer wörtlich weiterverarbeitet werden darf, sondern (wichtige) Hypothesen zu formulieren hilft. Im forensischen Bereich kann sie sogar irrelevante Informationen liefern (s. Kap. 27 „Hypnose im kriminologischen und forensischen Bereich").

Weiter sollte bedacht werden, daß durch das Verfahren der Altersregression mitunter sehr leicht und vom Therapeuten kaum beabsichtigt äußerst traumatische Ereignisse erinnert und wiedererlebt werden können, die dann sehr schwer steuerbar sind. Das Extrembeispiel wird von Kleinhauz und Beran (1979) berichtet, in dem in einer Showhypnose äußerst traumatische Erlebnisse ungeschützt aufgedeckt, nicht weiter beachtet werden und starke psychische Probleme bewirken. (Näheres hierzu in Kap. 22 „Gefahren, Kontraindikationen und Grenzen" und in Kap. 23 „Bühnen- und Showhypnose").

Es ist davon auszugehen, daß jeder erfahrene Psychotherapeut mit derartigen Problemen umzugehen weiß. Falls jedoch sehr unangenehme Erinnerungen aufgefrischt werden, die von dem Patienten bislang negiert oder verdrängt worden waren, so sollte es in einigen Fällen sinnvoll sein, hier durch eine Amnesie die wiedergefundenen Erinnerungsspuren vorübergehend zu „löschen", um darauf mit dem Patienten diese Situation langsam vorzubereiten und auf diese Weise gestuft zu bearbeiten.

Beispiel: Wird einer Patientin unter Altersregression plötzlich deutlich, daß sie als Kind von ihrem (geliebten) Vater sexuell mißbraucht worden war, so wird bei ihr wahrscheinlich das gerade empfohlene langsame Vorgehen sinnvoll sein, um nachfolgende Depressionen oder sogar Suizidversuche zu vermeiden.

In einer meiner Therapien hatte ich selbst einen Fehler begangen; bei einer Ladendiebin hatte ich hypnotisch Alternativverhalten erfolgreich suggeriert und wollte zu Demonstrationszwecken eine Altersregression herbeiführen. Dadurch setzte ich die Patientin sehr stark unter Gewissensdruck, da sie sich nun anders verhalten sollte, als von mir vorher therapeutisch vorgegeben (Kossak, 1985b; s. Kap. 31 „Falldemonstrationen“, Fall 2). Dies Beispiel zeigt deutlich, daß in einer Therapie Eigenbewertungen verändert werden, die so internalisiert sein können, daß sie auch auf früheres Verhalten Einfluß nehmen können. Dies ist gleichzeitig ein Beispiel für die vorwiegend subjektive Genauigkeit der Altersregression, die bei Verfahren der kognitiven Umstrukturierung zum Tragen kommt (Kossak, 1987a, 1987b).

d) Methoden und Instruktionen
Gerade bei dem wohl am meisten im klinischen Bereich eingesetzten Phänomen der Altersregression gibt es die meisten Methoden, diese zu bewirken. Der Phantasie des Therapeuten sind hier im wahrsten Sinne des Wortes kaum Grenzen gesetzt. Zur Anregung für die klinische Praxis sind hier die wesentlichsten Methoden kurz dargestellt.

Hinweise zum methodischen Vorgehen

Da die Altersregression in sehr empfindsame Bereiche der Vergangenheit vorstößt, empfehlen Reiff und Scheerer (1959), u.a. folgende Aspekte zu beachten:

- Instruieren Sie den Patienten, daß er – unabhängig von seiner späteren Aufgabe – diese Vorstellungen in der entsprechenden Altersstufe durchführen wird. Der Patient soll denken, fühlen und handeln wie das Kind in dem betreffenden Alter.
  Meiner Ansicht nach sind diese sehr genauen Instruktionen nicht erforderlich, wenn die vorherige Einstimmung des Patienten durch die Einleitungsgeschichte oder die vorhergehenden therapeutischen Gespräche und die Wahl der geeigneten Methode ausreichend ist.
- Geben Sie dem Patienten ausreichend Zeit, sich innerhalb dieses Altersbereiches zu orientieren.
  Durch unterstützende Zusatzinformationen, wie z.B. Imagination von Personen oder Gegenständen, Gerüchen aus dieser Zeit, also Erinnerungsspuren unterschiedlichster Wahrnehmungsqualitäten wird dieser Vorgang erleichtert.
- Erklären Sie die Anwesenheit des Therapeuten in Worten, die angemessen sind für die regredierte Altersstufe, wie z.B: „Ich werde ein Mensch sein, den Sie kennen, den Sie (gut leiden) mögen, und mit dem Sie sprechen wollen“.
  Die meisten Autoren verzichten auf diese Erklärungen und bewirken dadurch keine Nachteile; dies zeigt deutlich, daß keine „echte Regression“ möglich ist bzw., daß hier eine Dissoziation vorliegt bzw. Rollenspiel – je nach theoretischer Ausrichtung.
- Der Patient sollte sich in tiefer Trance befinden.
  Dies ist zwar hilfreich, ist jedoch nach neueren Forschungsergebnissen durchaus nicht erforderlich, um wirkungsvolle Altersregression bewirken zu können.

Über Reiff und Scheerer (1959) hinausgehend könnte noch beachtet werden:

- Sprechen Sie den Patienten je nach seinem Regressionsalter mit „Du“ an, damit der Gesamtrahmen mit der Regressionsgeschichte für ihn stimmiger ist.
  Sobald die Altersregression beendet ist, wird zur normalen Anrede zurückgekehrt. Patienten empfinden diese Form durchaus als angenehm.
  Wenn wir hier dem Aspekt der Trance-Logik (s.u.) folgen, so ist diese Maßnahme durchaus nicht erforderlich.
- Stellen Sie dem Patienten möglichst nur solche Aufgaben, die er innerhalb des vorgegebenen Regressionsalters auch lösen und bewältigen kann.
  Ist die Altersregression sehr intensiv, können durch unangemessene Aufgaben, die der Patient dann nicht widerspruchsfrei lösen kann, evtl. Verwirrungen auftreten.

Methoden zum Bewirken der Altersregression

1. Schreiben mit der linken Hand
Oft reicht es aus, den Patienten mit seiner ungewohnten (meist linken) Hand seinen Namen schreiben zu lassen; begünstigt werden die Wirkungen, wenn tiefere Entspannung durch Hypnose vorliegt – so meine praktische Erfahrung.

Das ungelenke Schreiben erinnert viele spontan an die ersten Schreibversuche in der Grundschule und ganze Erinnerungskomplexe aus dieser Zeit werden dadurch hervorgerufen: die Schulklasse, die Lehrerin etc.

Beispiele aus Gruppendemonstrationen: Ein Teilnehmer schreibt zu seinem eigenen Erstaunen in kyrillischer Schrift und erinnert sich, daß er in einem Land aufgewachsen war, wo diese Schrift damals gelehrt wurde. In ähnlicher Weise schreibt ein anderer Teilnehmer in Sütterlin-Schrift, die er damals in den dreißiger Jahren erlernte. Eine Teilnehmerin schreibt ihren Mädchennamen, den sie seit ihrer Heirat nie mehr spontan schreiben mußte.

Auf dieser Grundlage lassen sich dann sehr leicht konkrete Szenen und Ereignisse dieser Zeit wachrufen und ggf. therapeutisch nutzen.

2. Rückwärtszählen von heute bis damals
Diese Methode von Reiff und Scheerer (1959) beinhaltet kurz folgende Instruktion:

„Ich werde gleich rückwärts zählen, beginnend mit der Zahl 45, Ihrem gegenwärtigen Alter. Und während ich langsam rückwärts zähle, werden Sie mit jeder Zahl immer jünger und jünger und kleiner; Sie fühlen sich dann immer jünger und kleiner. Wenn ich dann 9 (o.ä.) sage, werden Sie 9 Jahre alt sein. Das wird dann Ihr neunter Geburtstag sein.

Mit jeder Zahl werden Sie alles vergessen, was vorher alles passiert ist, so daß Sie dann mit der Zahl 9 alles vergessen haben, was Sie nach Ihrem neunten Geburtstag erlebt haben ... Sie werden bei der Zahl 9 in jeder Hinsicht 9 Jahre alt sein, so fühlen, denken und handeln wie ein 9jähriger ...“.

Der Therapeut beginnt dann vom tatsächlichen Lebensalter des Patienten an langsam rückwärts zu zählen bis zu dem gewünschten Altersbereich der Regression. Die Auflösung der Altersregression wird dann durch Vorwärtszählen bis zur Ausgangszahl vorgenommen.

Dieses sehr wirkungsvolle Vorgehen hat folgende Grenzen:

- bei sehr hohem Patientenalter muß ermüdend lange gezählt werden.
- bei Patienten mit Zwangsverhalten kann sie evtl. ungünstig oder sogar kontraindiziert sein.
- bei Patienten mit „Zahlenproblemen“ kann es evtl. angstauslösend sein: z.B. Schulden, Studienprobleme, Altersprobleme etc.

3. Wichtige Daten im Leben
Diese Methode geht von der Gegenwart langsam rückwärts und benutzt nun wichtige Daten, an die sich der Patient erinnert, bis das relevante Regressionsalter erreicht wird. Solche Daten können sein: letzte Weihnachten, das Staatsexamen, das Abitur, der 18. Geburtstag, der Einschulungstag, das spezielle relevante Ereignis etc.

Diese Methode ist sehr effektiv, setzt jedoch voraus, daß der Therapeut gut über die Vorgeschichte des Patienten informiert ist.

4. Fliegender Teppich
Diese Methode wurde von mir einmal spielerisch bei einem Patienten entwickelt:

Der Therapeut beginnt in der Einleitungsgeschichte vor der Induktion über die wundersamen Wirkungen in Märchen zu berichten, so über den fliegenden Teppich, den jeder in seiner Kindheit besteigen wollte. Wenn Trance erreicht wurde, ist dieser Teppich vor dem Patienten und er kann ihn besteigen. Langsam erhebt er sich und gleitet nun über eine „Landschaft der Vergangenheit“. Unten sieht der Patient verschiedene Szenen aus seinem Leben vorbeigleiten, die wie bei der vorhergehenden Methode immer weiter zur Kindheit hin gehen. Bei einigen Ereignissen kann der Teppich (auch auf Wunsch des Patienten) landen und die Szene kann näher betrachtet werden. Letztendlich wird dann das gewünschte Alter erreicht.

Diese Methode bereitet schon von Anfang an durch seinen Märchencharakter auf Kindheitser-

innerungen vor und erleichtert die Altersregression erheblich, da sie meist als angenehm empfunden wird.
Nachteile sind gegeben:
- bei Flugängsten
- bei Höhenängsten

Ein rasanter Sportwagenfahrer erlebte anfangs ein unangenehmes Kurvenfahrverhalten des Teppichs, da dieser durch seine schlechte Kurvenlage immer unangenehm aus der Bahn glitt. Erst nach einigen Fahrversuchen „lernte" der Patient dann die langsame Kurventechnik des Teppichs streßfrei zu beherrschen.

5. Kahnfahrt auf dem Fluß der Vergangenheit
In analoger Weise kann ein kleiner Ruderkahn bestiegen werden, der dann langsam an wesentlichen Lebensszenen vorbeigleitet; er kann zu jeder beliebigen Zeit anlegen, um dort zu verweilen usw.
Nachteile sind logisch evident:
- Angst vor dem Wasser
- Negativerlebnisse mit Bootssituationen
- aus der Verbindung mit der griechischen Mythologie um den Fährmann Charon, der ins Totenreich überführt.

6. Ideomotorische Befragung
Diese Methode, von Cheek und LeCron (1968) beschrieben, setzt voraus, daß der Therapeut mit der Technik der ideomotorischen Befragung sehr vertraut ist.

Danach ist nur ein dichotomes Antworten mit ja/nein möglich. Der Therapeut veranlaßt den Patienten, ideomotorische Signale zu produzieren, oder vereinbart sie mit ihm, die dann eindeutig innerhalb dieses digitalen Systems interpretierbar sind. Auf diese Weise kann er sich mittels eingrenzender Fragen immer näher an den traumatisch relevanten Altersbereich herantasten, um schließlich das genaue Ereignis ausfindig zu machen (Cheek, 1980; Pickering, 1983). Vergleiche hierzu den relevanten Abschnitt in diesem Kapitel (15.2.1).

7. Affektbrücke
Zeigt der Patient bestimmte starke Affekte, die er nicht einordnen kann oder die für ihn wiederholt bedeutsam oder problematisch sind, so kann er diese gewissermaßen als Brücke in seine Vergangenheit benutzen. Von diesem Affekt geleitet wird dann die Altersregression vorgenommen, evtl. orientiert an wichtigen Lebensdaten des Patienten, bis er schließlich das Erlebnis seiner Kindheit erinnert, das mit diesem Affekt sinnvoll verbunden ist, bzw. wo das damit verbundene Trauma oder die Lerngeschichte der Problematik einsetzte.

8. Film- und Projektormethode
Nicht nur für technisch und cineastisch Begeisterte ist diese Methode sehr interessant: Sie betrachten in einem Kino (zu Hause auf der Leinwand etc.) den Film Ihres Lebens, der langsam rückwärts läuft und dadurch einige Szenen der Vergangenheit darstellt. In gleicher Weise können unterschiedliche Filmrollen mit relevanten Lebensszenen eingelegt werden. Hier können Szenen beliebig angehalten und wiederholt werden.

9. Klassenkameraden/wichtige Personen
Sind dem Patienten lebenshistorisch wichtige Personen wie z.B. Klassenkameraden aus der relevanten Zeit in Erinnerung, so kann er diese beschreiben und wird dadurch immer mehr therapeutisch relevante Szenen und Begebenheiten wachrufen können, wobei die vorgenannten Personen ggf. nur initiale Auslösefunktionen haben.

10. Kindheitsfotos/Erinnerungsstücke
Mitunter lasse ich Patienten ihre Fotoalben aus der Kindheit mitbringen, um sie gemeinsam mit ihnen zu betrachten. Während wir rückwärts blättern, werden intensiv Erinnerungen aktiviert, bis schließlich ein bestimmtes Foto quasi als Einleitungsgeschichte dient. Die darauffolgende Altersregression ist dann sehr einfach, denn sobald der Patient in Trance ist, reichen wenige Instruktionen zu dem Foto aus, um die Altersregression zu begünstigen.

In einigen Fällen benutze ich potentielle Erinnerungsstücke aus der Kindheit; so verwandte ich anläßlich eines Seminars in einer Gruppendemonstration Glasmurmeln. Jeder Teilnehmer erhielt 2-3 davon und konnte mit ihnen in der Hand herumspielen. Nach wenigen Minuten waren komplexe Bilder aus jener Kindheitszeit entstanden, die sehr differenziert reproduziert werden konnten.

Zu bedenken sind folgende emotionale *Grenzen*: falls in der Altersregression Themenbereiche oder Zeitepochen auftauchen, die für den Therapeuten ebenfalls persönlich relevant sind, so sollte er diese unbedingt in seiner Supervision besprechen.

11. Standardisierte strukturierte Bilder

Kroger und Fezler (1976) verwenden standardisierte strukturierte Bilder, durch welche sie – je nach Bildwahl – bestimmte Wahrnehmungen oder Phänomene ansprechen. In Bild 7 „Farmszene" und Bild 25 „Herbstszene" sind Szenen vorgegeben, die eine allgemeine Altersregression bewirken. Von dieser ausgehend lassen sich dann konkrete Altersbereiche ansprechen.

15.5.2 Altersprogression

a) Beschreibung und Definition

Der Aspekt der Altersprogression ist in der Literatur wenig bekannt; bestimmt, weil es kein „echtes" Phänomen ist, denn sonst würde es sich hier um Hellsehen und Zukunftsvisionen handeln, was (in unserem Sinne) wissenschaftlich wohl kaum belegbar ist. Vielmehr ist die Progression eine unter Hypnose hervorgerufene Desorientierung in der Zeit, bei der die Zeit- und Ortsbewertung der Person verändert wird (Kline, 1953).

Altersprogression als Hilfe zur Problemlösung

Nach meiner Ansicht bietet hier Hypnose die Möglichkeit, gegenwärtige Denkblokkaden oder emotionale Hindernisse zu umgehen, um auf diese Weise eine zeitlich vorgezogene Konsequenz der eigenen Gefühle, Denk- und Handlungsweisen vorzunehmen. Es ist also mehr eine kognitive Konstruktion, die helfen soll, Probleme besser durchzuarbeiten.

b) Experimentelle Befunde

Da diese Methode in der Literatur wenig beachtet ist, werden nur sehr selten experimentelle Untersuchungen berichtet.

Hakebush, Blinkovski und Foundillere (1930) folgerten aus ihren Experimenten, daß die gemessene Intelligenz unter Progression identisch ist mit dem gegenwärtig chronologisch gemessenen Quotienten. Dieses Ergebnis wird wohl eher die Test-Retest-Reliabilität (Zuverlässigkeit bei Testwiederholungen) darstellen als die Auswirkungen einer Progression.

Der Vorschlag Klines (1953), daß eine valide Messung nicht nur von Altersregression, sondern auch bei der Altersprogression vorgenommen werden sollte, blieb zukünftig unberücksichtigt und wird nur durch seine eigene Untersuchung gestützt (Kline, 1951).

c) Indikation/Grenzen

Trotz aller logischerweise mangelnder bzw. fehlender experimenteller Basis handelt es sich hier um eine Methode, die durchaus klinische Relevanz hat.

Sie ist zu empfehlen bei vielen Problemstellungen, in denen der Patient vor mehreren Alternativen oder Konfliktinhalten steht und dieser gegenwärtig nicht zu lösen vermag. Durch die Methode der Altersprogression kann er sich nun in die (konstruierte) Situation begeben, die sich *nach der Entscheidung* für die einzelnen Alternativen ergibt. Hier kann der Patient für sich sehr genau seine gegenwärtigen Ängste, Befürchtungen und Hemmnisse erkennen – oder er sieht, daß spezielle gegenwärtige Hindernisse nur gedanklich gegeben sind und sich überwinden lassen.

Einige Beispiele aus der klinischen Praxis sollen diesen Anwendungsbereich verdeutlichen:

– Olness und Gardner (1978) beschreiben den Fall eines acht Jahre alten Jungen, der nach einer Streptokokken-Infektion Schwachheit in den Beinen spürt und nicht mehr laufen kann. Er versuchte hier auf der Grundlage seiner psychischen Entwicklung zu agieren, wieder ein Baby zu sein. Nachdem sich das Kind zu einer Hypnosebehandlung bereit erklärte, erfolgte anfangs eine Altersregression, in der die Erinnerungen an eine bestimmte Zeit aktiviert wurden, zu der das Kind gehen und herumlaufen konnte. Als diese motorischen Erinnerungen plastisch waren, sprach das Kind von dem Gefühl der Stärke in seinen Beinen. Dieses Gefühl wurde nun in die Gegenwart und dann in die Zukunft verlegt, verbunden mit der Suggestion, diese starken Beine auch in der Zukunft gebrauchen zu können. Darauf folgte dann eine posthypnotische Suggestion zur weiteren Bekräftigung. Bereits am nächsten Tag bewegte sich das Kind normal und behielt es bei. Darauffolgend wurde dann der Grundkonflikt des Kindes psychotherapeutisch weiterbearbeitet.

- Kroger (1963b) benutzt die Methode der Altersprogression bei Frauen, die eine Sterilisation durch eine Tubenligatur (Unterbrechung der Eileiter) verlangen. Hierdurch kann er bei ihnen ihre zukünftigen Ängste oder Befürchtungen explorieren und darauf ggf. eine Kontraindikation für den Eingriff ableiten.
- Cheek und LeCron (1968) suggerieren bei Schwangeren eine angenehme Geburt und verbinden damit, daß die Mutter den ersten Schrei des Kindes hört. Sie erreichen eine größere Entspannung und Abnahme von Streßerscheinungen bei der Entbindung. Diese Methode wurde bei 100 Entbindungen von Abramson und Heron (1950) angewandt und zeigte sehr gute Ergebnisse. Hier wird sehr eindeutig die Einstellung und Erwartungsangst gegenüber der Geburt beeinflußt.
- Williams (1974) erzielt bei seinen Patientinnen eine Brustvergrößerung; zu Beginn der Behandlung erfolgt eine Altersregression zum Pubertätsbeginn, in der die Patientin wahrnimmt, wie ihre Brüste zu wachsen beginnen und sich vergrößern. Darauf folgen dann Suggestionen der Progression: das gleiche Gefühl des Wachsens wird nun in die Zukunft projiziert. Nach insgesamt zwölf wöchentlichen Sitzungen hatten dreizehn Versuchspersonen einen Zuwachs des Brustumfangs von 2,1 Inches. In der Wiederholung von Staib und Logan (1977) behielten 81% der Versuchspersonen den Zugewinn bei.
- Ich selbst benutzte diese Progressionsmethode z.B. bei Partnerproblemen; will ein Partner die Beziehung auflösen, so kann er sich mit den zukünftigen Möglichkeiten seiner geplanten Entscheidung konfrontieren: „Wie werde ich mich fühlen, wenn ich zehn oder fünfzehn Jahre älter bin und mich entschieden habe für Trennung/Zusammenbleiben?“ An Hand konkreter Lebenssituationen erkennt der Patient dann relativ deutlich seine emotionalen Beziehungen.

Da es sich bei der Methode um die Möglichkeit der kognitiven Distanzierung und dadurch Umstrukturierung handelt, ist sie allgemein bei Strukturierungsprozessen, so bei Ausarbeitungen von Aufsätzen der wissenschaftlichen Beiträgen zu empfehlen. Nach der Phase des Literaturstudiums entsteht oft die Phase der Unzufriedenheit und Verwirrung über eine angemessene Gliederung, Strukturierung und Darstellung der geplanten Inhalte. So ist nach der Literatursichtung Entspannung zu empfehlen, verbunden mit dem Suchauftrag für eine fachlich zufriedenstellende Gliederung. Ich habe diese Methode ausgearbeitet und wende sie häufiger an. Nach dieser Phase kann ich dann eine Gliederung notieren, deren Struktur mir vorher nicht zugänglich war. Wahrscheinlich habe ich hier lediglich Denkblockaden beseitigt und durch die Distanz die Sicht für neue Strukturen und Zusammenhänge entwickeln können.

- Die Methode läßt sich analog zu dem Bericht von Olness und Gardner (1978) auch bei Depressionen anwenden, indem frühere Aktivitäten in die Gegenwart und Zukunft projiziert werden und so dem Patienten aktive Handlungsentwürfe aufgezeichnet werden. Er kann sich hier wieder als selbstbestimmte, handelnde Person erleben, sein Eigenbild verändern und daraus Eigenaktivitäten entwickeln.

Grenzen liegen in der Methodik selbst; da es sich um eine kognitive Vorwegnahme derzeitiger Möglichkeiten handelt, müssen diese auch innerhalb des vorgegebenen Rahmens behandelt und interpretiert werden.

d) Methoden und Instruktionen

Der Phantasie des Therapeuten sind hier kaum Grenzen gesetzt, um angemessene Szenen zu entwerfen. Hier einige Beispiele:

- *Weggabelung*
  Der Patient befindet sich auf einer Wanderung o.ä. und kommt an eine Weggabelung. Auf jeder Seite sieht er eine der zur Diskussion

stehenden Alternativen und kann nun diese Wege ausprobieren.

- *Personifizierung*
  Das zukünftige Problem kann die Gestalt eines Lebewesens annehmen und nun in Diskussion treten. Der Patient erkennt dadurch selbst seinen eigenen Standpunkt und seine Argumentation von beiden Seiten. So kann eine relevante Person in Interaktion treten; eine gefürchtete/gewünschte Person bzw. Situation tritt auf/ein.
- *Reaktivierung früherer Erlebnisse für die Zukunft*
  Diese bereits beschriebene Methode beinhaltet, daß frühere Gefühle, Fähigkeiten, Fertigkeiten durch Altersregression aktiviert werden. Sobald sie plastisch präsent sind, wird von da ausgehend eine Zeitverschiebung auf die Gegenwart und Zukunft vorgenommen.

15.5.3 Zeitverzerrung

a) Beschreibung und Definition
Obwohl im klinischen Bereich öfter praktisch angewandt, ist diese psychologische Zeitverzerrung wenig in der Literatur berücksichtigt.

Der Begriff der Zeitverzerrung beinhaltet, daß durch Hypnose das subjektive Zeitempfinden verändert werden kann:

- *Zeitdehnung*
  Die subjektiv erlebte Zeit läuft langsamer ab als die objektive physikalische Zeit.
- *Zeitschrumpfung*
  Die subjektive Zeit verläuft schneller, so daß ein langer Zeitraum als sehr kurz erlebt wird.

Die ersten umfangreicheren Veröffentlichungen über dieses Phänomen stammen wohl von Cooper und Erickson (1950).

Bei sehr vielen Lebensvorgängen spielt unser persönliches Tempo eine Rolle, sowohl bei der Reizaufnahme und -verarbeitung als auch bei der Reaktionsrate (Ornstein, 1970). Einige Verarbeitungsprozesse sind besonders stark mit der Zeitkomponente verbunden, so z.B. bei depressiven Störungen oder Examensproblemen.

b) Experimentelle Befunde
Experimentelle Untersuchungen sind sehr selten durchgeführt worden.

So wird gefunden, daß die Zeitverzerrung sowohl durch aufgaben-motivierte Versuchspersonen realisiert werden kann wie durch hypnotisierte (Barber 1969). Dies weist darauf hin, daß es sich hier um kein „hypnosetypisches“ Phänomen handelt, sondern im Alltagsleben allgemein bekannt ist: Je nach eigener Einstellung zur Zeit, scheint sie zu kriechen oder zu fliegen.

Wahrscheinlich wird hier die Intensität der Vorstellungsfähigkeit und der Hypnotisierbarkeit mitwirken, um dieses Phänomen in relevanter Stärke und Signifikanz zu produzieren (Barber, 1964; Edmonston & Erbeck, 1967; Kroger, 1977)

Zimbardo, Marshall und Maslach (1973) führen ein sehr kompliziertes Experiment durch, bei dem es gilt, einen Handtaster in einer bestimmten Frequenz zu bewegen, um ein Licht anzuschalten. Dabei wird ein zusammenhängender Versuchsplan benutzt (conjunctive schedule: regelmäßige Häufigkeitsverstärkung, kombiniert mit regelmäßiger Intervallverstärkung). Die Hypnosegruppe erhält hierzu unterschiedliche Suggestionen zur Beschleunigung und Verlangsamung und zeigt bedeutsam ($p< .001$) geänderte Werte gegenüber der Ausgangsbedingung als die Kontrollgruppen „Wachheit“ und „Rollenspiel“. Hier erfolgte also eine geänderte Zeitwahrnehmung, eine Asynchronität zwischen subjektiver und objektiver Zeit.

Die Studie von Kirchheim und Persinger (1991) kann durch ihren Aufbau und die Arbeit mit “naiven” Versuchspersonen nachweisen, daß die subjektive Zeitveränderung mehr als nur die Auswirkung von Entspannung oder Instruktionen ist, sondern deutlich ($p < .001$) auf Hypnosesuggestionen zurückzuführen ist.

c) Indikation/Grenzen
Da wir stets in der vierten Dimension, der Zeit leben, sind damit verbunden viele Störungen möglich, die mittels der hypnotischen Zeitverzerrung behandelt werden können. Beispiele sind:

- *Schmerzkontrolle*
  Beeinflussung und damit Verlängerung der schmerzfreien Phasen bzw. Verkürzung der Schmerzphasen insgesamt (Hilgard & Hilgard, 1975).
- *Sexualprobleme*
  Sexualstörungen wie Ejakulatio praecox oder verzögerter Samenerguß (MacVaugh, 1979): zur Beeinflussung der subjektiven Zeitbewertung und damit wahrscheinlich auch zum Abbau der Erwartungsängste (Kroger, 1972).
- *Depression*
  Allgemein zur Zeitdehnung der positiven Phasen und damit verbunden zur verbesserten Wahrnehmungs- und Bewertungsfähigkeit dieser Zeitabschnitte. Evtl. auch, um das Gefühl für die subjektiv verlangsamten Lebensabläufe zu beeinflussen.
- *Übergewicht*
  Verringerung der „Freßphasen“ und der Dauer der Versuchungssituation.
- *Alkoholismus*
  Ebenfalls Abnahme der Versuchungssituationen (Kroger & Fezler, 1976).
- *Lernprobleme*
  Verlängerung der entspannten Phasen des Nachdenkens bei Prüfungsaufgaben; Verringerung der Phasen mit Denk- oder Lernblokkierungen.
- *Situationsanalysen*
  Soll eine bestimmte Szene oder Erlebenssituation genau analysiert werden, so kann sie zeitgedehnt reproduziert werden, um dann auf diese Weise alle Details wahrnehmen bzw. wieder erleben zu können.
- *Sport*
  Ausdehnung der Aktivitätsphase bzw. Verkürzung der Negativzustände wie z.B. beim Langstreckenlauf die spezifischen psychischen und physiologischen Grenzwerte.

Diese Beispiele hier dienen zur Anregung und lassen sich auf beliebige andere Gebiete wie Angstbehandlung, Examensängste, Schlafstörungen etc. übertragen.

Grenzen sind auch hier durch die Imaginations- und Hypnosefähigkeiten des Patienten gesetzt. Ggf. kann sich der zu stark leistungsmotivierte Patient durch eine derartige Technik laufend unter Druck setzen und sich überfordern. (Siehe hierzu speziell das Kap. 22 „Gefahren, Kontraindikationen und Grenzen“.)

d) Methoden und Instruktionen

Hier sind all jene Methoden anwendbar, die mit Zeitdimensionen arbeiten.

- *Wassertropfen*
  Der Patient erhält die Suggestion, regelmäßig fallende Wassertropfen zu hören, die sich dann in ihrem Tempo verändern wie z.B.:

> „Während dieser Wassertropfen nach unten fällt, kann sehr viel Zeit vergehen; er löst sich langsam von dem Wasserhahn (Blatt etc.), wird immer länglicher und fällt dann langsam und immer langsamer nach unten. Und während er fällt, verändert sich die Szene, (z.B.:) das Bild eines Ruderbootes entsteht, in dem Sie sitzen und langsam die Ruder bewegen. Wenn dann die Ruder durchgezogen sind, trifft der Tropfen erst auf die Wasseroberfläche etc.“
>
> Damit verbunden kann dann das symptombezogene Bild des Patienten bearbeitet werden.

- *Metronom*
  Das Bild ist in analoger Weise wie der „Wassertropfen“ zu benutzen.
- *Uhrzeiger*
  Der Patient beobachtet hier, wie der Sekundenzeiger der Uhr sich verlangsamt – oder wie sich der kleine Zeiger im Zeitraffertempo weiterdreht.
- *Standardisierte strukturierte Bilder*
  Einige Szenen von Kroger und Fezler (1976) sind hier sehr gut geeignet, wie z.B. Bild 6 „Raumszene“, Bild 8 „Dschungelszene“, Bild 11 „Uhrszene“, Bild 12 „Rotkehlchenszene“.

> **Beispiele aus der „Uhrenszene“ (Kroger & Fezler, 1976, S. 117):**
>
> „Zehn Minuten wirklicher Zeit wird Ihnen wie eine Minute erscheinen. Zeit wird sehr

schnell vergehen. Es wird Ihnen wie ein Moment vorkommen. In weniger als einer Stunde können Sie die Arbeit eines Tages bewältigen und sie effektiver bewältigen, als Sie es normalerweise tun würden ...".

15.5.4 Amnesie

a) Beschreibung und Definition
Bereits den „Gründungsvätern" der modernen Hypnose, so Puységur, war aufgefallen, daß sich ihre Versuchspersonen oder Patienten mitunter nur fragmentarisch an die Inhalte der in Hypnose gemachten Mitteilungen des Versuchsleiters oder an ihre eigenen Verhaltensweisen erinnern konnten.

Dies führte dann schnell zu dem Vorurteil, in Hypnose verliere man sein Bewußtsein und seine Selbstkontrolle. Spätere Untersuchungen zeigten dann, daß dieses nicht zutrifft und wesentlich differenzierter betrachtet werden muß.

Definition der Amnesien:

Bei dem breiten Gebiet der Amnesieforschung wurden bislang nur wenige Versuche einer Systematisierung vorgenommen. Hilgard (1965) unterscheidet folgende fünf Formen der Amnesie:

- *posthypnotische (Einnerungs-)Amnesie*
  Die während der Hypnosesitzung wahrgenommenen, erinnerten oder selbst gezeigten Ereignisse werden nach Beendigung der Hypnose nicht erinnert.
- *posthypnotische Quellamnesie*
  Das in Hypnose erlernte Material wird zurückgehalten und es wird vergessen, daß es unter Hypnose erlernt wurde. D.h., die Information wird behalten, nicht jedoch die Informationsquelle oder der Kontext, durch den die Information vermittelt wurde.
- *Amnesie für Erlerntes*
  Das unter Hypnose erlernte Material wird nicht erinnert.
- *posthypnotische Teilamnesie*
  Hier werden nur einige Ereignisse des unter Hypnose erlernten Materials „vergessen".
- *Trance-Amnesie*
  Während der Trance erfolgt ein Vergessen gegenüber früheren Tranceerlebnissen.

Zahlreiche Hypnoseskalen bzw. -tests enthalten Aufgaben zur selektiven Amnesie und posthypnotischen Amnesie. Das Typische an der posthypnotischen Amnesie ist: die Suggestion bewirkt „vergessen" und kann diese dann wieder aufheben – oder die Person selbst kann sich dann wieder erinnern (Nace, Orne & Hammer, 1974). Dieser Aspekt der konstruktiven Wiederaufhebung unterscheidet die hypnotische Amnesie deutlich von anderen Formen der Erinnerungsbeeinflussung wie z.B. das Vergessen.

Bei den Hypnosetests ist Methodenkritik angezeigt, wenn posthypnotische Amnesie geprüft wird. Durch die in den Tests typische Aufgabenstellung wird abgefragt, ob die Amnesie besteht. Danach wird die Amnesie wieder aufgehoben. Dieser zurückliegende Zeitraum ist sehr kurz und somit kann die dadurch gemessene Amnesie ein Artefakt sein.

b) Experimentelle Befunde
Neben den zahlreichen Untersuchungen, die eine Amnesie durch Hypnose nahelegen, ist jedoch auch die Wiederauflösung der hypnotischen Amnesie vorzufinden. Bei der retroaktiven Hemmungen hat die Amnesie-Instruktion keine Auswirkung (Graham & Patton, 1968). Auch bei Wiedererkennungsexperimenten werden die „vergessenen" Inhalte reproduziert (Kihlstrom & Shor, 1978).

So stellt sich die Frage, ob hypnotische Amnesie eine Veränderung der Erinnerung ist, ähnlich wie bei dem Vergessen oder bei der klinischen Amnesie – oder ist es eine spezifische Strategie der Person, Material zurückzuhalten, vergleichbar mit dem Hüten von Geheimnissen?

Handelt es sich hierbei evtl. um ein instruiertes oder intentionales Vergessen, das auch ohne Hypnose auftritt (Kihlstrom, 1983)? Einige wenige Autoren gehen sogar davon aus, daß spontane Amnesie während der Hypnose niemals auftritt, sondern mehr ein Befragungsproblem des Versuchsplans und der Versuchsleitererwartungen ist (Barber, 1979).

Insgesamt ist diese Forschungsrichtung mit sehr vielen methodischen Schwierigkeiten behaftet, da sehr viele Faktoren aus der Lern- und Gedächtnispsychologie bedacht werden müssen (Bjork, 1972).

Die Veränderungen (evtl. Desorganisation) des Erinnerungsmaterials sind nicht zustandsabhängig und betreffen somit nicht nur die Hypnose oder die mit Hypnose verbundenen kognitiven Stile (Kihlstrom & Evans, 1979). Hypnotische Suggestionen können jedoch ebenso das Gedächtnis beeinflussen, ohne daß spezifische Amnesie-Suggestionen gegeben werden (Blum, 1967; Kihlstrom, 1985)

Da dieser Abschnitt keine umfassende Stellungnahme abgeben kann, sollen hier einzelne neuere Befunde nebeneinander dargestellt werden.

Spanos, Radtke und Bertrand (1984) finden: werden die amnestischen Versuchspersonen auf ihren „verborgenen" Anteil angesprochen, an den sie sich erinnern können, so sind sie dazu in der Lage. Hierbei ist jedoch weniger ein dissoziiertes kognitives Subsystem angesprochen worden, um dieses Erinnerungsergebnis zu erzielen. Vielmehr hängt das Ergebnis von der Art der erteilten Instruktion ab (vgl. hier die Annahme der Neodissoziationstheorie in Kap. 3 „Theorien der Hypnose").

Es kann angenommen werden, daß die hypnotisierten Versuchspersonen bestimmte Strategien verfolgen, dic dann das Wiedererinnern erschweren, was jedoch nur in geringem Umfang bestätigt werden kann (Spanos & Bodorik, 1977; Kihlstrom, Easton & Shor (1983).

Aus späteren Untersuchungsergebnissen ist dann doch abzuleiten, daß die hypnotische Amnesie eine strategische Ausführung ist, die unter Willenskontrolle steht. Dies wird auch gestützt von der Untersuchung von Spanos, Radtke und Bertrand (1984), nach der Amnesie keinen unwillkürlichen Erinnerungsblock verursacht; dieser Block nimmt mit der Zeit ab.

Die angenommene Beeinflussung durch Erwartungshaltungen (Barber, Spanos & Chavez, 1974) ist ebenfalls umstritten, da Simon & Salzberg (1985) aufzeigen, daß Erwartungshaltungen sich nicht auf die relevanten Items des SHSS:A auswirken, während Spanos mit seinem sozio-behavioral Ansatz nachweist, daß deutlich sozialpsychologische Faktoren bei der Amnesie wirksam sind (Spanos, Gwynn, Della-Malva & Bertrand, 1988). Insgesamt besteht darüber ein ausführlicher Wissenschaftsstreit (Spanos, Bertrand & Perlini, 1988; Kihlstrom & Wilson, 1988). Die Simulations-Untersuchungen von Spanos, James und de Groot (1990) scheinen jedoch eindeutig auf Erwartungshaltungen hinzuweisen, da Simulanten bedeutend weniger "vergessene" Worte wiedererkennen als hochhypnotisierbare Nichtsimulanten. Daraus kann evtl. ein Testinstrument entwickelt werden, um simulierte Amnesie nachzuweisen.

Bei der *posthypnotischen Amnesie* sind kognitive Prozesse beteiligt.
Es wurde nachgewiesen (Darstellung nach Evans & Staats, 1989):

- suggerierte posthypnotische Amnesie ist reversibel
- der Inhalt des Verbalberichtes amnestischer und nichtamnestischer Personen unterscheidet sich
- die amnestische Versuchsperson hat Schwierigkeiten, temporär unzugängliches Material zu erinnern, zu erkennen an der Vagheit der Erinnerung. Sie wenden nicht die Erinnerungsstrategien an, die normalerweise zum erfolgreichen Wiedererinnern führen (Evans, 1980; Evans & Kihlstrom, 1973; Evans, 1988).

Pettinati, Evans, Orne und Orne (1981) bestätigen durch ihre Untersuchungen die Hypothese, daß während der posthypnotischen Amnesie eine eingeschränkte Gedächtnissuche vorgenommen wird (Evans & Kihlstrom, 1973). Ihre hochsuggestiblen Versuchspersonen zeigen reduzierte selektive Erinnerung, was auf die Wirkung der Amnesie und weniger auf Erinnerungsprozesse zurückzuführen ist. Ihre Erinnerungen unterscheiden sich qualitativ deutlich von den Versuchspersonen ohne Amnesie.

Evans & Staats (1989) weisen nach, daß die o.g. Faktoren der posthypnotischen Amnesie auch bei hospitalisierten Psychiatriepatienten (N=132; Schizophrene, Alkoholiker, Depressive, Anorektiker) wie bei Normalen festzustellen sind. Daraus leiten sie ab, daß posthypnotische Amnesie ein robustes Phänomen ist, das nicht so leicht von psychopathologischen Prozessen überdeckt werden kann.

Weiter steht zur Diskussion, ob die posthypnotische Amnesie vorzeitig vor der Rücknahme unterbrochen werden kann. Einige Ergebnisse weisen darauf hin, daß unter bestimmten sozialen Druckbedingungen (z.B. "Sie sagen nicht die Wahrheit") eine vorzeitige Amnesieaufhebung erfolgt (Coe & Sluis, 1989; Schuyler & Coe, 1989). Daraus ist zu folgern, daß die Versuchspersonen nicht passive Personen sind, die eine Art Spezialverfahren erleben, das mit ihren Erinnerungsfähigkeiten im Widerspruch steht (Coe, 1990).

Beeindruckend ist die Idee von Hautkappe und Bongartz (1990), die untersuchen, ob die Herzfrequenzfariabilität als Indikator der posthypnotischen Amnesie gelten kann, da diese auch willentlich bewirkt, simuliert oder als Rollenspiel dargestellt sein kann. Abgesichert ist, daß bei geistiger Arbeit die natürlich auftretende Variabilität der Herzfrequenz (Sinusarrhythmie) abnimmt und in einem Frequenzband von 0,1 Hz liegt (z.B. Blitz, Hoogstraten & Mulder, 1970; del Valle-Inclan & Lamas Gonzales, 1986-87, 1987). Die Hypnosegruppe der Hochsuggestiblen zeigt eine bedeutend ($p < .05$) geringere Herzfrequenzvariabilität als die Kontrollgruppe der Simulatoren (s. Abb. 15.22). In dieser Phase der mentalen Belastung, in der das Gedächtnismaterial reproduziert werden soll, liegt der Frequenzbereich bei 0,01 bis 0,14 Hz im Variabilitätsspektrum. Da die Herzfrequenzvariabilität hier ein deutlicher Indikator für geistige Aktivität ist, trennt sie klar zwischen hochsuggestiblen und simulierenden Versuchspersonen. Daraus läßt sich ableiten, zusätzlich zu den bekannten Hypnosetests die Herzfrequenzvariabilität als Diagnoseinstrument für Simulatoren einzusetzen. Auf diese Weise könnte die Zuordnung zu experimentellen Gruppen (Hyp-

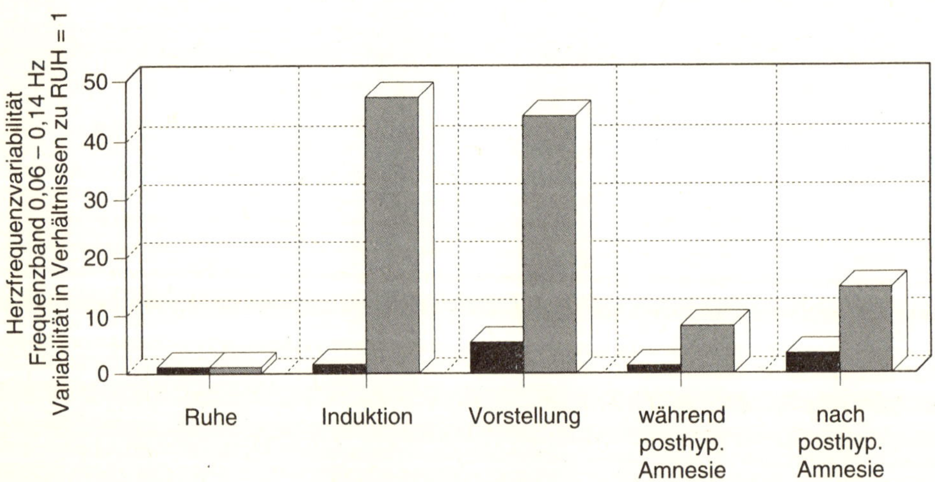

		experimentelle Phase			
Hochsuggestible	1	1,64	6,76	2,43	5,1
Geringsuggestible	1	47,64	45,22	9,98	16,63

■ = Hochsuggestible (N=13) ▒ = Geringsuggestible (N=11)

Abb. 15.22: Herzfrequenzvariabilität bei posthypnotischer Amnesie
Bei geistiger Arbeit nimmt bei den Hochsuggestiblen deutlich die Herzfrequenzvariabilität während der Experimentalphase ab.
(Hautkappe & Bongartz, 1990, S.128)

Beispiele für unterschiedliche Strategien zur Verarbeitung der Amnesie:

- Eine Person erhält in Hypnose die Instruktion zur *Amnesie der Zahl 6.* Soll sie nun ihre Finger zählen, so wird sie stets 11 Finger zählen. Sie ist darüber sehr verwundert, findet dies jedoch nicht unbedingt widersprüchlich.
  Mitunter kann es jedoch vorkommen, daß die Versuchspersonen Strategien entwickeln, um diese Amnesie auszugleichen. Der „tatsächliche" Effekt der Amnesie ist dadurch nur schwer zu überprüfen.
  Ein Beispiel für eine derartige Strategie: Die Person zählt die Finger ihrer linken Hand bis fünf richtig und addiert dann global die fünf Finger der rechten Hand hinzu. Würde sie durchzählen, so würde sie die Zahl elf erreichen.

- Eine Bestätigung der hypnotischen Amnesie (der Zahl 6) kann durch bestimmte Rechenaufgaben überprüft werden. Hierbei werden unterschiedliche Rechenoperationen vorgenommen, in der die Zahl 6 auf verschiedene Weise verarbeitet wird. Durch diese Aufgabenstellungen lassen sich sehr leicht Simulation oder Gefälligkeitsreaktionen von den Auswirkungen hypnotischer Amnesie unterscheiden:

33	46	56	64
41	75	75	64
+ 12	+ 55	+ 74	+ 37
___	___	___	___
8	170	199	45
		oder 209	oder 185

Abb. 15.23: Amnesie der Zahl 6 bewirkt je nach Rechenoperation unterschiedliche Resultate (nach Evans, 1988).

nosegruppe vs. Kontrollgruppe) genauer werden.

Kurzübersicht der Theorien zur hypnotischen Amnesie

Aus den zahlreichen Untersuchungsergebnissen aus der Forschung zur hypnotischen Amnesie wurden mehrere Theorien der Amnesie abgeleitet. Einen sehr komprimierten Überblick gibt hierzu Schreiner (1983):

a) *Posthypnotische Amnesie als Vergessen*
   Es wird ein Verfall der Gedächtnisspuren angenommen; da die hypnotische Amnesie jedoch reversibel ist, kann diese Hypothese nicht aufrechterhalten werden; sie wird auch von der Gedächtnisforschung weitgehend verworfen (Tulving, 1974).
b) *Posthypnotische Amnesie als Zurückhaltung*
   Die Kritiker der hypnotischen Amnesie gehen davon aus, daß die Versuchspersonen ihr Versuchsdesign und die damit verbundenen Instruktionen durchschauen und aufgrund dessen bestimmte Informationen zurückhalten, da sie ja noch über die Inhalte verfügen, wie z.B. die o.g. Wiedererkennungsversuche zeigen. So haben Simulanten schlechte Gedächtnisleistungen, die bei Hochsuggestiblen nicht vorliegen (Williamsen, Johnson & Eriksen, 1965; Barber & Calverley, 1966).
c) *Posthypnotische Amnesie als Verdrängung*
   Die psychoanalytische Annahme der Verdrängung von Gedächtnisinhalten bei hypnotischer Amnesie kann nicht aufrechterhalten werden, denn der Umfang der Verdrängung ist bei den unterschiedlichen Versuchsgruppen gleich hoch (Hammer, 1970).
   Da jedoch hypnotisierte Versuchspersonen sehr erfolgreich absolvierte Suggestionen besonders gut erinnern, könnte darin im Umkehrschluß evtl. ein kleiner Hinweis auf die mögliche Verdrängung bestehen (Pettinati & Evans, 1976).
d) *Posthypnotische Amnesie als dissoziativer Prozeß*
   Die Annahme folgt der Neodissoziationstheorie Hilgards, wonach kognitive Subsysteme abgespalten werden können (s. Kap. 3 „Theorien der Hypnose"). Eventuell erfolgt hier

eine Dissoziation zwischen episodischen und semantischen Teilen des Langszeitgedächtnisses. Das heißt: die im Langzeitgedächtnis befindlichen Inhalte werden wachgerufen und dabei erfolgt eine Abtrennung von bedeutungslosen und begrifflich eingeordneten Ereignissen. So zeigen Evans und Thorn (1966) auf, daß Versuchspersonen ein unter Hypnose erlerntes Wissen gut reproduzieren, sich jedoch bei entsprechender Suggestion (zur Quell-Amnesie) nicht an ihren Ursprung erinnern können. Zu beachten ist dabei, daß das semantische (Wert- und Bedeutungsinhalte vermittelnde) Gedächtnis davon nicht betroffen ist.

Beispiele:

- Die Versuchsperson erhält unter Hypnose die Information, daß ein Rubin bei Erhitzen gelb wird. Sie kann nach der Hypnose die Frage zwar beantworten, aber nicht ihre Informationsquelle nennen.
- Die Mutter erfährt von der geplanten Heirat ihrer 20jährigen Tochter und verfällt darauf in einen tiefen Schlaf, aus dem sie erst drei Tage später aufwacht. Dann zeigt sie eine Amnesie, die über die zurückliegenden 20 Jahre reicht, also bis vor die Geburt ihrer Tochter.

e) *Posthypnotische Amnesie als Störung beim Gedächtnisabruf*

Angenommen wird, daß eine Veränderung in der Ordnung der kognitiven Systeme vorliegt, so daß bei hypnotischer Amnesie der Gedächtnisabruf gestört ist. So wurde gefunden, daß die zeitliche Zuordnung bzw. die Reihenfolge in der Wiedergabe gestört ist (Evans & Kihlstrom, 1973; Kihlstrom & Evans, 1979).

c) Indikation/Grenzen

Die Indikation zeigt sich auf diagnostischer Ebene darin, daß viele Tests mit Amnesie-Items arbeiten, um die Suggestibilität bzw. Hypnotisierbarkeit einer Person zu beurteilen. Im therapeutischen Bereich ist die posthypnotische Amnesie u.a. bei posthypnotischen Aufträgen bedeutsam. Hier soll sich der Patient nicht mehr an die in Hypnose erteilten Instruktionen (wie Wahrnehmungs- oder Beurteilungsveränderungen) erinnern. Auf diese Weise wird es ihm um so leichter fallen, die in seinem Problembereich vorgegebenen Hemmschwellen (Ängste, Vorbehalte etc.) zu überwinden. Ggf. wird er auch leichter das veränderte Verhalten in sein gewohntes Verhaltensrepertoire übernehmen können.

Im Abschnitt über die Altersregression wurde bereits darauf hingewiesen, daß unter Hypnose emotionale Erinnerungsblocks gelöst werden können, die sehr plötzlich hervorbrechen und so für den Patienten äußerst unvorbereitet und schmerzhaft sein können. Die Beispiele aus den pathologischen Auswirkungen der Showhypnose haben dies verdeutlicht (s. Kap. 23). Falls derartige Probleme unter Hypnose aufgedeckt werden, so wird es sinnvoll erscheinen, hier wieder eine Amnesie herbeizuführen, um den Patienten langsam auf diese Inhalte vorzubereiten. Der Therapeut wird dann die Amnesie stufenweise aufheben – in Abhängigkeit von der Belastbarkeit des Patienten.

Auch hier sind *Grenzen* gegeben, so etwa bei Patienten mit Kontrollverlustängsten sowie Abhängigkeits- und Autoritätsängsten. Gerade bei Personen mit Angst vor Hypnose sollten derartige Testaufgaben entfallen. Bei Personen mit Erinnerungs- und Gedächtnisproblemen ist besonders zu prüfen, ob diese Methode sehr hilfreich oder kontraindiziert ist.

d) Methoden und Instruktionen

Das klassische Beispiel ist die Amnesie einer Zahl; die Instruktion für hochsuggestible Versuchspersonen kann hierzu sehr knapp sein:

> „Sie kennen doch die Zahlen von 1 bis 10. Doch plötzlich merken Sie, daß Sie die Zahl 5 vergessen haben, sie ist vollkommen gleichgültig geworden, wie verschwunden. Und nun, nachdem die 5 gleichgültig geworden ist, zählen Sie bitte langsam von 1 bis 10."

Die Versuchsperson zählt nun und läßt die 5 aus – auch beim Rückwärtszählen. Meist wird dafür die Zahl 6 eingesetzt. Auch bei Rechenaufgaben oder Abzählen der Finger, also logischen Operationen, entfällt die Zahl 5 so lange, bis die Instruktion wieder aufgehoben wird. Weitere Beispiele sind die oben genannten Formen wie z.B. posthypnotische Amnesie, Quellamnesie, etc.

15.6 Veränderungen weiterer psychologischer Aspekte

Die zahlreichen und sehr unterschiedlichen Phänomene der Hypnose sind nur äußerst schwer in ein einheitliches Ordnungsschema zu subsumieren. In der hier dargestellten Gruppierung handelt es sich um Veränderungen, die m.E. vorwiegend das Urteilsvermögen betreffen.

Veränderung psychologischer Aspekte unter Hypnose

1. Dissoziation
   1. Verborgener Beobachter
   2. Dissoziation in der Anästhesie
   3. Unbewußtes Hören
   4. Unbewußtes Lernen
2. Posthypnotischer Auftrag
3. Trance-Logik

15.6.1 Dissoziation

a) Beschreibung und Definition
In seinen Untersuchungen stellte der state-Vertreter Hilgard (1974) eine deutliche Diskrepanz zwischen unter Hypnose erhobenen physiologischen Daten und den dazugehörenden verbalen Berichten der Versuchspersonen fest, wie es bei den Schmerzexperimenten bereits dargestellt wurde.

In seiner Neodissoziationstheorie nimmt Hilgard (1974, 1977) an, daß während der Hypnose mehrere kognitive Systeme parallel zueinander arbeiten; dieses Phänomen bezeichnet er mit ‚Dissoziation' (s. Kap. 3 „Theorien der Hypnose").

Es lassen sich grob drei Formen der Dissoziation unterscheiden (Fromm, 1978, S. 278):

1. Spaltung und Trennung der eigenen Person in erlebende und beobachtende Person/Ich.
2. Abspaltung (und Ich-Entfremdung) von Körperteilen, um unbewußte Wünsche, Gedanken, Gefühle auszudrücken. Methoden sind hier die verschiedenen Formen des Automatischen Schreibens und der Hypnoplastik.
3. Dissoziation verschiedener Ich-Zustände, Prozesse oder Funktionen, die für den Patienten hilfreich sind; in der Therapie werden sie dann auf neue Weise wieder reintegriert.

Einige Autoren fassen die Dissoziation weiter, sehen sie wesentlich pragmatischer:

4. Als Dissoziationsphänomene können angesehen werden:
   – Amnesie, da hier die Fähigkeit zur Erinnerung abgespalten wird;
   – negative Halluzinationen, da hier die Trennung vom assoziativen Kontext der Person erfolgt.
5. Dissoziation kann auch als Fähigkeit aufgefaßt werden, Informationen zu verarbeiten (und auf sie zu reagieren), ohne daß sie bewußt wahrgenommen werden.

15.6.1.1 Verborgener Beobachter

a) Beschreibung und Definition
Die Metapher des verborgenen Beobachters (*hidden observer;* Knox, Morgan & Hilgard, 1974) beinhaltet, daß in Hypnose unterschiedliche Teile der Person voreinander verborgen sind und unabhängig voneinander tätig werden können, ohne daß sich die jeweils anderen Teile dieser Tätigkeiten bewußt werden. (Siehe hierzu die Beispielinstruktion zur Theorie in Kap. 3.)

b) Experimentelle Befunde

Studien zeigen unterschiedliche Ergebnisse. Zum einen tritt das Phänomen sehr unterschiedlich auf (Hilgard & Hilgard, 1975, 1978; Laurence & Perry, 1981), auf der anderen Seite stehen die Kritiker, die dieses Phänomen auf die Anforderungen des Versuchsplans zurückführen, der für die Versuchsperson zu leicht durchschaubar war (Orne, 1959, 1979b). Diese Kritik nimmt noch strengere Formen an: „Kurz gesagt, diese experimentellen Durchführungen können als detaillierte ‚Rezepte' angesehen werden, das integrierte, sequentielle Aufführen einer sozialen Rolle zu lehren (die Rolle der ‚dissoziierten Versuchsperson')" (Spanos & Hewitt, 1980, S. 1203).

Weiter wird deutlich, daß der Hidden-Observer-Effekt vorwiegend bei Hochsuggestiblen wirksam ist (Perry, 1985) und dort bei 40-50% der Versuchspersonen auftritt (Laurence, Perry & Kihlstrom, 1983).

Sehen wir Hypnose als eine Situation an, in der die Kritik reduziert ist und in der das Eingehen auf Phantasien und Vortäuschungen verlangt wird, so kann dieser Effekt hier eingereiht werden. Neuere Forschungen, vor allem aus dem Bereich der Amnesie zeigen, daß Versuchspersonen ohne Hidden-Observer-Berichte imaginativ stärker aktiv sind und deshalb besser dazu fähig sind, sich an die Hypnoseereignisse zu erinnern. Perry (1985) folgert daraus, daß die Versuchspersonen mit Hidden-Observer-Erfahrung stärker dazu neigen, Phantasie und Erinnerung zu vermischen, und auf diese Weise Pseudoerinnerungen produzieren können.

Zu den oben genannten Kritikpunkten ist hinzuzufügen, daß fast alle Experimente mit einem Schmerzreiz (Eiswasser) arbeiten. Das Ausmaß der „Analgesie" und der Schmerzen ist hierbei nicht objektiv zu erfassen. Die Untersuchung von Zamansky und Bartis (1985) benutzt aus diesem Grund Testaufgaben aus dem SHSS:C (posthypnotische Amnesie, verbale Inhibition, Unempfindlichkeit für Gerüche, negative visuelle Halluzinationen), und der Versuchsleiter informiert die Versuchspersonen nicht über sein Vorhaben bzw. läßt sie keine Vorerfahrungen mit dissoziativen Inhalten machen. In dieser Studie sind 90% der Versuchspersonen in der Lage, über die vorherige „nicht wahrgenommene" Information zu berichten, eventuell, weil kein unangenehmer Reiz (in früheren Experimenten Schmerz) verwandt worden war. Es berichten nicht nur – wie in früheren Studien – Hochsuggestible in der Hidden-Observer-Phase von ihren Hypnoseerfahrungen. Um sicher zu gehen, daß die daraus gewonnenen Informationen nicht auch ohne diese Prozedur erfahrbar sind, nehmen die Experimentatoren jeweils Befragungen sofort nach dem Experiment und vor der Hidden-Observer-Instruktion vor. Sie berichten hier Erfahrungen, die konsistent mit den Hypnosephänomenen sind. Zamanski und Bartis (1985) können durch diese Befunde zwar immer noch nicht die Frage in der Diskussion „soziales Rollenspiel – Dissoziation" lösen, zeigen jedoch, wie sehr ein Versuchsplan gerade hier schnell zu unterschiedlichen Kritikansätzen führen kann.

c) Indikation/Grenzen

Die klinische Bedeutung der Methode ist durch folgende Anwendungen gegeben:

- *Aktivierung von Erinnerungen, Altersregression*

  Es sind die Erinnerungen an evtl. traumatische Erlebnisse (der Kindheit) leichter aufzufrischen, ohne dabei sofort die schmerzlichen Aspekte mit auftreten zu lassen. Möglicherweise sind dadurch die Widerstände reduziert. Andere Aspekte wären: Sich wiedererleben lassen als Person der Vergangenheit und Gegenwart und durch diese Konfrontation Probleme verarbeiten.
- *Selbstbeobachtung bei Problemlösung*

  Der Patient beobachtet sich selbst als „andere" Person, wie diese bestimmte Probleme löst und schwierige Aufgaben bewältigt, Entscheidungen fällt.

  So kann diese Person erleben, wie sie bislang erfahrene Grenzen (durch Ängste, Moral) überwindet. Gleichzeitig wird sie mit ihren Schwächen konfrontiert und lernt diese zu analysieren und zu überwinden.
- *Beobachtung des Idealbildes*

  Während der Patient das (sein) Idealbild bei bestimmten Problemlösungen oder Tätigkeiten beobachtet, kann er seine eigenen Kognitionen, Wünsche, Emotionen dazu wahrnehmen und auf diesem Weg seine Position zur

Problematik finden. (So bei Angstkonfrontation, Übernahme abgelehnter Rollen, gewünschter Rollen etc.) Da es ein Idealbild ist, kann der Patient alle seine Wünsche einbringen und bei Dissoziation seiner sonstigen Beeinträchtigungen erleben, wie sein Therapieziel und seine potentiellen Handlungsweisen aussehen können – z.B. wie er sich als angstfreie Person verhält. Einige meiner Patienten haben aufgrund dieser Methode sehr schnell bessere Einstellungen zur eigenen Person erlangt. Sie haben sehr erstaunt erlebt, daß sie zu diesen Gedanken fähig sind, was sie nun folgern ließ, auch die Handlungen ausführen zu können. Diese Form der kognitiven Umstrukturierung gibt dann schnell die Möglichkeit zum erfolgreichen Realhandeln.

Grenzen liegen bestimmt dort, wo die Theorieorientierung des Therapeuten derartige Modelle des verborgenen Beobachters und dessen Einwirkungen in der Behandlung zuläßt.

d) Methoden und Instruktionen
Die Instruktion zur Dissoziation im Sinne des verborgenen Beobachters ist in Kap. 3 „Theorien der Hypnose“ bei der Darstellung der Neodissoziationstheorie wörtlich wiedergegeben.

15.6.1.2 Dissoziation in der Anästhesie

a) Beschreibung und Definition
Im Bereich der Anästhesie und Analgesie werden unterschiedliche Dissoziationsmethoden angewandt. Die Anhänger der Neodissoziationstheorie sehen die Möglichkeit der Schmerzunempfindlichkeit als einen Beweis ihrer Theorie an.

b) Experimentelle Befunde
Die zu diesem Gegenstand durchgeführten Experimente wurden bereits im Abschnitt zur Analgesie und Anästhesie (vgl. 15.4.8) dargestellt.

Allgemein wird hier der Theorienwiderstreit der unterschiedlichen Schulen deutlich. In starkem Gegensatz zur Neodissoziationstheorie steht hier Spanos (1986, 1987), der durch seine Experimente belegt, daß Dissoziation ein Konstrukt ist, das aus seiner Sicht nicht aufrechtzuhalten ist.

c) Indikation/Grenzen
Der Einsatz ergibt sich bei der direkten Schmerzbehandlung, der Entbindung, bei belastenden Untersuchungen, bei Operationen im ärztlichen und zahnärztlichen Bereich und bei einigen Aspekten der Notfallambulanz.

Grenzen sind dann gegeben, wenn sich Schmerzanfälle bereits voll entfaltet haben wie z.B. bei der Migräne. In solchen Fällen helfen kaum noch Interventionen auf psychologischer Basis.

Bei allen theoretischen Erklärungen können wir der kritischen Frage von Watkins und Watkins (1990, S.11) folgen: Dissociation and displacement: Where goes the “ouch”? Auch wenn der Schmerz in andere Ichzustände, andere dissoziierte kognitive Systeme etc. übergeht, können wir nicht davon ausgehen, dann “unberührt” zu sein, d.h. es muß die Möglichkeit in Betracht gezogen werden, daß derartige Interventionen schädliche Nebenwirkungen haben könnten, die sich später in unerwünschter Form bemerkbar machen können.

d) Methoden und Instruktionen
Bei der Instruktion zur Schmerzunempfindlichkeit haben die Dissoziationssuggestionen sinngemäß oft folgende Inhalte (hier grob vereinfacht):

> „Während Sie hier im Behandlungsstuhl sitzen und Ihr (z.B. zahnärztlicher) Eingriff erfolgt, merken Sie, daß sich ein Teil von Ihnen ganz entfernt an einer ganz anderen Stelle befinden kann, weit weg am Strand im Urlaub. Dort am Strand von ...(der Therapeut muß hier sehr genaue und individuell zutreffende Beschreibungen geben, die für den Patienten funktional entspannend sind)...merken Sie deutlich die warmen Sonnenstrahlen auf Ihrer Haut ..(etc.) und alle anderen Gefühle sind Ihnen gleichgültig. Auch mögliche Geräusche, die der andere Teil von Ihnen vielleicht wahrnehmen kann, sind Ihnen am Strand von ... ganz gleichgültig, während Sie dort ganz tief entspannen.“

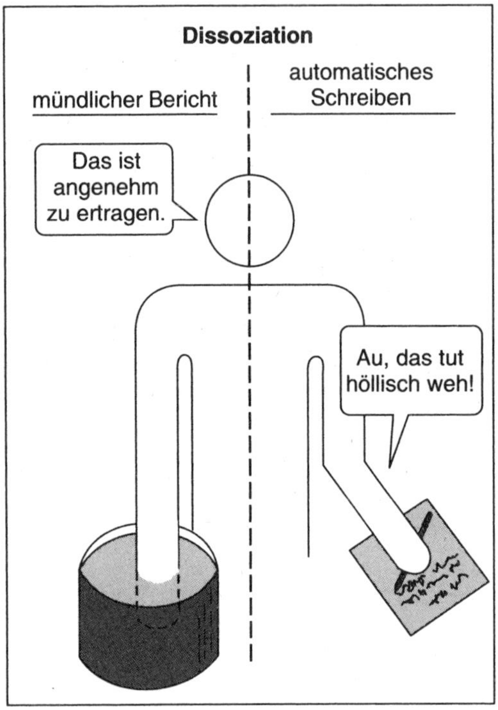

Abb.15.24: Auswirkungen und Prüfung der Dissoziation
Bei dem Kalt-Wasser-Test entstehen Schmerzen, die durch Anästhesie-Suggestionen reduziert werden sollen. Der verbale Bericht gibt hier andere Informationen als der durch automatisches Schreiben eingeholte.

Die auf diese Weise dissoziierte Person erlebt für sich eine Psycho-Logik: sie kann im entspannten Urlaub keinen Schmerz wahrnehmen und deshalb weiterhin entspannt bleiben.

Diese Form kann in entsprechenden Varianten eingesetzt werden. Mitunter ist es erforderlich, die auftretenden Geräusche oder Berührungen mit einzubeziehen und in die Dissoziation einzuflechten als z.B. Schiffssirenen oder Berührungen von Palmenblättern am tropischen Strand.

15.6.1.3 Unbewußtes Hören

a) Beschreibung und Definition

Unter dem Aspekt des unbewußten Hörens sind jene Ereignisse subsumiert, unter denen eine Person bewußt keine Informationen aufnehmen, sie jedoch danach wiedergeben kann; Zufallsbeobachtungen und gezielte Studien haben dies bei der Narkose nachgewiesen.

b) Experimentelle Befunde

Einige Autoren, wie z.B. Cheek (1959, 1966; Erickson, 1963) zeigen Fälle auf, in denen sich Patienten in Narkose befanden (d.h. Verlust der Reflexe, keine Schmerzwahrnehmungen, keine Erinnerungen an die Situation), und die dennoch von den Ereignissen unter Narkose berichten konnten. Meist war dies erst dann möglich, wenn danach eine Befragung unter Hypnose erfolgte. Diese Patienten konnten z.B. die Unterhaltungen des Operationspersonals genau wiedergeben. Als Folge davon können erhebliche Störungen auftreten, wie in dem von Levinson (1967) beschriebenen Fall, in dem der Arzt bei der Operation von Krebsverdacht spricht; die Patientin ist danach depressiv, kann den Grund jedoch nicht angeben. Erst die Befragung unter Hypnose läßt die Ursache finden und ein Mißverständnis aufklären.

Dies veranlaßte Levinson (1967), jene Auswirkungen näher zu erforschen: er wählt hypnotisierbare Versuchspersonen aus und führt bei ihnen eine Anästhesie mit Pentothal durch. Als das EEG deutlich die für eine Operation erforderliche Narkosetiefe anzeigt, erhält nun sein Anästhesist das Signal, die standardisierte Bemerkung zu machen, daß die Lippen der Versuchspersonen blau seien etc. und täuscht damit einen kritischen Zustand vor. In der Hypnosebefragung (durch Altersregression für die fragliche Zeit) nach diesem Experiment wiederholen vier Versuchspersonen exakt die kritischen Worte des Anästhesisten und 4 Versuchspersonen zeigen deutliche starke Ängste und verweigern ihre weitere Mitarbeit. In diesem Experiment wurde leider keine Kontrollgruppe mit anderen Untersuchungsmethoden eingeplant.

Bennett, Davis und Giannini (1985) führten eine sorgfältig kontrollierte Studie durch; im Doppelblindversuch spielen sie im Operationssaal vom Moment des ersten Einschnitts an den Patienten Tonbänder mit unterschiedlichen Inhalten (Musik, Geräusche etc.) vor, die posthypnotische Suggestionen zur schnellen Heilung enthalten, aber auch die Instruktion, sich später am Ohr zu ziehen. Im späteren Interview (ohne Hypnose) ziehen sich deutlich ($p=0.05$) mehr

Personen der Suggestionsgruppe am Ohr als die Versuchspersonen der Kontrollgruppe. Die Suggestionspatienten erinnern sich jedoch nicht an die erhaltene Suggestion. Die akustische Wahrnehmung während der Gesamtanästhesie ist demnach deutlich nachgewiesen (Jelici & Bonke, 1989).

In ähnlicher Weise weisen Bennett, Davis und Giannini (1981) exakt nach, daß Hochhypnotisierbare sich an die Schmerzen der Leistenbruch- oder Gallenblasenoperation genau erinnern können, wenn sie wenige Tage nach der Operation in Hypnose über ihre Erlebnisse berichten sollen. Ohne Hypnose können sie sich jedoch nicht daran erinnern.

Diese Experimentalergebnisse beinhalten einen deutlichen Hinweis an das OP-Personal, seine Konversationen zu kontrollieren.

Für die theoretische Interpretation geben diese Experimente deutliche Hinweise für die Existenz eines geteilten Beobachters (Hilgard, 1988)

c) Indikation/Grenzen

Weitere Studien bestätigen diesen aufgezeigten Ansatz, wie z.B. Hutchins (1961), der durch Suggestionen während der Narkose eine deutliche Reduktion von Schmerzmitteln bewirkt und Pearson (1961), der die Erholungsphase nach der Operation wesentlich verkürzt.

Insgesamt weisen diese Ergebnisse auf die Möglichkeit der Dissoziation hin, die besonders bei tiefer Hypnose in der aufgezeigten Weise gegeben ist.

Hier ist wahrscheinlich ein sehr weites Forschungsfeld vorgegeben. Es wird hier deutlich, wie sehr die Kommunikation im Operationssaal für die Erholung des Patienten wesentlich sein kann.

Die *Grenzen* der Methode werden durch weitere Untersuchungen aufgezeigt werden.

15.6.1.4 Unbewußtes Lernen

a) Beschreibung und Definition

Hier besteht die Annahme, daß Lernen (z.B von Fremdsprachen) auch unwillentlich und unbewußt erfolgen kann, so z.B im Schlaf. Entsprechend wird untersucht, ob Lernen unter Hypnose zu verbessern ist.

b) Experimentelle Befunde

In einer russischen Studie (Svayadoshch, 1962, zit. n. Hoskovek, 1966) wird von einer Erhöhung des Lerneffekts berichtet, wenn das Lernmaterial während des Schlafens akustisch vorgegeben wird. In der Wiederholungsuntersuchung von Cooper und Hoskovek (1972) werden nach der Schlafphase nur 30% der akustisch dargebotenen Vokabeln wiederholt, während die Wachgruppe 90% wiedergibt.

Dies legte die Vermutung nahe, daß evtl. die Stärke der Suggestibilität beim Lernen im Schlaf mitwirkt. So wählten Cobb, Evans, Gustafson et al. (1965) für ihre Experimente ihre Versuchspersonen mittels eines Vorexperimentes aus. Sie gaben ihnen im Schlaf Suggestionen wie z.B. „Wenn immer Sie das Wort ‚jucken' hören, wird Ihre Nase so lange jucken, bis Sie sie gekratzt haben." Die Hochsuggestiblen reagierten stets sofort darauf, jedoch nur in der Phase 1 (REM) des Schlafes; die Geringsuggestiblen zeigten keine Reaktionen.

Dieser sehr kurze Abriß aus den Anfängen der Untersuchungen weist darauf hin, daß unbewußtes Lernen und unbewußte Verhaltensbeeinflussungen möglich sind, besonders bei hochsuggestiblen Versuchspersonen. Die Autoren einiger Kassetteninstruktionen für verschiedene klinische Anwendungsfelder behaupten, auf dieser Ebene das Lernen zu erleichtern, müssen jedoch noch entsprechende experimentelle Beweise dafür erbringen.

c) Indikationen/Grenzen

Dieser Aspekt des Lernens ist bislang noch zu wenig erforscht, um detaillierte Angaben zu erstellen. Bei einigen Lernstörungen wird bestimmt (vorübergehend) Hilfe möglich sein.

Ansonsten sollte an folgende *Grenzen* gedacht werden: wieviele leistungsorientierte Eltern wollen hierdurch ihr Kind zusätzlich noch im Schlaf beschäftigen – und wieviele ehrgeizige Studenten könnten sich zusätzlich im Schlaf überfordern, wenn sie diese Methode mißbrauchen.

d) Diskussion und Kritik zum gesamten Abschnitt

In diesem Abschnitt wurden nur sehr grundsätzliche Aspekte des Phänomens der Dissoziation und dessen Erforschung dargestellt. Sicherlich bestimmt gerade hier die spezifische Neodissoziationstheorie den Standort, was natürlich von den Gegenrichtungen widerlegt werden muß.

Unabhängig von den theoretischen und methodischen Kontroversen der Wissenschaftler ist in der Dissoziation ein Phänomen vorzufinden, das in der klinischen Praxis sehr häufig eingesetzt wird und hier sehr gute Erfolge bewirken kann. Die non-state-Verteter werden hier eher von kognitiven Stilen sprechen.

15.6.2 Posthypnotischer Auftrag

a) Beschreibung und Definition

Der posthypnotische Auftrag besteht darin, während der Hypnose eine Instruktion zu geben, die dann (einige Zeit) nach der Hypnose ausgeführt werden soll.

Die Anweisung des posthypnotischen Auftrags kann auf folgende Aspekte ausgerichtet sein:

- *posthypnotisches Verhalten*
  Die Person soll nach der Hypnose ein bestimmtes (motorisches, physiologisches, emotionales oder kognitives) Verhalten zeigen.
- *posthypnotische Amnesie*
  Die Person erhält in Hypnose die Instruktion, einen Inhalt, evtl. die gesamte Hypnose zu vergessen.
- *posthypnotische Wahrnehmungsveränderungen*
  In ähnlicher Weise ist es möglich, auch bestimmte Wahrnehmungen nach der Hypnose zu verändern, so z.B. bestimmte Gerüche nicht mehr wahrzunehmen oder bestimmte Empfindungen zu haben.

Die posthypnotische Amnesie wurde bereits im Abschnitt über die Veränderung von Gedächtnis und Zeit (vgl. 15.5.4) besprochen.

Einige Hypnose- und Suggestionstests verwenden posthypnotische Aufträge, um die Reaktionsbereitschaft der Versuchspersonen zu erforschen, wie z.B. durch Amnesie oder Ausübung konkreter Verhaltensweisen.

Da durch relativ einfache Instruktionen verblüffende Reaktionen nach der Hypnose erreicht werden können, ist dieses Phänomen sehr bekannt und gleichzeitig von Laien gefürchtet, da hier die Verhaltensmanipulation scheinbar offensichtlich wird.

Typisch an posthypnotischen Verhaltensweisen ist, daß diese fast wie unter einem Zwang dranghaft ausgeübt werden, sich die Versuchsperson mitunter dagegen zu wehren scheint, sie jedoch dann ausführt. Orne (1988) berichtet hierzu: für eine Demonstration erhält eine Versuchsperson den posthypnotischen Auftrag, nach der Hypnose einen Stuhl auf den Tisch zu stellen. Nach Ende der Hypnose reagiert die Person jedoch nicht darauf und verläßt den Raum. Der Versuchsleiter kann weiterhin den Laborraum heimlich beobachten und dann verfolgen, wie die Versuchsperson einige Stunden nach dem Experiment vorsichtig in den Raum späht, schnell hineingeht und dann hastig den Stuhl auf den Tisch stellt.

Mitunter kann es dabei zu skurrilen Verhaltensweisen kommen, welche die Versuchsperson dann durch ihre Erklärungen für sich in ihrer Dissonanz auflösen will.

So gab LeCron (Cheek & LeCron, 1968, S. 47f.) die Instruktion, daß die Versuchsperson nach der Hypnose ihren Schuh ausziehen und auf den Tisch stellen sollte. Bei der Versuchsperson war dann ein deutlicher innerer Kampf zu beobachten, bis sie schließlich wie zwanghaft den Schuh auszog, auf den Tisch stellte und die Blumen aus der Vase daneben hineinstellte. Als sie danach befragt wurde, erklärte sie, daß sie eine Vase in Schuhform habe und nun ausprobiere, wie Blumen darin arrangiert werden könnten.

b) Experimentelle Befunde

LeCron gab (wie bereits zitiert) einer Versuchsperson die Instruktion, bestimmte Gerüche nicht mehr wahrzunehmen und vergaß die Auflösung. Nach einem Jahr zeigte ein Zufallsgespräch mit der Versuchsperson, daß diese immer noch die spezifischen Ausfälle hatte, die dann durch erneute Hypnose aufgehoben wurden (Cheek & LeCron, 1968).

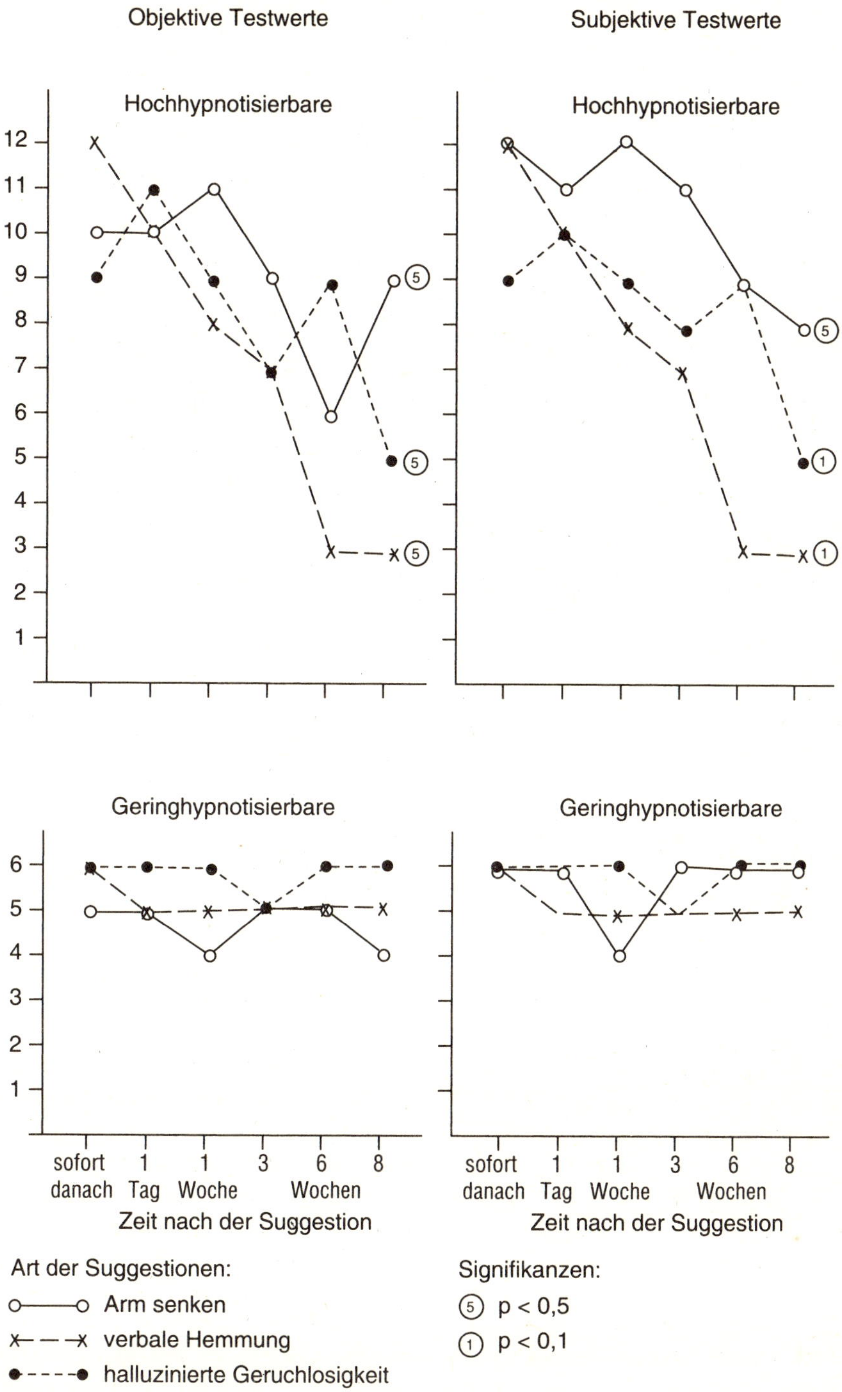

Abb. 15.25: Dauerhaftigkeit der posthypnotischen Suggestionen in Abhängigkeit von der Art der Suggestionen. (Nach Berrigan, Kurtz, Stabile & Strube, 1991, S.31)

Der posthypnotische Auftrag kann über mehrere Wochen oder sogar Monate anhalten (Kellog, 1929; Patten, 1929), bleibt jedoch auch ohne hypnotische Intervention in gleicher Weise unvermindert bestehen. Damaser (1964) gab seinen Versuchspersonen 150 Postkarten mit dem posthypnotischen Auftrag, ihm täglich eine Karte zu senden. Diese Gruppe reagierte mit geringerer Häufigkeit als die andere, die einfach eine Wach-Aufforderung erhalten hatte.

Frühere Untersuchungen verwandten kaum Kontrollgruppen, vor allem kaum solche, in denen das Experiment nicht durchschaubar war.

So hypnotisierte Fisher (1954) seine Versuchspersonen und gab ihnen den Auftrag, immer dann ihr rechtes Ohr zu kratzen, wenn sie das Wort „Psychologie“ hörten. Nach dem Aufwachen verließ der Versuchsleiter den Raum und sein Assistent unterhielt sich informell mit den Versuchspersonen. Nur drei der zwölf Versuchspersonen reagierten auf das Reizwort wie vorgegeben. Als danach der Versuchsleiter zurückkam und in seiner Unterhaltung das Reizwort gebrauchte, reagierten alle Versuchspersonen mit Ohrkratzen. Daraus ist abzuleiten, daß die Reaktionen abhängig sind von dem, was die Versuchsperson als situationsrelevant ansieht, d.h., was sie als Experiment definiert.

Danach legten Orne, Sheehan und Evans (1968) ein Vorgehen fest, das derartige Variablen ausschließen sollte. Sie vereinbarten mehrere Versuchstage und gaben den posthypnotischen Auftrag, bei dem Wort „Experiment“ mit der Hand durch ihr Haar zu fahren. Später bei der Anmeldung zum nächsten Versuchstermin und danach bei ihrer Bezahlung wurde das Reizwort von einer neutralen Person genannt – also außerhalb des vermeintlichen Experimentes, in einem ‚neutralen‘ Rahmen. Die hochhypnotisierbaren Versuchspersonen reagierten auch in den „nichtexperimentellen” Situationen wie suggeriert. War dieses Vorgehen für die Versuchspersonen ebenfalls als Versuch durchschaubar?

Wie deutlich wurde, ist die Art der jeweiligen posthypnotischen Suggestionen in den Experimenten sehr unterschiedlich gewesen. Deshalb befassen sich Berrigan, Kurtz, Stabile und Strube (1991) mit der Art der posthypnotischen Suggestionen und ihrer Dauerhaftigkeit. Sie verwenden die Suggestionensaufgaben: “Arm sinken, verbale Hemmung und haluzinierte Geruchslosigkeit” und geben die posthypnotische Suggestion, daß bei Ertönen des Signalreizes (Klicken) die Versuchspersonen sofort in Trance fallen und dann das geforderte Verhalten zeigen sollen. Verglichen werden Hochhypnotisierbare mit Geringsugestiblen (Simulanten). Das Experiment wird über fünf Sitzungen, verteilt auf acht Wochen, wiederholt. Interessant ist, daß die wissenschaftlichen Assistenten die Simulanten von den Hochhypnotisierbaren durch Beobachtung nicht unterscheiden können. Gemessen werden objektive und subjektive Bewertungen der Aufgabendurchführung. Während die Simulanten im Zeitraum durchgehend gleiche Werte erreichen, unterscheiden sich davon die Hochhypnotisierbaren. Ihre Werte sinken fast alle bedeutsam ab ($p < .01$; bzw $p < .05$; siehe Abb. 25.25), besonders bei der Aufgabe “verbale Hemmung”. Die Ergebnisse machen deutlich, daß die Art der posthypnotischen Suggestionsaufgabe ihre Dauerhaftigkeit bestimmt.

c) Indikation/Grenzen

Posthypnotische Aufträge sind überall dort sinnvoll, wo Selbstkontrollverfahren gefordert werden, also z.B. bei der Raucherentwöhnung, Alkohol- und Drogentherapie, Abmagerungsprogrammen, Selbstsicherheitstraining und auch bei angstbesetzten Verhaltensweisen.

Entsprechende zahlreiche Erfahrungen wurden mit diesem Phänomen in der Psychotherapie gewonnen.

Grenzen sollten dort gesehen werden, wo der Zeitraum zwischen Auftrag und Ausführung sehr groß ist und somit die Methode nicht mehr wirksam sein kann. Besonders zu beachten ist, daß die auslösenden Reize sehr sorgfältig auszuwählen sind, um einerseits eine eingegrenzte und wirksame therapierelevante Situation zu schaffen, andererseits jedoch unangemessene Auslösegelegenheiten auszuklammern. Die experimentellen Studien sagen nichts darüber aus, wie weit diese Reaktionsform generalisieren kann und somit in sehr unpassenden Situationen auslösbar ist.

Ungeklärt ist auch, wie weit zwischenzeitliche Gegenerfahrungen die konditionierte Reaktion abklingen lassen. Im therapeutischen Kontext ist wohl anzunehmen, daß das posthypnotische Verhalten verstärkt werden kann, wenn ihm relevante positive Erfahrungen folgen werden. D.h., wenn auf den vorgegebenen Reiz später keine verstärkenden Verhaltensweisen, Wahrnehmungen oder Kognitionen folgen werden, dann ist der Beginn eines Löschungsprozesses wahrscheinlich.

d) Methoden und Instruktionen

Wesentlich beim posthypnotischen Auftrag ist, daß für die Versuchsperson ein eng umschriebener Reiz definiert werden muß, der ggf. auch zeitlich begrenzt in seiner Wirkung definiert wird; hinzu kommt die genaue Formulierung der zu zeigenden Reaktionsform.

> Als Instruktion für den posthypnotischen Auftrag kann z.B. gelten:
> „Nachher, wenn die Hypnose beendet ist, werde ich mit dem Kugelschreiber klicken und Sie werden dann Ihre Brille abnehmen und sie putzen."

Hier wurde der akustische Auslösereiz, das Folgeverhalten und der zeitliche Rahmen des Auftretens genau festgelegt (s. Abb. 15.26).

S	R
Hypnose beendet; meinen Kugelschreiber klicken hören	Brille abnehmmen und putzen

Abb. 15.26: Verhaltensgleichung zum posthypnotischen Auftrag
Durch genaue Angaben von S und R wird ein komplexes Verhalten ausgelöst.

Durch diese sehr genaue und gleichzeitig sehr enge Definition des auslösenden Reizes kann verhindert werden, daß eine Generalisierung oder unangemessene Reaktionsform auftritt.

Um sicher zu gehen, mit diesem Auftreten den Auslösereiz in seiner funktionalen Qualität wieder unwirksam zu machen, kann dies entsprechend in die Instruktion übernommen werden. Bei der obigen Formulierung wird dies durch die genaue Beschreibung der Auslösesituation verhindert.

Bei der klinischen Anwendung soll gerade dieses einmalige Auftreten vermieden werden, entsprechend muß die Auslösesituation anders definiert werden wie z.B.:

> „Immer wenn Sie eine Zigarette sehen, wenn Sie also sehen, wie sie in der Packung ist oder wenn Sie sehen, wie eine Zigarette angezündet ist, dann werden Sie den scheußlichen Geschmack von alten Aschenbecherabfällen in Ihrem Mund spüren, ganz ekelhaft schmecken...".

Nach meinen Therapieerfahrungen muß die Koppelung des Verhaltens nicht unbedingt an eine objektive Reizbedingung gebunden sein, sondern kann auch mit kognitiven Mustern oder physiologischen (subjektiven) Zuständen verbunden werden wie z.B.: „immer wenn dieser Gedanke kommt"... „wenn Sie die Anspannung in Ihrem Körper spüren...".

15.6.3 Trance-Logik

a) Beschreibung und Definition

Der Aspekt der Trance-Logik beinhaltet die Fähigkeit der hypnotisierten Person, logische Absurditäten, logische Inkongruenzen zu tolerieren (Orne, 1972; Hilgard, 1975). Hier glaubt die Person an etwas scheinbar Gesehenes, bzw. aberkennt das Gesehene und prüft diese Wahrnehmungen nur wenig auf ihren Realitätsgehalt. Diese Form der Kognitionen bezeichnet Orne (1959) mit „Trance-Logik" und ist der Ansicht, daß dadurch Hypnose als ein einzigartiger kognitiver Prozeß bewiesen werden kann (Orne, 1977, 1979b).

So kann eine Person die Suggestion erhalten, eine bestimmte Person zu halluzinieren. Falls die reale Person dann ebenfalls in Erscheinung tritt, sich also simultan an zwei verschiedenen Orten befindet, so entstehen für die hypnotisierte Person keine Widersprüche. Orne (1959) sieht dies als eine Art von Gedanken an, die es zulassen, daß zwei sich gegenseitig widersprechende Zustände bzw. Ereignisse simultan im Bewußtsein auftreten können. Typisch ist meist die Transparenz und Doppelhalluzination (s.u.).

b) Experimentelle Befunde

Ausgangspunkt ist die Beobachtung, daß Versuchspersonen behaupten, durch eine sitzende halluzinierte Person hindurchsehen und die Stuhllehne sehen zu können – oder daß sie keinen Widerspruch erleben, wenn neben der o.g. halluzinierten dann auch noch die reale Person ebenfalls auftritt. Sie können dann beide „Bilder“ nicht auseinanderhalten (Orne, 1959).

Die Replikation von Ornes (1959) Experiment wird durch die Ergebnisse von Marks, Baird & McKellar (1989) bestätigt; sie sehen die Argumentation von Spanos und Radtke (1981) als unplausibel an, da sowohl Simulanten als auch Hypnotisierte die gleichen Informationen und somit gleiche Einstellungen über die Innenbilder und fantasierten Ereignisse hatten. Ihr Erklärungsmodell beinhaltet die Annahme einer "Metakommunikation". Da die Versuchspersonen sich einer formalen Induktion unterziehen, führt das zu einem impliziten "Kontrakt" oder einer "Metasuggestion", im Erleben Veränderungen zu erwarten. Wenn diese Metasuggestion fehlt, werden logische Brüche in der Erfahrung nicht toleriert.

Wenn eine Versuchsperson die Suggestion für eine negative Halluzination erhält, einen realen Stuhl im Raum nicht mehr zu sehen und dann im Zimmer mit offenen Augen herumzugehen, wird sie diesen Stuhl nicht umstoßen (Orne, 1962). Dies beinhaltet, daß die Versuchsperson den Stuhl zwar wahrnehmen muß, auf einer anderen Verarbeitungsebene jedoch Ausblendungen dieser Wahrnehmung vornimmt. Eine simulierende Person dagegen stößt den Stuhl um, da sie diese Unlogik der Trance nicht kennt.

Ein weiteres Beispiel von Orne (1972) verdeutlicht das Phänomen: Eine Person, die in ihrer Kindheit nur deutsch sprach, redet in der Altersregression ebenfalls deutsch. Als sie in englisch befragt wird, ob sie die Informationen verstehen könne, antwortet sie „nein“ in deutsch. Das heißt, daß sie auf der einen Ebene verarbeitet, auf der anderen jedoch scheinbar nicht.

Johnson, Dawson, Clark und Sikorski (1983) widerlegen mit ihren Befunden das Konzept der Trance-Logik, werden jedoch ihrerseits von Hilgard (1972) für ihre Irrtümer bei der Datenanalyse und den daraus gezogenen Folgerungen kritisiert.

Weitere Untersuchungen zeigen keine durchgängig signifikanten Ergebnisse (Perry & Walsh, 1978; Sheehan, Obstoj & McConkey, 1976). Letztlich konnte Trance-Logik bei stark hypnotisierbaren Personen auch außerhalb von Hypnosebedingungen gefunden werden (Obstoj & Sheehan, 1977).

Allgemein wird in den erschienenen Untersuchungen der Versuch unternommen, zwischen „realen“ und „simulierenden“ Hypnose-Versuchspersonen zu unterscheiden, wie es Orne (1959) durch sein Modell nahelegt. Spanos und Radtke (1981) dagegen sehen hier keine Auswirkungen einer spezifischen Logik, die nur der Hypnose entspricht, sondern sie schreiben es der Auswirkung unterschiedlicher Aufforderungscharakteristika in den beiden verschiedenen Gruppen zu.

Weitere Untersuchungen werden belegen müssen, ob es sich um bestimmte kognitive Verarbeitungsformen handelt, die möglicherweise unabhängig voneinander tätig sind.

c) Indikation/Grenzen

Für das Pänomen der Trance-Logik gibt es keine Indikation. Sie ist vielmehr eine Folgeerscheinung von Suggestionen, die mögliche logische Fehler haben können. So ist es z.B. für eine Person in Altersregression oft sehr gleichgültig, daß sie nun mit ihrem Therapeuten spricht, den sie in diesem Alter noch nicht kennen konnte. Auch relativ unmotivierte Sprünge von Zeit, Ort oder Ereignis werden von dem Patienten oft recht kritiklos entgegengenommen und sinngemäß befolgt. Hierfür gilt das Beispiel der Anästhesie, in dem der Patient sowohl im Zahnarztstuhl als auch am Urlaubsstrand gleichzeitig sein kann.

Grenzen sind lediglich dort zu sehen, wo eine Person zu stark mit Unlogik überfordert sein könnte. An dieser Stelle wird sie entweder in ihre eigenen Imaginationen übergehen oder direkt die Kooperation unterbrechen.

d) Methoden und Instruktionen
Da keine speziellen Anwendungen vorliegen, gibt es keine besonderen Methoden der Trance-Logik. Entsprechende Anweisungen sind aus den obigen Schilderungen zu entnehmen.

15.7 Selbsthypnose

a) Beschreibung und Definition
Die Auto- bzw. Selbsthypnose beinhaltet eine selbstinduzierte Hypnose. Im Gegensatz dazu steht die Fremdhypnose (Heterohypnose).

Die Person erwirbt hiermit eine Technik oder wendet bestimmte kognitive Stile an, um diesen selbsterzeugten Prozeß durchzuführen, der dann im autogenen Training als Sonderform der Autohypnose nutzbar gemacht wurde; dieses wurde von J.H. Schulz 1920-1930 entwickelt und hat durch seine leichte Erlernbarkeit zahlreiche Anhänger gefunden.

b) Experimentelle Befunde
Es stellt sich die Frage, ob die in Selbsthypnose erzielten Veränderungen oder Wahrnehmungen in gleicher Weise auftreten wie bei Heterohypnose. Die Korrelation zwischen SHSS:A und ISH beträgt .33 bis .39 (Shor & Easton, 1973) bzw. .47 (Johnson, 1979), später .62 (Johnson, Dawson, Clark & Sikorski, 1983). Demnach bestehen zwar Gemeinsamkeiten zwischen Selbst- und Fremdhypnose, es ist jedoch anzunehmen, daß es sich hier evtl. um unterschiedliche Prozesse handeln kann (Kihlstrom, 1985).

So berichten in Selbsthypnose geübte Versuchspersonen von Entspannung und Tagträumen, nicht jedoch von den allgemein in Hypnose vorkommenden Suggestionen. Fremdhypnose dagegen bewirkt eine stärkere Ausrichtung auf die Suggestionen, eingeengte Aufmerksamkeit und reduzierte Ablenkbarkeit (Fromm, Brown, Hurt et al., 1981).

Nicht unerwähnt bleiben sollten die zahlreichen klinischen Berichte zur Anwendung der Selbsthypnose bei unterschiedlichsten Problemen wie z.B. Asthma, Phobie, Abhängigkeiten etc., die später in den klinisch relevanten Kapiteln sehr ausführlich dargestellt werden.

c) Indikation/Grenzen
(Hier liegen einige Überschneidungen mit dem Kap. 17 „Selbsthypnose“ vor.)

Der Indikationsbereich der Selbsthypnose ist sehr weit zu fassen, da in nahezu allen Interventionen die Aktivität des Patienten erforderlich ist. So kann er durch seine häuslichen Übungen die Therapiewirkungen verfestigen und in der Zwischenzeit bis zur nächsten Therapiesitzung sehr wesentliche Erfahrungen sammeln.

Besonders bei Selbstkontrollverfahren ist die Selbsthypnose sehr wertvoll. Ich unterrichte fast alle meine Patienten in Selbsthypnose, um sie auf diese Weise nicht nur stärker am Therapiegeschehen aktiv zu beteiligen und somit weiter zu motivieren, sondern damit sie auf diesem Wege ihre eigenen Verhaltens- und Kognitionsmuster besser kennenlernen.

Grenzen sind dort zu ziehen, wo der Patient zur Realitätsflucht neigt und die selbst angewandte Hypnose dazu mißbrauchen kann.

Neigt der Patient schnell dazu, die für ihn wesentlichen Imaginationen nicht angemessen zu realisieren, indem seine Vorstellungen zu eskalieren beginnen, so kann er dadurch kognitiv bedingte Ängste produzieren. Hier wird die Selbsthypnose kontraindiziert sein oder zumindest starker Modifikationen bedürfen.
Bei Personen, die allgemein zur Passivität neigen, kann Selbsthypnose sehr hilfreich sein, um sie in ihre Eigenverantwortung zu binden; gleichzeitig besteht darin die Gefahr, daß sie sich zu schnell der Mühsal einer weiteren Therapie entziehen können. Weiter sollte man darauf achten, dem Patienten stets genaue Instruktionen für seine Selbstsuggestionen zu erteilen, damit er die für ihn relevanten Veränderungen vornimmt.

Als selbstverständlich wird bei der Selbsthypnose vorausgesetzt, daß der Patient sie ungestört von anderen Personen oder Umwelteinwirkungen durchführt, sich je nach Anforderungen jedoch so weit trainiert bzw. beherrscht, um sie auch in ungünstigen Situationen anzuwenden, so z.B. in der Examensklausur oder bei der Konfrontation mit phobisch besetzten Objekten bzw. Situationen.

d) Methoden und Instruktionen
Weitere Darstellungen sind in dem gesonderten Kapitel 17 „Selbsthypnose“ enthalten.

15.8 Abschließende Betrachtung der Hypnosephänomene und ihre klinische Wertung

Die Darstellung und Diskussion der experimentellen Befunde brachte einiges an Verwirrung für den Leser, da teilweise Befunde wiedergegeben wurden, die das Typische der Hypnose und die ihr so oft nachgesagten Wirkungen widerlegen.

In den nachstehenden Folgerungen sollen die wesentlichsten Forschungsergebnisse zur Psychoneurologie (Kap.14) und Hypnose (Kap. 15) grob zusammengefaßt werden.

1. **Hypnose ist kein mystisches Geschehen, sondern durch klare experimentelle Untersuchungen belegbar.**
   Ziel des Kapitels war es u.a., den Forschungsstand zu den Phänomenen der Hypnose kritisch darzustellen. Dazu gehört auch die Entmystifizierung mancher sogenannter „Hypnose-Phänomene" wie z.B. die kataleptische Brücke, die so beharrlich als Effekt der Hypnose in Shows herangezogen wird und immer wieder unkritische Personen erstaunen läßt oder ängstigt.

2. **Bereits einfache Verbalisierungen, Suggestionen oder sogar Erwartungshaltungen können bestimmte Phänomene bewirken.**
   An anderen Stellen ist auch deutlich geworden, daß die hypnotische Induktion mitunter entfallen und durch aufgaben-motivierende Instruktionen ersetzt werden kann. Diese Forschungsrichtung macht deutlich, daß Suggestionen allein sehr viele Effekte und Phänomene bewirken können. Gerade für den Therapeuten gibt das den Hinweis, wie stark er mittels seiner Fachautorität und der ihm entgegengebrachten Erwartungshaltungen durch seine Äußerungen Einfluß auf psychische und psychophysiologische Korrelate seines Patienten nehmen kann. Möglicherweise ist jedes seiner Worte besonders wichtig, auch wenn er ihnen diese Bedeutung gar nicht beigemessen hat. Gerade die indirekten Formulierungen der Suggestionen machen derartige Beeinflussungsmöglichkeiten sehr deutlich, wie bereits in Kap. 8 „Die indirekte Methode nach Erickson" dargestellt. Dieses Wissen um die sehr subtilen Beeinflussungsmöglichkeiten in einem Gespräch – sei es nun in der Therapie oder beim Verkauf einer Ware – sollten uns um so sensibler für unseren eigenen Sprachgebrauch machen.

3. **Viele sogenannte Hypnosephänomene sind auch im Alltagsleben beobachtbar.**
   Die Entmystifizierung der Hypnose beinhaltet auch, deutlich zu sehen, daß diese Methode auf der Basis von Alltagserfahrungen arbeitet, indem sie diese besonders auswertet, aufbereitet und umsetzt. So sind einige der beschriebenen Phänomene außerhalb des Hypnosebereiches durchaus bekannt, wie z.B. Ausblendungen von Wahrnehmungen auf einer Party. Hier kann der Zuhörer wahlweise seine Aufmerksamkeit auf verschiedene Gesprächsinhalte lenken und für andere selektiv „taub" sein. Wenn der Fernsehzuschauer oder Fußballfan von den Geschehnissen voll absorbiert ist, wird er andere Informationen nicht verarbeiten; wenn ihn seine Frau nach dem gerade verzehrten Abendessen befragt, wird er eine partielle Amnesie aufweisen, jedoch das Fernsehgeschehen detailliert reproduzieren können.
   Auch viele Therapiemethoden wie z.B. Psychodrama oder Gestalttherapie enthalten Elemente, die Phänomene wie Altersregression etc. provozieren können – nur durch Hypnose sind sie schneller und gezielter zu erreichen.

4. **Durch Hypnosesuggestionen können sehr komplexe Bilder und physiologische Reaktionen bewirkt werden.**
   Die zahlreichen Experimente machen deutlich, daß Hypnose äußerst vielfältige Bilder und Wahrnehmungen bewirken kann. Die objektive Welt kann durch Suggestionen in eine anders gestaltete subjektive Welt überführt werden, wie es z.B. Halluzinationen, Altersregression und Anästhesie deutlich machen. Dabei werden über psychische Vorgänge sogar komplexe physiologische Reaktionen gesteuert. Da eine eigene Innen-

welt konstruiert wird, finden wir hier deutliche Bestätigungen für die Theore des Konstruktivismus (s. 3.9).

5. **Durch Hypnosesuggestionen sind auch sogenannte autonome Prozesse veränderbar.**
Die intensive Auseinandersetzung mit Hypnose ist auch die Auseinandersetzung mit den seelischen und körperlichen Vorgängen des Menschen. Aus anfänglichen showähnlichen und spektakulären Einzeldemonstrationen (z.B. zur hypnosebedingten Blasenbildung der Haut) erwuchsen komplexe Forschungsfelder der Psychoimmunologie. Danach wird deutlich, daß durch die psychischen Mechanismen der Hypnose auch bislang als autonom definierte Körpervorgänge regelbar sind wie z.B. Histamintransport, oder Tumor necrose Factor bei Krebspatienten (s. 15.3).

6. **Hypnosesuggestionen müssen auf die Vorstellungswelt des Patienten abgestimmt sein, auf seine subjektive Realität.**
Da jede Imagination subjektiv konstruiert wird, muß der gewissenhafte Therapeut die subjektive Welt seiner Patienten genau kennen. Leichte Wortveränderungen oder andere kognitive Bezugssysteme können bereits sehr veränderete Vorstellungsbilder und physiologische Reaktionen auslösen (s.Kap. 15.3.2).

7. **Hypnose unterscheidet sich vom Schlaf.**
Die für den Schlaf typischen REM-Phasen sind in Hypnose nicht vorzufinden. Das Hypnose-EEG ähnelt mehr dem Wachzustand. Bei Entspannungssuggestionen sind wie im Schlaf die relevanten Parameter verändert (Herz-, Atemfrequenz, Blutdruck etc.; s. 6.2; 15.3.6).

8. **Hypnose unterscheidet sich von der Entspannung.**
Werden in Hypnose Entspannungsinstruktionen gegeben, so sind die o.g. Entspannungsmerkmale festzustellen. Hypnose ist jedoch nicht gleichzusetzen mit Entspannung, da auch ber Körperarbeit Hypnose möglich ist. Bei bestimmten Suggestionen können sogar deutliche Streßanzeichen gemessen werden (s. 6.2; 15.3.2).

9. **Hypnose unterscheidet sich vom Wachbewußtsein.**
Wie bereits oben deutlich wurde, ist Hypnose nichts Außergewöhnliches und im Alltagsleben wiederzufinden. Dennoch gibt es bestimmte Phänomene, die nicht im Alltagsleben zu finden sind wie z.B. posthypnotische Amnesie, posthypnotischer Auftrag, Trance-Logic (s. 15.5.4; 15.6.2; 15.6.3). Auch die in Hypnose geleisteten kognitiven Strategien unterscheiden sich deutlich von denen im Alltagsleben, sicherlich auch die dazugehörenden neurophysiologischen Korrelate wie z.B. die veränderte Hemisphärendominanz (s. 15.3.6).

10. **Hypnose ist nicht durchgängig ein besonderer Bewußtseinszustand.**
Die zahlreichen Ergebnisse zeigen auf, daß Hypnose nicht unbedingt ein einzigartiger oder besonderer Bewußtseinszustand ist, sondern vielmehr eine bestimmte Methode der Interaktion. Durch ihre verschiedenen Vorgehensweisen vermag sie das schnell und tiefgreifend zu beeinflussen, was in einem anderen Bezugsrahmen durch Zufall oder nur durch umfangreiche therapeutische Interventionen erreicht werden kann. Gerade die Induktion und der damit verbundene anfängliche Entspannungsfreiraum gibt einigen Patienten vieles an Sicherheit und Vertrauen, damit sie sich angenommen fühlen können; erst dann werden sie sich darauf einlassen, auch bei weiteren Interventionen zu kooperieren.

11. **Hypnose ist ein bestimmter kognitiver Stil.**
Die sehr breite und kontroverse Theorienbildung mit ihren divergierenden experimentellen Versuchsplänen macht auch deutlich, wie schwierig diese alte Methode der Hypnose ist, und wie schwer ihre Phänomene faßbar sind.
Aus vielen Untersuchungsergebnissen wird deutlich, daß Hypnose ein bestimmter kognitiver Denkstil und Verarbeitungsprozeß ist, der sich vor allem im Imaginativen abspielt.

Damit verbunden sind dann über Suggestionen und Imaginationen Beeinflussungsmöglichkeiten unterschiedlichster physiologischer Prozesse möglich. (s. das gesamte Kapitel 15).

12. **Hypnose bewirkt Filter-, Schalt- und Steuerprozesse.**
Es wurde deutlich, daß sogar die sonst autonomen, d.h. willentlich nicht beeinflußbaren vegetativen Prozesse durch geeignete Hypnosesuggestionen recht gut zu steuern sind – auch durch Autohypnose. Es werden also Eingriffe und Schaltprozesse in den subcorticalen Bereichen möglich, so daß hier deutliche Veränderungen erfolgen, wie Filterungsvorgänge von Wahrnehmungen und Umstrukturierungen von Informationen. Hier greift Hypnose in die Informationsverarbeitungsprozesse unserer Leib-Seele-Einheit ein.
Die zahlreichen Untersuchungen zu diesem Thema konnten zwar noch nicht differenziert Auskunft darüber geben, ob hier über den Cortex direkt Einfluß genommen wird – oder ob indirekt über diesen Areale wie das limbische System oder der Hypothalamus angesprochen werden (vgl. Kap. 14 "Psychoneurologie").

13. **Hypnose wirkt wahrscheinlich am Hypothalamus und am limbischen System.**
Die Frage bleibt auch noch offen, welche dieser Schalt- und Bewertungszentren je-

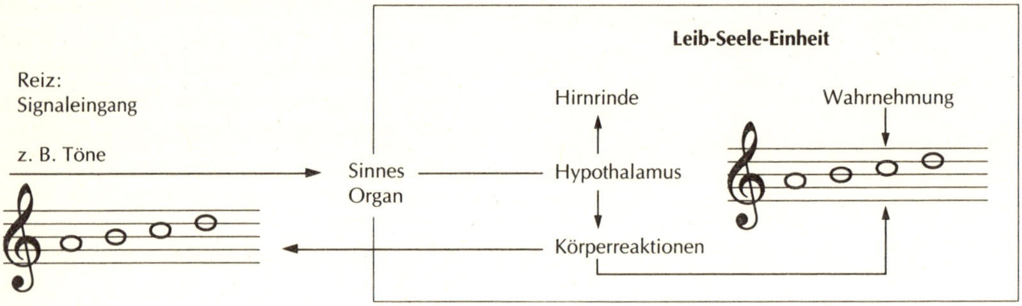

Abb. 15.27a: Normale Verarbeitung
Die afferenten Signale werden verarbeitet und weitergeleitet: Alle Töne werden wahrgenommen.

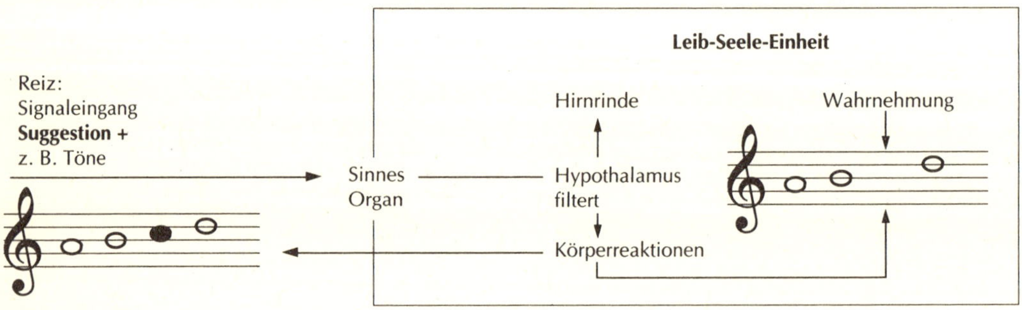

Abb. 15.27b: Suggestion der Taubheit für einen Ton
Die Suggestion, einen bestimmten Ton *nicht* wahrzunehmen, bewirkt im Hypothalamus eine Filterung: Der entsprechende Ton wird nicht wahrgenommen.
(Nach Kossak, 1991c, S. 153)

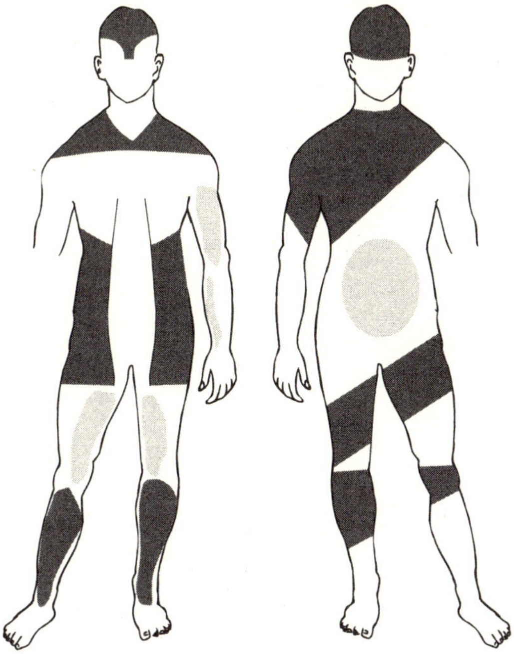

Abb. 15.28: Periphere Hautinnervation und Suggestionen
Links: grob vereinfachte Darstellung der peripheren Ausbreitungsgebiete der sensiblen Nerven.
Rechts: beliebige durch Suggestionen hervorgerufene Empfindungsgebiete der Haut.

weils aktiviert oder gehemmt werden. Allgemein wurde in den zahlreichen vorhergehend genannten Untersuchungen, sehr vorsichtig formuliert, stets nur von subcortikalen Systemen oder Zentren gesprochen. Die Forschungsergebnisse reichen noch nicht aus, hier bereits klare Aussagen über die jeweilige Lokalisierung zu machen. Diese wird je nach Aufgabenstellung, Imaginationsbild, physiologischem System und Suggestionsform etc. jeweils sehr unterschiedlich sein. Ausgehend von den Untersuchungsergebnissen kann jedoch angenommen werden, daß hier der Hypothalamus (s. Abb. 14.6 und Abb. 14.8.) eine bedeutende Rolle spielt, der afferente Impulse verarbeit und zentral steuert. Diese Annahme wird auch von Rossi (1986) vertreten. Als einfacher Beweis dafür kann evtl. die periphere Hautinnervation angesehen werden. Werden Wärme- oder Berühungssuggestionen für nahezu beliebige geometrische Bereiche der Haut gegeben, so entsprechen die subjektiven Empfindungen nicht den in den Hautarealen repräsentierten Nervenimpulsen.

Die Hirnforschungen von DeBenedetti und Sironi (1988) zeigen, daß Elektroreizung im limbischen System (Amygdala und Ammonshorn; s. Abb. 14.5) in Zusammenhang mit Hypnose stehen. Die Amygdalareizung bewirkt ein Aufwachen aus der Hypnose, während die Ammonshörner des Hippocampus die entgegengesetzte Rolle spielen. Die Autoren nehmen hier an, daß Hypnose durch die Balance dieser antagonististischen Effekte des limbischen Systems gesteuert wird. Weitere Forschungsergebnisse werden hier langsam mehr Einblick in unsere psychophysiologischen Prozesse geben.

14. **Hypnose ist ein ganzheitlicher Wirkprozess in der Leib-Seele-Einheit (s. Abb. 15.29).**
Weiter ist auch denkbar, daß durch eine relativ direkte Ansprache dieser unterschiedlichen Systeme in den subcorticalen Zentren auch kognitive und emotionale Strukturen veränderbar sind. D.h., eine Therapie mit geeigneten Suggestionen könnte hier quasi „von unten her" z.B. über das limbische System wirksam werden und Veränderungen des Gesamtbefindens bewirken, verbunden mit einer dazu stimmenden Emotionslage, kognitiven Haltung und Bewertung des Pro-

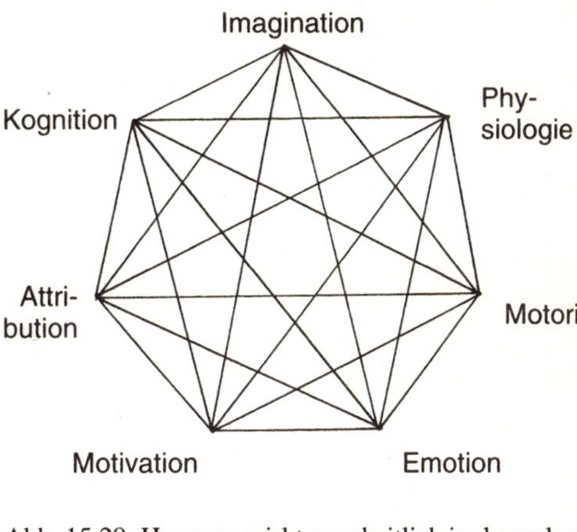

Abb. 15.29: Hypnose wirkt ganzheitlich im komplexen System der Leib-Seele-Einheit

blems. Dies würde bedeuten, daß Hypnose nicht nur atomistisch an einzelnen Verhaltensweisen oder Empfindungen arbeitet wie z.B. bei Angstreaktionen. Hypnose ist hier mehr als die Möglichkeit einer ganzheitlichen Behandlung anzusehen. Durch ihre vielschichtige und gleichzeitig gezielte Wirkung innerhalb bestimmter vegetativer bzw. subcortikaler Steuerprozesse werden durch Hypnose die verschiedenen Aspekte der Leib-Seele-Einheit wie Emotion, Kognition, Verhalten und Physiologie insgesamt in ihrem Beziehungsgefüge angesprochen. Dadurch ist die Chance gegeben, den Menschen mit seinen Problemen als Einheit zu behandeln und so eine Stimmigkeit in der Leib-Seele-Einheit wiederherzustellen.

15. **Klinische Folgerungen aus der Forschung?**

Aus den dargestellten Forschungsergebnissen geht auch hervor, daß einige Veränderungen leichter oder ausschließlich bei Hochsuggestiblen (hier also stark Hypnotisierbaren) zu erzielen sind, während bei Geringsuggestiblen solche Beeinflussungen nur schwach oder gar nicht gelingen. In Kap. 11 „Suggestibilität: Definition, Korrelate“ wurde auch deutlich, wie sehr die Wissenschaft darum bemüht ist, diese Unterschiede zu operationalisieren und näher zu erforschen. Es konnte zwar aufgezeigt werden, daß hier unterschiedliche Denkstile benutzt werden – aber welche Konsequenzen hat dies z.B. für die Entstehung von seelischen Störungen, für die Möglichkeiten der Diagnostik und nicht zuletzt für die Therapie? Auch hier sind noch zahlreiche Forschungsfelder vor uns.

Bei Hochhypnotisierbaren wurden bei kognitiven Suchaufgaben besondere Suchstrategien festgestellt, über die Geringsuggestible nicht verfügen. Werden letztere jedoch in diesen Suchstrategien trainiert, erreichen sie fast die gleichen Leistungen wie die Hochsuggestiblen (Wallace, 1990). An dieser Stelle wird der praktische Nutzen der Forschungsarbeit besonders deutlich. Möglicherweise lassen sich demnächst weitere kognitive Strategien herausarbeiten und übertragen.

16. **Kritischer Ausblick.**

Bei dieser gesamten Diskussion der experimentellen Ergebnisse sollte nicht vergessen werden, daß es sich hier meist um studentische Versuchspersonen-Populationen handelt, also um eine relativ spezifische Alters- und Interessengruppe. Hinzu kommt, daß fast ausschließlich standardisierte Verfahren, teilweise Gruppenverfahren, zur Hypnose-Induktion eingesetzt wurden. Diese sind zwar äußerst sinnvoll, werden jedoch im Einzelfall den individuellen Imaginationen und kognitiven Strukturen nicht gerecht; d.h., unter solchen individuellen Hypnosebedingungen wären die nachgewiesenen Effekte wahrscheinlich noch deutlicher. Die in den späteren klinischen Kapiteln dargestellten Behandlungen unter Hypnose weisen diesen Nachteil der unpersönlichen Standardisierung nicht auf. Meist sind es Einzelfalldarstellungen, in welchen die Patienten individuelle Induktionen und therapeutische Interventionen erhielten. Damit verbunden ist dann wiederum der Nachteil, keine Vergleiche mit anderen Verfahren, d.h. Effektivitätsprüfungen, vornehmen zu können.

Insgesamt konnte deutlich werden, daß Hypnose kritisch betrachtet und angewandt werden sollte, wie dies auch für andere psychotherapeutische Verfahren nahegelegt wird. Die klinischen Erfahrungen und Berichte zeigen, wie diese immer noch so schwer zu definierende Vorgehensweise oder Methode doch ökonomisch und effektiv arbeiten kann und zahlreiche weitere Forschungsfragen aufwirft.

In den folgenden Kapiteln zum klinischen Gebrauch der Hypnose (Kap. 24 bis 31) sind die hier abstrakt erhobenen Untersuchungsbefunde in die verschiedenen therapeutischen Anwendungsfelder eingebettet.

Anwendungen I

Diese Bucheinheit enthält insgesamt drei Teile:

4. Praxishinweise
5. Therapieformen der Hypnose
6. Abgrenzungen

In insgesamt acht Kapiteln wird nun die konkrete Anwendung der Hypnosemethoden dargestellt.

Anfangs, in Teil 4, steht ein Überblick, in welchem imaginative Verfahren vorgestellt werden. Dieses sind unterschiedliche Behandlungsformen, die bei der Arbeit mit Hypnose benutzt werden.

Danach folgt die Selbsthypnose. Sie ist ein wesentlicher Bestandteil vieler Behandlungen und soll hier in einem besonderen Kapitel berücksichtigt sein.

Das letzte Kapitel des Buchteils befaßt sich mit der Behandlung von Kindern und Jugendlichen. Hier treten mitunter besondere methodische Probleme im Umgang mit Hypnose auf, die praxisbezogen dargestellt sind.

In Teil 5 ist dann die Integration der Hypnose in die gängigen Therapiemodelle vorgestellt, wobei die verhaltenstheoretische Orientierung besonders berücksichtigt ist.

In Teil 6 werden dann letztlich umfassend die Abgrenzungen der Hypnose beleuchtet. Ausgehend von ethischen und religiösen Aspekten wird zu den Grenzproblemen übergegangen, bis hin zu Kontraindikationen und Gefahren im Umgang mit Hypnose, die in der Erklärung zahlreicher Techniken und Auswirkungen der Showhypnose ihre Abrundung findet.

Teil 4
Praxishinweise

Kapitel 16

Imaginative Verfahren – Anwendungen

> Bilder sind oft wahrer
> als die Wirklichkeit.
>
> Oskar Kokoschka (1886–1980)

In diesem Kapitel sollen einige imaginative Verfahren vorgestellt werden, die im Bereich der Hypnose ihre klinische Anwendung finden. Hierbei sollen die Theorien (s. in Kap. 3 „Theorien der Hypnose“, 3.10.7 „Hypnose als Imagination“) im Hintergrund stehen und mehr der praktische Anwendungsrahmen hervorgehoben sein.

Zur besseren Darstellung werden in dem Kapitel allgemein imaginative Verfahren genannt, die durchaus in verhaltenstheoretischen Kontext zu bringen sind, besonders den der kognitiven Verhaltenstherapie. Ausgesprochen „typische“ Verhaltenstherapie-Techniken der Imagination werden u.a. im entsprechenden späteren Kapitel über Anwendung der Hypnose im multimodalen Ansatz der Verhaltenstherapie dargestellt (s. Kap. 19 und Kap. 30).

16.1 Therapeutische Wirkungen der Imaginationen

16.1.1 Historischer Kurzabriß

Imaginationen, also mehr oder weniger lebhafte Innenbilder sind ein wesentlicher Bestandteil unserer Leib-Seele-Einheit. Die enge Beziehung und gegenseitige Beeinflussung der Imaginationen mit den Emotionen, Kognitionen, Attributionen, Motivation und physiologischen sowie motorischen Reaktionen verdeutlicht dies (s. Abb. 15.29). Durch einfachste innere oder äußere Impulse können extrem komplexe Reaktionsmuster entstehen und so zu Handlungsentwürfen von technischen Erfindungen, künstlerischen Gestaltungen oder psychopathologischen Verhaltensweisen wie z.B. Depressionen führen.

In der modernen Therapie benutzte Freud die Imaginationen der Patienten, um an deren Störungsursachen zu gelangen, nahm dann in seiner Theorie entsprechende Umformulierungen für sie vor. Nach seiner Auffassung waren Imagninationen jedoch weitgehend Abwehrmechanismen, wie es auch von A. Freud (1946) übernommen wurde.

16.1.2 Forschungsergebnise

Der entstehende Behaviorismus wandte sich wissenschaftlich demonstrativ von den Innenbildern ab, da sie ja nicht objektiv meßbar und beobachtbar waren, um sie Jahrzehnte später wieder aufzugreifen und sie als einen wesentlichen Bestandteil der kognitiven Verhaltenstherapie anzuerkennen. Entsprechend entstanden sogar eigene Techniken und Schulrichtungen (z.B. Singer, J.L., 1966; Lazarus, 1980; Shorr, 1988).

Die Forschung zeigt, daß bei entsprechender Imagination motorischer Aktivitäten deutliche Muskelpotentiale dieser Organe festzustellen sind (Beyer, Weiss et al., 1990). Dies zeigt, daß Imagination nicht nur "im Kopf" abläuft, sondern ganzheitlich wirkt. In gleicher Weise muß bedacht werden, daß der Begriff der Imagination nicht ausschließlich für optische "Bilder" benutzt werden sollte, sondern auf jede Art von subjektiver Wahrnehmungsmodalität zutrifft. Gerade im zahnärztliche Bereich sind die Innenbilder von Musik sehr hilfreich (Wikström, 1990).

Wie bereits in Kap. 11.3.2. dargestellt, ist die Involviertheit in Imaginationen ein wesentlicher Bestandteil der hypnotischen Fähigkeit; ihre Lebhaftigkeit ist dabei ein wesentlicher Aspekt (Nilsson, 1990).

Arten der Innenbilder

Die Bedeutung der Imaginationen wird dann besonders deutlich, wenn man sich die unterschiedlichen Arten der Imagination vor Augen führt - hier nur anhand einiger Beispiele:

- spontan - angeleitet (zur freien Asssoziation, als Aufgabe ...)
- Eigenbild - Fremdbild
- Eigenbild: Kinderbild, Erwachsenenbild, Wunschbild, Berufsbild, Partnerbild
- Körperbild - Körpervorstellungen - Körperschema
- Sexuelle Imaginationen - sexuelle Phantasien, Wünsche, Befürchtungen, private Eigenbilder
- Elternbilder der eigenen Eltern, von sich selbst
- individuelle Bilder - gruppentherapeutische Bilder
- helfende - hemmende Bilder

usw.

16.1.3 Therapeutische Wirkungen

Wenn auch die Diskussionen über die Theorie und die Wirkungsweise der Imaginationen mit sehr unterschiedlichen Argumenten geführt werden, so stimmen die sehr verschiedenen Autoren weitgehend darin überein, daß die Imaginationen in der Therapie folgende Wirkungen erzielen (teilw. orientiert an Meichenbaum, 1978, S. 389).

1. *Erkennen der Probleme*
   Imaginationen tragen dazu bei, die relevanten Probleme des Patienten zu verdeutlichen. Er erkennt den diagnostischen und therapeutischen Hintergrund seiner Problematik und kann daraus (mit Hilfe des Therapeuten) neue Problemstellungen definieren.

2. *Reduktion unangemessener Affekte*
   Durch die Wiederholung der Phantasien und Imaginationen erfolgt ein Abbau der überstarken oder irrelevanten Affekte. Falsche affektive Beziehungen werden erkannt und dadurch abgebaut. (So kann der Patient z.B. erkennen, daß seine Haßgefühle gegenüber der Mutter eigentlich seinem Vater gelten.)

3. *Differenzierung zwischen Realität und Imagination*
   Der Patient kann lernen, die Unterscheidung zwischen der realen Situation und der in seinen Kognitionen ablaufenden Prozesse vorzunehmen. Auf diese Weise erkennt er, daß er unangemessene Bewertungen und Zusammenhänge herstellt, die ggf. der Realität bzw. realen Situationen nicht entsprechen.

4. *Differenzierung von verschiedenen Problemaspekten*
   Durch den Umgang mit Imaginationen (die auf unterschiedlichste Weise genutzt werden können) erkennt der Patient immer differenzierter zwischen impulsiven, motivationalen, kognitiven und verhaltensbedingten Aspekten seiner Probleme zu unterscheiden. Auf diese Weise kann er deutlicher die unterschiedlichen „Ursachen" seiner Probleme (Einstellungen, Verhaltensweisen etc.) erkennen, einordnen und auf dieser Erkenntnisbasis daran arbeiten.

5. *Vielseitigkeit der Imaginationen*
   Bekanntlich sind Imaginationen nicht allein „im Kopf befindliche optische Bilder". Hier handelt es sich vielmehr um sehr unterschied-

liche Wahrnehmungsqualitäten, die szenisch miteinander als eine Erlebensganzheit verbunden sind: Die zu einer Szene gehörenden Emotionen, physiologischen Begleiterscheinungen, Gedanken und Wahrnehmungen (sehen, hören, riechen, schmecken) werden als ein einheitliches Erlebnis reproduziert.

6. *Kontrolle der Imaginationen*
Einige Patienten müssen in der Therapie lernen, ihre Imaginationen angemessen einzusetzen und zu kontrollieren. Dadurch soll vermieden werden, daß gedankliche Eskalationen auftreten, die eine Verschlechterung bewirken können. Lernt der Patient kognitive Kontrolle (hier = Kontrolle über den gesamten Aspekt der Imaginationen), so erwirbt er damit Selbstkontrolle über Aspekte seiner unterschiedlichsten Verhaltensmöglichkeiten und übernimmt dadurch seine Behandlung selbst.

7. *Erkennen der Irrationalitäten*
Durch die unterschiedlichen Konfrontationen innerhalb oder mit Imaginationen kann der Patient zunehmend mehr erkennen, daß einige seiner Annahmen irrational sind. Gerade hier bedarf es einer guten Begleitung durch den Therapeuten.

8. *Abnahme unangemessener Konsequenzen*
Der Patient erlernt mit Hilfe der Imaginationen, unangemessene Erwartungshaltungen (sich selbst oder anderen gegenüber) abzubauen. Die bislang aus seinen Erwartungshaltungen abgeleiteten schicksalhaften und vermeintlich vernichtenden Konsequenzen kann er nun als unrealistisch erkennen. Gleichzeitig erwirbt er zunehmend mehr die Fähigkeit, externale Probleme und Ereignisse z.B. in ihrer Wirkung realistisch einzuschätzen.

9. *Bewußtmachung*
Der Patient erkennt in der Therapie durch die Auseinandersetzung mit Imaginationen (z.B. aus früheren Erlebnissen und Bewertungen) Zusammenhänge und kann diese in seinem derzeitigen Bezugssystem einordnen, um daraus Veränderungen für sich abzuleiten. Die bislang für den Patienten unbewußt oder für ihn in der Erinnerung verborgenen Inhalte werden wieder plastischer erinnert und damit bewußt gemacht. Probleme und Problemzusammenhänge werden begreifbar und psychologisch verstehbar. Therapeut und Patient erkennen nun deutlicher die Hintergründe und Motive früherer und gegenwärtiger Handlungsweisen.

16.2 Imaginative Methoden in der Psychotherapie und Hypnose

Die einzelnen Methoden der Imagination lassen sich nur sehr schwer in übergeordnete Systeme integrieren. Das von mir nachfolgend aufgestellte Schema beginnt mit der Veränderung einfacher Wahrnehmungsaspekte und geht zu immer komplexeren Methoden über, ist jedoch insgesamt mehr als eine Auflistung der bekannten Verfahren zu verstehen. In der Praxis werden diese einzelnen Methoden durchaus miteinander kombiniert.

Bei der gesamten Darstellung sollte nicht vorenthalten bleiben, daß zahlreiche Therapieformen imaginative Methoden verwenden, so z.B. das Focusing (Gendlin, 1979) oder das Katathyme Bilderleben (Leuner, 1981) – um nur zwei davon zu nennen. Wesentlich bei der Intervention unter Hypnose ist die dafür typische Induktionsform (s. Kap. 7 „Praxis der Hypnose-Induktion“) und die anfänglich tiefe Entspannung. Einige der beschriebenen Verfahren sind somit bekannt, unter Hypnose erzielt man vermutlich eine intensivere Therapiewirkung, da der Patient noch stärker von Außenreizen abgeschirmt werden kann und hier suggestive Formulierungen gezielt eingesetzt werden.

In die nachfolgende Darstellung werden vorwiegend nur praxisrelevante Verfahren aufgenommen. So weit wie möglich sollen Kurzbeispiele die Anwendungsbreite der Methoden verdeutlichen.

Die Darstellungsform der Methoden ist nach folgendem Ablauf gegliedert:

– Beschreibung:
  Die Methode wird kurz umrissen, evtl. folgen genaue Formulierungen der Suggestionen.

Imaginative Methoden im Überblick

1. Optische Veränderungen
   - Zooming
   - Lageveränderung
   - Form- und Farbveränderung
2. Zeitveränderungen
   - Veränderung des Zeitablaufs
   - Zeitverschiebungen
3. Selbstwahrnehmung
   - Spiegelbild
   - Selbstbegegnung
   - gewünschte/abgelehnte Rolle
   - Ich-Stärkung
4. Regietechniken
5. Probehandeln
   - in der Rolle eines anderen handeln
   - Mißlingen
   - Alternativverhalten üben
6. Emotive Vorstellungsbilder
7. Steigerungstechniken
8. Emotionale „Feuerwehrübung“
9. Umdeutungen
10. Symbolisierung
11. Heilende Bilder
12. Geheimer Raum
13. Abfalltechniken
    - Roter Ballon
    - Waschmaschine
    - sonstige
14. Raum mit drei Vorhängen
15. Raum mit vielen Türen
16. hypnotisch induzierter Traum
17. Schultafel, Projektionswand
18. Die Pille
19. Helfende und hemmende Personen
20. Apfeltechnik

- Anwendung:
  Beschreibung des klinischen Anwendungsfeldes, verbunden mit Querverweisen zu entsprechenden verhaltenstherapeutischen Verfahren.
- Beispiel:
  In einem Kurzbeispiel wird die Methode verdeutlicht.

16.2.1 Optische Veränderungen

Hierunter fallen die Verfahren, in denen optische Vorstellungsbilder verändert werden.

Zooming

Beschreibung

Wie durch die Zoom-Linse eines modernen Kamera-Objektives kann der Betrachter Gegenstände, Situationen etc. ganz nahe heranholen oder nach Bedarf sehr weit entfernt sehen.

Anwendung:

Bei stark belastenden emotionalen Problemen oder Szenen innerhalb der Therapie kann der Patient diese mit entsprechender Nähe oder Distanz beobachten, so z.B. bei der Konfrontation mit Angstinhalten oder ängstigenden (Kindheits-) Erlebnissen.

Je nach Stärke der Angst oder der emotionalen Belastung bestimmt der Patient dadurch selbst seine Beteiligung. Er kann dadurch zunehmend mehr Kontakt mit der Situation aufnehmen, und so nun genau seine Emotionen, Einstellungen und Bewertungen beobachten und einen neuen Bezugsrahmen herstellen.

Die sehr nahe Betrachtung des Angstobjekts ist besonders bei der Reizüberflutung (s. Kap. 30) und der Desensibilisierung unter Hypnose geeignet.

Beispiel:

Der Patient sieht anfangs aus großer Entfernung, wie der Chef an seinem Schreibtisch sitzt. Darauf kann er sich jedes Detail von ihm genau ansehen. Wie durch ein modernes Foto-Objektiv holt er sich das Gesicht ganz nah heran und betrachten es ganz in Ruhe. Sobald zu große Erregung auftritt, nimmt der Patient wieder räumlichen Abstand.

Lageveränderung

Beschreibung:

Es wird eine Drehung oder Verschiebung des Gegenstandes oder des Beobachterblickwinkels vorgenommen. Hierdurch kann der Patient unterschiedliche Informationen über den Gegenstand oder die Situation gewinnen. D.h. der Patient verändert dadurch ebenfalls seine eigene kognitive Sichtweise.

Anwendung:
Bei Objekten oder Situationen (z.B. Prüfungssituation), denen der Patient sich sonst ausgeliefert fühlt, kann er nun selbst Veränderungen vornehmen. Gleichzeitig erkennt er, daß er selbst nicht mehr „Opfer“ dieser Bilder und Vorstellungen ist, sondern darüber Kontrolle gewinnt.

Beispiel:
Der Patient betrachtet seine Prüfungssituation von der Position hinter dem Prüfer, geht dann um ihn herum etc.

Form- und Farbveränderungen
Beschreibung:
Es wird innerhalb einer Konfrontation die Veränderung der Form oder Farbe von Gegenständen bzw. Personen vorgenommen.

Anwendung:
Es wird eine Verfremdung erreicht, die z.B. emotionale Distanz schafft und den Gesamtkontext beeinflussen kann. Dadurch kann z.B. eine angstbesetzte Situation bewältigt werden. Auch hier erlebt sich der Patient als aktiv verändernder in seiner Problematik.

Beispiel:
Bekannt ist das populäre Beispiel, das Aussehen eines Prüfers dadurch zu verharmlosen, daß man ihn sich in Unterhosen vorstellt.

Im Fall einer Blutphobie wäre dies: Ein Wahrnehmen der Blutflecken wie in einem Schwarzweiß-Film. Je nach Angstabbau kann mehr an Farbe „hinzugemischt“ werden (siehe in Kap. 31 „Falldemonstrationen“ Fall 7).

In einem anderen Fall löste das Traumbild eines Pyjamas Ängste aus. Die Patientin nutzt die Möglichkeit, den Pyjama auf links zu drehen und dadurch seine Benutzung zu erschweren (siehe in Kap. 31 „Falldemonstrationen“ Fall 3).

16.2.2 Zeitveränderungen

Veränderung des Zeitablaufes
Beschreibung:
Ähnlich wie bei der Veränderung der Laufgeschwindigkeit eines Filmprojektors kann der Patient Geschehnisse unterschiedlich ablaufen lassen. So etwa:
- Ablauf verlangsamt: um eine Situation genau zu analysieren;
- Ablauf verkürzt: um sich Überblick zu verschaffen;
- Ablauf wiederholt: zur genauen Analyse oder intensiveren Konfrontation und Selbstwahrnehmung.

Dieser Aspekt entspricht dem der bereits ausführlich dargestellten Zeitverzerrung (s. Kap. 15 „Phänomene der Hypnose“).

Zeitverschiebungen
Diese Methoden wurden bereits ausführlich dargestellt (s. Kap. 15 „Phänomene der Hypnose“):
- Altersregression
- Altersprogression
- Weggabelung

Anwendung:
Der Anwendungsbereich ist überall dort gegeben, wo die Zeitdimension bei der Lösung des Problems beteiligt ist, wie z.B. Prüfungen, Wartezeiten.

Beispiele:
Bei Schmerzproblemen soll die Phase der starken Schmerzen als besonders kurz erlebt werden.

Die Zeugin eines Verbrechens läßt ihre Erinnerungen wiederholt „abspielen“, bis sie Details erkennt.

Die „zukunftsorientierten“ Methoden sind besonders gut geeignet, Problemlösungen und ihre äußeren und emotionalen Folgen durchzuspielen.

16.2.3 Selbstwahrnehmung

Diese Methoden der Selbstwahrnehmung dienen dazu, eine andere Beurteilung von sich selbst aufzubauen.

Spiegelbild
Beschreibung:
Der Patient sieht sich selbst im Spiegel und wird allein durch diese Form konfrontiert.

Anwendung:
Er kann sich hier z.B. mittels des Zooming (s.o.) sehr differenziert betrachten und so Kontakt mit seinen positiven und negativen Selbstwahrnehmungen aufnehmen. Daraufhin vergleicht er diese mit Fremdbeurteilungen. Auch Zeitveränderungen im Spiegelbild, wie Altersregression sind hier möglich.

Daraus können dann entsprechende Problem- und Wertsysteme erarbeitet werden.

Beispiele:
Der selbstunsichere Patient betrachtet die von ihm kritisierten Stellen (z.B. Mundpartie = verkniffen) und hört dabei die Aussagen anderer Personen über diesen Bereich (z.B. sensibler Mund).

Selbstbegegnung
Beschreibung:
Der Patient begegnet/beobachtet sich selbst und beschreibt sich: erwünschte oder abgelehnte Verhaltensweisen, Einstellungen etc. Diese Methode ist eine Steigerung der vorgenannten, da nun Handlungsweisen und soziale Situationen verarbeitet werden.

Anwendung:
Gerade bei der Selbstbegegnung können sehr gute Mitteilungen, Konfrontationen und Fragestellungen durch den Patienten selbst gestellt werden.

Beispiel:
Der unsichere Patient erkennt, daß er von sich selbst gestreichelt wird und kann sich dadurch besser akzeptieren (siehe Kap. 31 „Falldemonstrationen" Fall 11).

Gewünschte/abgelehnte Rolle
Beschreibung:
Der Patient beobachtet sich in einer erwünschten oder abgelehnten Rolle im Berufs- oder Privatleben (Homosexueller, Räuber, Liebhaber etc....).

Diese z.B. im Psychodrama benutze Methode kann unter Hypnose ohne Gruppe, also in der Einzeltherapie erfolgen.

Anwendung:
Durch die unterschiedlich angenommenen Rollen wird der Patient in seinem Verhaltensrepertoire und innerhalb seiner Bewertungssysteme flexibler. Er kann hier evtl. Verhaltensweisen aktualisieren, die ihm nie gestattet wurden und auf diese Weise Einblick in seine (bislang) nicht realisierten Persönlichkeitsaspekte gewinnen.

Beispiel:
Die redegehemmte Person tritt in der gewünschten Rolle als Redner im Tierschutzverein auf und kann hier ihr Anliegen über Tiere vorbringen. Da sie durch das Thema engagiert ist, überwindet sie ihre Sprechängste.

Die unter ihrem Chef leidende Person übernimmt dessen Rolle und erkennt, daß der Chef nur eine dumme Aufpasserfunktion innehat, und sie kann dadurch die Angst vor ihm abbauen.

Allgemeine Suggestion
Beschreibung:
Bereits Coué (1922) verbesserte durch autosuggestive Formeln die Selbstwahrnehmung und -bewertung wie z.B. durch: „Es geht mir jeden Tag in jeder Hinsicht immer besser und besser", (Coué, 1978, S. 35).

Anwendung
Diese sehr einfache Methode bewirkt durchaus deutliche Veränderungen in der Einstellung zur eigenen Peron und kann Mißerfolgsängsten entgegenwirken. Sie ist besonders bei Einschlafstörungen zu empfehlen, oder bei quälenden Gedanken.
Beispiel:
Die Person mit Minderwertigkeitsgefühlen sagt diese Formel vor Anwendung einer Aufgabe zum Selbstsicherheits-Training und kann dadurch diese Übung erfolgreicher durchführen.

Das idealisierte Selbstbild
Beschreibung:
Die Methode des idealisierten Selbstbildes wurde von Susskind (1970) entwickelt und stellt ein Selbstkontrollverfahren dar, das Selbstvertrauen und Selbstsicherheit aufbaut. Es basiert auf dem Konzept der positiven Verstärkung.
Das idealisierte Selbstbild (ISB) wird wie folgt erarbeitet (nach Susskind, 1976, S. 321f.):

Instruktion zum idealisierten Selbstbild

1. Schließen Sie Ihre Augen und sehen Sie sich als Ihr idealisiertes Selbstbild, sehen Sie sich, wie Sie alle Eigenschaften, Merkmale und alle Qualitäten haben, die Sie gerne haben möchten.

a) Der Patient soll nun ein ISB entwerfen, das er in der Realität innerhalb kurzer Zeit erreichen kann. Durch eine allmähliche Annäherung wird das ISB stets den Realisierungen angepaßt.
b) Der Patient lernt, das ISB mit seinen eigenen Worten zu beschreiben und formuliert dadurch seine Verhaltensziele, die ggf. unangemessen oder überhöht sein können und deshalb unter Umständen korrigiert werden müssen.

2. Streifen Sie das idealisierte Selbstbild über Ihr derzeitiges Selbstbild und beobachten Sie die Unterschiede und Veränderungen.
   Dieses ISB soll nun nicht in Tagträumereien, sondern in konkreten Handlungen aktualisiert werden, die auf die vorher definierten Ziele ausgerichtet sind.
3. Um das idealisierte Selbstbild auch zu verdeutlichen bzw. zu erreichen, rufen Sie sich ein erfolgreich gemeistertes Ereignis etc. in Erinnerung – und die damit verbundenen Erfolgsgefühle.
4. Lassen Sie diese Erfolgsgefühle auf sich wirken und ausdehnen auf gegenwärtige Handlungen und planen Sie diese Handlungen für die nächste Zukunft. Also: konzentrieren Sie sich auf das Erreichte und Ihren Erfolg. Das heißt nicht, daß Sie die Mißerfolge und Fehler ignorieren, sondern daß Sie diese als ein „Stop-Signal“ sehen und als Möglichkeit, Ihre Lernprozesse zu überprüfen. Sie können sich dann fragen: Was tue ich, damit es falsch wird? Wie kann ich meine Taktiken ändern? Wie mache ich von hier aus weiter?
5. Identifizieren Sie sich mit dem idealisierten Selbstbild. Bei allen Tätigkeiten während des Tages – im Büro, zu Hause, beim Einkaufen – sollen Sie sich so verhalten, so fühlen und so Beziehungen herzustellen wie Ihr idealisiertes Selbstbild. So wie Sie sich sehen, werden auch die anderen Sie sehen. Und weiter: So wie Sie sich wahrnehmen, so werden Sie handeln, fühlen und sich gegenüber anderen verhalten.

Anwendung
Die Anwendungsbereiche sind überall dort gegeben, wo Probleme der negativen Selbstbewertung, unangemessene Selbstwahrnehmungen, ungelöste Probleme und Unstimmigkeiten im Selbstkonzept vorliegen. Das ISB dient sowohl zum Einüben der Selbstkontrolle als auch zur Wahrnehmung eigener Fähigkeiten.

Zur Verbesserung der Wirkung wendet Susskind (1976) Hypnose an, bzw. sie lehrt ihre Patienten Selbsthypnose, damit sie die ISB-Methode möglichst in Eigenverantwortung und in verschiedenen Situationen im Alltag anwenden können.

Beispiel:
Der in Gegenwart von Frauen gehemmte Patient erlernt mit dem ISB seine Zielverhaltensweisen klar zu erkennen und in Gedanken nimmt er dann das von ihm als Ideal aufgebaute Verhalten an.

Ich-Stärkung
Beschreibung:
Hartland (1971c; 1973) verwendet direktere Suggestionen zur Ich-Stärkung, die in ähnlichen Indikationsbereichen wie oben gelten, hier mehr „unbewußte Anteile“ ansprechen:

Ich-Stärkung nach Hartland

„Sie haben sich nun ganz tief entspannt ... *so* tief eingeschlafen ... daß Ihr Geist nun *so* sensibel geworden ist ... so aufnahmefähig für das, was ich sage ... daß *alles*, was ich Ihnen eingebe ... *so* tief in Ihren unterbewußten Teil Ihres Geistes sinken wird ... und wird dort einen tiefen und andauernden Eindruck hinterlassen ..., daß *nichts* es auslöschen kann.

Folgerichtig ... werden diese Dinge, die ich in Ihren Geist geben werde ... einen immer größeren Einfluß ausüben auf Ihr Denken ... auf Ihr Fühlen ... auf Ihr Verhalten.

Und ... weil diese Dinge dort bleiben *werden* ... ganz fest eingebettet in den unbewußten Teil Ihres Geistes ... werden sie auch anhalten ... wenn Sie hier weggehen ... wenn ich nicht dabei bin ... sie werden weiter großen Einfluß ausüben ... auf Ihre *Gedanken.* ... Ihre *Gefühle* ... und Ihre *Handlungen ... genau* so sicher ... *genau* so wirkungsvoll... wenn Sie zu Hause sind ... oder bei der Arbeit ... als ob Sie hier bei mir im Zimmer sind.

...

Und jedes *Gefühl* ... von dem ich sage, daß Sie es haben werden ... *werden* Sie auch fühlen ... *genau so* wie ich es Ihnen sage. Und es wird auch *weiter anhalten ... jeden Tag* ... und Sie werden *weiterhin die gleichen Gefühle wahrnehmen ... jeden Tag* ... etc.

(Der Therapeut betont hier jeweils die Dauer und Wirkungsweise der Instruktionen.)

Während dieses Schlafes werden *Sie* sich jeden Tag zunehmend körperlich *stärker und fitter* fühlen.

Sie werden sich *mehr* wach ... *mehr* munter ... und *mehr* energiegeladen fühlen. Sie werden *viel weniger* leicht müde ... *viel weniger* erschöpft ... *viel weniger* entmutigt ... und *viel weniger* deprimiert.
Jeden Tag werden Sie so *tief interessiert* an allem rundrum sein ... etc.
(Hartland, 1973, S. 199-201).

Anwendung
Hier können dann je nach Bedarf sehr unterschiedliche positive Anweisungen eingearbeitet werden. Hartland (1973) selbst arbeitet mit dieser Methode u.a. bei Asthma (z.B.: Sie werden ruhiger, entspannter, atmen leichter etc.), Tics (z.B. Ihre Muskeln im Gesicht bleiben entspannter...), Erröten (z.B. Sie bleiben in der Gegenwart anderer Leute entspannter, zuversichtlich, selbstsicher etc.).

Nach der Untersuchung von Glosser (1979) bestehen nach den von Hartland gegebenen Suggestionen keine eindeutige direkte Beziehungen zwischen dem Eigenbericht zur erlebten Hypnose-Tiefe und dem Ausmaß der erlebten Kontrolle. Glosser schließt dabei jedoch nicht aus, daß es sich hier um fehlerhafte Befunde handelt, da die verwandte Rotter-Skala möglicherweise ungeeignet ist.

Beispiel:
Bei der Raucherentwöhnung setzt der Therapeut in die Suggestionen die für den Patienten spezifischen Formulierungen ein wie z.B. stark sein, ruhig bleiben, Zigaretten werden gleichgültig.

16.2.4 Regietechniken

Beschreibung:
Diese Verfahren sind von anderen Therapiemethoden (z.B. Psychodrama) übernommen und werden unter Hypnose vertieft.

Der Patient kann hier relevante Szenen schrittweise aufbauen und verändern. Er kann so als Regisseur das Geschehen der einzelnen Personen gestalten und auf diese Weise auch Reaktionsweisen von sich oder von anderen verändern bzw. erfahren.
Anwendung:
Das Verfahren ist u.a. angezeigt, wenn es gilt, verschiedene Sichtweisen von Handlungen zu erkennen. Auch gehemmte Personen gestatten es sich hier, zu gestalten und zu verändern, da alles nur in der Vorstellung abläuft, die sonst auftretenden Folgen oder Reaktionsweisen von Personen ebenfalls zu steuern sind und keine negativen Konsequenzen haben müssen.

Beispiel:
Der gehemmte Patient spricht auf der Vorstellungsebene eine Frau in einem Restaurant an und diese ist freundlich zu ihm. Er erlebt sich dabei

als recht netten Gesprächspartner und wagt es, eine weitere Verabredung vorzuschlagen.

16.2.5 Probehandeln

Hierbei kann die Person selbst agieren oder eine Modellperson dabei beobachten und unterschiedlichste Erfahrungsbereiche erarbeiten.
Als Unterformen sind möglich:

In der Rolle eines anderen handeln
Beschreibung:
Der Patient agiert in der Rolle einer anderen Person oder im Kontext einer bestimmten Problemstellung.

Anwendung:
Bei Hemmungen und überstarken Ängsten benötigt der Patient ausreichend emotionale Distanz, um handlungsfähig zu sein. Da er den Auftrag erhält, nur „als ob" zu handeln, gelingt ihm die Durchführung des Therapieauftrages.

Beispiel:
Der Schüler mit starken Sprechängsten handelt als ob er ein Mitschüler sei, wenn er an der Tafel etwas erklären soll. Er kopiert dabei das selbstsichere Verhalten eines anderen Schülers, hat gleichzeitig das erforderliche angstfreie Verhalten gezeigt und kann es nun in sein Verhaltensrepertoire integrieren.

Mißlingen
Beschreibung:
Es wird der Auftrag gegeben, sich vorzustellen, daß das geplante Vorhaben mißlingt (z.B. Durchfallen bei der Prüfung, Unterredung mit Chef geht schlecht aus). Hierbei kann der Patient die Gefühle, Konsequenzen und Reaktionsweisen durcherleben, die bei Mißerfolg eintreten können.

Anwendung:
Durch die Methode kann der Patient erkennen, daß die Konsequenzen nur von ihm überbewertet werden. Bei Prüfungsversagen kann er sich auf die Veränderung seiner Pläne einstellen.

Insgesamt ist das Verfahren dann angezeigt, wenn Mißerfolge eintreten können, die möglicherweise keine folgenschweren Konsequenzen haben (z.B. wenn Ablehnung durch eine Person erfolgt) oder wenn negative Konsequenzen eintreten und wie diese zu bewältigen sind (z.B. Durchfallen bei der Prüfung).

Beispiele:
Der gehemmte Patient erlebt in seinen Vorstellungen, daß seine Einladung von dem Mädchen abgelehnt wird und merkt dann, daß er gar nicht so betroffen ist wie von ihm befürchtet. Gleichzeitig entwickelt er nun Handlungsmöglichkeiten, auf diese Ablehnung zu reagieren.

Alternativverhalten üben
Beschreibung:
Da viele z.B. depressive, selbstunsichere Patienten sich in ihren gedanklich vorweggenommenen Handlungen einengen, erwerben sie unter Hypnose veränderte Sichtweisen, indem sie in der identischen Situation unterschiedliche Alternativverhaltensweisen erarbeiten.

Anwendung:
Diese Methoden sind besonders dort angezeigt, wo Erwartungsängste und Selbstunsicherheit zu generalisierten Befürchtungen führen. Der Patient gewinnt durch dieses imaginierte Probehandeln neue Einsichten in seine Möglichkeiten. Er lernt, die Gesamtsituation und das eigene Verhalten umzubewerten und dadurch einen größeren emotionalen und sozialen Verhaltensspielraum zu erlangen.

Weitere Möglichkeiten ergeben sich aus übertreibenden Rollenspielen. Daraus erlernt der Patient die Selbststeuerung von Anspannung und Angst. Ein anderer Aspekt bietet sich in der Rollenübernahme eines assertiven Modells, woraus der Patient eine Verbesserung seiner Selbstsicherheit erarbeiten kann. Letztlich sei das spezifische Probehandeln zur Leistungsverbesserung im Sport erwähnt (Lazarus, 1980).

16.2.6 Emotive Vorstellungsbilder

Beschreibung:
Diese von Lazarus und Ambramovitz (1962) entwickelte Technik entspricht der Beobachtung einer Aktion der Modellperson, die eine Problem-

situation erfolgreich bewältigt. Diese Vorstellungen sind besonders bei Kindern angebracht und sehr beliebt.

Anwendung:
Es wird eine vom Kind geliebte und verehrte Figur aus Märchen, Kino oder Fernsehen ausgewählt, die dann im Sinne der Therapie (Reizkonfrontation, Selbstsicherheitstraining etc.) die einzelnen erwünschten Verhaltensweisen durchläuft. Dieses Verfahren stellt besondere Anforderungen an den Therapeuten, denn es setzt voraus, daß dieser sich in den Eigenarten, Handlungsweisen und Sozialkontakten des Helden auskennt und ihn entsprechend agieren läßt. (Hier werden dann zur Therapievorbereitung Comics zur Fachliteratur.) Das Superman- und Micky Maus-Spiel von U. Petermann (1986) kann als diagnostische Grundlage dienen.

Beispiel:
Das Kind mit einer Hundephobie beobachtet Tarzan (im Sinne einer Desensibilisierung) wie dieser Urwaldabenteuer mit Hunden erfolgreich besteht und sich für seine Erfolge lobt. In ähnlicher Weise können Batman, Donald Duck, Superman etc. in den Vorstellungsbildern selbstsicheres Verhalten erwerben und dadurch bei selbstunsicheren Kindern soziale Kompetenzen aufbauen helfen.

16.2.7 Steigerungstechniken

Steigerungstechnik 1

Beschreibung:
Diese ebenfalls von Lazarus (1980) vorgestellte Methode beinhaltet eine gedankliche Steigerung der vom Patienten gefürchteten Situation, damit er daraus die Entwicklung seiner Ängste oder Problemstellungen erkennen kann und ggf. Lösungen ableitet.

Anwendung:
Die Methode ist besonders bei Patienten angezeigt, die Angst davor haben, in einer Problemsituation handlungsunfähig zu sein. Sie bietet sich aber auch als diagnostisches Hilfsmittel an.

Beispiel:
Der von Lazarus (1980) geschilderte Fall soll die Methode verdeutlichen: Eine Patientin fühlt sich nach ihrer beruflichen Beförderung ängstlich und verwirrt. Direkte anamnestische Befragungen geben kaum Informationen. Als die Patientin im entspannten Zustand ihren beruflichen Werdegang steigert, erkennt sie, daß sie Angst davor hat, von ihrem Erfolg so weit geführt werden zu können, daß sie dann zwar einen hohen Posten haben könnte, aber dabei sehr langweilige und abgelehnte Aufgaben übernehmen müßte.

Steigerungstechnik 2

Beschreibung:
Der Patient wird aufgefordert, sich die extremsten und schlimmsten befürchteten Konsequenzen seines Handelns (etc.) auszumalen; diese Vorstellungen werden vom Therapeuten immer weiter forciert. In den meisten Fällen erkennt dann der Patient, daß seine Befürchtungen übertrieben sind, die vermuteten Konsequenzen in dem angenommenen Ausmaß nicht eintreten werden etc.

Anwendung:
Besonders bei gedanklich bedingten Ängsten wie Erwartungshaltungen, übertriebenen Sorgen, Mißerfolgseinstellung ist die Methode hilfreich. Patienten erkennen dabei relativ schnell ihre eigenen Übertreibungen. Die Therapiebeobachtungen bei meinen Patienten zeigten sogar, daß diese bei der steten Steigerung sich entweder heftig gegen solche Übertreibungen wehren und nun (den Therapeuten milde tadelnd) beginnen, realistische Beziehungen herzustellen – oder sie erkennen das Widersinnige ihrer Befürchtungen und reagieren dann mit einem befreiten Lachen.

Auch hier erfolgen schnelle und deutlich beobachtbare kognitive Umstrukturierungen, die direkte Auswirkungen auf das Handeln, Fühlen und Bewerten der Person haben.

Beispiel:
Ein Patient macht sich Sorgen über seine umfangreichen Geldausgaben, die zum Umbau seines Hauses erforderlich sind. Duch diese Sorgen und negativen Vorstellungsbilder ist er handlungsunfähig geworden; er wohnt in einem halbfertigen Haus und will dort kein Geld mehr

investieren. In der Therapie wird das Schrekkensbild ausgemalt, daß die Umbauarbeiten so hohe Gelder verschlingen, daß schließlich das Haus verkauft werden muß und der Patient bettelnd im Rinnstein sitzt. Er beendet dieses Szene lachend und hat bis zur nächsten Sitzung den Umbau wieder fortgeführt.

16.2.8 Emotionale „Feuerwehrübung"

Beschreibung:
Lazarus (1980) entwickelt Methoden, die als eine Art Feuerwehrübung die angenommene Notsituation simulieren und auf dieser Basis Handlungsweisen und emotionale Verarbeitungsmethoden erwerben lassen.

Anwendung:
Die Methode dient als Vorbereitung auf angenommene Schäden oder Schicksalsschläge, Versagenssituationen etc., die im Falle des Eintretens nicht mehr die so stark befürchteten Auswirkungen zur Folge haben. „Der Sinn einer solchen emotionalen Feuerwehrübung ist es zu verhindern, daß man unbedacht von einem solchen Ereignis getroffen wird" (Lazarus, 1980, S. 127). Die Methode ist angezeigt bei z.B. möglichem Prüfungsversagen, befürchteter Ablehnung (von Freundin, im Bewerbungsgespräch), unangenehmen Lebensveränderungen wie Trennung, Scheidung etc.

Beispiel:
Bei allen Patienten mit Prüfungsängsten bespreche ich die Möglichkeit des Versagens. Mit der beschriebenen Technik sieht der Patient dann, daß er bei Versagen die Prüfung wiederholen kann oder andere berufliche Möglichkeiten ergreifen kann. Er erlebt dann auch, daß die Verwandten und Freunde ihn weiterhin schätzen werden.

16.2.9 Umdeutungen

Beschreibung:
Kann ein Patient einer bestimmten negativ besetzten Situation weder entrinnen noch sie aktiv beeinflussen, so kann er in den Imaginationen üben, sie für sich umzudeuten.

Anwendung:
Wie bereits dargestellt, ist diese Methode dann angezeigt, wenn unangenehme Situationen oder Ereignisse unbeeinflußbar bevorstehen und für den Patienten stark bedrohlich sind.

Beispiel:
Ein Angestellter oder Beamter kann nicht zum gewünschten Termin vom belastenden Bereich versetzt werden und hat vorläufig alle zur Verfügung stehenden Maßnahmen zur Beschleunigung der Versetzung ausgeschöpft. Durch Umdeutung kann er die für ihn belastende Situation als Umgewöhnungsphase bewerten oder als eine Chance, nun z.B seine Meinung sagen zu können, da er bald gehen wird etc.

16.2.10 Symbolisierung

Beschreibung:
Das relevante Problem wird in ein Bild umgesetzt (gemaltes Bild, Märchengestalt etc.) und erfährt auf dieser Ebene entweder diagnostische Enthüllungen oder therapeutische Veränderungen.

Anwendung:
Das Verfahren ist besonders dann zu empfehlen, wenn der Patient in der Therapie oder beim Diagnosegespräch keine klaren Aussagen über sich und seine Probleme treffen kann, da sie ihm zu unklar sind. Er kann auch Angst haben, sie direkt auszusprechen und muß sich deshalb evtl. verleugnen. Die Symbolisierung läßt ihm hier ausreichend Freiraum und Sicherheit.

Beispiel:
Die Patientin mit starken Beziehungs- und Sexualproblemen kann diese nicht klar für sich formulieren. In der Vorstellung erlebt sie sich als eine Art Schneewittchen, das in einem Sarg aus durchsichtigem Eis liegt und darauf wartet, bis ein Mann sich auf sie legt und durch seine Wärme das Eis auftaut.

16.2.11 Heilende Bilder

Beschreibung:
Gemeint sind hier einerseits die im autogenen Training verwandten Vorsatzbildungen und Imaginationen, andererseits die z.B. bei der Schmerz- und Krebsbehandlung verwandten Imaginationen (Simonton, Methews-Simonton & Sparks, 1980; LeShan, 1977; Newton, 1984a,b). Der nähere Therapiekontext hierzu bietet Kapitel 24 „Hypnose in der Medizin", Abschnitt zur Onkologie.

Anwendung:
Bei Krebspatienten wird davon ausgegangen, daß diese Bilder die Körperabwehrkräfte aktivieren. Nähere Angaben, siehe in Kapitel 24.

16.2.12 Geheimer Raum

Beschreibung:
Bei dieser speziellen Vorstellungs- bzw. Hypnose-Technik befindet der Patient sich in einem „geheimen Raum" oder geheimen Ort, der nur für ihn selbst bestimmt und bekannt ist. Hier kann er eigene positive Einstellungen erleben, besonders aber den inneren Kampf gegen mentale und emotionale Hindernisse auf dem Weg zur Selbstentfaltung. Er erkennt hierbei auch, daß die einzigen Hindernisse von ihm selbst durch seine Einstellungen produziert werden (Stanton, 1982).

Anwendung:
Diese Methode ist angezeigt, wenn der Patient besseren Zugang zu seinen inneren Prozessen finden soll, so z.B. bei Schmerzproblemen, Angstbewältigung und Gefühlen der Hilflosigkeit (Elton & Burrows, 1978; Walker, 1981).
Beispiel:
Die Patientin erlebt sich stets den Argumenten und Handlungsweisen ihres Ehepartners ausgeliefert, kann keine eigene Meinung dagegensetzen. Mittels des „geheimen Raumes" erfährt sie nun einen Bereich, in dem sie erkennt, daß sie Angst vor Liebesentzug hat, wie früher bei ihrem Vater.

Diese Erkenntnis verhilft ihr, mit ihrem Partner darüber zu sprechen und ihr Verhalten zu ändern.

16.2.13 Abfalltechniken

Beschreibung:
Unangemessene oder ängstigende Gedanken werden als Abfall betrachtet und je nach Einstellung des Patienten vernichtet: als Kehricht aufgefegt und in die Mülltonne geworfen; kleingehackt und verbrannt; auf den Rücken eines Pferdes geladen und dann weggescheucht.

Anwendung:
Hier können Gefühle, die evtl. nicht aufzuarbeiten sind (z.B. Haß, Schuldgefühle, Schmerz), negiert oder abgegeben werden. In gleicher Weise können Probleme oder belastende Gedanken so bewältigt werden. Es ist erstaunlich, wie gut einige Patienten darauf reagieren und wie sie mit Wegfliegen der „Sorgenkiste" spontan Erleichterung erleben.

Beispiel:
Die Migränepatientin packt ihre Schmerzen in die Kiste und wirft sie ins Wasser. Dabei erlebt sie sofort das leichte und freie Gefühl im Kopf.

Eine meiner depressiven Patientinnen bläst stark die Wangen auf, als sie wieder von den sie ängstigenden Negativgedanken berichtet. Dieses Blasen nutze ich aus: Sie soll sich ein Segelschiff vorstellen, dessen Segel sich unter ihrem Blasen aufwölben. Dann packt sie ihre Negativgedanken in Kisten auf das Schiff und bläst dieses auf den Ozean hinaus. Die Patientin merkt dabei sofort deutliche Erleichterung und kann diese Technik von nun an als Selbstkontrollverfahren erfolgreich einsetzen.

Roter Ballon
Beschreibung:
Der Patient kann seine abgelehnten Gefühle (Schuld, Feindlichkeit etc.) in eine halluzinierte Kiste packen und verschließen. Daran wird dann ein roter Ballon gebunden, der diese Kiste hochhebt und wegträgt in den Himmel (Walch, 1976).

Anwendung:
Wie bei allen Abfalltechniken. Das Wegfliegen wird von einigen Patienten als besonders befreiend erlebt.

Beispiel
Wie oben genannt.

Waschmaschine
Beschreibung:
Das bedrückende Problem wird in eine Waschmaschine gegeben und der Patient kann nun detailliert beobachten, wie Unterprobleme weggespült, gereinigt und farblich verändert werden, bis letztlich alle negativen Aspekte wegfließen.

Anwendung:
Der Vorteil dieser Methode besteht darin, daß hierdurch differenzierte Teilbereiche der Problematik betrachtet bzw. verändert werden können.

Beispiel:
Der Patient mit sehr komplexen Problemen an seinem Arbeitsplatz erkennt während des Waschvorgangs deutlicher die einzelnen Problemgruppen (Vorgesetzter, Mitarbeiter, Zeitdruck, Kunden etc.) und kann durch diese differenziertere Betrachtung ein Stück Diagnostik betreiben. Gleichzeitig „spült“ er kleinere Probleme mit der Methode fort.

Sonstige Abfalltechniken
Der Erfindungsgabe von Patient und Therapeut sind hier keine Grenzen gesetzt. So können die Probleme in einen Vulkan geworfen werden, im Meer versinken, in einem Kaminfeuer langsam verbrennen (und dabei ruhig betrachtet werden), man wirft sie in Gletscherspalten des ewigen Eises, schießt sie in den Weltraum usw.

16.2.14 Raum mit drei Vorhängen

Beschreibung:
In einem Raum befinden sich drei Vorhänge, die nacheinander gelüftet werden. Hinter dem ersten Vorhang befindet sich das gegenwärtige Bild der eigenen Person (des Problems), das betrachtet wird. Hinter dem zweiten Vorhang ist das Bild aus der Vergangenheit (der Person, des Problems) und hinter dem dritten Vorhang ist das Bild der Zukunft.

Anwendung:
Diese Methode ist besonders geeignet, bereits kleinere Therapiefortschritte wahrzunehmen, zu reflektieren und daraus dann eine höhere Therapiemotivation abzuleiten.
Bei Entscheidungsproblemen, die weit in die Zukunft reichen, kann der Patient mit dieser Methode seine Lebensgeschichte besser analysieren und leichter seine gewünschte Zielrichtung finden.

Beispiel:
Ein depressiver Patient mit starken Selbstzweifeln erkennt mit der Methode, welche Fortschritte er bereits in der Therapie erfahren hat und glaubt von nun an stärker an den erfolgreichen Weitergang der Therapie.

16.2.15 Raum mit vielen Türen

Beschreibung:
Die Person befindet sich in einem Schloß (großen Haus), das mehrere Zimmer besitzt. Sie hat nun die Möglichkeit, diese verschiedenen Zimmer zu öffnen und zu betreten und darin unterschiedlichste Erlebnisse oder Wahrnehmungen zu haben. Analog kann auch ein großer Raum/ Korridor mit verschiedenen Türen gewählt werden; hier kann der Patient die Türen selbst öffnen und nachsehen, was sich dahinter verbirgt.

Anwendung:
Besonders bei der Konfrontation mit unterschiedlichen Inhalten (z.B. abgelehnte Gefühle, Personen, Probleme) ist diese Methode geeignet. Auch bei der Suche nach angemessenen Problemlösungen können sich hinter den Türen unterschiedliche Lösungsstrategien, Gefühle, Hilfspersonen oder Bezugspersonen (aus Vergangenheit oder Gegenwart) verbergen. Diese Methode ist sowohl diagnostisch als auch therapeutisch relevant.

Beispiel:
Die Patientin leidet unter Nervenentzündungen, die teilweise psychisch mitbedingt sind. Sie fühlt

sich der Krankheit ausgeliefert und hilflos. Auf der Suche nach aktiven Bewältigungsmöglichkeiten entdeckt sie in einem der vielen Räume Teufelchen, die ihre Beschwerden mit Feuer schüren; es gibt für sie kein Gegenmittel. Nach mehreren Sitzungen entdeckt sie in einem weiteren Raum Engelchen, die gegen die Teufelchen antreten. Sie werden im Verlauf der Sitzungen immer massiver, bis sie schließlich das Feuer gelöscht und die Teufelchen in die Flucht geschlagen haben.

16.2.16 Hypnotisch induzierter Traum

Beschreibung:
Bei dieser Methode wird davon ausgegangen, daß im Traum kreative Problemlösungen erfolgen können. Die Methode besteht darin, die Person unter Hypnose träumen zu lassen. Unter dieser Bedingung wurden eindeutig bessere Lösungen erzielt als bei rational-kognitiven Versuchen (Dave, 1979).

Anwendung:
Die Methode wurde weiter erprobt bei kreativen Hemmungen, die bei künstlerischen, literarischen, wissenschaftlichen und beruflichen Problemstellungen auftraten. Hypnose-Traum und Wach-Imaginationen sind hier wesentlich erfolgreicher als rationale Diskussionen oder andere Kontrollbedingungen (Barrios & Singer, 1982).

Beispiel:
Als klassisches Beispiel mag hier der (ohne Hypnose erlangte) Traum des August Kekulé von Stradonitz gelten, der im Traum die Lösung für seine chemische Problemstellung fand: die Schlange, die sich in den Schwanz beißt und damit die Idee des Benzolrings symbolisiert.

Träume, besonders mit Symbolgehalt, lassen sich durch Hypnose stärker bewirken und steuern

16.2.17 Schultafel, Projektionswand

Beschreibung:
Diese Methode benutzt eine Projektionsfläche. Dem Patienten wird eine imaginierte Tafel (Plakatwand etc.) vorgegeben, auf der er selbst oder eine unsichtbare Hand Texte oder Zeichnungen aufbringt. Diese können sich nun verändern, sich teilweise auflösen bzw. gelöscht werden etc.

Der Patient nimmt auf diese Weise unbewußte und vorerst ungesteuerte Suchprozesse vor, die besonders wesentliche diagnostische Informationen geben können.

Channon und Diment (1979) benutzen einen imaginierten Spiegel, in dem Bilder der Vergangenheit auftauchen. In gleicher Weise lassen sich Projektionswände oder Fernsehgeräte u.ä. sinnvoll einsetzen.

Anwendung:
Der praktische Nutzen dieser Methode(n) liegt darin, daß sowohl Therapeut als auch Patient entsprechende Bilder entwerfen können, zu denen man unterschiedliche Nähe, Konkretheit, emotionale Beziehung aufbauen kann.

Beispiel:
Der Patient hat berufliche Entscheidungsprobleme. Auf der imaginierten Tafel erscheinen Texte, die sich laufend verändern, bis darin Worte enthalten sind, die für den Patienten und seine Fragestellung bedeutsam sind.

16.2.18 Die Pille

Beschreibung:
Bei Patienten mit Erfahrungen von Medikamenteneinnahme spricht de Shazer (1984) unter Hypnose über ihre Idealpille, die für sie besonders wirkungsvoll ist – und auch die suggerierten idealen Effekte hervorruft.

Anwendung:
Besonders bei Patienten mit einer passiven Einstellung erscheint diese Methode sinnvoll. Die Patienten lernen im Verlauf der Therapie, diese Intervention unter Selbsthypnose einzusetzen, um ihre Probleme dann selbst zu meistern, so z.B. bei Schlafstörungen, Kopfschmerzen.

Beispiel:
Die Patientin mit Schlafstörungen imaginiert in der Wirkung der Pille Ruhe, Entspannung und Erlebnisse wie im Urlaub. Dadurch entspannt sie und hat nun die entspannenden Urlaubszenen in ihrer Vorstellung, die ihr ein angenehmes Gefühl vermitteln und sie schnell einschlafen lassen.

16.2.19 Helfende und hemmende Personen

Beschreibung:
Bei bestimmten Problemen und Lösungsversuchen können konkrete Personen behilflich sein und Ratschläge erteilen, Fragen stellen oder beantworten: der weise alte Mann, die weise Frau, der erfahrene Großvater oder ein weiser alter Hase etc. Comic- und Fernsehgestalten eignen sich besonders für Kinder.

Auch hemmende Figuren (z.B. das schlechte Gewissen, der böse Geist der Versuchung) können ähnliche konfrontative Wirkung haben und zu Lösungen verhelfen.

Anwendung:
In unklaren oder scheinbar ausweglosen Situationen ist diese Methode hilfreich: Auf einer Wanderung oder in der Problemsituation begegnet der Patient der weisen Gestalt, die nun Ratschläge erteilt, Lösungsvorschläge macht und in mannigfaltiger Weise mit Rat und Tat hilfreich sein kann. Sowohl der Therapeut als auch der Patient können diese Figur agieren lassen. Die Animation durch den Patienten kann besonders aufschlußreich sein und er kann hier bereits wirkungsvolle Selbstkontrollstrategien aufbauen.

Beispiel:
Die Patientin mit starken Elternproblemen begegnet dem weisen alten Mann und akzeptiert ihn als Autorität, der ihr Ratschläge geben kann. Darin erlebt sie, daß sie die Ratschläge ihrer Eltern ebenfalls annehmen könnte.

16.3. Die Apfeltechnik zur Erleichterung der Hypnose

Besonders bei ängstlichen Patienten kann nicht immer mit der Hypnoseprozedur begonnen werden - auch wenn bereits Vorbereitungsübungen absolviert wurden. Allein der Übergang zum bislang Unbekannten bereitet ihnen Probleme. Strauss (1991) schlägt für diese Personen die Einführung der Apfeltechnik vor:

Der Patient soll seine Augen schließen und erhält nun in seine ausgestreckte Hand einen Apfel gelegt. Im Dialog mit dem Therapeuten soll er nun dessen Gewicht, Oberflächenbeschaffenheit, Farbe, Geruch, Geschmack, Geräusche beim Reinbeißen etc. beschreiben. Wenn der Patient die Imaginationen einigermaßen plastisch vor sich hat, soll er sich besonders auf das Gewicht des Apfels in seiner Hand konzentrieren. Der Therapeut nimmt schließlich den Apfel weg und der Patient bemerkt, wie seine Hand nun leichter wird. Darauf aufbauend erfolgen nun weitere Suggestionen der Armleichtigkeit, die schließlich zur Armlevitation führt.

Auf diese Weise wird Kooperation aufgebaut und gleichzeitig indirekt exploriert, welche Sinnesmodalitäten bevorzugt werden. Gleichzeitig kann von der Imagination des Apfels fließend zur Hypnose übergegangen werden.

Da eine hohe Übereinstimmung der Handlevitation mit der allgemeinen Hypnotisierbarkeit im SHSS:C besteht ($p < .001$), kann diese Imaginationsübung gleichzeitig als grobes Orientierungsmaß der Hypnotisierbarkeit gelten (Strauss, 1991).

16.4 Bemerkungen zur Praxis

Viele meiner Kurs- und Seminarteilnehmer sind immer wieder erstaunt, wie schnell mir zur Demonstration im Seminar oder im Verlauf einer Therapie die geeigneten Imaginationen und deren Kombinationen miteinander einfallen.

Der Berufsanfänger wird sich hierin bestimmt noch sehr schwer tun, da ihm das Grundrepertoire an Methoden noch fehlt. Nach ausreichender Erfahrung im Umgang mit diesen Methoden – und nach vielen Selbstversuchen im Umgang mit diesen gewinnt man an Ideenreichtum und Flexibilität. Dies ist jedoch nur dann möglich, wenn man seine grundlegenden Methoden als Therapeut intensiv beherrscht.

Schlußbemerkungen zur Anwendung imaginativer Techniken

- Die aufgestellte Sammlung imaginativer Techniken ist keinesfalls vollständig und wird nie vollständig werden können.
- Die imaginativen Verfahren sollten keinesfalls als Patentrezept benutzt werden.
- Imaginative Techniken sind kein Therapieverfahren in sich.
- Imaginationsmethoden sollen stets im Rahmen eines übergreifenden Behandlungskonzeptes stehen.
- Sie sollen immer auf die individuelle Situation des Patienten abgestimmt sein.

Kapitel 17
Selbsthypnose

Ich sitze am Straßenrand.
Der Fahrer wechselt das Rad.
Ich bin nicht gern, wo ich herkomme.
Ich bin nicht gern, wo ich hinfahre.
Warum sehe ich den Radwechsel
mit Ungeduld?

Bertolt Brecht (1898–1956)

In diesem Abschnitt werden die methodischen Probleme der Selbsthypnose (Autohypnose) und ihre Anwendung dargestellt.

17.1 Historischer Aspekt und Definitionsprobleme

Bereits Braid (1845, 1855, zit. in Tinterow, 1970) hat als erster Experimentator die Phänomene der Selbsthypnose untersucht.

Nach einer ausführlichen Literaturrecherche über 15 Jahre wurden von der Gesamtliteratur zur Hypnose nur zwei Prozent über Selbsthypnose gefunden (Fromm, Lichtman & Brown, 1973); entsprechend ist Selbsthypnose nur wenig erforscht worden.

Auf sehr unterschiedliche Weise wird dieser Bereich untersucht – natürlich auf dem jeweils sehr unterschiedlichen theoretischen Hintergrund des Experimentators. Entsprechend sind die Diskussionen zur Selbsthypnose sehr divergierend (Gardner, 1981; Johnson, 1979; Sacerdote, 1981; Singer & Pope, 1981).

Teilweise wird in Frage gestellt, inwiefern Selbsthypnose überhaupt Beziehung zu Fremdhypnose (Heterohypnose) hat. Auf der anderen Seite sieht Sacerdote (1981), daß die Grenze zwischen Fremd- und Selbsthypnose immer undeutlicher wird, da mit der Abnahme der früheren autoritären Hypnose nach dem Zweiten Weltkrieg die Hypnose immer permissiver wurde. Dies ergibt dann die Annahme, daß in Hypnose lediglich Ideen vorgegeben werden, die vom Patienten umgesetzt werden. Weiterführend entwickelte sich daraus der Ansatz, daß jede Art von Hypnose letztendlich Selbsthypnose sei (Sacerdote, 1981).

Dies führt zur Definitionsfrage der Selbsthypnose, die ebenfalls sehr kontrovers beantwortet wird (wie der gesamte Bereich der Hypnoseforschung).

Auf der einen Seite wird von „selbst-definierter" Hypnose gesprochen, was die Erfahrung des Patienten unter Hypnose bezeichnet – unabhängig von der Anwesenheit oder Abwesenheit des Therapeuten. Andererseits kann alles das, was in Abwesenheit des Hypnotiseurs an Hypnose durchgeführt wird, als Selbsthypnose bezeichnet werden.

Diese Diskussion beinhaltet dann weiterhin, daß auch in Anwesenheit des Hypnotiseurs der Patient durchaus Selbsthypnose ausüben kann (Fromm, Brown, Hurt et al., 1981; Ruch, 1975; Shor & Easton, 1973). Diese Betrachtungsweise zielt mehr auf den verbalen bzw. nonverbalen Kommunikationsaspekt zwischen Therapeut und Patient ab. Demgegenüber sah Coué (1922) Selbsthypnose als selbstmotivierte Übungssitzung in Gegenwart des Therapeuten an.

Definitionsversuche der Selbsthypnose

Gardner (1981) nimmt eine behavioristische Definition vor:

Hypnose ist abhängig von dem Ausgangspunkt des Stimulus, der die Hypnose (hier bei Gardner den Hypnosezustand) bewirkt. Entsprechend ist es Fremd- oder Selbst-Hypnose.

Geht man demnach gänzlich pragmatisch vor, so steht im klinischen Bereich anfangs meist die durch den Therapeuten angeleitete Hypnose, die später dann methodisch in die Selbsthypnose umgearbeitet wird.

Im engeren Sinne wäre dies selbstangewandte Heterohypnose (Brown & Fromm, 1978).

Reine Selbsthypnose liegt bei Kindern vor, die mit derartigen Phänomenen vertraut sind, ohne daß eine Außeninstruktion erfolgt (Gardner, 1977). Im klinischen Anwendungsbereich muß dann jedoch eine Außenanleitung durch den Therapeuten vorgenommen werden, diese Fähigkeiten klinisch relevant einzusetzen.

17.2 Experimentelle Befunde (Kurzer Abriß)

Johnson (1979) stellt fest, daß unerfahrene Versuchsperson sich in der Fähigkeit zur Selbst- und Fremdhypnose nicht unterscheiden. Bei Fremdhypnose wird nach diesen Befunden mehr Passivität und externale Kontrolle empfunden, während Selbsthypnose mehr an Zeitverzerrung und Desorientierung bewirkt. Insgesamt folgert Johnson (1979), daß Fremd- und Selbsthypnose sich ausreichend ähneln, um unter dem Konzept der Hypnose aufgefaßt zu werden. Aus den Ergebnissen ihrer späteren Studie folgern Johnson, Dawson, Clark und Sikorski (1983) jedoch, daß Selbst- und Fremdhypnose nur begrenzt vergleichbar sind. Das ist weitgehend darauf zurückzuführen, daß der Zustand – bzw. das Verhalten – unter Selbsthypnose (je nach theoretischem Standpunkt) noch nicht ausreichend zu definieren ist. (Erinnert sei hier an die ausführlichen Diskussionen, die man allein darüber führt, ob Hypnose ein Zustand oder ein Verhalten sei; vergleiche dazu Kap. 3 „Theorien der Hypnose".)

In der Studie von Fromm, Brown, Hurt et al. (1981) wird deutlich, daß bei Selbsthypnose am Anfang Angst und Zweifel über die eigenen Fähigkeiten bestehen, die dann jedoch mit der Entspannung abnehmen. Altersregressionen und negative bzw. positive Halluzinationen werden besser in Heterohypnose erreicht.

Dem gegenüber steht dann die Annahme, daß jede Hypnose letztendlich Selbsthypnose sei (Kroger, 1977; Shor & Easton, 1973). Dies wird damit begründet, daß Hypnose nur durch das aktive Mitwirken der Versuchsperson (des Patienten) möglich ist, denn sie (er) bewirkt die Hypnose und nicht der Versuchsleiter bzw. Therapeut.

Es ist fraglich, inwieweit alle Annahmen der Fremdhypnose auf die Selbsthypnose übertragbar sind. Allein der sozialpsychologische Aspekt ist hier äußerst unterschiedlich: bei der Selbsthypnose ist der Patient Sender und Empfänger in einer Person, Probleme des Rapports entfallen, gleichzeitig damit verbunden auch Bewertungskriterien durch andere Personen. Es fehlt auch die Rückmeldung und Verstärkung durch den Therapeuten. Dadurch ist es möglicherweise erschwert, das hypnotische Verhalten aufzubauen und auch aufrecht zu erhalten. Dies beinhaltet, daß dem Patienten z.B. Abschweifungen (sogar in symptomverstärkender Weise) oder Vermeidungen hier viel leichter möglich sind.

17.3 Anleitung zur Selbsthypnose

Generell ist die Anwendung und Induktion der klinischen Selbsthypnose analog zur Fremdhypnose. Je nach Autor werden jedoch unterschiedliche Vorgehensweisen benutzt. Primär wird von den in der Fremdhypnose erlernten Erfahrungen ausgegangen, die dann auf die Selbsthypnose übertragen werden. Als grundlegend sind hier die Verfahren von Sacerdote (1978) und Garver (1981) zu empfehlen.

17.3.1 Umgekehrte Handlevitation

Beim Übergang zur Selbsthypnose wendet Sacerdote (1970, 1978) die umgekehrte Handlevitation an, d.h. das Absinken des Armes. Damit verbunden werden dann entsprechende Hypnose- bzw. Entspannungs-Suggestionen. Da die Schwere des angehobenen Armes von allein eintritt, erfolgt hier im wahrsten Sinne des Wortes eine Selbstinduktion.

Konditionierungsmodell der Selbsthypnose

Aus zahlreichen Therapieanleitungen konnte ich ableiten, daß das Armabsinken bereits nach wenigen Lerndurchgängen zum auslösenden Stimulus (CS) für die Entspannungsreaktion (CR) wird. Die psychophysiologischen Korrelate der Entspannung werden hierdurch klassisch konditioniert. Dies bedeutet jedoch nicht unbedingt, daß Selbsthypnose konditionierbar ist. Vielmehr ist die begünstigende Eingangsbedingung dadurch wesentlich erleichtert.

Diese weitgehend nonverbale Technik verbindet Sacerdote (1981) dann mit langsamen und monotonen Erklärungen, so daß der Patient nun die Fähigkeit erwirbt, sich neue Fertigkeiten anzueignen. Dies wird von Sacerdote primär psychoanalytisch im Sinne von Gill und Brenman (1959) und Kris (1962) als „Regression im Dienste des Ich" gedeutet.

In gleicher Weise lassen sich diese Vorgehensweisen lerntheoretisch als Konditionierungen interpretieren. Nach der oben erklärten klassischen Konditionierung einer Entspannungsreaktion durch Armsenken erfolgen nun verbale Verknüpfungen, die sekundäre Konditionierungen auf kognitiver, imaginativer oder semantischer Ebene darstellen. Dabei ist eine Wirkung im Sinne einer selbsterfüllenden Prophezeiung (*„self-fulfilling prophecy"*; Rosenthal & Jacobson, 1968) naheliegend.

17.3.2 Ein Stufen-Lernprogramm

Garver (1984) berücksichtigt die o.g. (s. Absatz 17.2) Einwände und Störfaktoren und entwickelt acht Stufen, die zum Erlernen der Selbsthypnose beitragen. Anfangs steht die Heterohypnose, aus der dann die Selbsthypnose abgeleitet wird. Während der Fremdhypnose werden die gleichen Schritte durchlaufen, die der Patient später selbst verwaltet. Hierdurch wird eine Konditionierung vorgenommen, die das Erlernen der Selbsthypnose erleichtert.

Bei der nachfolgenden Darstellung der Stufen sind von mir in Klammern die verhaltenstheoretischen Interpretationen angegeben, die der mehr psychoanalytisch orientierte Autor Garver nicht vornimmt:

Schritte der Selbsthypnose

1. *Suggestionsplanung*
   Plane zuerst die Suggestionen und halte sie positiv.
   Dies beinhaltet, daß der Patient sich vor Beginn der Selbsthypnose über den Zweck und die Zielrichtung seiner Intervention Klarheit verschaffen soll. Dazu gehört die genaue Planung der Suggestionen und Imaginationen. Die positiven Formulierungen (Suggestionen) tragen dazu bei, eine angemessene Verstärkung vorzunehmen und die Aufmerksamkeit in die relevante Richtung zu lenken. Bereits bei der Heterohypnose wurde deutlich, daß positive Formulierungen eindeutiger und aufbauend sind.

2. *Einleitungsbedingung*
   Unter Fremdhypnose sollte eine Einleitungsbedingung eintrainiert werden, die dann in der Situation der Selbsthypnose abrufbar ist wie z.B. tief einatmen, Augenfixation etc.
   (Es ist evtl. anzunehmen, daß durch diese stets feststehenden Vorgehensweisen eine Konditionierung der Entspannung erfolgt, derer sich der Patient

dann später bei der Selbstinstruktion bedient.)

3. *Neutrale Imaginationen*
Am Anfang sollte eine neutrale oder positive Imagination stehen, die den Einstieg positiv empfinden läßt. Danach erst sollen die klinisch relevanten Imaginationen folgen.
Dadurch entsteht kein Angst- oder Vermeidungsverhalten gegenüber der klinischen Imagination oder sogar ein generalisiertes Vermeidungsverhalten gegenüber der gesamten Selbsthypnose.

4. *Übergang zu den klinischen Suggestionen/Imaginationen*
Nachdem die Entspannung und Konzentration gut realisiert ist, wird nun zu den klinisch relevanten Imaginationen bzw. Suggestionen übergegangen. Hier werden die in Stufe 1 geplanten positiven Suggestionen eingesetzt.

5. *Rückkehr zur neutralen Imagination*
Diese Stufe wird von Garver (1984) einbezogen, da er annimmt, daß nun Verarbeitungsprozesse einsetzen, die eine ausreichende Zeit benötigen.
Garver bezieht sich hier auf das bekannte Phänomen, daß man bei angestrengtem Suchen das Problem nicht lösen kann, jedoch nach einer Pause, in der keinerlei Problembezug besteht (Wertheimer, 1945). Nach dieser neutralen Such- und Verarbeitungsphase erscheint dann die Lösung nahezu „wie von allein".

6. *Rückorientierung*
Der Patient soll sich an seiner „objektiven Welt" rückorientieren, d.h., er soll nun wieder deutlich wahrnehmen, wie er im Stuhl sitzt (Gewicht, Körpergefühl etc.), daß er sich in dem speziellen Raum befindet etc.

7. *Posthypnotische Suggestionen*
An dieser Stelle wird nun die posthypnotische Suggestion gegeben, die klinisch relevant ist für das auf die Hypnose folgende Verhalten oder Fühlen des Patienten. Dies können entweder die Suggestionen sein, aktiv und erfrischt aufzuwachen oder immer müder zu werden und in tiefen Nachtschlaf zu versinken. Hier kann sich der Patient auch Anweisungen über sein konkretes Verhalten in kritischen Situationen geben.

8. *Abschlußschritt*
Die Selbsthypnose wird nun in gleicher Weise beendet wie bei der Fremdhypnose, also z.B. durch Rückwärtszählen, wenn dieses vorher im Training mit dem Therapeuten auf solche Weise eingeübt worden war.

17.4 Indikationsbreite

Aus der vorhergehenden Darstellung geht die Indikation bereits deutlich hervor: *immer wenn Selbstkontrolltechniken erforderlich sind, ist Selbsthypnose indiziert.* Auch bei verschiedenen Widerständen, die ggf. mit Fremdeinwirkungen (z.B. bei Autoritätsproblemen) verbunden sind, kann der Patient unter Anleitung eigenkonstruierte Vorgehensweisen erproben.

Ohne hier die zahlreiche Autoren direkt zu zitieren, seien exemplarisch nur einige Konstellationen aus dem Indikationsbereich der Selbsthypnose genannt (nähere Hinweise sind später bei der Besprechung der einzelnen Krankheitsbilder gegeben bzw. aus den Behandlungsmethoden ableitbar, die besonders ab Kap. 24 dargestellt sind):

Ängste, Schmerzprobleme, Geburtsschmerzen, psychosomatische Störungen (nahezu jeglicher Art: Asthma, gastrointestinale, urogenitale Probleme, etc.), Streßproblematik, Krebserkrankungen, Zahnarztprobleme, Depressionen, Zwänge etc.

Letztendlich kann die Therapie fast jeder Störung als Selbsthypnose umformuliert werden, wenn das Grundprinzip Geltung hat, den Patienten dazu zu befähigen, seine eigene Heilung zu übernehmen. Dies beinhaltet, den Patienten methodisch dazu anzuleiten, Selbstbeobachtung und Selbstkontrolle durchzuführen und auf dieser Basis ihm dazu zu verhelfen, wieder selbstbestimmte Kontrolle *(internal locus of control)* zu erlangen.

Die Literaturanalyse der letzten Jahre zeigt deutlich, daß sich zunehmend mehr Beiträge mit der Anwendung der Selbsthypnose befassen. Umfangreiche Lehrbücher haben sich inzwischen ausschließlich dieser Problematik angenommen (Fromm & Kahn, 1990; Sanders, 1990). Diese Entwicklung entspricht wahrscheinlich der veränderten Therapeut-Patient-Beziehung, den Patienten als Partner anzusehen, ihn deshalb immer mehr mündig zu machen und ihn zunehmend mehr als die Person zu betrachten, die in Bezug auf ihre Störungen eine gewisse Kompetenz besitzt.

Der immense Vorteil der Selbsthypnose liegt bestimmt darin, daß der Patient entsprechende Techniken äußerst kontingent einsetzen kann, was ein Therapeut nie zu leisten vermag:

Vor oder bei Eintreten von Probelemsituationen kann der Patient sofort Selbsthypnose anwenden und somit schnell gegensteuern. Dies beinhaltet weiter nach dem Konzept der Selbstkontrolle (Kanfer, Reinecker & Schmelzer, 1991), daß anfangs das Symptom zum Auslöser für Selbstkontrollmethoden wird, diesem Symptom entgegenzuwirken. Bei zunehmender Übung erfolgt ein Konditionierungsprozeß, bei dem die erlernte Wirkung immer weiter zeitlich nach vorn rückt. Dadurch kann dann der Auslöser des Symptoms gleichzeitig die Selbstkontrolle bewirken - und letztlich dieser Stimulus sofort Selbstkontrolle auslösen. In dieser Stufe wird also das Auftreten des Symptoms immer unwahrscheinlicher, bis letztendlich der auslösende Stimulus die inzwischen internalisierte Selbstkontrolle bewirkt, was dann bedeutet, daß das Symptom nicht mehr auftreten kann - und daß der ehemals symptomauslösende Stimulus bedeutungslos geworden ist. Das System hat sich damit selbst geheilt (s. Abb. 17.1.).

Selbsthypnose bei Kindern

Bei Kindern bestehen keine prinzipiellen Unterschiede gegenüber Erwachsenenanwendungen – nur müssen sie altersangemessen mit dem Kind besprochen werden, so daß das Kind in der Lage ist, die Grundprinzipien zu erkennen und anzuwenden.

Da Kinder meist durch ihre eigenen Verarbeitungsprozesse bereits über Erfahrungen mit Selbsthypnose verfügen (sie nennen es dann Dösen, Gaffen, Phantasiespiel o.ä.), reicht es mitunter aus, diese kognitiven Verarbeitungsmuster und -strategien ausfindig zu machen und für den relevanten klinischen Gebrauch zu adaptieren (Gardner, 1981).

Diese Ansätze werden auf der Ebene der Verhaltenstherapie von Kossak (1990a, 1990b) als neuere Beiträge der kognitiven Entwicklung der Verhaltenstherapie geleistet. Der Autor versucht auch bei Lern- und Leistungsstörungen sowie Examensängsten bei Studenten (Schülern etc.) auf dem oben genannten Hintergrund Selbsthypnose als Anleitungskurs anzubieten, da sein Trainingsprogramm unter Anleitung zur Selbsthypnose bislang erfolgreich war (Kossak, 1992b; s. hierzu auch in Kap. 25.9 Lern- und Leistungsstörungen, Examensprobleme).

Problematisch ist bei der Selbsthypnose von Kindern, daß die Kinder meist zu üben aufhören, wenn die Eltern zu starke Kontrolle haben und zu sehr auf den Übungen bestehen, was dem Selbstkontrollgedanken deutlich entgegenarbeitet (Kohen, Olness, Colwell & Heimel, 1990).

Gerade bei Kindern können z.B. Biofeedback (u.a. der peripheren Temperatur und des GSR) sehr zur Selbstkontrolle beitragen, die wiederum zur Verbesserung der Selbsthypnose führen, um z.B. Schmerzen zu regulieren (Olness, 1989). Die immense Bedeutung des Ortes der Kontrolle wird hier besonders deutlich.

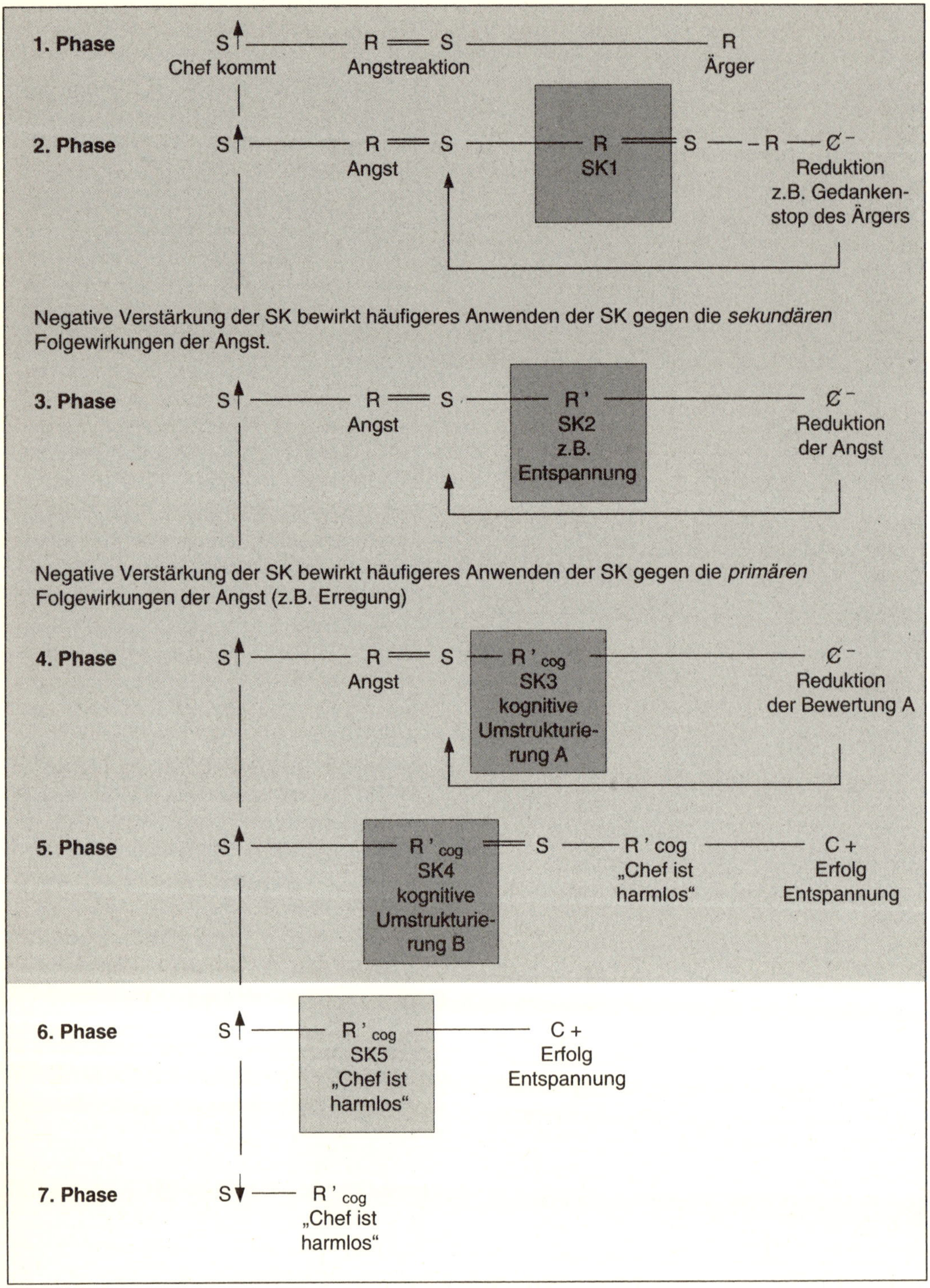

Abb.17.1: **Lerntheoretische Erklärung der Selbstkontrolle (SK)**
Idealisiertes Beispiel: Bei Auftreten des Chefs (S ↑) entsteht Angst (kognitiv = R_{cog} und physiologisch = R), der dann Ärger (innere Dispute und Minderwertigkeitsgefühle = R_{cog}) folgen.
S ↓ = diskriminative Stimuli; R' = alternative Verhaltensweisen.

17.5 Kassetten-Instruktionen

Bei der therapeutischen Anwendung von Tonbandkassetten-Instruktionen muß der Unterschied zwischen individuellen Therapie-Instruktionen und allgemeinen Standard-Instruktionen getroffen werden.

17.5.1 Individuelle Therapie-Instruktionen auf Kassette

In meinen Therapien gehe ich oft dazu über, dem Patienten voll- oder teilstrukturierte Tonkassetten zur häuslichen Übung mitzugeben. Dies erfolgt besonders in den Fällen, bei denen (im Sinne der oben dargestellten Indikationsbreite) Selbstkontrolle erworben werden muß. Zahlreiche Störungen oder ihre therapeutischen Interventionen benötigen ein häufiges Einüben von Verhaltensweisen, so z.B. bei der Angstbehandlung, Selbstsicherheitsproblemen, Zwangsgedanken. Der Patient kann durch die gezielte und mit dem Therapeuten genau besprochene Anwendung der Kassetten für sich auf diese Weise die Therapie jederzeit und häufig zugänglich machen. Nach meinen Erfahrungen wird die Therapiedauer dadurch deutlich verkürzt.

Die Kassetteninstruktion dient hier als Übergangsmedium von der Anwesenheit des Therapeuten hin zur Eigenkonstruktion der Selbsthypnose. Mit zunehmender Erfahrung des Patienten soll er die Kassetteninstruktionen immer seltener benutzen, um durch diese Ausblendung immer mehr an Eigenerfahrung und Eigenverarbeitung zu übernehmen. Der Patient lernt dadurch sehr schnell, sowohl die Entspannungsreaktionen zu realisieren (falls sie im Therapieplan konzipiert sind), als auch relevante Imaginationen aufrechtzuerhalten.

Besonders bei Problemen, die ein Eskalieren der Imaginationen nahelegen (z.B. Phobien, Examensängste), bahnt die konkrete Vorgabe der Imaginationen sehr klar das Durchhalten dieser Innenbilder bzw. Kognitionen.

Mitunter erhalten Patienten bereits nach den ersten Sitzungen ihre individuelle Kassette ausgehändigt – dies besonders, wenn im Verlauf der Diagnose und Therapie deutlich wurde, daß der Patient diese Selbstkontrollmöglichkeit sinnvoll einsetzt.

Derartige individuelle Therapie-Instruktionen erstelle ich nie ohne Absprachen und Erprobungen mit dem Patienten.

Deshalb werden die Kassetten nicht isoliert außerhalb der Therapiesitzung besprochen. Viel-

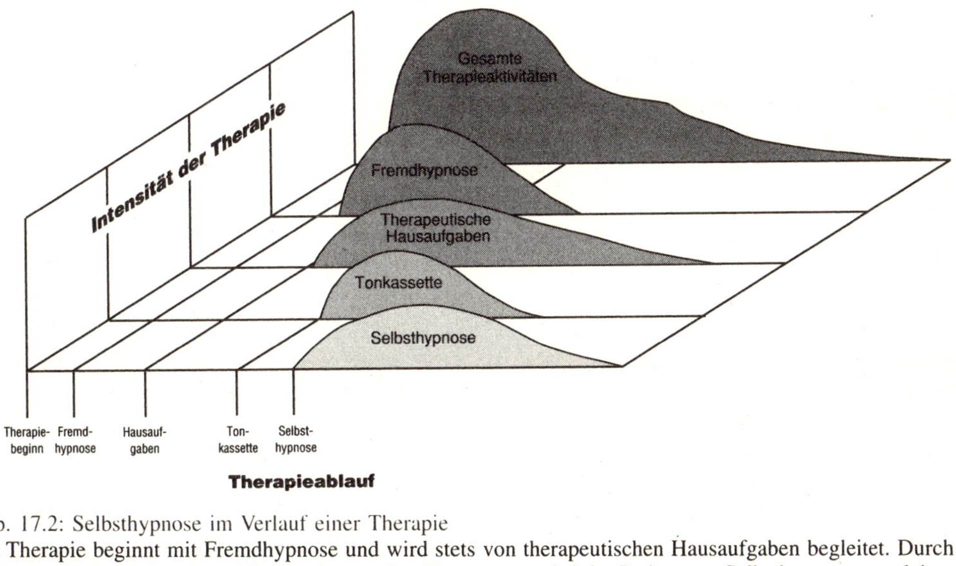

Abb. 17.2: Selbsthypnose im Verlauf einer Therapie
Die Therapie beginnt mit Fremdhypnose und wird stets von therapeutischen Hausaufgaben begleitet. Durch die individuellen Induktionen und Suggestionen über Toncassette wird der Patient zur Selbsthypnose angeleitet, die er bis zum Abschluß der Behandlung anwendet.

mehr wird mit dem Patienten abgesprochen, daß während der Therapiesitzung ein Kassettenrecorder mitläuft, der die gesamte Sitzung aufzeichnet. Auf diese Weise hat der Patient – beginnend von der Induktion bis zur Auflösung der Hypnose – alle für ihn bedeutsamen Instruktionen zur Verfügung. Lediglich die Induktionsformeln müssen etwas allgemeiner gehalten werden und die Zeitvorgaben müssen ebenfalls einen breiteren Rahmen zulassen. So hat der Patient die Möglichkeit, sich seine Zeitpunkte z.B. des Augenschlusses, der Entspannung selbst auszusuchen.

Werden Imaginationen sehr häufig benutzt, so kann deren Wirkung abflachen. Aus diesem Grunde muß die Wirkung der Kassetten-Instruktionen stets vom Therapeuten überprüft werden. Entsprechend müssen dem Therapiefortschritt angepaßt laufend neue Kassetten aufgenommen werden.

Wesentliche Aspekte bei den individuellen Therapie-Instruktionen auf Kassette sind:

- Kassetten sind kein Ersatz für eine kontinuierliche Behandlung mit individuellen Kontakten.
- Kassetten dienen lediglich als Unterstützung innerhalb eines komplexen Therapiekonzeptes.
- Kassetten dienen meist zur intensiveren Übung oder zum Erwerb von Selbstkontrolle.
- Kassetten sollten stets nur für die individuelle Therapie und speziell für den bestimmten Patienten erstellt werden.
- Kassetten müssen regelmäßig dem Verlauf der Therapie angepaßt werden.
- Ziel ist es, daß der Patient es lernt, den Gebrauch der Kassetten allmählich auszublenden. Auf diese Weise wird er unabhängig vom Therapeuten und erlernt nun, eigenverantwortlich und selbständig Selbstkontrolle auszuüben. Dies gilt besonders für die Situationen, in denen keine Kassettenrecorder o.ä. benutzt werden können (z.B. Examen).
- Der Patient muß darauf hingewiesen werden, daß er die Kassetten nur in der besprochenen Weise (Häufigkeit, Situation etc.) anwendet.
- Bei dem Patienten muß sichergestellt sein, daß er die Kassetten nicht an andere Personen weitergibt.

17.5.2 Allgemeine Standard-Instruktionen auf Kassette

In letzter Zeit werden zahlreiche Tonbandkassetten zur Selbsttherapie angeboten, so u.a. bei Eßproblemen, Raucherproblematik, Schmerzen. Hier werden nach Annahme der Autoren (Stein, 1987a) „unterschwellig" wahrnehmbare Informationen über die beiden Kanäle der Stereo-Verarbeitungen gegeben, der diese Form der Suggestion als besonders wirkungsvoll beschreibt (Stein, 1987b). In ihrer Untersuchung an Kindern weist Lohman (1987) nach, daß durch diese Form der Informationsgabe Entspannung bewirkt wird.

Klinische Beobachtungen (Schädel & Weber, 1987) legen nahe, daß durch die Anwendung der Kassetten psychosomatische Beschwerden reduziert werden. Wie weit hier statistisch signifikante Beobachtungen getroffen wurden – und inwieweit die Hypothese der unterschwelligen Beeinflussung wirksam ist, muß noch experimentell belegt werden.

Aus den knappen Ausführungen geht hervor, daß allgemein derartige Suggestionen nur sehr eingeschränkt benutzt werden sollten.

Allgemein ist bei Standardinstruktionen auf Kassetten, wie sie im freien Handel zu erhalten sind, folgendes zu bedenken:

- Der Patient trifft eine Selbstindikation, ohne daß eine eindeutige Diagnose gestellt wurde.
- Der Patient arbeitet primär an der Symptomatik und nicht an der Verursachung.
- Das Verhalten, Reagieren des Patienten und sein Umgehen mit den vorgegebenen Instruktionen ist nicht kontrollierbar und damit schwer korrigierbar.

- Mögliche Nebeneffekte sind somit nicht auszuschließen.
- Es ist sehr in Frage zu stellen, ob alle Patienten die Suggestionen stets im intendierten Sinne begreifen und umsetzen – oder ob nicht sehr leicht Um- und Fehlinterpretationen auftreten können, welche sogar schädlich sind.
- Allgemein fehlen bislang genaue Untersuchungen, die die Effektivität der Kassetten und der angepriesenen Methoden ausreichend und abgesichert belegen.

17.6 Kontraindikationen

Grenzen findet die Selbstsuggestion sofort bei Realitätsflucht und solchen Vermeidungsverhaltensweisen, bei denen jede Art von Phantasie, Vorstellung oder kognitivem (imaginativem) Rückzug möglich sind. Nähere Ausführungen hierzu sind in Kap. 22 „Gefahren, Kontraindikationen und Grenzen".

Auch bei den Kontraindikationen der Selbsthypnose bestehen bei Kindern keine Unterschiede im Vergleich zu Erwachsenentherapien (Gardner, 1981).

Wie kurz zuvor dargelegt, ist die Anwendung von Kassetten sehr kritisch zu betrachten.

Kapitel 18

Hypnose bei Kindern und Jugendlichen

> Erwachsen sein heißt:
> vergessen, wie untröstlich wir
> als Kinder oft gewesen sind.
>
> Heinrich Böll
> (1917–1985)

In diesem Kapitel sollen die Besonderheiten dargestellt werden, die sich in der Indikation, Induktion und Hypnoseführung bei Kindern und Jugendlichen ergeben. Schwerpunkt sind dabei die verschiedenen Methodenvorschläge. Auf besondere Symptome wird nur eingegangen, wenn diese für Behandlungsmethoden bei Kindern und Jugendlichen relevant sind.

18.1 Historischer Kurzabriß

Bereits in der Bibel (Könige 27, 17-24) und bei sog. primitiven Kulturen wird von der Hypnoseanwendung bei Kindern berichtet. So z.B. wenden Balinesen in der Erziehung ihrer Kinder Trancemethoden an, wenn diese etwas nicht sehen dürfen. Kommt das Kind in eine derartige Situation, so tritt bei ihm sofort Trance ein (Mead, 1949).

Aus der Gründungszeit der modernen Hypnose ist der aufsehenerregende Fall des Fräulein Paradis bekannt (s. Kap. 2 „Geschichte der Hypnose"). In der Untersuchung der Königlichen Akademie von 1784 wird im Franklin-Bericht festgestellt, daß Kinder nicht auf Magnetismus reagieren. Wahrscheinlich lag es daran, daß sie zu naiv waren, d.h. sie waren über die soziale Einstellung und die von ihnen erwarteten Verhaltensweisen nicht informiert und produzierten andere als die als „Hypnose" definierten Verhaltensweisen.

Braid stellte ca. 1840 fest, daß Kinder nur schwer zu hypnotisieren sind, besonders bei intellektuellen Defiziten und geringer Konzentration.

Nach der Theorie Charcots sind Kinder nicht hypnotisierbar, da er annimmt, Hypnose sei ein pathologischer Zustand bei Hysterikern. Bernheim und Liébeault stellen dagegen gute Hypnotisierbarkeit bei Kindern fest. Diese Ergebnisse bringen die Theorie Charcots in der Wissenschaftswelt ins Abseits.

Die Anwendung der Hypnose bei Kindern findet in den darauffolgenden Jahren eine ähnlich starke Entwicklung wie die der gesamten Hypnose.

18.2 Suggestibilität und Hypnotisierbarkeit

18.2.1 Korrelation mit dem Alter

In der Untersuchung von Liébeault (1880) wurden 1.212 Versuchspersonen getestet. Danach ist in der Altersgruppe von 7-14 Jahren die größte Hypnotisierbarkeit (zit. n. Tinterow, 1970). Mes-

serschmidt (1933) stellt mit dem Körper-Schwing-Test (s. Kap. 4 „Vorbereitung der Induktion und Vorbereitungsübungen") und anderen Suggestionen eine kurvilineare Beziehung zwischen Hypnotisierbarkeit und Alter fest, mit einem Maximum im Bereich 7-8 Jahre. In der Studie von London und Cooper (1969; 1971) und von Cooper und London (1973) wird die Kinderform des SHSS benutzt und im Altersbereich von 8-12 Jahren die höchste Suggestibilität gefunden. Barber und Calverley (1963) stellen bei einer Alterspopulation von 6-22 Jahren den Höhepunkt der Suggestibilität bei 8-10 Jahren fest.
Die Untersuchung von Morgan und Hilgard (1973) ist dagegen breiter angelegt (N = 1.232; Altersbereich 5-78 Jahre) und findet den Höhepunkt bei 9-12 Jahren. Die Vergleiche der Untersuchungen von London (1962), Barber und Calverley (1963) und Stukát (1958) sind in Abb. 18.1 dargestellt.

Hypnotisierbarkeit nimmt im Alter ab

Alle Untersuchungen stimmen also darin überein, daß im Kindes- und Jugendalter die Hypnotisierbarkeit besonders hoch ist. Dies hängt möglicherweise mit der starken Imaginationsfähigkeit in dieser Altersgruppe zusammen, die im höheren Lebensalter evtl. verloren geht.
Wenn den Befunden von Crawford (1987; vgl. Kap. 11 „Suggestibilität: Definition, Korrelate") zufolge Hypnotisierbarkeit mit einem bestimmten kognitiven Denkstil verbunden ist – im Sinne eines ganzheitlichen Denkens – so müßten sich hier altersbedingte Veränderungen einstellen. Dies bedeutet: im höheren Alter würden mehr detailliert-analytische Operationen auftreten. Diese hier aufgestellte Ableitung müßte jedoch überprüft werden.

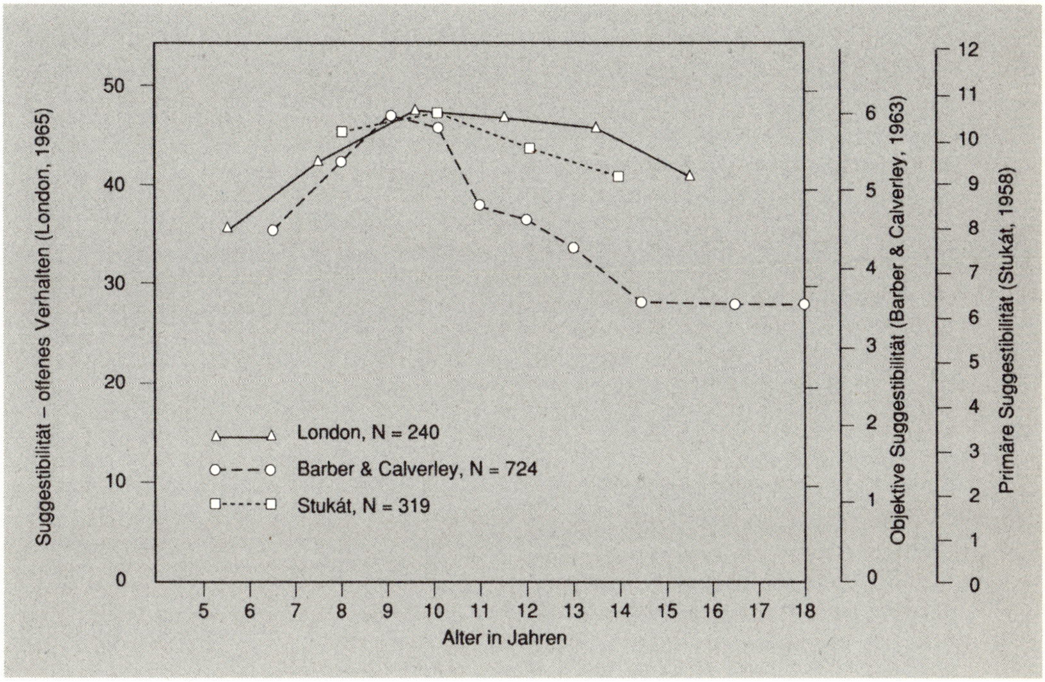

Abb. 18.1: Änderungen von Suggestibilität und Lebensalter
Obwohl sehr unterschiedliche Skalen benutzt werden, die verschiedene Verhaltensweisen messen, besteht eine hohe Übereinstimmung in der Suggestibilität (nach Hilgard & Hill, 1971).

18.2.2 Weitere Befunde

Von den zahlreichen weiteren Untersuchungsbefunden sollen nur die wesentlichsten erwähnt sein:

Kinder mit deutlich abnormen EEG-Mustern zeigen geringere Hypnotisierbarkeit (Jacobs & Jacobs, 1966). Psychoanalytische Untersucher wie Ambrose (1968) oder Call (1976) finden, daß die Hypnotisierbarkeit erhöhter ist, wenn der Hypnotiseur ähnliche Autorität und Beziehungsaspekte aufweist wie die Eltern. Die Hypothese des Modellernens ist hier jedoch in gleicher Weise anwendbar. Hohe Werte im CHSS (Children's Hypnotic Susceptability Scale; London, 1963 – s. Kap. 12 „Tests zur Messung der Suggestibilität und Hypnotisierbarkeit") liegen dann vor, wenn die Eltern der Versuchspersonen als streng und tendentiell fordernd beschrieben werden (Cooper & London, 1971), was auch von Call (1976) und Hilgard (1970) bestätigt wird.

Die Kausalbeziehungen hierzu müssen in der Wissenschaft noch diskutiert werden.

18.3 Einstellung gegenüber Hypnose

Es sind zahlreiche Untersuchungen über die Einstellung Erwachsener gegenüber Kinder-Hypnose bekannt (Traphagen, 1959). Meines Wissens haben nur wenige Autoren (Gardner, 1974; Olness & Gardner, 1978) die Kinder selbst zu ihrer Einstellung befragt:

Einstellung der Kinder zur Hypnose

- Einige Kinder sind begeistert von Hypnose, können jedoch keine Unterscheidung zwischen Magie und Schlaf vornehmen.
- Einige Kinder lehnen Hypnose ab – trotz Aufklärung und guter Suggestibilität.

Ablehnung der Hypnose kann folgende Gründe haben (nach Gardner & Hinton, 1980, S. 214):

- Der Patient will seine Symptome nicht aufgeben, da diese funktionale Qualität haben und somit sekundären Krankheitsgewinn bringen.
- Die Schmerzreduktion kann mit Tod oder schwerer Krankheit gleichgesetzt werden.
- Hypnose wird mit dem Verlust an Autonomie und Wahlfreiheit gleichgesetzt.
- Es kann bei der Bewirkung bestimmter dissoziativer Phänomene zur Entwicklung von Angst kommen.
- Der Wunsch nach kognitiver Kontrolle wird scheinbar nicht erfüllt.
- Negative Vorerfahrungen mit scheinbar ähnlichen Methoden der Magie wirken mit (Comics etc.).
- Negative Vorerfahrung aus Alpträumen werden mit Hypnosewirkungen gleichgesetzt.

Die Gründe für derartige negative Einstellungen können weiter in der Modellwirkung der Eltern und deren Negativeinstellung liegen, aber auch in unangenehmen Vorerfahrungen mit Hypnose, besonders wenn diese von schlecht ausgebildeten Laien durchgeführt wurde.

Allgemein sollte man überlegen, ob bei Kindern in der Vorbereitungsphase überhaupt der Begriff der Hypnose verwandt werden sollte. Bei jüngeren Kindern ist der Begriff weitgehend unbekannt und das Verfahren sollte eher als Vorstellungsübung, Phantasiespiel oder Gedankenkonzentration angekündigt werden, je nach Hintergrundproblematik des Kindes.

18.4 Allgemeiner Bereich der Indikation und Kontraindikation

Generell ist im klinischen Bereich kein Unterschied in der Anwendung von Hypnose bei Kindern und bei Erwachsenen. Unabhängig von der klinischen Problematik sollten folgende Aspekte berücksichtigt werden.

Grundvoraussetzung für eine Behandlung von Kindern unter Hypnose:

- Entwicklungpsychologische Faktoren
  - Sprachverständnis
  - kognitive Verarbeitung
- Konzentrationsfähigkeit
- Elternkooperation

Aus diesen zu erfüllenden Voraussetzungen ergeben sich verschiedene Kriterien der Indikation:

1. *Begründung, warum Hypnose angewandt werden soll.*
   Zu bedenken ist, daß viele Eltern das Kind als den Symptomträger und somit gleichzeitig als den Verursacher der Problematik ansehen. Entsprechend wollen sie vom Therapeuten eine „reparaturähnliche" Intervention am Kind. Hier müssen die erziehungsbedingten Kontingenzen und systemimmanenten Beziehungen verändert werden. D.h., Behandlung des Gesamtsystems und nicht des schwächsten Gliedes. So kann der Wunsch der Eltern, das Kind durch Hypnose zu verändern, viele diagnostische Hinweise geben wie z.B. Widerstände der Eltern, Bequemlichkeit, Uninformiertheit, Schuldgefühle. Daraus lassen sich dann weitere Gespräche ableiten, welche sich auf die Verursachung der Probleme beziehen. Ohne Mitarbeit der Eltern lehne ich deshalb nahezu jede Behandlung des Kindes ab. Lediglich in solchen Fällen, wo evtl. schnelle Besserungen sofort notwendig sind (z.B. Schulängste), wende ich anfangs Hypnose zur Symptomveränderung an, um daraufhin die Ursachen der Ängste zu behandeln. Wesentlich ist auch, daß das Kind im Vorgespräch informiert werden sollte, wozu Hypnose eingesetzt werden soll.

2. *Hypnose kann motorisch überfordern.*
   Die anfängliche Ruhephase bei der Induktion der Hypnose kann für einige Kinder bereits eine Überforderung darstellen, sich zu konzentrieren und sich allgemein motorisch ruhig zu verhalten. Auch wenn eine sehr kindgemäße Induktion verwandt wurde wie z.B. der Fernsehbildschirm (s.u.), sind besonders jüngere Kinder durch das Ruhigsitzen überfordert und werden schnell abbrechen. Hier wird zur Entspannung oder Behandlung allgemein möglicherweise ein motorisch orientiertes Verfahren wie Spieltherapie, Rhythmik oder Fußballspielen einen besseren Einstieg oder Behandlungserfolg mit sich bringen.

3. *Hypnose kann verbal/kognitiv überfordern.*
   Für Hypnose muß verbales Verständnis möglich sein, damit der Therapeut sich auf dem Niveau des Patienten bewegen kann. Bei Kindern unter fünf Jahren können hier Probleme auftreten, ebenso bei Kindern aus einem verbal armen Milieu.

4. *Altersbezogene Sprache.*
   Die Sprache des Therapeuten sollte sich am Alter der Kinder orientieren, ohne dabei in eine Babysprache einerseits oder andererseits in die Sprache des „berufsjugendlichen" Therapeuten zu verfallen. Wesentlich ist jedoch, die typischen Idiome der Altersgruppen zu kennen, besonders die der Jugendlichen.

5. *Erklärung des gesamten Vorgehens.*
   Da das Kind eine Person ist, die aktiv mitarbeiten sollte – und die eine gute Beziehung zum Therapeuten erfahren sollte, ist es bei vielen Kindern erforderlich, ihnen zu erklären, was sie in der geplanten Hypnose erleben werden. Selbstverständlich kann dies nur altersbezogen sinnvoll sein.
   Das Wort „Hypnose" sollte keinesfalls erwähnt werden, da es von den Kindern kaum oder falsch eingeordnet werden kann.
   Bei Kindern ab ca. drei bis vier Jahren kann es als „schönes Einschlafen" erklärt werden, bei Schulkindern als „Dösen oder Tagträumen".

6. *Anwesenheit der Eltern.*
   Bei jüngeren oder ängstlichen Kindern ist es evtl. erforderlich, daß die Eltern mit anwesend sind. So kann es sogar vorkommen, daß die Intervention erfolgt, während das Kind auf dem Schoß der Eltern sitzt. Bei der Anwesenheit dritter Personen sollte jedoch stets beachtet werden, inwieweit diese stören

können (Geräusche, Bemerkungen) oder dritte Personen die Suggestionen für sich umsetzen (siehe hierzu Kap. 22 „Gefahren, Kontraindikationen und Grenzen").
Bei besonders großen Ablösungsproblemen ist zu überlegen, ob nicht gerade die kurzfristige Trennung vom Elternteil das therapeutische Agens sein kann.
Je nach Bindung und Problematik ist an die Möglichkeit der Beobachtung durch die Einwegscheibe zu denken.

7. *Erklärung der Hypnose nach der Sitzung.*
Während, spätestens jedoch nach der Sitzung sollten die verschiedenen erlebten und dem Kind bislang unbekannten Phänomene der Hypnose erklärt werden wie z.B. Veränderung des Körperschemas, Armlevitation, Dissoziationen.
Je natürlicher diese Erlebnisse erklärt werden, um so entspannter und selbstverständlicher werden sie vom Kind aufgenommen.

8. *Aktivierung nach der Sitzung.*
Damit die Wirkungen der Hypnose anhalten und verfestigt werden, sollen Hausaufgaben gestellt werden, d.h. es werden Vereinbarungen getroffen, in welchem Rahmen das Kind das relevante Problem angeht, Selbsthypnose anwendet etc. Insgesamt beinhaltet dies, Selbstbewältigung der Probleme im Sinne einer größeren Autonomie und Persönlichkeitsreife zu erreichen, was dem Kind stets deutlich werden sollte. Dieses Prinzip gilt jedoch altersunabhängig. Durch diesen Methodenaspekt kann das Kind nun für die Eltern ungewohnte Aktivierungen ergreifen oder sogar aggressiv gegen die (einengenden) Eltern werden. Hier wird nun um so mehr deutlich, wie wichtig die parallel zur Kindertherapie durchgeführte Elternberatung (evtl. incl. Elterntherapie) ist.

9. *Eigenkontrolle des Verhaltens.*
Generell sollte der Patient sich selbst als Verursacher von Kontrollmechanismen erkennen. Besonders bei Kindern, die in starkem Maße „von außen" kontrolliert werden, sollte darauf geachtet werden, ihnen diese Form der Eigenaktivierung nahezubringen.
Bei einigen Kindern können hier Phänomene wie Armlevitation oder Immobilität sehr einengend wirken, während andere für sie eher amüsant und positiv aufregend sind.

10. *Gefahr des Mißbrauchs.*
Wie bei Erwachsenen kann hier noch stärker die Gefahr bestehen, daß Kinder in die Welt der Phantasie flüchten. Hier ist Hypnose bzw. Imagination dann ein Vermeidungsverhalten und kein konstruktives Veränderungsmittel.
Zu bedenken ist auch, inwiefern das Kind sein Wissen um die Hypnosetechniken an andere weitergeben kann, z.B. um dadurch in den Mittelpunkt der Aufmerksamkeit zu gelangen. Dies sollte stets mit dem Kind durchgesprochen werden. Auch die Anwendung einer Instruktionscassette sollte mit dem Kind detailliert besprochen werden, damit diese vor Mißbrauch und Weitergabe geschützt ist. Evtl. läßt sich dieses Problem dadurch reduzieren, daß die Cassette nach Abschluß der Behandlung wieder zurückgegeben wird.

18.5 Induktionstechniken für Kinder

Zur allgemeinen Groborientierung können folgende Induktionsgrundlagen dienen, die stets individuell am entwicklungspsychologischen Stand des Kindes ansetzten.

Grundüberlegungen bei der Auswahl der Induktion

- Bei sehr jungen Kindern kann eine Abneigung gegen das Augenschließen auftreten. Gerade kleineren Kindern fällt es schwer, willkürlich die Augen zu schließen, was für den weiteren Verlauf der Behandlung nicht hinderlich sein muß. Die „Bilder" der Hypnose können auch bei geöffneten Augen wirksam sein.
- Die Instruktionen sollten mehr permissiv als autoritär sein, um so dem Kind mehr Freiheitsgrade zu geben. Besonders Ju-

gendliche benötigen dies, da sie schnell zur Annahme neigen, eingeengt zu werden.
- Kinder gelangen in Hypnose, auch wenn keine formale Induktion gegeben wurde (Erickson, 1958c). Es hängt also vom Erfindungsreichtum und der Kreativität des Therapeuten ab, eine individuelle und kindgemäße Einleitung der Hypnose vorzunehmen.
- Bei sehr jungen Kindern sollten nonverbale Stimulationsmethoden bevorzugt werden.
- Ab ca. fünf Jahren Phantasietechniken und einfache Geschichten.
- Ab ca. 10 Jahren ähnliche Methoden wie bei Erwachsenen, jedoch alters-adaptiert.

Die nachfolgende Darstellung der Induktionsmethoden soll keine endgültige Sammlung darstellen, sondern soll einen grundsätzlichen Überblick geben, der zu weiteren Modifikationen anregt.

Bei der Darstellung werden folgende Aspekte berücksichtigt:
a) Altersbereich
b) Beschreibung der Methoden
c) Indikationsbreite
Die Orientierungen erfolgten hier an Gardner und Olness (1981), dem ausgezeichneten Werk über Kinderhypnose.

18.5.1 Präverbale Techniken

a) Altersbereich
Für sehr kleine Kinder (unter 2-3 Jahren), die verbal noch wenig Verarbeitungsmöglichkeiten haben (und der Therapeut nicht mehr), müssen primär nonverbale oder präverbale Induktionsverfahren (wie z.B. Summen, Lautmalereien) ausgewählt werden. Hier werden in erster Linie jene Töne benutzt, die für die Kinder mit sehr angenehmen Erfahrungen verbunden sind.

b) Beschreibung
Kinästhetische Erfahrungen
Bekannt sind dem Kind die angenehmen Situationen des Schaukelns, Gewiegtwerdens. Diese sind nutzbar zu machen, indem durch z.B. Wiegen auf dem Schoß das Kind ruhig und entspannt wird.

Taktile Erfahrungen
Streicheln und Berühren erzeugen ebenfalls eintönige Reizmuster mit positiver Bewertung.

Auditorische Stimulation
Zu denken ist hier an den Klang der Spieluhr (evtl. mit dem für das Kind bekannten Lied), sowie monotone Geräusche (Summen, Brummen, wie es durch Geräte erzeugt wird: z.B. Elektrorasierer). Möglicherweise sind tiefe Töne und die damit verbundenen leichten Vibrationen besonders geeignet.

Visuelle Stimulation
Jene Objekte benutzen, die Form oder Farbe verändern und deshalb besonders aufmerksamkeitserregend bzw. faszinierend sind wie z.B. Mobile.

c) Indikationsbreite
Ziel wird es sein, das Kind zum einen Ruhe und Geborgenheit erleben zu lassen, zum anderen durch die Methoden eine Distraktion vom beeinträchtigenden Stimulus (z.B. Schmerz, Juckreiz) zu erreichen.

18.5.2 Einfache verbale Techniken

a) Altersbereich
Je nach Entwicklungsstand und sprachlichem Auffassungsvermögen des Kindes lassen sich nun Techniken mit stärkeren verbalen Anteilen einsetzen, wobei jedoch die o.g. nonverbalen Verfahren nicht unberücksichtigt bleiben sollten.

b) Beschreibung
Teddybär
Eine dem Kind geläufige Puppe – oder seine eigene – übernimmt die Rolle des Therapeuten, indem diese Schmusefigur mit dem Kind in Kommunikation tritt und Instruktionen erteilt.

Kaleidoskop
Durch die Faszination der Farbplättchen kann Entspannung eintreten.

Stereobetrachter
Mit einem handelsüblichen Stereo-Bildbetrachter können sehr konkrete Szenen betrachtet werden, die aus der Märchenwelt des Kindes stammen und nun die Grundlage für die nachfolgende Geschichte bilden. Die dreidimensionalen Bilder erhöhen den subjektiven Realitätsgehalt für das Kind.

Geschichtenerzählen
Der Therapeut beginnt eine Geschichte, die dem Hintergrund der Problematik entspricht, verfremdet diese evtl. durch märchenartige Figuren und kann so im Dialog mit dem Kind in die relevanten Imaginationen eintreten (Gardner, 1975).

„Finger können zaubern“
Diese Methode besteht in der üblichen Fingerfixation. Da bei Verlust der Fixation der Finger doppelt gesehen wird oder als „durchsichtig“ erscheint, wird dies dem Kind rückgemeldet. Verbunden mit der kleinen Geschichte, daß die Finger zaubern können, tritt bei den Kindern eine bemerkenswerte Faszination auf. Diese Methode habe ich spontan entwickelt und damit stets Interesse erwecken können.

Lustiger Daumennagel
Ein mit Filzstift gemaltes lustiges Gesicht oder ein Abziehbild auf dem Daumennagel helfen die Aufmerksamkeit zu lenken, wenn sich darum eine entsprechende Geschichte rankt.

c) Indikationsbreite
Alle Methoden sind bestimmt nur dann wirkungsvoll, wenn das Kind zur aktiven Mitarbeit motiviert wird. Auf diese Weise erfolgt eine Vertiefung der Entspannung und Imagination, bei gleichzeitig gutem Rapport. Allzu große Gesprächspausen können dabei zum Abnehmen der Plastizität der Bilder führen.

Die Daumennagel-Methode ist wahrscheinlich besonders für Zahnmediziner geeignet, da sie mit dieser Hand dann gleichzeitig in der Nähe des Gesichtes arbeiten können.

18.5.3 Vorschul- und Schulanfangsbereich

a) Altersbereich
Da sich hier sehr viele Entwicklungsschwankungen bemerkbar machen, wird der Altersbereich zwischen 4-7 Jahren liegen. Entsprechend werden die Instruktionen individuell angepaßt.

b) Beschreibung
Zusätzlich zu den bereits genannten Verfahren sind zu nennen:

Fernsehgeschichte
Der Mediengewohnheit des Kindes folgend können die Figuren einer Lieblingsserie aus dem Fernsehen entsprechende Rollen übernehmen. Diese Technik entspricht im Grundprinzip den emotionsbezogenen Vorstellungen von Lazarus & Abramovitz (1962; s. Kap. 30 „Methoden der Verhaltenstherapie – unter Hypnose“).

Die Induktion ist bei fernsehgewohnten Kindern äußerst einfach: Nachdem das Lieblingsprogramm im Vorgespräch abgeklärt wurde, erhält das Kind die Instruktion, nun das richtige Programm im Fernseher einzuschalten. Dies kann dann noch weiter unterstützt werden, wenn vom Therapeuten noch einige Einzelheiten des Filmvorspanns oder von typischen Figuren aus dem Film genannt werden. Nach wenigen derartigen Anregungen kann das Kind dann mit relevanten therapeutischen Interventionen konfrontiert werden.

Elkins und Carter (1981) benutzen Figuren aus Science-fiction Geschichten.

Der hypnotische Held
Diese Methode wurde von Tilton (1984) entwickelt und basiert auf den Beobachtungen von Gardner (1974), die feststellte, daß Kinder eher den Anweisungen eines Fernsehhelden Folge leisten als dem Klinikpersonal. Während bei der vorgenannten Methode der Held bei seinen Taten beobachtet wird, erfolgen hier die Instruktionen und Suggestionen durch den Helden. Dadurch wird ein intensiverer Rapport hergestellt.

Lieblingsplatz
Die Instruktion bzw. Induktion gehen hier ineinander über: „Denke an einen Lieblingsplatz, an dem du mal warst und an dem du gerne sein

möchtest. Es kann vielleicht für dich leichter sein, wenn du die Augen schließt; du kannst sie aber auch offen lassen, wenn du es lieber magst.“ (Gardner & Olness, 1981, S. 60). Falls das Kind keinen derartigen Platz hat, kann der Therapeut Vorschläge machen, die der kindlichen Wunschwelt nahekommen.

Kirmeserlebnis
Bei einem hypermotorischen Kind kam mir spontan die Idee, diese Problematik in die Imaginationen mit einzubeziehen. Entsprechend gab ich dann die Suggestionen, einen Kirmesplatz zu besuchen, die Buden zu besichtigen, Zuckerwatte zu essen und ein Karussel zu besteigen, in dem das Kind selbst Hebel betätigen kann, um die Gondel zu steuern. Die Kinder machen bei dieser Form begeistert mit.

Münze beobachten
Eine Münze wird dem Kind ausgehändigt, die es mit waagerecht ausgestrecktem Arm zwischen den Fingern hält und zur Augenfixation benutzt. Bei kleineren Kindern kann der Teddybär die Münze halten. Dazu folgt die Instruktion, daß die Finger nach einiger Zeit müde werden und dann die Münze aus den Fingern gleiten und herabfallen wird. In diesem Moment soll das Kind dann die Augen schließen. Evtl. wird ihm versprochen, die Münze später als Geschenk zu erhalten (Gardner & Olness, 1981).

Daumenfernsehen
Zur Induktion wird der Daumennagel beobachtet, der zu einem kleinen Fernsebildschirm wird. Das Kind kann nun das Geschehen auf diesem Bildschirm verfolgen, wobei wie oben gearbeitet wird (Schmierer & Kunzelmann, 1990).

Handpuppen
Zur Erleichterung der Dissoziation kann das Kind selbst an seinen Händen zwei Handpuppen agieren lassen. Dabei teilt die eine Puppe (der braune Bär, rechte Hand) die emotionalen und sensorischen Empfindungen mit, während die andere (der weiße Bär, linke Hand) Bewältigungsstrategien anbietet (Schmierer & Kunzelmann, 1990).

Tabelle 18.1: Hypnose-Induktionstechniken bei Kindern und Jugendlichen – Übersicht

Alter: unter ca. 2 Jahre	ungef. 2 – 5 Jahre	Vorschul- und Schulanfangsbereich	Grundschulalter	Heranwachsende und Jugendliche
Präverbale Techniken	einfache verbale Techniken	zunehmend komplexer werdende Geschichten zunehmend mehr Bilder und Geschichten aus dem Erwachsenenbereich		
Kinästhetische Erfahrungen	Teddybär	Fernsehgeschichten	Körperaktivität	Körper und Musik: Sportaktivitäten
	Kaleidoskop	Hypnotischer Held	Fliegende Decke	
Taktile Erfahrungen				Atmung
	Stereobetrachter	Lieblingsplatz	Armsteifigkeit	
				Musik
Auditorische Stimulation	Geschichten erzählen	Kirmeserlebnis	Wiesenbild	
		Münze beobachten	Schultafeltechnik	
Visuelle Stimulation	Finger können zaubern	Daumenfernsehen		
	Lustiger Daumennagel	Handpuppen Lieblingsgeschichte		

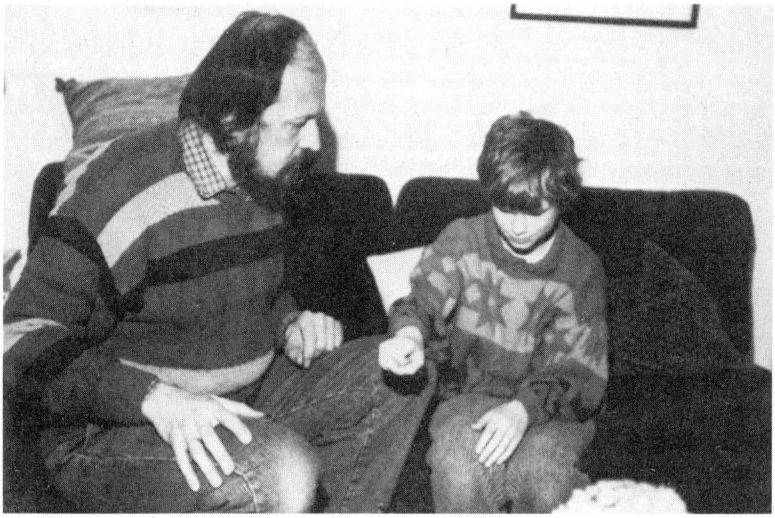

Abb. 18.2: Hypnose-Induktion: Fernsehgeschichte. Das Kind schaltet dabei selbst das Lieblingsprogramm ein

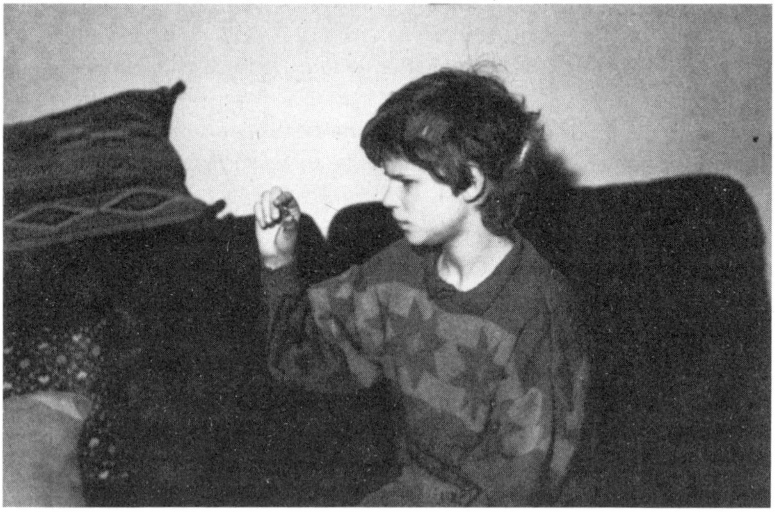

Abb. 18.3: Hypnoseinduktion: Münze beobachten

Lieblingsgeschichte
Zur Induktion und Distraktion (z.B. bei Schmerzproblemen) schlägt Kuttner (1988) vor, die Lieblingsgeschichte des Kindes abzuwandeln. So kann in dieser Geschichte die Hauptfigur langsam müde werden, mutig sein, Bewältigungsstrategien entwickeln etc. Hier handelt es sich um eine Weiterführung des "hypnotischen Helden".

c) Indikationsbreite
Die Phantasietechniken ermöglichen zahlreiche scheinbar irreale Lösungsmöglichkeiten. Dies hat einerseits den Vorteil, dem Kind entsprechende Lösungen vorzugeben, die in seinem Verhaltensrepertoire bislang noch nicht enthalten waren; andererseits kann das Kind in seiner Phantasie sehr unrealistische Handlungen entwickeln, die kaum zu verwirklichen sind. D.h., hier muß besonders darauf geachtet werden, daß kein Abgleiten in eine Traumwelt erfolgt, das Kind ggf. darin trainiert wird, Vermeidungsverhalten auf kognitiver Ebene zu erwerben.

18.5.4 Mittlere Kindheit

a) Altersbereich
Bei Kindern im ungefähren Bereich des Grundschulalters sollte evtl. mehr an solche Suggestio-

nen gedacht werden, die durch körperliche Aktivitäten definiert sind.

b) Beschreibung
Körperaktivitäten
Fahrradfahren, Fußballspielen, Wassersport (z.B. tauchen) können zu relevanten Erfolgs- und Leistungsphantasien benutzt werden. Symptombezogen können bestimmte Aktivitäten imaginiert werden, so z.B. bei Asthmaproblemen Schwimmen oder sogar Tauchen, da hier Atemmuster auftreten.

Fliegende Decke
Vorgeschlagen wird eine schöne Picknick-Fahrt. Als das große Tuch dann leergeräumt ist, legt sich das Kind darauf und erlebt nun, wie sich dieses in die Luft hebt. Das Kind ist dann Pilot dieser Decke. Entsprechend kann das Kind nun die Flughöhe und Geschwindigkeit bestimmen, aber auch, was es besichtigen möchte.

Armsteifigkeit
Alle für den Erwachsenen benutzten Techniken der Armlevitation etc. können benutzt werden.

Wiesenbild
Dieses Bild ist vom Autogenen Training sehr bekannt und benutzt die Wiese als Einleitung zur Entspannung. Wie ich in einem Fall beobachtete, können bei Personen mit Heuschnupfen hier starke Probleme auftreten wie Niesanfälle und Atemprobleme.

Schultafeltechnik
Das Kind kann eine große Schultafel imaginieren und darauf von einer „Zauberkreide“ Bilder oder Texte gemalt bekommen, die es verändern und beeinflussen kann. Diese Bilder oder Texte können einerseits diagnostische Informationen enthalten – oder sie sind andererseits an den kleinen Patienten gerichtete Suggestionen.

c) Indikationsbreite
Bei den typischen Phänomenen wie z.B. Armlevitation sollte man stets bedenken, ob das Kind derartige Phänomene als unangenehme Fremdkontrolle erlebt und dadurch geängstigt wird.

Bei den körper- und damit leistungsbezogenen Tätigkeiten sollte sichergestellt sein, daß diese nicht negativ besetzt sind, z.B. bei körperlicher Ungeschicklichkeit oder Leistungsüberforderung. Werden schulbezogene Szenen wie die Schultafel benutzt, sollte man ebenfalls sicher sein, daß Schul- oder Leistungsprobleme ausgeschlossen sind.

Die sehr große Breite von Möglichkeiten läßt allerdings stets Alternativen erfinden.

18.5.5 Jugendliche

a) Altersbereich
Bei Jugendlichen besteht oft das starke Interesse an neuen körperlichen oder psychischen Erfahrungen, dem Hypnose entgegenkommen kann. Bei der Induktion sollte darauf geachtet werden, daß gerade bei autoritätsempfindlichen Jugendlichen vorwiegend indirekte Suggestionen gegeben werden. Für Jugendliche können jedoch stets auch die bekannten „klassischen Verfahren“ wie bei Erwachsenen benutzt werden. Hinzu kommen Techniken, die mehr der Jugendlichenmentalität entsprechen

b) Beschreibung
Sportaktivitäten
Wie bereits genannt, können hier Körpererfahrungen aus dem Sportbereich angewandt werden oder damit verbundene Emotionen wie Erfolgserlebnis, Freisein, sich austoben können.

Atmung
Einige Jugendliche haben Erfahrung mit unterschiedlichen Atemtechniken, um dadurch z.B. mittels der Hyperventilation neue „Bewußtseinserfahrungen“ zu machen. Diese können in geeigneter Form für die Hypnose-Induktion genutzt werden.

Bedacht werden sollten hier jedoch auch die Gefahren. Durch Hyperventilation (Hechelatmung) kann es zur Bewußtlosigkeit kommen, bis hin zu Krämpfen (Hyperventilationstetanie). Bei Jugendlichen, die dies als verselbständigten Selbstzweck benutzen, ist eine derartige Atemtechnik zur Hypnose-Induktion kontraindiziert.

Musik
Da Musik eine sehr zentrale Bedeutung für den Jugendlichen hat, kann diese ebenfalls eingesetzt

werden. So z.B. bei der Induktion als Untermalung oder als imaginierter Sound. Es ist auch möglich, daß sich der Patient in die Rolle eines berühmten Musikstars begibt.

c) Indikationsbreite
Allgemein gelten hier die für Erwachsene gültigen Aspekte der Indikation und Kontraindikation. Da manche Jugendliche vielleicht besonders empfänglich sind für Phantasietätigkeiten und Tagträume und dadurch nicht mehr zum realen Handeln gelangen, sollte man dies besonders berücksichtigen.

18.6 Anwendungsbereiche

Für den Anwendungsbereich der Hypnose bei Kindern bestehen prinzipiell keine Unterschiede zum Indikationsbereich bei Erwachsenen, lediglich die Induktions- und Durchführungsmethoden müssen für das relevante Alter modifiziert werden.

Einige Beispiele für „typische" Kinderbehandlungen sind: Nachtängste (Taboada, 1975), Phobien (Lawlor, 1976), Warzen (Chandrasena, 1982), Stimmstörungen (Laguaite, 1976), Schmerzprobleme (Adler, Bongar & Katz, 1982), Krebsproblematik (Gardner & Lubman, 1982; LaBaw, Holton, Tewell & Eccles, 1975; Zeltzer & Lebaron, 1983, 1988), bis hin zur Sterbeproblematik bei totkranken Kindern (Gardner, 1976).

Gerade die Behandlungsmethoden bei krebskanken Kindern und Schmerzproblemen haben in den letzten Jahren erheblich zugenommen (s. Kap. 24 und 25). Auch in pädiatrischen Notfallabteilung wird mitunter Hypnose eingeführt (Selbst, 1989).

Diese Entwicklungsrichtung beinhaltet auch, daß immer öfter in Kliniken Hypnosekurse für Kinder angeboten werden bzw. Krankenschwestern als Trainer ausgebildet werden (Sokel, Lansdown & Kent, 1990; Valente, 1990; Hobbie, 1989). Besonders Selbsthypnose bekommt einen zunehmend größeren Stellenwert (Kohen, Olness, Colwell & Heimel, 1990).

Letztlich ist auch die Hypnosemethode nach Erickson für Kinder anwendbar, wenn sie entwicklungspsychologisch angepaßt wird. Hier lassen sich dann wie bei Erwachsenen indirekte Suggestionen, Konfusionstechniken, Kontrasuggestionen und Metaphern gewinnbringend einsetzen (Holtz, 1990; Mrochen, 1990b).

Weitere Bereiche zur erfolgreichen Anwendung sind: Angstabbau bei der Zahnbehandlung, Verbesserung der Mundhygiene, Entwöhnung vom Daumenlutschen und Nägelkauen, Enuresis, Allergie-Interventionen, dermatologische Probleme, Lern- und Leistungsstörungen usw. Diese Themen aus dem Bereich der Medizin, Zahnmedizin und psychologischen Therapie sind in den relevanten Kapiteln (Kap. 24–28) ausführlich dargestellt.

18.7 Grenzprobleme in der Kinder-Hypnose

Bei Kindern mit sehr kurzer Aufmerksamkeitsspanne wird es sehr schwer möglich sein, ihr Interesse auf die Instruktionen des Therapeuten zu lenken. Vielleicht kann der Therapeut hier Tätigkeiten aussuchen, die eine längere Konzentration ermöglichen.

Bei geistig behinderten Kindern wurden bei einem IQ von 50 bis 70 noch erfolgreiche Behandlungen durchgeführt, zu berücksichtigen ist hier jedoch, inwieweit Aufmerksamkeit erbracht werden kann und das Verbalverständnis ausgebildet ist (Gardner & Olness, 1981).

Bei hypermotorischen Kindern ist die Induktion oft sehr erschwert. Die Induktion wird hier mehr nach dem Prinzip der Utilisation vorgehen (s. Kap. 8 „Die indirekte Methode nach Erickson"). Dies beinhaltet hier, daß die Bewegungen aufgegriffen und in die Induktionsformulierungen einbezogen werden, um daraus dann Ruheverhalten differenziell zu verstärken. Die Suggestionen sollten wahrscheinlich mehr motorische Aktivitäten bzw. deren Imaginationen enthalten.

Bei Hirnschädigungen sind durchaus Hypnose-Interventionen möglich, jedoch abhängig von der Art und Auswirkung der cerebralen Defekte (Gardner, 1975; Lazar, 1977).

Allgemein besteht bei der Therapie von Kindern schnell die Möglichkeit, den Symptomträger „Kind" in Therapie zu nehmen und nicht die

Verursacher. Hypnose kann hier zu leicht verleiten, auf diese Weise nicht kausal vorzugehen. Symptomverschiebungen sind dann relativ wahrscheinlich. Dazu gehört auch, diagnostisch abzuklären, welche sekundären Krankheitsgewinne das Kind durch seine Problematik haben kann. Wenn wir dem lerntheoretischen Modell der Genese von Verhaltensstörungen folgen, so wurden die Störungen teilweise durch operante Verstärkung aufgebaut und bewirken somit deutliche Gewinne wie z.B. Zuwendung. Die Ursache dieses Zuwendungsdefizits muß dann behandelt werden!

Analoges trifft auch für die Eltern zu. Ein Elternteil kann durchaus sekundären Gewinn aus der Symptomatik des Kindes erhalten. Beispiel: die Ehefrau, die sich vor den sexuellen Wünschen ihres Mannes (aus welchen Gründen auch immer) schützen möchte, wird die Schlafstörungen ihres Kindes unterstützen und es akzeptieren, wenn das Kind im elterlichen Bett übernachtet. Hier müssen deutlich die Gründe für diese Art der Ablehnung gefunden und behandelt werden.

Bei der Induktion und der gesamten Behandlung unter Hypnose besteht das Problem, gerade bei Kindern eine Ausgewogenheit zwischen autoritären und permissiven Instruktionen zu geben. Weiter sollte man auch auf seine nonverbalen Kommunikationsformen achten, die gerade von älteren Kindern aus ihrer Verteidigunghaltung heraus sehr schnell als Schwachheit interpretiert werden können und dann zur Abwehr führen können (Ebrahim, 1990).

Risiken der Hypnoseanwendung der Kinder sind bei fachgerechter Diagnose, Indikationsstellung und Durchführung der Hypnose ggf. bei Heranwachsenden zu bedenken, die aufgrund von Abwehr oder Übertragung den Therapeuten wegen sexueller Belästigungen beschuldigen könnten. Um dies zu verhindern, wäre die Anwesenheit einer neutralen weiblichen Person erforderlich.

Gefahren sind ähnlich wie in der Erwachsenentherapie zu bedenken (s. Kap. 22). Bei Kindern kommt evtl. hinzu, daß sie leichter ihre Hypnoseerfahrungen bei anderen Kindern ausprobieren wollen, sei es zur Belustigung oder um Anerkennung zu erhalten. Diese Abgrenzung sollte mit den Kindern klar besprochen werden (Ebrahim, 1990).

Ausblick

Die Anwendung der Hypnose bei Kindern ist in den letzten Jahren in der Literatur etwas häufiger dargestellt worden. Weil bei der Kinderhypnose und -psychotherapie ein differenzierteres und indirekteres Vorgehen verlangt wird als bei Erwachsenen, befassen sich weniger mit diesen Problemstellungen. Der überstarke Umfang der Literatur zur Erwachsenentherapie mag aber auch daran liegen, daß mehr Psychologen im Erwachsenenbereich tätig sind als im Kinderbereich, was ggf. wieder auf vorgenannte Problemstellung zurückzuführen ist. Insgesamt benötigen wir hier viel mehr an Fallberichten, um für den täglichen Gebrauch daraus Erfahrungen übertragen zu können.

Die Forschung zum Bereich der Kinderhypnose ist ebenfalls wenig umfangreich. Große empirische Untersuchungen z.B. zur Suggestibilität bei Kindern liegen relativ lange zurück, die Testinstrumente sind beschränkt, spezielle standartisierte Induktionstechniken sind selten (Mrochem, 1990a). Die Hypnoseforschung wird sich an diesen Stellen weiterentwickeln müssen.

Teil 5
Hypnose und Psychotherapie

Kapitel 19

Die Kombination von Verhaltenstherapie und Hypnose

> Nicht die Dinge beunruhigen die Menschen,
> sondern die Meinung über die Dinge.
>
> Wenn wir also auf Schwierigkeiten stoßen, in Unruhe und
> Kümmernis geraten, dann wollen wir die Schuld niemals
> auf einen anderen schieben, sondern nur auf uns selbst,
> das heißt auf unsere Meinung von den Dingen.
>
> Epiktet (um 50–138)

In diesem Kapitel ist in einem Überblick dargelegt, auf welche Weise Hypnose und Verhaltenstherapie kombinierbar sind. Darauf folgt eine Gegenüberstellung und ein Vergleich der beiden Methoden.

Hier erfolgen grundsätzliche Erörterungen zu diesem Bereich, während später im letzten Hauptteil („Anwendungen II" ab Kap. 24) dann die klinischen Anwendungsfelder explizit und sehr praxisbezogen dargestellt sind. Dort wird dann die Kombination von Verhaltenstherapie und Hypnose besonders in bezug auf verschiedene Krankheitsbilder untersucht.

19.1 Entwicklung der Methoden

19.1.1 Verhaltenstherapie

Die weitgehend in Amerika entstandene Verhaltenstherapie als angewandte Psychotherapie ist wohl auf die Experimente von Watson und Rayner (1920) zurückzuführen und auf Jones (1924a,b), die erstmalig eine verhaltenstherapeutische Behandlung vornahm, indem sie die Rattenphobie des kleinen Peter behandelte. Darauf folgen dann die Therapieformen (sie werden detailliert in Kap. 30 „Methoden der Verhaltenstherapie" dargestellt) der negativen Praxis (Dunlap, 1932), die Aversionstherapie von Marx (1935), der einen homosexuellen Fetischisten therapiert, und Mowrer und Mowrer (1938) entwickeln die Weck-Konditionierungsmethode bei Enuresis.

Dieser Beginn wird dann begünstigt durch Skinner (1938), der durch seine Experimente weitere Lerngesetze entdeckt bzw. aufstellt, die von seinen Studenten im klinischen Bereich umgesetzt werden (Lindsley & Skinner, 1954). Von diesem Punkt an kommt es zur steil ansteigenden Entwicklung der Verhaltenstheorie im klinisch-diagnostischen und therapeutischen Bereich.

Nicht zu vergessen ist hierbei Wolpe (1954), der die systematische Desensibilisierung entwickelt und dadurch ebenfalls deutlich macht, daß neurotisches (abweichendes, gestörtes) Verhalten nicht unbedingt in der frühen Kindheit entstanden sein muß und verlernt werden kann.

Beschleunigt wird dieser wissenschaftlich-klinische Erkenntnisprozeß durch die Verhaltensanalyse von Kanfer und Saslow (1969a,b), die eine neue Systematik und Organisation in das Denken über die Genese, Diagnostik und Behandlung von psychischen Störungen (und allgemein menschlichem Verhalten) aufstellen.

In Deutschland begann diese Entwicklung Ende der sechziger Jahre mit vereinzelten Artikeln, u.a. von Blöschl (1969). Beeinflußt durch Kanfer entstehen dann auch hier Forschungen und Ausbildungszentren, u.a. durch Schulte, Eller, Meermann und Windheuser (1972).

Dieser unbekannten Methode haftete schnell

die oberflächliche Kritik an, nur symptomorientiert Verhalten zu manipulieren, was später langsam korrigiert werden konnte, vor allem durch die sorgfältigen Verhaltensanalysen, die die Entstehungsgeschichte und Diagnostik der Störungen erkunden, um auf dieser Grundlage eine Therapie zu konzipieren.

19.1.2 Hypnose

Die Anwendung der Hypnose in der Therapie ist vor allem in Amerika von ihrer Einführung im 19. Jahrhundert bis heute in kontinuierlicher Weiterentwicklung und dort in der klinischen Praxis und durch zahlreiche Veröffentlichungen bekannt (wie bereits in Kap. 2 „Geschichte der Hypnose" dargestellt).

Die Entwicklung der Hypnose war in Deutschland – wie dargestellt – durch Freud bereits zu Anfang des Jahrhunderts behindert worden. Im Sinne der vorherrschenden medizinisch orientierten Psychotherapie wurde dann die noch selten angewandte Hypnose benutzt, um Verhalten zu manipulieren, ohne auf die Ursachen der Störungen einzugehen. So sind aus alten Lehrbüchern Falldarstellungen und Fotos bekannt, in denen z.B. der „Säufer" eine Armkatalepsie mit posthypnotischem Auftrag erhält, um den Arm nicht mehr beugen zu können, wenn er das Alkoholgetränk zum Mund führen will (Forel, 1927).

In den ersten Jahrzehnten des 20. Jahrhunderts sind Veröffentlichungen entsprechend selten und im Zeitraum von 1950–70 sind es meist weniger als 20 Titel pro Jahr, vorwiegend im medizinischen Bereich (Düsterbehn & Schaumberg, 1974).

Aufgrund der Vorgeschichte und des diagnostisch-therapeutischen Ansatzes gilt Hypnose weitgehend als verpönt, ist in der universitären Ausbildung der Mediziner kaum zu finden und wird von den Psychologen als manipulative Intervention abgelehnt, da sie zusätzlich kaum einen experimentellen Forschungshintergrund habe.

Veröffentlichungen über Verhaltenstherapie werden langsam häufiger, jedoch sind Berichte über die Kombination von Verhaltenstherapie und Hypnose bis zum Ende der siebziger Jahre im deutschsprachigen Raum nicht zu finden und bleiben dann rar.

19.2 Die neue Methode: Kombination von Hypnose und Verhaltenstherapie

Wie aus der dargestellten historisch parallelen Entwicklung der beiden Methoden ableitbar ist, erfolgte die erste Kombination von Hypnose und Verhaltenstherapie in Amerika. Der größte Anteil der Psychotherapeuten wird von den Psychoanalytikern gebildet. Arbeiten sie mit Hypnose, so bezeichnen sie diese Kombinationsform als *Hypnotherapy*. Aufgrund ihrer speziellen theoretischen Grundlagen sind nur wenig für den neuen behavioristischen Ansatz zu gewinnen.

Der Beginn des hypno-behavioralen Ansatzes ist schwer zu bestimmen. Wie bereits im Theorieteil dargestellt (s. Kap. 3 „Theorien der Hypnose"), wurde sehr früh schon ein behavioristischer Erklärungsansatz der Hypnose vorgetragen (Welch, 1947), bzw. Konditionierungen unter Hypnose vorgenommen (Corn-Becker, Welch & Fisichelli, 1949), therapeutische Ansätze folgten jedoch erst später.

Möglicherweise wird eine erste Erwähnung durch Wolberg (1948) vorgenommen, der in seinem Werk „Medical Hypnosis" diskutiert, Hypnose zur „Rekonditionierung" einzusetzen. Gemeint ist damit das, was Wolpe (1961) später als „systematische Desensibilisierung" bezeichnet. Nach einer langen Pause folgt dann Salter (1961), ein nahezu fanatischer Verfechter dieses Ansatzes (zu einer Zeit, als noch von *conditioning* und noch nicht von *behavior therapy* gesprochen wird), was am prägnantesten durch ein Zitat deutlich wird: „Es ist höchste Zeit, daß die Psychoanalyse – wie der Elefant in der Fabel – sich selbst wegschleppt auf irgendeinen entfernten Dschungel-Friedhof und stirbt" (Salter, 1961, S. 1).

Franks hebt in seinen umfangreichen Darstellungen die hypno-behaviorale Kombination hervor, besonders im klinischen Bereich (Franks, 1964, 1969a, 1969b). Zu dieser Zeit erscheinen dann allmählich mehr Veröffentlichungen, die sich vorwiegend mit relativ einfachen Interventionsmethoden befassen. Einige der Autoren bedienen sich zwar der Technik der Verhaltenstherapie, würden sich jedoch wahrscheinlich nicht als Verhaltenstherapeuten bezeichnen wollen, sondern eher als Psychoanalytiker, die einige

Elemente der Verhaltenstherapie punktuell integrieren.

Folgende historisch relevanten Anwendungen wurden vorgenommen:

Aversionstherapie unter Hypnose: bei zwanghaftem Essen – Hershman (1955, 1956), Kroger (1970); bei Alkoholikern – Abrams (1964), Femster & Brown (1963); bei Rauchern – von Dedenroth (1964). Erickson (1954) wendet unter Hypnose Aversionstherapie bei Enuresis an. Gegenkonditionierungen werden vorgenommen von Wolberg (1948), Erickson (1955) bei Zahnarztängsten; Ludwig, Williams und Miller (1964) wenden das unter Hypnose an, was später von Wolpe mit „Gedankenstop" bezeichnet wird. Mann (1961) setzt bei einem Alkohol- und Gewichtsproblem Hypnose ein, um nur Ersatz in Form von alkoholfreien und kalorienarmen Lebensmitteln zuzulassen. Auch (negative und positive) Verstärkungstechniken werden genutzt; so kombiniert Kroger (1970) diese Verfahren mit anderen Behandlungsmethoden bei Rauch- und Gewichtsproblemen. Meyer und Tilker (1969) arbeiten mit einem Selbstkontrollprogramm, in dem die Patienten durch posthypnotischen Auftrag sich selbst verstärken für angemessenes Verhalten.

Der erste umfassende Artikel erscheint wesentlich später; Weitzenhoffer (1972) zeigt in einem Übersichtsreferat die Kombinationsmöglichkeiten von Hypnose und Verhaltenstherapie auf, indem er zahlreiche der o.g. Beispiele aufführt und auf die Vorteile dieser Integration hinweist. Hervorgehoben wird von ihm: „der systematischere Gebrauch der Lernprinzipien würde wahrscheinlich eine effektivere Anwendung der Hypnose durch Hypnotherapeuten bewirken" (Weitzenhoffer, 1972, S. 81), was deutlich auf die tiefenpsychologischen Grundorientierungen hinweist.

Das bekannte *International Journal of Clinical and Experimental Hypnosis* widmete das Heft 1, Band 21, 1973 ausschließlich der Kombination dieser Therapien. Besonders der Beitrag von Moss und Bremer (1973) verdeutlicht das Zeitbild; der Psychoanalytiker Moss macht an der Universität Bekanntschaft mit verhaltenstheoretisch ausgerichteten Studenten und entwickelt daraus eine Kombination von Psychoanalyse, Desensibilisierung und Hypnose. Eine ähnliche Kombination nimmt Astor (1973) vor.

Dengrove (1973; sein Manuskript lag laut Fußnote des Artikels bereits 1968 der Redaktion vor) sieht eindeutig die Vorteile der Kombination, die er für die Angstbehandlung (Desensibilisierung) aufzeigt.

Vorteile der Kombination von Hypnose und Verhaltenstherapie:

- Erleichterung der Entspannung
- Verbesserung der plastischen Imagination
- Anwendung von bestimmten Techniken, besonders bei schwierigen Patienten

Lazarus (1973) zeigt durch seine Arbeit auf – wahrscheinlich die erste experimentelle Untersuchung im hypno-behavioral-klinischen Bereich – daß Hypnose die Verhaltenstherapie beschleunigen kann. Hierbei gibt er seinen Patienten, die Hypnose als Intervention erwarten, nur Entspannungsinstruktionen. Der Vergleich zur Kontrollgruppe zeigt, daß die Erwartungshaltung „Hypnose" den Erfolg der Behandlung deutlich mitbestimmt, wie dies von der kognitiv-behavioralen Richtung Barbers im außerklinischen Bereich hervorgehoben wird (Barber, Spanos & Chaves, 1974).

Barrios (1973) nimmt ein sehr interessantes Grundexperiment vor:

Er gibt den posthypnotischen Auftrag, daß beim Hören eines bestimmten Schlüsselwortes die Versuchsperson an eine saure Zitrone denken und Speichel produzieren wird. Seine Ergebnisse zeigen:

- Konditionierungen unter Hypnose wirken stärker ($p < .01$) als bei einer Kontrollgruppe.
- Die Stärke der Konditionierung korreliert mit der Hypnosetiefe ($p < .01$).
- Die auf diese Weise gebildete Konditionierung ist stark und relativ löschungsresistent.
- Demnach ist Konditionieren höherer Ordnung durch Hypnose beeinflußbar.

(Vergleiche zu diesen Aspekten auch Kap. 29 „Hypnose und Lernfaktoren".)

In der Folge erscheinen sehr vereinzelt Fachbeiträge über verhaltenstherapeutische Hypnose-Interventionen. Von den insgesamt über 2000 speziell hierzu gesichteten amerikanischen Veröffentlichungen (1979–88) konnte ich weniger als 80 Beiträge zu diesem Thema finden; von den über 400 überprüften amerikanischen Dissertationen (1979–89) zum Themenkomplex Hypnose befassen sich 17 mit dem Bereich. Die Sichtung bis 1991 umfaßt ca. 1.000 weitere Arbeiten, läßt jedoch ebenfalls keinen bedeutsamen Anstieg von Arbeiten zur moderneren Methodenkombination erkennen.

In Deutschland ist dieser Kombination von Hypnose und Verhaltenstherapie noch weniger Interesse entgegengebracht worden. Die Anfänge sind durch folgende Beiträge gekennzeichnet:

Kriegel und Graefke (1978), die einen sehr guten Bericht der „Hypnose als Technik der indirekten Verhaltensbeeinflussung" erstellen, in dem sie einen systematischen Überblick über die hypno-behaviorale Anwendung in der Psychotherapie geben. Svoboda (1979) stellt in seiner Dissertation als Pilotstudie in knapper Form dar, daß Verhaltenstherapie unter Hypnose wirkungsvoll ist.

Kossak (1983b) berichtet von der Behandlung einer Schmerz- und Angstproblematik nach einer Beinoperation. Erstmalig werden hier ausführlich Verhaltensanalyse, Verhaltensdiagnostik, Therapieplanung und Intervention dargestellt (siehe Kap. 31 „Falldemonstrationen" Fall 1). Diese und die kurz darauf publizierten Arbeiten des Autors sind wahrscheinlich richtungsweisen für die Entwicklung der Methodenkombination.

Nach diesen Initialbeiträgen haben Veröffentlichungen zur Klinischen Hypnose im deutschsprachigen Raum zwar zugenommen, Artikel über Verhaltenstherapie unter Hypnose bleiben jedoch weiterhin rar.

Neuere Akzente werden durch den von Peter, Kraiker und Revenstorf (1991) herausgegebenen Sammelband gesetzt, in dem als besonderer Schwerpunkt die Arbeit M.H. Ericksons im Licht der Verhaltenstherapie klar hervorgehoben wird.

19.3 Vergleich von Hypnose und Verhaltenstherapie

Wird die Kombination von Hypnose und Verhaltensmodifikation in Fachkreisen erwähnt, die mit keiner der beiden Methoden vertraut sind, so werden bislang nicht nur die üblichen Vorurteile gegen Hypnose genannt, wie sie bereits dargestellt wurden. Hier potenzieren sich dann all jene negativen Beurteilungen, die gegen beide Verfahren vorzubringen sind.

19.3.1 Konventionelle Kritik – und ihre Widerlegung

Die Kritik läßt sich an folgenden Hauptansatzpunkten festmachen:

1. Hypnose und Verhaltenstherapie verändern nicht die Ursachen, sondern nur das Symptom.

Vertreter dieser Argumente haben sich in der Verhaltenstherapie nicht mit den seit etwa 1970 in Deutschland bekannten Aspekten der Verhaltensanalyse auseinandergesetzt. In früheren Werken (Eysenck & Rachman, 1968) wurde noch von reinen Konditionierungsprogrammen gesprochen, in denen primär das Symptom durch einseitige Anwendungen „wegtrainiert" wird. Die späteren Ansätze machen eine Diagnostik der Ursachen von Störungen unbedingt erforderlich (Kanfer & Saslow, 1969a; Schulte, 1974a,b).

Wenn Hypnose als eigenständige und von einer Psychotherapieform (wie z.B. Psychoanalyse oder Verhaltenstherapie) losgelöste Interventionsform verstanden wird, trifft die genannte Kritik voll zu – nur wurde in diesem Fall dann Hypnose in mangelnder Fachkompetenz als Manipulationsmethode und nicht als psychotherapeutisches Verfahren angewandt, das im Rahmen einer bestimmten Therapieform unterstützend wirksam ist.

2. Beide Methoden bedienen sich nicht einer ausreichenden Diagnostik.

Hier treffen die gerade angegebenen Argumente weiterhin zu. Verhaltenstherapie versteht sich jedoch eindeutig als eine Einheit von Diagnostik und Therapie innerhalb eines Theoriensystems mit deutlicher Anwendungsausrichtung. Hypnose sollte nie ohne differenzierte Diagnostik und Indikationsstellung auf einem bestimmten Fachhintergrund (wie z.B. Psychoanalyse oder Verhaltenstherapie) angewandt werden, da sonst grobe Fehler begangen werden, die weder ethisch noch fachlich vertretbar sind.

3. *Beide Methoden verändern nur das offen sichtbare Verhalten, nicht jedoch Einstellungen und (verdrängte) Probleme.*

Hier treten ebenfalls Vorurteile Fehlinformierter auf; Kroger und Fezler (1976) sehen dieses Argument als einen grundsätzlichen Unterschied zwischen Verhaltenstherapie und traditioneller Hypnotherapie an. Hieraus wird deutlich, daß Hypnotherapie eindeutig als Psychoanalyse verstanden wird, die mit Hypnose arbeitet. Hinzu kommt, daß dieses Argument keinesfalls die neueren Entwicklungen berücksichtigt, so die kognitiven Modelle und Interventionsformen der Verhaltenstherapie, bei denen ausschließlich primär Einstellungen therapeutisch verändert werden, die dann u.a. auch das Verhalten beeinflussen (z.B. Ansätze von Beck, 1963, 1976; Meichenbaum, 1976; Meichenbaum & Turk, 1977). Klinische Fallberichte zeigen, daß durch die Kombination von Hypnose und Verhaltenstherapie sehr grundlegende Einstellungen verändert werden können (Kossak, 1987a, 1987b, 1991, 1992).

Wird Hypnose fälschlich als eigenständiges Manipulationsinstrument benutzt, so trifft diese Kritik durchaus zu – sie sollte sich dann jedoch auf den unkritischen Anwender der unzureichend reflektierten Methode beziehen.

4. *Beide Methoden bedienen sich der Technologie und stellen eine Beeinflussung dar, die die Beziehung von Therapeut und Patient nicht berücksichtigt.*

In den Anfängen der Verhaltenstherapie wurde über die Faszination der Methoden sicherlich vergessen, den Menschen als Gesamtheit in die Interaktion zum Therapeuten einzubeziehen. Universitäre Ausbildungen verliefen zu einseitig methodentechnisch orientiert. Inzwischen wurde erkannt, daß gerade die Therapeut-Patient-Beziehung ein sehr bestimmender Faktor in der Behandlung ist. Mitunter wird von den Kritikern vergessen, daß die früher bekannten Methoden der Psychoanalyse fast ausschließlich aus der Introspektion und persönlichen Beziehung von Therapeut und Patient lebten, z.B. durch Übertragung und Gegenübertragung. Die Methode der Verhaltenstherapie kann ohne Rückgriff auf diese Aspekte (Konstrukte) in ähnlicher Weise eine gute zwischenmenschliche Beziehung herstellen. Der gut geschulte Verhaltenstherapeut wird sich in diesem Aspekt der Gesprächsmethodik wohl unwesentlich von einem Gesprächspsychotherapeuten unterscheiden – nur arbeitet er im Rahmen eines anderen Theoriensystems und wendet konsequent die Erkenntnisse der Lerntheorie, Kognitionspsychologie etc. an.

Für Hypnose gilt ähnliches; die Methode selbst ist wertfrei und wird erst durch das methodische Vorgehen des Therapeuten zu einem integrativen und transparenten Instrument, das den Patienten ernst nimmt und seine Bedürfnisse in gleicher Weise berücksichtigt wie seine Werte, Ziele, mitmenschliche Einstellung, Gefühle und Ängste – vorausgesetzt der Therapeut tut dies mit seinem persönlichen Menschenbild.

5. *Beide Methoden arbeiten autoritär und bestimmen über den Patienten und nicht mit ihm. Der Patient ist mehr Objekt der Methode als gleichwertiger Mensch in einer partnerschaftlichen Beziehung.*

Hier trifft gleiches wie bereits dargestellt zu: Die Person des Therapeuten und seine ethischen, moralischen und menschlichen Einstellungen sind maßgeblich, inwiefern er sein Gegenüber als Objekt einer Methode ansieht oder als einen Partner im Rahmen einer gemeinsamen Begegnung. Sicherlich kann Hypnose autoritär-bestimmend geführt werden (und auch methodisch begründet hilfreich sein). Beide diskutierte Methoden sollten jedoch stets als Hilfsmittel verstanden werden, über die sich Therapeut und Patient gemeinsam beratend einigen. Wie im Verlauf der späteren Darstellungen deutlich werden wird, besteht eine gegenseitige Verhaltensbeeinflussung zwischen Therapeut und Patient. Ohne Mitarbeit des Patienten sind beide Methoden ineffektiv und sinnlos (s. Kap. 10 „Rolle des Therapeuten").

Innerhalb dieser partnerschaftlichen Kommunikations- und Therapiestruktur sollte jedoch nicht vergessen werden, daß der Therapeut nach wie vor eine hohe Kompetenz besitzt, die er dem

Patienten verantwortungsvoll zur Verfügung stellt. Dies beinhaltet durchaus auch, daß er an bestimmten Stellen der Behandlung Entscheidungen treffen muß, die der Patient zu diesem Zeitpunkt (noch) nicht treffen kann, die jedoch im Rahmen der gemeinsamen vertrauensvollen Beziehung in seinem Sinne sind und von ihm zu einem späteren Zeitpunkt gebilligt werden, wenn er in der Lage sein wird, diesen Schritt angemessen kritisch zu beurteilen. So kann im Rahmen einer Therapie durchaus ein Zeitpunkt kommen, an dem z.B. starke Ängste des Patienten ihn hindern würden, seine Zustimmung für weitere Therapieschritte zu geben, die jedoch erforderlich sind. Oder in Hypnose kann ein stark belastendes Kindheitserlebnis relativ leicht erinnert werden, das zu diesem Zeitpunkt mit einer Amnesie belegt werden muß, um die Patientin nicht so abrupt damit zu konfrontieren und dadurch evtl. ihr gesamtes Wertgefüge zu zerstören und sie noch stärker zu gefährden (Beispiel: Vergewaltigung durch den vermeintlich liebevollen Vater wird plötzlich aufgedeckt und führt zu Suizidabsichten). Erst sehr behutsames allmähliches Aufdecken und Aufarbeiten der Amnesien (Verdrängungen) wird hier fachlich, berufsethisch und im Sinne des (bislang noch unwissenden) Patienten zu vertreten sein.

19.3.2 Gemeinsame Bestimmungselemente

Es soll nach gemeinsamen Faktoren gesucht werden, die eine angemessene Kombination dieser beiden Methoden sinnvoll und angemessen machen.

Historische Aspekte

Neben den bereits genannten Autoren (Weitzenhoffer, 1972; Lazarus, 1973; Astor, 1973; Moss & Bremer, 1973) weisen auch andere historische Arbeiten darauf hin, daß Hypnose und Verhaltenstherapie überlappende Bereiche abdecken, ja sich ähnlicher oder sogar identischer Variablen bedienen (Fuchs, Hoch, Paldi et al., 1973; Spanos, DeMoor & Barber, 1973; Woody, 1973).

Meist wird zum Vergleich die systematische Desensibilisierung herangezogen (Fuchs et al., 1973; Dengrove, 1973; Wolpe, 1958); dies wahrscheinlich, weil sie von den wenigen damals entwickelten Methoden in der Praxis die bekannteste war – und weil sie stark auf imaginativer Ebene arbeitet.
Litvak (1970) geht sogar so weit, zu behaupten, daß die Desensibilisierung zum Großteil durch Hypnose bestimmt wird, die in diesem Fall dann nicht durch eine formale Induktion eingeleitet wird und deutlich die Methode erleichtert.

Da Verhaltenstherapie aus einem sehr breiten Feld von unterschiedlichen Interventionsformen besteht, soll überprüft werden, ob mit Hypnose übereinstimmende Bestimmungsvariablen bestehen, die theoretisch und praktisch-therapeutisch relevant sind.

Dieser Vergleich setzt voraus, den „veränderten Bewußtseinszustand" (*altered state of consciousness*) oder „Hypnosezustand" bzw. „Trance" im Sinne der Kritik von Barber (Barber, 1969; Barber & DeMoor, 1972; Spanos & Barber, 1974) als Konstrukt anzusehen, das es zu hinterfragen gilt. Wie Barber nachweisen konnte, handelt es sich hier um eine Reihe von abhängigen Variablen, die keinen außergewöhnlichen Zustand darstellen (siehe Kap. 3 „Theorien der Hypnose", insbesondere die Diskussion *state vs. non-state*). Vielmehr handelt es sich um einzelne Faktoren, die unter umschriebenen Bedingungen auftreten. Nur diese Analyse der Einzelfaktoren kann es ermöglichen, einen detaillierten sinnvollen Vergleich zu erstellen. Konstrukt-Oberbegriffe wie Trance oder verändertes Bewußtsein sind zu abstrakt und umfassend, um eine Vergleichsgrundlage zu bieten. Werden Einzelfaktoren extrahiert, so lassen sich diese für beide Methoden operationalisieren und dem gewünschten Vergleich auch experimentell zugänglich machen.

Dies mag wie ein voreiliger Schlag gegen die State-Theorien angesehen werden, der diese Sichtweise niederschmettern soll; wie jedoch im Kapitel über Suggestibilität gezeigt wurde (s. Kap. 11), nähern sich die beiden theoretischen Lager mit ihren neueren Befunden über die Grundfaktoren „Imagination" und „kognitivganzheitliche Verarbeitungsweisen" sehr stark. Abgesehen davon hat die theoretische Unterscheidung kaum praktische Relevanz in der Psychotherapie von Störungen oder z.B. bei der Anästhesie durch den Zahnarzt.

Wir bedienen uns hier der Sichtweise von Spanos und Barber (1976), die mit ihrer differenzierten Analyse des „hypnotischen Verhaltens" die für unsere angestrebten Vergleiche erforderlichen operationalisierten Faktoren extrahieren, die man auch als Mediatorvariablen bezeichnen kann (Barber, Spanos & Chaves, 1974; Spanos & Barber, 1976, S. 11):

Mediatorvariablen (Vergleichsebenen von Hypnose und Verhaltenstherapie):

1. Motivation des Patienten/der Versuchsperson gegenüber der Situation und gegenüber der spezifischen Suggestion, der sie exponiert ist.
2. Einstellungen und Erwartungshaltungen in bezug auf die bevorstehenden Suggestionen.
3. Sprachformulierungen der spezifischen Suggestionen.
4. Einbeziehung der Person in bestimmte Formen des Imaginierens, die mit den spezifischen Suggestionen oder Instruktionen einhergehen, die die Person erhalten hat.

Hier soll betont werden, daß es sich nicht ausschließlich um Variablen handelt, die therapeutische Veränderungen bewirken müssen, sondern vielmehr um gemeinsame Faktoren für die hypnotische und die verhaltenstherapeutische Situation.

19.3.2.1 Motivation

Sowohl in der Verhaltenstherapie (Lazarus, 1971) als auch in der Hypnose (Spanos & Barber, 1974) ist die Motivation des Patienten/der Versuchsperson eine sehr wesentliche Variable.

- Wesentlich sind *aufgabenmotivierende Instruktionen* in der Hypnose (Barber, 1969; Spanos & Chaves, 1970, 1971), also Instruktionen mit bestimmten Strukturen, die die Versuchsperson auf ihre Aufgabe und auf die von ihr erwarteten Tätigkeiten vorbereiten. In gleicher Weise sind die Instruktionen Cautelas in seiner *covert-reinforcement*-Therapie konstruiert (Cautela, 1970a,b,c; 1975a,b).
  Auch die Implosionstherapie und Systematische Desensibilisierung weisen ähnliche Anwendungen auf (DeMoor, 1969; Wolpe, 1958; s. Kap. 30 „Methoden der Verhaltenstherapie – unter Hypnose").
- Verwenden wir den bestimmt vorwissenschaftlichen Begriff des Leidensdrucks als Synonym für Motivation, so wird eine angemessene Kooperation des Patienten erst unter dieser Bedingung den (dann) gewünschten Effekt haben – unabhängig von der angewandten Methode (McPeake, 1975; Lazarus, 1971).

19.3.2.2 Einstellungen und Erwartungen

Ein breitgefächertes Spektrum von Einstellungen und Erwartungshaltungen beeinflußt sehr stark die Wirksamkeit der Suggestionen.

Um Überschneidungen zu vermeiden, sind die Untersuchungsergebnisse zu diesem Aspekt ausführlich in Kap. 5 „Vorbereitungen zur Induktion" dargestellt.

- Positive Einstellungen zur Suggestion bewirken positive Reaktionen auf die Suggestionen – so weit die grobe Vorwegnahme der späteren Darstellung.
- Auf der Ebene der Verhaltenstherapie gilt es ebenfalls, positive Einstellungen des Patienten zu erzeugen und damit die Effektivität anzuheben (Wolpe, 1969), ja die Therapeuten manipulieren diesen Faktor methodisch, um die erwünschten Effekte zu erzielen (Klein, Dittmann, Parloff & Gill, 1969). Deutlich ist – fast logisch evident – daß die negative Einstellung zum Verfahren auch geringe Therapiewirkungen mit sich bringt. In der frühen Studie von Lazarus (1973) bewirkte allein die Erwartungshaltung, Hypnose als Intervention zu erhalten, bei den Patienten Besserungen, auch wenn sie nur Entspannungsinstruktionen erhielten. „Die Erfüllung der Erwartungshaltungen der Klienten bewirkt, ihre Reaktion auf die

Therapie zu steigern" (Lazarus, 1973, S. 29). Die unterschiedlichen Ergebnisse der Implosionstherapie können in sehr engem Zusammenhang mit der Erwartungshaltung der Patienten stehen (Wolpin & Raines, 1966). Dies trifft auch für die Desensibilisierung zu, die erst dann ihre positive Wirkung hat, wenn sie den Patienten als effektive Intervention gegen Ängste vorgestellt wird (Leitenberg, Agras, Barlow & Oliveau, 1969; Oliveau, Agras, Leitenberg & Moore, 1969).

- All diesen Situationen ist gemeinsam, daß in ihnen eine bestimmte Intervention als wirkungsvoll angepriesen ist, die zu erwartende Situation also als Therapie vorgestellt wird. Möglicherweise kann hierin der Wirkfaktor liegen.

  Demgegenüber darf jedoch nicht verschwiegen werden, daß auch Interventionen hilfreich sind, die nicht als Therapie deklariert werden (Bernstein, 1973; Blom & Craighead, 1974; Nietzel, 1973), wobei der starke Wunsch nach Angstabbau wohl der wirkungsvollste Faktor ist (Nietzel, 1973). Dies zeigt deutlich, daß über Einstellungen und Erwartungshaltungen hinausgehende Aspekte in gleicher Weise ihre therapeutische Wirkung erzielen können.

19.3.2.3 Sprachformulierungen der Suggestionen

In den sprachlichen Formulierungen von Hypnose und Verhaltenstherapie sind ebenfalls Gemeinsamkeiten zu finden.

- Die Formulierungen in der Hypnose setzen deutliche Erwartungshaltungen, die erfüllt werden sollen, so z.B. „der Arm wird sich hochheben"; damit werden deutliche Bilder verbunden, die dies erleichtern sollen, so im genannten Beispiel „als ob ein am Handgelenk befestigter Luftballon ihn hochhebt".

  Dies bedeutet, daß anfangs ein offenes Verhalten angesprochen wird, was durch das Einschalten bestimmter kognitiver Strategien erreicht werden soll.

  In der Verhaltenstherapie können starke Parallelen gefunden werden, da bei einigen Interventionsformen anfangs das konkrete (offene) Zielverhalten imaginiert wird, dem dann relevante (verdeckte) Bearbeitungsstrategien folgen, wie z.B. bei Cautela (1967), der mit seiner verdeckten Therapieform arbeitet.
- Die Suggestionen in Hypnose und Verhaltenstherapie müssen sehr anschaulich formuliert werden – und dadurch individuell auf die Vorstellungs- und Erlebenswelt der betreffenden Person abgestimmt sein. „Suggestionen, die die Versuchsperson mit einer speziellen Imaginationsstrategie versorgen, die sie dazu bringen, ihre Vorstellungen nach spezifischen mit dem Ziel der Suggestion übereinstimmenden Kanälen auszurichten, werden viel wahrscheinlicher ausgeübt als jene Suggestionen, die solche Strategien nicht verfolgen" (Spanos & Barber, 1974, S. 507).
- Die Suggestionen spielen auch in der Verhaltenstherapie eine nicht zu unterschätzende Rolle; so ist eine Desensibilisierung unter Hypnose wesentlich wirkungsvoller als nur die konventionelle Grundform (Gibbson, Kilborne, Sanders & Castles, 1970; Woody & Schauble, 1969). Methodisch ist hier jedoch Kritik anzumelden, da in diesen Studien nicht deutlich zwischen den Suggestionsformen beider Verfahren getrennt worden war.

Trotz vieler Gemeinsamkeiten in beiden Prozessen muß hier nochmals betont werden, daß sehr viele differenzierte Variablen wirksam sind, die nur äußerst schwer extrahiert und verglichen werden können.

19.3.2.4 Einbezogenheit des Vorstellens

An dieser Stelle soll nicht diskutiert werden, ob Imaginationen Reize oder Reaktionen sind; fest steht, daß es sich dabei um verdeckte Verhaltensweisen handelt, die abhängig von vorgegebenen Suggestionen sensorische Bilder und/oder kognitive Strukturen beinhalten. Wesentlich sind die unterschiedlichen Verarbeitungskanäle, die einerseits als analytisches Denken oder andererseits als ganzheitliches Denken bzw. Vorstellen bezeichnet werden können (Bogen, 1969; Horowitz, 1970; Ornstein, 1972). Letzteres wird primär durch die subdominante Hirnhemisphäre gesteuert (s. Kap. 15 „Phänomene der Hypnose").

- Wesentlich ist hierbei, daß die Person, die sich auf suggerierte Imaginationen bezieht, dieser

Erfahrung gegenüber zunehmend unkritischer wird, bis zu dem Punkt, daß sie diese Imaginationen nicht mehr als unreale und nichtphysikalisch external vorhandene Ereignisse ansieht (Shor, 1959; Spanos, 1973). In diesem Fall ist das Imaginieren kein passives Geschehen, sondern ein aktiv gestalteter und gestaltender Prozeß.

- Sowohl in Hypnose als auch bei verschiedenen Interventionsformen der Verhaltenstherapie werden derartige Imaginationen vorgegeben, die das Ziel haben, den Patienten in eine subjektive Ausschließlichkeit der Vorstellungen zu führen, die ihn dazu bringt, von diesen absorbiert zu werden. An dem Punkt wird er die Realität seiner Imaginationen nicht kritisieren oder ihnen widersprechen (Spanos & McPeake, 1974).
- Wesentlich ist nicht die Lebhaftigkeit der Imagination, die z.B. in verschiedenen verhaltenstherapeutischen Verfahren kaum Änderungen erbringt (McLemore, 1972). Bezieht sich der Patient jedoch in die imaginierte Szene als Akteur mit ein, so ist der therapeutische Effekt der Desensibilisierung erhöht (Danaher & Thoresen, 1972).
- Patienten, die beiden Methoden unterzogen wurden, zeigen mitunter auch dann gute Reaktionen, wenn ihre Imaginationen von den suggerierten abweichen. In diesem Fall befolgen sie zwar die Grundinstruktion wie z.B. „der Arm wird leichter", entwickeln dann aber ein individuelles Bild der Leichtigkeit („schwebt wie in der Badewanne hoch") gegenüber dem vorgegebenen („Luftballon hebt hoch").
- Versuchspersonen, die das Ziel der Suggestion mit ihren persönlichen Imaginationen verbinden und auf diese Weise wesentlich anschaulicher operationalisieren, sind deutlich erfolgreicher als jene, die zwar die vorgegebene Imagination realisieren, nicht jedoch das vorgegebene Ziel verfolgen (Spanos & Barber, 1972; Spanos & Ham, 1973b).
- In beiden Methoden konnte beobachtet werden, daß die Patienten/Versuchspersonen mit ihren Imaginationen von dem ursprünglich intendierten und vom Therapeuten vorgegebenen Bild laufend und zum Teil beträchtlich im Inhalt und den Erfahrungen abweichen (Singer, 1974; Spanos, Kosloff & Chaves, 1971; Weitzman, 1967). Es zeigte sich jedoch, daß dabei die therapeutischen Ziele durchaus nicht verlassen werden müssen. Aus diesem Grund ist unbedingt anzuraten, nach jeder Sitzung diese spontanen individuellen Veränderungen zu erfragen und zu besprechen. In manchen Fällen können sie Hinweise für eine bessere Suggestionsvorgabe durch den Therapeuten geben. In anderen Fällen wieder mögen sich dahinter symbolische Hinweise oder Denkimpulse verbergen, während wieder in anderen Fällen es einfach bedeutungslose „Spontanmutationen" sind.

19.3.2.5 Entspannungsinstruktionen

Nahezu alle Autoren aus den Anfangszeiten der Methodenkombination nehmen an, daß eine grundlegende Gemeinsamkeit in der Entspannung besteht (wir erinnern uns an die genannten: Astor, 1973; Dengrove, 1973; Fuchs et al., 1973; Litvak 1970).

So bedient sich sowohl die Systematische Desensibilisierung als auch die Hypnose der Entspannungsinstruktionen.

- Es ist eine grundlegende Fehlannahme, daß hypnotisches Verhalten nur unter Entspannung möglich sei.
  So weisen Bányai und Hilgard (1976) nach, daß selbst beim Treten eines Fahrradergometers Hypnose möglich ist. Auch die Therapieerfahrungen zeigen, daß bei intensiven Problembearbeitungen durchaus nicht mehr ein entspannter Zustand vorliegt, so z.B. bei aggressiven Auseinandersetzungen mit bestimmten Erlebnissen.
  In ähnlicher Weise wurde nachgewiesen, daß die Desensibilisierung ebenfalls ohne Entspannungsinstruktionen wirksam ist (Agras, Leitenberg, Barlow et al., 1971; Lazarus, 1971; Rachman, 1968).
- Mit der vorgenannten Entspannungshypothese eng verbunden ist die Fehlannahme, daß die Entspannungsinstruktionen bei Hypnose bzw. Desensibilisierung das physiologische Erregungsniveau senken. Das muß nicht notwendig immer zutreffen (Van Egeren, 1970).
- Die verschiedenen Maße für Entspannung sind nicht unbedingt reliable Angaben für das, was

therapeutisch wirksam als Entspannung bezeichnet werden kann.

- Die hypnotische Suggestibilität ist erhöht, wenn Versuchspersonen vorher Entspannung durch ein EMG-Feedback erlernt haben (Rückmeldung der elektrischen Muskelpotentiale; Wickramasekera, 1973).
- Entspannung erhöht die Lebhaftigkeit phobischer Imaginationen und die damit verbundene affektive Erregung (Chapman & Feather, 1971; Singer, 1974; Wolpe & Flood, 1970).
- Entspannung reduziert die Ängste bei bestimmten Patienten (Brown, 1970; Farmer & Wright, 1971; Lomont & Edwards, 1967).

Sowohl bei der Hypnose als auch bei der Desensibilisierung kann Entspannung sehr hilfreich sein; sie muß jedoch keine notwendige Voraussetzung darstellen, um diese Methoden therapeutisch wirkungsvoll einzusetzen.

Gerade bei Methoden der kognitiven Umstrukturierung im imaginativen Bereich bestehen nahezu identische Instruktionen in Hypnose und in der Verhaltenstherapie, die sehr wohl ohne Entspannungswirkung sehr effektiv sind.

19.4 Vorteile der Methodenkombination (Beispiele)

Nach den theoretischen Erörterungen und Vergleichen der experimentellen Grundlagen der beiden Methoden soll nun dargestellt werden, welche Vorteile die Methodenkombination in der Praxis der Psychotherapie beinhaltet.

Über die Anwendungsformen im hypno-behavioralen Bereich gibt es – wie bereits dargestellt – kaum umfassende Übersichtsliteratur, so daß auf die Praxiserfahrungen und Beobachtungen des Autors zurückgegriffen wird.

Die hier nur kurz und sehr hypothetisch aufgeführten Möglichkeiten werden später bei den Methodendarstellungen und Fallbeispielen umfassend behandelt (s. Kap. 31).

19.4.1 Diagnostische Hilfen

Einige Patienten haben Schwierigkeiten, Auskünfte über verursachende Aspekte ihrer Problematik zu geben, da sie sich z.B. kaum oder nur schwerlich an Inhalte oder Zusammenhänge erinnern können. Orientiert an bestimmten Situationen oder Gefühlen kann mit Hilfe der Hypnose hier Zugang zu ursächlichen Konditionierungen oder Fehlbewertungen gefunden werden. In vielen Fällen wird nahezu der authentische Entstehungspunkt der ersten Konditionierung mit all seinen äußeren und inneren Begleiterscheinungen nacherlebt, so daß Gedanken, Bewertungen, physiologische Reaktionen, Umweltreaktionen usw. plastisch werden. Dies kann einerseits bereits therapeutische Wirkung haben, andererseits zumindest ungeheuerlich wichtige diagnostische Informationen vermitteln, mit Hilfe derer dann intensiv weitergearbeitet werden kann.

Ergänzungen des verbalen Berichts
Haben Patienten Verbalisierungsprobleme, da ihr sprachliches Mitteilungsvermögen z.B. durch soziale Hemmungen oder Sprachbarrieren unterschiedlichster Art beeinträchtigt ist, so kann die Imagination der relevanten Situation dazu beitragen, eine Beschreibung der aktuellen Geschehnisse vorzunehmen. Der Patient kann nun einfach das wiedergeben, was er erlebt, kann es mehrmals durchlaufen, um unterschiedliche Informationsschwerpunkte gebeten werden usw. Er wird so eine wesentlich gelöstere, lebendige und zutreffendere Beschreibung vornehmen können.

Erkennen von Problemstellungen
Mitunter können Patienten ihre Problemstellungen nicht angemessen artikulieren, da sie nur diffus faßbar sind und erst recht nicht in Worten berichtet werden können. Wird der Patient unter Hypnose mit den unterschiedlichen Situationen seines weiten Problemfeldes konfrontiert, so kann er zunehmend besser seine Situation wahrnehmen und definieren, ja fast im gleichen Moment daraus therapeutische Folgerungen ziehen. Bei einigen Patienten kommt es an dieser Stelle zu einem Aha-Erlebnis, das sie nahezu überwältigt.

19.4.2 Problempatienten und Problemsituationen

Sehr problematische Patienten sind u.a. besonders Personen mit starken Ängsten, Widerständen, Verfolgungsideen, aber auch solche, die wie oben dargestellt Verbalisierungsprobleme haben oder ihre Problematik nicht artikulieren können. Sie erfordern besondere Umsicht oder die Modifikation bestehender Verfahren. Hypnose kann hier durch ihre speziellen Möglichkeiten sehr gut zu Erweiterungen der therapeutischen Möglichkeiten verhelfen, so z.B. durch Altersregression, Zeitveränderungen usw.

Methodengrenzen mit Hypnose leichter überschreiten

Bei manchen Störungen oder Patienten sind Methoden erforderlich, die im jeweiligen Kontext (psychosoziales Umfeld, derzeitige Lebenssituation etc.) nicht realisierbar sind. So z.B. wird bei vielen Verfahren eine kontingente Verstärkung (die Verstärkung muß sofort auf das relevante Verhalten folgen) verlangt, die der Therapeut und mögliche Sozialpartner nicht leisten können, da sie nicht kontinuierlich anwesend sind (s. Kap. 31, Fall 12); oder der Patient vermag evtl. nicht angemessen Selbstkontrolle auszuüben. Durch verschiedene Hypnoseverfahren kann hier für eine kontinuierliche und kontingente Belohnung gesorgt werden, so z.B. durch posthypnotische Instruktionen.

Ein anderes Beispiel ist im Bereich der Reizveränderungen gegeben, wenn die therapeutisch notwendige Veränderung nicht real vorgenommen werden kann, wie z.B. bei Asthmaanfällen. In diesem Fall kann durch Hypnose in der Erlebniswelt und damit in der Bewertung und physiologischen Verarbeitung des Patienten die erforderliche Stimulusveränderung vorgenommen werden (s. Kap. 31, Fall 4).

Besseres Erkennen von Gefühlen
Einigen Patienten fällt es sehr schwer, ihre Gefühle in bestimmten Situationen wahrzunehmen oder sie in dem relevanten Kontext zuzulassen.

Durch Hypnose ist es möglich, über die Imagination bestimmter relevanter Situationen langsam Zugang zu problembezogenen Gefühlen zu finden, die der Patient dann mit allen Begleiterscheinungen (Gedanken, physiologische und motorische Veränderungen) deutlich wiedererleben und mit Hilfe des Therapeuten differenzieren und einzuordnen lernt.

In gleicher Weise lernt der Patient es, seine physiologischen Korrelate in bestimmten Situationen plastisch zu erfahren und auf diesem Wege Selbstkontrolle auszuüben, wenn diese nun von ihm zu beobachtenden Signale auftreten.

Erleichtern der Imaginationen
Der wesentliche Wirkfaktor der Imagination ist zwar in anderen Verfahren ebenfalls effektiv einsetzbar, wie z.B. bei der Systematischen Desensibilisierung, kann jedoch durch Hypnose erleichtert und vertieft werden. Wahrscheinlich wirkt hier die starke Abschirmung des Patienten besonders gut, wenn er im Rahmen seiner Instruktionen nur noch die Stimme des Therapeuten und die von ihm gewünschten Vorstellungsbilder wahrnimmt. Tatsächlich gelingt es sehr vielen Patienten, sich innerhalb der vorgestellten Szene zu bewegen, als ob sie sich real darin befinden würden.

Hilfreich ist auch die reduzierte Kritikfähigkeit gegenüber den nicht realen, aber als real erlebten Ereignissen, was hier m.E. in besonders gutem Maße erreicht werden kann.

Arbeit mit sehr schwer zugänglichen Bildern
Mitunter sind Kognitionen so abstrakt oder verbal wenig beschreibbar, daß hier konventionelle Verfahren schnell ihre Grenzen erreichen. Im Extremfall kann der Patient durch Träume geplagt werden, die seine Symptomatik auslösen, so z.B. einen nächtlichen Asthmaanfall (Kossak, 1987a, s. Kap. 31, Fall 3) oder Bettnässen. Durch Hypnose kann in der Behandlung Zugang zu diesen Bildern gefunden werden, die dann mit geeigneten Interventionsmaßnahmen – ebenfalls auf Imaginationsebene der Hypnose – beeinflußt werden können.

Vertiefen der Entspannung

Wie dargestellt, ist die Entspannung ein nicht unbedingt notwendiger Faktor. Diese Ergebnisse gelten jedoch vorwiegend für die eng umschriebenen Behandlungsformen der Desensibilisierung. Bei anderen Methoden muß diese Aussage nicht zutreffen. Wesentlich ist für alle Interventionsformen, eine für den Patienten relativ angstfreie Situation zu schaffen, was durch Hypnose schnell und in sehr gutem Maße hergestellt werden kann.

Sind für bestimmte Interventionen Entspannungsübungen erforderlich, wie z.B. zur Streßbewältigung, Abbau von Examensängsten, physiologische Ruhigstellung etc., so stellt Hypnose ein Verfahren dar, das schnell eingesetzt werden kann und nahezu sofort eine für den Patienten spürbare (Entspannungs-) Wirkung hat. Ähnlich schnell kann er die unterschiedlichen Formen der Selbsthypnose zur Entspannung erlernen. Demgegenüber sind konventionelle Verfahren wie Progressive Muskelentspannung oder Autogenes Training sehr zeitaufwendige Verfahren, die mehrere Übungssitzungen benötigen, bis endlich die therapeutische Intervention beginnen kann.

Erleichtern von Entscheidungsprozessen

Stehen Patienten vor Entscheidungsprozessen, so können sie diese in konventionellen Therapieformen eher rational lösen. Die anderen ebenfalls entscheidenden Komponenten wie Gefühle etc. sind jedoch kaum rekonstruierbar. Durch Hypnose können Imaginationen von Alternativszenen hervorgerufen werden, die den Patienten deutlich seine Möglichkeiten und die damit verbundenen Gefühle wie Angst oder Trauer erleben lassen. Er hat damit zwar kein Zukunftsbild im Sinne der realen Vorwegnahme entworfen; er hat jedoch eine Projektion seiner Gefühle vorgenommen, die in bestimmten zukünftigen Handlungsalternativen auftreten werden (Methoden sind in Kap. 16 „Imaginative Verfahren" dargestellt).

Probehandeln

Einige Patienten können sich kaum vorstellen, daß sich ihr Verhalten verbessern kann; ihre negative Selbsteinschätzung hindert sie daran. Oder sie verfügen in der Realität über keine Handlungsalternativen, bzw. sie fürchten sich davor; so z.B. der selbstunsichere Patient, der ein Mädchen ansprechen oder seinem Chef die Meinung sagen möchte und bereits die gefürchteten negativen Handlungskonsequenzen vorwegnimmt und handlungsunfähig wird.

Derartige Patienten können unter Hypnose intensive Imaginationen erzeugen, in denen sie sich selbst bewegen. Hier können sie Handlungen vornehmen, abgestuft und in unterschiedlichsten Varianten – vor allem mit den erforderlichen positiven Konsequenzen.

Allein dieses Erlebnis, in der Vorstellungswelt positiv reagiert zu haben, ist für einige Patienten so stark, daß sie motiviert werden, es in Realhandeln umzusetzen (Methoden hierzu sind in Kap. 16 „Imaginative Verfahren" dargestellt).

Ort der Kontrolle

Patienten mit stark beeinträchtigenden Problemen (z.B. Ängsten, Zwänge, Schmerzen) fühlen sich diesen hilflos ausgesetzt und von ihnen fremdbestimmt. Aus diesem Gefühl des Ausgeliefertseins und der Hilflosigkeit entstehen dann Sekundärsymptome wie Depressionen. Da in Hypnose die subjektive Realität verändert werden kann, ist auf diesem Wege ein Patient durchaus in die Lage zu versetzen, z.B. einen anderen Bezugsrahmen zu erhalten, z.B. durch kognitive Dezentrierung (Feffer & Suchotliff, 1966) andere Bewertung- und Handlungsmodelle zu entwikkeln. Er gewinnt somit wieder *interne* Kontrolle über sein Verhalten (Rotter, 1964) und erlebt sich dadurch wieder als Herr seiner selbst. Es erfolgt somit eine kognitive Umstrukturierung, die sofort durch imaginiertes Probehandeln gefestigt werden kann.

Der Wechel sogenannter hypnotischer und verhaltenstherapeutischen Methoden ist hier sehr fließend.

Die geschilderten Vorteile der Methodenkombination geben an dieser Stelle nur einen kurzen Abriß der Anwendungsmöglichkeiten, die im klinischen Teil (Anwendungen II, ab Kap. 24) sehr differenziert dargestellt sind.

19.5 Hypnotherapie oder Verhaltenstherapie unter Hypnose?

Hypnose stellt keine eigenständige Therapieform dar

Hypnose wird stets in Kombination mit psychotherapeutischen Verfahren eingesetzt, um die Effektivität dieser Verfahren zu erhöhen.

- Der oft benutzte eigenständige Begriff der „Hypnotherapie" ist demnach falsch.
- Entsprechend gibt es keine „Hypnotherapeuten" – auch wenn sich einige Personen auf diese Weise einen klangvolleren Anstrich verschaffen wollen. Zu leicht kann dadurch darüber hinweggetäuscht werden, daß diese Person möglicherweise über keine seriöse psychotherapeutische Zusatzausbildung verfügt.
- In der amerikanischen Literatur ist jedoch der Begriff der „*hypnotherapy*" durchaus gebräuchlich; er ist eine Kurzformel für psychoanalytisch arbeitende Psychotherapeuten, die sich der Methode der Hypnose innerhalb der Psychoanalyse bedienen.

Durch diese Abgrenzung wird deutlich, daß die eigenständige Behandlungsform der Verhaltenstherapie in der Kombination mit Hypnose wirkungsvoller angewandt werden kann. Meine praktischen Erfahrungen in diesem Bereich zeigten relativ häufig, daß eine konventionelle verhaltenstherapeutische Intervention wie jede andere Methode ihre Grenzen hat und den Therapeuten sehr stark fordern kann, um noch weitere Behandlungswege zu finden.

Kapitel 20

Methoden der Hypnoseanwendung in der Psychotherapie – außerhalb der Verhaltenstherapie

> Der Weise ist wie der Bogenschütze.
> Dieser nimmt zuerst die richtige Stellung ein
> und schnellt dann den Pfeil ab.
> Wenn er trotzdem das Ziel nicht erreicht,
> so gibt er nicht anderen die Schuld,
> sondern sucht den Fehler bei sich.
>
> Men Tzu (372–289 v. Chr.)

Hypnose ist prinzipiell mit jeder Form der Psychotherapie kombinierbar. Im vorliegenden Buch sind zwar schwerpunktartig verhaltenstheoretische Erklärungsansätze und Therapiemodelle erörtert. Gerade deshalb soll in diesem Kapitel auf die Kombination von Hypnose mit anderen psychotherapeutischen Verfahren bzw. Theorieansätzen hingewiesen werden. Die Vertreter dieser Richtungen sollen hier ebenfalls Anregungen erhalten.

Die zahlreichen Literaturangaben können als Hinweise für eine weitere Vertiefung genutzt werden.

Auffallend bei der Literatursichtung zur Vorbereitung dieses Kapitels war, daß Hypnose bislang nur sehr selten in Kombination mit psychotherapeutischen Verfahren außerhalb der tiefenpsychologischen, vorwiegend psychoanalytischen Methode eingesetzt wurde.

20.1 Psychoanalyse

Die Psychoanalyse ist wohl das klassische therapeutische Betätigungsfeld der Hypnose, angefangen von den ersten Versuchen Freuds bis hin zu den zahlreichen z.B. amerikanischen Veröffentlichungen zur Anwendung der Hypnose, die sich fast ausschließlich mit der Kombination von Hypnose und Psychoanalyse befassen und hieraus den Terminus der *Hypnotherapie* und *Hypnoanalyse* ableiteten. Ihre Vertreter sind entsprechend zahlreich; zu ihnen gehören z.B. in den letzten Jahren Chertok (1980, 1983), Gruenwald (1982) und viele andere, die hier nicht explizit genannt sein können.

Auf der Basis der psychoanalytischen Theorie werden unterschiedliche Konzepte der Hypnose zu erklären versucht, wie der Hypnosezustand oder die Altersregression (Merkur, 1984; Schafer, 1981; Hariman, 1982a).

Insgesamt ist der Ansatz meist klassisch psychoanalytisch und bedient sich in Ausnahmefällen auch einmal kleinerer verhaltenstherapeutischer Interventionstechniken (Astor, 1973; Moss & Bremer, 1973).

Aufbauend auf die fast ausschließlich klassische Grundform der Psychoanalyse/Hypnoanalyse erfolgen mitunter entsprechende Modifikationen; so z.B. arbeiten Herod und Smith (1982) in ihrer Hypnoanalyse nach den Traumbearbeitungsprinzipien der Senoi-Indianer, einem Stamm der malayischen Halbinsel, die ihre Träume öffentlich darstellen und diskutieren und sich auf diese Weise mit ihren Gefühlen oder Ängsten wieder konfrontieren.

Die klasssische Arbeit mit Träumen kann gerade unter Hypnose sehr effektiv sein, da in diesem entspannten Schutzraum leichter vergessenes Material errinnert werden kann und verborgene Bedeutungen direkter zugänglich gemacht werden können (Mathieson, 1991).

Interessant ist auch die Vorgehensweise von Schmidt und Timens (1991). Sie gehen davon aus, daß sich zusätzlich zu den konventionellen verbalen Therapieinteraktionen auch graphomotorische Informationen wie Zeichnungen sehr gut nutzen lassen. Die besondere Vorgehensweise besteht darin, den Patienten im Gespräch jeweils vor der Hypnoseanwendung eine Person zeichnen zu lassen. Auf die spätere posthypnotische Anweisung hin wird dann eine weitere Personenzeichung angefertigt. Da letztere Zeichnung in der entspannten und spontaneren Situation der Hypnose erfolgt, können leichter Projektionen vorgenommen werden. Der Vergleich beider Zeichnungen bietet dann umfassendes Interpretationsmaterial für die weitere Behandlung.

Beachtenswert ist die *Hypno-Spieltherapie*, in der Erwachsene mittels Hypnose in der Altersregression an einer (kinderorientierten) Spieltherapie teilnehmen und hierbei Kindheitsprobleme erkennen und aufarbeiten können. Durch Hypnose wird die Übertragung und Gegenübertragung begünstigt. Deshalb sieht Shapiro (1988) besondere Anwendungsbereiche in der geschilderten Kombinationsform bei spezifischen akuten Traumata, unüberwindbaren Charakterstörungen, dissoziativen Störungen und chronischen Langzeit-Depressionen.

20.2 Gesprächspsychotherapie

Die klientenzentrierte Gesprächspsychotherapie nach Carl Rogers (1973) kann leicht durch Hypnoseaspekte ergänzt werden (Hoff, 1984). Da sie sich primär mit Emotionen und Einstellungen befaßt, sind diese durch Hypnoseelemente sehr schnell und teilweise ohne Widerstände herstellbar.

Besonders bei problematischen Erinnerungsschwierigkeiten, Entscheidungsproblemen oder Konfrontationen mit der eigenen Person und ihren Schwierigkeiten können entsprechende Hypnoseszenen oder -techniken (z.B. Altersregression, Dissoziation) sehr hilfreich sein. Ich selbst arbeite mit dieser Kombinationsform relativ häufig und kann damit schnellere und tiefgreifendere emotionale bzw. kognitive Veränderungen im Sinne der von Rogers definierten Therapieziele bewirken als allein mit der konventionellen Gesprächspsychotherapie.

Für viele Patienten stellt die eingestreute Hypnose-Intervention durchaus keinen Bruch im Ablauf dar; auch Hypnose kann sehr nondirektiv bzw. klientenzentriert induziert bzw. in dieses System eingebracht werden.

Gunnison und Renick (1985) sehen eine Anzahl von Parallelen zwischen der indirekten Methode Ericksons und der klientenzentrierten Gesprächspsychotherapie und erkennen, daß in der Gesprächspsychotherapie durchaus sehr subtile Suggestionen enthalten sein können, die sowohl in der Therapeut-Klient-Beziehung als auch in der Supervisor-Therapeut-Beziehung zum Tragen kommen. Ihre Beispiele zeigen diesen Einfluß des Verhaltens und der Worte des Therapeuten (bzw. Supervisors) auf. Da so starke Parallelen bestehen, wird sogar der Begriff *"Hypnocounseling"* geprägt (Gunnison, 1989, 1990) und wird hier als eine eklektische Verschmelzung der "Utilisation" im Sinne Ericksons und des "personenzentrierten" Ansatzes Rogers' verstanden (Gunnison, 1991).

Die Arbeit von Helle (1990) zeigt auf, daß hypnotische und suggestive Elemente in der Gesprächsführung sehr hilfreich sind und nach Erickson (1948) eine Stück "Wiedererziehung" darstellen.

20.3 Die rational-emotive Therapie

Die von Albert Ellis (1973) entwickelte rational-emotive Therapie (RET) stellt eine kognitive Therapieform dar und ist als solche bekannt und verbreitet (Eschenröder, 1977).
Hier bietet es sich an, die Kombination mit Hypnose durchzuführen – auch wenn das theoretische Grundkonzept in seiner Einfachheit, sowie die Methoden einige Mängel aufweisen (Ellis, 1982; Eschenröder, 1982, 1985). Praktisch kann dieser Disput unter Hypnose erfolgen. Der Patient erkennt die Scheinzusammenhänge und irrationalen Ängste.

Das Paradigma von Ellis basiert auf der (später ergänzten) ABCDE-Theorie:

A = Activating Event
Aktivierendes Ereignis: Ein reales Ereignis wie z.B. Verlust einer nahen Bezugsperson tritt ein.
B = Belief
Glaubenssystem: Irrationaler Gedanke zu dem eingetroffenen Ereignis, z.B. „ich werde immer einsam bleiben".
C = Consequence
Folge, Konsequenz: Auf A und B folgen z.B. Trauer, Verstimmung, Depression.
D = Dispute
Disput: Auseinandersetzung mit dem Therapeuten und auf dieser Ebene rationale Problemanalyse.
E = Effect
Wirkung: Erkennen der irrationalen Gedanken und der Vorteile des rationalen Selbstgespräches.

In dem für uns relevanten Bereich wurden folgende Modifikationen vorgenommen:

Stanton (1977) geht von den irrationalen Ideen der Patienten aus und formuliert hier Annahmen und Instruktionen von Ellis und Harper (1961) neu, um dadurch die Selbsteinstellung und Selbstbewertung, aber auch die irrationalen Gedanken zu beeinflussen. An fast 600 Versuchspersonen nimmt er einen Vergleich von Hartlands (1965, 1971c) Instruktion der „Ich-Stärkung" mit seiner Modifikation der Ellis-Instruktionen vor. Er kann keine signifikanten Unterschiede zwischen den beiden Instruktionen finden, erlangt jedoch mit beiden im Nachtest Verbesserungen, die auch über einen Zeitraum von sechs Monaten zu beobachten sind.
Eine Weiterentwicklung der Instruktionen von Stanton (1977), Hartland (1965, 1971c) und anderen imaginativen Suggestionen nimmt Porter (1978) vor und kombiniert sie mit der Masters-Johnson-Technik (1973). Sie erreicht damit bei der Behandlung von Frigidität gute Erfolge.

Die konventionelle Hypnoanalyse verbindet Hariman (1980) mit der RET und folgert aus

Modifikation der RET nach Stanton (1977, S. 21)

1. Tag für Tag werden Sie in zunehmendem Maße die Dinge genießen, die Sie wirklich tun möchten und nicht diejenigen, die Sie anderen Menschen zufolge eigentlich tun sollten. Es wäre nett, wenn die anderen Menschen das billigen würden. Aber für Ihr Glück ist es nicht notwendig, Zuneigung und Zustimmung für fast alle Ihre Taten zu erlangen und bei nahezu jedermann. Sie allein wissen, was Sie glücklich macht, was Ihr Leben vergnüglich gestaltet und genau das sollten Sie tun.
2. Sie werden von Tag zu Tag immer kompetenter – so wie Sie Ihre eigene Verwirklichung verbessern. Tun Sie Dinge, weil sie Ihnen Freude und Anerkennung bringen, aber geben Sie den irrigen Versuch auf, durch und durch kompetent und erfolgreich zu sein und allen Ansprüchen zu genügen. Versuchen Sie eher, Dinge zu *tun* als sie *perfekt* zu tun. Akzeptieren Sie Fehler als etwas Unerwünschtes, aber nicht als etwas Schreckliches. Sie sind eine achtenswerte wertvolle Person, weil Sie als ein menschliches Wesen existieren und nicht, weil Sie etwas gut machen. Sie sind in sich selbst achtenswert, unabhängig davon, wie Sie sich geben.
3. Sie werden es von Tag zu Tag ständig leichter finden, zu akzeptieren, daß Sie ein fehlbarer Mensch sind und deshalb auch wahrscheinlich Fehler machen werden. Sie werden in der Lage sein, aus Ihren Fehlern zu lernen und als Ergebnis davon immer erfolgreicher werden. Da Sie es als menschliches Wesen akzeptieren können, daß Sie fehlbar sind, werden Sie es ganz und gar unnötig finden, sich irgendwelche Vorwürfe zu machen, denn Selbstvorwürfe sind absolut nicht hilfreich, sondern destruktiv.
4. Wenn Bedingungen nicht nach Ihrem Geschmack sind, werden Sie diese, wo es

möglich ist, zu Ihrem Vorteil verändern. Wenn Dinge im Augenblick nicht geändert werden können, werden Sie sie ruhig akzeptieren können und sich dabei im klaren sein, daß Ärger und Frustration Ihnen für nichts und wieder nichts ein elendes Gefühl vermitteln würden. Es wäre angenehmer, wenn die Dinge sich nach Ihren Wünschen entwickeln würden. Sollte das aber nicht der Fall sein, so ist es weder schrecklich noch grauenhaft oder gar eine Katastrophe. Sie werden in der Lage sein, die Situation zu akzeptieren und entschieden daran arbeiten, sie zu verbessern.

5. Tag für Tag werden Sie mehr und mehr dazu in der Lage sein, Ihrem Geist positive und glückliche Gedanken einzugeben. Sie werden immer stärker akzeptieren, daß *Sie* für Ihre Gefühle verantwortlich sind, daß *Sie* entscheiden, ob Sie glücklich oder unglücklich sein werden. Es sind keine äußerlichen Ereignisse, die Sie glücklich oder traurig machen, sondern die Einstellung, die Sie diesen Ereignissen gegenüber einnehmen. Ihr Unglück wird von Ihren irrationalen Gedanken und den negativen Sätzen verursacht, die Sie sich selbst vorsprechen.
6. Allmählich werden Sie es immer weniger als notwendig erachten, sich über zukünftige Probleme und Gefahren Sorgen zu machen, von denen viele nur in Ihrer Vorstellung existieren. Sie werden in der Lage sein, die realen Gefahren der gefürchteten Dinge einzuschätzen und sehen, mit welchem Maß an Wahrscheinlichkeit sie tatsächlich eintreten werden. Die meisten Dinge, über die wir uns Sorgen machen, treten niemals ein und so machen wir es uns selbst unnötig schwer. Tag für Tag werden Sie sich mehr und mehr dazu in der Lage sehen, solche unnötigen Sorgen zu überwinden.
7. Nach und nach werden Sie sich mehr und mehr dazu in der Lage sehen, den Schwierigkeiten und Verantwortungen des Lebens entgegenzutreten. Sie werden dazu in der Lage sein, für sich selbst zu entscheiden, was die wirklich notwendigen Aktivitäten des Lebens sind – und ganz gleich, wie unangenehm sie auch sein mögen – Sie werden dazu in der Lage sein, sie ohne Aufbegehren und sofort durchzuführen. Wenn Sie das tun, werden Sie ein stets wachsendes Gefühl von Glück und Vollendung verspüren.
8. Mit jedem weiteren Tag werden die irrationalen Dinge der Vergangenheit Ihr Leben weniger und weniger beeinflussen. Sie werden den Gedanken, daß die Vergangenheit überhaupt wichtig ist, in hohem Maße zurückweisen – und Sie werden mit voller Kraft erkennen, daß nur, weil etwas Sie irgendwann mal berührt hat, dies lange noch kein Grund dafür ist, daß es bis in alle Ewigkeit weitergehen sollte. Sie sind jetzt eine andere Person als Sie in der Vergangenheit waren und Sie können jetzt erfolgreich mit den Dingen umgehen, die Sie früher möglicherweise bekümmert haben.
9. Immer häufiger werden Sie dazu in der Lage sein, Menschen und Dinge so zu akzeptieren, wie sie sind, indem Sie sehen, daß Kompromiß und vernünftige Lösungen notwendig sind. Sie werden von der Erkenntnis Abschied nehmen, daß es eine Katastrophe ist, wenn es zum Problem des Lebens keine perfekten Lösungen gibt.
10. Wie die Tage dahingehen, werden Sie feststellen, daß Sie klare Versuche machen, sich stark für Personen oder Dinge außerhalb Ihrer selbst zu engagieren. Um unser Leben glücklich und erfüllt zu machen, brauchen wir einen Sinn; und Sie werden in der Lage sein, einen solchen Sinn für sich zu finden.

seinen Beobachtungen, hier ein Verfahren gefunden zu haben, das anderen Techniken überlegen ist und dann als *rational-emotive hypnotherapy* (REH) bezeichnet wird (Golden, 1983).

DeRoos und Johnson (1983) sehen darin eine gute Möglichkeit, Autosuggestion zu vermitteln.

Die Weiterentwicklung der RET in Kombination mit Hypnose stellt die *rational stage-directed therapy* (RSDT) dar, in der eine Verbindung von Imaginationstechniken, Entspannung und kognitiver Restrukturierung erfolgt (Boutin, 1978). Die Therapie ist nach den Untersuchungen von Tosi und Henderson (1983) in ihrer Effektivität anderen Behandlungsformen überlegen.

Eine weitere Form stellt die *rationale Suggestionstherapie* (RST) dar, bei der die Suggestionen besonders auf (rationale) Ideen und weniger auf Emotionen gelenkt werden, die dann auch im Rahmen eines autosuggestiven Trainings verändert werden (Blumenthal, 1984).

Bei der vorliegenden Methodenvielfalt wird dann auch der Weg gefunden, den direkten Dialog von Ellis mit der indirekten Methode von Erickson zu verbinden (Petzold, 1981).

Schließlich wendet Ellis (1984) selbst Hypnose in Verbindung mit seiner RET an.

Neuere Arbeiten zeigen auf, daß besonders bei Streß kognitive Umstrukturierungen in Hypnose im Sinne der RET sehr wirkungsvoll sind, nachgewiesen bei Berufsstreß von Krankenschwestern und Lehrern (Stanton, 1989a,b; s. 25.24).

20.4 Gruppentherapieformen mit Anwendung der Hypnose

20.4.1 Allgemeine Gruppentherapie

Meist wird Hypnose – wohl bedingt durch ihre individuelle Induktionsmethode – als Instrument der Einzeltherapie angesehen. Zahlreiche Berichte weisen jedoch auf sehr erfolgreiche Gruppenbehandlungen unter Hypnose hin (Wolberg, 1948; Fox, 1960; Serlin, 1970), in der UdSSR ist die Form entsprechend als Kollektivhypnose bekannt (Ivanov, 1977).

Methodisch besteht die Möglichkeit der gemeinsamen Gruppenhypnose oder der Individualarbeit in der Gruppe, der dann entsprechende Gruppenprozesse folgen (Araoz, 1979).

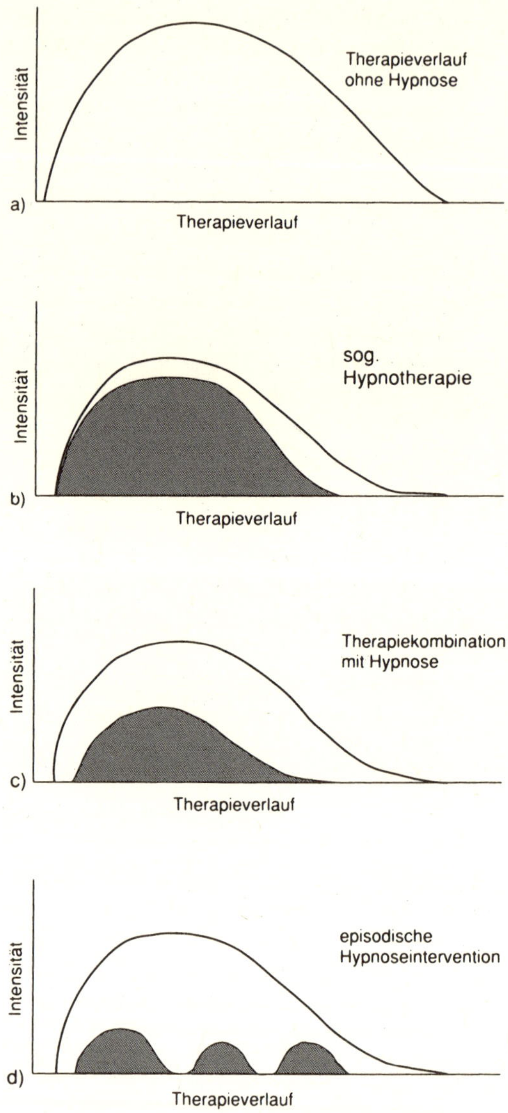

Abb. 20.1: Kombinationsformen der Hypnose in der Psychotherapie
a) Stark vereinfachte Darstellung vom Therapieverlauf der unterschiedlichen Methoden. (Der Hypnoseverlauf ist grau hervorgehoben.)
b) Die sogenannte Hypnotherapie ist meist Psychoanalyse unter Hypnose oder indirekte Hypnose nach Erickson. Die gesamte Therapie wird sehr stark durch Suggestionen und Metaphern unter Hypnose bestimmt.
c) In der Kombination von Hypnose mit einem klassischen Therapieverfahren steht das theoretische Konzept des klassischen Verfahrens im Vordergrund. Es wird jedoch unter Hypnose angewandt. Beispiele: Verhaltenstherapie, Psychodrama.
d) Bei der episodischen Hypnoseintervention wird das Konzept des klassischen Psychotherapieverfahrens punktuell unter Hypnose angewandt. Beispiele: Gesprächspsychotherapie, Familientherapie, Paartherapie.

Zur Anwendung kommen dann bekannte Hypnoseverfahren wie z.B. Altersregression, Altersprogression, imaginative Rollenspiele etc.

Anwendungsbereiche

Hier lassen sich unter Hypnose die für die Einzeltherapie entwickelten Methoden im Rahmen der bekannten Gruppenverfahren anwenden (Hill, 1981), so z.B. zur Gewichtsreduktion oder Raucherentwöhnung (Hartman, 1969), zur Geburtsvorbereitung (Platonow, 1959; Kroger, 1979), Erlernen der Selbsthypnose im Rahmen eines Gruppentrainings (Holloway & Donald, 1982), Verbesserung von Lern- und Studierfähigkeit (Krippner, 1977).
Auch bei der Nachbetreuung von Magentotaloperierten konnten durch Hypnose-Gruppenbehandlungen die Folgen wie Erbrechen, Abmagern, Schwäche und Schwindelgefühle mit guten Ergebnissen behandelt werden (Fogelman & Crasilneck, 1956; Leonard, 1957).
Die von Hypnose unterstützte Gruppentherapie für Kinder mit behinderten Geschwistern (retardiert oder autistisch) wird als wirkungsvoll beschrieben (Kleinhauz, Manor & Inbar, 1990), da durch die Entspannung Abwehr verringert wird, die Aufmerksamkeit erhöht ist und indirekt belastende familiäre Situationen angstfreier besprochen werden können. Durch spezielle Suggestionen gewinnen die Kinder bessere Kompetenzen, mit der Problemsituation angemessener umzugehen.

Wie deutlich wurde, ist der Anwendungsbereich der Gruppenbehandlung unter Hypnose sehr breit anzusetzen.

20.4.2 Gestalttherapie

Die Gestalttherapie (Perls, Hefferline & Goodman, 1951) befaßt sich u.a. mit den Erfahrungen und Gefühlen innerhalb einer aktuellen Situation, die spontan erlebt und ausgedrückt werden, besonders durch das motorische Verhalten, wobei ein Hauptaugenmerk auf die Widerstände gerichtet wird.

Selten wird von der Kombination mit Hypnoseelementen berichtet.

Sie werden in der Gestalttherapie z.B. als Konfusion oder Dissoziation verwandt oder dazu benutzt, Konflikte herbeizuführen, Emotionen zu intensivieren. In dieser Kombination werden wohl grundlegende Vorgehensweisen der Gestalttherapie realisiert, da u.a. Veränderungen der Wahrnehmung vorgenommen werden (Wright, 1982). Die wenigen Praxisbeispiele zeigen, daß durch die Kombinationsform der Therapieprozeß deutlich beschleunigt wird (Lamb, 1982; Levendula, 1963).

20.4.3 Psychodrama

Die systemtheoretische Methode des Psychodramas (Moreno, 1950, 1959) bedient sich zahlreicher spezifischer Gruppenmethoden, die auch unter Hypnose realisierbar sind. Die Synthese der Verfahren, als „Hypnodrama" eingeführt, wurde von Jacob Moreno 1939 zufällig entdeckt, als er mit einer paranoiden Patientin arbeitete, bei der keine psychodramatische Reaktivierung gelang und zufällig hypnotisches Verhalten auftrat (Moreno, 1945). Er nahm daraufhin an, daß die Hypnose einen Psychodramakern habe, den es zu mobilisieren galt (Moreno 1950, 1977).

Unabhängig von Moreno hat Enneis im Jahr 1948 die Methode des Hypnodramas entwickelt (Enneis, 1950; Greenberg, 1977).

Da im Psychodrama das emotionale Abreagieren unbewältigter Konflikte vorgenommen wird, liegt hier ein ähnliches Anliegen vor wie bei der Hypnokatharsis (Brinkhaus, 1983; Stokvis & Langen, 1965).

Hypnose ist für Schauspieler sehr hilfreiche, ihre Rolle intensiver zu spielen; sie müssen jedoch genaue Anweisungen über die Grenzen ihrer Rollen erhalten (Fowler, 1988). Dies verdeutlicht dann, daß in der Rolleninteraktion wie sie für das Psychodrama erforderlich ist, die Wirkung der Hypnose erhalten bleibt.
Die Methode bedient sich u.a. der Altersregression, Dissoziation oder anderer spezieller Hypnosetechniken. Dabei werden auch imaginierte Szenen durchgespielt, bei denen Rollentausch

Die Vorteile des Hypnodramas gegenüber dem Psychodrama (Enneis, 1977; Supple, 1962):

- starker Abbau von Hemmungen und dadurch bessere Befreiung des kreativen Ich, höhere Spontaneität
- geringerer kritischer Zustand der Spontaneität und dadurch besseres Aufarbeiten von Emotionen
- die für die Therapie wesentliche Spontaneität kann unter Hypnose schneller erzeugt werden
- besseres Darstellen tieferer Persönlichkeitsstrukturen
- geringeres Abwehr- oder Ausweichverhalten
- Verkürzung der Anwärmphase und damit schnelleres Erreichen der wichtigen Anfangsstufe der Therapie, die nun effizienter gestaltet wird.

und Szenenveränderungen schnell erfolgen können (Greenberg, 1977).

Andererseits wurde festgestellt, daß durch das Wieder-Ausagieren von Träumen im Hypnodrama das Unterbewußtsein trainiert werden kann (Krojanker, 1977)

Aufgrund seiner Beobachtungen weist Scott (1977) darauf hin, das das normale Psychodrama durchaus ungewollt in Hypnose übergehen kann, wie es auch bei anderen Interventionen festgestellt wurde (Orne, 1964; Scott, 1968). Dies sollte den Psychodramatherapeuten veranlassen, sich mit den Phänomenen der Hypnose vertraut zu machen, bzw. sollte er Grundzüge der Hypnose während seiner Ausbildung kennenlernen (Scott, 1977).

20.5 Familien- und Paartherapie

20.5.1 Familientherapie

Die Familientherapieformen gehen von der Funktionsweise eines Gesamtsystems aus und den darin bestehenden interaktionellen Bedeutungen der Symptome. Unabhängig von der Form und theoretischen Ausrichtung der Familientherapie (z.B. psychoanalytisch nach Stierlin, 1982; strukturell nach Minuchin, 1977; wachstumsorientiert nach Satir, 1967; verhaltenstherapeutisch nach Patterson, 1975) können Hypnoseelemente eingearbeitet werden.

In der bislang vorliegenden, sehr seltenen Literatur werden weitgehend indirekte Formen nach Erickson benutzt, wie z.B. :

- Geschichten erzählen und Metaphern benutzen,
- Einstreutechnik, um neues Verhalten „zu säen“ und zu suggerieren,
- über das bewußte und unbewußte Denken kommunizieren,
- ein dringendes Kommunikationsverhalten in Liebe und Sorge umdeuten und dies als Ressource nutzen,
- ein unbewußtes Verhaltensmuster mit Hilfe einer Aufgabe durchbrechen
- eine Verhaltenssequenz, die in einem Zustand nach innen gerichteter Aufmerksamkeit endet, so verändern, daß die Verhaltenssequenz in nach außen gerichteter Aufmerksamkeit endet“.

(Nach Trenkle & Schmidt, 1985, S. 13)

Weitere Anwendungen der Hypnose sind Ritualverschreibungen und „paradoxe“ Umdefinitionen *(reframing)*, Veränderung gewohnter Erfahrungs- und Denkmuster durch z.B. Ablenkung oder Konfusion, Anbieten schlechterer Alternativen, Arbeiten mit Metaphern etc. (C. Lankton, 1985; S. Lankton, 1985; Ritterman, 1985). Methodisches Ziel ist es, „Assoziationsmuster, Verhaltenspotentiale und Einstellungen hervor(zu)rufen, die von den Familienmitgliedern für die Lösung der eingebrachten Probleme genutzt werden können“ (Trenkle & Schmidt, 1985, S. 14).

Diese Kombinationsform kann Entspannung und damit Vertrauen in der Familie aufbauen, von einer defensiven Haltung zu einer mehr kooperativen führen und dann spezifisch bei einem oder mehreren Familienmitgliedern strukturelle

Veränderungen im Rahmen der Familie – im Sinne des Ansatzes von Minuchin – bewirken (Ritterman, 1985) und in diesem Kontext Veränderung der darin entwickelten Symptome (Matthews, Davis & Stanitis, 1985).

Die Praxiserfahrungen zeigen, daß auch die formale (klassische) Hypnose in gleicher Weise wie die oben beschriebene Erickson-Form im Rahmen der Familientherapie(n) sehr effektiv einsetzbar ist (Braun, 1984; Protinsky, 1983). Der Therapeut benutzt hier durchaus direkte Suggestionen zur Veränderung der Symptomatik und erreicht so, daß die Symptomvorteile nicht mehr benötigt werden (Protinsky & Kersey, 1983).

Als Methoden bieten sich in der Zusammenarbeit mit der Familie z.B. an: idealisiertes Selbstbild, Imagination einer Gefahr, die gemeistert werden soll, Imagination der Konfliktfreiheit und damit verbundenes Interagieren etc.

Béguelin (1990) sieht die Familienglieder weniger als Elemente eines systemischen Determinismus an, sondern macht sich gemäß seiner Hypothesen in der Familientherapie die Möglichkeiten der einzelnen Individuen nutzbar, indem er bei ihnen gezielt Hypnose einsetzt. Er bewirkt auf diese Weise deutliche Deformationen innerhalb des Systems und zwingt so das System zur Autopoesie (Maturana, 1982), zur internen Reorganisation und Neugestaltung.

20.5.2 Paartherapie

Logisch evident geht aus den Darstellungen hervor, daß auch Methoden der Paartherapie unter Hypnose durchführbar sind.

In der Paartherapie erfolgreich sind die von Calof (1985) beschriebenen Möglichkeiten wie z.B.:

- Altersregression in Situationen der Herkunftsfamilie und dann Bearbeitung der Probleme in der Paarsituation.
- Darstellung unter Hypnose, welche Paarprobleme in der Herkunftsfamilie bestanden.
- Durch Dissoziation verschiedene Rollen und Funktionen erleben und spielen.
- Durchführung gegenseitiger Hypnose-Induktionen und dadurch Vertrauen und Sensibilität gegenüber dem Partner aufbauen.

Insgesamt zeichnen sich bei dieser Therapieform in ähnlicher Weise wie bei den oben dargestellten Ansätzen zu einer Veränderung ab, die in einer zunehmenden Integration der Hypnose und der dadurch vorgegebenen Methoden besteht. Dies führt besonders zur Weiterverbreitung von kognitiven und imaginativen Verfahren; gleichzeitig erfahren die Therapiemethoden eine Intensivierung der Erlebensbereiche und Vergrößerung der Interventionsmöglichkeiten.

Teil 6
Abgrenzungen

Kapitel 21

Ethische und religiöse Aspekte der Hypnose

> Die Religionen und Mythen sind,
> ebenso wie die Dichtung,
> ein Versuch der Menschheit,
> eben jene Unsagbarkeit in Bildern auszudrücken,
> die Ihr vergeblich ins flach Rationale
> zu übersetzen versucht.
>
> Lektüre für Minuten
> Hermann Hesse (1877–1962)

Da unter Hypnose – je nach theoretischer Grundposition – sehr außergewöhnliche Phänomene bewirkt werden können und sogar angenommen wird, Hypnose sei ein anderer Bewußtseinszustand (siehe Kap. 3 zur Theoriendiskussion), stellt sich schnell die Frage der ethischen Rechtfertigung des Verfahrens.

21.1 Ethische Aspekte

In der relevanten Fachliteratur bzw. den Standardwerken wird das Thema der ethischen Verantwortung in der Hypnoseanwendung kaum diskutiert. Die Gründe hierfür sollen nachfolgend dargelegt werden.

21.1.1 Therapeutische Verantwortung

Der Fachmann, der Hypnose anwendet, verfügt prinzipiell über eine relevante Grundausbildung als Psychologe, Mediziner oder Zahnmediziner. Dies beinhaltet, daß er bereits über grundlegende Kenntnisse und Fertigkeiten der therapeutischen Interventionen oder methodischen Auseinandersetzungen mit anderen Menschen (Patienten) verfügt. Einem solchen Experten sind die ethischen Aspekte einer Intervention bekannt. Bei seiner Planung und Diskussion der Indikation eines bestimmten Verfahrens hat er sich an den normativen und ethischen Vorgaben seines Berufes zu orientieren. Hypnose stellt eine Vertiefung der Grundtherapie dar und deshalb gelten somit primär die dafür relevanten Überlegungen (Begelman, 1975; Walters & Grusec, 1977; Hersen, 1978).

Da Hypnose eine sehr intensive Beziehung zwischen Therapeut und Patient erfordert, sollte der Therapeut in besonderem Maße seine spezifische Indikation der Hypnosemethode überprüfen. Spezielle Impulse hierzu gibt Orne (1983; siehe unten und Kap. 22 „Gefahren, Kontraindikationen und Grenzen").

21.1.2 Experimentalwissenschaftliche Verantwortung

Jede Wissenschaft hat ihre ethische Verantwortung, die besonders hoch angesetzt ist, wenn dabei Lebewesen zu Versuchen benutzt werden. Die ausführlichen Untersuchungen von Coe und Ryken (1979) weisen eindeutig auf die Unbedenklichkeit in der Anwendung der Hypnose hin. Die Darstellung und Diskussion dieses Themas erfolgt ausführlich in Kapitel 22.

Diese Darstellungen machen deutlich, daß der durchführende Mensch in der Anwendung der

Hypnose der Problemfall sein kann und nicht die Methode selbst – wie analog in anderen Wissenschaftszweigen.

21.1.3 Ethische Prinzipien für den Therapeuten

Bereits mehrfach wurde auf die hohe Verantwortung des Therapeuten hingewiesen, die gerade bei der Anwendung der Hypnose besonders groß ist, da die Kritikfähigkeit des Patienten hier relativ reduziert ist und eine sehr enge Kommunikation in einem besonderen Vertrauensverhältnis stattfindet. Auf diesem Hintergrund empfiehlt Orne (1983) dem Hypnosetherapeuten, folgende Hinweise wahrzunehmen.

Warnzeichen und Impulse für den Therapeuten
(in Anlehnung an Orne, 1983, S. 32):

- *Genauigkeit der Indikation*
  Der Therapeut sollte bemerken, wenn er unkritisch Hypnose bei allen Patienten anwendet. Er sieht hier den Patienten nicht als Individuum, das mit einer differenzierten Diagnose und Therapieindikation bedacht werden muß. Sonst hat die Methode Vorrang vor den fachlichen und individuellen Notwendigkeiten.
- *Bedürfnisrichtung*
  Der Therapeut sollte bemerken, wenn die Induktion für ihn eine Bedürfnisbefriedigung ist und daß er sich weniger um die Nutzanwendung der Hypnose kümmert. Der Patient würde hier zum Objekt von Neugier oder Experimenten werden. Eventuell genießt der Therapeut für ihn relevante „Machtverhältnisse" oder die Nähe des Kommunikationspartners.
- *Tiefe*
  Der Therapeut sollte bemerken, wenn er sich übermäßig damit beschäftigt, über die Tiefe der Hypnose seiner Patienten nachzudenken und es für wichtig hält, daß seine Patienten den tiefstmöglichen Zustand erreichen. Auch hier scheinen Machtphantasien bedeutend zu sein.
- *Simulation*
  Der Therapeut sollte bemerken, wenn er sich Sorgen macht, ob der Patient ihn täuschen und Hypnose simulieren könne. Diese Vermutung beinhaltet ein Mißtrauen in der Patient-Therapeut-Beziehung und gleichzeitig die Angst, daß Machtstrukturen nicht angenommen werden könnten.
- *Willenskraft*
  Der Therapeut sollte erkennen, wenn er Hypnose als ein Willensduell zwischen sich und dem Patienten ansieht. Nach den unterschiedlichsten zahlreichen Prinzipien ist Hypnose das Eingehen auf eine vertrauensvolle Kommunikation (siehe Kap. 10 „Rolle des Therapeuten in der Hypnose").
- *Freude*
  Der Therapeut sollte sich beobachten und bemerken, wenn er sich auf das Hypnotisieren von attraktiven Patienten/Patientinnen freut. Auch hier werden Sexualphantasien aktualisiert und Patient/-in zum Objekt von Bedürfnissen manipuliert, ohne daß er/sie Einspruchsmöglichkeiten hat – hier nicht aufgrund eingeschränkter Reaktionsfähigkeit, sondern bedingt durch die geringe Durchschaubarkeit, da der Patient/die Patientin die Augen geschlossen hat und die Verhaltensweisen (Blicke) des Therapeuten nicht wahrnehmen kann.

21.2 Religiöse Aspekte

Da der Mensch als ganzheitliches soziales, körperliches, psychisches und religiöses Wesen in einer Therapie behandelt wird, stellt sich auch die Frage nach der religiösen Bewertung der Hypnose. Primär erfolgt hier in den Ausführungen die Diskussion aus der Perspektive der christlichen Religionen, ohne dabei andere vollkommen zu vernachlässigen.

21.2.1 Altes Testament

Bereits im Alten Testament wird vor bestimmten Personen gewarnt, die möglicherweise Hypnose anwandten. Es sind Warnungen vor fremden Kultbräuchen, die Wahrsagerei und Zauberei, aber auch Totenbeschwörung, Zeichendeutung, Feuerlaufen und Hellsehen beinhalten (Lev. 19:26 u. 31; Deut. 18: 10–12; 2 Könige 21:6; 2 Chronik 33:6).

Sicherlich haben einige von ihnen die Phänomene benutzt, die von uns heute ebenfalls zu unterschiedlichen Zwecken verwandt werden (Tinterow, 1970). So wird das Feuerlaufen sowohl zu Showzwecken, zu therapeutischen „Möglichkeiten" und zu rituellen Veranstaltungen benutzt, wie auch Hypnose, z.B. bei den Schamanen (Bongartz & Bongartz, 1987).

Inwieweit hier im Alten Testament eine positive Indikation erfolgte oder ein Mißbrauch im Sinne eines fremden Kultes, läßt sich aus unserer Sicht nur schwer beurteilen und muß dem theologisch geschulten Betrachter überlassen bleiben.

21.2.2 Neues Testament

Im Neuen Testament sind umfangreiche Darstellungen über die Wunder Christi zu finden, die evtl. aus heutiger Sicht interpretiert werden können als Suggestionstherapie psychosomatischer Störungen – was der Möglichkeit des Wunders keinesfalls widerspricht.

Als Symptome bzw. Krankheiten werden z.B. genannt: Aussatz, Lähmungen, Fieber, Besessenheit, Blutungen, Blindheit, Stummheit (Markus 1, 29–34; 2,1–12; 3,1–6; 5,21–43; Matthäus 8,1–4; 8,5–13; 8,14–17; 15,21–28).

Die Behandlungsmethoden im Neuen Testament sind:

- *Berührungen*
  „Und er berührte ihre Hand, und das Fieber verließ sie" (Matthäus, 8,14);
  Tochter des Jairus: „Denn sie dachte: ‚Wenn ich auch nur seine Kleider berühre, werde ich geheilt werden'." (Markus, 5,28).
- *Aufforderungen*
  „Ich will, sei rein" (Matthäus, 8,3; Markus 1,40).
  „Strecke deine Hand aus" (Markus, 3,5);
  „Mädchen, ich sage dir, stehe auf" (Markus, 5,41).
- *Glaube der Kranken*
  „Geh, dir geschehe, wie du geglaubt hast" (Matthäus, 8,15);
  „Frau, dein Glaube ist groß. Dir geschehe nach deinem Verlangen" (Matthäus, 15, 21);
  „Tochter, dein Glaube hat dir die Heilung gebracht. Geh hin in Frieden und sei geheilt von deinem Leiden" (Markus, 5, 34).

Bei der Form der Heilung der Besessenen (z.B. Markus, 5,1–20; 9,14–29) sind sehr große Parallelen zu den Besessenenbehandlungen im Mittelalter Europas und im Indien der Gegenwart zu finden (Kakar, 1984), die stets auf lokalen Dämonen und somit engeren soziokulturellen Erwartungshaltungen aufgebaut sind.

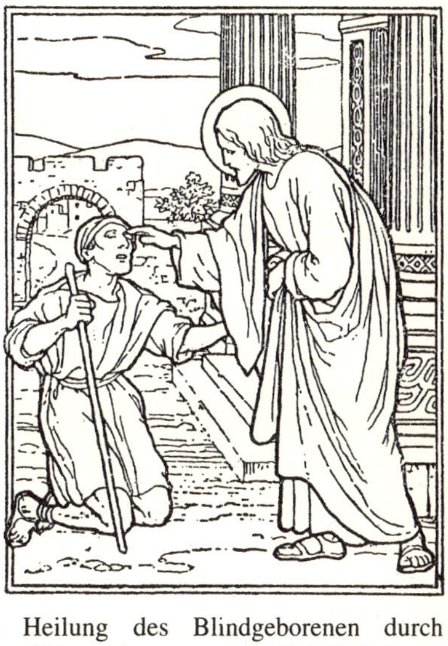

Abb. 21.1: Heilung des Blindgeborenen durch Handauflegen (Illustration aus einer Schulbibel von 1929)

Es widerspricht hoffentlich nicht religiösen Grundwerten, hier im Rahmen unserer Betrachtungen die motivationalen und sozialpsychologischen Faktoren und Bedingungsmodelle heranzuziehen. Aus dieser Perspektive können die Erwartungshaltung, Motivation und soziale Vorkenntnisse des Patienten sowie das Sozialprestige des Therapeuten eine bedeutsame Rolle gespielt haben.

Bei dieser Betrachtungsweise des Neuen Testaments muß man in gleicher Weise berücksichtigen, daß nicht unbedingt authentische Berichte vorgelegt wurden. Man benutzte Übersteigerungen und Analogien, es gab gewissermaßen eine Wundertradition, deren historischer Kern nicht zu bestreiten ist (Schillebeeckx, 1975). Die Wunder wurden in der Form berichtet, wie man annahm, daß Wunder aussehen müßten – was wiederum der Hypothese der Erwartungshaltung und Einstellung entgegenkommt. Besonders die Heilungen werden von einigen Theologen als psychogen interpretiert (Kasper, 1977) und können so innerhalb des hier vorgegebenen Rahmens auch als Suggestionswirkungen angesehen werden.

21.2.3 Sichtweisen des Christentums

Hier sollen nur zwei kontroverse Sichtweisen des Christentums exemplarisch wiedergegeben sein.

Katholischer Aspekt
Im Dekret der Heiligen Kongregation des Heiligen Offiziums (28. Juli 1847) wurde eine Stellungnahme der Römisch-Katholischen Kirche abgegeben:

„Nachdem alle Mißverständnisse, Vorhersagen der Zukunft, mit oder ohne Anrufung des Teufels, beseitigt sind, ist der Gebrauch des animalischen Magnetismus (Hypnose) tatsächlich bloß ein Akt, in dem physikalische Kräfte benutzt werden, die sonst gesetzlich erlaubt sind und darum *ist sie moralisch nicht verboten,* vorausgesetzt, daß es nicht zu einem ungesetzlichen Ende oder einer Verdorbenheit tendiert."

Der Jesuit Mangan (1959) stellt auf der Grundlage seiner Recherchen fest, daß Hypnose nichts Okkultes ist, noch mit Zauberei, Schwarzer Magie oder Spiritismus zu tun hat. Demnach ist der Mißbrauch zu verwerfen, nicht jedoch der legitime Gebrauch der medizinischen Hypnose. Papst Pius XII. teilte bei einer Audienz (8.1.1956) gegenüber Geburtshelfern und Gynäkologen mit, daß bei der Hypnose während der Entbindung die Gefahr der „emotionalen Gleichgültigkeit" auftreten könne, was hier jedoch mehr als medizinische Frage aufgeworfen wurde (Kelley, 1958, S. 289).

„Hypnotische" Techniken im Christentum

Betrachtet man manche religiösen Gebräuche oder Zeremonien, werden darin durchaus hypnotische Techniken erkennbar, so evtl. beim Rosenkranzbeten, bei Meditationen, Prozessionen etc. (Gottschall, 1974a, 1974b).
Zwischen den Gleichnissen von Jesus und dem indirekten Hypnoseansatz von Erickson ist ebenfalls eine Parallele zu sehen, die evtl. in einem integrativen Ansatz in der Therapie genutzt werden könnte (Shepperson, 1981; Shepperson & Henslin, 1984).

Letztendlich ist diese Nähe von Therapie, Introspektion und religiöser Meditation sehr dazu geeignet, die Übergänge zwischen den einzelnen Fakultäten der Medizin, Psychologie und Theologie als gleitend zu beschreiben.

Bei einigen Therapiefällen wird bestimmt die Kombination dieser verschiedenen „Sichtweisen" unseres Leib-Seele-Problems erforderlich sein, so z.B. bei Schuldgefühlen (Malony, 1983; Scott, 1979), zumindest aber, wenn religiöse Aspekte zum Inhalt der psychischen oder auch körperlichen Problematik werden (Walker, 1984).

Christian Sciences
Die kleine Religionsgemeinschaft der Christian Sciences ist sehr fundamentalistisch; sie wurde um die Jahrhundertwende von Mary Baker Eddy (1821–1910) in Amerika gegründet. Ihr Glaube kann in folgendem Grundgedanken zusammengefaßt werden: Gott ist Geist – Geist ist das Gegenteil von Materie – also hat Gott niemals Materie geschaffen.

Von seiten der Christian Scientists wird Hypnose mehr als okkulte Praxis angesehen. So wird nach dieser Bibelinterpretation Hypnose als schlimm dämonisch eingestuft und somit als potentiell gefährlich. „Satan wandelt sich in einen Engel des Lichtes, wenn es notwendig ist, sein Erscheinen zu vervollständigen. Falls er eine okkulte Praxis (Hypnose) durch eine falsche Fassade (Medizin oder Wissenschaft) als heilbringend aussehen lassen will, so tut er dies. Es ist augenfällig, daß Hypnose potentiell todbringend ist, wenn sie für üble Zwecke benutzt wird ... In dem Moment, in dem man sich den Pforten des Okkulten übergibt, sei es auch in den Hallen der Wissenschaft und Medizin, ist man verwundbar für die Mächte der Finsternis" (Bobgan & Bobgan, 1984).

Zeugen Jehovas

In dieser 1874 gegründeten Religionsgemeinschaft wird die Aufrichtung einer Theokratie erwartet. Hier werden viele Entspannungstechniken, Autogenes Training etc. abgelehnt. Von Hypnose nimmt man an, daß sie "oft schwere seelische Schäden herbeiführt ... Hypnose ist das wirksamste Mittel, um durch völlige Ausschaltung des Willens und der bewußten Sinnestätigkeit allen bösen Geistern die Tür zum Unterbewußtsein zu öffnen. Selbst das Beiwohnen an Sitzungen von Hypnotiseuren, aus Neugierde oder zur Belustigung, hat geistige Verunreinigung zur Folge, von der man sich durch Buße und Bekenntnis reinigen lassen muß ..."(Kiene, 1991, S. 39).

21.2.4 Sichtweisen anderer Religionen

Hier soll ebenfalls nur eine Kurzdarstellung erfolgen.

Judentum

Im Judentum kann der kabbalistische Zustand der Kavanah mit der Autohypnose verglichen werden (Bowers & Glasner, 1958).

Durch rhythmisches Körperschaukeln wird eine Entrückung bewirkt, die mit der der Meditation oder der Hypnose vergleichbar ist. Glasner (1955) ist sogar der Ansicht, daß die Propheten des Alten Testaments Autohypnose und Techniken der Massenhypnose benutzten. Es gibt auch seit vielen Jahrhunderten tradierte rabbinische Wundergeschichten, in denen von Heilungen und Dämonenaustreibungen berichtet wird, die in ähnlicher Weise als suggestive Beeinflussungen interpretierbar sind (Kasper, 1977).

Buddhismus

In verschiedenen Meditationsformen des Buddhismus werden Techniken verwandt, die als Autohypnose angesehen werden können, und buddhistische Priester verwenden Methoden, die man als einfache Formen der Psychotherapie unter Hypnose bezeichnen kann (Syriananda, 1948; Ikemi, 1976). Speziell der Zen-Buddhismus betont jedoch, keine derartigen Selbstversenkungen vorzunehmen, sondern Selbstkontemplation - und grenzt sich damit stark von autosuggestiven Techniken ab (Kopp, 1988; Enomiya-Lassalle, 1988).

Hinduismus

Im Hinduismus werden unterschiedliche Methoden benutzt, um in einen Zustand der Versenkung zu gelangen, der dem ersehnten Nirwana entspricht. Aus den Schriften der Mahabharata sind Hypnosetechniken bekannt (s. Kap. 2 „Geschichte der Hypnose"), und auch die Tempelheilrituale beinhalten Hypnoseanwendungen (Kakar, 1984).

Kapitel 22

Gefahren, Kontraindikationen und Grenzen

> Weisheit ist die Anerkennung
> der eigenen Grenzen.
> Sie ist das Wissen
> um das rechte Maß
> in allen Beziehungen.
>
> Paul Tillich (1886–1965)

In diesem Kapitel wird untersucht, welche Art von Gefahren Hypnose mitsichbringen kann. Gleichzeitig soll ermittelt werden, wo diese scheinbar universelle Methode ihre Anwendungsgrenzen hat – hiermit wird dann auch der Bereich der Kontraindikationen angesprochen.

Wie deutlich werden wird, läßt sich nur schwer eine Trennlinie zwischen den Gefahren, Grenzen, Risiken und Kontraindikationen in der Anwendung der Hypnose ziehen; Hypnose selbst ist ein schwer definierbarer Erlebnis- und Verarbeitungsaspekt, der in sehr unterschiedlichen Bereichen und Formen angewandt wird.

Hypnose ist eine Intervention, die sehr intensiv in Gefühle und psychische Verarbeitungsmechanismen eingreifen kann, somit stellt sich die Frage nach ihrem Mißbrauch sehr schnell. Dieser Aspekt findet seinen empörenden Höhepunkt in der Bühnen- und Showhypnose, generell Laienanwendungen.

Bei Durchsicht der relevanten Fachliteratur wird ein sehr gemischtes Bild vermittelt. Sehr renommierte klinische Fachwerke wie z.B. die von Kline (1963), Kroger und Fezler (1976), Dengrove (1976) enthalten keinerlei Hinweise auf Negativwirkungen der Hypnose. Hier handelt es sich um sehr spezialisierte Werke für den fachkundigen Psychotherapeuten und Hypnosepraktiker; die Autoren setzen bei ihrem hohen Anspruchsniveau voraus, daß der sachkundige Leser sich bereits mit den Problembereichen vertraut machte.

Das andere Extrem bilden Bandler und Grinder (1981), die die Grenzen ihres neurolinguistischen Programmierens nicht zu sehen scheinen und somit nicht in ihre Diskussion aufnehmen.

Auch in Erickson und Rossi (1981), dem umfangreichen lehrbuchähnlichen Werk, sind Hinweise über Grenzen und Gefahren nicht oder sehr schwer zu finden.

Auf der anderen Seite stehen dann Fachkollegen, die sich mit einem breiteren Fachpublikum auseinandersetzen bzw. kritischere Ansatzpunkte vertreten und deshalb ausführliche Untersuchungen und Recherchen zur Gefährlichkeit der Hypnose vornehmen.

Gefahren der Hypnose: Beurteilung in der Fachliteratur

Kleinhauz, Dreyfuss et al. (1979) haben sich sehr intensiv mit dieser Fragestellung beschäftigt; sie konnten in ihrer Literaturanalyse folgende Meinungsgruppierungen finden (S. 219):

- Hypnose ist frei von Gefahren (Janet, 1925; Neustatter, 1940; Brenman & Gill , 1947; LeCron, 1961).

- Hypnose wird von Komplikationen gefolgt
  (Arieti & Chrzanowski, 1974; Estabrooks, 1943; LeCron, 1961; Meares, 1960; Orne, 1965; Rosen, 1953, 1960; Weitzenhoffer, 1957; Williams, 1953; Wolberg, 1948).
- Vorwiegend Bühnenhypnose bewirkt Komplikationen
  (Schultz, 1922; Weitzenhoffer, 1957; Wolberg, 1948).

Die Divergenz dieser Ansatzpunkte ist begründet durch die fachliche Orientierung und Methodenrichtung der Autoren. Aus diesem Grunde sollen bei der weiteren Diskussion des Themas die unterschiedlichen Anwendungsbereiche der Hypnose relativ getrennt voneinander untersucht werden, denn hier werden sehr verschiedene Interventionen vorgenommen, die einer unterschiedlichen Betrachtungsweise bedürfen.

Untersuchungsbereiche

Für unsere Zwecke soll ganz pragmatisch in folgende Bereiche unterteilt werden:

1. Experimentelle Hypnose

2. Angewandte Hypnose

- Klinische Hypnose
  a) Psychotherapie
  b) Medizin
  c) Zahnmedizin
- Hypnosetechnik
  a) Sport
  b) Gericht
  c) Hypnopädagogik
  d) Jugendreligionen

3. Bühnen- und Showhypnose

Mit Ausnahme der Psychotherapie befassen sich alle anderen Bereiche mit vorwiegend punktuellen Problemstellungen, symptomorientierten Interventionen und Fragenkomplexen wie z.B. Induktionsvariablen (experimentelle Hypnose), Schmerzreduktion (Zahnmedizin), Beschwerdenreduktion (Medizin), Leistungsverbesserung (Sport), Relevanz von Zeugenaussagen (Gericht), Beeinflussung von Kindern (Schule, Elternhaus), bis letztlich zur scheinbaren Belustigung des Publikums in der Showhypnose.

Auch wenn die Frage der Gefahren und Kontraindikationen bereits in anderen Kapiteln spezifisch untersucht wurde, soll sie hier in einer Gesamtübersicht dargestellt werden.

22.1 Diskussion über die potentiellen Gefahren der Experimentellen Hypnose

Dieser Forschungsbereich untersucht verschiedene Variablen der Hypnose wie z.B. Faktoren der Beeinflußbarkeit, Phänomene der Halluzination, Veränderung der Körperwahrnehmung (Bongartz, 1983) etc. Da es sich hier um Humanexperimente handelt, muß trotz der wissenschaftlich strengen Überprüfungen des Untersuchungsdesigns die Frage nach den Negativwirkungen und potentiellen Risiken gestellt werden. In Amerika gibt es hierzu als eigene Institutionen die „Institutional Review Boards" (IRBs), die jedes Humanexperiment auf Zumutbarkeit und Risikogröße zu untersuchen haben.

Das Department of Health, Education and Welfare (DHEW) listet zwar eine Reihe von Negativwirkungen auf, wie z.B. abnorme Geräuschbelästigung, Schlafdeprivation, psychischer Streß etc., genaue Definitionen konnten jedoch nicht gegeben werden.

Da der Begriff der Hypnose ebenfalls nur sehr schwer zu definieren ist, steht man somit vor einem recht problematischen Untersuchungsgegenstand.

Experimentelle und Klinische Hypnose unterscheiden sich in folgenden wesentlichen Punkten (Coe & Ryken, 1983, S. 674f.):

- Versuchspersonen, die an einer experimentellen Hypnosesitzung teilnehmen, meist Studenten, sind sehr wahrscheinlich emotional nicht so instabil wie

Personen aus einer klinischen Population.
- Die Beziehung zwischen Versuchsperson und Hypnotiseur ist im experimentellen Design von relativ kurzer Dauer und emotional neutral – im Vergleich zu den engen Therapeut-Patient-Beziehungen.
- Experimentelle Ziele sind meist nicht darauf ausgerichtet, emotionale Reaktionen auszulösen und zu verarbeiten, wie es in der Psychotherapie erforderlich ist.
- Die hypnotischen Induktionen und Suggestionen im Experiment sind strukturiert und standardisiert; im klinischen Bereich erfolgen stets individuelle Abstimmungen.

Diese kurze Gegenüberstellung zeigt deutlich, daß Aspekte aus dem Bereich der Experimentellen Hypnose gerade bei Grenzproblemen nicht mit gleicher Aussagekraft auf die Klinische Hypnose zu übertragen sind.

Hilgard, Hilgard und Newman (1961) untersuchten, ob die standardisiert durchgeführte Hypnose negative Folgen haben kann. Benutzt wurde die SHSS:A (Stanford Hypnotic Susceptability Scale, Form A, Weitzenhoffer, 1959; s. Kap. 12 „Tests zur Messung der Suggestibilität und Hypnotisierbarkeit"). Nach ihren Befunden beschreiben 7,7% der Versuchspersonen Nachwirkungen wie Benommenheit oder Kopfschmerzen, die sogar stundenlang anhalten können.

Hilgard (1974) fand dann bei seiner Untersuchung, daß 35% der Versuchspersonen Folgewirkungen nennen; 15% beschreiben sogar langdauernde Beeinträchtigungen. Bei dieser hohen Störquote sollte Hypnose sehr kritisch angewandt werden.

Die genaue Analyse beider Studien schafft jedoch Klarheit. Hilgard hatte in der Wiederholungsstudie die SHSS:C verwandt, in welcher mehr Items enthalten sind, die mit tieferer Hypnose verbunden sind (Weizenhoffer & Hilgard, 1962). Hinzu kommt, daß nicht mit Kontrollgruppen gearbeitet wurde und die Befragung ausschließlich nach der Hypnosesitzung vorgenommen wurde.

Diese methodischen Mängel schalteten dann Coe und Ryken (1983) aus und stellten fünf Kontrollgruppen zusammen:
- Hypnose-Stichprobe mit SHSS, Form A und Form C
- verbale Lerngruppe: Versuchspersonen lernen Worte von einer Lerntrommel
- Klassengruppe: Versuchspersonen beschreiben ihre Erlebnisse aus der Klasse
- Examensgruppe: Versuchspersonen sollen sich an Erlebnisse vom letzten Examen erinnern
- Collegegruppe: Versuchspersonen sollen sich an Ereignisse aus dem Collegeleben erinnern.

Die Untersuchungsdaten zeigen, daß in der Hypnosegruppe bedeutsam weniger Negativfolgen (Kopfschmerz etc.) berichtet werden als in den anderen Gruppen ($p < 0.1$); die Examensgruppe hat gegenüber allen anderen Vergleichsgruppen die statistisch bedeutsam stärkeren unangenehmen Erlebnisse ($p < 0.5$).

Diese anscheinend positiven Ergebnisse müssen nach Coe und Ryken (1983) jedoch gleichzeitig kritisch diskutiert werden.
- Die Hypnoseform wurde hier genau operationalisiert und standardisiert angewandt. Die Hypnotiseure hatten als Studenten der Psychologie alle ein Training in Hypnose. Somit sollten diese erfreulichen Befunde nicht als ein Blankoschein angesehen werden, Hypnose-Instruktionen an jedermann bedenkenlos weiterzugeben.
- Die Folgewirkungen wurden nur durch Fragebögen erfaßt, wodurch unterschiedliche Ausprägungsgrade etc. nicht untersucht wurden.
- Die im Experiment verwandte SHSS wurde für wissenschaftliche Zwecke konstruiert – Aussagen über den klinischen Gebrauch können daraus nicht verallgemeinernd abgeleitet werden.
- Einschränkend muß auch noch erwähnt sein, daß alle außerhalb der Standardinstruktion liegenden möglichen Beeinflussungen nicht erfaßt sind.

Kritisch zu bedenken ist weiterhin, daß fast alle Hypnosetests am Ende Instruktionen enthalten wie z.B. "Sie werden nachher keine Kopfschmerzen ... Schmerzen ... Steifigkeit spüren etc.". Dies kann durchaus eine Erwartunghaltung aufbauen, jene genannte Nebeneffekte zu produzieren.

Wie dennoch, trotz aller relativer Unbedenklichkeit Komplikationen auftreten können, machen die von Page und Handley (1990) dokumentierten Beobachtungen deutlich:

Ein Student durchläuft als Versuchsperson den Suggestibilitätstest Test SHSS:C unauffällig, erreicht zehn von zwölf möglichen Testpunkten und ist als hoch hypnotisierbar einzustufen. Knapp zwei Stunden nach dem Test will er seine Freunde anrufen, kann deren ihm seit langem bekannten Telefonnummer jedoch nicht mehr erinnern. Die spätere Exploration zeigt, daß die Versuchsperson als Kind operiert worden war, was ihm in sehr schlechter Erinnerung ist, besonders der Geruch des Narkosegases und das Zählen. Hier werden wahrscheinlich die in den Testaufgaben enthaltenen Instruktionen (Zählen, Amnesie von Zahl, Geruchlosigkeit, Altersregression) und zusätzlich das Gefühl der Hilflosigkeit und eines potentiellen Kontrollverlustes zur Nebenwirkung beigetragen haben.

Bei einer anderen Studentin wird während des Tests ein epileptischer Anfall ausgelöst. Obwohl bei der Versuchsperson vor sieben Jahren ein derartiger Anfall auftrat, ist hier keinesfalls anzunehmen, daß eine organische Ursache vorlag, sondern vielmehr eine psychogene Handlung im Sinne einer hysterischen Reaktion.

Bei einer anderen unauffälligen Studentin war durch die Hypnoseerfahrung eine latente Pathologie ausgelöst worden, die einer Psychotherapie bedurfte. Die freiwillige Teilnahme am Test kann ggf. als Hilferuf interpretiert werden (Gruenewald, 1991).

Diese Hinweise machen deutlich, daß man in der Forschung mehr auf derartige Nebeneffekte achten sollte, was voraussetzt, ggf. eine bessere Selektion der Versuchspersonen vorzunehmen. Zusätzlich sollten die jeweiligen Abschlußinstruktionen von Hypnosetests überprüft werden, ob sie Suggestionen oder zumindest Aufforderungen zu Nebeneffekten beinhalten. Letztlich sollte man intensiver darauf achten, daß die Versuchspersonen tatsächlich dehypnotisiert sind (Page & Handley, 1990).

Ergebnis der Überprüfung experimenteller Studien

- Unter eng umschriebenen experimentellen Bedingungen kann Hypnose als risikoarm betrachtet werden (wobei bereits der Begriff „risikoarm“ Anlaß für umfangreiche Diskussionen sein kann).
- Dies sollte jedoch nicht den leichtfertigen Schluß zulassen, daß Hypnose in anderen Anwendungsbereichen in ähnlicher Weise „unproblematisch“ ist.
- Experimentelle und Klinische Hypnose arbeiten wahrscheinlich mit unterschiedlichen Personen und sind deshalb nicht immer vergleichbar.

22.2 Diskussion über potentielle Gefahren der Klinischen Hypnose

In der Hypnoseanwendung gehen Mediziner, Zahnmediziner und Psychotherapeuten sehr unterschiedlich vor, was auch von deren schulischer Ausrichtung mitbestimmt wird. Trotz dieser methodischen Divergenzen lassen sich in der Diskussion über die Grenzen und Gefahren der Klinischen Hypnose starke Kongruenzen finden.

22.2.1 Grenzen des Therapeuten

Eine klinische Methode kann nie absolut nach ihrem Nutzen oder Schaden beurteilt werden, da ihre Anwendung den intensiven Einsatz einer Person voraussetzt. Somit müssen an die Person des Anwenders bestimmte Forderungen gestellt werden. Er hat bestimmte Voraussetzungen zu erfüllen, um als solcher nicht gefährlich oder kontraindiziert zu sein.

Grundvoraussetzung ist dabei seine fundierte Ausbildung, die ihn im Bereich der Diagnostik, Differentialdiagnostik, Indikationsstellung, Therapieplanung und -durchführung als Fachmann befähigt, bestimmte klinische Verfahren (Zahnbehandlung, Angsttherapie) sachgerecht durchzuführen.

Weiter muß von ihm erwartet werden, daß er jede Therapieform oder klinische Intervention, die er mit Hypnose realisieren will, auch ohne Hypnose beherrscht. Nur dann kann das hohe Maß an Verantwortung auch beim Einsatz von Hypnose realistisch übernommen werden. Diese Argumentation richtet sich vor allem gegen die Personen, die schnelle Erfolge mittels einer Wundermethode erreichen wollen und dabei vergessen, eine solide „handwerkliche" Grundausbildung mit umfangreichen Erfahrungen zu absolvieren. Hierzu zählen auch Studenten, die vermehrt nach einer Hypnoseausbildung streben, ohne das dafür erforderliche Grundwissen in Klinischer Psychologie erworben zu haben – geschweige denn Praxiserfahrungen.

Das sehr breite, äußerst unterschiedliche und teilweise auch unseriöse Ausbildungsangebot in Hypnose muß kritisch betrachtet werden, um daraus nur die Kurse auszuwählen, die nicht allein Techniken vermitteln, sondern eine fundierte klinische und wissenschaftliche Einbindung der Hypnose in das bestehende klinische Handwerkszeug. Als Extreme sollen hier einerseits die wenige Stunden umfassenden Kurse genannt sein, die jeder Interessent besuchen kann; auf der anderen Seite stehen die seriösen umfassenden Ausbildungen, die z.B. von der Deutschen Gesellschaft für Hypnose (DGH) durchgeführt werden. Es werden nur ausgebildete Psychologen, Ärzte und Zahnärzte zugelassen, und die anerkannte Ausbildung umfaßt mindestens 150 Stunden; sie erstreckt sich über mehrere Jahre unter qualifizierter Anleitung und Supervision.

Wie Peter (1991b) verdeutlicht, können auch während der Hypnoseausbildung bei z.B. Demonstrationen Komplikationen auftreten. Dies macht es erforderlich, daß auch hier vor der Hypnoseanwendung Kurzexplorationen erfolgen sollten. Ja, Peter geht sogar so weit, zu fordern, daß nur diejenigen zu einer Hypnoseausbildung zugelassen werden sollten, die über eine grundlegende Ausbildung in Psychologie und Therapie verfügen. Dies ist von der Intention her sehr zu begrüßen, würde jedoch Mediziner und Zahnmediziner von der Ausbildung ausschließen. Vielmehr sollte seinem Vorschlag gemäß noch intensiver darauf geachtet werden, besonders intensive Schulungen vorzunehmen, die den exakten Umgang mit Hypnose gewährleisten. Dies wiederum ist nur dann möglich, wenn nur hochqualifizierte, praxiserfahrene und hypnoseerfahrene Ausbilder von den jeweiligen Gesellschaften zugelassen werden.

22.2.1.1 Anfängerprobleme

Wird ein Berufsanfänger mit Hypnose konfrontiert, so kann er ihr (und auch sich) zu leicht eine Omnipotenz zuschreiben, die nicht erfüllt werden kann. Zu leicht können die Falldarstellungen und Veröffentlichungen über erfolgreiche Therapien den Eindruck entstehen lassen, mit einer Wunderwaffe „kämpfen" zu können. Hier ist es wichtig, daß erfahrene Anleiter, Supervisoren und Kollegen den Realitätsbezug (wieder) herstellen.

Hypnoseanfänger, die jedoch bereits Praxiserfahrung im klinischen Bereich haben, sind im Umgang mit Hypnose eher vorsichtig. Aus ihrer Berufserfahrung und ihren Fällen haben sie gelernt, daß psychische Probleme nicht mit eindimensionalen Verfahren gelöst werden können. Sie gehen eher ängstlich mit dieser neuerlernten Methode um und unterziehen sich Supervisionen.

Wie die Methode unterschätzt werden kann, soll durch folgendes Beispiel verdeutlicht werden:

Rosen (1956) berichtet von einem Fall, in dem ein Zahnarzt einen Patienten nach einer Hypnosebehandlung in seiner Praxis abends auf einer Cocktailparty wiedertrifft. Er hypnotisiert den Patienten im Rahmen eines Partygags. Die Suggestion, sich wie eine Frau zu verhalten, bewirkt die Einleitung einer psychiatrischen Behandlung; die latente Homosexualität des Patienten war aufgedeckt worden.

Rosen (1956) konnte in einer Untersuchung ermitteln, daß bei Zahnärzten emotionale Erkrankungen ähnlich häufig waren wie in anderen Bevölkerungsgruppen – die Quote der psychischen Probleme war bei Hypnotiseuren (dental, medizinisch u.a.) jedoch höher als beim Durchschnitt.

In meinen Ausbildungskursen wird das Problem der Grenzen und Gefahren stets ausführlich dargestellt, gleichzeitig mit der dringenden Bitte und Warnung verbunden, das neuerworbene Wissen nur in dem im Curriculum dargestellten Rahmen anzuwenden. Auf keinen Fall sollten jedoch eine Weitergabe an Dritte oder sogar Partydemonstrationen erfolgen. Eine Teilnehmerin setzte sich darüber hinweg und vermittelte das Wissen unreflektiert, verbunden mit spektakulären Demonstrationen in einem Ausbildungsarbeitskreis. Eine Teilnehmerin jener Gruppe benutzte das Halbwissen dann ihrerseits weiter, um bei der nächsten Party im Mittelpunkt zu stehen. Sie hypnotisierte ihre Gäste, bewirkte bei ihnen Zahlenamnesien etc. Ungefähr zwei Stunden nach dieser Schaustellung wurde sie in einem starken Verwirrtheitszustand auf der Toilette wiedergefunden. Ihre raum-zeitliche Orientierung war gestört, die Amnesie von Zahlen vollkommen. Dieser Zustand hielt mehrere Stunden an, war nach einer unruhigen Nacht am nächsten Morgen dann überstanden. Möglicherweise hatte sich die junge Frau während der Induktionsphase selbst hypnotisiert und dann unterschiedlichste Phänomene wie z.B. Amnesie erzeugt, die sie selbst nicht mehr aufheben konnte. Möglicherweise war diese Frau aufgrund ihrer Verwirrung in hohem Maße unfallgefährdet, so z.B. im Straßenverkehr. Die Gefährlichkeit liegt hier also nicht in der Methode, sondern in der Dummheit von zwei Menschen.

Fehlanwendung

Durchaus kann man auch „Fach"-Leuten begegnen, die Hypnose unkritisch und auf Wunsch ihrer Patienten einsetzten, ohne eine saubere Diagnostik durchzuführen. Von diesen Leuten wurde nicht erkannt, daß Psychotherapie oder Hypnose keine Selbstbedienungsverfahren in einem therapeutischen Supermarkt sind, in dem der Therapeut nur noch Ausführungsgehilfe ist.

So erklärte ein Psychologe, der sein Hypnosewissen nur aus Büchern zusammengetragen hatte: „Wenn die Leute von mir automatisches Handschreiben oder Rückführung in ein früheres Leben haben wollen, dann mache ich eben die gewünschte Hypnose – schließlich bezahlen sie ja."

Die erhöhte Nachfrage nach Hypnosebehandlungen kann schnell derartige Ausformungen begünstigen.

22.2.1.2 Hypnose als Anwendertechnik

Zu leicht kann Hypnose als reines Technikrepertoire angesehen werden, mit dem schnell schwierige Probleme behoben werden können. Die Erwartungshaltungen in dieser Richtung sind teilweise immens hoch. Wird Hypnose als Schnellverfahren angesehen, so wird sie meist ohne Diagnostik und Indikationsstellung eingesetzt. Vor dieser Art von Anwendungstechnologie ist dringend zu warnen. Spätere Beispiele werden dies verdeutlichen. Der unkritische Therapeut wird zu leicht Hypnose einsetzen, wenn er ratlos ist und wenn sein Interventionsrepertoire sehr beschränkt ist. Diese Einseitigkeit kann nur Zufallserfolge erbringen.

Folgende Fallbeispiele sollen dies verdeutlichen:

Bei einem Studenten mit Prüfungsproblemen hatte eine zweimalige hypnotherapeutische Behandlung keinen Erfolg. Bei ihm war symptomorientiert Hypnose als Entspannung eingesetzt worden, die dann in der Prüfungssituation zu einer starken Abnahme des für die Prüfung erforderlichen Erregungsniveaus führte und ihn handlungsunfähig machte. Erst die angemessene Hypnoseanwendung im Sinne einer gelösten Aktivierung und die Aufarbeitung seiner zugrundeliegenden hemmenden Probleme erbrachten Erfolg (Peter, 1991a).

Zu schnell kann falsch verstandene Hypnose als ein Mittel zur Reduktion unangemehmer Probleme wie Adipositas oder Rauchen angesehen werden, um dann ohne Exploration oder Diagnose Aversionssuggestionen zu geben. Symptomverschiebungen oder Generalisierungen auf unerwünschte Bereiche sind hier naheliegend, abgesehen von der ethischen Grenze der Aversionstherapie.

Diese und die vielen folgenden Beispiele machen deutlich, daß Hypnose nicht eine eigenständige Therapieform ist und stets kausal einzusetzen ist.

22.2.1.3 Gefahren für den Therapeuten

Hypnose sollte stets kritisch eingesetzt werden; die Gefahr der Selbstüberschätzung ist leicht gegeben. Da Hypnose teilweise sehr tiefe Einblicke in die Psyche und in Problemzusammenhänge gibt, kann der Therapeut vielleicht den Allmachtsgedanken entwickeln, „Herr" über die Psyche zu werden. Er kann leicht von anderen zu diesem Verwalter gemacht werden, wenn er nicht deutlich seine Position formuliert und sich dann konform verhält. Um so wichtiger sind Supervisionen, die über eine rein technische Überwachung hinausgehend die Persönlichkeitsaspekte des Therapeuten besonders intensiv beleuchten (siehe hierzu auch die Ausführungen in Kap. 27 „Hypnose im forensischen Bereich").

Da mit einem sehr subtil wirkenden suggestiven Verfahren gearbeitet wird, ist es nicht auszuschließen, daß der Therapeut selbst in Trance fällt oder die an den Patienten gegebenen Instruktionen selbst aufnimmt.

Ein Kollege berichtete hierzu: Er führte bei einem Patienten eine Aversionstherapie unter Hypnose durch, um dessen Alkoholabusus abzubauen. Tage später bemerkte der Therapeut bei der Gartenarbeit, daß ihm ebenfalls in ähnlicher Weise das Bier nicht mehr schmeckte, es aversiv für ihn geworden war.

Als ich vor einer Seminargruppe das Phänomen der Handschuhanästhesie demonstrierte, konnte ein Teilnehmer beobachten, wie an meiner Hand ebenfalls Blässe, d.h. geringere Durchblutung auftrat.

Welche Dimensionen eine derartige Übertragung, Identifikation, stellvertretende Verstärkung (*vicarious reinforcement*) haben kann, läßt sich hier nur erahnen.

Direkte Gefahren können für den Therapeuten/die Therapeutin bestimmt dann entstehen, wenn bei ihm/ihr sexuelle Wünsche aufkommen – mehr dazu im nächsten Abschnitt. Stets sollte der Therapeut die ethischen Prinzipien berücksichtigen, die gerade bei der Hypnoseanwendung strikt zu beachten sind (s. Kap. 21 „Ethische und religiöse Aspekte der Hypnose").

Die Befürchtungen von Gmelin (1787), einem Anhänger der Fluidum-Theorie, sind jedoch deutlich übertrieben, wenn er beobachtet, daß ihm seit Anwenden des Magnetisierens das Gehen schwer falle, sich seine Eßlust reduziere und er zum Begatten keine Neigung mehr verspüre, ja kein Ergießen des Samens mehr erfolge (zit. n. Schultz, 1983, S.16).

22.2.2 Probleme in der Beziehung zwischen Therapeut und Patient

Die Anwendung der Hypnose stellt eine Kommunikationsform zwischen Therapeut und Patient dar, innerhalb derer beide Personen einerseits in ihrer Grundpersönlichkeit mit ihren Erwartungen und Bedürfnissen agieren. Andererseits begegnen sie sich in der jeweiligen (definierten) Rolle als Therapeut und Patient, die durch die klinische Genese bzw. die Fachausbildung bestimmt wird. Dies wiederum bedingt weitere Erwartungshaltungen. Daraus resultiert dann die vom Therapeuten angewandte Methodik, die ein weiteres Vehikel der kontrollierten Kommunikation darstellt. Auf diese Weise entsteht ein Regelkreis, der durch zahlreiche Faktoren beeinflußt werden kann (s. Abb. 22.1). Innerhalb dieser Kommunikation können bei der Anwendung der Hypnose zahlreiche Störfaktoren auftreten.

22.2.2.1 Widerstände

Patienten können bereits bei der Erwähnung des Wortes „Hypnose" Ängste entwickeln und starke Blockaden aufbauen. Derartige Hemmungen oder Widerstände dürfen auf keinen Fall gebrochen werden, auf ihre Bedeutung ist intensiv einzugehen. Gründe können sein: Uninformiertheit, Vorurteile, Kontrollverlustängste, Ablehnung des Therapeuten, Angst vor bestimmten Konfrontationen etc.

Wenn wir davon ausgehen, daß mit Hypnose besonders die unbewußten und affektiven Schichten der Persönlichkeit (Stocksmeier, 1972, S. 45) angesprochen werden, so kann sich ein Patient eventuell kognitiv deutlich gegen die Hypnoseanwendung wehren und dennoch kann er in Trance fallen, wenn seine emotionalen/unbewußten/etc. Anteile sich auf diese Interven-

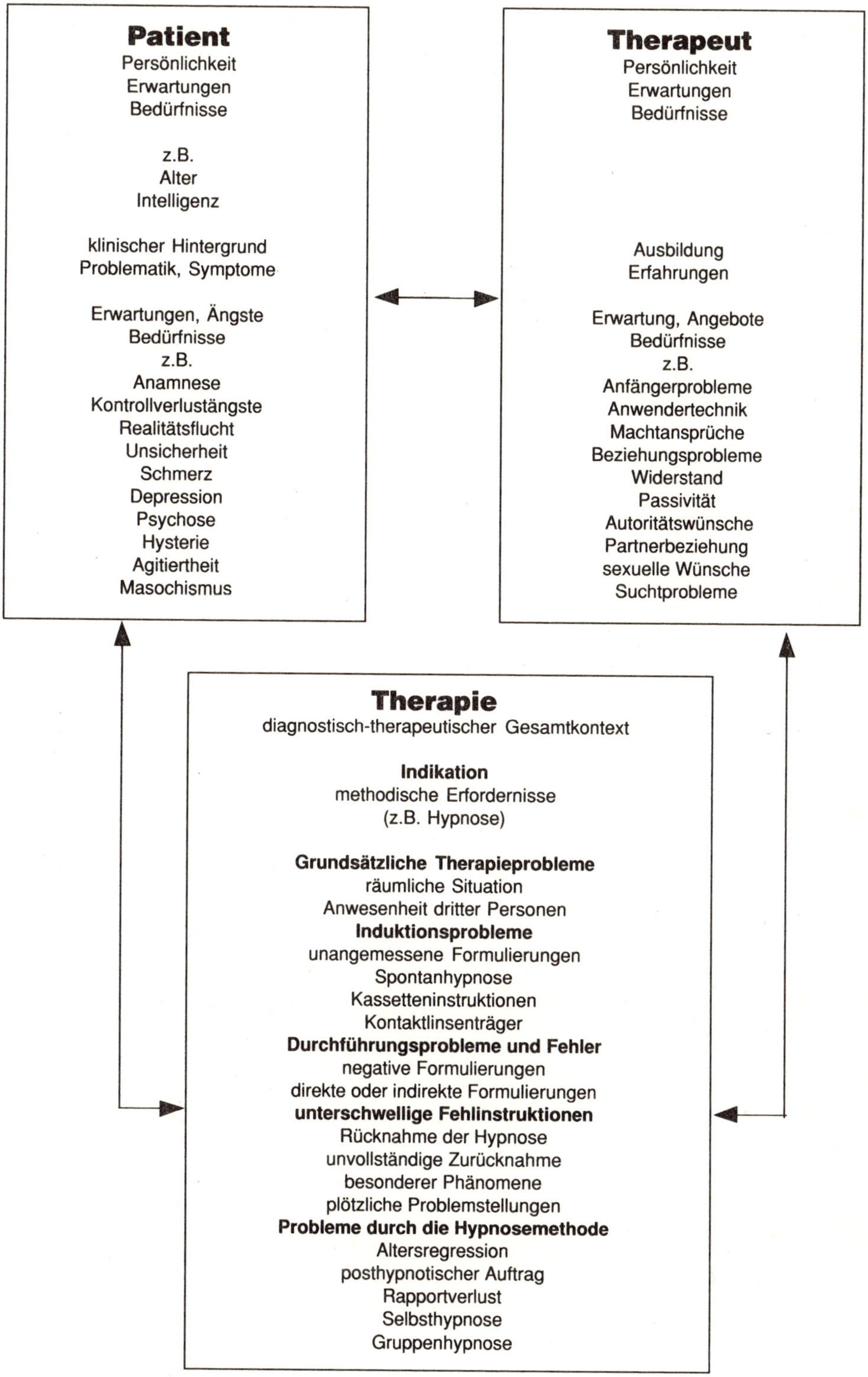

Abb. 22.1: Kommunikation zwischen Patient und Therapeut
Die wechselseitigen Erwartungen und Therapieanforderungen als Regelkreis eines komplexen Gesamtsystems bestimmen auch die Grenzen und Probleme einer Therapie.

tions- und Kommunikationsform einlassen. Diese Person ist dann zwar nicht gegen ihren (unbewußten) Willen hypnotisiert worden, da sie ja unbewußt zustimmte; ihre gesteuerten Bewußtseinsanteile wurden jedoch umgangen. Dies macht deutlich, daß der verantwortungsvolle Therapeut Hypnose stets als freiwilligen interkommunikativen Prozeß ansehen wird, bei dem der Patient seine Mitarbeit ausdrücken sollte.

Bei einer Party wendet ein Psychologe zur Belustigung Hypnose an und bewirkt bei der jungen Frau bereits bei der Darbietung Anzeichen von Angst und Agitiertheit, die er übersieht. Danach wird eine Psychotherapie erforderlich, da durch die Hypnose die seit langem verdrängten Erinnerungen an ihren Vater aktiviert wurden, der sie sexuell mißbraucht hatte. Hier liegt also eindeutig ein Anwendungsfehler des Psychologen vor, der sich über die Anzeichen des Widerstandes hinweggesetzt hatte (MacHovec, 1987). Zu berücksichtigen ist auch, daß solche Widerstände gegen oder in Hypnose immense Schutzfunktionen für den Patienten darstellen können. So bedürfen traumatische Kindheitserlebnisse mitunter starker Blockaden, um das bisherige Lebensbild aufrechtzuerhalten; eine zu schnelle Auflösung kann zu erheblichen Schocks führen. Beispiele dazu sind weiter unten im Abschnitt über die Auswirkungen der Bühnen- und Showhypnose angeführt.

22.2.2.2 Passivität des Patienten

Patienten mit einer passiven Haltung gegenüber der Therapie möchten vom Therapeuten eine schnell wirksame Manipulation, ohne viel Eigenleistung zu investieren. In solchen Fällen scheint Hypnose sogar kontraindiziert zu sein, da gerade jene Patienten es wohl lernen müssen, ihre Probleme durch aktive Auseinandersetzung und Beteiligung zu lösen. Vor Aufnahme einer Therapie werden hier umfangreiche diagnostische Maßnahmen erforderlich sein.

22.2.2.3 Autoritätswünsche des Therapeuten

Dem vorgenannten Problem komplementär sind die möglichen Autoritäts- und Machtansprüche des Therapeuten; er kann vielleicht geneigt sein, die Hypnose als Möglichkeit zu nutzen, „Meister des Geschehens“ zu werden. Vielleicht ist es aus diesem Grunde gerade bei Hypnose besonders erforderlich, sich fundierter Supervision zu unterziehen.

Ältere Werke zeigen deutlich diese hierarchische Struktur, die den Patienten mehr zum reagierenden Objekt, denn zum kooperierenden Partner macht, so z.B. Mayer (1980, Erstaufl. 1934).

22.2.2.4 Intensive Partnerbeziehung

Die enge Beziehung zwischen Therapeut und Patient ist wohl mit eine Grundbedingung der Hypnoseanwendung im klinischen Bereich; der Therapeut muß sich intensiv auf die Imaginationen, Kognitionen und Emotionen des Patienten einlassen und einfühlen, um ihm anschauliche und begrifflich eindeutige Informationen bzw. Suggestionen zu geben.

Beziehungsprobleme

Die Vertrautheit der Beziehung wird durch die typische Situation des schlafähnlichen Zustandes unterstützt. Es ist eine sehr intime und für den Patienten wehrlose Situation, die womöglich zu einem „neurotischen therapeutischen Arrangement“ (König, 1978, S.175) führen kann.

Der Patient kann hier annehmen, daß er eine Sonderstellung innehat. So wird dann mehr die Beziehung zum Therapeuten und die Krankheit im Vordergrund stehen als die zu bearbeitende Lebensproblematik. Der sonst emotional so deprivierte Patient erhält intensive Zuwendung und wird für seine kognitive Verarbeitung verstärkt, die mit seiner Heilung (und dadurch Trennung vom Therapeuten) inkompatibel ist.

Falls derartige Arrangements bereits aus der Diagnostikphase bekannt sind, ist Hypnose kontraindiziert. Treten derartige Probleme im Verlauf einer Behandlung auf, wird eine intensive Supervision, die Umstrukturierung der Therapie oder sogar ein Therapeutenwechsel notwendig werden.

Cheek und LeCron (1968) nehmen hier einen gemäßigteren Standpunkt ein; sie sind der Ansicht, daß in der Kombination von Psychoanalyse und Hypnose eine extreme Abhängigkeit gegenüber dem Therapeuten aufgebaut wird, bei der es zu starken Übertragungen kommt, was jedoch zum Vorteil beider sein kann. Danach ist Hypnose besonders geeignet, die Ich-Stärke aufzubauen und damit verbunden zu größerer Unabhängigkeit zu gelangen.

West und Deckert (1965) sehen pathologische Abhängigkeiten speziell in der Hypnotherapie als extrem seltenes Phänomen an. In den von ihnen behandelten 3000 Fällen in einer Praxiszeit von 30 Jahren konnten sie keine derartige Abhängigkeit beobachten. Wolberg (1956) sieht diese Gefahr der Abhängigkeit durch Hypnosebehandlung sogar als einen Mythos an, der der vorurteilsbehafteten Hypnose untergeschoben wird.

Die für eine effektive Therapie erforderliche intensive Therapeut-Patient-Beziehung kann jedoch auch mißbraucht werden, um auf dieser Basis sexuelle Belästigungen vorzunehmen (Hoencamp, 1990). Nähere Darstellungen hierzu in Abschnitt 22.6.

22.2.2.5 Sexuelle Wünsche

Der intensive Partnerwunsch kann ggf. leicht sexuelle Kontaktwünsche aufkommen lassen. Cheek und LeCron (1968, S.72) mahnen eindeutig: „Hypnose ist hier eine mögliche Gefahr für den Behandler, viel weniger für den Patienten." Nicht immer kann man davon ausgehen, daß derartige Kontaktwünsche ausgesprochen und dadurch bearbeitet werden können. Nicht zu unterschätzen ist die Möglichkeit, daß Frauen gelegentlich sexuelle Phantasien entwickeln, die zu Phantasietätigkeiten anregen, die sie nicht mehr von der Realität unterscheiden können. Die in fast allen Werken zitierte Geschlechtskonstellation ist zwar „klassisch", sollte jedoch nicht von anderen Möglichkeiten ablenken. So berichtet Kroger (1979) von der Behandlung eines bekannten männlichen Showstars, der in Hypnose sehr eigenartige Bewegungen vollzog, die sich später als Masturbationsphantasien mit dem Therapeuten herausstellten.

Wie weit derartige Verarbeitungsmechanismen gehen können, dokumentieren Cheek und LeCron (1968): Ein Zahnarzt führte bei einer Patientin in Gegenwart ihres Ehemannes eine Zahnbehandlung unter Hypnose durch. Tags darauf sagte der Mann die nächsten vereinbarten Termine auf Drängen der Frau hin ab. Sie war der festen Ansicht, daß sich der Zahnarzt ihr sexuell genähert hatte, während sie in Hypnose war. Hier wurden Aggressions- oder Sexualwünsche frei, die auf der Grundlage einer pathologischen Struktur als Realität erlebt wurden.

Das Beispiel macht auch deutlich, wie wichtig es sein kann, bei derartigen Problemstellungen eine weitere Person – hier auf jeden Fall eine Frau – anwesend zu haben.

Eine meiner Patientinnen mit traumatischen Sexualerlebnissen in der Kindheit wünschte zwar von mir als Mann eine Behandlung, hatte jedoch Angst davor, dem männlichen Therapeuten in Hypnose ausgeliefert zu sein. Sie wollte gern, daß ihr Ehemann anwesend sein sollte. Da dies evtl. zu Beeinträchtigungen geführt hätte, schlug ich ihr vor, von der gesamten Sitzung jeweils Videoaufzeichnungen zu machen, die sie anschließend ansehen konnte. Sie war mit dieser Lösung sofort einverstanden.

Hypnosemißbrauch

Die sexuelle Ausnutzung der hypnotisierten Patientin scheint wohl durchaus möglich zu sein, ist in der Fachliteratur jedoch nicht (offiziell) bekannt. Vielmehr sind einige Beispiele zu finden, in welchen Laienhypnotiseure Frauen dazu bewegten, sich in Hypnose auszuziehen und sexuelle Handlungen zuzulassen (Bieber, 1953; Danto, 1976). Hier ist bestimmt nicht die Macht der Hypnose wirksam, die Willenlosigkeit erzeugt, sondern vielmehr die Beziehung zwischen Hypnotiseur und Frau.

Weitere Ausführungen zum Mißbrauch der Hypnose siehe in Kap. 27 „Hypnose im kriminologischen und forensischen Bereich.“

22.2.2.6 Konsequenzen für den Hypnose-Therapeuten

Bedingt durch die sehr enge, menschlich nahe und durchaus notwendig intime Beziehung zwischen Therapeut und Patient kann der Patient/die Patientin zu Verhaltensweisen neigen, die den Therapeuten seine menschlich nahe, aber dennoch sachlich-distanzierte Rolle vergessen lassen. Gleichzeitig ist es nicht auszuschließen, daß Wunschgedanken des Patienten/der Patientin sich aufgrund von Enttäuschung, Schuldgefühlen, Übertragungsaspekten plötzlich in Vorwürfe und Beschuldigungen umkehren können.
Die methodisch notwendigen und ethisch erforderlichen Grenzen sind stets zu überprüfen. Orne (1983) gibt hierzu klare Impulse bzw. Anweisungen, die in Kap. 21 „Ethik und religiöse Aspekte der Hypnose“ explizit dargestellt sind.

Nähe und Macht

In analoger Weise ist der Therapeut gefährdet, die von ihm geschaffene Nähe und Intimität für seine Zwecke nutzen zu wollen. Er kann die vom Patienten/Patientin gezeigte Zuneigung gegenüber seiner menschlichen Funktion als Therapeut mit echter persönlicher Zuwendung verwechseln. Gleichzeitig sollte er reflektieren, wie sehr gerade durch Hypnose seine Machtphantasien angeregt werden. Diese Aspekte sollten unbedingt Inhalt einer gezielten Therapie-Supervision sein.

22.3 Grenzen des Patienten

Der Patient selbst bringt einige Konstellationen und Variablen mit, die eine Therapie (hier eine Hypnosebehandlung) erschweren – oder die Gefahrenpunkte beinhalten können. Es handelt sich einerseits um allgemeine Variablen, andererseits um klinische, psychopathologische Aspekte.

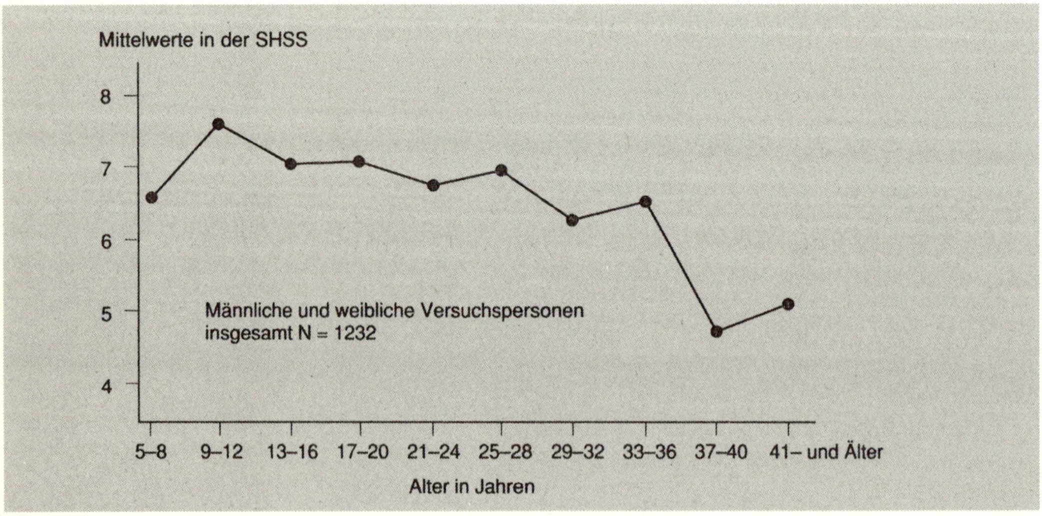

Abb. 22.2: Hypnotisierbarkeit und Lebensalter
Die Hypnotisierbarkeit sinkt mit zunehmendem Lebensalter. Die dargestellten Werte wurden alle in Einzeltests ermittelt (nach Morgan & Hilgard, 1973).

22.3.1 Allgemeine Patientenvariablen

Es sollen die Faktoren Alter, Intelligenz und zentralnervöse Verarbeitungsfähigkeit (Hirnschaden) untersucht werden.

22.3.1.1 Alter

Falldarstellungen befassen sich meist mit einem mittleren Patientenalter von 15–55 Jahren. Liegen hier evtl. Einschränkungen in der Anwendungsbreite der Hypnose vor?
Morgan (1973) und Morgan und Hilgard (1973) untersuchten in ihren Studien den Altersbereich von 5–41 Jahren und stellten fest, daß die stärkste Hypnotisierbarkeit ihren Höhepunkt bei 5–12 Jahren hat und dann allmählich abnimmt. Diese Befunde werden von Gordon (1972) bestätigt; der von ihm ermittelte Höhepunkt liegt in der Adoleszenz (vgl. hierzu Kap. 18 „Hypnose bei Kindern und Jugendlichen").

Über diese rein statistisch abgesicherten Ermittlungen hinausgehend müssen bestimmte individuelle Strukturen bedacht werden. Eine meiner Patientinnen war im hohen Alter von 65 Jahren sehr stark hypnotisierbar (Kossak, 1985).

Hypnose, bei jüngeren Kindern angewandt, sollte sorgfältig überdacht werden. Im allgemeinen sind hier Entspannungsverfahren weniger indiziert und gerade bei motorisch eingeengt lebenden Stadtkindern ist motorisches Abreagieren wie z.B. Fußballspielen wesentlich sinnvoller. Zu leicht können hier reine Symptomveränderungen und keine Kausalbehandlungen erfolgen.

22.3.1.2 Intelligenz

Hypnose wird primär durch verbale Kommunikation vermittelt, Imaginationen werden auf dieser Ebene vorgegeben. Es liegt somit nahe, daß eine allgemeine Mindestintelligenz für diese Kommunikation erforderlich ist. Untersuchungen zeigen jedoch, daß gute Intelligenz nicht eine notwendige Voraussetzung ist (McCord, 1956). Auch geistig retardierte Kinder sind mit Hypnose behandelbar (McCord & Sherrell, 1962). Sternlicht und Wanderer (1963) führen sogar Hypnosebehandlungen bei Patientengruppen durch, die man früher als resistent betrachtete, so z.B. bei geistig Minderbegabten und Mongoloiden.

Hier liegt wahrscheinlich die Grenze auf seiten des Therapeuten; er muß in der Lage sein, seine Sprache auf das Auffassungs- und Verarbeitungsvermögen des Patienten abzustimmen.

Besonders deutlich wird dies an einem von Gravitz (1981) geschilderten Fall. In seinem einfallsreichen Therapiedesign behandelt er eine Frau mit Hirnschaden (starke EEG-Befunde) und gleichzeitiger zentraler Taubheit wirkungsvoll mit Hypnose; sie erlernt Entspannung und Schmerzkontrolle (s. 25.9.2).

22.3.2 Klinische und psychopathologische Variablen

Hierunter sollen all die Variablen und Diagnosen fallen, die von klinischer Bedeutung sein können.

22.3.2.1 Anamnestische Probleme

Sehr stark traumatische Probleme der Vergangenheit können evtl. durch Verdrängungsmechanismen oder Blockierungen gehindert werden, in das Bewußtsein zu treten. Dies kann als eine Art Abschirmung angesehen werden. Da Hypnose eine sehr gute Methode ist, um solche Blockaden aufzuheben, liegt hier gleichzeitig auch die Gefahr.

Als Beispiel für diesen Problemkomplex nur der kurze Hinweis, daß bei Frauen mit einem Vergewaltigungs- oder Mißbrauchserlebnis diese Erinnerungen durch Hypnose eruptiv hervorgehoben werden können – ohne daß dabei gleichzeitig eine Verarbeitung erfolgen muß. In solchen Fällen ist die Möglichkeit der Suizidgefahr, zumindest aber einschneidender Schockreaktionen, sehr naheliegend.

Allgemein ist dringend zu empfehlen:

Bei Personen, aus deren Anamnese hervorgeht, daß sie in ihrer Vorgeschichte Ereignissen machtlos ausgesetzt waren, evtl. mit Gewaltanwendungen verbunden, soll in Hypnose mit großer Vorsicht eingeführt werden. Sie können mit dem Trancezustand ebenfalls Ausgeliefertsein und Machtlosigkeit verbinden (Wendt, 1978).

Hier wird deutlich, daß die Gefahren und Kontraindikationen nur sehr relativ definiert werden können.

Ein weiteres dramatisches Beispiel wird von Kleinhauz, Dreyfuss, Beran et al. (1979) berichtet, in dem ein Showhypnotiseur bei einer Frau eine Altersregression durchführt und damit abrupt Verwirrtheitszustände auslöst, die stark psychotisch sind. Der später hinzugerufene Psychotherapeut kann mühevoll erarbeiten, daß die jüdische Frau ihre Kindheit im Paris der Nazi-Zeit erlebte; um psychisch zu überleben, hatte sie alles „vergessen". Die unbedachte Altersregression deckte erbarmungslos das Erlebnis auf und nahm der Frau ihren Schutz. Zusätzliche Beispiele sind im Kapitel „forensische Hypnose" zu finden.

22.3.2.2 Kontrollverlustängste

Aus bekannten Gründen und Vorurteilen können gerade bei Hypnose Kontrollverlustängste auftreten. Hier wird sich der Therapeut mit den Gründen der Problematik auseinandersetzen müssen und dem Patienten Sicherheit geben, um ein Vertrauensverhältnis aufzubauen. Mit dieser fundierten Behandlung wird er bestimmt mehr erreichen als durch unterschiedlichste Hypnosetechniken, wie sie z.B. von Grinder und Bandler (1981) angepriesen werden. Der Patient sollte nicht mittels wirksamer Tricks unterschwellig mit Hypnose konfrontiert werden.

22.3.2.3 Realitätsflucht

Personen, die schnell dazu neigen, sich der Realität zu entziehen, z.B. als Vermeidungsstrategie, sollten ebenfalls weniger mit Hypnose konfrontiert werden. Ihre Ausweich- und Vermeidungstendenzen in andere Bereiche oder sogar Imaginationen können durch Hypnose relativ leicht begünstigt werden.

22.3.2.4 Unsicherheit

Personen, die nur unter Schwierigkeiten Absagen erteilen, sich schwer abgrenzen können und ihre persönlichen Bedürfnisse wenig kennen, sollten nicht bedenkenlos mit Hypnose konfrontiert werden. Gerade durch Suggestion oder besonders *double-bind*-Instruktionen wie sie z.B. von Erickson (Erickson & Rossi, 1981) benutzt werden, kann ihr fehlendes Autonomiestreben weiterhin eingeschränkt bleiben.

Genese und Diagnose müssen berücksichtigt werden

Wird Hypnose lediglich zur Symptombeseitigung benutzt, können schwerwiegende Fehler auftreten. Im harmlosesten Fall kann verhindert werden, daß z.B. als Ursache für die Kopfschmerzen Fehlsichtigkeit ermittelt wird und eine Brille Abhilfe schaffen kann.

Haben Schmerzen funktionale Qualitäten erworben, so wird dem Patienten ein enormer Anteil seines Protestes oder seiner Verhaltensstörungen zwar genommen, aber Symptomverschiebungen sind naheliegend.

Auf jeden Fall sollte – wie bei allen klinischen Problemstellungen – auch eine Schmerzproblematik stets diagnostisch auf medizinischer und psychologischer Ebene abgeklärt werden.

22.3.2.5 Schmerz

Auftretende Schmerzen sind primär normale Körpersignale, die Warnfunktionen haben und über Abweichungszustände im Organismus informieren. Es sind medizinische oder psychologische Defizite, auf die der Schmerz hinweist.

Hierzu ein Beispiel aus meiner Praxis: Ein stattlicher Mann leidet nach einer Beinamputation unter erheblichen Phantomschmerzen, die bis zu Suizidversuchen führen. Da vom Patienten jegliche psychologische (operante) Aufrechterhaltung des Schmerzes verneint wird, bittet eine befreundete Kollegin um Übernahme in eine

Schmerzbehandlung unter Hypnose. Trotz mehrfach beteuerter Motivation zeigt der Patient erhebliche Widerstände, kann nicht die Augen schließen, sich nicht auf Instruktionen einlassen. Nach zwei weiteren vergeblichen Versuchen entschließen sich die Therapeuten, Kontakt mit der Ehefrau aufzunehmen. Diese berichtet, daß sie sich kurz vor dem Unfall von ihrem Mann trennen wollte; die Krankheit ließ sie dann die Entscheidung aufschieben, die nun erneut bei ihr ansteht. Der Schmerz hatte hier eindeutig funktionalen Charakter. Die anschließende Paartherapie war dann wesentlich sinnvoller.

22.3.2.6 Depressionen

Zahlreiche Symptome und psychosomatische Störungen können die Grundkrankheit einer Depression verdecken. Hier wird Hypnose nicht angezeigt sein, wenn nicht vorher eine sorgfältige Differentialdiagnose erstellt wurde.

Ein kleines Beispiel hier von Gruenewald (1981); sie erhält von einer Patientin die Anfrage nach einer Adipositasbehandlung unter Hypnose. Ihre Diagnostik deckt jedoch starke Depressionen auf, die nun zur Behandlung anstehen.

Bei starken Depressionen wird wegen der Suizidgefahr evtl. eine ausschließlich stationäre Behandlung notwendig sein (Crasilneck, 1980).

Vor der Hypnosebehandlung von endogenen Depressionen wird sogar ausdrücklich gewarnt (Stocksmeier, 1984).

Die Kehrseite wird durch erfolgreiche Therapien dokumentiert, in denen bei psychotisch Depressiven mit Altersregression und Altersprogression erfolgreich gearbeitet wird (van Sky, 1983; Ferrero & Fragola, 1974; Sexton & Maddock, 1979; Greene, 1973).

Depressionen erfordern einen sehr differenzierten Behandlungsplan

Depressionen werden allgemein als durch Hypnose schwer behandelbar beurteilt (Jackson & Merrington, 1980). Bei schweren Depressionen wird Hypnose als wenig geeignet eingestuft (Conn, 1972). Bei diesen Patienten soll sehr sorgsam bedacht werden, daß sie schnell zu Suiziden neigen können, besonders bei zunehmender Besserung und damit einhergehender Aktivierung. West und Deckert (1965) warnen in diesem Zusammenhang sogar vor der Hypnoseanwendung. Suizidtendenzen liegen nach ihrer Ansicht auch dann vor, wenn durch Suggestionen die somatischen Erscheinungsbilder der Depression „entfernt" werden. West und Deckert (1965) zeigen auch deutlich auf, daß nicht der Fehler begangen werden darf, Suggestionen als eine Art externaler Kraft zu betrachten, mit welcher dann wirksam Einzelkomponenten herausgelöst werden können. Die verursachenden oder aufrechterhaltenden Faktoren der Problematik bleiben bestehen und haben dann weiterhin ihre fatalen Auswirkungen.

22.3.2.7 Psychosen

Diese Problematik wird in ähnlicher Weise divergent diskutiert. Auf der einen Seite stehen wieder die Warner, so z.B. Stocksmeier (1984). Nach Ansicht dieser Kritikergruppe können beginnende schizophrene Psychosen durch Hypnosebehandlung manifest werden. Diese Warnungen beziehen sich darauf, daß der hypnotische Zustand sehr dem Symptom der Schizophrenie ähneln kann, so z.B. die Depersonalisation. Bei paranoiden Formen sollte auf jeden Fall bedacht werden, daß das hypnotische Geschehen und der damit verbundene Therapeut mit in die Wahnidee einbezogen werden können (Stocksmeier, 1982, S.125).

Hypnose bei Beziehungs- und Verfolgungswahn ist in diesem Kontext wahrscheinlich kontraindiziert.

Demgegenüber stehen dann zahlreiche Berichte, in denen die Hypnosebehandlung z.B. Schizophrener ohne besondere Einschränkungen dargestellt ist, so z.B. Cheek und LeCron (1968), Ebers (1987, 1988).

Um diesen Streitpunkt näher abzuklären, befragte Conn (1972) hierzu zahlreiche erfahrene Therapeuten, u.a. Erickson, Kline, Wolberg. Sie stimmten darin überein, daß keiner von ihnen jemals durch Hypnose eine psychiatrische Krankheit bewirkt habe.

Mitunter konnte zwar beobachtet werden, daß Patienten nach einer Hypnosesitzung psychotisch wurden; eine Verursachung durch Hypnose konnte dann jedoch nicht ermittelt werden (Meldman, 1960).

Auerback (1962) konnte in 119 Fällen zwar nachweisen, daß nach Hypnose plötzlich psychotische Episoden auftraten, die mit dieser Methode verbunden waren. Sie waren jedoch auf die Interventionen unqualifizierter Hypnotiseure zurückzuführen.

Lavoie (1978), Lavoie, Sabourin und Langlois (1973) und an der gleichen Universität Lieberman, Lavoie und Brisson (1978) arbeiteten mit über 200 freiwilligen chronisch schizophrenen Versuchspersonen. Sie stellten in keinem Fall Negativwirkungen der Hypnose fest.

Erfolgreiche Hypnosebehandlungen werden sogar bei Schizophrenen durchgeführt, so z.B. Bowers (1958). Danis (1961) bewirkt bei seinen Patienten, daß sie ihre normale Arbeit mit Hilfe von Hypnose verrichten können. Scagnelli (1974) behandelt einen akut Schizophrenen und arbeitet später (1976, 1977) mit Borderline-Schizophrenen.

Für viele exogene Psychosen sieht Stocksmeier (1984) eine ähnlich strikte Kontraindikation wie bei endogenen Psychosen. Gleichzeitig räumt er jedoch ein, daß bei einer metalkoholischen Psychose (Delirium tremens) nach der Entziehungsphase durchaus Hypnose indiziert sein kann, um z.B. Schlafstörungen oder unmotivierte Verstimmtheiten zu behandeln.

Wahrscheinlich wird hier das Erfahrungsbild ähnlich wie gerade dargestellt sein, ist jedoch in der Literatur nicht explizit wiedergegeben.

22.3.2.8 Hysterie

Hysteriker neigen dazu, fast den gesamten Umfang ihres kritischen Denkens dem Therapeuten zu überlassen, wobei sie gleichzeitig zu suggestibel werden.

Von diesen Einschränkungen abgesehen werden hysterische Patienten als sehr geeignet für Hypnosebehandlungen angesehen. Viele Behandlungen von unterschiedlichsten hysterischen Symptomen wie z.B. Blindheit, Taubheit, Lähmungen wurden vorgenommen (Wilkins & Field, 1974; Schneck, 1970; Kroger & Fezler, 1976).

In gleicher Richtung warnt wieder Stocksmeier (1984, S. 51):

„Mit der Möglichkeit, daß abnorme hysterische Persönlichkeiten Erlebnisse im Hypnosevorgang falsch autosuggestiv verarbeiten und deuten, muß immer wieder gerechnet werden. Dies ist bedingt durch die Situation der Hypnose und die emotionelle Bindung der Hypnotisierten an den Therapeuten."

22.3.2.9 Agitiertheit

Bei Patienten mit starker Agitiertheit wird Hypnose kaum hilfreich sein, da das für Hypnose erforderliche Minimum an Konzentration und Aufmerksamkeit hier nicht erbracht werden kann; in gleicher Weise wird die erforderliche körperliche Ruhigstellung kaum möglich sein.

22.3.2.10 Masochismus

Diese besondere Form sexueller Unterwerfung kann vom Patienten in Hypnose seinen Wünschen gemäß genutzt werden. Der Therapeut kann hier zum Überlegenen in der Situation interpretiert werden (Kroger, 1979).

Crasilneck (1980) bezeichnet diese Personengruppe als besonders therapieresistent, da sie ihre selbstzerstörerischen Absichten durch mehrdimensionale Symptome wie Alkohol- und Nikotinabusus, Überessen, Magersucht etc. realisieren können.

22.3.2.11 Sucht- und Abhängigkeitsprobleme

Bei jeder Art von Suchtproblem muß primär die Verursachung und nicht die Sucht selbst behandelt werden; oft sind nur stationäre Maßnahmen nach der Entgiftung wirksam. Da diese Patienten ihr Suchtmittel meist einsetzen, um der belastenden Realität zu entfliehen, kann Hypnose hier leicht als imaginatives Vermeidungsverhalten benutzt werden (s.o. 22.3.2.3). Anstelle von Reallösungen und Konfrontationen erfolgen Rückzüge in die Imagination.

Bei angemessener Indikation und Therapiedurchführung können jedoch gute Behandlungserfolge erzielt werden (Wadden & Penrod, 1982, bei Alkoholabhängigen; Diment, 1982b, Barbituratabhängigkeit; Schubert, 1983, Raucherentwöhnung, um nur einige zu nennen; s. Kap. 25 „Hypnose in der Psychologie, Psychotherapie und Psychiatrie“).

In der Patient-Therapeut-Beziehung muß gleichsam auch bedacht werden, daß gerade diese Patienten nicht erneute Abhängigkeiten gegenüber der Person des Therapeuten entwikkeln sollen.

22.4 Grenzen und Methodikprobleme

Hier sollen die möglichen Anwendungsaspekte auf ihre Grenzen und Gefahren überprüft werden.

22.4.1 Grundsätzliche Therapieprobleme

Jede Therapieform bedarf gewisser Grundvoraussetzungen, unter denen sie erfolgreich durchgeführt werden kann. Hypnose bedarf teilweise besonderer Überlegungen.

22.4.1.1 Räumliche Situation

Hypnose ist bestimmt in jeder Raumkonstellation durchführbar, so auf dem Operationstisch, im Behandlungsstuhl des Zahnarztes oder im Sessel des Psychotherapeuten etc. Zur vertieften Konzentration besonders bei der Problembearbeitung in der Psychotherapie muß eine allgemein angenehme Atmosphäre geschaffen sein. Hier sind besonders Störgeräusche von außen wie Straßenlärm, Telefonstörungen etc. abzustellen. Schultz (1983, S.14) schlägt auch vor: „... üble Gerüche, Skelette, bedrohliche Instrumente u.a. sind tunlichst zu verbannen.“

Oftmals wird angenommen, Hypnose könne nur auf der legendären Couch erfolgreich durchgeführt werden. Bei einigen Patienten wird gerade diese Konstellation besondere Abneigung hervorrufen.

Bei einigen Patienten konnte ich beobachten, daß sie die kurz vor der Induktion wahrgenommenen Bilder im Therapiezimmer mitverarbeiteten. Vielleicht sollte hier daran gedacht werden, die in seiner Blickrichtung befindlichen Bilder ganz bewußt auszusuchen.

22.4.1.2 Anwesenheit dritter Personen

Patienten reagieren in jeder Therapieform sehr unterschiedlich auf die Anwesenheit von Praktikanten oder Hospitanten; bei Hypnose können sie sich evtl. besonders ausgehorcht vorkommen und Widerstände aufbauen

Verlangt der erwachsene Patient nach der Anwesenheit Dritter, so würde Stocksmeier (1984) eine Hypnotherapie ausschließen, da zu großes Mißtrauen vorliegt. Hier sollten vielmehr die Motive und Ängste für diesen Wunsch untersucht werden.

Wenn die Anwesenheit einer Vertrauensperson des Patienten nicht gerade störend ist oder vom inhaltlichen Verlauf kontraindiziert ist (z.B. wenn Probleme über seine Person behandelt werden), kann sie sogar hilfreich und angstabbauend sein. In meinen Therapiefällen war allein schon die selbstverständliche Erlaubnis der Teilnahme einer Vertrauensperson so vertrauensfördernd bzw. angstabbauend, daß sie letztlich nicht mehr in Anspruch genommen wurde.

Anwesenheit der Eltern

Bei Kindern wird die Anwesenheit der Eltern bestimmt als beruhigend erlebt werden.

Bei der Hypnoseanwendung in der Klinik oder in der Arztpraxis sollte dem Personal entweder jede Unterhaltung untersagt sein oder sie sollte nur in unmißverständlichem Zusammenhang mit der Behandlung stehen (Levinson, 1967).

Hier sei nur eines der zahlreichen Beispiele von LeCron (1973, S. 96f.) erwähnt: Ein bekannter Sänger konsultiert ihn, da er nach einer einfachen Mandeloperation nicht mehr richtig singen kann. In einer Hypnosesitzung kann herausgefunden werden, daß diese Problematik eng mit der Operation in Zusammenhang steht. Der Patient kann sich in Hypnose genau an die Unterhaltung der Ärzte erinnern, die ihn operierten, während er in Narkose war. Einer von ihnen – wahrscheinlich kein Fan des Sängers – erwähnte dann zum Schluß, daß der „Heuler" nun versorgt sei. Der Patient nahm diese Instruktion wörtlich auf und war nun der Ansicht, nur noch „heulen" zu können.

22.4.2 Induktionsprobleme

Hypnose im klinischen Anwendungsbereich stellt kein Standardverfahren dar, sondern ist stets individuell auf den Patienten abgestimmt.

22.4.2.1 Unangemessene Formulierungen

Durch unpassende Instruktionen können beim Patienten unerwünschte Reaktionen und Ängste ausgelöst werden. Besonders bei Ruhebildern und Hierarchien von Desensibilisierungen ist auf eine optimale Vorbereitung zu achten.

In einem Seminar habe ich die Auswirkung unpassender Formulierungen selbst ausgelöst. Bei einer Demonstration erlebte die junge Dame den gemeinsam vereinbarten sommerlichen Strand sehr intensiv. Als ich ihr dann etwas scheinbar Gutes tun wollte und sie im Meer baden ließ, reagierte sie mit Unwillen und Angst. Sie berichtete dann, daß ihr Schwimmen stets Unwohlsein verursacht.

Cheek und LeCron (1968) berichten von einem Patienten mit starken Verlassenheitsängsten. Die Hypnose enthüllt, daß er während einer Operation die Bemerkung des Chirurgen "Let's go home = laß' uns hier fertig werden" wörtlich verstanden hatte und unterschwellig Panik entwickelte, in diesem hilflosen Zustand allein gelassen zu werden. Zahlreiche Beispiele machen deutlich, daß Instruktionen/Suggestionen sehr wörtlich verstanden werden, wodurch schnell psycho-logische Fehlreaktionen entstehen können (z.B. MacHovec, 1987, 1991; Page & Handley, 1990; Gruenewald, 1991; siehe hierzu auch den Abschnitt 22.4.3.3).

Zu beachten ist weiterhin, daß die Formulierungen in der individuellen Verarbeitungsgeschwindigkeit des Patienten gegeben werden. Andernfalls kann es zu Vermischungen kommen, die zumindest durch ihre Überforderung Unmut oder Verwirrung auslösen können.

22.4.2.2 Spontanhypnose

Fällt eine Person plötzlich in Trance, ohne daß dafür besondere Interventionen eingeleitet wurden, so trat Spontanhypnose ein. Hier wurde mit großer Gewißheit durch einen konditionierten Reiz eine klassisch konditionierte Reaktion ausgelöst.

Generalisierung der Auslösereize

Da durch Zufallsfaktoren auftretende vorher konditionierte Reize Hypnose auslösen können, sollten zur Induktion möglichst keine Gegenstände oder Auslösewörter benutzt werden, die leicht generalisieren können.

So warnt Stocksmeier (1984) ausdrücklich davor, glänzende Gegenstände wie z.B. Kugelschreiberspitzen zu verwenden. Derartige Lichtreflexe sind häufig vorzufinden. So kann der dreizackige Stern des Prestigewagens seinen Fahrer zu schnell den Weg des Transzendenten weisen.

Dies stellt den Therapeuten vor das Problem, geeignete Fixationspunkte zur Induktion auszuwählen, die eine Generalisierung nahezu ausschließen, gleichzeitig jedoch schnell zum konditionierten Auslöser werden können.

Wie es unbeabsichtigt zu derartigen Konditionierungen kommen kann, macht das Beispiel MacHovecs (1987) deutlich: Eine Angstpatientin bricht in einem Geschäft "grundlos" ohnmächtig zusammen. Ihr Psychologe kann in der nächsten Sitzung explorieren, daß ihre letzte Wahrnehmung vor der Ohnmacht das Summen des Ventilators gewesen war - ein Geräusch, das dem weißen Rauschen ähnlich war, welches der Therapeut immer benutzte, um die Trance zu vertiefen. Hier war eindeutig das erlernte Verhalten „tiefe Entspannung" durch eine Reiz-Generalisierung ausgelöst worden. Hinzu kommt, daß der Vertiefungsreiz ungeschickt ausgewählt worden war, da - wie das Beispiel zeigt - viele technische Geräte weißes Rauschen produzieren (Radio, Fernsehgerät, Recorder, Ventilator etc.).

Bei starker emotionaler Erregung wie sie z.B. bei starken akuten Krankheiten auftritt, kann ebenfalls Spontantrance einsetzen, die jedoch kaum bemerkt wird, vom Arzt nicht intendiert wurde. In diesem Zustand können durchaus Traumatisierungen erfolgen, die später nicht bewußt sind, dann unter dem Begriff der "posttraumatische Belastungsstörung" eingeordnet werden und teilweise immenser therapeutischer Bemühungen zur Aufdeckung bedürfen (s. Kap. 25.24).

In gleicher Weise sind die aus Filmen oder bei Showhypnotiseuren bekannten Induktionstricks wie Fingerschnipsen oder Pfeifen abzulehnen. Zusätzlich sollte hier der ethische Anspruch des Therapeuten Geltung finden, seine Patienten zwar den Lerngesetzen gemäß zu behandeln, sie jedoch nicht abzurichten.

22.4.2.3 Kassetteninstruktionen

Die Benutzung von Tonband- oder Kassetteninstruktionen ist durchaus hilfreich. Sie dienen vor allem dazu, den Patienten zu aktivieren, indem er als „Hausaufgaben" entsprechende Hypnose-Instruktionen vom Tonträger bearbeitet. Die Ablösung vom Therapeuten wird dadurch begünstigt. Möglicherweise kann der Patient sich jedoch nicht von der Stimme seines Behandlers trennen.

Als Gefahr ist weiterhin möglich, daß diese Kassetten an Dritte unreflektiert weitergegeben werden, um als Allheilmittel zu dienen.

In diesem Zusammenhang sind auch die auf dem Markt befindlichen Hypnosekassetten kritisch zu bewerten: Auf der Basis einer Selbstdiagnose und Eigenindikation erwirbt der Kunde ein Verfahren, das er nicht nur fehlinterpretieren kann, sondern das für seine speziellen Belange kontraindiziert sein kann. (Siehe weitere Kritikpunkte in Kap. 7 „Praxis der Hypnose-Induktion" und Kap. 17 „Selbsthypnose".) Hinzu kommt noch, daß die darin propagierten unterschwelligen und wie immer theoretisch definierten Beeinflussungsformen empirisch kaum belegt sind.

Positiv sind kommerzielle Kassetten bestimmt dann, wenn sie in Absprache mit einem Therapeuten eingesetzt werden.

22.4.2.4 Kontaktlinsenträger

Besonders bei Fixationstechniken können Kontaktlinsenträger schnell mit Augenbrennen reagieren. Hier sollte die Fixationsphase erheblich verkürzt oder durch eine andere Methode ersetzt werden.

Besonders zu warnen ist vor der Anwendung von solchen Hypnoseaufgaben wie Augenrolltest oder der sog. Augenkatalepsie. Da hier der Bulbus sehr weit nach hinten gedreht wird, können die Kontaktlinsen verrutschen, was zu sehr unangenehmen Prozeduren führt.

Falls auf diese Items nicht zu verzichten ist, so sollten die Linsen vorher entfernt werden.

22.4.3 Durchführungsprobleme und Fehler

Die hier in einer Gesamtübersicht zusammengestellten Probleme sind teilweise in den relevanten Kapiteln ausführlicher besprochen.

22.4.3.1 Negative Formulierungen

Generell sollten negative Formulierungen und Verneinungen vermieden werden, da sonst der gegenteilige Effekt auftreten kann. Die Formulierung „Du hast keine Angst ..." fixiert auf das Angstverhalten und löst entsprechende Kognitionen aus (vgl. hierzu Kap. 7 „Praxis der Induktion" und Kap. 14 „Psychoneurologie").

22.4.3.2 Direkte oder indirekte Formulierungen

An diesem Punkt entzündet sich der Methodenstreit zwischen den Anhängern der klassischen und der Erickson-Hypnose. Generell sollte überlegt werden, welcher Kommunikationsstil für den Patienten sinnvoll ist. Während ein Patient gegenüber direkten Instruktionen schnell Widerstände aufbaut, benötigt ein anderer sehr klare und eindeutig-direkte Suggestionen, um diese verstehen und verarbeiten zu können.

Man sollte sich hier weniger auf das stets gepriesene Unbewußte verlassen, das ja immer nur das herausfiltert, was es braucht; gesunder Pragmatismus sollte Vorrang haben. Der Handwerker wird als Patient eine anschaulich-konkrete und operationalisierte Sprache besser verstehen als Metaphern.

Der Klient bestimmt hier die Kommunikationsform, wie auch von Bongartz (1991) bestätigt wird. Untersuchungen hierzu sind in Kapitel 8.22 angeführt.

22.4.3.3 Unterschwellige Fehlinstruktionen

Hypnose kann in direkte Speicher- und Verarbeitungszentren der Psyche eingreifen. Da hier jedoch zahlreiche semantische Belegungen vorzufinden sind, können Fehlverarbeitungen nicht ausgeschlossen werden.

In einem Fall wurde mir von einem Kollegen berichtet, daß ein Patient mit leichten depressiven Tendenzen die Hypnose-Instruktion erhalten hatte: „Du kannst nun alles tun, was Du gern tun möchtest ..." (hier verkürzt wiedergegeben). Gemeint waren vom Therapeuten u.a. Freizeitaktivitäten, während der Patient nun seinen geheimen Wunsch erfüllen wollte, Suizid zu versuchen – wie nachträglich rekonstruiert werden konnte.

Reduktion der Kritikfähigkeit

Weiter ist bekannt, daß Hypnose einen Zustand verminderter Kritikfähigkeit darstellt.

Die verbalen Konditionierungen können z.B. durch Assoziationen – also ähnliche Reize – Fehler ermöglichen. Auf diesem Wege werden dann manche Formulierungen wörtlich aufgefaßt. Gerade diese Verarbeitungsmechanismen führen zu relevanten neurotischen Fehlentwicklungen.

Bei diesen sehr subtilen Verarbeitungsprozessen treten durchaus Fehler auf.

Cheek und LeCron (1969, S.73) berichten von einem Ausbildungsseminar, bei dem der Dozent zum Demonstrationsende der Versuchsperson die vermeintlich hilfreiche Suggestion gab: „Du wirst nach Hause gehen und du wirst heute nacht gut schlafen." Ohne sein Wissen hatte er zwei Suggestionen gegeben. Die Studentin schlief die Nacht gut in ihrem Studentinnenheim, bestand am nächsten Morgen jedoch intensiv darauf, nach Pasadena, ihrem Heimatort, fahren zu können. Als ihr dieser Wunsch nicht erfüllt wurde, dekompensierte sie. Der herbeigerufene Dozent konnte durch eine weitere Hypnose den posthypnotischen Auftrag, „nach Hause gehen = Pasadena" aufheben und sie so beruhigen.

Hier wird deutlich, wie gefährlich nett hingesprochene Sätze sein können. Da gerade indirekte Suggestionen nach Erickson sehr stark mit unterschwelligen und verschachtelten Instruktionen arbeiten, kann hier ein erhöhtes Risiko der Fehlinterpretation liegen. Besonders der Anfänger sollte deshalb mit großer Umsicht arbeiten.

22.4.3.4 Rücknahme der Hypnose allgemein

So präzise Hypnose eingeleitet werden sollte, so gewissenhaft müssen die durch sie erzeugten Veränderungen durch sie wieder reduziert werden – falls sie nicht therapeutisch sinnvollerweise bestehenbleiben sollen. Wesentlich ist, daß die Rücknahme langsam erfolgt. Der Patient muß ausreichend Zeit haben, sich von seinen Imaginationen zu trennen und zur Realsituation zurückzufinden.

Rückorientierung und Erwachen

Einige Patienten können sich nur sehr langsam rückorientieren. Sehr genau muß hier auf die vollkommene Rückorientierung geachtet werden. Durch das nachfolgende Gespräch kann dies exakt verifiziert werden. Erfahrene Therapeuten sind entsprechend umsichtig.

Falls ein Patient nicht aus der Hypnose erwachen sollte, so können sehr unterschiedliche Gründe das bewirken:
- Fehler in der Instruktion durch den Therapeuten;
- der Patient will ggf. nicht aus dieser intimen Beziehung;
- der Patient will nicht aufwachen, weil damit wieder eine Realitätskonfrontation verbunden ist;

- der Patient will in der Situation verweilen, da er Vermeidungsverhalten z.B. gegenüber seiner häuslichen Situation (Eheprobleme etc.) aufbaut;
- er verbindet diesen Zustand der Hypnose mit einem früheren (Schlaf-)Erlebnis (LeCron, 1973).

Derartige abnorme Verläufe haben ihren entsprechenden diagnostischen Stellenwert und müssen aufgearbeitet werden; die Befragung über ideomotorische Signale kann hilfreich sein.

Sicherlich kann man sich der Kreativität Ericksons bedienen, dem wie in so vielen Fällen auch hier eine Begebenheit nachgesagt wird. Er soll bei einer solchen Problematik die Suggestion gegeben haben, daß die Patientin zunehmend größeren Harndrang verspürt – bis sie schließlich wach wurde und eiligst die Toilette aufsuchte.

22.4.3.5 Unvollständige Zurücknahme besonderer Phänomene

Werden zuvor erteilte Suggestionen wie Katalepsie, Halluzinationen etc. im Verlauf der Hypnose nicht wieder aufgehoben, so können Komplikationen auftreten.

Auch hier kann LeCron (1973, S. 87) ein Beispiel nennen: Bei einem Fernsehauftritt führte er eine Hypnosedemonstration vor; seinem als Versuchsperson dienenden Freund gab er die Suggestion, er könne nur noch Parfüm riechen. Als der Versuchsperson dann Ammoniak (beißender Geruch mit Husten- und Tränenreiz) vorgehalten wurde, berichtete sie von einem angenehmen Geruch.

Als sich die Freunde ein Jahr später wiedertrafen, erwähnte die frühere Versuchsperson beiläufig, daß sie seit längerer Zeit nur Blumenduft wahrnehmen könne. Der Hypnotiseur hatte in der Aufregung des Fernsehauftritts die Zurücknahme der Instruktion vergessen. In einer erneuten Hypnosesitzung wurden dann die alten Verarbeitungsprozesse wiederhergestellt.

Zahlreiche Berichte zeigen auch auf, daß bei Patienten die Hypnose nicht immer angemessen beendet wird, wodurch noch Benommenheit, Desorientierung und teilweise Suggestionsinhalte unkontrolliert weiterbestehen bleiben (Kleinhauz, 1991; Kleinhauz & Eli, 1987; Gruenewald, 1991; MacHovec, 1987, 1988, 1991; Page & Handley, 1990).

22.4.3.6 Plötzliche Problemstellungen

Einige – vorwiegend amerikanische – Autoren weisen darauf hin, daß bei Beginn der Hypnose Patienten mit sehr unerwarteten Verhaltensweisen reagieren können, wie z.B. Weinen, Lachen, verwirrt Sprechen. Durch den Abbau von Blockaden ermöglicht die Hypnose diese Reaktionsformen; die Patienten gestatten sich nun, angestaute Emotionen auszuleben. Unerfahrene Therapeuten werden dadurch beunruhigt sein.

Hinter derartigen Reaktionsweisen können jedoch auch massive Probleme verborgen sein: Bei einer Patientin mit lang bestehenden Zahnarztängsten wird mit zunehmendem Erfolg Hypnose im Sinne einer Desensibilisierung angewandt. Als ihr dann unter Hypnose die Anästhesie-Injektion verabreicht wird, reagiert sie plötzlich mit einer spontanen Abreaktion, indem sie unkontrolliert weint und hyperventiliert. Die spätere Analyse zeigt, daß die Injektion die symbolische Präsentation eines früheren Traumas gewesen war (Kleinhauz & Eli, 1987).

In einer Gruppendemonstration konnte ich bei einer Teilnehmerin starkes Zittern und Weinen beobachten. Nach der Sitzung von mir darauf angesprochen, empfand sie das Weinen sogar als angenehm; in ihrer Gestalttherapieausbildung lernte sie dieses Verhalten als befreiend zu erleben und ließ es dann auch während der Hypnose zu.

22.4.4 Probleme durch die Hypnosemethode

22.4.4.1 Altersregression

Die zum Aufdecken verschütteter und verdrängter Erlebnisse sehr gut geeignete Altersregression kann in gleicher Weise negative Folgen nachsichziehen.

Probleme der Altersregression

Wie bereits oben (in Abschnitt 22.3.2.1) dargestellt, kann das Wiedererleben bei Patientinnen höchst unangenehme Reaktionen auslösen, ja zu Schockzuständen führen.

LeCron (1973) schlägt vor, zu Beginn einer Altersregression die Patienten zu befragen, ob sie sich bis zu dieser bestimmten definierten Altersstufe rückerinnern wollen. Hier wird die Möglichkeit der ideomotorischen Signale genutzt (s. Kap. 5 „Vorbereitung der Induktion und Vorbereitungsübungen"), um auch unterbewußte Ablehnungen zu beachten.

Wie immens derartige Erinnerungen wirken – und wie einfach sie mitunter ausgelöst werden können – erlebte ich selbst bei einer Gruppenübung. Auf die einfache Suggestion: „vor dir liegt ein Ball, vielleicht ein bunter Ball..." reagierte ein Teilnehmer sofort mit Blässe, Verspannung und Weinen. Zögernd berichtete er mir danach, daß bei ihm ein schmerzliches Kindheitserlebnis mit seinem Großvater aktiviert worden war.

22.4.4.2 Posthypnotischer Auftrag

Wird der posthypnotische Auftrag nicht genau formuliert, so kann das Verhalten im besten Fall nicht auftreten, was bei bestimmten therapeutischen Indikationen dennoch unangenehm wäre (z.B. bei Angstkonfrontationen).

Gefahr durch Ungenauigkeit

Der Nachteil der posthypnotischen Instruktionen besteht darin, daß bei ungenauer Definition oder bei unvorhersehbaren Situationen das relevante Verhalten ausgelöst werden kann. Hier ist es der Phantasie des Lesers überlassen, welche zumindest skurrilen oder auch peinlichen Situationen für den Patienten entstehen können.

Welche Auswirkungen derartige posthypnotische Aufträge haben können, wurde mir deutlich, als in der Diskussion nach einem Vortrag eine Zuhörerin folgendes berichtete: Zur Behebung ihrer verschiedenen psychosomatischen Störungen hatte sie sich in stationäre Behandlung zur Hypnotherapie begeben. Als diese erfolgreich abgeschlossen war, erbat sie eine Intervention, um ihre Angst vor dem Zahnarzt zu reduzieren. Also erhielt sie vom Therapeuten die Instruktion, daß sie stets an einem bestimmten Wochentag zu einer bestimmten Uhrzeit schmerz- und angstfrei sein wird und den Zahnarzt konsultieren soll. Die Wirkung war erstaunlich und hielt in der vorgegebenen Zeit an. Da der Therapeut der Ansicht war, die Patientin müsse unabhängig von ihrem Mann werden, strukturierte er die Suggestion so, daß die Patientin stets allein fahren sollte. Er bedachte dabei nicht die Fahrunsicherheit der Patientin und diese erlitt bereits beim zweiten Zahnarztbesuch einen Autounfall. Der Therapeut behandelt seitdem die Patientin immer noch mit posthypnotischen Instruktionen, die er im Abstand von mehreren Wochen beim Kontakt mit ihr auffrischt.

Ein ähnlicher Fehler wird von Kleinhauz und Eli (1987) berichtet. Nach der Suggestion "Sie sind immer hypnotisch tief entspannt, wenn sie zur Zahnbehandlung kommen", fiel die Patientin bereits in dem Moment in Trance, als sie das Haus verließ. Hier war die Instruktion zu allgemein gehalten, aber wörtlich befolgt worden. Erst die Suggestion "Sie werden erst in dem Moment in Trance fallen, in dem Sie im Behandlungsstuhl Platz nehmen" zeigte die erwünschte und komplikationsfreie Reaktion.

22.4.4.3 Rapportverlust

Wird Hypnose sachadäquat durchgeführt, bleibt der Kontakt zwischen Therapeut und Patient aufrechterhalten; dennoch sollte diese Beziehung wiederholt durch entsprechende Instruktionen aufgefrischt werden, um einem Abbruch durch Rapportverlust vorzubeugen (Stocksmeier, 1972).

Die Problematik wird in der Fachliteratur sehr wenig behandelt. Da es sich hier um eine Beziehungsvariable handelt und weniger um bloßes Hören von Instruktionen, könnte sich die Diskussion extrem ausweiten (Clarke & Jackson, 1983).

Schultz (1983) beobachtet die Möglichkeit des Rapportverlustes vorwiegend bei Hysterikern und Erschöpften und empfiehlt, sie nach einem kurzen Erholungsschlaf z.B. durch Berühren langsam wach zu machen.

Einer meiner Patienten schlief anfänglich in Hypnose tief ein, bis ich erkannte, daß er abends stets erschöpft war und den Erholungsschlaf dringend brauchte. So half ihm eine Kombination aus Hypnoseschlaf und darauffolgender Verhaltenstherapie unter Hypnose.

Wie dramatisch derartige Rapportverluste sich auswirken können, ist im Kapitel 23.5.2 durch die Auswirkungen der Showhypnose durch Kleinhauz, Dreyfuss und Beran et al. (1979) beschrieben.

22.4.4.4 Selbsthypnose

Der allgemein vor der Gefährlichkeit der Hypnose warnende Rosen (1953) nimmt auch hier eine Extremposition ein; seiner Auffassung entsprechend ist Selbsthypnose stets gefährlich.

Bei näherer Analyse dieses Gegenstandes liegen hier wohl die gleichen Bedenken vor wie bei der allgemeinen Problematik der Grenzen und Kontraindikationen.

Besonders sollte jedoch auf die Patienten geachtet werden, die schnell aus der Realität fliehen wollen, zu Tagträumen neigen und – wie bereits in Absatz 22.3.2.1 näher dargestellt – Vermeidungsverhalten gegenüber der Realität zeigen (Cheek & LeCron, 1968).

22.4.4.5 Gruppenhypnose

Bedenken bei der Kombination von Hypnose und dynamischer Gruppenpsychotherapie werden von Wendt (1978) erhoben. Er nimmt an, daß durch Hypnose die Aktivität in der Gruppe gemindert bzw. beeinträchtigt wird.

Als nachteilig kann sich erweisen, daß nur allgemeine Suggestionen gegeben werden können. Dies ist jedoch ein generelles Problem von Gruppenbehandlungen. Auch sind hier Mißverständnisse und Fehlreaktionen nicht auszuschließen.

Falls Gruppensitzungen nur aus Zeitersparnis für den Therapeuten erfolgen, so ist es naheliegend, daß benachbarte Patienten die für sie nicht bestimmten Instruktionen des Nachbarn aufnehmen und verarbeiten. Deshalb werden Gruppentherapien mit Fremdhypnose teilweise abgelehnt (Stocksmeier, 1984). Stockvis (1955, S. 40) konnte in einer solchen Sitzung hören, wie ein alter Herr seinem Nachbarn zuflüsterte: „Schlafen Sie auch nicht? Ich glaube, das ist alles Affentheater."

22.5 Wo Hypnose versagt

Wie aus den Ausführungen deutlich wurde, ist der Erfolg der Hypnosebehandlung durch zahlreiche Variablen begrenzt. Die Fälle, in welchen eine derartige Behandlung zu Fehlschlägen führte, sind nur minimal bekannt – wer würde sie auch veröffentlichen?

> **Mehrdimensionale Ursachen**
>
> Bei den Fehlschlägen können sowohl Patient- als auch Therapeutvariablen mitbeteiligt sein.
>
> Bei Fällen, in denen das Symptom funktionalen Charakter erworben hat, ist es wenig sinnvoll, Hypnose als vermeintlich symptomorientiertes Verfahren einzusetzen. Die anfängliche Verbesserung wird bald eine Symptomverschiebung nachsichziehen können. Eine vorausgehende fundierte Diagnostik ist weiterhin unabdingbar.

Kroger (1979) berichtet von einem adipösen Geschäftsmann, der bei den Honorarvereinbarungen vorschlug, für jedes verlorene Pfund 10 Dollar zahlen zu wollen. Der Patient dachte, das bessere Geschäft gemacht zu haben. Als er dann innerhalb von zwei Monaten 40 Pfund abnahm, brach er die Behandlung ab. Er hatte sich selbst übervorteilt und der Therapeut war auf diesen Handel eingegangen.

Einige Beispiele aus der eigenen Praxis zur Verdeutlichung der Grenzen von Hypnose-Interventionen:

- Der bereits erwähnte Mann, der seinen Phantomschmerz durch Hypnose beseitigt haben möchte. Die Schmerzen hatten ihm bislang die Zuwendung seiner Frau sichergestellt und sie am Weggehen gehindert.
- Ein ca. 50 Jahre alter Mann bittet um die Hypnosebehandlung seiner depressiven Freundin. Im Erstgespräch wird deutlich, die 18 Jahre jüngere Freundin fühlt sich von ihm nicht altersgemäß behandelt. Der Mann konnte feststellen, daß ihre Depressionen stets dann gebessert waren, wenn sie das Haus verläßt. Diese Koinzidenz führt er auf Erdstrahlungen zurück, die ihm von einem Wünschelrutengänger als Ursache angegeben wurden. Hier wurde von mir eine Hypnosebehandlung abgelehnt und eine Paartherapie empfohlen.
- Eine Mutter ruft an und will möglichst am Wochenende einen Termin zur Hypnosebehandlung ihrer 12 Jahre alten Tochter; sie leidet unter Konzentrationsstörungen und Schulproblemen und kann nur an Wochenenden das Internat verlassen. Auch hier lehnte ich die Hypnosebehandlung ab und wollte Termine zur Erziehungsberatung vereinbaren, um über Hintergrundprobleme wie Heimweh, Zuwendung etc. zu sprechen. Hierzu war die Mutter nicht bereit.

Grinder und Bandler (1981) bewirken bei einem Paar mit Neurolinguistischem Programmieren (s. Kap. 9) das Einstellen des Rauchens. Einige Zeit später erscheint das Paar mit Partnerproblemen, da das kommunikationsfördernde Rauchen entfallen war. Die Autoren erkennen dann endlich (S.188), „daß etwas keine Bedeutung an sich hat, aber doch einen bestimmten Zweck erfüllt."

22.6 Mißbrauch der Hypnose im klinischen Bereich

Angaben und Veröffentlichungen zu diesem Thema sind sehr spärlich – zum einen, weil verantwortlich arbeitende Therapeuten hier eindeutig ethische und moralische Grenzen sehen; zum anderen können potentielle Dunkelziffern nicht aufgedeckt werden.

Als Beispiele für den Mißbrauch sollen hier folgende Fälle dienen:

- Der bereits zitierte Zahnarzt, der seinen Patienten auf einer Party als Gag hypnotisiert und dabei eine latente Homosexualität aufdeckt (Rosen, 1956).
- Nach einem Vortrag über Hypnose konsultiert mich ein älterer Herr und berichtet, daß seine Tochter durch ihren Mann, der Arzt ist, mittels Hypnose beeinflußt wird, damit sie trotz aller erfahrener psychischer Grausamkeiten bei ihm bleibe. Bekannte der Familie, die Ärzte sind, bescheinigen dem Ehemann eine stark psychopathologische Struktur. Hier wird die pathologische Partnerbeziehung diese Intervention möglich machen.
- Polgar (1951) berichtet von einem Fall aus Norwegen: eine Person verlangt die Suggestion zur Anästhesie im Arm. Darauf schießt sie sich in diesen Arm, um Versicherungsbetrug zu begehen.
- Von Schrenck (1900) erwähnt einen Fall, in welchem ein Medizinstudent bei seiner durch ihn schwangeren Cousine Hypnose anwandte; die von ihm terminierte Suggestion zum Abort wirkte zur festgelegten Zeit. Hier ist jedoch fraglich, ob nicht andere der zahlreichen Zufallsfaktoren mitwirken konnten.

Dieser Problembereich ist differenzierter in Kapitel 27 „Hypnose im kriminologischen und forensischen Bereich" dargestellt.

Mißbrauch durch Laien

In den letzten Jahren haben die Berichte über den Mißbrauch der Hypnose, besonders durch Laien, zugenommen. Eine eigene Recherche (Befragung von Fachkollegen und Analysen von Zeitungen und Illustrierten) zeigte, daß gerade Laienangebote deutlich zunehmen. Sie machen öffentliche Angebote wie:

- Ihre Familien- und Betriebsfeier mit Einmannorchester und Hypnoseschow
- Lernprobleme mit Hypnose schnell beseitigt
- Hypnosebehandlung bei Gewichtsproblemen und zur Raucherentwöhnung

Selbst auf dem Deckblatt des Branchentelefonbuches einer Großstadt befand sich eine umfangreiche Reklame, die für Hypnose und Psychotherapie warb. Die Nachforschungen findiger Berufskollegen deckten auf, daß diese Person nie in ihrem Leben eine Ausbildung absolviert hatte, geschweige denn eine dem Angebot gemäße.

Diese Konstellation ist durchaus nicht selten. Der kommerzielle Aspekt kumuliert in dem gemeinsam mit einem Fernsehteam aufgezeichneten Bericht einer Geschädigten, die versichert, daß sie nach der Hypnoseinduktion alleingelassen (später in einer Gruppe) lediglich Instruktionen von einer Standardtoncassette erhielt und pro Sitzung 150,-DM zu entrichten hatte (Fernsehsendung vom 1.8.1991, ZDF, Gesundheitsmagazin Praxis).

Hier einige "Fall"-Beispiele:

Ein 49jähriger Geschäftsmann berichtet, daß er als Achtzehnjähriger von seinem Philosophieprofessor in einer Hypnosedemonstration die Instruktion erhalten hatte, jeweils sieben fette, magere und durchschnittliche Jahre vor sich zu haben. Entsprechend hatte er sich danach verhalten (MacHovec, 1987).

Ein Mann mit Zahnschmerzen bekommt von seiner Frau, die sich in Hypnosetherapie befindet, die wohlgemeinten und ihr vertrauten Hypnoseanweisungen. So gehörte zur Vertiefung, daß die Finger die Stirn berühren, die dann dort "festgeklebt" verharrten. Erst durch einen Anruf bei ihrem Therapeuten konnte sie Hilfe erlangen (MacHovec, 1987).

Besonders perfide erscheint der von Haberman (1987) berichtete Fall. Ein schizophrener Mann mit Erektionsproblemen hatte vor mehreren Jahren einen Suizidversuch unternommen, bei dem er sich erheblich im Gesicht verstümmelte und dabei seine Zunge verlor. Der Laienhypnotiseur suggerierte seiner selbstgemachten Philosophie zufolge, daß die Erektionen einsetzen würden, wenn er oralen Geschlechtsverkehr imaginieren würde. Diese Suggestionen verletzten so stark die Moral und Würde des doppelt geschädigten Patienten, daß er für sechs Monate Verfolgungsideen über oralen Geschlechtsverkehr entwickelte und eine Verschlechterung seiner Psychose einsetzte.

Die Interviews mit Betroffenen decken auf, daß durchweg unsachgemäß vorgegangen wird und Interventionen vorgenommen werden, die durch keinerlei Prinzip (der Theorie, Therapie oder Hypnose) zu erklären sind; es wird nach selbsterfundenen Methoden unsystematisch vorgegangen. Als Nebenwirkungen werden berichtet: mehrfache sexuelle Belästigungen und Mißbrauch von Patientinnen (Conn, 1972; Perry, 1979; Hoencamp, 1990) bzw. Klienten (Venn, 1988), Depressionen, Ängste, Katalepsie, (MacHovec (1987), um nur einige der wenigen publizierten Fälle zu nennen. Eine meiner Patientinnen berichtet: Nachdem ein Laienhypnotiseur bereits immense Summen an einer Klientin verdient und sie finanziell ruiniert hatte, drohte er ihr, daß ihr Immunsystem zusammenbrechen werden, falls sie nicht weiter zu ihm komme.

Weitere Ausführungen zu kriminellen Anwendungen von Hypnose sind in Abschnitt 27.1 zu finden.

Um derartige Mißbrauchmöglichkeiten bei Patienten zu reduzieren, schlagen einige Autoren (z.B. MacHovec, 1987) vor, in jede Induktion die "Versiegelung" (Teitelbaum; 1965) einzusetzen. Diese Versiegelung beinhaltet die Suggestion, daß niemand zukünftig bei diesem Patienten Hypnose anwenden kann, wenn man dieser Person mißtraut oder ihre fachliche Qualifikation anzweifelt. Mitunter wird dabei so weit gegangen, zu suggerieren, daß nur Ärzte demnächst als Hypnose-Therapeuten akzeptiert werden.

22.7 Folgerungen

Hätten wir in den vorangehenden Seiten das Wort „Hypnose" entfernt, so würden hier allgemeine therapeutische Probleme sichtbar werden, die vollkommen unabhängig von Hypnose oder einer bestimmten Methode auftreten können.

Gefahren sind relativ

Conn (1968, S. 21), der über eine umfangreiche Hypnoseerfahrung verfügt, stellt fest:

„Die Gefahren der Hypnose sind tatsächlich vorhanden, aber sie sind genau diese, die jede psychotherapeutische Beziehung begleiten, nicht größer, nicht geringer".

Dies setzt selbstverständlich voraus, daß der Anwender nicht nur auf eine gute Ausbildung in Hypnose zurückgreifen kann, sondern in seinem

Fachbereich als z.B. Psychotherapeut fachliche Kompetenzen besitzt.

Wesentliche Grundvoraussetzungen sind hier relevante Anamnesen und diagnostische Basisinformationen, bevor Hypnose angewandt wird. Dies gilt vor allem für Mediziner und Zahnmediziner, die Hypnose in den für sie typischen Feldern einsetzen. Da sie weniger mit den psychischen Reaktions- und Verarbeitungsformen vertraut sind, sollten sie in Zweifelsfällen einen fachkundigen Psychologen oder Psychiater zur Behandlung hinzuziehen (Burk, 1979).

Hinzu kommt nicht nur die Erfordernis berufsbegleitender Fortbildungsseminare (um besonders auch die wissenschaftlichen Nachbarbereiche kennenzulernen), sondern auch die Teilnahme an fachspezifischen Supervisionen zur Hypnose-Indikation und -Anwendung.

22.8 Gefahren der Hypnosetechniken

Zu Beginn des Kapitels wurde der Bereich „Hypnosetechniken" von mir so benannt, weil es hier keine klaren Indikationen gibt, sondern mehr eine Methode pragmatisch angewandt wird – so z.B. im Sport oder bei der Beeinflussung durch Jugendreligionen. Hinzu kommt, daß hier Hypnotiseure tätig sind, die keinem klinischen Beruf angehören; gemeint sind damit Berufsgruppen wie Sporttrainer, Polizisten, Sektenführer etc. Darin liegt auch gleichzeitig der große Nachteil dieses Anwendungsgebietes: daß hier sehr schnell Laien (also Nicht-Mediziner oder Nicht-Psychologen) die Wirkeffekte der Hypnose sehen, ohne die dazugehörenden Überlegungen zu Grenzmöglichkeiten zu kennen.

22.8.1 Sport

Durch Hypnose werden emotionale Blocks und Ängste der Sportler reduziert, wodurch die subjektive Leistungsverbesserung ermöglicht wird (Stanton, 1983; Rupp, 1987). Bei Sportlern, besonders der Spitzenklasse, ist eine extrem hohe Leistungsmotivation vorzufinden, die diese Hochleistungen ermöglicht. Als Gefahr ist hier jedoch denkbar, daß sie einen Überehrgeiz entwickeln können und möglicherweise die Grenzen ihrer körperlichen Fähigkeiten zu leicht außer acht lassen.

Fernsehberichte von entsprechenden „Behandlungen" der Sportler machen deutlich, daß sie wohl auf den genauen Ablauf ihrer Einzelbewegungen „programmiert" werden können, so z.B. der Abfahrtsläufer; auf diese Weise können sie dann als lebender Reflexautomat wieder eine Hundertstelsekunde gewinnen.

Damit gelangen wir zur Diskussion der Ethik des Leistungssports und der Trainer. Hypnose hilft hier etwas, diese Moral zu pointieren. Näheres hierzu in Kap. 28 „Hypnose im Sport".

22.8.2 Gericht

Zeugenaussagen, die unter Hypnose gemacht wurden, sind bei Gericht allein zur Hypothesenfindung zugelassen, nicht jedoch als letztendliches Beweismittel.

Die Anwendungsgefahr liegt hier vielmehr im Vorfeld. Teitelbaum (1969) hält es durchaus für möglich, daß ein als „Arzt" getarnter Komplize den Zeugen eines Verbrechens beeinflussen kann. Während dieser Arzt vorgibt, den Blutdruck zu messen, kann er leicht eine Hypnose-Induktion bewirken und dann dem Zeugen Suggestionen geben, z.B. Inhalte, die für die Gegenpartei nützlich sind – oder Amnesien für relevante Bereiche.

Auch hier ist es nicht die Hypnose an sich, die gefährlich ist, sondern der Anwender mit seiner kriminellen Struktur. Differenzierte Darstellungen sind im Kapitel 27 über die Probleme der forensischen Hypnose zu finden.

22.8.3 Hypnopädagogik

Der Bereich der Hypnopädagogik entstammt mehr der älteren Literatur um die Jahrhundertwende und umfaßt die pädagogische Beeinflussung von Kindern unter Hypnose. Sicherlich fallen hierunter die durchaus angenehmen Veränderungen wie Konzentrationssteigerung, Lernverbesserungen etc.

Besondere Gefahren der Hypnose bei Kindern

Schnell können die Kinder nicht nur als Symptomträger, sondern auch als Verursacher ihres abweichenden Verhaltens (z.B. Konzentrationsstörung, Aggression, Bettnässen) betrachtet werden.

Zu leicht können hier jedoch Verhaltensänderungen vorgenommen werden, die an den ursächlichen Bedingungen der Probleme nichts verändern.

Gerade bei kindlichen Verhaltensstörungen, Symptomen, Problemstellungen ist eine fundierte Psychodiagnostik unabdingbar (vgl. hierzu Ross & Petermann, 1987).

Ein Beispiel hierfür mag ein Fall sein, den Tepperwein (1977) schildert, in dem nach seiner Aussage eine Schulleistungssteigerung durch Hypnose bewirkt wurde. Als die Familie dann auswandert, gibt er ihr „zur Fortsetzung der Behandlung eine Form der Briefhypnose" (S. 126). Nach weiterer Leistungssteigerung mußte der Brief unter Verschluß genommen werden, „weil das kleine Mädchen entdeckt hatte, daß sie den Anfang ihrem Bruder nur unter die Nase zu halten brauchte, um diesen in Hypnose zu versetzen. Derweil konnte sie ungestraft mit seinen Sachen spielen und ihn für eine Weile ausschalten, ohne daß er sich zur Wehr setzen konnte" (S. 127).

Die kausal-orientierte Behandlung der deutlich werdenden Geschwisterrivalität wäre wohl besser gewesen. Laienhypnose kann nie den Anspruch einer fundierten Behandlung erheben.

Zu leicht können hier auch Machtphantasien eines Erziehers zur Geltung kommen.

In jüngerer Zeit nehmen die Kassettenangebote zum unterschwelligen Lernen einen bedeutenden Platz auf dem Medienmarkt ein. Unter dem Namen der Hypnose werden hier oft sehr unreflektierte Methoden verkauft, die nur für den wissenschaftlichen Anspruch des Herstellers stimmig sind und ansonsten kaum einer kritischen Effektivitätsprüfung standhalten würden (siehe hierzu auch Kap. 25 „Hypnose in der Psychologie, Psychotherapie und Psychiatrie").

22.8.4 Jugendreligionen

Bei den sog. Jugendreligionen, Jugendsekten, Psychokulten werden durchaus auch hypnotische Techniken einbezogen, um die jungen Menschen an diese Religionsform zu binden. Eingeleitet werden solche Riten durch Außenreizverarmungen und die wiederholte Anwendung von Bildern, so z.B. durch das Chanten in der Hare-Krishna-Sekte.

Mißbrauch und Auswirkung

Die ausschließliche Hinwendung auf den „Meister" ist wesentlich dadurch begünstigt, daß er – aufbauend auf diese Induktionen – eine Konzentration auf sich verlangt.

Thomas (1984) geht sogar davon aus, daß der Rapport „im Sinne der Macht- und Geldgier mißbraucht" wird (S. 83).

Thomas schließt aus seinen Beobachtungen auch weiter, daß hier posthypnotische Suggestionen gegeben werden, die unterschwellig das Wertesystem des Neulings verändern.

Auf diese Weise wird der Novize dann ausschließlich den „Meister" als den Mittelpunkt anerkennen, an seine Vorschriften gebunden sein und anstatt innerer Harmonie sogar „induzierte Psychosen, also gezüchtete, schizophrenieähnliche Zustände" (S. 84) erleben.

Thomas ist weiter der Ansicht, daß hier oft auch die Blitzhypnose in der Form des „Snapping", wie es von Erickson (1967) klinisch eingesetzt wurde, Anwendung findet.

Wesentlich ist auch, daß das „Zurücknehmen" der Hypnose, wie es sonst bei jeder klinischen Anwendung erforderlich ist, hier nicht erfolgt und dadurch eine Art Dauertrance vorliegt (Thomas, 1983).

Die von den Sektenführern eingesetzten Techniken wurden von ihnen mit großer Wahrscheinlichkeit nicht als hypnotische Verfahren erlernt, sondern als pragmatische Manipulationsmöglichkeiten.

22.9 Gefahren der Bühnen- und Showhypnose

Über diesen Bereich des Entertainments lassen sich nur schwierig Informationen einholen. Forschung scheint sich mehr mit solideren Inhalten zu befassen, ihre suspekten Grenzbereiche sieht sie weniger.

Um unnötige Überschneidungen zu vermeiden, sei hier auf das folgende Kap. 23 „Bühnen- und Showhypnose" verwiesen.

22.10 Forderungen an die Fachleute und an den Gesetzgeber

Bereits auf dem 1. Internationalen Kongress für experimentellen und therapeutischen Hypnotismus im August 1889 in Paris wurde von Ladame ein kurzes Grundkonzept ethischer Richtlinien zur Anwendung der Hypnose vorgetragen (zit. nach Peter, 1991b). Es ist ein Vorläufer der seit 1979 bestehenden ethischen Richtlinien der International Society of Hypnosis (ISH) oder dem entsprechenden Passus im Israelischen Gesetz.

Aus den Darstellungen zu den Grenzen, Kontraindikationen und Gefahren, besonders aber auch den Mißbrauch der Hypnose sollten ethische und gesetzesbestimmende Forderungen formuliert werden (s. Kasten).

Forderungen als ethische Richtlinien an die Fachleute und den Gesetzgeber

1. Hypnose soll nur von solchen Fachleuten angewandt werden, die eine abgeschlossene Ausbildung als Arzt, Zahnarzt oder Psychologe absolviert haben, die Praxiserfahrung besitzen - und die über eine umfasende darauf aufbauende Zusatzausbildung in Hypnose verfügen.

2. Die Hypnoseausbildung soll nur von besonders qualifizierten Fachleuten durchgeführt werden, die über langjährige und intensive theoretische und praktische Erfahrungen in ihrem Fachbereich und in der Hypnose verfügen.

3. Die Hypnoseausbildung muß Theorie- und Praxiselemente enthalten, die nicht nur dargestellt, sondern auch intensiv eingeübt werden müssen. Dabei übernimmt der Ausbilder die Supervision.

4. Jede in Hypnose ausgebildete Fachperson sollte die Anwendung der Hypnose auf das Gebiet beschränken, auf dem sie ihre qualifizierte Berufskompetenz erworben hat.

5. Wird Hypnose angewandt, so steht das Wohlergehen des Patienten im Vordergrund. Hier gelten die moralischen und ethischen Prinzipien, die die professionelle Beziehung zum Patienten bestimmen und für Ärzte, Zahnärzte und Psychologen bindend sind.

6. In Hypnose bedarf der Patient eines besonderen Schutzes. Entsprechend müssen bei besonderen vorhersehbaren Risikofaktoren geeignete Schutzmaßnahmen bedacht werden. Dies bedeutet auch, daß zur Risikoabwägung bzw. im Zweifelsfall fachkompetente Berufskollegen konsultiert werden sollten.

7. Bei der Hypnoseanwendung sollen alle Risikofaktoren beachtet werden, die durch das Verfahren selbst möglich sein können wie z.B. bei posthypnotischen Suggestionen, Amnesien, Halluzinationen.

8. Hypnose sollte nur in begründeten Fällen eigenständig und ohne methodische Einbettung angewandt werden. In der Psychotherapie ist Hypnose ein Bestandteil der jeweiligen Therapiemethode.

9. Hypnoseanwendungen sollten nur nach entsprechender Diagnostik und Indika-

tion erfolgen. Rein symptomorientiertes Vorgehen muß jeweils im Einzelfall begründbar sein.

10. Bei der Hypnose dürfen nur die Methoden und Vorgehensweisen angewandt werden, die den berufsständischen Grundsätzen und den jeweils geltenden Gesetzesnormen entsprechen.

11. Die Verwendung von Hypnose sollte von den therapeutisch und wissenschaftlich autorisierten Berufsgruppen (Arzt, Zahnarzt, Psychologe) mit Zusatzausbildung in Hypnose nicht als Ausbildung an Laien vermittelt werden. Ausgenommen sind dabei Studierende in den relevanten Wissenschaftsgebieten und direkte Hilfspersonen wie Krankenpfleger, Krankenschwester, Zahnarzthelferin. Diese arbeiten unter direkter Anleitung und Supervision der o.g. autorisierten Personen.

12. Hypnose darf nur zu wissenschaftlichen Zwecken wie Experimenten und zu diagnostisch-therapeutischen Zwecken angewandt werden. Jegliche Unterhaltungsformen mit Hypnose sollte untersagt sein.

Kapitel 23

Bühnen- und Showhypnose, Tierhypnose

> Kind: „Mutti, was macht der Mann da gerade?"
> Mutter: „Er legt sich eine Augenbinde um."
> Kind: „Was ist denn eine Augenbinde?"
> Mutter: „Etwas, das man trägt,
> damit man nicht sehen kann."
> Kind: „Warum trägt er denn eine, Mutti?"
> Mutter: „Na, damit er uns erzählen kann,
> was er anschaut ..."
>
> 13 Steps to Mentalism
> Tony Corinda (Mentalzauberkünstler)

Sehr zum Ärgernis weniger Kollegen habe ich den Bereich der Showhypnose und der Tierhypnose gemeinsam in einem Kapitel abgehandelt. Bei Showhypnose und Tierhypnose liegen jedoch folgende Gemeinsamkeiten vor:

- Unwidersprochene Tradition über viele Jahrhunderte hinweg.
- Anwendung zu Unterhaltungs- und Showzwecken auf der Bühne und in der Zirkusmanege.
- Faszination der dargestellten Effekte - bei Laien und Fachleuten.
- Die Wissenschaftserklärungen, es handle sich hier um Hypnose, erscheint spontan plausibel und zwingend logisch.
- Große Beachtung in der früheren Literatur, geringe Beachtung in der modernen Literatur.
- Moderne alternative Wissenschaftserklärungen sind heute möglich.

Von alters her sind Darbietungen zur Unterhaltung sehr beliebt, in denen das Unfaßbare, Unerklärbare dargestellt wird. Dazu gehören Zaubern, Illusionen und Showhypnose. Früher zählten dazu auch jene Vorführungen des Unbegreiflichen, die heute selbstverständlich wurden: Kino, Narkosen mit Äther etc.

Es ist bestimmt wichtig, die Erklärungen von Zauberkunststücken und Bühnenillusionen nicht zu veröffentlichen, um hier ein kleines Stück an Verzauberung und naivem Staunen zu bewahren. Um so wichtiger ist es dagegen, gerade die Vorgehensweisen der Bühnenhypnotiseure aufzudecken. Hier muß eine deutliche Abgrenzung gegenüber den seriösen Hypnoseformen vorgenommen werden.

Besonders der klinisch tätige Psychologe oder Arzt soll über die Methoden der Showhypnose informiert sein, um seine ängstlichen und vorurteilsbehafteten Patienten entsprechend aufklären zu können.

Sehr schwer ist es, für dieses Gebiet relevante Fachliteratur ausfindig zu machen, da Werke der Bühnenhypnose primär in Magischen Zirkeln erhältlich sind oder nur an Mitglieder diverser Vereinigungen abgegeben werden. Da ich mich gelegentlich als Hobby-Magier bzw. Illusionist betätige, sind mir die Grenzen zwischen einer Zaubershow und „echter" Hypnose sehr wohl geläufig.

Meeker und Barber (1971) gehören zu den sehr wenigen wissenschaftlichen Fachautoren, die sich ausführlich mit den Bestimmungselementen der Showhypnose befassen. Wesentliche Elemente ihrer Beobachtungen sind in diesem Kapitel berücksichtigt. Übrigens war T.X. Barber, der bedeutende Hypnoseforscher, früher Bühnenhypnotiseur.

23.1 Grundprinzipien der Showhypnose

Die vier Grundprinzipien der Showhypnose wurden von Meeker und Barber (1971, S. 61) aufgrund von Praxiserfahrungen und wissenschaftlichen Analysen aufgestellt.

Grundprinzipien der Showhypnose:

1. Die grundsätzliche Bereitschaft, Suggestionen im „Wachzustand" aufzunehmen ist größer, als wir annehmen.
2. Sehr reaktionsbereite Versuchspersonen können leicht und schnell selektiert werden.
3. Wenn die Situation als „Hypnose" definiert wird, so ist es für die Versuchspersonen klar, daß von ihnen ein hohes Maß an Reaktionsbereitschaft auf die Suggestionen und Befehle gewünscht und erwartet wird.
4. Die Bühnensituation hat einzigartige Erwartungsmerkmale, die sehr hilfreich sind, das scheinbar hypnotische Verhalten zu bewirken.

Hier sind deutlich die Grund- und Mediatorvariablen von Barber, Spanos und Chaves (1970) zu erkennen: Das gesamte Setting der sozialen Situation hat sowohl auf den Zuschauer als auch auf die agierenden Medien eine gleichgerichtete Wirkung. Diese als sozialpsychologisches Phänomen auftretenden Suggestivwirkungen werden hier als Hypnose deklariert. Danach wäre jeder gute Schauspieler oder Entertainer, der sein Publikum in eine andere Welt führt, ein Hypnotiseur.

23.2 Ablauf der Showhypnose

Der Ablauf jeder Showhypnose ist durch folgende Abschnitte gekennzeichnet:

- Vorbereitung des Publikums
- Auswahl der Mitwirkenden (Versuchspersonen)
- Einleitung der Hypnose
- Durchführung der Suggestionen
- Beendigung der Showhypnose

Hierin eingebettet sind die unterschiedlichen Grund- und Zusatzprinzipien der Show, die anhand von Beispielen dargestellt werden. Grundlage sind hier neben der Literatur meine Beobachtungen und Analysen zahlreicher Showhypnosen.

23.2.1 Vorbereitung des Publikums

Der Hypnotiseur wird als der berühmte und erfahrene Fachmann auf seinem Gebiet angekündigt. Hierdurch wird ihm hohes Prestige zugesprochen und die Erwartungshaltungen ihm gegenüber werden verstärkt (Barber et al., 1974).

So wird der eine als der Weltmeister der Hypnose vorgestellt (in Deutschland gibt es parallel mehrere amtierende „Weltmeister" im Dauer-, Mengen- usw. Hypnotisieren). Andere gewinnen dadurch Prestige und den Ruf des Übersinnlichen, wenn erwähnt wird, daß der Meister auf der kleinen Karibik-Insel Aruba geboren wurde – entsprechend arbeitet er mit einer Voodoo-Nummer. Auch der Hinweis, daß der Showhypnotiseur im Fernsehen aufgetreten ist, hat seine Prestige-Suggestivwirkung.

Das auf diese Weise vorbereitete Publikum wird wesentlich schneller bereit sein, sich auf die Anforderungen des Showmans einzulassen. Die Wirksamkeit dieser Variable „Prestige und Erwartungshaltung" wurde von Barber (1969) auch im Bereich der Klinischen Hypnose bestätigt. Aus anderen Bereichen, so in der Psychotherapie beim Patient-Therapeut-Verhältnis, sind diese Wirkfaktoren ebenfalls bekannt (Kaminski, 1970).

23.2.2 Auswahl der Versuchspersonen

Die Auswahl wird nicht zufällig vorgenommen, sondern nach einem gesteigerten Selektionsprinzip (Tracy, 1952). Der Bühnenhypnotiseur, der sich meist inmitten der Zuschauer befindet, gibt eingangs Instruktionen, die oft die Fixation einer Lichtquelle enthalten und damit verbunden eine Entspannungsinstruktion. Mitunter ist es auch der Handfaltetest. Gern wird auch eine drehende Spiralscheibe benutzt; als dem Fachmann bekanntes Phänomen entsteht je nach Drehrichtung der Spirale ein trichterförmiger Eindruck, „als ob man davon angezogen werde". Weiter reagieren die aufrecht stehenden Probanden unterschiedlich stark mit Vor- und Rückschwingen des Körpers.

Hier wird also eine Situation geschaffen, die dem Körperschwingtest entspricht (s. Kap. 5 „Vorbereitungen der Induktion").

Selektionsabstufung

Der Showman benutzt abgestufte Selektionsaufgaben. Personen, die auf diese einfachen Tests positiv reagieren, werden vom Showman dann ausgewählt, zur Bühne zu kommen. Daraufhin nimmt er eine weitere Instruktion vor, um unbedingt reaktionsbereite Versuchspersonen zu gewinnen. Die sich dazu nicht eignen, schickt er von der Bühne oder läßt sie mit der Instruktion „schließe Deine Augen und schlafe" im Hintergrund Platz nehmen. Da sie in ihrem Verhalten verunsichert sind, werden sie diese Instruktion befolgen, zumindest simulieren.

Selten werden Freiwillige direkt aufgefordert bzw. Personen bestimmt, da sie entweder zu ängstlich oder nicht kooperativ sind – oder sie wollen ihren Freunden ihre Widerstandskraft beweisen. Also sind sie weniger geeignet.

Die oben genannten Grundprinzipien 1 und 2 sind hier wirksam: es gibt viele Personen mit hoher Reaktionsbereitschaft, die entsprechend erkannt und selektiert werden können.

Nicht zu unterschätzen ist dann die systematische positive Verstärkung der kooperierenden Versuchspersonen. Sie werden über das Mikrofon vor allen gelobt; das Publikum wird zum Applaus animiert, oder der Showman berührt sie sogar. Auch bei ihrer weiteren Teilnahme wird der Showman stets dafür sorgen, daß sie ausreichende Verstärkung für ihr Verhalten bekommen.

23.2.3 Einleitung der Hypnose

Meist werden Handstriche vor dem Gesicht oder am Körper entlang gewählt, die mit Schlafinstruktionen verbunden sind.

Die Schlafinstruktion wird nach Barber et al. (1974, S. 100) aus drei Gründen benutzt:
- das Publikum erwartet diese Form
- sie beeindruckt das Publikum
- sie definiert die Situation als Hypnose, womit verbunden wird, daß die Situation ungewöhnlich und wichtig ist.

Gern werden auch fremdländisch klingende Instruktionen benutzt, wie z.B. „Rocco – rocco – rocco", die bei den schon leicht eingeübten Versuchspersonen in gleicher Weise wirksam und somit „schlaffördernd" sind.

Bühnenhypnotiseure wissen schon lange, daß die tatsächliche Induktion einer hypnotischen Trance nicht erforderlich ist.

Diese Praxiserfahrungen der Bühnenhypnotiseure, wie sie z.B. in der „Encyclopedia of Stage Hypnotism" (McGill, 1947) wiedergegeben sind, wurden auch wissenschaftlich bestätigt. So konnte Barber (1965) bei unselektierten Versuchspersonen (ohne jegliche vorhergehende Informationen in der Baseline-Bedingung) nach relevanter Instruktion folgendes feststellen: ungefähr die Hälfte der Versuchspersonen konnte die Hände nach dem Handfaltetest nicht auseinanderziehen – ein Viertel konnte sich nicht vom Stuhl erheben (Körperimmobilität) oder nicht den eigenen Namen nennen (Verbalinhibition) – ein Achtel reagierte nach entsprechender Instruktion mit posthypnotischer Amnesie. Diese Ergebnisse wurden auch z.B. von Andersen und Sarbin

(1964), Barber (1969, 1970b) wiederholt bestätigt.

Der Showhypnotiseur wird stets den Begriff „Hypnose" verwenden, da dieser mit entsprechenden Erwartungshaltungen besetzt ist und die Reaktionsbereitschaft erhöht (Grundprinzip 3; s.o.).

In den Studien von Barber und Calverley (1965b; 1965c) konnte dies bestätigt werden: zufällig ausgewählte Versuchspersonen wurden in zwei Gruppen aufgeteilt. Nach ihrer Vorinformation sollte in der einen Gruppe ein Hypnoseexperiment durchgeführt werden und in der anderen Gruppe Imaginationsfähigkeit getestet werden. Beide Gruppen wurden dann gleich behandelt. Die Versuchspersonen mit der Erwartung eines Hypnoseexperiments reagierten signifikant stärker auf die Testsuggestionen als die Imaginationsgruppe. Diese Ergebnisse können positiv für die Situation im klinischen Bereich genutzt werden.

23.2.4 Durchführung der Suggestionen

Die Bühnensituation selbst übt auf die Versuchspersonen einen sehr starken Erwartungsdruck aus: zum einen die Umgebung (Vorhang, Beleuchtung, Podium) und zum anderen die Menge der Zuschauer. Hier ist Grundfaktor 4 wirksam.

In der „Encyclopedia" wird auch deutlich, daß „besonders die extravertierten ... zu simulieren neigen. ... Diese Simulation ist nicht unbedingt ein freiwilliger Betrug, sondern sie entspringt häufig einem extremen Wunsch, mit dem Darsteller zu kooperieren und die Show durchzuführen" (McGill, 1947, S. 257).

Mit großer Gewißheit liegt hier keine Hypnose im klinischen Sinne vor, da bestimmt keine Entspannungsparameter nachzuweisen sind, wenn wir der Definition Edmonstons (1987) folgen (s. Kap. 3 „Theorien der Hypnose").

Die für Hochhypnotisierbare typischen rechtshemisphärischen Verschiebungen der Alpha-Aktivitäten im EEG unter Hypnose (Meszaros & Crawford, 1987) werden ebenfalls nicht nachzuweisen sein, was es jedoch noch zu untersuchen gilt.

Hinzu kommt, daß die Versuchspersonen mit geschlossenen Augen agieren und auf diese Weise vermeintlich ständig Applaus und Verstärkung für ihr Verhalten bekommen (typisches Beispiel für stellvertretende Verstärkung, gekoppelt mit Zufallsverstärkung). Weiter ist für die Versuchspersonen wahrscheinlich wichtig, daß sie sich jederzeit hinter die Schutzbehauptung zurückziehen können, hypnotisiert worden zu sein (Nelson, 1965).

Sozialer Druck und Rechtfertigung

Für einige gehemmte Versuchspersonen wird der Bühnenauftritt evtl. eine Möglichkeit sein, sich abreagieren zu können – besonders da die visuelle Rückmeldung über ihr Verhalten fehlt. Dieser sozialpsychologische Erwartungsdruck stellt die Versuchspersonen bestimmt vor eine *double-bind*-Situation: die Bühne verweigernd verlassen oder mitspielend darauf verbleiben. Man kann dann die weniger aversive Alternative auswählen. Die auftretende kognitive Dissonanz wird durch Kooperieren reduziert. Versuchspersonen mit hysterischen Anteilen werden hier bestimmt ihr ausgedehntes Spielfeld haben.

Gewiß trifft hier auch die Theorie von Sarbin (1950a) zu, nach der Hypnose vorwiegend die Übernahme sozialer Rollen beinhaltet. Die verschiedenen Showeffekte und Vorführungen werden im Abschnitt 23.3.4 dargestellt.

23.2.5 Beendigung der Hypnose

Ist die Show beendet, wird die „Trance" durch Berührungen, Fingerschnipsen, Anblasen oder Verbalinstruktionen beendet. Befragungen über das Wohlbefinden oder mögliche Auswirkungen nach der Prozedur werden wohlweislich nicht vorgenommen, da diese den Showeffekt zu leicht in Frage stellen würden; kritische Stimmen könnten laut werden. Entsprechend können auch mögliche Nebenwirkungen nicht erkannt werden – falls der Bühnenhypnotiseur je dazu in der Lage sein sollte. Daß hier sehr tiefgreifende Folgeerscheinungen auftreten können, ist weiter unten dargestellt.

23.3 Zusatzprinzipien und Techniken der Showhypnose

Den vier Grundprinzipien der Showhypnose folgen weitere vier Zusatzprinzipien (Meeker & Barber, 1971), die hier gekürzt dargestellt sind.

Zusatzprinzipien der Showhypnose:

- Flüsterinstruktionen
- Fehlen des Gegenbeweises
- Hilfspersonal
- Spezialtricks

23.3.1 Flüsterinstruktionen

Zur angemessenen Vorbereitung und Kooperation werden den Versuchspersonen Instruktionen zugeflüstert, die vom Publikum nicht wahrgenommen werden können. In der „Encyclopedia“ wird vorgeschlagen, beschwörende Gesten mit den Händen zu vollführen, während man die Geheiminstruktion zuraunt, wie z.B: „Wir wollen das Publikum nun reinlegen und uns darüber amüsieren ... wenn ich Dir also sage, ulkige Sachen zu machen, dann wirst Du das genau in dem Moment tun, wenn ich es sage. Ja!“ (McGill, 1947, S. 236). Neuere solcher Instruktionen sind der Zeit angemessener wie z.B. „Gib dem Publikum ein gutes Schauspiel, wie Du mit dem Stuhl tanzt, ... wie Du Dich wie ein Huhn verhältst“ etc.

Bei einer Hypnoseshow in einem Einkaufszentrum hatte ich wohlweislich den Platz vorn seitlich an der Podiumsrampe eingenommen und konnte so etwas hinter die „Kulissen“ sehen. Als das Medium sich weigerte, barfuß über die präparierten Glasscherben zu gehen, wurde es flüsternd aufgeklärt, daß es gar nicht weh tun würde und vollkommen harmlos sei. Für das Publikum war nur die laute psychedelische Musik zu hören, während die Lippen des Meisters angeblich beschwörende Suggestionen formulierten.

Private Instruktionen

Die Elektronik ist hier sehr hilfreich, da das Sprechmikrofon meist nur in direkter Mundnähe anspricht und es bei Geheiminstruktionen nur ganz wenig zur Seite geneigt werden muß, um das Publikum nicht mithören zu lassen.

Die Versuchsperson ihrerseits wird dann wieder für ihr Kooperieren vom Publikum mit Applaus verstärkt. Fraglich bleibt, ob die Versuchsperson später noch zwischen simulierten und unwillentlich erfolgten Reaktionen unterscheiden kann. Sie hat jedoch zu jeder Zeit die Möglichkeit, eine ihr passende Kausalattribuierung vorzunehmen und so für sich kongruent zu sein.

Eventuell wird die Versuchsperson über diese Flüstertechnik schweigen, da sie dadurch zum geheimen Komplizen wurde.

Sehr anschaulich ist diese geheime Komplizenschaft von Mark Twain erzählt. Er nahm als Junge bei einem Bühnenhypnotiseur als Medium teil. Die vom Showman angekündigte tiefe Trance konnte er nicht erleben. Als ihm dann Leute Nadeln ins Fleisch stachen, ertrug er diese quälenden Schmerzen und unterdrückte jeglichen Schmerzausdruck, so daß die Leute von dem Erfolg der Darbietung überzeugt waren. Später konnte er nicht einmal seine Mutter davon überzeugen, daß er simuliert hatte, denn sie selbst hatte mit ihren eigenen Augen ja gesehen, daß ihr Sohn keinen Schmerz verspürt hatte (zit. n. Bowers, 1976).

23.3.2 Technik „Fehlen des Gegenbeweises“

Diese Technik wurde von Schneck (1958) intensiv erkundet. Sie besteht darin, daß den Versuchspersonen nicht die Gelegenheit gegeben wird, das Nichteintreten eines instruierten Zustandes zu verifizieren. So z.B. wird mehreren die Instruktion gegeben, die Augen zu schließen; der Hypnotiseur spricht von Hypnose und läßt kurz darauf die Augen wieder öffnen. Die

Versuchsperson kann hier nicht feststellen, ob sie in Hypnose war. In gleicher Weise wird der Handfaltetest oder die Armkatalepsie eingesetzt: nach kurzer Instruktionsdauer wird der Zustand wieder aufgehoben – zwischendurch wird die Versuchsperson auch nicht ermuntert, das Gegenteil zu erproben.

Sie kann somit nie behaupten, das Phänomen sei nicht möglich gewesen; in diesem *double-bind* hat der Hypnotiseur stets recht. Möglicherweise führt diese Art der Verwirrung bei besonders beeinflußbaren Personen dann dazu, daß sie an ihrem Urteilsvermögen zweifeln und sich daraufhin auf die Instruktionen einlassen, um genau das Befohlene auszuführen.

23.3.3 Hilfspersonal

Einige Showleute benutzten vorinstruierte Mitarbeiter. Das naive Publikum war dann natürlich beeindruckt (Gibson, 1956; Lustig, 1956). Nach Meeker und Barber (1971) wird diese Täuschung heute seltener angewandt; Mitarbeiter werden nun eher benutzt, um Starteffekte zu erzielen und so das Publikum zum Mitmachen zu ermuntern – wahrscheinlich aber auch, um auf diese Weise einen Gruppendruck zu erzeugen, der wesentlich schneller bei den naiven Versuchspersonen die erwünschten Reaktionen auftreten läßt. Der erfahrene Leiter eines Kurses zum autogenen Training (Hypnoseseminar etc.) wird nach einer praktischen Übung wohlweislich zuerst die erfolgreichen Teilnehmer ihre Erlebnisse schildern lassen. Unter dieser Vorgabe werden anschließend mehr Teilnehmer die in diesem Sinne gerichteten Informationen geben.

Bei den Vorbereitungen einer Fernsehsendung über den Kontrast zwischen Show- und Klinischer Hypnose konnte ich die Videoaufzeichnung von der Showhypnose bei den Schneideterminen sehr detailliert ablaufen lassen. Das vom Künstler mitgebrachte Medium reagierte mitunter schon am Beginn seiner Instruktionen, bevor es normalerweise gar nicht wissen konnte, ob nun der Arm gehoben werden sollte oder ob der Körper in Starre verfallen sollte. Beim schnellen Ablauf auf der Bühne wird dieser Übereifer des Mitspielers nicht registriert.

Bei einer anderen Show, die ich ebenfalls zusammen mit einem Fernsehteam besuchte, stellte sich eine zierliche attraktive junge Dame als Medium für die kataleptische Brücke zur Verfügung. Als sie von der vemeintlichen „Hypnose" erwachte, schwankte sie von der tiefen „Trance" und hatte sichtlich Rückorientierungsprobleme. Ihr gutes schauspielerisches Talent wurde nach der Show verifiziert, als sie im Restaurant dann als Bekannte des Showhypnotiseurs vorgestellt wurde.

23.3.4 Spezialtricks

Unter dem Namen der Showhypnose werden zahlreiche Tricks dargeboten, die in ihrer Wirkung sehr verblüffend sind und scheinbar mit

Die sogenannten Freiwilligen

Für besonders „schwierige" Demonstrationen werden eingeweihte Hilfspersonen stets gern eingesetzt (Nelson, 1965). Hierbei sind dann die schauspielerischen Leistungen der Spielpartner zu bewundern: sowohl der „hypnotisch strenge Blick" und die relevanten Gesten des Showmans – als auch die „dramatischen" Gesten und Erzählungen des Mediums.

Zaubertricks als „Hypnose"

Jene verblüffenden Effekte benutzt auch der Magier und Illusionist, der mittels z.B. apparativer Hilfen arbeitet.

Weiter finden wir unter dem Namen der Hypnose dann Tricks der Mentalmagie wieder, bei welchen der Magier mittels „hypnotischer Informationen" eine Zahl in das Gehirn einer anderen Person eingibt (Corinda, 1968). Auch der alte Trick der „zersägten Jungfrau" wird gern mit „Hypnose" eingeleitet, um die Jungfrau für diese schwere Prozedur vorzubereiten (Nelms, 1969).

normalen medizinischen oder physikalischen Erklärungen nicht zu erfassen sind. Als Tricks, die unter dem Namen der Hypnose angeboten werden, sind z.B. zu erwähnen:

23.3.4.1 Kataleptische Brücke

Dies ist wohl der beliebteste Trick; bestimmt, weil er so wirkungsvoll ist. Es gibt kaum einen Illustriertenbericht oder eine Fernsehsendung zu diesem Thema, die nicht diese plumpe Methode in Szene setzen. Der showmäßig sehr beeindruckend hypnotisierten Versuchsperson wird die Instruktion gegeben, starr wie ein Brett zu werden. Daraufhin wird sie von mehreren Personen als steifes Objekt mit Nacken und Fersen jeweils auf eine Stuhllehne gelegt (s. Abb. 15.1 auf S. 220).

> **Der Trick, der keiner ist**
>
> Niemand hält es für möglich, daß nahezu jede unhypnotisierte Person dazu in der Lage ist, sich so steif zu machen. Barber (1969) konnte nachweisen, daß ca. 80% der Versuchspersonen allein durch diese Instruktion, sich steif zu machen, bei dem Trick erfolgreich sind. In seiner Untersuchung stellte Collins (1961) fest, daß sowohl hypnotisierte als auch „wache" Personen der Kontrollgruppe diese Starre 2–4 Minuten aushalten konnten. Die Ermüdung der Muskelfasern beendet dann den Trick.
>
> Werden unter die Auflagestellen dickere Kissen gelegt, so verkürzt sich das durchhängende Körperstück und erleichtert den Trick noch mehr. Besonders leicht wird er, wenn die Auflagepunkte bei den Schultern und den Waden liegen.

Oft wird diese „kataleptische Brücke" dazu benutzt, daß der Hypnotiseur sich auf den Brustkorb seiner Versuchsperson stellt – ohne natürlich vorher die „Suggestion" zu vergessen, leicht wie eine Fliege zu sein. Mitunter wird der Trick so weit ausgebaut, daß drei Personen auf der Brett-Versuchsperson stehen. Hierbei kommt es vorwiegend auf die geschickte Gewichtsverteilung der Personen an, wobei die Hebelgesetze genutzt werden. Dicke Matten auf der Versuchsperson helfen zusätzlich, den Druck der Füße gewichtsmäßig zu verteilen (Lonk, 1947; McGill, 1947).

Eine sehr beeindruckende Variante besteht darin, auf dem Leib der Versuchsperson oder des durch Autohypnose zu Superkräften beeinflußten Showmans mit wuchtigen Schlägen einen großen Felsbrocken zu zertrümmern. Der Trick besteht darin, daß eine Matte unter dem Stein das Gewicht leichter verteilt. Die Größe des Steins ist wesentlich, je größer, um so besser, da die Aufschlagenergie durch die Steinmasse absorbiert wird. Gern wird Sandstein benutzt, da dieser schnell in showgerechte Stücke zerspringt und durch das Zerspringen wiederum Energie umgelenkt wird (Gibson, 1976). Hier werden die Kraftvektoren des Aufpralls seitlich abgelenkt und nur ein minimaler Anteil gelangt senkrecht nach unten auf die Brust des Hypnose-Supermanns (s. Abb. 23.1).

Die kataleptische Brücke wird somit weitgehend von den klinisch tätigen Fachleuten abgelehnt (Krause, 1986). Nicht zu vergessen ist jedoch, daß sie auch im klinischen Bereich durchaus berechtigt angewandt werden kann. Dieser nahezu stets zu erzeugende wirkungsvolle Effekt kann gut dazu dienen, die Einstellung eines Patienten gegenüber Hypnose positiv zu beeinflussen, da er das vorwiegend kognitiv ablaufende Geschehen nun motorisch nachvollziehbar verifizieren kann.

23.3.4.2 Schmerzunempfindlichkeit gegen Hitze

Die Versuchsperson muß ihren Arm „kataleptisch" ausgestreckt halten, mit der Handfläche nach unten. Nach entsprechenden Anästhesie-Suggestionen fährt der Showman mit einer Flamme an der Hand oder dem Arm entlang und die Versuchsperson verspürt keinen Schmerz.

Die Handinnenflächen sind generell weniger hitzeempfindlich; wenn gleichzeitig die Flamme sehr nah vorbeigeführt wird, sind die Temperaturen relativ gering, da die größte Hitze der Flammenspitze vermieden wird. Gleichzeitig wird die Flamme bewegt, so daß eine lokale Schmerzreizung nicht auftreten kann (Meeker & Berber, 1971).

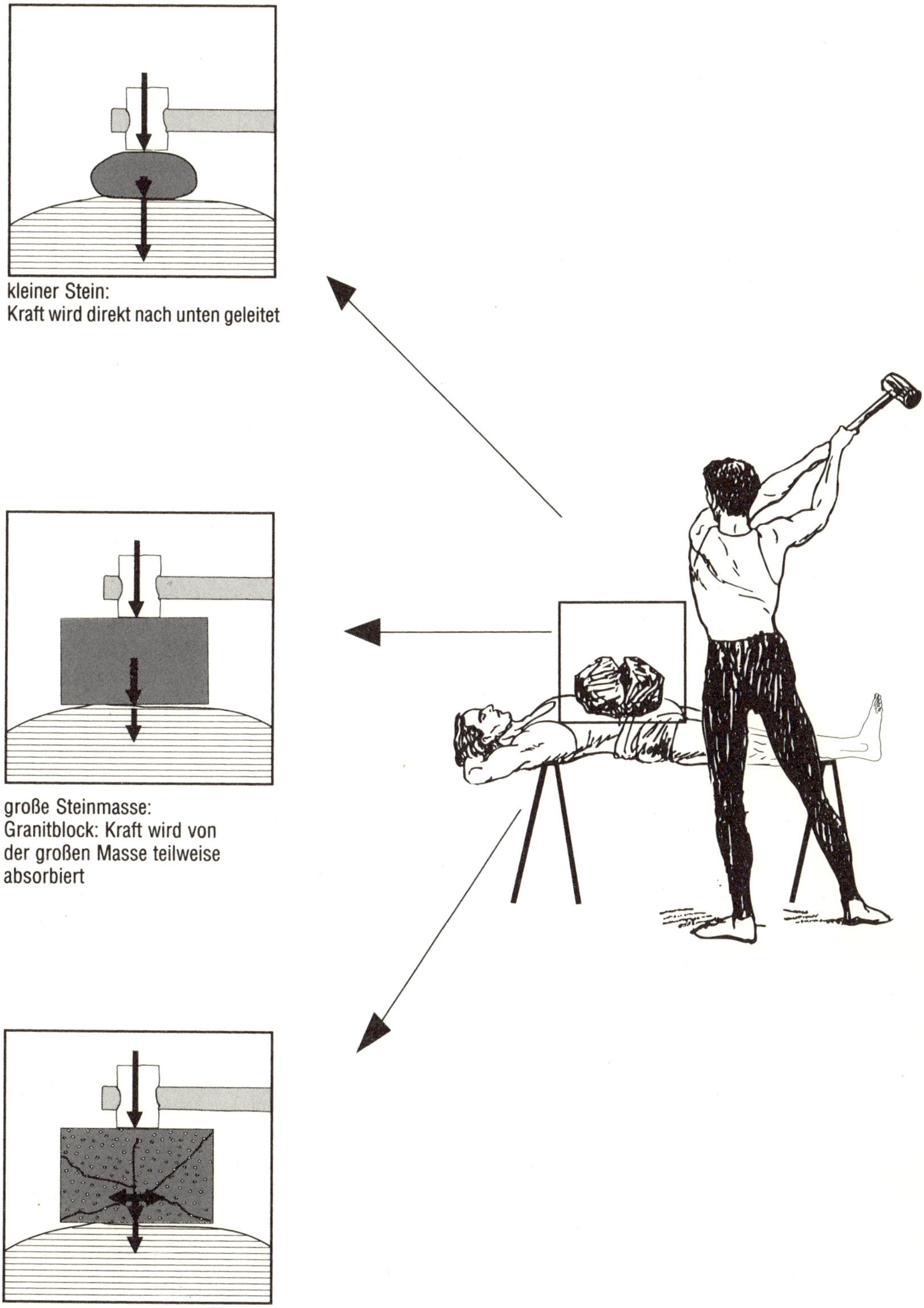

Abb. 23.1: Der Trick der Steinzertrümmerung
Je nach Größe und Beschaffenheit des Steins entstehen bei gleicher Schlagwucht unterschiedliche Kraftvektoren.

Als Jugendlicher konnte ich mittels dieses Tricks meine Großmutter stets in große Panik versetzen.

Feuerlaufen

Das inzwischen nahezu in jeder Hypnose-Show beliebte Feuerlaufen über glühende Kohlen ist in zahlreichen Kulturen bekannt und wird dort zu bestimmten Festen realisiert. Hier muß hauptsächlich die Angst überwunden werden. Wird die Glut dann schnell durchschritten, können keine Verbrennungen auftreten. Die inzwischen rar gewordenen Kohleofenbesitzer können mit etwas Übung ein herausgefallenes Glutstück durchaus mit bloßen Fingern anfassen und wieder in die Feuerstelle zurückwerfen – hypnosefrei. Untersuchungen zeigen, daß die Temperaturen an den Füßen 50–200 Grad Celsius betragen und durch die kurzzeitige Kontaktierung unproblematisch sind.

Auf der Bühne nur schwer vorführbar ist der „Hypnose"-Trick, durch kochendes Wasser laufen zu können. Dieser wird meist von Naturvölkern vorgeführt. Sobald aus einem großen befeuerten Wasserkessel Blasen aufsteigen, die das Kochen anzeigen, springt der „hypnotisierte" Fakir hinein und nimmt darin ein effektvoll spritzendes Bad. Der Trick besteht unter anderem darin, daß durch die Befeuerung des großen Kessels nur die obere Wasserschicht kocht, während das schwerere kalte Wasser noch im Unterteil des Kessels ist. Durch das Hineinspringen des Fakirs wird es zu einer erträglichen Temperatur vermischt, wobei das Zischen des umherspritzenden Wassers eine dramaturgische Funktion hat (Gibson, 1967).

Ein dramatischer Auftritt kann auch der „lebende Kamin" sein. Der „hypnotisch" immun gemachte Meister setzt sich eine deutlich leere Tonröhre auf den Kopf, wirft Papier u.ä. hinein und läßt dieses entzünden. Wie zu vermuten ist, handelt es sich hier um einen apparativen Trick.

23.3.4.3 Schmerzunempfindlichkeit gegen Stiche

Das altbekannte Nagelbrett der Fakire wird hier benutzt. Der Showman legt sich darauf, läßt sich dann evtl. noch einen Steinbrocken auf seiner Brust zertrümmern und ist unverletzt.

Stehen die relativ langen und somit dicken Nägel sehr dicht beieinander und achtet man beim Hinlegen darauf, das Gewicht langsam gleichmäßig zu verteilen, können keine Einstiche erfolgen, nicht einmal Schmerz kann entstehen.

Nagelbrett

Ist das Brett ausreichend groß – und darauf wird der Meister wohlweislich achten – befinden sich darin ca. 2200 Nägel, die eine beträchtlich große Auflagefläche haben. Nur sehr wenige Nägel sind äußerst fatal.

Wird ein Brett mit nur 2160 Nägeln benutzt (1,5 cm Nagelabstand), so kann bei einer Belastung von 200kg (schwergewichtige Person liegt darauf und eine andere steht auf ihr) pro Nagel ein Druck von unter 100g gemessen werden. Jeder kann mit seiner Briefwaage und einem Nagel feststellen, daß dieser Druck nicht einmal schmerzhaft ist. Das Aussehen des Brettes und die Erwartungshaltung der Zuschauer bestimmen hier den dramaturgischen Effekt (Kossak, 1987d).

Fast in jeder Hypnose-Show muß sich ein Medium mit nacktem Rücken in Glasscherben legen. Das dicht danebenliegende Mikrofon vermittelt das schauerlichen Scherbenklirren bis in die letzte Reihe, und der Meister muß dann noch zu seinem Triumph auf dem Oberkörper des Mediums stehen. Die Suggestionen zur Schmerzunempfindlichkeit sind garantiert wirksam, da die präparierten Scherben so stumpf sind, daß sie der zartesten Haut kaum schaden können. Mit einem Fernsehteam konnte ich dokumentieren, daß ohne Hypnose selbstverständlich der gleiche Effekt zu erzielen ist (WDR 3, Sendung vom 29.1.1987).

Die Analyse weiterer Showvorführungen und Experimente am eigenen Rücken ließen inzwischen erkennen, daß unpräparierte Glasscherben in gleicher Weise ungefährlich sind, ohne jede Zusatzintervention. Inzwischen werden derartige „Fakirshows" auch von Showlaien bei zahlreichen Straßenfesten vorgeführt – und werden immer noch unkritisch bestaunt. Die Wirkung der zahlreichen Scherben ist die gleiche ungefährliche wie beim Nagelbrett.

Die von „echten" Fakiren vorgeführte Schmerzunempfindlichkeit beruht demnach auf identischen Erklärungen. Als in einer Fernsehsendung sich ein Fakir die Zungenspitze abschnitt, sie dann nach wenigen Sekunden wieder problemlos ansetzte und sie danach wieder beweglich angewachsen war, blieb einigen Personen wenig an nicht übersinnlichem Erklärungsspielraum. Als Hobbyzauberkünstler kann ich hier aus einer anderen Perspektive folgern: Gerade während des dramatischsten Augenblicks, als das an die Zunge gehaltene Messer zu schneiden beginnen will, versperrt „zufällig" ein extatischer Gehilfe des Fakirs den Blick der Fernsehkamera. Nach diesem sehr kurzen Moment hält der Fakir „seine Zungenspitze" in der Hand ... Wir sehen, wie gut eine Dramartugie einstudiert sein muß!

23.3.4.4 Übersinnliche Kräfte

Eine junge Frau namens Lulu Hurst trat 1884 in New York auf, um als „Georgia Magnet" ihre überstarken Kräfte zu demonstrieren. Zwei starke Männer hatten waagerecht gegen einen Billardstock zu drücken, während Georgia auf der anderen Seite mit geringer Gegenkraft (dabei hypnotisch blickend) nicht von der Stelle geschoben werden konnte (s. Abb. 23.2). Die scheinbar hypnotischen Kräfte beruhen hier auf dem Wissen um die entstehenden Kraftvektoren und das Kräfteparallelogramm. Da sie in eine andere als die von den Männern gewünschte Richtung drückt, kann sie die auftretenden Kräfte für sich reduzieren (Gibson, 1976).

Gibt ein Showman vor, mit verbundenen Augen, nur durch das Übersinnliche oder hypnotische Energiefelder geleitet zu werden und dabei ein Auto zu lenken etc., so bedient er sich dabei eines unter Magiern bekannten Tricks. In der o.g.

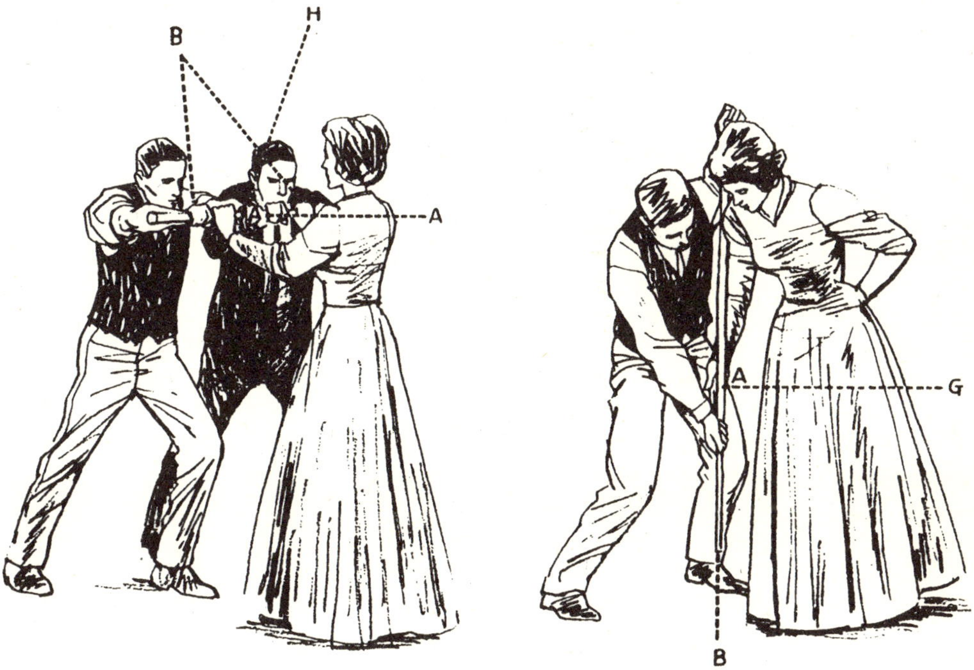

Abb. 23.2: Georgia Magnet
Je nach Druckrichtung entstehen andere Kraftvektoren, die sich die Showdame nutzbar macht (aus Gibson, 1976, S. 57).

kleinen Fernsehdokumentation konnte ich auf diese Weise ähnliche „Kräfte" (mittels ähnlicher Tricktechnik) demonstrieren und mit verbundenen Augen ebenfalls Auto fahren.

23.3.4.5 Übersinnlicher hypnotischer Blick

In vielen Showanweisungen wird der Carotis-Trick erwähnt (McGill, 1947; Nelson, 1965).

Der Carotis-Trick: Lebensgefährlich

Der Showman gibt vor, nur durch seinen Blick ohne Sprache jemanden in Hypnose zu versetzen.

Während er mit stechendem Blick auf sein „Opfer" starrt, macht er mit einer Hand beschwörende Bewegungen. Die andere Hand legt er auf die Schulter seines Opfers und übt nun mit seinem Daumen Druck auf den Sinus carotis des Opfers aus (blutdruckregelnde Stelle an der Halsschlagader). Die Barorezeptoren der Halsschlagader bewirken eine vagusinduzierte Vasodilatation, Bradykardie und Hypertonie.

Der Versuchsperson wird aus verständlichen Gründen schwindelig, evtl. verbunden mit leichter Bewußtseinstrübung. Das Publikum glaubt an hypnotische Mächte, während die Versuchsperson mit einem nahezu kriminellen Trick manipuliert wurde.

Bei entsprechenden Herz-Kreislauf-Problemen oder einem Aneurysma (Adernschwachstelle) im Gehirn kann es zu schwerwiegenden Komplikationen kommen.

Von einigen Fakiren wird diese „Kraft" des hypnotischen Blickes dazu verwandt, durch das reine Anblicken eines Kindes dieses zum Schweben zu bringen.

Der Fakir hat hierzu hauchdünne Metallschälchen über die Augäpfel gestülpt, vergleichbar größeren Kontaktlinsen. An diesen befinden sich feine Fäden, die an dem Kind befestigt sind. Wenn der Fakir die Augen schließt, so kann er durch seine Lider mit relativ geringer Kraft das Kind dann durch Kopfheben vom Boden emporziehen (Gibson, 1967).

23.3.4.6 Kreislaufbeeinflussung

Der Hypnotiseur gibt die Suggestion, daß das Blut im Arm der Versuchsperson pulsiert oder verlangsamt fließt – man kann dies sogar über ein entsprechendes Kontaktmikrofon im Saal mithören; ja, man kann sogar sehen, wie der Arm blaß und wieder rosa durchblutet wird. Hierbei bedient sich der Showmaster eines Komplizen, der mit einem Gummiband einen kleinen festen Ball (z.B. Golfball) in seiner Achselhöhle versteckt hat. Durch Andrücken des Oberarms an den Ball wird der Blutfluß reduziert und erzeugt die erwünschten Showeffekte (Lonk, 1947, S. 58).

Dieser Trick läßt sich beliebig variieren, indem der Blutdruck auf diese Weise beeinflußt und dem staunenden Publikum am Meßinstrument verifiziert wird.

Eine der zahlreichen Varianten kann mittels eines breiten steifen Halsbandes erreicht werden; je nach Wunsch des Publikums schiebt es der Showman mit seinem Kinn unbemerkt gegen das Schlüsselbein und drückt dort die Arterie ab (Gibson, 1967, S.100).

23.3.4.7 Weitere Beispiele aus dem Bereich der Magie

Einige Zauberkunststücke lassen sich besser in einer Show dramaturgisch verarbeiten, wenn Übersinnliches bzw. Hypnose als Wirkfaktor genannt wird.

Fast alle Schwebetricks können hier aufgeführt werden.

Zaubertricks mit Apparaten

Tricks, die als Hypnosewirkungen vorgestellt werden, die jedoch auf apparativen Hilfen beruhen:

- Die schwebende Jungfrau, die auf einem dekorativen Bett liegt, „hypnotisiert" wird und dann unter den beschwörenden Blicken des Meisters zu schweben beginnt.
- Die Besen-Illusion; das hypnotisierte Medium steht und bekommt zwei Besen unter die Achselhöhlen gestellt, auf de-

nen es dann schwebt. Danach kann sogar ein Besen entfernt werden und das Medium schwebt dann waagerecht, wider jegliche Gesetze der Schwerkraft.
- Das Zersägen einer Person kann ebenfalls unter „Hypnose" erfolgen, wenn die Story dazu stimmig ist. In ähnlicher Weise kann ein Arm hypnotisch schmerzfrei abgesägt werden.

Der Erfindungsgabe und den Möglichkeiten der apparativen Hilfskonstruktionen sind in der Illusion keine Grenzen gesetzt.

Nicht unerwähnt bleiben sollen jene als "psychische Chirurgie" oder "Geistheilung" beschriebenen oder im Fernsehen dokumentierten Manipulationen in Brasilien, auf den Phillipinen oder in Singapur. Der Stellenwert der Hypnose wird hier diskutiert (Greenfield, 1987; Azuma & Stevenson, 1988; Kok, 1989). Auch hier bleibt einiges an Skepsis offen, da durch äußerst geschickte Fingerfertigkeit "Operationen" simuliert werden können. Histologische Untersuchungen haben bei einigen Fällen durchaus nachgewiesen, daß der entfernte "Tumor" nicht aus menschlichem Körpergewebe bestand und das bei der Operation sichtliche (durch Trick aufgebrachte Blut) von Hühnern stammte (Randi, 1987).

23.4 Weitere kritische Aspekte der Showhypnose

Die zahlreichen Beispiele verdeutlichen, wie schnell Hypnose in Verruf geraten kann und wie unbedacht durchaus gefährliche Techniken angewandt werden.

23.4.1 Ausbildung

Fast alle dieser Showhypnotiseure arbeiten als Autodidakten oder haben an zweifelhaften Ausbildungen teilgenommen. Kennt man sich im relevanten Fachhandel für Show und Magie aus, so kann man neben den apparativen Erfordernissen auch einen Lehrgang „Hypnose-Technik für Zauberkünstler" zum Preis von 19,50 DM erwerben. In einem zehnteiligen Kurs von 80 Druckseiten (maximal 15 Schreibmaschinenseiten) wird man „ausgebildet". Simpel, aber prägnant wird die Augenfixationsmethode in ca. 10 Schreibmaschinenzeilen erklärt. Das Kapitel „Das sichere Wecken des Mediums" enthält nur 95 Worte! Die weitere fachliche Qualität ist analog.

Bei vielen Showhypnotiseuren wird „echte" Hypnose angewandt, ohne daß diese Personen besorgt darum sind, welche Auswirkungen sie bei ihren Opfern bedingen können. Da ihnen die Gefahren und Auswirkungen nicht bekannt sind, handeln sie nicht einmal wider besseres Wissen.

23.4.2 Wie Fachleute getäuscht werden

Als reger Teilnehmer und Referent auf unterschiedlichen Hypnose-Tagungen und -Kongressen habe ich Kontakt mit freundlich-seriösen Fachkollegen, die in einer Disco oder im Fernsehen eine Show dargeboten bekamen (z.B. „schwebende Jungfrau") und sogar diese Illusionen, aus Unkenntnis der benutzten Effekte, der Hypnose zuschreiben.

In einer bundesweit ausgestrahlten Fernsehsendung (WDR 3, 7.9.1986) narrte der Showhypnotiseur sein Publikum durch einen Trick: er legte seinem Medium ein Silberpapierkügelchen auf die Hand und gab die Suggestion der Hitze, die prompt ihre Wirkung tat, so daß das Medium das heiße Kügelchen fallen ließ. Der befragte Hypnose-Experte und Mediziner stimmte der Wirkung zu und benannte es wissenschaftlich mit „Pyrovasie". Der kritischere Betrachter konnte feststellen, daß bei der unvorbereiteten Person allein zwei bis drei Suggestionssätze bereits extreme Wirkung hatten. Dies widerspricht jeglichen klinischen Erfahrungen. Der einigermaßen chemisch vorgebildete Laie erkennt hier die Wirkungen einer chemischen Reaktion. Bereits als Gymnasiasten war uns diese Wirkung bei einer Quecksilberlösung in Verbindung mit Aluminiumfolie bekannt.

Diese kleinen Beispiele zeigen, wie wichtig es ist, vor die Aufklärung des Patienten die Information des Fachmanns über Showhypnose zu setzen.

23.5 Gefahren der Showhypnose

23.5.1 Vergleich von Klinischer Hypnose und Bühnenhypnose

Das Problemfeld der Showhypnose wird durch den Vergleich mit der bekannten und erforschten Klinischen Hypnose besonders deutlich, wie er aus der Analyse von Echterling (1988, 1991) hier tabellarisch zusammengefaßt und ergänzt ist (s. Tab. 23.1). Die daraus möglichen resultierenden Gefahren und Nebenwirkungen werden allein durch diese Gegenüberstellung skizziert.

Schädigungen durch Showhypnose sind allgemein nur wenig bekannt, da diese wahrscheinlich nicht sofort auftreten oder nicht in Zusammenhang mit der Show gebracht werden.

Beeindruckend geschildert wird die Einwirkung des Showhypnotiseurs von Thomas Mann in seiner 1930 erschienenen Novelle „Mario und der Zauberer“. In psychologischem Realismus schildert er hier die Wirkungen eines in Deutschland hereinbrechenden Dämons anhand der Figur des Cavaliere Cipolla. Ein Mann mit Widerständen soll eine Spielkarte ziehen und Cipolla instruiert: „Sie werden mir ... damit meine Aufgabe etwas erschweren. An dem Ergebnis wird Ihr Widerstand nichts ändern. Die Freiheit existiert, und auch der Wille existiert; aber die Willensfreiheit existiert nicht, denn ein Wille, der sich auf seine Freiheit richtet, stößt ins Leere, Sie sind frei, zu ziehen oder nicht zu ziehen. Ziehen Sie aber, so werden Sie richtig ziehen, – desto sicherer, je eigensinniger Sie zu handeln versuchen“ (Mann, 1930, S. 95).

Erstaulich ist, daß sich bislang erst eine kleine Untersuchung etwas systematischer mit den Nebenwirkungen der Showhypnose befaßt, was sonst immer nur Einzelfallberichten vorbehalten blieb. Echterling und Emmerling (1987) befragten Teilnehmer und vor allem Mitspieler von Showhypnosen nach deren Erfahrungen mit Hypnose. Einige von den Zuschauern hatten durchaus positive Gefühle, wenn sie sich instruktionsgemäß entspannten. Von den Personen, die auf der Bühne Trance erlebt hatten, berichten einige (N=16): belustigend, hemmungsabbauend, entspannend, wie im Traum. Sowohl positive wie negative Erlebnisse berichten (N=7): fremd, erschreckend, lustig, interessant etc. Von einem kleinen Teil wird die Erfahrung grundlegend negativ beschrieben (N=4): störend, unerwünscht, unkontrolliert sein, erschreckt sein, sich ausgeliefert fühlen.

Trotz der relativ kleinen befragten Population berichten immerhin 69% von negativen Erfahrungen mit Showhypnose. Nachfolgend sollen die aus Einzelstudien gewonnenen Ergebnisse zu den Gefahren der Showhypnose angeführt werden.

23.5.2 Körpereinwirkungen

Probleme werden bereits bei der o.g. Einleitungstechnik deutlich, die vorgibt, Hypnose zu sein: Abdrücken des Sinus carotis. Durch den Druck auf die Barorezeptoren erfolgt eine Vagusreizung mit Bradykardie (Herzverlangsamung), Vasodilatation und plötzlichem Blutdruckabfall (Ganong, 1967). Das damit verbundene Schwindelgefühl und die Benommenheit lassen das Medium dann „hypnotisiert“ zu Boden sinken.

Der kriminelle Trick

Vor dieser Drucktechnik am Sinus carotis ist ausdrücklich zu warnen, wenn sie bei Menschen mit Hypertonie, Herzproblemen oder bei älteren Menschen angewandt wird (Lonk, 1947). Wird die Technik länger als fünfzehn Sekunden eingesetzt, so können Hirnschaden oder sogar Tod eintreten (Whitlow, 1948). Leicht kann hier ein relativ häufig vorkommendes Aneurysma (Dünnstelle in den Blutgefäßen) platzen. So ist LeCron (1948) auch sehr verwundert, daß diese Technik nicht mehr an Negativwirkungen erkennen ließ.

Tab. 23.1 Vergleich der Klinischen Hypnose und der Showhypnose (frei nach Echterling, 1988, 1991, ergänzt vom Autor)

Klinische Hypnose	Showhypnose
1. Aufklärung und Vorbereitung	
Darbietungsform	
ruhig, sachlich, freundlich	sensationsorientiert, mystisch
Klienteninformation	
Hypnose ist eine normale und natürliche Erfahrung	Hypnose ist etwas Außergewöhnliches, kaum Erklärbares
Informationsgabe	
Aufklärung, Ermutigung Der Prozeß wird erklärt Aufklärung ist hilfreich Der Klient wird ermutigt, seine eigenen Fähigkeiten zu entdecken Der Klient hat Kontrolle zu jedem Zeitpunkt der Hypnose	Mystik und Magie Alles ist magisch-unerklärbar Aufklärung enthüllt zu viel Der Klient ist ausgeliefertes Medium, richtet sich nur nach dem Showman Kontrolle wird durch den Showman ausgeübt
Vorbereitung	
Hypnose ist eine positive Erfahrung Diskussion mit dem Klienten über Vorerfahrungen und Einstellungen zur Hypnose Abbau von Fehleinstellungen	Hypnose ist eine dramatische Erfahrung Übernahme und Verstärkung von Fehleinstellungen Beibehaltung von Fehleinstellungen
2. Tests und Induktion	
Vortests	
Vor der Durchführung jeglicher Hypnosetechniken ausdrückliche Zustimmung des Klienten Klient kooperiert vorbereitet Freiwilligkeit des Klienten	Sofortiger Einsatz von Hypnosetests zur Selektion der Klienten Mitspieler kooperieren unvorbereitet Unfreiwilligkeit des Mitspielers
Kommunikationsform	
partnerschaftlich individuell problemorientiert	einseitig autoritär standardisiert showorientiert
Induktion	
individuell angepaßt, zeitlich individuell Anpassung an die Bedürfnisse des Klienten	Standardverfahren sehr schnell, überfallartig Anpassung an die Aufmerksamkeit der Zuschauer
Suggestionen	
Angebot an den Klienten Gestaltung von Suggestionen auf der Basis der Ziele, Werte und Fähigkeiten des Klienten	Kommando in autoritärer Form Konstruktion von Suggestionen, bestimmt zur Unterhaltung der Zuschauer
3. Mittelpunkt des Geschehens und Zielorientierung	
Aufmerksamkeitsmittelpunkt	
Klient seine Probleme individuelle Zeitanpassung	Zuschauer Unterhaltung, Belustigung Tempo zum Showhöhepunkt hin
Zielorientierung	
Hilfe für den Klienten Ausrichtung an den therapeutischen Bedürfnissen des Klienten Schutz des Klienten	Unterhaltung der Zuschauer Ausrichtung an den Unterhaltungsbedürfnissen der Menge Unterhaltung auf Kosten des Mitspielers
4. Nachbereitung	
Hypnosebeendigung	
Individuelle Anpassung Nachbesprechung, Einordnung Aufarbeitung der Hypnoseerlebnisse	Sehr kurz und abrupt Mitspieler wird allein gelassen, Showman kümmert sich nicht mehr um die Mitspieler

Wenn wir den beliebten Showeffekt der kataleptischen Brücke betrachten, so kann es hier relativ leicht zu körperlichen Beeinträchtigungen kommen. Die Last des gesamten Körpers (zusätzlich die des daraufstehenden Hypnotiseurs) liegt nur auf zwei kleinen Auflageflächen im Nacken- und Unterschenkelbereich. Zerrungen an diesen Stellen sind sehr wahrscheinlich. Wenn dann der Showman noch auf dem Leib – sogar auf dem Unterbauch seines Opfers steht (wie es häufig in Shows zu beobachten ist), sind Quetschungen der inneren Organe ebenfalls nicht ausgeschlossen.

23.5.3 Psychische Einwirkungen

Da der Showhypnotiseur nie den lebensgeschichtlichen Hintergrund seiner Partner kennt, so ist er schnell mit den bereits genannten Gefahren konfrontiert, die durch Kontraindikationen bedingt sind. Einerseits spielt er bedenkenlos mit den Gefühlen seiner Mitspieler, indem er sie intim mit einem leeren Stuhl tanzen oder sie sich entkleiden läßt. Andererseits führt er Altersregressionen herbei, wie z.B. „erinnere dich an dein letztes schlimmes Ereignis“ und erzeugt sinnlose Tränenausbrüche. Daß hierdurch emotionale Verwirrungen entstehen können, ist logisch evident. Nachwirkungen dieser Manipulationen sind nur sehr schwer feststellbar, da sie einige Zeit nach der Show auftreten werden – und dann nur schwerlich nachweisbar sind.

Da Menschen zu Schauobjekten degradiert und zur Belustigung anderer benutzt werden, und zudem primär die Bedürfnisse des Hypnotiseurs befriedigt werden (seine Show, sein Profit), liegt hier eindeutig eine ethische Grenze.

Zu erinnern ist hier an den von Kleinhauz, Dreyfuss, Beran et al. (1979) geschilderten Fall; bei einer Frau wurde in der Showhypnose Altersregression in die Kindheit bewirkt. Da sie darin mit ihren verdrängten Erlebnissen als Jüdin in der NS-Zeit konfrontiert wurde, erlebt sie einen Zusammenbruch mit sehr starken psychotischen Aspekten.

Kleinhauz und Beran (1981) berichten sehr anschaulich weitere Nachwirkungen solcher Shows: ein Teenager, der als Medium gedient hatte, klagt nach der Show über Benommenheit. Als dieser Zustand jedoch weiter anhält, besucht sie die Notfallambulanz; dort erhält sie einen Tranquilizer. Zu Hause angekommen fällt sie in einen Stupor; ihre Zunge rutscht in den Hals und droht sie zu ersticken. In der Notaufnahme verschlimmert sich der Zustand, bis schließlich nach zwei Tagen die Diagnose „katatone schizophrene Reaktionen, Aphonie, Paralyse“ gestellt wird. Sie liegt mit geschlossenen Augen, reagiert nicht auf Ansprache. Dem herbeigerufenen Therapeuten Kleinhauz gelingt es dann in mehreren Stunden, Kontakt herzustellen, die Amnesie aufzuheben. Eine nachfolgende Psychotherapie wird erforderlich. An diesem Beispiel zeigen Kleinhauz et al. (1981), wie unangemessene Suggestionen, wenn sie auf einen bestimmten Lebenshintergrund treffen, Extremreaktionen bewirken können; hinzu kommen unangemessene Zurücknahmen der Suggestionen.

In einem anderen Fall berichten Kleinhauz, Dreyfuss, Beran et al. (1979) von einer Folgewirkung einer Showhypnose, die elf Jahre nach der Show aufgedeckt wurde: Eine 41 Jahre alte Frau bittet Kleinhauz um therapeutische Hilfe, da sie seit elf Jahren unter Depersonalisation, regressivem Verhalten und Wahrnehmungsstörungen leidet; hinzu kommt die Unfähigkeit, nicht anders als nur in Französisch sprechen zu können.

Die jüdische Frau war in Frankreich geboren und erlebte im Alter von sechs Jahren die Nazibesetzung von Paris, wird dort mit ihrer Familie versteckt gehalten. Von den belastenden Folgejahren will sie nichts mehr wissen.

Im Alter von 29 Jahren nimmt sie an einer Showhypnose in ihrem Kibbuz teil. Als sie danach auf ihren Platz zurückgeht, fühlt sie, daß etwas mit ihr nicht stimmt und bittet den Hypnotiseur um Hilfe. Dieser beschwichtigt sie und schickt sie mit der Bemerkung nach Hause, daß sie sich ausschlafen soll. Darauf zeigt sie später dissoziative Zustände, kindliche Verhaltensweisen und Depersonalisation.

In zahlreichen Therapiesitzungen kann folgendes rekonstruiert werden: Der Hypnotiseur erzeugte eine Altersregression, indem er das Bild eines Lifts gebrauchte. Als der Lift dann am sechsten Stockwerk vorbeifährt, reagiert die Frau mit deutlichen Ängsten. Der autoritär agierende Showman erkennt dies nicht und fährt fort. Die Ängste sind darin begründet, daß die Frau vor einigen Jahren sich einer Operation unterziehen mußte. Auf dem Weg zum Operationssaal war der Aufzug in der sechsten Etage steckengeblieben. Der Hypnotiseur arbeitet jedoch weiter und befiehlt der Frau die Regression zum Alter von elf Jahren. Sie antwortet ihm nun ausschließlich auf Französisch. Als er ihr dann noch den Befehl erteilt, wie ein Kind zu spielen, verhält sie sich sehr kindlich und spricht in einem vulgären Dialekt, der den Übersetzer protestierend von der Bühne gehen läßt. Durch diesen Abbruch der Kommunikation befindet sich die Frau in starker Hilflosigkeit und Angst.

Die spätere Psychotherapie enthüllt, daß die Frau ihre traumatische Kindheit in Frankreich wohl verdrängt hatte. Durch die Altersregression war dieser Abwehrmechanismus dann durchbrochen worden. Hinzu kam, daß der Hypnotiseur die Frau nur unvollkommen aus diesem Hypnosezustand zurückgeholt hatte und sie mit ihren Ängsten und ihrer Hilflosigkeit allein geblieben war.

23.5.4 Nachwirkungen

Wie deutlich wurde, sind Nachwirkungen der Showhypnose nicht auszuschließen. Die Beobachtungen von Dünninger, Kunzelmann und Lang (1988) zeigen, daß die in der Show aufgebaute Hypnosewirkung nicht immer vollkommen zurückgenommen wird und somit von anderen Personen mißbraucht werden kann. In gleicher Weise berichtet ein befreundeter Kollege, daß er seine Tochter in der Hypnose-Show durch einfachste Signale wie Fingerschnippen steuern konnte, obwohl sie nur Zuschauerin des Geschehens war. Diese Beispiele zeigen deutlich, wieviele sehr unkontrollierte Reaktionen und Nachwirkungen einer Hypnose-Show möglich sind.

23.5.5 Urteilsbildung

Die sehr geschickt und natürlich wirkungsvoll aufgebauten Showauftritte sind sehr überzeugend, so daß das breite Publikum von der Wirkung dieser Art von „Hypnose" überzeugt ist, wie oben dargestellt, sind sogar Fachleute in diesem Sinne manipulierbar.

Als Urteile über Hypnose entstehen dann die Meinungen, die bereits in Kap. 1 „Von Vorurteilen zur Hypnose" dargestellt wurden, wie z.B.: Willensbeeinflussung, Fremdbestimmung, Sichlächerlichmachen etc. Hier dient die Show nicht zur Aufklärung (obwohl das mitunter so angekündigt wird), sondern zur Unterstützung von vollkommen falschen Bewertungen.

23.5.6 Gesetzliche Aspekte der Showhypnose

In der Showhypnose wird der Mensch zum Objekt reduziert, er agiert zur Belustigung anderer, stellt sich selbst bloß und bringt sich in peinliche Situationen.

Leider befinden wir uns hier immer noch in der Analogie zu dem Wissensstand einer früheren Zeit, als Lachgas und Äther in Jahrmarktsbuden benutzt wurden, um Betäubungen und Operationen als Show an das Volk zu verkaufen.

Die Gesetzgebung ist sehr lückenhaft

- In der Öffentlichkeit und auch in der Fachliteratur sind die Negativwirkungen der Showhypnose zu wenig bekannt.
- Durch die in einer Show unsachgemäße und ethisch nicht verantwortbare Anwendung einer Methode, die differenzierte Beziehungen zwischen den beteiligten Personen voraussetzt, wird gleichzeitig das Ansehen der wissenschaftlichen und

klinischen Hypnose in ein zweifelhaftes Licht gerückt.

In dcr Showhypnose gelten nahezu die gleichen Wirkfaktoren wie bei dem sexuellem Mißbrauch von Patientinnen, wenn bei diesen Hypnose angewandt wurde (s. Kap. 27.1.4).

- Es sind eindeutige gesetzliche Regelungen erforderlich, die die wissenschaftliche und klinische Hypnose vor diesen merkwürdigen und teilweise kriminellen Manipulationen abschirmt.
- Besonders der Patient muß vor Showhypnose und von Scharlatanen angewandter Hypnose geschützt werden, da er den Unterschied kaum kennt.
- Hypnose ist eine Heilmethode im Sinne der Berufsärzteordnung und des Heilpraktikergesetzes und sollte deshalb nur von anerkannten heilenden Berufen (incl. Psychologen) angewandt werden.
- In einigen Ländern ist Showhypnose verboten, so z.B. in Österreich, in Schweden bereits seit Anfang dieses Jahrhunderts und in Israel seit 1984 (Kleinhauz, 1991). Die Anwendung durch Laien ist jedoch kaum gesetzlich eingeschränkt.

23.6 Tierhypnose

Die historisch ältesten Berichte zur "Tierhypnose" sind im Alten Testament (2. Moses) zu finden. Darin erhält Moses von Gott eine Schlange, die unter seinem Griff zu einem Stab wird. Im Auftrag Gottes zieht er nach Ägypten und unterrichtet seinen Bruder Aaron in dieser Kunst. Aaron wendet diese Stab-Schlange-Methode an und wirft den Stab, der zur Schlange wird, um die Kinder Israels von Gottes Macht zu überzeugen. Später geht er damit zum Pharao und wendet die gleiche Methode an. Daraufhin setzt der Pharao seine Zauberer ein, die ebenfalls ihre Stäbe zu Schlangen werden lassen, die dann von Aarons Schlange aufgefressen werden (2. Mose, 7, 12). Auf jeden Fall ist es eine so beeindruckende Präsentation, daß danach die Aaronstabgewächse benannt wurden. Die moderne Interpretation des gottgeheißenen Vorgehens wird weiter unten erfolgen.

Im Talmud wird in ähnlicher Weisae berichtet, wie man durch bestimmte Griffe Eidechsen und giftige Tiere wie Skorpione und Schlangen zu "Stäben" verwandeln kann, was sogar am Sabbath erlaubt ist.

Immer wieder wird behauptet, daß Hypnose bei Tieren möglich sei. Beschwörend steht der „Hypnotiseur" vor ihnen, macht magische Handbewegungen, sendet entsprechende Blicke aus und gibt ihnen relevante Instruktionen. Daraufhin bleiben sie bewegungslos liegen, bis der Meister die Hypnose wieder aufhebt.

In der relevanten Fachliteratur ist selten eine kritische Untersuchung dieser Problematik zu finden, mitunter wird die „Tierhypnose" sogar als Beweis der Hypnose beim Menschen herangezogen (Wallnhöfer, 1981).

Auf den ersten Blick ist es äußerst erstaunlich, wie ähnlich die bei Tieren erzeugten „hypnotischen" Verhaltensweisen zu denen aus dem Humanbereich sind. Historisch bedeutsam ist die Vorführung des Jesuitenpaters Athanasius Kircher (1606–1680; s. Kap. 2 „Geschichte der Hypnose"). In seinem nach ihm benannten "Experimentum mirabile de imaginatione gallinae Kircherei" legt er einen Hahn auf den Rücken, so daß dieser einen Kreidestrich fixieren muß (Kircher, 1646; 1671). Das Tier bleibt dann für einige Minuten bewegungslos liegen (s. Abb. 23.3).

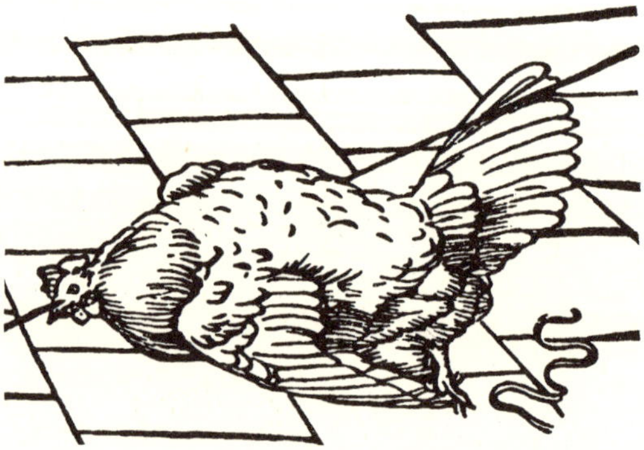

Abb. 23.3: Das Experimentum mirabile Pater Kirchers Der Hahn bleibt bewegungslos auf dem Rücken liegen. Diese Darstellung Kirchers (1646) ist wahrscheinlich die älteste Bilddokumentation einer „Tierhypnose".

Dieses Verhalten des Tieres wurde damals mit den magischen Fähigkeiten Kirchers in Verbindung gebracht, evtl. mit seinem Blick, seinen Handbewegungen usw.

Spätere Berichte (und auch unsystematische Experimente) zeigen auf, daß auch ohne den Kreidestrich durch alleiniges Rückendrehen des Huhnes gleiche Effekte bewirkt werden.

In den Anfängen der moderneren Hypnose beschäftigte man sich regelmäßig mit Tierhypnose, so daß bis 1936 insgesamt 151 ausgewählte Fachautoren 240 umfangreichere Fachpublikationen über Tierhypnose verfaßten (Steiniger, 1936). In der modernen Literatur der letzten Jahre wird diese Themenstellung meist nur gestreift. Oft entsteht dadurch der Eindruck als ob man das Phänomen der Tierhypnose und die dazu getroffenen Aussagen früherer Zeiten dadurch akzeptiere.

Tierhypnose ist lediglich ein Analogieschluß

Später, als dann im 18. Jahrhundert der animalische Magnetismus und dann der Hypnotismus publik wurden, sah man im Verhalten der „hypnotisch" behandelten Tiere eine starke Ähnlichkeit zu den hypnotisierten Menschen. Man zog den Analogieschluß, daß diese Tiere hypnotisiert worden waren. Ähnliche Analogieschlüsse waren gemacht worden, als man Hypnose mit Schlaf gleichzusetzen versuchte, da hier ein äußerlich ähnliches Verhalten zu beobachten ist (s. Kap. 2 „Geschichte der Hypnose"). Äußerst ausführlich befaßte sich Völgyesi (1938; 1967) mit der Tierhypnose. Er führt zahlreiche Beispiele von „Tierhypnose" auf, die über den gesamten Tierstammbaum reichen.

Was jedoch als scheinbar gemeinsamer Faktor sichtbar ist, ist lediglich eine *körperliche Immobilisation* der Tiere. Bei oberflächlicher Betrachtung scheint dies auch beim Menschen vorzuliegen, ist jedoch nur ein unbedeutender Nebenaspekt hypnotischen Verhaltens (s. Kap. 15 „Phänomene der Hypnose").

Wenn ich nachfolgend „Tierhypnose" erwähne, dann ausschließlich in diesem Sinn der Immobilisation. Berichte von anderen Verhaltensweisen, die bei Tieren auf Trance - Phänomene schließen lassen, sind in keiner Literatur zu finden.

Demnach ist zu überprüfen, welche Phänomene oder Verhaltensweisen bei den Tieren ausgelöst werden – und durch welche Manipulationen der „Tierhypnotiseur" dies erreicht.

Völgyesi (1938) beschreibt sehr viele eigens von ihm durchgeführte Experimente mit Tieren und führt deren dadurch bewirkte Körperstarre stets auf Hypnose zurück. Durch die moderne Vergleichenden Verhaltensforschung sind inzwischen zahlreiche wesentlich eindeutigere alternative Erklärungsmodelle bekannt.

Die hier aufgezeigten Beispiele sollen die Hypothese einer echten Tierhypnose widerlegen.

23.6.1 Schreckstarre

In der Verhaltensforschung ist seit Charles Darwin (1872) bekannt, daß Tiere durch „Bewegungslos-Werden" reagieren können.

In der „Tierhypnose" wird bei einigen Tieren mit dieser reflektorischen Verhaltensweise gearbeitet. Dabei gibt es verschiedene Möglichkeiten, das Verhalten auszulösen.

23.6.1.1 Schreckstarre durch plötzliche Lageveränderung

Wird z.B. eine Gans oder ein Kaninchen plötzlich auf den Rücken gelegt, tritt bei diesem Tier die Schreckstarre ein, die über mehrere Sekunden oder Minuten andauern kann. Diese Schreckstarre (Kataplexie) kann bei einigen Tieren auch als Totstellreflex bezeichnet werden.

Bei sehr vielen Tieren kann durch geeignete Manipulation und in Kenntnis der spezifischen Auslösebedingungen eine derartige Starre erzeugt werden.

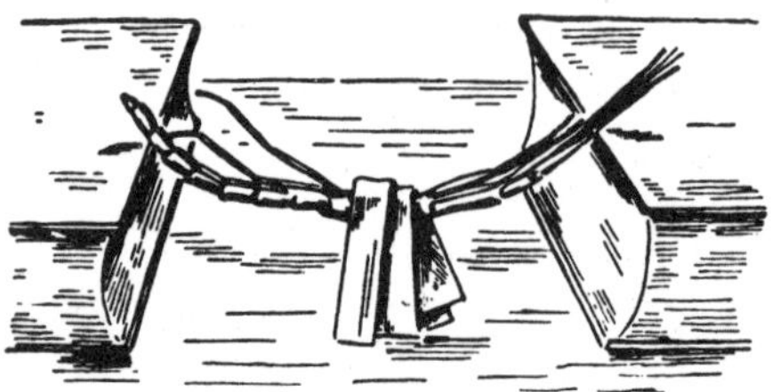

Abb. 23.4: Immobilisation einer Heuschrecke
Die durch Schreckstarre bewirkte Lage der Heuschrecke kann leicht als Beweis der hypnotisch bedingten kataleptischen Brücke beim Menschen herangezogen werden.

Labero (1936), der derartige Tricks aufdeckte, empfiehlt: „Bei der neuen ... Methode genügt es schon, diese Tiere mit der rechten Hand an ihren Füßen zu ergreifen und hochzuhalten, mit der Linken am Flügelansatz zu fassen, sie behutsam auf den Tisch aufzusetzen und nunmehr mit den freigewordenen Fingern der rechten Hand ihren Schnabel niederzudrücken. Ebenso kann man ein Huhn, vermittels einer raschen Drehung, auf den Rücken legen und es in dieser Lage einige Minuten bewegungslos belassen" (Labero, 1936, S. 108). Es gibt wohl kaum ein Tier, welches nach dieser Methode (die artspezifisch modifiziert werden muß) nicht „hypnotisierbar" wäre. Bekannt sind Demonstrationen mit: Hühnern, Enten, Gänsen, Kaninchen, Eichhörnchen, Krokodilen, Schlangen, diversen Vögeln, Affen und Löwen.

In einigen Kulturen wird diese Schreckreaktion bei Krebsen zur Unterhaltung benutzt. Werden sie auf den Kopf gestellt, so verharren sie in dieser für sie ungewöhnlichen Position für zehn bis zwanzig Minuten (Völgyesi, 1967).

Völgyesi (1938) berichtet, daß man in Ungarn Kapaune (kastrierte Hähne) durch diese Manipulation darin antrainieren konnte, untergelegte Küken zu akzeptieren und sie diese dann großzogen.

Beispiele aus dem Alltagsbereich sind bekannt, so wenn die Katze einen kleinen Vogel fängt und ihn dann umherrollt. Der Vogel ist starr und scheinbar leblos. Ist die Katze für einige Zeit abgelenkt, dann fliegt der Vogel plötzlich weg.

Der Gewöhnungseffekt spielt hierbei jedoch eine nicht zu unterschätzende Rolle; werden Tiere an diese Lageveränderung durch häufiges Üben gewöhnt, so wird dieser Reflex nicht oder nur noch geschwächt auftreten. So sind meine „Hypnose"-Bemühungen bei meinen Katzen Mäxchen und Nicki völlig ergebnislos, da sie dies als Aufforderung zum Spielen auffassen.

23.6.1.2 Schreckstarre, ausgelöst durch optische Reize

Bei einigen Tieren kann die Schreckstarre durch optische Reize ausgelöst werden. Aus unserem Naturbereich ist die Bewegungslosigkeit junger Hasen und Rehkitze bekannt, wenn sich jemand ihrer Schliefe nähert. Verbunden mit entsprechenden Tarnfarben kann das Tier kaum erkannt werden.

Die nordamerikanische Hakennatter (lat. Heterodon) dreht sich reflektorisch auf den Rücken und ist immobil, wenn sie sich in einer Gefahrensituation befindet, also bestimmte optische Wahrnehmungen hat (Schmidt & Inger, 1957). Sie sieht dann wie tot aus und ist für Freßfeinde „uninteressant".

Weitere *a*ngeborene *a*utomatische *M*echanismen (AAM) werden hier durch andere optische Reizkonstellationen ausgelöst. Bei bestimmten Tieren führt der Anblick einer Schlange zu einer plötzlichen Schreckstarre. Dies liegt nicht am „hypnotischen" Blick der Schlange. Da sie keine verschließbaren Augenlider haben, wirkt ihr Blick so starr. Allein der Anblick eines länglichen Gegenstandes wie z.B. eines Gartenschlauches löst bei diesen Tieren die Körperstarre aus, fern von jeglicher „Hypnose".

23.6.1.3 Schreckstarre durch bestimmte Druckreizung

Bei manchen Tieren reicht der Druck auf bestimmte Punkte aus, um bei ihnen Körperstarre zu bewirken, die einige als "hypnotisch" bezeichnen. So beschreibt Verworn (1897; 1989) bereits vom Trick der Fakire, giftige Brillenschlangen (Kobras; lat. Naja haje) durch einen festen Griff an bestimmten Stellen im Nacken körperstarr wie einen Stock zu machen. Wirft man sie dann weg, so ist die Starre beendet und sie bewegen sich normal. Damit ist der große biblische Trick Gottes, ausgeführt durch Aaron,

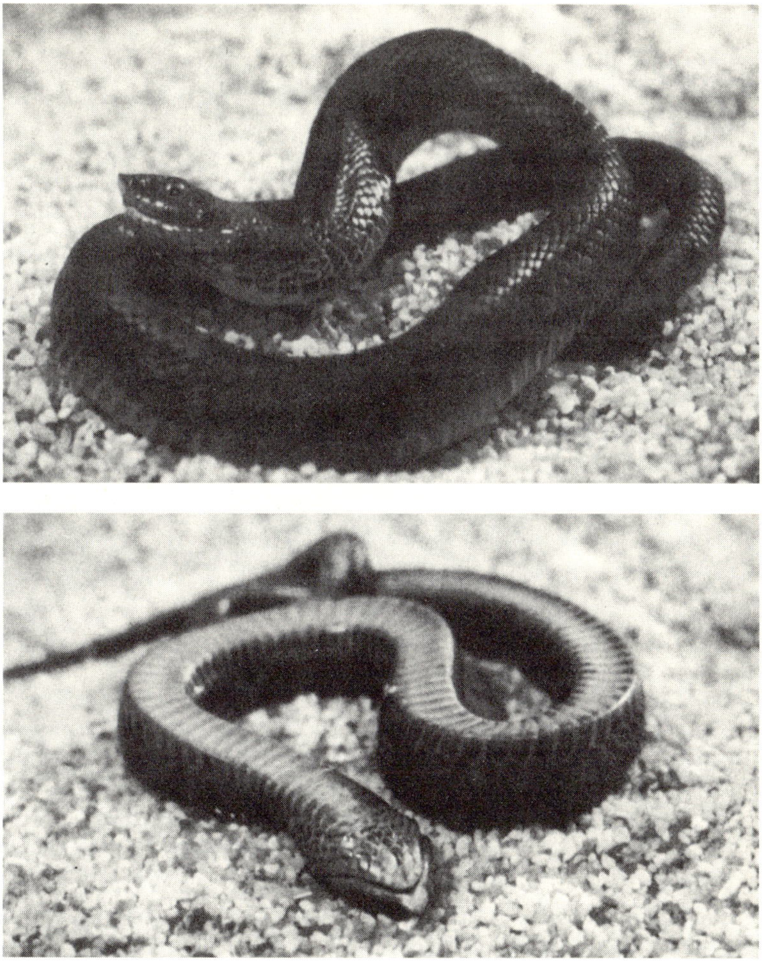

Abb. 23.5: Warnverhalten (oben) und reflektorisches Totstellen (unten) der nordamerikanischen Hakennatter (aus Schmidt & Inger, 1957, S. 128)

aufgedeckt. Wahrscheinlich verfügte er sogar über eine Königskobra (Naja hannah), die man biologisch teilweise der Gattung Ophiophagus (=Schlangenfresser) zuordnet, da sie kleine Schlangen vertilgt - wie im Alten Testament berichtet.

23.6.2 Artspezifische Verhaltensweisen und ihre Auslöser

Symbiotisches Verhalten

Bei einigen Tieren wird durch spezifische Reize eine Starre oder Körperruhe ausgelöst. Der Krokodilwärter fliegt in das Maul des Krokodils, um es zu reinigen und wird nicht gefressen; Madenhacker und Putzerfische sitzen auf ihren ruhig verharrenden Wirtstieren und reinigen sie. Hier hat die Natur eine Symbiose beider Tiergruppen eingerichtet, die man in Unkenntnis der Zusammenhänge als „hypnotisches“ Verhalten bezeichnen könnte.

Sexualverhalten

Bei anderen Tieren wieder löst die Berührung bestimmter Körperpartien Unbeweglichkeit aus, um dadurch den Sexualakt zu ermöglichen. Der Hahn löst durch spezifische Verhaltensweisen

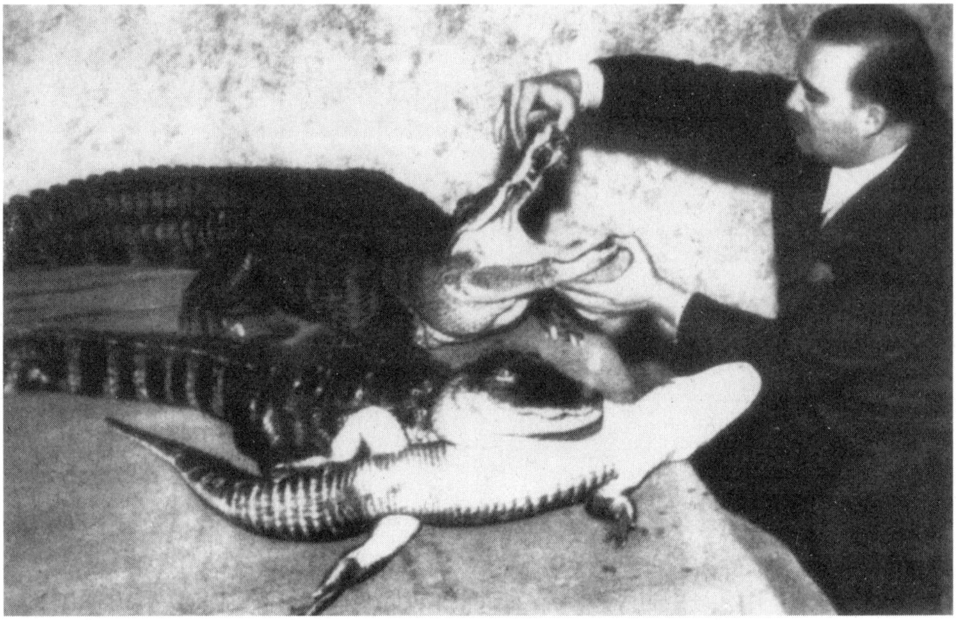

Abb. 23.6: Durch Druck auf bestimmte Nervenpunkte kann bei dem Krokodil Körperstarre ausgelöst werden (aus Völgyesi, 1967, S. 190)

wie z.B. auf den Rücken der Henne fliegen, in deren Kamm picken etc. eine Kopulationsstarre bei der Henne aus. Bei manchen Spinnen muß das wesentlich kleinere Männchen schnell aufspringen und durch Berührung bestimmter Körperstellen des Weibchens eine Kopulationsstarre erzeugen; ist es zu langsam, wird es vom Weibchen bereits vor der Kopulation gefressen. Weiß der „Hypnotiseur" um diese auslösenden Bedingungen, so kann er Immobilität bewirken.

Balzverhalten

Bei der nordamerikanischen Rotwangenschildkröte (lat. Pseudemys scripta elegans) schwimmt das Männchen während der Balz rückwärts vor dem Weibchen her, hebt die Pfoten neben seinen Kopf und vibriert dann mit ihnen. Dieses Verhalten entspricht dem, was uns aus Comics u. ä. als „typisches" Agieren des Hypnotiseurs bekannt ist. Was ein Laie als „Tierhypnose" ansehen würde, ist hier arterhaltendes Balzverhalten.

Sozialverhalten

Bei sozial lebenden Tieren kann die Berührung bestimmter Körperstellen eine Kommunikationsform sein und Auslöser für z.B. Körperstarre. Antonius (1947) berichtet von einem wilden und aggressiven Onagerhengst. Als er diesem zufällig mit dem Schlüssel über die Kruppe kratzt, bleibt er still stehen und zeigt nun ruhige und sozial positive Verhaltensweisen.

Beschwichtigungsgeste, Beißhemmung

Bei zahlreichen soziallebenden höheren Tieren (z.B. Hunden) wird die Tötung des Rivalen dadurch vermieden, daß dieser sich auf den Rücken dreht und seinen empfindlichen Bauch, die Kehle etc. zeigt und ruhig liegen bleibt. Dieses Verhalten kann je nach Positionsgefälle und Angst relativ lange anhalten. Der von Völgyesi (1938, S. 137) "hypnotisierte" Fuchs mußte vor dem Experiment lange mit dem Besen in eine Ecke traktiert werden. Sein dann gezeigtes Verhalten ist auf dem Foto eher als Unterwerfungsgeste anzusehen, zumal er dann als äußerst kooperativ beschrieben wird.

Tragestarre

Bei zahlreichen Säugern (z.B. Hunden, Katzen) tritt bei den Jungen eine Tragestarre ein, wenn sie vom Muttertier im Nacken ergriffen und weggetragen werden.

Mimikrystarre
Die Rohrdommel richtet bei vermeintlicher Gefahr ihren Hals und Schnabel senkrecht auf und wird - zusätzlich durch ihre Tarnfarbe - im umliegenden Schilfrohr optisch nicht von der Umgebung unterschieden. Bei einigen Stabheuschrecken ist die Körperform sehr starke der Umgebung angepaßt. Auch hier hilft Körperstarre zur vollkommenen Anpassung. Diese Verhaltensweise der Mimikrystarre wird auch von einigen Raupen vorgenommen.

Physiologische Reflexstarre
Allen in der Physiologie Bewanderten ist der Goltzsche Klopfversuch bekannt: Durch Beklopfen der Bauchhaut des Frosches kann die Verlangsamung der Herztätigkeit bis hin zum Herzstillstand bewirkt werden. Das Klopfen bewirkt eine starke Vagusreizung.

Starre bei Kappenversuchen
Werden Vögeln Kappen aufgesetzt, wie sie bei der Jagd in der Falknerei üblich sind, dann reagieren sie anfangs mit Körperstarre - warscheinlich bedingt durch die Wahrnehmungsrestriktion (Carlier, 1929).

Winter- und Trockenstarre
Der historisch bekannte Liébeault nahm an, daß die bei einigen Tieren im Winter oder Sommer gezeigte Starre hypnosebedingt sei. Bekannt ist uns heute, daß Tiere in besonders kalten Regionen in einen Winterschlaf fallen, um so die Nahrungsdefizite und Temperaturprobleme während dieser Periode zu überleben (Bär, Eichhörnchen, Murmeltiere). Tiere in heißen Regionen verfallen analog in eine sommerliche Trockenstarre (einige Landschildkröten, Eidechsen).

Übersprungshandlung
Sind Tiere (und Menschen) zwei wiederstreitenden Trieben ausgesetzt, so kann daraus eine dritte damit nicht verwandte Verhaltesnweise (Übersprungsbewegungen; Tinbergen, 1940) resultieren, die z.B. Schlaf oder Starre sein kann. So fielen einige Soldaten aus diesem Grund in ihren Schützengräben in Schlaf (Eibl-Eibesfeldt, 1967). Der von Völgyesi (1938) „hypnotisierte" Bär befand sich vor dem Experiment seit langer Zeit in einem sehr engen Zookäfig. Derartig beengt gehaltene Tiere reagieren auf plötzliche Freiheit oft mit Angst - deshalb wird der hier beschriebene Bär mit großer Wahrscheinlichkeit aufgrund einer Übersprungsreaktion unbeweglich auf dem Rücken liegen bleiben.

Bei einem weiteren seiner Experimente bedient sich Völgyesi (1936) einer kleinen Lampe, die so am Kopf und vor den Augen der Katze befestigt ist, daß sie ihr stets in die Augen scheint (sog. Braidscher Fixationsapparat).

Überschreitet man bei einem Tier die für es erforderliche kritische Distanz oder Fluchtdistanz, so kann es ebenfalls mit Körperstarre reagieren. Blickt man z.B. Katzen starr in die Augen, so werden sie aus diesem Grunde höchst verlegen und neigen dann zu Übersprungshandlungen (Brunner & Hlawacek, 1976; Morris, 1987).

23.6.3 Bewegungseinschränkung

In dem bekannten Experiment Pawlows waren die Versuchshunde in ihrem Gestell in einem Geschirr fixiert und fielen mitunter in Schlaf, wenn sie längere Zeit darin untätig zubringen mußten. Hatten sie Versuchsleiter, die zügiger arbeiteten, schliefen die Tiere nicht ein. Diese Beobachtungen führten Pawlow zur Ableitung seiner Schlaf- und Hypnosetheorie der partiellen Inhibition (s. Kap. 3 „Theorien der Hypnose").

Hier liegt ebenfalls keine Hypnose vor, sondern lediglich eine starke Ermüdung, möglicherweise bedingt durch die motorische Deprivation. Offen bleibt hier die Frage, ob bei derartig aktivitätsgewohnten Tieren die Fixierung in einem Gestell und die damit verbundene Bewegungslosigkeit einen Blutdruckabfall bewirkt und dadurch Müdigkeit.

Diese Faktoren sind in der Tier-Showhypnose aus praktischen Gründen kaum umsetzbar, da die Tiere durch den Auftritt wieder aktiviert werden.

Die faszinierende Wirkung der Bewegungseinschränkung und Reaktionsweise bei Drehung auf den Rücken wurde sogar als eigenständige "Mangold-Methode" bezeichnet. Dies führte sogar dazu, daß man einen Apparat zum Hypnotisieren von Säugetieren konstruierte, eine Vorrichtung, auf die das Tier geschnallt wurde und dann abrupt in Rückenlage gedreht werden konnte (Mangold & Eckstein, 1913).

In modernen Untersuchungen zur Auswirkung körperlicher Immobilisation bei Tieren werden z.B. Kaninchen, Frösche und Hühner benutzt, indem sie plötzlich auf den Rücken gedreht werden (Peters, 1971; Hoffmann, Munescal de Oliveira, 1988; Porro & Carli, 1988; Henning, McIntyre et al., 1988). Allen diesen modernen Untersuchungen ist gemeinsam, daß sie unkritisch den Begriff "Tierhypnose" als Synonym für "körperliche Immobilisation" verwenden.

23.6.4 Artspezifische Ruhigstellung

Bei einigen Tieren kann durch eine reichliche Fütterung ausreichende Ruhigstellung erreicht werden, so oft bei Riesenschlangen, die dann träge sind.

Alle Reptilien sind Wechselblüter, ihre Körperaktivität hängt von der Umgebungstemperatur ab. Entsprechend können wir bei Krokodilen schnell ihre Bewegungen reduzieren, wenn sie vor dem Auftritt kalt gehalten werden. Der „Fakir" holt die Tiere aus der Transportkiste und schüttelt sie. Daraufhin laufen sie einige Schritte, um dann aufgrund der Unterkühlung liegen zu bleiben. Da der „Hypnotiseur" genau weiß, wie weit die Tiere gehen werden, muß er seine beschwörenden Gesten nur noch auf die Bewegungen der Tiere abstimmen.

23.6.5 Der Trick der Schlangenbeschwörer

Angeblich kann ein speziell geschulter Schlangebeschwörer durch den Klang seiner Flöte giftige Schlange so "hypnotisieren", daß sie harmlos bleiben und zu tanzen beginnen. Da alle Schlangen grundsätzlich stocktaub sind, kann also der Flötenklang nichts bewirken. Vielmehr ist es die Flötenbewegung (unterstützt von am Schalltrichter aufgeklebten flatternden Seidenpapierstreifen), die das giftige Reptil (meist eine Kobra) zur Drohgebärde reizt: Sie spreizt imposant ihr typisches Nackenschild und wiegt sich. Es ist allerdings schmerzlich, ansehen zu müssen, wie das ermüdete Tier immer wieder angestoßen wird, damit es sich endlich gewinnbringend aufrichtet. Die scheinbar beruhigende Wirkung der Hypnose wird schlichtweg durch Zunähen des Maules bewirkt. Das erschöpfte Tier ist für den "Beschwörer" nach wenigen Tagen zu einem Wegwerfgegenstand geworden.

23.6.6 Lernfaktoren

Respondentes Lernen
Bei den Hunden Pawlows ist nicht auszuschließen, daß Lernfaktoren am Schlafverhalten mitbeteiligt sind. Dadurch wird bei den Tieren durch das Anschnallen im Geschirr der Reiz gegeben, das respondent erlernte physiologische Programm der Ermüdung auszulösen.

Die monotone Wiederholung eines Reizes (z.B. Lichtblitz) löst bei sonstiger sensorischer Deprivation anfangs Schreckreaktionen aus, dann „Gleichgültigkeit" und letztlich kann sogar Einschlafen eintreten.

Der Showhypnotiseur kann sich diese Kenntnisse aneignen und entsprechende Konditionierungen vornehmen, um beim Tier durch einfache Reizkonstellationen „hypnotisches" Verhalten zu bewirken. An dieser Stelle sind zwar wieder starke Parallelen zur Reizmonotonie der hypnotischen Induktion beim Menschen festzustellen, die jedoch für eine Hypnose nicht unbedingt erforderlich ist.

Operantes Lernen
Viele auf Bühnen und in Manegen gezeigten Tierhypnosen sind andressierte Verhaltensweisen. Ähnlich wie bei allen anderen Tierdressuren wird das Tier durch Belohnungen darin trainiert, bei bestimmten Signalen bestimmte Verhaltensweisen zu zeigen. Jedem ist die Dressur von Hunden bekannt, die sich auf Zuruf „totstellen". Ähnlich können sehr viele Tiere dressiert werden, „hypnotisch" zu reagieren.

23.7 Hypnose zwischen Tier-Mensch und Tier-Tier

Wie deutlich wurde, ist die durch Menschen angewandte Manipulation an Tieren nach modernen Wissenschaftserklärungen nicht mit Hypnose gleichzusetzen.

Die mitunter Tieren zugesprochenen Hypnosefähigkeiten Menschen gegenüber sind Legenden entnommene und legendenbildende Ausschmükkungen wie z.B. der Blick der Schlange (s.o.) oder der Basiliskenblick. In gleicher Weise ist die Hypnose von Tier zu Tier zu bewerten: Wenn es nicht oben beschriebene und als Totstellreflexe oder Drohgebärden erklärbare Verhaltensweisen sind, dann begegnen wir besonderen Fabelgeschichten mit Übersteigerungen wie z.B. die von La Fontaine erzählte griechische Fabel: dem schlauen Fuchs ist der von ihm verfolgte begehrte Vogel auf einen Baum entwischt. Er umwandelt nun im Mondenschein mit erhobener Lunte immer wieder den Baum, bis der Vogel, der ihn beobachtet und davon fasziniert ist, vom Ast runterpurzelt.

23.8 Moderne Experimente und Wissenschaftsfolgerungen

In der wissenschaftlichen Neuzeit wurden einige Experimente zur „Tierhypnose" vorgenommen:

Durch plötzliche Lageveränderung immobilisierte Kaninchen zeigen neuronale Veränderungen im Mittelhirn, die interpretiert werden als z.B. Hinweise zur qualitative Veränderung der Wahrnehmung bzw. der komplexen multimodal organisierten Wahrnehmungsgestalt auf neuronaler Ebene (Peters, 1971).

Neuere Untersuchungen legen dar, daß diese Bewegungseinschränkung z.B. beim Frosch lediglich eine körperliche Immobilisation hervorruft. Die EEG-Aufzeichnungen zeigen dabei eine Zunahme der Hirnwellenfrequenz, also einen Zustand erhöhter Aufmerksamkeit. Er wird dahingehend interpretiert, daß das Tier während der tonischen Immobilisation eine erhöhte Informationsverarbeitung vornimmt, die ihm den besten Fluchtmoment signalisiert (Hoffmann & Munescal de Oliveira, 1988).

Plötzliche physische Einengung ist bei einigen Tierarten ein starker Stressor, der hormonelle und funktionelle Änderungen bewirkt, die z.B. beim Kaninchen zur Schmerzreduktion führt (Porro & Carli, 1988) und bei Leghornküken (Gallus gallus) cholinerge Veränderungen bewirkt (Hennig, McIntyre et al. 1988).

Simonov (1990a; 1990b), ein sowjetischer Vertreter der Pawlowschen Schule, zeigt bei seinen "hypnotisierten" (bzw. immobilisierten) Kaninchen daß deren EEG-Aktivitäten und Temperatur bevorzugt in der rechten Hirnhemispäre zunimmt. Simonov sieht hier den Beweis für Hypnose, da bei Menschen bei Imaginationen ebenfalls die rechte Hemisphäre, besonders frontal, aktiver wird.

Die Inhibitionstheorie der Tierhypnose ist durch die o.g. Befunde von Hoffmann & Munescal de Oliveira (1988) widerlegt, da die gefundene erhöhte Informationsverarbeitung während der "hypnotischen" Körperstarre eine deutliche zentralnervöse Aktivierung darstellt. In gleicher Richtung zeigt Simonov (1990a,b) durch die Hemisphärendifferenzen eine (partielle) Aktivitätszunahme auf. Kann bei so unterschiedlichen Gehirnstrukturen von Frosch, Huhn, Kaninchen etc. aufgrund von EEG-Ähnlichkeiten auf ähnliche Funktionen des menschlichen Gehirns geschlossen werden?

Wenige Autoren gehen in ihren Ableitungen und Folgerungen aus den gemeinsamen Verhaltenselementen bei Tier und Mensch innerhalb dieses aufgezeigten Reaktionsspielraums einige Schritte weiter: da Tiere im gesamten Entwicklungsstammbaum (vom primitiven Krustentier und Insekt bis zum Säuger und Mensch) sich körperstarr verhalten, was als "Hypnose" zu bezeichnen ist, haben sie alle gemeinsam eine phylogenetische Wurzel (Czermak, 1872; Mangold, 1929; Völgyesi, 1936; Jovanovic, 1988, 1990). Werden hier nicht zu starke Analogie- und Zirkelschlüsse gezogen?

Kritischer Ausblick

- Wie deutlich wurde, wird bei der Tierhypnose ein Analogieschluß von menschlichem Verhalten auf tierisches Verhalten vorgenommen, der jedoch nicht immer zulässig ist. Tiere werden dadurch vermenschlicht.

- Alle Berichte von Tierhypnose befassen sich ausschließlich mit zahmen Tieren (auch zahmen Raubtieren). Hier ist dann sehr leicht anzunehmen, daß Lernprozesse beteiligt sind und nicht hypnotische Kommunikationsmuster. Bei ungezähmten Tieren werden ausschließlich jene Praktiken ausgeübt, die eine Schreckstarre oder den Totstellreflex bewirken.
- Hypnotisches Verhalten wird bei der Darstellung der „Tierhypnose“ allein auf die Immobilität reduziert. Die vielen anderen unter Hypnose möglichen Veränderungen werden nicht berichtet – sie sind wohl auch im Tierexperiment nicht provozierbar (z.B. Altersregression). Deshalb stellt sich die Frage, ob Hypnose mit ihrer Vielfalt von Verarbeitungs- und Reaktionsmöglichkeiten nicht ein typisch menschliches Phänomen ist.
- Folgen wir den sozialpsychologischen und systemorientierten Theorien der Hypnose (s. Kap. 2), so würde die Tierhypnose beinhalten, daß sich das Tier auf unser Kommunikationssystem einstellt, was bei der Intelligenz eines Hummers oder Krokodils sehr fraglich ist. Hinzu kommt, daß bei diesen Tieren Sozialverhaltensweisen nur minimal ausgeprägt sind.
- Wenn wir dem Ansatz von Crawford (1987, 1988) und anderen Forschern folgen, die sich mit den Hirnaktivitäten unter Hypnose befassen, so müßte bei Tieren durch Hypnose ebenfalls eine Veränderung der Hemisphärenaktivitäten festzustellen sein. Da die hier gemessenen Korrelate primär Prozesse des Großhirns sind, könnten derartige Veränderungen nicht bei Tieren mit geringen oder keinen Großhirnanteilen (z.B. Insekten, Reptilien) festzustellen sein. Dies spricht wieder für ein nur für Menschen typisches Phänomen. Versuche an Primaten könnten evtl. näheren Aufschluß geben.
  Hier besteht allerdings wieder die Gefahr eines Zirkelschlusses, da die bei Menschen nachgewiesenen hirnphysiologischen Veränderungen nicht unbedingt auf Tiere zu übertragen sind.
- Der Vergleich des Tier- und Menschen-EEGs ist nicht statthaft, da unterschiedliche Hirnaktivitäten vorliegen und die Hirne nicht vergleichbar sind.
- Es müßte untersucht werden, ob es unterschiedliche „Hypnotisierbarkeit“ bei Tieren gibt. Dabei müßten all jene ähnliche Verhaltensweisen ausgeklammert werden, die durch die moderne Biologie und Ethologie bereits exakt erklärbar sind. Es stellt sich dann die Frage, welche Verhaltensweisen noch übrig blieben, die man tatsächlich als „ypnotisch“ bezeichnen könnte.
- Insgesamt sprechen die oben angestellten Überlegungen jedoch dafür, daß Tierhypnose lediglich ein Artefakt des Showgewerbes ist.

Anwendungen II

In dieser Bucheinheit wird in zwei Praxisteilen
die konkrete Anwendung der Hypnose in den
verschiedenen Praxisbereichen dargelegt:

Teil 7 Anwendungsbereiche
Teil 8 Aspekte der Verhaltensmodifikation

In insgesamt acht Kapiteln erfolgt eine Darstellung des breiten Indikationsbereiches. Der Praktiker erhält hier umfassende Anregungen und Hinweise. Diese sind in den Kapiteln 24–26 symptomorientiert aufgeführt, danach folgt dann die Darstellung von Therapieverfahren und praktischen Therapiefällen.

Behandelt werden die Anwendungsbereiche:
- Medizin
- Psychologie, Psychiatrie, Psychotherapie
- Zahnmedizin
- Gericht
- Sport

Diese Bucheinheit wendet sich an den erfahrenen Praktiker, der Anregungen erhält, seine therapeutischen Methoden zu modifizieren und zu ergänzen. Der Studierende und Anfänger wird in das Denksystem der Therapie unter Hypnose eingeführt und kann hier besonders durch die Falldarstellungen einen konkreten Praxisbezug herstellen.

Vor allem für den klinischen Bereich (also Kap. 25 „Hypnose in der Medizin" und Kap. 26 „Hypnose in der Psychologie, Psychiatrie und Psychotherapie") gilt folgende Darstellungsform:

– Definition und Ätiologie des Symptoms
Diese Ausführungen sind sehr kurz gehalten und sollen lediglich zur Orientierung dienen. Sie wurden Standardwerken entnommen, wie Pschyrembel (1986), Miltner, Birbaumer und Gerber (1986), Schulte und Tölle (1975), Dörner und Plog (1982). Da es sich mehr um eine kurze Einführung in die Symptomatik handelt, sollten die relevanten Literaturangaben der obengenannten Werke an dieser Stelle entfallen. Aus dem gleichen Grund wurden differentialdiagnostische und ätiologische Aspekte nur in knapper, grundsätzlicher Form angegeben. Somit wird davon ausgegangen, daß die Leserinnen und Leser über ein entsprechendes Grundwissen verfügen; so werden die unterschiedlichen Formen bestimmer Störungen z.B. der Angst und ihrer Genese (z.B. Phobie, Vermeidungsverhalten, operantes Verhalten, Delir, Psychose etc.) und deren Grundbehandlungen als bekannt vorausgesetzt.

– Relevante Behandlungsformen
Ebenfalls in knapper – und nicht unbedingt vollständiger – Form werden die grundlegenden konventionellen Behandlungsmethoden der Psychotherapie dargestellt, wobei verhaltenstherapeutische Interventionen im Vordergrund stehen. Medizinische Behandlungsformen sind nicht wiedergegeben.

– Ergebnisse aus der Hypnoseforschung
Es wird versucht, einen Überblick über den Stand der Hypnoseforschung auf dem jeweiligen Gebiet zu geben. Im Vordergrund stehen Untersuchungen, in denen die Wirkung der Hypnose mit anderen Verfahren verglichen wird, ebenso der Vergleich verschiedener Hypnosemethoden. Falls Untersuchungen über den Aspekt der Sug-

gestibilität bzw. Hypnotisierbarkeit vorliegen, sollen diese ebenfalls angeführt werden.

Wie gerade in diesem Abschnitt deutlich werden wird, ist die Hypnoseforschung zwar sehr weitgreifend, jedoch die zahlreichen experimentellen Untersuchungen sind nur schwer miteinander zu vergleichen, da häufig große methodische Unterschiede vorliegen und entsprechende Bedenken anzumelden sind: es werden unterschiedliche Suggestibilitätstests und Hypnoseverfahren verwandt, die Untersuchungspläne sind nicht vergleichbar, die methodischen Ansätze widersprechen sich oder die Gruppengrößen sind wenig aussagekräftig. Zu beachten ist auch, daß einige Untersuchungen „nur“ Hypnose verwenden, d.h., es erfolgt eine formale Induktion ohne jegliche spezifische therapeutische Suggestion. Die Anhänger dieses methodischen Vorgehens wollen die „reine Hypnosewirkung“ ergründen. Sie gehen zum Teil davon aus, daß Hypnose ein „anderer Bewußtseinszustand“ *(altered state of consciousness)* ist. In der Psychotherapie oder Medizin wird diese Vorgehensweise wohl kaum Besserung bewirken – wie die Befunde es auch deutlich machen. Oft werden dadurch sehr widersprüchliche Ergebnisse erzielt. Sie wurden gerade deswegen aufgenommen, um als Beispiele zur Anregung für weitere Forschung zu dienen.

– *Therapeutische Interventionen mit Hypnose*
Hier werden für den Praktiker konkrete Fälle in Kompaktform dargestellt. Dabei wurden alle Hypnoseverfahren berücksichtigt. Die verhaltenstherapeutischen Ansätze sind jedoch am Ende jedes Abschnitts breiter dargestellt.

> Bei allen Therapiedarstellungen sollte stets bedacht werden, daß oft eine umfassende Psychotherapie angezeigt ist und auch durchgeführt wurde. Die hier angegebenen Methoden der Hypnose sind teilweise integrierte Elemente einer solchen ganzheitlichen Therapie. Zur prägnanteren Darstellung sind jedoch vorwiegend nur die hier interessierenden Hypnose-Interventionen wiedergegeben.

Viele Fälle wurden jedoch auch ausschließlich durch relevante Hypnoseverfahren geheilt – teilweise in beeindruckender Kürze und mit umfassenden Veränderungen der Gesamtproblematik. Hier soll der Therapeut besondere Anregungen erhalten. So weit es sinnvoll ist, werden Suggestionen wörtlich zitiert oder eine Übersicht über die Hypnose-Interventionen gegeben. Durch diesen Abschnitt erhalten der Praktiker und der Student Informationen und Anregungen, die sie für ihre Arbeit umsetzen und nutzbar machen können.

Kleinere Überschneidungen ließen sich nicht vermeiden, so z.B. bei dem Thema Schmerz, das sowohl in der Chirurgie, Onkologie, Zahnmedizin und Psychotherapie relevant ist. Hier erfolgten dann entsprechende Querverweise.

In Kap. 27 „Hypnose im kriminologischen und forensischen Bereich“ sind die Probleme der Zeugenbefragung und Erinnerungsmöglichkeit unter Hypnose breit dargestellt. Auch die Frage der kriminellen Anwendungsmöglichkeiten der Hypnose wird abgeklärt. Dazu gehört auch die Beleuchtung der Problematik aus der juristischen Sichtweise.

In Kap. 28 „Hypnose im Sport“ wird versucht, eine übergreifende Systematik zur Hypnoseanwendung zu erstellen, da dieser Bereich in der Literatur relativ selten behandelt wird, jedoch sehr häufig praktisch (unkontrolliert) angewandt wird.

Danach folgen dann in Teil 8 (Kap. 29–31) die verhaltenstherapeutischen Verfahren, die unter Hypnose anzuwenden sind. Anfangs sind hier die Lernfaktoren dargestellt, die unter Hypnose wirksam sein können. Darauf folgt dann in Kap. 30 die weitere klinische Darstellung. In Ergänzung zu der vorgenannten Symptomorientierung in Teil 7 findet man nun die einschlägigen Verfahren der Verhaltenstherapie, die unter Hypnose besonders konkretisierbar sind. Therapeuten anderer theoretischer Orientierung können hier gleichfalls Impulse erhalten.

Abschließend sind in Kapitel 31 ausführliche Falldarstellungen dokumentiert, die ganz detailiert die diagnostischen und therapeutischen Vorgehensweisen sowohl in der Theoriediskussion als auch in der Praxisanwendung konkretisieren. Durch den schrittweisen Aufbau und die wörtlichen Transskripte wesentlicher Hypnosepassagen soll das praktisch-methodische ganzheitliche Vorgehen im gesamten Fallkontext transparent werden.

Die neueren Forschungsrichtungen der Medizin (Verhaltens- und Ganzheitsmedizin), der Psychologie und der Psychotherapie machen immer zwingender deutlich, wie eng die Fachbereiche miteinander verknüpft sind. Die früher betonte Trennung von Körper und Seele existiert nicht. Vielmehr besteht der Mensch als eine *Leib-Seele-Einheit* (s. Abb. 15.29). Die zahlreichen von der Forschung künstlich extrahierten Bestimmungselemente körperlichen und seelischen Handelns wie Imagination, Emotion, Kognition, Attribution, Motivation, Physiologie und Motorik arbeiten sinnvoll vernetzt und somit koordinert. Sie sind sinnvolle Elemente in dieser Leib-Seele-Einheit und ihre Wirkung muß systemisch gesehen werden. (Als Beispiel können die in Absatz 25.1.1 angeführten Komponenten der Angst zur Veranschaulichung herangezogen werden.)

Wird nur ein Bestimmungselement (gleich ob durch internale oder externale Einflüsse) verändert, erfährt das ganze System eine Veränderung. Siehe hierzu auch Abb.15.29.

Das „Symptom" ist somit Indikator für eine Störung und dafür, daß das Gesamtsystem Mensch sich in einer instabilen Lage befand, das sich durch das Symptom eine stabile (aber pathologische) Lage schaffte (Kruse, 1991).

Sinn jeder Diagnostik sollte demnach sein, die Ursachen zu finden, die zu instabilen und somit krankmachenden Veränderungen führten, die in Subsystemen (wie „Vaterproblem", Über-Ich, Leistungsehrgeiz) und/oder in Übersystemen (wie Familie, Freunde, Gesellschaft) und/oder Organsystemen ihre Verursachungen und ihre Rückwirkungen haben. Entsprechend kann jede Art sinnvoller Therapie nur in diesem Sinne systemorientiert und damit fach- und theorienübergreifend ganzheitlich sein.

Diese Einheitlichkeit ist auch der Grund dafür, daß sich einige Symptome bzw. Erkrankungen nur schwer ausschließlich in den Bereich der Medizin *oder* den der Psychologie einordnen ließen.

Teil 7
Anwendungsbereiche

Kapitel 24

Hypnose in der Medizin

> Weil Gesundheit dem Menschen naturhaft gehört,
> erklärt sie sich nicht
> und will nicht erklärt sein.
> Seinem Leiden aber sucht jeder
> Gequälte jedesmal einen Sinn.
>
> Die Heilung durch den Geist
> Stefan Zweig (1881–1942)

Dieses Kapitel befaßt sich mit folgenden Aspekten:

1. Kardiovaskuläre Störungen
2. Gastrointestinale Störungen
3. Rheuma/Arthritis
4. Sonstige internistische Probleme
5. Allergische Reaktionen
6. Dermatologische Probleme
7. Onkologische Probleme
8. Neurologische Störungen
9. Gynäkologie
10. Augenheilkunde
11. Ohrenheilkunde
12. Chirurgie und Anästhesie

Insgesamt sei hier auch auf die Untersuchungsergebnisse verwiesen, die in Kap. 15 „Phänomene der Hypnose“ dargestellt sind.

Alle somatischen Störungen bzw. Krankheiten haben stets auch psychische Aspekte im Sinne von Sekundärwirkungen oder sogar Verursachungen, die in dem relativ neuen Wissenschaftszweig der Verhaltensmedizin erforscht werden.

Verhaltensmedizin und interdisziplinäre Zusammenarbeit

„Zunächst muß insbesondere für den Bereich der körperlichen Störungen noch einmal betont werden, daß vor jeder Behandlung eine sorgfältige Problemanalyse erfolgen muß. Bei somatischen Störungen muß man dazu zunächst eine gründliche medizinische Untersuchung vornehmen. Daher ist gerade im Bereich der Verhaltensmedizin eine kollegiale Zusammenarbeit zwischen medizinischen und psychologischen Fachleuten wichtig und wünschenswert. Eine ganzheitliche Sicht der Probleme ... kann sich erst einstellen, wenn die beiden unterschiedlichen Disziplinen ihre Bemühungen verknüpfen“ (Ross & Petermann, 1987, S. 158).

Zur Vertiefung der einzelnen hier abgehandelten Darstellungen sei auf die Werke von Miltner, Birbaumer und Gerber „Verhaltensmedizin“ (1986) und Ross und Petermann „Verhaltenstherapie mit Kindern und Jugendlichen“ (1987) hingewiesen.

24.1 Kardiovaskuläre Störungen (Herz-Kreislauf-Störungen)

24.1.1 Essentielle Hypertonie

Die Hypertonie (Bluthochdruck) stellt eine Regulationsstörung dar, deren organische Ursachen (Nieren, Übergewicht, Rauchen etc.) abgeklärt sein müssen. Der Blutdruck sollte bei Jugendlichen 140 mm Hg systolisch zu 90 mm Hg diastolisch (über 50 Jahre 160/100) nicht überschreiten.

Die psychischen Ursachen wie Streß, Anhäufung kleiner Alltagsärgernisse, private und berufliche Belastungen gilt es therapeutisch zu beheben.

Verschiedene Studien zeigen, daß sehr unterschiedliche Entspannungsverfahren hilfreich sind – vorausgesetzt sie werden regelmäßig täglich angewandt (Vaitl, 1982; Patel & Datey, 1977).

Die Hypnoseverfahren entsprechen diesem Gesamtkontext, Entspannungsinstruktionen zu geben, wobei es hier wahrscheinlich gilt, besonders sorgfältig positive Ruhebilder zu finden, die für den belasteten Patienten so individuell sind, daß sie keine negativen (belastenden) Denkmöglichkeiten enthalten.

Im Vergleich von Hypnose, Biofeedback und der Kombination beider ist jedes Verfahren an sich effektiv, Hypnose allein erbringt die besten Veränderungen, die Kombination von Hypnose und Biofeedback dagegen ist gegenüber der Kontrollgruppe nicht wirksam (Friedman & Taub, 1978). Werden zur Behandlung der essentiellen Hypertonie Hypnose (hier NLP), Entspannung und ein Modifikationsprogramm zur Gewichtsreduzierung einander gegenübergestellt, so bewirkten alle drei Blutdrucksenkung, jedoch keine Gewichtsreduktion (Walter, 1983).

Bei Versuchspersonen mit normalem Blutdruck bewirken die Ruhephase vor dem Experiment und dann folgende Sugestionen der Aktivitätsminderung einen bedeutenden Abfall des Blutdrucks - wahrscheinlich allein durch die gesamte Ruhesituation bedingt. Vom Zeitpunkt der Hypnseinduktion an kann mit den Suggestionen jedoch keine bedeutsame Blutdruckbeeinflussung erreicht werden (Sletvold, Jensen & Gotestam, 1990). In diesem Experiment wurden die Suggestionen der Gruppensituation entsprechend wahrscheinlich zu allgemein gehalten. Erinnert sei hier an das in Abschnitt 15.3.2 erwähnte Hypnoseexperiment, in dem gezielte individuelle Suggestionen und Kognitionen deutliche Veränderungen produzieren.

Die Behandlung durch Hypnose ist in den Einzelfalldarstellungen durchgängig erfolgreich, erfordert jedoch regelmäßige Selbstkontrolle durch Selbsthypnose (Friedman & Taub, 1977). So arbeitet Hariman (1982b) mit indirekten Suggestionen, während Jackson (1979) neben Hypnose Medikamente akzeptiert, die dann langsam abgebaut werden.

Ein Therapiebeispiel von Jackson und Merrington (1980) zeigt die Wirkung der Hypnosebehandlung exemplarisch: ihr 49 Jahre alter Patient zeigt bei der Vorstellung einen Blutdruck von 170/110 mm Hg. Mittels Hypnoseentspannung und Problembesprechungen unter Hypnose kann er die Medikamente erheblich reduzieren und eine Blutdrucksenkung auf 140/100 mm Hg erreichen und seinen persönlichen und beruflichen Streß bewältigen.

Neben dem reinen Entspannungsinhalt sollten posthypnotische Suggestionen bedacht werden, die einerseits das Anhalten der Entspannung bewirken und andererseits das eigenständige Üben begünstigen. Bei allen Interventionen sollte berücksichtigt werden, daß eine umfassende Therapie indiziert sein kann, die die Gesamtlebensumstände (Konflikte, Probleme) einbezieht.

24.1.2 Kardiale Arrhythmie

Verschiedene Arrhythmien wie Extrasystolen („Herzstolpern") oder paroxysmale Tachykardie (anfallsartiges Herzrasen) können durch psychische Faktoren wie Streß oder spontane Erinnerungen an traumatische Erlebnisse ausgelöst werden (Kline, 1950), so daß es dabei zu kognitiven Konditionierungen kommen kann.

Bei einem 45jährigen Patienten ist dem EKG eine ventrikuläre Tachykardie zu entnehmen, die auch auf Medikamente nicht anspricht. Der Therapeut arbeitet u.a. mit Dissoziation, so daß die Brust als unabhängig vom Körper erlebt wird; der Körper kann dann belastet werden, ohne daß

Arrhythmien auftreten; damit sind dann Entspannungssuggestionen verbunden (Wain, Amen & Oetgen, 1983).

Wie stark kognitive Konditionierungen sein können, zeigt folgendes Beispiel: Bei einem Patienten mit Adams-Stokes-Syndrom (hier minutenlange Arrhythmie; bis 10 Sekunden Herzstillstand durch mechanische Reizung des Carotissinus) wird eine chirurgische Beseitigung dieser Wirkung durchgeführt. Als nach einem halben Jahr Hypnose erfolgt, soll er sich die schlimmste Herzattacke wieder vorstellen. Allein durch den posthypnotischen Auftrag einer Altersregression dieser Herzattacken tritt die Veränderung mit allen Begleiterscheinungen ein, die auch am EKG ersichtlich sind.

24.1.3 Herzinfarkt

Fragola (1974) arbeitet in der Nachversorgung von Infarktpatienten und erreicht – kombiniert mit Medikamenten – durch Hypnose Abbau von Angst und Schlaflosigkeit. Raginsky (1959) beobachtet während eines Hausbesuchs einen massiven Herzanfall und kann durch Hypnose Schmerz, Angst und Schock reduzieren. Da der Herzkranke einen neue Lebensstil, verbunden mit einer geänderten Einstellung zu Belastungen, erwerben muß, kann hier therapeutisch und im Sinne eines Streßmanagements Hypnose sehr hilfreich sein (Kroger, 1977).

Es bilden sich hier deutliche posttraumatische Belastungsstörungen aus, die mit Hypnose therapierbar sind (Kutz, Garb & David, 1988). Vergleiche hierzu Abschnitt 25.24.2.1.

Da bei Koronarpatienten eine Tendenz zur chronischen Selbstüberforderung vorliegt, bietet Ohm (1990) in der Rehabilitationsklinik Hypnose-Einzel- und Gruppenbehandlungen zur Entspannung an. Die erhobenen psychologischen Variablen (subjektives Wohlbefinden) können zwar nicht verbessert werden. Hinsichtlich der medizinischen Variablen werden die Patienten von ihren Ärzten jedoch als verbessert bewertet.

24.2 Gastrointestinale Störungen (Magen-Darm-Bereich)

Die engen Zusammenhänge zwischen Körpervorgängen und gastrointestinalen Prozessen sind unumstritten, wie bereits auch durch zahlreiche Spruchweisheiten deutlich wird, wie „Das Problem liegt schwer im Magen"; „daran hat man schwer zu schlucken", bis hin zu den streßbedingten Durchfällen vor dem Examen.

Studien wie die z.B. von Klein & Spiegel (1989) zeigen deutlich, daß unterschiedliche unter Hypnose induzierte kognitive Strategien die Hemmung oder Begünstigung der Magensäureproduktion beeinflussen, also Auswirkungen auf den gastro-intestinalen Bereich haben.

Hier nehmen Kognitionen einen deutlichen Einfluß auf die vegetative Steuerung. Entsprechend stellt Hypnose eine Methode dar, über die Kognitionen (und Imaginationen) diese vegetativen Prozesse zu beeinflussen (siehe hierzu den Zusammenhang zwischen Imagination, psychophysiologischen und neurologischen Vorgängen in Kap. 15 „Phänomene der Hypnose").

Die nachfolgende Systematik ist an Birbaumer (1986) orientiert.

24.2.1 Störungen des Ösophagus

Bei der Speiseröhre (Ösophagus) treten Störungen sowohl im rein medizinischen wie auch im psychologischen Bereich auf.

Globus hystericus
Es lassen sich hier keine objektiven Befunde erheben; der Patient klagt über das Gefühl eines Kloßes (Globus) im Hals, das Schluckbeschwerden verursacht. Bei einem meiner Patienten lagen massive konditionierte Ängste vor, die das Globusgefühl als Begleitsymptom bewirkten. Durch eine *kognitive Umstrukturierung* dieser Angstbewertung erreichte ich mit Hypnose sofortigen Angstabbau und Abnahme der Schluckbeschwerden. (Dieser Fall ist ausführlicher dargestellt in Kap. 31 „Falldemonstrationen".) In einem anderen Fall lag bei einer Jugendlichen dieses Globusgefühl in Verbindung mit Magersucht vor (Näheres siehe unter „Anorexia nervo-

sa“ in Kap. 25 „Hypnose in der Psychologie, Psychotherapie und Psychiatrie“), bei der ich u.a. indirekte Suggestionen anwandte.

Refluxösophagitis und Ösophagusspasmen

Durch Magenrückfluß werden sekundäre peristaltische Wellen bewirkt, so daß der Patient durch häufiges Schlucken den pH-Wert (Sodbrennen) korrigieren muß.

Birbaumer (1986a) schlägt Biofeedback des pH-Wertes vor.

> Zlotogorski und Anixter (1983) stellen den Fall eines jungen Studenten vor, der seit zwei Jahren unter schmerzhafter Refluxösophagitis leidet und dem medizinisch nicht geholfen werden konnte.
> In Hypnose werden zwei Bilder benutzt:
> 1. Normale Essenseinnahme, bei der die Speise durch die Speiseröhre transportiert wird und den Mageneingang passiert, der sich dann schließt.
> 2. Ein Nerv geht vom Gehirn zum Mageneingang; er ist mit einem Regler versehen und kann vom Patienten auf Entspannung eingestellt werden.
> Letzteres Bild benutzen die Therapeuten, um eine Verbindung zwischen Gehirn und Mageneingang herzustellen.

Hilfreich sind auch bildhafte Vorstellungen vom Mageneingang, die dem Patienten von Endoskopieaufnahmen bekannt sind. Zum häuslichen Üben erhält er eine Tonbandaufzeichnung der Instruktionen. Nach wenigen Sitzungen ist eine Verbesserung zu bemerken; auch in der Untersuchung nach drei Monaten sind kein Sodbrennen und keine Beschwerden mehr festzustellen.

Die Beobachtung von Cerny, Lukasova, Pitha und Setka (1974) zeigt, daß die Kontrolle der Ösophagusmotilität sowohl bei einem gesunden Patienten als auch bei Achalasie durch Hypnose möglich ist. (Achalasie: Fehler des Ösophagusendes, beim Schlucken zu erschlaffen; dadurch ist die Speiseröhre schwer zu entleeren und der Patient muß evtl. im Stehen essen.)

Cerny, Setka, Jarolimek und Tuma (1988) geben die posthypnotischen Suggestionen, die Spasmen zu reduzieren und den Schluckakt durchzuführen. Sie erreichen sowohl bei funktionellen Schluckbeschwerden (N=21) als auch bei Achalasie (N=30) und diffusen Ösophagusspasmen (N=2). Die Therapeuten instruieren mit den posthypnotischen Suggestionen eine „autostimulierende Technik“: vor und während des Essens wird die geballte Faust ein Signalreiz für die nachfolgenden Mechanismen, sodaß der Patient nun (lt. posthypnotischer Suggestion 1) in der Lage sein wird, die Schluckbeschwerden zu bewältigen. Falls dieser konditionierte Reiz wirksam ist, erfolgt die weitere posthypnotische Suggestion (2), daß der Patient diese Selbstregulation des Schluckens auch außerhalb der Hypnose erreichen kann. Nach insgesamt fünf derartigen Hypnosesitzungen ist der Großteil geheilt.

Bei einem Patienten mit lang bestehenden Ösophagusspasmen, Refluxösophagitis und starker Gewichtsabnahme als Folgeerscheinung, erreicht Weber (1991) durch Metaphern und Symptomreframing deutliche Besserung.

24.2.2 Erbrechen

Die psychischen Faktoren können vielgestaltig sein; lerntheoretisch wird angenommen, daß eine

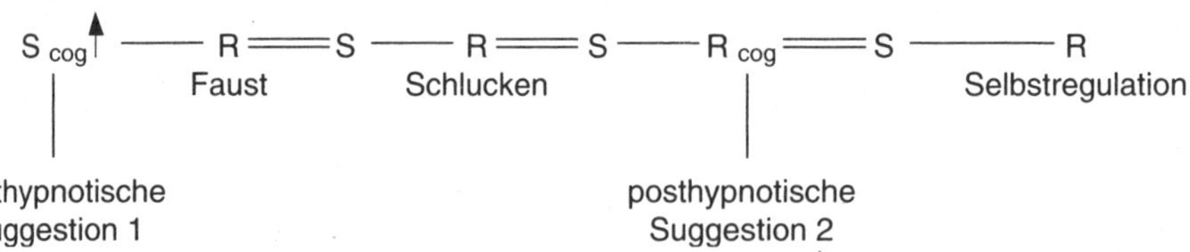

Abb. 24.1: Verhaltensgleichung der therapeutischen Selbstkontrollintervention von Cerny et al. (1988)

ursprünglich klassische Konditionierung operant aufrechterhalten wird. Zu bedenken ist, daß hier vorwiegend ursachenorientiert vorzugehen ist.

Einer meiner jugendlichen Patienten zeigte morgendliches Erbrechen, sobald er an die ihn überfordernde Schule dachte; ein umfassendes Programm war hier erforderlich, von systematischer Desensibilisierung, Selbstsicherheitstraining und Abbau der elterlichen Erwartungshaltungen bis dahin, daß die anspruchsvolle Mutter sich eigenständige Erfolgserlebnisse durch Freizeitaktivitäten verschaffte.

Bei einer Studentin mit anfallsartigem morgendlichem Erbrechen und Depressionen konnte ich durch eine Altersregression aufdecken, daß sie als kleines Kind für mehrere Tage von ihrer Mutter getrennt auf der Isolierstation war und dort starke Ängste zeigte. Diese äußern sich in der Gegenwart weiter als überstarke Trennungsängste. Als die Patientin in der Altersregression sich selbst aus dem Krankenhaus befreien kann, bessern sich die Beschwerden zunehmend (Kossak, 1991a).

Lait (1972) nimmt bei einem Fall von zwangshaftem Erbrechen Hypnose erfolgreich vor. Beim Erbrechen der Schwangeren können ebenfalls psychische Faktoren angenommen werden; entsprechend ist hier in gleicher Weise Ursachentherapie erforderlich, die auch symptomorientiert schnelle Abhilfe schaffen kann, so z.B. durch Suggestionen mit Entspannungsinhalten, die besonders den Magenbereich beinhalten.

Erbrechen als Folgeerscheinung der Krebstherapie (Strahlen- und Chemotherapie) ist im Abschnitt 24.7 differenzierter dargestellt.

Verwiesen sei auch auf das nachfolgende Kapitel 25, in dem weitere psychologische Faktoren der Eß- und Erbrechensprobleme dargestellt sind.

24.2.3 Magen- und Zwölffingerdarmerkrankungen

Hier haben Streßfaktoren einen starken Einfluß, der sich z.B. in der Unkontrollierbarkeit aversiver Reize äußert (Weiss, 1977), in fehlenden oder negativen Rückmeldungen über Bewältigungsreaktionen, Feindseligkeit, Aggressivität. Beeinträchtigt wird die Magenmotilität, Magendurchblutung oder HCl-Sekretion. Therapeutisch bieten sich neben Diät und medizinischen Maßnahmen Streßbewältigungsprogramme an, Entspannungsverfahren und Biofeedback des Elektrogastrogramms (Walker, 1983). Kontrollierte Gruppenuntersuchungen zeigen auf, daß die Hypnosebehandlung ein geeignetes therapeutisches Ergänzungsverfahren ist, um selbst bei chonischen Duodenalerkrankungen die Rückfallquote deutlich und über lange Zeit zu reduzieren (Colgan, Faragher & Whorwell, 1988).

Direkte Hypnosesuggestionen zur Beruhigung helfen hier (Moody, 1953), aber auch ausgedehnter hypnotischer „Schlaf", also vertiefte Entspannung durch Hypnose (Andreev, 1960), wie allgemein Methoden der Selbst-Stärkung, Entspannung, Problemlösung etc. (Sachs, 1982). Nicht zu vergessen ist jedoch, auch eine ursachenorientierte Therapie vorzunehmen.

In einem Fall von Magenbluten, das bereits seit drei Jahren besteht, können Bishay, Stevens und Lee (1984) durch einmalige Hypnosesuggestionen eine sofortige Besserung bewirken, die dann in Selbsthypnose übernommen wird. Es wird eine schöne Strandszene als Ruhebild vorgegeben; daraufhin wird das „Unbewußte" angesprochen:

„... Dein Unbewußtes kontrolliert auch deinen Puls, ... deinen Blutdruck, die Blutgefäße der Haut, ...wie ich sehen kann, sind diese vitalen Zeichen ... bereits von deinem Unbewußten unter Kontrolle gebracht worden ... das paßt gut auf den Körper auf. Du kannst ihm erlauben, die Blutung vollkommen zu kontrollieren. Es wird sich abregen und alle blutenden Stellen in deinem Magen und deiner Speiseröhre ganz wirkungsvoll und sicher schließen ... als ob es dich heilt, während du langsam dieses erfrischende eiskalte Getränk in deiner Hand schlürfst ... Beachte, wie entspannt ... bequem und ... sicher du dich gerade jetzt fühlst, wenn du deinem Unbewußten erlaubst, dir zu helfen. Dein gesamter Körper ist frei von Anspannungen ... du fühlst dich wohl!" (Bishay et al., 1984, S. 23).

24.2.4 Darmerkrankungen

Morbus Crohn und Colitis ulcerosa
Bei diesen entzündlichen und relativ begrenzten Erkrankungen des Dick- bzw. Dünndarms steht die genaue körperliche Ätiologie noch nicht fest (z.B. Autoimmunreaktion), psychologische Faktoren können jedoch unterschiedlich stark mitbeteiligt sein. Belastend sind für den Patienten vor allem die häufigen schleimigen und blutigen Stühle, die ohne ersichtlichen Grund auftretenden Verschlechterungen und weitere Begleiterscheinungen wie Eisenmangel, Gewichtsverlust, Leibschmerzen.

Cafiso (1982a) wendet in einem Fall Hypnose auf psychodynamischem Hintergrund an.
Ich selbst behandelte einen Jugendlichen, der sehr ehrgeizig, übergenau ist und unter den Spannungen in der Familie leidet. Anfängliche familientherapeutische Maßnahmen schlugen fehl, so daß der Jugendliche Einzeltherapie erhielt. In Hypnose lernte er Selbstkontrolle von belastenden Situationen: So etwa, wenn bei einem Spiel gemogelt wird, werden ihm angemessene Reaktionsmöglichkeiten, verbunden mit Entspannung, vorgegeben. Gleichzeitig erlernt er Selbsthypnose und realisiert Entspannungs- und Selbstsicherheitsreaktionen in den relevanten Situationen. Die Diagramme über Häufigkeit und Konsistenz der Stühle zeigen nach ca. zwei Wochen bereits eine deutliche Verbesserung an, die über viele Wochen anhält. Später wird eine Familientherapie erneut aufgegriffen, die nach mehrfacher Ablehnung durch die Eltern gute Erfolge bringt. Die Kommunikation ist gebessert und der Patient hat es gelernt, seine Problematik durch Selbstkontrolle relativ gut zu regulieren. Dabei sind plötzlich auftretende Schübe für ihn nicht mehr so stark emotional belastend und traten in einem Katamnesezeitraum von über acht Jahren immer schwächer und seltener auf (Kossak, 1991b).

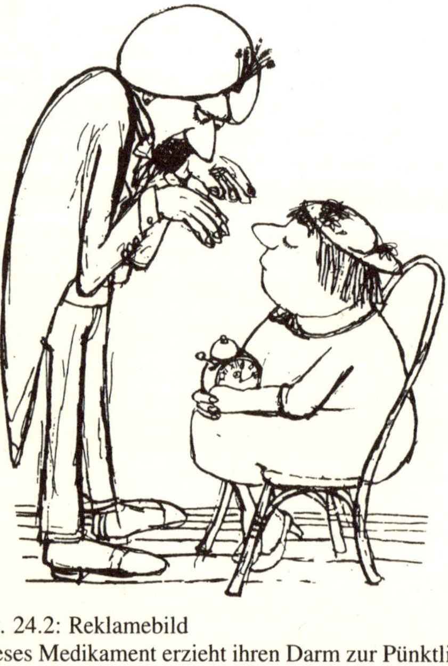

Abb. 24.2: Reklamebild
„Dieses Medikament erzieht ihren Darm zur Pünktlichkeit“.

Bei einer Jugendlichen erreichte ich ebenfalls durch Hypnose Entspannung und in Verbindung mit Selbstkontrollmethoden zur Streßreduktion deutliche Besserungen.

Mrochen (1991) behandelt einen Fünzehnjährigen, der an Morbus Crohn erkrankt ist. Er verwendet einen mehrschichtigen Ansatz von Einzel- und Familientherapie, durch den seine Verlassensängste erkannt und aufgearbeitet werden.

Reizcolon: Diarrhö, Schmerzen, Darmkrämpfe
Bei dem unter dem Syndrom „Reizcolon“ zusammengefaßten Beschwerden wie Diarrhö, Schmerzen im Bauchraum, Darmkrämpfe, Verdauungsbeschwerden, sind deutlich psychogene Ursachen wie Streß oder Depression festzustellen und entsprechend durch Hypnose zu behandeln (Hunter, 1988b; Waxman, 1988). Auch bei refraktären Erkrankungen sind Einzel- und Gruppenbehandlungen unter Hypnose (Harvey, Hinton, Gunary & Barry, 1989) wie auch bei schwerwiegender Problematik (Whorwell, Prior & Colgan, 1987) erfolgreich.

Patienten, deren Reizcolon vorwiegend in Form von Diarrhö oder Obstipation reagierte, konnten durch eine Hypnotherapie zwar keine körperlichen Veränderungen wie z.B. Schließmuskelstärke erreichen, jedoch eine bedeutsame Veränderung der rektalen Sensibilität, also der viszeralen Wahrnehmung (Prior, Colgan & Whorwell, 1990). Auf diese Weise konnten sie ihre Problemsituation wahrscheinlich unter Selbstkontrolle bringen.

Diarrhö, Schmerzen und Darmkrämpfe
Bei streßbedingten Durchfällen sind relevante Entspannungsmaßnahmen und natürlich Interventionen zum Streßmanagement angezeigt, wie z.B. Lerntrainings für das Examen etc..

Kroger und Fezler (1976) berichten vom Fall eines Mannes, der stets nach der Speisenaufnahme mit schmerzhaften abdominalen Spasmen (Krämpfe im Unterbauch) reagiert. Die Diagnose und Therapie zeigt, daß das Symptom begonnen hatte, nachdem er die Untreue seiner sonst sexuell abweisenden Frau feststellte und er dann Schuldgefühle aufgrund seines Fremdgehens entwickelte. Parallel zur breit angelegten psychotherapeutischen Behandlung erfolgte das Hypnosetraining der Handschuhanästhesie, mit der er die Krämpfe kontrollieren konnte.

Bei der operativen Anhebung des Anus entsteht das damit verbundene Schmerzsyndrom; Holst (1983) behandelt seine Patientinnen mit Psychotherapie unter Hypnose.

24.2.5 Singultus (Schluckauf)

Beim Schluckauf besteht ein unwillkürliches Zusammenziehen des Zwechfells mit tönender Einatmung. Ursachen sind mannigfaltig (z.B. Reizung, Intoxikation, allergisch-epigastrisches Syndrom).

Bei behandlungsresistentem Schluckauf sind nach erfolglosen medikamentösen Behandlungen durchaus Hypnoseinterventionen erfolgreich (z.B. Bobele, 1987; Crasilneck & Hall, 1975; Kirkner & West, 1950).

Dorkus & Kirkner (1955) zeigen an achtzehn Fällen auf, daß bei postoperativem Stingultus mittels Hypnose Muskelentspannung und Angstreduktion bewirkt wird. Entsprechende Erfolge berichten auch Smedley & Barnes, 1966). Bei einer unbekannten in Gefahr befindlichen Person ist Kroger (1969) mit einer einzigen Telephonhypnose erfolgreich. Bobele (1987) gibt zur Problemstellung eine kurze Literaturübersicht.

24.3 Rheuma/Arthritis

Im Vordergrund der sehr unterschiedlichen Beschwerdebilder des Rheumas steht der ziehende Schmerz im Bewegungsapparat, der auf äußerst vielfältigen Ebenen wirksam ist, entzündliche und degenerative Prozesse bedingt und sowohl Gelenke als auch Weichteile erfassen kann. Die Ätiologie und Pathogenese ist bislang noch äußerst unklar und kann einerseits durch allergene Prozesse, aber auch durch psychologische Faktoren bestimmt sein (Kallinke, 1979), so z.B. durch die Eltern-Kind-Beziehung (Rekola, 1976). Auch spezifische Lebensereignisse können krankheitsbegünstigend wirken (Ludwig, 1954).

Über medizinisch-therapeutische Interventionen hinausgehende Verfahren befassen sich mit unterschiedlichen psychotherapeutischen Richtungen oder mit der Schmerzbewältigung. Bei Weichteilrheumatismus ist evtl. die Konditionierung eines Schmerz-Verspannungs-Kreislaufs anzunehmen (Gentry & Bernal, 1977), wobei operante soziale Verstärkungen möglich sind (Block, Kremer & Gaylor, 1980), aber auch Beobachtungslernen und kognitiv-behaviorale Aspekte, wie allgemein bei der Schmerzproblematik (Meichenbaum & Turk, 1976).

Therapeutisch ist über die kausalen Behandlungen hinausgehend EMG-Feedback, nahe an der Schmerzstelle abgeleitet, hilfreich (Flor, Haag, Turk & Köhler, 1983).

Behandlungen mit Hypnose sind primär auf die Schmerzreduktion ausgerichtet (Crasilneck, 1980; Elton, Burrows & Stanley, 1980). Auch bei Kindern sind derartige Therapien möglich, sogar mit Selbsthypnose (Garner & Olness, 1981). Cioppa und Thal (1975) berichten den Fall juvenilen Rheumas bei einer Zehnjährigen mit Depressionen. Hier führen Suggestionen sehr schnell zu reduzierten Beschwerden, so daß die Autoren darauf hinweisen, ob Rheuma evtl. auch als Konversionssymptom angesehen werden kann.

Bei einem 16jährigen Mädchen, das an juvenilem Rheuma leidet und deshalb auf den Rollstuhl angewiesen ist, bewirkt Appel (1990) u.a. durch Suggestionen der Entspannung und der Schmerzfreiheit, daß die Jugendliche ihre schmerzhaften Bewegungseinschränkungen verbessern kann.

24.4 Sonstige internistische Probleme

24.4.1 Schmerzen

Bei zahlreichen internistischen Erkrankungen treten Schmerzzustände auf, die durch entsprechende Hypnose-Interventionen reduzierbar sind, so z.B. bei Gallenkoliken (Kroger & Fezler, 1976), Lymphogranulomatose, Morbus Hodgkin (Garner & Olness, 1981), Myofibrose (Elkins, 1984). Neben ganzheitlichen psychotherapeutischen Interventionen zur Lebens- und Schmerzproblematik bieten sich verschiedene Hypnoseverfahren an wie Handschuhanästhesie, Schmerzumlenkung, Zeitveränderung, Dissoziation etc. (siehe hierzu den Abschnitt „Schmerz" in Kap. 25).

24.4.2 Diabetes

Mit der Krankheit sind u.a. Kreislaufprobleme verbunden, so daß die Patienten über kalte und schmerzhafte Extremitäten klagen. Hier erreicht Grabowska (1971) durch Suggestionen von Sonnenstrahlen und warmer Durchblutung deutliche Verbesserungen mit praktisch identischen Methoden wie bei der Raynaudschen Krankheit (s.u.).

Bei den zahlreich erforderlichen Injektionen können leicht Spritzenphobien entstehen, die durch geeignete Suggestionen – auch bei Kindern – abgebaut werden können (Gardner & Olness, 1981).

Die Insulinproduktion ist konditionierbar, z.B. durch den Anblick von Speisen (Woods & Kulkosky, 1976). So kann durch die hypnotische Suggestion vom Genuß einer Süßspeise vermehrte Insulinproduktion erreicht werden (Goldfine, Abraira, Gruenwald et al., 1970).

Bei Patienten (11–19 Jahre) mit insulinabhängigem Diabetes mellitus sprechen 20% nicht gut auf die medikamentöse Behandlung an. In einem Zeitraum von sechs Monaten konnte bei ihnen mittels Hypnose der durchschnittliche Blutzukkerwert von 436mg/dl auf 149mg/dl reduziert werden, was guter Ansprechbarkeit entspricht (Ratner, Gross, Casas & Castells, 1990). Hier können zukünftige Untersuchungen ansetzen, um diese Anwendungsmöglichkeit im größeren klinischen Rahmen zu erproben.

Prinzipiell sollten bei derartig chronischen Erkrankungen die zahlreichen psychischen Faktoren mitberücksichtigt werden, die zusätzlich zum körperlichen Streß vom Patienten verarbeitet werden müssen (Ross & Petermann, 1987); siehe hierzu einige Aspekte im Abschnitt über Krebsprobleme.

24.4.3 Hämodialyse

Für den Patienten ist die Hämodialyse mit körperlichem und psychischem Streß verbunden; hinzu kommt, daß er sich dieser Prozedur sehr ausgeliefert fühlt. Durch Hypnose-Selbstinstruktionen kann der Patient hier eine Besserung erreichen und sich wieder selbst als Kontrolleur *(internal locus of control)* des Geschehens fühlen (Morill, 1978; Surman & Tolkoff-Rubin, 1984).

24.4.4 Hämophilie

Bei der Bluterkrankheit ist die Agglutinationsfähigkeit des Blutes reduziert oder fast aufgehoben, da der Faktor VIII (antihämophiles Globulin) fehlt, bzw. dessen Aktivität gestört ist. Bei der klassischen Form (Hämophilie A, Mangel an Faktor VIII, AHG) liegt ein rezessiv geschlechtsgebundener Erbgang vor, bei dem nur männliche Krankheitsträger beobachtet werden. Die Klassifikation erfolgt meist nach dem Schweregrad und den Blutgerinnungsfaktoren.

Die Blutungsneigung ist nicht nur mit aktuellen Verletzungen gekoppelt, sondern auch mit emotionalem Streß, Ärger, Angst (Agle, 1964; Salk, Hilgartner & Grannick, 1972), aber auch mit positivem Streß wie Geburtstagsfreude, Verreisen etc. (Mattson & Agle, 1979; Mattson & Gross, 1966). Auch hier kommt es zu spontanen internalen Blutungen.

Rasputin wird nachgesagt, daß er bei Zar Alexander durch Hypnose die Blutungen beenden konnte (Massey, 1975).

Streßreduktion bei Hämophilie

Swirsky-Sacchetti und Margolis (1986) führen auf der Grundlage einer Streßverursachungshypothese ein Streßreduktionsprogramm durch. In einem sechswöchigen Training erhält die Experimentalgruppe stark Hämophiler ein Streßbewältigungstraining, bestehend aus Beratungen, Entspannung und Selbsthypnose. Die Intervention zeigt eine bedeutsame Verbesserung gegenüber der Kontrollgruppe, so daß die Notwendigkeit von Bluttransfusionen deutlich reduziert war. Dies bestätigt die früheren Beobachtungen von LeBaw (1975) und weist darauf hin, daß psychotherapeutische Interventionen wirkungsvoll sind und in der selbstverantworteten Therapie im häuslichen Bereich einzusetzen sind.

LeBaron und Zetzer (1984) weisen auf ähnliche Erfolge im zahnärztlichen Bereich hin.

Ritterman (1982) nimmt im Rahmen einer Erziehungsberatungsstelle *(child guidance clinic)* und einer Kinderklinik psychotherapeutische Interventionen unter Hypnose vor, um die Beziehungen des Patienten und der Familie und auch die Beziehungen zum Hospital zu verbessern. Als wesentliche Faktoren zur Verminderung der Blutungsneigung können hier angesehen werden: Abbau von emotionalem Streß und Abbau von Hilflosigkeitsgefühlen bzw. Kontrollverlustängsten.

Die Auswirkungen der Hypnose sind weiter unten in Abschnitt 24.12 „Chirurgie und Anästhesie“ und in Kap. 26 „Hypnose in der Zahnheilkunde“ dargestellt.

24.4.5 Ausscheidungsstörungen

Besonders nach urologischen Eingriffen können Probleme des Wasserlassens entstehen, die durch Entspannungsinstruktionen beeinflußbar sind (Hinman & Baumann, (1976). Bei einem jungen Mann mit Lähmung aller vier Extremitäten liegt die Hemmung vor, in Gegenwart anderer Wasser zu lassen; mit einer Hypnoanalyse kann das Problem gelöst werden (Bistey, 1984). In zwei Fällen mit sozial gehemmtem Wasserlassen ist Goggins (1983) mit Desensibilisierung und Hypnose erfolgreich.

Bei einer Frau mit übererregbarem Blasenschließmuskel erfolgen häufige und unkontrollierte Miktionen. Durch Selbsthypnose gelingt ihr die Kontrolle, so daß auch die vorher abnorme zystometrische Kurve Normalwerte erreicht (Godec, 1980).

In zwei Fällen mit Blaseninkontinenz behandelt Diment (1980) die älteren Patientinnen mit Hypnose-Entspannung erfolgreich.

Bei Ureteranomalien sind mitunter mechanische Erweiterungen erforderlich; Kline (1976a) therapiert bei diesen bislang medizinisch erfolglos behandelten Fällen mit der Suggestion, daß sie das Gefühl der Dilatation deutlich realisieren. Nach drei bis vier Tagen tritt eine Symptomverbesserung ein, die auch nach einem Jahr noch feststellbar ist.

Die mehr psychisch bedingten Störungen wie Enuresis und Enkopresis werden in einem gesonderten Abschnitt in Kapitel 25 behandelt.

24.5 Allergische Reaktionen

24.5.1 Allergien allgemein

Allergiereaktionen sind meist: anaphylaktischer Schock (Larynxödem, Bronchospasmus, Gefäßkollaps), allergisches Asthma (s.u.), allergische Rhinitis (Heuschnupfen, s.u.), Urtikaria (s.u.), Quincke-Ödeme, Ekzeme etc.

Auf wiederholten Kontakt mit einer antigenen Substanz erwirbt der Organismus die Bereitschaft, mit diversen Symptomen zu reagieren. Als Allergene werden verschiedene Gruppen differenziert, die erworben werden durch: Inhalation, Nahrungs- und Arzneimittel, Hautberührung, Injektion, Invasion, Bakterien.

Psychische Faktoren

Neuere Forschungen zeigen, daß unser Autoimmunsystem durchaus stark mit psychologischen Faktoren (z.B. Streß) zusammenhängt und auch Konditionierungen möglich sind (Ader & Cohen, 1981). So sind allergische Reaktionen oft in Streßphasen vorzufinden (Grant, Bruce-Pearson & Comeau, 1936; Friedman, Glasgow & Adler, 1969).

Die ersten Studien zum Thema Hypnose und Allergie führten wohl Diehl und Heinichen (1931) durch. Die Untersuchungen von Black (1963) weisen darauf hin, daß psychische Faktoren bei der Immunreaktion der Haut wirksam und durch Hypnose beeinflußbar sind.

Die klassische Untersuchung von Ikemi und Nakagawa (1962) macht den Einfluß psychischer Faktoren deutlich (s. Abb. 15.9).

Ihre Versuchspersonen hatten eine deutliche Kontaktallergie bei Berührung der Blätter des japanischen Wachsbaumes. Durch Suggestionen (Berührung mit einem *neutralen* Blatt) entstanden keine Hautreaktionen, obwohl sie objektiv Hautkontakt mit dem Blatt des Wachsbaumes hatten. Erfolgt die Berührung mit einer neutralen Substanz und ist die Suggestion jedoch allergiebezogen (Berührung mit dem „giftigen" Blatt), so treten sofort Hautreaktionen auf.

Perloff und Spiegelman (1973) berichten von der Behandlung eines zehn Jahre alten Kindes mit einer Hunde-Allergie. Sie nehmen eine Kontakt-Desensibilisierung unter Hypnose vor, indem das Kind die Suggestionen erhält, sich vorzustellen, den Hund streicheln zu können, ohne dabei allergische Reaktionen zu zeigen, auch wenn es dann neben dem Hund schliefe. Diese Behandlung dauerte ein Jahr und in dem Allergietest nach fünf Monaten wurden keine relevanten Reaktionen festgestellt.

Andere Autoren waren mit ihren Hypnosetherapien bei allergischen Hautreaktionen ebenfalls erfolgreich (Kroger, 1964). Bei einer Hühnereier-Allergie konnten die Hautreaktionen mit Hypnose unterdrückt werden (Clarkson, 1937). Die Experimente zur Kontrolle des Immunsystems zeigen deutlich, daß sowohl sofortige als auch verzögerte Immunreaktionen durch Hypnose beeinflußt werden können (Bongartz, 1990; Zachariae, Bjerring & Arendt-Nielsen, 1989; Siehe hierzu auch Abschnitt 15.3.5.2).

Bei Hautkrankheiten wie Ichthyosis oder Warzen kommt es zu Besserungen durch Hypnose und es stellt sich die Frage, ob es sich hierbei um eine Beeinflussung des Immunsystems handelt (siehe Abschnitt 24.6 „Dermatologische Probleme").

24.5.2 Asthma bronchiale

Diese wohl häufigste Atmungskrankheit äußert sich in Anfällen von Dyspnoe, Husten, Auswurf, mit starker Behinderung der Exspiration und Spasmen der Bronchialmuskulatur.

Subjektiv werden oft Beklemmungs- und Angstgefühle geäußert, die durch Erhöhung des Atmungswiderstandes, Zunahme von Herzfrequenz und autonomer Erregung bedingt sind.

Verursachungen des Asthmas sind auf drei verschiedenen Ebenen anzunehmen:

1. Allergisches Asthma
Hier wird die Bildung von Antikörpern (IgE) als Ursache angesehen, wobei spezifische Antigene wirksam sind (z.B. Tierhaare, Schimmelpilze, Hausstaub) oder eine Blutserumkrankheit.

2. Endogenes Asthma
Bei dieser sehr unklaren Form können evtl. Reflexspasmen für die Atembelastung verantwortlich gemacht werden, wie sie z.B. beim Einatmen von feuchter, kalter oder staubiger Luft auftreten können. Auch emotionale Belastungen können als Verursacher oder Mitverursacher angesehen werden.

3. Infektionsasthma
Die Genese ist kaum bekannt; man nimmt an, daß eine physiologische Fehlanpassung bei verschiedenen Infektionen zu den Bronchospasmen führt.

- Für alle Asthmaformen ist unklar, wie stark und in welchem Verhältnis psychische oder somatische Anteile wirksam sind, wenn diese nicht exakt ermittelt oder ausgeschlossen werden konnten. Oft liegen Mischformen vor.
- Psychologische Faktoren haben beim Asthma bronchiale durchaus wesentlichen Anteil (Angst, Streß etc.), da das Auftreten oder Verschlimmern der Anfälle relativ eng damit verbunden ist (Alexander, 1981).

Bekannt sind jene Fälle aus Kinderkuren, in denen bei 40% kurze Zeit nach Trennung von den Eltern bereits deutliche Besserungen ohne jegliche Medikation festzustellen sind (Peshkin & Friedman, 1975).

So können psychische Anspannungen wie belastende Filme (über chirurgische Eingriffe) oder die Tonbandstimme der Mutter Asthmaanfälle auslösen (Alexander, Cropp & Chai, 1979). Auch die Hypnosesuggestion von bedrohlichen Situationen kann zu Atembeschwerden führen (Luparello, Lyons, Becker & McFadden, 1968), bzw. können direkte Suggestionen ebenfalls Atemnotzustände bedingen (Thorne & Fisher, 1978; Reaney, Cnag & Olness, 1978).

Angstsituationen können Anfälle auslösen, die besonders dann auftreten, wenn erste Atembeschwerden registriert werden; eine schnelle Steigerung der Symptomatik ist dann oft zu beobachten (Sirota, 1982).

Dies macht deutlich, wie sehr emotionale und auch kognitive Faktoren wirksam sind und die pulmonalen Funktionen beeinträchtigen (Tal & Miklich, 1976).

Forschungsergebnisse weisen auch darauf hin, daß Asthma durch Konditionierungsprozesse auslösbar ist. So berichtet bereits 1886 MacKinzie von einem Fall, bei dem durch den Anblick einer Papierblume Asthmaanfälle ausgelöst wurden. Dekker, Pelser und Groen (1957) erreichen bei einem kleinen Teil ihrer Versuchspersonen über relevante klassische Konditionierungen Asthmareaktionen, wie im allgemeinen klassische Konditionierungen bei allergenen Prozessen möglich sind (Ader, 1981). Operante Lernprozesse konnten bei der Beeinflussung des Asthmas ebenfalls nachgewiesen werden, wobei das Symptom evtl. ein Vermeidungsverhalten war (King, 1980; Feldmann, 1976). Meine Praxiserfahrungen aus der Erziehungsberatung bestätigen diese Ergebnisse.

Von den verhaltenstherapeutischen Behandlungsansätzen sind isolierte Entspannungsverfahren wenig effektiv (Alexander & Solanch, 1981), während z.B. Biofeedback-Methoden, kombiniert mit Entspannung, sehr wirksam sind (Scherr, Crawford, Sergent & Scherr, 1975; Khan, Staerk & Bonk, 1973). Als Biofeedback-Verfahren wurden hier benutzt: EMG (Elektromyogramm = elektrische Potentiale der Muskelaktivitäten im Sinne von Verspannungen) und FEV (forciertes Exspirationsvolumen = unter Druck bewirktes Ausatmungsvolumen). Deutlich wird, wie sehr suggestive Elemente (auch Placebogaben z.B. als Inhalationsbeimischungen) an der Verbesserung der Atemreaktion beteiligt sein können (Khan et al., 1973).

Je nach Genese der Problematik können psychotherapeutische Desensibilisierungstechniken Verbesserungen erzielen, besonders bei Angstproblemen (Miklich, Renne, Creer et al., 1977), während bei sozialen Problemen eher Selbstsicherheitsverfahren hilfreich sind (Hock, Rodgers, Reddi & Kennard, 1977).

Besonders effektiv sind wohl komplexe Bewältigungsprogramme, die auf unterschiedlichen Ebenen arbeiten und Eltern als auch Kinder einbeziehen (Szczepanski & Könning, 1991).

Hypnose-Interventionen unterschiedlichster Methodik wurden in gleicher Weise als effektiv erprobt, so in zum Teil umfangreichen Patientengruppen (Collison, 1975; Crasilneck & Hall, 1975; Spiegel & Spiegel, 1978), teilweise wird mit Autohypnose gearbeitet (Maher-Loughnan, 1970; Spiegel & Spiegel, 1978).

Erhöhte Hypnotisierbarkeit weist in Verbindung mit Entspanung unter Hypnose auf eine Symptomverbesserung hin (Murphy et al., 1989). Die Diskussion über die Wirkung von Hypnose bei chronischem Asthma ist jedoch nicht abgeschlossen (Higgs, 1989; Wilkinson, 1989; Morrison, 1988, 1990).

Hartland (1973) arbeitet mit *ego-strengthening suggestions*, bei denen er einerseits nahezu standardisierte Anweisungen zum positiven Fühlen benutzt („du wirst dich immer mehr unabhängig fühlen"), andererseits konkrete Instruktionen zur Problemlösung (z.B. sich gegenüber X durchzusetzen), dann auch atembezogene Suggestionen („Deine Atmung wird freier") anwendet.

Psychoanalytisch orientierte Therapeuten arbeiten mehr mit der Abreaktion (Kline, 1963).

Diamond (1960) erreicht bei einigen seiner Patienten durch Altersregression das Wiedererleben des ersten Anfalls. Hierbei werden dann die Schuldgefühle der Kinder reaktiviert, die elterliche Zuwendung zu verlieren. Mit einer einsichtsorientierten Therapie lernen die Patienten dann zu differenzieren, daß sie das Symptom nicht mehr benutzen müssen, um elterliche Zuwendung zu erhalten.

Kohan und Wynne (1988) stellen ein komplexes Behandlungsprogramm bei Vorschulkindern mit Asthma vor und benutzen Geschichtenerzählen, Vorstellungsübungen und Entspannung.

Folgende Therapieschritte werden angeboten:

- *Elterntraining*
  Steigerung der Elternkooperation, damit sie das Symptom besser verstehen. Zusätzlich Entspannungstraining für Eltern. Sie können dann leichter ein Modell für entspanntes Verhalten sein.
- *Differenzierungstraining für die Kinder*
  Die Kinder lernen, die Anfangszeichen des Asthmas zu erkennen und durch geeignete Selbstkontrollmaßnahmen gegenzusteuern.
- *Spezifische Atemübungen*
  Durch ein Atemtraining (z.B. Kerze ausblasen) erlernen die Kinder Kontrolle über die Atemfunktionen.
- *Hypnose*
  Sowohl zur Entspannung, als auch zur Wahrnehmung eigener Körpersignale erlernen die Kinder Hypnose.

Ergebnisse der Behandlung:

- signifikante Abnahme der Arztbesuche (p < 001)
- deutlich verbesserte Atemsituation, gemessen durch Selbsteinschätzung (p <.001)
- die Nachuntersuchung nach einem Jahr bestätigt weiterhin die starke Verbesserung.

Gardner und Olness (1981) behandeln einen sechsjährigen Jungen, indem sie ihm die Atmung anschaulich erklären und dann als Vertiefungstechnik die „fliegende Decke" benutzen, auf der er die Luftwege selbst kontrollieren kann. In Form einer Altersprogression erlebt er sich unbeschwert in seiner Atmung und kann Football spielen. Er lernt es so, Selbstkontrolle zu üben und kann Anfälle in wenigen Minuten reduzieren.

Im Fall von Hugh N. lassen Gardner und Olness (1981) den Siebenjährigen sich die Farbe der Lungen vorstellen (z.B. grün) und die der Atemluft (orange). Mittels Imaginationen kann er nun selbst die Lungen „orange färben". Gleichzeitig lernt das Kind, das Keuchen selbst zu produzieren und kann nun seine Atmung selbst bestimmen. Es erlebt sich selbst als Ort der Kontrolle und bewirkt so durch Selbstkontrolle unter Hypnose den Symptomabbau.

Maher-Loughnan (1970) arbeitet mit Selbsthypnose und der Suggestion der Zuversicht und ist damit erfolgreicher als die Gruppe mit reinen Atemübungen. Edwards (1960) nimmt an, daß durch seine Suggestionen entweder der Widerstand der Atemwege reduziert wird oder als reduziert empfunden wird.

Sutton (1969) benutzt bei Kindern Gruppenhypnose, verbunden mit Autohypnose.
Kroger und Fezler (1976) geben einem 42 Jahre alten Patienten die Suggestion, daß er immer, wenn er einen Anfall nahen fühlt, Autohypnose induzieren wird und eine entspannende Situation aus seinem Erfahrungsbereich wiedererlebt. Der Erfolg stellte sich nach wenigen Sitzungen ein. Hier war im klassischen Sinne das Wahrnehmen der Prodromalsymptome als auslösender Reiz für Entspannung konditioniert worden, so daß sich die Entstehungsphase eigenständig abbaute.

Bei einer 78jährigen Patientin, die in einem sehr fortgeschrittenen Stadium in einem Sauerstoffzelt der Klinik behandelt wurde, führen Kroger und Fezler (1976) eine vierstündige Behandlung mit Hypnose und Autohypnose durch, wobei sie besonders ihre *sensory-imagery* benutzen. Das sind Suggestionsbilder, die sehr anschaulich das jeweilige physiologische System ansprechen. Wahrscheinlich lernte die Patientin über Reizdiskrimination ebenfalls den Symptombeginn zu erkennen und dann durch Selbstkontrolle gegenzusteuern. Sie konnte bereits am nächsten Tag das Hospital verlassen und erhielt, da sie weiter entfernt wohnte, posthypnotische Suggestionen durch das Telefon.

Insgesamt sind diejenigen Therapien sehr effektiv, die über symptombezogene Entspannung hinausgehend komplexe Psychotherapie in Verbindung mit Hypnose beinhalten (z.B. Kohen, 1987; Schirmer, 1990, 1991).

In den von mir behandelten Fällen arbeitete ich mit Selbstkontrolle und subjektiver Veränderung der Asthmaauslöser oder mit kognitiver Umstrukturierung und erreichte damit den Abbau von anfallauslösenden Angstträumen (Kossak, 1987; s. Kap. 31 „Falldemonstrationen").

Weitere Vorschläge:
Zu bedenken ist unbedingt die Rolle der Partner/Eltern bei der Auslösung des Anfalls und ggf. deren verstärkende Anteile durch Zuwendung. Deshalb Training der Partner/Eltern in Selbsthypnose, um Ruhe zu bewahren und das Kind beruhigen zu können. Evtl. werden sie Co-Therapeuten, die zu Hause angstabbauende Suggestionen geben können.

Für den Patienten ist zu bedenken: Abbau sonstiger psychischer Belastungen z.B. durch Therapie; Erlernen von Reizdiskrimination, um auslösende externe oder internale Stimuli (somatisch oder kognitiv) schneller zu erkennen. Erwerb (hypnotischer) Selbstkontrolltechniken; Abbau der Angst vor dem Anfall, besonders der Angst zu ersticken. Verwendung von posthypnotischen Suggestionen zur Selbstkontrolle, Entspannung, Reizdiskrimination, Selbstsicherheit, Altersregression in symptomfreie Situationen etc..

24.5.3 Heuschnupfen; allergische Rhinitis

Heuschnupfen äußert sich in behinderter Nasenatmung mit Juckreiz und wäßrigem Schnupfen; Niesanfällen; Jucken und Brennen der Konjunktiva, Tränenfluß. Die Nasenschleimhaut ist blaßblau verfärbt.

Als Ursachen werden allergene Substanzen angenommen, so z.B. Blütenpollen, Federn, Haare von Haustieren etc..

Die Medikation bewirkt oft Kopfschmerzen, Müdigkeit und Konzentrationsbeeinträchtigung.

Hypnosebehandlung kann objektive Verbesserungen bewirken

In seiner Studie zeigt Anderson (1982), daß bei hochsuggestiblen Versuchspersonen die Hypnose-Instruktion besser wirksam ist, die Nasenverstopfung zu reduzieren, als Phenylephrine. Die Nasenspiegelung zeigt eine deutliche Schwellungsabnahme. Die Nachuntersuchung nach einem Monat erbringt immer noch eine Reduktion von Heuschnupfenanfällen und Medikamentengebrauch.

Wesentlich erscheint, genau die Imaginationen zu finden, die für den Patienten relevant sind. Eventuell lassen sich hier analog

> zu den Asthmabehandlungen Suggestionen aufbauen, die bereits Voranzeichen der Nasenbelastung als Reize für Gegenreaktionen benutzen.

In einer anderen Studie werden direkte Suggestionen benutzt, wie „Dieses Jahr werden Sie keine verstopfte Nase haben, Ihre Augen werden nicht tränen, es wird kein Jucken rund um die Augen geben und Sie werden keine Niesanfälle bekommen“ (Mason & Black, 1958, S. 334).

Die Autoren erreichen damit auch, daß Hautreaktionen im Allergietest nach der Hypnosebehandlung nicht auftreten.

Gardner und Olness (1981) schlagen vor, durch Hypnose eine allgemeine Entspannung und Selbstkontrolle zu bewirken, um durch Imaginationen eine Schwellungsabnahme zu produzieren.

Bei der Entspannungsinstruktion eines 12jährigen Stotterers führte ich die Hypnose-Ruheszene „grüne Wiese“ ein; es war Winter gewesen. Sobald die Beschreibung nach wenigen Sekunden plastischer wurde, bekam der Patient einen heftigen Niesanfall, so daß die Entspannung unterbrochen werden mußte. Er berichtete dann, daß er besonders auf Gräser mit Heuschnupfen reagiert. Dieses Beispiel mag verdeutlichen, wie stark Imaginationen wirksam sein können, aber auch, daß hier wahrscheinlich eine konditionierte Reaktion vorlag, die durch geeignete Reize ausgelöst wurde.

Entsprechend ist es denkbar, durch geeignete Suggestionen eine Auflösung der Konditionierung zu bewirken bzw. sogar gegenzusteuern.

24.5.4 Urtikaria; Nesselsucht

Symptome: Stark juckende Quaddelerhebungen der oberen Hautschicht durch ödematöse Schwellungen; lokale Zunahme der vaskulären Dilatation (örtliche Erweiterung der feinen Blutgefäße und damit verbunden Rötungen).

Es werden allergische und nichtallergische Formen unterschieden. Es erfolgt eine Histaminfreisetzung durch mechanische Reizung oder als allergische Reaktion oder als Intoleranzphänomen (Unverträglichkeiten z.B. bei Acetylsalicylsäure [Aspirin], Medikamenten, Kosmetika etc.). Teilweise ist das Serum-IgE nicht erhöht. Die cholinerge Urtikaria wird durch psychische Faktoren, hormonelle Störungen oder Kälte- bzw. Hitzereize bedingt.

Der psychogene Anteil liegt zwischen 20% (Champion, 1972) und 68% (Rees, 1957) und bewirkt durch Streß und Emotionen Schübe. Eventuell kann auch Angst eine Rolle spielen, die aus psychosozialen Krisen resultiert (Russell & Kennard, 1964).

Graham und Wolf (1953) nehmen an, daß Streß eine gesteigerte Sensibilität gegenüber Histamin und Allergenen bewirkt, da bei ihren entspannten Patienten keine relevanten Hautreaktionen auftreten.

Insgesamt scheint Urtikaria relativ therapieresistent zu sein (Miltner, 1986).

> **Beeinflussung durch Hypnose**
>
> Erhalten Versuchspersonen (auch Urtikaria-Versuchspersonen) unter Hypnose die Suggestion, daß ein Arm brennt, schmerzt und sehr empfindlich ist, so führt ein Temperaturreiz zum Anstieg von Hauttemperatur und Pulsfrequenz in diesem Arm. Erfolgt eine Hypnosesuggestion, daß die Haut unempfindlicher ist, so nehmen entzündliche Reaktionen ab, ebenso proteolytische Enzyme, Bradykinin und Polypeptide (Shipman, Shoemaker, Levine & Mally, 1959).

Diese relativ weit verbreitete Hautreaktionsform ist bislang sehr wenig erforscht; es ist anzunehmen, daß hier psychoimmunologische Prozesse ablaufen (Whitlock, 1976).

Kaneko und Takaishi (1963) gaben 27 Urtikaria-Patienten Hypnosesuggestionen zum Symptomabbau; 22 erlebten tiefe Trance. Insgesamt 5 Patienten hatten vollkommene Genesung, 9 deutliche Besserung, 5 blieben unverändert. Die hoch hypnotisierbaren Patienten zeigten eine stärkere Besserungsquote. Alleinige Entspannung bewirkte keine Veränderung gegenüber Hypnose und Suggestionen zur Symptomveränderung.

Bei einer Fortführung der Untersuchung wurden vier der Hochhypnotisierbaren ausgewählt. Zwei Versuchspersonen waren der Ansicht, daß bei ihnen Hitze Urtikaria verursache, die anderen beiden führten die Symptome auf emotionale Faktoren zurück. Nach entsprechenden Hitze- bzw. Belastungssuggestionen waren sofort Hautreaktionen feststellbar. Aus diesen Ergebnissen kann evtl. abgeleitet werden, daß auch Überzeugungssysteme Immunreaktionen beeinflussen können.

Hypnose-Entspannung bewirkt bei chronischer Urtikaria eine deutliche Symptomverbesserung, die auch bei der Nachuntersuchung (14 Monate) festzustellen ist. Die Hochhypnotisierbaren hatten während dieser Behandlung weniger Nesselerkrankungen als die Geringhypnotisierbaren (Shertzer & Lookingbill, 1987)

Bei einer Patientin mit einer über den gesamten Körper verlaufenden Nesselsucht lagen starke familiäre Belastungen vor. Daniels (1973) erreicht bei ihr mit hypnotischer Angstreduktion, Gedankenstop und anderen Selbstkontrollmechanismen ein Abheilen, so daß im Nachuntersuchungszeitraum von zwei Jahren die Symptomatik nicht wieder aufgetreten ist.

In einem anderen Fall konnte durch PGR-Biofeedback (elektrischer Hautwiderstand) das Abklingen erreicht werden (Moan, 1979).

24.6 Dermatologische Probleme

Wie bereits an der Krankheit Urtikaria aufgezeigt wurde, sind neben allergenen Faktoren auch psychogene wirksam, die mit Psychotherapie bzw. Verhaltenstherapie und Hypnose beeinflußbar sind.

Nachfolgend sollen die unterschiedlichen relevanten Hauterkrankungen in dieser Hinsicht betrachtet werden.

Die Studien zur Erforschung psychodermatologischer Probleme und ihrer Behandlung sind bislang wenig systematisch angelegt, ebenso die zur Untersuchung der mit Hypnose kombinierten Behandlungsformen und sind zum Teil kritisch zu betrachten (Tsushima, 1988; Kaschel & Friedrich, 1990; Kaschel, Revenstorf & Görz, 1991).

24.6.1 Ichthyosis; Fischschuppenkrankheit

Es ist eine schuppige Veränderung der Haut, die je nach ihren ca. 16 Unterformen sehr unterschiedliche Ausformungen annimmt und verschiedene Körperstellen betrifft. Die Krankheit ist meist autosomal-rezessiv erblich.

Interessant ist auch der Fall von Schneck (1954b), bei dessen Patient sich die allgemeine Ichthyosis im Winter verschlechterte. In Hypnose erfolgte eine Reizveränderung durch die Suggestion der Hautwärme. Die Besserung war erst Monate später – bei kaltem Wetter zu beobachten.

Erfolg bei Erbkrankheit

Berühmt ist der Fall von Mason (1953); er behandelte einen 16jährigen Patienten mit angeborener ichthyosiformer Erythrodermie (Brocq). Hypnosesuggestionen, eingeschränkt auf den linken Arm, erbrachten bereits nach 5 Tagen deutliche Besserung. Die Weiterbehandlung bewirkte dann insgesamt wesentliche Abheilungen. Der Patient war nach Jahren (ohne Behandlung) noch weiter gebessert (Mason, 1955). Weitere Fälle werden von Kidd (1966) und Wink (1961) berichtet.

24.6.2 Warzen; Verruca

Warzen sind gutartige überempfindliche Neubildungen der Haut; an den Händen meist sichtbar als Verruca vulgaris. Sie werden durch Papilloma-Viren hervorgerufen.

Von alters her ist bekannt, daß Warzen durch Verhaltensweisen wie Instruktionen (Besprechen) oder andere Manipulationen (z.B. Löwenzahnsaft, Brennesselsaft) zu beeinflussen sind. Zu bedenken ist, daß sie allgemein schnell zur Rückbildung neigen, wie die Suggestionsversuche von Stankler (1967) und Spanos (1988) folgern lassen.

Als erster berichtet Bloch (1927) in der deutschsprachigen Fachliteratur von Behandlung durch Suggestionen, erhielt jedoch einige Kritik

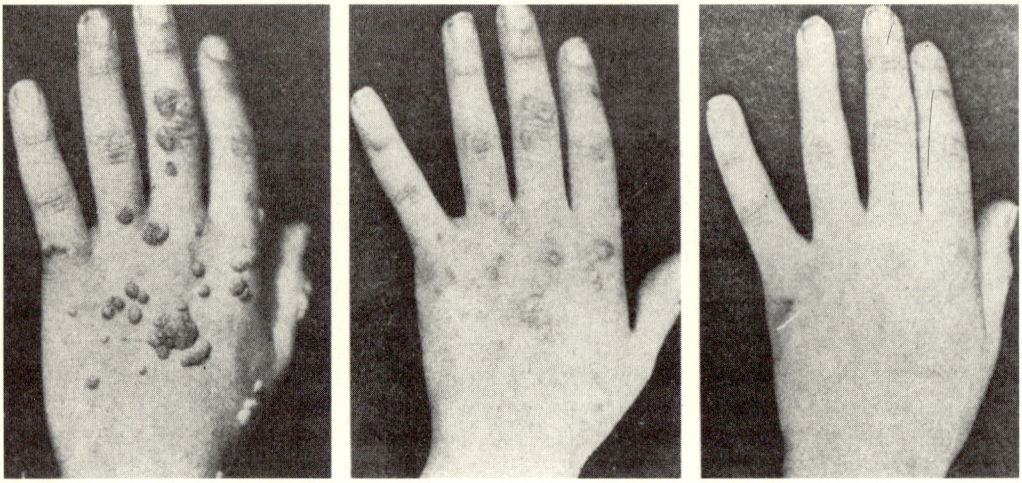

a) b) c)

Abb. 24.2: Hypnosebehandlung von Warzen bei einem zwölfjährigen Jungen (Asher, 1956, S. 311)

a) Vor der Behandlung
Die insgesamt 53 Warzen an der Hand sind seit 5 Jahren zu beobachten und überstanden zahlreiche Lokalbehandlungen.
b) Nach sieben Behandlungen mit Hypnose im Wochenabstand sind 20 Warzen bereits verschwunden.
c) Nach zehn Hypnosebehandlungen sind alle Warzen verschwunden und treten in dem Nachuntersuchungszeitraum von vier Jahren nicht wieder auf. (Die Handverletzung an der Basis des kleinen Fingers ist eine Schürfwunde, die von einem Rollschuhunfall herrührt.)

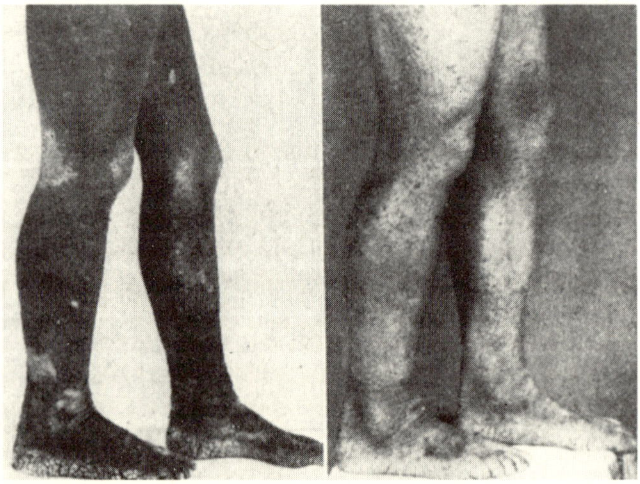

a) b)

Abb. 24.3: Ein Junge, sechzehn Jahre alt, leidet unter kongenitaler ichthyosiformer Erythrodermie, Brocq. Besserung zeigte sich jeweils fortschreitend an denjenigen Körperteilen, die unter Hypnosesuggestionen behandelt wurden. Diese Vorgehensweise und Art der Besserung schließt die Interpretation einer Spontanremission aus (Mason, 1953, 1955, S. 57).

a) Symptomatik vor der Behandlung
(Der gesamte Körper ist betroffen)
b) Vier Jahre nach der Behandlung wird der Patient der Dermatological Section der Royal Society of Medicine vorgestellt. Arme und Hände sind völlig frei, Abdomen leicht betroffen, Beine und Füße trotz der starken Besserung noch deutlich betroffen.

an seiner Methodik. Sinclair-Gieben und Chalmers (1959) wählen deshalb gut hypnotisierbare Versuchspersonen und nehmen die Hypnosebehandlung nur an einer Körperseite vor. Bei allen Versuchspersonen gingen die Warzen innerhalb von 5–12 Wochen zurück, bei einer Versuchsperson sogar beidseitig. Tenzel und Taylor (1969) erreichen bei ähnlichem Vorgehen jedoch keine einseitige Besserung.

Bei drei Kindern mit Immunschwäche konnten die resistenten multiplen Warzen mit Hypnose behandelt werden (Tasini & Hackett, 1977).

Johnson und Barber (1978) erreichen durch Hypnose Warzenabnahme, führen dies jedoch mehr darauf zurück, daß die Versuchspersonen an die Wirkung der Hypnose glaubten. Sheehan (1978) leitet aus seinen Fallbeobachtungen ab, daß psychosoziale Faktoren die Warzenbildung beeinflussen. Gravitz (1981) zeigt auf, daß Warzen in einem Schweizer Kanton durch Autosuggestion und regionale Erwartungshaltung produzierbar sind.

Morris (1985) behandelt ein Kind mit fünfzig Warzen, die über ein Jahr gegenüber dermatologischer und chirurgischer Behandlung resistent waren. Es werden hier erfolgreich die Imaginationen von Simonton benutzt, die sonst zur Stärkung des Autoimmunsystems bei Krebskranken verwandt werden (s. Abschnitt 24.7). Nach fünf Sitzungen und innerhalb von drei Monaten waren die Warzen abgeheilt.

In einem mehrmonatigen Versuch bewirkt Chandrasena (1982) durch Hypnose eine Verbesserung bei 56% seiner Versuchspersonen. Hypnosetiefe begünstigte das Ergebnis. Vorwiegend Verruca vulgaris war beeinflußbar, kaum jedoch Palmar- und Plantar-Warzen.

Die neuen und sehr kontrollierten Experimente von Spanos, Williams und Gwynn (1990) zeigen, daß nur die Hypnosebehandlung (gegenüber Placebo und Salicylsäure) eine statistisch bedeutsame Warzenreduktion bewirkt.

Diese Ergebnisse legen insgesamt den Schluß nahe, daß durch Hypnose die Immunantwort gegenüber dem verursachenden Virus verändert wird (Whitlock, 1976; Noll, 1988).

24.6.3 Neurodermitis atopica; endogenes Ekzem; atopische Dermatitis

Diese oft mit gefärbten Papeln einhergehende Hautveränderung kann erhebliche Körperflächen befallen und wird meist von starkem Juckreiz begleitet. Ursache und Pathogenese sind noch weitgehend unklar; eventuell liegen Defekte im Immunsystem vor. Teilweise treten zusätzlich Nahrungsmittelallergien auf, die mit Urtikaria verbunden sind. Der Patient versucht, durch nahezu permanentes Kratzen Erleichterung zu bekommen und bewirkt dadurch wiederum eine stärkere Reizung der Haut.

Neben den medikamentösen Behandlungen (und ggf. Diät) ist primär das pathogene Kratzverhalten zu reduzieren. Die operante Aufrechterhaltung durch Familienmitglieder ist naheliegend (Walton, 1960). Geeignet sind Selbstkontrollverfahren (Watson, Tharp & Krisberg, 1972) oder Entspannungstraining mittels Biofeedback (Haynes, Wilson, Jaffe & Britton, 1979).

Da die Erkrankung mit Belastung, besonders in der Alltags-Kommunikation mit anderen Personen zusammenhängt (Wenniger, Ehlers & Gieler, 1991), müßten entsprechende Sozial-, Kommunikations- und Familientherapieformen in das Behandlungsprogramm einbezogen werden.

Ganzheitliche Behandlung unter Einbeziehung der gesamten Familie

Zu bedenken ist, daß gerade bei Kindern die Eltern mit einbezogen werden müssen und deren auslösende Verhaltensweisen (Nervosität, Partnerspannungen, Überforderung) abzubauen sind.
Entsprechend behandelt Klinge (1971) die Mutter mit Hypnose, um die Spannungen zwischen ihr und dem Kind abzubauen. Dadurch wird auch eine Abnahme ihrer Besorgnis erreicht und sie kann sich ihrem Kind gegenüber offener und akzeptierender verhalten. Dies wiederum bewirkt beim Kind die Verbesserung der Symptomatik.

Dennis und Phillipius (1965) bewirken durch Hypnosesuggestionen von Kälte der Haut eine Reduktion des Juckreizes und Blockierung der vaskulären Reaktion auf Histamin und Allergene.

In ähnlicher Weise wird eine Verbesserung bewirkt, indem durch wiederholte Hypnosesuggestionen allmählich die Schmerzschwelle der Haut angehoben wird (Hajek, Jakoubek, Radil & Adamovska, 1989; Hajek, Jakoubek & Radil, 1990).

Allgemein erscheint bei der vorliegenden Symptomatik eine kombinierte Einzel- und Familientherapie mit relevanten Hypnose-Interventionen sehr häufig angezeigt zu sein.

24.6.4 Psoriasis; Schuppenflechte

Es sind scharf begrenzte, schuppige Hautareale unterschiedlicher Größe, oft juckend. Je nach Form kann eine Ausbreitung über den gesamten Körper erfolgen. Ursachen sind weitgehend unbekannt, eventuell sind genetische Faktoren anzunehmen.
Klinische Beobachtungen zeigen, daß emotionale Faktoren Einfluß haben (Macalpine, 1954). Häufiger wird diskutiert, daß Streß über das Immunsystem die Psoriasis beeinflußt. Entsprechend werden Entspannungsverfahren wie Biofeedback und Hypnose mit gutem Erfolg angewandt (Kantor, 1990; Winchell & Watts, 1988). Durch hypnotisch suggerierte Bilder von unterschiedlichen Körpergefühlen behandelt Kline (1954) Psoriasis und läßt mittels Tonbandinstruktion Selbstkontrolle aufbauen.

Auswahl geeigneter Imaginationen

Meist werden sensorische Bilder benutzt wie z.B. Sonnenwärme auf der Haut (Luthe & Schultz, 1969; Bethune & Kidd, 1961). Der Patient kann hier lernen, auf bestimmte Umweltreize mit derartigen Bildern zu reagieren, so daß auf diese Weise eine kognitive Konditionierung nahezu selbständig Veränderungen bewirken kann.

Nicht zu vergessen ist jedoch, eine breit angelegte Psychotherapie anzubieten, um die möglicherweise (mit-)verursachenden Probleme zu behandeln (Frankel, 1976).

Bei einer meiner Patientinnen erreichte ich durch Hypnose das Erkennen grundlegender Probleme, die dann im Rahmen einer Gesprächspsychotherapie weiterbearbeitet wurden; damit einher ging die zunehmende Verbesserung der seit Jahren bestehenden Psoriasis.

24.6.5 Raynaudsche Erkrankung

Es erfolgt eine extreme Vasokonstriktion (Zusammenziehung der Gefäße) in den Extremitäten und dadurch Minderdurchblutung, verbunden mit Taubheitsgefühl und Schmerzen; verursacht durch Kältereize und/oder Belastungssituationen.

Mittelmann und Wolff (1939) erzeugten bei einem Raynaud-Patienten emotionalen Streß und erreichten damit Sinken der Hauttemperatur und Zyanose der Finger. Da Angst auf die periphere Durchblutung Einfluß nimmt, vermuten einige Autoren hierin einen psychophysiologischen Zusammenhang mit dem Symptom (Whitlock, 1976).

Hauttemperatur-Biofeedback bewirkt Verbesserung, ebenso Entspannungstraining (Surwit, Williams & Shapiro, 1982).

Hoefle (1980) setzt die gestufte Aktivhypnose zur Entspannung und vegetativen Kontrolle ein; dabei wird durch kurzzeitige Magnesiumgaben das Wärmeempfinden gebahnt. Die Patientin von Conn und Mott (1984) reagiert auf direkte Hypnosesuggestionen sofort mit einer deutlichen Erhöhung des Blutvolumens.

Crasilneck und Hall (1975) bewirken in einer Gruppe von 48 Raynaud-Patienten bei ca. 60% eine Verbesserung; diese Erfolge werden auch von Jacobson, Silverberg, Hackett und Manschreck (1978) bestätigt.

24.6.6 Herpes

Bei *Herpes simplex* II handelt es sich um eine Viruserkrankung. Die Viren verweilen in den trigeminalen oder paraspinalen Ganglien und können durch unterschiedlichste Faktoren wie Fieber, Immunsuppression und psychische Faktoren reaktiviert werden. Es treten Bläschengruppen am Übergang der Epidermis zu den Schleimhäuten (Mund, Genitalbereich) auf.

Hypnotische Beeinflussungen erfolgen durch Heilig und Hoff (1928). Schneck (1954a) berichtet von einem Mann, bei dem die sich wiederholenden Depressionen mit Auftreten des Herpes verbunden sind. Gould und Tissler (1984) behandeln zwei Fälle erfolgreich mit Hypnose, so eine erwachsene Frau mit einer Krankheitsdauer von vier Jahren. Es werden die ichstärkenden Suggestionen von Hartland (1965; s. Kap. 16 „Imaginative Verfahren") verwandt, dann die Vorstellung heilender Lichter, in denen die Patientin badet. Die Instruktionen werden auf Tonband zum häuslichen Training mitgegeben. Bereits nach einer Sitzung klingt die Erkrankung vollkommen ab. Drei Jahre später, nach einem Autounfall, kommt es zu einem Rückfall. Zur Behandlung werden nun Visualisierungen von Simonton (s. Abschnitt 24.7 „Onkologie") – weiße Haie – benutzt und die Erkrankung bildet sich zurück. Hier ist die Annahme psychischer Faktoren sehr nahe, muß jedoch noch weiter überprüft werden. In gleicher Weise betrachten Surman & Crumpacker (1987) ihre mit Hypnose erzielten Therapieerfolge.

Herpes zoster (Gürtelrose) wird durch die gleichen Viren verursacht, die auch bei Windpocken wirksam sind. Sie werden durch Zusammenbruch des Immunsystems aktiv. Als Symptome treten stark brennende Schmerzen entlang der sensorischen Hautnerven am Rumpf und im Gesicht auf, gefolgt von Bläschenbildungen an diesen Stellen. Die extremen Schmerzen können bis zu Suizidbemühungen führen. Ein Abheilen erfolgt nach drei bis vier Wochen, wobei krankheitstypische Neuralgien bestehen bleiben können, die sich in starken Schmerzen und extremer Hypersensibilität der Haut gegenüber minimalen Berührungen äußern.

Gewöhnlich wird z.B. mit Analgetika, lokalen Nervenblockaden und Antidepressiva therapieret. Besonders wirkungsvolle Behandlungen sind nicht bekannt.

Vereinzelt wird davon berichtet, daß Entspannungs- und Schmerzbewältigungssuggestionen unter Hypnose Linderungen bringen konnten (Parris, 1984; Dane & Rowlingson, 1988; Watson & Evans, 1986; King, 1988).

24.6.7 Verbrennungen

Bei Verbrennungen wird vorgeschlagen, bereits in der Notaufnahme Hypnose anzuwenden, da der Patient unter starken Ängsten und Schmerzen leidet (Ewin, 1983). Gerade Suggestionen der angenehmen Kühle können hier die pathologischen Hautreaktionen abbremsen. In einer Pilotstudie werden gerade die Hypnosebehandlung von Angstproblemen und Depressionen als erfolgreiche Faktoren zur Beschleunigung der Wundheilung bei Verbrennungspatienten erkannt (Van der Does, Van Dyck & Spijker, 1988; Van der Does & Van Dyck, 1989).

Schmerzreduktion und eine allgemeine Verbesserung des Ernährungsstatus werden z.B. von Crasilneck, Stirman, Wilson, McCraine und Fogelman (1955) und Bernstein (1965) berichtet. Es können durch Hypnose signifikante Reduktionen der Analgetika erreicht werden (Wakeman & Kaplan, 1978). Nach der Notversorgung und ambulanten Hypnosebehandlung erlernt der Patient zur weiteren Schmerzkontrolle Selbsthypnose.

Hypnose und psychophysologische Aspekte

Über die Schmerzbeeinflussung hinausgehend wird hier angenommen, daß Hypnose die physiologischen Veränderungen der Verbrennung beeinflußt. Hypnotisierte Verbrennungspatienten zeigen eine größere Urinproduktion; daraus ist zu schließen, daß sie weniger Ödeme bilden konnten (Margolis, Domangue, Ehleben & Shrier, 1983).

Diese Annahme wird durch die kleine Studie von Moore und Kaplan (1983) bestätigt. Ihre Patienten mit symmetrischen Verbrennungen zweiten Grades erhalten nur für eine Körperseite die Suggestion, eine Vasodilatation vorzunehmen und erreichen im Einzelfall bis zu 1,6 Grad Celsius Temperaturunterschied. Ihr Heilungsprozeß ist im Vergleich mit anderen Patienten deutlich beschleunigt. Moore und Kaplan (1991) gehen von der Annahme aus, daß die durch Hypnose verbesserte Durchblutung der Wirkfaktor ist.

Dobkin de Rios und Friedman (1987) untersuchen in Südkalifornien den Einfluß anthropologischer Faktoren bei mexikanischen Patienten mit Verbrennungen. Sie nehmen hier kulturell angepaßte Sprachformulierungen, die im Sinne einer Desensibilisierung wirksam sind.

Immer mehr Zentren zur Behandlung von Verbrennungen wenden sich der Hypnosebehandlung zu (Wallace, 1987). Dabei werden auch zunehmend mehr Spezialprobleme in die Behandlung integriert, so die Schmerzkontrolle beim gefürchteten Verbandwechsel und bei der Wundsäuberung (Patterson, Questad & de Lateur, 1989).

Bei Verbrennungen (zweiten und dritten Grades, über bis zu 65% der Körperoberfläche) besteht oft eine geringe Toleranz gegenüber hohen Temperaturen, da die Kühlungsfähigkeit der Haut geschädigt ist. Damit die Verbrennungsopfer wieder an ihren Hochtemperaturarbeitsplatz zurückkehren können, müssen sie oft einer umfassenden Rehabilitation unterzogen werden. Wakeman (1988) nimmt mittels Hypnose eine Desensibilisierung gegenüber Hitzereizen vor und erreicht dadurch eine deutlich erhöhte Verweildauer in der Arbeitssituation.

24.6.8 Weitere dermatologische Probleme

Die psychotraumatische Ursache von *Hyperhidrosis* wurde durch hypnotische Altersregression aufgedeckt (Ambrose, 1952). Hinweise für die erfolgreiche Behandlung von *Pruritus* liegen ebenfalls vor (Hartland, 1973; Sampson, 1990).

Therapeutische Hilfen bei *Alopecia areata* (begrenzte Glatzenbildung, evtl. runder Haarausfall) sind einerseits wegen der Entstellungsproblematik angezeigt, andererseits, weil sich hier evtl. psychische Belastungsmomente als Mitverursacher (Perini, Fornasa, Cipriani et al., 1984) durch psychotherapeutische Interventionen unter Hypnose aufdecken lassen.

In gleicher Weise lassen sich bei *Rosacea* Entlastungen herbeiführen (Hartland, 1973). Hier handelt es sich um eine Errötung vorwiegend der Gesichtshaut, die teilweise mit Erhebungen und Pusteln verbunden ist. Psychogene Anteile der Krankheit werden diskutiert.

Bei *Entstellungsproblemen* von Gesichtsversehrten ist neben der optischen Wiederherstellung durch geeignete Camouflage-Präparate (kosmetisch-plastische Oberflächenkorrektur) die psychische Problematik zu berücksichtigen. Friedrichs (1985) arbeitet bei der kosmetischen Wiederherstellung mit Hypnose zum Angst- und Schmerzabbau und zur Besserung des Selbstvertrauens.

24.6.9 Abschließende Überlegungen

Bei einzelnen sehr unterschiedlichen Krankheitsbildern aus dem Bereich der Dermatologie sind Beeinflussungen durch Hypnose möglich.

Folgerungen:

Aus diesen Behandlungserfolgen mit Hypnose kann wahrscheinlich geschlossen werden, „daß kortikale Erregung und Empfänglichkeit durch Hypnose beeinflußt werden und daß die wahrscheinlichen Mechanismen, wodurch das möglich ist, über kortikofugale Impulse zustandekommen, welche die RAS-Aktivität beeinflussen" (Whitlock, 1976, S. 93). Dies bedeutet, daß subkortikale Prozesse für die Veränderungen verantwortlich gemacht werden (vgl. hierzu Kap. 14 „Psychoneurologie").

24.7 Onkologische Probleme

Im gesunden Organismus liegt eine natürliche Abwehr der Zellen gegen Tumorzellen vor, die u.a. durch T-Zellen, Makrophagen und Killerzellen aufrechterhalten wird. Die Zellen des Immunsystems erkennen körperfremde Substanzen (z.B. Bakterien, Viren, allgemeine Pathogene) und töten sie ab. Liegt eine Störung des Autoimmunsystems vor, so können die schädlichen Tumorzellen sich nahezu ungehindert vermehren.

Psychophysiologische Aspekte

Belastende Reize, besonders Hilflosigkeit, können zur Unterdrückung der Immunwirkung führen; nach Hilflosigkeit erfolgt ein Endorphinanstieg und dadurch evtl. eine Reduktion der Immunreaktionen (Maier, Drugau, Grau et al., 1982). Mangelnde Verarbeitung belastender Situationen steht in engem Zusammenhang mit der Aktivität von Killerzellen (Locke & Heisel, 1977).

Teilweise wird angenommen, daß es die „Krebspersönlichkeit“ gibt, die z.B. mehr durch Anpassung, Hilfsbereitschaft, Verantwortungsbewußtsein und Fleiß zu beschreiben ist (Bammer, 1981) – oder die in der frühen Kindheit starke Abwehrmechanismen zeigen mußte (Bahnson, 1979). In Längsschnittuntersuchungen findet man mehr Hoffnungslosigkeit, Hilflosigkeit und Mangel an emotionaler Nähe in Zusammenhang mit ansteigendem Krebsrisiko (Thomas & Greenstreet, 1974).

Bei bereits erfolgter Erkrankung liegen dann günstige Prognosen vor, wenn z.B. gute soziale Beziehungen vorliegen, höhere Intelligenz und wenn die unausweichliche Krankheit akzeptiert wird (Weisman & Worden, 1975).

Während man früher annahm, daß das Immunsystem autonom ohne Beteiligung des ZNS arbeite, liegen nun immer mehr Hinweise vor, daß psychologische und emotionale Faktoren darauf Einfluß nehmen (Solomon & Armkraut, 1981; Ader, 1981; vgl. Kap. 14 „Psychoneurologie“). Ergebnisse sind aus der Allergieforschung bekannt, so auch die hypnotische Beeinflussung von Allergiereaktionen (s.o.). Mit seinen Hypnosesuggestionen bewirkt Bongartz (1986a, 1986b, 1986c) Veränderungen im Immunsystem, so z.B. die Abnahme von Cortisol und von weißen Blutkörperchen. Er benutzt in seinen Hypnosesuggestionen friedliche Inhalte der Entspannung. Hall (1983) dagegen verwendet aggressive Inhalte. Die Versuchspersonen sollen sich die weißen Blutzellen wie starke, kraftvolle Haie vorstellen, die mit ihren Zähnen die schwachen Keimzellen im Körper vernichten, die Erkältung und Grippe bewirkten (Hall, 1983, S. 99).

Folgerungen aus den Experimentalergebnissen:

- Die Immunreaktionen werden eventuell über das sympathische Nervensystem reguliert.
- Affektive Vorstellungen nehmen Einfluß auf die sympathische Regulation (Qualls, 1983), die durch die unterschiedlichen Suggestionen wahrscheinlich verschieden beeinflußt wurden.
- Es ist also anzunehmen, daß Streß Einfluß nimmt auf die adrenalen Corticoidhormone, die Unterdrückung des Immunsystems und damit das Wachstum von Tumorzellen.
- Als Folgerung daraus gilt es, durch geeignete Suggestionen und Imaginationen diesen Streß abzubauen.
- Die weitere Folgerung daraus ist, neben medizinischem Heilen ein psychologisches Heilen einzuführen (Meares, 1979).

Daraus entwickelten sich dann die Behandlungsmethoden z.B. von Simonton (Simonton, Matthews-Simonton & Creighton, 1978) und Newton (1984a,b).

24.7.1 Vorschlag für ein Behandlungsprogramm

Die zunehmenden Literaturberichte zur Behandlung der Krebserkrankung stimmen deutlich darin überein, daß gerade bei dieser Erkrankung ein sehr komplexes medizinisches und psychologisches Therapieprogramm erforderlich ist, das besonders Wert legt auf die kognitiven, affektiven, psychosomatischen und sozialen Komponenten der Krankheit.

So sind neben der Verarbeitung der Problematik in gleicher Weise die Nebenwirkungen der unterschiedlichen teilweise aggressiven Behandlungsmethoden zu behandeln und die Stärkung des Immunsystems zu bewirken. Die einzelnen Stufen sind nachfolgend in knapper Form dargestellt.

Die wesentlichen psychosozialen Aspekte der Krankheit sind weiter unten (in Abschnitt 24.7.2) zusammengefaßt.

24.7.1.1 Problembearbeitung mit dem Patienten und den Bezugspersonen

Der emotional und körperlich belastete Patient muß es lernen, sein Problem zu akzeptieren. In gleicher Weise muß die Familie damit umgehen lernen.

Wesentlich ist in der Anfangsphase der Behandlung, den Schock der Diagnose verarbeiten zu helfen. Der Kranke ist seitdem nicht mehr unbeschwert und angenehm allein; er wird stets von dieser Diagnose begleitet, die Zukunfts- und Todesängste beinhaltet. Es ist von nun an nichts mehr so, wie es früher war.

Gleichzeitig muß durch Psychotherapie die psychologische Ursache der Erkrankung gefunden und aufgearbeitet werden, um auf diese Weise eine Stabilisierung des Immunsystems vorzunehmen. Weitz (1983) stellt fest, daß Krebspatienten in den letzten 6–18 Monaten vor der Diagnosestellung gravierende emotionale Verletzungen erlitten hatten (Trennung, Partnertod etc.), die es aufzuarbeiten gilt. So benutzt Kaye (1984) in Kombination mit Hypnose familientherapeutische Interventionen.

Neben den körperlichen Beschwerden sind die erhöhte emotionale Verletzlichkeit, Depressionen und Gefühle sozialer Isolation in der Regel typische psychologische Probleme der Krebspatienten, die mit gruppen- und familientherapeutischen Behandlungen effektiv therapiert werden können (Spiegel, 1990). Besonders bei der Angstbehandlung sind verhaltenstherapeutische Verfahren wirkungsvoll (Redd, 1988).

Therapeutische Grundeinstellung

Zur Psychotherapie, besonders von Krebspatienten, ist eine besondere Philosophie dem Körper als Leib-Seele-Einheit und Leben gegenüber erforderlich (Susen, 1990, 1992).

„Alle Maßnahmen sind m.E. unvollständig ohne die entsprechende Einbettung in ein konstruktiv gestaltetes Lebensprinzip, das die Einstellung bestimmt - die Einstellung zu sich selbst, zu seinem Körper, zu seinen Symptomen, zur persönlichen Bedeutung des Lebens schlechthin. Dazu ist es notwendig anzuerkennen, daß es ein positives und heilendes Prinzip gibt, welches in jedem Organismus verankert ist. Wie immer man dieses Prizip nennen mag, das Unbewußte, die inneren Prozesse oder den „inneren Freund" ..., so weist es sich stets als positiv und heilend aus. Der Glaube an die Mobilisierung dieser Kräfte ist natürlich - im Sinne der Sich-Selbst-Erfüllenden-Prophezeiung - ein absolut konstuktives Moment für die therapeutische Arbeit."
(Susen, 1990, S. 159)

Lansky (1982) verwendet unter Hypnose die paradoxe Intervention, den Tumor zu lieben und auf diese Weise Selbstheilung hervorzurufen. Newton (1984b) schlägt vor, die Therapieform zu verwenden, die für Therapeut und Patient angemessen ist und stets eine Behandlung der Bezugspersonen zu erwägen.

24.7.1.2 Bearbeitung der Schmerzprobleme

Die direkten Wirkungen des Tumors oder die Folgewirkungen der Eingriffe sind mit starken Schmerzen verbunden, unter denen drei Viertel der Patienten leiden (Belgrade, 1989). Bei diesen Patienten treten gehäuft psychische Probleme wie Ängste und Depressionen als Folge des unkontrollierbaren Schmerzes auf. Die optimale Behandlung auf dieser Ebene schließt pharmakologische, psychologische, verhaltenstherapeutische, anästhetische, stimulatorische und rehabilitative Elemente mit ein; dabei sind kognitive verhaltenstherapeutische Verfahren wie Entspannung, Imagination, Hypnose, Distraktion und Biofeedback und deren multimodaler Einsatz sinnvoll (Breitbart, 1989).

Entsprechend erfolgen die aus der Schmerzbehandlung bekannten Interventionen, abgestimmt auf die individuelle Problematik des Patienten (Peter & Gerl, 1984).

Hierbei sind die operanten Anteile der Schmerzproblematik unbedingt mitzuberücksichtigen (Birbaumer, 1986b; Steger & Fordyce, 1982). Siehe hierzu in Kapitel 25.20, 25.21 und in Kapitel 31 die Darstellung des Fall 1.

Mitunter werden hier auch komplexe psychosoziale Behandlungsprogramme eingesetzt, so z.B. bei Patientinnen mit metastasierendem Brustkrebs (Spiegel, Bloom, Kraemer & Gottheil, 1989).

Besonders bei den zahlreichen schmerzhaften Eingriffen wie bei der Lumbalpunktion oder der Knochenmarkaspiration ist Hypnose sinnvoll einzusetzen (Hageman-Wenselaar, 1988).

24.7.1.3 Bearbeitung der Behandlungsnebenwirkungen

Bereits die Operationsvorbereitung ist ein wesentlicher Bestandteil der Behandlung. Die Patienten (hier Kopf- und Nackenkrebsoperationen) erhalten einen Tag vor der Operation für ca. eine Stunde und postoperativ ca. 30 Minuten Hypnosesuggestionen, die indirekt das Wohlbefinden und die imaginativen Eigenaktivitäten fördern sollen. Hinzu kommen direkte Suggestionen zur Blutungsreduktion während der Operation. Bei diesen Patienten ist (im Vergleich zur Kontrollgruppe) die postoperative Klinikverweildauer deutlich reduziert ($p < .05$); Hypnotisierbarkeit korreliert negativ mit chirurgischen Komplikationen ($p < .04$) und Blutverlust während der Operation ($p < 0,15$). Diese Ergebnisse zeigen deutlich auf, daß Hypnose erheblich an der Erholung beteiligt ist (Rapkin, Straubing & Holroyd, 1991).

Da die Operationen meist von Entstellungsproblemen oder Behinderungen gefolgt werden, muß der Patient gut darauf vorbereitet werden. Gerade vor Brustamputationen bestehen bei den Patientinnen zahlreiche seelische Probleme; u.a. kann hier die Patientin mittels Hypnose zur Operation motiviert werden, aber auch auf die plastische Chirurgie der Brustrekonstruktion und den damit verbundenen Probleme, wie es bei über einhundert Frauen bereits erfolgreich praktiziert wurde (Matheson & Drever, 1990).

Viele Patienten reagieren auf die Bestrahlungen und die Chemotherapie mit Schwindelgefühlen, Erbrechen, Schlaflosigkeit, Appetitmangel und Ängsten.

Diese äußerst belastenden medizinischen Behandlungsformen bewirken oft starke aversive Konditionierungen, so daß bereits durch die Erwartungshaltung Ängste, Schwindelgefühle und Erbrechen ausgelöst werden. Entsprechend werden Desensibilisierungen vorgenommen, so in Verbindung mit Hypnosesuggestionen (Hoffman, 1982), angeleiteten Entspannungen und Imaginationen (Redd & Andrykowski, 1982) oder in Kombination mit Selbsthypnose (Redd & Andresen, 1981; Olness, 1981). Es wird durch Hypnose eine bedeutende Reduktion der Erbrechenshäufigkeit bewirkt (Cotanch, Hockenberry & Herman, 1985).

LaClave und Blix (1989) berichten sehr beeindruckend von der Behandlung einer kleinen Patientin:

Melinda ist 6;5 Jahre alt; bei ihre wurde ein malignes cerebellares Astrocytom (Hirntumor) diagnostiziert und mit Bestrahlungen, später mit Chemotherapie behandelt. Während des Krankenhausaufenthaltes konnte das starke Erbrechen medikamentös kontrolliert werden. Geeignete Medikamente für den häuslichen Gebrauch waren jedoch unwirksam, so daß Melinda bis zu vierzehn Brechepisoden pro Tag hatte. Bei den bestehenden neurologischen Ausfällen (geringe Armkontrolle, Gehbehinderung, Sprachbehinderung) schien Hypnose anfangs kaum anwendbar zu sein; eine Augenfixation war deswegen nicht möglich, Entspannungsübungen wegen der geringen Kontrolle über die rechte Körperhälfte nicht realisierbar. So blieben nach der fünften Probesitzung allein Phantasie und visuelle Imaginationen als Induktionsformen übrig. Auf die Tonbandinstruktionen reagierte das Kind allmählich mit rhythmischer Atmung, Katalepsie und Entspannung.

Nach sieben Sitzungen wurde dann der nächste Abschnitt der Chemotherapie eingeleitet; Melinda reagierte darauf nicht mehr mit Erbrechen. Sie hörte sich alle vier Stunden ihre Cassette mit Suggestionen zur Magenberuhigung an und bekam jede halbe Stunde einen Aufkleber als Belohnung, wenn sie nicht erbrach.

Die Hypnosebehandlung wurde weiter aufgefrischt und Melinda durchlief die weitere Chemotherapie ohne Erbrechen. Sie war darüber sehr stolz und glücklich.

Melindas neurologische Ausfälle nahmen weiter ernsthaft zu, bis hin zur expressiven und rezeptiven Aphasie und zur Erblindung. Bis zu ihrem letzen Koma benutzte sie weiterhin ihre Hypnosecassetten.

Bei antizipatorischen Schwindel und Erbrechen als Folgewirkung der Chemotherapie sind meist Kombinationen von medizinischen und psychologischen Behandlungsmethoden hilfreich (Booraem, Flowers & Gumbiner, 1989). Dabei steht vor allem die Kombination von Hypnose mit verhaltenstherapeutischen Interventionen vorn an (Jacobsen & Redd, 1988; Fortuin, 1988; Axelrod, Vinciguerra, Brennan-O'Neill & Moore, 1988). Die wesentliche Wirkung besteht in der deutlichen Angstreduktion (Feldman & Salzberg, 1990).

Insgesamt helfen geeignete Hypnose-Interventionen bei der Reduktion der Nebenwirkungen und tragen so zu einer Verbesserung des Allgemeinbefindens bei (Zeltzer & LeBaron, 1983; Redd & Andrykowsky, 1982).

24.7.1.4 Ich-Stärkung des Patienten

Für den Patienten gilt es, mehr an Zuversicht und positiver Einstellung zu gewinnen, wieder (neue) Lebensziele zu formulieren und Aktivitäten zu planen. Wesentlich ist auch, daß der Patient ein positives Selbstbild aufbaut und das Gefühl von Kompetenz und Bewältigung wiedergewinnt, sich jedoch auch mit seiner unsicheren Zukunft auseinandersetzen lernt (Birbaumer, 1986b).

Als Prophylaxe-Programm wurden von Finkelstein und Greenleaf (1984) Hypnose-Instruktionen entwickelt, die u.a. zur Entspannung und Ich-Stärkung dienen. Eingearbeitet wird die bekannte Instruktion von Hartland (1975 – die genaue Formulierung s. Kap. 16 „Imaginative Verfahren – Anwendung"). Diese Toncassetten-Instruktionen sind durchaus auch von Krebspatienten zu benutzen.

Milne (1982) verwendet Entspannung und Suggestionen zur Ich-Stärkung, um die Nebenwirkungen Depression und Schwindel zu behandeln. Gleichzeitig wird hierdurch für den Patienten die Möglichkeit geschaffen, eine bessere Zukunft zu erleben (Araoz, 1983).

24.7.1.5 Suggestionen zur Immunstärkung

Aufbauend auf den oben dargestellten Annahmen wurden unterschiedliche hypnotische Imaginationen entwickelt, die zur Stärkung des Immunsystems dienen. Durch Hypnose ist der Krebs selbst nicht zu behandeln, jedoch das ihm entgegenwirkende Abwehrsystem kann gekräftigt werden.

Simonton et al. (1978, 1982) verwenden standardisierte Bilder und Tonkassetten, während Newton (1984b) fast ausschließlich mit individuellen Bildern arbeitet und deshalb eventuell bessere Erfolge erzielt. Wesentlich ist, daß der Patient diese Behandlung in Form von Autohypnose regelmäßig intensiviert.

Meares (1981, 1984) dagegen verwendet eine besondere Meditationsform, die er mit Berührungsreizen und wortlosen Lauten einleitet und ohne verbale Suggestionen vornimmt; er erreicht eine „Stille des Geistes", die sich von anderen Meditationsformen unterscheidet und von ihm als *mental ataraxis* bezeichnet wird.

Peter und Gerl (1984) verwenden innerhalb ihres Ansatzes mehr die indirekte Hypnoseform nach Erickson, wobei sie u.a. Reframing und Metaphern einsetzen.

Lenk (1987) stützt sich auf das Neurolinguistische Programmieren (vgl. Kap. 9) und spricht unbewußte Persönlichkeitsanteile an, die auf das Krebsgeschehen reagieren sollen.

Susen (1990b) verwendet bei einer Frau mit Blastozytom (Knochenkrebs) das Bild des „inneren Freundes". Danach ist der Krebs ein Freund, der nichts tut, was ihr schaden könnte und bewirkt so klinisch nachweisbare Selbstheilung.

24.7.2 *Kinder als Krebspatienten*

Die oben angeführten Behandlungsmethoden sind in modifizierter Form ebenfalls für Kinder und Jugendliche anwendbar. In diesem Abschnitt werden deshalb besondere Aspekte dargestellt, die typisch für die Behandlung von kindlichen Krebspatienten sind.

24.7.2.1 Psychosoziale Belastungen

Petermann, Noeker und Bode (1987) nehmen eine Analyse der psychosozialen Belastungen chronisch kranker Kinder und Jugendlicher vor.

Psychosoziale Faktoren bei chronisch kranken Kindern und Jugendlichen (nach Petermann et al., 1987, S. 32f.):

- *Alltagsbewältigung, soziale Rolle und Bindungen*
  Das Kind ist in seinen Aktivitäten beschränkt, muß angemessenes Gesundheitsverhalten zeigen (Diät, Medikamenteneinnahme), die Krankenrolle übernehmen und gerät dadurch in eine Sonderrolle.
- *Krankenhausaufenthalte*
  Trennungsprobleme, soziale Deprivation, motorische Einschränkungen und der Umgang mit dem Klinikpersonal muß erlernt und verarbeitet werden.
- *Belastungen und Beeinträchtigungen der körperlichen Unversehrtheit*
  Viel stärker als beim Erwachsenen nehmen die zahlreichen Negativwirkungen Einfluß wie: Verstümmelungs- und Entstellungsprobleme nach der Operation, Schmerzen und Erwartungsängste bezüglich der Behandlungen (Spritzen, Bestrahlungen etc.) und ihrer belastenden Nebenwirkungen.
- *Identitätsentwicklung und Zukunftsperspektive*
  Körperliche Behinderungen und Einschränkungen sowie das lebenslange Erkrankungsrisiko beeinflussen das schulische, soziale und psychische Wohlergehen.
- *Selbstbild und Selbstwert*
  Die vorgenannten Aspekte beeinträchtigen Selbstbild und Selbstwertgefühl, lassen den Patienten sich als minderwertig, abgesondert erleben.
- *Existentielle Konfrontation mit Krankheit und Tod*
  Der Patient ist sich (stets) der eigenen Begrenztheit bewußt und wird schnell mit dem Problem des Abschiednehmens oder sogar Sterbens konfrontiert.

Selbstverständlich ist, daß bei diesen zahlreichen und umfassenden Problemstellungen sowohl das Klinikpersonal als auch die Familie mit einzubeziehen sind. Für die zahlreichen psychotherapeutischen Anwendungen und gerade für Hypnose liegen noch sehr breite Anwendungsfelder vor uns.

Zur Sterbens- und Trauerproblematik siehe Kapitel 25 „Hypnose in der Psychologie, Psychotherapie und Psychiatrie".

24.7.2.2 Spezifische Therapie unter Hypnose

Die Schmerzen und Ängste, die mit den Behandlungen und Untersuchungen (Lumbalpunktion, Knochenmarkentnahme) verbunden sind, werden signifikant durch Hypnose-Interventionen reduziert (Kellerman, Zeltzer & Ellenberg, 1983), so wie die weiteren negativen Begleiterscheinungen (Hilgard & LeBaron, 1982; Zeltzer & LeBaron, 1983; LeBaron & Zeltzer, 1984). Gerade bei Kindern nimmt die Eigenkompetenz nach der allgemeinen Krebsbehandlung, besonders aber nach der Chemotherapie deutlich ab; Selbsthypnose kann hier hilfreich eingesetzt werden. Die Krankenschwestern haben bei dieser Therapieform einen hoch einzuschätzenden Stellenwert (Hockenberry-Eaton & Cotanch, 1989; Hockenberry, 1988). Sowohl Einzel- als auch Gruppenfalldarstellungen weisen immer wieder auf die Bedeutung des Schmerz- und Stressabbaus durch Hypnose hin (Caswell & Eland, 1989; Katz, Kellerman & Ellenberg,

1987). Diese Verbesserungen erreichen deutliche und statistisch hoch abgesicherte Werte ($p < .01$ bis $p < .001$; J.R. Hilgard & LeBaron, 1990).

Miller (1980) behandelt die Sterbensängste eines neunjährigen Leukämiepatienten in einer einzigen Hypnosesitzung.

Kaszab und Flam (1988) bieten bei Kindern ein komplexes Behandlungsprogramm an:

Es werden unter anderem die Schmerzprobleme, Ängste und antizipatorisches Erbrechen mit einbezogen.

Durch das Programm werden folgende *Verbesserungen* erreicht:
- Zunahme der Ich-Stärkung
- Verbesserung der Selbstkontrolle bei Schmerzen
- Zunahme der Schmerztoleranz
- Abnahme des Erbrechens
- Appetitzunahme
- Interessenzunahme
- In den Rorschach-Protokollen (die von sehr vielen äußerst methodenkritisch betrachtet werden) ist zu beobachten: Angstabbau, Abnahme von Depression, Regression, Hilflosigkeit. Zunahme von Interesse, Aktivität und Selbstvertrauen.

24.7.2.3 Zukunftsaspekte in der Behandlung von Kindern mit Krebserkrankung

Die Anwendung von Verhaltenstherapie und Hypnose in der Psychotherapie von Kindern nimmt stetig zu. Besonders die verhaltenstherapeutischen Methoden des Modellernens, operanten Konditionierens, sowie Selbstkontroll- und Streßbewältigungsprogramme sind bei Kindern als Krebspatienten besonders effizient.

Als Zukunftsperspektiven ergeben sich:

- Da der Konsum von Video- und Computerspielen weiter zunehmen wird, werden wir die Induktionstechniken und Suggestionen der kindlichen Erlebnis- und Verabeitungswelt anpassen müssen.
- Da klassische Konditionierungen das Autoimmunsystem beeinflussen können
- besonders unter Hypnose –, werden verhaltenstherapeutische Verfahren wesentlich häufiger mit Hypnose kombiniert werden (Zeltzer & LeBaron, 1988).
- Die Zusammenarbeit von Onkologen, Kinderärzten und Psychologen muß verbessert werden, besonders aber die Kooperation mit Hypnosespezialisten.
- Um ein ausreichendes therapeutisches Angebot mit Hypnose abzusichern, muß gerade für Krebskranke, besonders aber für Kinder, mehr Fachpersonal zur Verfügung stehen. Die wenigen an Eltern und Fachleute gerichteten Bücher (z.B. Petermann, Noeker et al., 1988; Pichler & Richter, 1985) sind dafür nur ein Ersatz.

24.7.3 *Erfolge und Ergebnisse der Therapie von Kindern und Erwachsenen unter Hypnose*

Die Erfolge in der Behandlung der Nebenwirkungen der Krebsbehandlung sind deutlich dokumentiert und unumstritten (s. dazu die kurze Zusammenstellung von Kaszab & Flam, 1988). Die Wirkung der Simonton-Behandlung wird sehr kritisch betrachtet (Birbaumer, 1986). Die Ergebnisse Newtons (1984a, 1984b) zeigen jedoch beeindruckende Werte auf. Seine Patienten haben hohe mittlere Überlebenszeiten, die in Tabelle 24.1 dargestellt sind.

Die Vergleichsstudie von Pohler, Bilek & Merkinger (1991) zeigt auf, daß durch das Simonton-Training eine allgemeine Anhebung der Befindlichkeit bewirkt wird; dabei sinkt der Depressionswert gegenüber der Kontrollgruppe bedeutsam ($p < .01$). Dies ist besonders wichtig, da Depressionsabnahme in hohem Maße die Pro-

Tabelle 24.1: Vergleich der Überlebenszeiten bei fortgeschrittenen metastasierenden Erkrankungen (nach Newton, 1984a, S.13; Peter, 1984, S.2)

Mittlere Überlebenszeiten (in Monaten)			
		Therapieform	
	national	Simonton	Newton
Brustkrebs	16	35	45,2
Darmkrebs	11	21	43,5
Lungenkrebs	6	14	24,8

gnose begünstigt (Shekelle et al., 1981; Helmkamp & Paul, 1984).

In einer zehnjährigen Studie wurden 86 Patientinnen nach Brustkrebserkrankung beobachtet. Insgesamt 50 von ihnen erhielten eine einjährige Gruppentherapie mit Selbsthypnose zur Schmerzbehandlung. Obwohl nur drei von ihnen in diesem Zeitraum überlebten, lag ihre mittlere Überlebenszeit bei 36,6 Monaten; die der Kontrollgruppe (ohne Hypnose) bei 18,9 Monaten (Spiegel, Bloom, Kraemer & Gottheil, 1989).

Da die Erfolgsstatistiken weiterhin steigende Werte aufweisen und immer mehr Fachleute der Hypnosebehandlung von Krebspatienten aufgeschlossen gegenüberstehen, können wir mit zunehmend verbesserten Prognosen rechnen.

24.8 Neurologische Störungen

Störungen des motorischen Systems treten auf, wenn Verletzungen/Schädigungen der efferenten Nerven zu den Muskelendplatten vorliegen.

24.8.1 Torticollis spasmoidicus; muskulärer Schiefhals

Kennzeichen des muskulären Schiefhalses sind die starken unwillkürlichen Kontraktionen von Hals- und Nackenmuskeln, so daß eine starke seitliche oder frontale Neigung des Kopfes entsteht.

Der psychogene Anteil wird diskutiert; so sind teilweise emotionale Belastungen mit auslösend (Ostendorf-Massing, 1984), auch die Interpretation als Vermeidungsverhalten, das Angst reduzieren soll, liegt vor (Meares, 1973).

Medizinische Interventionen beziehen sich u.a. auf Antiepileptika und Antiparkinsonmittel, sind jedoch wenig effektiv; auch chirurgische Eingriffe wie Durchtrennung des relevanten Halsmuskels werden vorgenommen.

Psychotherapeutisch werden einerseits psychoanalytische Methoden angeboten (Mitscherlich, 1983), andererseits unterschiedliche EMG-Biofeedbackverfahren (Brudny, Korein, Grynbaum et al., 1976), die sich z.B. auch der operanten Methode des Shaping bedienen (Gerber, Mayer & Ostendorf, 1983).

Die mit Hypnose kombinierte Psychotherapie benutzen LeHew (1971), Avampto (1975), Knölker und Friese (1981). Mit Abreaktion unter Hypnose erreichen Kampman und Ihaleinen (1974) den Abbau angestauter Affekte und damit verbunden vollständigen Symptomabbau. Besonders interessant ist der Fall eines 57jährigen Patienten, bei dem das Symptom seit dem 9. Lebensjahr besteht. In hypnotischer Altersregression erlebt der Patient die Schmerzen bei seiner Mandeloperation und die nachfolgenden Anspannungen im Nacken. In der dann folgenden Therapie unter Hypnose kann das Problem und das Symptom abgebaut werden.

Schneiderman, Leu und Glazeski (1987) therapieren einen 46 Jahre alten Patienten, bei dem über 21 Monate lang die Torticollis spasmoidicus erfolglos mit unterschiedlichsten Medikamenten behandelt worden war. Der Patient ist für eine Hypnosetherapie hoch motiveriert und reagiert so trotz geringer Hypnotisierbarkeit gut auf die unspezifischen Entspannungsinssuggestionen. Von der dritten Sitzung an werden spezifische Suggestionen gegeben, die sich mit der Entspannung der Nackenmuskeln befassen; er kann dadurch besserer Kontrolle über sie erlangen. Nach insgesamt vier Sitzungen erlernt er Selbsthypnose und ist symptomfrei. Auch die Nachuntersuchung nach 18 Monaten bestätigt den Erfolg.

24.8.2 Chorea Huntington

Typisch für dieses im Mittelalter als „Veitstanz“ benannte Symptom sind Hyperkinesen, Hypotonie der Muskulatur, schnelle, unwillkürliche Kontraktionen einzelner Muskeln oder Muskelgruppen, starke motorische Unruhe. Ursachen liegen in Störungen des striären Systems (Teile des extrapyramidalen Systems, die primär für Regulierung des Muskeltonus, unwillkürliche Koordinationsbewegungen und Gleichgewicht sorgen).

Moldawsky (1984) behandelt eine 53 Jahre alte Patientin mit Chorea Huntington und Depressionen; er verwendet in Hypnose angenehme visuelle Vorstellungen und Gliederschwere, so daß sich die für Chorea Huntington typischen Bewegungen der Extremitäten und des Körpers bereits nach einer Sitzung reduzieren. Weitere Verbesserungen, vor allem im psychischen Wohlbefinden treten in der Folgezeit auf, in der die Patientin Selbsthypnose anwendet. Crasilneck und Hall (1975) berichten von ähnlichen Behandlungen.

Kleinhauz, Eli und Rubinstein (1986) haben in der Zahnarztpraxis eine Patientin mit Chorea Huntington, bei der Behandlungen durch ihre unkontrollierten Kopf- und Körperbewegungen nicht möglich sind. In zahlreichen Hypnosesitzungen zur Entspannung kann – verbunden mit Suggestionen zur Bewegungsreduktion – eine starke Besserung erreicht werden, so daß die erforderlichen Eingriffe möglich sind.

24.8.3 Hemiparese und Hemiplegie; Halbseitenlähmung

Die schlaffen, später spastischen Halbseitenlähmungen werden z.B. durch Schlaganfälle oder exogene Einwirkungen verursacht.

Neben Bewegungstherapie werden unterschiedliche EMG-Feedbackmethoden angewandt (Amato, Hermsmeyer & Kleinmann, 1964; Brudny, Korein, Grynbaum et al., 1976).

Brooker (1984) behandelt einen Patienten mit funktionaler Parese. Er erreicht durch Entspannung Rehabilitation. Cohen (1979) arbeitet mit einer leicht hemiplegischen Patientin, damit sie ihren Führerschein wiedererwerben kann und verwendet Hypnose zur Entspannung.

Bei Patienten mit peripheren Nervenverletzungen besteht eine schwache Innervation der Willkürmotorik. Unter Hypnose ist die Kraft und elektrische Aktivität des Muskels deutlich erhöht (Pajntar, Roskar & Vodovnik, 1982). Werden betroffene Muskeln elektrisch gereizt, so kann unter Hypnose (Suggestion der Übererregbarkeit) eine Reduktion der Stimulusdauer von 100 ms auf 20 ms erfolgen, um die gleiche Wirkung zu erzielen. Ähnliche Befunde wurden auch bei Hemiparese erhoben.

Kossak (1983b) behandelt einen Jugendlichen mit angeborener Beinspastik, der nach einer Operation seinen Rollstuhl nicht verlassen kann. Nach drei Hypnosesitzungen kann er angstfrei laufen. (Dieser Fall ist exemplarisch ausführlicher dargestellt; siehe Kap. 31 „Falldemonstrationen", Fall 1.)

24.8.4 Epilepsien

Unter dem Begriff der „zerebralen Anfallsleiden" sind zahlreiche sehr unterschiedliche Krankheitsbilder und Funktionsstörungen zusammengefaßt, die meist episodisch auftreten. Psychische Belastungen wie Streß, Angst etc. können die Anfallshäufigkeit erhöhen (Forster, 1969).

Verhaltenstherapeutische Methoden sind operante Verfahren, bei denen die anfallsfreie Zeit verstärkt bzw. die Anfallsanzeichen bereits bestraft werden (Zlutnick, Mayville & Moffat, 1975), aber auch *time out*, Aversionstherapie etc. sind hilfreich.

Mit respondenten Methoden, besonders bei sensorisch ausgelösten Anfällen, werden Stimulustoleranzen bewirkt (Forster & Cleeland, 1969) oder psychologische Auslöser wie Angst abgebaut. Durch Biofeedback verschiedenster Parameter, meist Alpha-EEG, kombiniert mit unterschiedlichstem Differenzierungslernen, werden ebenfalls Verbesserungen erzielt (Finley, 1977).

Daniels (1975) verwendet verdeckte Verstärkung, verdeckte Löschung und Selbstkontrollmethoden wie Gedankenstop.

Bei einem neunjährigen Mädchen besteht die Epilepsie seit dem dritten Lebensjahr; die Anfälle sind meist mit Lidflattern verbunden. Gardner (1973) kann den psychogenen Anteil der Anfälle erkennen und erarbeitet ein Kontingenzmanagement.

Bei der Hypnose-Induktion werden all jene Verhaltensweisen und Instruktionen vermieden, die anfallsähnlich sein können, wie: Augenschluß, Müdigkeit, Amnesie etc. Statt dessen erfolgt die Anweisung, bei geöffneten Augen zu entspannen. Dabei wird die Handlevitation als Rückmeldesignal der Kooperation benutzt. Nun erfolgt die Suggestion, daß es besonders schön sein kann, wenn man die Augen offen behält und alles sehen kann. Danach folgen dann selbststärkende Suggestionen, die besonders die Mitarbeit und Verbesserung verstärken. Auf diese Weise lernt das Kind Selbsthypnose und kann die Augen offenhalten, um so einen Anfall zu verhindern.

Hier erfolgte dann eine Reaktionsgeneralisierung, die sich in Schlafproblemen zeigte; entsprechende Suggestionen haben dann Differenzierungsmöglichkeiten erlaubt. Nach 18 Monaten erfolgte ein Rückfall.

Gardner und Olness (1981) behandeln eine 15jährige mit nächtlichen Epilepsieanfällen, indem sie in Hypnose Entspannung erlernt und die Suggestion erhält: „Falls du angenehme Träume haben möchtest, statt Anfälle, – genieße diese Träume, laß diese Träume ganz schön und angenehm sein. Wenn du den Anfall kontrollierst, wirst du ein stärkerer und glücklicherer Mensch sein" (Gardner & Olness, 1981, S. 208). Danach nimmt die Anfallshäufigkeit von 15 auf 2 pro Woche ab. Letztlich lernt sie in Hypnose, ihre Aura zu erkennen und hat innerhalb der zwei Beobachtungsjahre keinen Anfall mehr.

Cafiso (1982) kann bei einer 42jährigen stationären Patientin mit am Tage auftretenden Anfällen (die für die Patientin dann besonders störend sind) mit Hypnose bewirken, daß die Anfälle nur noch nachts auftreten.

24.8.5 Myoklonie

Hier handelt es sich um kurze ruckartige klonische Zuckungen einzelner Muskeln mit oft keinem Bewegungseffekt.

Bei einem 82jährigen Patienten mit Myoklonie erreicht Stein (1980) in vier Sitzungen Besserung; er benutzt Bilder des Lichts und der Wärme.

Ähnliche Berichte liegen auch über die Hypnosebehandlung von epileptischem Verhalten vor (Gravitz, 1979).

24.8.6. Parkinson-Syndrom; Schüttellähmung

Diese degenerative Erkrankung des extrapyramidalen Systems äußert sich vor allem in grobschlägigen Zitterbewegung von Kopf, Armen und besonders den Händen (Duus, 1987). Bekannt ist, daß unter Entspannung eine Besserung und unter z.B. Angst Verschlechterungen auftreten können (McDowell, Lee & Sweet, 1978). Behandlungen erfolgen entweder durch stereotaktische Eingriffe oder medikamentös, sind jedoch nicht anhaltend erfolgreich.

Hypnose und besonders Selbsthypnose zeigen hier anhaltende Wirkungen (Bird, 1948; Buell & Biehl, 1948; Doshay, 1960).

Bei einem 76 Jahre alten Mann mit einem seit sieben Jahren sich verschlechternden Parkinson-Syndrom wenden Wain, Amen und Jabarri (1990) Hypnose an.

Er ist hoch motiviert, weist jedoch geringe Hypnotisierbarkeit auf. Bereits wenige Sekunden nach Induktionsbeginn hört sein Handtremor auf, später auch sein Fußtremor, beginnt jedoch stets nach Hypnoseende. Durch täglich viermaliges Üben von drei Minuten Selbsthypnose kann er dann nach sechs Monaten eine deutliche Besserung seiner Bewegungen und Steifigkeit erreichen. Nach Auffassung der Autoren war hier wahrscheinlich die Wiedererlangung von Selbstkontrolle von besonderem psychologischem Wert.

24.8.7 Sonstige neurologische Störungen

Sampson (1990) berichtet von einer Patientin mit *Guillain-Barre-Syndrom*; es ist ein Liquorsyndrom z.B. bei idiopathischen Polyneuritiden, verbunden mit fortschreitender Schwäche der Extremitäten, Dysfunktionen und Lähmungen. Durch Hypnose können die Taubheitsgefühle in den Fingern und Zehen reduziert werden. Bei einer meiner Patientinnen konnte ich sie von Beginn ihrer Diagnose an begleiten. Die therapeutische Aufgabe bestand darin, ihr zu verhelfen, ihre Körperschwäche und dann den Rollstuhl zu akzeptieren. Mittels Selbsthypnose erlebte sie sich an ihrem Ort der inneren Kraft und konnte so ihre nicht aufhaltbare Bewegungsreduktion ruhiger annehmen.

Der *Hemiballismus* stellt eine sehr seltene Erkrankung dar.

Aufgrund herdförmiger Erkrankungen des Nucleus hypothalamicus treten auf der kontralateralen Seite dauernde oder anfallartige Schleuderbewegungen der Körperhälfte auf. Hoogduin (1990) läßt seine Patientin, die unter dauernden Bewegungsstörungen leidet, ihre bevorzugte Schlafposition einnehmen und gibt Suggestionen zur Muskelentspannung. Als die Kontraktionen kaum mehr auftreten, wird die gleiche Übung (nun bei bereits verminderten Kontraktionen) im Sitzen durchgeführt. Die Patientin erhält dann die Suggestion, sich vorzustellen, mit wachen Augen einzuschlafen und dabei weiterhin die Muskeln zu entspannen. Daraufhin lernt sie eigenständig, diese Technik auch in anderen Situationen anzuwenden. Neun Monate nach Beschwerdebeginn kann sie wieder arbeiten und vier Monate nach Therapieende zeigt sie nur noch ein bis zwei Kontraktionen am Tag.

Diese Behandlungsmethode stützt sich auf den Ansatz von De Haan (1983; zit. n. Hoogduin). Bei seiner Patientin traten *motorische Störungen nach Neurolekptikagebrauch* auf, die sich in Torticollis und choreatiformen Bewegungen äußerten. Durch Einnehmen der Schlafposition wurde die Bewegungsstörungen erheblich reduziert und dann mit Selbsthypnose trainiert, diese weiterhin in anderen Situationen abzubauen.

Einige der Störungen können sowohl als neurologische Störungen als auch als Konversionsomptome diagnostiziert werden, so z.B. der Schreibkrampf als focale Dystonie oder hysterische Reaktion; siehe deshalb auch unter Abschnitt 25.2.1.

24.9 Gynäkologie

24.9.1 Dysmenorrhö; schmerzhafte Regelblutung

Die Regelbeschwerden äußern sich in schmerzhaftem Unwohlsein an mehreren Tagen während der Regelblutung, damit verbunden ist nervöse Reizbarkeit, Übelkeit, eventuell Erbrechen.

Die Ätiologie und Pathophysiologie sind relativ ungeklärt. Wenn organisch bedingte Ursachen (Entzündungen, Fehlbildungen, Endometriose) ausgeschlossen sind, liegt eine primäre (funktionelle, essentielle) Dysmenorrhö vor. Zu beachten ist, daß Prostaglandine (wirken auf glatte Muskulatur des Uterus) und die Unausgewogenheit der Sexualhormone Progesteron und Östrogen mitbeteiligt sein können (Karim & Hillier, 1973; Ylikorkala & Dawood, 1978).

Als psychogene Faktoren können Rollenfindungsprobleme und Erwartungshaltungen angenommen werden (Gannon, 1981). Eventuell können hier besonders familiäre und kulturelle Erwartungshaltungen eine konditionierte Reaktion des Schmerzes und Unwohlseins erzeugen (Jackson & Merrington, 1980; Hartland, 1973).

Als psychotherapeutische Interventionen werden bislang eingesetzt: Systematische Desensibilisierung (Mullen, 1968; Duson, 1977), Entspannungsübungen (Tasto & Chesney, 1975) und Biofeedbacktraining des EMG-Frontalismuskels bzw. der Handtemperatur (Tubbs & Carnahan, 1976; Bennink, Hulst & Benthem, 1982). Diese scheinbar unlogischen physiologischen Zusammenhänge im Biofeedback sind wahrscheinlich in einer Steigerung der Vaginaltemperatur begründet (Sedlacek & Heczey, 1977).

Die vorgenannten Methoden lassen sich problemlos mit entsprechenden Hypnose-Instruktionen kombinieren.

Behandlungsvorschläge

Neben den Biofeedback-Methoden ist auch die direkte Suggestion der Schmerzfreiheit wirksam (Kroger & Freed, 1951). Sinnvoll ist es hier, *Selbsthypnose* zu trainieren, um eine konditionierte Spannungsreduktion aufzubauen.

Als vertiefende Methoden sind z.B. *Handschuhanästhesie* (und Schmerzumlenkung) oder *Altersregression* in die schmerzfreie Zeit oder Temperatursuggestionen anwendbar, analog zu den relevanten Schmerzinterventionen, wobei es sinnvoll ist, den betreffenden Körperbereich und dessen physiologische und psychologische „Ansprechbarkeit" zu beachten – im Sinne von „sprich mit deiner Gebärmutter" (Schneider, 1985).

Da Dysmenorrhö auch als das Symptom einer emotionalen (neurotischen; erlernten) Störung angesehen werden kann – als psychosomatische Krankheit (Kroger & Freed, 1943) – sollten bei entsprechender Diagnose die relevanten Therapien der Grundstörungen erfolgen. Cheek und LeCron (1968) nehmen unter Hypnose ideomotorische Befragungen über die Ursachen und Auswirkungen der Symptomatik vor.

24.9.2 Amenorrhö

Amenorrhö ist das Ausbleiben der monatlichen Regelblutung (hier nicht physiologisch durch Schwangerschaft, Laktation, Menopause, hormonell etc. bedingt, sondern funktionell).

Es können zahlreiche psychogene Faktoren wie Schockerlebnisse, Schuldgefühle bei Sexualerlebnissen, Angstinhalte, Angst vor Schwangerschaft beteiligt sein (Kroger & Freed, 1951; Erickson, 1960). Hartland (1973) schlägt neben einer kausalen Psychotherapie direkte Suggestionen vor.

Direkte und indirekte Suggestionen

Bei den *direkten* Suggestionen können als physiologische Reize die relevanten Gefühle benutzt werden, die mit dem Eintreten der Menstruation normalerweise verbunden sind, wie z.B. Spannungszustände in den Brüsten, Ziehen im Rücken etc. Auch Altersregression zum Zeitpunkt der letzten Menstruation wird vorgeschlagen (Kroger, 1977). Hier wird der bekannte Körperzustand als Reiz für die (konditionierte) Reaktion der Regelveränderungen benutzt.

Mit *indirekten* Suggestionen wurden auch durch die Verwendung von Metaphern in Hypnose Erfolge erreicht (van der Hart, 1985).

Da Streß unter anderem bewirkt, daß das limbische System vom Cortex dissoziiert wird, werden über dieses System (mittels Hippocampus) neuroendokrine Funktionen beeinflußt (Braun, 1984; MacLean & Reichlin, 1981). Van der Hart (1985) folgert, daß in Hypnose ein vergleichbarer psychophysiologischer Prozeß bewirkt wird, wodurch dann neokortikale Einwirkungen über das limbische System vorgenommen werden können, die hier psychotherapeutisch/psychophysiologisch genutzt werden.

Unregelmäßigkeiten im Regelzyklus sind in ähnlicher Weise beeinflußbar, wobei hier stets an psychogene Faktoren zu denken ist (Cheek & LeCron, 1968; Hartland, 1973).

24.9.3 Prämenstruelles Syndrom

Wenige Tage vor Eintreten der monatlichen Regelblutung können sich Schmerzen, Kopfschmerzen und psychische Verstimmungen bis zur Depression sowie vegetative Beschwerden einstellen.

Die Bedeutung psychogener Verursachung wird noch diskutiert (Gannon, 1981). Entspannungstraining scheint hier kontraindiziert zu sein (Gerber, 1986). Vorgeschlagen wird eine sympathische Desaktivierung. Durch geeignete Imaginationen lassen sich hier eventuelle Hypnose-Interventionen erarbeiten.

Prior (1990) bewirkt bei einer 30jährigen Patientin mit ausgeprägtem prämenstruellem Syndrom, daß sie ihre Symptomatik akzeptieren kann: Metabotschaften erreichen, daß sie die hinter dem Symptom liegenden Ziele besser erkennen kann. Das Symptom wird dann als Ressourcengenerator genutzt, indem sie in ihren Bauch schlüpft und das Symptom als Bild einer betont weiblichen Person wahrnimmt. Sie kann sich nun mit ihrem Frauenbild besser identifizieren und durch posthypnotische Suggestionen dieses in den Alltag übernehmen.

24.9.4 Geburtsvorbereitung und Geburtshilfe

Die Geburtsvorbereitung gehört zu den unabdingbaren Angeboten unseres Gesundheitswesens und der psychosozialen Versorgung. Die Frage, inwieweit Angst vor der Geburt sich beeinträchtigend auf diese auswirkt, konnte sehr widersprüchlich beantwortet werden (MacDonald, 1986; Lubin, Gardiner & Roth, 1975). Ebenso konnte die psychoanalytische Annahme, daß Schwangerschaftserbrechen sich ungünstig auswirkt, in gleicher Weise widersprechend belegt werden (Molinski, 1979; Davies-Osterkamp & Beckman, 1982). Das schließt nicht aus, daß psychogene Faktoren wirksam sein können, wie z.B. Ablehnung der Schwangerschaft, der Mutterrolle etc.. Die kulturellen Auswirkungen auf Angst- und Schmerzverhalten während der Geburt sind allgemein bekannt.

Schwangerschaftsbeschwerden

Gute Ergebnisse werden bei Schwindelgefühlen und Erbrechen durch Hypnose erreicht, wobei einerseits direkte Suggestionen hilfreich sind, aber auch die Behandlung psychogener Aspekte mitbedacht werden sollte (Cheek & LeCron, 1968; Kroger, 1952). Schwangerschaftsbedingte Hypertonie ist ein Anzeichen von Präeklampsie (schwangerschaftsspezifische Krankheit) und tritt bei 5-8% aller Schwangerschaften, vorwiegend in der ersten auf. Smith (1989) kann durch Entspannungssuggestionen eine Blutdruckreduktion von 190/110 RR auf Normalwerte erreichen und normal entbinden.

Frühgeburten

In gleicher Weise sind psychogene Aborte oder Frühgeburten beeinflußbar, wenn die emotionale Situation stabilisiert wird, verbunden mit direkten körperbezogenen Suggestionen zur Entspannung (Cheek, 1965). Omer (1987) wendet bei seinen 39 Klinikpatientinnen mit Verdacht auf Frühgeburt ein komplexes Therapieprogramm unter Hypnose an: Suggestionen der Uterusentspannung - Zeitprogression zur Aufrechterhaltung der Motivation, die Schwangerschaft fortzusetzen - Abbau der Hilflosigkeit und Ermunterung zur weiteren Mitarbeit - ideomotorische Fingerbefragungen zum Aufbau von Kooperation und positiver Einstellung - Anekdoten zur Vorbereitung auf eine erfolgreiche Geburt.

Die Schwangerschaft der Patientinnen in der Hypnosegruppe ist bedeutend länger als die der Kontrollgruppe ($p < .002$) und auch das Geburtsgewicht ist höher ($p < .05$). Dabei muß jedoch berücksichtigt werden, daß in der Hypnosegruppe der Anteil von früheren Früh- und Fehlgeburten ebenfalls deutlich geringer war ($p < .01$; p.05) als in der Kontrollgruppe.

Fötusbewegungen

Fötusbewegungen sind für die Prognose von Risikofaktoren vor und während der Geburt (z.B. Asphyxie) relevant.

Durch Hypnotherapie wird die Angst der Schwangeren reduziert und damit verbunden die Katecholaminausschüttung. Als Folge davon ergibt sich eine verbesserte Durchblutung der Placenta und eine Zunahme der Fötusbewegungen. Diese Bewegungssteigerung kann signifikant durch Selbsthypnose ($p < .005$) und Fremdhypnose ($p < .01$) bewirkt werden (Fuchs, 1987; Fuchs et al., 1990; Zimmer et al., 1988).

Geburtsvorbereitung

Weitverbreitet und effektiv in der Geburtsvorbereitung ist die Lamaze-Methode (Lamaze, 1958), die mehr einer Konditionierung entspricht. EMG-Biofeedbacktraining wirkt sich in gleicher Weise günstig auf die Geburtsdauer aus (Frazier, 1974) wie systematische Desensibilisierung (Condas & Scendicka, 1972).

Hypnose-Interventionen sind bereits seit langem bekannt. So wird Hypnose als die einzige

Anwendung der Hypnose bei der Geburtsvorbereitung und Geburtshilfe (nach Kroger, 1977):

Vorteile der Hypnose

1. Schmerz- und Angstreduktion vor und während der Geburt
2. Reduktion von chemischen Interventionen
3. Kontrolle der schmerzhaften Uteruskontraktionen
4. Bessere Kooperation während der Geburt
5. Reduktion oder Wegfall von Nachwirkungen
6. Reduktion der gesamten Geburtsdauer.
7. Abnahme von Schock und schnellere Erholung
8. Verminderung der Ermüdung und Erschöpfung
9. Anwendung besonders bei Medikamenten-Allergie
10. Mitarbeit und Unterstützung durch z.B. Ehemann
11. Wenige Vorübungen und Ritualisierungen
12. Keine Beeinträchtigung des Kindes
13. Bewußtes Erleben der Geburt und des ersten Schreis
14. In Notfällen schnelle Interventionen möglich

Einschränkungen und Kontraindikationen der Hypnoseanwendung

1. Nicht alle Patienten sind tief hypnotisierbar
2. Gute Wirkungen können durch das Mithören einer anderen Geburt beeinträchtigt werden
3. Hoher Zeitaufwand beim Einzeltraining
4. Anwesenheit des Hypnosetherapeuten, wenn nicht Selbsthypnose beherrscht wird
5. Vorurteile gegen Hypnose reduzieren Suggestibilität
6. Kontraindikation bei emotionaler Verwirrung von psychotischen oder Borderline-Patientinnen, es sei denn, sie werden von einem entsprechend geschulten Therapeuten betreut
7. Unangemessene Informationen, Bemerkungen in Hypnose

gefahrlose Anästhesie angesehen (DeLee, 1939; Thiery, 1989; Stampone, 1990).

Anwendungen mit Hypnose

Empfohlen werden Einzel- oder Gruppentrainings, die meist das Ziel haben, Autohypnose anzuwenden (Majolino, 1982; Spalletta, 1982; Fellows, 1984) bzw. den Partner mit einzubeziehen, um die Entspannung und Hypnose aufrechtzuerhalten (Moon & Moon, 1984). Klinische Erfahrungen zeigen, daß zwischen 1–20 Übungssitzungen erforderlich sind und im ersten Schwangerschaftsdrittel damit begonnen werden sollte (Kroger, 1977).

Es erfolgt weitgehend eine Konditionierung, angstfrei zu sein und auf relevante körpereigene Signale (Wehen) oder Instruktionen hin mit Entspannung, Angst- und Schmerzreduktion zu reagieren. Dazu gehört sicherlich die Steuerung kognitiver Elemente wie Erwartungshaltungen etc. Als Methode wird meist die Handschuhanästhesie empfohlen, die entweder an der Hand selbst bestehen bleibt und somit in Form einer Ablenkung oder Dissoziation wirksam ist; oder durch Umlenkung von der Hand auf den Unterleib wird eine Taubheit und Anästhesie dort erzeugt. So können auch Dammschnitte schmerzfrei erfolgen. Eventuell können Amnesien helfen, die Anstrengungen rückwirkend weniger negativ zu bewerten (Coulton, 1960; Davidson, 1962; Kroger & Freed, 1951). Zu beachten ist gerade bei dieser Hypnose-Intervention, daß Negativworte wie „Schmerz“, „Angst“, Anstrengung“ etc. vermieden werden. Cheek und

LeCron (1968) empfehlen u.a. Altersprogression, indem die Mutter den ersten Schrei ihres Kindes antizipieren soll. Wesentlich wird auch sein, die Aufmerksamkeit der Gebärenden stets durch kontinuierliche Instruktionen von unangenehmen Wahrnehmungen und Kognitionen abzuziehen.

Zema und Canevari (1981) berichten, daß ihre Patientinnen eine positivere Einstellung gegenüber dem Neugeborenen haben.

Weishaar (1986) vergleicht aus eigener Gebärerfahrung die Lamaze-Methode und Hypnose. Sie beurteilt Hypnosesuggestionen als wirkungsvoller, sowohl in der Schmerzreduktion, der Entspannung als auch in der Kooperation mit dem Geburtshelfer. Gleichzeitig ist Hypnose mit wesentlich geringerem Aufwand zu erlernen. Venn (1987) zeigt in seiner Studie mit 122 Patientinnen, daß weder Lamaze-Methode noch Hypnose oder eine Kombination beider Methoden in ihrer Wirkung den anderen Formen überlegen sind.

Mit Hypnose vorbereitete Geburten verlaufen kürzer, die Wehen sind insgesamt kürzer (Gross & Posner, 1963), es wird eine geringere Medikation benötigt, die Apgar-Werte (Punktwerte für Atmung, Puls, Grundtonus, Aussehen, Reflexe) sind höher, die Geburt spontaner (Harmon, Hynan & Tyre, 1990). Die Babys erholen sich schneller von der während der Geburt auftretenden Asphyxie (Atemstillstand; Moya & James, 1975). Hochhypnotisierbare Frauen weisen durch das Hypnosetraining geringere Depressionswerte nach der Geburt auf (Harmon, Hynan & Tyre, 1990).

Psychogene Faktoren können die Laktation beeinflussen (z.B. Ablehnung des Kindes, Eheprobleme). Bereits die frühen Hypnoseforscher wie Liébeault und Bernheim beeinflußten Laktationsfluß und -menge durch Hypnose, was auch durch z.B. Platonow (1959) bestätigt wurde.

24.9.5 Weitere gynäkologische Problemstellungen

Psychogene Aspekte der *Infertilität* (Unfruchtbarkeit) werden diskutiert, entsprechende Ansätze der Hypnosebehandlung liegen vor (Kroger, 1952, 1962). Zu beachten ist, daß es sich meist um eine Subfertilität handelt, also eine unterschwellige Unfruchtbarkeit.

Hier werden teilweise Modelle vorgetragen wie z.B. Immunreaktion gegen das Sperma, Tubenspasmen und Ovulationshemmung. Nachgewiesen ist der psychische Einfluß auf den pH-Wert der Vaginalsekretion (Kroger, 1953).

Neben einer fundierten Psychotherapie (mit oder ohne Hypnose) zur Aufarbeitung der Grundproblematik kann es evtl. zusätzlich hilfreich sein, durch Autohypnose oder posthypnotischen Auftrag Entspannung während oder nach dem Coitus zu bewirken und dadurch mögliche psychophysiologische Faktoren zu beeinflussen (Chigbuh, 1975; Kroger, 1977).

Hinton, Meadowcroft, Pike und Wardle (1988) stellen bei ihren Patientinnen und Patienten zunehmend psychischen Streß fest. Mit steigender Infertilität nimmt der Streß sogar zu; dies zeigt, daß man sich durchaus nicht an die Situation der Kinderlosigkeit gewöhnt. Frauen zeigen meist höhere subjektive Streßbelastungen, besonders wenn der Mann die Ursache der Unfruchtbarkeit ist. Bei ihren 40 Paaren arbeiten Hinton et al. mit einer Schnellinduktion, die schnell Entspannung bewirken soll. Die Suggestionen beinhalten, daß die Reproduktionsorgane gut arbeiten. Bisherige Beobachtungen zeigen eine deutliche Verbesserung der Symptomatik. Genauere Daten müssen noch in einer Längsschnittuntersuchung belegt werden.

Gynäkologische Untersuchungen oder kleinere Eingriffe können von starken Ängsten oder Schmerzen begleitet sein, eventuell mit Verspannungen (Vaginismus s. Sexualstörungen in Kap. 25 „Hypnose in Psychologie, Psychotherapie und Psychiatrie"), und sind ebenfalls durch Hypnose für die Patientin angenehmer zu gestalten (Kroger, 1977).

Neben psychotherapeutischen Interventionen kann Hypnose hilfreich sein, zu einer gewünschten *Brustvergrößerung* beizutragen. So werden von Marriott (1980) in einem Fall Pubertätsängste durch indirekte Hypnose (s. Kap. 8 „Die indirekte Methode nach Erickson") und ichstärkende Suggestionen (s. Kap. 16 „Imaginative Verfahren") abgebaut und symbolische Traumarbeit geleistet und so eine Brustvergrößerung bewirkt. Williams (1974) verwendet Altersregression in die Zeit des pubertären Brustwachstums und benutzt diese Gefühle und Kognitionen, gleichzeitig verbunden mit einer Altersprogression, die eine Übernahme dieser Emotionen und Imaginationen für die Zukunft suggeriert. Nach 12 wöchentlichen Sitzungen erreichen 13 Versuchspersonen eine Vergrößerung des Brustumfangs um 2.11 inches (5,36 cm). Williard (1977) erzielt signifikante Erfolge über visuelle Imaginationen, die mit Toncassetten vermittelt werden. Diese Wirkungen der Hypnose werden von Staib und Logan (1977) und Roccella (1983) bestätigt.

24.10 Augenheilkunde

24.10.1 Myopie

Bei Myopie (Kurzsichtigkeit) liegt ein Brechungsfehler der Augenlinse vor, so daß kein scharfes Abbild auf der Retina erzeugt wird. Meist wird sie jedoch durch eine Überlänge des Augapfels bewirkt. Entsprechend muß eine Korrektur durch Linsen erfolgen.

Die Ursachen werden sowohl in genetischen als auch in Umwelt- und Lernfaktoren gesehen (Sorsby et al., 1962; Lanyon & Giddings, 1974).

Veränderungen wurden durch operantes Konditionieren vorgenommen, indem das richtige Sehen der Lücke in den Landoltschen Ringen durch Loben verstärkt wurde (Lanyon & Giddings, 1974). Auch durch Feedback und Verstärkung wurden gute Ergebnisse erzielt (Epstein, Collins, Hannay & Loonea, 1978, 1981; Matson, Helsel & LeGraw, 1983).

Kelly (1958, 1961) erreicht durch direkte und indirekte Hypnosesuggestionen ebenfalls bedeutsame Verbesserungen und führt sie auf eine Beeinflussung der Augapfelform durch externe Augenmuskeln zurück. Um die Ursachen dieser Veränderungen zu erforschen, blockierten Davidson und Singleton (1967) die Akkommodationsfähigkeit mit entsprechenden Augentropfen und erreichten – unabhängig von den Tropfen-Veränderungen. Demnach sind die Ziliarmuskeln nicht für die Veränderung maßgeblich. In einer späteren Studie wird hochhypnotisierbaren Versuchspersonen die Suggestion gegeben, ihre Augen zu entspannen und dies als Hausaufgabe zu trainieren (Graham & Leibowitz, 1972); sie erreichten bedeutsame Verbesserungen gegenüber der Kontrollgruppe. Bei der Gruppe der Hochsuggestiblen reichte sogar allein die Suggestion ohne Hypnose-Induktion zur Verbesserung aus.

Neue Therapiemethoden

Weitere Untersuchungen, so die von Davison und Singleton (1967), lassen vermuten, daß diese Veränderungen nicht durch die Akkommodation oder Refraktion bewirkt werden. Möglicherweise handelt es sich hierbei um retinale oder zentralnervöse Verarbeitungsprozesse im physiologischen oder psychologischen Bereich (Graham, (1971).
Zu überdenken ist, inwiefern weitere Forschungsergebnisse nahelegen, eine verhaltenstherapeutische Hypnosebehandlung der Myopie zu entwickeln (Rosen, Schiffman & Cohen, 1984).

Wie stark hier auch psychische Faktoren beteiligt sein können, macht der Fallbericht von Lenk (1990) deutlich. Mittels Hypnose wird die Persönlichkeitsproblematik eines jungen Mannes aufgearbeitet und bewirkt parallel eine deutliche Reduktion der Kurzsichtigkeit um bis zu 2,5 Dioptrien.

24.10.2 Amblyopie

Bei dieser anlagebedingten Sehschärfenminderung liegen keine pathologischen Befunde vor; sie ist durch optische Hilfsmittel nicht zu beheben.

Browning, Quinn und Crasilneck (1958) wählen neun hochhypnotisierbare Kinder mit Amblyopie aus und erreichen durch die direkte Suggestion, nun deutlich zu sehen, eine starke Verbesserung, die auch bei dem Sehschärfetest nachgewiesen wird. Weitere Befunde (Smith, Crasilneck & Browning, 1961; Williams & Singh, 1976) lassen ebenfalls vermuten, daß es sich hier um psychogene Komponenten handelt, also eventuell um Verarbeitungsprozesse.

24.10.3 Strabismus (Schielen)

Wenige Fälle von Strabismus sind bekannt, bei denen in Verbindung mit Sehschulung Hypnosebehandlungen erfolgten und Besserungen erbrachten (Crasilneck & Hall, 1975; Look, Choy & Kelly, 1965).

In der postoperativen Behandlung von Strabismus setzt Lewenstein (1978) Hypnose als einziges Anästhetikum ein, um bei den von ihm behandelten Kindern Kooperation im wachen Zustand zu erhalten.

24.10.4 Weitere Aspekte der Augenheilkunde

Bei einer Jugendlichen mit *Ziliarspasmus* konnte unter Hypnose Akkommodation trainiert werden, katamnestische Befunde waren jedoch leider nicht möglich, da die Patientin den Termin nicht wahrnahm (Lupica, 1976).

J. Barber und Mallin (1977) erreichen mit Hypnose Analgesie bei der Anpassung von *Kontakt-Linsen.* Sie betonen, daß besonders darauf zu achten ist, unangenehme und negative, problembezogene Formulierungen zu vermeiden.

Nächtlicher Lagophthalmus (Hasenauge) ist eine Unfähigkeit, nachts die Augenlider völlig zu schließen, die u.a. zu starken Hornhautschäden führen kann. Bei einer Patientin mit langjährigem Lagophthalmus geben Holroy und Maguen (1989) die Suggestionen der Entspannung, des Augenschlusses und der Produktion von Tränenflüssigkeit und lassen Selbsthypnose üben. Bereits nach vier Sitzungen tritt eine Heilung ein, die auch nach 16 Monaten noch festzustellen ist und weitere Maßnahmen erübrigt.

24.11 Ohrenheilkunde

24.11.1 Tinnitus aurium; Ohrenklingen

Das störende und meist dauernd anhaltende Ohrenklingen wird wahrscheinlich peripher in den Haarzellen der Schnecke verursacht. Multiple Verursachungen wie Minderdurchblutungen z.B. durch orthopädische Probleme sind bekannt, ebenso Hörsturz, chronische Kontamination mit Holzschutzmitteln etc.

Halama (1992) stellt bei der Mehrzahl seiner 50 Patienten als Folge der Tinnitusbelastungen Depressionen, Parasuizidalität und Suizidversuche fest.

Kroger (1977) schlägt vor, mit posthypnotischen Suggestionen zu arbeiten und dadurch Lautstärke oder Frequenz des Geräusches zu beeinflussen, wobei Selbsthypnose zur weiteren Behandlung erforderlich wird. Von Marks, Karl und Onisipharou (1985) werden resistente Tinnitus-Patienten allein mit der Induktion von Trance behandelt, so daß sie die (ungewohnten) Geräusche besser tolerieren können. Reine Entspannungssuggestionen sollen in einigen Fällen ebenfalls hilfreich sein (Crasilneck & Hall, 1975), so erreichen Mihalyka und Whanger (1959) in Verbindung mit Selbsthypnose in einem Fall bereits nach vier Sitzungen eine Besserung.

Brattberg (1983) nimmt die Behandlung an einer Gruppe von 32 Patienten vor. Sie hören eine Tonaufzeichnung von 15 Minuten Dauer, auf der sie die Suggestionen erhalten, die Störgeräusche nicht zu beachten. Nach vier Wochen häuslichen Trainings sind 22 Patienten geheilt.

In seiner Pilotstudie behandelt Halama (1992) Patienten (N=50), die seit bis zu 31 Jahren (Durchschnitt 9,4 Jahre) unter einem therapieresistenten Tinnitus leiden. Sie erlernen Selbsthypnose und benutzen über mehrere Wochen ihre individuell erarbeiteten und selbst auf Cassette gesprochenen Formulierungen. Diese beinhalten demnach z.B. Entspannung oder Distanzierungen zum Symptom. Mit Übungsintensität und -dauer nimmt der Tinnitus unter Hypnose gegenüber der Kontrollgruppe deutlich ab ($p < .001$) oder verschwindet sogar.

Joisten (1992) wendet erfolgreich einen komplexen verhaltenstherapeutischen Behandlungsansatz an:

- Erhöhung des Aktivitäts- und Interessenniveaus, um den Patienten von der fokussierten Symptomwahrnehmung abzulenken
- Erwerb von Selbstkontrolle, um die Selbstwahrnehmung und Eigensteuerung der Auslöser zu verbessern, um die Aufmerksamkeitshaltung und die Möglichkeit positiver Selbstverstärkung zu verändern
- Erreichung einer veränderten Symptomwahrnehmung und einer verringerten Symptombeeinträchtigung.

Mit Hypnose wird auf folgenden symptomorientierten Ebenen gearbeitet:

- Suggestion von allgemeiner Entspannung und Wohlbefinden; besonders angenehme Geräusche werden eingearbeitet
- Suggestion von Veränderung bestimmter Anmutungs- und Erlebensqualitäten des Tinnitussymptoms
- Suggestionen, die eine direkte Veränderung des Symptoms bis hin zu seinem völligen Verschwinden nahelegen
- Suggestionen, die das belästigende Geräusch herauslösen und in einen weniger störenden Kontext stellen
- Dissoziation von den Störgeräuschen
- Einsatz von Metaphern

24.11.2 Hörsturz; akute Ertaubung

Es tritt plötzlich eine meist einseitige Ertaubung oder Hörminderung auf. Ursachen sind Vasospasmen in den kleinen Gefäßen im Innenohr und damit verbunden Sauerstoffmangel. Primärursachen dafür können neben Streß zahlreiche körperliche Erkrankungen sein (z.B. Schädeltrauma, Infektionskrankheiten).

Da hier gefäßerweiternde Medikamente und (je nach Ursache) Sedativa wirkungsvoll sind, kann auch durch Hypnoseentspannung geholfen werden, so daß innerhalb von 30 Minuten audiographisch Besserungen nachweisbar sind (Greuel, 1984). Ich selbst konnte auf einer Tagung einem Referenten mit Ruhe- und Wärmesuggestionen speziell für den Ohrbereich zu objektiv in der Hörkurve nachweisbaren Wirkungen verhelfen.

24.11.3 Psychogene Taubheit

In Kapitel 15 „Phänomene der Hypnose“ wurde dieser Aspekt bereits teilweise diskutiert. Zur Veranschaulichung dieser Symptomatik sei die Ehefrau des Schauspielers Charles Laughton erwähnt. Als er ihr nach vielen Ehejahren gestand, seit langem käufliche homosexuelle Verhältnisse zu haben, war sie in den folgenden Wochen wie betäubt, um sich vor derartigen Informationen zu verschließen (I. Wallace, A. Wallace, Wallechinsky & S. Wallace, 1985). Ein analoges Beispiel wird von Channon (1979) berichtet, in dessen Adipositastherapie die Patientinnen „nicht hören“ konnten, wahrscheinlich als Abwehr gegen die Intervention bzw. Konfrontation.

Entsprechend müssen in solchen Fällen breit angelegte psychotherapeutische Interventionen (mit/ohne Hypnose) erfolgen.

24.12 Chirurgie und Anästhesie

In Frankreich wurde erstmals im Jahr 1797 von M. Dubois Hypnose zur Chirurgie eingesetzt, in Amerika von C.Caldwell im Jahr 1820 (Gravitz, 1988). In England wird diese Entwicklung durch Elliotson (1843) und Esdaile (1847) eingeleitet. Von Esdaile ist bekannt, daß er in Indien über 300 Eingriffe machte und die hohe Mortalitätsrate (teilweise bis 50%) auf 5% senkte.

24.12.1 Analgesie und Anästhesie

Die Möglichkeiten der Analgesie und Anästhesie durch Hypnosesuggestionen wurden bereits in Kap. 15 „Phänomene der Hypnose“ kurz dargestellt. Einerseits handelt es sich hier um eine Beeinflussung der Schmerzproblematik, andererseits auch um eine Kontrolle der Blutgefäße, die unter Hypnose teilweise konstringieren, besonders in peripheren Bereichen (Bishay & Lee, 1984; Clawson & Swade, 1975).

Vorteile der Hypnose

- Falls nicht immer ausschließlich Hypnose bei der Anästhesie angewandt wird, so kann durch Hypnose die Benutzung chemischer Anästhetika deutlich reduziert werden.
- Die Belastungen für den Patienten nehmen ebenfalls ab, da sein psychischer Streß weitgehend abgebaut ist.

Wie stark suggestive Faktoren im operativen Bereich wirksam sind, zeigt die Untersuchung von Beecher (1955); in der Narkosevorbereitung benutzt er Placebo (anstatt 0,6 mg Atropinsulfat) und erfahrene Anästhesiologen können die beiden Patientengruppen (Narkosemittel vs. Placebo) nicht voneinander unterscheiden.

24.12.2 Indikationsbereiche

Generell spielt in der Anästhesie die Fähigkeit zur Suggestion, Ablenkung und Faszination eine große Rolle beim Angstabbau. Mitunter wendet hier der Anästhesist sogar Hypnosetechniken an, ohne es selbst zu wissen (Baier-Rogowski, 1988). Bei Kindern sind vor allem Methoden wie Bilderbücherbetrachten, Seifenblasenspielen oder Schaukeln neben der Hypnose bekannte Ablenkungsmöglichkeiten (Kuttner, 1989).

Zu bedenken ist auch, daß Angst sich negativ auf das Immunsystem auswirkt und somit auch Heilungsprozesse beeiträchtigt werden (Baier-Rogoski, 1988). Entsprechend sollte bereits in der *Notaufnahme* oder durch den *Notarzt* die Möglichkeit der Hypnoseintervention bestehen, so z.B. für Kinder (Bierman, 1989), Verbrennungen (Wallace, 1987), Blutungen und Notoperationen (Clawson & Swade, 1975).

Der Anwendungsbereich der Hypnose-Anästhesie liegt in Behandlung von Schmerzzuständen bei Verletzungen, Kopfschmerz, Phantomschmerz etc. (s. Abschnitt „Schmerz"), Verbrennungen (s.o. Dermatologie), Geburtshilfe (s.o. Gynäkologie), ärztlichen Untersuchungen, die mit Streß verbunden sind, wie z.B. Endoskopie (Jackson & Middleton, 1978), kleineren und großen chirurgischen Eingriffen sowie im zahnmedizinischen Bereich (Kap. 26).

Besonders bedacht werden sollten *Kinder*, da die fremde Umgebung in der Klinik, verbunden mit Liebesverlust sich für sie sehr negativ auswirkt und Angst erzeugt. Sowohl bei diagnostischen Eingriffen wie Lumbalpunktion oder Knochenmarkentnahme (Hageman-Wenselaar, 1988) oder Operationsvorbereitungen bietet Hypnose gute Möglichkeiten zur Angstreduktion an (Kuttner, 1989).

24.12.3 Vor- und Nachbereitung der Operation

Psychologische Betreuung ist bei der Vorbereitung, während des Eingriffs und in der Nachversorgung wesentlich, so daß Hypnose hier erheblich zur psychischen und physischen Streßreduktion des Patienten beitragen kann. Die Wirkungen der Operationsvorbereitungen mit Hypnose liegen sehr stark im psychologischen Bereich (Fredericks, 1980). Wie bereits in Kapitel 7 „Praxis der Hypnose-Induktion" dargestellt, bewirken Tonbandaufklärungen über die zu erwartende Operation und Entspannungssuggestionen bei der Operation Entspannung und bessere Nacherholung (Field, 1974), sogar bei Operationen am offenen Herzen (Hart, 1980). In Litauen kann Laurinaitis (1991) mit seinem komplexen Suggestionsprogramm ebenfalls bei Herzoperationen ähnliche positive Wirkungen bewirken.

Die Untersuchung von Anderson und Masur (1983) zeigt jedoch, daß bei der Vorbereitung invasiver medizinischer oder zahnmedizinischer Methoden sowohl informative, psychotherapeutische, kognitiv-behaviorale Verfahren, Modell-Lernen oder Hypnose in ihrer positiven Wirkung kaum unterscheidbar sind, wobei hier sehr weite methodische Grenzen gesetzt werden müssen, da die Heterogenität der Gruppen nur schwer herstellbar ist.

Auch die Angst vor der Narkose oder dem Eingriff kann reduziert werden, so durch kurze

Hypnose-Interventionen (Golan, 1975; Walker, 1984) oder langfristige Psychotherapie, wenn z.B. umfassende Ängste und Phobien vorliegen.

In der Nacherholungsphase bewirken die unterschiedlichen Modifikationen suggestiver Beeinflussungen durchgängig positive Ergebnisse. Für die Nachbehandlung läßt Herod (1984) positive Zukunftsträume imaginieren und erreicht dadurch weitere Besserungen.

Es kann angenommen werden, daß gerade bei Hochhypnotisierbaren eine semantische Botschaft gut in eine somatische umgesetzt wird und so zur Heilung beiträgt (Perry & Laurence, 1983).

Die Patienten von Hutchins (1961) und Pearson (1961) erhielten in Narkose Tonbandsuggestionen zur Genesung und zeigten deutliche objektiv meßbare Heilungen und eine kürzere Krankenhaus-Verweildauer als Vergleichspatienten. In der ästhetischen Chirurgie kann mit Hypnose-Anästhesie die Operationsdauer und die Heilungsphase erheblich verkürzt werden, auch Hauttransplantationen sind möglich (Kobos, 1970).

In der Nachversorgung von Tonsillektomie erreicht Bensen (1971) bei seinen über hundert Patienten gemischten Alters gute Erfolge, ebenso Loth und Kahan (1986) in ihrem Einzelfall, während Acker-Levinthal (1982) bei seinen 30 untersuchten Kindern keine signifikanten Ergebnisse erzielt.

Bei ambulant durchgeführten gynäkologischen Operationen wird mittels präoperativer Hypnose deutlich die Angst vor dem Eingriff gemindert. Der Vorteil dieser Methode wird besonders geschätzt, da sie schnell und wirkungsvoll hilft (Goldman, Ogg & Levey, 1988).

In dem komplexen Pilotprogramm von Anqvist, Bystedt und von Konow (1991) hören die Patienten (N=57) zwei Wochen vor der Operation Cassetteninstruktionen mit direkten und indirekten Instruktionen und Metaphern spezifische operationsbezogene Suggestionen. Ergebnisse sind: Heilungsverbesserung ist erhöht, besonders bei den Patienten, die nur während der Vollnarkose ihre Cassentteninstruktionen bekamen; ihre Klinikverweildauer ist deutlich reduziert ($p < .05$). Der Blutverlust ist reduziert ($p < .008$), Blutdrucksenkung ($p < .002$) in der Gruppe mit operationsbegleitenden Instruktionen. Grenzsignifikanzen werden erreicht bei der Reduktion des postoperativen Fiebers und der Einnahme von Anxiolytika.

24.12.4 Suggestionsbeispiele und methodische Hinweise

24.12.4.1 Vorbereitung

Wenn nicht gerade Notfallsituationen bestehen, sollte der Patient in mehreren Sitzungen vorbereitet und in Hypnose trainiert werden. Je nach Hypnotisierbarkeit kann sogar nur eine einzige Übungssitzung ausreichen. Mitunter erweist sich die Handlevitation als besonders sinnvoll, da der Patient hierdurch auch auf motorischer Ebene und somit für ihn fast „objektiv" die Hypnosewirkung anschaulich und be-greiflich erfahren kann. Vielfach ist bei einigen Patienten der Nadeltest (Durchbohren der Haut an Handrücken oder Arm mit einer Nadel) noch überzeugender, da er direkt und sehr plastisch mit der folgenden relevanten Schmerzunempfindlichkeit verknüpft ist.

Kooperation Therapeut – Patient

- Meist wird der Patient dazu angeleitet, weitgehend Selbsthypnose anzuwenden, um auf diese Weise eine optimale Eigensteuerung vorzunehmen, die seinem individuellen Bedarf am besten entspricht.
- Dennoch ist beim Eingriff die Anwesenheit und kontinuierliche Suggestion des Therapeuten erforderlich.
- Er kann während der Vorbereitung Zeichen vereinbaren oder ideomotorische Signale üben.
- Auch schriftliche Notizen durch den Patienten sind möglich, wenn dieser keine verbalen Mitteilungen machen kann, wie z.B. nach einer Tonsillektomie (Loth & Kahan, 1986).

Bejenke (1988) benutzt die Gerätegeräusche im Operationssaal, um mit ihnen die Hypnose-Induktion zu kombinieren und erreicht dadurch schneller Entspannung.

Bei größeren Eingriffen (oder unsicheren Patienten – ggf. auch bei unsicheren Therapeuten) empfiehlt Kroger (1979) eine konkrete Generalprobe: alle Induktionen und Suggestionen werden wie im Ernstfall gegeben, so auch die Anästhesie der betreffenden Körperstelle. Die Lokalsterilisierung mit Alkohol etc. wird durchgeführt und dann die Spannung der Haut vor dem Einschnitt, der mit einem schnellen Bleistiftstrich simuliert wird, empfunden, ebenso die Freilegung des Gewebes durch Berührung und die verschiedenen Geräusche der Operationsgeräte usw..

24.12.4.2 Durchführung

Es stehen verschiedene Hypnosemethoden zur Verfügung: Handschuhanästhesie (s. in Kap. 15 „Phänomene der Hypnose"), die dann auf den betreffenden Körperbereich übertragen wird, Dissoziation in operierten Körper und entfernt im Urlaub entspannten Geist (s. Beispiel von Gheorghiu & Orleanu, 1982, in Kap. 26 „Hypnose in der Zahnheilkunde").

Hier finden nahezu alle Methoden Anwendung, die in der Hypnosebehandlung von Schmerzen benutzt werden; nur sollten Suggestionen der Durchblutung und der Wärme sehr genau überdacht werden, um an der relevanten Körperstelle keine Vasodilatation und damit verstärkte Blutung zu bewirken; meist sind die Wärme-Instruktionen durch Kälte-Instruktionen auszutauschen.

Beispiel für eine Instruktion, nachdem der Patient bereits auf die Induktion folgend das Ruhebild realisierte:

„Mit jedem Atemzug werden Sie tiefer und tiefer entspannt, merken ganz deutlich, wie die Entspannung immer weiter zunimmt, mit jedem Atemzug ... werden Ihre Glieder angenehm schwerer und schwerer, so daß es Ihnen Mühe machen würde, sie anzuheben. Aber das kostet viel zu viel Kraft; ... und da Sie keine Lust dazu haben, bleiben die Hände und Arme (bzw. der relevante Körperbereich) ganz locker und schwer, so daß sie uninteressant werden, ... ganz locker ... und mit jedem Atemzug werden Sie immer tiefer entspannt und entspannter ... Nun wird dieser Bereich ganz steif, kalt und taub. (Therapeut berührt diesen Bereich oder schlägt leicht darauf und bewirkt dadurch eine Vasokonstriktion; gleichzeitig hat der Patient so einen deutlichen körperlichen Hinweisreiz, welche Stelle er imaginativ einbeziehen soll.) Immer kälter und tauber, steif, als ob ein Eiswürfel darauf liegt. Sie stellen sich vor, daß ein Eiswürfel auf dieser Stelle liegt, die nun immer kälter und tauber wird. Berührungen werden ganz gleichgültig, uninteressant, da dieser Bereich vollkommen taub ist ..." (usw.).

24.12.4.3 Aufrechterhaltung

Während des Eingriffs kann die Analgesie vollkommen sein, es werden keine Schmerzen wahrgenommen und vielleicht nur noch die Operationsberührungen. Nun müssen keine weiteren speziellen Suggestionen zur Analgesie erfolgen, sondern es muß nur noch die Hypnosetiefe aufrechterhalten werden. Falls die einzelnen Berührungen und Geräusche für den Patienten noch relevant, d.h. beunruhigend sind, so müssen sie sinnvoll mit einbezogen werden: z.B. als Berührungen im Rahmen der Dissoziation („Dein Körper spürt jetzt am Bauch eine Berührung, die Dein Geist jedoch nicht wahrnimmt, da er weit weg ist am Strand von ...") oder als Geräusch, das seinem Imaginationsbild entspricht: Das Klicken von Instrumenten als Knacken beim Waldspaziergang etc..

Durch verbale Mitteilungen oder vereinbarte bzw. ideomotorische Signale kann der Patient seine Befindlichkeit mitteilen und so wie in einem Regelkreis den Therapeuten veranlassen, differenzierte Suggestionen zu geben.

Je nach Erfordernis ist die Anwendung von Vertiefungstechniken angezeigt (s. Kap. 13 „Zum Problem der hypnotischen Tiefe").

Insgesamt bedarf die Durchführung einer guten Vorbereitung, um Zwischenfälle in die Suggestionen mit einzubeziehen. Auch sollte der Patient stets über neue Eingriffe wie z.B. Lageveränderungen, Kathederisierung, Säubern informiert werden. Nur so ist auch die gute und komplikationslose Kooperation des Patienten aufrechtzuhalten (Nathan, Morris, Goebel & Blass, 1987).

Bei einer krankhaft dickleibigen Frau (260 kg) muß ein benignes Neurofibrom (25 kg) entfernt werden. Da andere Formen der Anästhesie kontraindiziert oder unbrauchbar sind, wird Hypnoanästhesie durchgeführt (Morris, Nathan, Goebel & Blass, 1985). Als der Chirurg unvorbereitet mit einem Hammer einen Metallstab durch den massiven Tumor treibt, um ihn daran hydraulisch hochzuheben, signalisiert die Patientin Stress. Durch die Gabe von Sublimaze und Valium kann die Hypnose jedoch weiter aufrechterhalten werden.

24.12.4.4 Rückorientierung

Abhängig vom individuellen Bedarf können kurz vor Auflösung der Hypnose posthypnotische Suggestionen gegeben werden, wie die der weiteren Schmerzfreiheit, des allgemeinen Wohlbefindens, der besseren Durchblutung oder der weiteren Ruhigstellung durch Beibehaltung der Katalepsie in diesem Bereich (Kelsey & Baron, 1958).

Die Hypnose kann wie gewohnt z.B. durch Rückwärtszählen beendet werden; auf die Rückorientierung ist besonders zu achten, da meist ein tiefer Entspannungszustand vorlag.

Der Patient sollte hier motiviert werden, durch Selbsthypnose die Veränderungen weiter aktiv mit zu beeinflussen, wie z.B. Schmerzmanagement; evtl. kann dieser Anteil bereits in der posthypnotischen Suggestion enthalten sein.

24.12.5 Beispiele der Chirurgie unter Hypnose

Kleine Eingriffe

Nach der Entfernung eines Katheters bliebt bei einem Kind ein großes Loch in der Femoralarterie, die es unter Lokalanästhesie zu nähen galt. Da das Kind mit großen Ängsten reagierte, nahm Finer (1964) eine Hypnose-Induktion mit einem imaginierten Fernsehprogramm vor und der Eingriff konnte problemlos erfolgen.

Ähnliche Erfahrungen liegen bei kleinen Eingriffen aus dem Bereich der Fußorthopädie vor (Crowley, 1980), bei kosmetischen Operationen (Zysman & Zysman, 1983) und Tonsillektomie (Loth & Kahan, 1986).

Auch bei kleinen onkologischen Operationen wurde Hypnose zur Analgesie eingesetzt, so z.B. bei Hautmetastasen (Finer, 1980).

Zur Verdeutlichung dieser Interventionen sei die etwas kompliziertere Operation der Rachenmandeln (Tonsillen) erwähnt (Loth & Kahan, 1986). Der in Hypnose geübte Patient erhält Beruhigungssuggestionen und Instruktionen, seine Atmung ruhigzuhalten. Über schriftliche Mitteilungen auf einem Schreibblock und Fingersignale teilt er dem Therapeuten seine Wünsche nach speziellen Instruktionen mit. So kann er den Würgereflex und die Schmerzen reduzieren. Nach der Operation befindet er sich in einem guten Allgemeinzustand, hat keinen Wundschmerz und kann sofort sprechen. Kreislaufbeschwerden oder Übelkeit treten nicht auf. Neben den durch den Therapeuten gegebenen Suggestionen nimmt der Patient Beeinflussung durch Selbsthypnose vor.

Neurochirurgie

Crasilneck, McCraine und Jenkins (1956) berichten von einer Hirnoperation, bei der ein epilepsieerregender Herd am Cortex entfernt wurde. Die 14jährige Patientin hatte vor der Operation vier Hypnosesitzungen und war während der neunstündigen Operation voll kooperativ.

Orthopädie

Bei einer Harrington-Operation werden idiopathische Wirbelsäulenskoliosen (starke Verkrümmungen) korrigiert, indem ein bis zwei Metallstäbe an der Wirbelsäule befestigt werden. Jones

(1977) trainierte seine 23 Patienten (Kinder zwischen 13 und 16 Jahren) in Hypnose und leitet die Induktion ein, nachdem die chemische Anästhesie zurückging. So konnten die erforderlichen Reflexuntersuchungen sofort erfolgen. Die Nacherholungsphase war gegenüber konventionellen Behandlungen deutlich verbessert.

Kamphuis (1988) wendet bei Kindern Hypnose an, wenn Knochentransplantationen erforderlich sind.

Verbrennungen
Ein Patient mit starken Verbrennungen reagierte in Narkose mit Herzstillstand. Nach der Reanimation erhält er ein halbstündiges Hypnosetraining und ist in der Lage, Analgesie selbst herzustellen und kann dann dem Eingriff unterzogen werden, in dem alte Haut entfernt und transplantiert wird (Hagbarth & Finer, 1963). Auch bei anderen ähnlichen Operationen konnte erfolgreich mit Hypnose-Analgesie gearbeitet werden (Finer & Nylen, 1961; Margolis, Domangue, Ehleben & Shriver, 1983). Weitere Angaben sind im Abschnitt 24.6.7 zu finden.

Varizen; Krampfadern
Die operative Behandlung von Varizen wurde mehrfach unter Hypnose erfolgreich durchgeführt (Hagbarth & Finer, 1963; Finer & Sjöstrand, 1967). Eine Patientin verlangt lediglich lächelnd ein Glas Wasser und ist danach wieder arbeitsfähig.

Dentaloperationen
Sehr unterschiedliche zahnärztliche Eingriffe und größere Operationen sind unter Hypnose durchgeführt worden. Näheres siehe Kap. 26 „Hypnose in der Zahnheilkunde".

Große Eingriffe
Ausschließlich mit hypnotischer Lokalanästhesie wurde Cholezystektomie (Gallenblasenentfernung) vorgenommen (Finer, 1964). Bei einer größeren Notfalloperation nach einem Autounfall wurde Hypnose als Anästhetikum eingesetzt und verhalf auch, die Nacherholung deutlich zu beschleunigen (Kubiak, 1983). Weitere Beispiele sind Tumorentfernung in der weiblichen Brust; Thyreoidektomie (Kroger, 1979), Kaiserschnitt (Kroger & DeLee, 1957) und allgemein „große Eingriffe" (Scott, 1988), um nur wenige zu nennen.

24.12.6 Reduktion von Blutungen – Hämophilie

In einer unkontrollierten Studie von 100 unterschiedlichen chirurgischen Eingriffen kann Hypnose bei 90% der Personen eine Blutungsreduktion bewirken (Bensen, 1971). Bei 92

Patienten können die Instruktionen während der Wirbelsäulenoperation deutlich den Blutverlust reduzieren (Bennet & Kuiken, 1986); diese Wirkungen werden auch bei komplizierten kieferchirurgischen Eingriffen unter Vollnarkose bestätigt ($p < .05$; Enqvist, Bystedt & von Konow, 1991).
Bei einer stark blutenden Handverletzung erreichen Clawson und Swade (1975, S. 161) durch die sehr einfache Suggestion „Dein Unterbewußtsein hat die Fähigkeit, die Blutungen zu kontrollieren und zu stoppen. Und nun möchte ich, daß Du den Schmerz und die Blutungen stoppst", sofortige Blutstillung.

Als sein Enkel einer Notoperation unterzogen wird, kann Clawson durch Suggestionen die starken Blutungen stoppen, während sich das Kind in tiefer Narkose befindet (Clawson & Swade, 1975).

Auch bei starken Nachblutungen zahnärztlicher Eingriffe (Newman, 1971) und sogar bei Hämophilie können Eingriffe unter Hypnose vorgenommen werden, so daß nur geringfügige Blutungen auftreten (Dubin & Shapiro, 1974); weiteres in diesem Kapitel in Abschnitt 24.4.4 und in Kap. 26 „Hypnose in der Zahnheilkunde".

24.12.7 Hören unter Narkose

Wie bereits dargestellt, kann der Patient unter Narkose Gehörtes aufnehmen, so daß es dabei zu Fehlverarbeitungen und kognitiv bedingten Ängsten kommen kann; die dramatischen Fälle von Cheek und LeCron (1968) zeigen dies auf. Weitere Berichte bestätigen diese Beobachtungen (Brunn, 1963; Levinson, 1967). Empfohlen wird hier, auf die akustischen Informationen zu achten, die das Personal des Operationssaals austauscht. Zu überprüfen ist, in welcher Tiefe der Narkose diese Verarbeitung noch erfolgen kann.

Cheek (1959) nimmt sogar an, daß dies in jeder Stufe möglich ist. Die Ergebnisse von Levison (1967) weisen darauf hin, da seine Versuchspersonen auch dann Informationen aufnehmen, wenn das EEG eine tiefe Narkose anzeigt. Weitere Experimente zur Nacherholung scheinen dies zu bestätigen (Hutchins, 1961; Pearson, 1961), ebenso neuere Beobachtungen (Dabney, 1988; Boeke, 1988).

Neuere sehr kompliziert aufgebaute Experimente zum Wiedererkennen von in Narkose gehörten Worten bestätigen deutlich, daß bei der Vollnarkose akustisches Material aufgenommen wird (Kaiser, Pöppel & Schwender, 1991). Auch in Narkose (während der cardiopulmonaren Bypassoperation) erteilte posthypnotische Aufträge wie sich am Kinn zu berühren, werden gesichter häufiger befolgt ($p < .01$) als in der Kontrollgruppe (Goldman, Shah & Hebden, 1987).

24.13 Rehabilitation

Wie deutlich wurde, ist Hypnose bei der direkten Krankheitsbeeinflussung therapeutisch hilfreich, aber auch in der Nachbehandlung und Rehabilitation, wie es z.B. bei Krankheiten wie Herzinfarkt, Rheuma, Krebs, Hemiparese, Hemiplegie dargestellt wurde.

Hier sind teilweise sehr komplexe medizinische, vorwiegend jedoch psychologische Behandlungsprogramme erforderlich. Anhand einiger Beispiele sollen diese Möglichkeiten aufgezeigt werden, um weitere Anregungen zu geben.

Schädelhirnverletzungen
Läsionen des Gehirns können durch Unfälle, Erkrankungen oder Intoxikationen bewirkt werden. Schädigungsfolgen sind meist unterschiedlichste neurophysiologische Symptome (z.B. Gleichgewichtsstörungen, Spasmen, Aphasien), intellektuelle Leistungsminderungen und die psychischen Störungen des hirnorganischen Psychosyndromes (z.B. Affektlabilität, reduziertes Kritikvermögen).

Görtz (1990) verdendet zur Hypnoseinduktion ausschließlich einfach Instruktionen, hält Verwirrtechniken aufgrund der Symptomatik für kontraindiziert. In ihrem Konzept legt Görtz besonderen Wert auf eine klare und einfache Strukturierung, die gerade bei diesen Patienten wichtig ist. In Trance läßt sie Kontakt mit den positiven Anteilen der Präpersönlichkeit aufnehmen und übt auch in Trance die Verbesserung des Wahrnehmungsvermögens z.B. in Rollenspielen. In gleicher Weise werden Leistungsblockierungen abgebaut und motorisch-sensorische Abläufe verbessert.

Es können zwar noch keine quantitativen Ergebnisse vorgelegt werden, die Einzelfallberichte sind jedoch beeindruckend.

Bei Hemiplegie besteht evtl. die Möglichkeit, durch Hypnose eine bessere Hirndurchblutung und damit verbunden eine günstigere Prognose zu bewirken (Halama, 1989).

Lähmungen
Eine Studentin, die nach einem Autounfall Lähmungen hat, ist an den Rollstuhl gebunden. Sie soll lernen, mit Hilfe von Krücken zu laufen, hat jedoch Angst vor dem Hinfallen. Mittels Altersregression werden frühe Konflikte mit der Mutter und damit verbundene unterdrückte Aggressionen aufgearbeitet. Diese hatten die Rehabilitationsbemühungen beeinträchtigt (Appel, 1990). Bei einer ähnlichen Problemstellung konnte Kossak (1983) Hypnose erfolgreich einsetzen (s. Kap. 31, Fall 1).

> Nach einer cerebrovasculären Beeinträchtigung leidet die 81jährige Frau unter Halbseitenlähmung. Bei intakter Wahrnehmung leidet sie zusätzlich unter Zeitverzerrungen, kann keine Verzögerungen erdulden, frustriert dadurch schnell sich selbst und die Krankenschwestern, z.B. wenn diese nicht sofort auf ihr Schellen reagieren. Appel (1990) benutzt die Vorerfahrungen der früheren Tanzlehrerin und läßt sie in Hypnose die Geräusche ihrer Umgebung und ihrer Ungeduld hören und musikalisch interpretieren. Dabei kann sie den Rhythmus, das Tempo verändern, dazu ein Szenarium ent-

wickeln etc. Damit verbunden werden posthypnotische Suggestionen, dieses Vorgehen immer dann anzuwenden, wenn sie auf etwas warten muß. Dies bringt eine deutliche Verbesserung im Umgang mit den Krankenschwestern.

24.14 HIV- und Aids-Erkankungen

Bei HIV (Humanes Immunschwäche Virus) positiv erkrankten Personen kommt die Krankheit nach ungewisser Zeit (bis zehn Jahre) zum Ausbruch. Es erfolgt dann der Zusammenbruch des Autoimmunsystems (Acquired Immune Deficiency Syndrome = AIDS). Bereits kleinste Infektionen können dann die Viren aktivieren und somit die Abwehrschwäche bis zum Todesfall vergrößern. Der Körper selbst produziert mit dem sonst schützenden Immunsystem die ihn zerstörenden Viren; entsprechend sind die das System scheinbar stärkenden Maßnahmen kontraindiziert. Da Infektionen durch Zufälligkeiten (Blutkonserve, unsaubere Spritzen, Verletzungen), aber auch Geschlechtsverkehr übertragen werden, sind mit der körperlichen Erkrankung stets massive seelische Probleme wie Gefühle von Ohnmacht, Haß, Hilflosigkeit und Schuld verbunden; hinzu kommen dann die psychischen Probleme, die sich mit zunehmender Erkrankung bei der stets ungünstigen Prognose einstellen, so Ängste, besonders Todesängste.

Psychotherapeutische Ansätze sind bislang kaum bekannt.

Das Therapieprojekt Kruses aus konstruktivistischer Sicht.

Kruse (1991) strukturiert sein Diagnose- und Therapiekonzept nach den Prinzipien des Konstruktivismus (vergleiche auch Abschnitt 3.9). Danach befinden sich die Patienten in einem Zustand hoher Instabilität:

- Verunsicherung durch verwirrende Informationen
- Das Bild von HIV ist instabil, da die Infektion sich nur indirekt äußert und uneinheitlich ist
- Unklare Handlungsperspektiven für Therapeut und Patient
- Unklare Vorstellungen vom Ausbruch der Krankheit bewirkt ein diffuses Angstbild
- Unklare Schuldphantasie bezüglich der Infektion
- Angst vor jeder neuen Minimalinfektion

Auf diesem ambigen Hintergrund sind Suggestionswirkungen besonders hoch und bewirken u.a. Hilflosigkeit und Außenseiterdasein. Dies führt zu einer Problemverschärfung und damit zu einer - in konstruktivistischer Sicht - stabilen Lage.

Ziele einer Psychotherapie sind die Stabilisierung des Patienten und Erlangung von Handlungsfähigkeit. Dies erfordert eine Flexibilität im Krankheitskonzept, da man mehr auf die subjektive Krankheitsbedeutung eingehen muß. *Krankheitsfocusiertes Vorgehen und Selbsthilfegruppen sind kontraindiziert, da sie destablisieren.*

In dem seit drei Jahren erfolgreich arbeitenden Projekt (mit ca. 100 Patienten) wird Hypnose als die Möglichkeit angesehen, Stabilität herzustellen:

- Hier werden keine aggressiven Metaphern der bekannten Programme (z.B. von Simonton) verwandt, sondern das Virus als Begleitwesen angeboten.
- Erarbeitung alltäglicher Handlungkompetenzen = Rituale, mit der Krankheit umzugehen.
- Rückzugstendenzen sind zu bearbeiten, um damit Reintegration und Festigung der persönlichen Bezugsgruppe zu bewirken
- Bewußte Lebensführung und Streßprophylaxe (z.B. durch Entspannung) wird angestrebt.

Kapitel 25

Hypnose in der Psychologie, Psychotherapie und Psychiatrie

> Glücklichsein kann nicht von außen kommen.
> Es muß von innen kommen.
> Es ist nicht das,
> was wir sehen und berühren oder das,
> was andere für uns tun,
> das uns glücklich macht; es ist das,
> was wir denken und fühlen und tun,
> zuerst für den Nächsten
> und dann für uns selbst.
>
> Helen Adams Keller (1880–1968)

In diesem Kapitel werden die psychischen Probleme und Korrelate von Störungen besprochen, die primär durch psychotherapeutische Interventionen zu diagnostizieren und zu therapieren sind.

Es wurde versucht, eine Systematik zu benutzen, die dem des „Diagnostisches und statistisches Material Psychischer Störungen - DSM-III-R" entspricht (1989). An einigen Stellen konnte dies nicht gelingen, da z.B. Lern- und Leistungsstörungen sehr komplex sind und sich nur in sehr verzweigten Diagnoseschemata fassen lassen. Deshalb wurde u.a. diese Problemgruppe unter dem o.g. Arbeitstitel zusammengefaßt. In ähnlicher Weise wurden Stressauswirkungen, posttraumatische Bewältigungsstörungen und sowohl erwachsene wie kindliche Verbrechensopfer inhaltlich in einem Abschnitt zusammengefaßt. Im DSM-II-R sind auch nicht die Probleme alter Menschen in dem Maße enthalten, wie sie in diesem Kapitel aufgegriffen wurden.

Dargestellt werden:

1. Angstsyndrom
2. Somatoforme Störungen
3. Eßprobleme
4. Schlafprobleme
5. Affektive Störungen: Depressionen
6. Zwangsverhalten und Zwangsgedanken
7. Schizophrene Störungen
8. Sexualstörungen
9. Lern- und Leistungsstörungen, Examensprobleme
10. Stereotype Bewegungsstörungen
11. Nägelkauen
12. Daumenlutschen
13. Haareausreißen
14. Enuresis
15. Enkopresis
16. Sprech- und Sprachstörungen
17. Delinquentes Verhalten bei Jugendlichen
18. Sonstige Verhaltensauffälligkeiten
19. Behinderungen
20. Schmerz
21. Chronischer Kopfschmerz
22. Abhängigkeiten
23. Dissoziative Störungen
24. Stressreaktionen und Verbrechensauswirkungen
25. Probleme alter Menschen

Wie in allen Kapiteln zur klinischen Anwendung der Hypnose sind hier diejenigen Störungsbilder dargestellt, die in der Literatur in Verbindung mit Hypnose erwähnt werden. Dabei können jeweils nur grundsätzliche Behandlungstechniken angesprochen werden.

Differenzierte Angaben zu den einzelnen therapeutischen Interventionen sind in Kapitel 30 „Methoden der Verhaltenstherapie – unter Hypnose" und Kapitel 31 „Falldemonstrationen" enthalten.

Letztlich sei nochmals darauf verwiesen, daß hier lediglich die Behandlungsformen aufgeführt sind, was logischerweise impliziert, daß zuvor ausführliche diagnostische Maßnahmen erfolgten, auf denen die Therapiemaßnahmen aufbauen. Dieser Aspekt der Einheit von Diagnose und Therapie ist in Kapitel 19 „Die Kombination von Verhaltenstherapie und Hypnose" und Kapitel 30 „Methoden der Verhaltenstherapie – unter Hypnose" ausführlich dargestellt.

25.1 Angst als Symptom

25.1.1 Angstsyndrom

Prinzipiell ist nach Seligman (1983) zu unterscheiden zwischen:

- *Furcht*: Sie tritt auf in einer vorhersagbaren und zu bewältigenden aversiven Situation.
- *Angst*: Sie ist unvorhersagbar und beinhaltet eine nicht auszuführende Bewältigungsmöglichkeit.

Die Begriffe „Furcht" und „Angst" werden allerdings in der Verhaltenstherapie meist ganz praxisorientiert synonym verwandt (Wolpe, 1972; Zeier, 1976).

Zu berücksichtigen ist hierbei folgendes: „Angst entwickelt sich aus der Antizipation eines hohen Aktivierungsniveaus und wird sofort zu Furcht, sobald die Erregung in spezifisches, sowohl kognitives wie motorisches Vermeidungsverhalten kanalisiert wird. Angst kann im allgemeinen nicht isoliert identifiziert werden, sondern wird erst bei Blockierung der Furchtreaktion offenbar" (Epstein, 1977, S. 242).

Nachfolgend sei eine breitere Darstellung der Angstproblematik erlaubt, die gerade durch ihre Vielschichtigkeit diagnostisch schwer zu erfassen ist und aus diesem Grunde auch mannigfaltige therapeutische Probleme aufwirft, die besonders mittels Hypnose leichter zu behandeln sind.

Wesentlicher Grundbestandteil der Angst ist die *unspezifische Aktivierung*, die als aversiv erlebt wird, ebenso die *fehlenden Bewältigungsmöglichkeiten*. Hier ist ein Aspekt der kognitiven Emotionstheorie Schachters (1966) deutlich: Er nimmt an, daß Emotionen aufgrund organischer Erregungsmuster nicht differenziert werden können. „Ein emotionaler Zustand wird als Funktion der unspezifischen Arousalhöhe (Anm.: Erregungshöhe) und der vorhandenen ‚Kognitionen' gedeutet; die Kognition übt dabei eine richtungssteuernde Funktion aus. Die Kognitionen werden von der gegenwärtigen externen Situation ausgelöst, die nun im Kontext vergangener Erfahrung mit eben solchen Situationen interpretiert werden und damit ‚dem Gefühl einen Namen geben'. *Die kognitive Interpretation der Umweltgegebenheiten bestimmt, ob der Arousalzustand als Ärger, Freude oder Angst erlebt wird"* (Birbaumer, 1973c, S. 147).

Dieser theoretische Exkurs zeigt deutlich, wie stark Kognitionen bei der Angst beteiligt sind – sowohl bei der Bewertung (Erwartungsangst) als auch bei der Kodierung und Dekodierung von zahlreichen Informationen. Daraus ist auch abzuleiten, warum einige Patienten ihre Gefühle nicht als Angst definieren können, da ihre Kodierungen und Dekodierungen durch die Kognitionen verändert sind oder in veränderter Form erlernt wurden.

Die Komponenten der Angst

Insgesamt sind bei der Genese, Diagnose und Therapie der Angst folgende vier Komponenten zu berücksichtigen:

- *motorische Komponenten*
  Zu beobachten als Zittern, Erstarren. Diese sind für die Betroffenen ein Signal für das Vorhandensein von Angst. Werden diese motorischen Komponenten reduziert (z.B. durch Beta-Blocker), ist durch das fehlende Feedback die Angst reduziert.

- *physiologische Komponenten*
  Veränderung von Herzrate, Blutdruck, Darmmotilität (umgangssprachlich z.B.: „Schiß haben").
  Durch falsches Biofeedback kann ebenfalls die Bewertung verändert werden (Ebert-Hampel, 1982).
- *kognitive Komponenten*
  Spezifische Gedanken, Erwartungen.
  Auch hier lassen sich Erwartungen verändern und dadurch Angstabbau erreichen.
- *emotionale Komponenten*
  Typische Gefühle treten auf wie: Eingeschnürtsein der Kehle, trockenes Gefühl im Hals, kalter Schweiß, Druck im Magen, „als ob man erstarrt", „als ob man im Boden versinkt" usw.
- *imaginative Komponente*
  Auf der Vorstellungsebene werden sehr schnell und plastisch die unterschiedlichsten Angstszenen aktiviert.

Bei Angst ist eine sorgfältige Diagnostik dieser Komponenten durchzuführen. Dabei ist zu bedenken, daß Angst nur ein vordergründiges Symptom sein kann. So kann die „Agoraphobie" das Erscheinungsbild einer Trennungs- oder Sozialangst, der Angst vor Verantwortung etc. sein. Clarke und Jackson (1983) nehmen an, daß mehr Kinder unter einer zu starken Anbindung an die Mutter leiden als unter einer Schulphobie. Weiter sollte auch bedacht werden, daß Angst Sekundärstörungen bewirkt: z.B. haben Sozialängste eventuell Übergewicht oder Alkoholismus zur Folge.

Da in der Genese der Angst meist klassische und operante Konditionierungen bzw. kognitive Fehlbewertungen verantwortlich sind, gilt es entsprechend geeignete Interventionen zu finden. Diese haben ihren therapeutischen Ansatzpunkt bei den drei Komponenten, die – je nach Genese und theoretischer Ausrichtung des Therapeuten – unterschiedlich stark gewichtet werden, so z.B. auf der kognitiven Ebene durch reine Selbstverbalisationen (Fliegel, 1978).

Die verschiedenen Therapieformen werden hier im Zusammenhang mit Hypnose differenzierter aufgeführt.

Angst und Hypnotisierbarkeit

Aus verschiedenen Untersuchungen wird deutlich, daß Phobiker höhere Werte der Hypnotisierbarkeit bzw. Suggestibilität aufweisen als die Normalpopulation (Orne, 1979b; Foenander, Burrows, Gerschman & Horne, 1980; Kelly, 1984). Daraus kann eventuell der Schluß gezogen werden, daß gerade die hohe Imaginationsfähigkeit und kognitive Beteiligung bei Ereignissen bestimmte Personen leichter zu Phobikern werden läßt (Kossak, 1986c; Frankel, 1974). Gleichzeitig ist es wesentlich, die Imaginationen speziell auf den Angsttypus abzustimmen (Weerts & Lang, 1978), was also Gruppen- oder Standardbehandlungsformen widerspricht.

In neueren Untersuchungen finden Owens, Bliss, Koester und Jeppsen (1989) jedoch keinen gesicherten Zusammenhang zwischen Angstwerten und Hypnotisierbarkeit. Möglicherweise wurden die früheren Ergebnisse dadurch beeinflußt, daß sich die Angstpatienten freiwillig zu einer Therapie angemeldet hatten; in der Studie von Owens et al. (1989) wurden dagegen zufallsausgewählte Personen untersucht.

Spiegel, Frischholz und Maruffi (1981) behandeln 178 Versuchspersonen mit Flugangst in einer einzigen Hypnosesitzung. Versuchspersonen mit höheren Suggestibilitätswerten haben danach wesentlich bessere Heilerfolge als Geringsuggestible.

Ballinger (1983) behandelt eine Frau mit Panikattacken und Hyperventilation. Mittels Altersregression erlebt die Patientin im Alter von zweieinhalb Jahren den Herzanfall ihres Vaters.

Bei chronischer obstruktiver Ventilationsstörung liegt eine Erhöhung des endobronchialen Strömungswiderstandes vor; demzufolge besteht ständig Angst, ersticken zu können. Diese Patienten benötigen einen Ventilator, um ihre Fehlatmung zu korrigieren. Werden Sie von diesem Ventilator entwöhnt, treten zusätzliche Ängste auf. Mit hypnotischer Entspannung können hier Ängste abgebaut werden (Acosta, 1987).

Hoogduin & Schaap (1991) behandeln eine Frau mit Angst vor Gesellschaftsessen, indem sie die Frau in Hypnose Szenen imaginieren lassen, in denen sie sich sicher und geborgen fühlt (z.B. ihre Kinder ins Bett bringen). Anschließend wird die Angstszene mit diesem Sicherheitsgefühl sowohl in Hypnose als auch in der Realsituation gemeistert.

Liegt Angst vor Bewerbungsgesprächen vor, nimmt Meiss (1990) eine Zeitprogession vor, in der der Patient alle angenehmen Gefühle, Wahrnehmungen und Gedanken nach Erledigung des Gespräches erlebt. Der Patient wird dadurch in die Lage versetzt, nun in der Situation so zu reagieren als ob er sie bereits erledigt habe.

Beispiele zum Ansatz von Erickson

Adamaszek (1991) arbeitet mit der Metapher des Märchens „Von einem, der auszog, das Fürchten zu lernen“ (Gebrüder Grimm) und erreicht durch die darin enthaltene lebengeschichtliche Symbolik rapiden Angstabbau.

Handler (1989) utilisiert die Angst einer vor einer Operation stehenden an einer Klinikphobie leidenden Frau: als sie ausruft, sie sei steif vor Angst, leitet er die Armkatalepsie ein. Aus dem lebensgeschichtlichen Hintergrund der in der Kindheit emotional vereinsamten Frau kann er nun die Erfahrungen mit menschlich warmen Szenen in einer Ferienpension benutzen: Die Patientin geht in Hypnose anststatt in die Klinik in jene Pension und erlebt eine angenehme und entspannende Umgebung. Sofort danach kann die Patientin der Operation entspannt zustimmen.

Bei einem zwölfjährigen Jungen liegen starke Ängste nach Besichtigung eines Horrorfilms vor. Mathai (1983) nimmt bei ihm unter Hypnose Entspannung und positive Suggestionen erfolgreich vor.

Psychodynamisch orientierte Therapien sind in Kombination mit Hypnose erfolgreich, so z.B. bei einer Schneckenphobie durch Altersregression und Hypnoseträume (Gustavson & Weight, 1981), bei Angst vor Gewittern, die mit Kindheitserlebnissen der elterlichen Sexualbeziehungen verbunden ist (Cowen, 1983).

In einem Fall von Examensangst therapiert Ginhart (1983) mit Metaphern in der Hypnose.

Die erfolgreich behandelten Angstinhalte erstrecken sich über Majonnaise (Van Dyke & Harris, 1982), Flugangst (Bakal, 1981), Agoraphobie (Hobbs, 1982), Schulphobie (Crasilneck & Hall, 1975). Hinzu kommen die Ängste vor ärztlichen Eingriffen wie: Zahnbehandlung (Gerschman et al., 1980), Hämodialyse (Dy & Fabbri, 1972), um nur einige Beispiele zu nennen.

Bei einem Fall mit *Panikattacken* nehmen Der und Lewington (1990) erfolgreich Veränderungen durch Rational-Emotive Therapie vor.

Christmann (1991b) erkundet bei einer Patientin mit Agoraphobie und Panikattacken die Botschaften aus dem Unbewußten. Die Patientin erkennt nun, daß sie mehr Selbständigkeit und Durchsetzungsvermögen erlangen muß. Daraufhin wird der Therapieplan entsprechend verändert.

25.1.2 Angst: Verhaltenstherapie unter Hypnose – Beispiele

Nachfolgend sollen einige Therapiebeispiele die Angstbehandlung unter Hypnose verdeutlichen. Die zitierten Autoren sind durchaus nicht immer Verhaltenstherapeuten, bedienen sich jedoch teilweise solcher Methoden, die hier entsprechenden Begriffen zugeordnet werden.

25.1.2.1 Desensibilisierung

Bei einer jungen Frau besteht eine starke Phobie gegenüber Vögeln und allgemein fliegenden Tieren, die sie extrem stark in ihrem Verhaltensspielraum einengen. Scott (1970) kann mittels Altersregression das Kindheitserlebnis in Erinnerung rufen, jedoch keine Verbesserung erzielen. Durch die darauffolgende systematische Desensibilisierung kann Heilung erreicht werden. Frankel (1976) behandelt einen Mann mit einer Hundephobie ebenfalls mit Desensibilisierung.

25.1.2.2 Verhaltenstraining

Eine Patientin leidet unter der panischen Angst, das Haus nicht verlassen zu können. Nach umfangreichen Psychotherapien wendet Lazarus (1978) Hypnose an und weist die Patientin an, sich vorzustellen, wie sie ohne Begleitung zur Therapie geht. Nach mehreren solcher Übungen gelingt es ihr, allein das Haus zu verlassen.

25.1.2.3 Habituation

Bakal (1981), selbst Pilot, läßt seine Patienten mit Flugangst in Hypnose alle Geräusche und optischen Eindrücke erleben, die während eines Fluges auftreten. In drei Sitzungen mit derartigen Hypnose-Flugerlebnissen werden insgesamt 21 Patienten erfolgreich behandelt.

Bei der Diagnostik mittels Magnetresonanzabbildung müssen die Patienten in eine sehr enge Röhre gefahren werden, die schnell klaustrophobische Reaktionen bewirkt; entsprechend kann hier mittels Habituationssitzung die psychische Situation für den Patienten bedeutend verbessert werden (Friday & Kubal, 1990).

25.1.2.4 Reizsubstituierung

Ein 64 Jahre alter Mann leidet unter der Phobie vor dem Muhen der Kühe des Nachbarn. In Hypnose wird eine Veränderung vorgenommen, indem der Patient weniger die akustischen als vielmehr die (angstfreien) optischen Informationen von den Kühen erhält bzw. diese vorrangig wahrnimmt (Cohen, 1981).

Durch Beta-Blocker werden die motorischen Komponenten der Angst reduziert (Abbau des feinschlägigen Zitterns), wodurch eine psychische Ruhigstellung erfolgt. Entsprechend läßt sich durch Hypnose diese motorische Komponente reduzieren. Durch das „falsche Feedback" erlebt der Patient dann eine deutliche Angstabnahme bzw. Beruhigung.

25.1.2.5 Kognitive Umstrukturierung

Bei einer Patientin mit Erstickungsängsten aufgrund einer Fellatio-Erfahrung wird unter Hypnose kognitive Umstrukturierung vorgenommen (Epstein & Deyoub, 1981). Bei einer Vogelphobie läßt van der Hart (1981) die Patientin einen Dialog zwischen sich als Kind und dem Vogel durchführen.

Weitere Fälle hierzu sind aus meiner Therapiepraxis angeführt (s. Kap. 31).

25.1.3 Angst vor dem Sterben und Trauer

Bei der Angst vor dem Sterben handelt es sich um die wohl elementarste Angst des Menschen. Die Erfahrungen kurz vor dem Sterben werden oft als dissoziativer Zustand beschrieben, bei dem der kognitive Teil abgeklärt, meist von oben, zusieht, die physikalische Hülle betrachtet.

Traumatische Trauer wurde erst Ende des neunzehnten Jahrhunderts von Janet (z.B. 1889, 1904) systematisch besprochen und auch mit Hypnose behandelt. Er stellte eine Beziehung zwischen posttraumatischen Streßreaktionen und pathologischem Trauern her. Die Erfahrung eines psychischen Traumas kann das Trauern erschweren oder sogar behindern. Entsprechend muß dieses Trauma zuerst gelöst werden, bis die Trauerarbeit durchgeführt werden kann. Dieses Therapiekonzept ist auch in der Gegenwart erfolgreich (Van der Hart, Brown und Turco, 1990; Lamb, 1982; Turco, 1981).

Hilfen für Sterbende

Für unheilbar Kranke und die Familienmitglieder Sterbender hat Levitan (1985) Hypnosetechniken zum besseren Akzeptieren des Sterbens entwickelt.

Der Patient erfährt in Hypnose tiefe Entspannung und imaginiert den Zeitpunkt kurz vor seinem Ableben. Nun soll er sehr detailliert die Situation beschreiben, die gemeinsam mit dem Therapeuten durchgesprochen wird: die anwesenden Personen, ihre Gefühle und Reaktionen, seine eigenen Gefühle usw. Weiter werden auch spätere Situationen durcherlebt, z.B.: Wer wird danach mit deinem Ehepartner zusammen sein, wer wird deiner Familie beistehen, wer schickt Blumen und übermittelt seine Anteilnahme?

Letztlich werden auch weitere Zukunftsperspektiven angesprochen: Was ist dann ein Jahr nach deinem Tod, wie hat sich dein Tod auf die Familie ausgewirkt?

Dem religiösen Patienten werden Hilfen gegeben, um seine Imaginationen und Erfahrungen in sein Glaubenssystem einzubeziehen.

Ziel ist es, daß der Patient seinen Tod mit Gleichmut, Ruhe, Sicherheit und Kontrolle erlebt und als zu den Realitäten des Lebens gehörend. „Der Sterbevorgang ist auf diese Weise entmystifiziert, verstanden als ein natürliches biologisches Ereignis, das allen Menschen gemeinsam ist“ (Levitan, 1985, S. 213).

Die auf diese Weise durchgeführte Sterbe-Probe wird von den Patienten relativ positiv aufgenommen. In analoger Weise nimmt Zelling (1984) hypnoanalytische Suggestionen vor.

Zur Verarbeitung von Trauer nach dem Tod von Familienangehörigen nimmt Turco (1981) eine Trauertherapie, kombiniert mit Hypnose vor. Spiegel (1981) bearbeitet auf tiefenpsychologischer Ebene mit Vietnam-Kriegsveteranen deren Trauer unter Zuhilfenahme von Hypnose.

Der plötzliche Tod eines nahen Menschen ist besonders schmerzlich und nur sehr schwer zu verarbeiten. Eine Patientin kann nicht einmal die Beerdigung ihrers Vaters miterleben. Van der Hart (1988) gibt ihr die Möglichkeit, sich auf der Symbolebene mit ihrem Vater auseinanderzusetzen, der sie als Kind körperlich mißhandelt hatte. Er befindet sich nun in einem Glasgefäß aus Tränen, das die Patientin mit der Zeit erst öffnen kann, um ihn dann beerdigen zu können.

Insgesamt gibt es bislang nur wenige Studien zur Trauerproblematik und Hypnoseanwendung (Kleber & Brom, 1987).

25.2 Somatoforme Störungen

25.2.1 Konversionssyndrom (hysterische Neurose)

Im Vordergrund des klinischen Bildes stehen Verlust, Beeinträchtigung oder Veränderung körperlicher Funktionen. Die Symptomatik steht nicht unter willentlicher Kontrolle. Organische Ursachen sind hier ausgeschlossen, psychische Verursachungen im Sinne eines psychischen Konfliktes liegen vor.

Charcot (1890) war der Ansicht, daß Hypnose eine Art vorübergehender Hysterie beinhalte und daß nur Hysteriker hypnotisierbar seien, was später schnell widerlegt wurde. Die frühen Erfahrungen von Breuer und Freud (1895) zeigten, daß unter Hypnose die hysterischen Symptome verschwanden, danach jedoch wieder auftraten; diese vorübergehende hypnosebedingte Normalfunktion war häufig mit Amnesien verbunden.

Bereits im letzten Jahrhundert wurden mit ähnlichen Hypnosemthoden Symptomveränderungen bewirkt wie in der Gegenwart (Van der Dyck & Hoogduin, 1989)

Hysterische Blindheit

Einige Studien befassen sich mit der hysterischen Blindheit, um deren Wirkmechanismen zu erkunden. Das Experiment von Grosz und Zimmerman (1965) dafür als Beispiel:

Die hysterisch blinde Versuchsperson soll optische Figuren diskriminieren und erreicht Zufallswerte. Als sie dann von dem Verbündeten des Versuchsleiters informell informiert wird, daß ihre Ergebnisse schlechter als bei Blinden seien, steigen ihre richtigen Antworten deutlich an; sie selbst berichtet aber von unveränderter Blindheit.

Diese (und andere) Experimente lassen vermuten, daß die hysterische Person sich der visuellen Informationen nicht bewußt ist und die visuellen Repräsentationen vom Bewußtsein abgespalten werden. D.h. die Informationsverarbeitung wird blockiert, unterdrückt oder geleugnet (vgl. hierzu Kap. 15 „Phänomene der Hypnose“).

Die Untersuchungen von Sackeim, Nordlie und Gur (1979) legen nahe, daß bei der durch Hypnose suggerierten Blindheit eventuell ähnliche Mechanismen wirksam sind, so z.B. durch kognitive und motivationale Faktoren.

Klinische Beobachtungen zeigen zwar, daß Hysteriker wohl allgemein stärker hypnotisierbar sind (Schneck, 1970); empirische Untersuchungen wurden dazu noch nicht erarbeitet. Aus den Befunden von Bendefeldt, Miller und Ludwig (1976) läßt sich dies indirekt folgern, da Personen mit hysterischen Konversionsreaktionen größere Wachsuggestibilität zeigten als die Kontrollgruppe mit anderen psychiatrischen Störungen.

Aus dem Bereich Psychotherapie und Hypnose sind bislang nur Einzelfallberichte bekannt:

Chertok (1984) arbeitet primär psychoanalytisch, mit der Betonung der frühen Mutter-Kind-Beziehung. Widdifield (1982) empfiehlt aufgrund der Egozentrizität, der passiv-aggressiven Kommunikationstendenz und der sexuellen Provokationen der Patienten, daß in der Hypno-Analyse der Therapeut mehr ein unpersönlicher Problemlöser sein sollte.

Bei einem jungen Mann mit episodischen dissoziativen Zuständen tritt seit fünf Jahren Zerstörungsverhalten auf. Durch Altersregression können die Ursachen der Störung und der Episoden aufgedeckt werden. Im weiteren werden dann ichstärkende Suggestionen benutzt (Kaplan & Deabler, 1975). In einem Fall hysterischer Lähmungen entwickelte der Jugendliche die Symptomatik nach homosexueller Vergewaltigung. Durch Hypnose und Abreaktion der traumatischen Erlebnisse wird das Symptom abgebaut (Caldwell & Stewart, 1981).

Bei einer halbseitigen kinetischen Störung bewirkt Hoogduin (1990a) durch kognitive Umstrukturierung Besserung.

Angeleitete umgekehrte Handlevitation

Bei einer Patientin mit Pseudo-Ataxie und bei einem Fall mit Tremor wendet Hoogduin (1990b) eine modifizierte Technik von Sacerdote (1970, 1971) an, die eine Katalepsie-Induktion darstellt:

Der Patient sitzt mit auf die Stuhllehne gestützten Ellenbogen.

„Der Unterarm wird in horizontaler Stellung gehalten und kaum merkbar nach oben und unten bewegt. In der Bewegung nach oben gibt der Therapeut Gegendruck mit seinem Daumen, in der Bewegung nach unten mit dem Zeigefinger. Eventuelle Suggestionen, daß Gefühle der Erstarrung aufkommen werden, beschleugigen das Auftreten der Katalepsie.

Auf diese Weise entsteht innerhalb einiger Minuten die Katalepsie im Unterarm.“ (Hoogduin, 1990b, S. 1o7f).

Der kataleptische Zustand wird wahrscheinlich durch unterschiedliche postdurale Reflexe bewirkt, wie es auch beim Gehen erzeugt wird, damit die Beine den Körper tragen können.

Auf diese Weise hervorgerufen empfinden die Personen ihren Arm (bzw. Bein etc.) als erstarrt und steif. Sacerdode wendet die Technik zur Induktion und bei der Schmerzbehandlung an.

Reinder und Hansen (1991) verwenden bei Schreibkrampf in einem Fall Altersregression hin zu den Zeiten, als Schreiben noch angenehm war. In einem anderen Fall nehmen sie Annäherung (shaping) und kognitive Umstrukturierung vor.

Vergleiche zu diesem Abschnitt besonders Kapitel 15 „Phänomene der Hypnose“ (Taubheit, Blindheit).

25.2.2 Hypochondrisches Syndrom

Im Vordergrund stehen hier unrealistische Interpretationen körperlicher Empfindungen oder Anzeichen, so daß starke Krankheitsfurcht besteht.

Im geriatrischen Bereich können depressive und hypochondrische Tendenzen durch Entspannung und posthypnotische Suggestionen gemildert werden (Kroger, 1979).

Einer älteren Patientin mit physischen Beschwerden wird durch posthypnotische Suggestionen aufgetragen, mehr Aktivitäten zu ergreifen und reale gesunde Einstellungen zu erwerben. Es wird erreicht, daß sie ihr Vermeidungsverhalten aufgibt, indem sie das Sofa verläßt und ihre Klagen nachlassen. Innerhalb des Beobachtungszeitraums von einem Jahr sind keine Rückfälle oder Symptomverschiebungen festzustellen (Deiker & Counts, 1980).

25.3 Eßprobleme

Als Eßprobleme sollen die überstarke und extrem reduzierte Nahrungsaufnahme verstanden werden, sowie das damit teilweise einhergehende Erbrechen. Je nach Genese und Aufrechterhaltung kann es sich um Suchterkrankungen handeln.

Allgemein ist bei Eßproblemen zu bedenken, daß in unserem Sprachgebrauch sehr viele Redewendungen benutzt werden, die Eß- und Verdauungsaspekte beinhalten, wie: „zum Fressen gern haben", „meine Süße", „jemand ist ein Kotzbrokken", „das kotzt mich an", „es schlägt auf den Magen".

Das Grundbedürfnis des Essens kann bereits beim Säugling und Kleinkind mit zahlreichen Gefühlen gekoppelt werden: Nähe, Wärme, Geborgenheit, aber auch Eile, Ungeduld und Nervosität. Weiter werden viele Ritualisierungen mit Essen verbunden: diverse Geburtstags- und Festtagsfeierlichkeiten, bis hin zum Totenschmaus und der Heiligen Kommunion. Entsprechend werden hier ebenfalls sehr leicht psychodynamische Verbindungen erworben, die es aufzuarbeiten gilt.

Torem (1988) läßt seine Patienten Tagebuchprotokollierungen über ihr Eßverhalten vornehmen. Die Besprechung der Eintragungen dient hier einerseits zur Diagnostik der relevanten externalen und internalen Auslöser (Personen, Ereignisse, Emotionen, Kognitionen). Andererseits kann dadurch festgestellt werden, inwiefern die Patienten ihre Eßprobleme unangemessen verarbeiten. So beobachtet Torem (1988) bei vielen seiner Patienten, daß sie sich an einige Aufzeichnungen nicht mehr oder nur sehr vage erinnern können – oder daß sie mit unterschiedlichen Schriften schreiben. Hier ist anzunehmen, daß eine Dissoziation unterschiedlicher Ichzustände vorliegt. Symptombezogene Gedanken, Gefühle und Verhaltensweisen werden vom realen bewußten Erleben abgespalten. In der Therapie unter Hypnose wird versucht, diese Aspekte zu reaktualisieren, um daraus diagnostische und therapeutische Folgerungen abzuleiten.

Bei den nachfolgenden Behandlungen, die teilweise symptomorientiert durchgeführt wurden, sollte nicht vergessen werden, daß zahlreiche Eßstörungen deutliche psychische und psychodynamische Ursachen haben, die es vorrangig und kausal zu behandeln gilt.

25.3.1 Adipositas

Der Fettsucht (Obesitas; Adipositas; Fettleibigkeit) liegen neben einigen somatischen Ursachen am häufigsten falsche Ernährung und unangemessenes Eßverhalten zugrunde; letztere wiederum können sehr unterschiedliche psychische Grundursachen haben, wie z.B. mangelnde Zuwendung. Neben der Psychotherapie zielen die meisten Programme auf Herstellung des angemessenen Eß- und Bewegungsverhaltens ab (Stuart & Davis, 1972; Ferstl, Jokusch & Rengelmann, 1975).

In der Übersicht der bisher zu diesem Thema erschienenen Hypnose-Literatur überwiegen Einzelfallberichte, Vergleichsuntersuchungen liegen nur sehr selten vor (Mott & Roberts 1979).

Stanton findet in unterschiedlichen Untersuchungen zur Behandlung des Übergewichts, daß gerade bei Hypnose-Behandlung (Suggestionen zur Gewichtsreduktion) die Erwartungshaltung des Patienten wesentlich ist (Stanton, 1975a, 1975b, 1976). Sie wird gefördert durch eine gute Patient-Therapeut-Beziehung, in der der Therapeut die positive Erwartung des Patienten begünstigt; auch das Bezahlen von Therapiebeiträgen wirkt sich bedeutsam günstiger auf den Gewichtsverlust aus (Stanton, 1976).

In einigen Experimenten wird untersucht, inwieweit Hypnotisierbarkeit und Gewichtsreduktion durch Hypnose zusammenhängen. In fast allen Studien besteht keine Korrelation zwischen Hypnotisierbarkeit und Therapieerfolg (Cohen & Alpert, 1978; Deyoub, 1979; Gabriel, 1981; Stevens, 1982). Eine Ausnahme bilden die Ergebnisse von Andersen (1980), nach denen Hochhypnotisierbare eine größere Gewichtsreduktion erreichen.

Dies würde den Befunden von Groth-Marnat und Schumaker (1990) entsprechen, da gerade hohe Hypnotisierbarkeit (bei 102 weiblichen Collegestudentinnen) in hohem Maße mit der Angst dick zu werden ($p < .001$) und der Entwicklung und Aufrechterhaltung von Einstellungen zum Essen verbunden ist.

Torem (1987, 1988) geht davon aus, daß Eßstörungen in unterschiedlichen Ich-Zuständen erfolgen; entsprechend versucht er, diese dissoziativen Aspekte aufzufinden.

In der Studie von Cochrane und Friesen (1986) erhält die Behandlungsgruppe Cassetten mit Hypnosesuggestionen, die unbewußten Motivationen für das exzessive Essen aufzudecken. Die aufgezeigten Falldarstellungen machen deutlich, daß dies tatsächlich erfolgt war (Cochrane, 1990).

Heusinger und Krause (1991) führen an 100 übergewichtigen Patienten eine ambulante Hypnosebehandlung in Gruppen durch.

In 21 wöchentlichen Hypnosesitzungen werden mittels Suggestionen vier Bereiche angesprochen:

1. Verstärkung der Motivation und Selbstkompetenz bei der Gewichtsreduktion und der Lebensbewältigung.
2. Indifferenz gegenüber Hunger und Appetit sowie Nahrungsmitteln und Getränken.
3. Einhaltung eines Rahmen-Ernährungsregimes (z.B. Meidungsverhalten gegenüber Süßigkeiten oder beim Naschen).
4. Körperliche Aktivierung.

Es wird eine mittlere Gewichtsreduktion von 14,8kg erreicht, nach einem Jahr 12,3kg, obwohl nur 56% das Programm weiter einhielten. Die Verlaufskurve ist in Abb. 25.1 wiedergegeben.

Wird der Vergleich zwischen Hypnosesuggestionen und aufgabenmotivierenden Instruktionen gezogen, haben letztere Interventionen eine bedeutsam größere Gewichtsreduktion zur Folge (Deyoub, 1978, 1980). Möglicherweise spielte hier die (negative) Erwartungshaltung gegenüber Hypnose eine Rolle.

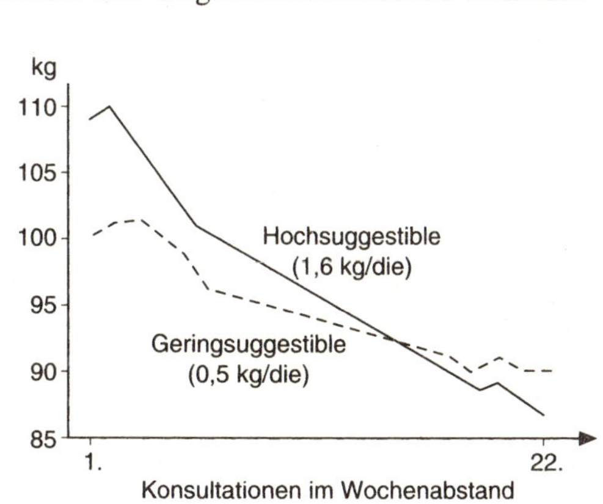

Abb. 25.1. Verlaufskurve der Hypnosebehandlung von Übergewicht in Relation zur Suggestibilität (nach Heusinger und Krause, 1991)

Im Vergleich von unterschiedlichen Methoden zeigen sich folgende Ergebnisse: Kognitive Therapie, Hypnose oder die Kombination beider sind gleich effektiv (Stevens, 1982). In der Untersuchung von Bolocosky, Spinler und Coulthard-Morris (1985) wurden 109 Versuchspersonen einer Verhaltenstherapie (mit und ohne Hypnose) zur Gewichtsreduktion unterzogen. Nach neun Wochen haben die beiden Gruppen bedeutsam an Gewicht verloren. Bei der Nachuntersuchung nach acht Monaten und nach zwei Jahren ist die Kombination von Verhaltensmodifikation und Hypnose bedeutsam besser und viele Versuchspersonen haben sogar ihre persönlichen Gewichtsziele halten können. Es ist anzunehmen, daß Hypnose hier besonders motivierend wirkt, das einmal erlernte neue Eßverhalten beizubehalten.

In der Untersuchung von Channon (1983a) wird bei den sechs Versuchspersonen ebenfalls Verhaltensmodifikation mit Hypnose verbunden und dadurch kaum Verhaltensänderung bewirkt.

Die Wirkungen von Einzel- oder Gruppenbehandlung mit Hypnotherapie unterscheiden sich nicht bedeutsam (Yetter, 1985).

Diese divergierenden Ergebnisse sind auf unterschiedliche Versuchspläne zurückzuführen, zeigen jedoch auch, daß bei dieser komplexen Symptomatik mit einer multiplen Genese Gruppenbehandlungen oft sehr problematisch sind.

Gabriel (1981) nimmt an, daß Adipositas eine Angstproblematik ist und unterzieht seine 80 Versuchspersonen einer Hypnotherapie bzw. einer systematischen Desensibilisierung. Beide Gruppen erreichen nach zehn Behandlungswochen gleichwertige Verbesserungen.

Als Prädiktorvariable für den Therapieerfolg ist weniger Hypnotisierbarkeit anzunehmen (s.o.), sondern vielmehr der *erlebte Ort der Kontrolle des Verhaltens*, wenn die Patienten sich stärker innenorientiert erleben (Cohen & Alpert, 1978).

Inglis (1982) nimmt bei seinen Patienten eine umfangreiche Kombination von ichstärkenden Suggestionen, Erfolgsimaginationen, Einstellungsänderung und *covert sensitization* vor, während White (1979) seine Patientin mit indirekten Suggestionen erfolgreich behandelt.

In der Behandlung von Collins, Jupp und Krass (1981) wird ein Verhaltensmodifikationsprogramm unter Hypnose durchgeführt, wobei Video-Aufzeichnungen der Figur als Verstärkungen für die visuellen Imaginationen benutzt werden.

Channon (1979) stellt einen Fall vor, in dem zwei Patientinnen die Instruktionen nicht hören konnten, was als Abwehrmechanismus gegenüber unangenehmen Informationen, als psychogenes „Nicht-Hören" zu interpretieren ist.

Susskind (1976) nimmt in ihre „idealisierten Selbstbilder" entsprechende positive Körpervorstellungen und Reaktionsweisen mit auf. Sie behandelt damit z.B. eine junge Frau mit Übergewicht und dermatologischen Problemen erfolgreich.

In einer Vergleichsuntersuchung stellen Bornstein und Devine (1980) verschiedene Therapiebedingungen nebeneinander, so *verdecktes Modellernen* mit und ohne Hypnose, modellfreie Kontrollgruppe und Kurztherapie (Zusammenfassung der Therapie mit Modellernen und mit Hypnose). Insgesamt wird über alle Experimentalgruppen eine nachhaltige absolute Gewichtsreduktion erreicht. Bei der Berechnung des relativen Gewichtsverlustes ist die Gruppe mit verdecktem Modellernen und Hypnose deutlich überlegen. Als Vorbilder wurden verschiedene Bewältigungsmodelle in unterschiedlichen Situationen benutzt, so z.B. beim Einkaufen, sich selbst Instruktionen geben, einen schlanken Gemüsehappen essen. Zusätzlich erfolgte Verstärkung der Modelle durch Stolz, Gewichtabnahme etc.

Cautela (1976) arbeitet sehr erfolgreich mit covert sensitization (Bestrafung); hier ein klassisches Beispiel:

Der Patient geht in Hypnose am Bäckerladen vorbei, riecht das Gebäck, sieht die Leute die Herrlichkeiten einkaufen. Wenn er nun den Laden betritt, bemerkt er sofort ein Stechen im Magen. Wenn er es nicht beachtet und seine Bestellung aufgibt, wird ihm wieder etwas übel und schwindelig. Beachtet er das nicht und bezahlt nun die für ihn schönen Dinge, so wird ihm noch übler, die Speise würgt in seinem Hals und er hat das Gefühl, sich übergeben zu müssen. Falls er diese Anzeichen immer noch unbeachtet läßt und sogar davon essen will, so steigt die Übelkeit hoch und er muß sich in dem Moment übergeben, wie er den Kuchen in den Mund steckt. Er erbricht sich über den ganzen Laden, seinen Anzug etc. und alle Leute schauen ihn angeekelt an. Seine Tüte ist nun ebenfalls voller Erbrochenem. Alle Personen reagieren mit Ablehnung und Abscheu. Erst als er den Bäckerladen verläßt, fühlt er sich besser und er kann sich entspannen und ein für ihn kalorienarmes Essen in Gesellschaft anderer einnehmen.

25.3.2 Anorexia nervosa; Magersucht

Die Anorexia nervosa zeigt sich in starkem Gewichtsverlust, oft bedingt durch Angst vor Übergewicht. Diese Situation kann bis zur Kachexie (Kräfteverfall) reichen. Als Folgeerscheinung kann Amenorrhö auftreten, teilweise Bulimie. Es bestehen zahlreiche Theorien zur Ätiologie, die im psychologischen Bereich angesiedelt sind, so z.B. Ablehnung der weiblichen Rolle, Aggressionen gegen Eltern usw. Die Mortalitätsrate kann bis zu 20% erreichen (Hsu, 1980).

Auf verhaltenspsychologischer Ebene kann Anorexie als Gewichtsphobie angesehen werden, die mit exzessivem Vermeidungsverhalten verbunden ist und dadurch negativ verstärkt wird (Ross & Petermann, 1987). Entsprechend werden Verfahren der systematischen Desensibilisierung und operante Verstärkungen der Gewichtszunahme erfolgreich angewandt.

Insgesamt sind die psychotherapeutischen ambulanten und stationären Behandlungsmethoden sehr verschieden und breit angelegt.

Den größten Überblick aus dem Bereich der psychotherapeutischen Interventionen unter Hypnose hat wohl Gross (1984). Von 500 Patienten nehmen 50 das Angebot einer Hypnosetherapie an und werden damit erfolgreich behandelt. Die Erfolgsquote liegt in einem Katamnese-Zeitraum von 1 1/2 Jahren bei 80% und ist damit genauso erfolgreich wie Verhaltenstherapie, Einzel- oder Gruppentherapie. Gross (1984) sieht Hypnose hier als Angebotsalternative für die Patienten an, bei denen andere Methoden erfolglos sind oder die sie ablehnen.

Bei starker Anorexie ist zu beachten, daß die Hypnotisierbarkeit möglicherweise reduziert ist. Durch die Unterernährung liegen zahlreiche körperliche und physiologische Defizite vor (bei Glukose, Mineralien, Elektrolyten), so daß die Patienten in dieser Hinsicht ähnlich reagieren können wie bei hirnorganischem Psychosyndrom (Torem, 1988).

Allgemein ist die Hypnotisierbarkeit bei Anorekterinnen und Bulimikerinnen erhöht (Pettinat, Horne & Staats, 1985; Vanderlinden & Vandereycken, 1990b). Gleichzeitig ist hier der Anteil traumatischer Erfahrungen wie Inzest, sexueller und/oder körperlicher Mißbrauch, elterliche Zurückweiseung etc. besonders hoch.

Wie deutlich wurde, ist stets ein mehrdimensionaler Ansatz zu empfehlen (Baker & Nash, 1987).

Die Interventionsformen unter Hypnose beginnen mit relativ einfachen Suggestionen, wie z.B. „Du wirst Hunger spüren. Das Essen wird gut schmecken, und dein Körpergewicht wird notwendig sein für deine eigene Gesundheit und dein Wohlbefinden“ (Gardner & Olness, 1981, S. 124). Diese einfache Therapie wird nicht immer möglich sein, da die Genese der psychologischen Faktoren sehr unterschiedliche Zielverhaltensweisen erforderlich macht.

Unterschiedliche Methoden bei der Therapie von Anorexia nervosa

Gross (1983, 1984) verwendet je nach Fall verschiedene Therapieansätze:

- *Entspannung*
  Ruhigstellung und Reduktion des Sympathikotonus (d.h. Abbau der durch die Sympathikusaktivitäten bewirkten Symptome wie Erregbarkeit, Herzrasen, Schwitzen, etc.). Damit verbunden kann die Patientin sich besser auf ihre eigenen Wahrnehmungen und Gedanken konzentrieren.
  Vanderlinden (1987) beobachtete, daß die Hypnose-Induktion bei Anorexie-Patientinnen erschwert ist, da sie körperlich besonders angespannt sind.
- *Korrektur des Körperschemas*
  Viele Anorexie-Patientinnen zeigen ein verzerrtes Körperschema, das sie mit Hilfe der Hypnose wieder normalisiert wahrnehmen können. „Nimm deine Haut wahr, deine Schenkel, berühre sie und fühle deren tatsächliche Größe ...“ (Gross, 1984, S. 179).
- *Veränderung der interozeptiven Wahrnehmung*
  Aufbauen eines verbesserten und differenzierteren Wahrnehmens der Organfunktionen, so besonders des oft fehlenden Hungergefühls.
- *Wahrnehmen von Erfolgen*
  Die meist überperfektionistischen Patientinnen erlernen es, kleine Erfolge als solche bereits wahrzunehmen und auch zu würdigen.
- *Abreaktion von Gefühlen*
  Mit Hypnose können Gefühle aus traumatischen Erlebnissen abreagiert und damit bearbeitet werden.
- *Arbeiten mit dem Widerstand*
  Die erheblichen Widerstände gegen jegliche Art der Nahrungsaufnahme können durch die Vereinbarung der Selbsthypnose reduziert werden. Die Patientin hat dadurch weiter Kontrolle. Eventuell können hier Bilder benutzt werden, die nichts mit Nahrungsaufnahme zu tun haben, aber unterschwellig Krankheitsverbesserung (z.B.: Einrichten einer neuen Wohnung = Veränderung des Körpers). Yapko (1986) arbeitet mit Symptomverschreibung und benutzt Metaphern, um den für diese Krankheit teilweise typischen Perfektionismus der Patientinnen zu behandeln.

Torem (1988) dagegen arbeitet mehr verhaltenstherapeutisch. Seine Behandlungsschritte sind grob dargestellt folgende:

- Überprüfung der Hypnotisierbarkeit
- Erlernen der Selbsthypnose und damit verbunden Entspannung
- Geleitete Phantasie. Gearbeitet wird mit Symbolen und Metaphern. So z.B. soll die Patientin ein Haustier pflegen und damit verbunden das Symbol der Ernährung erkennen.
- Suggestionen der Ich-Stärkung
- Verhaltenstherapeutische Interventionen wie kognitive Umstrukturierung

Auch Vanderlinden und Vaneycken (1990a) kombinieren Hypnose mit kognitiv-behavioralen Techniken, um die Selbstkontrolle über das Eßverhalten zu beschleunigen; ein Behandlungsschwerpunkt ist ihren Untersuchungsergebnissen zufolge, daß sie besonders die traumatisch-kausalen Erfahrungen der Klientinnen beachten und langsam auf die Konfrontation mit diesem traumatischen Ereignis hinarbeiten.

Eine meiner jugendlichen Patientinnen wurde mit einem Körpergewicht von 38 kg vorgestellt. Sehr verwöhnt durch ihre Eltern, war sie sehr passiv und entwickelte kaum eigene Ideen oder Aktivitäten. Ihre Magersucht war hier der Ausdruck von Depression und „no future". Wahrscheinlich kopierte sie das Verhalten ihrer Mutter in einer ähnlichen Situation. In das Therapieprogramm wurde einbezogen, der Patientin größere Eigenständigkeit zu geben, verbunden mit Impulsen, die ihr helfen sollten, Eigenaktivitäten zu entfalten. Da sie ein Kloßgefühl im Hals verspürte, sobald sie mehrere Bissen gegessen hatte, setzte die Hypnosetherapie hier mit einem Kontingenzmanagement ein: Wenn sie die Speisen im Hals spürt, so wird dadurch der Kloß im Hals in kleinen Portionen mit abgetragen. In Verbindung mit dieser Form von Familien- und Verhaltenstherapie nahm die inzwischen bis auf 32 kg Abgemagerte kontinuierlich zu, proportional in dem Maße, wie sie nun Freude an Eigenaktivitäten (z.B. Fotokurs) bekam. Nach wenigen Wochen hatte sie 48kg erreicht und normalen Appetit bekommen, ohne störendes Kloßgefühl.

Kroger und Fezler (1976) schlagen unterschiedlich standardisierte strukturierte Bilder vor, so z.B. über delikates Essen oder verschiedene Entspannungsszenen.

25.3.3 Bulimie; Freß-Kotz-Sucht

Die Freßsucht tritt meist anfallsartig auf und wird häufig von Erbrechen gefolgt, das unwillkürlich, aber auch willentlich geschieht. Die Ätiologie ist wie bei allen psychogenen Eßstörungen äußerst komplex. Bei überzufällig vielen dieser Patientinnen konnte ich sexuellen Mißbrauch in der Kindheit feststellen.

Pettinati, Horne und Staats (1985) vergleichen Patientinnen mit Anorexia nervosa und Bulimie. Sie stellen bei Bulimie-Patientinnen höhere Hypnotisierbarkeit als bei Anorexie oder in der Normalpopulation fest. Pettinati et al. (1985) nehmen an, daß Patientinnen mit dieser Symptomatik und hoher Hypnotisierbarkeit durch Hypnose zu behandeln sind, so z.B. um ihr Körperbild zu verändern.

Kline (1963) berichtet von der Hypnosebehandlung eines Bulimie-Falls. In Hypnose-Altersregression erlebt die Patientin, wie sie im Alter von drei Jahren einen kleinen Spielzeugdiebstahl begeht und von ihrer Mutter geschlagen wird. Hier erfolgt zwar eine Abreaktion, jedoch lösen sich die Symptome Bulimie und Urtikaria gegenseitig ab.

In den letzten Jahren wird vereinzelt auch über die komplexeren Hypnoseanwendungen bei Bulimie berichtet. Bei ihr wird ebenfalls wie bei der Anorexie ein mehrdimensionaler Ansatz empfohlen (Barabasz, 1989; Griffiths, Touyz, Mitchell & Bacon, 1987).

Sehr komplex und klar ist der Ansatz von Vanderlinden und Vandereycken (1984), da sie besonders die Persönlichkeitsentwicklung der Patientinnen beachten. In ihrer Therapiearbeit stellen sie fest, daß die bessere Prognose bei den Patientinnen zu beobachten ist, die ihre Ursprungsfamilie verlassen und eine eigene Wohnsituation für sich oder in einer Pflegefamilie schaffen (Vanderlinden & Vandereycken, 1987). Sie nehmen eine formelle Augenfixation vor, lehren Selbsthypnose im Sinne einer Selbstentspannung und stellen die Selbstkontrolle über das Eßverhalten in den Vordergrund. Dabei verwenden sie in Kombination mit Hypnose kognitiv-behaviorale ind interaktionale Techniken (Vanderlinden & Vaneycken, 1990).

25.3.4 Erbrechen

Erbrechen kann psychisch bedingt oder Sekundärsymptom einer Krankheit sein.

25.3.4.1 Schwangerschaftserbrechen

Das überstarke Schwangerschaftserbrechen (Hyperemesis gravidarum) kann sehr starke psychische Komponenten haben, so z.B. Ablehnung des Kindes. Kroger und DeLee (1943) konnten hier erfolgreich mit Hypnosesuggestionen in Verbindung mit posthypnotischen Suggestionen helfen, selbst in solchen Fällen, bei denen eine Medikation erfolglos geblieben war. Hartland (1973) empfiehlt zusätzlich zur Ursachenbehandlung Suggestionen der Wärme und Entspannung im Bauchbereich, die er mit posthypnotischen Suggestionen aufrechterhält.

25.3.4.2 Periodisches Erbrechen

Gardner und Olness (1981) wird ein 10jähriges Mädchen mit periodischem Erbrechen vorgestellt; es mußte insgesamt 60mal stationär zur Wiederherstellung des Wasserhaushaltes (Rehydrierung) behandelt werden. Laut Anamnese stand die Genese möglicherweise mit dem Film „Der Exorzist“ in Zusammenhang. In Gegenwart der Therapeutin konnte es mittels Hypnose gut Kontrolle ausüben, jedoch nicht durch Selbsthypnose. Wie sich später durch eine Nierenuntersuchung herausstellte, lag jedoch eine Nierenfehlfunktion vor, die im Rahmen der Proteinverarbeitung das Erbrechen verursachte.

25.3.4.3 Chronisches Erbrechen

Das ruminative (wiederkäuende) Erbrechen bei (geistig behinderten) Kindern ist eventuell als Motilitätsneurose anzusehen. Ross und Petermann (1987) weisen auf die Behandlungsmethode von Sajwaj, Libet und Agras (1974) hin, die sofort bei Beginn der typischen Zungenbewegungen des Kindes Zitronensaft in seinen Mund spritzen. Sie können dadurch das Erbrechen schnell reduzieren. Diese Form der Schocktherapie ist hier sinnvoll, hat jedoch durch die Säure einige Nachteile. Denkbar wäre auch, eine hypnotische Konditionierung vorzunehmen, die bereits beim ersten Auftreten der Würgebewegungen ansetzt. In einem solchen Fall würde die Verhaltenskette bereits in ihrem Entstehungsstadium kontingent unterbrochen, und die kognitive/imaginative Selbstregulation könnte sehr effektiv sein.

25.3.4.4 Erbrechen als Nebenwirkung

Die psychischen Aspekte des Erbrechens sind als Nebenwirkung der Chemotherapie von Krebskranken stets zu beachten. Wie im Abschnitt über Onkologie dargestellt, können hier konditionierte Reaktionen auftreten, die mittels Hypnose zu behandeln sind.

25.4 Schlafstörungen

Die Schlafprobleme erstrecken sich von psychogenen Faktoren bis hin zu vererbten Komponenten (wie z.B. bei der Narkolepsie).

Deshalb wird nach dem DSM-III-R (1989) einerseits zwischen Dyssomnien und Parasomien unterschieden. Bei einer Dyssomnie besteht eine Schlafbeeinträchtigung hinsichtlich Dauer, Qualität und Zeitpunkt; bei den Parasomnien ist das Hauptmerkmal der Störung ein Ereignis, das entweder während des Schlafs oder an der Schwelle zwischen Wachsein und Schlaf auftritt. Die Narkolepsie und Kataplexie nehmen, da vererbt, eine im DSM-II-R nicht erwähnte Sonderstellung ein.

25.4.1 Schlafstörungen allgemein

Bei Schlafstörungen sind sehr unterschiedliche Ursachen relevant, die es gilt mittels verschiedener therapeutischer Interventionen aufzufinden und zu bearbeiten.

Diagnostik der Schlafstörungen

Houben (1987) sieht in der Diagnostik einen wesentlichen Aspekt, um neben organischen auch psychische Faktoren abzuklären:

- *Spannungs- und Angstgefühle*
  Durch sie wird die Erregung erhöht und damit Einschlafstörung bewirkt.
  Abzuklären sind z.B. Ängste wie Kontrollverlustängste oder Angst vor einem potentiellen Traumgeschehen.
- *Gedankeninhalte vor dem Einschlafen*
  Hier machen sich Sorgen, Tagesreste, Ängste, Fehlbeurteilungen besonders bemerkbar, da ablenkende Umweltreize reduziert sind.
- *Depression*
  Sie ist besonders bei frühzeitigem Aufwachen mitzuberücksichtigen.
- *Lernprozesse*
  Klassische Konditionierungen können sich auswirken, indem das Bett, die Situation des Schlafengehens etc. zum konditionierten Reiz für Angst oder Antizipationsangst werden.
  Operant kann die Schlafstörung bewirkt oder aufrechterhalten werden durch operante Verstärkung (z.B. Zuwendung durch Familienmitglieder) oder durch mangelnde Stimulusdiskrimination (lesen, essen, fernsehen im Bett).
- *Neurotische Persönlichkeitsstruktur*
  Auswirkung von Ängsten und deren Verarbeitungsmechanismen im Schlaf.
  Behandlungsmaßnahmen richten sich nach den oben genannten Diagnoseinformationen.

Allgemein kann als **Behandlung der Schlafstörungen** gelten:

- *Entspannung*
  Einübung entspannender Verfahren wie progressive Muskelrelaxation oder autogenes Training und dadurch Bahnung von Schlafverhalten, Spannungs- und Angstreduktion.
- *Verhaltenstherapie*
  Hier bieten sich Verfahren an wie systematische Desensibilisierung, Reizkontrolle, Selbstkontrolle, Angstkonfrontation etc.
- *Paradoxe Instruktionen*
  Beispiele sind: mit geschlossenen Augen wach bleiben, das Telefonbuch abschreiben etc.
- *Hypnoseverfahren*
  Individuell orientiert sind Interventionen zu empfehlen wie:
  - Selbsthypnose und dadurch Entspannung und Angstabbau
  - posthypnotische Suggestionen
    Instruktionen zur Angstreduktion, Angstbewältigung im Schlaf, Auftreten eines Bildes zur Angstinhibition.
  - Stimuluskontrolle bei operanten Verhaltensweisen

In einem Schlaflabor bei 48 Versuchspersonen angewandte Hypnose bewirkt eine Verbesserung des Einschlafens (Roehrs et al., 1985). Stanton (1989a) erreicht bei seinen 45 Versuchspersonen durch wenige Sitzungen, daß sie mittels Hypnose-Entspannungssuggestionen deutlich besser einschlafen als in den Vergleichsgruppen.

In zwei Fällen von chronischer Schlafstörung (mit flachem, kurzem, unruhigem Schlaf) verwenden Bauer und McCanne (1980) folgende Suggestionen, die in Selbsthypnose zu trainieren sind:

> Der Patient stellt sich eine Tafel vor, auf die er mit Kreide einen Kreis zeichnet. Darin schreibt er die Zahl 100, die er daraufhin vorsichtig mit einem Schwamm auswischt. Die Wischbewegungen sind im entgegengesetzten Uhrzeigersinn und so vorsichtig, daß sie die Kreislinie nicht berühren. Nun wird neben den Kreis „tiefer Schlaf" geschrieben und langsam in den Kreis die Zahl 99, die wieder ausgewischt wird wie vorhin geschildert. Dann wird wieder „tiefer Schlaf" so über den bestehenden Text geschrieben, daß keine doppelten Linien entstehen und daraufhin die nächst niedrigere Zahl usw.

Die in der Fallstudie beschriebenen Patientinnen hatten bereits nach wenigen Übungen guten

Erfolg, der auch bis zur Katamnese nach einem Jahr anhielt.

In zwei Fällen von Schlaflosigkeit bei Kindern verwendet Levine (1980) indirekte Suggestionen, die in ein Märchen eingearbeitet sind und als Toncassette benutzt werden. Bereits nach sechs Anwendungen ist die Störung behoben.

Kroger (1979) schlägt vor, entweder paradoxe Instruktionen zu geben, sich also anzustrengen, möglichst lange wach zu bleiben – oder Dissoziation vorzunehmen: der Patient beobachtet sich, wie er im Bett liegt, ausgestreckt und ruhig, dabei ganz tief atmet etc.

Todd und Kelly (1976) behandeln bei einer Patientin, die sich an die Wirkung einer schmerzstillenden Injektion gewöhnt hatte, die Schmerzzustände mit Hypnose. Als sie nicht schlafen kann, weil sie die Wirkung der Injektion erwartet, wird mit ihr in Hypnose geübt: sie bereitet sich darauf vor, ins Bett zu gehen und wird immer müder, bis sie schließlich ganz müde einschläft. Nach mehreren Übungen kann die Patientin Selbsthypnose vornehmen und sofort den gewünschten Effekt erzielen. Hier wurde die Entspannungsreaktion mit dem komplexen Auslöser „Bettvorbereitungen" in Hypnose gekoppelt, bis im Rahmen dieser Konditionierung die Realsituation das Verhalten ebenfalls auslösen kann.

Stanton (1989b) verwendet bei seinen Fällen mit Einschlaf- und Durchschlafstörungen spezifische Suggestionen so z.B.: Ein weicher schwarzer Samtvorhang schiebt sich zwischen die störenden Gedanken und den Einschlafenden.

Mit indirekten Suggestionen arbeiten Cochrane (1989) bei einem Geschäftsmann, der sich wie ein Einzelkämpfer fühlt und vor Existenzangst keinen Schlaf findet. Entsprechend werden nun Metaphern eines Kriegers verwandt, der auf einem Kapffeld sich keinen Schlaf erlauben darf.

25.4.2. Schlafstörung mit Angstträumen (Alpträumen)

Unter Hypnose können posthypnotische Aufträge erteilt werden, bestimmte Inhalte in den nächtlichen Traum mit einzubeziehen, was dann realisiert wird (Schrötter, 1912). Nach Tart und Dick (1970) gelingt dies bei 8%, nach Barber, Walker und Hahn (1973) bei 30%. Allerdings erreichen Suggestionen ohne formale Hypnose ähnliches (Barber et al., 1973). Hervorzuheben ist jedoch, daß zwischen dem Schlaf-Traum und den Imaginationen in Hypnose deutliche Unterschiede bestehen; im Schlaf treten z.B. typische REM-Phasen im EEG auf, während das Hypnose-EEG mehr dem der Entspannung und der Wachsituation entspricht (Evans, 1972; Barrett, 1979; nähere Diskussionen hierzu bei Strunz & Seeger-Strunz, 1986).

Neben der Ursachenfindung bei Alpträumen kann Hypnose zur Beruhigung dienen, so durch Entspannungsinstruktionen und posthypnotische Suggestionen (Gardner, 1978b). Taboada (1975) erkennt bei einem siebenjährigen Jungen mit Alpträumen (Angst vor dem Tod) die Ursachen mittels Hypnose und bewirkt mit Suggestionen, daß das Kind die Gefahrsituationen anders wahrnimmt.

Bei einer meiner Patientinnen wurden Asthmaanfälle fast ausschließlich nachts durch einen Angsttraum ausgelöst (Kossak, 1987a). Die Therapie ist ausführlich dargestellt in Kapitel 31 „Falldemonstrationen", Fall 3.

25.4.3 Pavor nocturnus

Die wiederholte Episode zeigt sich in abruptem Aufwachen aus dem Schlaf und tritt meist eine halbe bis drei Stunden nach dem Einschlafen auf. Sie beginnt meist mit einem Aufschrei, zeigt sich in heftgem Zittern, agitierten Handlungen und deutlichen Angstzeichen wie Atmungs- und Pulsbeschleunigung. Die Episoden dauern bis zu zehn Minuten. Es handelt sich evtl. um eine Aufwachstörung (Guilleminault, 1987).

Koe (1989) behandelt einen Studenten der zehnten Klasse, der seit seinem siebten Lebensjahr nahezu tägliche Episoden von Pavor nocturnus hatte. In tiefer Hypnose zeigt er erhöhte autonome Aktivitäten und springt in der Art seiner Symptomatik laut schreiend auf, als der Therapeut mit seinem Bleistift leicht auf den Tisch tippt. Dadurch wird erkannt, daß ein externes Geräusch diese Angstanfälle auslöst. Auf dieser diagnostischen Grundlage wird nun eine posthypnotische Suggestion gegeben, die beinhaltet, daß der Patient während des Schlafes zunehmend unsensibler für Außengeräusche wird. Die Problematik nimmt von dieser Intervention an rapide ab.

Kramer (1989) gibt seiner zehnjährigen Patientin die direkten Suggestionen, nicht zu schnell in zu tiefen Schlaf zu fallen und ist damit erfolgreich.

25.4.4 Schlafwandeln; Somnambulismus

Synonyme für Somnambulismus sind: Lunatismus, Mondsüchtigkeit, Nachtwandeln, Noktambulismus.

Das Schlafwandeln selbst ist bislang kaum erforscht, wahrscheinlich sind psychische Ursachen anzunehmen. Im somnambulen Zustand der Hypnose ist die Person in der Lage, komplexe Handlungen auch motorisch auszuführen. Dies unterscheidet sich jedoch – wie oben dargestellt – in ähnlicher Weise vom Schlafzustand.

Gardner und Olness (1981) behandeln einen elfjährigen Jungen, der jede Nacht im gesamten Haus schlafwandelt; er erlernt Selbsthypnose zur Entspannung und geht darin zu seinem Lieblingsplatz; gleichzeitig gibt er sich in der Hypnose vor dem Schlafengehen die Instruktion, daß er im Bett liegenbleiben wird, wenn er unruhig werden sollte. Da diese Methode der Selbstkontrolle sofort wirkt, benutzt der Junge sie dann auch im schulischen Bereich.

Reid, Ahmed und Levie (1981) nehmen bei einer Gruppe von erwachsenen Schlafwandlern sechs Hypnosesitzungen vor und erreichen hier deutliche Besserungen.

Oudshoorn (1988) behandelt einen Fall von Bettnässen und nächtlichem Herumwandeln mit Hypnose, indem der Junge seine Auflehnung gegen die Eltern über Bildanalogien aussprechen kann.

25.4.5 Narkolepsie

Hier handelt es sich um anfallartige, zwanghaft auftretende Schlafanfälle, verbunden mit affektivem Tonusverlust, besonders beim Aufwachen oder bei Erregung (Lachen); eventuell kann Paralyse z.B. der Sprechmuskeln auftreten. Wesentlich ist, daß die Patienten nach dem Schlaf voll ausgeruht sind und aus dem Anfall aufgeweckt werden können. Diese Krankheit ist wahrscheinlich erblich.

Untersuchungen aus Schlaflabors zeigen, daß bei der Narkolepsie sofort eine REM-Schlafphase erreicht wird. Hinweise liegen vor, daß es sich hier um eine Autoimmunerkrankung handeln kann (Bowersox, zit. n. Neffe, 1987).

Tihansky (1982) und Fitzpatrick (1974) berichten Fallbeispiele, bei denen unter Hypnose eine Besserung eintritt.

Therapie unter Hypnose

Beeindruckend ist der von Schneck (1980) beschriebene Fall, der als besonders gutes Beispiel für eine kognitive Verhaltensmodifikation als Kontingenz-Selbstmanagement ist. Obwohl von Schneck nicht explizit so formuliert, soll der Fall verhaltensterminologisch dargestellt werden:

Eine 40jährige Geschäftsfrau hat regelmäßig kleinere Gruppenkonferenzen, Versammlungen und Zweiergespräche. Wenn sie an solchen Besprechungen teilnimmt, schläft sie sehr häufig ein. Auch im Theater oder Kino etc. überfällt sie der Schlaf, ohne daß sie müde ist. Beim Autofahren kann sie noch immer in letzter Sekunde an den Straßenrand fahren, bevor sie einschläft. Sie ist stets an den Gesprächsinhalten interessiert, fühlt vorher keine Müdigkeitserscheinungen und kann das Einschlafen nicht verhindern. Die Dauer beträgt wenige Minuten, nach denen sie sich frisch und wach fühlt.

Das Verhalten tritt nicht auf, wenn sie allein an ihrem Schreibtisch arbeitet. Mitunter kann sie bei Sitzungen Ausreden gebrauchen wie „es ist langweilig“ – oder „ich denke bei geschlossenen Augen“.

Mögliche psychologische oder medizinische Hintergründe werden von der Patientin verneint. Das Problem besteht seit der Jugendzeit und aus der Genese lassen sich keine Erklärungen ableiten. Der Therapeut arbeitet in zehn Sitzungen in wöchentlichen, später größeren Abständen. Anfangs werden die Suggestionen gegeben, kontinuierlich wach zu sein, vor allem in den Situationen, in denen sie sonst einschlief. Als diese Suggestionen nur teilweise wirken, wird eine Veränderung vorgenommen. Die Suggestion lautet inhaltlich nun: Immer, wenn die Patientin den Schlafdrang spürt, soll sie sich mit der einen Hand an der anderen berühren und dadurch wach werden. Zusätzlich erfolgt zur Sicherheit eine weitere posthypnotische Suggestion. Falls die Patientin doch einschlafen sollte, dann wird die eine Hand bei dem Schlafdrang automatisch die andere berühren und sie wird dadurch wach werden. Weiter wird sie, falls dies fehlschlägt, die Berührung der Hände visualisieren und davon wach werden. Während der Therapiesitzung wird das neu erlernte Verhalten erfolgreich erprobt und sofort umgesetzt. In einem Nachbeobachtungszeitraum von 15 Monaten ist das Symptom nicht mehr aufgetreten.

25.4.6 Schlaflähmung (Kataplexie)

Bei dieser Krankheit unbekannter Genese treten plötzlich lähmungsähnliche Erscheinungen auf, die oft den ganzen Körper betreffen. Die Person ist bei vollem Bewußtsein, kann sich jedoch während dieses Anfalls, der Sekunden bis mehrere Minuten dauert, nicht artikulieren.

Die Schlaflähmung gehört mit zur Narkolepsie-Tetrade: Schlafanfälle, Kataplexie (Lachschlag) und hypnagoge Halluzinationen (Shapiro & Spitz, 1976), sie tritt jedoch oft ohne Narkolepsie auf (Schneck, 1969).

Als Ursachen nimmt Schneck (1969) psychodynamische Aspekte an: der Konflikt zwischen dem Wunsch, passiv und abhängig zu sein und gleichzeitig dem Verlangen, aktiv, unabhängig und aggressiv zu sein. Auf diesem Hintergrund behandelt Schneck (1977) eine Patientin, die seit vier Jahren häufig beim Aufwachen mit offenen Augen am ganzen Körper gelähmt ist, was sie stets sehr ängstigt. Mit Hilfe von Hypnose deckt der Therapeut die oben genannten Konflikte auf.

Nardi (1981) wendet bei zwei Patientinnen, bei denen die Schlaflähmung beim Aufwachen auftritt, Hypnose mit Armlevitation an. Dabei macht er deutlich, daß ihr Geist stets aktiv ist und Kontrolle ausübt. Obwohl der Körper bewegungslos ist, kann der Arm sich dennoch bewegen. Gleichzeitig kann sie die Situation als Entspannung genießen. Die Patientin wird nun darin geübt, selbst rückwärts zu zählen und die Hypnose zu beenden. Auch erhält sie die Instruktion, daß sie im Anfall entscheiden kann, ob sie wieder einschlafen, entspannen oder die Lähmung unterbrechen will. Die Patientin hat nun selbst Kontrolle über das Symptom und ihre Ängste davor verringern sich. Der Nachuntersuchungszeitraum beträgt 10 bzw. 14 Monate, in dem die Patientinnen sehr zufriedenstellend Kontrolle ausüben können. Nardi (1981) benutzte hier die Ähnlichkeit zwischen Hypnose und Schlaflähmung. Indem er diesen ähnlichen Zustand mit den Stimuli der Hypnose konditioniert, die willentlich-kognitiv steuerbar sind, kann die Patientin nun das Symptom ebenfalls unter kognitive Kontrolle bringen.

Price (1987) behandelt einen narkoleptischen und kataplektischen Mann, der bei Aufregungen im privaten und beruflichen Bereich auf Aufregungen mit Tonusverlust im Gesicht und den Extremitäten und mit Artikulationsschwierigkeiten reagiert. In Hypnose trainiert er, bei potentiell aufregenden Ereignissen sich zu beschwichtigen und dazu subvokal zu sagen „es ist gar nicht so viel los damit, es ist halb so wild“ und sich dann zu entspannen. Konkrete Berufssituationen werden dann in Hypnose entsprechend mit dieser Selbstkontrollmethode eingeübt. In Verbindung mit Selbsthypnose kann der Patient nun die Kataplexie beherrschen. Dies hat den Vorteil, sowohl seiner Frau gegenüber als auch im Beruf stärkere Gefühle zu äußern und dennoch Kontrolle über die Kataplexie zu behalten.

25.5 Affektive Störungen: Depressionen

Bedeutend ist die traurige, niedergeschlagene Stimmungslage, einhergehend mit Interessenverlust. Hinzu kommen können: Appetitverlust, Schlafstörungen, das Gefühl der Wertlosigkeit, um nur einige der Symptome zu nennen.

Grenzen und Gefahren einer Hypnosebehandlung

Wesentlich erscheint die Differentialdiagnose zwischen den Formen „zyklothyme Depression“ und „neurotische Depression“.

Als selbstverständlich gilt hier, in jedem Fall eine klare Diagnose (incl. Genese der Problematik) zu erstellen und daran orientiert eine Kausaltherapie vorzunehmen.

Zu bedenken ist, daß der Therapeut mit larvierten Depressionen konfrontiert werden kann. Symptome wie Adipositas, Schlafstörungen oder Kopfschmerzen verdecken hier die Depression.

In der Therapie ist stets das Suizidrisiko zu bedenken. Deshalb sollten gerade bei problematischen Fällen nur stationäre Behandlungen vorgenommen werden (Crasilneck, 1980; Hartland, 1973). Es wird sogar angenommen, daß die hypnotische Induktion die Suizidtendenzen begünstigen könne (Rosen, 1960; vgl. Kap. 22 „Gefahren, Kontraindikationen und Grenzen“).

In den einzelnen Fallberichten wird nicht immer trennscharf die Form der Depression angegeben, die somit nur undifferenziert wiedergegeben werden kann.

Erickson und Kubie (1952) behandeln eine junge Frau mit einer hysterischen Depression. Durch Altersregression wird eine kritische Kindheitsphase erreicht und erfolgreich aufgearbeitet.

Abrahams (1964) sieht Depression als Schutzmechanismus an und deckt unter Hypnose die unterdrückten Gedanken und Gefühle auf, die der Patient dann auszudrücken lernt.

Sexton und Maddock (1979) wenden Hypnoanalyse an und machen sich bei psychotischen Depressionen diesen Zustand nutzbar, da sie Hypersuggestibilität feststellen. Durch Altersprogression „in den Himmel“ können sie positive Erfahrungen anbahnen.

Montecchi (1982) berücksichtigt mehr die Familiendynamik des Patienten und läßt ihn in Hypnose Lösungswege finden, die er in Verbindung mit posthypnotischen Suggestionen anwenden kann.

Greene (1973) kombiniert die rational-emotive Therapie mit Hypnose und beschreibt sie als effektive und kurze Behandlungsform.

Klee und Meyer (1981) schließen aus ihren experimentellen Befunden, daß durch Thermo-Biofeedback (hier Rückmeldung von Hand- oder Stirntemperatur) Depressionen reduziert werden können; der Patient erlebt sich nun nicht mehr als hilflos (i.S. von Seligman, 1983), sondern als aktiv und selbstkontrollierend. In Analogie hierzu kann Hypnose benutzt werden, den Patienten innerhalb seiner Imaginationen so zu aktivieren, daß er anfangs innerhalb dieses Bereiches sich selbst als *Ort der Kontrolle* erlebt, was er dann ausweiten kann. Denkbar ist auch, die zahlreichen Ansätze der kognitiven Verhaltenstherapie nutzbar zu machen, so z.B. die Depressionsbehandlung von Beck und Greenberg (1979).

25.6 Zwangsverhalten und Zwangsgedanken

Beim Zwang drängen sich Gedankeninhalte oder Verhaltensimpulse auf, die nicht unterdrückt werden können, obwohl der Patient deutlich die Unsinnigkeit dieser beherrschenden Gedanken und Verhaltensweisen erkennt. Werden die Impulse nicht befolgt oder werden sie unterbrochen, so kommt starke Angst auf. Die Ursachen liegen in zahlreichen traumatischen Erlebnisprozessen und unangemessenen Verarbeitungsversuchen.

Allgemein werden Zwänge als relativ therapieresistent bezeichnet.

Dies wird durch die Untersuchung von Hoogduin (1988) bestätigt. Seine 88 Zwangspatienten erreichen im SHSS und CIS sehr niedrige Werte. Keine Versuchsperson war als hochhypnotisierbar zu bezeichnen, und von vielen werden während des Tests Ängste vor Kontrollverlust geäußert. Nach Abschluß einer umfangreichen verhaltenstherapeutischen Behandlung wird in der Testwiederholung keine Verbesserung der Hypnotisierbarkeit festgestellt. Da eine positive Korrelation zwischen Hypnotisierbarkeit und Therapieerfolg besteht (Marks, Gelder & Edwards, 1986; Glick, 1970), ist auch aus hypnotherapeutischer Sicht bei Zwangspatienten mit einer starken Therapieresistenz zu rechnen.

Auf therapeutischer Ebene ist neben einer psychotherapeutischen Ursachenfindung in einigen Fällen durchaus eine symptomorientierte Methode hilfreich.

Als verhaltenstherapeutische Interventionen werden angewandt: systematische Desensibilisierung (Wolpe, 1958), Reaktionsunterdrückung (Meyer, Levy & Schnurer, 1974), Gedankenstop (Emmelkamp & Kwee, 1977), verdeckte Techniken im Sinne von Übung der Alternativreaktionen oder Verstärkung des Alternativverhaltens (Cautela, 1967, 1970b). An dieser Stelle ergeben sich die deutlichsten Ansatzpunkte für die Anwendung der Hypnose. Primär sollten diese Verfahren darauf abzielen, daß der Patient sich zunehmend mehr als den Ort der Kontrolle erlebt und dadurch dem Zwang nicht mehr so ausgeliefert ist.

Kroger und Fezler (1976) beschreiben sehr plastisch den Fall eines 30 Jahre alten Mannes, der unter dem Zwang leidet, auf die Hosenreißverschlüsse von Männern blicken zu müssen, allerdings ohne sexuelle oder homosexuelle Wünsche. Vorhergehende Psychotherapien von sechsjähriger Dauer waren ergebnislos. Mit dem Patienten wird eine Hierarchie von Erlebnissen aufgestellt, die zu diesem Zwang führten. Unter Hypnose werden diese Items chronologisch durchlaufen, wobei im Sinne der Desensibilisierung bei Auftreten von Angst Entspannungsbilder erfolgen. Die Therapie beinhaltet vorwiegend Selbsthypnose, täglich fünfmal für jeweils fünf bis zehn Minuten. Durch die Behandlung wird das sehr zurückgezogene Sozialverhalten verbessert und der Patient ist in der Lage, eine Ausbildung zu beginnen. Nach wenigen Wochen ist sein Zwang abgebaut.

Snaith (1982) schildert die Behandlung von Waschzwang, zwanghaftem Essen und Exhibitionismus. Bei diesen Patienten wird in Hypnose das Zwangsverhalten imaginiert und dann geübt, davon umzuschalten zu einem angemessenen Verhalten. Mit Hilfe von häuslichem Training in Selbsthypnose werden die Zwänge in einem Therapiezeitraum von sechs bis zehn Wochen geheilt (Taylor, 1985).

Johnson und Hallenbeck (1985) nehmen in einem Fall von zwanghaften Ängsten autoritäre Suggestionen zur Entspannung und Selbstaktivierung vor. Kellerman (1981) behandelt einen zwölfjährigen Jungen, der Zwangsvorstellungen hat, in denen er sich seine Mutter umbringen sieht. In Entspannung unter Hypnose lernt der Patient Gedankenstop, so daß er sich bei Beginn des Gedankens ein Stop-Schild vorstellt. Sobald das gelingt, wird *covert reinforcement* (verdeckte Verstärkung, s. Kap. 30 „Methoden der Verhaltenstherapie – unter Hypnose“) des angemessenen Verhaltens vorgenommen, indem er nun für eine Minute die angenehme Szene erhält, sich beim Baseball-Spielen zu erleben. Nach gemeinsamem Training mit dem Therapeuten erfolgen posthypnotische Suggestionen zur weiteren positiven Lösung. Als häusliche Übungen soll er diese erlernte Methode bei ersten Anzeichen der Problematik anwenden. Als der Zwang nach einer Woche wiederkehrt, soll er sich den Inhalt täglich zehnmal vorstellen und darauf angemessen reagieren. Nach wenigen Wochen nimmt seine Symptomatik ab und bleibt im Beobachtungszeitraum von zwei Jahren geheilt.

Bei einer 65 Jahre alten Patientin mit einer 20jährigen Geschichte von zwanghaftem Warenhausdiebstahl hatte ich innerhalb von zwei Therapiesitzungen einen Behandlungserfolg erreichen können. Wesentlich waren hier Suggestionen zur Selbstkontrolle und *covert reinforcement* (Kossak, 1985b; ausführlich in Kap. 31 „Falldemonstrationen“, Fall 2, dargestellt).

Symptome wie Trichotillomanie (Haarausreißen) oder Nägelkauen (siehe unten) können ebenfalls als Zwangsverhaltensweisen eingeordnet werden.

25.7 Schizophrene Störungen

Die Komplexität der schizophrenen Störungen ist grob durch folgende Aspekte zu umreißen: Das Denken wird inhaltlich durch Wahnvorstellungen bestimmt, die oft bizarr sind (z.B. Gedankeneingebung, Gedankenentzug). Das formale Denken zeigt u.a. Lockerung der Assoziationen.

Die Wahrnehmung wird beeinträchtigt durch Halluzinationen verschiedener Formen. Leistungsniveau und Affekt sinken ab und die Kontakte zur Außenwelt werden reduziert. Wesentlich ist weiter der Verlauf der Erkrankung. Gerade bei dieser Erkrankung gibt es zahlreiche und sehr verschiedene theoretische Erklärungsansätze, die hier nicht aufgezeigt werden können (zur ausführlichen Darstellung dieser Theoriediskussion siehe Petermann & Bruns, 1981).

Kontraindikation oder Indikation der Hypnose?

Die Symptomatik führte bei einigen Autoren zur Annahme, daß Hypnose bei Schizophrenen gefährlich sei (Lindner, 1956; Ellis, 1958; vgl. Kap. 22 „Gefahren, Kontraindikationen und Grenzen"). Die Untersuchung von Auerback (1962) deckt jedoch auf, daß die Fälle, bei denen in Zusammenhang mit Hypnose psychotische Veränderungen auftraten, auf die Arbeit unqualifizierter Hypnosetherapeuten zurückzuführen sind.

Lavoie, Sabourin und Langlois (1978) machten sehr umfassende Hypnose-Studien mit über 200 schizophrenen Versuchspersonen und konnten bei ihren Experimenten keinerlei negative Wirkungen der Hypnose feststellen, ebensowenig Liberman, Lavoie und Brisson (1978) und Ebers (1987, 1988).

Die Hypnoseforschung erbringt folgende Ergebnisse:

Auf Wachsuggestionen sprechen Schizophrene schlechter an als Normalprobanden (Webb, 1962). Auch in der Hypnotisierbarkeit erreichen sie geringere Werte, d.h. meist nur leichte Trance (Morel, 1860; Heath, Hoaken & Sainz, 1960). Nur in wenigen Untersuchungen wird die Hypnotisierbarkeit als überdurchschnittlich ermittelt (Lancaster, 1983). Die Werte der einzelnen und sehr zahlreichen Untersuchungen zu diesem Bereich sind nur sehr schwer miteinander vergleichbar, da starke methodische Differenzen vorliegen: es wurden unterschiedliche Suggestibilitätstests benutzt, die Patienten hatten meist ein höheres Alter (im Alter nimmt die Hypnotisierbarkeit allgemein ab; Morgan & Hilgard, 1973), stationäre und ambulante Patienten/Versuchspersonen wurden untersucht, unterschiedliche Chronifizierungen lagen vor, teilweise sind die Patienten als „gezwungene Freiwillige" zu Versuchen herangezogen worden, was ebenfalls Einfluß nehmen kann (Boucher & Hilgard, 1962). In der Untersuchung von Pettinati, Kogan, Evans, Wade und Horne (1990) wurden 113 psychiatrische Patienten mit 58 normalen Kontrollversuchspersonen verglichen. Dabei stimmen beide Gruppen in ihrer Hypnotisierbarkeit überein, wenn sie mit dem SHSS:C gemessen wird; beim HIP zeigen jedoch die Psychiatriepatienten, auch Schizophrene, deutlich geringere Werte. Es werden hier wahrscheinlich verschiedene Dimensionen der Hypnotisierbarkeit gemessen. Diese Ergebnisse unterstreichen die unterschiedlichen oben erwähnten Untersuchungsbefunde. Letztlich ist eine verminderte Vergleichbarkeit zwischen den studentischen Versuchspersonen sonstiger Experimente und den Patienten gemischten Alters und unterschiedlicher Ausbildung dieser Untersuchung zu berücksichtigen.

Vorsichtsmaßnahmen

Gegenüber der psychotherapeutischen Anwendung der Hypnose bestehen in den frühen Jahren um die Jahrhundertwende sehr große Bedenken, da viele der damaligen Therapeuten Hypnose bei Schizophrenen als unwirksam erlebten bzw. die Patienten als nicht hypnotisierbar. Insgesamt ist bei der Behandlung zu beachten, daß die Erkrankung eine wesentliche Schutzfunktion haben kann, so daß bei dem Versuch einer Symptombehandlung sehr große Vorsicht geboten ist (Lavoie & Sabourin, 1980).

Insgesamt ist festzustellen, daß psychotische Patienten durchaus hypnotisierbar sind (z.B. Murray-Jobsis, 1985) und spezielle Induktionstechniken nicht erforderlich sein müssen. Sowohl direkte als auch indirekte Formen sind erfolgreich (Scagnelli-Jobsis, 1982). Bei Schizophrenen ist bestimmt eine besondere Beziehung erforderlich. Da sie erheblich verletzlich sind, muß ein besonders gutes Vertrauensverhältnis bestehen, bei dem gleichzeitig das Kontrollbedürfnis und die Furcht vor Nähe zu beachten ist (Scagnelli, 1976; Vas, 1992). Insgesamt sind demnach bei Psychotikern und Schizophrenen gleiche Aspekte zu beachten wie bei anderen Patienten (Hodge, 1988).

Die Befragung von Baker, Hulsey und Glenn (1990) zeigt, daß Hypnose bei Psychotikern als hilfreich beurteilt wird. Praktiker haben eine gute Einstellung zur Hypnosebehandlung von Psychotikern gewonnen und wenden sie deshalb häufiger an.

Erickson (1964a, 1977) berichtet von Einzelfallstudien, in denen er mit wenigen Sitzungen Besserung bewirkt, indem er unter Hypnose die Grundprobleme bearbeitet. Bei einem hospitalisierten Schizophrenen mit einer fünfjährigen Krankengeschichte führte Lavoie (1978) eine Altersregression durch, in der das stereotype Bild der Mutter als Prostituierte modifiziert wird. Durch diese eine Sitzung können deutliche Veränderungen bewirkt werden.

Bowers, Brecher-Marer und Polatin (1961) erreichen bei einer jungen Patientin bessere Selbstwahrnehmung, Sozialkontakte und allgemein Aktivität.

Staufacher (1958) kann bei seiner Patientin mittels Hypnose in einer Kurztherapie verborgene Schuldgefühle aufdecken und innerhalb eines Nachuntersuchungszeitraums von drei Jahren stabile Besserung beobachten.

Berwick und Douglas (1977) behandeln Besessenheit; die Patientin nimmt an, daß ihr Ehemann als Satan ihren Geist beherrscht. Scagnelli (1976) arbeitet mit hypnotischen Traumanalysen. Die Reduktion von Medikamenten ist ebenfalls möglich (Scagnelli, 1974).

> Sehr kreativ erscheint die Behandlung durch Zeig (1974): Er nimmt eine Symptomtransformation bei Stimmenhören vor, indem er mit dem Patienten übt, wie er die Stimmen selbst verändern kann, so z.B. die Lautstärke beeinflußt, sie in verschiedene Körperteile gehen oder sie sogar außerhalb des Körpers auftreten läßt. Hier wird – in die Terminologie des Verhaltenstherapeuten übertragen – kognitive Umstrukturierung mit Selbstkontrolle vorgenommen.

Hypnose wird auch als Entspannungsverfahren benutzt, um Symptomverbesserungen zu bewirken (Ihaleinen & Rosberg, 1976; Scagnelli, 1977). Teilweise ist es sogar möglich, daß der Patient mit Hilfe der Hypnose die normale Arbeit wieder aufnehmen kann und der Zugang zur weiteren Behandlung erleichtert ist (Danis, 1961).

Bei jugendlichen Schizophrenen nehmen Wilson, Mob und Hunt (1982) ein *reparenting* vor: auf der Basis der Transaktionsanalyse wird bei ihnen Regression durchgeführt, dabei entdecken sie ihre Grundbedürfnisse und arbeiten an ihrer Objektbeziehung, um so angemessene Beziehungen aufzubauen.

Auch bei akuten Fällen ist Hypnotherapie hilfreich (Scagnelli, 1974). Baker (1981) nimmt hier auf der Basis seiner Therapiegrundlagen eine Verbesserung der Objektbeziehung vor.

Fallberichte aus der Therapie mit Hypnose bei Borderline-Fällen stammen vorwiegend von psychoanalytisch orientierten Therapeuten. Gute Erfahrungen werden mit Selbsthypnose berichtet, da der vom Patient befürchtete Kontrollverlust hierdurch reduziert wird (Scagnelli, 1980). Wesentlich sind aber auch Angstreduktion und Ich-Stärkung durch Hypnose (Scagnelli, 1976; Vas, 1988). Gerade bei diesen Fällen wird die Hypnose-Imagination als „der Königsweg zum Unbewußten" angesehen (Fromm, 1984, S. 61).

Zum Abbau von Widerständen empfiehlt Baker (1983):

- Besondere Beachtung bei der Lösung wiederkehrender Konflikte
- *Unterstützen realitätsbezogener Grenzen*
  Deshalb häufig die Beobachtung der Ich-Funktionen berücksichtigen und damit Differenzierungslernen begünstigen.
- *Einbeziehen des Therapeuten*
  Die Imaginationen sollten den Therapeu-

ten mit einbeziehen, um die positive Beziehung zwischen Therapeut und Patient aufrechtzuerhalten.
- *Schaffen eines Anker-Punktes*
  Es sollte eine konstante Objektbeziehung hergestellt werden (z.B. zum Therapeuten), da diese in der Krankheit gestört ist.
- *Widerstände*
  Sie sollten als Ausdruck für das Bedürfnis nach Abstand angesehen und entsprechend beachtet werden.

Bei seinen Patienten macht Ebers (1987, 1988) die Beobachtung, daß Verwirrungstechniken kontraindiziert sind, während besonders indirekte Techniken wirksam sind, die Klarheit der Bilder, Geschlossenheit der Figur, Ruhebetonung und Strukturierung beinhalten. Gerade diese Aspekte werden von Vas (1992) ebenfalls als wesentlich hervorgehoben.

25.8 Sexualstörungen

Die zahlreichen Interventionsformen zur Behandlung von Sexualstörungen werden hier als allgemein bekannt vorausgesetzt, da eine Gesamtdarstellung den Rahmen des Abschnitts sprengen würde. Vielmehr stehen die verschiedenen Therapiemöglichkeiten unter Hypnose im Vordergrund.

Insgesamt sollte bei der systematisierten und mehr symptomorientierten Darstellungsform stets bedacht werden, daß Diagnostik, Ursachenfindung, Paartherapie, Eheberatung etc. gleichfalls erfolgen müssen.

Christmann (z.B. 1991a) und Christman und Hoyndorf (1988, 1990) weisen deutlich darauf hin, daß nicht isoliert ein definierter Patient zu behandeln ist, sondern das Paarsystem. Sie machen auch deutlich, daß kultureller Druck und Erwartungsängste im Sexualbereich besonders groß sind und entsprechend berücksichtigt werden müssen. Es entsteht die Angst, Erwartungen nicht zu genügen (Apfelbaum, 1988). Die Gefahr von falsch verstandenen oder absolut angewandten Hypnosetechniken kann gerade diese Ängste begünstigen. Bestimmte hypnotische Suggestionen können das Problem sogar verschärfen. „In diesen Sinne sollte auch ein Phantasietraining weniger einer sexuellen Animation entsprechen als einer Imaginations- und Empfindungsförderung, die an sexuelle Phantasie und genitale Empfindungen von Wärme, Feuchtigkeit, Druck und Pulsation schrittweise heranführt.“ (Christmann, 1991a, S. 150).

Auf diesem Hintergrund hat Christmann ein multimodales Hypnose-Therapiekonzept der Sexualtherapie entwickelt (s. Kasten)

An dieser Stelle soll nochmals besonders betont werden, daß alle im vorliegenden Buch zitierten Hypnoseinterventionen nur komprimiert dargestellt werden können. Dabei wird stets vorausgesetzt, daß eine ausführliche Diagnostik und darauf aufbauend Indikation erfolgte. Diese Zwischenbemerkung soll den Leser wieder deutlich darauf hinweisen, daß Hypnose nie symptomorientiert, manipulativ und ohne Einbettung in ein übergeordnetes Theorie- und Therapiekonzept durchgeführt werden sollte.

25.8.1 Psychosexuelle Funktionsstörungen

Unter diesem Oberbegriff können all jene Störungen und Probleme gefaßt werden, die als „Libidostörungen“, „Frigidität“, „Orgasmusprobleme“, „Impotenz“ etc. bezeichnet werden, wobei diese Unterbegriffe durchaus wieder Verallgemeinerungen individueller Probleme darstellen. Im einzelnen soll an dieser Stelle darüber keine differenzierte Diskussion geführt werden. Die Begriffe werden hier mehr als Arbeitstitel verstanden.

Allgemein ist Hypnose in diesen Fällen einzusetzen als Diagnostikum, als Hilfsmittel der Verhaltensmodifikation, zur direkten Symptomveränderung, zum Abbau neurotischer Konflikte. Entsprechend werden auf dieser Ebene Einzel- oder Gruppentherapien vorgenommen (Brown & Chaves, 1980; Araoz, 1983; Dennerstein & Burrows, 1979a, 1979b).

Hierbei werden meist direkte, mitunter auch indirekte Hypnoseformen verwandt (Stricherz, 1982; Gilmore, 1987; Wolf & Klein, 1987).

Hypnose in der Sexualtherapie
(Nach Christmann, 1991a)

Hypnodiagnostik

Aufdeckung sexueller Mythen und Bearbeitung nicht gewußter Bedeutung und ungeklärte Gefühle, z.B. durch:

- Altersregression
- Affektbrücke
- freie Imagination
- ideomotorische Befragung

Hypnotherapie

Ich-Stärkung und Motivationsförderung

z.B. durch:

- Gelassenheitssuggestionen
- Reframing

Elaboration des sexuellen Skripts

methodisches Vorgehen	spezielle Hypnosemethoden
– Disputation sexueller Mythen	– indirekte Umstrukturierung
– Akzeptanz der eigenen Sexualität	– Mentales Training
– Unterbrechung negativer Bewertungen und Phantasien	– Metaphern
– Entwicklung positiver Bewertungen und Phantasien durch direkte Suggestionen	– Zeitausdehnung
	– Zeitprojektion

Verarbeitung traumatischer Erfahrungen

(sexueller Mißbrauch, Vergewaltigung, Erfahrungen sexuellen „Versagens"), z.B. durch:

– Self-reparenting-Technik – Dissoziation

Ursachenfindung und Diagnostik

Allgemein sollten organische Ursachen bedacht werden, wie z.B. Endometriose, Vernarbungen, Entzündungen, unzureichende Sekretion.

Äußerst unterschiedliche Vorgehensweisen der Hypnoseanwendung werden berichtet, da auch die Grundtherapien sich oft sehr unterscheiden.

Marchesan (1980) berichtet einen Fall von fehlender Befriedigung. In einer Altersregression bis zur Kindheit erlebt die depressive Patientin wieder, wie ihr Vater bei ihrer Mutter Sexualverkehr erzwingt.

In ähnlicher Weise arbeitet Stafano (1982), und seine Patientin erkennt, daß sie als Kind unerwünscht war und als Kind sexuell mißbraucht und belästigt worden war; sie kann dadurch ihre Sexualängste besser verstehen.

Eine meiner Patientinnen zeigte neben zahlreichen Störungen Ehe- und Sexualprobleme, verbunden mit einer starken Abneigung ihrem Mann gegenüber. Schon wenn er sich ihr näherte, konnte sie sein Gesicht und seinen Geruch nicht ertragen. In einer Altersregression erkennt sie, daß sie als Kind von ihrem Vater häufig sexuell mißbraucht worden war. Es schiebt sich das Bild ihres Vaters (Gesicht, Geruch) vor das ihres Mannes. In Hypnose erlernt die Patientin in drei Sitzungen eine kognitive Diskrimination: sie kann nun zwei getrennte Bilder (Mann, Vater) sehen und lernt es, diese gegeneinander zu bewegen, so daß sie die damit verbundenen Emotionen ebenfalls differenzieren lernt. Durch das Diskriminationstraining kann sie ihren Mann wieder neutral erleben und das sich aufdrängende Bild des Vaters nun bewußt steuern und entfernen. Ihre Ängste und Probleme haben seitdem deutlich abgenommen, die Therapie wurde jedoch weiter fortgesetzt.

Falls derartige Probleme sehr schwer erreichbar sind, sich ggf. Widerstände andeuten, empfehlen Cheek und LeCron (1968; Cheek, 1976a, 1976b) die Methode der ideomotorischen Befragung. Da durch Hypnose teilweise erschreckend schnell traumatisierende Erlebnisse erinnert werden, können diese für die Patientin eine große Gefahr werden. Denn sie ist nun ohne den Schutz der Verdrängung oder des Vergessens ihren Problemen und Emotionen ausgeliefert. In derartigen Fällen ist wahrscheinlich eine hypnotische Amnesie dieser Erinnerung angeraten. Danach wird der Therapeut dann langsam mit der Patientin das Problem aufdecken.

Allgemeine Therapieprogramme mit Hypnose
Viele Therapieprogramme sind psychoanalytisch orientiert; die Untersuchung von Obler (1982) zeigt auf, daß Hypnose und Verhaltenstherapie bei weiblichen Orgasmus-Dysfunktionen effektiver sind als die Co-Therapeut- oder Partnerhilfe in der Behandlung.

Als Beispiel für eine derartige Kombination kann das Konzept von Misra (1982) gelten. Es ist sehr komplex und verhaltenstherapeutisch aufgebaut. Misra verfügt über umfangreiche Therapieerfahrungen. Er behandelte in 15 Jahren 358 Fälle mit psychosexuellen Funktionsstörungen, 134 Patienten davon mit Hypnose.

Die Hypnosebehandlung ist konventionellen Methoden (Masters & Johnson, 1973) stark überlegen, da 93% der Fälle vollkommen gebessert sind (Misra, 1982).

Folgende Methoden werden von Misra (1982) benutzt bzw. durchlaufen:

- *Ichstärkende Suggestionen*
  Siehe hierzu die Instruktion von Hartland (1973) in Kapitel 16 „Imaginative Verfahren".
- *Videohypnodesensitization*
  Hierarchisch aufgebaute Video-Aufzeichnungen heterosexueller Verhaltensaspekte werden unter Hypnose-Entspannung betrachtet.
- *Hypno-Konditionierung mit Dias*
  Für verschiedene sexuelle Dysfunktionen werden spezielle Dias gezeigt, ähnlich den Video-Aufzeichnungen.
- *Hypnotische Erinnerung*
  Mittels Altersregression erleben die Patienten bereits erfolgreiche Sexualsituationen und Verhaltensweisen und werden so in ihren Suggestionen zur weiteren Verbesserung bekräftigt.

25.8.1.1 Reduzierte Bedürfnisse, Hemmungen, Ängste

Die sexuellen Hemmungen einer Frau therapiert Channon (1982a) mit Hypnose-Suggestionen angenehmer Körpergefühle und übt mit ihr eine bessere und positive Körperwahrnehmung ein. Kroger und Fezler (1976) benutzen hierzu ihr *standardized structured imagery*, Suggestionsbilder, die insbesondere relevante Körpergefühle ansprechen und auf dieser Ebene Hemmungen abbauen, also eine angstfreie Basis schaffen, den eigenen Körper sexuell zu erleben.

Je nach Genese sind Angstbehandlungen erforderlich; so nimmt Pesci (1983) bei einer Frau mit Bedrohungsgefühlen und Abscheu vor der Sexualbeziehung eine Art Desensibilisierung unter Hypnose vor, indem er Visualisierungen von Phallussymbolen bewirkt.

Bei einem katholischen Jugendlichen trat verstärkt Masturbation auf, nachdem er seine Selbstbefriedigung gebeichtet hatte und ihm der Priester dies als Todsünde interpretierte. Durch Hypnotherapie konnten seine Schuld- und Angstgefühle in drei Sitzungen abgebaut werden (Campione, 1973).

25.8.1.2 Vaginismus

Bei einer Patientin mit seit elf Ehejahren bestehendem Vaginismus nehmen Kampman und Kauppila (1978) Altersregression vor, die zu starken Emotionsausbrüchen führt und nun erkennen läßt, daß die Patientin stets das Bild vor Augen hat, durch eine Geburt und damit verbunden durch den Coitus in zwei Teile zerrissen zu werden. Nach dieser Sitzung kann die Patientin beschwerdefrei Geschlechtsverkehr erfahren.

Ähnliche therapeutische Erfolge werden von Kapelis (1980) und Gottesfeld (1978) berichtet. Cafiso (1982b) wendet bei einem seit vier Jahren bestehenden Vaginismus systematische Desensibilisierung unter Hypnose an. Die Desensibilisierung in Kombination mit Hypnose ist wohl die erfolgreichste Methode, da mehrere Therapeuten damit effektiv arbeiten (Degun & Degun, 1982; Goldberg, 1983)

Ich selbst hatte eine Patientin in Behandlung, die mit generalisiertem Vaginismus bei relevanter Berührung reagierte. Die Symptomatik war primär in emotionalen und Partnerproblemen begründet. Hypnose half hier, einen Teil der Diagnostik abzuklären.

25.8.1.3 Frigidität

Der Begriff der „Frigidität" ist sehr komplex und ist hier als Oberbegriff zu verstehen, auch als Ausdruck einer gestörten Partnerbeziehung, traumatischer Kindheitserlebnisse, Schuldgefühle etc. Teilweise wird dieser Terminus eingeschränkt auf mangelnden vaginalen Orgasmus (MacVaugh, 1979).

Entsprechend sind die Therapien vorwiegend auf diese Kausalfaktoren ausgerichtet; unter Hypnose wird Diagnostik und Behandlung durchgeführt (Cheek, 1976a; Levit, 1971). Wijesinghe (1977) bewirkt bei einer therapieresistenten Frau unter Hypnose freie Assoziationen, die er dann in ihre früheren Erfahrungen integriert.

Cheeks (1976b) Patientin leidet nach einer Krebs-Totaloperation unter Frigidität; hier ist der Aspekt der Lebensbejahung, des Selbstbildes und der Hoffnung therapeutisch relevant.

Als Kurzzeit-Interventionen schlägt Smith (1975) direkte Suggestionen vor, die jedoch nicht als Ersatz einer Psychotherapie anzusehen sind.

MacVaugh (1979) geht in seinen klinischen Folgerungen so weit, daß er eine (für ihn) deutliche Parallele zwischen der Prägung eines Kükens und der „hypnotischen Prägung" einer frigiden Frau zum Orgasmus zieht; er vermischt hier Entwicklungsbegriffe mit Lernparametern, tiefenpsychologische Interpretationen mit lerntheoretischen Ansätzen. Er verwendet orgasmusinduzierende Stimulus-Karten, die sowohl zur medizinischen und psychologischen Aufklärung als auch zur freien Assoziation und zur sexuellen Erregung dienen sollen, so z.B. kann man die Orgasmus-Geheimnisse einer orientalischen Frau kennenlernen. MacVaughs (1979) Vorgehen kann teilweise angesehen werden als unter Hypnose angewandte systematische Desensibilisierung, kognitive Umstrukturierung und Orgasmus-Konditionierung. Die Patientin erlernt in der entspannten Therapiesituation bei einem imaginierten Coitus ihren Orgasmus zuzulassen. Evtl. wird über verdecktes Modellernen diese Reaktion erleichtert, da die Patientin in Hypnose zahlreiche Erfahrungen der japanischen Sexualität vermittelt bekommt.

25.8.1.4 Impotenz

Bei der Erektionsschwäche, die einen Geschlechtsverkehr nicht ermöglicht oder erschwert, sind vorwiegend psychologische Ursachen zu finden, wie Kindheitsprobleme, Schuldgefühle, Paarprobleme, Überforderungen, Versagens- und Sexualängste. (Einige Autoren zählen vorzeitigen Samenerguß ebenfalls zur Impotenz; z.B. Crasilneck & Hall, 1975; Kroger & Fezler, 1976).

Die von Fuchs, Zaidse, Peretz und Paldi (1982) erprobte Methode benutzt indirekte Suggestionen im Sinne von Erickson und Rossi (1979). Die Behandlung umfaßt ein bis drei Sitzungen. Die Induktion erfolgt über die Armlevitation, wobei angenommen wird, daß dies ein Symbol für das sich aufrichtende und erigierende Glied ist. Sehr verkürzt dargestellt beinhaltet dies: die Hand des levitierten Armes berührt das Kopfhaar und damit verbunden werden nun indirekte Suggestionen, daß der erigierte Penis das Schamhaar berührt und kraftvoll bleibt. Dann erfolgt die posthypnotische Suggestion, dieses Verhalten später mit dem Penis nachvollziehen zu können.

In einem Zeitraum von zehn Jahren behandeln die Therapeuten 366 Patienten äu-

ßerst erfolgreich (Peretz, Zaidze, Fuchs & Paldi, 1988).
Diese Methode hat folgende Vorteile:
- Zunahme des Selbstvertrauens
- Kurzzeitbehandlung
- Anwesenheit des Partners ist nicht erforderlich
- Patienten akzeptieren diese Behandlungsform in hohem Maße

DeShazer (1980) arbeitet ebenfalls erfolgreich mit indirekten symbolischen Suggestionen. Crasilneck (1979a) nimmt Hypnotherapie unterschiedlicher Dauer an 100 Patienten vor, indem er direkte Suggestionen zur Erektion vorgibt und sowohl kognitive als auch emotionale Einsicht in das Problem bewirkt. Während medikamentöse Behandlungen weitgehend erfolglos geblieben waren, erreicht die Hypnosebehandlung in der Befragung nach einem Jahr bei 87 Patienten Symptomfreiheit ohne Symptomverschiebung (Crasilneck, 1982).

Bei einem jungen Mann erreicht Bateman (1981) nach sechs Hypnosesitzungen Verbesserung, indem er Entspannung und ichstärkende Suggestionen benutzt und autoerotische und homosexuelle Traumata aufdeckt. Diment (1984) nimmt wahrscheinlich eine kognitive Umstrukturierung vor, da sein Diabetiker-Patient der Ansicht ist, daß seine Impotenz durch Diabetes bedingt ist. Gearbeitet wird mit Beratung und Hypnose-Entspannung.

Stanton (1990b) führt erfolgreich eine Kombination der Theatertechnik des Neurolinguistischen Programmierens mit Metaphern durch. Dabei beobachtet der Patient sich auf einer Bühne distanziert durch eine Doppel-Dissoziation.

Alexander (1974) interpretiert die Hypnosewirkung bei der Behandlung von Impotenz und Anorgasmie psychoneurologisch: Er nimmt an, daß neokortikale Gedankenprozesse paläokortikale und hypothalamische Aktivitäten hemmen, die die Sexualreaktionen steuern. Durch Hypnose wird eine Inhibition neokortikaler Einflüsse bewirkt; dies ist deutlich der Hintergrund der Dissoziationstheorie (vgl. Kap. 3 „Theorien der Hypnose").

25.8.1.5 Ejakulationsstörungen

Thomas (1972) bevorzugt im autogenen Training Formeln, so bei der vorliegenden Problematik: „Ich liebe mit männlichem Mut, erlebe es lange und gut" (Thomas, 1972, S. 48).

Im Vergleich der unterschiedlichen Behandlungsmethoden ist die systematische Desensibilisierung wahrscheinlich die effektivste Form zur Behandlung des vorzeitigen Samenergusses (Kilmann & Auerbach, 1979). Verzögerte Ejakulation behandelt Pettit (1982) mit hypnotisch induzierten Träumen; bei Ejaculatio praecox benutzen Susicka und Taus (1980) Hypnose mit Entspannungssuggestionen. Dies entspricht eventuell der von Kraft und Al-Issa (1968) verwandten Methode der Desensibilisierung. Auch indirekte Suggestionen sind hilfreich (DeShazer, 1978).

Generell ist bei dieser Problematik Altersregression zu erwägen, bei der relevante Erfolgserlebnisse wiedererlebt werden; auch subjektive Zeitveränderungen unter Hypnose sind indiziert (Kroger & Fezler, 1976), so daß die subjektiv erlebte Zeit der Erregung verlängert oder verkürzt werden kann und auf diese Weise wahrscheinlich Erwartungshaltungen und Mißerfolgsängste reduziert werden.

25.8.1.6 Infertilitätsprobleme

Bei psychogener Unfruchtbarkeit handelt es sich um eine unterschwellige Unfruchtbarkeit, die als Subfertilität bezeichnet wird (Hinton, Meadcroft, Pike & Wardle, 1988). Hier wirken besonders Streßfaktoren, die sich oft aus der Problematik der Kinderlosigkeit ergeben. Die Darstellung dieser Symptomatik wurde bereits in Kapitel 24 „Hypnose in der Medizin" im Abschnitt „Gynäkologie" vorgenommen.

25.8.2 Sexuelle Abweichungen; Paraphilien

Die konventionelle Definition bezieht sich auf die Möglichkeiten, durch ungewöhnliche Vorstellungen oder Handlungen sexuelle Befriedigung zu erlangen; deutlich ist, daß dabei starke kulturelle Normen die Grenzen bestimmen.

Auch hier sind die Ursachen in mannigfaltigen psychologischen Faktoren zu finden. Entsprechend ist die Therapie auszurichten.

25.8.2.1 Exhibitionismus

Zahlreiche verhaltenstherapeutische Interventionen erfolgten, so Aversionstherapien (Wolpe, 1958; Rooth & Marks, 1974) oder verdeckte Sensibilisierung (Maletzky, 1974, 1977).

> Polk (1983) berichtet von einer verdeckten Sensibilisierung unter Hypnose bei einem Mann, der seit 14 Jahren unter Exhibitionismus leidet; er fährt mit dem Auto, bis er Frauen sieht, anhält, die Türe öffnet und vor ihnen masturbiert. Der Therapeut trainiert mit dem Patienten in Hypnose die Erinnerung von sehr unangenehmen und sehr angenehmen Lebenssituationen, die er nach einiger Zeit auf ein Stichwort hin abrufen kann. Dann erfolgt die Imagination der kritischen Situationen (Autofahren, Frauen sehen etc.); der Therapeut nennt nun das Stichwort für die negative Erinnerung. Dadurch unterbricht der Patient seine Kognitionen und die imaginierte Verhaltenskette, worauf er dann mit dem Stichwort der angenehmen Imagination dafür verstärkt wird. Die Behandlung kann nach 34 Sitzungen in zwei Jahren erfolgreich abgeschlossen werden.

Epstein und Deyoub (1983) behandeln einen 30jährigen Exhibitionisten in acht Sitzungen. In einer Altersregression erkennt der Patient sein erstes exhibitionistisches Erlebnis, das gleichzeitig sein erstes Sexualerlebnis ist. Die Darstellung des Falls macht deutlich, daß hier die Konditionierung vorgenommen wurde, bei sexueller Spannung mit Exhibitionismus zu reagieren. Die lebensgeschichtliche Entwicklung zeigt, daß in der späteren Ehe seine sexuellen Wünsche sehr oft zurückgewiesen wurden, da seine Frau stets Angst vor einer Schwangerschaft hatte. Der Patient erlernt Autohypnose und soll sie als Entspannungsverfahren anwenden, wenn sexuelle Spannungen auftreten. Zusätzlich zu diesem Selbstkontrollverfahren erhält er Suggestionen für ein Notprogramm, das die Verhaltenskette unterbrechen soll; z.B. die posthypnotische Suggestion, daß sich bei mangelnder Selbstkontrolle die Finger verkrampfen, so daß er seinen Hosenreißverschluß nicht mehr öffnen kann. Das Verhalten wird unter Hypnose erfolgreich geprobt und kann danach sinnvoll eingesetzt werden. Die sexuelle Beziehung zu seiner Frau hat sich ebenfalls verbessert.

Stanley (1984) wendet bei seinem Fall ebenfalls Hypnose zur Selbstkontrolle und zur *covert sensitization* an.

25.8.2.2 Pädophilie

Geläufig sind Verhaltensmodifikationen, so operante Kontrolltechniken (Wong, Gaydson & Fuga, 1982), Bestrafung (Quinsey, Chaplin & Carrigan, 1980), Rekonditionierung (Umlernen auf den Ursprungszustand hin; Foote & Laws, 1981), Biofeedback und Selbstkontrolle (Laws, 1980).

Hypnose-Interventionen sind sehr wenig bekannt. Stava (1984) behandelt einen jungen Mann, der in den zurückliegenden sechs Jahren über 20 Kinder belästigte. Durch sukzessive in Hypnose induzierte freie Träume erlebt der Patient, wie er als vierjähriges Kind von seinem Onkel sexuell belästigt wird. Daraufhin wird die psychodynamische Methode der Affektbrücke benutzt: ein gegenwärtiges Gefühl soll ihn stets in die Situation versetzen, in der er das Gefühl früher erlebte. In Hypnose durchlebt der Patient nun Träume, in denen er mit der Affektbrücke geleitet wird. Die vor und nach der Behandlung gemessenen Penisreaktionen beim Anblick von Kindern nehmen deutlich ab, ebenso seine Sexualwünsche gegenüber Kindern. Der Wunsch nach erwachsenen Sexualpartnern nahm jedoch nicht zu.

Shafer (1991) behandelt einen an zwanghafter Pädophilie leidenden Patienten mittels der Affektbrücke: In Hypnose soll er sich sein Gefühl vorstellen, das kurz vor seinem Tun einsetzt.

Dann bekommt er die Suggestion, immer kleiner und jünger zu werden, bis hin zu dem Zeitpunkt, als das Gefühl erstmalig auftrat. Hier werden dann zahlreiche diagnostische Informationen gegeben, die in der Behandlung weiterverarbeitet werden können.

25.8.2.3 Homosexualität

Auch hier liegen nur Einzelfalldarstellungen vor. Cafioso (1983) erarbeitet bei einem 27jährigen Patienten Ich-Stärkung und erreicht eine stärkeres heterosexuelles Interesse. Roden (1983) behandelt eine 18jährige Frau mit Altersregression bis zur prägenitalen Phase, in welcher sie durch eine weibliche Person besondere Geborgenheit erhalten hatte; durch Hypnose kann sie ihre verbotenen Erinnerungen wachrufen und aufarbeiten. In ähnlicher Weise erreicht Fabiano (1981) bei seiner Patientin mit Altersregression in fünf Sitzungen eine Problemlösung.

25.8.2.4 Fetischismus

Bei einem chronischen Kleidungsfetischisten besteht die Problematik seit dem dritten Lebensjahr; weibliche Kleidungsstücke, besonders Unterwäsche wurden zum Sexualobjekt. In Hypnose nimmt Glick (1976) eine Aversionskonditionierung vor: es wird die Suggestion gegeben, daß der Patient immer dann ein Übelkeitsgefühl bemerkt/produziert, wenn er das Händeklatschen des Therapeuten hört. Dazu werden ihm nun Imaginationen von urin- und kotverschmierter Unterwäsche gegeben. Nach wenigen Sitzungen hat das Sexualverlangen nach Unterwäsche völlig abgenommen.

25.8.2.5 Masochismus

Kroger und Fezler (1976) berichten von einem 50 Jahre alten Patienten mit starken Schmerzen im rechten Unterbauch, nachdem einige Operationen in diesem Bereich erfolglos blieben. Die nähere Analyse zeigt, daß der Patient von seiner Frau oft sexuell zurückgewiesen wurde und sich bei ihm Aggression und gleichzeitig Schuldgefühle einstellten, die dann zu einem masochistischen Verlangen nach Bestrafung und Schmerz führten. Neben einer hypnotischen Beeinflussung mit Gedankenstop erfolgte eine Ehe- und Sexualtherapie.

Dieses abschließende Beispiel macht den fließenden Übergang zwischen sexuellen Wünschen und psychosomatischen Störungen deutlich.

25.8.2.6 Transsexualismus

Bei einem vierzigjährigen Mann mit transsexuellen Neigungen nimmt ein Arzt eine Raucher-Schnellentwöhnung vor, indem er ihm in Hypnose die Suggestion gibt, nun die Person zu sein, die er gern sein möchte. Dabei kommt dem Patienten das Bild einer schwangeren Frau in den Sinn. Kurze Zeit später entwickelt er eine *Scheinschwangerschaft (Pseudocyesis)*, verbunden mit Zunahme des Leibesumfangs, morgendlicher Übelkeit und wässriger Sekretion aus seinen Brustwarzen. In einer Psychotherapie mit Hypnose erhält der Mann, der seine „Schwangerschaft" mit einer „Geburt" beenden will, die Beschreibung, was alles zu diesem Zeitpunkt eintreten wird. Er möchte sich nun als eine Frau ansehen, die eine Geburt hinter sich hat und reduziert seine Symptomatik (Barrett, 1988).

25.9 Lern- und Leistungsstörungen, Examensprobleme

Unter dem Oberbegriff der Lern- und Leistungsstörungen ist der weite Bereich der Konzentrations- und Motivationsprobleme zu verstehen, die in der Schule und bei den Hausaufgaben auftreten, sowie im Studium.

Versuch einer Definition

Lernen und Leistung sind mehr hypothetische Konstrukte und sind deshalb nicht objektiv zu fassen. Die Begriffs- und Störungsdefinition wird durch Sozialnormen und Rollenerwartungen bestimmt (Ross & Petermann, 1987).

Lern- und Leistungsstörungen sind aus zwei verschiedenen Sichtweisen zu definieren:

- *Abweichung von einer festgelegten Norm*
  Diese Norm wird durch Richtlinien, eine Person (Lehrer) oder eine Gruppe bestimmt. Je nach Leistungsorientierung dieser Norminstanzen können Leistungsstörungen auftreten, die bei einer anderen Normorientierung nicht vorliegen würden. Indirekt ist damit das Zensurenproblem angesprochen.
- *Abweichung von einer individuellen Norm*
  Die Person zeigt Abweichungen in der Leistungsfähigkeit, verglichen mit bisherigen Leistungen. Diese wiederum sind von zahlreichen Faktoren abhängig wie: Intelligenz, Krankheit, Hemmungen etc.

Daraus wird ersichtlich, wie mannigfaltig Verursachungen von Lern- und Leistungsstörungen sein können:

Als Ursache sind sowohl Sozialstörungen wie z.B. familiäre Probleme genausogut zu fassen wie spezifische Störungen, so z.B. Legasthenie – um nur einige wenige zu nennen (Kossak, 1983a).

Kausaltherapie und Interventionen am Symptom

Neben der Kausaltherapie (mit oder ohne Hypnose) können unterschiedliche Interventionen unter Hypnose sinnvoll sein.

Da Lern- und Leistungsstörungen meist Sekundärstörungen sind, müssen u. a. folgende Primärstörungen behandelt werden:

- Konzentration, Aufmerksamkeit
- Motivation, Interesse (an Schule, an Leistung)
- Ängste (allgemein oder speziell: vor Schulfach, Lehrer, Eltern ...)
- familiäre Probleme (z.B. Geschwisterrivalität, Depression, Alkoholprobleme)
- Gruppen- und Sozialprobleme (Hemmungen, Ängste, Außenseiterrolle, Aggressionen)
- spezielle Defizite (z.B. Legasthenie)
- sonstige Primärstörungen (z.B. Bettnässen, Stottern, Psychosomatik)

Obwohl sich zahlreiche Grundlagenstudien mit dem Problem des Lernens unter Hypnose befassen, werden dort meist abstrakte Lernvorgänge experimentell analysiert, die sich nur teilweise auf konkret ausgerichtetes schulisches oder studentisches Lernverhalten bzw. dessen Störungen übertragen lassen.

25.9.1 Zur Lernsituation allgemein

Komplexes *auditorisches Material* wird unter Hypnose genauso gut verstanden wie ohne; verbales Verständnis wird demnach also nicht beeinflußt (Brabender & Dickhaus, 1978). Beim Lernen *sinnvollen Materials* schneiden hoch und gering Suggestible gleichgut ab (Swiercinsky & Coe, 1970), was den Befunden von White, Fox und Harris (1940) widerspricht.

Weitere Befunde:

Bei der Lösung von *Mathematikaufgaben* ist die Hypnose-Entspannung nicht signifikant wirksam (Cox, 1981).

Durch direkte Hypnose-Suggestion ist die *verbale und nonverbale Kreativität* nicht zu erhöhen, obwohl Hochhypnotisierbare (besonders Frauen) bessere Werte durch Hypnose erreichen.

Spezielles *feinmotorisches Lernen* wird unter Hypnose nicht deutlich verbessert (Arnold, 1971).

Der Nachteil dieser Untersuchungen besteht darin, daß oft nur sehr wenige Hypnose- und Lernsitzungen vorgenommen werden, so daß sich wahrscheinlich nur äußerst wirksame Effekte niederschlagen. Gleichzeitig müssen aus methodischen Gründen viele Faktoren konstant gehalten oder isoliert werden, was selten einer natürlichen Lernsituation entspricht.

Stellenwert der Hypnose

Eine umfassende Literaturstudie zeigt, daß der Effekt der Hypnose beim Lernen bzw. der Lernerleichterung noch sehr unklar ist (Russel, 1984). Deutlich sind jedoch die Vorteile durch Angstreduktion, Entspannung und Verbesserung der Lernmotivation bzw. des Selbstkonzeptes. Hier liegen auch die Vorteile bei der Behandlung komplexer Lern- und Leistungsstörungen. Die Verbindung von sehr unterschiedlichen verhaltenstherapeutischen Methoden (z.B. Shaping, Stimuluskontrolle, Lernprogramme) und Hypnose kann sehr effektiv sein, z.B. in Form von Selbsthypnose-Übungen (Stewart, 1980).

Exemplarisch ist hierzu ein Fall mit Examens- und Lernproblemen und den entsprechenden Suggestionen in Kapitel 31 „Falldemonstrationen“ dargestellt.

Krauss, Katzell und Krauss (1974) zeigen in ihrer Untersuchung, daß hypnotische Zeitverzerrung die Lernmenge positiv beeinflußt. Die Untersuchung von Jean (1980) kann dies jedoch nicht bestätigen.

Krause (1979) findet zwar eine vorwiegende Lernverbesserung unter Hypnose. Insgesamt ist das „Lernen“ jedoch ein so extrem komplexer Vorgang, so daß hierzu noch umfassende und vor allem neuere und methodisch abgesicherte Experimentalergebnisse nicht eindeutig vorliegen.

25.9.2 Lesen

Allgemein ist bei der Verbesserung des Lesens zu beachten, daß bei der Arbeit mit Hypnose keine zu tiefe Entspannung erreicht werden darf, da es sonst zu einer Reaktionsverminderung kommen kann, besonders, wenn die Leserate erhöht werden soll (Wark, 1988).

Die Verbesserung des Leseverständnisses in einer studentischen Versuchspersonen-Gruppe wird durch Wachhypnose und posthypnotische Suggestionen oder aufgabenmotivierende Instruktionen in gleicher Weise beeinflußt wie durch keinerlei Instruktionen (Swiercinsky & Coe, 1971); hierbei ist zu berücksichtigen, daß keinerlei Hypnosetraining vorliegt.

Tremonti (1969) dagegen kann Lesen und Leseverständnis durch Hypnose bei Studenten durchaus verbessern.

Bei zahlreichen älteren Untersuchungen wurde durch posthypnotische Suggestionen bei Hochhypnotisierbaren eine Zunahme der Lesegeschwindigkeit bewirkt (z.B. Donk, Vingoe, Hall & Doty, 1970; Mutke, 1967; Scharf & Zamansky, 1963).

Unklar bleibt dabei, ob die Verbesserung durch die Suggestionen oder durch davon unabhängigen Einstellungsänderungen bewirkt wurden. In der neueren Studie von Koe und Oldridge (1988) schneiden die Hochhypnotisierbaren im Lesetest (Tempo und Verständnis) nach posthypnotischen Instruktionen besser ab ($p < .01$). Beinhalten die posthypnotischen Suggestionen Formulierungen der Fremdeinschätzung („*Andere* werden merken, daß Sie besser lesen werden“), so kann dadurch eine Leseverbesserung ($p < .05$) erzielt werden. Insgesamt sollten die Ergebnisse jedoch immer noch kritisch betrachtet werden.

Bei Studenten mit Test-Angst wird das Lernen durch Hypnose nicht verbessert, aber – im Vergleich zur Kontrollgruppe – ihr Leseverständnis (Johnson & Johnson, 1984). Auch bei Koe (1981) verbessern die Studenten unter Hypnose ihre Lesequalität und ihr Selbstkonzept. Ähnliche Ergebnisse erzielt Oldridge (1982); seine Versuchspersonen sind Kinder (8–11 Jahre) mit Leseproblemen. Es werden Suggestionen zur Abnahme der Angst und Verbesserung der Selbstsicherheit gegeben. Gruppen mit dieser Suggestion (mit und ohne Hypnose) lesen signifikant besser als ohne derartige Interventionen.

Scharf und Zamansky (1961) zeigen auf, daß durch Hypnose die Wiedererkennungszeiten im Tachistoskop reduziert sind. Bei Kliman und Goldberg (1962) wird im Tachistoskopversuch die Lichthelligkeit reduziert und die hypnotisierten Versuchspersonen zeigen im Wiedererkennen dennoch bessere Ergebnisse.

Wark (1988) wendet Selbsthypnose an; sein Grundkonzept besteht darin, bei körperlicher Entspannung geistige Konzentration und Wachheit zu erzeugen. Bei ihren 20 Versuchspersonen trainieren Wark und LaPlante (1991) Selbsthypnose, um mentale Wachheit und körperliche Entspannung zu bewirken; sie erreichen dadurch eine Verbesserung des Leseverständnisses ($p < .01$) gegenüber der Wartegruppe. Persönliche oder vom Versuchsleiter gegebene standardisierte Suggestionen bewirken dabei keine Unterschiede.

Krippner (1966) trainierte 49 Kinder in einem fünfwöchigen Spezialkurs. Davon erhalten neun Kinder Hypnose zur Verbesserung ihrer Motivation, Aufrechterhaltung von Konzentration und Vergrößerung des Leseinteresses. Nach Abschluß der Maßnahme unterscheiden sich diese Kinder in ihren Leseleistungen bedeutsam von den anderen, die das reguläre Programm durchliefen.

In einem Therapiefall eines Erwachsenen arbeiten Wagenfeld und Carlson (1979) mit ichstärkenden Suggestionen, Altersregression, automatischem Schreiben und Zeitverzerrung und erreichen eine Besserung seiner Leseleistung. In der Therapie von van Rooyen (1981) hat ein Patient in Examina einen mentalen Block, so daß er nicht schreiben oder seine eigene Schrift nicht lesen kann. Mit Hypnose-Imaginationen aus dem Film „A Fantastic Voyage" kann sein Block abgebaut werden. In der Katamnese nach einem Jahr ist er weiterhin störungsfrei.

Einer meiner Patienten, ein Jugendlicher mit Legasthenie, hat sehr starke Leseprobleme und kann nur sehr schwer eine Buchstabenanalyse vornehmen, so daß er die Worte nur mühevoll liest, meist jedoch errät. Als konventionelle Trainings wie aufbauendes Lesen etc. versagten, führte ich bei ihm Hypnose ein:

- Lesen imaginierter Buchstaben und Silben
- unter Hypnose Augen öffnen und einen gedruckten Text lesen
- unter Hypnose mit Zeitverzerrung (Verlangsamung) Augen öffnen und den Text lesen.

Die Grundrate seiner Lesegeschwindigkeit beträgt 20 Worte pro Minute, nimmt unter Hypnose sofort zu (48 W/Min.) und steigt bei Zeitverzerrung nochmals (78 W/Min.). Da für den Patienten im Verlauf der Behandlung mehr Sozialprobleme im Vordergrund standen, mußte dieser Aspekt der Therapie leider sehr in den Hintergrund treten.

Als Instruktion für die Zeitverzögerung beim Lesen wurde benutzt:

„Während du liest, hast du ganz viel Zeit, so viel Zeit, wie du für dich benötigst, bis du das Wort richtig gelesen hast. Während die Uhr normal weitergeht, geht deine innere Zeit langsamer, so daß du immer ausreichend Zeit zum Lesen hast, bis das Wort richtig ist. Somit kannst du ruhig jeden Buchstaben nacheinander ansehen, erkennen, mit deinen Buchstaben vergleichen, die du einmal gelernt hast und dann benennen. Und das braucht seine Zeit. Doch das ist nur für dich persönlich so langsam, während die Uhrzeit normal weitergeht. Wenn du dann nachher auf die Uhr siehst, merkst du, daß nur wenig an Zeit vergangen ist."

Diese Darstellungen machen deutlich, daß Hypnose beim Lesen hilfreich sein kann; wahrscheinlich ist Lesen zu komplex, um mit relativ allgemeinen Suggestionen angemessene Reaktionen zu erzielen. Es werden die Suggestionen noch differenzierter auf die einzelnen Leseoperationen abgestimmt werden müssen.

25.9.3 Beeinflussung der Lernsituation und Angstabbau

25.9.3.1 Vestibuläre Komponenten

Höhere Hirnfunktionen sind teilweise abhängig von subkortikalen Prozessen. Ayres (1984) beobachtet ein sechsjähriges Kind, das passiv und unkooperativ ist. Nachdem sein postrotatorischer Nystagmus auf einem Drehstuhl überprüft wurde, ist es über wenige Minuten aktiv und folgt den Anweisungen. Die weiteren Beobachtungen von Ayres zeigen, daß dieses Kind einer wiederholten Gleichgewichtserregung bedarf, um aktiv zu sein; diese Stimulation ist die Grundlage für andere nervliche Bahnungen. Zu überlegen ist hier, ob nicht durch Hypnose-Suggestionen analoge Stimulationen auf kognitiver Ebene auslösbar sind.

25.9.3.2 Angstabbau im Klassenzimmer und bei Klassenarbeiten

Ein befreundeter Kollege benutzt bei einem Grundschulkind mit Leistungsversagen dessen Teddybär als Hilfsperson. Unter Hypnose erhielt es die Instruktion, daß es bei Unsicherheiten im Unterricht oder bei Klassenarbeiten seinen Bären befragen kann, der dann eine Antwort bereit hat. Auf diese Weise wurde sehr geschickt das Leistungsvertrauen des Kindes aufgebaut.

Bei Klassenarbeitsängsten schlagen Gardner und Olness (1981, S. 167f.) folgendes Vorgehen vor, das aus acht Schritten besteht und in zwei bis fünf Sitzungen ausreichend wirksam zu vermitteln ist.

Abbau von Klassenarbeitsängsten:

1. Verdeutlichung der Irrationalität der Ängste, Aufbau einer Therapiemotivation und dann Erlernen einer relevanten Hypnosemethode.
2. In Hypnose: Visualisierung einer angenehmen Aktivität, die das Kind ausführt und in der es erfolgreich ist. Es sollte keine schulische Aktivität sein, die garantiert ohne Angst erfolgreich realisierbar ist.
3. Nachdem das Gefühl der Kompetenz erreicht wurde, wird nun das ideale Selbst aufgebaut (s. Kap. 16 „Imaginative Verfahren“). Dieses beinhaltet die gleichen guten Gefühle, nun jedoch auf gute Gefühle im Klassenzimmer bezogen.
4. Analog zur systematischen Desensibilisierung erfolgen Imaginationen über Tätigkeiten, die der Klassenarbeit ähnlich sind: Übungsarbeiten, Hausaufgabenanfertigung etc. Der Schwierigkeitsgrad der Aufgaben steigt dabei, bis schließlich das Niveau der angestrebten Prüfung erreicht ist.
   Hierfür wird dann besonders vorgegeben: Gefühl der Kompetenz, Ruhe, Selbstvertrauen. Sobald Angst auftritt, wird auf eine angstfreiere Stufe zurückgegangen.
5. Besprechung, daß dieses imaginative Üben (Rollenspiel) ohne weiteres übergeht in die relevante Fähigkeit für die erforderliche Realsituation.
6. Posthypnotische Suggestion: Es sollen alle positiven Gefühle, Erfolgserlebnisse etc. wie in der Therapiesitzung erlebt auch in der Realsituation auftreten.
7. Erlernen der Selbsthypnose. Damit verbunden dann Aufbau positiver Imaginationen. Die Übungen sollen mehrmals täglich erfolgen.
8. Besprechung, daß niemand immer perfekt sein kann und daß es wichtig ist, realistische Erwartungshaltungen aufzubauen. Gleichzeitig können Mißerfolge als eine Möglichkeit neuer Lernerfahrungen angesehen werden.

25.9.4 Examensprobleme

Berichte zu Examensproblemen beziehen sich fast ausschließlich auf Examensängste. Entsprechend werden dann verhaltenstherapeutische Techniken wie das Gegenkonditionieren angewandt (Stanton, 1985). Auf der anderen Seite werden zahlreiche indirekte Methoden der Erickson'schen Richtung erfolgreich benutzt (Janouch, 1991; Häuser, 1991; Peter, 1991a; Prior, 1991b).

Wie Peter (1991a) in seinem Fallbericht klar verdeutlicht, ist bei Examensängsten eine zu tiefe allgemeine Hypnoseentspannung sogar kontraindiziert, da ein optimales Erregungsniveau stets zur angemessenen Leistungsbereitschaft vorliegen muß.

Allgemeiner fassen Palan und Chandwani (1989) ihr Konzepte und trainieren bei Examensstress mittels acht Gruppensitzungen ihre 56 Studenten, ichstärkende Suggestionen (Hartland, 1971) bezüglich des Examens anzuwenden, aber auch diesbezüglich mentale Übungen. Durch Übung von Bewältigungsstrategien absolvieren sie den Examensstreß deutlich besser (Motivation, Konzentration, Selbstvertrauen; $p < .001$) als die Vergleichsgruppen, haben jedoch keine besseren Zensuren als diese.

Nach den Praxiserfahrungen des Autors, sind über die (in den meisten Therapiefällen beschriebenen) Ängste hinausgehend sehr komplexe Examensbewältigungsstrategien wie Erwerb von Lerntechniken ebenfalls wesentliche Erfolgsfaktoren (Kossak, 1992a). In Kombination mit Selbsthypnose werden diese zahlreichen Strategien und Lerntechniken wie in einem Kurs erfolgreich eingeübt (Kossak, 1992b).

Hier handelt es sich um ein „Standard"-Programm zur Verbesserung der Lern- und Leistungsfähigkeit bei schulischen bzw. studentischen Arbeitsproblemen: Erwerb von Arbeitstechniken, Aufbau von Leistungsvertrauen, Angstabbau, Prüfungsbewältigung. Gearbeitet wird mit speziellen verhaltenstherapeutischen Techniken in Kombination mit Hypnoseverfahren.

Die Darstellung der bislang sehr wirkungsvollen Methode ist hier in Kurzform und in den für Hypnose relevanten Abschnitten dargestellt.

Beschreibung der Problematik (Kurzform)
Die Arbeitsstörungen sind darin zu sehen, daß Patienten oft äußerst unökonomisch arbeiten und auf diese Weise nach vielen Stunden Lernens (mitunter bis zu zwölf Stunden täglich) erschöpft sind und kaum etwas behalten können.

Neben dieser physischen und psychischen Überforderung wird nicht angemessen darauf geachtet, die relevanten Lerngesetze nutzbar zu machen.

Auf diese Lernschwierigkeiten bauen sich oft Versagensängste auf – die Angst vor dem Examen nimmt progredient zu.

Es gilt also, Lern- und Arbeitstechniken zu vermitteln, durch Entspannung Abbau von Streß und Erwartungsängsten zu bewirken und gleichzeitig die Examenssituation vorzubereiten.

Diagnostik
Da es sich hier um eine idealtypische Darstellung handelt, müssen stets im Einzelfall die individuellen Probleme diagnostiziert werden. In vielen Fällen von Lern- und Leistungsstörungen bzw. Examensproblemen sind die nachfolgenden Faktoren der Arbeitsstrukturierung relevant und sollten in jedem Einzelfall individuell diagnostiziert werden.

Therapieplanung bzw. -verlauf
Die einzelnen Einheiten sind vorwiegend stichwortartig dargestellt.

Therapieprogramm bei Examensproblemen – Kurzdarstellung

Die Vermittlung der Lerntechniken ist hier nur stichwortartig dargestellt und an Kossak (1983a; 1992) orientiert.

Phase 1: Erwerb von Lerntechniken
Es gilt z.B. folgende Aspekte zu erarbeiten:
- Planung der Lerninhalte vs. Draufloslernen
- Einteilung in Unterziele vs. Unüberschaubarkeit
- Zeiteinteilungen vs. Überforderung durch Unüberschaubarkeit
- Erholungsphasen vs. Überforderung durch „overlearning"
- Belohnung von Erfolgen vs. Überbewertung der Defizite
- verteiltes Lernen vs. massiertes Lernen
- Benutzung der SQ3R-Methode (Robinson, 1970), eine Vorgehensweise, die bei der Erarbeitung von Texten sehr hilfreich ist.
- Vermeidung von Interferenz und Lerninhibition
- Datenorganisation der Notizen vs. Unordnung
- Reizdiskrimination Arbeit vs. Freizeit
- ausreichende Zeit zum Abspeichern der Lerninhalte:
  Pause nach jedem Abschnitt und damit verbunden Einprägen der später relevanten Suchwörter
- ausreichende Zeit zum Wiederfinden des abgespeicherten Suchwortes
- ausreichende Zeit zum Bearbeiten der Fragestellung
- Selbstbekräftigung

Falls nicht wesentliche weitere Symptome vorliegen, die das Lernen beeinflussen können und mitbehandelt werden müssen (z.B. Motivationsprobleme, Partnerprobleme), werden diese Techniken in ein bis zwei Wochen beherrscht.

Phase 2: Entspannungstraining
Der Patient lernt nun mittels Hypnose, schnell und tief zu entspannen. Meist gelingt ihm dies bereits nach zwei bis drei Sitzungen, so daß er daraufhin den Übergang von der Fremd- zur Selbsthypnose erlernen kann.

Oft wird dann während der Hypnosesitzung mit einem Kassettenrecorder die für ihn geltende individuelle Instruktion (und das individuelle Ruhebild) aufgenommen, die er dann zu Hause oder in der Universität beim Lernen einsetzt.

Die Instruktion enthält im Abschluß stets die Formulierung zur Aktivierung.

In der anfänglichen Übungsphase kann der Patient den Recorder zum Abspielen benutzen; falls er außer Haus lernt (Bibliothek, Lesesaal etc.), Ersatz durch ‚Walkman'.

Wenn der Patient diese Technik gut beherrscht (dies ist meist nach ein bis zwei Wochen realisiert), soll er sie ohne Hilfsmittel eigenständig anwenden, um sie in jeder Lernsituation einsetzen zu können, so im Examen etc.

Phase 3: Hypnoseaufträge
Da die Lernsituation für den Patienten mit Streß und Versagensängsten, negativen Gedanken an die Prüfung etc. gekoppelt sein kann, erfolgen nun durch spezifische Instruktionen Gegensteuerungen:

- positive Selbstwahrnehmung
  z.B. selbstsicher, zuversichtlich bezüglich der Aufgabenbearbeitung sein
- positive Rückversicherung
  z.B. zielsicher verstehen und lösen der Aufgabe
- angemessene Abspeicherung des Gelernten
  Hier deutlicher posthypnotischer Auftrag der in Phase 1 erworbenen Lerntechnik.
- angemessenes Wiederfinden
  Posthypnotischer Auftrag, den in Phase 1 trainierten Lernschritt einzusetzen.
- Bearbeitungszeit
  Verzerrung der subjektiv verstreichenden Zeit (*time distorsion*) gemäß Phase 1.
- Selbstverstärkung
  Nach jeder Aufgabe soll der Patient die bisherigen Erfolge wahrnehmen und dadurch seine Arbeitsmotivation fördern; siehe Phase 1.

Wahrscheinlich dienen die letzten Schritte vorwiegend der Entspannung, Rückversicherung und zum Streßabbau, somit Verhinderung von Denkblockaden.

Diese Phase wird meist ein bis zwei Wochen vor dem Examenstermin eingeübt, so daß der Patient die Suggestionen selbst produzieren kann und während der Prüfung internalisiert.

Hypnose-Lerninstruktion (Examen)
Die im oben angeführten Programm benutzte Instruktion soll – wie bereits erwähnt – als Beispiel gelten und bedarf je nach diagnostischem Hintergrund entsprechender Modifikation.

Zur besseren Orientierung sind die einzelnen Phasen der Suggestionen durch Überschriften gekennzeichnet; die erforderlichen Sprechpausen sind nicht hervorgehoben.

Induktionsphase
„Sie setzen sich wie immer ganz entspannt und locker und suchen sich ihren Fixationspunkt aus, beobachten diesen Punkt ganz intensiv, schauen ihn ganz intensiv an und konzentrieren sich darauf. Da Sie es mit der Zeit gewohnt sind, werden Sie nach kurzer Zeit feststellen, daß die Wirkungen schon recht schnell eintreten ... daß die Helligkeitsunterschiede deutlich zu bemerken sind ... daß Augenbrennen einsetzt ... und auch die Schärfeunterschiede sehr schnell festzustellen sind. Sie lassen diese Effekte auf sich wirken und merken dabei, wie Sie schon jetzt entspannter und entspannter werden. Sie merken, daß Ihre Augenlider schwerer und schwerer werden, die Gedanken kommen und gehen.
Schauen Sie sich diesen Punkt weiter an, das Verändern der Helligkeit und der Schärfe und merken Sie nun, daß Ihre

Augenlider schwerer und schwerer werden, und früher oder später von allein zufallen. Sie spüren dann ganz deutlich Ihre Atmung, das Auf und Ab Ihrer Atmung, und merken, daß die Gedanken kommen und gehen, die Geräusche ringsum sind vielleicht am Anfang stärker wahrzunehmen, treten dann aber mit der Zeit immer mehr und mehr in den Hintergrund, bis sie gleichgültig und uninteressant geworden sind. Sie hören ganz deutlich meine Stimme, während der ganzen Zeit, aber alle anderen Geräusche sind uninteressant geworden, weit weggerückt."

Entspannungsphase

„Sie merken deutlich, wie Sie mit jedem Atemzug tiefer und tiefer entspannt werden. Sie merken das auch deutlich in Ihrem Körper, daß Ihr Körper immer mehr und mehr entspannt wird, Sie immer weiter abschalten können. Es ist schön, so abzuschalten und zu entspannen, und das zu genießen. Sie genießen es."

Ruheszene

„Während dieser Zeit verändert sich auch die Szene. Sie befinden sich am Meer, im Sommer, es ist wunderschön warm, und um abzuschalten, haben Sie sich auf die Luftmatratze im Wasser gelegt. Der Körper ist ganz ausgestreckt und entspannt, ganz locker. Sie merken das leichte Schaukeln der Luftmatratze auf den Wellen, Sie merken, daß Sie mit jedem Schaukeln entspannter und entspannter werden. Merken deutlich die Wärme der Sonne auf Ihrer Haut, können sich in diese Wärme hineinrekeln und ansonsten das wunderschöne Gefühl, abzuschalten, wobei die Gedanken kommen und gehen, Sie genießen das immer weiter und weiter."

Positive Selbstwahrnehmung, Wiederfinden

„Und das Bild kann zwischendurch umschalten, auf die Situation des Lernens z.B. zu Hause oder während der Klausur, Sie haben die Aufgabe vor sich, können sie ganz entspannt durchlesen, auf sich einwirken lassen, und können sich darauf verlassen, daß Ihnen zum richtigen Zeitpunkt auch das Richtige zu dieser Aufgabe einfällt, d.h., Sie können ganz entspannt die Aufgabe anschauen, sie ganz ruhig durchlesen und dann zielsicher mit der Lösung beginnen und durchführen, wobei Sie zwischendurch kleine Pausen einlegen können. Ein paar Sekunden, die Sie brauchen, um sich erinnern zu können, wieder nachsuchen zu können. Und Sie können sich darauf verlassen, daß dieser Suchprozeß auch funktioniert, auch wirkt. Von daher können Sie ganz zufrieden und selbstsicher die Arbeit beginnen und durchführen. Mit diesem Gefühl der Sicherheit und der Ruhe ist es schön, arbeiten zu können. Stellen Sie sich ganz deutlich die Aufgabenstellung vor, wie Sie dabei entspannt sein können, aber ganz wach und aktiv sind, die Aufgabe verstehen, Ihnen die Lösungsmöglichkeiten einfallen, und Sie sich ganz sicher darauf verlassen können, daß Ihre Erinnerungen hoch kommen und ganz gezielt da sind – sowohl bei Ihren häuslichen Ausarbeitungen als auch bei der Klausur. Sie haben alles richtig gelernt, es ist alles vorhanden und zur richtigen Zeit auch abrufbar."

Bearbeitungszeit

„Sie wissen auch stets genau, daß Sie für jede Aufgabe immer die Zeitmenge verwenden können, die Sie gerade benötigen. Subjektiv können Sie also relativ viel Zeit verwenden und ruhig an der Aufgabe arbeiten, während die objektive Uhr normal und langsam weitergeht. Das ist angenehm, stets zu wissen, mit der Zeit gut auszukommen, da Sie ja die richtige Zeitplanung öfter überprüfen.

Mit dieser großen Sicherheit können Sie locker und geruhsam Ihre Arbeit beginnen und durchführen. Zwischendurch können Sie immer wieder kleine Pausen einlegen, weil Sie sich drauf verlassen können, daß Ihnen alles einfällt."

Entspannung

„Die Szene verändert sich wieder, Sie befinden sich wieder auf Ihrer Luftmatrat-

ze, bemerken das leise Schaukeln, das so herrlich entspannt, bemerken die Wärme der Sonne und Ihr wunderschönes Urlaubsgefühl. Dabei merken Sie auch, wie Ihr Geist ganz entspannt und klar wird."
Rückversicherung, Selbstverstärkung
„Dieses Umschalten können Sie sich jederzeit nutzbar machen. Sie können sich immer drauf verlassen, die richtige Lösung zu suchen und auch zu finden und damit dann weiterzuarbeiten. Sie sind ganz sicher und das beruhigt Sie."
Auflösung der Hypnose
„Ich werde jetzt gleich rückwärts zählen von 3 bis 1, Sie werden dann ganz entspannt und wohlig aktiv sein, vollkommen frisch und angenehm arbeitsfähig. Und Sie wissen, daß Sie sich drauf verlassen können, Ihre Erinnerungen zu aktivieren. 3 – Sie befinden sich auf diesem Stuhl, hören deutlich meine Stimme; 2 – Sie befinden sich in diesem Raum, dieser Situation, werden gleich ganz entspannt und wohlig aktiv sein, können das befolgen, sich gut zu erinnern; 1 und 0 – Sie öffnen die Augen."

25.10 Stereotype Bewegungsstörungen

25.10.1 Tics

Die als Tic bezeichneten automatischen und plötzlich einsetzenden Muskelzuckungen sind oft zwanghaft, teilweise noch der willentlichen Kontrolle unterworfen. Sie können respondent durch Schreckreaktionen entstehen, durch operante Verstärkung erlernt werden, oder das Symptom kann Ausdruck von Übererregung, Überforderung etc. sein.

Entsprechend basieren behavioristische Behandlungsformen auf Selbstkontrolle z.B. durch Biofeedback oder durch Selbstbeobachtung, massierte Praxis (Rafi, 1962).

Kroger (1977) wird ein 13jähriger Junge mit einem seit drei Jahren bestehenden Augen-Tic vorgestellt, der mit einer starken Konjunktivitis (Augenbindehautentzündung) einhergeht. Da das Kind in der Schule überfordert ist, erfolgen Beratungen mit den Eltern. Zusätzlich erhält der Junge die Suggestion der Symptomsubstitution (Ersetzen eines Symptoms durch ein anderes), mit den Fingern zu schnipsen, um dadurch die Anspannung von den Augenlidern zu nehmen. Innerhalb von vier Übungssitzungen unter Hypnose ist der Junge in der Lage, das Verhalten zu verlagern und es wird danach vollkommen abgebaut.

Heimel (1978) behandelt einen unsicheren 10jährigen Jungen mit sehr starkem Tic, bei dem die ursächlichen und aufrechterhaltenden Bedingungen nicht deutlich werden. Die Entspannung und ichstärkenden Suggestionen bewirken keine Veränderung. Nach einigen Wochen erhält er die Suggestion, alles das, was ihn belastet, einzupakken und mit einem Güterzug weit wegzuschicken (Abfalltechnik). Direkt danach ist das Symptom extrem gebessert.

Trenkle (1990) verwendet bei seinem 45jährigen Patienten mit starken Gesichtstics zufällig auftretende Ereignise und benutzt diese als lebensgeschichtlich relevante Symbole. Durch diese indirekte Vorgehensweise erfolgt eine Integration der bislang dissoziierten Persönlichkeits- und Erlebensanteile.

25.10.2 Gilles-de-la-Tourette-Syndrom

Synonyme des Gilles-de-la-Tourette-Syndroms (Tourette war Neurologe, 1857–1904) sind: Tourette-Syndrom, maladie des tics, Brissaud-Syndrom.

Es handelt sich hier um eine extrapyramidalmotorische Erkrankung mit blitzartigen Zuckungen, die das Gesicht und den ganzen Körper betreffen können. Extrapyramidale Syndrome sind all jene Symptomkomplexe, bei denen eine Störung des Bewegungsablaufes vorliegt, ohne daß spastische oder zerebellare Erscheinungen ableitbar sind. Das unterhalb des Kleinhirns (Cerebellum) befindliche extrapyramidale System ist eine Art Servomechanismus, es regelt selbständig und unbewußt willkürliche Bewegungen. Zur Symptomatik gehört auch Koprolalie (ungewollte Äußern von Obszönitäten), die spontan die normale Unterhaltung unterbricht.

Clements (1972) sieht eine Kombination von Medikament (Haloperidol), Psychotherapie und Hypnose indiziert; Lindner und Stevens (1967) sehen dagegen psychodynamische Hintergründe und arbeiten mit Hypnotherapie. Zahm (1982) zeigt in seiner kleinen Studie, daß Hypnose die primären und sekundären Tics der Gesamtsymptomatik deutlich reduzieren kann.

Kohen und Botts (1987) verwenden bei ihren Kinder-Patienten Selbsthypnose sowohl zur Entspannung (incl. Biofeedback der Fingertemperatur) als auch zur Selbstkontrolle der Tics. So erhält ein flugzeugbegeisterter Junge den indirekten Auftrag, als Pilot das Flugzeug stets gut zu kontrollieren; ein cellospielendes Mädchen lernt über dieses Bild Selbstkontrolle. Die Behandlungen sind wirksam, sodaß die Medikation deutlich reduziert oder sogar abgesetzt werden kann.

Culbertson (1989) verwendet ein ähnliches Behandlungsprogramm und ist bei seinem jugendlichen Patienten nach sechs Sitzungen über einen Nachbeobachtungszeitraum von sechs Monaten erfolgreich.

25.11 Nägelkauen

Das Nägelkauen oder -abbeißen (Onychophagie) ist weitgehend auf Unsicherheit, Angst oder Anspannung zurückzuführen, jedoch auch auf das Modellverhalten der Eltern oder Geschwister; es kann sich als Symptom auch verselbständigen. Entsprechende Behandlungsansätze sind erforderlich.

Kroger (1976) gibt die posthypnotische Suggestion, die der negativen Praxis entspricht: das Kind soll nur einen bestimmten Fingernagel an jeder Hand kauen, so oft es möchte. Dafür erhält es nun jedoch ganz genaue Instruktionen, wie es kauen soll. Von einer Seite im Mund zur anderen und wieder zurück – und das insgesamt dreimal.

Als Möglichkeit der Aversionstherapie kann die Suggestion des bitteren und ekelhaften Geschmacks gegeben werden, sobald mit dem Nägelkauen begonnen wird.

Gardner und Olness (1981) schlagen ihren Kindern in Hypnose vor, daß sie alle Nägel kauen können, jedoch den Daumen auslassen sollen. Wenn der dann gewachsen ist, kann der Zeigefingernagel als nächster wachsen etc. Aber auch Ansätze der Zukunftsprojektion sind sinnvoll: der Patient sieht die Nägel wachsen, hört das Lob seiner Freunde, benutzt nun Nagellack etc. Gleichzeitig sollte die Suggestion zur Selbstverstärkung für Selbstkontrollverhalten mitbedacht werden: „Du hast den Drang, den Finger an den Mund zu führen, merkst aber, daß plötzlich dieser Drang weg ist. Du bist auf einmal ganz entspannt und siehst das Gesicht deines Freundes (o.ä.), der dich anlächelt und dich dafür lobt. So kannst du deine Hand entspannt liegen lassen und entspannt an dem weiterarbeiten oder weiterspielen, was du gerade getan hast."

Channon (1982b) behandelt eine erwachsene Frau innerhalb von drei Hypnosesitzungen, indem sie die Selbstwahrnehmung schult, Gedankenstop und Selbstverstärkung einführt und Entspannung trainiert.

Forster (1991) nimmt bei einer Patientin unter Hypnose Stimulusdifferenzierung vor. Da Anspannungen bislang zum Nägelkauen geführt und es negativ verstärk hatten, kann sie dann in entsprechenden Situationen mit Entspannung reagieren. Zusätzlich werden Metaphern verwandt.

25.12 Daumenlutschen

Das Problem des Daumenlutschens kann sehr unterschiedliche Ursachen haben, wie z.B. mangelnde emotionale Zuwendung, Zurücksetzung, Ängste etc.

Analog zu den Behandlungsformen des Nägelkauens hier einige Behandlungsbeispiele:

Erickson (1958c) schlägt bei einer Jugendlichen Symptomverschreibung (d.h. hier die therapeutische Anordnung, Daumen zu lutschen) vor, da sie ihre Eltern damit provozieren will. Staples

(1973) suggeriert bei einer Vierjährigen Altersprogression; sie wird immer älter und größer, bis sie schließlich so groß ist, daß sie nicht mehr Daumen lutscht. Mohlman (1973) suggeriert Alternativverhalten; anstatt den Daumen in den Mund zu stecken, soll er in der Faust umschlossen werden, was viel angenehmer ist und auch schneller geht, da der Daumen wesentlich näher zur Faust ist als zum Mund.

Cheek und LeCron (1968) schlagen eine Form der negativen Praxis vor, indem sie an die Fairness des Kindes appellieren und alle Finger bedacht haben wollen. Wesentlich ist nun, daß immer wenn der Daumen gelutscht wurde, auch alle anderen Finger einbezogen werden müssen. Der Vorteil liegt darin, daß das Kind keine negative Formulierung erhält, das Symptom erlaubt bekommt und somit keine Widerstände aufbaut, um das Symptom schließlich als langweilig oder lästig aufzugeben.

Meist werden die Suggestionen jedoch recht direkt im Sinne der Symptomaufgabe und sofortigen Bekräftigung gegeben (Hartland, 1973; Kroger, 1977).

25.13 Haarausreißen (Trichotillomanie)

Auch hier kann das Symptom Ausdruck von Angst oder Anspannung sein und spannungsreduzierend wirken (Wolf, 1978) oder sich als Zwangsverhalten ausgebildet haben. Entsprechend sind kausalorientierte Verfahren angezeigt. Insgesamt wird die Symptomatik jedoch als sehr einfache Verhaltensabweichung angesehen (Azrin & Nunn, 1973), bei der die Dunkelziffer allerdings recht hoch ist (Sanderson & Hall-Smith, 1970).

Auf der Ebene der Verhaltenstherapie wurden bislang die unterschiedlichsten Methoden eingesetzt, über Selbstkontrolle zur Unterbrechung der Verhaltenskette (Taylor, 1963) bis hin zu Bestrafungen (Altman, Grahs & Friman, 1982).

Kroger und Fezler (1976) behandeln eine 16jährige Patientin mit zweijähriger Krankengeschichte. Das Verhalten tritt nur auf, wenn das Mädchen allein ist; sie benutzt es dann zur Angstreduktion. Mittels Hypnose erhält sie Entspannungsinstruktionen und erlernt Selbsthypnose, die bereits nach der ersten Sitzung voll wirksam ist.

Gardner (1978a) stellt bei einem achtjährigen Mädchen, das bereits Kahlstellen aufweist, fest, daß das Kind Macht und Kontrolle innerhalb der Familie haben möchte. Die Therapeutin gibt ihr diese Kontrollmöglichkeit bei sich selbst und erteilt die Suggestion: immer, wenn die Hand sich zum Kopf erhebt, soll sie sich an die Aufforderung erinnern „Halt, bitte nicht verletzen!“. Diese Aufforderung wird dem Teil von ihr gegeben, der schönes Haar haben möchte. Der Arm wird dann wieder zurücksinken. Bereits in den Anfangssitzungen ist die Methode wirksam, da die Patientin gut mitarbeitet und selbst Vorschläge einbringt. Sie weigert sich zwar, Selbsthypnose zu erlernen, spricht jedoch auf posthypnotische Suggestionen gut an.

Galski (1981) wendet bei einer Erwachsenen mit 18jähriger Krankengeschichte Psychotherapie an, innerhalb der Hypnosesuggestionen den unwiderstehlichen Drang des Ausreißens gut reduzieren können. Rowen (1981) beschreibt Altersregression als besonders wirksam. Hynes (1982) behandelt fünf seiner Patientinnen mit verschiedenen verhaltenstherapeutischen Verfahren unter Hypnose, verbunden mit Altersregression und Selbsthypnose.

Cautela (1967) nimmt eine verdeckte Sensibilisierung (*covert sensitization*; s. Kap. 30 „Methoden der Verhaltenstherapie – unter Hypnose“) unter Altersregression vor.

Insgesamt entsteht der Eindruck, als ob die Behandlung dieser Patientengruppe vorwiegend bei Hochhypnotisierbaren wirkungsvoll ist. Aus diesem Grunde wendet Barabasz (1987) eine Therapiemethode an, die unter stark eingeschränkten Umweltreizen erfolgt (*restricted environmental stimulation technique* – REST; Barabasz, 1982). Die Therapie wird entsprechend in einem Zimmer durchgeführt, das Umweltgeräusche und Lichteinwirkungen vollkommen ausschließt. Die Autorin nimmt an, daß dadurch die

Reaktionsfähigkeit erhöht ist. Nach Durchführung des Suggestibilitätstests SHCS (Morgan & Hilgard, 1975; s. Kap. 12 „Tests zur Messung der Suggestibilität und Hypnotisierbarkeit") erfolgt die Hypnose-Induktion mittels der Augenrollmethode (s. Kap. 7 „Praxis der Hypnose-Induktion"). Darauf folgen posthypnotische Suggestionen: „Sie werden es sofort merken, sobald Sie Ihre Hand zum Kopf führen, dann liegt es an Ihnen, Sie haben die Macht, die Kontrolle, niemand anders, kein Verhalten kontrolliert Sie. Sie können Ihr Haar ausreißen, wenn Sie es möchten oder Sie können es sich auswählen, das Verhalten zu kontrollieren" (Barabasz, 1987, S. 149). In der Vorstudie sind drei von vier Fällen nach wenigen Sitzungen geheilt und in der Nachuntersuchung (bis 12 Monate) weiterhin symptomfrei. Barabasz (1987) nimmt an, daß die hypnotische Reaktionsfähigkeit durch die REST-Situation erhöht wird, was sich auch in einer Anhebung der SHCS-Meßwerte andeutet. Weitere Untersuchungen werden zeigen, ob die Reizreduktion, die Erwartungshaltung oder andere Faktoren therapeutisch wirksam sind.

25.14 Enuresis und Urinretention

25.14.1 Enuresis

Das nächtliche Einnässen (Enuresis nocturna) ist nicht-willentliches Wasserlassen im Schlaf, das mindestens ca. ein- bis zweimal im Monat auftritt. Wesentlich dabei ist die physiologische Reifung zur Blasenkontrolle, die vor dem dritten bis vierten Lebensjahr nicht erreicht ist (Stegat, 1973). Eine weitere Form ist das Einnässen tagsüber (Enuresis diurna).

Differentialdiagnostisch müssen organische Ursachen wie z.B. Phimose, Blasenfehlbildungen, Epilepsie ausgeschlossen werden.

Die Ätiologie ist (bei Ausschluß somatischer Faktoren) auf nicht erlernte oder falsch gelernte respondente Blasenkontrolle zurückzuführen; auch operante Entstehung und Aufrechterhaltung sind möglich und psychodynamische Hintergründe sind zu beachten (Kossak, 1980, 1981, 1984).

In der Psychotherapie sind – über psychodynamische Ansätze hinausgehend – verschiedene verhaltensmodifikatorische Verfahren effektiv, so Blasenkontrolltraining (Muellner, 1960), respondente Konditionierungen (Mowrer & Mowrer, 1938; Stegat, 1973). Sehr effektiv ist die mehrdimensionale verhaltenstherapeutische Intervention, so z.B. von Azrin und Foxx (1972), Kossak (1981), Grosse (1986), Oudshoorn (1988).

Im Bereich der Hypnose sind Gruppenuntersuchungen sehr selten. Collison (1970a) kombiniert Hypnose, Einsichtstherapie und Verhaltensmodifikation; er heilt zehn von elf Kindern. Bauman und Hinman (1974) verwenden allein Hypnotherapie und sind bei 64 von 73 Jungen erfolgreich.

Cheek und LeCron (1973) arbeiten mit ideomotorischen Signalen und geben die Suggestion „Laß uns den inneren Teil Deines Geistes finden, der es Dir möglich macht zu urinieren, vorausgesetzt, daß Du wach bist" (Cheek & LeCron, 1973, S. 210).

Gardner und Olness (1981) geben folgende Suggestion:

„Sage Dir selbst, daß Du diese Nacht gut schläfst. Sage Deiner Blase, daß sie Dir eine Nachricht ans Gehirn gibt und Dich wach macht, wenn sie voller Urin ist. Wenn Du wach bist, dann sage Dir selbst, daß Du aus dem trockenen Bett aufstehst, durch das Zimmer gehst, durch die Tür, dann zur Toilette, dort das Licht anmachst, in die Toilette urinierst, das Licht wieder ausmachst, zurückgehst zu Deinem Bett und wieder einschläfst. Dann denkst Du an Dich selbst, in einem trockenen Bett wach zu werden und weißt genau, daß Du einen guten Tag haben wirst. Du genießt es, zu wissen, ein trockenes Bett zu haben, weil Du Dich angestrengt hast. Denn Du bist der Boss Deiner Blasenmuskeln. Genieße das gute Gefühl, in einem trockenen Bett wach zu werden, so lange Du es magst. Dann, wenn Du bereit bist, kannst Du die Augen öffnen und den Rest des Tages genießen" (Gardner & Olness, 1981, S. 133).

Oudshoorn (1988) entwickelte das „Dordrechter Modell“ zur Behandlung von Enuresis nocturna. In seinem eklektischen Ansatz, der stark verhaltenstherapeutisch orientiert ist, erreicht er meist durch Suggestionen der Selbstkontrolle Besserungen: das Kind ist Schiffskapitän und hat in dieser suggerierten Rolle Überblick über alle (Körper-)Funktionen – oder es bekommt Hilfe durch seinen PC („Pinkel-Computer“). Bei einem zwölfjährigen Jungen, der nachts im Schlaf umherwandert und dabei in alle Ecken uriniert, kann er unter Hypnose die psychodynamischen Konflikte mit den Eltern bearbeiten. Das Kind erlebt sich dabei als „böse“ und wird dennoch von seinen Eltern akzeptiert, was schnell zu einer Senkung des Einnässens führt.
Ich wandte bei einer sehr einfach strukturierten Patientin eine Suggestivmethode an, die dem alten Werk von Coué (1922) ähnlich ist. Die Patientin war zu inkonsequent und wenig differenziert, um Selbsthypnose zu erlernen. So gab ich ihr einen dickeren Bindfaden von ca. 40 cm Länge. Abends im Bett sollte sie langsam nacheinander insgesamt 20 Knoten in den Bindfaden machen und dabei jeweils halblaut die Formel sprechen: „Ich werde deutlich den Druck in meiner Blase bemerken, davon wach werden und dann aufstehen.“ Wenn die Patientin dieses Verfahren anwandte, so war sie stets nachtsüber trocken. Da sie jedoch sehr inkonsequent war, konnte auf diesem Weg keine Dauerlösung erreicht werden.

Dies weist darauf hin, daß in solchen Fällen Gesamtzusammenhänge in der Familie und der Lerngeschichte mitbedacht werden müssen. So belegen die Untersuchungen von Stanton (1979) und Kohen, Olness, Colwell und Heimel (1980), daß Hypnose bzw. Hypnotherapie nicht hilfreich ist, wenn nicht bereits nach den ersten beiden Sitzungen Besserungen festzustellen sind.

Beim Problem des Einnässens (tagsüber) sind solche Fälle nicht zu vergessen, in denen kognitive Hemmfaktoren das reguläre Wasserlassen beeinträchtigen und es danach zum Einnässen kommen kann. Ich selbst behandelte einen kleinen sechsjährigen türkischen Jungen, der häufiger tagsüber einnäßte. Über einige sprachliche Barrieren hinweg konnte ich erfahren, daß er sich schämte, im Freien an einem Baum Wasser zu lassen. Als ich nun eine Belohnung versprach, wenn er es schaffen würde, Bäume „krummzupinkeln“, wurde dies so lustig für ihn, daß er es sich gestattete, und sein Einnässen war behoben.

In einem vergleichbaren Fall wollte ein sechsjähriger sozialgehemmter Junge seine Spielkameraden für den Toilettengang nicht verlassen, da er Angst hatte, zwischenzeitlich ausgeschlossen zu werden. An dieser Stelle hilft keine Hypnose zum Urinmanagement, sondern Behebung der Sozialängste.

> Von Oudshoorn (1988) werden je nach Erfordernis des Falls die unterschiedlichen Methoden verschiedener theoretischer Ausrichtung miteinander kombiniert. So z.B. benutzt er in Hypnose eine Metapher zur Blasenkontrolle: Das Kind ist der Kapitän auf einem Schiff und kann dieses kontrollieren. Wenn der Blasendruck bemerkt wird, muß der Kapitän aufwachen und seine Verantwortung für das Schiff übernehmen. In anderen Fällen wendet er als Metapher die Wirkung des Computers an. Die Abkürzung PC für „Personal Computer“ verwendet er nun als PC = „Pinkel-Computer“, der Signale erkennt, verrechnet und an den Hauptkontrollraum Weckinformationen gibt.
>
> Der eklektische Ansatz von Oudshoorn (1988) ist in einem Fall mit psychodynamischem Hintergrund ebenfalls sehr hilfreich: Ein Junge näßt regelmäßig nachts ein, wandelt sogar nachts im Zimmer umher und uriniert in alle Ecken. In Hypnose berichtet das Kind von einem anderen Jungen, der ein Rebell ist und projiziert damit seine Unterdrückung und den Wunsch nach Auflehnung. Er erkennt dann weiter in Hypnose, daß die Eltern auch einen nicht immer artigen Sohn akzeptieren können – und zeigt bereits nach der zweiten Sitzung eine erhebliche Abnahme des Einnässens und Herumgeisterns.

25.14.2 Psychogene retentio urinae; Paruresis

Die seelisch bedingte Zurückhaltung des Urins bedeutet die Unfähigkeit, in unbekannter Umgebung zu urinieren.

Diese Störung ist zwar wenig in der Literatur bekannt, da sie wahrscheinlich primär bei den Urologen verbleiben wird, die Häufigkeit ist jedoch je nach Befragung bei 7-50% anzunehmen (Vanderlinden, 1991).

Bei einem 68jährigen Patienten mit Angst, in öffentlichen Bedürfnisanstalten Wasser zu lassen, wendet Seif (1982) Hypnose an, so Bilder vom Wasserfall. Innerhalb von drei Wochen ist dieses sehr lang bestehende Problem der Harnverhaltung behoben.

Die eklektische und multimodale Therapie Vanderlindens (1991) beinhaltet Selbsthypnose, Entspannung und Desensibilisierung bezüglich der angstauslösenden Gedanken und irrationalen Mechanismen. Hinzu kommt die Metapher des Männeken Pis aus Brüssel.

25.15 Enkopresis

Das Einkoten kann durch organische Faktoren bedingt sein, wie Medikation oder Abführmittelmißbrauch, hat jedoch häufig einen psychologischen Hintergrund, der auf keinen Fall unterschätzt werden darf.

Verhaltenstherapeutisch arbeitet man vorwiegend mit operanter Verstärkung der Sauberkeit (Neale, 1963; Gelber & Meyer, 1965).

Silber (1968) arbeitet mit Hypnotherapie und Klistier bei seinen fünf- bis neunjährigen Patienten. Sie erhalten Imaginationen mit anthropomorphisierten (menschenähnlichen Comic-)Gestalten, die sich mit der Kontrolle der Defäkation befassen, so z.B. ist der Analsphinkter der intelligente Aufpasser. Die Behandlung ist nach ungefähr drei Sitzungen erfolgreich.

Olness (1976) behandelt drei- bis fünfjährige Kinder mit funktionalem Megakolon mit Selbsthypnose und ist der Ansicht, daß gerade diese Selbstverantwortung therapeutisch hilfreich ist.

Wird Biofeedback des Analsphinkters und parallel dazu Autohypnose angewandt, so erreicht man in der Gruppe von 20 Kindern mit Biofeedback bereits nach einer Woche deutliche Verbesserungen, mit Selbsthypnose erst nach einem Monat (Olness, 1977). Fraglich ist hierbei, inwiefern alle Kinder in der Lage sind, in dem erforderlichen Maße Selbsthypnose konsequent anzuwenden.

25.16 Sprech- und Sprachstörungen

Neuere Befragungen von englischen Sprachtherapeuten ergaben, daß zunehmend häufiger bei Sprachstörungen, vor allem Stimm- und Wortflüssigkeitsstörungen Hypnose angewandt wird; meist soll damit Entspannung und Verbesserung der Selbstbewertung des Patienten erreicht werden. Selbsthypnose steht dabei im Vordergrund (Macfarlane & Duckworth, 1990).

25.16.1 Stottern

Als Stottern wird die Störung des fließenden Redestroms definiert, wobei die auffallend häufige Unterbrechung des Sprechablaufs wesentlich ist (Fiedler & Standop, 1978; Stengel, 1977). Begleitsymptome sind Mitbewegungen, ungewöhnliche Bewegungen von Gesicht, Hals etc.

Die Genese liegt meist im dritten bis fünften Lebensjahr, wenn die dort vorkommenden entwicklungsbedingten Stotteransätze beibehalten werden. Meist entwickelt sich hier eine respondente Symptomatik, die sehr eng mit Sprech- und Sozialängsten gekoppelt ist und wie in einem Regelkreis aufrechterhalten wird. Operant bedingtes und weiterbestehendes Stottern konnte ich jedoch auch diagnostizieren.

Letztlich können Schockerlebnisse oder andere Primärsymptome (wie z.B. Ängste) Stottern verursachen.

In der Verhaltenstherapie bedient man sich verschiedener Verfahren: operante Verstärkung des fließenden Sprechens (Rickard & Mundy, 1965), Schattensprechen (Cherry & Sayers, 1956), Maskierung des Aussprachefeedbacks (Webster & Dorman, 1970), verzögerte auditive Rückkoppelung (van Rieper, 1973), metrisches Sprechen, Veränderung der Sprechgewohnheiten etc. Meist ist eine Kombination mehrerer Methoden erforderlich, die eine Behandlung der Sprechängste mit einschließt (Kossak, 1972, 1985), durch z.B. systematische Desensibilisierung, kognitive Umstrukturierung, Selbstsicherheitstraining etc.

Stottern ist meist Ausdruck einer Sozialstörung

Stottertherapie beinhaltet somit nie allein eine Sprachtherapie oder ein Sprechtraining, sondern parallel dazu Abbau der Sozial- und Sprechängste.

Zu beachten sind auch jene relativ häufigen Fälle, bei denen die mangelnde soziale Kompetenz Ursache des Stotterns ist, und wo dort die Therapie ansetzen muß.

Von nahezu allen Autoren wird die Symptomatik des Stotterns als sehr therapieresistent beschrieben.

Im historischen Überblick gesehen zweifelt Gutzman (1898) die Effektivität einer Hypnosebehandlung des Stotterns an. Richter (1928) übt mit seinen Patienten im Hypnoseschlaf das Sprechen und gibt negative posthypnotische Suggestionen, die von van Rieper (1978) zu Recht kritisiert werden. Vogel (1934) benutzt Hypnose, um dadurch das Trauma ausfindig zu machen. So kann er bei einem Patienten aufdekken, daß das Stottern im Alter von sieben Jahren auftrat, nachdem er heftig mit einer Peitsche geschlagen worden war. Nach drei weiteren Sitzungen folgte eine deutliche Besserung.

Kontrollierte und umfangreiche Studien sind äußerst selten, meist liegen Einzelfallberichte vor.

Moore (1946) untersucht 40 Versuchspersonen und kann nur bei acht von ihnen für zwei bis drei Tage fließendes Sprechen mit posthypnotischem Auftrag erreichen. Einige der Versuchspersonen sprechen zwar unter Hypnose entspannt und fließend, nicht jedoch außerhalb der Sitzungen. Hypnose wird dann erst wesentlich später in die reguläre Grundtherapie einbezogen, so durch Wolpe (1958) und Takeyama (1963), die mit Entspannung und Angstabbau arbeiten. Der sehr bekannte Stottertherapeut van Rieper (1958) kann immer wieder beobachten, daß die posthypnotischen Instruktionen, ruhig und entspannt zu sprechen, eine Abnahme der Sprechangst bewirken, die jedoch nicht lange anhält. Er kann nur erreichen, daß die Mitbewegungen des Kopfes reduziert werden.

Buchta (1987) arbeitet mit einer Jugendlichen auf der Ebene der Altersregression und ist in elf Sitzungen erfolgreich.

Als verdeckte Löschung (*covert extinction*) wird von Cautela (1976) vorgeschlagen, daß der Patient imaginiert, wie er ein Mädchen zur Verabredung anruft und dabei schlimm stottert, er an der Stimme des Mädchens erkennt, daß sie gar keine Notiz davon nimmt.

Relevant bleiben Einzelfalldarstellungen, da Vergleichsuntersuchungen fehlen.

Dempsey und Granich (1978) behandeln einen 41jährigen schwarzen Kriegsveteranen, bei dem seit 19 Jahren Stottern besteht, verursacht durch ein Kriegserlebnis. In Hypnose verfällt er in einen typischen schwarzen Dialekt, der sonst nicht bei ihm zu hören ist. Aufgrund ihrer diagnostischen Unterlagen folgern die Therapeuten dann, daß der Patient ein starkes Kontrollbedürfnis hat. Er erhält nun die Instruktion, vor dem Spiegel zu sprechen und dabei zu stottern. Durch diese paradoxe Anweisung kann er nun aktiv Kontrolle gewinnen. Die viermonatige Therapie bewirkte bedeutsame Zunahme des Sprachflusses und Abnahme der Stotterquote.

Kroger und Fezler (1976) trainieren ein Kind in Selbsthypnose und Selbstkontrolle der Symptomatik, verbunden mit der Suggestion: „Immer, wenn Du merkst, daß Du gleich stottern wirst, kannst Du es durch ein Fingerzucken kontrollieren. Und Du kannst es sogar mit geschlossener Faust machen, wenn Du Dich schämst. So kann es dann niemand sehen“ (Kroger & Fezler, 1976, S. 238).

Kelemen (1980) behandelt einen 44jährigen Patienten, indem er in Hypnose Imaginationen der Selbstsicherheit gibt und dadurch die Sprechangst und auch das Stottern vollkommen abbauen kann.

In den von mir durchgeführten zahlreichen Stottertherapien konnte ich bislang unter Hypnose, verbunden mit Entspannung, recht gute Sprechergebnisse erzielen, die jedoch ebenfalls – wie oben dargestellt – nicht zu generalisieren sind.

Wesentlich ist die Angstbehandlung von verschiedensten Sprech- und Sozialsituationen, die die angespannte Erwartungshaltung abbauen hilft.

25.16.2 Stimmstörungen

Durch Hypertrophie der Stimmbänder oder durch Knötchen können Stimmstörungen entstehen, die sich bei Kindern u.a. durch lautes Sprechen auswirken.

Laguaite (1976) führt bei diesen Kindern Hypnosebehandlungen durch, verbunden mit Suggestionen, leiser zu sprechen und Ich-Stärkung; 13 seiner 15 Patienten zeigen eine Verbesserung und Rückbildung der Knötchen.

Psychogene Dysphonie wird von Horsley (1982) und Giacalone (1981) erfolgreich mit Hypnose-Suggestionen behandelt.

Gardner und Olness (1981) therapieren einen elfjährigen Jungen, der im Alter von 21 Monaten Lauge getrunken hat und starke Verätzungen erlitt, die Operationen nach sich zogen. Der Junge konnte nur flüstern, obwohl er im Schlaf laut sprach. Aus seiner Anamnese ist bekannt, daß er gerne angeln geht und am liebsten wieder laut singen möchte. Der Patient erhält Hypnose, die mit Atemübungen verbunden wird und die Imagination, seinen Lieblingsplatz aufzusuchen. Er stellt sich darin vor, wie er angelt und dabei so wie früher laut singen kann. Nach einigen Tagen Autohypnose erfolgt dann die Altersregression mit der Kalender-Technik, bei der die Kalenderblätter immer weiter zurückgeblättert werden. Genau an dem Datum seines Unfalls zeigt er Erstickungsanzeichen, Husten etc. Danach berichten die Eltern, daß er mit normaler Stimme spricht. Das weitere Training umfaßt dann noch die Anweisung, stets nach Entspannungsübungen zu sprechen.

W. LaBaw, Christopher, J. LaBaw et al. (1988) stellen bei einigen ihrer Patienten fest, daß bestimmte Stimmbandkrämpfe eine ähnliche Symptomatik bewirken können wie Asthma. Zur Differentialdiagnose fehlen bei dieser Dysfunktion die entsprechenden pathologischen Blutwerte des Asthmas. Bei einer siebzehnjährigen Patientin mit starker familiärer Belastung nehmen die Therapeuten mittels einer Miniatur-Videokamera die Stimmbänder auf und zeigen diese der Patientin im Sinne eines Biofeedback. Verbunden mit Selbsthypnose kann sehr schnell eine Heilung der Problematik erreicht werden.

Zu bedenken ist auch, daß *Aphonie* hysterisch bedingt sein kann (Greene, 1972). Durch Hypnose können hier Altersregressionen vor Beginn der Krankheit hilfreich sein (Pelletier, 1977). Die Psychotherapie von McCue & McCue (1988) deckt bei einer Patientin deutliche Eheprobleme auf, so daß die Frau über die Brutalitäten ihres Mannes vor Gericht aussagen soll. In Hypnose werden diese Probleme und Ängste aufgearbeitet und bewirken Stimmrückkehr.

Nicht zu unterschätzen ist Hypnose im diagnostischen Bereich, einerseits im Sinne der aufgezeigten Aufdeckung durch Altersregression, andererseits aber auch, um unter Hypnose verschiedene Sprech- und Sozialsituationen herzustellen und dabei die Veränderung des Sprachverhaltens zu beobachten.

25.17 Jugendlichenprobleme und delinquentes Verhalten

Mit Recht stellen Petermann und Petermann (1987) bereits im Vorwort ihres Buches „Training mit Jugendlichen“ fest: „Die psychologische Förderung von Jugendlichen ist eines der am stärksten vernachlässigten Gebiete überhaupt, obwohl gerade das Jugendalter durch viele massive Probleme gekennzeichnet ist.“

Entsprechend ist auch die Hypnose-Literatur zu diesem Themenbereich äußerst dürftig.

25.17.1 Jugendlichenprobleme

Das Jugendalter ist durch seine Anforderungen, durch soziale, schulische und physiologische Veränderungen ein besonders kritischer Lebensabschnitt, in dem es relativ schnell zu unangemessenen Problembewältigungen kommen kann.

Die scheinbare Handlungsmöglichkeiten der Jugendlichen (nach Petermann & Petermann, 1987, S. 14) sind:

- psychische und psychosomatische Krankheiten, ... familiäre Verstrickungen
- Delinquenz und Aggression
- soziale Unsicherheit und sozialer Rückzug sowie Apathie
- Alkohol-, Drogen- und Medikamentenabhängigkeit
- Leben in einer Subkultur (z.B. einer Jugendbande oder Jugendsekte)
- Selbstmordversuche
- diffuse Aussteigermentalität (z.B. Null-Bock-Haltung, Schulverweigerung)
- extremes Eßverhalten (Fett- und Magersucht)

Petermann und Petermann (1987) bieten hier ein umfassendes Einzel- und Gruppentraining mit Jugendlichen an.

Die von ihnen angestrebten Ziele lassen sich in einigen Aspekten auch mit Hilfe von Hypnose realisieren. Wahrscheinlich ist das Gruppentraining effektiver, kann jedoch nicht immer angeboten werden.

Aus den von Petermann und Petermann (1987) definierten Lernzielen bei Jugendlichenproblemen lassen sich für die Hypnosetherapie folgende Anregungen ableiten:

Lernziele und Therapieanregungen (nach Petermann & Petermann, 1987)

- *Verbesserung von Selbst- und Fremdwahrnehmung*
  Der Jugendliche beobachtet sich unter Hypnose und lernt so sein Verhalten aus unterschiedlichen Perspektiven kennen, indem er sich „mit den Augen anderer Personen" beobachtet. Zu empfehlen sind hier eventuell Tätigkeiten mit unterschiedlichem Schweregrad, die zunehmend eine differenziertere Wahrnehmung ermöglichen. Analog kann die Fremdwahrnehmung verbessert werden: andere Personen werden bei Tätigkeiten beobachtet, deren unterschiedlicher Lebenshintergrund dem Patienten bekannt ist.
- *Selbstkontrolle und Ausdauer*
  In Hypnose werden Modelle beobachtet, die die zu übenden Verhaltensweisen beherrschen und dafür Verstärkung erfahren.
- *Umgehen mit dem eigenen Körper und Gefühlen*
  Hier lassen sich Suggestionen im Sinne des „idealen Selbst" (Susskind, 1970; s. Kap. 16 „Imaginative Verfahren") oder „ichstärkende" Suggestionen (Hartland, 1971c; ebenfalls Kap. 16) einsetzen.
- *Selbstsicherheit und stabiles Selbstbild*
  Naheliegend sind hier Beobachtung von Verhaltensmodellen, Rollenspiel unter Hypnose und eventuell die Methode der Altersprogression (s. Kap. 15 „Phänomene der Hypnose").
- *Einfühlungsvermögen*
  Durch Beobachtung verschiedener Szenen unter Hypnose und entsprechende Einbeziehung in diese Szenen kann der Jugendliche unterschiedliche emotionale Zustände erreichen und auf dieser Ebene differenziertere emotionale Urteile abgeben.
- *Umgehen mit Lob, Kritik und Mißerfolg*
  Bei dieser Zielsetzung sind ebenfalls Hypnosetechniken möglich, so wie oben

erwähnt: Beobachtung von Modellen und deren Reaktions- und Verarbeitungsweisen, Betrachtung aus verschiedenen Perspektiven etc.

Stets sollten bei derartig komplexen Problemstellungen die unmittelbaren Bezugspersonen mit einbezogen werden, d.h., die Mitbehandlung der gesamten Familie ist wahrscheinlich unerläßlich.

Diese Angaben sollen hier als Anregungen dienen, da eine Anzahl dieser Ziele und Trainings auch in Hypnose realisierbar sind – möglicherweise sogar besser als im Realtraining. Die nachfolgenden Erfolge von Mellor (1960) bestätigen diese Denkrichtung.

Vogt (1990) verwendet bei seinem 11jährigen dissozialen Patienten strikt indirekte Vorgehensweisen. So z.B. nimmt er eine Mehrfachdissoziation vor, indem er den Jungen sich in einem Film über einen Film über sich betrachten läßt. Der Junge kann dadurch das während der Wutausbrüche abgespaltene Verhalten wahrnehmen und verändern. Gleichzeitig erhält er im Film einen Ratgeber, der ihn bei Wutanzeichen in seinem Verhalten beraten soll.

25.17.2 Delinquentes Verhalten bei Jugendlichen

Jugendliche mit delinquentem oder antisozialem Verhalten sind selten in der Lage, die Gründe für ihre diffusen Aggressionen und Ablehnungen zu erkennen.

Die Ursachen der Auffälligkeiten sind zu mannigfaltig, um hier dargestellt zu werden.

Mellor (1960) bietet jugendlichen Straftätern Hypnotherapie als Teil der Bewährung an. In Hypnose lernen sie, die emotionalen Gründe für ihre Spannungen zu finden, indem mit ideomotorischen Signalen gearbeitet wird. Auch geben sie an, mehr Zutrauen gewinnen zu wollen, angemessenes Verhalten zu erwerben. In den insgesamt sechs Stunden erreicht der Therapeut bei ihnen eine Veränderung hin zu besserer Selbstkontrolle.

Kaffman (1968) behandelt einen 14jährigen Delinquenten; dieser stimmt einer Hypnosebehandlung zu, da ihm der Aufschub eines Arrestes versprochen wird. Die Suggestionen enthalten Stärkung seines Willens, so sozial wie andere Kinder zu sein, die Schule zu besuchen etc. Nach zweieinhalb Jahren wird die Behandlung mit Erfolg beendet. Leider fehlt bei beiden dargestellten Behandlungen eine ausreichend lange Nachuntersuchung.

Scott (1982) schlägt die Anwendung von Gruppenhypnose vor, da delinquente Jugendliche das Bedürfnis nach familiären bzw. engen Beziehungen haben. In der Gruppe können mit Hypnose Probleme aufgearbeitet werden.

Benson (1984) nimmt eine komplexe Therapie bei delinquenten Jugendlichen vor. Er arbeitet mit Suggestionen der Ich-Stärkung, der Erkennung von Problembereichen, Angstabbau und Abbau unangemessener Verhaltensmuster. Dabei sind stets die eigenen Lösungsmöglichkeiten des Jugendlichen mit einbezogen. Gleichzeitig werden realistische Zukunftsziele erarbeitet. Leider enthält diese Studie keine näheren Angaben über die Hypnotisierbarkeit und Kooperation der Patienten (Gibson, 1984).

Das oben erwähnte Training mit Jugendlichen von Petermann und Petermann (1987) sollte in derartigen Konzepten ebenfalls seinen Platz finden.

25.18 Sonstige Verhaltensauffälligkeiten

25.18.1 Trotzanfälle

Bei jüngeren Kindern sind es meist entwicklungsbedingte Verhaltensweisen, auf die der Erwachsene aufgrund von Verständnisproblemen nicht angemessen eingeht (Metzger, 1967). Darauf aufbauend kann es schnell zu sekundären operanten Verstärkungen kommen oder zur erlernten unangemessenen Selbstkontrolle.

Hypnose sollte stets bei den Kausalfaktoren einwirken

Im Ausgangsstadium, also bei Kindern zwischen dem zweiten und dritten Lebensjahr sollten die Eltern mehr mit Geduld und Ruhe reagieren, bis der Trotzanfall vorüber ist, da es sich hier um entwicklungsbedingte Auslösefaktoren handelt.

Petty (1976) schlägt deshalb eher Hypnose für die Eltern vor, damit diese beim Trotzanfall gelassen bleiben können und somit durch ihr Zuwendungsverhalten keine operante Verstärkung des Trotzens bewirken.

Bei älteren Kindern scheint diese Methode ebenfalls recht angebracht, um Eltern mehr Gleichmut zu geben, den aggressiven oder überhöhten Forderungen des Kindes mit Konsequenz begegnen zu können.

Gardner und Olness (1981) behandeln einen zehn Jahre alten Schüler mit Trotzanfällen, die durch kleinere Frustrationen ausgelöst werden. Beim Erstkontakt mit der Therapeutin ist er ablehnend und ärgerlich. Als er daraufhin mit dem Temperatur-Feedbackgerät experimentieren darf, zeigt er Interesse und kann Veränderungen bewirken. Dies wird ihm als seine persönliche Fähigkeit erklärt, Kontrolle über sich zu erlangen. Er willigt daraufhin ein, Entspannung und Selbsthypnose zu trainieren. In der Folge zeigt er in der Schule keine Trotzanfälle mehr. Letztlich wird er dann in einer „Abfall-Technik" unterwiesen: er erkennt die Störinhalte und wirft sie z.B. in einen Abfallkorb, verbrennt sie, läßt sie auf dem Rücken eines Pferdes weglaufen, bevor sie einen Trotzanfall verursachen können.

25.18.2 Aggressionen

Die Ursachen aggressiven Verhaltens sind sehr mannigfaltig. Unter anderem sind folgende Bedingungen zu nennen (Petermann & Petermann, 1988, S. 8):

- das Erziehungsverhalten der Eltern
- Geschlechtsunterschiede
- Mängel in der Wahrnehmung sozialer Geschehnisse
- Mängel im Sozialverhalten

Zur Ergänzung muß hier die genetisch bedingte Phosphatüberempfindlichkeit ebenfalls erwähnt sein. Bei aggressiven und hyperaktiven Kindern berücksichtige ich in meiner Differentialdiagnostik stets die Hypothese der Phosphatüberempfindlichkeit. Routinemäßig lasse ich dann von den Eltern den einfach durchzuführenden Speicheltest mit Indikatorpapier vornehmen. Auf diese Weise konnten wir einige Fälle diagnostizieren und die dann eingeleitete phosphatarme Diät ergab sofort deutliche Verhaltensverbesserungen.

In ihrem komplexen Behandlungsprogramm benutzen Petermann und Petermann (1988) auch imaginative Verfahren, die sehr gut zur Hypnose-Intervention geeignet sind, so z.B. die nachfolgende Geschichte.

Die Kapitän-Nemo-Geschichte (Petermann & Petermann, 1988, S. 83)

„Stell Dir vor, Du bist von Kapitän *Nemo* in sein Unterwasserboot *Nautilus* eingeladen worden. Ihr fahrt gemeinsam durch alle Weltmeere und seht viele wunderschöne Dinge unter Wasser. Die schönsten Stunden sind immer die, wenn Kapitän *Nemo* Dich auf seine Unterwasserausflüge mitnimmt. Dazu ziehst Du einen speziellen Taucheranzug an. Er hat eine besondere Wirkung auf Dich: Du denkst nämlich schon beim Anziehen, daß Du vollkommen ruhig wirst. Zuerst steigst Du mit dem rechten Bein in den Taucheranzug. Du merkst und denkst: *mein rechtes Bein ist ganz ruhig*. Dann kommt das linke Bein dran. Auch das linke Bein wird ganz ruhig. Du denkst: *meine*

Beine sind schon vollkommen ruhig. Du ziehst den Taucheranzug über den Po und den Rücken hoch. Dann schlüpfst Du mit dem rechten Arm in den Taucheranzug und Du denkst: *mein rechter Arm ist ganz ruhig.* Du ziehst den linken Arm an, und er wird auch vollkommen ruhig. Du denkst: *meine beiden Arme sind vollkommen ruhig.* Du ziehst noch die Kapuze über den Kopf und machst den Reißverschluß vorne zu. Jetzt bist Du vom Taucheranzug rundrum eingehüllt und geschützt. Du fühlst Dich im Taucheranzug wohl, sicher und vollkommen ruhig. Zum Schluß ziehst Du noch die Schwimmflossen an, nimmst das Sauerstoffgerät auf den Rücken und setzt die Taucherbrille auf. Jetzt bist Du für den Unterwasserausflug mit Kapitän *Nemo* bereit."

Bei einem Jugendlichen mit starken verbalen Aggressionen und keinerlei Unterstützung durch das Elternhaus konnte ich durch Dissoziation und verdecktes Modellernen (s. Kap. 30 „Methoden der Verhaltenstherapie – unter Hypnose") starke Selbstkontrolle bewirken (s. Kap. 31, „Falldemonstrationen", Fall 12). Drei bis vier Sitzungen reichten aus, um innerhalb eines Nachuntersuchungszeitraums von vier Jahren keinerlei Auffälligkeiten und gleichzeitig Verbesserungen der schulischen Leistungen zu erreichen.

25.18.3 Autoaggressionen

Selbstzerstörerisches Verhalten ist unter zahlreichen Begriffen bekannt wie: Selbstbestrafung, Selbstverletzung, eigengerichtete Aggressionen, Masochismus. Es äußerst sich u.a. in Nägelbeißen (s. 25.11), Lippen- und Zungekauen, Haarausreißen (Trichotillomanie; s. 25.13), intensivem Kratzen, aber auch durch Kopfschlagen und Verletzen mit Gegenständen wie Messern oder Zigarettenglut. Besonders bei Hospitalisierungen (Klinik, Gefängnis) und hoher Retardierung sind die Quoten dieses Verhaltens hoch (z.B. Ballinger, 1971).

In den wenigen Therapieberichten werden die unterschiedlichsten Hypnosetechniken, so in Kombination Verhaltenstherapie (Kroger, 1980; Hall & McGill, 1986), benutzt. Andere wieder nehmen aufdeckende Techniken, kontrollierte Altersregression und Entspannung vor (Malon & Berardi, 1987).

Orian (1989) behandelt eine 22jährige Patientin, die sich seit Pubertätsbeginn ihre Haut an den Armen und im Gesicht mit Pinzetten oder unbewußtem Kratzen verletzt. Ihr Bohren in den so verursachten Wunden ist zwanghaft. Die Therapeutin gibt direkte Suggestionen der Selbstkontrolle und läßt die Patientin sich in Hypnose betrachten, wie sie nach erfolgreicher Behandlung aussehen wird. Nach dreizehn Behandlungswochen und auch sechs Monate danach ist das Symptom nicht mehr zu beobachten.

25.19 Behinderungen

25.19.1 Geistige Behinderung

Sternlicht und Wanderer (1963) stellten bei geistig behinderten „mentally defective" Kindern (IQ nach Stanford-Binet Intelligenz-Test zwischen 36 und 68) deutlich gute Hypnotisierbarkeit fest. Diese Studie ist jedoch mit zahlreichen methodischen Fehlern behaftet. Die Befunde von McCord (1956, 1957) weisen auf durchschnittliche Werte der Hypnotisierbarkeit hin, was später bestätigt wird (Fabrikant, 1983; Owens, 1980).

Hypnotisierbarkeit

Nach den Ergebnissen von Jacobs und Jacobs (1966) reagieren Kinder mit geringer Schulbildung und deutlich abnormen EEG-Mustern weniger gut auf Hypnose-Induktionen.

Werbel, Mulhern und Dubi (1983) zeigen jedoch auf, daß Geistigbehinderte, besonders die in Institutionen betreuten, recht gut zu hypnotisieren sind und besonders im

Lernbereich gut profitieren können, was auch durch Morey (1980) bestätigt wird.

Die Anhebung des Intelligenz-Quotienten durch Hypnose ist bei geistig Behinderten nicht möglich, auch wenn durch Suggestionen Testangst reduziert und Arbeitsmotivation erhöht wird (Woody & Billy, 1970).

Möglicherweise läßt sich das Lernen beeinflussen, indem das Selbstkonzept als motivationaler Faktor durch Hypnose verbessert wird (McCord & Sherrell, 1962). In der Therapie war Lazar (1977) mit Hypnose erfolgreich, Verhaltensprobleme abzubauen. Nach Gardner und Olness (1981) ist hier möglicherweise jedoch die verhaltenstherapeutische Intervention wirkungsvoller als Hypnose. In einer weiteren Falldarstellung zeigen Lazar und Jedliczka (1979) deutliche Erfolge mit Hypnose.

25.19.2 Hirnschädigung

Bei Patienten mit Hirnschädigungen nach Unfällen haben die konventionellen Therapieprogramme wie physikalische Therapie, Beschäftigungstherapie, Sprachtherapie signifikant bessere Erfolge, wenn sie zusätzlich Hypnosetherapie enthalten. Die Motivation der Patienten wird deutlich erhöht (Allen, 1983). Auch beim Training feinmotorischer Fertigkeiten (Parker, 1979) und bei der Behandlung emotionaler Faktoren ist Hypnose bei hirngeschädigten Personen hilfreich (Johnson & Korn, 1980). Auf Hypnoseanwendungen bei Hemiparesen wird im medizinischen Teil hingewiesen (s. Kap. 24).

Sehr einfallsreich ist das verhaltenstherapeutische Behandlungsprogramm von Gravitz (1981a), der bei einer Patientin mit Hirnschaden, rechtsseitiger Spastik, starker Aphasie und Taubheit Entspannung bewirkt.

Die EEG-Befunde zeigen abnorme Abweichungen. Die 36jährige Patientin leidet unter starken Rücken- und Kopfschmerzen. Da sie nicht hören kann, ist sie nur in der Lage, Informationen durch Lippenlesen zu erhalten. Bei Augenschluß erhält sie somit keine akustischen Informationen mehr.

Mit Fingerbewegungen erreicht der Therapeut bei ihr Augenrollen und Augenschluß und streicht ihr dann rhythmisch die Arme entlang. Gleichzeitig wird mit der Hand ein leichter Luftstrom vor dem Gesicht erzeugt, der als Verstärker dient. Hierdurch wird bereits Entspannung bewirkt.

In der nächsten Sitzung wird ein elektronisches Metronom benutzt, dessen Frequenz haptisch wahrzunehmen ist. Eine niedrige Frequenz wird von der Patientin bevorzugt. Auch bei den Armstrichen wird dieser Rhythmus eingesetzt, verbunden mit leichtem Niederdrücken der Schultern. Bei den häuslichen Übungen benutzt sie eine Eieruhr mit Federwerk und hält diese gegen ihren Unterbauch, um die Schwingungen wahrzunehmen. Nach dieser Form der Hypnose zeigt sie sich entspannter, kann besser schlafen, ihr Beintremor ist reduziert, sie kann häufiger ohne Stock gehen und sich wieder zu ihrer Katze herabbeugen.

Nach sechs Monaten haben sich auch ihre Rücken- und Kopfschmerzen deutlich verringert. Weitere 15 Monate später ist sie berufstätig, geht ohne Stock, kann die U-Bahn benutzen und für längere Zeit stehen.

25.19.3 Minimale zerebrale Dysfunktionen

Das klinische Bild dieser sehr diffusen Störung ist sehr weitläufig und kann sich u.a. in fein- und/oder grobmotorischen Koordinationsstörungen, Hyperaktivität, Konzentrationsstörungen, Störungen der Wahrnehmungsverarbeitung äußern.

Hypnose stellt auf keinen Fall eine Behandlungsform der minimalen zerebralen Dysfunktionen dar, ist jedoch bei verschiedenen Auswirkungen hilfreich.

Crasilneck und Hall (1975) therapieren ein achtjähriges Mädchen, indem sie ihr in den

Suggestionen ein besseres Selbstbild und höhere Konzentration vorgeben; gleichzeitig wird sie ermutigt, über ihre Fehler und Erfolge zu sprechen. Bereits nach neun Wochen Behandlung sind ihre Zensuren, Konzentration und Sozialverhalten gebessert; nach sechs Monaten sind ihre Zensuren überdurchschnittlich gut.

Illovky und Fredman (1976) arbeiten mit 48 Kindern im Alter von sechs bis acht Jahren, die Lern- und Verhaltensstörungen haben, bedingt durch kurze Aufmerksamkeitsspannen und impulsives Handeln. Sie erlernen über Tonbandinstruktionen Hypnose-Entspannung, so u.a., daß sie über ihr Verhalten reflektieren, ob es angemessen war. Falls sie sich ärgerlich oder traurig fühlen, sollen sie an schöne Ereignisse denken. Gleichzeitig werden bei ihnen positive Gefühle gegenüber der Schule aufgebaut.

25.19.4 Unterstützung im Umfeld

Kleinhauz, Manor & Inbar (1990) wenden sich in ihrem Ansatz den Geschwistern (8-10 Jahre alt) von autistischen oder retardierten Kindern zu. Durch Entspannung wird die Abwehr verringert. Mit Vorstellungsbildern und Metaphern erleben sie die Welt des Behinderten und können so ihren Ärger abbauen, bzw. mehr Verständnis für sie aufbringen.

25.20 Schmerzen

In Kapitel 15 „Phänomene der Hypnose" wurde bereits auf die Schmerzproblematik eingegangen. In diesem Abschnitt sind die Therapiemöglichkeiten dargestellt.

Bei der Schmerzproblematik wird deutlich, daß medizinische und psychologische Aspekte eng miteinander verknüpft sind. Neben den sensorischen Schmerzen sind demnach die affektiv-emotionalen Schmerzen abzugrenzen, die gleichzeitig noch durch das kognitiv-bewertende System bestimmt werden (Melzack & Dennis, 1978). Das heißt, Erwartungshaltungen und Bewertungen der Situation, Folgekonsequenzen etc. sind bei der Schmerzwahrnehmung und -beurteilung relevant. So zeigen transkulturelle Vergleiche, daß Schmerzen wie z.B. bei der Geburt sehr verschieden ausgelebt werden.

Neurophysiologische Untersuchungen belegen, daß bei Erwartung eines Schmerzreizes im EEG Gleichspannungsverschiebungen (neurophysiologische Korrelate von Aufmerksamkeits- und Aktivierungsprozessen) auftreten, die jedoch durch Biofeedback kontrollierbar sind (Rockstroh, Elbert, Birbaumer & Lutzenberger, 1982).

Als psychische Komponenten des Schmerzes können Lernfaktoren maßgeblich beteiligt sein, so operante Verstärkung (z.B. durch Zuwendung) und Modellernen (Birbaumer, 1986b). Wesentlich ist ebenfalls, daß der Schmerzpatient sich im Sinne der erlernten Hilflosigkeit (Seligman, 1986) ausgeliefert fühlt, wenn er die Kontrolle über den Schmerz nicht steuern kann; naheliegend sind hier dann weitere psychische Reaktionen wie Depression etc.

Zu beachten ist weiterhin, daß die Bezugspartner des Patienten in hohem Maße das Krankheitsbild bzw. den Verlauf mitbestimmen können (Wooley, Blackwell & Winert, 1978; Kossak, 1983).

Daraus ist die Konsequenz zu ziehen, Schmerz als körperliches oder/und psychologisches Warnsignal zu betrachten und entsprechend diagnostisch die Ursachen abzuklären, bevor symptomorientierte Interventionen eingeleitet werden.

Die Behandlung des Schmerzes sollte auch stets folgende Faktoren enthalten:

- *Erhöhung des Aktivitäts- und Interessenniveaus*
  Dadurch kann der Patient selbst von der fokussierten Schmerzwahrnehmung abgelenkt werden.
- *operante Kontrollen*
  Aufbau oder Verstärkung von gesundem, im weitesten Sinne schmerzfreiem Verhalten.
- *Einbeziehung der Bezugspersonen*
  Sie werden als Cotherapeuten relevant, indem sie evtl. ihre operanten Verstärkungen des Schmerzverhaltens abbauen und angemessenes Verhalten verstärken.

- *Erwerb von Selbstkontrolle*
  Dadurch bessere Selbstwahrnehmung und Eigensteuerung der Auslöser und des Schmerzverhaltens selbst, Veränderung der Aufmerksamkeit, Selbstverstärkungen.

Experimente aus der Hypnoseforschung sind gerade im Bereich der Schmerzbehandlung relativ zahlreich.

Farthing, Venturno und Brown (1984) zeigen, daß bei Hochsuggestiblen sowohl Analgesie-Suggestionen und verbale Distraktionsanweisungen (Ablenkung vom Schmerzort und -geschehen) als auch die Kombination beider Verfahren wirksam ist. Bei den Geringsuggestiblen war nur die Distraktion wirkungsvoll. Es ist anzunehmen, daß hier die Aufmerksamkeitsumlenkung wirksam ist. Dies bestätigt die Annahme von Hilgard (1977b, 1979b).

Linssen (1987) findet allgemein in der Behandlung von chronischen Schmerzen hohe Hypnotisierbarkeit als Vorhersagewert für eine Verbesserung; bei Patienten mit Rückenschmerzen (*low back pain*) besteht jedoch kein Zusammenhang zwischen Hypnotisierbarkeit und Therapieerfolg.

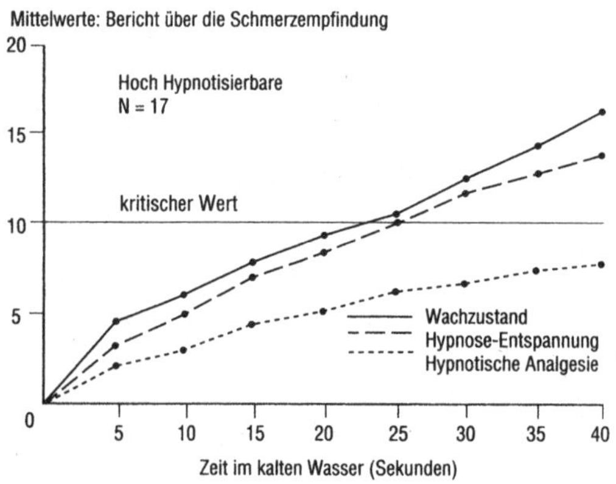

Abb. 25.1: Hypnosewirkung bei Schmerzen
In experimentellen Untersuchungen wird kaltes Wasser von 0°C benutzt, in das die Hände getaucht werden. Die Hypnose-Instruktion allein bewirkt keine Veränderung in der Schmerzwahrnehmung, während die Analgesie-Instruktion unter Hypnose eine deutliche Abnahme der Schmerzen bewirkt (nach E.R. Hilgard, 1969).

Spanos, McNeil, Gwynn und Stam (1984) zeigen, daß bei Hochsuggestiblen der Schmerz durch Suggestionen bedeutsam gesenkt wird. Die Geringsuggestiblen zeigen jedoch bei Distraktion (hier werden einsilbige Wörter nachgesprochen) die gleiche Reduktion wie die Hochsuggestiblen. Dieses Ergebnis widerspricht der Dissoziations-Hypothese. Danach wären nur Hochsuggestible zu solchen Leistungen fähig. Hier wird eher angenommen, daß sozial-kognitive Aspekte wirksam sind. Hochsuggestible können Imaginationsstrategien aufbauen, die die Aufmerksamkeit von Schmerzreizen ablenken. Die Geringsuggestiblen können jedoch in ähnlicher Weise kognitive Bewältigungsstrategien entwickeln, wenn sie die Testsituation als Erwartung interpretieren.

Diese Interpretation wird durch Stam und Spanos (1980) unterstützt, die zeigen, daß die „psychologische Analgesie“ mit oder ohne Hypnose erzeugt werden kann, abhängig von der Erwartungshaltung der Versuchspersonen.

Im Methodenvergleich von Hypnose, unterstützender Psychotherapie und Placebo bei chronischem Schmerz ist Hypnose die effektivste Behandlungsform (Elton, Burrows & Stanley, 1980). Bei der Intensitätsreduktion sind Hypnose und Biofeedback gleichwertig, während bei der Reduktion der Schmerzdauer Hypnose bessere Ergebnisse erbringt als Biofeedback oder Verhaltenstherapie (Elton, Burrows & Stanley, 1979). Hochsuggestible sind in der experimentellen Situation bei der Schmerzreduktion unter Hypnose erfolgreicher als die Vergleichsgruppe mit Akupunktur (Knox, Gekoski & Shum, 1981).

Auf der Basis der bereits in Kapitel 15 genannten Experimentalergebnisse ist zusammenzufassen, daß Hypnose eine erfolgreiche Interventionsmöglichkeit zur Schmerzkontrolle darstellt (Cotanch, Harrison & Roberts, 1987; Houle, McGrath, Moran & Garrett, 1988; DeBenedettis, Panerai & Villamira, 1989) - auch bei chronischem Schmerz (Fildes, 1989; Edelston & Fitzpatrick, 1989). Die Wahrnehmung der Schmerz*intensität* wird dabei wahrscheinlich beeinflußt (Malone, Kurtz & Strube, 1989). Wirkungsvoll sind meist kognitive Bewältigungsstrategien (Spanos, Perlini & Robertson, 1989). Da stets komplexe Behandlungsprogramme erforderlich sind, schneiden evtl. kognitiv-behaviorale Interventionen gleich gut ab wie Hypnose, da beide evtl. das Aktivitätsniveau des Patienten anheben (Edelston & Fitzpatrick, 1989). In diesem Zusammenhang ist wahrscheinlich auch der Erfolg der Selbsthypnose zu sehen (Large & James, 1988).

Hoppe (1983) wendet die hypnotische Einstreutechnik nach Erickson (1966) an (s. Kap. 8 „Die indirekte Methode nach Erickson").

Wird diese Methode mit der sog. „direkten" Suggestion verglichen, so kann sie die Schmerz stärke deutlicher reduzieren, während die Schmerzsemantik von allen Hypnosegruppen (im Vergleich zur Kontrollgruppe) beeinflußt wird. In ähnlicher Weise vergleicht Hoppe (1984) „Makro-Suggestionen" wie therapeutische Anekdoten mit den „Mikro-Suggestionen" im Sinne von Feststellungen. Er kann die größten Behandlungseffekte durch die Anekdoten bewirken, nachgewiesen über einen Zeitraum von 12 Monaten. Hoppe (1984) nimmt an, daß die therapeutischen Sprachmuster bei der Schmerzbeeinflussung wesentlich sind.

Die Gegenüberstellung zeigt jedoch, daß die hier als „Mikro-Suggestion" bezeichneten Formulierungen ebenfalls indirekte Strukturen sind, die in der klassischen Form prägnanter gestaltet würden und sich deutlicher auf das Wahrnehmungs- und Verarbeitungssystem des Patienten beziehen würden.

In der Untersuchung von Gabert-Varga, Schmid und Revenstorf (1991) wird an den Einstreuungen von Hoppe (1986) kritisiert, daß sie z.T. unverbunden im Kontext stehen. Entsprechend entwickeln sie andere Texte. Beim Eiswassertest zeigen sie auf, daß Einstreuungen und Anekdoten zum Verweil im Eiswasser gleichwertig der Kontrollgruppe überlegen sind ($p=0.005$; $p=0.003$). Dagegen bewirken Anekdoten eine sehr hohe situative Angstreduktion gegenüber der Kontrollgruppe ($p=0.0002$) und gegenüber Einstreuungen ($p=0.03$). Da bei Anekdoten die Versuchspersonen bei bekanntem Schmerz besser kooperieren können ($p=0.03$) als in den anderen Bedingungen, kann hierin ggf. ein wesentlicher Wirkfaktor liegen.

Bei allen Experimentaluntersuchungen ist jedoch zu berücksichtigen, daß meist freiwillige Versuchspersonen teilnahmen, die selten unter pathologischen Schmerzen litten. Entsprechend sind wahrscheinlich nicht alle Ergebnisse identisch auf die klinische Situation zu übertragen. Hinzu kommt, daß Schwerkranke nicht immer in der Lage sind, ihre Beeinträchtigungen auszudrücken. Hier bedarf es besonderer Schulungen des Pflegepersonals, dies zu erkennen und Gegenmaßnahmen einzuleiten (Harrison & Cotanch, 1987).

Gegenüberstellung sogenannter Mikro- und Makrosuggestionen (aus Hoppe, 1984, S. 301)

Mikro-Suggestion
„Als nächstes möchte ich, daß Sie herausfinden, daß Sie die Fähigkeit haben, Reize unterschiedlich wahrzunehmen. Sie haben die Fähigkeit, Empfindungen unterschiedlich zu bewerten. Wir alle haben diese Fähigkeit, und wir machen ständig unbewußt Gebrauch davon. Sie können Kühle spüren, wo Wärme ist, oder Sie können Wärme spüren, wo Kühle ist, vielleicht können Sie Taubheit spüren, wo Empfindungen waren ...."

Makro-Suggestion
„Ein Freund von mir, der eine lange Kanufahrt gemacht hat, über Monate hinweg, betrat zum ersten Mal wieder ein Haus mit einem Bett. Er war müde und legte sich ins Bett und versuchte zu schlafen. Es gelang ihm nicht, es war schrecklich unbequem im weichen Bett. Er war es gewohnt, auf der nackten Erde zu schlafen, oder im Boot, mit seinen Rippen auf den Rippen des Kanus. Und er verließ das Bett und legte sich draußen auf die harte Erde, um zu schlafen. Er wollte nichts weiter als Behaglichkeit, nur Behaglichkeit".

Praxisbeispiel: Chronischer Phantomgliedschmerz

Bongartz (1991a) behandelt einen 69 Jahre alten Patienten, der seit 43 Jahren unter Schmerzen seines im Krieg amputierten Beines leidet. Folgewirkungen sind sozialer Rückzug, Minderwertigkeitsgefühle, Depressionen und medikamentös bedingte Reduktion kognitiver Prozesse.

Für den befehlsgewohnten Patienten werden autoritäre Instruktionen gegeben, verbunden mit „mesmerischen Streichungen", Handbewegungen knapp oberhalb des Körpers. Der Patient spürt deutlich die heilenden „Ströme" durch seinen Körper pulsieren. Die Ehefrau wird als Cotherapeutin eingesetzt. Mittels Hypnose wird der Patient später mit seiner Amputation konfrontiert und kann von da aus seine zukünftigen Erfolge sehen und genießen. Weiter wird bei ihm die Selbstachtung suggestiv aufgebaut.

Nach zehn Sitzungen kann die Behandlung erfolgreich abgeschlossen werden.

Erfolgreiche Anwendung von Hypnose wird u.a. berichtet bei chirurgischen Eingriffen, Krebstherapie, Geburtshilfe, aber auch bei Arthritis (Nolan, 1983; Orme, 1981), Verbrennungen (s. Kap. 24 „Hypnose in der Medizin"), in der Zahnmedizin (s. Kap. 26), bei chronischen Rückenschmerzen (Crasilneck, 1979b; Michels, Adams & McBride, 1983) und bei Phantomschmerzen (Siegel, 1979).

Über die Behandlung von Schmerzproblemen bei Kindern wurde bislang nur sehr wenig berichtet.

Dies liegt bestimmt daran, daß bei Kindern in stärkerem Maße die konventionellen Methoden verändert werden müssen.

Wesentliche Aspekte bei der Schmerzbehandlung von Kindern sind (nach Jay, 1988):

- Kreative Anwendung der Induktion und der Induktionsstrategien; Standardverfahren sind selten angemessen wirksam.
- Die Aufmerksamkeit muß mehr oder weniger vom Kind selbst aktiv erreicht werden.
- Es werden meist nur informelle Induktionstechniken benötigt.
- Bei allen Studien zur Schmerzproblematik, besonders aber bei Kinderpatienten muß bedacht werden, daß experimentell erzeugte Schmerzen, wie sie z.B. durch kaltes Wasser bewirkt werden, kaum mit den klinischen Schmerzen zu vergleichen sind, wie sie z.B. bei Krebs, Verbrennungen und Magenbeschwerden auftreten. Gerade bei Kindern sind Ängste und nur geringe Selbstkontrollmöglichkeiten zu beobachten.

Besonders Kinder lernen schnell Biofeedback-Techniken, so z.B. die Regulation autonomer Funktionen wie der Oberflächentemperatur. Diese Fähigkeit kann genutzt werden, den Kindern zu zeigen, daß sie durch ihr Denken und Intervenieren selbst in der Lage sind, Schmerz zu regulieren, wie es dann in der Hypnose erfolgen kann (Olness, 1989). Allgemein wird in der Angst- und Schmerzregulation bei Kindern immer häufiger Hypnose empfohlen (Zeltzer, Jay & Fisher, 1989).

Bei der Hypnoseanwendung in der Notaufnahme scheint es wohl von den einzelnen Überzeugungen abzuhängen, ob man lieber betäubende oder nichtbetäubende Analgetika gibt und Hypnose kritisch betrachtet (Selbst, 1989) - oder ob man Hypnose einen breiten Raum einräumt.

Die Hypnosemethoden zur Schmerzbehandlung:

- *Handschuhanästhesie*
  Es wird in einer Hand durch Hypnose eine Anästhesie erzeugt. Dann wird mit dieser Hand die Schmerzstelle berührt und somit die Anästhesie dorthin übertragen (s. Kap. 15 „Phänomene der Hypnose").
- *Dissoziation*
  Der Patient erlebt die Trennung in verschiedene Bewußtseins- und Verarbei-

tungsbereiche und kann so den schmerzenden Bereich abgetrennt erleben (als Beispiel s. Falldarstellung aus der Zahnheilkunde in Kap. 26) (nach Gheorghiu & Orleanu, 1982).

- *Verlassen des Körpers*
  Der Patient verläßt den schmerzenden Körper und kann sich dann wohl fühlen.
- *Kontrolle der Schmerzperioden durch Zeitverzerrung*
  Die Phasen der Schmerzen können verkürzt erlebt werden bzw. die schmerzfreien Phasen entsprechend subjektiv verlängert (Methoden der Zeitverzerrung s. Kap. 15 „Phänomene der Hypnose").
- *Schmerzumkehrung*
  Die Schmerzqualität wird verändert; so kann der stechende in einen dumpfen und damit erträglichen Schmerz verändert werden.
- *Schmerzsubstitution*
  Der Schmerz wird umgearbeitet in ein positives Gefühl auf der kontralateralen (gegenüberliegenden) Körperseite, welches dann überwechseln kann.
- *Schmerzumlenkung*
  Der Schmerz wird auf ein anderes Körperteil umgelenkt und kann dort besser ertragen werden bzw. wird dort eher als Erleichterung empfunden.
- *Distraktion*
  Hierbei wird die Aufmerksamkeit vom Schmerz abgelenkt. Durch geleitete Suggestionen bzw. Imaginationen erlebt der Patient verschiedene positive Bilder oder Situationen, in denen er schmerzfrei ist.
- *Altersregression*
  Es erfolgt eine Altersregression in die Zeiten vor dem Schmerzereignis, als der Patient sich wohlfühlte (Methode der Altersregression s. Kap. 15 „Phänomene der Hypnose").
- *Amnesie*
  Wirken Schmerzen sich stark psychisch aus, so kann durch die hypnotische Amnesie für einen gewissen Zeitraum eine Linderung erreicht werden.
- *Posthypnotische Instruktionen*
  Alle die oben verwandten Methoden lassen sich als posthypnotische Anweisungen geben; so wird eine Verlängerung der Therapiewirkung erzielt (s. Kap. 15 „Phänomene der Hypnose").
- *Selbsthypnose*
  Bei all den genannten Techniken kann und soll der Patient durch Selbsthypnose die Bewältigung des Schmerzes selbst übernehmen. Er erwirbt dadurch wieder Eigenaktivitäten, erlebt sich selbst als Ort der Kontrolle. Wesentlich ist, daß er darauf trainiert ist, bereits die ersten Anzeichen des Schmerzen zu erkennen und sofort mit Gegensteuerungen zu reagieren (s. Kap. 17 „Selbsthypnose").
- *Dekonditionierung unter Hypnose*
  Abbau von Angst- und Schmerzerwartung (Kossak, 1983b; s. Kap. 31 „Falldemonstrationen", Fall 1).

Mehr als diagnostische Methoden zur Aufdeckung von Schmerzursachen bzw. der Bereitwilligkeit des Patienten, den Schmerz beheben zu wollen, gelten folgende Verfahren (Hilgard & Hilgard, 1975):

- *Ideomotorische Signale*
  Durch unbewußte Signale, z.B. mit dem Finger, gibt der Patient Hinweise auf verdeckte, verdrängte Probleme (Instruktionen und Darstellung s. Kap. 5 „Vorbereitung und Vorbereitungsübungen").
- *Automatisches Schreiben*
  Mit diesem Verfahren kann der Patient differenzierte Auskünfte geben, die jedoch sehr stark symbolisch verschlüsselt sein können (Darstellung der Methode s. Kap. 15 „Phänomene der Hypnose").

Wie deutlich wurde, ist die Methodenauswahl sehr vielfältig und muß sorgfältig geplant werden, was nicht ausschließt, gemeinsam mit dem Patienten verschiedene solcher Methoden auszuprobieren.

Die hier dargelegten Methoden sind in analoger Weise im Bereich der Chirurgie (s. Kap. 24 „Hypnose in der Medizin") und Zahnmedizin (s. Kap. 26) einsetzbar.

25.21 Chronische Kopfschmerzen

Von den zahlreichen Kopfschmerzformen sind die zwei wesentlichen und in der Literatur am meisten dargestellten Formen differentialdiagnostisch zu unterscheiden:
- *Migräne*: vaskulärer Kopfschmerz
- *Spannungskopfschmerz*: Muskelkontraktions-Kopfschmerz

Zwischen beiden Formen bestehen sehr große Ähnlichkeiten, sie können auch bei der gleichen Person auftreten (Gerber, 1986). Wahrscheinlich haben beide Formen gemeinsame Übergangsbereiche (Raskin & Appenzeller, 1982).

25.21.1 Migräne

Typisch ist das anfallartig wiederkehrende Auftreten, im Schläfenbereich lokalisiert; der Schmerz ist dumpf und pulsgetaktet (Schmerz mit jedem Pulsschlag). Oft sind Prodromalsymptome (Vorzeichen, Frühsymptome, die das Hauptsymptom ankündigen) zu beobachten (evtl. Sehstörungen), meist auch Begleitsymptome wie Übelkeit, Erbrechen oder – je nach Unterformen – Gesichtsfeldausfälle oder ipsilaterale Augenmuskelparese (auf der Schmerzseite Lähmung der Augenmuskeln).

Pathophysiologisch ist die anfängliche Vasokonstriktion (Gefäßzusammenziehung) mit nachfolgender Vasodilatation (Gefäßerweiterung) der extra- und intrakranialen Gefäße bedeutsam. Gerade die Dilatation tritt in Entspannungsphasen auf (z.B. als „Wochenendmigräne“). Streß kann bei einem Teil der Patienten an der Symptomatik beteiligt sein, evtl. auch Kommunikationsaspekte innerhalb der Familie (Gerber, 1985). Teilweise sind auch EMG-Werte erhöht (Bakal, 1982).

Gegenüber der Pharmakotherapie sind psychotherapeutische Interventionen wesentlich erfolgreicher (Gerber, 1985). Das autogene Training wird von Vaitl (1978) als kontraindiziert betrachtet, da die als schmerzhaft erlebte Vasodilatation dadurch begünstigt wird. Gerber (1986) zeigt, daß Relaxationstraining (nach Jacobson) oder Temporalisfeedback (Vasokonstriktionstraining) am wirkungsvollsten sind. Nicht zu vergessen sind Streßbewältigungsprogramme und die zahlreichen Formen der Psychotherapie.

Spinhoven (1988) dagegen verdeutlicht, daß eine Beziehung zwischen peripherem Temperaturanstieg und der vasomotorischen Reaktion der Innenkopfgefäße nie dargelegt wurde (Holmes & Burish, 1983). Die Beeinflussung dieser Gefäße durch Hypnose sei sogar recht unklar (Friedman & Taub, 1984).

Uribe-de-Fazzano (1980) stellt in ihrer Untersuchung fest, daß größere Hypnotisierbarkeit in der Hypnosebehandlung bedeutsam ($p < .035$) mit der Abnahme der Kopfschmerzen korreliert. Friedman und Taub (1984) finden bei allen Behandlungsgruppen bedeutsame Besserungen (Hochhypnotisierbare, Geringhypnotisierbare, jeweils behandelt mit thermalen Imaginationen oder Entspannung). Im Vergleich von Hypnosebehandlung und medikamentöser Therapie bewirkt erstere bedeutsam bessere Heilerfolge (Anderson, Basker & Dalton, 1975).

Olness, MacDonald und Uden (1987) behandeln sowohl mit Medikation (Propanolol) als auch mit Hypnose gleichwertig erfolgreich. Zwischen Reduktion der Kopfschmerzhäufigkeit und der Selbsthypnosehäufigkeit besteht ein deutlicher Zusammenhang ($p=0.045$).

Bei den oft angegebenen signifikanten Korrelationen zwischen Hypnotisierbarkeit und Therapieerfolg muß nach Spinhoven (1988) sehr kritisch bedacht werden, daß damit nur die Aussage getroffen wurde „Hochhypnotisierbare können mehr Vorteile aus der Kopfschmerzbehandlung ziehen als andere“. Ob damit verbunden jedoch Strategien oder Fähigkeiten anzunehmen sind, bleibt offen. Ggf. ist die höhere Aufmerksamkeitseinengung wirksam.

Meist werden Einzelfälle beschrieben, so van Pelt (1975). Ansel (1977) suggeriert Handwärme und Stirnkühle. Zahlreiche Therapien mit Handwärme-Suggestionen sind erfolgreich (Graham, 1975). Die Hypnose-Suggestionen von Daniels (1976a) enthalten ebenfalls Handwärme; sie werden vom Tonband gegeben und erreichen die gleiche positive Wirkung wie die Anwesenheit des Therapeuten. Peter (1990) arbeitet fallbezogen erfolgreich mit Symptomsubstitution.

Aus dem Bereich der kognitiv-verhaltenstherapeutischen Methoden zeigen die Forschungsergebnisse, daß hier ebenfalls Ansätze in Kombination mit Hypnose möglich sind (Lacey & Lacey, 1970). Danach besteht bei Migränekranken eine Unausgewogenheit zwischen den drei Verhaltensebenen. Ziele sind hier, die Abweichungen bereits beim Auftreten festzustellen und Gegensteuerungen vorzunehmen.

25.21.2 Spannungskopfschmerz

Im Vordergrund steht die Empfindung des schmerzhaften Drucks im Hinterkopf (Ringgefühl), meist bilateral auftretend und als Dauerform; Begleiterscheinungen fehlen.

Streßfaktoren sind hier wesentlich, was lange angezweifelt wurde, da EMG-Ableitungen vom Musculus frontalis (Stirnmuskel) vorgenommen wurden. In den neueren Untersuchungen bestätigen die EMG-Aktivitäten des M. trapezius (bestimmter Rückenmuskel) die Streßhypothese deutlich (Bischoff & Traue, 1983). Die Untersuchungen von Gerber (1984) zeigen, daß derartige pathophysiologische Prozesse bereits in der Kindheit durch operantes bzw. klassisches Konditionieren bewirkt wurden.

Die medikamentöse Therapie kann Abhängigkeiten aufbauen. Psychotherapeutische Interventionen sollten sich auf die Streßproblematik beziehen und sinnvollerweise auch ein Biofeedback-Training mit EMG-Ableitungen des M. trapezius mit einbeziehen. Es wird sogar angenommen, daß die guten Ergebnisse bei EMG-Ableitungen des M. frontalis auf kognitive Bewertungsstrategien im Sinne der internalen Kontrolle des Verhaltens zurückzuführen sind (Holroyd & Penzien, 1983).

In der Literatur wird nicht immer differentialdiagnostisch eindeutig der Spannungskopfschmerz beschrieben; deshalb sind hier nur die Befunde dargestellt, die als solche in der Literatur erkannt werden konnten.

Carasso, Pedel, Kleinhauz und Yehuda (1985) vergleichen Hypnose-Gruppentherapie (autogenes Training) mit spezifischen Suggestionen und Einzeltherapie mit spezifischen Suggestionen. Die Gruppen zeigen bedeutsame Verbesserungen der Spannungskopfschmerzen. In der Studie von VanDyck, Zitman, Linssen und Spinhoven (1991) kann kein Unterschied zwischen autogenem Training und zukunftsorientierten Hypnosesuggestionen bei der Beeinflussung von Spannungskopfschmerz ermittelt werden. Harrison (1979) findet keine Erfolgsunterschiede zwischen Hypnose, EMG-Biofeedback (M. frontalis) und der Kombination beider Verfahren. Das Ausmaß der Suggestibilität scheint jedoch ein Prädiktor für die Erlangung der Kopfschmerz-Kontrolle zu sein.

In gleicher Weise werden bei 739 Patienten keine bedeutenden Unterschiede im Behandlungserfolg der Methoden Entspannung, Hypnose, autogenes Training, kognitiv-behaviorale Methoden, Biofeedback, mikroelektrische Therapie oder der Kombination dieser festgestellt (Reich, 1989).

In einem Fall von Depression und chronischem Spannungskopfschmerz sind Murphy, Tosi & Pariser (1989) mit Biofeedback (Hauttemperatur) und kognitiver Umstrukturierung erfolgreich.

Ritzman (1983) berichtet von einem Einzelfall, in dem eine Todeserfahrung Kopfschmerz bewirkte, der mit Hypnotherapie behandelt werden kann. Bei einer Liebesangelegenheit deckt Albert (1978) den Zusammenhang zu Kopfschmerzen auf und behandelt analytisch und mit Hypnose.

Wie aus den Grundlagenuntersuchungen deutlich wurde, sind Streßbewältigung und Methoden zum Erlangen der Eigenkontrolle des Verhaltens effektiv – Methoden, die mittels Hypnose gut angewendet werden könnten.

Insgesamt ist ebenfalls zu überprüfen, inwieweit die allgemein zur Schmerzbewältigung angewandten Hypnosemethoden im relevanten Einzelfall sinnvoll einzusetzen sind. Besonders die diagnostischen Methoden z.B. der Altersregression sollten dabei bedacht werden.

25.22 Abhängigkeiten

Generell sollte bei Abhängigkeiten die stets sehr komplexe Struktur von Verursachung und Aufrechterhaltung bedacht werden, so z.B. eine mögliche Realitätsflucht. In einem solchen Fall wird Hypnose eher kontraindiziert sein (vgl. Kap. 22 „Gefahren, Kontraindikationen und Grenzen“).

Bei der Anwendung der Hypnose sind wir mit zwei konträren Meinungen konfrontiert. Auf der einen Seite stehen diejenigen, die gerade bei Abhängigkeiten Hypnose nicht empfehlen (Weitzenhoffer, 1989b), ja weitere Abhängigkeiten von der Methode befürchten. Auf der anderen Seite diejenigen, die gerade in der Hypnose eine Möglichkeit sehen, nicht nur Probleme aufzuarbeiten, sondern den Abhängigen die Gefühle der Entspannung vermitteln können, die sie sonst nur mit ihrem Suchtmittel erlangen können (Fromm, 1979). Hypnose stellt eine Möglichkeit dar, bessere Selbstkontrolle in Bezug auf Stress und sozialen Druck zu gewinnen und sich auf neue Entfaltungsmöglichkeiten auszurichten (Miller, 1991).

25.22.1 Nikotinabhängigkeit

Die unterschiedlichen Theorien zur Verursachung und die Befunde über Auswirkungen des Rauchens werden als bekannt vorausgesetzt, ebenso die verschiedenen Behandlungsmethoden.

Hier finden sich die größten Untersuchungsgruppen, bei denen sehr unterschiedliche Methoden verglichen wurden, wie z.B. Einzel- und Gruppenmethoden, verhaltenstherapeutische Verfahren, Lang- und Kurzzeitbehandlungen etc. Vergleiche sind hier nur äußerst schwer möglich, da zahlreiche Variablen wie Therapeutenpersönlichkeit, Motivation und Konsum eine Rolle spielen, aber auch uneinheitliche Erfolgskriterien und Nachbehandlungen (Buchkremer, 1978, 1979). So sind auch in der Raucherbehandlung durch Hypnose die Erfolgsquoten sehr unterschiedlich und reichen von 4% bis 88% (Holroyd, 1980). Bei Sheehan und Surman (1982) bleiben nach eineinhalb Jahren nur 3% abstinent und fast 60% haben ihren Konsum um 40% herabgesetzt.

Wird die Effektivität von Hypnose verglichen mit Gesundheitserziehung und Verhaltensmodifikation, so ergeben sich bei diesen Gruppenbehandlungen keine signifikanten Unterschiede (Rabkin, Boyko, Shane & Kaufert, 1984). Der Vergleich von aversiven gegenüber positiv motivierenden Suggestionen erbringt keine Unterschiede (Smith, 1982; Fee, 1981), ebensowenig der zwischen Hypnose-Suggestionen und Entspannung. Lediglich die Hochsuggestiblen zeigen unter Hypnose bessere Erfolge als nur bei Entspannung (Schubert, 1979).

Vergleicht man verschiedene Hypnosebedingungen, so ist die persönlich durchgeführte Hypnose und Beratung signifikant erfolgreicher als die Vermittlung über Videoband oder in einer Entspannungssituation (Pederson, Scrimgeour & Lefcoe, 1979).

Bei der Gegenüberstellung von Gruppenhypnose und Einzelhypnose durch Cornwell, Burrows und McMurray (1981) ist die Gruppe mit 80% signifikant von der Baseline unterschieden und die Einzelsitzung mit 40% erfolgreich, während die Kontrollgruppe keine Veränderungen zeigt. Es besteht hier keine Korrelation zwischen Hypnotisierbarkeit und Erfolgskriterium. Letztere Befunde werden auch von z.B. Phelbs (1986), Stanton (1985), Sheehan und Surman (1982) bestätigt. Dagegen zeigt die Studie von Perry und Mullen (1975), daß die Hochhypnotisierbaren doch signifikant stärker das Rauchen reduzierten als die Geringhypnotisierbaren.

In gleicher Richtung sind die zahlreichen anderen Experimentalbefunde (z.B. Basker, 1985; Barabasz, Baer, Sheehan & Barabasz, 1986; Mott, 1979). Hier stellt sich die Frage, ob Hypnotisierbarkeit tatsächlich direkt den Erfolg beeinflußt - oder ob z.B. hier andere Erwartungshaltungen, Motivationsrichtungen vorliegen. Ggf. kann es sich auch um experimentelle Artefakte handeln, da nicht im Doopelblindversuch gearbeitet wurde. Holroyd (1991) kommt schließlich zu dem Ergebnis, daß keine seiner gemessenen Variablen (Hypnotisierbarkeit, Therapiedauer, Wunsch nach Abstinenz, Bedürfnis nach Zigaretten etc.) geeignet ist, den Therapieerfolg von Rauchern vorherzusagen. Bei diesen Betrachtungen von unterschiedlichen Korrelationen kommen Wester und Robinson (1991) aufgrund der Analyse ihrer eigenen Ergebnisse zu dem Schluß: „Eine Variable ist jedoch klar - falls eines Ihrer Kinder zu einem Hypnotherapeuten geht, um das Rauchen aufzugeben - und falls Sie ein Raucher waren, dann ist das statistisch signifikante Faktum, daß Sie wahrscheinlich tot sind.“ (S. 106).

Erwartungshaltungen, Gesundheitserziehung und Therapieerfolg

Wie sehr hier der Zeitgeist eine Rolle spielt, zeigen die Beobachtungen von Crasileck (1980). Als diese Behandlungen in den späten vierziger Jahren erfolgten, hatten Frauen allgemein nur eine geringe Motivation: Vier Jahre nach seinen Hypnosebehandlungen sind 70% der Männer geheilt, jedoch nur 20% der Frauen. Der gleiche Therapeut kann in den siebziger Jahren bei beiden eine Erfolgsquote von 79% bewirken.

Flatt (1984) behandelt einen Einzelfall in zwei Therapiesitzungen erfolgreich mit Hypnose und verdeckter Sensibilisierung (*covert sensitization*, s. Kap. 30 „Methoden der Verhaltenstherapie – unter Hypnose").

Berkowitz, Ross-Townsend und Kohberger (1979) erreichen mit der Einzelbehandlung nach sechs Monaten noch 25% Abstinenz.

Bei einer Erwachsenen mit sehr hohem Zigarettenkonsum waren bisherige Selbstkontrollversuche erfolglos gewesen. Die von mir durchgeführte verdeckte Sensibilisierung griff die Ablehnung der Patientin auf: Sie konnte den Geruch von Zigarettenkippen und Aschenbechern nicht ertragen. Entsprechend wurden der hochsuggestiblen Patientin in Hypnose Bilder vorgegeben, in denen sie den Geruch oder Geschmack von Zigarettenabfällen wahrnimmt, sobald sie eine Zigarettenpackung öffnet. Angeekelt wirft sie die Zigaretten weg und erlebt sofort angenehme Entspannung in einer herrlichen Ruheszene. Nach insgesamt zwei Hypnosesitzungen war sie für ein Jahr vollkommen abstinent.

Selbst bei einem tauben Raucher konnte über Lippenlesen Hypnose vermittelt werden, so daß die Quote von 60 auf 2 Zigaretten pro Tag absank (Gaston & Hutzell, 1976).

Erwähnenswert ist der Ansatz von A. Barabasz, Baer, Sheehan und M. Barabasz (1986), der sich auf die Annahme stützt, daß unter starker Restriktion der Umweltreize die Aufnahmefähigkeit für Hypnose-Suggestionen erhöht wird (A. Barabasz, 1982). Vorstudien von Best und Suedfeld (1982) weisen auf eine deutliche Tabakkonsum-Reduktion mittels dieser Methode hin. Die Untersuchung erfolgt an 307 Klienten und zeigt, daß die Gruppe, die unter Restriktion der Umweltreize (entsprechend isolierte Kammer) Hypnose erhielt, mit 47% Erfolg nach 19 Monaten die erfolgreichste war. Weitere Untersuchungen werden diese Tendenz bestätigen müssen, ebenso die Annahme, daß unter Reizeinschränkung die Hypnosereaktion verbessert ist. (Vgl. hierzu die ähnlichen Hinweise im Abschnitt „Trichotillomanie").

Spiegel (1976b) wendet eine Hypnosemethode an, bei der bereits eine Sitzung (45 Min.), kombiniert mit Selbsthypnose, wirkungsvoll ist. Nach der Hypnose-Induktion werden folgende Suggestionen wiederholt eingestreut:

- Für Ihren Körper ist Rauchen Gift. Sie sind aus einer Anzahl von Komponenten zusammengesetzt, von denen der Körper am wichtigsten ist. Rauchen ist nicht so sehr ein Gift für Sie, sondern für Ihren Körper.
- Sie können nicht ohne Ihren Körper leben. Ihr Körper ist eine wertvolle physikalische Einrichtung, durch die Sie Leben erfahren.
- In dem Ausmaß, wie Sie leben wollen, müssen Sie Ihrem Körper Respekt und Schutz geben. Das ist Ihr Anteil, die zerbrechliche und wertvolle Natur Ihres Körpers anzuerkennen; und gleichzeitig ist es Ihre Möglichkeit, Sie selbst als den Hüter Ihres Körpers zu sehen. Sie sind tatsächlich der Hüter Ihres Körpers. Wenn Sie diese Verpflichtung eingehen, Ihren Körper zu respektieren, dann haben Sie in sich selbst die Macht, daß Sie die letzte Zigarette geraucht hatten ... (Spiegel, 1976, S. 538).

Diese Methode hat mit einer einzigen Sitzung (in den folgenden Sitzungen Selbsthypnose) nach einem Zeitraum von 6 Monaten folgende Ergebnisse: von den insgesamt 44% rückgesendeten Antworten sind 44% abstinent, 44% haben stark reduziert und der Rest behält seinen Zigarettenkonsum bei. Spiegel (1976) folgert aus den Ergebnissen, daß jeder Raucher, der zur Aufgabe motiviert ist, sich diesem Verfahren unterziehen sollte.

Eliot (1988) verwendet ebenfalls eine Therapieform unter Hypnose mit nur einer Sitzung. Die Vorteile gegenüber dem allmählichen Abbau des Rauchens liegen in folgendem begründet:

- Am Anfang der Therapie ist die Motivation am höchsten.
- Erhebliche Kostenreduktion für den Patienten.
- Zeitersparnis für Patient und Therapeut. Dadurch kann ein Therapeut schneller die Behandlung neuer Patienten vornehmen.

Diese Methode ist so erfolgreich, daß auch nach einem Jahr noch 25% abstinent sind.

Auch andere Therapeuten sind in ähnlicher Weise mit einer einzigen Sitzung erfolgreich (Neufeld & Lynn, 1988; Wester & Robinson, 1991; Williams & Hall, 1988). Mit drei Sitzungen arbeitet Crasilneck (1990). Allen Vorgehensweisen ist ungefähr gemeinsam, daß sie Entspannung und zukünftige positive Selbsteinstellungen, besonders der Tabakabstinenz gegenüber, beinhalten.

Martin (1991) bedient sich im Sinne Ericksons der Utilisation positiver Einstellungen und der Progression zu dem Zeitraum, in dem bereits auf den Erfolg und frühere unangenehme (rauchende) Zeiten zurückgeblickt werden kann.

Der Literaturüberblick zeigt insgesamt, daß in Kombination mit Hypnose auch zahlreiche verhaltenstherapeutische Verfahren angewandt werden, so u.a. *covert sensitization* (Berkowitz et al., 1979) und Aversionstherapie mit positiver Verstärkung (Hershman, 1956).

Wirkfaktoren in der Raucherbehandlung

Die in der Literatur genannten Faktoren:

- Motivation des Patienten
- Therapeut-Patient-Beziehung
- Hypnotisierbarkeit
- Intensität und Umfang der Behandlung
- Individualität der Suggestionen (Agee, 1983; Stanton, 1978b)
- ichstärkende Suggestionen
- Einsetzen der Technik „roter Ballon“ (Stanton, 1978b; Darstellung der Methode s. Kap. 16 „Imaginative Verfahren“)
- Rückmeldung über die eigenen Beweggründe
- Therapieunterstützung durch Telefonkontakte
- Selbsthypnose (Nuland & Field, 1970)
- posthypnotische Suggestionen (fast alle Autoren)

25.22.2 Alkoholabhängigkeit

Die Theorien des Alkoholismus sind sehr uneinheitlich, ebenso die Behandlungsformen. Untersuchungen zu diesem Bereich haben stets sehr große methodische Differenzen und sind deshalb nur schwer miteinander zu vergleichen (Vogler & Revenstorf, 1978).

Ähnlich ist es bei den Therapieformen unter Hypnose. Hier wird ebenfalls stets ein ganzheitliches Konzept erforderlich sein, das auch die Bezugspersonen mit einbezieht.

Von den wenigen Experimentaluntersuchungen zur Wirksamkeit der Hypnose sind nur unterschiedliche Ergebnisse bekannt (Edwards, 1966; Wadden & Penrod, 1981).

Fachliteratur (vor allem neuere) aus dem Bereich der Hypnose liegt zu diesem Problem nur vereinzelt vor. Die Hypnose-Interventionen bedienen sich meist direkter Suggestionen, Getränke zurückzuweisen bzw. beinhalten meist Aversionstherapie und damit verbunden Selbstkontrollmechanismen (Kroger, 1942). Wolberg (1948) nimmt eine Symptomsubstitution vor, indem er die Suggestion gibt, daß beim Verlangen nach Alkohol der Genuß eines bestimmten Bonbons ebenfalls Entspannung bewirkt.

Wesentlich sind hier vor allem Selbstkontrollmethoden und Strategien zur Generalisierung der Erfolge (Katz, 1980).

Analog zur Aversionstherapie des Rauchens können hier ähnliche Suggestionen gegeben werden (Cautela, 1970a), die besonders die Folgewirkungen einbeziehen (Femster & Brown, 1963). In dem Katamnesezeitraum von drei Jahren traten hier keine Rückfälle auf. Naheliegend sind in der Behandlung der Alkoholabhängigkeit ebenfalls die bei der Raucherentwöhnung angegebenen (s.o.) Techniken wie z.B. Selbsthypnose, Selbstverstärkung, Zeitverzerrung und Problembewältigung durch die Therapie.

Bei derartigen Substitutions- oder Aversionstechniken besteht immer die Gefahr, daß das Kausalproblem nicht gelöst wurde und demzufolge Rückfälle wahrscheinlich sind.

Riebensahm (1990) geht indirekt vor; er nutzt die Ressource, daß die Klientin ihr Nägelkauen eigenständig beenden konnte. Weiter lernte sie, ihre Modell „Alkoholikerin" durch ein positives akzeptiertes zu ersetzen und ihre soziale Vereinsamung zu überwinden. In einem Katamnesezeitraum von dreizehn Monaten kann die Klientin angemessen mit Alhohol umgehen.

Stanton (1987b) ist bei seinen Einzelfällen mit zwei einstündigen Therapiesitzungen erfolgreich: es wird ein „geheimer Raum" aufgesucht (Garten, offener Kamin), der individuell entspannend ist. Dort wird mit unterschiedlichsten indirekteten und NLP-Methoden das Unterbewußtsein angesprochen, sich sicher zu fühlen und auf dieser Basis das Trinken aufgeben zu können.

25.22.3 Sonstige Abhängigkeiten

Bei der Psychotherapie von *Methadon-Abhängigen* wendet Manganiello (1984) zusätzlich zur üblichen Psychotherapie Hypnose (mit entsprechenden Suggestionen) an. Erreicht werden damit – im Vergleich zur Gruppe mit ausschließlicher Psychotherapie – signifikant weniger Entzugserscheinungen und mehr Besserungen. Im Nachuntersuchungszeitraum von sechs Monaten sind noch 94% „sauber".

In achtjähriger Klinikerfahrung mit *Drogenabhängigen* behandelt Collot (1988) 33 Patienten und ist bei 79% erfolgreich: Sie nehmen an einem Dreijahresprogramm teil, konsumieren keine Drogen mehr und schließen ihre Schulausbildung ab.

Ziel der Hypnosebehandlung ist, die psychische Abhängigkeit abzubauen und den Wiederaufbau der Persönlichkeit vorzunehmen. Durch die Behandlung werden auch die Konditionierungen abgebaut, die in bezug auf die Drogen bestehen und meist mit sozialen Faktoren verbunden sind.

Die *Barbiturat-Abhängigkeit* einer älteren Patientin kann durch Hypnose mit Entspannungs- und Schlaf-Suggestionen deutlich gemindert werden, indem die Schlafmitteleinnahme erheblich reduziert wird (Diment, 1981b).

Insgesamt gelten auch hier die bereits dargelegten und für Abhängigkeiten aufgezeigten Behandlungsmöglichkeiten unter Hypnose.

25.23 Dissoziative Störungen

Multiple Persönlichkeit

Bei der „multiplen Persönlichkeit" liegt eine Art Mehrfachpersönlichkeit vor. Angenommen wird die Existenz zweier oder mehrerer Persönlichkeiten innerhalb eines Individuums. Diese dominieren abwechselnd zu unterschiedlichen Zeiten, sind in sich komplexe Ganzheiten. Die eine Persönlichkeit hat dabei keine Kenntnis von der jeweils anderen.

Diese Diagnose ist in Deutschland kaum bekannt, in Amerika ebenfalls sehr selten (DSM-III); differentialdiagnostisch muß eine Abgrenzung gegenüber Borderline-Fällen und Schizophrenie getroffen werden.

In der sehr strittigen Diagnose kommt es teilweise zu phänomenologischen Überlapungen mit Zwangs-Gedanken und -Handlungen (Ross & Anderson, 1988). Auch bestehen bei den Multiplen Persönlichkeiten erstrangige Symptome der Schizophrenie nach Schneider, was die Diagnostik erschwert (Kluft, 1987a; Ross, Miller, Reagor, Bjornson & Fraser, 1990). Weiter ist bei diesem nicht immer eindeutigen Bild die Möglichkeit der Simulation und Dissimulation nur mit sehr differenzierten Diagnostikkenntnissen abzuwägen. Kluft (1987a) nennt hier allein zehn Unterscheidungsmerkmale, die jedoch viel Erfahrung voraussetzen. Trotz der Zunahme der Störung in den letzten Jahren (Fahy, 1988; Kluft, 1987c; Ross & Gahan, 1988) besteht nach einer Befragung von Therapeuten ein professioneller Skeptizismus, ob es die Multiple Persönlichkeit überhaupt gibt. So äußert sich Bowers (1991, S.172): „Wie wir bereits gesehen haben, haben die Anwälte der Multiplen Persönlichkeitsstörung in der Vergangenheit nicht gezögert, sich in den Mantel der Wissenschaft einzuhüllen, wenn sie Ansprüche über die Realität der Multiplen Persönlichkeitsstörung erhoben haben."

Hunter (1988a) stellt fest, daß über 90% der Patienten in der Kindheit körperlich, emotional oder sexuell mißbraucht worden waren. Die Verletzungen liegen so tief, daß der Patient niemandem vertraut; denn das Vertrauen gegenüber einer nahestehenden Person kann gefährlich sein.

In der historischen Schau hat sich wohl Antoine Despine (1880) erstmals mit der Hypnose- bzw. Magnetismusbehandlung der Multiplen Persönlichkeit der Frau Eselle L. befaßt (Fine, 1988).

Kline (1979) nimmt an, daß es sich hier um eine unbewußte Abwehr handelt, die verschiedene Ich-Zustände bewirkt. Es ist möglich, unter Hypnose Persönlichkeitselemente aufzurufen. Deshalb ist Hypnose bei der Diagnostik und Therapie der multiplen Persönlichkeit sehr hilfreich (Kline, 1984, Ross & Norton, 1989; Kluft, 1988a).

Klinisch-forensische Diagnostikprobleme

Diese Persönlichkeitsstörung wurde sehr bekannt durch die wissenschaftliche Kontroverse über den Los Angeles Hillside Strangler Kenneth Bianchi, einen jungen Mann, der 1977/78 mindestens zehn Morde begangen hatte. Unter Hypnose wurden bei ihm verschiedene Persönlichkeiten wachgerufen. Eine von ihnen hatte die Morde verübt, während die Grundpersönlichkeit davon in Unkenntnis blieb. Watkins (1984) untersuchte den Täter u.a. auch unter Hypnose und unterstützte die Diagnose „multiple Persönlichkeit", während Orne, Dinges und Orne (1984) aufgrund ihrer Beobachtungen (und ebenfalls mit Hypnose) zur Schlußfolgerung kommen, daß der Täter ein Soziopath ist, der geschickt die Symptomatik der multiplen Persönlichkeit simulieren konnte. Für Allison (1984) stellt sich hier die Problematik, daß in einem solchen Fall, bei dem der Angeklagte mit der Todesstrafe zu rechnen hat, Vergleichswerte aus seinem „früheren" Leben benutzt werden müßten, die jedoch nicht einzuholen sind.

Daraus mag deutlich werden, wie schwierig die Diagnose „multiple Persönlichkeit" einzugrenzen ist.

Gruenewald (1984) zieht eine Parallele zwischen multipler Persönlichkeit und Dissoziation in der Hypnose. Hier liegen Entsprechungen zur Neo-Dissoziationstheorie vor, nach der es ein unterteiltes Bewußtsein gibt. Zu bedenken ist jedoch, daß beide – Hypnose und multiple Persönlichkeit – auf unterschiedlichen Ebenen liegen.

Aufgrund der Beobachtungen von Bliss und Jeppsen (1985) ist anzunehmen, daß Patienten mit multipler Persönlichkeit erhöhte Suggestibilität aufweisen.

Kluft (1988a) arbeitet auf der Basis, daß die Fähigkeit der Dissoziation des Patienten für ihn nutzbar gemacht werden soll (Beahrs, 1982) und wendet erfolgreich Selbsthypnose an.

Auf dieser Basis werden besonders ideomotorische Handsignale empfohlen, durch die sich die Einzelpersönlichkeiten bemerkbar machen können (Fike, 1990).

Da schmerzhafte Gefühle und Erinnerungen aufgearbeitet werden müssen, sind langsame und fraktionierte Abreaktionen als Techniken zu empfehlen (Kluft, 1988b).

Ross (1984) berichtet von dem Fall einer jungen Frau, die Gedächtnisausfälle beklagt, die über mehrere Tage reichen. Unter Hypnose entdeckt der Therapeut, daß sie zwei unterschiedliche Identitäten aufweist, mit denen er sich „zu dritt" unterhalten kann. Hier hilft Hypnose zur Erstellung der genauen Diagnose. In ähnlichen klinischen Fällen ist Hypnose bei der Diagnosefindung hilfreich (Gruenewald, 1971b; Brassfield, 1983). Bei einem Kriminalfall kann ebenfalls unter Hypnose die multiple Persönlichkeit aufgedeckt werden (Ohberg, Haring & Marsh, 1982). Generell bietet Hypnose in der Diagnostik und Therapie den Vorteil, die Traumatisierungen aufzudecken, die zur Persönlichkeitsstörung der multiplen Persönlichkeit führten (Wilbur, 1984)

Winer (1978) behandelt eine junge Frau mit einer kurzen Hypnotherapie; die Therapeutin nimmt an, daß die Persönlichkeitsspaltung durch die Blockierung bedingt war, Ärger gegenüber wichtigen Bezugspersonen zu äußern. Kluft (1985) berichtet über eine Hypnosetherapie bei Kindern; allgemein war bei Kindern die Diagnose der multiplen Persönlichkeit bis 1979 bislang nicht gestellt worden.

25.24 Stressreaktionen und Verbrechenauswirkungen

25.24.1 Allgemeiner Streß

Streß (Druck, Belastung, Spannung) ist als Zustand des Organismus zu definieren, der durch das spezifische Syndrom der erhöhten Sympathikusaktivität und vermehrten Katecholaminausschüttung gegennzeinet ist. Als Folge entsteht das Anpassungssyndrom.

Es ist gekennzeichnet durch die Phasen

- *Alarmreaktion* (Schock, Blutdruckabfall)
- *Widerstandsstadium* (Zunahme von Entzündungsabwehr)
  Es können nun Anpassungskrankheiten wie gastrointestinale Geschwüre entstehen.
- *Erschöpfungsstadium*; tritt ein, wenn im Vorstadium keine Heilung stattfand.

Als Ursachen sind noxische physikalische, soziale und psychische Einflüsse festzustellen, die durch Kurz- oder Dauereinwirkung eine Homöostasestörung bewirken, die je nach Verursachung über den Hypothalamus oder das limbische System gesteuert wird. Bei der Auslösung sind sowohl einmalige Lebensereignisse (Tod, Pensionierung) als auch Dauerereignisse wie die kleinen Häßlichkeiten im Lebensalltag beteiligt. Dabei gibt es subjektive Unterschiede, wie die Ereignisse kognitiv eingeschätzt werden (primäre Einschätzung) und welche Bewältigungsstrategien verfügbar sind (sekundäre Einschätzungen; Lazarus, 1981).

Nach der Theorie von Dixon (1981a, 1981b) sind subliminale Wahrnehmungsprozesse wirksam, die in dem Langzeitgedächtnis Zugang finden und dort semantischen, strukturellen, emotionalen Einschätzungen unterliegen. Weiter wird hier auch die Wahrnehmungsabwehr wirksam. Dies bedeutet, daß zahlreiche unbewußte Prozesse ablaufen, die zu unterschiedlichsten Symptomen führen können. Der psychophysiologische Wirkmechanismus ist schmeatisch in Abb. 14.11 dargestellt.

Als Behandlungsmöglichkeiten sind neben den kausalen (Eheberatung, Selbstsicherheitstraining, Angstabbau) meist solche Methoden hilfreich, die wieder zu einer Homöostase führen, also Entspannungsverfahren wie progressive Muskelrelaxation, autogenes Training, Biofeedback, Meditation. Sie sind sowohl bei Erwachsenen als auch bei Kindern und Jugendlichen einsetzbar (Smith & Womack, 1987).

Neben den nachfolgend zitierten allgemeinen Streßbewältigungsprogrammen sollten die individuellen und kausal wirksamen nicht vergessen werden.

Soskis, Orne, Orne und Dinges (1989) lehren Selbsthypnose und bewirken körperliche Entspannung, geistige Erholung, Schlafverbesserung und Streßreduktion. Sie müssen jedoch feststellen, daß die Übungsfrequenz mit der Zeit deutlich abnimmt. Gründe sind meist Schwierigkeiten im Terminplan der Patienten.

Stanton hat sich mit dem Streß der unterschiedlichen Berufsgruppen auseinandergesetzt. Bei Highschool-Lehrern wendet Stanton (1989c) Suggestionen an, die aus der Rational-Emotiven Therapie (Ellis) entnommen sind, so vor allem, die sich auf irrationale Gedanken beziehen (Ellis & Grieger, 1977). Nach zehn bis zwölf Sitzungen hat die Experimental- und Kontrollgruppe eine deutliche selbst eingeschätzte Stressreduktion ($p < .001$; $p < .05$). Nach zwölf Monaten ist die

Hypnosegruppe der Kontrollgruppe jedoch weiterhin sehr deutlich ($p < .001$) in der Streßreduktion überlegen.

Bei 40 Krankenschwestern führt Stanton (1988b) ein Kurzprogramm von vier Sitzungen durch. Er verwendet: Körperliche Entspannung, mentale Ruhe, Entfernung des „Abfalls" (störender Gedanken, Zweifel, Ängste), Entfernung von Barrieren und letztlich Errichtung eines besonderen Ortes, an dem sich die Person ruhig und sanft fühlen kann. In der subjektiv eingeschätzten Streßstärke unterscheidet sich die Experimentalgruppe deutlich von der Kontrollgruppe ($p < .001$), die Streßreduktion ist erheblich ($p < .0001$) und bleibt auch nach neun Monaten in dieser Höhe. Bei einer Gruppe von 30 Sekretärinnen ist dieses Programm in gleicher Weise dauerhaft wirksam (Stanton, 1991) wie bei 40 Angestellten (Stanton, 1987a).

Mit RET-orientierten Suggestionen ist Stanton (1989d) ebenfalls bei Krankenschwestern (N=30) deutlich direkt nach der Behandlung ($p < .01$) als auch nach einem Jahr ($p < .01$) erfolgreich - obwohl die Behandlung nur zwei Sitzungen beanspruchte.

Letztlich sind im medizinischen Bereich Langzeiterkrankungen, bevorstehende Operationen und Notfallsituationen zu berücksichtigen, die aufgrund ihrer Konstellation deutlichen Streß bewirken. Dieser ist nicht nur allein auf psychischer Ebene zu beachten. Da durch Streß die Immunabwehr geschwächt ist, sollten hier im Sinne einer besseren Genesung entsprechende Therapieinterventionen zur Streßreduktion eingesetzt werden.

Folgende Gebiete sind z.B. zu berücksichtigen: Chirurgie und Anästhesie (s. 24.12), Hauterkrankungen (s. 24.6), Aids (24.14), Trauer (25.1.3) und Examensängste (25.9.4).

25.24.2 Posttraumatische Belastungsstörung

Nach einem psychisch traumatischen Ereignis, das im allgemeinen außerhalb der üblichen menschlichen Erfahrung liegt, kommt es zu charakteristischen Symptomen: Wiedererleben des Ereignisses, Erstarren der Reagibilität, Verminderung der Anteilnahme an der äußeren Welt, zahlreiche vegetative, dysphorische und kognitive Symptome. Angst und Depressionen, Amnesien sind häufig, impulsives Verhalten kann vorkommen. Mitunter können auch mehrere Monate nach dem Trauma noch Symptome entstehen. Angst- und Panikgefühle treten oft ohne scheinbaren Grund auf; möglicherweise wurden hier unterschwellig wahrgenomnmene, ehemals mit der Gefahr konditionierte Reize, aufgenommen und entsprechend verarbeitet.

Derartige Erfahrungen können sein: Vergewaltigung, Überfall, Militärgefecht, Erdbeben, Autounfälle, Brände, Folterung, Bombardierung.

Vor dem Vietnamkrieg war in der alten Fassung des DSM-II (APA, 1968) die posttraumatische Belastungsstörung nicht erwähnt und erscheint erst mit dem DSM-III (APA, 1980).

Im Vergleich von Multipler Persönlichkeit (s. 25.23) und Kriegsneurosen haben beide eine traumatische Äthiologie, jedoch nur bei dem klar nachweisbaren Stressor der Kriegsneurose würde die Diagnose der posttraumatischen Belastungsstörung zufallen.

Beziehungen zur Hypnose
Historisch reicht die Untersuchung der Problematik auf Janet (1986, 1989) zurück, der fast ähnliche Reaktionsweisen beschreibt, wie sie in der modernen DSM-III-Fassung zu finden sind (Van der Hart & Brown, 1991).

Phasen der posttraumatischen Belastungsstörung

Die Reaktionen auf die Krise verlaufen in einzeln Phasen und werden von Kingsbury (1988, S.82f) mit denen der Hypnoseinduktion (nach Erickson & Rossi, 1976) verglichen:

1. Aufmerksamkeitsfixierung
   Es erfolgen Taktiken wie Visualisierungen, Einengung auf z.B. Körperwahrnehmung, Gefühlserfahrungen.
2. Minderung des Bewußtseins
   Techniken sind: Konfusion, Schock, kognitives Überfrachten.
3. Unbewußte Suchprozesse
   Wiedererstellungsversuche, seine Erfah-

rungen zu ordnen, nachdem vorher Verteidigungsmechnismen versagten.
Die Stressoren führen hier zu einem veränderten Bewußtseinszustand, zur Dissoziation, ähnlich dem der hypnotischen Trance, falls sie nicht sogar damit identisch sind (Spiegel, 1986). Die posttraumatische Belastungsstörung kann evtl. als eine Art selbsthypnotischer Pathologie angesehen werden (Bliss, 1983).

Einige sehen die posttraumatische Belastungsstörung wie bereits Janet (1986) als Dissoziation an (Hilgard, 1977; Ludwig, 1983).

Angenommen wird auch die Wirkung zustandsabhängigen Lernens (Gerrien & Cechile, 1977), wie es auch in der Hypnose postuliert wird (Rossi, 1986). Die Hypnoseinterpretation kann ggf. auch bezüglich der Funktion der Hirnhemisphären gelten, da die Verarbeitung analoger Signale in der nichtdominanten Hemisphäre erfolgt, wie sie Hypnosebildern, Dissoziation und posttraumatischen Belastungsstörung entsprechen (z.B. Watzlawick, 1978).

Der Vergleich von Kriegsveteranen mit und ohne posttraumatischen Belastungsstörungen zeigt, daß Personen mit dieser Symptomatik erhöhte Hypnotisierbarkeit haben (Stutman & Bliss, 1985; Spiegel & Cardena, 1990; Spiegel, Hunt & Dondershine, 1988). Dies kann entweder daran liegen, daß das Trauma zu einer erhöhten Hypnotisierbarkeit führt, was der Stabilitätsannahme der Hypnotisierbarkeit widersprechen würde (s. Abschnitt 11.3.2); andererseits kann gerade die erhöhte Hypnotisierbarkeit zu diesem Störungsbild prädisponieren (Kingsbury, 1988).

Therapieschritte bei posttraumatischen Belastungsstörungen

Janets Stufenmodell der Behandlung scheint heute immer noch Gültigkeit zu haben (nach Van der Hart & Brown, 1991):

1. Stabilisierung
   Im Vordergrund steht Beruhigung (ggf. Hospitalisierung), Vereinfachung des Lebensstils und Behandlung der Symptome. Dann folgt eine Vorbereitung auf die Auflösung der traumatischen Erinnerungen.
2. Modifikation der traumatischen Erinnerungen
   Exploration, Aufdeckung und Modifikation der Erinnerungen, z.B. Neutralisierung.
3. Persönlichkeitsreintegration und Rehabilitation
   Beseitigung der bestehenden Symptomatologie, Rückfallvorsorge; Anregung zur Wiederaufnahme von Aktivitäten, Persönlichkeitsförderung, Wiedereingliederung in den verschiedenen Ebenen.

25.24.2.1 Opfer allgemein

Es wird aufgezeigt, daß bei unterschiedlichsten Verursachungen (Vergewaltigung, Gewaltanwendung, Unfall) stets eine Behandlung wie Desensibilisierung, Hypnose und psychodynamische Behandlung wesentlich wirkungsvoller sind als die Dinge unbehandelt auf sich beruhen zu lassen (Brom, Kleber & Defares, 1989).

Besondere Hypnosemethoden werden angewandt wie z.B.: Distanzierung durch Dissoziation, z.B. Betrachtung des traumatisierenden Szene wie in einem Fernsehfilm (Kingsburry, 1988), Affektbrücke (Smith, 1991), Selbsthypnose zur Aufarbeitung der traumatischen Erinnerungen (Spiegel & Cardena, 1990).

Young (1987) beschreibt einen Therapiefall von einem Mann, der im Krieg seinen Kameraden verlor, daraufhin patholgisch trauerte und nun als Auswirkung der posttraumatischen Belastungsstörung die Multiple Persönlichkeit als Person des Kameraden übernimmt, was mittels Hypnose aufgedeckt wird.

Bei einem sehr ungewöhnlichen Fall von posttraumatischer Belastungsstörung reagiert eine Frau auf plötzliche Geräusche stets mit einem markerschütternden Schrei.

Sie hatte nach einer Kopfverletzung einen Autounfall durch Reifenplatzen erfahren und leidet seitdem unter ständigen Kopfschmerzen. Mutter (1987) geht hier fast wie von Janet (s.o.) beschrieben vor und ist nach sechs Monaten erfolgreich.

Venn (1988) ist bei einem Mann, der in einem Unfall einen Fußgänger tötete, mit einer Kurztherapie erfolgreich, indem er die akuten Symptome (Angst, Schuldgefühle, Muskel- und Kinnverkrampfungen) bearbeitet. Hier könnte ein großes Aufgabenfeld liegen, bei akuten Stressreaktionen nach Verkehrunfällen sofort mit der Therapie zu beginnen.

Kutz, Garb & David (1988) sind aufgrund der Beobachtung von einzelnen Herzinfarktpatienten der Aufassung, daß auch hier durchaus häufiger die Diagnose der posttraumatischen Belastungsstörung zu stellen ist und entsprechende Behandlungen sinnvoll sind.

25.24.2.2 Vergewaltigungsopfer

Die zu der posttraumatischen Belastungsstörung hinzukommenden Sekundärschäden sind speziell bei Vergewaltigungsopfern: Schuldegfühle, Ablehnung und Ekel dem eigenen Körper gegenüber, Identitätsprobleme. Die teilweise unsensibel geführten polizeilichen und richterlichen Befragungen und deren Mitschuldvorwürfe wirken sich ebenfalls aus (Weis, 1982).

Bei Sexualübergriffen treten wahrscheinlich bereits während der Tat spontan Hypnosephänomene als Abwehr auf und werden dann Bestandteil der posttraumatischen Belastungsstörung (Spiegel, 1989). Therapeutisch wird hier ebenfalls wie von Janet empfohlen vorgegangen.

Analog zu dem o.g. Vorschlag, sollte sofort mit der polizeilichen und ärztlichen Hilfe unbedingt psychologisch-therapeutische Hilfe angeboten werden.

Ebert (1989) hat Erfahrung mit der Behandlung von 100 Verbrechensopfern. Er empfiehlt, hier keinesfalls Hypnose ohne unterstützende Psychotherapie anzuwenden, da sie ihr Trauma in einer therapeutischen Beziehung durcharbeiten müssen. Ein wesentlicher Grund für den Einsatz von Hypnose ist für ihn, daß die Opfer dadurch wieder das Gefühl der Eigenkontrolle erhalten, das besonders bei vergewaltigten Frauen verlorenging. Selbsthypnose kann ihnen wieder das Gefühl der Zuversicht und Macht geben.

Als in dem von Somer (1990) geschilderten Fall der Ehemann seine gerade vergewaltigte Frau trifft, ist er mit sich selbst zu sehr beschäftigt (er gerät in Zorn), um auf die Gefühle der Frau einzugehen und ihr dadurch beizustehen. Mit einer simultan durchgeführten Paar-Hypnotherapie wird erreicht, daß beide Partner ihre Gefühle und die damaligen Ereignisse aufarbeiten können.

Abschließend zu diesem Abschnitt sollen nicht jene Fälle unerwähnt sein, die im Vertrauen auf die Hilfe ihres Therapeuten (Arzt oder Psychotherapeut) deren Sexualopfer wurden. Darstellungen hierzu sind in Kap. 22.6 aufgeführt.

25.24.2.3 Kinder als Verbrechensopfer: Sexueller Mißbrauch, Vernachlässigung und Mißhandlung

„In der Bundesrepublik Deutschland werden jährlich 80.000-100.000 Kinder körperlich und seelisch mißhandelt und 150.000 sexuell mißbraucht. Über 600-1.000 Kinder werden im Jahr von ihren eigenen Eltern getötet" (Trube-Becker, 1987, S.7). In Nordamerika werden ca. 25% der Mädchen und 12% der Jungen als Opfer sexuellen Mißbrauches geschätzt (Finkelhor, 1979; Russell, 1983).

Obwohl wir hier mit einem weltweiten und sehr alten Problem zu tun haben, ist die Literatur darüber wenig umfangreich.

Folgen der Verbrechenseinwirkungen bei Kindern

Das Spektrum der Störungsmöglichkeiten ist hier extrem breit und meist auch mehrschichtig. Die wesentlichsten Probleme sind:

1. Entwicklungsverzögerungen
   Zu beobachten sind: Lernschwierigkeiten, Sprachverzögerungen, verzögerte

Motorkoordination (Hughes & DiBrezzo, 1987)

2. Körperliche Schäden
   Kurz- oder langfristig bestehende Körperschäden mit ihren körperlichen und seelischen Folgen wie:
   - Behinderungen
   - Entstellungen
   - Funktionsstörungen
3. Allgemeine psychische Störungen
   - Gehemmtheit, Schuldgefühle, Scham und Angst vor Strafe (Spiegel, 1989)
   - Kontaktstörungen
   - Motorische Unruhe als Folge der innerseelischen Spannungen
   - Psychosomatische Störungen wie Einnässen, Einkoten, Eßstörungen als typische Regressionssymptome
   - Erhöhtes Geltungsbedürfnis, Lügenhaftigkeit, Diebstahlneigung als Auswirkung des verletzten Urvertrauens (Trube-Becker, 1987).
4. Dissoziation
   Es treten Störungsbilder auf, die leicht mit Konzentrationsstörungen und Kontakthemmungen verwechselt werden können, jedoch als Dissoziation einzuordnen sind (Bruinsma, 1988):
   - *Depersonalisation*
     Entfremdung von der eigenen Person, Desinteresse am eigenen Wohlergehen.
   - *Amnesie*
     Das Tatgeschehen wird nicht erinnert.
   - *Tagträume*
     Es erfolgt ein Ausweichen in die Phantasiewelt.
   - *Tranceähnliches Verhalten*
     Es sind starke Aufmerksamkeitsprobleme zu beobachten, die sowohl in sozialen als auch in leistungsbezogenen Situationen auftreten.

Die hier festgestellte Dissoziation ist ein klinisches Phänomen und kein durch Hypnose hervorgerufener Prozeß. Sie ist ein Bewältigungsmechanismus, um durch die Abspaltung des Erlebten die Gegenwart besser ertragen zu können. (Malmo, 1991).

Die Hypnoseliteratur zur Therapie von Kindern als Opfer ist äußerst rar. Man wird hier in ähnlicher Weise wie bei Erwachsenen vorzugehen haben, jedoch wesentlich behutsamer indirekter und non-direktiver.

Rhue und Lynn (1991) bedienen sich des *Geschichtenerzählens*, einer von Despert und Potter (1936) beschriebenen Methode, die von Gardner (1977) erweitert wurde. Danach werden Kinder aufgefordert, kreative Geschichten zu erzählen, die dann analog zu den Traumproduktionen der Erwachsenen behandelt werden. Diese Methode ist sehr klienten-zentriert und permissiv.

25.25 Probleme alter Menschen

Bei Seniorbürgern treten zahlreiche seelische und körperliche Probleme auf, die viele in unserer Gesellschaft als gegeben und unreflektiert hinnehmen und dadurch die Isolation des alten Menschen vergrößern. Die Fachliteratur hierzu ist bislang relativ gering, die der Psychotherapie und Hypnose extrem selten.

25.25.1 Selbstsicherheit

Der ältere Mensch neigt zu größerer Ängstlichkeit, da seine körperlichen Fähigkeiten abnehmen; entsprechend neigt er wahrscheinlich mehr dazu, sich passiv zurückzuziehen. Gerade ältere Frauen sind oft einsam und sozial isoliert.

Rupp (1984) führt bei 83 Damen in Gruppen Selbstsicherheitstrainings durch und bewirkt bei ihnen deutliche ($p < .01$) Verbesserungen sozialer Kompetenzen gegenüber der Wartegruppe. Hier wurde sowohl dem Bedürfnis nach Selbstsicherheit, aber auch dem nach Gesprächen und Kontakten entsprochen.

Stanton (1990a) erreicht bei Senioren Selbstsicherheit durch die Arbeit mit Metaphern:

Die Wolke
Basierend auf der Anwendungsform von Hitchcock (1981) für exzessive Schüchternheit modifiziert Stanton die Metaper für Unsicherheit:

Der Patient soll sich eine Wolke vorstellen. In diese Wolke werden dann alle die Gründe gestellt, die zur Unsicherheit beitrugen. Es sind all jene Gründe, die unbewußte Programme sind, die das derzeitige unsichere Verhalten aufrecherhalten und somit gelöscht werden müssen.

Mit jedem Grund, der weiter in die Wolke kommt, wird die Wolke dunkler. Wenn sie dann schwarz ist, beginnt die Sonne zu scheinen und löst diese Wolke auf. Damit verbunden spürt der Patient die Wärme der Sonne; sie wärmt ihn auf und bewirkt damit Selbstsicherheit und Selbstvertrauen.

Der Schneeball
Diese Metapher greift auf Gibbons (1973) zurück.

Die Person befindet sich auf der Spitze eines großen schneebedeckten Berges und blickt hinab ins Tal. Obwohl die Person so weit wandern konnte, sind nun am Berghang zahlreiche Hindernisse und Barrieren. Sie stehen zwischen ihm und den Zielen, die er erreichen möchte. Die Person nimmt nun eine Hand voll Schnee, formt einen festen Schneebal und rollt ihn den Abhang hinunter. Dabei beobachtet sie, wie dieser Ball immer größer wird und als Lawine kraftvoll die Hindernisse beseitigt.

Die Pyramide
Hier bezieht sich Stanton (1990a) ebenfalls auf Gibbons (1973).

Die Person soll sich in altägyptische Zeiten versetzen und in eine Pyramide gehen. Dort entdeckt sie zahlreiche wertvolle Schätze, die ihr alle im Laufe der Jahre gestohlen worden waren. Diese Schätze werden von einer schwarzen Statue bewacht, die über einen Brillanten auf ihrer Stirn Macht ausübt und das Wegnehmen verhindert. Die Person erhält die Suggestion, daß sie wieder der Mensch wie früher werden kann und negative Neigungen ablegen kann. Sie kann es dadurch erreichen, daß sie der Statue den Brillanten von der Stirn nimmt. Darauf wird die Statue machtlos und zerfällt. Die Person ist nun frei und kann alles mitnehmen, um dann rauszugehen in die wärmende Sonne in das Alltagsleben.

25.25.2 Sexualität im Alter

Obwohl ein Großteil des Lebens von der Sexualität bestimmt wird, nimmt man an, daß ältere Menschen daran desinteressiert seien. Die Erregungs-, Erektions- und Lubrikationsphasen sind hier bestimmt länger, aber dennoch wünschen sich ältere Menschen auch Sexualkontakte, fühlen sich voneinander angezogen. Hier liegen wahrscheinlich viele Ängste und Unsicherheiten, die entsprechende Kontakte erschweren. Hunter (1990) sieht gerade in der Hypnose eine gute Hilfe für die Sexualität älterer Menschen, da hier die Phantasie eine bedeutende Rolle spielt. Entsprechend schlägt sie vor, z.B. Bilder zu nehmen, die mit den letzten positiven sexuellen Erfahrungen verbunden sind. Hier kann Entspannung und Imagination zur verbesserten sexuellen Begegnung beitragen.

25.25.3 Rehabilitation

Letztlich soll bei der Hypnoseanwendung auch an alterstypische Krankheiten gedacht werden. Hypnose kann hier angewandt werden, um über die Behinderung hinwegzukommen oder sie zu meistern (Coulton, 1984).

In diesem Altersbereich sind Hypnoseanwendungen in der Rehabilitation von Schlaganfall (Crasilneckk & Hall, 1975), Halbseitenlähmungen (Chappell, 1964) und Parkinson (Doshay, 1960; Wain, Amen,& Jabarri, 1990) bekannt.

Bei den Bewegungsstörungen von Hemiparetikern (Halbseitenschwäche, leichte Lähmung) kann man bewirken, daß sie während und nach Hypnose ihre Extremitäten besser benutzen können (Radil, Snydrova, Hacik, Pfeiffer & Votava, 1988).

Holroyd und Hill (1989) weisen aufgrund ihrer Fallbeobachtungen bei einer nach einem Schlaganfall halbseitig gelähmten 66 Jahre alten Patientin darauf hin, daß Hypnose im rehabilitativen Bereich sehr hilfreich ist, jedoch in der Wirkung nicht überschätzt werden sollte.

Entsprechende weitere Beispiele zur Anwendung der Hypnose sind in den Abschnitten 24.8.6 und 24.13 zu finden.

Kapitel 26

Hypnose in der Zahnheilkunde

> Ihr sollt wissen,
> daß die Wirkung des Willens
> ein großer Punkt ist
> in der Arznei.
>
> Paracelsus (1494–1541)
> Theophrastus Philippus Aureolus
> Bombastus von Hohenheim

In diesem Kapitel werden die zahnärztlich relevanten Problemstellungen angesprochen. Teilweise treten dabei Überschneidungen mit anderen Sachbereichen auf, wie z.B. Angstbehandlung, Schmerzbehandlung, Hämophilieprobleme. Da diese an anderer Stelle ausführlich dargestellt sind, erfolgen entsprechende Querverweise.

Anwendungsbereiche der Hypnose in der Zahnmedizin

1. Allgemeine Behandlungsvoraussetzungen
- Entspannung des Patienten
- Angstabbau und Motivierung des Patienten

2. Spezielle Behandlungsvoraussetzungen
- Relaxation der Gesichtsmuskeln
- Schmerzbewältigung
- Kontrolle von Blutungen
- Kontrolle von Herzsynkopen
- Kontrolle von Würganfällen
- Kontrolle des Speichelflusses

3. Allgemein therapeutischer Bereich
- Bequemlichkeit des Patienten während langer oder unangenehmer Eingriffe
- Amnesie unangenehmer Eingriffe

4. Operativer Bereich
- Analgesie, Anästhesie (Reduktion oder Ersatz für div. Medikamente)
- Blutungsreduktion (auch Behandlung Hämophiler)
- Nachbehandlung (postoperative Amnesie)

5. Problempatienten
- Kinder
- Kranke
- Oralaphten

6. Veränderung von Verhaltensgewohnheiten
- Zungenfehlstellungen
- Daumenlutschen
- Funktionsstörungen des stomatogenen Systems (z.B. Bruxismus; Funktionelle Myoarthropathien)

7. Gewöhnungskontrolle
- Prothesenanpassung und -unverträglichkeit
- Mundhygiene

Der Einsatz der Hypnose in der Zahnmedizin ist auf vielfältiger Ebene wirkungsvoll. Der französische Zahnarzt Oudet hat 1837 in Paris eine Zahnextraktion unter Hypnose vorgenommen und ist wahrscheinlich der historische Begründer dieses Anwendungsgebietes (Burk, 1986; Pond, 1989). Bis zum Beginn unseres Jahrhunderts wurden bereits eine Reihe von Fallberichten über den Einsatz der Hypnose bei Zahnextraktionen publiziert, vor allem in Frakreich, England, Österreich und Rußland (Gerschman, Reade & Burrows, 1980). In Deutschland war der Begründer der Berliner Zahnarzt Hummel (Schöbel, 1937). Kurz nach Gründung der großen Hypnoseverbände wurde das Verfahren als legitime Methode in der Medizin, Zahnheilkunde und Psychologie ausgewiesen, so 1955 von der British Medical Association und 1958 von der American Medical Association.

Der Vorteil der Hypnose liegt im therapeutischen, operativen und prophylaktischen Bereich, so daß allgemein die Behandlung erleichtert werden kann. Aber auch medizinische und psychologische Problemfälle können dadurch besser einer Behandlung unterzogen werden (Gall, 1982).

Die Anwendung der Hypnose in der Zahnmedizin erhielt bereits seit längerer Zeit den eigenen Terminus „Hypnodontologie“, die Literatur ist bislang jedoch noch nicht sehr umfangreich. Dies ist besonders verwunderlich, da z.B. in Schweden die Hälfte der Zahnärzte eine Hypnoseausbildung hat, in den USA ein Drittel (Schmierer & Kunzelmann, 1990). Möglicherweise kann es an der bislang wenig erfolgten Synthese von Theorie und Praxis liegen, da man in der Literatur die Probleme wahrscheinlich zu sehr von diesen beiden Extremen her betrachtet.

In ähnlicher Weise finden wir zahlreiche Artikel, in denen sehr grundsätzlich über die Anwendung der Hypnose in der Zahnmedizin berichtet wird, gewissermaßen immer noch Überzeugungsarbeit geleistet wird (Fourie, 1988; Golan, 1989b; Greenwald, 1989; Krause, Staats & Götzel, 1990; Rausch, 1989; Bourassa, 1990). Auf der anderen Seite liegen dann Fallberichte vor; an grundsätzlicher Forschungsarbeit auf dem Gebiet der Anwendung von Hypnose in der Zahnmedizin muß demnach noch einiges geleistet werden - wie die Literatur anzeigt. So fehlen noch einige experimentelle Arbeiten mit Kontroll- und Vergleichsgruppen; auch Vergleiche von Hypnotisierbarkeitsstärke und Wirksamkeit der Hypnose in den einzelnen Zahnmedizinbereichen sind kaum vorgenommen worden. Demnach ist dieses Gebiet bislang immer noch ein nahezu rein praxisorientiertes Tätigkeitsfeld geblieben. Die Gründe werden wahrscheinlich auch darin liegen, daß man hier sehr gut die vorhandenen Forschungsergebnisse (wie z.B. zur Schmerzbehandlung) problemlos adaptieren kann; zum anderen werden gerade bei der Hypnoseanwendung sehr leicht Anwendungsgebiete tangiert, die in den Bereich der Psychologie und Psychotherapie gehen (z.B. bei Angstproblemen), die ebenfalls recht gut erforscht wurden.

26.1 Allgemeine Behandlungsvoraussetzungen

Der Bereich von Mund und Gesicht ist von besonderer psychologischer Bedeutung, da hier die ersten Bedürfnisse befriedigt und ein Teil der Zärtlichkeiten ausgetauscht werden. Hinzu kommt der hohe Ausdrucksgehalt des Gesichtes, der bei der zahnärztlichen Intervention stark reduziert werden muß, in gleicher Weise wie die sprachliche Kommunikation. Durch die überstarke Nähe des Zahnarztes wird gleichzeitig eine kritische soziale Distanz durchbrochen, die den Patienten teilweise bedroht, was er sonst zu vermeiden versucht. Dann sind noch die starke Empfindlichkeit des Schleimhautbereiches, die ungewohnte Akustik des Knochenschalls und des Bohrers sowie die ungewohnte Körperhaltung, die den Patienten beunruhigen können. (Ingersoll, 1987).

Wie hoch derartige seelische Belastungen bei der Zahnabehandlung sind, verdeutlicht die in Tab. 26.1 zusammengefaßte Studie von Ingersoll, Ingersoll, McCutcheon und Seime (1979). Diese Ergebnisse werden durch eine Befragung

Tab. 26.1.: Probleme der Praxisführung von Zahnärzten
Befragung von 589 niedergelassenen amerikanischen Ärzten
(Kurzdarstellung nach Ingersoll, Ingersoll, McCutcheon Seime, 1979; In Ingersoll, 1989, S. 19)

Problem (%)	Häufigkeit des Problems (N=589)	Bedeutsamkeit des Problems
Angst	87,4	26,5
Nicht wahrgenommene oder abgesagte Termine, Unpünktlichkeit	76,0	30,9
Schlechte Motivation zur Mundhygiene	76,0	36,2
Nicht befolgte Behandlungsempfehlungen	74,4	17,7
Bezahlung der Honorare	72,3	31,9

von 1990 bestätigt, nach der 35% der Patienten Angstprobleme haben (Rudolfa, Kraft & Reilley, 1990).

Nicht zu unterschätzen ist auch die unter diesen allgemein belastenden Bedingungen vermehrte Ausschüttung von Streßhormonen; hierdurch werden einerseits weitere psychische Prozesse (z.B. Angst, psychogene Ohnmacht) hochgeregelt, aber auch physiologische Mechanismen wie Muskelverhärtung, Senkung der Schmerzschwelle, Verlängerung der Blutungsdauer (Schmierer & Kunzelmann, 1990).

Kleinhauz und Eli (1991) sind sogar der Ansicht, daß durch die zahnärztlichen Eingriffe Hilflosigkeit provoziert wird, die beim Patienten Widerstand als Mobilisierung der Abwehrmechanismen auslöst. Entsprechend empfehlen sie, möglichst *Selbstkontrollmethoden* einzusetzen, die dem Patienten seine Eigenkompetenz wiedergeben. Dies bedeutet, daß der Patient bei der Hypnose möglichst mit Induktionsformen Erfahrungen macht, die ihm diese Selbstkontrolle geben. Kleinhauz und Eli (1991) verwenden hierzu eine spezielle Induktionsmethode; ihre Besonderheit besteht darin, in hohem Maße auf die Autonomiewünsche des Patienten einzugehen.

26.1.1 Entspannung des Patienten

Nach diesen obigen kurzen Ausführungen über die psychologischen Aspekte der Heilkunde wird deutlich, daß der Zahnarzt bereits zu Beginn der Patientenkontakte auch die psychischen Befindlichkeiten der Patienten in seinen gesamten Untersuchungs- und Behandlungsplan einbeziehen muß.

Dies geht dann sinnvollerweise und konsequent so weit, daß bereits bei der Begrüßung der Händedruck als Einleitung der Hypnoseinduktion verwand wird (Schmierer & Kunzelmann, 1990; Schmierer, 1992).

Hypnose bietet hier die Möglichkeit, grundlegende Entspannung zu induzieren und auf dieser Ebene einerseits Angst nicht entstehen zu lassen oder vorhandene Ängste zumindest während dieser Zeit abzublocken.

Als Induktionsform ist die Augenfixation auf den oberen Lampenrand naheliegend, da durch die Aufwärtsbewegung des Augapfels die Ermüdung wesentlich schneller erfolgt.

Bei *Kindern* kann eine kleine Handpuppe die Instruktion übernehmen oder als Fixationspunkt wird ein mit Filzstift auf den Daumennagel gemaltes Gesicht benutzt.

Eventuell ist die Armlevitation angezeigt, da der Patient sein Entspannungsverhalten motorisch verifizieren kann. Meist werden allgemeine Entspannungssuggestionen benutzt wie z.B. grüne Wiese, sommerlicher Sandstrand etc.; es sollte jedoch nicht-suggestiv abgeklärt werden, ob diese Bilder individuell angenehm sind. Andernfalls können sie durch individuelle Instruktionen ersetzt werden.

Auch Suggestionen über ein Tonband können wirksam sein (Jacoby, 1960; Gerschman, Burrows & Reade, 1977), wie es aus dem Bereich der Chirurgie bekannt ist (s. Kap. 7 „Praxis der Hypnose-Induktion“, apparative Hilfen).

Die dann erfolgenden Berührungen sind durch Analgesie-Suggestionen zu reduzieren (s. Kap. 24 „Hypnose in der Medizin, Chirurgie“; und im vorliegenden Kapitel weiter unten). Die notwendigen Geräusche der Turbine sind durch negative Halluzinationen auszublenden, evtl. als Umformung in einen vertrauten und angstfreien Ton. Burk (1989) verwendet hier besondere Hintergrundmusik, die einerseits die Turbinengeräusche maskieren kann, andererseits entspannend und für die Hypnoseeinleitung förderlich ist. Durch Musik wird die Aufmerksamkeit eingefangen; assoziative Prozesse werden eingeleitet, die z.B. angenehme Erinnerung aktivieren (Migály, 1989; J. Hilgard, 1979). Der richtig ausgesuchte Musikrhythmus kann die Atmung beruhigen (Migály, 1991)

Am Ende der Behandlung ist möglicherweise ein posthypnotischer Auftrag zu empfehlen, der weitere Entspannung mit einschließt, nach Erfordernis auch Schmerzfreiheit.

Bei der reinen Indikation der Entspannung wird keine besonders tiefe Hypnose erforderlich. Hier treffen die Befunde von Katcher, Segal und Beck (1984) zu, nach denen die Betrachtung eines Aquariums vor dem Eingriff ähnliche Wirkung hat wie Hypnose, ein Poster dagegen weniger hilfreich ist.

26.1.2 Angstabbau und Motivierung des Patienten

Die Entstehung von entsprechenden Abwehrhaltungen und Ängsten läßt sich aus der o.g. Konstellation erklären. Dazu tragen dann Berichte anderer bei, deren verbales Modellverhalten und eigene Erfahrungen, evtl. im Sinne tiefgreifender Konditionierungen, die als Zahnarztphobie den Patienten die Konsultation vermeiden lassen. Zu den Erwartungshaltungen zählt auch die Angst vor noch größeren und unangenehmeren Prozeduren usw.

Auf dem Hintergrund dieser meist übereinstimmenden Genesen bieten sich behavioristische Erklärungsmodelle zur Genese und Aufrechterhaltung derartiger Ängste sofort an (Gerschman, Burrows & Reade, 1987; Gerschman, 1988; Forgione, 1988).

So können auftreten: Kontrollverlustängste, Klaustrophobie, Dentalphobie, Blutphobie, Angst vor Übelkeit, vor Spritzen etc.

In leichteren Fällen können reine Suggestionen der Angstfreiheit (in positiver Formulierung: „Entspannung“) hilfreich sein. Auch bietet sich die Möglichkeit der Altersregression an – hier weniger als Methode der Aufarbeitung eines kausalen Traumas, sondern zur Herstellung einer angstfreien und entspannten Szene, mit der der Patient umfassende Erfahrungen hat, um sie schnell abrufen zu können.

Grenzbereiche zur Psychotherapie

Generell können bei massiven Ängsten und Phobien lange Fallgeschichten mit einer sehr verzweigten Genese vorliegen, die durch reine Suggestionen der Angstfreiheit nicht zu beheben sind und einer Psychotherapie durch einen Fachmann der Nachbardisziplinen bedürfen.

Baker und Boaz (1983) erreichen in zwei Sitzungen durch Altersregression den Angstabbau; die Erinnerung an das Kindheitstrauma mit einem Zahnarzt wird dann durch eine nichttraumatische Erinnerung ersetzt.

Auch Golan (1971) ist in seinen Falldarstellungen sehr erfolgreich, ebenso Bar-Gil, Eli und Kleinhauz (1983), die bei einer Dentalphobie innerhalb einer Hypnosesitzung unter posthypnotischen Suggestionen eine Extraktion vornehmen, Amalgamfüllungen erstellen und Behandlungen am Wurzelkanal durchführen.

Tiefergreifende Ängste, die durch direkte oder indirekte Suggestionen (Kunzelmann & Dünninger, 1988) während der Konsultation nicht zu beeinflussen sind, bedürfen einer umfassenderen psychotherapeutischen Behandlung. So erfolgte bei einer Injektionsphobie eine umfassende Kombination von Verhaltenstherapie, Psychoanalyse und Hypnose (Kraft, 1984).

An dieser Stelle sind – auf der Ebene der Verhaltensmodifikation – Methoden wie Desensibilisierung, *flooding, modeling* oder kognitive Umstrukturierungen indiziert, je nach Lerngeschichte. Die *Systematische Desensibilisierung* wird häufig als die erfolgreichste Behandlungsform beschrieben - wahrscheinlich, weil sie meist ohne viel Vorbereitung und sofort angewandt werden kann (Forgione, 1988). Wird die Desensibilisierung im Behandlungsstuhl durchgeführt, so erfolgt dabei unterschwellig gleichzeitig eine *Habituation* an die unterschiedlichen angstauslösenden Stimuli wie: Beleuchtung, Geruch der Desinfektionsmittel und Medikamente, Sitzposition etc. (Schmierer & Kunzelmann, 1990). Differenzierte Darstellungen hierzu finden sich bei den jeweiligen Methoden (s. Kap. 30 „Methoden der Verhaltenstherapie – unter Hypnose“) und Symptomen.

26.2 Spezielle Behandlungsvoraussetzungen

26.2.1 Relaxation der Gesichtsmuskeln

Die Verspannung der Gesichtsmuskeln bedingt auch eine Anspannung im Mundbereich; sie ist gleichzeitig ein Indikator für die Angst des Patienten. Entsprechend kann bereits hier Hypnose grundlegende Entspannungshilfen geben.

Erinnert sei nochmals daran, wie wichtig die Gesamtentspannung für die zahlreichen psychophysiologischen Parameter der Behandlung sind (s.o.).

So kann eine Patientin aufgrund größerer Muskelspannungen ihren Mund nur sehr begrenzt öffnen. Durch ein zweiwöchiges Hypnose-Entspannungstraining gelingt ihr dann das Mundöffnen in normalem Umfang (Eli & Kleinhauz, 1985).

26.2.2 Schmerzbewältigung

Zur Kontrolle der auftretenden Schmerzen werden unterschiedlichste Techniken verwandt wie sie auch in der Medizin und Psychologie üblich sind (s. Kap. 24 und 25). Differenziertere Methoden sind später in Abschnitt. 26.4. zu finden.

26.2.3 Kontrolle von Blutungen

Die Reduktion von Blutungen hält das Operationsfeld frei und stellt für den Patienten eine geringere Belastung dar. Zusätzlich ist gerade bei Patienten mit Hämophilie nur auf diese Weise ein risikoarmer Eingriff möglich. Entsprechend erfolgreiche Hypnose-Interventionen bei derartigen Problemfällen sind in der Literatur ausreichend dokumentiert (Fredericks, 1967; Dubin & Shapiro, 1974).

Das Problem dieses Abschnitts wurde bereits in Kapitel 24 „Hypnose in der Medizin“ im Abschnitt 24.12 „Chirurgie“ ausführlich dargelegt, ebenso die Problematik der Hämophilie-Patienten.

26.2.4 Kontrolle von Herzsynkopen

Der kurzdauernde Bewußtseinsverlust (Synkopen) kann durch die orthostatischen Belastungen während der Behandlung, aber auch durch Hyperventilation und psychischen Streß bedingt sein. Die mehr liegende Position des Patienten schränkt diese Möglichkeiten weiter ein. Entsprechende Entspannungssuggestionen verhindern hier zu große Belastungen (Mason & Watts, 1959; Tinkler, 1966).

26.2.5 Kontrolle von Würgeanfällen

Das Würgen besteht als Reflex, der durch z.B. Berührungen ausgelöst wird. Bei der Behandlung kann überstarkes Würgen sehr hinderlich sein, zumal es den Patienten erheblich belastet. Aufgrund von Konditionierungen können sogar Berührungen der Lippen oder bereits Erwartungshaltungen (hier in Verbindung mit Streß und der erhöhten Reflexerregbarkeit) den Würgereflex auslösen.

Zu berücksichtigen ist auch, daß einige Patienten - vor allem Kinder - durch ihre Würgeanfälle den Eingriff verhindern wollen, also psychodynamisch oder lerntheoretisch begründete Vermeidungsverhaltensweisen vorliegen. Clarke und Persichetti (1988) schlagen hier bei einer Patientin konsequent Selbsthypnose vor, verbunden mit einer systematischen Desensibilisierung in vivo: Der Patient berührt sich mit einem Gegenstand (z.B. Kaffelöffel) im Mundraum und vergrößert zunehmend die Berührungsintensität und -dauer; dabei soll er sich die Behandlungssituation vorstellen. In ähnlicher Weise verfahren auch Schmierer und Kunzelmann (1990).

Da bei Auftreten von Würgereflexen der Patient meist sehr schnell ablenkbar ist, reichen einfache Ablenkungen wie z.B. die Instruktion, sich zu bewegen (Hand hochheben) oft aus; entsprechend müssen oft nur relativ einfache Suggestionen gegeben werden.

Hartland (1975) benutzt die Suggestion, daß der kritische Auslösebereich berührungsunempfindlich wird. Auch Suggestionen über die respiratorische Kontrolle (Moss, 1952) und allgemein direkte Suggestionen (Gerschman, Burrows & Fitzgerald, 1981) sind wirksam. Krol (1963) nimmt unter Hypnose eine Aufmerksamkeitsumlenkung vor, indem der Patient den Fuß heben soll.

Es können jedoch auch Konditionierungen vorliegen, die es aufzuheben gilt. So berichten Erickson, Hershman und Secter (1961) von einem Fall, der auf die spezifischen Suggestionen nicht reagiert; in der Altersregression wird deutlich, daß das Würgen in der Kindheit durch exzessive Gaben von Rizinusöl verursacht worden war. Als dem Patienten dann versichert wird, daß dieses Erlebnis längst vorbei ist, wirkt die Suggestion sofort. Das Würgen kann bei entsprechender Vorgeschichte eine erlernte Vermeidungsreaktion sein. Verhaltenstherapeutische Interventionen im Sinne einer Desensibilisierung in vivo wurden bereits von Wolpe und Lazarus (1966) vorgenommen.

Morse, Hancock und Cohen (1984) behandeln erfolgreich einen 70jährigen Patienten, bei dem der Würgereiz durch zahnärztliche Behandlung und Zahnprothesen bewirkt worden war. Als Methode wird die In-vivo-Desensibilisierung und eine Meditationshypnose benutzt.

Ament (1971) behandelt eine erwachsene Frau, die bei der Prothesenanpassung mit Würgen reagiert und entdeckt bei ihr durch Altersregression, daß sie als Waisenkind stets gezwungen wurde, Weizenmehl zu essen, was das Würgen verursachte. Mit einer Desensibilisierung invivo wird ihr geholfen: sie bekommt kleine Wachsstücke in den Mund, die langsam größer werden. Ihre Zahnprothese erhält sie dann mit Suggestionen der Zeitverzerrung und der Verbesserung. Wesentlich ist hier, daß die Patientin, die früher gezwungen worden war, selbst die Desensibilisierung vornimmt, um sich nun als aktiv-bewältigend zu erleben und wieder selbst Kontrolle über ihr Verhalten zu gewinnen (*internal locus of control*).

In einem Fall psychogener Prothesenunverträglichkeit wenden Dünninger und Kunzelmann (1987) direkte und indirekte Hypnosetechniken an und sind innerhalb weniger Sitzungen erfolgreich.

Eli und Kleinhauz (1985) benutzen mehr direkte Formen und setzen vorwiegend Entspannungsprogramme unter Hypnose ein.

26.2.6 Kontrolle des Speichelflusses (Ptyalismus)

Hier gibt es ebenfalls die Möglichkeit früherer Konditionierungen, die sich bei der Behandlung auswirken können.

Erickson et al. (1961) geben einfach die Instruktion „Sie speicheln zuviel, ich möchte, daß Sie das sein lassen." Darüber ist der Patient so erstaunt, daß er die Speichelproduktion sofort einstellt.

Direkte Suggestionen werden allgemein angewandt und sind wirkungsvoll (Marcuse, 1959; Tinkler, 1966). Weitzenhoffer (1957) benutzt die Suggestion, daß der Mund ganz austrocknet, wie in der Hitze, wenn man lange nichts zu trinken hatte.

Morse et al. (1981) vergleichen bei Zahnbehandlungen Hypnose, Lokalanästhesie und ein Stickstoff-Sauerstoff-Gemisch zur Anästhesie. Hypnose und Narkosegas zeigen gegenüber der

Lokalanästhesie signifikante Abnahme der Angst (im Fragebogen) und Zunahme des Speichels (Menge, pH-Wert, Proteinabnahme) als Zeichen der Entspannung. Demnach ist der Speichelfluß zwar störend, aber durchaus ein Indikator für Entspannung.

26.3 Allgemein therapeutischer Bereich

26.3.1 Bequemlichkeit des Patienten während langer oder unangenehmer Eingriffe

Für den Patienten bewirkt der lange Eingriff eine besondere Form von Streß, da er diese unangenehme Situation subjektiv als besonders lang erlebt. An dieser Stelle bieten sich einerseits sehr angenehme Entspannungssuggestionen an, aber auch die Methode der Zeitverzerrung (s. Kap. 15 „Phänomene der Hypnose"). Der Patient kann dadurch die Behandlungsdauer als extrem verkürzt und damit angenehmer erleben.

Positive Imaginationen

Da einige Patienten es nicht gewohnt sind, längere Zeit körperlich relativ passiv zu sein, kann ihnen die Suggestion von Körpererfahrungen die Zeit verkürzen, so z.B. die Wanderung im Gebirge oder Pool-Schwimmen im Urlaub etc.

Wie bei allen derartig unangenehmen Behandlungen sollte die Hypnose stets mit positiven Imaginationen beendet werden, da dann rückwirkend die gesamte Situation als positiver bewertet wird.

26.3.2 Amnesie unangenehmer Eingriffe

Gerade bei unangenehmen Eingriffen können Konditionierungen von Ängsten und negativen Erwartungshaltungen erfolgen. Entsprechend hilfreich sind dann Amnesie-Suggestionen, die entweder bestimmte Zeiträume der Hypnose oder die gesamten Dauer des Eingriffs nicht mehr erinnern lassen.

Suggestion zur Amnesie

„Sie sind ganz tief entspannt, angenehm ruhig ... (etc.) und Sie werden merken, daß all die Vorgänge, die Sie jetzt spüren und hören, für Sie uninteressant werden, ... vollkommen gleichgültig. Sowohl jetzt im Moment werden sie ganz weit weg sein und damit entfallen sie ... Aber auch später, nach der Entspannung werden Sie merken, daß Sie all diese Dinge vergessen haben; sie sind wie weggeblasen und bleiben auch weg. Anstatt dessen werden Sie sich nur an angenehme Bilder deutlich erinnern können ..."

26.4 Operativer Bereich

26.4.1 Analgesie, Anästhesie

Die Wirkung der Hypno-Anästhesie im Bereich der Zahnmedizin ist unumstritten (vgl. Kap. 15 „Phänomene der Hypnose"). So berichtet Pollack (1966) von einer Untersuchungsgruppe von 500 Patienten, die zur Zahnbehandlung Hypnose-Anästhesie erhielten. Auch werden kleinere und große operative Eingriffe, Extraktionen und Wurzelbehandlungen unter Hypnose dargestellt (Petrow, 1964; Gerschman, Rede & Burrows, 1980; Burk, 1986). Es ist anzuraten, die Anwendung von Hypnose oder eines chemischen Anästhetikums gemeinsam mit dem Patienten zu besprechen, um sich seiner Kooperation zu versichern.

Folgende Vorteile sind durch Hypnose oder eine Kombination von Hypnose und Lokalanästhetikum gegeben (die Systematik ist orientiert an Schmierer, 1986, S. 88).

Vorteile der alleinigen Hypnose-Anästhesie

- *Verringerung der Gewebeschädigung*
  Damit verbunden weniger Schmerzen, Vermeidung von Infiltraten.
- *Verbesserung der Wundheilung*
  Die Durchblutung der Kapillaren erfolgt wieder sofort nach dem Eingriff, wird also nicht künstlich unterbunden.
- *Nachwirkung der Spritze entfällt*
  Die für den Patienten unangenehmen Taubheitsgefühle, mangelnde Koordination der Mundmuskeln und eventuelle Benommenheit entfallen. Der Patient ist sofort wieder aktiv.

Vorteile der Kombination von Hypnose und Lokalanästhesie

- *Sicherheit für den Patienten*
  Der Patient hat nun die vollkommene Gewißheit, daß er keinen Schmerz mehr wahrnehmen wird. Er kann deshalb besser entspannen.
- *Verminderter Zeitaufwand*
  Die oft zeitaufwendige Induktionsphase, verbunden mit den Suggestionen zur Aufrechterhaltung der Hypnose, kann durch chemische Anästhesie verkürzt werden.
- *Reduktion der Menge des Lokalanästhetikums*
  Da sich die Wirkungen gegenseitig unterstützen, kann – laut Praxisberichten – das Lokalanästhetikum bis zu einem Viertel reduziert werden. Damit verbunden ist die Reduktion der obengenannten Nebenwirkungen.
- *Wechselwirkung der Methoden*
  Die Einleitung durch die chemische Lokalanästhesie kann einen Übergang zur Hypnose-Anästhesie begünstigen. Da der Körper nun genau vorgegeben bekam, wie er reagieren soll, ist eine Bahnung der nun einsetzenden psychologischen Anästhesie geschaffen. Respondente Lernprozesse setzen hier ein.

Indikationsstellung

- *Wunsch des Patienten*
  Oft wird die Methode der Hypnose vom Patienten selbst gewünscht. Durch seine positive Erwartungshaltung erhöht sich auch die Wahrscheinlichkeit des Gelingens. Das schließt jedoch nicht aus, daß – bedingt durch Kindheitstraumata oder sonstige Ängste und Vorurteile – Widerstände aufgebaut werden, abgesehen davon, daß nicht jeder gleichgut hypnotisierbar ist. Der Anteil der Personen, die eine vollkommene Hypno-Anästhesie erreichen, liegt bei ungefähr 10%, während in 30–75% (je nach Autor) durchaus noch gute Erfolge mit Hypnose zu erzielen sind (Marcuse, 1959; Tinkler, 1966).
- *Schwere des Eingriffs*
  Bei schwierigen Eingriffen ist die Kombination der Methoden vorzuziehen. Diese bietet dem Patienten maximale Sicherheit (Schmierer,1986).
- *Verfassung des Therapeuten*
  Hypnose-Interventionen sind sehr zeit- und energieaufwendig, so daß hier unterschiedliche Erwägungen über die Anwendung gemacht werden müssen. Nicht zuletzt spielt dabei auch die Frische des Therapeuten eine wesentliche Rolle, der immer noch überzeugende Suggestionen geben muß.

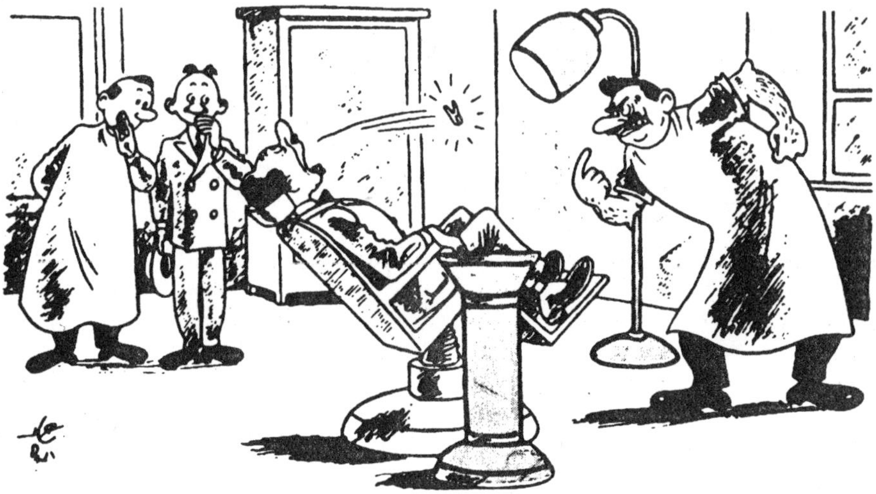

Abb. 26.1: Die erstaunlichen Wirkungen der Hypnose beim Zahnarzt
(aus Kunzelmann und Dünninger, 1987; Original vermutlich aus „Le Rire")

Eine der wenigen experimentellen Arbeiten zum vorliegenden Spezielgebiet zeigt auf, daß die hypnotische Anästhesie bedeutend ($p < 0.001$) wirkungsvoller ist als die Placebobedingung, wenn bei elektrischer Zahnwurzelreizung die Schmerzgefühle registriert werden (Sharav & Tal, 1989).

Gheorghiu und Orleanu (1982) berichten sehr anschaulich von einem Patienten mit einer Allergie, die eine chemische Anästhesie nicht zuläßt. Für den bevorstehenden umfangreichen zahnchirurgischen Eingriff zur Implantation erfolgt ein Hypnosetraining, das auch dem Angstabbau dient.

Der Patient wird während der Operation in einen dissoziativen Zustand versetzt, so daß er sich einerseits am Schwarzen Meer am Strand befindet (dort keinen Schmerz haben kann) und andererseits der unbedeutende Teil im Operationsstuhl liegt. Der Patient ist während der gesamten Operation voll ansprechbar und fällt durch seinen Humor auf, der dann fast in Euphorie übergeht.

Die chirurgischen Interventionen werden vom Patienten lediglich als Berührungen erlebt. Seine Blutungen sind deutlich reduziert, so daß er auf eigenen Wunsch die Klinik sofort verlassen kann. Die Heilung verläuft sehr gut.

Owens (1970) führt eine peridentale Kürettage (Auskratzung) vollkommen unter Hypnose-Analgesie durch. Seine Technik benutzt in der Imagination Schalter in einem Kontrollraum, die mit den vier Quadranten im Mundraum verbunden sind und entsprechend Schmerz ausschalten können. Der Patient ist auch in diesem Fall wieder aktiv beteiligt und übt eine Art Selbstkontrolle aus. Die posthypnotische Analgesie-Suggestion hält hier bis zu 24 Stunden an.

Kooperation

Wesentlich bei allen Hypnosebehandlungen von Schmerzproblemen ist die Kooperation des Patienten. Er kann durch vereinbarte oder ideomotorische Fingerzeichen (s. Kap. 7 „Praxis der Hypnose-Induktion") seine Wünsche oder Ängste signalisieren.

Teilweise können auch Placebos als Suggestionen wirken bzw. diese überzeugend vorbereiten.

So empfiehlt Burk (1986), die Anwendung einer Placebo-Spritze; hier wird mit einem Pellet ein Oberflächenanästhetikum aufgetragen, um an der „Einstichstelle" allein durch Druckberührung eine Injektion vorzutäuschen, die entsprechend eine Zeit wirken muß. Danach wird zur Überprüfung der Wirkung mit der Sondenspitze die Gingiva (Zahnfleisch) an der kontralateralen Seite eines nicht behandelten Zahnes so berührt, daß ein leichter Schmerz entsteht, den der Patient bestätigt. Daraufhin wird das zu behandelnde Gebiet – begleitet von entsprechenden suggestiven Kommentaren – mit der *runden* Sondenseite gedrückt, was für den Patienten ein verändertes Gefühl darstellt. Dies ist für ihn die Überprüfung der Injektionswirkung und er wird entsprechend schmerzfrei reagieren.

Zur Induktion bieten sich die unterschiedlichsten Verfahren an. Am besten sind die geeignet, die dem Patienten Gelegenheit geben, sein eigenes „verändertes Bewußtsein" und damit die Suggestionswirkung zu überprüfen, so z.B. motorisch durch Handlevitation oder kognitiv durch eine Zählmethode (langsam von 100 rückwärtszählen oder z.B. bei geraden Zahlen die Augen schließen und bei ungeraden öffnen; s. Kap. 13 „Zum Problem der hypnotischen Tiefe").

Die Suggestionen der Anästhesie bzw. Analgesie beinhalten die Verstärkung von Gefühlen der Taubheit, Gefühllosigkeit und Minderdurchblutung. Das typische Beispiel ist die *Handschuh-Anästhesie* (s. Kap. 15 „Phänomene der Hypnose"). Diese Suggestion kann in abgewandelter Form für jeden Körperbereich angewandt werden. Mitunter ist es auch sinnvoll, allein die Handschuh-Anästhesie herzustellen. Durch Konzentration auf diesen dann tauben Körperteil kann es zur Ablenkung und damit Analgesie des relevanten Bereiches kommen. Teilweise kann auch eine Umleitung vorgenommen werden, indem die anästhesierte Hand die relevante Stelle berührt und dabei die Taubheit überträgt. Hier reicht evtl. sogar nur die imaginierte Berührung aus (nähere Angaben siehe „Schmerz", Kap. 15 „Phänomene der Hypnose" und Kap. 24 „Hypnose in der Medizin").

Je nach Patient kann die Suggestion einer angenehmen Kühle hilfreich sein, doch im Bereich der Zahnmedizin kann diese Suggestion kritisch sein.

Das *Aufwachen aus der Hypnose geschieht* meist durch Zurücknehmen der vorher gegebenen Suggestionen, was im vorliegenden Fall nicht sinnvoll ist. Vielmehr erfolgen am Ende posthypnotische Suggestionen, dieses Gefühl der Schmerzfreiheit weiter beizubehalten. Das Beenden der Hypnose kann dann wie üblich durch Rückwärtszählen erfolgen, wobei auf eine gute Rückorientierung des Patienten zu achten ist.

Eventuell kann der Patient zwischenzeitlich Selbsthypnose erlernen, um bei der nächsten Behandlung noch mehr Eigenanteile einzubringen, bzw. ein Schmerzmanagement zu erwerben (Reindl, 1986).

26.4.2 Blutungsreduktion

Aus systematischen Gründen sei der Aspekt der Blutungsreduktion hier nochmals in Erinnerung gerufen; er wurde jedoch bereits in Abschnitt 26.2.3 kurz abgehandelt.

26.4.3 Nachbehandlung

Die Nachwirkungen einer Operation oder Zahnextraktion bestehen in Schmerzzuständen. Diese können durch posthypnotische Suggestionen und Selbsthypnose reduziert werden. Auch direkte postoperative Nachwirkungen wie Benommenheit (falls chemische Anästhetika benutzt werden) können durch posthypnotische Suggestionen im Sinne der Ich-Stärkung (Instruktion s. Kap. 17 „Imaginative Verfahren") abgebaut werden, da durch sie eine positive Erwartungshaltung bewirkt wird.

Die vorbeugenden Behandlungen zur Verhinderung eines postoperativen Schocks lassen sich in gleicher Weise in die posthypnotischen Suggestionen mit einbeziehen.

Die Heilungsverbesserung nach chirurgischen Eingriffen unter Hypno-Narkose wurde bereits in Kap. 24 „Hypnose in der Medizin", Abschnitt 24.12 „Chirurgie", besonders betont.

26.5 Problempatienten

26.5.1 Kinder

Kinder können durch ihre Verhaltensweisen wie Unruhe, Verweigerung etc. sehr problematisch sein, jedoch durch die spezifische Kommunikation in Hypnose und die damit verbundene Entspannung und Angstreduktion relativ gut kooperieren (Gall, 1982).

Zur Induktion bieten sich hier all jene Methoden an, die in Kapitel 18 „Hypnose bei Kindern und Jugendlichen" angeführt sind.

Äußerst originell sind die Vorgehensweisen von Schmierer und Kunzelmann (1990):
Daumenkino: Da Kinder gern Geschichten, Comics und Fernsehen konsumieren, dürfen sie eine Toncassette für den Walkman auswählen. Dabei hält dann der Therapeut seinen Daumennagel vor und läßt ihn nun als kleinen Fernsehschirm fungieren. Auf diesem Daumenfernseher erscheint dann ein Film. Verbunden mit entsprechenden Suggestionen dient dieser Film zur Ablenkung von den Schmerzen.
Handpuppen: Das Kind bekommt zwei unterschiedliche Handpuppen ausgehändigt und zieht sie an. Dabei hat die eine Puppe (rechte Hand, z.B. brauner Bär) die emotionalen und sensorischen Ereignisse zu erzählen, während die andere Puppe (linke Hand, z.B. weißer Bär) die rationale Aufgabe übernimmt, zu trösten und Bewältigungsstrategien vorzugeben. Der Arzt hat dabei die Aufgabe, die entsprechenden Ereignisse kontinuierlich zu kommentieren und erreicht dadurch eine Dissoziation.

26.5.2 Kranke

Von den theoretisch zahlreichen Erkrankungsmöglichkeiten sollen hier nur exemplarisch wenige in der Literatur belegte Problemfelder genannt sein.

Bei der *Chorea Huntington* treten überdauernde unkontrollierte Bewegungen auf, die von Kleinhauz, Eli und Rubinstein (1985) bei einer Patientin über mehrere Monate mit Hypnose-Entspannung und Selbsthypnose behandelt werden. Schließlich sind die Bewegungen so stark reduziert, daß die zahnärztliche Behandlung erfolgen kann. (Weiteres zu dieser Symptomatik siehe in Kap. 25 „Hypnose in der Psychologie, Psychotherapie und Psychiatrie".)

Sternlich und Wanderer (1963) berichten von psychotischen, institutionalisierten, geriatrischen Patienten, mongoloiden Kindern, bei denen Hypnosetechniken hilfreich zur Unterstützung der zahnärztlichen Behandlung waren. In solchen Fällen wird bestimmt stets die Zusammenarbeit mit den betreuenden Fachkollegen der Psychologie und Psychiatrie dringend angeraten sein.

26.5.3 Oralaphten

Aphten im Mundbereich sind sind sehr schmerzhafte und chronisch rezidivierende Defekte der Mundschleimhaut.

Kenne (1990) wendet bei seinen Patienten Hypnoseinterventionen zur Stabilisierung des Immunsystems nach Simonton, Simonton und Creighton (1978) an und erreicht eine Besserung der Aphten, kürzere Auftretensdauer und Schmerzreduktion bei eingen Patienten. Dies ist sicherlich eine Denkrichtung in der Therapie, die es lohnt, weiter verfolgt zu werden.

26.6 Veränderung von Verhaltensgewohnheiten

Unangemessene Verhaltensgewohnheiten können zu unangemessenen Zahnabnutzungen, Lokkerungen und Schmerzsyndromen führen. Die meist psychogenen Ursachen sind hier in besonderer Weise zu berücksichtigen.

26.6.1 Zungenfehlstellungen

Bei diesem wahrscheinlich zufallsbedingten Lernvorgang wird die Zunge zwischen die Zähne, an die Unterlippe oder den Gaumen gelegt, so daß unangemessenes Schluckverhalten besteht;

der Mund ist meist geöffnet, auch beim Kauen. Dadurch kann falsches Zahnwachstum begünstigt werden. Barret und van Dodenroth (zit. n. Gerschman et al., 1980) zeigten bei 24 Patienten, daß die bewußte Kontrolle nicht möglich ist, während Hypnosesuggestionen bereits nach 1–4 Sitzungen bei allen Personen hilfreich waren. Murry (1982) interpretiert das Verhalten als (infantilen) defensiven Mechanismus und deckt ihn mit Hypnotherapie auf. Von seinen 34 Patienten zeigen 97% das Verhalten dann nicht mehr.

26.6.2 Daumenlutschen

Durch intensives Daumenlutschen können Deformationen des Gaumens und damit Zahnstellungsanomalien bewirkt werden.

Das Daumenlutschen hat unterschiedliche Gründe, die einerseits als Lustbefriedigung im psychodynamischen Sinn, andererseits als eingeschliffenes Verhalten angesehen werden können. Da es sich um tiefgreifende emotionale Probleme handeln kann, empfiehlt bereits Wickham (1960), daß hier nicht der Zahnarzt mit Hypnose arbeiten, sondern ein Psychologe konsultiert werden sollte – es sei denn, der Zahnarzt weist eine entsprechende Ausbildung auf.

26.6.3 Funktionsstörungen des stomatogenen Systems

Auftretende Störungen unterschiedlichster psychischer Genese können zu Funktionsstörungen des Kausystems führen, so daß eine Bewegungsbeeinträchtigung der beim Kauen erforderlichen Koordinationen eintritt und somit u.a. unangemessene Abnutzungen oder Schmerzen auftreten. In neuerer Zeit weisen wenige Autoren auf die positiven Einsatzmöglichkeiten von Hypnose hin (Kunzelmann & Dünninger, 1987; Schmierer & Kunzelmann, 1990).

Bruxismus

Hier handelt es sich um eine nicht-funktionale Benutzung des Kausystems, also abnormes Knirschen und Mahlen mit den Zähnen, das sowohl tags, meist aber nachts auftritt. Als Folgeschäden sind Zahnabnutzungen, Abrasionen, Frakturen, chronische Dislokationen festzustellen, aber auch Muskelverspannungen, die zu Kopfschmerzen und Ohrenschmerzen führen, da schmerzhafte Spasmen in den betroffenen Muskeln mastoid, temporalis und fontalis auftreten (Solberg, Flint & Brantner, 1972).

Als Ursachen werden verschiedene Aspekte diskutiert: anatomische Faktoren wie z.B Zahnanomalien, neurologische Faktoren wie kortikale Veränderungen und psychologische Faktoren, so Überbelastung, Unterbelastung (Miltner, 1986) oder orale Aggressionen (Shapiro & Shannon, 1965). Diese psychologischen Diagnosen weisen darauf hin, daß eine bedeutende Anzahl der Bruxismuspatienten unter Streß stehen (Glaros & Rao, 1977). Deshalb ordnen einige Autoren den Bruxismus eindeutig als psychosomatische Störung ein (z.B. Somer, 1991).

Es gibt einige Falldarstellungen, in denen Hypnose hilfreich war (LaScola, 1968; Crasilneck & Hall, 1975). Somer (1991) arbeitet bei einem seit zwölf Jahren unter Bruxismus leidenden Patienten mit Altersregression und kann mit einer kognitiv-behavioralen Psychotherapie nun Vater-Kind-Probleme aufarbeiten, die zu seelischen Streß und damit Verspannungen führten.

Funktionelle Myoarthropathien

Unter diesem Sammelbegriff werden unterschiedlichste Symptome zusammengefaßt, die synonym verwand werden wie z.B. Schmerzdysfunktionssydrom oder englisch TMJ-Syndrom (=temporo-mandibular joint syndrome). Hier treten Schmerzen z.B. in Kiefergelenk, Ohr und Gesicht auf. Auch hier ist ein Anteil des Syndroms psychogen. Entsprechend verwendet Golan (1989a) psychisch stabilisierende Hypnosesuggestionen.

Die zahlreichen Fälle zeigen, daß gründliche und aufwendige psychodiagnostische und psychotherapeutische Arbeit zu verrichten ist, wie sie nur von Psychotherapeuten gleistet werden kann.

26.7 Gewöhnungskontrolle

26.7.1 Prothesenanpassung und -unverträglichkeit

Gerade die Anpassung von Prothesen erfordert vom Patienten ein hohes Maß an Kooperation.

Fremdheitsgefühl und Druck: Durch negative Halluzinationen, evtl. posthypnotische Analgesie kann hier Minderung geschaffen werden.

Verändertes Kauverhalten: Sowohl die Mechanik als auch die Selbstwahrnehmung des Kauverhaltens ist verändert, was neben anatomischen auch psychologische Probleme schaffen kann. Hier können positive Suggestionen der stetigen Verbesserung hilfreich sein.

Entstellungsproblematik: Je nach vorheriger Sanierung kann mit der Prothese eine starke Entstellungsproblematik verbunden sein; hinzu kommt eine deutliche Veränderung des Selbstbildes, verbunden mit der spürbaren Konfrontation von Unfalleinwirkungen oder Alterungsprozessen. So werden Fälle von Depression berichtet, die nach Einsetzen einer Prothese auftreten. An dieser Stelle sind Suggestionen der Ich-Stärkung (Hartland, 1975; s. Kap. 16 „Imaginative Verfahren") oder des idealisierten Selbstbildes (Susskind, 1976; s. Kap. 17) zu empfehlen, die besonders die zunehmende positive Perspektive aufzeigen. Dünninger und Kunzelmann (1987) benutzen bei ihrer Patientin in Hypnose eine Metapher und erreichen das Akzeptieren der Prothese.

26.7.2 Verbesserung der Mundhygiene

Wie bereits oben aus einer Befragung deutlich wurde (s. Tab. 26.1), steht die mangelnde Mundhygiene an dritter Stelle der Problembereiche von Zahnärzten (Ingersoll, Indersoll, McCutcheon und Seine, 1979).

Kelly, McKinty und Carr (1988) trainieren bei ihren Patienten Selbsthypnose, damit sie täglich Zahnseide zur Zustandsverbesserung ihres Zahnfleisches benutzen - und sie erreichen eine bedeutende Verbesserung ($p < 0.001$) - gemessen nach einem bestimmten diagnostischen Index - gegenüber der Kontrollgruppe.

Auf den Aspekt, mit Suggestionen prophylaktisch zu arbeiten, weisen Gardner und Hinton (1980) hin. Kinder können dadurch mehr motiviert werden, Mundhygiene zu betreiben. So zeigt die Studie von Neiburger (1976, 1978) zur Dentalprophylaxe, daß Kinder bei der Wachsuggestion (sinngemäß): „Es wird kitzeln und Spaß machen, daß man lachen muß" häufiger die Zähne putzen als Kinder ohne diese Motivierung.

Gerade bei kleineren Kindern wirken Modellpersonen und Suggestionen besonders schnell (s. Kap. 18).

Als Folgerung ergibt sich daraus, daß derartige Hypnoseinterventionen zum Standardprogramm in der Prophylaxe des Zahnarztes gehören sollten.

26.8 Grenzen und Kontraindikationen

Wie deutlich wurde, bietet die Hypnose ein breites Anwendungsfeld im zahnärztlichen Bereich.

Moss (1952) spricht deutlich eine Warnung aus, daß gerade im zahnärztlichen Bereich kein Mißbrauch betrieben werden sollte.

Der in Hypnose ausgebildete Zahnarzt verfügt zwar für seine Zwecke über all die Methoden, die für Hypnose typisch sind, wie Altersregression, Halluzination, Katalepsie etc. Zu schnell kann man versucht sein, sich körperlich zeigende Symptome wie Kopfschmerz oder Erbrechen mit Hypnose wegzusuggerieren, was ja technisch-methodisch möglich ist. Hier muß jedoch an psychische Verursachungen gedacht werden.

Der verantwortungsbewußte Facharzt für Zahnheilkunde sollte jedoch sein spezialisiertes Feld nicht verlassen und erkennen, daß seine Patienten emotionale Probleme aufweisen können, die von Psychodiagnostikern und Psychotherapeuten hohe Sorgfalt erfordern. Hier ist für ihn die Verantwortung gegeben, diese Grenzen zu erkennen und Überweisungen vorzunehmen.

Auf diesem Hintergrund sprechen auch andere Hypnoseexperten ihre Bedenken aus (z.B. Gershman, Reade und Burrows, 1980).

Da derartig viele psychosomatische Erkrankungen beim Zahnarzt vorgestellt werden, haben inzwischen namhafte Kliniken interdisziplinäre Teams etabliert, in denen z.B. Psychologen, Psychiater, Zahnärzte, Neurologen, Otolarynglogen, Dermatologe tätig sind. Beispiele dafür sind die „School of Dental Medicine of Tel Aviv University (Eli & Kleinhauz, 1985) und die Klinik in Melboune (Gerschman et al., 1980).

Kapitel 27

Hypnose im kriminologischen und forensischen Bereich

> Die stärkste Kraft reicht nicht
> an die Energie heran,
> mit der manch einer
> seine Schwächen verteidigt.
>
> Karl Kraus (1874–1936)

Das Kapitel befaßt sich mit der Möglichkeit, Hypnose für kriminelle Handlungen zu benutzen und mit der Anwendung von Hypnose im gerichtspsychologischen Bereich.

Diese Darstellungen dienen einerseits dazu, das gesamte Anwendungsgebiet der Hypnose und die damit verbundenen Problembereiche und wissenschaftlichen Fragestellungen kennenzulernen. Es kann hier jedoch nicht ein Gesamtabriß der umfassenden forensischen Hypnose gegeben werden, sondern vielmehr ein angemessener Überblick. Dieser hat andererseits auch den Zweck, die für Hypnose nahezu typischen Fragestellungen zu beleuchten. Hier besteht wieder eine sehr nahe Beziehung zum klinischen Gebrauch, der sich ebenfalls mit dem Problem des Mißbrauchs befaßt; in jeder umfangreichen Therapie stellt sich auch die im forensischen Bereich essentielle Frage der objektiven Stimmigkeit von Erinnerungsberichten unter Hypnose. Somit wird in diesem Kapitel auch der klinische Anwender wesentliche Informationen erhalten.

Bereiche der kriminologischen und forensischen Hypnose

1. *Krimineller Mißbrauch von Hypnose*
2. *Forensischer Bereich*
   a) Zeugenbefragung unter Hypnose
   b) Täterbefragung unter Hypnose
3. *Klinischer Bereich*
   a) Klinische Würdigung der Aussagen
   b) Therapeutische Interventionen

27.1 Krimineller Mißbrauch der Hypnose ?

Von jeher haben sich Laien und Wissenschaftler mit der Frage beschäftigt, inwiefern Hypnose dazu benutzt werden kann, kriminelle Handlungen zu begehen, d.h., ob jemand unter Hypnose dazu gebracht oder gezwungen werden kann, etwas zu tun, was er sonst nicht täte.

Vor der Erörterung dieser Fragestellung ergibt sich jedoch eine weitere grundsätzliche Frage.

27.1.1 Hypnose gegen den Willen einer Person?

Bei fast allen meinen Hypnose-Seminaren wird in der Einführungsphase die Frage gestellt, ob man gegen seinen Willen zu hypnotisieren sei. Der Laie (und vorurteilsbelastete Kursanfänger) stellt sich hier eine Machtkompetenz vor, mit

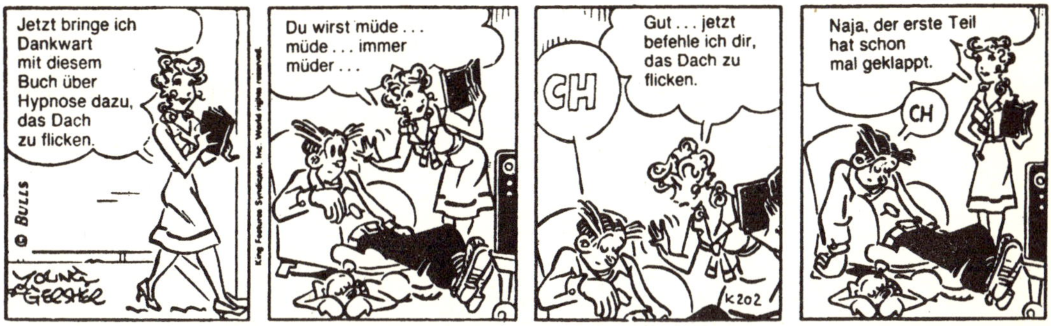
Jetzt bringe ich Dankwart mit diesem Buch über Hypnose dazu, das Dach zu flicken.
© BULLS
Du wirst müde ... müde ... immer müder ...
CH
Gut ... jetzt befehle ich dir, das Dach zu flicken.
Naja, der erste Teil hat schon mal geklappt.
CH

Abb. 27.1: Unter Hypnose kann niemand gezwungen werden, etwas zu tun, das er sonst nicht tun würde.

welcher der Therapeut (Hypnotiseur) auf eine andere Person einwirken kann.

Hypnose gegen den Willen der Person?

Es besteht die Befürchtung, der Hypnotiseur könne ohne die Zustimmung des Patienten/der Versuchsperson intime Informationen von diesem/dieser erfahren oder sie zu Handlungen veranlassen, denen sie sonst nicht zustimmen würde.

Diese Fragestellung hat Orne (1962) ausführlich untersucht und er stellt fest:

- niemand kann gegen seinen Willen hypnotisiert werden, auch nicht ohne sein Wissen.
- Die Hypnose-Intervention durch eine fremde Person ist erst recht nicht möglich.
- Wie in den früheren Kapiteln dieses Buches dargestellt, ist Hypnose ein Aspekt der Kommunikation, in dem beide Personen aktiv beteiligt sind.
- Ohne das Mitwirken des Patienten/der Versuchsperson kann keine Hypnose bewirkt werden.

Die Dokumentationen aus klinischen oder experimentellen Situationen legen diese Annahme der schnellen „Fremdbeeinflussung" nahe, da man hier Personen nach wenigen Instruktionen bereits in tiefer Entspannung beobachten kann, wobei sie „typische" Hypnoseverhaltensweisen (wie Armlevitation, Katalepsie etc.) produzieren. Mit Recht stellt Orne (1983) fest, daß durch die klinische oder die experimentelle Situation ein ganz spezifischer Kontext geschaffen wird, welcher die Person in eine bestimmte Erwartungshaltung bringt. Hier werden die antezedenten Variablen wie Motivation, Erwartungshaltung, Einstellung etc. wirksam (Barber, 1972; Barber, Spanos & Chaves, 1974; Barber & DeMoor, 1972). Sie wirken entweder durch die Situation selbst (Raum, Atmosphäre, Person des Therapeuten/Experimentators) oder werden vom Hypnotiseur entsprechend vorbereitet. So werden speziell in der Showhypnose diese Faktoren benutzt (Beleuchtung, Musik, Kleidung des Showmans) und durch geschickt gestaffelte Selektionsprinzipien gelangt der Hypnotiseur zu den Personen, die mit großer Wahrscheinlichkeit im Sinne der Show kooperieren werden (s. Kap. 23 „Bühnen- und Showhypnose").

Ausnutzung von Beziehungsverhältnissen

Was also wie die übersinnliche Macht eines Menschen aussieht, ist das geschickte Beobachten und Ausnutzen der Reaktionsweisen, d.h. minimale Kooperationen werden genutzt und ausgebaut.

Derartige Beeinflussungen sind jedoch ohne Hypnose in gleicher Weise wirksam,

da allein die Situation an sich (Therapie, Show) den agierenden Therapeuten bzw. Showman mit einem besonderen Status belegt. Gerade der soziale Erwartungsdruck auf der Bühne oder vor der Kamera läßt die Personen oft unerwartete Verhaltensweisen produzieren, wie aus Fernsehsendungen (ohne Hypnose) oft genug zu ersehen ist.
Wie eingangs erwähnt, gilt die Feststellung, daß man ohne seinen Willen nicht zu hypnotisieren ist, primär für fremde Beeinflusser, denn für die Induktion der Hypnose ist Kooperation und somit auch ein minimales soziales Beziehungsverhältnis erforderlich. Für bekannte Personen gilt jedoch ähnliches – nur ist hier die Grenze eventuell fließender zwischen dem, was die Versuchsperson ohnehin an Beziehung und somit Kooperation einbringt – und dem, was durch Hypnose „machbar" sein könnte. Orne (1983) weist auch in diesem Fall darauf hin, daß Hypnose nicht möglich ist, wenn die Versuchsperson dies absolut nicht will.

27.1.2 Kriminelle Handlungen unter Hypnose möglich?

Mit dem Problem der Beeinflußbarkeit verbindet sich die Fragestellung der kriminellen Ausnutzung durch Hypnose. Zahlreiche Comics und Krimis haben hier geholfen, diesbezügliche Vorurteile aufzubauen.

Entsprechende Gerichtsbeispiele lassen diese Frage sehr berechtigt entstehen.

Kriminelle Anwendungsmöglichkeit

Diese Frage teilt sich in zwei Bereiche auf:
1. Mißbrauch einer Person unter Hypnose
2. Veranlassung einer kriminellen Handlung unter Hypnose

Diese Bereiche sind bereits aus der Gründungszeit der modernen Hypnose bekannt.

27.1.2.1 Historische Berichte

Dem Bericht von Benjamin Franklin über die Wirkungen des Magnetismus des F.A. Mesmer von 1784 folgte ein geheimer Passus an den König von Frankreich, in dem darauf hingewiesen wurde, daß eine Frau unter Hypnose leicht sexuell mißbraucht werden könne. Nicht zuletzt stellt Cloquet (1829) in der Zeitschrift Lancet (S. 384) fest, daß bei weiblichen Patienten die Folge des Magnetisierens mitunter Schwangerschaft sei, was das Magnetisieren sehr beliebt machte.

Hier standen sich die beiden Schulrichtungen wieder konträr gegenüber. Während die Schule der Salpêtrière (Charcot, Janet et al.) sich gegen die Möglichkeit der Willensbeeinflussung unter Hypnose aussprach, war die Schule von Nancy (Liébeault, Beaunis u. a.) durchaus entgegengesetzter Meinung (Laurence & Perry, 1983). Um die Beeinflussung und Schädigung durch Hypnose wissenschaftlich zu überprüfen, führte man damals an der Universität von Utrecht aus ethischen Gründen Experimente an Hühnern durch. Nach drei Wochen kontinuierlicher Hypnose war eines der sechs Hühner halbseitig gelähmt.

Bekannt ist der Fall eines Wander-Dentisten, der angeklagt worden war, eine zwanzigjährige Frau unter Hypnose sexuell belästigt zu haben. In Anwesenheit ihrer Mutter explorierte er ihre Sexualeinstellung; als die Mutter eingeschlafen war, führte er seine „Untersuchungen" am Unterleib durch und hatte auf diese Weise an drei unterschiedlichen „Behandlungstagen" Geschlechtsverkehr bewirkt (Morand, 1889). Die Medizinexperten stellten bei der Geschädigten Hysterie fest und bewiesen, daß der „Dentist" eine Analgesie der Labien bewirkt hatte, die sie während der forensischen Untersuchungen ohne Hypnose ebenfalls erzeugen und sogar Nadeln in die schmerzunempfindlichen Labien stecken konnten. Da die Experten feststellten, daß der Dentist eine Hypnose-Induktionstechnik verwandt hatte, wurde er zu zehn Jahren Zwangsarbeit verurteilt.

In den Vereinigten Staaten von Amerika lag 1878 ebenfalls ein Fall vor Gericht an, bei dem eine Frau unter Hypnose vergewaltigt worden war. Das Gericht entschied, daß Hypnose an sich nicht gewaltsam sei und somit keine Vergewaltigung, sondern sexuelle Belästigung vorlag (Laurence & Perry, 1983).

Diese Problematik zieht sich durch die gesamte Geschichte der Hypnose. Fälle aus der Gegenwart folgen weiter unten.

Die frühe Forschung befaßte sich auch experimentell mit der Frage, ob jemand unter Hypnose zu einer kriminellen Handlung veranlaßt werden kann. Beide französische Schulrichtungen führten zahlreiche Experimente durch. Man ließ die hypnotisierten Versuchspersonen mit Papierdolchen Anschläge verüben, Gift verabreichen, stehlen etc. – und die Versuchspersonen führten die Handlungen aus. Nach Beendigung der Hypnose waren sich die Versuchspersonen ihrer Situation bewußt und bezeichneten den Versuchsleiter als den Verursacher. Bei näherer Exploration teilten sie sogar mit, daß sie um die Ungefährlichkeit ihres Auftrages gewußt hatten (Janet, 1889). Auch andere historisch bedeutende Hypnosefachleute wie Bramwell (1896) und Delboeuf (1896) bestätigen diese Ergebnisse.

Es werden einige Kriminalfälle beschrieben, bei denen die Täter behaupteten, unter dem Einfluß von Hypnose den Mord begangen zu haben. Hier war man, angeregt durch die Experten, von seiten des Gerichts der Auffassung, daß die Wirkung von Hypnose entweder nur als Schutzbehauptung vorgeschoben worden war oder daß die tatsächlich hypnotisierten Täter durchaus partiell für ihre Tat verantwortlich waren, wobei Hypnose nur eine untergeordnete Rolle spielte.

27.1.2.2 Experimentelle Befunde

In der Neuzeit befaßten sich weiterhin sehr viele experimentelle Erhebungen mit der Frage nach der Bewirkung eines Verbrechens unter Hypnose. So ließ man die hypnotisierten Versuchspersonen z.B. mit bloßer Hand in Klapperschlangenkäfige fassen, stehlen etc, was sie vor der Hypnose nicht getan hätten (Rowland, 1939; Young, 1952). Da die beiden Versuchspersonen sich den Anweisungen gemäß verhielten, replizierten Orne und Evans (1965) diese Versuche. Man benutzte je sechs hochsuggestible Versuchspersonen unter Hypnose und sechs simulierende Versuchspersonen. Die Versuchspersonen beider Gruppen führten die kriminellen Instruktionen aus, z.B. Säure ins Gesicht des Versuchsleiters zu schütten. Abgesehen davon, daß die Versuchspersonen eventuell erkennen konnten, daß der Versuchsleiter durch Glas geschützt war, reagierten weitere Versuchspersonen in identischer Weise, wie sich zeigte, in Abhängigkeit vom sozialen Druck, der auf sie ausgeübt worden war. Hier liegt eine Parallele zu den von Milgram (1965) durchgeführten Experimenten vor. Er veranlaßte seine Versuchspersonen, anderen (simulierenden) Versuchspersonen erhebliche Stromstöße zu verabreichen. Diese Stromstöße wurden in Abhängigkeit von dem auf sie ausgeübten zunehmenden sozialen Druck immer stärker dosiert.

Bereitschaft zu kriminellen Handlungen

- Die Experimente zeigen, daß wir generell dazu in der Lage sind, kriminelle Handlungen zu begehen, wenn der auf uns ausgeübte soziale Druck nur groß genug ist – ganz unabhängig von möglichen Hypnose-Interventionen.
- Weiter beinhaltet dies, daß nicht allein die Instruktion (hier: Suggestion) maßgeblich ist, sondern der Gesamtrahmen, innerhalb dessen eine derartige Kommunikation erfolgt.
- Da es sich hierbei um ein äußerst komplexes Sozialgefüge handelt, ist es nur sehr schwer, entsprechende Vorhersagen aus derartigen Kontextinformationen zu treffen (Orne, 1983).
- Es gibt zwar eine Reihe früherer Experimente, in denen unter Hypnose die Versuchspersonen zu antisozialen Handlungen gebracht werden konnten (stehlen, etc.), sie können jedoch alle auf den „Anforderungscharakter der experimentellen Situation" (Orne, 1959) zurückgeführt werden. Wells (1946) nennt es „Erwartungshaltung", was analog zur Beschreibung Ornes ungefähr den antezedenten Variablen Barbers entspricht.
- Das Wissen um eine spezifische Situation beeinflußt somit das Verhalten der Person.

- Die neueren Experimente (Levitt, Baker & Fish, 1990) zeigen, daß Hochhypnotisierbare zwar mehr im Sinne des „klassischen" Suggestionseffektes reagieren, da für sie die Suggestionen Realität sind. Dagegen reagiert der Großteil der Versuchspersonen nicht zwangsläufig auf Anweisungen.

Soziale Beziehungsaspekte zwischen Hypnotiseur und Versuchsperson sind wesentliche Bestimmungsfaktoren: je sympathischer der Hypnotiseur erlebt wird, um so größer wird sein Einfluß auf die hypnotisierte Person sein.

Orne (1983) weist in diesem Kontext darauf hin, daß es auf diesem Hintergrund nicht auszuschließen ist, jemandem eine falsche Situation vorzugeben, in der er dann situationsgemäß ein antisoziales Verhalten begehen kann, wie ja Milgram darlegte.

27.1.2.3 Hypnose als erleichternder Faktor?

Viele soziale Situationen können begünstigend für die Ausübung krimineller bzw. unsozialer Verhaltensweisen sein. So kann eine therapeutische Beziehung sehr eng werden und zu sexuellen Annäherungen führen. Hier wird die Therapiesituation mißbraucht, um die Patientin zu verführen. In gleicher Weise kann Hypnose zu einer engeren Beziehung führen und analoges Verhalten des Therapeuten auslösen. Dabei ist die menschlich sehr nahe und unreflektierte Situation ausschlaggebend und nicht Hypnose per se.

In ähnlicher Weise gibt es Bedingungen, die die Bereitschaft zu unsozialen Verhaltensweisen erhöhen. Der Genuß von Alkohol läßt soziale Hemmungen abbauen und führt so zu überraschenden Reaktionen. Gleichzeitig können Wirkungen des Gruppendrucks in ähnlicher Weise Negativfolgen haben, wie die Massenausschreitungen bei Fußballveranstaltungen zeigen. Hypnose stellt eine vergleichbare Bedingung dar, unter welcher derartige Handlungen nicht auszuschließen sind.

Zu bedenken ist bei diesen Reaktionsmöglichkeiten: „Die kognitive Legitimation durch die Worte ‚Ich bin betrunken' ist ... viel wichtiger als die pharmakologische Reaktion" (Orne, 1983, S. 27). In gleicher Weise kann die Wirkung von Hypnose von einer Person als nachträglicher Vorwand und Rechtfertigung für ihr nicht zu billigendes Verhalten gebraucht werden.

Durch Hypnose können Wahrnehmungsveränderungen (Halluzinationen) und Bewertungsverzerrungen bewirkt werden, was nahelegen könnte, diese Phänomene für kriminelle Handlungen der Versuchsperson nutzbar zu machen. Aufgrund der vorliegenden Beobachtungen schließt Orne (1983) diese Möglichkeit ebenfalls aus, da die durch Hypnose beeinflußten Verarbeitungen nie vollkommen verändert sind. Er zitiert hier ein Beispiel von Janet (1889): Bei einer Demonstration vor Richtern und Beamten übt die hypnotisierte Versuchsperson zahlreiche Verbrechen aus (mit Gummidolch und „vergiftetem" Pulverzukker). Als die Versuchsperson sich jedoch zum Schluß entkleiden soll, bricht sie die Hypnose ab und erwacht ob der peinlichen Aufforderung.

Der soziale Kontext ist sehr wesentlich

In jeder Therapie entwickelt sich eine intensive Beziehung und Wechselwirkung. Hier wird deutlich, „daß der gute Hypnotiseur sich durch seine außergewöhnliche Empfindlichkeit auf subtile Hinweisreize seitens der Versuchsperson und durch die Bereitschaft, sein Verhalten entsprechend zu verändern, auszeichnet (vgl. Orne, 1962). In diesem Sinn verstärkt der Prozeß der Hypnose-Induktion nicht nur den Einfluß des Hypnotiseurs auf seine Versuchsperson, sondern auch den Einfluß der Versuchsperson auf den Hypnotiseur" (Orne, 1983, S. 30).

Als Folgerung ergibt sich, daß Hypnose – ähnlich wie jede enge Beziehung (also auch wie jede Therapie) – mißbraucht werden kann, wobei durchaus begünstigende Faktoren wirksam sind, die jedoch für Hypnose nicht einzigartig und typisch sind.

27.1.3 Konsequenzen für den Hypnose-Therapeuten

Global betrachtet, sollte der Therapeut die für seine Beziehung zum Patienten erforderliche fachliche und auch emotionale Distanz wahren.

Differenzierte Ausführungen hierzu sind in Kapitel 21 „Ethik und religiöse Aspekte der Hypnose" und in Kap. 22.20 als „Forderungen an die Fachleute und den Gesetzgeber" dargestellt.

27.1.4 Kriminologische Beispiele

Sehr bekannt sind in der Fachliteratur der forensischen Hypnose die von Kline (1972) erwähnten Kriminalfälle.

In einem Fall macht eine Frau dem Therapeuten das Angebot, kostenlos für ihn zu arbeiten und ihm sexuell bereit zu sein. Es wurde nachgewiesen, daß der Therapeut selbst sehr gestört war und das Beziehungsverhältnis ausnutzte. Sehr wahrscheinlich ist, daß hier die Bedürfnisse beider Personen befriedigt wurden.

In einem anderen Fall zeigt eine adipöse Patientin Widerstände und befolgt nicht die Suggestionen des Therapeuten, die Zwischenmahlzeiten einzustellen. Darüber sehr verärgert, gibt ihr der Therapeut die Suggestion, ihren Hund zu töten, falls sie wieder nicht gehorchen sollte. Die Patientin reagiert so, tötet ihren Hund und verfällt in einen psychotischen Schub. Auch hier trafen zwei pathologische Strukturen aufeinander.

Perry (1979) beschreibt die umfangreichen Aktivitäten eines Laienhypnotiseurs:

Der Hypnotiseur Barry Palmer ist mehrfach vorbestraft wegen voyeuristischer Aktivitäten und erlernt bei einem selbsternannten Doktor C. Hypnose, reist damit als Show-Magier umher. Auf einer Christmas-Party lernt er drei Frauen kennen, die von seinen Hypnose-Demonstrationen an diesem Abend sehr begeistert sind und mit ihm Privattermine vereinbaren, um Nägelkauen bzw. Übergewicht durch Hypnose behandeln zu lassen. Der Hypnotiseur exploriert dann in einer Einzelsitzung relativ schnell ihr Sexualverhalten, suggeriert das Tragen von schwerer wollener Kleidung, die in der heißen Wüste unerträglich warm wird, und gibt die Anweisung, sich auszuziehen. Die Patientinnen reagieren auf diese Anweisungen und lassen seine sexuellen Annäherungen und Geschlechtsverkehr zu. Später erstatten sie jedoch Anzeige wegen Vergewaltigung in Hypnose.

Der Angeklagte wird wegen Notzucht und Vergewaltigung 1976 zu 15 Jahren Haft verurteilt.

Durch seine „Sexualexploration" traf Palmer wahrscheinlich sehr genau die Bedürfnisse der drei Frauen. Im einen Fall konnte festgestellt werden, daß sich die Patientin händchenhaltend von ihm am Auto verabschiedete und einen neuen Termin vereinbarte, was für ihre Einwilligung spricht.

Stichwortartig weitere Fakten: Die Patientinnen waren sich ihres Verhaltens bewußt, haben es jedoch teilweise nicht wahrhaben wollen. Sie haben ihr Verhalten auf die Hypnose zurückgeführt und dadurch eine moralisch bessere Erklärung für ihr Verhalten bekommen. Als bei der einen Frau die „Behandlung" durch ein Türklopfen kurz unterbrochen wird, steht die Geschädigte zwar kurz auf, kooperiert danach jedoch. Falls sie nicht zugestimmt hätte, hätte sie spätestens dann eine Möglichkeit der Unterbrechung gehabt. Die eine Geschädigte masturbierte den Hypnotiseur und manipulierte den Penis dann in ihre Vagina, was vom Angeklagten nicht gefordert war und auf ein freiwilliges Verhalten hinweist. Als eine von ihnen von Palmer geküßt wird, wehrt sie sich, kooperiert dann jedoch beim Geschlechtsverkehr, was ebenfalls Unfreiwilligkeit ausschließt.

Unabhängig von der Verwerflichkeit von Palmers Verhalten wird deutlich, daß Hypnose hier nicht der Kausalfaktor für die Delikte ist. Mitgewirkt haben die Vorerwartungen, die durch die Hypnose-Show auf der Party gebildet wurden, aber auch die durchaus vorhandenen sexuellen Bedürfnisse der Patientinnen.

In einem Fall konnte Conn (1972) sogar nachweisen, daß die Frau, die mit ihrem Hypnotiseur Geschlechtsverkehr hatte, überhaupt nicht hypnotisierbar war, weder nach klinischen noch nach standardisierten Skalen. Dies zeigt ebenfalls, daß Hypnose hier als willkommenes Erklärungsmodell benutzt wurde, jedoch kein Kausalfaktor war.

Venn (1988) berichtet von einem Militäroffizier, der in einer Problemberatungsstelle tätig ist.

Er wird von zwei Soldaten beschuldigt, daß er sie in Hypnose versetzt und sich ihnen dann sexuell genähert habe.

Die widersprüchlichen Aussagen der Beteiligten zeigen, daß der als Laienhypnotiseur tätige Offizier und seine Kontaktpersonen stark unter Alkoholeinwirkung standen, als der Offizier Hypnosetechniken anwandte, um z.B. die Schlafstörungen der Ratsuchenden zu beheben. Nach dem Erwachen haben ihn diese dann sexueller Annäherungen beschuldigt.

Es wird deutlich, daß in erster Linie die therapeutische Beziehung mißbraucht worden war und die „Hypnose" hier unsachgemäß eingesetzt wurde. Die Hypnose selbst hat nach Venn (1988) nur eine sekundäre Rolle gespielt.

Die sehr differenzierte Darstellung von Hoencamp (1991) befaßt sich gutachtlich damit, daß einem Laienhypnotiseur der Mißbrauch der Hypnose zur sexuellen Belästigung und zum sexuellen Mißbrauch von neun Frauen vorgeworfen wird. Seine wissenschaftliche Aussage läßt sich wie im Kasten hervorgehoben zusammenfassen.

Zehn Mechanismen, die bei der kriminellen Anwendung der Hypnose wirksam werden können

(Nach Hoencamp, 1991, teilw. wörtlich und komprimiert.)

Von diesen Möglichkeiten ist keine einzeln als Erklärung für das nachfolgend Dargestellte ausreichend, sie schließen sich auch gegenseitig nicht aus.

1. Eine emotional ungleiche therapeutische Beziehung macht den Patienten verletzlicher. Abwehrmechanismen werden reduziert und die Patientin fügt sich leichter der Regel, daß der Therapeut schon weiß, was er tut.
2. Es bestehen bestimmte Erwartungshaltungen gegenüber der Therapie und darüber, wie der Therapeut damit umgeht. So erwartet man innerhalb eines gewissen Rahmens sexuelle Erklärungshintergründe. Die Patientin kann somit in ihren Kognitionen manipuliert werden, daß Sexualverhalten ein wesentlicher Bestandteil der Therapie sei.
3. Bestimmte Erwartungen gegenüber Hypnose können das beeinflussen, was tatsächlich in Hypnose passiert. Die Vorstellung über das Ausgeliefertsein unter Hypnose kann durch autoritäres und machtstrebendes Therapeutenverhalten bekräftigt werden.
4. Mit Hypnose wird wesentlich öfter Willenlosigkeit verbunden als mit anderen Interventionsformen. Die Kausalfaktoren werden nicht kritisch hinterfragt.
5. Hypnose kann mehr als alle anderen psychotherapeutischen Interventionen als Entschuldigung oder Ausrede dafür benutzt werden, sich anders zu fühlen und zu verhalten als man es „normalerweise" täte. Dies kann ein Teil des therapeutischen Prozesses sein, aber auch zu (unbewußtem) Ausagieren führen.
6. Selbstzerstörerische Emotionen und Verhaltensweisen, die normalerweise unterdrückt werden, können unter Hypnose zum Vorschein kommen.
7. Es kann Amnesie induziert werden, um zu verhindern, das sexuelle Ereignis zu erinnern.
8. Der zwischenmenschliche Bezug ist wesentlich.
   In den beklagten Fällen sorgte der Laienhypnotiseur dafür, daß die Patientinnen allein kamen; er warnte sie dann, mit ihren Partnern zu sprechen. Größere emotionale und soziale Isolierung vermindern die kritische Urteilskraft einer Person. „Einsamkeit" ist ein möglicher Grund der Therapiekonsultation - und auch der Verletzbarkeit (s. Pkt. 1).
9. Durch Hypnose und Suggestionen kann die Eigen- und Umweltwahrnehmung verän-

dert werden. So kann das Gefühl, man sei mit seinem Partner im Bett, eine kognitive Möglichkeit darstellen, sich auf sexuelle Handlungen einzulassen.

10. Posthypnotische Suggestionen können vielleicht eine Rolle spielen.

Bei der Gesamtbetrachtung dieser zehn Aspekte steht die Beziehung anfangs im Vordergrund, die später eine therapeutische wird, um dann möglichst schnell Hypnose anzuwenden. Darauf setzt der Laienhypnotiseur dann paralogische Schritte ein, die die Patientin empfänglicher für die Hypnose machen.

Folgerungen:
Jede Person mit einem psychologischen Problem, die einen Therapeuten konsultiert, befindet sich in einer relativ empfindlichen Lage. In der Therapie sollten die Widerstände abnehmen, was die Verletzlichkeit erhöht. Dadurch können bislang unterdrückte Handlungen, Gefühle, Werte realisiert werden, wobei Übertragungen zu subjektiv veränderten Interpretationen der eigenen Reaktionen (Handlungen, Gefühle, Werte) führen können.
Hier kann nun die Therapeut-Patientin-Beziehung auf beiden Seiten (unbewußt) zu erotischen oder sexuellen Komponenten führen, besonders wenn dann neurotische Mechismen diese Beziehung bestimmen.

Ungeachtet dessen, ob man Hypnose als Zustand veränderten Bewußtseins oder als Zustand erhöhter Motivation definiert (state vs. non-state), kann Hypnose für sich keine Person in Machtlosigkeit versetzen.
Unter gewissen Umständen kann eine Person jedoch abhängiger, beeinflußbarer, emotional berührter in Bezug auf den Therapeuten sein. Der Therapeut kann diese Situation dann zu seinen Gunsten beeinflussen und veranlassen, daß die Patientin anders spricht, fühlt oder handelt als sie es normalerweise tun würde. Die dann induzierte Hypnose führt dazu, daß die Phänomene der Hypnose zu einem verstärkten Gefühl der Willenlosigkeit beitragen.
Unabhängig davon, ob es evtl. eine Verhaltens- oder Persönlichkeitskomponente zur Prädisposition für derartige Übergriffe geben könnte (wie sollten diese auch definiert sein?), ist es das Recht einer Person, ihre Schwachheit in die therapeutische Beziehung einzubringen.
Der Therapeut hat keinerlei Recht, diese Schwachheit oder die damit verbundene Situation zu mißbrauchen.

Die von Hoencamp (1991) getroffenen Aussagen unterstreichen genau das, was in der neueren Diskussion über die sexuelle Beziehung zwischen Therapeut und Patient und deren eindeutigen Mißbrauch ausgesagt wird (Pope & Bouhoutsos, 1986; Heyne, 1991; Vogt, 1990; Blaise, 1990).

Einige der im Kasten hervorgehobenen Feststellungen sind mit gewissen Abwandlungen auch auf den Mißbrauch in der Showhypnose anzuwenden, wenn die Therapeut-Patient-Beziehung hier als Showman-Medium-Beziehung und die therapiebedingten Faktoren als sozialer Gruppendruck umformuliert werden (s. Kap. 23.5).

Bei dieser kritischen Betrachtung der Anwendungspraxen ist nicht zu übersehen, daß auch Fachleute Hypnose mißbrauchen können, so ein amerikanischer Polizei-Hypnotiseur: Eine junge Frau stand unter der Anklage, ihre beiden Kinder angeschossen zu haben. Der in psychiatrischen Diagnosen ungeübte Hypnose-Fachmann fragte sehr suggestiv und wandte zusätzlich eine dissoziative Technik an, so daß er das Entstehen einer multiplen Persönlichkeit bewirkte (Coons, 1988). Dies weist darauf hin, daß die Polizei die Richtlinien zur Anwendung der Hypnose mißachtet hat.

27.2 Forensischer Bereich

Die Anwendung von Hypnose im forensischen, also gerichtspsychologischen Bereich hat folgende Funktionen:

Befragung eines Angeklagten
Hypnose dient eventuell zur Auffrischung seiner Erinnerungen, um dadurch Zusatzinformationen zu erfahren, die ihn entlasten können.
Als Folgen ergeben sich daraus:
- Entlastung im Sinne z.B. eines Alibis
- Entlastung im Sinne der Unzurechnungsfähigkeit

Zeugenvernehmung
Augenzeugen oder Verbrechensopfer unter Hypnose befragen, um dadurch weitere bzw. nähere Informationen über die Tat und den Täter zu erhalten. Bei Verdächtigten kann dies auch zu ihrer Entlastung dienlich sein.

Diese beiden Anwendungsbereiche werfen sehr differenzierte wissenschaftliche Fragestellungen auf.

27.2.1 Rolle des Gedächtnisses und der Erinnerung

Die umfangreichen Probleme der Gedächtnispsychologie können hier nur in einem sehr kurzen Abriß dargestellt werden.

Bei der Beschreibung eines vergangenen Sachverhaltes sind die drei Faktoren Wahrnehmung, Gedächtnis, Erinnerung wirksam. Bei allen drei Funktionen werden keine objektiven „Aufnahmen" erstellt, sondern es erfolgen aktive Verarbeitungsprozesse, die von sehr unterschiedlichen Faktoren beeinflußt werden.

Benutzt man bei der Befragung z.B. die Methode der Altersregression, so wird man hier mit dem Problem der Verarbeitung konfrontiert.

Folgende Ergebnisse wurden experimentell verifiziert:

27.2.1.1 Hypnose erhöht nicht die Erinnerung

In zahlreichen Experimenten wurde bewiesen, daß durch Hypnose die Erinnerungsfähigkeit der Versuchspersonen nicht erhöht wird. Dazu wurde sehr unterschiedliches Vorgehen gewählt, beginnend mit sinnlosem Wortmaterial (Dhanens & Lundy, 1975); hier erhöhte Hypnose die Erinnerung nicht. Diese neutralen Gedächtnisinhalte sind jedoch mit den mehr traumatischen einer Zeugensituation kaum vergleichbar.

In anderen sehr stark kriminologisch und forensisch orientierten Experimenten werden Filme von unterschiedlichen Unfällen, Ereignissen und Verbrechen gezeigt, die später wiederzugeben sind. Befragungen mit und ohne Hypnose bringen keine besseren Erinnerungen (Yuille & McEwan, 1985; Wagstaff, 1984).

Timm (1982) inszeniert in seinem Experiment eine Art Räuber-und-Gendarm-Spiel, um im College Überfälle und Zeugenaussagen möglichst real darzustellen bzw. zu erhalten. Hypnose erbringt gegenüber der gezielten Befragung keine Vor- und keine Nachteile.

Die Befunde von Dywan und Bowers (1983) zeigen, daß Hochhypnotisierbare zwar signifikant mehr Einzelinhalte erinnern, jedoch auch dreimal so viele Fehler machen wie andere Versuchspersonen. Lytle und Lundy (1988) können zeigen, daß Hochhypnotisierbare zwar bei multiple choice Fragen eine bessere Erinnerung auch ohne Hypnose haben, jedoch auch größere Ungenauigkeiten bei freier Erinnerung produzieren. Auch andere ausführliche Untersuchungen weisen auf keine Erinnerungsverbesserung durch Hypnose hin (Wagstaff, 1982; Gibson, 1982). Es gibt demnach keine Hypermnesie (Gedächtnisverbesserung) unter Hypnose; andere Erinnerungstechniken bewirken gleiche Ergebnisse (Register & Kihlstrom, 1987; Whitehouse, Dinges, Orne & Orne, 1988).

Dies zeigt, daß Hypnose im forensischen Bereich nur mit bestimmten Einschränkungen für eine Ermittlung auswertbar ist (Ferrera & Wade, 1982; Smith, 1983; Bateman, 1980; Hibler, 1984; McCann & Sheehan, 1988, Register & Kihlstrom, 1987; Sheehan, 1988).

In ihren Untersuchungen wenden Dinges, Orne, Whitehouse et al. (1988) die Methode der forcierten Erinnerung an. Die Versuchspersonen sind instruiert, von 40 auf Dias gezeigten Objekten des täglichen Lebens (Besen, Stuhl etc.) genau 40 zu notieren. Sie können dadurch besser unterscheiden, welche von den notierten Gegenständen sie tatsächlich gesehen haben.

Die Wiedererkennung mag zwar bei angenehmen Objekten unter Hypnose erhöht sein (McKelvie & Pullara, 1988), aber generell verbessert Hypnose nicht das Wiedererkennen (Dywan, 1988).

Untersuchungsergebnisse zur Erinnerung (Dinges et al., 1988)

- Die Methode der forcierten Erinnerung bewirkt bei allen Versuchspersonen eine Erinnerungsverbesserung.
- Alle Versuchspersonen haben eine signifikante Zunahme der Erinnerung.
- Hypnose hat keinen Einfluß auf die verbesserte Erinnerung.
- Hochhypnotisierbare haben in Hypnose und im Wachzustand eine „veränderte" Erinnerung. Mit zunehmender Häufigkeit der Reproduktionen führen sie zunehmend mehr falsche Objekte ein.
- Wenn die Erinnerungsfähigkeit erschöpft ist (nach 7–8 Reproduktionen), bewirkt Hypnose zunehmend mehr falsche Erinnerungen ($p < .001$), unabhängig von der Höhe der Hypnotisierbarkeit.

Die kritischen Anmerkungen hierzu sind am Ende des Abschnitts dargestellt.

27.2.1.2 Hypnose-Erinnerungen werden als wahr erlebt

Ein unter Hypnose erlebtes Ereignis und eine Erinnerung können als wahr erlebt werden. Das heißt, das Hypnose- und das Wachgedächtnis müssen nicht übereinstimmen und können miteinander vermischt werden. Die Versuchsperson ist dann der festen Überzeugung, dies erlebt zu haben. Dieses Phänomen war bereits Bernheim (1888/1973, S.164) als *retroaktive Halluzination* bekannt. Das heißt auch: Hypnose- und Wacherinnerungen können nicht immer voneinander getrennt werden (Orne, 1979a), was als *Pseudoerinnerung* zu bezeichnen ist (Kline & Guze, 1951).

Experimentell erzeugte Pseudoerinnerung

Orne (1979a) läßt eine Person unter Hypnose Schlaf erleben und dann darin nachts ein Geräusch wahrnehmen. Die Versuchsperson ist danach vollkommen davon überzeugt, im Realschlaf dieses Geräusch wahrgenommen zu haben.

Diese Ergebnisse werden in den neuesten Untersuchungen von Laurence, Nadon, Nogrady und Perry (1986) in gleicher Weise bestätigt.

Versuchspersonen mit einem imaginativ-kognitiven Stil und hohen Werten in der Tellegen Absorption Scale (s. 11.3.2), also Hochhypnotisierbare, glauben, daß die hypnotisch erzeugte Pseudoerinnerung wahr ist (Labelle, Laurence, Nadon & Perry, 1990).

McCann und Sheehan (1988) zeigen ihren Versuchspersonen einen Videofilm von einem Bankraub. Bei der Befragung zu dem Tathergang sind bei 34 von 40 Versuchspersonen Pseudoerinnerungen festzustellen. Das Phänomen der Pseudoerinnerung ist häufiger zu beobachten, als bislang angenommen worden war und scheint von kontextuellen Faktoren bestimmt zu werden (McCann & Sheehan, 1988a). Wesentlich bei dieser Art der Gedächtnisveränderung ist auch, daß das *vor der Hypnose* liegende Gedächnismaterial ebenfalls beeinflußt wird (Orne, Dinges & Orne, 1990).

Aus den experimentellen Untersuchungsbefunden ist zu folgern:

Da die Empfänglichkeit für Informationen in Hypnose groß sein kann, können einer hypnotisierten Person Informationen gegeben werden, die sie später als reale Erlebnisse einstuft.

Besonders *führende Fragen* wirken sich bei der Befragung in diese Richtung gehend aus (Putnam, 1979; Sheehan, 1987; Gudjonsson, 1987).

27.2.1.3 Erleben beeinflußt das Gedächtnis

Da Gedächtnis stets ein aktiver Prozeß ist, können stark traumatische und emotionale Erlebnisse rückwirkend Einfluß auf das Gedächtnis haben (Hilgard & Loftus, 1979; Putnam, 1979).

27.2.1.4 Erwartung beeinflußt das Gedächtnis

Aus ihren Untersuchungen über die Erinnerungstreue von Augenzeugenberichten leiten Apel, Bellezza, Lynn et al. (1988) ab, daß Erwartungen eine Zunahme der Erinnerungen bewirken, besonders unter Hypnose. Davon betroffen ist jedoch nur die Häufigkeit der Aussagen, nicht die Genauigkeit.

27.2.1.5 Konfabulationen

Bedingt durch die Vermischung von tatsächlich Erlebtem und nachträglich Erfahrenem kann es zu Konfabulationen von verschiedenen Erinnerungsinhalten kommen, die von der betreffenden Person als wahr angesehen werden und nicht mehr kritisch differenziert werden können (Orne, 1979a; McCann & Sheehan, 1988).

27.2.1.6 Aufheben einer Amnesie oder Auffrischen des Gedächtnisses?

Nach den klinischen Erfahrungen von Orne (1979a) wird verborgenes (vergessenes, verdrängtes) Gedächtnismaterial, das früher unterdrückt wurde, meist in seiner Gesamtheit mehr eruptiv dem aktuellen Bewußtsein zugänglich und weniger in aufeinanderfolgenden Details.

Für den klinischen und forensischen Bereich beinhaltet dies, sowohl bei der Altersregression als auch bei anderen Methoden die Person frei berichten zu lassen und kaum zu befragen. Dadurch wird ihre Erinnerung weniger verzerrt oder durch andere Inhalte überlagert.

27.2.1.7 Verstärkungen durch den Hypnotiseur

Wie aus klinischen Untersuchungen bekannt ist, können verbale und nonverbale Verhaltensweisen des Hypnotiseurs den Bericht der Versuchsperson beeinflussen; unbemerkte Kommentare (hm, gut, ach ja) haben hier differentielle Verstärkungswirkung (London & Fuhrer, 1961; Reiser, 1980), ebenso negatives Feedback (Gudjonsson, 1987).

27.2.1.8 Befragungsformen durch den Hypnotiseur

a) Grammatikalische Form
Bereits 1916 wurden von Muscio Untersuchungen über die Wortwahl bei der Zeugenbefragung durchgeführt, die nachfolgend dargestellt sind.

Die grammatikalische Form der Befragung ist entscheidend.

Subjektive Fragen:
- *Sahen* Sie *ein* (Gewehr)?
- *Sahen* Sie *das* (Gewehr)?
- Sie *sahen* doch *ein* (Gewehr)?
- Sie *sahen* doch *das* (Gewehr)?

Objektive Fragen:
- War da *ein* (Gewehr)?
- War da *nicht* ein (Gewehr)?
- War der (Gewehrlauf) (kurz oder lang)?
- War *die* (Waffe) *eine* (Pistole)?

Die subjektive Frage „Haben Sie *das* ... gesehen“, beeinflußt in Richtung auf den vorgegebenen Inhalt (Loftus & Zanni, 1975).

b) Befragungsmethode
Wenn die Versuchspersonen eine erlebte Situation frei berichten, so haben sie dadurch zwar

eine geringere Fehlerquote, als wenn sie detailliert befragt werden (Cady, 1924). Dieser freie Bericht ist jedoch unvollständiger, enthält weniger Details (Hilgard & Loftus, 1979). Werden in der Befragung Alternativmöglichkeiten vorgegeben, so ist der Bericht vollständiger, jedoch ungenauer als der freie Bericht (Marquis, Marshall & Oskamp, 1972).

Als Konsequenz daraus empfiehlt Loftus (1979), sich erst einen frei erzählten Bericht geben zu lassen und daraufhin genauere Fragen zu stellen. Die genauere Untersuchung zeigt jedoch, daß sowohl Wiedererkennen als auch freies Erinnern in gleicher Weise Gedächtnisveränderungen bewirken; dabei hat Hypnose keine größeren Veränderungseffekte als die Wachinstruktion (Sheehan & Statham, 1989).

c) Wortwahl

Die Sprachanalyse von Loftus und Palmer (1974) zeigt, daß die Art des Befragungswortes ebenfalls Einfluß nimmt. Nach dem Film über einen Autozusammenstoß werden die Versuchspersonen befragt: „Wie schnell fuhren die Autos ungefähr, als sie: zusammenstießen/zusammenprallten/kollidierten/kontaktierten?“

„Zusammenprallen“ bewirkte die höchste Geschwindigkeitseinschätzung, während „kontaktieren“ zur niedrigsten Einschätzung führte.

d) Einstellungen und Strategien des Befragten

Gudjonsson (1987) stellt fest, daß die Antwort des Befragten einerseits von sozialen und lerntheoretischen Faktoren abhängt, so z.B. wird durch eine negative Rückmeldung der Inhalt der Antwort sehr stark beeinflußt. Andererseits findet er, daß Einstellungen und Strategien des Befragten sehr maßgeblich an der Veränderung der Aussage beteiligt sind.

Folgende Beantwortungs-Strategien sind im kriminologischen Bereich möglich (Gudjonsson, 1987):

- „Ich tue mein Bestes, um eine (gute) Antwort zu geben.“
- „Ich bleibe bei dem, was ich gesagt habe.“
- „Ich weigere mich, eine Aussage (in dieser Form) zu treffen.“
- „Bevor ich dumm (unglaubwürdig etc.) aussehe, antworte ich ...“
- „Der Interviewer will mich reinlegen, deshalb antworte ich ...“
- „Ich weiß es nicht, möchte aber eine plausible Erklärung geben.“
- „Ich muß eine Antwort geben, also...“
- „Der Befrager weiß alles, da er Experte ist, also schließe ich mich seiner Meinung (Vorgabe etc.) an.“

Weitere Beeinflussungsfaktoren sind: Geringe Selbstsicherheit korreliert hoch mit Beeinflußbarkeit bei der Befragung, ebenso geringe Selbsteinschätzung (Gudjonsson, 1983; Gudjonsson & Lister, 1984).

27.2.1.9 Gedächtnisbeeinflussung durch die Tat selbst

Bei der Befragung des Angeklagten oder des Zeugen sind weitere psychologische Faktoren zu berücksichtigen, die in besonderer Weise die Gedächtnisleistungen beeinflussen, bzw. die Befragung erschweren (Kleinhauz & Beran, 1982). Diese mehr klinischen Aspekte sind im nachfolgenden Abschnitt dargestellt.

27.2.2 Kritische Betrachtung

Die Kritik an den dargestellten Verfahren ist sehr umfangreich:

Methodische Aspekte

- Bei den experimentellen Untersuchungen z.B. kann die Erinnerung methodenabhängig sein. Wird ein Dia mit der Zeichnung eines Alltagsobjektes benutzt, so liegt dabei eine andere emotionale Beteiligung vor, als wenn die Videoaufzeichnung eines Verbrechens betrachtet wird.
- Die Befragungs- und Reproduktionsformen sind in den einzelnen Experimenten sehr unterschiedlich und somit schwer vergleichbar.

- Nur in wenigen Experimenten wurde eine Nachuntersuchung durchgeführt, aus der ggf. weitere Informationen gewonnen werden könnten.

Vergleich mit der Realsituation
- Die in den Experimenten erfaßten Bedingungen können nie die Realsituation simulieren.
- Somit sind die in Experimenten gewonnenen Ergebnisse nur schwer auf die Aspekte der kriminologischen Zeugenbefragung anwendbar. Deshalb sollten Fachleute vor Gericht nicht unbedingt diese Laboruntersuchungen zitieren (Mutter, 1988).
- Da durch Hypnose auch sehr viele psychodynamische Aspekte angeregt oder aufgedeckt werden, die in einer gewohnten polizeilichen Befragung niemals aufgedeckt würden, sollte Hypnose - natürlich unter entsprechenden Vorsichtsmaßnahmen - im Gericht zugelassen sein (Mutter, 1990). Das in 27.3.1 zitierte Beispiel kann dies verdeutlichen.
- In der kriminellen Situation treten Streß, Angst und Panik auf, später vielleicht Vermeidungsverhalten, Schuldgefühle etc. – Faktoren, die unter der experimentellen Laborbedingung nicht gegeben sind.

Anwendung von Hypnose bei der Befragung
- Teilweise wird Hypnose von Laien oder unfachgerecht durchgeführt, so daß sich dadurch zahlreiche Fehler einschleichen können.
- Werden Zeugen unter Hypnose befragt, haben sie bereits mehrere Befragungen hinter sich, die ihrerseits die Erinnerung beeinflussen.

Forensische Implikation (nach Sheehan, 1988)

- Die wissenschaftlichen Untersuchungen zeigen, daß Hypnose *kein* Instrument ist, das Gedächtnis zu verbessern.
- Unter Hypnose können sogar Gedächtnisveränderungen auftreten.
- Hypnotisierte Versuchspersonen sind sogar stärker von ihrer Aussage überzeugt, unabhängig von deren Richtigkeit. Dies ist Grund genug, Hypnose für den forensischen Gebrauch sehr kritisch zu betrachten.
- Die Hypnoseforschung muß für den forensischen Bereich noch weiter vorangetrieben werden (s. auch Walker, 1991).
- Besonders der soziale Charakter der Umstände, unter denen die Gedächtnisberichte im Hypnosekontext gegeben werden, muß erforscht werden.
- Deshalb sollte Hypnose im forensischen Bereich nur äußerst kritisch und vorsichtig angewandt werden.

Vorteil der Hypnose
- Wenn sich Zeugen stets gut erinnern würden, dann müßte Hypnose im forensischen Bereich nicht benutzt werden. Hypnose soll demnach nicht ein Problemlösen bewirken, sondern bei den Befragten erreichen, daß diese auf eine andere Weise als bisher suchen und „sehen" (Orne, 1988).
- Sinn der Hypnose ist, daß sich die Zeugen bei der Befragung entspannter und stabiler fühlen, da die Befragung langsam und sehr behutsam vorgenommen wird. Hier wird dann ein therapeutischer Faktor realisiert.
- Der Übergang von der Befragung des Zeugen hin zu seiner therapeutischen Unterstützung ist hierbei fließend.

27.3 Klinischer Bereich

In der sehr zahlreichen Literatur der forensischen Hypnose wird nur sehr wenig über den klinischen Aspekt der Opfer oder Zeugen berichtet. Einige psychologische Aspekte wurden bereits in Kapitel 25 „Hypnose in der Psychologie, Psychotherapie und Psychiatrie" dargestellt.

27.3.1 Klinische Würdigung der Aussage

Kleinhauz und Beran (1982) befassen sich mit diesem klinischen Aspekt. Sie betonen, daß es mit der Aufhebung der Amnesie im Sinne einer Wahrheitsfindung nicht allein getan ist. Die Amnesie kann ein Abwehrmechanismus sein, um sich mit den schockierenden Erlebnissen nicht auseinandersetzen zu müssen. Wenn hier die Amnesie zu plötzlich aufgehoben wird, dann können für die Person sehr starke Schockerlebnisse entstehen. Aufgabe des Hypnotiseurs ist es, derartige Reaktionsmöglichkeiten vorherzusehen bzw. beim Auftreten damit im Sinne des Klienten umgehen zu können. Mit Recht weisen Kleinhauz und Beran (1982) darauf hin, daß der befragende Hypnotiseur hier sehr wohl nicht nur ein vernehmender Polizist sein soll, sondern ein erfahrener Kliniker. Das Los Angeles Police Department z.B. arbeitet schon länger mit elf Lieutenants und zwei Captains, die in Hypnose ausgebildet sind (Middendorf, 1982), und der Jahresbericht 1980 der Polizei von Los Angeles zeigt, daß in den USA über 200 Polizeibehörden dieses Modell übernommen haben (Händel, 1982).

Beispiel für die Bedeutsamkeit der psychologischen Fachkompetenz des Hypnotiseurs: Eine junge Frau soll in Florida festgenommen werden und erschießt im Handgemenge den Polizisten mit ihrer aus der Handtasche hervorgeholten Waffe. Die Altersregression in Hypnose macht deutlich, daß die Frau während dieses Ringkampfes auf dem Hintersitz des Polizeiwagens schockartig an einen sexuellen Übergriff aus ihrer Kindheit erinnert wird und nun aus Furcht reagiert. Anzumerken ist, daß sie keine bewußte Erinnerung an diesen Kindheitsübergriff hatte. Hier wird besonders deutlich, welchen therapeutischen Schutz die junge Frau benötigte. (Ein Augenzeuge kann später zusätzlich einen Bericht abgeben, der aufdeckt, daß der Polizist sich bei der Festnahme nicht korrekt verhalten hatte.)

27.3.1.1 Traumatisierung durch das Tatgeschehen

Die Beobachtung oder Teilnahme (als Opfer) am Tatgeschehen kann zu einer starken Traumatisierung führen. Daraus resultiert Amnesie oder zumindest der „Unwille“, sich zu erinnern.

Notzucht oder Vergewaltigung sind Beispiele für solche Traumatisierungen. In dem von Kleinhauz und Beran (1982) zitierten Beispiel kann ein Vergewaltigungsopfer aus den genannten Gründen keine Auskunft geben. Als ihr unter Hypnose angeboten wird, die Situation als eine emotional unbeteiligte Beobachterin wiederzuerleben, kann sie nun Details beschreiben, so den Tatort, und aufgrund ihrer Angaben kann ein Phantombild erstellt werden. Diese Hinweise führen zur Festnahme einer einschlägig bekannten Person.

Trotz der Vorsichtsmaßnahmen kommt es zu emotionalen Ausbrüchen der Patientin, die in depressive Angstzustände übergehen und eine Psychotherapie erforderlich machen.

27.3.1.2 Symbolik des Tatgeschehens

Das Tatgeschehen kann für die Person symbolische Bedeutung haben, besonders bei lang andauernden psychodynamischen Konflikten. Daraus können Amnesien resultieren.

Ein Mann wird beim Einparken seines Autos von einem bewaffneten Mann zur Herausgabe seines Geldes gezwungen. Das Opfer überläßt es ihm ohne jeglichen Widerstand, ja unternimmt nichts zu seiner Verfolgung.

Beim Verhör besteht Amnesie zu dem Tatgeschehen. In Hypnose kann er dann unter Ängsten ein Phantombild erstellen, das zur Ergreifung des Täters führt.

Die nähere diagnostische Analyse des Opfers zeigt, daß sein Vater Kriegsheld gewesen war und er sich nun feige verhalten hatte. Hier waren die langbestehenden Vater-Sohn-Probleme Grund für die Amnesie. Entsprechend wurde eine Psychotherapie angeraten (Kleinhauz & Beran, 1982).

27.3.1.3 Konflikte für den Zeugen

Die Erinnerung bzw. der Bericht über den Tathergang und damit verbunden die Ergreifung des Täters kann den Zeugen in Konflikte bringen. Er kann Angst vor Übergriffen und Racheakten haben, die zur Amnesie führt.

Nachdem die Leiche eines Mädchens gefunden wurde, meldet sich ein Zeuge, der beobachtet hatte, wie ein Mädchen in seiner Nachbarschaft von zwei Männern in ein Auto gezerrt worden war. Da der Mann sich an ihr Aussehen und Einzelheiten nicht erinnern kann, wird Hypnose angewandt. Nun berichtet er, daß die beiden

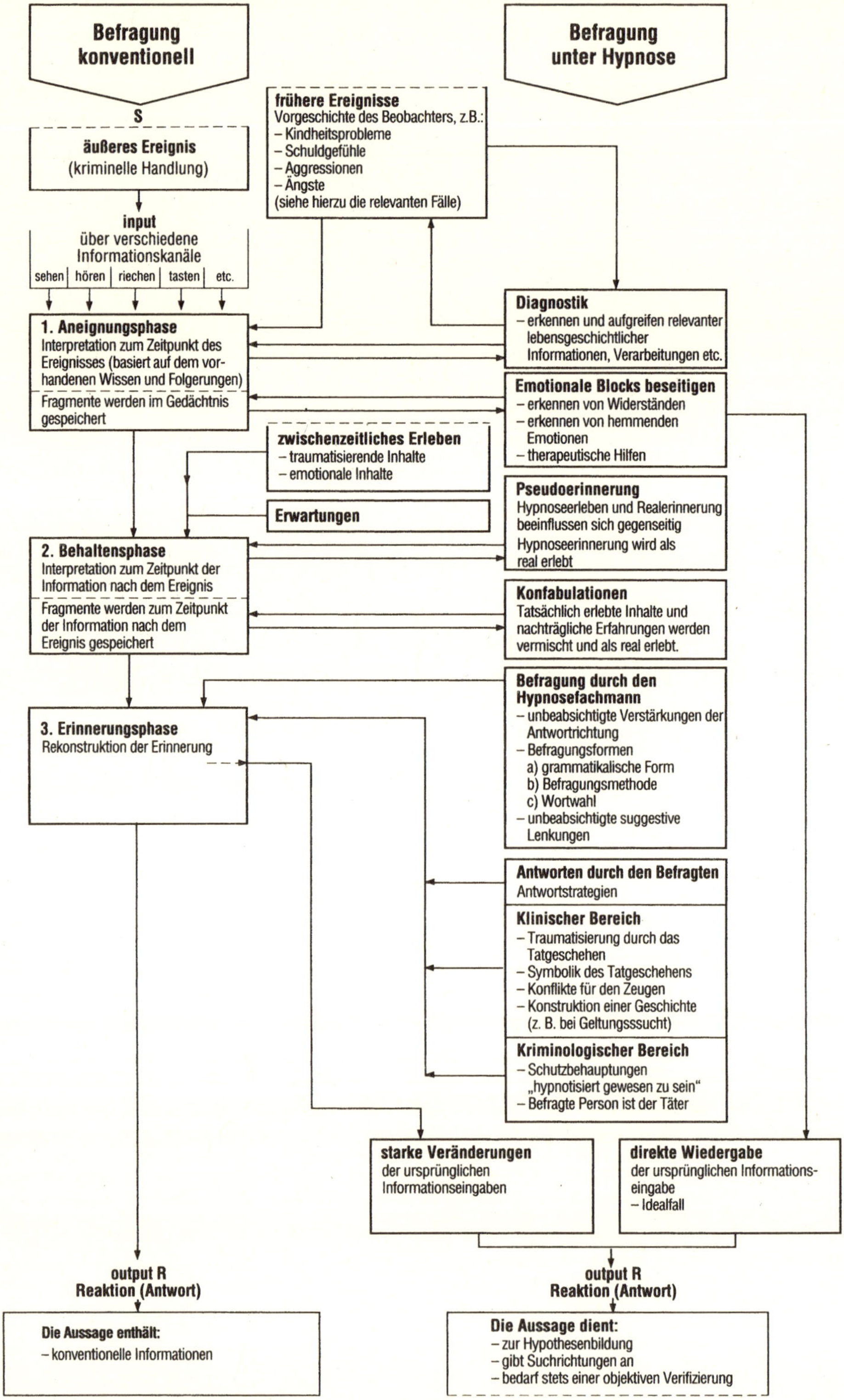

Abb. 27.2: Problem der Zeugenbefragung
Bei der konventionellen Zeugenbefragung (linke Spalte: nach Loftus, 1979) sind ähnliche Faktoren wie bei der Befragung unter Hypnose wirksam – sie werden jedoch selten angemessen berücksichtig.

Männer Nachbarn von ihm sind. Nach der Hypnose ist er sehr aufgebracht; er hat Angst vor ihren Racheakten. Hier hat die Amnesie als Abwehrmechanismus gewirkt (Kleinhauz & Beran, 1982).

27.3.2 Therapeutische Interventionen

Die vorgenannten Beispiele zeigen, wie sich aus der Zeugenbefragung starke therapiebedürftige Probleme ergeben bzw. wie sie daraus deutlich werden. Die psychotherapeutische Versorgung von Verbrechensopfern ist besonders in den zahlreichen Fällen von Vergewaltigung erforderlich. Hier gilt es, nicht nur das Geschehen an sich emotional aufzuarbeiten, sondern auch die daraus resultierenden Gefühle der Blamage und des Versagens und die Selbstvorwürfe, die auch mit Hypnotherapie behandelbar sind (Janas, 1983).

Beim Verhör unter Hypnose muß unbedingt bedacht werden, mit der Befragung gleich eine Therapie zu verbinden (Renaud-Smulders & Hoenkamp, 1988).

> Bei seinen erwachsenen Patientinnen, die im Kindes- bzw. Jugendalter vergewaltigt worden waren, wendet Lemmon (1984) Altersregression an und läßt die Patientinnen dann malen. Er benutzt diese Methode, um bei besonders starken Aufarbeitungswiderständen langsam an die Problematik zu gelangen.
>
> Besonders hilfreich erscheint es, wenn bereits kurz nach der Tat therapeutische Hilfe gegeben wird. Valdiserri und Byrne (1982) intervenieren bei einem 14jährigen mißbrauchten Mädchen sofort im Notfallraum der Psychiatrie mit Hypnose. Da sie nach ihrer Befragung durch die Polizei ihre Kommunikation abgebrochen hatte, wird ihr daraufhin in Hypnose mittels Dissoziation die Möglichkeit des Vergessens der Tat gegeben, um sie danach langsam erinnern und in ihr Erleben integrieren zu lassen.

Renaud-Smulders und Hoencamp (1988) vertreten in solchen Fällen den Standpunkt, daß bei derartigen Schädigungen von Verbrechensopfern nur entweder eine polizeiliche Befragung oder eine Therapie möglich ist, nicht jedoch eine Kombination beider Vorhaben. Da die Anwendung der Hypnose bei der polizeilichen Vernehmung begrenzt ist, sollte garantiert sein, daß Hypnose nicht bei solchen Opfern angewandt wird, die noch nicht bereit sind, Informationen zu geben.

27.3.3 Begutachtung der Zurechnungsfähigkeit

Verbrechen können unter verminderter oder vollständiger Zurechnungsfähigkeit begangen werden. Viele psychisch oder geistig kranke Täter verlieren die Kontrolle über ihr Verhalten und ihre Beurteilung der Schuldhaftigkeit ist gestört (W.H. Erickson, 1972). Als Auswirkungen können häufig Amnesien der Tat auftreten – bei psychotischen Mördern bei mehr als einem Drittel (Madden & Lion, 1976). Hypnose kann hier hilfreich sein, nicht nur Rekonstruktionen zu erleichtern, sondern den psychischen Zustand des Patienten und seine motivationale Grundlage der Tat besser abzuschätzen (Kline, 1979). Hier kann Hypnose z.B. das Ausmaß regressiver Verhaltensfunktionen ergründen helfen.

> In dem Fall eines Doppelmordes zeigt Kline (1979) z.B. auf, daß der Täter, der seine Frau und ihren Geliebten umbrachte, keine Erinnerungen an die Tat hat und seine Unschuld beteuert. Nach mehreren Untersuchungen und dem Verdacht auf paranoide Schizophrenie wird Hypnose angewandt. Hierdurch sollen die zahlreichen Erinnerungslücken seiner Vergangenheit gefüllt werden.
>
> Es wird deutlich, daß er unter Ärgergefühlen dekompensiert und seine Selbstregulation zusammenbricht. Die Tat beschreibt er als von einem Fremden begangen, dessen Handlungen er distanziert beschreiben kann. Hier liegt ein Dissoziationszustand vor, in dem er seine beiden verschiedenen Funktionen parallel wahrnehmen und beschreiben kann. Hypnose diente dazu, die Diagnose der Schizophrenie weiter zu erhärten.

27.4 Empfehlungen und Richtlinien zur forensischen Anwendung

Wenige Autoren haben sehr dezidierte Anweisungen gegeben, die eine möglichst optimale Anwendung der Hypnose sicherstellen sollen. (Viele dieser Aspekte sind mit leichten Modifikationen in den klinischen Bereich übertragbar.)

Vor allen detaillierten Empfehlungen sollte die von Beahrs (1988, S.27) stehen:

„Forensische Hypnose sollte nur sparsam verwendet werden - und nur dann, wenn die Wahrscheinlichkeit relevanter neuer Informationen die Gefahr der Verzerrung und des Vorurteils übertrifft, oder wenn eine unabhängige Validierung der Daten möglich ist."

Die nachfolgenden Darstellungen beziehen sich auf Kleinhauz, Horowitz und Tobin (1977), Kleinhauz und Beran (1982, S. 323f.) und Orne (1979a).

27.4.1 Sicherheitsmaßnahmen zur Wahrung der Validität des Aussagematerials

Relativität des Aussagematerials
Das unter Hypnose erhobene Material (Aussagen, Phantombilder, Beschreibungen, Wiedererkennungen etc.) muß primär als nicht-faktisch betrachtet werden. Erst die unabhängige objektive Bestätigung kann dieses Material brauchbar machen.

Gerade der Hypnotiseur als Fachmann muß Polizei und Untersuchungsbehörde in dieser Richtung informieren und sie veranlassen, daß sie sich dazu kongruent verhalten.

Prägnante Vorinformation des Hypnotiseurs
Der Hypnotiseur soll darauf bestehen, vorinformiert zu werden; d.h. er soll über den Fall all jene relevanten Informationen erhalten, die nur allein mit dem Befragungsziel und der zu befragenden Person verbunden sind. Dadurch kann der Hypnotiseur einerseits seine Fragestellungen und Einleitung genauer und gezielt auf die Situation abstimmen. Andererseits müssen die Informationen sehr knapp und objektiv gehalten sein, so daß der Hypnotiseur durch sein Wissen keine beeinflussenden Fragen stellen kann, in der Weise wie oben dargelegt.

Objektive Aufzeichnung
Damit die unter Hypnose erhobenen Daten später weiteren objektiven Analysen unterzogen werden können, sollten vor und während der Hypnosesitzungen objektive Aufzeichnungen der Kommunikation zwischen Hypnotiseur und Befragtem gemacht werden. Videoaufnahmen sind hier am angemessensten, da sie mehr Informationsmöglichkeiten speichern.

27.4.2 Sicherheitsmaßnahmen zum Schutz der Person

Um die in Hypnose befindliche Person in besonderem Maße zu schützen – sie hat auch das Recht darauf – sollten folgende Aspekte beachtet werden:

27.4.2.1 Psychologische Hilfe

Wie dargelegt, kann durch die Hypnose-Intervention eine Amnesie aufgehoben werden, die Schutzfunktion hatte. Dadurch kann es zu erheblichen Beeinträchtigungen des Befragten kommen. Entsprechend müssen für ihn sofort klinisch relevante Maßnahmen im Sinne einer psychotherapeutischen Intervention ergriffen werden. Als Konsequenz ergibt sich daraus, daß der Hypnose-Spezialist ein Psychiater oder klinischer Psychologe sein sollte.

Da man in den USA sehr häufig Polizisten in Hypnose ausbildet, um Vernehmungen durchzuführen (Hibbard & Worring, 1981), werden hier von Kleinhauz und Beran (1982) indirekt starke Bedenken gegen diese Praktik erhoben.

Hypnose-Befragung in Teamarbeit

Der im klinischen Bereich der Hypnose sehr bekannte W.S. Kroger ist beratender Hypnose-Fachmann beim FBI.

Er schlägt vor (Kroger & Douce, 1979), daß Hypnose-Befragungen stets in einem Team erfolgen sollten. Dieses Team soll aus einem klinisch versierten Hypnose-Fachmann bestehen (Arzt oder Psychologe) und einem mehr juristisch-kriminalistisch orientierten Fachkollegen, der ebenfalls in forensischer Hypnose bewandert ist. Durch diese optimale Kombination ist sowohl die psychologische Unterstützung des Befragten als auch die forensische Fragestellung fachlich angemessen berücksichtigt.

27.4.2.2 Diagnostische Vorbeurteilung

Vor Einsatz der Hypnose sollte sich der klinische Fachmann, der danach die Hypnose durchführen wird, über den psychologischen Hintergrund der Person diagnostisch informieren.

27.4.2.3 Klinische Nachbeurteilung

Nach Abschluß des gesamten Hypnose-Verhörs sollte wiederum eine klinische Beurteilung des Befragten erfolgen. Falls erforderlich, sollten ihm Beratungen oder sogar Psychotherapie angeboten werden.

27.4.3 Sicherheitsmaßnahmen aus weiteren ethischen Gründen

Sicherheitsaspekte

Bei der Anwendung der Hypnose im forensischen Bereich sind zahlreiche Sicherheitsaspekte zu berücksichtigen:

Würde des Befragten
Für den klinischen Hypnotiseur sollten während seiner gesamten Interventionen die Würde des Befragten und die diesem zustehenden Rechte im Vordergrund stehen.

Freiwilligkeit
Die Hypnose sollte nur dann angewandt werden, wenn der zu befragende Zeuge bzw. das Opfer dem auch voll und freiwillig zustimmt. Dies hat einerseits juristische Gründe; andererseits ist Hypnose nur dann erfolgreich, wenn die aktive Mitarbeit des Klienten gewährleistet ist.

Keine Verdächtigen befragen
Hypnose sollte nicht bei Angeklagten oder Verdächtigen angewandt werden, da sie sich durch ihre Aussagen belasten könnten. Stimmt der Verdächtige der Hypnose zu bzw. wünscht er diese, so kann sie hilfreich zu seiner Entlastung sein, z.B. zur Erinnerung an ein Alibi.

Gegenwart des Verteidigers
Wird ein Verdächtiger unter Hypnose vernommen, so sollte dies nur in Gegenwart seines Anwalts/Verteidigers geschehen.

Fallbezogenheit
Der Hypnotiseur darf keine Befragungen vornehmen, die nicht mit dem relevanten Fall bzw. der Fragestellung in Beziehung stehen. In gleicher Weise darf er keine Berichte oder Folgerungen abgeben, die außerhalb dieser Grenzen liegen.

27.4.4 Richtlinien für die Anwendung der forensischen Hypnose

Der New York Supreme Court hat anläßlich eines Falls (People vs. McDowell, 1980) konkrete Regeln zur Anwendung der forensischen Hypnose aufgestellt (zit. n. Brown, 1985 und Orne, 1979a):

Richtlinien zur forensischen Hypnose (zit. n. Brown, 1985 und Orne, 1979a):

- Hypnose sollte nur von einer Person durchgeführt werden, die in Hypnose gut ausgebildet und zur Hypnosedurchführung qualifiziert ist.
- Die Person, die den hypnotischen Zustand interpretiert und daraus Expertenaussagen auf klinischer Basis trifft, wie z.B. über den Geisteszustand, sollte ein Zertifikat oder die Zulassung als Klinischer Psychologe besitzen. Oder diese Person sollte ein praktizierender Mediziner sein, der in Hypnose angemessen ausgebildet und geübt ist.
- Die Person, welche die Hypnose durchführt, sollte beruflich unabhängig tätig sein. Sie soll nicht mit der Kriminaluntersuchung befaßt sein.
- Die Person, welche die Hypnose durchführt, sollte allein zu den Informationen Zugang haben, die vom Gericht als wesentlich bezeichnet wurden. Sie sollte sie in schriftlicher Form erhalten. Dies kann Transkripte früherer Vernehmungs-Interviews einschließen.
- Alle Kontakte zwischen Zeuge und Hypnosefachmann sollten auf Video aufgezeichnet werden.
- Keine weiteren Personen sollten während des Hypnose-Interviews gegenwärtig sein. Diskussionen zwischen dem Durchführenden und Untersuchungsbeamten sollten außerhalb des Interviewraums geführt werden.
- Vor der Hypnose sollte der Fachmann, der die Hypnose durchführt, den Zeugen interviewen, um eine detaillierte Beschreibung der Fakten zu erhalten, die zum Umfeld des Untersuchungsgegenstandes gehören.
- Das Hypnose-Interview sollte ohne Suggestionen durchgeführt werden, die die Fakten des Untersuchungsgegenstandes betreffen.

27.5 Falldarstellungen

27.5.1 Beispiele für Hypnose-Mißbrauch, methodische Fehler, Grenzen

Der berühmte und sowohl im Bereich der Hypnoseforschung als auch der forensischen Hypnose bekannte M.T. Orne hat sich mit dem Mißbrauch der Hypnose im Gericht befaßt (Orne, 1979a).

Das einfachste und zugleich fundamentale Beispiel für Fehler in der Befragung unter Hypnose wird von Kirby (1984, S.160) dargestellt:

Der Angeklagte wird in Hypnose über den fraglichen Abend verhört. Dabei spielt ein Rechen eine besondere Rolle. Während der Vernehmung wird der Hypnotiseur von dem Polizisten auf einem kleinen Zettel gebeten, den Angeklagten auch über einen Rechen zu befragen. Dieser befragt daraufhin so direkt („War es ein Rechen?“ – „Wo haben Sie den Rechen hergenommen?“) und flicht diesen Gegenstand wiederholt in die Fragen ein, daß der Befragte schließlich diesen Suggestionen folgt und den Gegenstand in seine Aussagen mit einbezieht.

Im Fall State vs. Papp (1978) kann sich der Angeklagte an nichts erinnern. Als vom Gericht Hypnose gewünscht wird, beteuert er unter Hypnose seine Unschuld. Die Analyse des mit Video aufgezeichneten Verhaltens enthüllt dem Fachmann die Hypnose-Simulation.

Im Fall People vs. Ritchie (1977) liegt die Anklage wegen Mordes an einem zweieinhalbjährigen Kind vor. Nachdem der Angeklagte mit belastendem Beweismaterial konfrontiert wurde, verlangt er Hypnose und kann sich dann in dramatischer Weise daran erinnern, daß seine Frau den Mord beging. Die Video-Analyse des Hypnose-Verhörs macht deutlich, daß der Hypnotiseur die Aussage dirigiert hatte und starke Konfabulationen auftraten. So wurde Hypnose wegen Unzulänglichkeit als Beweismethode ausgeschlossen.

In einem Fall von Vergewaltigung (vis a tergo) kann sich das Opfer nur unter Hypnose an den Täter erinnern. Nähere Analysen der Aufzeichnungen zeigen dann, daß diese Tat durch die Phantasie von Hypnotiseur und Opfer geschaffen worden war (Karlin, 1983).

Im Fall Crockett et al. vs. Haithwaite et al. (1978) war ein Auto von der Fahrbahn abgekommen und gegen einen Baum geprallt, so daß der Beifahrer getötet und die Fahrerin stark verletzt wurde. Sie kann sich an kein anderes Fahrzeug erinnern. Als sie aufgrund ihres psychischen Schocks später in psychiatrische Behandlung kommt, erinnert sie sich dort unter Hypnose an einen LKW, der sie abgedrängt hatte. Da nach kanadischem Recht die Versicherung nicht bei Eigenverschulden zahlt, mußte die Fahrerin hier bewußt oder unbewußt eine plausible Kausalität schaffen.

Im Fall United States vs. Andrews (1975) erscheint ein Schiffer und schießt auf zwei Männer, verwundet dabei einen. Das Opfer kann den Täter nicht an Hand von relevanten Fotos wiedererkennen, während der Tatzeuge dadurch eine Identifikation vornehmen kann. Unter Hypnose kann das Opfer in der zweiten Sitzung den vom Zeugen erkannten Mann wiedererkennen. Die Begutachtung durch Orne (1979a) erbringt, daß durch die früheren Gerichtstermine Konfrontationen mit dem vermeintlichen Täter erfolgt waren, bis für das Opfer schließlich durch Hypnose eine Veränderung der Erinnerung erfolgte und es diese Pseudoerinnerungen als Realität erlebte.

Im Fall State vs. Douglas (1978) wird eine Frau an einer Ampel im Auto von zwei Männern mit einer Pistole überfallen und gezwungen, in eine einsame Gegend zu fahren. Als man versucht, sie zu vergewaltigen, gibt sie vor, schwanger zu sein und wird nur ihrer Brieftasche beraubt. Sofort meldet sie sich bei der Polizei und erkennt auf Fotos eine Person, ist sich bei der zweiten nicht ganz sicher. Von der Polizei wird sie überredet, sich der Hypnose zu unterziehen. Da das Videogerät defekt ist, wird ohne es gearbeitet. Sie erkennt unter Hypnose den zweiten Täter. Der Staatsanwalt ist gegenüber der Aussage skeptisch und veranlaßt ein graphologisches Gutachten. Daraus geht ein Betrug hervor. Als sie damit konfrontiert wird, gesteht sie, daß sie durch die Geschichte die Aufmerksamkeit ihres Ehemannes erreichen wollte, der sich von ihr scheiden lassen wollte.

Ich wurde u.a. um Kooperation gebeten, als nach einem Bankraub die beiden Augenzeugen sich kaum an die Täter erinnern konnten, die an ihnen vorbeigelaufen waren. Unter Hypnose beschreibt der eine, ein Lehrer, lediglich eine lange dünne und eine kleine dicke Gestalt. Dies wird auch von dem jugendlichen Zeugen genannt. Er kann jedoch differenzierte Details beschreiben. Im Mittelpunkt steht die genaue Beschreibung eines parkenden Autos, das ihm auf dem Schulweg sonst noch nie begegnet war. Die Kriminalpolizei verfolgt diese Spur, kann den Bankraub zwar nicht aufklären, findet aufgrund der Autoangaben jedoch einen vollkommen anderen Kriminellen. Der Jugendliche hatte demnach fotographisch richtig erinnert, nur der Kontext zur Tat war zufällig.

Hypnose zur Hypothesenbildung

Diese Darstellungen machen deutlich, daß derartige Aussagen lediglich als Hypothesen angesehen werden sollten, die dann durch objektive Beweisführung abgesichert oder verworfen werden müssen.

27.5.2 Beispiele für die erfolgreichen Wirkungen der Hypnose

Im Jahr 1973 wurde auf einen Bus der Linie Nahariya-Haifa ein Bombenanschlag verübt. Der Busfahrer konnte über verdächtige Passagiere keine Auskunft geben. Als durch die israelische Nationalpolizei Hypnose benutzt wird, kann sich der Fahrer an einen Fahrgast mit einem Paket aus braunem Papier unter dem Arm erinnern. Diese Hinweise führen dann zur Festnahme des Täters (Block, 1976).

Im Fall des „Chowchilla-Kidnapping“ (People vs. Woods et al., 1977) werden in Kalifornien 26 Schulkinder und ihr Busfahrer mit Waffengewalt angehalten und in Lieferwagen verfrachtet, um sie dann in einen entlegenen Steinbruch in einem unterirdischen Gewölbe einzusperren. Mit starken Anstrengungen können sich der Fahrer und zwei Kinder ausgraben. Der Fahrer kann keine Angaben über den Tathergang machen. In Hypnose wird bei dem stark motivierten Fahrer eine Altersregression zur Tatzeit erreicht, und er beobachtet wie auf einem Fernsehschirm das Geschehen. Nach dem Interview ruft er plötzlich zwei Autokennzeichen auf. Bei einem kann mit Ausnahme einer Ziffer Übereinstimmung mit dem LKW der Kidnapper festgestellt werden. Alle drei Täter erhielten lebenslängliche Gefängnisstrafen (Kroger & Douce, 1979).

In der Nähe von Heidelberg wurde die stark verkohlte Leiche einer Jugendlichen gefunden. Nach einer breit angelegten Presseaktion der Polizei hatte sich unter vielen Personen u.a. ein Zeuge gemeldet, der die Jugendliche am fraglichen Tag in ein älteres Auto zusteigen sah. Die Kriminalpolizei läßt dann unter Zustimmung des Zeugen durch einen erfahrenen Fachmann Hypnose zur Auffrischung der Erinnerungsspuren anwenden. Es erfolgt in der zweiten Sitzung eine Altersregression hin zum relevanten Ereignis. Erinnert wird ein goldfarbener PKW „mit dem Kennzeichen ABC-X, eine ‚8' und vielleicht noch ein ‚Z', ..." (Fuchs, 1983, S. 5). Die kriminalistische Detailarbeit in der Fahrzeugüberprüfung ermittelt einen goldfarbenen PKW mit dem Kennzeichen ABC-ZX 83. Die darauf ermittelte Person kann dann durch Indizien und Sachbeweise der Tat überführt werden.

In einem Staatsgefängnis erfolgte ein Mord. Ein Insasse hatte einen anderen wegen eines Drogenschmuggels mit einem selbstgebastelten Messer verletzt und war dann geflohen. Mehrere Insassen hatten daraufhin das Opfer mit 13 weiteren Stichen getötet. Der Ersttäter konnte nur wenige der Killer erinnern. Unter Hypnose wurden seine emotionalen Blocks abgebaut, so daß er die weiteren Täter ebenfalls erinnern konnte (Kroger & Douce, 1979).

In einem Fall von Entführung und Mißbrauch von zwei Mädchen (People vs. Barbosa, 1977) können sich diese an das Motelzimmer erinnern, auch an den vom Täter verwandten falschen Registriernamen im Motel. Unter Hypnose kann eines der Mädchen Rostflecken am Auto erinnern und die Markennamen von Papiertüchern und Keksen auf den Rücksitzen des Autos. Auch die Reparatur an einer Tankstelle wird nun erinnert und die Farben der Kreditkarte. Aufgrund dessen kann das FBI die Angaben verfolgen, verifizieren und den Täter fassen.

LePage (1988) berichtet von einem Patienten, der durch einen schweren Autounfall starke Kopfverletzungen erlitt. Er hatte über fünf Jahre danach eine retrograde Amnesie bezüglich des Unfallgeschehens. Mittels Hypnose kann er sich dann nach so einem langen Zeitraum an alle Einzelheiten des Geschehens erinnern.

Im Falle des „Bikinimordes" sonnt sich eine junge Frau auf der Wiese einer entlegenen Parkanlage und ihr wird dort (wie die Rekonstruktion ergibt) brutal von hinten mit einem scharfen schweren Gegenstand (z.B. Beil) der Kopf zerschmettert. Die wenigen Zeugenaussagen sind sehr spärlich. Von der Kriminalpolizei um Hilfe gebeten, erfolgt durch mich die Befragung von mehreren Zeugen unter Hypnose. Besonders eine junge Frau kann gute Beschreibungen liefern; sie hatte vom Fahrrad aus den (vermeintlichen) Täter für ca. zwei bis drei Sekunden aus dem Gebüsch kommen sehen. Aufgrund dieser Informationen in Hypnose und der daraufhin erstellten Phantombilder kann eine Person festgenommen werden, die in erster Instanz für schuldig befunden wird. Die Berufung steht aus. Während der gesamten Verhandlung war nicht erwähnt worden, daß Informationen unter Hypnose eingeholt worden waren. Eine weitere Analyse wird zeigen, ob durch Hypnose Fakten oder Fiktionen zustande kamen.

Vor allen detailierten Empfehlungen sollte die von Beahrs (1988, S.27) stehen:

„Forensische Hypnose sollte nur sparsam verwendet werden - und nur dann, wenn die Wahrscheinlichkeit relevanter neuer Informationen die Gefahr der Verzerrung und des Vorurteils übertrifft, oder wenn eine unabhängige Validierung der Daten möglich ist."

27.5.3 Beispiel für Streitfragen für Juristen und Hypnose-Sachverständige

Die Diskussion über die Anwendung der Hypnose im forensischen Bereich verdichtet sich im Mordfall Rock: Bei einem handgreiflichen Ehestreit am 2.Juli 1983 erschoß die Ehefrau ihren Mann im Handgemenge, konnte sich danach jedoch nur noch daran erinnern, daß ihr Mann sie am Halse würgte. Über Einzelheiten zum Gebrauch der Tatwaffe kann sie keine Erinnerungen produzieren. Der Rechtsanwalt veranlaßte nun - ohne eine Aufzeichnung der vorherigen Aussagen zu machen - daß ein Experte Hypnose zur Gedächnisauffrischung fachgerecht durchführte.

In Hypnose konnte die Angeklagte sich nun daran erinnern, den Finger gar nicht am Pistolenabzug gehabt zu haben. Der Schuß mußte sich demnach zufällig beim Handgemenge ausgelöst haben. Der dann hinzugezogene Waffenexperte kann bestätigen, daß die Tatwaffe defekt war und damit solche unbebasichtigten Schüsse durch Berührung möglich waren.

Der Supreme Court of Arkansas läßt die durch Hypnose erreichte Aussage nicht zu, da niemand feststellen könne, was bei derartigen Aussagen Tatsache oder Phantasie sei (Orne et al., 1984), zumal die vor der Hypnose gemachten Aussagen durch diese rückwirkend verfälscht sein können (s. Pseudoerinnerung) und damals nicht aufgezeichnet worden waren (Vickie Lorene Rock, Petitioner vs. Askansas, 1987). Der danach angerufene United States Supreme Court bezieht sich (mit einer 5:4 Mehrheit) auf das in der Verfassung verankerte Recht eines Angeklagten, sich selbst zu verteidigen und im besonderen das Recht zu haben, in eigener Sache eine Aussage zu machen. Hier wird die Möglichkeit zwar in Betracht gezogen, daß Hypnose Ungenauigkeiten wie Pseudoerinnerungen bewirken kann, die Möglichkeit einer Wahraussage jedoch ebenfalls gegeben sein kann.

Da bei einer hypnotisch angeregten Aussage weder Zeuge noch Experte zwischen Fakten und Phantasie unterscheiden können, wie soll es dann das Gericht können?

Ohne die unter Hypnose gewonnene Aussage wäre im vorliegenden Falls nie ein Waffenexperte hinzugezogen worden. Dieser Fall zeigt, daß hypnotisch aufgefrischte Aussagen von einem *Angeklagten* durchaus zugelassen werden sollte (Udolf, 1990). Dies führt zu einer zweischneidigen Regel zur Zulassung hypnotischer Aussagen im amerikanischen Recht, da sie bei der Aussage eines *Zeugen* jedoch ausgeschlossen sind (Orne, Dinges & Orne, 1990; Kuplicki, 1988).

Das Urteil führte dazu, daß im Falle Zani v. State (1988) die unter Hypnose getroffene Zeugenaussage vom Texan Court of Appeals ebenfalls zugelassen wurde, da dies nur logisch zwingend sei.

Es bleibt offen, welche Auswirkungen diese Entscheidung auf die noramerikanische Rechtsprechung haben wird. Bei kritischer Betrachtung der Hypnosedurchführung im letztgenannten Fall ist anzumerken, daß der geschulte Texas Ranger bei 65% seiner verbalen Äußerungen positive Bekräftigungen der Ausagen vornahm (Perry & Laurence, 1990), was deutlich den Inhalt beeinflussen kann (Reiser, 1980). Weiterhin wurden keine Videoaufnahmen von der Hypnosesitzung angefertigt etc., was den von Orne (1979a) aufgestellten und verpflichtenden Regeln widerspricht. Ungeklärt bleibt auch, warum der Zeuge nach der Tat keine Wiedererkennungsfotos vorgelegt bekam, sich dann aber nach 13 Jahren unter Hypnose aus den nun vorgelegten Fotos zielsicher den vermeintlichen Täter auswählen kann. Hier bleiben auch Fragen zur Hypnose und zur Beweisaufnahme offen (Perry & Laurence, 1990).

27.6 Rolle der Hypnose im deutschen Strafprozeßrecht

27.6.1 Vernehmung des Beschuldigten Willensbeeinflussung des Beschuldigten?

„Der 136a schützt den Beschuldigten bei seiner Vernehmung vor einer Beeinträchtigung der Freiheit seiner Willensentschließung und Willensbeeiträchtigung (Abs.1), sowie gegen eine Beeinträchtigung des Erinnerungsvermögens und der Einsichtsfähigkeit (Abs.2).“ (Müller, Sax & Paulus, 1991).

Der §136a der StPO befaßt sich mit dem Aspekt der Willensbeeinflussung:

1. Die Freiheit der Willensentschließung und der Willensbetätigung des Beschuldigten darf nicht beeinträchtigt werden durch Mißhandlung, durch Ermüdung, durch körperlichen Eingriff, durch Verabreichung von Mitteln, durch Quälerei, durch Täuschung oder durch Hypnose. Zwang darf nur angewandt werden, soweit das Strafverfahrensrecht dies zuläßt. Die Drohung mit einer nach seinen Vorschriften unzulässigen Maßnahme und das Versprechen eines gesetzlich nicht vorgesehenen Vorteils sind verboten.

2. Maßnahmen, die das Erinnerungsvermögen oder die Einsichtsfähigkeit des Beschuldigten beeinträchtigen, sind nicht gestattet.
3. Das Verbot des Abs. 1 und 2 gilt ohne Rücksicht auf die Einwilligung des Beschuldigten. Aussagen, die unter Verletzung dieses Verbots zustande gekommen sind, dürfen auch dann nicht verwertet werden, wenn der Beschuldigte zustimmt.

Der Gesetzgeber läßt Suggestivfragen zu und die Kommentare sehen Suggestivfragen als weitgehend unbedenklich an: „*Suggestivfragen* können nichtwohl unter den Begriff der Täuschung im Sinne der Vorschrift fallen. Suggestivfragen können unter Umständen ‚ungeeignet' im Sinne des §241 Abs. 2 sein und aus diesem Grunde zurückgewiesen werden; aber daß sie im Ernste die Willensentschließung oder Willensbetätigung des Befragten beeinträchtigen könnten, darf wohl als ausgeschlossen gelten" (Löwe-Rosenberg et al., 1963, S. 631). So werden Suggestivfragen angesehen als „Fragen, die eine bestimmte Antwort ohne Rücksicht auf ihre sachliche Richtigkeit aus psychologischen Gründen nahelegen" (Löwe-Rosenberg, 1989, S. 399). Sie sind „in der Regel Fehler in der Vernehmungsmethode und beeinträchtigen den Wert der Aussage bis zur Unverwertbarkeit. Immerhin kann hier der Wert der Aussage geprüft werden." (Müller, Sax & Paulus, 1991, S.593). Die oben dargestellten Ergebnisse in Abschnitt 27.2 weisen sehr wohl auf die deutliche Beeinflussung durch Suggestivfragen hin (Putnam, 1979; Muscio, 1980; Marquis, Marshall & Oskamp, 1972; Loftus & Palmer, 1974).

Zu bedenken sind hier die Argumente von Fuchs (1983), nach denen anzunehmen ist, daß Zeugenhypnose ausschließlich zur Verbesserung des Erinnerungsvermögens eingesetzt wird. Der Zeuge behält hier seine freie Willensentschließung, sich zu erinnern. Unter Berücksichtigung von §136a StPO muß demnach die Maßnahme „Hypnose" fallen, die das Erinnerungsvermögen beeinträchtigt (Peters, 1981, S. 314). Deutlich wird jedoch, daß der Gesetzgeber „Beeinträchtigung" nur negativ sieht. Wird der positive Aspekt betrachtet, so ist die Verbesserung des Erinnerungsvermögens keine Beeinträchtigung (Kleinknecht, 1979). Die Diskussion hierzu wird sehr kontrovers geführt und gerichtliche Entscheidungen liegen (noch) nicht vor.

Deutlich wird, daß § 136a StPO sich nicht nur zugunsten des Beschuldigten auswirkt. Das Verbot „gilt aber auch dann, wenn das verbotene Mittel etwa (so bei Vernehmung unter Hypnose) einem Entlastungsversuch des Beschuldigten dienen soll. Das Verbot besteht wegen des öffentlichen Interesses an der Wahrung der rechtsstaatlichen Grundsätze, die *Einwilligung des Beschuldigten* in die Vernehmungsmethode ist daher unbeachtlich." (Müller & Sax, 1966, S. 469).

Die Gesetzeskommentare beziehen folgende Stellungnahmen:

„Hypnose ist eine Einwirkung auf einen anderen, durch die eine Einengung des Bewußtseins auf die von dem Hypnotisierenden gewünschte Vorstellungsrichtung herbeigeführt wird. Sie ist als Beeinträchtigung der freien Willensbildung stets untersagt." (Pfeiffer, 1987, S. 545).

„Ob oder wann die dem Gesetz zugrundeliegende Vorstellung zutrifft, jemand könne durch Hypnose zu Äußerungen gebracht werden, die er sonst nicht machen würde, muß hier offenbleiben. Eine solche Wirkung unterstellt, gleicht die Hypnose infolge der Ausschaltung oder Beeinträchtigung des Bewußtseins der Narkoanalyse (Anm. des Autors: Ausfragung nach Versetzung in mäßig chemisch-narkotischen Zustand). Ihr Verbot ist, entsprechend dem Gesetzeswortlaut, absolut; es gilt für alle Vernehmungen und für jeden Grad von Hypnose. Eine Ausnahme ist … lediglich zur Beseitigung posthypnotischer Hemmungen anzuerkennen, weil dies gerade der Wiederherstellung des freien Willens dient. Suggestivfragen sind … keine Hypnose" (Löwe-Rosenberg, 1989, S.400)

Der 136a StPO ist auch bei der richterlichen Zeugenvernehmung (69 III) und anderen Vernehmungen heranzuziehen (Müller, Sax & Paulus, 1991).

27.6.2 Zeugenbefragung

Der § 69 der Strafprozeßordnung befaßt sich wie die vorhergehenden Paragraphen mit Zeugenaussagen:

1. Der Zeuge ist zu veranlassen, das, was ihm von dem Gegenstand seiner Vernehmung

bekannt ist, im Zusammenhang anzugeben. Vor seiner Vernehmung ist dem Zeugen der Gegenstand der Untersuchung und die Person des Beschuldigten, sofern ein solcher vorhanden ist, zu bezeichnen.
2. Zur Aufklärung und zur Vervollständigung der Aussage sowie zur Erforschung des Grundes, auf dem das Wissen des Zeugen beruht, sind nötigenfalls weitere Fragen zu stellen.
3. Die Vorschrift des § 136 a gilt für die Vernehmung des Zeugen entsprechend.
Die in 69 StPO getroffenen Aussagen haben ihre Gültigkeit unter entsprechender Heranziehung von 136a StPO.

Verboten sind demnach Maßnahmen zur Beeinträchtigung der Willensentscheidung wie Ermüdung, körperliche Eingriffe (z.B. Drogen), Quälerei, Täuschung und Hypnose: „Durch einen geringen Grad von Hypnose (Somnolenz) wird der Wegfall von Hemmungen erreicht. Zu ihrem Wesen gehört die Ausschaltung des bewußten Willens, die Einengung des Bewußtseins auf die von dem Hypnotisierenden gewünschte Vorstellungsrichtung und damit die Herabsetzung der höheren seelischen Funktionen, insbesondere des kritischen Denkens. Deshalb stellt sie in jedem Fall einen Eingriff in die Persönlichkeit und damit eine unzulässige Einwirkung auf die Freiheit der Willensentscheidung des Zeugen dar" (Müller & Sax, 1966, S. 269).

Sicherlich dienen Gesetze zum Schutz der Gemeinschaft und des Einzelnen, nur wurden hier die positiven Aspekte der Hypnoseanwendung unbeachtet gelassen, so z.B. in ihrer Möglichkeit, emotionale Blocks zu beseitigen und dadurch den Zugang zu verschütteten Erinnerungen wieder freizulegen.

27.6.3 Untersuchung des Beschuldigten

Der § 81a der StPO lautet:
1. Eine körperliche Untersuchung des Beschuldigten darf zur Feststellung von Tatsachen angeordnet werden, die für das Verfahren von Bedeutung sind. Zu diesem Zweck sind Entnahmen von Blutproben und andere körperliche Eingriffe, die von einem Arzt nach den Regeln der ärztlichen Kunst zu Untersuchungszwecken vorgenommen werden, ohne Einwilligung des Beschuldigten zulässig, wenn keine Nachteile für seine Gesundheit zu befürchten sind.

Hier werden bestimmte körperliche Untersuchungstechniken des Beschuldigten diskutiert.

„Der seelische Zustand des zu Untersuchenden darf aber durch einen ärztlichen Eingriff nicht verändert werden. So sind schlechterdings unzulässig: Hypnotische Beeinflussung, Anwendung hemmungslösender Drogen und jede Art der sogenannten Narkoanalyse, z.B. Eunarkon- oder Evipaninjektionen, Luminalbehandlung, Schockversuche, Trinkversuche (Löwe-Rosenberg, Dünnebier, Geier et al., 1963, S. 6f.)

Auch modernde Kommentare des 81a StPO zur Hypnose definieren ihre Einordnung als köperlichen Eingriff (Müller, Sax & Paulus, 1991). In keinem Fall ist sie „gestattet, auch nicht mit rein diagnostischen Zielen oder mit Einwilligung des Beschuldigten" (Müller, Sax & Paulus, 1991, S.4o3). Die Kommentare verweisen hier eindeutig wieder auf 136a StPO, da diese Art der Untersuchung aus 136a folgt (Löwe-Rosenberg, 1988).

Gesetzgebung noch auf altem Wissenschaftsstand

Die Sichtweise der Gesetzgebung ist rein medizinisch orientiert, schließt die Anwendung psychologischer Methoden durch Psychologen geradezu aus.

Angenommen wird weiterhin, daß Hypnose den Willen oder die Erinnerung beeinflußt. Die in den vorhergehenden Abschnitten dargestellten Ergebnisse aus der Fachliteratur zeigen jedoch, daß Willensbeeinflussung kaum möglich ist und Erinnerungsbeeinflussung durch Hypnose in ähnlicher Weise wie durch andere allgemeine Befragungstechniken bewirkbar ist.

Die Einleitung der Hypnose stellt hier eine Maßnahme dar, wodurch „die Freiheit der Willensentschließung und der Willensbetätigung des Beschuldigten beeinträchtigt werden könnte (§136a). Gemeint ist die Freiheit zur Aussage.

Was ein Beschuldigter aussagt, soll sein freier Entschluß bleiben" (Löwe-Rosenberg, Dünnebier, Geier et al., 1963, S. 394).

27.6.4 Bewußtseinsstörung und Schuldfähigkeit

Verminderte Schuldfähigkeit steht zur Diskussion, wenn Bewußtseinsstörungen auftreten, die mit „Ausfallerscheinungen wie z.B. Schlaf, Schlaftrunkenheit, Hypnose, Hirnschädigung, Fieber oder Vergiftungen verbunden ist" (Thomae & Schmidt, 1967, S. 346). Der Auffassung von Gruhle (1955), daß eine Bewußtseinsstörung i.S. des § 51 (heute § 21 StGB) nur vorliege, wenn zu einem Erregungszustand geistig-seelische Mangelerscheinungen (wie z.B. Schlaf etc., Hypnose) hinzukommen, wird jedoch widersprochen. So zeigen Schwarz und Dreher (1966) auf, daß „eine Trübung oder Einengung des Bewußtseins, die im Verlust des Selbstbewußtseins im Sinne des intellektuellen Wissens um das eigene Sein und über die Beziehungen zur Umwelt, aber auch in einer tiefgreifenden Störung des Gefühlslebens und der Selbstbestimmung bestehen kann ... In Betracht kommen Schlaftrunkenheit, Halluzinationen, nicht-krankhafte Dämmerzustände, Hypnose ... und zwar auch dann, wenn er verschuldet ist" (Schwarz & Dreher, 1966, S. 215).

Der Gesetzgeber wird sich hier jedoch sehr vorsichtig verhalten, da sehr schnell von einem Geschädigten behauptet werden kann, daß bei ihm Hypnose angewandt worden war. Zu schnell kann das Opfer seine unreflektierte Einwilligung bzw. Einlassung auf eine Beeinträchtigung (z.B. sexuelle Kontakte) der Hypnosewirkung zuschieben und durch diese Zuschreibungen die Ursache-Wirkungs-Richtung zu eindeutig festlegen.

Kapitel 28

Hypnose im Sport

Stärke entspringt nicht
aus physischer Kraft,
sondern aus einem
unbeugsamen Willen.

Mahatma Gandhi (1869–1948)

Literaturbeiträge zur Anwendung der Hypnose im Sport sind extrem selten. Dies liegt wahrscheinlich daran, daß die einzelnen Trainer oder Trainingslager der Nationen intensiv darauf bedacht sind, jede Form von Trainingsmethode und Technik möglichst geheim zu halten, um sich auf diese Weise kleine Vorteile gegenüber den Partnern oder Gegnern zu verschaffen.

Die ersten offiziellen Publikationen stammen von den Olympischen Spielen im Jahr 1960 in Rom (Naruse, 1974).

Anwendungsbereiche der Hypnose im Sport
(Nach Naruse, 1974 und Holdivici, 1990)

1. Spezifische Methodik der Hypnose
2. Behandlung von Wettkampfangst
3. Optimierung motorischer Fähigkeiten durch Konzentration in Hypnose
4. Aufbau mentaler Einstellungen zum Wettkampf
5. Aufbau und Aufrechterhaltung der optimalen Wettkampfkondition
6. Ausbildung unterschiedlicher körperlicher und mentaler Wettkampffertigkeiten

28.1. Spezifische Methodik der Hypnose im Sport

Nach Holdivici (1990) bedarf die Anwendung der Hypnose im Sport besonderer ganz spezifischer methodischer Vorgehensweisen, die sich deutlich von den meisten Anwendungen in der Psychotherapie unterscheiden.

28.1.1 Teamarbeit

Der Psychologe, der die Hypnoseunterweisung vornimmt, wird nicht immer die spezifische Sportart seiner Klienten kennen. Selbst wenn er die Probleme, Anforderungen und Schwierigkeiten der Sportart kennt, sollte er unbedingt nicht nur mit dem Sportler, sondern auch dem Trainer gut kooperieren. Der Trainer kennt seit langem die besonderen Anforderungen und Probleme der Sportart, des Sportlers und seines Umfeldes (Kameraden, Gegner, Publikum). Nur die Gemeinschaftsarbeit kann eine gute Analyse und gezielte Hypnoseanwendung erzielen.

28.1.2. Psychische Eigenverantwortung des Sportlers

Der Sportler muß zur Methode Vertrauen haben und sollte von ihren positiven Auswirkungen überzeugt werden bzw. überzeugt sein. Dies beinhaltet auch, daß sich der Sportler daran gewöhnen muß, Selbstbeobachtung der eigenen mentalen Ereignisse vorzunehmen, um auf diese Weise über sich immer mehr informiert zu werden.

28.1.3. Sportliche Eigenverantwortung des Sportlers

Der begleitende Psychologe muß sein Konzept und Verhalten so definieren, daß der Sportler stets davon überzeugt ist, alles vollkommen von sich aus zu tun. Die Verantwortung für die Vorbereitung und Durchführung des Trainings und der Wettkämpfe muß vollkommen bei ihm liegen. Dies beinhaltet nicht nur die Verantwortlichkeit, sondern auch, daß sich der Sportler stets selbst als Ort der Kontrolle (locus of control, Rotter, 1964) erlebt. Auf diese Weise kann er auch seine Fortschritte und Erfolge mit seinem Handeln in Verbindung bringen und baut so ein konstanteres Motivationssysem auf.

Darauf sollten die Suggestionen abgestimmt sein, die er anfangs in Fremdhypnose erhält. Im Verlauf der Behandlung übernimmt der Sportler diese Suggestionen, bis er sie dann in Selbsthypnose anwendet.

28.1.4. Vorurteile gegenüber „Hypnose" beachten

Da einige Sportler durch unterschiedliche Sensationsmedien verzerrte Informationen über Hypnose haben, sind bei Ihnen negative Vorurteile und Ängste gegenüber Hypnose relativ möglich. Entsprechend wird empfohlen, nicht von „Hypnose" zu sprechen, sondern von „Entspannung, mentales Training" etc. So verweigerte ein bekannter deutscher Fußballstar auf diesem Hintergrund die Kooperation, da er ja „nicht an Firlefanz und Seelenwäsche" glaube. Auf das dann angebotene „Programm mit Tiefenentspannung" reagierte er positiv.

28.1.5 Transparenz der Hypnosetechniken

Da der Sportler während des gesamten Trainings stets über kleinste Veränderungen und methodische Schritte offen unterrichtet wird, sollte diese Vorgehensweise auch bei der Induktion und Hypnoseanwendung realisiert werden. Er erlebt dadurch ein kongruentes Vorgehen im Gesamtkonzept, in dem sich Sportler, Trainer und Psychologe als ein einheitlich handelndes Team verstehen.

28.2 Behandlung von Wettkampfangst

28.2.1 Körperliche und mentale Entspannung

In der Vorbereitungsphase des Wettkampfes muß eine optimale Ausgewogenheit von Anspannung und Entspannung vorliegen, die sich im Wettkampf zwar verändern kann, jedoch müssen hier z.B. seelische Entspannung und Angstreduktion weiter vorherrschen.

In einem Fallbericht von vier Versuchspersonen kann Krenz (1984) durch eine modifizierte Form des autogenen Trainings (z.B. Wärme der Glieder, Herzschlag, Atmung, Stirnkühle) deutliche Verbesserungen im Wettkampf erreichen. Pearson (1983) bewirkt durch Entspannung, Suggestion und geleitete Imaginationen Leistungsverbesserungen. Wahrscheinlich dienen diese Interventionen primär zum Motivationsaufbau und dem Abbau von Lampenfieber und Versagensängsten.

- Zu berücksichtigen ist, daß im Sport ein Höchstmaß an Erregung erforderlich ist, das bei zu großer Stärke in Angst übergehen kann und somit die Leistung mindert (Yerkes-Dodson-Hypothese, 1908). Zu geringe Erregung mindert ebenfalls die Höchstleistung. Also soll Hypnose zur Entspannung führen und muß dabei die optimale Erregung bewirken. So erlebt ein Schwergewichtsboxer während der Olympiade 1968 in Mexico City einen Panikanfall, der mit Entspannung schnell behoben wird. Der Boxer verliert seinen

Kampf, da die Spannungsreduktion vor dem Kampf kontraindiziert war (Vanek, 1970).

- Die in Hypnose verwandten Bilder müssen demnach auf die Anforderungen abgestimmt sein. D.h., sie sollen nicht nur die bestimmte Aktivität einbeziehen (Kugel im richtigen Moment stoßen, mit Kräften haushalten, Fuß richtig placieren), sondern müssen dem Erregungsniveau des Sportlers und dem geforderten „aggressiven" Inhalt entsprechen. Zu bedenken ist hierbei auch, daß je nach Sportart die Anspannung bzw. Aggression nach der Durchführung nicht abflachen darf.

28.2.2 Gewinnung einer psychischen Distanz zu Störreizen

Im Training und Wettkampf ist ein Hochmaß an Konzentration erforderlich. Bereits kleinste Störgeräusche oder sonstige Ereignisse können Unaufmerksamkeit und Fehlreaktionen bewirken. Der Sportler kann hier Ängste vor derartigen teilweise unbeeinflußbaren Reize entwickeln. Entsprechend können hier durch Hypnose bewirkte negative Halluzinationen oder Amnesien hilfreich sein, eine kognitive Umstrukturierung zu erreichen.

28.2.3 Mentales Wiedererleben der Wettkampfsituation

Durch positive Bilder aus früheren Wettkampfsituationen kann der Sportler Angst abbauen und neue Motivation aufbauen. Falls eine Angstgeneralisierung vorliegt und deshalb die Imagination früherer Sportsituationen nicht hilfreich ist, können durch Altersregression Erfolgserlebnisse aus anderen Bereichen vorgestellt werden. Wenn das damit verbundene positive Gefühl zuverlässig gut herstellbar ist, kann dann dieses Gefühl auf die Sportsituation übertragen werden.

28.2.4 Körperliches und mentales Aufwärmen (warming up)

Durch Hypnose kann der Sportler körperlich und mental auf die Wettkampfsituation vorbereitet werden. Bevor die eigentlichen Tätigkeiten in der Öffentlichkeit sichtbar werden, kann der Sportler all seine nachher geforderten körperlichen und mentalen Tätigkeiten in der gewünschten Reihenfolge imaginieren. Durch dieses Aufwärmen erhöht er seine Reaktionsbereitschaft und wird in der Ernstsituation reflektorisch die richtigen Aktionen vornehmen. Wahrscheinlich werden hier sowohl operant und respondent erlernte Reaktionsweisen leichter aktiviert. Anzunehmen ist auch, daß die in den Efferenzkopien (von Holst, 1954; s. 10.5.4) abgelegten Motorikinformationen durch dieses mentale Aufwärmen nun in besonderem Maße nutzbar gemacht werden. Da Imaginationen deutlich meßbare Potentiale an den jeweils imaginierten Muskelgruppen bewirken (Beyer, Weiss et al., 1989), erfolgt auf diesem Wege eine gezielte Bereitstellung der Muskeln und ihrer einzelnen erforderlichen Ablaufprogramme.

28.2.5 Emotionale Katharsis

Daß zahlreiche psychische Ursachen Leistungsmotivation und Angst beeinflussen, ist allgemein bekannt. Entsprechend müssen auch im Sport die Ursachen für Leistungsversagen gefunden werden, die möglicherweise in frühen Kindheitserlebnissen begründet sind.

Johnson (1965) berichtet hier folgendes Beispiel:

Ein Baseballspieler ist dann erfolgreich, wenn er Wut entwickeln kann; es treten jedoch phasisch Leistungstiefs auf. Durch Altersregression kann Johnson (1965) ermitteln, daß der Spieler als Kind seinen jüngeren Bruder verletzte und nicht die angemessene Strafe erhalten hatte. Deutlich wird, daß er gegenwärtig immer noch Phasen von Aggression und Schuld durchläuft, die nun aufgearbeitet werden.

28.2.6 Aufbau eines hilfreichen „Ego" beim Sportler

Ausgehend von der Ichpsychologie (z.B. Fromm, 1972) können bei psychischen Problembereichen des Sportlers Ich-stärkende Suggestionen im Sinne Hartlands (1971c, 1973) gegeben werden (s. Kap. 16 „Imaginative Verfahren").

28.2.7 *Abbau sonstiger Angstbeeinträchtigung*

Leidet ein Sportler an bestimmten für den Sport im allgemeinen nicht relevanten Erkrankungen, können sich daraus durchaus Ängste aufbauen. So kann die Erwartungsangst entstehen, daß gerade diese Erkrankung während des Wettbewerbs auftreten und beeinträchtigen könnte.

Beispiel:

Smith (1984) behandelt einen jugendlichen Athleten mit psychisch bedingter Verengung der oberen Luftwege (Stridor) erfolgreich mit Hypnose-Entspannung.

28.3 Optimierung motorischer Fähigkeiten durch Konzentration in Hypnose

Als Frage stand bereits in den Gründerjahren der „modernen" Hypnose im Raum, ob durch diese Methode Leistung oder Ausdauer von Sportlern verbessert werden kann. Aufgrund der großen methodischen Unterschiede lassen sich auch hier sehr widersprüchliche Aussagen anführen.

- Die Leistungsproblematik ist bei den verschiedenen Sportarten äußerst unterschiedlich. Entsprechend sind die körperlichen, emotionalen und kognitiven Anforderungen wie z.B. Aufmerksamkeit, Anspannung, Ausdauer, Kräftehaushalt sehr verschieden. So hat ein professioneller Golfspieler während eines langen Spiels durchschnittlich 7,5 Minuten an Konzentration aufzubringen; ein 100-m-Läufer nur für wenige Sekunden, der Langstreckenläufer über viele Minuten. Dies impliziert, daß der Golfspieler zwischenzeitlich Versagensängste entwikkeln kann und kurzfristig volle Konzentration aufbringen muß. Der Langstreckenläufer hat sich mit seinem gefürchteten „toten Punkt" auseinanderzusetzen und der Kurzstreckenläufer muß sich auf seinen eintrainierten motorischen Automatismus verlassen können.

Da es - wie bereits erwähnt - leider sehr wenige Berichte und auch Experimente zur Anwendung der Hypnose im Sport gibt, sind entsprechend sehr unterschiedliche Sportarten beschrieben worden, bei denen stets auch sehr unterschiedliche Hypnosemethoden benutzt wurden. Vergleiche über Auswirkungen und Hypnotisierbarkeit liegen sehr selten vor. Demnach kann die Wirkung der Hypnose meist nur auf die jeweilige Untersuchung bezogen interpretiert werden.

Von einigen Experimentatoren konnte belegt werden, daß Hypnose Ausdauer steigern kann (Wells, 1934), während andere dies nicht bestätigen (Barber & Calverley, 1964f; Evans & Orne, 1965). So wurde nachgewiesen, daß Hypnose allein weniger effektiv ist, als wenn sie mit motivierenden Suggestionen verbunden ist (Barber & Calverley, 1964f; London & Fuhrer, 1961; Slotnik, Liebert & Hilgard, 1965). Dem widersprechen die Ergebnisse anderer Forscher so z.B. Levitt & Brady (1964) und Morgan & Coyne (1965).

Jackson, Gass und Camp (1979) führen hierzu ein erneutes Experiment mit 55 Versuchspersonen durch. Sie lassen ihre Versuchspersonen bis zur Erschöpfung auf dem Tretrad fahren und messen verschiedene physiologische Parameter. Verglichen werden die Gruppen: Hypnose, Motivationsinstruktionen, Kontrolle, Geringsuggestible mit Hypnose und Motivation, Hochsuggestible mit Hypnose und Motivation. Die Ausdauer ist bedeutsam erhöht in der Gruppe mit Motivationsinstruktionen und bei Hochsuggestiblen mit Hypnose und Motivation. Insgesamt schneiden die Hochsuggestiblen besser ab, ihr Stoffwechsel (Atmung, Milchsäure im Blut) ist erhöht, wobei motivationale Suggestionen in gleicher Weise wirksam sind wie Hypnosesuggestionen. Werden Geringsuggestiblen die gleichen Suggestionen gegeben, so ist keine Verbesserung der Ausdauer festzustellen; eine Verbesserung tritt ebenfalls nicht auf, wenn in beiden Experimentalgruppen Hypnose *ohne* Suggestionen gegeben wird.

Interessant ist der breit angelegte Ansatz von Howard und Reardon (1986), durchgeführt mit 32 Versuchspersonen, die Gewichtheber sind. Verwandt wird bei einer Gruppe Hypnose mit Entspannungsinstruktion, eine Gruppe erhält kognitive Umstrukturierung (Aufbau des Selbstkonzeptes und Auffinden negativer Einstellungen in allgemeinen Lebenssituationen und bezüglich des Gewichthebens, so z.B. mehr auf das Gewicht als auf das Heben zu achten). In der nächsten Gruppe wurde mit Hypnose-Entspannung und Imaginationen die kognitive Umstrukturierung begünstigt: Bilder, wie die Blutzirkulation die Muskeln wachsen läßt, Bewältigung von alltäglichen Lebenssituationen (s.o.) und Vorstellungen, wie man Gewichte erfolgreich anhebt, werden induziert. Diese Gruppe unterscheidet sich bei Messungen nach 7 Tagen und nach einem Monat bedeutsam ($p < .01$) von allen anderen Gruppen und der Kontrollgruppe in Hinsicht auf Angstabnahme und Muskelwachstum. Die Muskeln (Oberarm und Brustumfang) nehmen sogar vom ersten zum zweiten Nachtest weiterhin zu. Auch das Gewichtheben wird in dieser Gruppe gegenüber den andern bedeutsam ($p < .01$) um 23 pounds (=10,4kg) verbessert. Dieses sehr wirkungsvolle Programm ist erstaunlich umfangreich und erscheint fast ähnlich differenziert wie eine Einzeltherapie.

Holdivici (1990) wandte bei der olympischen Schützenmannschaft Rumäniens bereits in Moskau und Los Angeles zur Vorbereitung erfolgreich autogenes Training an. Für ihr späteres Training wählt sie von den zehn Schützen die vier Hochsuggestiblen aus (nach der Harvard Group Scale of Hypnotic Susceptability; Shor & Orne, 1962). Sie erhalten ein komplexe Behandlungs-/Trainings-Programm (wie das hier von Naruse, 1974, dargestellte). Sportspezifisch bekommen sie Suggestionen, in eine perfekte Schußposition zu gehen, konzentriert zu sein und scharfe Wahrnehmungsfähigkeit zu haben. Drei der vier so behandelten Sportler erhalten die Olympiazulassung in Soul und einer erzielt eine Goldmedaille.

28.4 Aufbau mentaler Einstellungen zum Wettkampf

Da der Wettkampf ein unterschiedlich lang andauerndes Ereignis mit komplexen Anforderungen und Umfeldbeeinträchtigungen ist, muß darauf ebenfalls vorbereitet werden.

28.4.1 Motorische Fähigkeiten

Die Sportler müssen je nach Reglement meist ohne den Psychologen den Wettkampf antreten. Deshalb wird durch den posthypnotischen Auftrag eine Vorbereitung vorgenommen. Holdivici (1990, S. 28) nennt als Beispiel „wenn Du den Schützenstand betrittst und die Waffe berührst, begibst Du Dich in einen Zustand von ruhiger und perfekter Wachheit und Konzentration."

28.4.2 Gegner

Die im Sport erforderlichen Gegner können unterschiedliche Einstellungen beim Sportler auslösen. Davon abhängig sind Angst, Mißerfolgsbefürchtungen, Leistungsminderung etc.

Gardner und Olness (1981) haben ein elfjähriges Mädchen als Patientin, das schon seit vielen Jahren erfolgreich an Wettbewerben im Schlittschuhlaufen teilnimmt und plötzlich Angst entwickelt. Es wird eine Altersregression zu den einzelnen früheren Wettbewerben eingesetzt, die angstfrei erlebt werden. Das Mädchen erinnert sich dann an die abwertenden Bemerkungen eines anderen Kindes. Sie waren der Auslöser für die Ängste gewesen.

Die Therapeutin gibt dem Kind nun die Möglichkeit, dieses unangenehme Bild mit Pferd, Flugzeug oder Zug wegzuschicken. Das Kind entschließt sich, das unangenehme Bild auf ein Pferd zu laden und es dann schnell wegreiten zu sehen, bis es hinter dem Horizont verschwunden ist. Hinzu kommen dann positive Bilder, im Wettbewerb erfolgreich zu sein. Die Patientin trainiert mit Selbsthypnose und ist weiterhin erfolgreich.

28.4.3 Zuschauer

Die umringenden Zuschauer stellen eine Angst-, Stör- und Motivationsquelle dar. Entsprechend muß der Sportler auch darauf eingestellt werden. So behandelt Kroger (1977) einen Berufs-Golfspieler mit Selbst-Hypnose, um seine Anspannungen in Gegenwart vieler Zuschauer zu verlieren. In Selbsthypnose „sieht" er eine gestrichelte Linie zwischen Golfball und Ziel und kann dadurch im Spiel erfolgreich sein.

28.4.4 *Fortschreiten des Spiels bzw. Wettkampfes*

Der Wettkampf oder das Spiel ist kein punktuelles Ereignis, sondern ein steter Vergleich mit Eigendynamik, verbunden mit zahlreichen Quellen der Mißerfolgsangst in Bezug auf die eigene Leistung, in Relation zur Mannschaft und zu den Gegnern.

Zu nennen ist hier der bereits oben erwähnte „tote Punkt“ des Langstreckenläufers, vor dem er Angst hat und sich im Sinne einer „self fulfilling prophecy“ darauf einrichten wird.

Weiter zu nennen wären auch die unterschiedlichen Erfolgs- und Mißerfolgserlebnisse des Sportlers, die er je nach persönlicher Reaktionsmöglichkeit motivierend oder demotivierend erlebt. Entsprechend müssen hier aufbauende Suggestionen vorgesehen werden.

28.4.5 *Konkurrenzsituation*

Der Wettkampf findet nur seinen Sinn in einer gemeinsamen Auseinandersetzung, die zwangsläufig Konkurrenz und somit Streß beinhaltet. Erwähnt sei hier das Beispiel eines berühmten deutschen Athleten, der auf Anraten seines Psychologen seinen Gegner kurz vor dem Wettkampf freundlich beim Training beobachtete und ihn dann bewundernd wegen seiner guten Kondition lobte. Er gewann den Wettkampf, da er durch sein Loben das erforderliche Aggressionspotential des Gegners (Adrenalinausschüttung etc.) reduziert hatte. Diese Begebenheit zeigt, wie sensibel reagiert werden kann.

28.4.6 *Eigenes kämpfendes Ich*

Wie deutlich wurde, ist das Selbstbild des Sportlers im Wettkampf besonders wichtig. Sein Selbstwert gegenüber den Gegnern muß auch bei Versagenssituationen stabilisiert sein. Zu empfehlen sind hier die Hypnosesuggestionen mit selbstverstärkenden Bildern.

- In den Bildern sollten die kurz- oder langfristigen Erfolgsphantasien des Sportlers enthalten sein, seine Grundmotivation wird dadurch angesprochen.
- Zu diskutieren ist auch, inwiefern die Motivation des Sportlers und die relevanten Suggestionen sich an der Leistung des Gegners orientieren sollten. Einerseits kann es sehr förderlich sein, kann jedoch auch eventuell zu Ängsten oder Verhaltensabhängigkeiten führen.

28.5 Aufbau und Aufrechterhaltung der optimalen Wettkampfkondition

Der Sportler kann Leistungstiefpunkte haben, die sich bei ihm in Versagensängsten äußern. Hier kann Hypnose z.B. durch Erfolgsbilder im Sinne der ich-stärkenden Suggestionen hilfreich sein. Da sich das Negativereignis (z.B. falscher Schwung) festsetzen kann, dienen unterschiedliche Interventionsformen zur Aufarbeitung bzw. Beseitigung.

Wünschenswert wäre es natürlich, kontinuierliche Wettkampfkonditionen herzustellen, was kaum erreichbar ist. Einige Sportarten sind ja nur dadurch effizient, daß kurzfristige Leistungsspitzen erreicht werden müssen.

Methodische Vorschläge zur Optimierung der Wettkampfkondition

1. Bildung einer stabilen mentalen Einstellung
   Durch autogenes Training oder entsprechende Selbstkontrolltechniken kann erlernt werden, innere Ruhe und Ausgeglichenheit zu erwerben, die es gestattet, ohne unnötige vorherige psychische Kräftevergeudung gelassen den gewünschenten Leistungspunkt anzusteuern.
2. Aufrechterhaltung des optimalen mentalen Zustandes für den Wettkampf
   - *Kontrolle von Schwankungen des Biorhythmus*
     Die biologischen Schwankungen der Leistungsbereitschaft und -fähigkeit können mittels z.B. autogenen Trainings oder Entspannungssuggestionen in Hyp-

nose nivelliert werden. Der Sportler lernt dann, damit besser umgehen zu können und sie nicht als Bedingung „alles oder nichts“ anzusehen.

- *Abbau negativer und entmutigender Faktoren mittels Unterdrückung oder Verarbeitung*
  Zu nennen sind hier Behandlungsaspekte wie z.B. Entspannung, Hypnose, Abreagieren.

Holdivici (1990) beobachtet bei ihrem Schützenteam einen Sportler, der mit seiner Schnellfeuerwaffe innerhalb der vorgeschriebenen vier Sekunden das Ziel verfehlt und dadurch den ersten Platz verliert. Da dieser Fehler nur von Anfängern gemacht wird, ist der Sportler besonders irritiert. In Hypnose kann er nun diese Negativsituation nochmals durchleben, dann verbunden mit Suggestionen, daß diese Minderleistung subjektiv weniger Bedeutung haben soll.

3. Verstärkung positiver Umweltfaktoren
   Orientiert sich der Sportler nur allein an seiner positiven Eigenbefindlichkeit, so ist er dadurch zwar psychisch relativ autonom und wenig irritierbar. Dennoch müssen auch hilfreiche Außenfaktoren (z.B. Wetter, Publikum, Teamkonstellation) berücksichtigt werden. Sie können als verstärkende Faktoren bei positiver Befindlichkeit eingesetzt werden. Aber auch gerade bei Motivationstiefs kann man auf diese verstärkende und motivierende Möglichkeit durch positive Umweltfaktoren zurückgreifen und durch Hypnosesuggestionen vertiefen.
4. Die Schmerzproblematik von Sportlern wie Verletzungsschmerzen oder Angst vor Schmerzen, kann durch Hypnose behandelt werden, wobei sich hier wieder die Frage der Kontraindikation von leistungssteigernden Interventionen stellt.

28.6 Ausbildung unterschiedlicher körperlicher und mentaler Wettkampffertigkeiten

Unterschiedliche Ansätze bieten sich hier an:

1. Selbstbeobachtung der Schwächen und Stärken der eigenen Leistung
   Verfügt der Sportler über eine gute Selbstbeobachtung, so kann er die Schwächen und Stärken der eigenen Leistung besser selbst erkennen und dadurch entsprechend schnell (ohne Fremdhilfe) gegensteuern. Dies ist ein besonders großer Vorteil von Suggestionen, da der Trainer in der Ernstsituation des Wettkampfes evtl. nicht anwesend sein kann, zumindes nicht so kontingent wie erforderlich verfügbar ist. Somit kann der Sportler seine Stärken taktisch besser einsetzen.
   Entsprechende Übungen unter Hypnose sind hier lange vor dem Wettkampf diagnostisch hilfreich; auf diese Weise können z.B. auch Alternativverhaltensweisen unter Hypnose zur Optimierung eingeübt werden.
2. Beherschung der dynamischen Relaxation durch schnelles mentales warming up.
   In gleicher Weise muß der Sportler selbstgesteuert die Phasen der Entspannung und Anspannung verwalten können. So wird er einerseits tiefe Entspannung benötigen, um z.B. auszuruhen oder vom vorherigen Mißerfolg abzuschalten - andererseits muß er relativ schnell wieder dynamisch angepaßt leistungsbereit sein. Auch hier hilft das vorher trainierte mentale warming up, wie es oben bereits dargestellt wurde.
3. Üben der für den Wettkampf erforderlichen motorischen Fähigkeiten
   - *Bewußte Analyse der effizientesten Bewegungssequenzen*
     Die im Sport erforderlichen komplexen Bewegungsmuster müssen exakt aufeinander abgestimmt sein, um nicht nur erfolgreich, sondern auch effizient im Sinne der Ergonomie zu sein. Ein Wettkampf benötigt die mehrmalige optimale Leistungsbereitstellung, ohne Verausgabungen und zu frühe Ermüdungen. Entsprechend kann der Sportler mittels Trainer, Videoaufzeich-

nung und Zeitlupenwiedergabe seine Bewegungsabläufe genau beobachten. Durch diese technichen Hilfsmittel kann der Sportler Informationen „von außen her" erhalten, die dann korrigiert und über kognitive Prozesse in Muskelbewegungen, Koordinationen etc. umgesetzt werden müssen. Der teilweise Nachteil (apparativer Aufwand etc.) der Videotechnik kann in einige Fällen durch Hypnose kompensiert werden. Der Sportler kann sich dann gleichzeitig „von innen" und „von außen" beobachten und leichter Korrekturen vornehmen. Auch in Hypnose sind durchaus „Zeitlupenwiedergaben" möglich, so daß der Sportler nun differenziert Analysen vornehmen kann, die ihm zu Verbesserungen verhelfen. Johnson (1961) behandelt einen Baseballspieler, der nicht bewußt ergründen kann, warum er den Ball nicht trifft. In Hypnose kann er seine Grifftechnik, Stand und Schwung genau analysieren.

– *Mentales Einüben der motorischen Fähigkeiten in hypnotischer Trance, ohne sich dessen bewußt zu sein.*
  Das bewußte mentale Einüben z.B. motorischer Fertigkeiten (s.o.) erfordert einiges an Aufmerksamkeit, Energie und damit auch Ablenkung von der maximalen Energieeinbringung. Mittels z.B. posthypnotischer Aufträge ist es möglich, den Sportler so einzustellen, daß er derartige mentale Prozesse ohne Einschalten seines aktiven Bewußtseins vornimmt.

Mentaltraining

Nicht unerwähnt soll das Mentaltraining bleiben, bei dem der Sportler die einzelnen Bewegungsabläufe auf kognitiver Ebene durchläuft und auf diese Weise Sicherheit in der Durchführung gewinnt. Es ist jedoch anzuzweifeln, ob hier die Wirkfaktoren des mentalen Trainings selbst diese positiven Veränderungen bewirken. Denkbar als Erklärung ist durchaus auch, daß andere Variablen wie Angstabbau oder kognitive Sicherheit diese Leistungssteigerung bedingen.

28.7 Wiederherstellung von mototrischen Fähigkeiten nach Unfall oder Krankheit

Im Leistungssport sind bereits kleinere Pausen leistungsreduzierend, Verletzungen oft ein starker Einbruch im gewohnten Leistungsbild. Entsprechend muß sich die Sportpsychologie auch mit der Rehabilitation befassen.

– *Schmerzreduktion*
  Gerade im Hochleistungssport können sehr schnell geringere aber stark schmerzende Verletzungen wie Zerrungen oder Stauchungen auftreten. Der Sportpsychologe kann hier vorübergehend durch geeignete Hypnosetechniken z.B. eine Amnesie des Schmerzes erreichen, damit der Wettkampf fortgesetzt werden kann.
– *Trainingseingewöhnung*
  Durch unfall- und krankheitsbedingte Pausen können Einübungsdefizite auftreten. Die bislang gewohnten und eingeschliffenen Bewegungsmuster werden nun nicht mehr so effizient eingesetzt. Durch mentales Training mit Hypnose können hier kraftschonende Einübungen vorgenommen werden.
– *Angstabbau*
  Nach schmerzhaften Verletzungen oder Eingriffen besteht oft die Gefahr, daß trotz optimaler körperlicher Rehabilitation seelische Schonhaltungen oder Belastungsängste aufgebaut wurden. Sie verhindern dann, daß die betreffenden Muskeln wieder angemessen belastet werden. Der in Kapitel 31 zitierte Fall 1 kann diese Problematik veranschaulichen.
– *Selbstwertproblematik*
  Der bislang erfolgsgewohnte Sportler identifiziert sich in hohem Maße mit seiner Sportaktivität - nicht umsonst investiert er darin extrem viel an Energie und Zeit. Wird der Sportler durch Unfall oder Krankheit an der Ausübung seines Sportes gehindert, können extrem starke Identitätskrisen und Depressionen auftreten. An dieser Stelle müssen intensive psychotherapeutische Maßnahmen eingesetzt werden. Dies erfolgt zur Einleitung einer möglichen Rehabilitation in das Sportlerleben, aber auch, um dem Sportler bei der Verarbeitung zu

helfen, nie wieder auf dieses Tätigkeitsfeld zurückzukönnen.

28.8 Grenzen, Gefahren und Perspektiven der Hypnose im Sport

Wie aufgezeigt wurde, sind die Anwendungsbereiche der Hypnose im Sport äußerst vielfältig.

Neben diesen positiven Effekten sollte auch bedacht werden, inwieweit der überstarke Leistungsehrgeiz eines Sportlers oder Trainers durch das Mittel der Hypnose in die Lage versetzt werden kann, eine Überforderung vorzunehmen, die seelische oder körperliche Schäden hinterlassen kann.

Zu bedenken ist bei der Sportsituation allgemein, ob tatsächlich angemessene Vorteile durch die Intervention der Hypnose erlangt werden, oder ob es zu einem „Hypnosis and Drug Abuse in Sports" kommt, wie Rosen (1976) warnt.

An diese Stelle gehört bereits seit längerem die Diskussion um die ethisch vertretbaren Grenzen der Schmerzreduktion durch Medikamente oder durch Hypnose bei Sportverletzungen. Obwohl die spontane Schmerzreduktion einerseits hilfreich sein kann, wird hier ein Instrument verfügbar gemacht, das indirekt zu Schäden des Organs führen kann.

Sicherlich werden nach Ausschöpfung aller neuester Forschungsergebnisse der Technologie Materialien und Geräte des Sportlers bald bis zu ihrem Optimum entwickelt sein. Auch die legal angewandt Medizin wird ebenfalls ihre Leistungsgrenzen für Sportler erreicht haben. Nun wendet man sich an die Psyche und deren Beeinflussung. Gewiß werden sich daraus wertvolle Anregungen für die Experimentelle und Klinische Hypnose ergeben - falls darüber publiziert werden darf.

Der Sport kann eventuell in der Erforschung der Selbsthypnose, hilfreich sein. Bei Langstreckenläufern werden nach einigen Minuten tranceähnliche Erlebnisse erreicht, so die Lenkung auf innere Ereignisse, lebhafte Imaginationen und Versunkenheit. Dieser Zustand wird durch folgende Faktoren erreicht: Bevorzugung, allein zu laufen, besonders in Gegenden mit wenig Ablenkung, rhythmisches Atmen, Augenfixation und Wiederholung von z.B. Phrasen (Callen, 1983; Channon, 1984). Dies sind insgesamt Techniken, die in der Hetero-Hypnose angewandt werden.

Abschließend sollte bedacht werden, inwiefern die oben aufgeführten Interventionen im Alltagssport sinnvoll einzusetzen sind, so z.B. bei bewegungsgehemmten Kindern. Nicht zu vergessen ist der sehr breite Anwendungsbereich in der Rehabilitation und im Behindertensport. In diesen Bereichen sind sicherlich zahlreiche der angeführten Hypnose-Interventionen sehr hilfreich.

Teil 8
Aspekte der Verhaltensmodifikation

Kapitel 29

Hypnose und Lernfaktoren

> Die Erfindung des Problems ist oft wichtiger
> als die Erfindung der Lösung.
> In der Frage liegt oft mehr
> als in der Antwort.
>
> Walther Rathenau (1867–1922)

In diesem Abschnitt soll untersucht werden, inwiefern Hypnose Lernfaktoren beeinflussen kann, und Lernfaktoren Aspekte der Hypnose prägen. Daraus können dann Rückschlüsse für die klinische Anwendung gezogen werden.

Die dazu durchgeführten Experimente sind vorwiegend aus der älteren Grundlagenforschung zu entnehmen. Entsprechend sollen die daraus getroffenen Aussagen nicht unbedingt als endgültig angesehen werden. Weiter muß bedacht werden, daß bei fast allen Experimenten neutrale Hypnose (also Hypnose-Induktion und Entspannungsphase *ohne* gerichtete Suggestionen) benutzt wurde, was anders zu bewerten ist als die gezielten Suggestionen im klinischen Bereich.

29.1 Zum Begriff des Reizes in der Hypnose

29.1.1 Historische Überlegungen

Bereits Bernheim, der Gründungsvater der modernen Hypnose, war der Ansicht, daß unter Hypnose Ideen in Handlungen umgesetzt werden. Dies wurde von Moll (1894) in den „Gesetzen der Assoziation“ aufgegriffen. So nimmt er an, daß Ideen Reize für Handlungen sind.

In seinen Experimenten konditionierte Hudgins (1933) ohne Hypnoseanwendung den Kontraktionsreflex der Pupillen bei Lichteinfall mit einem Glockenton, einer Handbewegung oder dem Wort „kontrahiere“ (Kap. 3 „Theorien der Hypnose“). Die danach ausgelöste CR (konditionierte Reaktion) konnte von der ursprünglichen UCR (unkonditionierten Reaktion) nicht unterschieden werden, ja sogar sinnlose Silben oder bereits der Gedanke der Vesuchsperson (z.B.:„entspannen“) konnten die gleichen CR auslösen. Dies führt Salter (1961) zu dem Schluß, daß der Hypnotiseur in ähnlicher Weise durch seine Verbalisierungen CR bewirkt oder auslöst.

Hier wird erkannt, daß Verbalinstruktionen als Auslöser für Reflexe wirken können, also CS (konditionierter Stimulus) für CR werden können – bzw. sie können dies in gleicher Weise innerhalb früherer Lernprozesse geworden sein.

In seinem sehr umfassenden Werk „The Word as a Physiological and Therapeutic Factor“ zeigt Platonow (1959) in zahlreichen Beispielen auf, daß nicht nur Worte allein als Reize wirksam werden können, um hypnotische Reaktionen auszulösen. In gleichem Sinne beweist er, daß unterschiedlichste physiologische Parameter wie Puls, Atmung, Blutdruck etc. durch sehr verschiedene verbale Reize (Suggestionen) auslösbar sind.

Nicht unerwähnt soll hier bleiben, daß unabhängig von hypnotischen Suggestionen verbale Reize unterschiedliche Reaktionen hervorrufen können, wie es Wolf (1950) nachwies – und wie es weit später von Barber (1969) in seinen zahlreichen Untersuchungen belegt wurde.

Bis zu diesem historischen Wissensstand wird folgendes deutlich:

- Wörter und Gedanken können als auslösende Reize für Reflexe wirksam werden.
- Wörter und Gedanken können auch komplexe Verhaltensweisen auslösen.
- Nicht alle durch diese Reize bewirkten Reaktionen sind auf Hypnose zurückzuführen, sondern auf (frühere oder experimentell konstruierte) Lernvorgänge.
- Als bedingte Reaktionen (CR) können sowohl (willentlich nicht kontrollierbare) Reflexe, physiologische Systeme und komplexe Verhaltensweisen hervorgerufen werden.
- Hypnose kann angesehen werden als eine erlernte CS-CR-Verbindung, bei der es gilt, die geeigneten CS zu finden, um das relevante CR-System auszulösen.
- Kompliziertere Phänomene wie Altersregression oder Amnesie werden in den frühen lerntheoretischen Erklärungsmodellen der Hypnose nicht (behavioristisch) formuliert.

29.1.2 Hypnose auch als kognitiver Reiz

Leuba (1940) führte zahlreiche Experimente zur Hypnose durch. Unter Hypnose paarte er Reize unterschiedlicher Wahrnehmungskanäle miteinander und bewirkte dann eine Amnesie für diesen Hypnosezeitraum. Nach der Hypnose lösten die relevanten olfaktorischen oder taktilen Reize die damit konditionierten Wahrnehmungen aus. Ja sogar allein durch die bloße Imagination dieser Reize konnten die damit gekoppelten Empfindungen erzielt werden (Leuba & Dunlap, 1951).

Dies weist auf die Möglichkeit der abstrakten Konditionierung hin.

Diese Feststellungen bieten die Erklärungsgrundlage für die Entstehung vieler neurotischer (z.B. phobischer oder depressiver) Verhaltensweisen, da diese oft primär durch Gedanken aufrechterhalten werden. Andererseits liegt hier die Basis für Selbstkontrollverfahren und für die Erklärung der Selbsthypnose.

29.1.3 Reizstruktur zur Steuerung autonomer Reaktionen

Allein durch verbale Verstärkungen lassen sich unter Hypnose autonome Reaktionen wie z.B. Erbrechen hervorrufen und über einen langen Zeitraum (ein halbes bis vier Jahre; Smolenskii-Ivanov, 1955) aufrechterhalten. Diese Konditionierung erfordert jedoch eine klare Definition von Reaktionsweisen für das Organsystem; je klarer die Instruktion, um so deutlicher werden dann die gewünschten Verhaltensweisen ausgelöst.

In ähnlicher Weise stellen Kroger und Fezler (1976) fest, daß die Suggestionen auf die Physiologie des entsprechenden Organsystems abgestimmt sein müssen.

Da Hypnose-Suggestionen vorwiegend verbal erfolgen, muß somit eine präzise verbale Information gegeben werden, die von der Person eindeutig decodiert werden kann, um daraus die richtige Reaktion abzuleiten. Da die einzelnen physiologischen Systeme nicht immer direkt ansprechbar sind (im Sinne „Darm arbeitet besser"), müssen eindeutige physiologische oder kognitive Informationen zur Vermittlung benutzt werden. Physiologische Reize zur Ansprache eines Systems wären z.B. Anwärmen durch Auflegen der Hand auf den Bauch oder Kühlen der Stirn mit einem Erfrischungstuch.

Nicht alle Systeme sind jedoch so leicht zugänglich. Entsprechend müssen wir uns nun gezielt formulierter Instruktionen für Bilder bedienen, die für den Patienten operationale Bedeutung innerhalb des Organsystems haben (z.B. „an einem warmen Urlaubstag am Strand der Nordsee die Wärme auf dem Gesicht spüren ...").

Zur Komplexität des Reizes in der Hypnose

- Durch mehr oder weniger einfache verbale Reize sind Reaktionsweisen hervorzurufen, die sehr komplex sind und zahlreiche Systeme umfassen (z.B. bei der Altersregression: Erinnerungen, Emotionen, physiologische Veränderungen etc.).
- Die Reize (Verbalsuggestionen) müssen auf das physiologische System abgestimmt sein, d.h. auf die entsprechenden individuellen Kognitionen der Person.
- Die Ergebnisse von Kline (1976a) weisen darauf hin, daß die Reizfunktion in Hypnose vollständig veränderbar ist (z.B. bei der Halluzination). Hier werden Reize negiert oder mit anderen Reaktionen beantwortet.
- Dies führt einerseits zur Annahme, daß unterschiedliche semantische Bereiche durch die Verbalsuggestionen angesprochen werden.
- Andererseits zeigt dies, daß die Annahme der Aktivität subcortikaler Zentren durch Hypnose zutreffen kann. Diese Zentren arbeiten wie ein Filtersystem und lassen dadurch Veränderungen und Umschaltungen zu (Paterson, Bracchi, Passerini et al., 1965; Crawford, MacDonald & Hilgard, 1979; Feustle, 1985; Rossi, 1991; vgl. Kap. 14 „Psychoneurologie", Kap. 15 „Phänomene der Hypnose" und Kap. 24 „Hypnose in der Medizin").
- Einfache SR-Theorien reichen zur Erklärung nicht aus; komplexe psychophysiologische und kognitive Theorien können mehr Auskunft über die in Hypnose erfolgte Verarbeitung geben.

29.2 Hypnose und Lerngesetze

Weiter soll nun geprüft werden, inwiefern Hypnose bzw. „hypnotisches Verhalten" bekannten Lerngesetzen unterliegt.

29.2.1 Löschungsmöglichkeiten

Die Befunde von Hudgins (1933) weisen darauf hin, daß die durch verbale Konditionierung ausgelösten Reaktionen löschungsresistent sind. Die gleichen Ergebnisse zeigen die Befunde von Smolenskii-Ivanov (1955).

Erhalten Versuchspersonen in Koppelung mit einem Ton einen Elektroschock am Finger, so werden sie nach dieser Konditionierung mit einer Zuckbewegung reagieren, sobald der spezifische Ton wahrzunehmen ist. Erhalten die so konditionierten Versuchspersonen kurz vor der Löschungs-Periode Hypnose, so zeigen sie in dieser Löschungsphase bedeutsam weniger häufig konditionierte Reaktionen (Plapp & Edmonston, 1965).

Wird in Hypnose eine Altersregression vor dem Zeitpunkt der Konditionierung vorgenommen, so tritt die konditionierte Reaktion nicht auf (McCrainie & Crasilneck, 1955).

Aus den Ergebnissen kann gefolgert werden: wenn Hypnose das Ausbleiben der konditionierten Reaktion bewirken kann, dann ist das eventuell eine lerntheoretische Erklärungsgrundlage für solche Phänomene wie „hypnotische Blindheit bzw. Taubheit" und „Altersregression" (Plapp & Edmonston, 1965; Erickson, 1939).

Die Konditionierung einer Reaktion und hypnotische Suggestion sind einander sehr ähnlich, da sie beide durch Wiederholungen gleiche Reaktionen erzielen können. Der Unterschied besteht jedoch darin, daß die konditionierte Reaktion einer mehr oder weniger schnellen Löschung unterliegt, während die durch Hypnose erzeugte Reaktion mit größerer Stärke auftritt und dauerhafter ist (Kline, 1976a).

Analog zur obigen Darstellung sind hier die Codierungen und Verarbeitungsstrukturen subcorticaler Zentren anzunehmen.

29.2.2 Generalisierung

In unterschiedlichen und teils widersprüchlichen Untersuchungsergebnissen konnte gefunden werden, daß das Herabsinken des Kopfes oder Vorschwingen des Armes nach einer Hypnose-Instruktion wesentlich schneller gezeigt wurde als nach reiner Verbalinstruktion (Hull & Huse, 1930; Hull, 1933; Jenness, 1933). Dies beinhaltet, daß unter Hypnosebedingungen ein besserer Transfer stattfindet. Die Generaliserung der Konditionierung erfolgt ebenfalls (Welch, 1947).

Der Transfer eines Verhaltens von einer nichthypnotischen in eine hypnotische Situation (und umgekehrt) ist deutlich gegeben (Patten, 1932; Hull & Huse, 1930). Zu bedenken ist hierbei, daß sehr einfache Verhaltensweisen benutzt wurden.

29.2.3 Dauerhaftigkeit des Erlernten

Immer wieder stellt sich die Frage, wie dauerhaft hypnotische Suggestionen wirksam sein können.

Diese Dauer ist sehr unterschiedlich und hängt von zahlreichen Faktoren ab wie: Formulierung der Suggestionen, Art des gewünschten Verhaltens, emotionale Beteiligung des Patienten usw.

Besonders für klinische Fragestellungen ist die Wirkdauer einer Intervention bedeutsam, da sie die Basis für den Therapieerfolg ist.

Wie oben bereits dargestellt, konnte Smolenskii-Ivanov (1955) in seiner experimentellen Situation eine respondente Reaktion (hier Erbrechen) über einen Zeitraum von bis zu vier Jahren nach der Hypnose durch entsprechende Worte auslösen.

Die zahlreichen klinischen Beobachtungen aus Psychotherapien zeigen ebenfalls, daß durch Hypnose dauerhafte Veränderungen zu bewirken sind (Kossak, 1983b, 1985, 1987a, 1987b).

29.3 Hypnose als Konditionierung?

Die dargestellten Befunde und Gesetzmäßigkeiten legen die Annahme nahe, daß Hypnose ein Konditionierungsprozeß ist.

Eine starke Ähnlichkeit zwischen Hypnose und Konditionierung sieht Das (1958); er findet eine sehr hohe Korrelation ($p < .001$) zwischen Hypnose-Tiefe und der Konditionierung des Augenblinkens. Die Korrelation zwischen Hypnose-Tiefe und Löschung ist ebenfalls sehr hoch ($p < .001$). Weiss, Ullmann und Krassner (1960) finden mit einem anderen Versuchsplan ähnliche Ergebnisse. Zwischen verbalem operanten Konditionieren und Suggestibilität (gemessen in mm Abweichung beim Body Sway Test; s. Kap. 5 „Vorbereitung der Induktion und Vorbereitungsübungen“) besteht ebenfalls eine hohe positive Korrelation (Webb, 1962). Zu berücksichtigen ist hier jedoch, daß Hypnose und Konditionierung sich gegenseitig beeinflussen können.

In seinen Experimenten gibt Barrios (1973) den Versuchspersonen vor jeglicher Hypnose die „posthypnotische Suggestion“, bei einem bestimmten Klang den Geschmack von Zitronen wahrzunehmen. Später erhält die Experimentalgruppe Hypnose-Induktionen und zeigt dann eine bedeutsame Zunahme ($p < .01$) der konditionierten Reaktion des Speichelflusses.

So können posthypnotische Instruktionen als Konditionierungen höherer Ordnung angesehen werden (Barrios, 1976).

Aus den Ergebnissen seiner umfassenden Untersuchungen leitet Barrios (1976, S. 78) ab:

- Hypnotisches Verhalten kann dahingehend erklärt werden, daß Worte wie konditionierte Reize wirken können.
- Die Veränderungen, die durch posthypnotische Suggestionen bewirkt werden, können als durch Konditionierungsprozesse höherer Ordnung bewirkt erklärt werden.
- Je größer die Wirkung der hypnotischen Induktion, um so wirkungsvoller ist die durch posthypnotische Suggestionen bedingte Konditionierung.

Die konditionierten vaskulären Reaktionen, die durch einen Summer oder einen Glockenton ausgelöst werden, bleiben auch während der darauf folgenden Hypnosebedingung aufrechterhalten (Livshits, 1959). Werden physiologische Parameter wie z.B. Herzrate oder psychogalvanische Reaktion untersucht, so zeigen sich unter Entspannungsbedingungen ähnliche Ergebnisse wie bei neutraler Hypnose (Edmonston, 1972). Die Experimente (hier als Beispiel von Livshits, 1959 und Edmonston, 1972) zeigen, daß Hypnose keinen veränderten Bewußtseins-Zustand darstellt und sich in einigen Wirkungen kaum von denen der Entspannung unterscheidet.

Hypnose als intervenierende Variable beim Lernen

Aus den zahlreichen vorliegenden Experimenten und klinischen Berichten ist abzuleiten, daß Hypnose sowohl auf operanter als auch auf respondenter Ebene wirksam sein kann – abhängig von den jeweils angesprochenen Kognitionen und internalen physiologischen und emotionalen Bezugssystemen.

Aus allem ist zu folgern:

Hypnose ist als eine intervenierende Variable anzusehen, die zwischen dem vorhergehenden verbalen Reiz der Instruktion bzw. Suggestion und dem nachfolgenden Verhalten steht (Edmonston, 1967).

Aus seinen Befunden zur Konditionierbarkeit der Suggestibiltät (s.u.) folgert Wickramasekera (1976a, S. 482): „Wenn Hypnotisierbarkeit durch Prozeduren verbessert werden kann, die auch verbales Konditionieren und einfaches Lernen verbessern, dann liegt es nahe anzunehmen, daß Hypnose mit Lernen und Motivation gleiche Parameter teilt."

In Hypnose können eventuell Elemente der onto genetischen Regression auftreten (Kline, 1960). So beobachtet Kline (1976) bei einigen Versuchspersonen, daß sie in tiefer Hypnose auf ein Zähneklicken erotische Erregung zeigen – ein Verhalten, das bei Halbaffen ebenfalls beobachtet wurde. Eventuell ist durch Hypnose der Zugang zu sehr archaischen Verhaltens- und Lernformen möglich.

Barabasz (1982) nimmt an, daß unter Einschränkung (sensorische Deprivation) von Umweltreizen die Suggestionen unter Hypnose stärker wirksam sind und auch die Höhe der Hypnotisierbarkeit dadurch angehoben werden kann. Bei diesen Deprivationsexperimenten hat möglicherweise der alleinige Reiz der Hypnose-Instruktion eine bedeutende Rolle für die Person, dem dann um so wahrscheinlicher Folge geleistet wird.

29.4 Lernbarkeit der hypnotischen Suggestibilität

Wie bereits im Kapitel 11 „Suggestibilität: Definition, Korrelate" dargestellt, besteht ein Methodenstreit darüber, ob Hypnotisierbarkeit stabil oder durch Lernen beeinflußbar sei.

Als Lernfaktoren für Hypnose können gelten:

- Sensorische Deprivation (Wickramasekera, 1969; 1976a; Barabasz, 1982, 1990; Barbasz & Barabasz, 1989)
- Positive Erwartungshaltung (Barber & Calverley, 1964g)
- Status des Modells (De Vogue & Sachs, 1973)
- Berichte und Darstellungen des Modells (Zimbardo, Rapaport & Baron, 1969).
- Kontingentes Biofeedbacktraining (Wickramasekera, 1971).

Die Untersuchungen von Wickramasekera (1976c) und Clark und Long (1964) legen den Schluß nahe, daß Personen mit hoher Suggestibilität bzw. Hypnotisierbarkeit in ihrem Verhalten in höherem Maße suggestibel sind für die Kontrolle durch verbale Reize.

Die als „Hypnose" bezeichnete Interaktion zwischen Therapeut und Patient (bzw. Versuchsleiter und Versuchsperson) kann die Wirkung von verbalen Konditionierungen erhöhen, was bereits durch minimale Verstärkungen erreicht werden kann (Wickramasekera, 1976c).

Die Versuchspersonen erhalten die posthypnotische Instruktion, auf ihre fünf Dollar Versuchspersonen-Honorar zu verzichten. Die Hypnosegruppe zeigt bedeutsam ($p < .005$) längere Vergessenszeiträume als die Gruppe mit aufgaben-motivierenden Instruktionen (Wickramasekera, 1976d).

Aus diesen Ergebnissen leitet Wickramasekera (1976d) ab, daß Hypnose ein sozial gelernter Typus eines kognitiven Sets über hypnotisches Verhalten ist. Dieses kognitive Muster kann dann für einige Personen die Möglichkeit sein, motivationale oder psychophysiologische Veränderungen vorzunehmen.

Kapitel 30

Methoden der Verhaltenstherapie – unter Hypnose

> Der Mensch lebt und stirbt
> nur in dem, was er sieht.
> Aber er sieht nur das,
> was er denkt.
>
> Ambroise-Paul-Toussaint-Jules Valeri (1871–1945)

In diesem Kapitel werden die gängigen verhaltenstherapeutischen Methoden dargestellt, die in Verbindung mit Hypnose ihre Anwendung finden. Hierbei wird explizit deutlich, daß Hypnose allein keine Behandlungsform ist, sondern die methodische Vertiefung eines klassischen Therapieverfahrens darstellt. So wird die bekannte Verhaltensmodifikation unter Hypnose vorgenommen, weil die Kombination besondere Verfahrensvorteile erbringt. *Dies erfordert, daß der Therapeut alle diejenigen Verfahren, die er unter Hypnose anwenden will, bereits ohne Hypnose gut beherrscht und über ausreichende Praxiserfahrungen verfügt.* Gleichzeitig muß er über Indikation, Grenzen und Kontraindikationen der Verfahren bestens informiert sein. Erst nach einer Basisausbildung in seiner Therapiemethode (hier Verhaltenstherapie) und relevanten Praxiserfahrungen sollte der Therapeut dazu übergehen, eine Kombination mit Hypnosemethoden vorzunehmen.

Planung und Vorbereitung der Hypnosesitzung in der Verhaltenstherapie

Um besonders zu betonen, wie stark Hypnose in den verhaltenstherapeutischen Prozeß der Diagnostik und Therapie einbezogen ist, werden in diesem Kapitel die Vorbereitungsphasen, Vortest der Hypnotisierbarkeit und der Ablauf einer Therapiesitzung exemplarisch abstrakt dargestellt. In den klinischen Abschnitten werden später ausführliche Falldarstellungen folgen, die so aufbereitet sind, daß alle Schritte der Diagnostik, Planung und Therapiedurchführung nachvollziehbar werden.

Grundsätzlicher Ablauf von Diagnose und Therapie

Die diagnostischen und therapeutischen Modelle der Verhaltenstheorie werden als in den Grundzügen bekannt vorausgesetzt, so daß deren Darstellung knapp erfolgen kann, um dagegen dem darin enthaltenen Anteil der Hypnose den entsprechend breiten Raum zu geben. Das hier angeführte Typische der Hypnose in Kombination mit der Verhaltenstherapie gilt grundsätzlich in leicht abgewandelter Form für jedes andere Therapiemodell in gleicher Weise.

Verhaltensdiagnostik als Hypothesenfindung

Das verhaltenstheoretische Diagnosemodell geht davon aus, daß Diagnose kein Selbstzweck ist, innerhalb dessen ein System von Klassifikationen aufgestellt wird (wie z.B. Neurose, oral gehemmt, etc.), sondern die darin angestrebte Informationsgewinnung ist funktional. Somit orientiert sich das Interview mit dem Patienten an den als symptomatisch (auffällig, abweichend) definierten Verhaltensweisen; dieses können motorische, physiologische, gedankliche oder emotionale Probleme sein (Kanfer & Saslow, 1965; Schulte, 1974a). Das Symptom ist dabei die abhängige Variable, die in Relation zu deren unabhängigen, also beeinflussenden Variablen untersucht wird: auslösende Reize, Organismusvariablen, Verstärker etc. (Kanfer & Phillips, 1970).

Das hypothetische Bedingungsmodell

Ausgangspunkt ist ein hypothetisches Bedingungsmodell über das symptomatische Verhalten, in dem laufend auf der Grundlage der gewonnenen Informationen (und des verhaltenstheoretischen Hintergrundwissens) Hypothesen für die Entstehung und Aufrechterhaltung der Problematik gebildet werden. Diese Hypothesen müssen dann durch geeignete „experimentelle Untersuchungen" verifiziert oder falsifiziert werden. Dazu dienen dann unterschiedliche diagnostische Hilfsmittel wie Verhaltensbeobachtungen, Verhaltensregistrierungen, Selbstkonfrontationen und unterschiedliche Test usw. (Schulte, 1974b; Schulte & Kemmler, 1974; Petermann, 1982).

Nach dieser Phase wird die Diagnose nicht als endgültig abgeschlossen betrachtet, sondern die gesamte spätere Therapie dient weiterhin zur Informationsgewinnung, um dadurch die aufgestellten Hypothesen laufend in ihrer Richtigkeit zu prüfen, sie ggf. zu modifizieren und um neue Hypothesen zu formulieren. So kann aus diesem zunehmenden und immer differenzierteren Informationsgehalt die Intervention immer passender auf die individuelle Problematik des Patienten abgestimmt werden.

Zielbestimmungen

In diesem Zusammenhang folgt die Phase der Zielbestimmung, die ein Teil der Diagnostik ist (Kanfer & Saslow, 1969). In ihr wird festgelegt, welches Problem bei welcher Person verändert werden muß (*target responses*); Symptomträger und Therapieperson können durchaus verschieden sein, so z.B. beim Trotzverhalten eines Kindes; hier muß die Mutter ihr belohnendes und somit verstärkendes Verhalten (target response) verändern, um das Problem des Symptomträgers Kind abzubauen. Die Zielbestimmung orientiert sich an den praktikablem Möglichkeiten für den Patienten und kann die gesamte Umwelt mit einschließen.

Verhaltenstherapie als fortlaufende Diagnostik

Die Therapie untergliedert sich in die Planungs- und die Durchführungsphase, die sich gegenseitig bedingen.

Therapieplanung

In der Phase der Therapieplanung werden aus den hypothetischen Bedingungsmodellen Schlüsse für Interventionsformen gezogen; sie enthalten Erörterungen, in denen die lerntheoretischen Grundprinzipien einer Veränderung bedacht werden (im Sinne der „strategischen Planung" Kaminskis, 1970). Hinzu kommen dann Planungen zur individuellen Ausgestaltung ganz bestimmter konkreter Interventionsformen, die sehr praktische Handlungsweisen des Patienten unter Berücksichtigung seiner Möglichkeiten – auch des Umfeldes und dessen Reaktionen auf Veränderungen – enthalten. Diese Zielvorstellungen und geplanten Schritte werden dann mit dem Patienten oder auch mit seinen Bezugspersonen durchdiskutiert, um hier nicht nur eine Therapie durchzuführen, die von den (sozialen, finanziellen etc.) Gegebenheiten her praktikabel ist; sie muß auch dem entsprechen, was sich der Patient als Ziel und Lebensmöglichkeit nach der Intervention vorstellt. Der Ablauf und die Logik dieses ganzheitlichen diagnostisch-therapeuti-

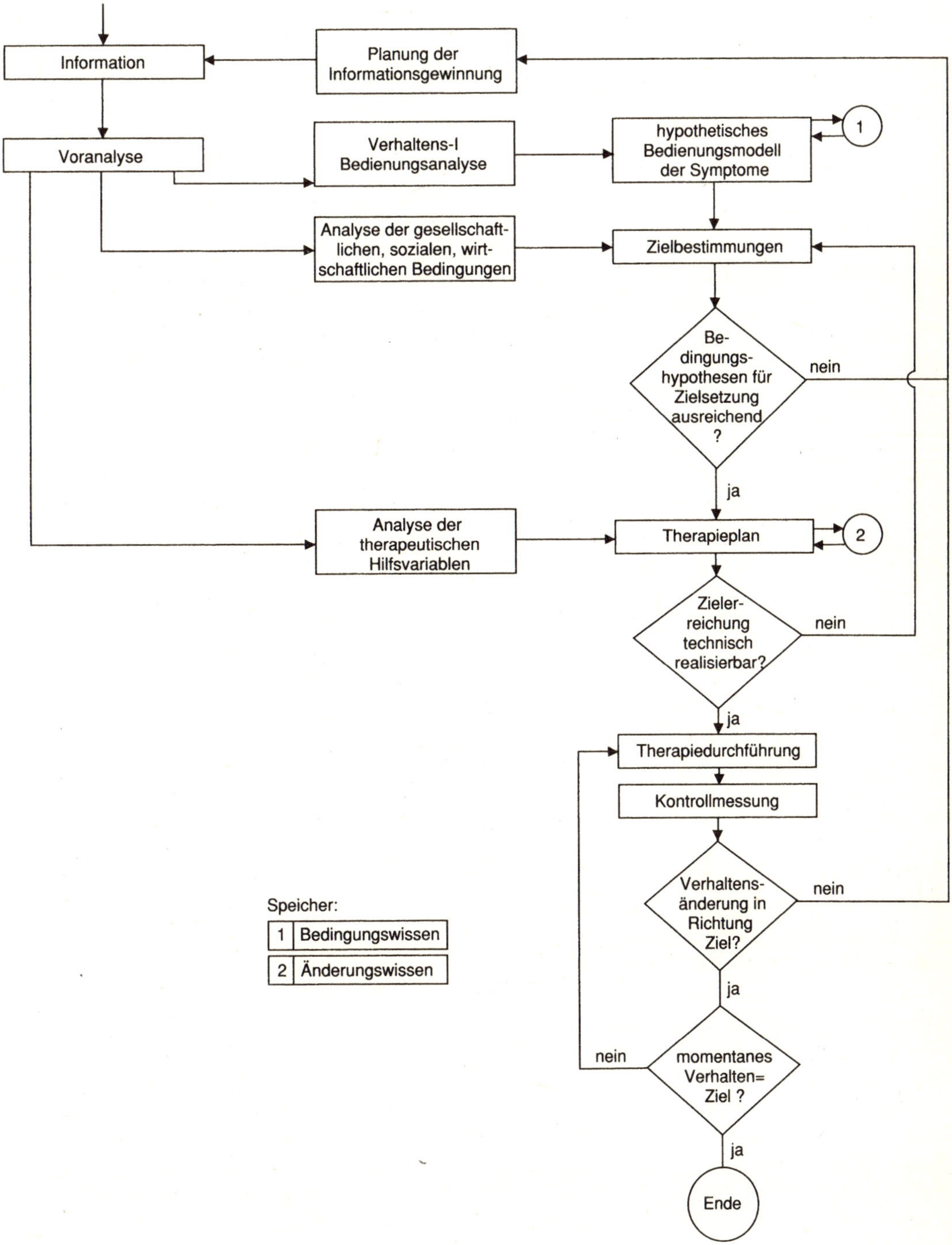

Abb. 30.1: Flußdiagramm des diagnostisch-therapeutischen Handelns
Die wesentlichen Operationen und Entscheidungen in dem einheitlichen Prozeß von Diagnostik und Therapie (aus Schulte, 1974, S. 69).

schen Handelns ist in Abb. 30.1 in Form eines Flußdiagramms dargestellt.

Interventionsphase

In der darauffolgenden Phase der Therapie oder Intervention werden die theoretisch und praktisch geplanten Methoden oder Programme angewandt, z.B. Angstabbau durch Systematische Desensibilisierung oder Erwerb sozialer Kompetenzen durch diverse Übungen. Wesentlich ist hier, daß der Patient aktiv mitarbeitet, durch sein Handeln sein Verhalten verändert und dadurch seine Einstellungen bzw. Gefühle beeinflußt (Annäherung an einen angstbesetzten Hund bewirkt Angstreduktion); im Bereich der kognitiven Verhaltenstherapie erfolgen kognitive Umstrukturierungen, die über diesen Weg Einstellungs- und damit Verhaltensänderungen bewirken.

Mitunter müssen mehrere Methoden kombiniert werden oder die Mitarbeit der relevanten Bezugspersonen des Patienten wird erforderlich.

Therapiebegleitende Diagnostik

In der Therapiephase erfolgt – unabhängig von der angewandten Interventionsmethode – nicht unbedingt ein eindimensionales Vorgehen in Richtung auf das vereinbarte angestrebte Ziel. Vielmehr dient jede Intervention gleichzeitig als experimentelle Untersuchung, um die bislang aufgestellten hypothetischen Bedingungsmodelle weiterhin auf ihre Stimmigkeit und therapeutische Relevanz zu prüfen. Hierzu ist die therapiebegleitende Diagnostik unbedingt erforderlich. Während der Therapie werden also laufend Verhaltensstichproben genommen, meist durch Eigenbeobachtungen des Patienten (Petermann, 1982). Er hat Protokolle zu führen oder Häufigkeitsdiagramme zu erstellen, die als „Hausaufgaben" stets dazu dienen, die Effektivität und damit Richtigkeit der Therapie zu überprüfen. Zeigen diese therapiebegleitenden Diagnoseeinheiten keine Veränderungen in Richtung auf das Ziel an, so müssen neue Hypothesen gebildet und daraus neue Interventionen abgeleitet werden.

Therapeut und Patient gewinnen so laufend Daten, die in den Regelkreis von Diagnostik und Therapie eingegeben werden und somit gezielt auf die Therapie einwirken (Lutz & Windheuser, 1974; Weiss, 1974). Hier muß der Therapeut besonders differenziert beobachten, um die therapierelevanten Veränderungen erkennen und in Handlungen umsetzen zu können; er kann somit die Grob- und Feinsteuerung der Therapie in direkter Rückkoppelung mit diesen Erkenntnissen vornehmen, was zur Effektivitätserhöhung der Interventionen führt. Hinzu kommt, daß der Patient stark aktiviert wird, seine Therapie zunehmend eigenständig zu übernehmen, indem er immer mehr die Zusammenhänge und Kontingenzen (Lernbedingungen, Verstärkungen) seiner Probleme erkennt. Dies dient auch einer möglichst hohen Transparenz des gesamten Therapiegeschehens, das dem Patienten in allen Phasen der Behandlung klar sein sollte. Dies sollte nicht darüber hinwegtäuschen, daß es auch therapeutische Indikationen geben kann, die gerade diese Transparenz vorläufig verhindern sollen, so z.B. möglicherweise bei stark traumatischen Erinnerungen, die es nachzuerleben und aufzuarbeiten gilt.

Daraus wird deutlich: Diagnostik wird funktional betrieben und steht in engem Zusammenhang mit der Therapie. Die therapiebegleitende Diagnostik ist demnach eine Einheit mit sowohl therapeutischer als auch therapiekontrollierender Funktion.

Verhaltenstherapie unter Hypnose

Wie bereits dargestellt (s. Kap. 19 „Kombination von Verhaltenstherapie und Hypnose"), ist Hypnose eine Methode zur Intensivierung oder Erleichterung bestimmter therapeutischer Maßnahmen. Wird Hypnose im Rahmen der Verhaltenstherapie eingesetzt, so sollte sie dort den ihr gebührenden Stellenwert in der Diagnostik, Hypothesenfindung, Therapieplanung, -durchführung und therapiebegleitenden Diagnostik erhalten.

Im nachfolgenden wird versucht, den konsequenten Aufbau in der Planung und Durchführung der einzelnen Schritte an der dargestellten verhaltenstheoretischen Logik darzustellen.

Systematik der Verhaltensinterventionen (orientiert an Reinecker, 1986):

1. Konfrontationsverfahren
1.1. Systematische Desensibilisierung
1.2. Angstbewältigungstrainings
1.3. Verfahren der Exposition und Reaktionsverhinderung
1.4. Graduierte Löschung

2. Verdecktes Konditionieren
2.1. Verdecktes Gegenkonditionieren
2.2. Verdeckte Sensibilisierung
2.3. Verdeckte positive Verstärkung
2.4. Verdeckte negative Verstärkung
2.5. Verdeckte Löschung
2.6. Verdecktes Modellernen
2.7. Coverant-Kontrolle
2.8. Gedankenstop

3. Methoden der kognitiven Umstrukturierung
3.1. Veränderungen der Selbstverbalisation
3.2. Kognitive Interventionen bei Depressionen
3.3. Rational-emotive Therapie

4. Attributionstheoretisch orientierte Verfahren
4.1. Erlebte Kontrolle
4.2. Attributionstherapie
4.3. Selbstwahrnehmung

5. Problemlösen

6. Selbstkontrollmethoden
6.1. Selbstbeobachtung
6.2. Stimuluskontrolle
6.3. Selbstverstärkung und Selbstbestrafung
6.4. Kontrakte
6.5. Vorteile der Selbstkontrolle

7. Selbstsicherheitstraining

Somit soll die Anwendung der Hypnose in Kombination mit Verhaltenstherapie stets als eine „verhaltenstherapeutische Interventionsform *unter Hypnose*" angesehen werden.

Therapiemethoden

In der nachfolgenden Darstellung wird jedes der „klassischen" Interventions-Verfahren als bekannt vorausgesetzt und nur in seinen wesentlichen Grundlagen kurz beschrieben. In gleicher Weise soll der theoretische Hintergund nur sehr stichwortartig angerissen sein (Theoriediskussionen über die Methode entfallen vollständig), um dann besonders die Kritik an der Durchführungspraxis des Verfahrens aufzuzeigen. Im Vordergrund steht hier die klinische Relevanz der Methode.

In einem Überblick werden dann die möglichen Vorteile der Hypnoseanwendung bei diesem Verfahren aufgezeigt. Dabei sind Überschneidungen und Wiederholungen meiner bisherigen Ausführungen nicht vollständig zu verhindern.

Daran schließen sich dann Kurzbeispiele aus Therapien an, wobei die für die Methode relevanten Abschnitte kurz umrissen werden. Ausführliche Darstellungen von Behandlungen sind im darauffolgenden Kapitel 31 wiedergegeben.

Die später als „klassisch" bezeichneten Methoden sind die bekannten Verhaltensinterventionen, die ohne Hypnose angewandt wurden.

Die einzelnen Therapiemethoden werden in folgendem Ablauf dargestellt, so weit dadurch die Übersichtlichkeit gewahrt bleibt:

a) Darstellung der klassischen Methode
b) Anwendungsprobleme und Kritik am klassischen Konzept
c) Vorteile der Hypnose
d) Anwendungen unter Hypnose

In seinem Grundlagenwerk „Hypnosis and Behavior Therapy" nimmt E. Dengrove (1976) eine Unterteilung vor, die typisch ist für die historischen Anfänge in der Kombination von Hypnose und Verhaltenstherapie. Er benennt einen Teil

(Kap. 11–21) als „Anwendung der Hypnose in der Verhaltenstherapie“ und einen anderen Teil (Kap. 22–32) als „Anwendung der Verhaltenstherapie in der Hypnose“. Dies zeigt deutlich, wie stark Hypnose als eigenständiges Verfahren angesehen wurde, bzw. daß sie primär Domäne der Pychoanalyse war. *Hypnotherapie* bezeichnete stets eine tiefenpsychologische Intervention unter Hypnose. Dies macht die scheinbare methodische Kluft zwischen Verhaltenstherapie und Hypnose besonders deutlich.

Hypnose als ganzheitlich ausgerichtete kognitive Intervention

Hypnose ist ein primär innen ablaufender Vorgang, der (grob verallgemeinernd) als kognitiv zu bezeichnen ist. Aus diesem Grunde sind nachfolgend diejenigen Therapieverfahren dargestellt, die auf der kognitiven bzw. imaginativen Ebene ihre Anwendung finden.

Hier läßt sich jedoch kaum eine Grenze ziehen zwischen Kognition, Imagination und realem Verhalten, da die Wechselwirkungen zwischen den unterschiedlichen Bestimmungselementen (Emotion, Kognition, Physiologie, Motorik) mannigfaltig ist.

In gleicher Weise nimmt Bowers (1982) keine Abgrenzung zwischen kognitiver und kognitiv-behavioraler Therapie vor. So können sehr viele Therapieanwendungen sogar als kognitiv-behavioral angesehen werden, auch wenn sie ursprünglich unter einem anderen theoretischen Konzept dargestellt wurden. Bereits in den Anfängen der modernen Hypnose sind derartige Ansätze aufzufinden.

Der Anteil der explizit als verhaltenstherapeutisch deklarierten Hypnoseliteratur ist – gemessen am Gesamtumfang der Hypnoseveröffentlichungen – noch relativ gering. Entsprechend werden konventionellere Verhaltensinterventionen bevorzugt bzw. dargestellt. Der Anteil der moderneren kognitiv-behavioralen Therapieformen wie z.B. der Attributionstheorie in der Hypnose-Literatur ist verschwindend gering. Zusätzlich fehlte hier bislang noch eine umfassendere systematische Darstellung und Einordnung. So stellt Bowers (1982) kognitiv-behaviorale Therapien unter Hypnose vor, differenziert diese jedoch primär nach Symptomen, nicht jedoch nach methodischen Gesichtspunkten. Kriegel und Graefke (1978) stellen zwar eine sehr gute Systematik auf, können jedoch nur die zu diesem Zeitpunkt wenigen bekannten Verfahren erfassen.

Die nachfolgende Darstellung nimmt bewußt eine solche Systematisierung der Therapiemethoden vor, und orientiert sich dabei an der neuesten Einteilung von Reinecker (1986). Anlehnungen wurden teilweise auch an Fliegel, Groeger, Künzel, Schulte und Sorgatz (1986) vorgenommen. Dieser Vorteil einer übersichtlichen lehrbuchartigen Auffächerung von Hypnose-Interventionen bringt den großen Nachteil mit sich, nur selten Original-Literatur zu finden, die dieser Systematik folgt. Deshalb sind bei den jeweiligen Abschnitten über die Anwendungen unter Hypnose durchaus auch lerntheoretische Interpretationen von Konzepten zu finden, die vom jeweiligen Original-Autor unter anderen Perspektiven konzipiert wurden. Dies schließt mit ein, daß die jeweilige verhaltenstheoretische Interpretation nur punktuell sein kann. Der bekannte und erfolgreiche Hypnose-Therapeut M.H.Erickson arbeitete teilweise verhaltenstherapeutisch. Nur in wenigen Falldarstellungen wird das von ihm direkt verdeutlicht; da er mehr eklektisch vorging und dabei den für ihn typischen Kommunikations- und Hypnosestil anwandte, sind diese Ansätze später von seinen Schülern nicht mehr so stark beachtet worden. Teilweise bedarf es auch stärkerer Interpretationen, um die in der Therapie enthaltenen Verhaltenstherapieelemente zu erkennen. Peter (1991c) gibt hierzu einen umfassenden Überblick. Wesentlich war mir bei der Darstellung ganz besonders, gerade innerhalb einer modernen Systematik der Verhaltenstherapie die Einordnung und Anwendbarkeit der Hypnose für die Praxis nachvollziehbar zu machen.

Hypnose ist sehr flexibel zu integrieren

Die Mehrdimensionalität des kognitiven (behavioristischen) Ansatzes in der Hypnose wird durch das Schema der Abb. 30.2 deutlich (in Anlehnung an Revenstorf, 1982, entwickelt): Die Annahme des ursprünglich einfachen SORCK-Modells wird um die zahlreichen emotionalen und rationalen Aspekte unseres Verhaltens und Erlebens ergänzt. Dabei wirken sowohl historische (Lernfaktoren) als auch situative (z.B. Familienstruktur) an der Verarbeitung mit. Entsprechend wird darüber in unterschiedlicher Gewichtung ein emotionales und rationales Urteil gebildet und abgespeichert, das einen relevanten Handlungsentwurf bedingt. Diesen unterschiedlichen Verarbeitungs- und Speicherungsprozessen entsprechen die verschiedenen kognitiven Methoden. Sie können je nach ihrer zeitlichen Orientierung mit besonderer Effektivität eingesetzt werden. Hypnose ist in seiner Kombinationsmöglichkeit durchaus in allen aufgezeigten kognitiven Modellen einsetzbar. Je nach Indikation und Grundmethode können durch Hypnose alle Aspekte der Verarbeitung, Speicherung und des Handlungsentwurfs angesprochen werden.

Spinthoven (1987) nimmt bezüglich der Kombination von Verhaltenstherapie und Hypnose einen sehr kritischen Standpunkt ein. Sowohl in Hypnose als auch in der Verhaltenstherapie werden Entspannung und imaginative Prozesse benutzt, so daß in den zahlreichen unter Hypnose durchgeführten Verhaltenstherapien zwar immer von der Wirkung der Hypnose berichtet wird. Es

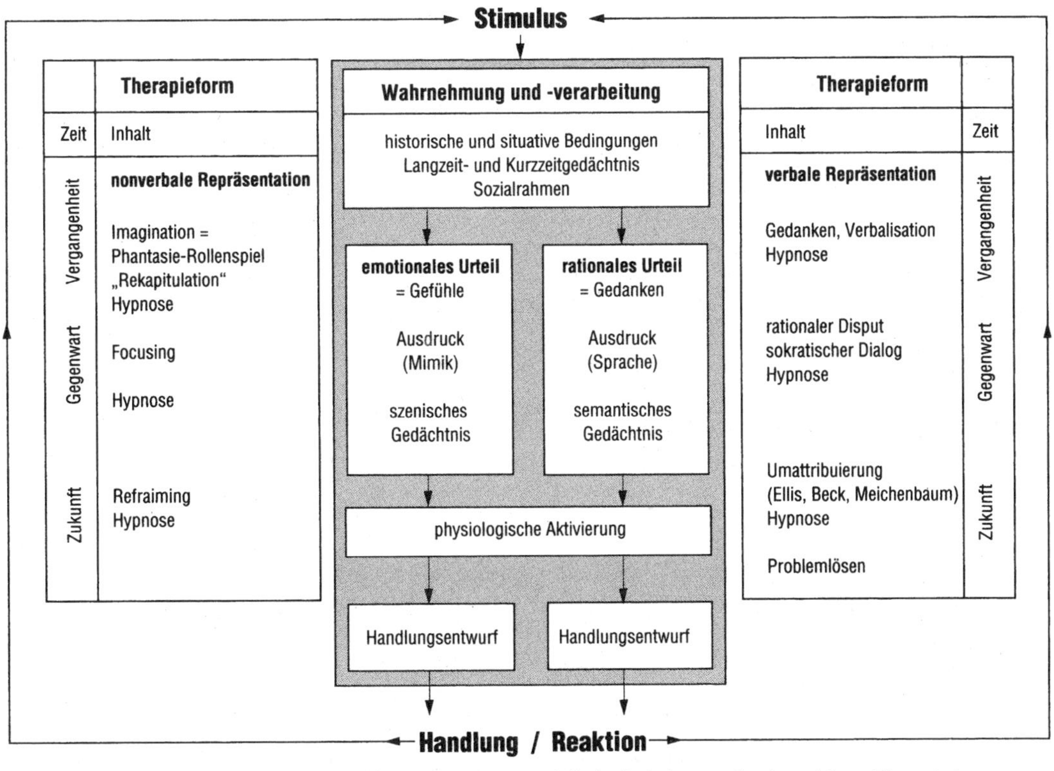

Abb. 30.2: Erklärungsversuch des kognitiven Verhaltensmodells in Relation zu den kognitiven Therapieformen (orientiert an Revenstorf, 1982)

bleibe bislang jedoch der Beweis aus, ob es sich immer um unterschiedliche Faktoren handelt. Spinthoven stellt hier kritisch die Frage, ob Hypnose tatsächlich die Verhaltenstherapie verbessert – bzw. ob spezifische Suggestionen bestimmter hypnotischer Phänomene die Effektivität der Verhaltenstherapie anheben.

30.1 Konfrontationsverfahren

Hier handelt es sich primär um Angstbehandlungsverfahren, die – wie alle Interventionen – eine differenzierte Diagnostik voraussetzen.

30.1.1 Systematische Desensibilisierung

a) Darstellung der klassischen Methode

Grundprinzip ist, in tiefer Entspannung mit abgestuften Angstreizen konfrontiert zu werden. Diese Abstufung wird durch den Patienten in Form einer Hierarchieaufstellung vorgenommen. Zu Beginn erlernt er ein Entspannungsverfahren – meist die Progressive Muskelentspannung nach Jacobson (1938) – um danach die eigentliche Therapie im Sinne einer Konfrontation zu durchlaufen. Wird das Verfahren in sensu (auf der Vorstellungsebene) angewandt, muß sich der Patient die einzelnen Stufen aus seiner Angsthierarchie vorstellen. Sobald Angst/Erregung auftritt, erfolgt eine Entspannungsphase. Ist wieder Entspannung erreicht, so erfolgt erneut die Exposition der einzelnen Angstvorstellung. Jede dieser Stufen wird so lange dargeboten/vorgestellt, bis keine Angst mehr erlebt wird und letztlich die gesamte Hierarchie durchlaufen wurde.

Die Praxisbeobachtungen zeigen, daß diese rein auf der Vorstellungsebene erfolgte Bearbeitung auch in der Realkonfrontation seine positiven Auswirkungen hat.

Theoretische Erklärung
Die Diskussion um die theoretische Erklärung der Wirkungsweise bei der Systematischen Desensibilisierung wird sehr kontrovers geführt. Zur Diskussion stehen reziproke Hemmung (Wolpe, 1958), Habituation (Lader & Wing, 1966; Lader & Mathews, 1968), kognitiv-physiologische Modelle (Birbaumer, 1973b), Löschung (Bandura, 1969), Modellernen (Bandura, Blanchard & Ritter, 1969), kognitive Erwartung (Wilson & Thomas, 1973).

b) Anwendungsprobleme und Kritik am klassischen Konzept

Bei der Erstellung der Hierarchie treten bereits Probleme auf:

Reinhaltung der Hierarchie
Bei der Erstellung sollten zeitliche Annäherungen getrennt von einer quantitativen Hierarchie erfolgen. Da die Kognitionen des Patienten jedoch sehr komplex sind, ist dies nur sehr schwer praktizierbar.

Abstufungen
Die erforderlichen gleichgroßen Abstände zwischen den in der Hierarchie enthaltenen Vorstellungen oder Aussagen sind selten tatsächlich gegeben.

Bei der Durchführung können durch Kognitionen, die in der Hierarchie nicht enthalten sind, enorme (unkontrollierte) Veränderungen auftreten.

Verhaltensebenen
Die drei Ebenen – physiologische Reaktionen, Verhalten und Kognitionen (Antizipationen etc.) – werden künstlich aufgeteilt. Primär wird die kognitive Ebene angesprochen.

Entspannungsphasen
Die muskuläre Entspannung ist nicht von allen Patienten in ausreichendem Maße realisierbar. Gerade dieses Training erfordert einen durchaus erheblichen Zeitaufwand von vier bis acht Sitzungen.

Da die Abstufung der Vorstellung in der Hierarchie selten in gleichen Abständen gelingt, ist in der Entspannungsphase nicht immer das (theoretisch) geforderte Ausmaß an Entspannung zu erreichen.

Die in der klassischen Form stets wiederkehrenden Entspannungsphasen verlieren mit ihrem identischen Vorstellungsbild ihre Wirkung.

Allgemeine Methodenkritik:
Neuere Untersuchungen zeigen, daß sowohl die Hierarchie der Angstitems als auch die Entspannung nicht erforderliche Faktoren in der Wirksamkeit der Methode sind (Mahoney, 1977; Semmer & Frese, 1979).

c) Vorteile der Hypnose

Die Durchführung der Desensibilisierung unter Hypnose hat folgende Vorteile:

Zeitökonomie
Die langwierige Phase des Entspannungstrainings kann vollständig entfallen. Sie wird ersetzt durch einen Hypnose-Test von max. 30-40 Minuten Dauer. Teilweise kann auch dieser entfallen (z.B. bei hoher Imaginationsfähigkeit; falls nicht genaue Werte der Hypnotisierbarkeit benötigt werden), so daß sofort nach der Phase der Therapieplanung mit der Behandlung begonnen werden kann.

Verbesserung der Vorstellungen
Falls die einzelnen Hierarchiestufen der Desensibilisierung schwer vorzustellen sind, kann durch Hypnose dieses Vorstellungsbild verbessert werden (Dengrove, 1976).

Wegfall der Hierarchie
Die ebenfalls aufwendige (und wissenschaftlich fragwürdige – s.o.) Hierarchieerstellung kann entfallen. Sie wird ersetzt durch eine ausführliche und komplexe Beschreibung der Angstsituationen, wobei alle drei Angstkomponenten berücksichtigt werden. Besonders Erwartungshaltungen und Gedanken werden beachtet. Da der Patient seine Angstsituation komplex (und nicht klinisch in Faktoren isoliert) erlebt, soll er in Hypnose ebenfalls das komplexe Geschehen rekonstruieren/imaginieren.

Schnelle Veränderungen
Therapeutisch/diagnostisch notwendige Zeit- und Themensprünge sind im Rahmen der Hypnose aufgrund der reduzierten Kritik ohne Widersprüche möglich und erlauben so ein schnelles bzw. kontingentes Eingehen auf die Problematik.

Flexible Entspannungsbilder
Die evtl. erforderlichen Entspannungsphasen können den Erfordernissen angepaßt werden, sowohl im zeitlichen Therapieablauf als auch thematisch-inhaltlich orientiert an der Angstsituation. So wird eine adäquate Entsprechung von Entspannungsbildern und dem Realgeschehen erreicht.

Gezielte Verhaltensmodifikation
Durch Suggestionen können die einzelnen Reaktionskomponenten der Angst beeinflußt werden:
- Verhinderung des Vermeidungs- oder sogar Fluchtverhaltens z.B. durch Suggestion der Immobilität (s.u.).
- Veränderung der physiologischen Reaktion durch z.B. Suggestion des ruhigen Herzschlags.
- Annäherungsverhalten durch Dissoziation von verschiedenen Verarbeitungsebenen.

So weit die Aspekte, die sich konkret auf die Systematische Desensibilierung unter Hypnose beziehen. Die daraus ableitbaren weiteren Methoden sind mehr den verschiedenen Angstbewältigungstrainings zuzuordnen (s.u.).

d) Anwendungen unter Hypnose

Historischer Hintergrund
Die Systematische Desensibilisierung ist in der Geschichte der Hypnose und Verhaltenstherapie von besonderer Bedeutung, da sie wahrscheinlich die Methode ist, die als erste verhaltenstherapeutische Intervention Zugang in die Hypnose fand. Ihr Begründer, Wolpe (1958), arbeitete bereits in den vierziger Jahren mit dieser Methodenkombination. Wolberg (1948) stellt in seinem Hypnose-Werk diese Methode als „reconditioning" vor.

Obwohl die unterschiedlichen Therapieschulen und Hypnoseanwender Verfahren entwickelten, die später verhaltenstherapeutisch erforscht bzw. genutzt wurden, haben die frühen Verhaltenstherapeuten Hypnose fast ausschließlich in Verbindung mit der Systematischen Desensibilisierung angewandt (Weitzenhoffer, 1972). Sehr früh war die Wirksamkeit der Hypnose bei der Systematischen Desensibilisierung bekannt

(Glick, 1969; Lazarus, 1973; Wolpe & Lazarus, 1966), wurde jedoch zwanzig Jahre lang in der Therapieforschung zur Desensibilisierung unberücksichtigt gelassen.

Hypnose vs. Desensibilisierung
Marks, Gelder und Edwards (1968) verglichen bei der Behandlung von Phobien die Wirkung von Hypnose und Desensibilisierung. Danach bewirken beide Methoden signifikante Verbesserungen. Die Desensibilisierung ist jedoch etwas überlegen, wenn Hypnose allein als Entspannungs-Instruktion gegeben wird, verbunden mit der sehr allgemeinen Suggestion, daß die Phobie abklingen werde. Glick (1970) bewirkt durch Hypnose bessere Ergebnisse; O'Brien, Cooley, Ciotti und Henninger (1981) sehen in Hypnose ebenfalls größere Erfolge als durch den Gebrauch von Entspannung. Insgesamt liegen hier sehr viele methodische Unterschiede vor (z.B. Population, Angstart, Behandlungsform, Kontrollgruppe, Therapiemotivation), so daß kein einheitliches Urteil abgegeben werden kann. Die detaillierte Übersicht von McGiuness (1984) kann hier weitere Auskunft geben.

Beispiele:
Eine Frau neigte bei emotionaler Anspannung zu starken Weinanfällen. Sie wollte in wenigen Tagen heiraten und befürchtete, daß sie während der gesamten Zeremonie weinen würde, ohne selbst angemessenen Anteil daran nehmen zu können. Der Therapeut stellte eine siebenstufige Hierarchie von der Hochzeitszeremonie auf und arbeitete diese unter Hypnose in drei Sitzungen durch. Die Hochzeit konnte darauf in Beschaulichkeit zelebriert werden (Field, 1970).

Scott (1970) therapiert eine Vogel-Phobie, indem er die Desensibilisierung mit ich-stärkenden Suggestionen (Hartland, 1973) und Altersregression kombiniert. Hoffman (1982) behandelt das durch Erwartungshaltung bedingte Erbrechen bei einer Chemotherapie mit Hypnose-Desensibilisierung.

Weitere Beispiele stichwortartig: Injektionsphobie (Daniels, 1976b; Dash, 1981), Flugphobie (Deyoub & Epstein, 1977), Schlangenphobie (McGlynn, Mealiea & Nawas, 1969; O'Brien et al., 1981), Agoraphobie (Basker, 1978), Dialysepatienten (Dimond, 1981), spezifische Phobien (Channon, 1983b; Surman, 1979), Zahnarztangst bei einem chronisch Schizophrenen (Yamauchi, 1981).

Sonstige: Kombination mit RET (rationalemotive Therapie; s. Kap. 20 „Methoden der Hypnose in der Psychotherapie – außerhalb der Verhaltenstherapie") bei Schlafstörungen (Hariman, 1978); Übergang zum kognitiven Ansatz (Gibbons, Kilborne, Saunders & Castles, 1970; Bourgeois, 1982; Kossak, 1983b).

30.1.2 Angstbewältigungstraining

a) Darstellung der klassischen Methode

Die Nachteile der Systematischen Desensibilisierung werden hier berücksichtigt oder fehlende Aspekte werden ergänzt.
Wesentlich ist, den Patienten aktiv an seiner Angstbewältigung zu beteiligen (Goldfried, 1971). Ebenso sollen alle relevanten Aspekte des Verhaltens (kognitive, sprachliche, emotionale, motorische, physiologische) berücksichtigt werden (Nisbett & Wilson, 1977; Bower, 1978; Goldfried, 1979). Gleichzeitig wird die Intervention so eingerichtet, daß Selbstmanagement und Selbstkontrolle (Goldfried & Merbaum, 1973; Meichenbaum, 1976) Hauptziele werden.

Dies beinhaltet u.a.: Diskriminationslernen für unterschiedliche Reize (kognitive, soziale, viszerale) der Angstauslösung. Weiter Erlernen bestimmter Methoden zur Bewältigung auf den unterschiedlichen Ebenen (kognitiven, sozialen, emotionalen, physiologischen). Dazu gehören dann die Methoden der Selbstverbalisierung (Meichenbaum, 1979).

Theoretische Erklärungen
Wie deutlich wurde, handelt es sich hier um die unterschiedlichsten Theorien der Selbstkontrolle, der Wahrnehmungsdiskriminierung und der kognitiven Veränderungen, deren detaillierte Darstellung den Rahmen dieses Kapitels sprengen würde.

b) Anwendungsprobleme und Kritik am klassischen Konzept

Viele Formen des Angstbewältigungstrainings behandeln die Situationen sehr komplex und nähern sich somit sehr stark der Realsituation. Oft handelt es sich jedoch um mehr rational und verbal vermittelte Verfahren, die die weiteren Faktoren (Emotion, Physiologie) vorwiegend auf dieser Ebene erfassen. D.h. hier treten zwangsläufig Codierungs- und Decodierungsfehler auf, die nicht unbedingt das reale, sondern mehr das – nach der Theorie des Patienten (und Therapeuten) – geschaffene Abbild der Realsituation darstellen. Übungen sind in ähnlicher Weise mehr verbal-logische Konstruktionen.

c) Vorteile der Hypnose

Aktivität
Hypnose hilft, den Patienten aktiv zu beteiligen. Er kann während der Behandlung in der Gesamtheit der komplexen Situation agieren. So kann er hier diagnostisch wesentliche Kognitionen und Handlungsweisen mitteilen und selbst aktiv Handlungsstrategien zum Angstabbau aufstellen und erproben (s.u. Attributionstheorien).

Perspektivenveränderung
Hypnose bietet die Möglichkeit, eine Situation aus mehreren Perspektiven zu betrachten. Dadurch können neue Sichtweisen auf den verschiedenen Verhaltensebenen – hier vorwiegend der kognitiven – entwickelt werden. Dies entspricht den Grundforderungen der kognitiven Verhaltenstheorie (Feffer & Suchotliff, 1966).

Einstellungsänderungen
Durch seine in Hypnose erlebten Handlungen und geänderten Perspektiven gewinnt der Patient andere bzw. konkretere Einsichten in seine Problematik und kann Attribuierungen verändern (s.u.).

Selbstbestimmung
Im Gestalten und Verändern von Situationen erlebt sich der Patient als aktiv handelnden, kompetenten, kreativen, etwas bewirkenden Menschen. Er macht die Erfahrung, bestimmten Umständen nicht mehr hilflos ausgeliefert zu sein, sondern lernt mit den Umständen zurechtzukommen und sie aktiv zu verändern (innerer Ort der Kontrolle; Rotter, 1966; Mahoney, 1974). Das bedeutet Zunahme von: Kompetenz, Therapiemotivation und Therapieerfolg (s.u.).

Verfremdungen
In Hypnose können Distanz und Nähe zu den unterschiedlichen Angstsituationen, -objekten, -inhalten sowohl räumlich als auch inhaltlich durch unterschiedliche Verfremdungstechniken geschaffen werden.

Handlungs- und Denk-Alternativen
Über die Suggestionen des Therapeuten kann der Patient alternative Möglichkeiten seines Denkens, Bewertens und motorischen Verhaltens vorgegeben bekommen und damit Erfahrungen sammeln, die sonst in der Realität nicht oder nur unter erschwerten Bedingungen möglich wären.

Dezentrierung
In gleicher Weise kann der Patient in Hypnose andere als seine eigenen Kognitionen und/oder soziale Verhaltensmuster – so die seiner Angstpartner – durcharbeiten und so ebenfalls auf dem Wege der Dezentrierung und Perspektivenveränderung andere Einstellungen erfahren. Hypnose erscheint durch seine größere Erlebensrealität anderen kognitiven Verfahren überlegen (s.u. kognitive Ansätze).

Umbewertung
Durch Suggestionen können kognitive Umbewertungen z.B. der Situation vorgenommen werden, die sonst dem Patienten nur sehr schwer oder nach längerer Therapie möglich wären.

Erweiterung des Verhaltensrepertoires
Durch posthypnotische Instruktionen können unterschiedliche Bewertungs-, Erlebens- und Verhaltensweisen erreicht werden, die sonst nicht oder nur in Ansätzen im Verhaltensrepertoire des Patienten enthalten sind.

Selbstwahrnehmung = Reizdiskrimination
Durch Hypnose wird es auch ermöglicht, die Selbstwahrnehmung zu erhöhen und damit verbunden eine erhöhte Stimulusdiskrimination bereits in den frühen Entstehungsphasen der Angstkognitionen zu bewirken, was ein Vorstufe der gewünschten Selbstkontrolle (s. dort) darstellt.

d) Anwendungen unter Hypnose

Da die komplexen Methoden der Angstbewältigungstrainings relativ jung sind, lassen sich hierzu kaum historische Beispiele aus der Hypnoseanwendung finden. Diese Beispiele entsprechen vielmehr dem gegenwärtigen Wissenschaftsstand.
Cohen (1981) setzt bei einer Phobie vor dem Muhen von Kühen Bewältigungs-Imaginationen ein und verfolgt somit mehr einen Selbstkontroll-Ansatz, ebenso Golan (1971, 1975) bei Zahnarztängsten. Van der Hart (1981) arbeitet bei einer Phobie vor toten Vögeln mit Bewältigungs-Imaginationen und innerem Dialog. Kossak (1987a, 1987b) verwendet hier mehrdimensionale Interventionen auf der Grundlage der kognitiven Selbstkontrolle. Diese Fälle (nächtliche Asthmaanfälle; generalisierte Sozialangst) sind im nachfolgenden Kapitel ausführlich dargestellt.

Timp (1991) nimmt bei einer Spritzenphobie unter Hypnose eine Mischung aus Desensibilisierung, kognitiver Umstrukturierung und Gegenkonditionierung vor, die als Angstbewältigungstraining im o.g. Sinne anzusehen ist.

30.1.3 Verfahren der Exposition und Reaktionsverhinderung

a) Darstellung der klassischen Methode

Der Patient wird hier den gefürchteten Reizen ausgesetzt und gleichzeitig wird ein Vermeidungsverhalten verhindert (*response prevention*). Die Konfrontation mit extremen Angstreizen (*flooding*) wird sowohl in der Vorstellung vollzogen als auch real ausgeführt (Marshall, Gautier & Gordon, 1979). Bei der Implosion werden allein Konfrontationen auf der Vorstellungsebene vorgenommen, die stark übertrieben werden und mit psychodynamischen Interpretationen verbunden sind (Stampfl, 1967).

Theoretische Erklärung
Im Vordergrund steht die Löschung des Vermeidungsverhaltens, das dann keine verstärkende Funktion mehr haben kann. Nur die starke Konfrontation kann das Ungefährliche der Situation erleben lassen und damit die Angst und das kognitive bzw. motorische Vermeidungsverhalten abbauen. Als theoretische Modelle können das Zwei-Faktoren-Modell von Mowrer (1950) und Tolmans (1932) kognitive Theorie des Vermeidungsverhaltens grundlegend sein.

b) Anwendungsprobleme und Kritik am klassischen Konzept

Als Probleme können sich einstellen:
- Fragwürdigkeit des Transfers von Erfahrungen und Erkenntnissen aus der eng umgrenzten Laborsituation auf den komplexen Alltag (Kanfer, 1985).
- Oft sind sehr lange Expositionszeiten von bis zu zwei Stunden erforderlich.
- Der Patient muß die Angstreduktion exakt erleben und an den Therapeuten mitteilen können.
- Die Verhinderung der Vermeidungsreaktion muß vollkommen sein.
- Die Verhinderung kognitiver Vermeidungsreaktionen ist nur äußerst schwer möglich.
- Besonders bei der Implosion muß der Patient sich die Szenen sehr anschaulich und lebhaft vorstellen können.

c) Vorteile der Hypnose

Gerade bei den Verfahren der Exposition und Reaktionsverhinderung stehen zahlreiche theoretische Fragen offen; deshalb schlägt Reinecker (1986) vor, auf andere, wesentlich fundiertere und praktisch besser durchführbare Methoden auszuweichen.

Hypnose bietet hier eine Reihe von Erweiterungsmöglichkeiten in der Anwendung der Implosion:

Transfer
In Hypnose können sehr komplexe Erlebniseinheiten abgerufen und durchgearbeitet werden. Gerade durch posthypnotische Instruktionen lassen sich Generalisierungen und Transfer begünstigen.

Zeitökonomie
Die sehr langen Expositionszeiten können durch

Zeitverzerrungen auf die subjektiv angemessene Erlebensdauer gedehnt/gekürzt werden – bei objektiver Zeitersparnis.

Unterbindung des kognitiven Vermeidungsverhaltens
Während bei einer langen Expositionszeit sehr leicht kognitive Vermeidungsreaktionen auftreten können, besteht hier besonders der Vorteil, daß durch Zeitverzerrung eine Zeitreduktion auf die relevanten Erlebnisse erfolgen kann. Während der kürzeren Sitzungsdauer ist dadurch die Möglichkeit verringert, daß der Patient gedanklich abschweift und so Vermeidungsverhalten zeigen könnte.

Unterbindung des motorischen Vermeidungsverhaltens
Gezielte Suggestionen können für sehr unterschiedliche Realsituationen Vermeidungsverhaltensweisen unterbinden, so z.B. durch Suggestion der Immobilität.

Anschaulichkeit
Bei ausreichender Hypnotisierbarkeit wird der Patient die erforderliche Anschaulichkeit der Imaginationen mitbringen. Durch entsprechende Vortests kann genau ermittelt werden, auf welchen Wahrnehmungs- und Kognitionsebenen der Patient besonders gut (anschaulich, lebhaft) reagiert. Entsprechend wird er nach diesen Diagnosekenntnissen individuell konstruierte Bilder erhalten.

Da der Patient während der Behandlung mit dem Therapeuten verbal kommuniziert, ist der Therapeut stets über den jeweiligen Intensitätsgrad informiert und kann regelnd eingreifen.

Konfrontationsmethoden
Gerade für die Expositionsverfahren bietet Hypnose die unterschiedlichsten Methoden der Konfrontation an, z.B. die des Zooming, bei der Wahrnehmungsinhalte wie durch ein Kamera-Zoom sehr nah herangeholt werden (s. Kap. 16 über die einzelnen Imaginationstechniken).

Besondere Vorteile für die Implosion
Bei der Implosion werden traumatische Szenen und Situationen reaktiviert, die für den Patienten in Vergessenheit geraten waren, die aber für die Aufrechterhaltung der Problematik gegenwärtig von Bedeutung sind. Die Methode der Altersregression oder die zahlreichen Methoden der Problemsuche (z.B. Raum mit vielen Türen; alter weiser Mann – s. Kap. 16 „Imaginative Verfahren“) bieten zahlreiche Verbesserungen der Methode.

O'Donnell (1978) behandelt eine 29jährige Patientin mit einer Krebsphobie in drei Sitzungen. Sie kann die Irrationalität ihrer Gedanken erkennen, jedoch keinen Abstand dazu bekommen. Sie hatte eine unglückliche Kindheit mit vielen Ablehnungen erfahren. Als sie wegen Unterernährung in einer Klinik behandelt wurde, erfolgte eine operante Verstärkung ihrer Befürchtungen durch die Zuwendung des Personals. Nachdem sie innerhalb einer halben Stunde Hypnose-Entspannung und erhöhte Körperwahrnehmung erfährt, erfolgt die Implosion: durch Suggestionen werden die Gefühle vermittelt, daß etwas Tumorähnliches an den kritischen Körperstellen wächst. Dabei erfolgt eine Übertreibung, in der alle Personen bezüglich des monströsen Wachstums zurückschrecken, so daß sie allein und vereinsamt stirbt. Ihre Angst erreicht anfangs den Höhepunkt, um dann deutlich abzusinken. Nach der zweiten Sitzung kann sie über das Abstruse ihrer Symptomatik lachen. In der Katamnese nach einem Jahr ist sie beschwerdefrei und hat inzwischen einen Arzt nur dann konsultiert, wenn er tatsächlich erforderlich war.

d) Anwendungen unter Hypnose

Flooding (Reizüberflutung): wird bei Rauchern von Powell (1980) durchgeführt; Kline (1980) geht ausführlich auf diese Methode ein, arbeitet damit jedoch psychodynamisch.

Scringar (1981) wendet Reizüberflutung bei Verschmutzungsphobien mit Waschzwängen an. Er beschreibt Fälle mit einer hohen Verhaltensrate von 200 bis knapp 300 mal Händewaschen pro Tag, bei denen konventionelle Methoden wie Psychoanalyse, Gedankenstop, Desensibilisierung, kognitive Umstrukturierung und auch

Hypnose mit positiven Suggestionen nicht hilfreich waren. Die Kombination von Hypnose und Reizüberflutung bewirkt jedoch baldige Besserung. Bei einem Patienten erfolgt unter Hypnose die Suggestion, in der Badewanne zu liegen. Dabei wird er dann von einer anderen Person vollkommen mit Nasenschleim bestrichen. Erst, nachdem er über 20 Minuten diese Angst ausgehalten hat, darf er sich unter der Dusche reinigen. Bereits danach ist die Verhaltensquote „Händewaschen" auf zwölf mal pro Tag abgesunken. Als die Badewannenszene keine Besserung erbringt, erfolgen nun in Hypnose Wanderungen durch seine Wohnung, bei denen er alle Gegenstände ohne Händewaschen berührt. Innerhalb von vier Sitzungen ist seine Problematik vollkommen abgeklungen, was auch in einem Katamnesezeitraum von 7 Jahren stabil bleibt.

30.1.4 Graduierte Löschung

a) Darstellung der klassischen Methode

Systematisch und abgestuft werden angstauslösende Reize dargeboten, die so gering sind, daß sie nur minimale Angst und dadurch keinerlei Vermeidungsreaktionen auslösen können (Rimm & Masters, 1979). Entspannungsphasen zur Angsthemmung (wie bei der Systematischen Desensibilisierung) entfallen somit. Auch die Reaktionsverhinderung erübrigt sich. Die operanten Anteile bestehen darin, daß der Patient kontinuierlich die Rückmeldung über seine Fortschritte erhält.

Theoretische Erklärung
Es wird angenommen, daß minimale unangenehme Reize durch entsprechende Darbietung keine Angstreaktionen mehr auslösen (Reinecker, 1986). Diese Reize können dann zu Auslösern für die Alternativreaktion zum Vermeidungsverhalten werden.

b) Anwendungsprobleme und Kritik am klassischen Konzept

Da die steten und kontingenten Rückmeldungen durch den Therapeuten maßgeblich sind, ist parallel zu den operanten Anteilen der kognitive Verarbeitungsprozeß ebenfalls maßgeblich. Dieser scheint im klassischen Verfahren nicht berücksichtigt zu sein. Das beinhaltet, daß die Komplexität der gesamten Situation beachtet werden sollte.

c) Vorteile der Hypnose

Die graduierte Löschung wird zwar primär *in vivo* vorgenommen, kann jedoch in gleicher Weise *in sensu,* also auf der Imaginationsebene erfolgen.

In analoger Weise gelten die bislang dargestellten Argumente, daß unter Hypnose komplexere Erlebensmuster rekonstruierbar sind – mit dem Vorteil, diese detailliert hervorzuheben und zu beobachten. Damit verbunden können gerade bei diesem Verfahren sehr differentielle Verstärkungen bzw. Rückmeldungen vorgenommen werden.

d) Anwendungen unter Hypnose

Dieses Verfahren ist unter der oben genannten Terminologie bislang in der Hypnose-Literatur in Form von Falldarstellungen noch nicht auffindbar. Die feine Steuerung der Angstreize und dadurch Anspannungs- und Angstreduktion sind jedoch ebenfalls in Hypnose möglich.

30.2 Verdecktes Konditionieren

Prinzipiell lassen sich wohl nahezu alle „offenen" Therapiemethoden auch „verdeckt" anwenden. Hier wird angenommen, daß die vermittelnden Kognitionen den gleichen Prinzipien und Gesetzen unterworfen sind wie das offene Verhalten. Die Kognitionen (verdecktes Verhalten) folgen den Prinzipien des respondenten und operanten Verhaltens und Modellernens (Ullman, 1970). Sie haben eine vermittelnde Funktion zwischen beobachtbarem (offenem) Reiz und beobachtbarer Reaktion. Hier handelt es sich um kognitive Interventionen, da die verdeckten Abläufe direktes Ziel der Modifikation werden.

Die Grundlage dieser verdeckten (covert) Interventionen wurden von Cautela (z.B. 1966, 1967) entwickelt.

Vorteile der Hypnose
Die allgemeinen Vorteile des verdeckten Konditionierens unter Hypnose sind:
- Der Therapeut kann die verdeckten Situationen (Imaginationen) sehr effektiv steuern und strukturieren.
- Er kann relevante Komponenten besonders hervorheben, verändern etc.
- Der Therapeut kann kontingente Verstärkungen/Bestrafungen/Löschungen vornehmen und selbst als wirkungsvoller Verstärker fungieren.
- Verstärker können evtl. schneller an die Erfordernisse angepaßt werden.
- Das breite Band kognitiver und physiologischer Veränderungsmethoden der Hypnose ermöglicht eine Effizienzsteigerung der Grundtherapie.
- Interventionen lassen sich auch in solchen Situationen vornehmen, die nur selten auftreten oder die nur unter sehr erschwerten Bedingungen möglich sind.

30.2.1 Verdecktes Gegenkonditionieren

a) Darstellung der klassischen Methode

Durch verdeckte Reize (Gedanken, Vorstellungen, physiologische Reaktionen) können offene und verdeckte Verhaltensweisen beeinflußt werden (Schulte, 1977; Cautela, 1971).

Wesentlich für die Methode ist die Koppelung eines verdeckten Reizes mit einem anderen verdeckten positiven Stimulus. Auf diese Weise kann ein anfangs aversiver Reiz positive, zumindest jedoch neutrale Werte erhalten. Bei der Systematischen Desensibilisierung in sensu trifft dieses Prinzip zu; das typische ist, daß hier der verdeckte positive Reiz die Entspannung ist.

In der verdeckten Gegenkonditionierung dagegen werden konkretere positive kognitive Reize verwandt wie z.B. in der geliebten Rolle eines Anderen agieren, eine schöne Landschaft sehen, Bewältigungen von etwas vornehmen etc.

Theoretische Erklärung
Grundlage ist das Prinzip der reziproken Hemmung durch positive kognitive Reize (Lazarus & Abramovitz, 1962).

Zusätzlich werden hier wahrscheinlich Strategien zur Bewältigung negativer Ereignisse (*coping*) angewandt, je nach Methodenmodifikation sogar modeling.

b) Anwendungsprobleme und Kritik am klassischen Konzept

Meist werden hier Vorstellungen vorgegeben, die durch die Grenzen der Phantasie des Therapeuten bestimmt werden. Systematische Untersuchungen über die unterschiedlichen imaginativen Wirkfaktoren bei dieser Methode liegen bislang noch nicht vor. Je nach Formulierung werden hier sog. aufgabenmotivierende Instruktionen gegeben, die in ihrer Wirkung der der Hypnose vergleichbar sind. Verhaltenstheoretisch orientierte Wissenschaftler nehmen bei Hypnose und aufgabenmotivierenden Instruktionen gleiche Wirkfaktoren an. Hypnose ist wahrscheinlich ein Sonderfall der aufgabenmotivierenden Instruktionen.

c) Vorteile der Hypnose

Hypnose bietet den Vorteil der größeren Entspannung und Konzentration, die bei intensiven Vorstellungen durchaus sehr hilfreich ist, jedoch nicht notwendig sein muß. Weiter bewirkt die Methode – wenn sie systematisch angewandt wird – wahrscheinlich eine intensivere und ganzheitliche Beteiligung der verschiedenen Verhaltensfaktoren Kognition, Emotion, Physiologie und Motorik.

d) Anwendungen unter Hypnose

Wolberg (1948) ist wohl der erste, der verdecktes Gegenkonditionieren unter Hypnose durchführte – jedoch unter dem Namen „reconditioning": Ein Patient empfindet überstarke Abneigung gegen Orangensaft. In einem anderen Fall liegen starke Beklemmungen in der Gegenwart anderer Menschen vor. Unter Hypnose erhalten die Patienten Phantasien, in denen sie ihren bislang unangenehmen Reiz (Orangensaft,

Leute) nun in einem anderen Kontext erleben: mit Hypnose werden die Gefühle der Freude, Entspannung und des Zufriedenseins bewirkt.

Kroger und Freed (1951) verwenden die Methode zur Behandlung der stechenden Schmerzen von Pruritus vulvae.

Bei seinen beiden Patienten mit Zahnarztängsten induziert Erickson (1955) in Hypnose positive Gefühle, die nun mit dem Zahnarztbesuch verbunden werden.

Das im Neurolinguisten Programmieren als „Ankern“ beschriebene Verfahren ist ein deutliches Beispiel für imaginative Gegenkonditionierung. In Abschnitt 9.1 erfolgte eine ausführliche Darstellung.

Die Technik der geballten Faust (Stein, 1963)

1. Hypnoseeinleitung
   Durch besondere Konzentration auf den Atem erfolgt eine stärkere Aufmerksamkeitseinengung und stärkere Konzentration. Negative Gedanken können somit nicht so leicht auftreten, Entspannung wird dadurch erhöht.

2. Erinnern einer positiven Situation und Faust ballen
   Der Patient soll sich nun an eine besonders entspannende, ruhige, friedvolle Situation erinnern. Sobald das positive Gefühl plastisch realisiert ist, soll mit der dominanten Hand eine Faust geballt werden. Es erfolgt die Suggestion, daß man zukünftig beim Faustballen immer dieses positive Gefühl empfinden wird.

3. Erinnern der negativen Situation und andere Faust ballen
   Nun wird in gleicher Weise die beeinträchtigende, ängstigende Situation erinnernt; damit verbunden wird dann die Vorstellung, daß diese Negativgedanken (Gefühle, etc.) über die Schulter und den Arm abgeleitet werden in die geschlossene nichtdominante Hand und dort eingeschlossen sind.

4. Gegenkonditionierung
   Die Person erhält nun die Suggestion bzw. Instruktion, ihre dominante Hand als eine starke, selbstsichere und glückliche Faust zu ballen. Dabei soll sie gleichzeitig ihre nichtdominante Hand öffnen und den unangenehmen Gefühlen gestatten wegzufliegen und sich in ein Nichts aufzulösen.

Mit dieser Methode sind Basker (1979) und Stanton (1988a) bei unterschiedlichen Phobien erfolgreich. Stanton (1986b) bewirkt bei Studenten durch eine fünfzigminütige Sitzung eine deutliche Angstreduktion ($p = .005$) gegenüber der Kontrollgruppe, die auch in den Folgeexamina anhält. Bei Impotenz kombiniert Stanton (1990) Bandlers Theatertechnik (Bandler, 1985) mit der o.g. Methoden der geballten Faust als Kurzzeitbehandlung.

Hoogduin und Schaap (1991) behandeln eine Frau mit Angst vor Gesellschaftsessen mit einer rein imaginativen Methode, die auch als Gegenkonditionierung angesehen werden kann, da sie sich positive Situationen immer zu den kritischen Zeitpunkten vorstellen soll.

30.2.2 Verdeckte Sensibilisierung

a) Darstellung der klassischen Methode

Die Methode wurde von Cautela (1966, 1967) vorgestellt. Es ist ein Bestrafungsverfahren, bei dem die positiven Vorstellungen einer Situation oder Handlung (z.B. Essen, Rauchen) mit langfristig negativen Konsequenzen (z.B. Adipositas) sofort mit verdeckten aversiven Reize (z.B. Vorstellen von Erbrechen) gekoppelt werden. Durch diese Koppelung wird das Problemverhalten reduziert, indem die bisherigen Auslöser nun als neutral oder sogar unangenehm erlebt werden.

Theoretische Erklärung
Als Erklärungsgrundlage für die ursprüngliche Methode dient hier das Modell des klassischen Konditionierens, bei dem durch die Koppelung von CS (positive Vorstellung) mit einem UCS (aversiver Stimulus) eine konditionierte Reaktion CR (Aversion) erreicht wird.

Zu beachten ist darüber hinaus jedoch, daß gerade die sehr frühe Unterbrechung einer sehr langen bzw. komplexen Verhaltenskette erreicht werden muß, bei der simultan Alternativreaktionen erlernt werden. Gleichzeitig handelt es sich um ein Differenzierungstraining für Auslösereize, die zu Hinweisreizen für Alternativverhalten werden sollen. D.h. in der Ausweitung des Verfahrens sind komplexere theoretische Ansätze wie z.B. die der Selbstkontrolle zu berücksichtigen. Das verdeckte Sensibilisieren ist somit nur ein Teil innerhalb eines umfangreichen und effektiven Behandlungsprogramms.

b) Anwendungsprobleme und Kritik am klassischen Konzept

Offene aversive Interventionen (Aversionstherapie) haben sehr starke Grenzen in der Applikation eines realen unangenehmen Reizes (z.B. Schock, Brechmittel) und können teilweise unkontrollierbare Nebenwirkungen (z.B. Kreislaufreaktionen) zur Folge haben. Gleichzeitig stößt man mit dieser Methode an die ethischen Grenzen einer Behandlung.

c) Vorteile der Hypnose

Auf der Imaginationsebene können sehr unterschiedliche aversive Situationen wie z.B. Erbrechen, gefährliche oder peinliche Situationen erstellt werden, die nur unter sehr schweren oder ethisch kaum vertretbaren Bedingungen zu erzeugen sind. Unter Verwendung der Hypnose sind Ängste der Patienten besser kontrollierbar oder sogar vermeidbar. In gleicher Weise kann in der Imagination die aversive Konsequenzen sehr kontingent gesetzt werden, was in der Realsituation oft nur schwer zu erzielen ist. Gleichzeitig kann der Patient durch entsprechendes Training kognitive Selbstkontrolle ausüben und diese Reize selbst erzeugen, was gerade dann wichtig ist, wenn das unangemessene Verhalten am Anfang der Reaktionskette durch Gedanken (also auch Imaginationen) aufgebaut wird.

Spezifische Vorteile der Hypnose bestehen wahrscheinlich darin, die aversiven Reize physiologisch effektiver auftreten zu lassen, so daß z.B. Übelkeit oder Erbrechen auch körperlich real eintreten kann. Dadurch werden die Aversionswirkungen deutlich erhöht.

Gerade hier ist die Methode der posthypnotischen Instruktion sehr wirksam und kann das Eintreten der aversiven Reaktion (kognitiv, physiologisch) kontingent in der Situation außerhalb der Therapie steuern. Besonders wesentlich ist dabei, daß sowohl durch minimale kognitive Auslöser als auch durch komplexe Realauslöser die aversive Reaktion ausgelöst wird. Hier kann es wahrscheinlich zu einer generalisierten semantischen Konditionierung kommen, die besonders effektiv ist.

d) Anwendungen unter Hypnose

Hollander (1958) gibt bei seinen Patienten mit psychogenen Kratzverletzungen bei Acne excoriée (Kratzakne) die posthypnotischen Suggestionen, an „Narbengesicht" zu denken, sobald der Wunsch oder Gedanke an das Kratzen aufkommt. Wolberg (1948) gibt seinen Alkoholikern die Suggestion, Alkohol sei Gift.

Das klassische und zugleich sehr wegweisende Beispiel wird durch Feamster und Brown (1963) gegeben.

Sie lassen in Hypnose den Geruch von Whiskey halluzinieren und besonders die visuellen und olfaktorischen Komponenten erleben. Daraufhin geben sie die Suggestion: „Von jetzt an werden Sie, wann auch immer Sie irgendein alkoholisches Getränk riechen, schmecken oder sogar sehen, Ihren stärksten Kater bekommen, mit all dem Kopfschmerz, Schwindelgefühl und dem Unwohlsein, das dann auftritt." (Femster & Brown, 1963, S. 165). Als der imaginierte Whiskey dann angeboten wird, erbricht sich der Patient. Zur Generalisierung werden darauf „Wein" und „Bier" als Getränke benutzt. Es folgen die Suggestionen, daß der Kater immer bei dem Gedanken an Alkohol auftritt. Darauf folgen dann Instruktionen über weitere Selbstkontrollmaßnahmen. Nach einer Rückfallphase wird die Therapie intensiviert und bleibt dann innerhalb eines Katamnesezeitraumes von drei Jahren erfolgreich.

Weitere Beispiele für Anwendungen sind: bei Rauchen (Wagner & Bragg, 1970; Cohen, 1984; Straatmeyer, 1984; Bowman, 1985); Alkoholismus (Ashem & Donner, 1968; Clarke, 1979); Sexualabweichungen (Barlow, Leitenberg & Agras, 1969; Cautela & Wisocki, 1971; Humphreys, 1984; Wright & Humphreys, 1984).

Cautela (1975a,b) läßt einen übergewichtigen Patienten sich selbst beobachten, wie er die schönen Leckereien in einer Bäckerei sieht, riecht etc. Sobald er sich für eine Annäherung entscheidet und kaufen will, werden Suggestionen des Unwohlseins gegeben. Als er dann schließlich doch kauft und essen will, erfolgt Erbrechen. Sobald er in seiner Vorstellung die Bäckerei verläßt, fühlt er sich zunehmend wohler. Diese Suggestionen sind als Hausaufgabe täglich aufzufrischen.

Kriegel und Graefke (1978) verfahren bei einem übergewichtigen Patienten ähnlich; sie verbinden mit dem kalorienreichen Colagetränk ein Brennen in der Speiseröhre und Magendrücken. Als Alternative geben sie die Suggestion für das Bedürfnis nach einem Teegetränk.

30.2.3 Verdeckte positive Verstärkung

a) Darstellung der klassischen Methode

Cautela (1970) entwickelte die Methode der verdeckten positiven Verstärkung. Anstelle der bekannten realen positiven Verstärkung wird hier ein vorgestellter Verstärker benutzt, um ein Verhalten aufzubauen bzw. häufiger werden zu lassen. Diese positiven Verstärker können vorgestellte Szenen, angenehme Gedanken, soziale Situationen oder Vorstellungen von Realverstärkungen sein. Das aufzubauende Verhalten wird anfangs ebenfalls auf der Vorstellungsebene aktualisiert. Der Patient gibt bei Erreichung oder gradueller Annäherung an dieses Verhalten ein vereinbartes Signal, auf das hin der Therapeut den Hinweis auf die Umstellung zur Verstärkerszene gibt.

Diese Methode kann nach der Trainingsphase sehr gut als Selbstkontrollverfahren eingesetzt werden.

Theoretische Erklärung
Grundlage ist wie bei allen verdeckten Verfahren die Kontinuitätsannahme, d.h. die Übertragbarkeit der offenen Lerngesetze auf verdeckte z.B. kognitive Prozesse. Es gelten die Grundprinzipien des operanten Lernens. Nach Heyden, Reinecker, Schulte und Sorgatz (1986) sind hier deutliche Bezüge zu Meichenbaums (1979) „innerer Dialog" zu finden, d.h. komplexere kognitive Theorieansätze müssen angenommen werden.

b) Anwendungsprobleme und Kritik am klassischen Konzept

Hier gelten prinzipiell die angeführten – und wissenschaftlich strittigen – Grenzen zwischen „bloßer Imagination", aufgabenmotivierender Instruktion und Hypnose.

c) Vorteile der Hypnose

Allgemein haben die verdeckten Verfahren den großen Vorteil, kontingente Verstärkungen zu bewirken und auch die oft unterschätzten kognitiven Wirkungen zu berücksichtigen. Komplexe Realsituationen können unter Hypnose optimal konstruiert und strukturiert werden. Weiter kann eine in der Therapie nur schwer herstellbare Realsituation (z.B. großes Auditorium) detailliert erstellt werden.

Wie bereits aufgezeigt, liegt der Vorteil der Hypnose in der wahrscheinlich intensiveren Beteiligung aller Erlebens- und somit auch Lernkomponenten. Hier lassen sich wahrscheinlich leichter noch nicht erreichte Verhaltensausformungen vorstellen, die durch ihre Verstärkung zu einer größeren Therapiemotivation führen.

d) Anwendungen unter Hypnose

Der Anwendungsbereich ist entsprechend vielfältig. Von sehr vielen Autoren wird dieses Vorgehen eingesetzt, um z.B. Alternativverhalten aufzubauen, wie z.B. Hershman (1955, 1956) oder Kroger (1970) bei Rauchen oder Gewichtsproblemen. Baumann (1970) arbeitet auf dieser Basis mit Drogenabhängigen. Im Vordergrund steht die Suggestion von positiven Gefühlen, sobald das gewünschte Alternativverhalten einsetzt.

Teilweise kann die alleinige verbale Suggestion und der posthypnotische Auftrag bereits wirkungsvoll sein. Mitunter muß ein gezieltes Training erfolgen. Unter Hypnose wird dann genau geübt, unter welchen Reizbedingungen das Verhalten gezeigt und dann verstärkt werden soll. Hierzu gibt dann der Therapeut ein Signal (ruft z.B. „Verstärkung") und gibt anfangs die positiven Suggestionen vor, die dann internalisiert werden (Cautela, 1975b). Selbstverständlich ist, daß der funktionale und motivationale Wert der so angewandten Verstärker vorher diagnostisch abgeklärt wurde, eventuell mittels Verstärkerfragebogen.

Als Vorteil der Hypnose gilt hier, Wunschbilder und Kognitionen einsetzen zu können.

Beispiel: Bei Übergewicht der Gedanke an eine schönere Figur, sich wohler und attraktiver fühlen, Gedanke an mehr Anerkennung bei Partnern, größere soziale Erwünschtheit, Annäherung an das ideale Selbstbild usw.

Kellerman (1981) berichtet von der Behandlung eines zwölfjährigen Jungen mit Zwangsgedanken, seine Mutter zu töten. Gearbeitet wird mit Gedankenstop, kognitiver Umstrukturierung und positiver Verstärkung; sobald er seine Zwangsgedanken unterbrechen kann, gibt er ein Fingersignal und imaginiert, daß er beim Baseball mitspielt.

Weitere Anwendungsbeispiele sind: Einstellungsveränderung gegenüber Behinderten (Cautela, Walsh & Wish, 1971; Daniels, 1976); Aufbau des positiven Selbstkonzeptes bei Kindern (Krop, Calhoon & Verrier, 1971), bei Schizophrenen (Steffen, 1971), sogar bei phobischen Reaktionen (Flannary, 1972) und bei Testangst (Wisocki, 1971). Nicht zu vergessen ist der Ansatz von Krippner (1966), der bei Kindern mit Leseproblemen die verstärkende Suggestion gibt, stolz und froh zu sein, wenn sie einen Satz lesen konnten. Gerade bei Lern- und Leistungsstörungen und Motivationsproblemen lassen sich hier umfangreiche Anwendungsmöglichkeiten finden. Bei einem Jungen mit Aggressionen konnte ich das Alternativverhalten mit imaginiertem Eislecken belohnen (im nachfolgenden Kapitel als Fall 12 ausführlich dargestellt).

30.2.4 Verdeckte negative Verstärkung

a) Darstellung der klassischen Methode

Cautela (1970c) entwickelte diese Methode besonders für jene Patienten, die angeben, keinerlei positive oder verstärkende Situation beschreiben zu können, bzw. diese nie erlebt zu haben. „Wenn sie gedrägt werden, doch eine einzige Sache zu suchen, wenn auch nur hypothetisch, die verstärkend sein könnte, dann können sie sich nicht einmal etwas Angenehmes vorstellen" (Cautela, 1976, S. 194). Hier greift der Therapeut dann auf aversive Situationen zurück, die sich der Patient vorstellen soll. Wenn sich der Patient die Situation plastisch (und auch emotional beteiligt) vorstellen kann, gibt er dem Therapeuten ein vereinbartes Zeichen. Nun erhält er die Szene vorgegeben, in der das erwünschte Verhalten enthalten ist.

Theoretische Erklärung
Grundprinzip ist das operante Verfahren der negativen Verstärkung, wobei hier Vermeidungs-Konditionierung erfolgt. Das angemessene Verhalten bewirkt eine Aversions-Reduktion der unangenehmen Situation und wird dadurch negativ verstärkt.

In gleicher Weise treffen hier – wie bereits oben dargestellt – komplexere kognitive Erklärungsmodelle zu.

b) Anwendungsprobleme und Kritik am klassischen Konzept

Die Kritik besteht, wie bereits bei den verdeckten Methoden dargestellt.

c) Vorteile der Hypnose

Hier gelten die Vorteile, die bereits bei allen verdeckten Methoden genannt wurden.

d) Anwendungen unter Hypnose

Allgemein ist bei dieser Methode wichtig, daß der Patient schnell zwischen den Szenen wechseln kann, damit sich die aversive Szene nicht auf die positive Szene auswirkt (Cautela, 1975b; Kriegel & Graefke, 1978).

Cautela (1976) gibt an, daß die Methode bei jeder Verhaltensproblematik einsetzbar ist, sowohl isoliert als auch in Kombination mit anderen Verfahren.

Abraham (1968) behandelte eine hysterische Beinlähmung mit dieser Methode. In Hypnose erhält der Patient die Suggestion, am Strand im unangenehm kalten Wasser zu sitzen; darauf folgt die Suggestion, daß er der unangenehmen Situation nur entkommen kann, indem er seine Beine hochhebt und dadurch aus dem Wasser zieht.

Erickson (Erickson & Rossi, 1981) hat eine Patientin, die am Ende der Sitzung nicht aus der Hypnose erwacht. Seine Intervention kann als negative Verstärkung angesehen werden: die Suggestion, daß sie immer dringender zur Toilette muß, läßt sie erwachen und aufstehen.

> Bei einem Fall von Agoraphobie schlägt Cautela (1975) seiner Patientin vor, sich vorzustellen, an Händen und Armen an einen Stuhl gefesselt zu sein; dann nähern sich ihr langsam Ratten, denen sie nicht ausweichen kann. Gerade als die Ratte dann zum Sprung auf sie ansetzt, wird die Szene gewechselt und die Patientin kann nun im Freien an einem schönen Tag spazieren gehen. Auf diese Weise wird das Verlassen des Hauses negativ verstärkt und somit aufgebaut. Möglicherweise lassen sich durch diese Methode die passiven Verhaltensweisen bei bestimmten depressiven Reaktionen ebenfalls therapeutisch verändern.

30.2.5 Verdeckte Löschung

a) Darstellung der klassischen Methode

Das Prinzip der verdeckten Löschung (Cautela, 1971) besteht darin, daß auf ein vorgestelltes (unangemessenes) Verhalten die vorgestellten Konsequenzen nicht folgen und dadurch das Verhalten abgebaut wird.
Nach Reinecker (1986) muß bei der verdeckten Löschung differenziert werden zwischen:
- Löschung eines Annäherungsverhaltens und dadurch Wegfall einer positiven Konsequenz
- Löschung von Vermeidungsverhalten, indem die aversive Konsequenz ausbleibt – darauf folgt dann die Vorstellung, daß dies nun keine verstärkende Wirkung mehr hat.

Einsichtig ist dabei, daß nun für den Wegfall der bisherigen Verhaltensweisen Alternativverhaltensweisen eingeübt werden müssen.

Diese Methoden sind besonders dann sinnvoll, wenn ein unangemessenes Verhalten durch die häufige Verstärkung von Personen aufrecht erhalten wird, die nicht der Kontrolle des Therapeuten (des Patienten) unterliegen.

Theoretische Erklärung
Auch hier gilt die Kontinuitätsannahme, in Verbindung mit kognitiven Erklärungsmodellen.

b) Anwendungsprobleme und Kritik am klassichen Konzept

Wie oben (bei der Kritik des verdeckten Gegenkonditionierens) bereits angeführt, ist auch hier die Grenze zwischen Imagination und aufgabenmotivierender Instruktion nur vom theoretischen Konzept her zu ziehen.

c) Vorteile der Hypnose

Hier können sehr komplexe Situationen differenziert durchgespielt werden, in denen alle erforderlichen situativen (sozialen, verstärkenden etc.) Bedingungen und auch Kognitionen des Patienten mit aufgenommen sind.

d) Anwendungen unter Hypnose

Als Beispiel wird von Cautela (1975b) genannt: Eine Frau, die immer, wenn ihr Mann ausgehen möchte, Kopfschmerzen bekommt, woraufhin der Mann dann zuhause bleibt. In der Suggestion erlebt nun die Frau, wie der Mann das Haus verläßt und daraufhin keine Verstärkung ihrer Symptomatik erfolgt.

Auch bei Störverhalten in der Schulklasse ist die Methode anwendbar, indem das Kind Selbstkontrolle (unter Hypnose) erwirbt und während dieser Intervention keinerlei Zuwendung bzw. Verstärkung durch seine Klassenkameraden erhält, während das Alternativverhalten sofort sozial (etc.) verstärkt wird. Ein solcher Fall ist aus meiner Praxis später ausführlich dargestellt.

30.2.6 Verdecktes Modellernen

a) Darstellung der klassischen Methode

Mit der Methode des verdeckten Modellernens greift Cautela (1971) auf die bekannten Konstrukte des Modellernens zurück. Er sieht diese Methode mehr als Vorbereitung zum Erwerb komplexer Verhaltensweisen bzw. Verhaltensänderungen an.

Unterschieden werden zwei Unterformen des Modellernens (Meichenbaum, 1979):

Das meisternde Modell (mastery model)
Das Vorbild, das immer erfolgreich und angstfrei ist, die Problemsituation also meistert, wird beobachtet.

Das bewältigende Modell (coping model)
Dieses Modell erarbeitet sich die Situation langsam, ist jedoch dann erfolgreich. Es ist also anfangs ängstlich und wendet schrittweise die Bewältigungsstrategien erfolgreich an.

Als Übernahme vom „offenen" Modellernen können folgende Lernprinzipien auch für das „verdeckte" Modellernen gelten:

a) *Stellvertretende Konditionierung emotionaler Reaktionen*
Oft werden emotionale Reaktionen durch direkte Klassische Konditionierung erlernt. Sie lassen sich jedoch auch über die Beobachtung anderer Personen erwerben. Meist wird dieses Prinzip bei der Behandlung von Ängsten angewandt (Bandura, Blanchard & Ritter, 1969). In gleicher Weise lassen sich auch andere Emotionen über Beobachtung lernen.

b) *Stellvertretende Löschung*
In Umkehrung der vorgenannten Prinzipien können emotionale Reaktionen über Modellernen abgebaut werden, indem z.B. die Annäherung an ein bislang angstbesetztes Objekt zunehmend angstfreier beobachtet wird.

c) *Kontakt-Desensibilisierung*
Eine Modellperson nimmt hier die angstfreie Annäherung an das Angstobjekt (oder die Situation) vor. Immer, wenn ein kleiner Fortschritt erreicht wurde, muß der Patient diesen Schritt selbst nachvollziehen. Zur Erleichterung stellt der Therapeut (bzw. die Modellperson) eine Brücke zwischen Angstobjekt und Patient dar, indem er z.B. mit der einen Hand das Angstobjekt Hund streichelt und an der anderen Hand von dem Patienten berührt wird. Er sorgt dann dafür, daß über seine „Kontaktbrücke" der Abstand stetig verringert wird, bis schließlich eine direkte Berührung des Angstobjektes erfolgen kann.

d) *Veränderung von Verhaltensmustern durch symbolisches Modellernen*
Hier werden fest etablierte Verhaltensmuster verändert, indem ein „shaping" des Alternativverhaltens über die Beob-

achtung eines Modells erfolgt. Besonders bei komplexen Verhaltensweisen ist diese Methode hilfreich.

e) *Fixed role therapy*
In dieser von Kelly (1954) entwickelten Methode wird für den Patienten ein konkretes Rollenskript entworfen, das er in der Therapie trainiert und dann in die Alltagssituation generalisieren soll.

f) *Hemmende und enthemmende Effekte*
Über Modellbeobachtung wird die Hemmung oder Enthemmung von zu häufig oder zu selten gezeigten Verhaltensweisen erlernt. Grundvoraussetzung ist, daß das Verhalten beherrscht wird bzw. in der Phase davor erlernt wurde. In der Beobachtungsphase werden dann die Konsequenzen des Verhaltens beobachtet, ggf. auch Alternativverhaltensweisen bzw. Problemlösungen (Bandura, Grusec & Menlove, 1967).

g) *Reaktionserleichterung*
Die Modellperson stellt hier ein Vorbild für Reizdiskrimination dar und gibt so Hinweise für angemessenes bzw. alternatives Verhalten (U. Petermann, 1986).

b) Anwendungen unter Hypnose

Da die Methoden aus anderen Verfahren bereits bekannt sind bzw. dargestellt wurden, sollen hier nur wenige Beispiele den Anwendungsbereich unter Hypnose verdeutlichen.

Bornstein und Devine (1980) führen die Behandlung von Übergewicht durch und vergleichen die Gruppen „covert modeling mit Hypnose", „covert modeling", „kein Modell", „minimale Behandlung". Die Hypnose-Versuchspersonen erhalten Szenen, in denen das Modell über multiple Bewältigungsstrategien verfügt, sich in verschiedenen Situationen befindet und positiv bekräftigt wird. Beispiele: Einkaufen in einem Supermarkt, auf einem Picknick sein, kalorienarme Gemüse auswählen etc. Alle Gruppen zeigen eine signifikante Gewichtsabnahme ($p < .0002$). Der proportinale Gewichtsverlust ist jedoch bei der Hypnosegruppe signifikant höher ($p < .05$) als bei der Kontrollgruppe ohne Modell. Interessanterweise ist die Modellgruppe ohne Hypnose kaum erfolgreicher als die Kontrollgruppen.

Die bereits als „emotive imagery" (Lazarus & Abramovitz, 1962; Kap. 16, „Imaginative Verfahren") dargestellte Methode der Imagination finden hier ihre Anwendung, so z.B. wenn ein Kind mit Hundeangst seinen Fernseh- oder Comik-Helden diverse Bewältigungen oder Annäherungen mit Hunden erleben läßt.

Auch andere imaginative Verfahren sind hier anwendbar, wie z.B. das Probehandeln durch eine Modellperson.

In dem von Kossak (1983b) dargestellt Fall einer Angst-Schmerz-Problematik bei einer Beinspastik werden Teile des verdeckten Modelllernens eingefügt, indem andere Personen beim Laufen beobachtet werden. Dieser Fall ist ausführlich dargestellt (s. Kap. 31 „Falldemonstrationen", Fall 1).

30.2.7 Coverant-Kontrolle

a) Darstellung der klassischen Methode

Coverants sind verdeckte operante Verhaltensweisen (Homme, 1965), also Gedanken etc. Sie werden besonders bei problematischen oder komplexen Verhaltensweisen bzw. langen Verhaltensketten eingesetzt, z.B. in Form von Selbstgesprächen. Ziel ist es, diese Verhaltensmuster möglichst früh zu unterbrechen oder positive Gedanken etc. zu entwickeln, sobald Auslösereize des Problemverhaltens auftreten. Die Häufigkeit dieser coverants wird durch operante Verstärkungen auf- bzw. abgebaut, je nach dem, ob sie angemessenes oder unangemessenes Verhalten auslösen.

Theoretische Erklärung
Homme (1965) bezieht sich bei der Veränderung der coverants auf das Premack-Prinzip (1965).

Danach können Verhaltensweisen mit hoher Auftretenswahrscheinlichkeit als Verstärker für Verhaltensweisen mit niedriger Auftretenswahrscheinlichkeit genutzt werden.

b) Anwendungen unter Hypnose

Hier lassen sich keine direkten Hinweise für den Hypnose-Gebrauch finden; einige Aspekte der Coverant-Kontrolle sind wahrscheinlich in den Selbstkontrolltechniken subsumiert (s.u.).

30.2.8 Gedankenstop

a) Darstellung der klassischen Methode

Baine (1928) entwickelte die Methode, die von Wolpe (1969) adaptiert wurde. Unangemessenes verdecktes Verhalten (z.B. negative Gedanken, Zwangsgedanken, Angstgedanken) wird produziert und dem Therapeuten dann bei Auftreten signalisiert. Dieser unterbricht das Verhalten mit einem bestimmten Signal („Stop!", Händeklatschen). Der Patient lernt dann, diese Unterbrechung selbst verdeckt vorzunehmen. Dadurch wird nun das unangemessene Verhalten selbst zum Auslöser des Unterbrechens. Besonders bei der Unterbrechung von Verhaltensketten ist diese Selbstkontrollmethode sehr effektiv.

Theoretische Erklärung
Die Methode ist zwar wirkungsvoll, jedoch theoretisch nur schwer oder ungenau einzuordnen (Braun & Tittelbach, 1978).

b) Anwendungen unter Hypnose

Auch hier sind explizit wenige Beispiele in der Hypnose-Literatur zu finden, da die Methode des Gedanken-Stops nicht immer direkt erwähnt wird. Bereits 1964 berichten Ludwig, Williams und Miller von einer Methode, die dem Gedanken-Stop entspricht. Sie wenden bei Drogenabhängigen komplexe posthypnotische Suggestionen an, damit Gedanken an den Drogenkonsum sofort automatisch als Unterbrecher wirken. Gleichzeitig bewirken sie durch Hypnose eine selektive Amnesie (evtl. auch Umbewertung) für Worte wie „Rauschdroge" oder ähnliche.

Spiegel (1970) entwickelt eine bestimmte Behandlungsmethode für Raucher, in der neben direkten Suggestionen der Gedankenstop stets dann einsetzen soll, wenn Nikotindürfnis besteht.

Kellerman (1981) verwendet bei seinem Jungen mit Mord-Zwangsgedanken (s.o.) u.a. auch Gedankenstop, indem er unter Hypnose derartige Gedanken produzieren läßt, um sie dann als Therapeut mit einem lauten Zwischenruf zu unterbrechen und dann die Imagination eines Stop-Zeichens vorzugeben. Auf diese Weise kann später allein auf der kognitiven Ebene ohne externale Zwischensteuerungen der Stimuls „Zwangsgedanke" die Unterbrechung auslösen.

30.3 Methoden der kognitiven Umstrukturierung

Die drei Komponenten Gedanken, Gefühle, Verhalten stehen in Wechselwirkung. Beim Lernen haben die Kognitionen einen erheblichen Anteil, so daß wir wahrscheinlich mehr auf die kognitive Repräsentation der Umwelt als auf die Realsituation reagieren (Mahoney, 1979). Die Grundannahme der kognitiven Therapie besteht darin, die Kognitionen zu verändern und dadurch die anderen Komponenten mit zu beeinflussen.

30.3.1 Veränderungen der Selbstverbalisation

Grundlage sind hier jene Kognitionen, die als „innerer Monolog" (Meichenbaum, 1977) oder „inneres Sprechen" (Luria, 1961; Wygotsky, 1969) zu bezeichnen sind.

30.3.1.1 Selbstinstruktionstraining

Über Selbstinstruktionen erwerben vor allem impulsive Kinder angemessenes Verhalten, das sie über verbale Instruktionen zu steuern lernen (Meichenbaum & Goodman, 1969; Wagner, 1976). In fünf Stufen wird über Modellbeobachtung, Nachahmung, Instruktionserteilung, offene und verdeckte Selbstinstruktion das Verhalten angeeignet.

30.3.1.2 Streß-Impfungs-Training

Meichenbaum (1974, 1985) erarbeitete ein Programm, in dem Streßsituationen primär durch Selbstverbalisationen bewältigt werden. Hier wird in Stufen vorgegangen: Streßvorbereitung, Konfrontation, Überwältigungsgefühl, Selbstverstärkung.

Wesentlich ist, daß der Patient durch sein Training lernt, relevante Gedanken (und Mechanismen) einzusetzen, die er dann bereits vor Eintreten der Situation beherrscht. Auch kann er bestimmte emotionale oder kognitive Stimuli differenzieren lernen, die er als Hinweisreize für seine kognitive Gegensteuerung nutzen kann.

Weitere Konzepte sind z.B. die kognitiven Umstrukturierungen von Ellis und Grieger (1977) oder direkte Konfrontation mit Streßreizen (Bullinger & Turk, 1982).

Anwendungen unter Hypnose

Hier lassen sich die einzelnen Methoden wohl sehr gut mit relevanten Hypnoseverfahren verbinden. Die Praxisumsetzung unter Hypnose geht unmittelbar aus den obigen Darstellungen hervor. In der Fachliteratur wurde dieser Bereich jedoch bisher kaum berücksichtigt.

30.3.2 Kognitive Interventionen bei Depressionen

a) Darstellung der klassischen Methode

Besonders Beck (1967, 1979a) hat die kognitiven Komponenten der Depression beachtet und daraus ein komplexes Interventionsverfahren abgeleitet. (Die wissenschaftliche Diskussion darüber, daß es sich hier nicht um eine kognitive Therapie im engeren Sinne handelt, sondern mehr um ein heterogenes Verfahren, soll hier nicht aufgerollt werden.)

Ziel der Therapie ist es, die systematischen Denkfehler der Depressiven kognitiv zu verändern.

Das sehr umfangreiche Interventionskonzept soll hier nur grob umrissen sein:

Langsamer Aufbau von Erfolgen, Planung positiver Aktivitäten, Reduktion der automatischen Gedanken, Veränderung der Kognitionsmuster, Entkatastrophisierung, Aufbau von Erwartungen.

b) Anwendungen unter Hypnose

Bei diesem sehr komplexen Therapiemodell können sehr unterschiedliche Hypnose-Techniken und Verhaltensinterventionen zum Tragen kommen. So: verdecktes Modellernen (Beobachtung einer aktiven Person), Gedankenstop, Erlernen von Reizdiskrimination, Aufbau des idealisierten Selbstbildes (Susskind, 1976), Ich-Stärkende Suggestionen (Hartland, 1971a; 1973), Probehandeln oder Steigerungstechniken. Das Kapitel 16 „Imaginative Verfahren" gibt hierzu umfangreiche Anregungen.

30.3.3 Rational-emotive Therapie

a) Darstellung der klassischen Methode

Grundannahme ist, daß irrationale Denkmuster psychische Störungen verursachen (Ellis, 1957). Sie stützen sich mehr auf einen lebensphilosophischen Hintergrund und haben zahlreiche Veränderungen erfahren (Ellis, 1977b; Försterling, 1986).

Der Patient verfügt über zahlreiche rationale und irrationale Meinungen und Bewertungen, die er durch eine Disputation erkennen soll. Ellis bedient sich hier unterschiedlicher kognitiver Methoden wie z.B. des sokratischen Gesprächs und zahlreicher Vorstellungsmethoden: verdecktes Modellernen, Erkennen der Verhaltenskonsequenzen, Erarbeiten positiver Vorstellungen.

Auf der affektiven Ebene werden emotional-evokative Methoden benutzt, die eine weitere kognitive Umstrukturierung bewirken. Diese Veränderungsprozesse werden durch Rollenspiele unterstützt.

Auf der Verhaltensebene werden dann die erworbenen kognitiven Veränderungen als konkrete Fähigkeiten erprobt und gefestigt.

Der theoretische Hintergrund ist wenig einheitlich, wie von Eschenröder (1982; 1985), kritisch hervorgehoben. Der pragmatische Wert wird durch die Therapieerfolge bestätigt.

b) Anwendungen unter Hypnose

Die Verbindung von RET mit Hypnose ist in einem gesonderten Kapitel bei der Darstellung weiterer Therapieverfahren unter Hypnose ausführlich besprochen (s. Kap. 20 „Methoden der Hypnose in der Psychotherapie – außerhalb der Verhaltenstherapie“).

30.4 Attributionstheoretisch orientierte Verfahren

Grundlage der Attributionstheorie ist, daß wir Ereignissen Ursachen zuordnen (Kausalattribuierung) und dadurch unser Verhalten gesteuert wird (Heckhausen, 1980; Valins & Nisbett, 1971). Dabei ist sowohl die Entstehung der Attribution als auch ihre Auswirkung von Bedeutung. Das Individuum ist auf die Erklärung von Ereignissen angewiesen und kann so sein Leben und seine Umwelt als organisiert und vorhersehbar erleben (Heckhausen, 1980; Otto, 1980).

Insgesamt ist die Attributionstheorie teils kognitionstheoretisch, teils sozialpsychologisch verankert.

30.4.1. Erlebte Kontrolle

Rotter (1966) unterscheidet in der Kontrollattribution:

- *internale Kontrolle*, bei der man sein Verhalten oder allgemein Ereignisse der eigenen Aktivität oder Verursachung zuschreibt;
- *externale Kontrolle*: Ereignisse werden als von außen, als vom Schicksal gesteuert erlebt.

Nimmt die Person sich in einer belastenden Situation noch als selbst- d.h. internal kontrollierend wahr, so kann sie diese Situation besser ertragen.

30.4.2 Attributionstherapie

Schachter (1966) greift auf alte Emotionstheorien (James, 1884; Lange, 1922) zurück. Er nimmt für jede Art von Emotionen allgemeine physiologische Erregung an. Ein Gefühlszustand wird durch ein unspezifisches Arousal definiert. Erst durch die kognitive Interpretation dieser Reizkonstellation wird Freude, Angst, Wut etc. wahrgenommen. Kognitionen haben hier codierende und decodierende Funktionen (Schachter & Singer, 1962). So bewirken Emotionen starke kognitive Komponenten, die bei der Entstehung der Gefühle und bei deren Veränderung wesentlich sind. Entsprechend kann bei einer Therapie eine Umattribuierung durch falsche Rückmeldung von physiologischen Prametern vorgenommen werden (Nisbett & Schachter, 1966; Storms & Nisbett, 1970; Ebert-Hampel, 1982).

30.4.3 Selbstwahrnehmung

Die Selbstwahrnehmung wird durch Attributionen bestimmt; die Person beobachtet ihr Verhalten und zieht daraus Schlußfolgerungen für ihr Verhalten, ihre Gefühle und Einstellungen. Die Selbstbeobachtung ähnelt in der Bewertung nahezu der Fremdbeobachtung (Bem, 1967; Grabitz, 1978). Die handelnde Person bezieht in der Selbstwahrnehmung jedoch mehr die situativen Aspekte mit ein, während der Außenbeobachter mehr die Person im Vordergrund sieht. Diese Bewertungen von beobachtetem Verhalten hängen jedoch von Zusatzinformationen über die Situation und die handelnde Person ab (Jones & Nisbett, 1971).

Anwendungen unter Hypnose

Die „ich-stärkenden“ Suggestionen von Hartland (1971c; 1973; s. Kap. 16 „Imaginative Verfahren") können als Hilfsmittel angesehen werden, wieder selbst Kontrolle über sein eigenes Verhalten zu gewinnen. Obwohl diese Methode sehr effektiv ist, zeigt die Untersuchung von Glosser (1979), daß auf der von Rotter entwickelten Skala zur Messung der Kontrollerwartung (*locus of control*) durch diese Verfahren keine signifikanten Veränderungen bewirkt werden. Möglicherweise werden hier unterschiedliche Faktoren angesprochen.

Bei der Raucherbehandlung unter Hypnose wird als Wirkfaktor „Ort der Kontrolle" untersucht und bedingt keine signifikanten Beeinflussungen (Rawlings, 1984).

Andererseits bewirkt gerade in der Einzeltherapie unter Hypnose die plötzlich erlebte Kontrolle über ein Verhalten enorme Veränderungen. So in einem Fall generalisierter Sozialangst (Kossak, 1987b), der in dem nachfolgenden Kapitel dargestellt ist.

Meines Erachtens wird diese Richtung, die Bewertung des eigenen Verhaltens durch die Erreichung einer „internalen Kontrolle", gerade in der Hypnosebehandlung sehr umfassende und wirkungsvolle Möglichkeiten eröffnen.

Die Rückmeldung falscher physiologischer Parameter in der Attributionstherapie kann unter Hypnose noch effektiver gestaltet werden, da durch relevante Suggestionen das physiologische System zu beeinflussen ist. Gemeint sind hier tiefgreifendere Eingriffe als lediglich die bekannte entspannende Wirkung der Hypnose (falls die Suggestionen darauf ausgerichtet sind).

Die Selbstwahrnehmung kann unter Hypnose verbessert werden, da alle „verdeckten" Verhaltensweisen durch geeignete Suggestionen sensibler wahrgenommen werden können. Der Fall einer Ladendiebin (Kossak, 1985) wurde nach diesen Prinzipien aufgebaut (differenzierte Darstellung, s. Kap. 31, Fall 2).

30.5 Problemlösen

a) Darstellung der klassischen Methode

Spezifische Problemlösestrategien sind in der Therapie psychischer Störungen sehr wesentlich. Bestimmte Problemlösefertigkeiten sind in der Therapie erlernbar (D'Zurilla & Goldfried, 1971). Psychische Krankheit kann eventuell durch ein Defizit an solchen Strategien verursacht werden – oder sie kann sich in einem Verhaltensdefizit äußern.

Wesentlich ist in der Therapie, eine Analyse des Ausgangszustandes und des gewünschten Zielzustandes vorzunehmen, um daraus Transformationen abzuleiten, die den Übergang zwischen den beiden Zuständen ermöglichen. Die entsprechenden Defizite auf diesen drei Ebenen müssen aufgedeckt und therapeutisch bearbeitet werden. Das Problemlösen ist darin dann die Ableitung zahlreicher Verhaltensweisen, die nacheinander ablaufend zu einer Veränderung und Umstrukturierung der Situation (Entscheidungsprozeß, Handlung) führen.

Fünf Stufen des Problemlösetrainings:

1. *Allgemeine Orientierung*
   Probleme gehören zum Alltag und können meist gelöst werden. Erlernen, durch welche Hinweisreize die Problemsituation erkennbar ist. Wegfall bisheriger automatischer und unwirksamer Reaktionen.
2. *Beschreibung des Problems*
   Die genaue Beschreibung des Problems wird möglichst von unterschiedlichen Standpunkten her vorgenommen, wobei Unterelemente und irrelevante Aspekte zu erkennen sind.
3. *Erstellen von Alternativen*
   Ungeachtet von der späteren Realisierungsmöglichkeit werden Lösungs- und Alternativmöglichkeiten gesammelt, meist im Sinne des Brainstorming (Osborn, 1963).
4. *Treffen einer Entscheidung*
   Aufbauend auf die vorherigen Schritte werden nun die Alternativen auf ihre Brauchbarkeit und kurz- und langfristigen Vor- und Nachteile untersucht, um sich darauf für die optimale Lösung zu entscheiden – natürlich unter Einbeziehung sozialer Konsequenzen, die

sich aus den unterschiedlichen Entscheidungen ergeben.

5. *Überprüfung*
Die gefundene Lösung wird nun auf ihre Anwendbarkeit (Effektivität etc.) überprüft, was sowohl in der Realsituation als auch im Rollenspiel erfolgen kann. Daraus können sich dann erneute Problemlösungsstrategien ergeben.

b) Anwendungen unter Hypnose

Teilaspekte dieses Ansatzes sind im Neurolinguistischen Programmieren enthalten (s. Kap. 9 „Neurolinguistisches Programmieren"). Insgesamt sind die o.g. Stufen mittels Hypnose eventuell besser durchlaufbar, da emotionale und kognitive Blockaden entfallen können, die eine flexible Erarbeitung von Alternativen sonst erschweren würden. Der Fall generalisierter Sozialängste (Kossak, 1987b) kann teilweise unter diesem Aspekt gesehen werden, da die Patientin hier Alternativverhaltensweisen erarbeitet und überprüft.

30.6 Selbstkontrollmethoden

Darstellung der klassischen Methode

Während die historischen Therapiemethoden mehr therapeutenorientiert waren, wenden sich die neueren Ansätze der Verhaltenstherapie den Möglichkeiten der Selbstkontrolle durch den Patienten zu (Kanfer, 1977; Hartig, 1973).

Meist sind es sehr komplexe Methoden, die sich in ihren theoretischen Grundkonzepten und Zielen sehr unterscheiden.

Insgesamt ist darunter zu verstehen, das eigene Verhalten selbst zu steuern, indem bestimmte Strategien benutzt werden (Selbstmanagement).

Die Selbstregulation beinhaltet, durch die Phasen der Selbstbeobachtung, Selbstbewertung und Selbstverstärkung sein Verhalten zu steuern. Als Untergruppierung davon ist die Selbstkontrolle anzusehen, bei der meist durch geeignete Strategien eine Verhaltenskette unterbrochen wird.

Die theoretische Grundlage wird einerseits durch Skinner (1953) gestellt, der Verhaltenskontrolle durch selbsterzeugtes Verhalten annimmt. Andererseits werden Erklärungen durch den Interaktionismus (Kanfer & Karoly, 1977), durch kognitive Lerntheorien (Mackintosh, 1977) und Handlungstheorien (Carver & Scheier, 1983) gegeben.

30.6.1 Selbstbeobachtung

Durch intensives Eigenstudium und verschiedene Beobachtungsmethoden (Tagebuch, zählen der Verhaltenshäufigkeit, aufzeichnen etc.) gewinnt die Person Einsicht in ihr Problemverhalten, auslösende (internale, externale) Stimuli und Verhaltenskonsequenzen. Wesentlich sind dabei stets wieder die Ebenen der Kognition, Emotion, Physiologie und des motorischen Verhaltens. Oft kann bereits die Selbstbeobachtung therapeutische Wirkungen haben, indem dadurch Veränderungen oder Umstrukturierungen vorgenommen werden (Reaktivität; z.B. Kazdin, 1974).

30.6.2 Stimuluskontrolle

Durch Veränderung der externalen Reize (sozial, allg. physikalische Umwelt) kann der Patient das kritische Verhalten reduzieren bzw. das Auftreten des angemessenen Verhaltens erleichtern.

Sehr effektiv ist es, wenn der Patient selbst diese Hinweisreize herstellt. Dies kann evtl. durch Selbstinstruktionen oder andere Selbstkontrollmaßnahmen erfolgen.

30.6.3 Selbstverstärkung und Selbstbestrafung

Auf der Ebene der bekannten operanten Verstärkung kann der Patient für sich selbst Verstärkungen des Zielverhaltens oder Bestrafung des unangemessenen Verhaltens vornehmen. Da er diese Konsequenzen selbst verwaltet und einsetzt, kann er sowohl über externale (soziale, materielle etc.) als auch über verdeckte (verbal-symbolische wie z.B. Selbstlob) Konsequenzen verfügen.

Dabei ist diese Form der Verstärkung ähnlich wirkungsvoll wie externale bzw. Fremd-Verstärkung (Kanfer, 1977).

30.6.4 Kontrakte

Verträge über die Einhaltung einer spezifischen Intervention helfen deutlich bei der Effektivitätssteigerung einer Intervention. Sie werden meist zwischen Therapeut und Patient geschlossen, können jedoch auch zwischen Patient und seinen relevanten Partnern geschlossen werden.

30.6.5 Vorteile der Selbstkontrolle

Die Anwendung von Selbstkontrolltechniken innerhalb der Therapie hat zahlreiche Vorteile:

- Mitbestimmung, Transparenz und Eigenaktivität,
- Wahrung sehr privater und intimer Vorstellungen und Situationen,
- Verbesserung der diagnostischen Informationen, da kognitive Vorgänge stark einbezogen sind,
- subjektive und internale Kontrolle,
- kontingente Anwendung der Kontrolle und Verhaltensänderungen in der natürlichen Realsituation,
- Generalisierung als Erwerb allgemeiner Problemlösungsstrategie,
- sehr individueller Anwendungsbereich.

Anwendungen unter Hypnose

Die verschiedenen Aspekte der Selbstkontrolle wurden bei Übergewicht erfolgreich eingesetzt (Channon, 1980; Walker & Bragg, 1982), da gerade die Wahrnehmung internaler und kognitiver Reize bereits bei geringem Auftreten erfolgen kann. Dies ist besonders bei der Behandlung von Ängsten, Suchtproblemen und Zwangsverhaltensweisen (Kossak, 1985), Schmerzkontrolle (O'Brien & Weisbrot, 1983) relevant. Als Beispiel kann der Fall des zwanghaften Ladendiebstahls (Kossak, 1985) gelten, da hier Selbstbeobachtung, Selbstkontrolle und Selbstverstärkung erfolgt (s. Kap. 31, Fall 2).

Bei Depressionen, die in einem Hilflosigkeitserlebnis in der Kindheit begründet sind, läßt Kossak (1991a) die Patientin in der Altersregression selbst agieren und dadurch wieder selbst Kontrolle über sich gewinnen.

Bei Ösophagusspasmen wenden Cerny, Setka, Jarolimek und Tuma (1988) mittels posthypnotischer Suggestionen Stimuluskontrolle aus (s. Abschnitt 24.2.).

Koe (1989) stellt bei einem Jugendlichen mit Pavor nocturnus in Hypnose fest, daß Umfeldgeräusche die Angstattacken auslösen können. Entsprechend gibt er Suggestionen, diese Auslösereize vermindert wahrzunehmen (s. 25.4.3).

Lern- und Leistungsstörungen sind oft ursächlich oder sekundär mit Verhaltensdefiziten wie z.B. reduzierter mündlicher Beteiligung verbunden; durch Selbstbeobachtung und posthypnotische Aufträge zur Stimuluskontrolle ist Kossak (1992a) erfolgreich. Beim Aufbau von allgemeinen Lern- und Arbeitstechniken verwendet Kossak (1992b) Selbsthypnosemethoden.

30.7 Selbstsicherheitstraining

a) Darstellung der klassischen Methode

Selbstsicheres Verhalten besteht darin, angemessen seine Meinungen zu äußern und dabei in sozial angemessener Form seine Bedürfnisse als auch die der Sozialpartner zu berücksichtigen (Alberti & Emmons, 1977). Historisch geht dieser Ansatz auf Salter (1949) zurück.

Insgesamt handelt es sich hier um die Vermittlung sehr unterschiedlicher und komplexer Verhaltensweisen: vom Blickkontakt aufnehmen, „nein" sagen zu können, bis hin zum Umgang mit aggressiven Inhalten.

Im Hintergrund stehen zahlreiche theoretische Modelle wie z.B. soziale Angst (Wolpe, 1958) oder Selbstwirksamkeit (self-efficacy; Bandura, 1977).

Als komplexe Methoden werden z.B. das Assertiveness-Trainings-Programm (ATP, Ullrich de Muynck & Ullrich, 1976) oder das Verhaltenstrainingsprogramm zum Aufbau sozialer Kompetenzen (VTP, Feldhege & Krauthan, 1979) angeboten. In Einzel- oder Gruppentrainings werden gestuft unterschiedliche Verhaltenseinheiten trainiert.

Unbedingt erwähnt werden muß das Training mit sozial unsicheren Kindern von U. Petermann (1983, 1986), das unten näher beschrieben ist.

Probleme bei der Anwendung des Selbstsicherheitstrainings können sich an folgenden Stellen ergeben (Reinecker, 1986):

- *Defizite der sozialen Fertigkeiten*
  Aufgrund von z.B. Schichtzugehörigkeit, Hospitalisierung, Vermeidungsverhalten können Verhaltensdefizite vorliegen.
- *Inadäquate Reizdiskrimination*
  Je nach Störung des Patienten (stark schüchtern, impulsiv, sozial unerfahren etc.) kann er die Reize für angemessenes aggressives Verhalten nicht erkennen, schießt evtl. über das Ziel hinaus.
- *Soziale Angst*
  Bei starken Ängsten, z.B. davor, sich zu exponieren (Gefühle zu erkennen geben) oder davor, bei Meinungsäußerung abgelehnt zu werden, kann das selbstsichere Verhalten unterbleiben.

Wesentlich erscheint weiterhin, daß das soziale Vermeidungsverhalten abgebaut wird und die Person einen größeren Verhaltensspielraum gewinnt, damit verbunden ein größeres Verstärkerpotential; die Person erkennt ihren Selbstwert und den anderer Personen.

In dem speziell für sozial unsichere Kinder konzipierten Trainingsprogramm von U. Petermann (1983, 1986) werden anfangs Einzeltrainings vorgenommen, um die Überforderung durch Gruppenaufgaben zu vermeiden. Parallel dazu folgen stets Elternberatungen.

Training mit sozial unsicheren Kindern

Die einzelnen Phasen und Inhalte der Interventionen nach U. Petermann (1983, 1986) stellen sich wie folgt dar:

Einzeltherapie
Therapieziele:
- Bewußtmachung sozialer Angst
- Sensibilisierung der Wahrnehmung
- Reflexion von Erwartungen
- Selbstkontrolle

Verhaltenstherapeutisches Vorgehen:
- Modellernen
- Diskriminationslernen
- Selbstbeobachtung
- Verhaltensübungen

Materialien:
- Videofilm
- „Comic“-Blätter etc.

Gruppentraining
Hier werden die in der Einzelsitzung aufgebauten Erkenntnisse und Verhaltensweisen unter den gleichen verhaltenstherapeutischen Prinzipien in der Gruppe eingeübt.

Elternberatung
Beratungsziele:
- Sensibilisierung der Wahrnehmung
- Erkennen von Zusammenhängen zwischen Kind- und Elternverhalten.

Verhaltenstherapeutisches Vorgehen:
- Verhaltensbeobachtungen
- Diskriminationslernen
- Verhaltensübungen

Materialien:
- Beobachtungsbogen
- Lehr-Lern-Folien etc.

b) Anwendungen unter Hypnose

Teilaspekte der o.g. komplexen Behandlungsprogramme lassen sich unter Hypnose durchführen. So können gerade hier soziale Fertigkeiten so lange geübt und ausgeformt werden, bis der Patient angemessener auftreten kann. Oder „nein“ sagen können wird vom Patienten in Hypnose durchgespielt, wobei er die überraschend positive Wirkung seiner Weigerung wahrnehmen kann. Auch die vielfältigen und oft kognitiv bedingten Ängste sind auf breiter Ebene unter Hypnose zu beeinflussen. Hier kann demnach die Imagination die Übung in einer Gruppe teilweise ersetzen.

Bei dem Trainingsprogramm für Kinder (U. Petermann, 1986) können sehr gut die im Videofilm gezeigten Szenen dazu benutzt werden, diese anschließend unter Hypnose individuell umzuändern. Das Kind kann dann aufbauend auf die Video-Anregungen seine eigenen Erlebnisse ausagieren und unter Hypnose Lösungsmöglichkeiten erarbeiten. Da es dann wesentlich komplexere Erfahrungen macht (auf allen Erlebensebenen), wird es ihm wahrscheinlich leichter gelingen, seine Ängste abzubauen und selbstsichere Verhaltensweisen aufzubauen.

Bei solchen Trainingsprogrammen können die Eltern unter Hypnose erleben, wie ihr Kind sich verändert. Die Eltern können beobachten, welche Gefühle – der Erleichterung oder auch der Angst – bei ihren dadurch ausgelöst werden. Falls erforderlich, können dann weitere Einstellungs- und Verhaltensänderungen unter Hypnose vorgenommen werden.

Kapitel 31

Falldemonstrationen: Verhaltenstherapie unter Hypnose

Was man zu verstehen gelernt hat,
fürchtet man nicht mehr.

Marie Curie (1867–1934)

In diesem Kapitel werden an Hand verschiedener Fallberichte die Anwendungsmöglichkeiten der Hypnose in der Verhaltenstherapie dargestellt.

Bei den ausführlich dokumentierten Fällen sind folgende Aspekte wiedergegeben:

- Verhaltensanalyse
- konventionelle Therapieplanung
- Diagnosemethoden der Hypnose
- Therapieplanung von Hypnose in der Verhaltensmodifikation
- Dokumentation der Behandlung

Je nach therapeutischer Problemstellung erfolgen sehr ausführliche Darstellungen der theoretischen und praktischen Vorüberlegungen. Gerade dadurch soll das differenzierte Vorgehen in Diagnostik und Therapie verdeutlicht werden. So kann der Studierende und Praktiker konkrete Anregungen für die Hypnoseanwendungen erhalten. Hierzu dienen auch die teilweise wörtlichen Therapiemitschriften, die durch die jeweiligen Kommentare die einzelnen Planungs- und Durchführungsschritte detailliert nachvollziehbar machen.

Besonders die sehr ausführlich dokumentierten Fälle sollen durch die umfassenden theoretischen Vorüberlegungen verdeutlichen, daß Hypnose bzw. Verhaltenstherapie keine oberflächlichen oder allein symptomorientierten Verfahren sind. Die Darstellung erfolgt nach dem von Schulte (1974b; 1986) erstellten und von Kossak (1987e) modifizierten Analyseschema. In diesem sind die Symptome, ihre Folgen und Genese, etc. sowie die daraus abgeleiteten Therapieschritte wiedergegben. Da die Problematik des Patienten in dem Schema aus sehr unterschiedlichen Perspektiven zu analysieren ist, müssen zwangsläufig einige dadurch bedingte Wiederholungen auftreten. Es wurde dennoch diese klassische Darstellungsform gewählt, da sie im Bereich der Verhaltensanalyse und Therapieplanung wohl die ausgereifteste und differenzierteste ist.

Die nur im Kurzabriß dargestellten Fälle sind jeweils in den für Hypnose relevanten Passagen wiedergegeben, wodurch leicht der Eindruck der „ad hoc"-Krisenintervention entstehen kann.

Die Fälle wurden so ausgewählt, daß sehr unterschiedliche diagnostische und therapeutische Problemstellungen bzw. Interventionsformen und Hypnosemethoden demonstriert werden können.

31.1 Fall 1: Angst- und Schmerzproblematik

Der Patient ist zum Vorstellungszeitpunkt 15 Jahre alt und leidet an einer Beinspastik. Seit einer leichten Knieverletzung will der Patient nicht mehr ohne Hilfsmittel gehen und verläßt nicht mehr den Rollstuhl. Die Überweisung erfolgt durch den Orthopäden und den Neurologen.

Unter Hypnose erfolgen Desensibilisierung und Selbstsicherheitssuggestionen.

31.1.1 Kritische Verhaltensweisen und Reizbedingungen

Sobald der Patient ohne Hilfsmittel bzw. ohne Rollstuhl gehen soll, weigert er sich und bleibt sitzen, obwohl er bis vor einigen Wochen ohne Hilfsmittel auskam.

Er geht nur sehr kleine Strecken in der Wohnung oder wenn die Rollstuhlbenutzung nicht möglich ist (z.B. kein Fahrstuhl vorhanden etc.). Dabei zieht er sich mit den Händen an der Wand entlang und hält sich an Möbeln fest. Sobald er sich nicht mehr festhalten kann, weil keine Gegenstände in der Nähe sind, sackt er in sich zusammen.

Der Patient klagt über starke Schmerzen in beiden Knien. Die Schmerzen sind besonders stark, wenn die Beine bewegt oder belastet werden. Er vermeidet Beinbewegungen möglichst vollständig, um dadurch den Schmerz gering zu halten. (Eine objektive Beurteilung ist hier schwierig.) Der Patient berichtet, daß er Angst vor diesen Schmerzen hat.

Durch seine Symptomatik erhält er von seinen Familienmitgliedern sehr viele Hilfen; fast alle Besorgungen werden auch innerhalb der Wohnung für ihn erledigt.

Das von der Krankenkasse finanzierte Behindertentaxi erspart ihm die für ihn unangenehme Schulbusfahrt.

In der Schule darf er während der Pause im Klassenraum verweilen, dabei erledigt er seine Hausaufgaben. Außerdem ist er froh, keinen Kontakt mit den Klassenkameraden aufnehmen zu müssen.

Der Patient ist sehr passiv, nimmt keine Sozialkontakte auf, zieht sich zurück.

31.1.2 Genese und Organismusvariablen

Bei dem Patienten liegt eine Spastik beider Beine vor; sie ist durch eine pränatal verursachte infantile Zerebralparese bedingt. Weitere medizinische Störungen, wie sonst bei dieser Problematik häufig, liegen nicht vor.

Für den Patienten war die Rollstuhlbenutzung im Kindesalter erforderlich, bis intensive krankengymnastische Behandlung das eigenständige Laufen ohne Hilfsmittel ermöglichten – allerdings in der für diese Krankheit typischen eingeknickten Beinstellung. Wegen zunehmender Beugekontrakturen im Bereich der Knie und eines Adduktionsspasmus im Bereich der Hüftgelenke wurde im Herbst 1980 eine Sehnenverlängerungsoperation durchgeführt. Auf diese Operation reagierte der Patient mit überstarkem Fieber und Depressionen, so daß ein Psychiater in die Behandlung mit einbezogen wurde. Einige Zeit nach der Operation konnte der Patient wieder eigenständig gehen. Als er bei einem Spaziergang mit beiden Kniegelenken umknickte, klagte er von da an über starke Schmerzen und benutzte von diesem Zeitpunkt an den Rollstuhl.

Medizinische Bewertung der Zerebralparese
Infantile Zerebralparesen sind in ihrer Ätiologie äußerst heterogen und komplex. Das geschädigte, nicht ausgereifte Zentralnervensystem bedingt motorische Störungen ohne Progredienz (Neuhäuser, 1980). Die Kenntnisse von den neurophysiologischen Grundlagen der infantilen Zerebralparese sind noch lückenhaft.

Über die bei unserem Patienten vorgegebene Problematik können folgende Aussagen getroffen werden:

Durch zerebrale oder spinale Pyramidenbahnläsionen oberhalb der Motoneuronensegmente der betroffenen Muskeln werden spastische Paresen verursacht (Neuhäuser, 1980). Es liegt eine Störung des Gleichgewichts zwischen bahnenden und hemmenden Einflüssen des Hirnstamms, Groß- und Kleinhirns auf α- und β- Motoneuronen der phasischen Streckreflexe vor. Der Dehnungswiderstand der Muskeln ist dauernd erhöht, die Gehbeweglichkeit eingeschränkt. Durch die andauernden Dehnungswiderstände können möglicherweise schmerzbahnende Erregungen vorliegen. Muskelschmerzen und Überempfindlichkeiten der Muskeln sind dann die Folge (Schmidt, 1973).

Da die zerebrale Läsion nicht beeinflußt werden kann, sind den therapeutischen Bemühungen (medizinische) Grenzen gesetzt. Allgemein muß der Patient lernen, mit seiner Körperbehinderung angemessen umzugehen; hilfreich sind dabei Grundbehandlungen durch Physiotherapie und Orthopädie.

31.1.3 Soziale Situation

Die Familie lebt sehr zurückgezogen; beide Schwestern des Patienten (21 und 24 Jahre) haben starke Sozial- und Kontaktängste und wollen in ihrer außerberuflichen Zeit die elterliche Wohnung nicht verlassen. Sie sind in sehr starkem Maße Verhaltensmodelle für den Patienten.

Die Eltern, besonders die Mutter, sind sehr verwöhnend und geben den Wünschen ihrer Kinder schnell nach.

Der Patient hat keine Sozialkontakte mit Gleichaltrigen. Er hat sehr starke soziale Verhaltensdefizite: er weiß z.B. nicht, worüber er sich mit seinen Klassenkameraden unterhalten soll. Er wird von den Lehrern und der Mutter als äußerst ängstlich und unbeholfen beschrieben. Einladungen lehnt er ständig ab. Sogenannnte „altersgemäße Interessen" sind nicht festzustellen.

Während der Explorationsgespräche klammert er sich an seine Mutter und zittert oft; er ist nicht zu bewegen, sich in den ersten Sitzungen von seiner Mutter wegzusetzen.

31.1.4 Motivationale Analyse

Die Mutter ist sehr an der Behandlung interessiert. Sie möchte, daß der Patient wieder laufen kann und seine Hemmungen verliert. Als die Möglichkeit einer Familientherapie angesprochen wird (die die soziale Kompetenz sämtlicher Familienmitglieder verbessern soll), werden sehr viele Gegenargumente aufgebracht, welche die Einbeziehung der Familienmitglieder nicht ermöglichen. Die Schwestern sind keinesfalls mitarbeitsbereit.

Der Patient selbst spricht nur in Ein-Wort-Sätzen und lehnt Vorschläge zur Verbesserung seiner Symptomatik und seiner sozialen Kompetenz ab. Es bestehen somit kaum externale oder außerhäusliche Anreize, welche als mögliche Therapiemotivation oder potentielle Verstärker eingesetzt werden könnten. Lediglich Denkspiele (Zauberwürfel), leckeres Essen und Erinnerungen an die Seelandschaft der Ferienzeit sind für ihn ein Anreiz.

31.1.5 Schmerz in der Betrachtungsweise der Verhaltenstheorie

Schmerz wird als Verhalten definiert (Sternbach, 1982), welches bedingt wird durch entweder schädliche Reize, die eine momentane oder drohende Gewebsverletzung signalisieren oder durch das persönliche Erlebnis „Schmerz".

Hierbei ist die subjektive Wahrnehmung und Bewertung der Signale maßgeblich (Chapman, 1982). Die Erwartungshaltung gegenüber unangenehmen Reizen spielt dabei eine sehr große Rolle (Bobey & Davidson, 1970).

Schmerzverhalten kann sowohl respondent als auch operant bedingt sein (Fordyce & Steger, 1982). Respondentes Schmerzverhalten bezieht sich auf das Verhalten, das durch vorhergehende spezifische nocizeptive Reize kontrolliert wird. Operantes Schmerzverhalten wird durch konsequente positive bzw. negative Verstärkung aufrechterhalten; es steht meist unter kontingenter Umweltverstärkung.

In unterschiedlichen Berichten wird von der Koppelung bzw. Wechselwirkung zwischen Schmerz und Angst, Depression (Weissenberg, 1982) und sozialem Rückzug der Patienten berichtet (Bullinger & Turk, 1982). Es wird besonders deutlich, daß Schmerz und Angst sich gegenseitig bedingen und deshalb nicht unabhängig voneinander zu betrachten sind (Orne, 1974). Meist wird von „Schmerzverhalten" gesprochen, was diese beiden Aspekte beinhaltet (s. Kap. 25 „Hypnose in der Psychologie, Psychotherapie und Psychiatrie").

31.1.6 Verhaltensanalyse

Die Überlegungen zur Verhaltensanalyse und Therapieplanung sind meist ungekürzt dargestellt, um diese Komplexität der Verhaltensanalyse (Schulte, 1977) zu verdeutlichen.

Der Patient hatte wahrscheinlich bereits vom frühen Kindesalter an die Erfahrungen sammeln können, daß er durch seine Symptomatik eine

Sonderstellung einnimmt und er dadurch Vorteile erlangen kann. Die Grundlage für späteres operantes Konditionieren ist damit bereits vorgegeben.

Durch die Folgen der Kniesehnenoperation hat der Patient starke Schmerzen im Kniebereich erfahren; hier liegt eine Vorsensibilisierung für Schmerzerfahrungen vor, welche die Lerndisposition für spätere Konditionierungsprozesse erhöht. Möglicherweise haben sich hier bereits Ängste vor Schmerzen und besondere Vorsichtigkeiten entwickelt. Durch das spätere Umknicken in den Kniegelenken erfolgt dann eine respondente Konditionierung des Schmerzes (CR). Beinbewegungen und -belastungen (CS) werden nun mit Schmerz gekoppelt erlebt. Die subjektiven Verarbeitungs- und Bewertungsmechanismen spielen auf dem Hintergrund der genannten Vorerfahrungen eine wesentliche Rolle. Daraus resultiert dann das Vermeidungsverhalten (R), nicht mehr laufen zu wollen bzw. nur noch ein Hilfsmittel zu benutzen. Dieser Verhaltenskomplex erfährt dann weitere operante Verstärkung:

C^+: Positive Verstärkung durch Familienangehörige in Form von sozialer Zuwendung, Bedauern, Hilfeleistungen.

$\not{C}^-$: Das Vermeidungsverhalten der Beinbewegung bewirkt Schmerzreduktion, wodurch es sich selbst durch negative Verstärkung aufrechterhält.

C^+: Das Verbleiben im Klassenraum während der Pausen verstärkt positiv, da der Patient die Hausaufgaben anfertigen kann. Gleichzeitig negative Verstärkung wie nachfolgend.

$\not{C}^-$: Der Patient vermeidet aversive Sozialkontakte. Die Sozialsituation ist für den Patienten aversiv, da er erhebliche Verhaltensdefizite aufweist.

$\not{C}^-$: Durch die Taxifahrten werden die aversiven Schulbusfahrten gemieden.
Die Symptomatik läßt sich in einer Verhaltensgleichung darstellen, wie in Abb. 31.1 aufgezeigt.

31.1.7 Therapieplanung – Theoretische Erörterung

Die verhaltenstherapeutische Behandlung bezieht sich stets auf die kausalen Wirkfaktoren, welche die Symptomatik verursachen und/oder aufrechterhalten.

An der ursprünglichen traumatischen Situation (Operation, Knie-Umknicken) können keine Veränderungen mehr vorgenommen werden, nur noch an der Verarbeitung bzw. Bewertung dieser Ereignisse.

Das Symptom des Vermeidungsverhaltens (nicht aufstehen) wird durch zahlreiche umschriebene Kontingenzen aufrechterhalten.

Der Änderungsansatz orientiert sich daran, daß die funktionale Qualität des konditionierten Reizes (CS = Beinbewegung) geändert werden muß, damit durch ihn die konditionierte Reaktion (CR = Schmerz, Angst vor Schmerz) nicht mehr ausgelöst wird. Die Einstellung und Bewertung gegenüber dem Schmerz müssen somit verändert werden.

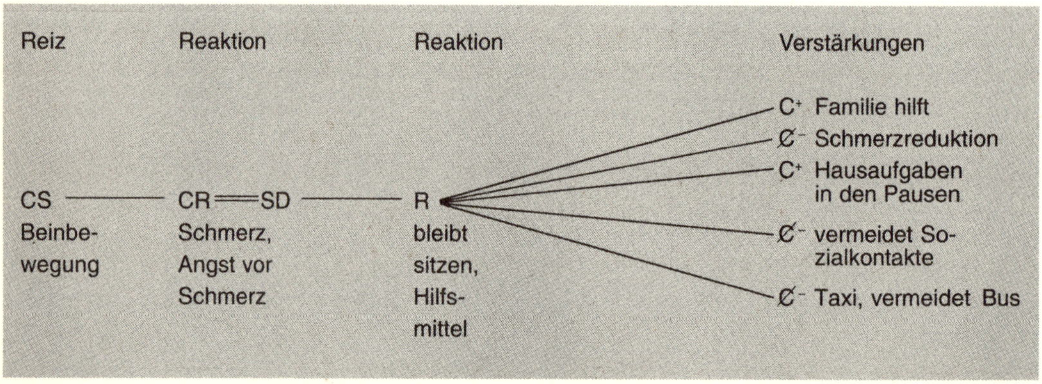

Abb. 31.1: Verhaltensgleichung der Schmerz-Angst-Problematik des Patienten

Als Änderungsprinzip soll auf CS eine alternative Reaktion (R') folgen bzw. aufgebaut werden.

Der operante Anteil der Symptomatik muß durch Löschung und somit Wegfallen der positiven Verstärker abgebaut werden; hinzu kommt, daß die negativen Verstärkungen entfallen müssen. Hier bietet sich an, den aversiven Charakter von Sozialsituationen durch Erhöhung sozialer Kompetenz abzubauen.

31.1.8 Schmerzbehandlung in der Verhaltenstherapie

Die Behandlung von Schmerzen hat in der Verhaltenstherapie je nach vorliegendem Konditionierungsparadigma einen sehr komplexen Ansatz.

So sind operante Löschungsverfahren (Fordyce, 1978), Biofeedback (Sternbach, 1982), indirekte Verstärkung (Fordyce & Steger, 1982), Verstärkung nach Modellernen (Craig, 1978) und auch kognitive Verfahren (Meichenbaum, 1979) sehr erfolgreich.

Wesentlich bei allen Verfahren ist, daß die Umwelt in die Behandlung mit einbezogen wird und daß der Patient ein Mindestmaß an Eigenaktivität zeigen muß.

31.1.9 Therapiemotivation des Patienten

Bereits in den Explorationsgesprächen wird deutlich, daß der Patient die aktive Zusammenarbeit ablehnt. Vorschläge über kleinere Aufgaben zur Erhöhung seiner sozialen Fertigkeiten werden strikt abgelehnt. Der Patient gibt äußerst spärliche Informationen über sich und seine Einstellungen zum Schmerz, so daß kognitive Bewertungskomponenten und mögliche Bewältigungsstrategien nicht bekannt sind. Der Patient möchte den Schmerz beseitigt wissen, jedoch ohne sonstige Veränderung oder Aktivitäten.

Bei einer derartig schlechten Therapiemotivation ist die Behandlung sehr fragwürdig: Operante Schmerzbehandlungsprogramme sind möglicherweise kontraindiziert; wenn der Patient nicht am Programm teilnehmen will oder kann, sind die Chancen minimiert, daß bedeutsame Umweltkontingenzen verändert werden können.

Da die aktive Zusammenarbeit des Patient nicht zu erwarten ist, der Patient insgesamt depressiv, passiv und wenig krankheitseinsichtig ist, zudem zahlreiche Sozialängste vorliegen, wurde erwogen, die Weiterbehandlung durch „passive“ Erlebensformen zu erproben.

Als Imaginationsverfahren, welches indirekte und auch motorisch passive Mitarbeit ermöglicht, wurde hier die Hypnose ausgewählt (Kroger & Fezler, 1976).

31.1.10 Schmerzbehandlung unter Hypnose

Durch Hypnose können sowohl physiologische Veränderungen bewirkt (Weitzenhoffer, 1953), als auch Einstellungsveränderungen vorgenommen werden (Lazarus, 1980).

Zahlreiche Berichte weisen die Hypnose u.a. auch als erfolgreich bei der Schmerzbehandlung aus (Chaves & Barber, 1974a; vgl. Kap. 25 „Hypnose in Psychologie, Psychotherapie und Psychiatrie“).

Letztgenannte Autoren argumentieren, „daß Hypnose die betreffende Person nicht in den Zustand außerhalb des Wachseins versetzt. Die Hypnose nimmt für sich in Anspruch, daß ihre Wirkung auf der Bereitschaft des Individuums, Suggestionen zu akzeptieren, beruht und nicht auf irgendwelchen magischen Trancekräften, die einige Individuen besitzen und mit denen sie andere manipulieren. Teil der Hypnose-Induktion sind Suggestionen über bestimmte physiologische Effekte“ (zit. n. Weisenberg, 1982).

Die Annahme von Hilgard (1973) beruht darauf, daß in der Hypnose unterschiedliche Bewußtseinsebenen und kognitive Funktionssysteme angesprochen werden (s. Kap. 3 „Theorien der Hypnose“). Hier kann der Schmerzreiz ein bestimmtes Bewußtseinsniveau erreichen, dringt aber nicht in das unmittelbare Bewußtsein vor.

Dies kann verhindern, daß der Schmerz als unangenehm erlebt wird. Zahlreiche Autoren berichten auch, daß in der Hypnose die Angst vor dem Schmerz gemildert wird (Orne, 1974).

Dies alles sind Faktoren, welche in der Behandlung unseres Patienten einen wesentlichen Stellenwert einnehmen werden.

31.1.11 Konkrete Therapieplanung für den Patienten

Im nun folgenden Planungsschritt werden die einzelnen Therapieelemente vorbereitet und aufeinander abgestimmt.

a) Hypnoseanwendung
In Hypnose werden standardisierte strukturierte Vorstellungsbilder (Kroger & Fezler, 1976) vorgegeben, welche zahlreiche sensorische Suggestionen enthalten. Für die hier erforderliche Behandlung erfolgt eine wesentliche Modifikation der Bilder: in die Vorstellungen werden ‚unterschwellige Schmerzauslöser' eingestreut, d.h. Vorstellungen von Beinbewegungen. Werden diese ohne Schmerzverhalten beantwortet, so soll verdeckte Verstärkung für die Schmerzfreiheit/Angstfreiheit erfolgen. Gleichzeitig soll der Patient zu den Vorstellungen konkrete Erfahrungen mit Bewegungsanreizen und damit verbundenen objektiv (?) nicht vorhandenen Schmerzen sammeln.

b) Löschungsprogramme
Das Schmerzverhalten des Patienten (Stöhnen, Hilferufe, sich bedienen lassen) soll gelöscht werden, indem das offene Verhalten keine positive Verstärkung mehr erfährt. Die nun abgezogene Zuwendung soll als Verstärkung für Aktivität, Bewegung, Eigenständigkeit eingesetzt werden.

Wird diese Art der Löschung gleich zu Behandlungsbeginn eingesetzt, so wird die bei Löschungsprogrammen typische anfängliche Frequenzzunahme des Verhaltens die sehr überfürsorgliche Mutter zum Weiterverstärken veranlassen. Somit soll diese Löschung erst dann einsetzen, wenn die motorischen Aktivitäten des Patienten bereits zunehmen und die Mutter dadurch ebenfalls verstärkt wird.

c) Aufbau sozialer Kompetenz
Bei der starken Abwehr des Patienten gegenüber sozialen Veränderungen muß der Aufbau sozialer Fertigkeiten sehr langsam und parallel zur motorischen Aktivität erfolgen.

Geplant sind hier relevante Selbstsicherheitstrainings, welche nur sehr geringe Anforderungen an den Patienten stellen dürfen. Anregungen durch die Programme von Ullrich und Ullrich de Muynck (1976) bieten sich hier an. Hierzu gehört auch die Übernahme in eine Jugendlichen-Therapiegruppe, wie sie von Petermann und Petermann (1987) dargestellt ist.

31.1.12 Therapiedurchführung

Die Therapiedurchführung wurde in verschiedenen Stufen vorgenommen.

a) Vorbereitung der Hypnose
Da der Patient sich sehr intensiv mit dem ‚Zauberwürfel' (Rubic's Cube) beschäftigt, ist anzunehmen, daß sein räumliches Vorstellungsvermögen gut ausgeprägt ist. Unter Nutzbarmachung dieser Fähigkeit erfolgt die Unterhaltung über diesen Würfel, die sich dann zu allgemeinen räumlichen Vorstellungen ausdehnt und in Vorstellungsbereiche unterschiedlicher Sinnesmodalitäten übergeht. Da der Patient von Anfang an gut mitarbeitet, werden bereits am Anfang auch wiederholt indirekte Suggestionen eingestreut, welche auf den Abbau des Widerstandes abgestimmt sind: „ … in der Vorstellung ist vieles möglich, wie du gesehen hast … es ist sehr vieles erreichbar … auch das, was man kaum für möglich hält …"

b) Induktion
Die Induktion der Hypnose erfolgt nun übergangslos von den Vorstellungsbildern zur Instruktion, einen Punkt an der Zimmerdecke zu fixieren und dabei die bekannte Augenschwere zu erleben (s. Kap. 7 „Praxis der Hypnose-Induktion").

Das Sprechen in seiner Atemfrequenz stellt für ihn ein Feedback für die Realisierung seiner Entspannungsphänomene dar. Die Sprechverlangsamung des Therapeuten bewirkt dann die Abnahme der Atemfrequenz und vertieft die Entspannung (pacing und leading).

c) Hypnose-Test:
Stanford Hypnotic Susceptability Scale (SHSS)

Um die Möglichkeit einer wirkungsvollen Hypnosebehandlung abzuklären, wird die Überprüfung mit der SHSS (Weitzenhoffer & Hilgard, 1959; s. Kap. 12 „Tests zur Messung der

Suggestibilität und Hypnotisierbarkeit") vorgenommen. Die Anfangsaufgabe ‚Rückwärtsfallen' wird ausgelassen, um nicht symptombedingte Ängste zu bekräftigen.

Von den elf durchgeführten Items werden zehn positiv beantwortet. Nach Halder, Junuers und Latka (1972) entspricht dies einem Stanine-Wert von 8; der Patient ist für eine Hypnosebehandlung sehr gut geeignet.

d) Standardisierte strukturierte Imagination

Die Bilder von Kroger und Fezler (1976) enthalten Szenen wie Strand, Wüstengebiet, Herbstspaziergang etc., in welchen unterschiedliche Sinnesmodalitäten in unterschiedlicher Stärke angesprochen werden. Benutzt werden die Bilder, welche primär optische, akustische, gustatorische Imaginationen ansprechen, da der Patient auf diese besonders intensiv reagiert. In sie werden Bewegungsanforderungen (Schmerzauslösung) eingearbeitet.

Im ersten Bild, der Strandszene, beobachtet der Patient andere Personen beim Spazierengehen (modeling). Wenn Schmerz auftritt, so soll er dies mit ideomotorischen Zeichen signalisieren (Cheek, 1962). Bei Schmerzfreiheit erfolgt dann verdecktes Konditionieren: Der Patient kann dann in seinen Imaginationen etwas essen oder erhält eine für ihn angenehme Vorstellung, welche sich aus dem Gesamtzusammenhang mit der Szene ableiten läßt.

Beispiel:

„... Du sitzt am Strand in der Mittagssonne ... und fühlst den warmen Sand zwischen deinen Füßen ... schmeckst und riechst das Salz in der Luft ... (etc.) ... Da siehst Du, wie eine Person eine Sanddüne hinuntergeht ... sie geht im weichen Sand ganz genüßlich ... ißt dabei ein kühles Eis ... die Person geht weiter bis zum Wasser und spürt das angenehme Plätschern der Wellen an ihren Füßen – es ist so erfrischend in dieser Wärme ..."

Eingearbeitet werden auch indirekte Suggestionen über positive Aspekte der Bewegung und über Schmerzfreiheit – damit verbunden auch indirekte posthypnotische Aufträge über Schmerzfreiheit.

Beispiel:

„... die Wellen kommen und gehen ... ihre Bewegungen sind kraftvoll ... ihre Bewegungen sind voller Kraft und ohne jedes Abwarten ... (etc.)... auch später wird diese Energie weiterwirken und kraftvolle entspannte Bewegungen machen ..."

Der Patient berichtet sehr positiv von diesen Bildern, kann sich jedoch an die indirekten Suggestionen nicht erinnern.

Da der Patient so positiv reagiert, werden in die folgenden Bilder der nächsten Sitzungen die Eigenbewegungen des Patienten mit einbezogen. Anzeichen von Angst oder Schmerz treten nicht auf.

Da der Patient die Armlevitation sehr gut realisiert, wird nach dieser als Variante die Beinlevitation eingeführt, verbunden mit der Suggestion der Energie, Stärke und ungehinderten Beweglichkeit.

Beispiel:

„... das Bein ist ganz leicht ... wird hochgehoben vom warmen Sommerwind ... es ist schwerelos...und erstaunlich stark ... der Wind bringt Stärke und Energie ... es ist sehr schön, diese Leichtigkeit und Entspannung zu spüren, die so viel Zuversicht gibt und so lange anhält ..."

Nach der zweiten Sitzung verläßt der Patient den Raum mit bereits deutlich verbessertem Gangbild.

Wenige Tage danach berichtet die Mutter, daß der Patient im Anschluß an die Therapiesitzung einen halbstündigen Spaziergang unternahm. In der Anfangsphase der Behandlung wird der Patient nicht über die Fortschritte exploriert, da er dadurch seine Behandlungswiderstände vergrößern könnte. Da sich deutliche Veränderungen abzeichnen, können die nachfolgenden Sitzungen nach dem genannten Konzept weiter aufgebaut werden.

31.1.13 Verlauf der Behandlung

In den Sitzungen im Wochenabstand werden sowohl von der Mutter als auch vom Patienten rapide Verbesserungen berichtet: Das bereits nach der ersten Sitzung gezeigte gebesserte Gangbild verbessert sich kontinulierlich und die Angst vor dem Schmerz nimmt deutlich ab. So nimmt der Patient nach der vierten Sitzung an einem halbtägigen Ausflug ohne Rollstuhl teil und klagt nicht über Schmerzen.

Da der Patient sich bereits nach sechs Sitzungen angemessen und schmerzfrei bewegt, wird die Hypnosebehandlung nach acht Sitzungen beendet.

Parallel zur Verbesserung des Gangbildes werden nun die relevanten Löschungen vorgenommen: Abbau der sozialen Verstärkungen, Zuwendungen, Vergünstigungen. Mit Ausnahme kleinerer Episoden verläuft diese Phase sehr positiv.

Da die sozialen Defizite weiterbestehen, nimmt der Patient anschließend an einer Gruppenbehandlung für gehemmte Jugendliche teil (Aufbau sozialer Kompetenzen).

31.1.14 Katamnese

Ungefähr 20 Monate nach Abschluß der Hypnosebehandlung befindet sich der Patient noch in Gruppentherapie beim gleichen Therapeuten. Dieser kann beobachten, daß der Patient sehr schnell gehen kann und sich komplizierte und gefährliche Bewegungen wie Klettereien und Sprünge zumutet. Befragt über mögliche Probleme berichtet der Patient, daß die Bewegungs- und Schmerzproblematik für ihn irrelevant wurde. In der Gruppe ist er inzwischen sehr aktiv, zeigt zunehmend mehr soziale Fertigkeiten, die auch von den Eltern bestätigt werden. Die Gruppenbehandlung wurde in den nächsten Monaten ebenfalls erfolgreich abgeschlossen. Nach einem Zeitraum von 12 Jahren ist bei dem Patienten die behandelte Problematik nicht wieder aufgetreten. Er ist inzwischen Buchhalter in einem Großbetrieb.

31.2 Fall 2: Chronisches Stehlen mit bislang ungünstiger Prognose

Die 65jährige Patientin hat eine zwanzigjährige Geschichte als Ladendiebin. Unter Hypnose erfolgt Reizdifferenzierung über die Auslösefaktoren der Verhaltenskette und Selbstkontrolltraining.

31.2.1 Ausgangssituation

Der engagierte Rechtsanwalt einer Nachbarstadt wandte sich an die kath. Beratungsstelle für Erziehungs- und Familienfragen in Bochum, um Hilfe für seine Mandantin zu erbitten. Als Ladendiebin mit einer zwanzigjährigen Vorgeschichte hatte sie nach zahlreichen einschlägigen Vorstrafen in letzter Zeit zweimal für jeweils acht Monate Haftstrafen erhalten. Sie war während ihrer Bewährungszeit mehrfach rückfällig geworden, woraufhin erneut gegen sie Anklage erhoben wurde. Da die 65 Jahre alte Dame fast völlig mittellos war, bat der Rechtsanwalt um eine unentgeltliche Gutachtenerstellung zur Verteidigung – falls überhaupt möglich, sollte eine Therapie eingeleitet werden. Bekannt ist weiterhin, daß ihr in einem früheren Gutachten erheblich verminderte Schuldfähigkeit (§ 21 StGB) attestiert wurde. Der Versuch einer psychotherapeutischen Behandlung war nie unternommen worden.

31.2.2 Probleme in der diagnostischen Nomenklatur

Die diagnostische Einordnung der beschriebenen Symptomatik ist sehr schwierig, da sich relevante Standardwerke mit dieser Problematik wenig befassen. Unter dem alten Begriff Kleptomanie ist bei Eysenck und Arnold (1972) zwar eine Kurzdefinition zu finden, die jedoch wenig hilfreich ist. Die Darstellungen von Schulte und Tölle (1975) weisen auf eine Beziehung zwischen Kleptomanie und sexueller Deviation hin. Dies wird auch von Dietrich (1976) besonders hervorgehoben. Im bekannten Standardwerk von Dörner und Plog (1982) ist keinerlei Beschreibung der Problematik zu finden.

Weitere Nachforschungen machen jedoch deutlich, daß die neuere Psychopathologie und Psychiatrie den Begriff der Kleptomanie weitgehend ablehnen. Dieser von Pinel (1801) und Esquirol (1838) geprägte Begriff entstammt der im 19. Jahrhundert opportunen Lehre der Monomanien und wird heute mehr als psychopathologisches Syndrom eingeordnet (Pauleikhoff & Hoffmann, 1975). Es werden danach eher multifaktorielle Entstehungsmechanismen bzw. Variablen angenommen (Greger & Popella, 1968).

Weitbrecht (1973) ordnete den krankhaften Stehldrang in die Gruppe der abnormen Erlebnisreaktionen ein, was dem Vorschlag von Pauleikhoff und Hoffmann (1975) sehr entspricht.

Die theoretische Einordnung und Begründung der Genese ist je nach Schulrichtung unterschiedlich, beginnt bei Antrieb (Wittels, 1929) und endet bei Zwang (Deutsch, 1935; Bürger-Prinz, 1944), wobei Triebtheorien zu überwiegen scheinen (Adler, 1912; Bloch, 1969; Hirschmann, 1955; Stekel, 1922). Eine komplizierte Übersicht hierzu bietet Fekete (1981) an.

Die mehr operationalisierte Bezeichnung „Warenhausdiebstahl" oder „Ladendiebstahl" ist sehr weit gefaßt und schließt das geplante, willentliche Stehlen, Jugendbandendelikte, Bereicherung etc. mit ein. Auch das englische „shoplifting" ist ähnlich weit gefaßt (Thurber & Snow, 1980; Deseran & Chung, 1979; Black, 1979) und gibt selten diagnostisch relevante Hinweise. Gauthier und Pellerin (1982) führen den Begriff „compulsive shoplifting" ein; Kurlycheck und Morgenstern (1978) berichten von „chronic shoplifting". Stumphauzer (1976) ordnet es deskriptiv ein, indem er von „stealing" berichtet und es als Delinquenz behandelt. Wetzel (1966) benutzt den Ausdruck „compulsive stealing", während Warman (1980) und Ramelli und Mapelli (1979) noch den Begriff „Kleptomania" verwenden, ebenso wie Dietrich (1976).

Die Literaturrecherche zum Begriff „zwanghaftes Stehlen" blieb ebenfalls ergebnislos (z.B. bei: Yates, 1970; Kroger & Fezler, 1976; Kanfer & Phillips, 1970; Kallinke, Lutz & Ramsay, 1979). Nach diesen zwanghaften Bemühungen, zwanghaftes Stehlen näher abzugrenzen, blieb übrig, dem Hinweis von Becht (1979) und Kallinke und Lutz (1979) zu folgen und eine differenzierte Analyse der Lerngeschichte vorzunehmen. Dies entspricht auch mehr dem Ansatz von Pauleikhoff und Hoffmann (1975), der oben bereits erwähnt wurde.

Aus der Studie von Arboleda-Florez, Durie und Costello (1977) geht hervor, daß drei Faktoren bei der Problematik des „shoplifting" relevant sind: der externale Faktor der Verkaufstechniken, die intrinsischen Faktoren wie passiv-aggressive Persönlichkeit und eine angespannte zwischenmenschliche Situation. Es ist jedoch fraglich, ob in dieser Studie allein delinquentes Stehlen oder Stehlen im weitgefaßten pathologischen Sinn erfaßt wurde.

Differentialdiagnostik:

Zur Abgrenzung der Problematik wurde folgende Differentialdiagnostik berücksichtigt, die ggf. auch therapierelevant sein kann (Orientierung weitgehend an Schulte & Tölle, 1975):

- *Sucht:* Der Zwang wird als ich-fremd und unsinnig erlebt, während die Sucht zwar zwangsähnlich erscheint, subjektiv aber sinnvoll empfunden wird und ein zweckgerichtetes Verhalten ist, das auf die Steigerung des Selbstwertgefühles abzielt.
- *Wahn:* „Wahninhalte werden vom Patienten nicht als unsinnig empfunden, sondern akzeptiert; dem Wahnkranken fehlt im Gegensatz zum Zwangspatienten die Einsicht in den krankhaften Charakter" (Schulte & Tölle, 1975, S. 77). Da es hier jedoch Übergänge gibt, ist die Diagnostik erschwert.
- *Depression:* Auf dem Hintergrund einer Melancholie können Zwangssymptome auftreten; die Grunderkrankung ist jedoch an der spezifisch melancholischen Antriebsstörung und dem phasenhaften Verlauf feststellbar (Gittleson, 1966; Ramelli & Mapelli, 1979). Nach Keller,

Battegay, Rauschfleich und Heanel (1981) haben Diebstähle bei Depressiven besondere Charakteristika.

- *Schizophrenie:* Bei Beginn der Schizophrenie können Zwangssymptome vorherrschen und von der Diagnose der Grundstörung ablenken. Die Verhaltensbeobachtung gibt hier Aufschlüsse (Schulte & Tölle, 1975).
- *Hirnorganische Störung:* Ursache für Zwangssymptome können organische Befunde sein wie z.B. Ventrikelerweiterungen; Hinweise darauf erbringen EEG-Befunde und verschiedene Hirnuntersuchungen. Meist liegen extrapyramidale Symptome oder Merkmale des organischen Psychosyndroms vor (Schulte & Tölle, 1975). Auch der Zusammenhang zwischen Narkolepsie und automatischem Stehlen konnte festgestellt werden (Zorick, Salis, Roth & Kramer, 1979).

31.2.3 Ergebnisse der Verhaltensinterviews mit der Patientin

In mehreren Explorationsgesprächen mit der Patientin wurden die nachfolgenden Informationen eingeholt.

Beschreibung des kritischen Verhaltens

Definition des Problemverhaltens

Das kritische Verhalten besteht darin, daß die Klientin in Kaufhäusern Gegenstände entwendet. Diese Gegenstände sind: Radieschen, Schokolade, Pullover, Kuchenteller, Schuhe, Tasche, Apfel, Illustrierte, Strümpfe etc. Die Gegenstände verzehrt sie entweder oder trägt sie offen in ihrer Hand weg, steckt sie in die Tasche oder wirft sie weg.

Häufig fühlt sich die Patientin in einem bestimmten Kaufhaus „wie angetrieben", zwischen den Warentischen und Regalen umherzulaufen. Wenn sie in dem Kaufhaus ist, dann bemerkt sie ein „Kribbeln". Dieses Gefühl setzt ein, kurz nachdem sie das Warenhaus betreten hat. „Es kommt über mich wie ein Kurzschluß – als ob etwas aushakt."

Plötzlich und ohne nennbaren Anlaß sieht sie dann einen Gegenstand wie z.B. einen Tortenteller; sie fühlt sich dann entsprechend planlos getrieben, „als ob einer sagt: ‚nimm'. Ich tue es dann, als ob es einen anzieht, wie hypnotisiert."

Drei Reaktionsweisen sind nun möglich:

- Sie läuft mehrmals an diesem Gegenstand vorbei, betrachtet ihn, legt ihn weg, betrachtet ihn wieder und nimmt ihn dann an sich. Sie kann sich hierbei meist nur an dieses getriebene Umherlaufen erinnern, nicht jedoch an das Einstecken des Gegenstandes. Typisch ist dabei das Gefühl des Getriebenseins.
- Es kann auch vorkommen, daß sie das Umherlaufen in der Nähe des Gegenstandes nicht bemerkt bzw. auch nicht erinnert. Sie ertappt sich dann selbst noch im Kaufhaus, wenn sie den Gegenstand in einer anderen Abteilung in den Händen hält. Sobald sie dies bemerkt, ist sie sehr erschrocken und wirft den Gegenstand hastig weg.
- Weiter kann es auch vorkommen, daß sie sich plötzlich dabei ertappt, wie sie eine angebrochene Tafel Schokolade in der Hand hält. Sie erinnert in dem Moment dann nicht mehr, daß sie die Schokolade entwendet hat. Sie schlußfolgert aus dem aufgerissenen Papier, daß sie die Schokolade wegnahm und hastig die Packung aufbrach, um ein Stück abzubeißen. Wenn sie den Gegenstand in ihrer Hand bemerkt, erschrickt sie ebenfalls und wirft ihn schleunigst in ein Regal.

Allen Situationen ist gemeinsam, daß die Klientin deutliche *physiologische Veränderungen* zeigt, sobald sich das Gefühl des Getriebenseins einstellt. Es treten Hitzewallungen, starke Schweißbildung (so stark, daß die Haare naß werden und der Schweiß den Nacken hinunterläuft), Schwindelgefühle, Druck im Magen, Herzrasen und motorische Unruhe auf.

Falls sie sich an ihr Verhalten nicht erinnern kann, bemerkt sie fast immer die verbleibende Schweißbildung, da sie meist ganz durchgeschwitzt ist.
Psychologisch beobachtet sie (falls sie es erinnern kann): ein stark drängendes Gefühl, Aufregung, Anspannung, Beunruhigung.

Die Klientin hat keine Erklärung für ihre Verhaltensweisen. Sie berichtet, ausreichend versorgt zu sein, der Gegenstände nicht zu bedürfen und die Wegnahme auch nicht geplant zu haben.

Sie weiß mit Sicherheit, daß sie durch dieses Gefühl des Getriebenseins nur in Kaufhäusern und nicht in anderen Geschäften belastet wird. Die Häufigkeit gibt sie mit ein- bis zweimal pro Woche an.

Vorausgehende Bedingungen

Zur Beurteilung der Problematik ist es wesentlich, auch die Bedingungen zu analysieren, die zeitlich vor dem fraglichen Ereignis lagen.

Die Klientin berichtet, daß das kritische Verhalten vorwiegend dann auftritt, wenn sie Ärger hatte. Dieser Ärger ist äußerst unterschiedlich verursacht.

Beispiele für die vorausgehenden Bedingungen:

- Auseinandersetzungen mit ihrer Tochter (39 Jahre), da diese in ihrer Haushaltsführung nicht so genau und ordentlich ist wie die Klientin. Sie regt sich dann über diesen Haushalt auf und möchte ihre Tochter von einer anderen Lebensweise überzeugen, wobei es dann zu unterschiedlich starken Auseinandersetzungen kommt.
- Als sie noch mit ihrem Mann zusammenlebte (Trennung vor zehn Jahren), gab es häufiger Auseinandersetzungen über dessen Sexualwünsche, die der Klientin unangenehm, zuwider und pervers erschienen (näheres s.u.).
- Die Klientin erfährt, daß ihre Mietbeihilfe von 664 DM auf 94 DM reduziert wurde, ist dadurch aufgebracht, angespannt.

Generell neigt die Klientin dazu, bei Ärger, Auseinandersetzungen oder Konflikten aus dem Haus zu gehen. Sie geht dann länger spazieren, läuft dabei planlos herum oder setzt sich auf eine Parkbank. Sie merkt dann, wie es ihr dabei gut tut, zu entspannen und den Ärger etwas abklingen zu lassen. Bei diesem Umherlaufen kann es vorkommen, daß sich die Klientin dann auch wie getrieben fühlt, in Kaufhäuser zu gehen, um dort zwischen den Warentischen umherzulaufen. Sie trifft dabei keine bestimmte Auswahl eines Kaufhauses, sondern geht dann in das nächstliegende. Sie kann sich auch keine Erklärung dafür geben, warum sie nur Kaufhäuser besucht und nicht kleinere Geschäfte. Rückwirkend rekonstruiert sie, daß dort das Warenangebot größer sei und es insgesamt im Kaufhaus anonymer sei. Differenzierte Angaben kann sie hierzu nicht machen.

Nachfolgende Bedingungen

Je nachdem, ob die Klientin ihr Verhalten sofort bemerkt oder erst später, können unterschiedliche Reaktionen auftreten.

Nachfolgende Bedingungen:

- Wenn sie ihr Verhalten (Wegnehmen eines Gegenstandes) erst später bemerkt, d.h. wenn sie den Gegenstand dann weiter entfernt vom Warentisch in ihren Händen wahrnimmt, erschrickt sie sehr stark, hat Angst, bemerkt zu werden und wirft den Gegenstand weg bzw. legt ihn hastig in ein Regal. Daraufhin verläßt sie schleunigst das Kaufhaus und macht sich heftige Selbstvorwürfe. Oft ist sie dann für längere Zeit (mitunter Tage) sehr verstört über ihr Verhalten.

- Wenn die Klientin die Wegnahme eines Gegenstandes sofort bemerkt, fühlt sie sich sofort besser und die oben beschriebenen physiologischen und psychologischen Anspannungszeichen enden sofort. „Hinterher ist man wie befriedigt." Parallelen zu anderen, bekannten Gefühlssituationen, wie z.B. zu sexuellen Befriedigungsgefühlen kann sie weder bestätigen noch verneinen. Differenzierte Angaben sind auch hier nicht einzuholen.

Allen Situationen ist gemeinsam, daß sie sich nach dem Wegnehmen bzw. Bemerken der Wegnahme entspannter fühlt. „Wenn ich es getan habe, bin ich etwas ruhiger, habe meine Ruhe wieder."

Gleichzeitig macht sie sich danach jedoch heftige Vorwürfe und ist stets sehr erschrocken über ihr Verhalten. Sie leidet sehr darunter, fühlt sich minderwertig, kriminell, hat starke Schuldgefühle und besonders große Angst vor der Wiederholung solcher Vorfälle. Sie nimmt sich dann sehr stark vor, demnächst besonders auf sich aufzupassen.

Zu Hause angekommen, können unabhängig von der Art der Wegnahme unterschiedliche Reaktionen auftreten:

Reaktionen zu Hause:

- Sie zerstört den betreffenden Gegenstand.
  Dabei zertrümmert oder zerschneidet sie den Gegenstand in sehr kleine Teile und wirft ihn schnell in die Mülltonne. Obwohl es sich hier durchaus um Gegenstände handelt, die sie nutzen könnte (Kuchenteller, Pullover in ihrer Kleidergröße), nimmt sie diese Zerstörung vor und kann sich danach wieder etwas beruhigen.
- Sie versteckt den Gegenstand.
  Gelegentlich versteckt sie den Gegenstand weit weg in einer entfernten Ecke ihrer Wohnung; dabei schämt sie sich so sehr, daß sie mit diesem Gegenstand nichts mehr zu tun haben möchte. Später (nach Tagen oder Wochen) findet sie ihn dann zufällig und zerstört ihn in der oben beschriebenen Weise. Hier ist es dann auch möglich, daß sie sich mitunter nicht mehr an die Wegnahme und das Verstekken des Gegenstandes erinnert. Aus der Tatsache, daß dieser quasi zufällig in der Wohnung aufgefundene Gegenstand von ihr als nicht zu ihrem Haushalt und Besitz gehörend erkannt wird, schließt sie dann, daß sie ihn entwendet haben muß. Nun zerstört sie ihn schleunigst.

Allen Reaktionen ist gemeinsam, daß die Klientin die oben beschriebenen starken Schuldgefühle und Ängste hat, „es wieder tun zu können", und daß sie sich der gestohlenen Gegenstände entledigt.

Sie nimmt sich dann vor, das Haus nicht mehr zu verlassen, nicht mehr in die Innenstadt zu gehen, damit sie nie mehr in die Nähe eines Kaufhauses kommen kann.

Besonders hat sie Angst, daß ihre Kinder von ihren in den letzten Monaten verübten Diebstählen erfahren könnten. (Einzelheiten zur Familiensituation weiter unten.)

Nur äußerst selten ist es vorgekommen, daß die Klientin einen der entwendeten Gegenstände benutzte. So berichtet sie von einem Pullover, den sie nach langer Zeit wiederfand, ihn dann wieder länger nicht beachtete und ihn schließlich unter sehr großen Vorbehalten und mit schlechtem Gewissen anzog. Diese Reaktionsweise stellt eine Ausnahme dar, ist im Gesamtgeschehen atypisch.

Alternativreaktionen

Wenn die Klientin nicht die beschriebenen Anspannungen nach Ärger oder Wut verspürt, kann sie problemlos in ein Kaufhaus gehen, sich dort die Waren ansehen und ohne einen inneren Drang, ohne physiologische Begleiterscheinungen hindurchgehen. Es besteht dann kein Bedürfnis, Gegenstände mitzunehmen. Die Klientin hat dies selbst erproben können und war darüber äußerst froh.

Das Gefühl des Getriebenseins und der Drang, zu Kaufhäusern zu gehen und dort zu stehlen, tritt nur in der oben beschriebenen Konstellation auf. In anderen Lebenssituationen ist die Klientin stets klar, orientiert und kann ihre Wünsche, Triebe, Bedürfnisse angemessen wahrnehmen, ausdrücken und steuern.

Wenn die Patientin in den beschriebenen Anspannungssituationen ist, jedoch von einer anderen Person begleitet wird (Tochter, Enkelin), nimmt sie ihren Drang, in ein Kaufhaus zu gehen und zu stehlen, nur gering wahr. Sie kann in diesem Fall am Kaufhaus vorbeigehen; geht sie in Begleitung in ein Kaufhaus, entwendet sie nichts. Diese Situation ist jedoch sehr selten, da ihre Tochter lange nichts von der Problematik wußte und die Patientin sozial sehr zurückgezogen lebt. Selbstkontrolle ist durch entsprechende Maßnahmen möglich.

31.2.4 Genese und Problematik

Hier erfolgt nur eine Kurzzusammenfassung, wie sie zum diagnostischen Verständnis dieses Falles erforderlich ist.

a) Allgemeine Lebensgeschichte der Patientin
Die Patientin wurde 1919 in Schlesien geboren. Sie schildert ihren Vater als überstreng, die Mutter als kränkelnd. Nach einer Haushaltslehre führt sie als Jugendliche den elterlichen Haushalt. Als sie 20 Jahre alt ist, heiratet sie wegen einer Schwangerschaft („Mußehe"). Diese Ehe wird nach drei Jahren geschieden, da der Ehemann herrisch ist und permanente Außenbeziehungen hat. Ihr späterer Verlobter, von dem sie erneut schwanger ist, fällt im Krieg. Nach der dramatischen Flucht mit ihren beiden Kindern lernt sie ihren nächsten Ehemann in Flensburg kennen und bekommt das dritte Kind. Sie erkennt bald, daß er arbeitsscheu ist und sie überwiegend für den Familienunterhalt sorgen muß. Es entwickeln sich daraus Ehespannungen. Auch im sexuellen Bereich gibt es zwischen dem Paar Differenzen. Da der Mann sexuell abweichende Praktiken wünscht und eine feste Intimfreundin hat, trennt die Patientin sich von ihm und lebt seit ca. zehn Jahren allein in einer kleinen Wohnung. Sie muß mit minimalen finanziellen Mitteln auskommen. Sie will keine Sozialhilfe beantragen, um ihre Kinder dadurch nicht indirekt finanziell zu belasten.

b) Problemgenese
Die Patientin neigt seit ungefähr 20 Jahren dazu, in Kaufhäusern (und nur dort) Gegenstände in der beschriebenen Form wegzunehmen.
Die Auftretenshäufigkeit liegt bei ein- bis zweimal pro Woche. Von qualitativen oder quantitativen Veränderungen des Diebstahlverhaltens kann sie nichts berichten; weitere Differenzierungen kann sie nicht machen. Die Haftstrafen und die Vorstrafen bewirkten bei ihr primär Verzweiflung und Versagensgefühle, Besserung konnte dadurch keinesfalls erreicht werden.
Seit der Haftstrafe – und besonders nach den Rückfällen – fühlt sich die Patientin unter einem besonderen Druck, wieder ihrem Drang zu stehlen unterliegen zu können. Sie hat sehr starke Angst davor, ihre Wohnung zu verlassen. Besonders hat sie Angst, in eine geschlossene Anstalt zu müssen.
Die Patientin betont, daß sie nie etwas weggenommen habe, um sich zu bereichern. So hatte sie mehrere Putzstellen bei angesehenen Personen, wo sie als fleißig, zuverlässig und ehrlich galt.

c) Konfliktverarbeitung
Schon als kleines Kind ist die Klientin bei Konflikten, Ärger, Auseinandersetzungen aus dem Haus gegangen und hat das Problem nicht sofort gelöst. In ihren Ehen hat sie diese Verhaltensweisen beibehalten und z.B. über mehrere Tage nicht mit ihrem Ehemann gesprochen. Die Klientin hat sich in solchen Situationen auch für ein bis zwei Tage in ein Zimmer eingeschlossen. Auseinandersetzungen gab es über Geld, Kindererziehung und sexuelle Kontakte. Letztere waren in den letzten Jahren der Ehe häufiger und standen relativ stark im Vordergrund. „Wenn ich nicht so wollte wie er, stand er Sonntags nicht auf und kam nicht zum Essen."

31.2.5 Organismusvariablen

Die Patientin ist nach ihrem Bericht selten krank gewesen. Zur Zeit leidet sie unter Gicht, Kreislaufbeschwerden, Hypertonie, leichter Diabetes und einem Lungenödem.

Im Rahmen einer früheren Begutachtung erfolgten auch Hirnuntersuchungen, die keine relevanten Befunde ergaben.

31.2.6 Bisherige Maßnahmen zur Veränderung und ihre Auswirkungen

a) Juristische und strafende Maßnahmen
Wenn die Patientin bei ihren Diebstählen erwischt wurde, so war ihr das stets sehr unangenehm und sie zahlte sofort die geforderten Summen. Sie nahm sich dann intensiv vor, sich zu bessern.
Ihre Haftstrafen nahm sie ohne Klagen hin; sie spricht fast unterwürfig von sogenannten „Haftvergünstigungen" wie Räume putzen zu dürfen. Seit diesen

Haftstrafen hat die Patientin erhebliche Angst vor Rückfällen und erlebt dadurch starke Anspannungen.

b) Selbstkontrollversuche
Wie ihr auferlegt, hat die Patientin regelmäßig Kontakt mit ihrem Bewährungshelfer. Die von ihm erteilten Ratschläge versucht sie gewissenhaft zu befolgen. Es kann vorkommen, daß die Patientin aus Gewissensangst und Angst vor Rückfällen – aber auch durch Selbstkontrolle – die Wohnung tagelang nicht verläßt, um nicht in Versuchung zu kommen, Kaufhäuser aufzusuchen.
Als sie einmal den Erregungsanstieg bemerkte (Anlaß war eine schlechte Nachricht), spürte sie deutlich den Drang, zum Kaufhaus gehen zu müssen. Sie schrieb dann mehrmals auf den Schreibblock: „Du darfst nicht gehen". Als sie unter ziemlicher Anspannung eine Seite mit diesen Sätzen vollgeschrieben hatte, nahmen ihre Anspannung und der Stehldrang ab. Sie war nachher sehr stolz auf ihren Erfolg.

31.2.7 Psychosoziale Situation

Die Beziehung zum Ehemann war – wie bereits dargelegt – stets belastet; Konflikte wurden kaum besprochen oder gelöst.

Ihre drei erwachsenen Kinder (35-45 Jahre) wohnen bis zu 30 Kilometer entfernt. Ihre Tochter besucht sie mehrmals in der Woche; mit dem mittleren Sohn hat sie häufig Auseinandersetzungen, da dieser mehr zu seinem Vater halte. Die Patientin hat von den Rückfällen der letzten Zeit ihren Kindern nicht berichtet; sie hat Angst vor ihrem mittleren Sohn, da er Äußerungen getroffen hatte wie „man sollte dir die Hände abhacken". Die Patientin will auf keinen Fall, daß ihre Kinder in irgendeiner Weise einbezogen werden.

Durch ein Postschließfach will sie vermeiden, daß amtliche Nachrichten von Nachbarn gesehen werden könnten. Weitere Sozialpartner stehen ihr kaum zur Verfügung; den Großteil der Zeit verbringt sie allein in ihrer Wohnung.

31.2.8 Ergebnisse der Differentialdiagnostik

Aus den speziellen Explorationen zur Differentialdiagnostik (hier nicht wiedergegeben) und aus den fachärztlichen Untersuchungen sind keine Hinweise für eine Diagnostik nach den vorgenannten Kriterien zu treffen. Auch aus den testpsychologischen Befunden (FPI, MMPI und HAWIE) sind keine weiteren Diagnostikhinweise ableitbar. Lediglich der Hinweis von Beck und McIntyre (1977) wird bestätigt, daß „shoplifter" im MMPI ein deutlich erhöhtes Testprofil aufweisen. Weitere differenzierte Übereinstimmungen können nicht bestätigt werden. Bei dieser Untersuchung ist jedoch zu berücksichtigen, daß eine Collegepopulation getestet wurde, wobei der Begriff des „shoplifting" sich wahrscheinlich auf delinquentes Stehlen bezieht.

Die Diagnose „zwanghaftes Stehlen" kann nun mit großer Gewißheit gestellt werden. Eine Einordnung der Problematik nach z.B. dem internationalen Diagnoseschlüssel der WHO (ICD 300.3) ist möglich. Kallinke und Lutz (1979) weisen jedoch darauf hin, daß es *den* Zwang nicht gibt, auch wenn in der Literatur meist der Eindruck eines einheitlichen Verhaltens vermittelt wird. Vielmehr sollte differenziert die Frequenz, Intensität, Auslösebedingungen etc. des Verhaltens beschrieben werden.

Die Diagnose „Zwang" bringt den Nachteil der Unschärfe, da diese Kategorie sehr uneinheitlich benutzt wird. So haben die Unterscheidungen von Zwangsgedanken *(compulsion)* und Zwangshandlungen *(obsessions)* oft nur theoretischen Wert (z.B. Yates, 1970; Kroger, 1977). Die Verwirrung wird dann noch perfekt, wenn man z.B. Goodwin, Guze und Robins (1969) folgt, da nach deren Ansicht Zwangshandlungen in die Tat umgesetzte Zwangsgedanken sind; in ähnlicher Weise wird die oben getroffene Unterscheidung dann von Gauthier und Pellerin (1982) und Wetzel (1966) scheinbar negiert, wenn sie von compulsive shoplifting bzw. stealing sprechen.

Die von Süllwold (1978) vorgeschlagene Klassifikation von Zwangshandlungen nach deren Funktion gibt zwar differenzierten Aufschluß (phobisch determinierte Zwangshandlungen, wahnhafte, perfektionistische, kompensatorische Zwangshandlungen), täuscht jedoch nicht darüber hinweg, daß das „Grundleiden" differentialdiagnostisch erfaßt werden muß, um die akzessorischen (und evtl. sekundären) Zwangssymptome abzugrenzen.

Da – wie deutlich wurde – erhebliche theoretische Bedenken vorliegen, Zwang einheitlich zu definieren, sollte vielmehr das konkrete Verhalten genau untergliedert werden. Da dieser deskriptive Ansatz jedoch nicht unproblematisch ist, sollte eine Verhaltensanalyse der Zwangsproblematik erstellt werden (Kallinke & Lutz, 1979), um z.B. kontrollierende Bedingungen des Problemverhaltens und dessen funktionalen Zusammenhang mit anderen Verhaltensweisen und Kognitionen festzustellen. Dieser auch von Autor bevorzugte Weg der Verhaltensdiagnose begünstigt nicht nur konkrete Therapieplanung und -Durchführung, sondern ist auch von prognostischer Relevanz (Kallinke & Lutz, 1979; Boulougouris, 1977).

Die im vorliegenden Fall erfolgte Verhaltensdiagnostik bietet leicht die Möglichkeit der interventions-orientierten Klassifikation. Auslöse- und Hinweisreize, die im Zusammenhang mit Verhaltensdefiziten stehen, sind bei der Verhaltensdiagnostik (von Zwangsverhaltensweisen) besonders wesentlich.

Von Kallinke und Lutz (1979, S. 241f.) werden folgende Verhaltensdefizite genannt, die auch bei unserer Patientin Parallelen auffinden lassen:

- Mangel an selbstsicherem Verhalten, Abhängigkeit von Eltern und Autoritäten (Berendt, Neumärker & Nickel, 1971)
- Unfähigkeit Kritik auszudrücken (Rachman, S. 126; Belschner, Droos, Hoffmann & Schulze, 1979, S. 178ff).
- Andere Verhaltensdefizite, die jene depressive Verstimmung bewirken, die als vorausgehende Bedingungen von zwanghaften Störungen diskutiert werden (s.S. 249).
- Unfähigkeit zum ungezwungenen Umgang mit Mitmenschen (Adams, 1973).
- Mangel an sozialer Kompetenz (Remschmidt & Danner, 1970; Herpe, S. 67).

31.2.9 Verhaltensanalyse

a) Analyse der Genese

Die Genese dieses zwanghaften Warenhausdiebstahls ist nicht direkt erklärbar, da die primären auslösenden Bedingungen, die zur Konditionierung des relevanten Verhaltens führten, von der Patientin nicht direkt angegeben werden können. An das erste Auftreten kann sie sich nicht erinnern. Aus den vorliegenden Lebensdaten können somit nur Schlüsse zur Genese abgeleitet werden:

In ihrer gesamten Entwicklung hat die Patientin es nicht gelernt, auftretende Konflikte angemessen zu bewältigen (Elternhaus, Ehemänner); sie sucht in diesen Situationen selten sofortige Lösungen, sondern widersetzt sich passiv (z.B. geht einfach weg, entzieht sich sexuell). Sie hat es auf der Basis ihrer Sozialisation nicht gelernt, die mit Konflikten verbundenen Gefühlskomponenten auszuleben. Zufälliges Stehlen unter derartigen Bedingungen kann hier Spannungsreduktion und somit negative Verstärkung der Problematik „Stehlen" bewirkt haben.

b) Analyse der Lernfaktoren

Wie deutlich wird, gehen Genese und Lern- bzw. Verstärkungsfaktoren durchaus nahtlos ineinander über. Es bedarf also nicht unbedingt eines auslösenden traumatischen Ereignisses, um ein Problem (wie hier zwanghaftes Stehlen) entstehen zu lassen. Eine hinreichend differenzierte Lerngeschichte kann in gleicher Weise „schicksalhaft traumatisierend" wirken. Mellet (1974) machte die Beobachtung, daß Zwangssymptome häufig dort auftreten, wo Patienten ihre situativ bedingte emotionale Erregung (Ärger, Trauer, Schuldgefühle, sexuelle Erregung) nicht ausdrücken können oder dürfen. Dieses durch Spannungsreduktion erfolgte Lernen (Skinner, 1948) wird doppelt verstärkt, da die Reaktion (Stehlen) bekräftigt wird (C^+ = befriedigt sein) und dabei gleichzeitig eine aversive Situation vermieden wird (negative Verstärkung: $\not{C}^-$ = Spannungsreduktion), wie von Herrnstein und Sidmann (1958, zit. n. Tunner, 1975) berichtet wird.

Tunner (1975) zeigt auch auf, daß Zwangsverhaltensweisen dann auftreten können, wenn Frustration im weiteren Sinn vorliegt. Dies beinhaltet entweder die Bestrafung einer Vermeidungssituation (Wilcoxson, 1952); hier: die Patientin geht aus dem Haus, um dem Ärger aus dem Weg zu gehen und erhält danach dafür ggf. wieder Ärger mit ihrem Ehemann. Andererseits kann auch durch die Bestrafung von Handlungen, die eine Alternative zur Frustration darstellen, extink-

tionsresistentes automatisches (d.h. Zwangs-)Verhalten erlernt werden (Yates, 1970).
Aus weiteren – leider nur in Tierexperimenten ermittelten – Untersuchungsbefunden geht hervor, daß sich bei motorischen Vermeidungsreaktionen Stereotypien entwickeln können (Ellen, 1956) sowie, daß frustrierende Bedingungen neben Aggression und Frustration persistente gleichförmig ablaufende motorische Verhaltensweisen bewirken (Amsel, 1971). Wesentlich scheint dabei, daß diese Verhaltensweisen auch dann fortbestehen, wenn sie bestraft oder verhindert werden. Solche Verhaltensweisen sind besonders löschungsresistent, wenn „ihre Belohnung in der früheren Lerngeschichte inkonsistent war und von Zeit zu Zeit Bestrafung auf sie folgte" (Amsel, 1971, zit. nach Tunner, 1975, S. 214).

Für unsere Patientin trifft dies deutlich zu: in ihrer Lebensgeschichte sind durchgängig entscheidende Frustrationsbedingungen (Scheidung, Tod des Verlobten, Kriegswirren, Eheprobleme etc.) zu finden. Bestrafungen (C^-) in Form von Angst, im Kaufhaus erwischt und dann bestraft zu werden, können somit keinen Einfluß auf den Abbau der Problematik haben.

Das auf diesem Lernhintergrund zufällig aber konsequent entstandene Zwangsverhalten wird in einer nahezu ständig gleich ablaufenden Verhaltenskette vollzogen:

Nach einer Belastung ($S\uparrow$ = Mieterhöhung, Ärger, allg.: Konflikt) spürt die Patientin steigende Anspannung und Unruhe, worauf sie das Haus verläßt, um umherzulaufen. Die nun entstandene Spannungsreduktion wirkt als negative Verstärkung ($\not{C}^-$) und hält das Verhalten weiter aufrecht. Die Verhaltenskette wird dadurch weitergeführt. Da die Patientin im Kaufhaus unterschiedliche Verstärkungen (unter anderem starke Spannungsreduktion, Befriedigtsein) erfährt, sucht sie nun diese Situation auf („fühlt sich wie hingezogen"). Wenn sie nun ins Kaufhaus geht, kann diese Kette nicht mehr abgebrochen werden. Die Patientin erfährt nun die unterschiedlichen Verstärkungen ihres Problemverhaltens.

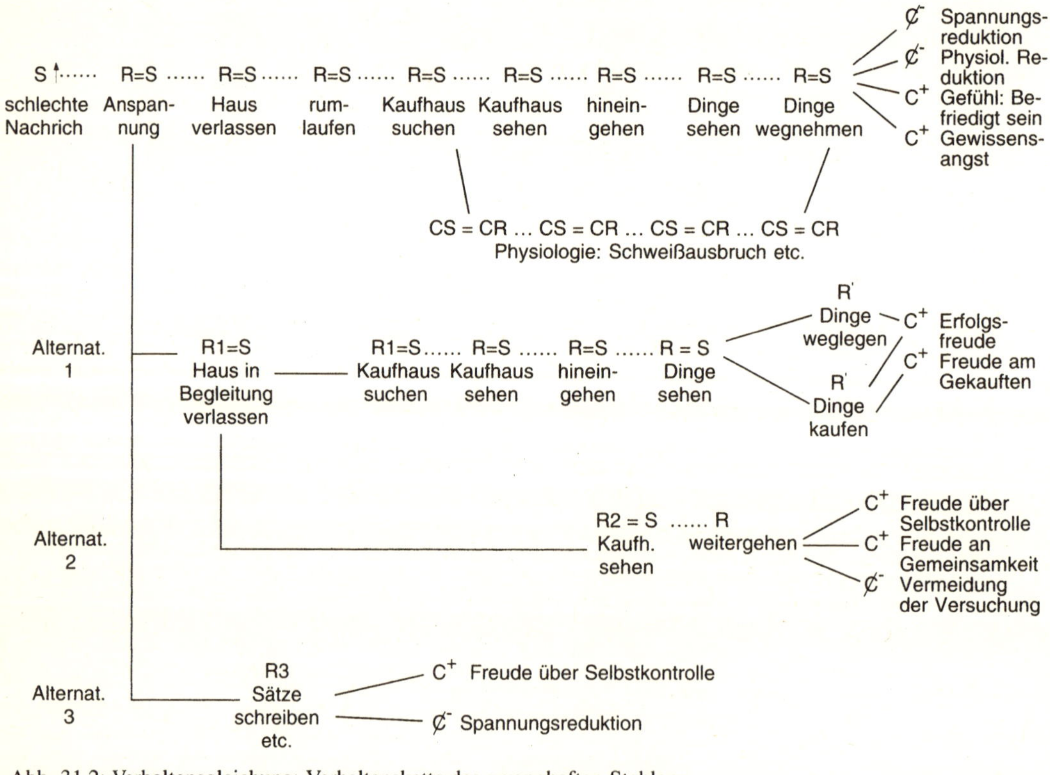

Abb. 31.2: Verhaltensgleichung: Verhaltenskette des zwanghaften Stehlens
Multiple Verkettung von respondenten und operanten Verhaltensweisen der Problematik. Dazu die möglichen Verhaltensalternativen, die später therapeutisch (unter Hypnose) genutzt werden
(aus Kossak, 1985, S. 124).

Alternativreaktionen

Wenn die Kette einmal ausgelöst wurde, so stehen der Patientin verschiedene Alternativverhaltensweisen zu Verfügung:
Alternative 1:
Sie verläßt das Haus in Begleitung und kann dann ohne Stehlen in einem Kaufhaus angemessen agieren.
Alternative 2:
Sie ist in Begleitung und der Anblick eines Kaufhauses ist für sie dann kein Auslösereiz, hineinzugehen; die Verhaltenskette ist unterbrochen.
Alternative 3:
Bereits zu Beginn der Anspannung kann die Patientin durch Selbstkontrolle bewirken, daß sie durch Sätzeschreiben u.a. ihre Anspannung reduziert und dann dadurch die Verhaltenskette bereits am Anfang abbrechen kann.

Bei all diesen Verhaltensweisen werden verschiedene Verstärkungsmechanismen wirksam.

Der Gesamtablauf dieser komplexen Verhaltensmuster ist in Abb. 31.2 schematisch dargestellt.

31.2.10 Theoretische Therapieplanung

Es sind nun die verschiedenen Therapiemöglichkeiten zu diskutieren.

Veränderungsprinzipien

Bei der vorgegebenen Problematik bieten sich theoretisch folgende Veränderungsprinzipien an:

- *Veränderung der Auslösebedingungen/ Reizveränderung*
  Dies beinhaltet, daß die Verhaltenskette möglichst früh unterbrochen werden muß, damit die nachfolgenden Verhaltensweisen nicht mehr auftreten können. Wirksam scheint häufig die Technik des Gedankenstops zu sein (Cautela, 1969), wodurch festgelegte und zwanghafte Verhaltensweisen unterbrochen werden können. In der Kombination mit Entspannung hat Stern (1970) Erfolge. Von Gauthier und Pellerin (1982) wird „compulsive shoplifting“ mit Gedankenstop und covert sensitization abgebaut. Cautela (1966) hat hiermit auch bei zwanghaftem Eßverhalten Erfolg.
- *Löschung ($\not{C}^+$)*
  Dies beinhaltet Wegfall bisheriger Konseqenzen ($\not{C}^+$). Da jedoch in unserem Fall die negativen Verstärkungen weiterwirken werden, wird diese Intervention keinen Erfolg bringen.
- *Bestrafung (C^-)*
  Diese Interventionsform wäre ebenfalls ineffektiv, da dieses Lernparadigma bereits wirksam ist und nicht ausreicht, um Veränderungen zu bewirken.
  Eine Form wäre die Aversionstherapie. Warman (1980) konnte damit ein „kleptomanes“ Mädchen in Ghana heilen – ihr Lernhintergrund ist jedoch anders, so daß hier diese Methode wahrscheinlich nicht wirksam sein könnte.
- *Verstärkung des Alternativverhaltens (C^+)*
  In den seltenen Fällen, in denen Alternativverhalten gezeigt wird und somit bereits kurz nach den Auslösebedingungen die Verhaltenskette unterbrochen wird, können hier Ansatzpunkte gefunden werden. Hinweise hierzu sind bei Kurlychek und Morganstern (1979) zu finden, die „chronic shoplifting“ in ihrem multimodalen Ansatz durch positive Verstärkung des Alternativverhaltens abbauen, ebenso Wetzel (1966).
- *Diskriminationslernen*
  Nach Mather (1970) lernt der Zwangspatient angemessene und unangemessene Verhaltensweisen durch kontingente Verstärkung/Löschung zu unterscheiden. Wahrscheinlich wird diese Methode nur

bei häufig auftretenden Verhaltensritualen wirksam sein, wie es auch aus der Falldarstellung von Rachman, Hodgson und Marzillier (1970) hervorgeht. Wesentlich ist jedoch, daß die Patientin unabhängig von den therapeutischen Interventionen lernen muß, die Auslösereize deutlich wahrzunehmen.

31.2.11 Überlegungen zur praktischen Therapieplanung

Im einzelnen sollen nun die konkreten therapeutischen Möglichkeiten durchdiskutiert werden, die nach der Ausschaltung theoretischer Möglichkeiten (s.o.) noch übrig bleiben. Dies muß stets mit der Alltagserfahrung und den Möglichkeiten der Klientin verglichen werden.

a) Veränderung der äußeren auslösenden Bedingungen

Da die Patientin schnell durch äußere Faktoren in Anspannung versetzt werden kann (z.B. Mieterhöhung etc.), könnte hier angesetzt werden.

Die vorgeschlagene Verbesserung der finanziellen Situation (Antrag auf Sozialhilfe) wird von der Patientin jedoch strikt abgelehnt, da sie dadurch ihre Kinder direkt oder indirekt (Sozialamtsansprüche an die Kinder) belasten würde. Sie ist sogar stolz darauf, mit ihrem minimalen Geld auszukommen.

Da unterschiedlichste und kaum vorhersagbare Umwelteinflüsse symptomauslösende Spannungen bewirken können, ist der Ansatz der Umweltveränderung nicht hilfreich.

b) Veränderung der inneren auslösenden Bedingungen

- Konfliktbewältigungstraining
  Ein Konfliktbewältigungstraining könnte geeignet sein, um den Beginn der Verhaltenskette bereits am Anfang wirkungslos werden zu lassen. Durch entsprechende therapeutische Übungen könnte die Patientin dazu in die Lage gesetzt werden. Darauf angesprochen, kann die Patientin die Bedeutung ihrer Konflikte nicht erkennen. Sie negiert deren Existenz sogar und nimmt sie fatalistisch hin. Sie hält sich für zu alt und weigert sich auch, mit ihrer Problematik in eine entsprechende Therapiegruppe zu gehen. Der Nachteil dieser Intervention besteht in der langen Therapiezeit, die benötigt würde, um angemessene Bewältigungsstrategien anzuwenden. Da jederzeit ein Rückfall, und damit verbunden das Wirksamwerden juristischer Konsequenzen, möglich ist, müssen schnell wirkende Verfahren gesucht werden.

- Psychodynamische und strukturelle Therapiemethoden
  Die Möglichkeit eines Problembewältigungstrainings in Form einer (Parallel-) Behandlung durch z.B. Gesprächspsychotherapie oder Psychodrama scheidet aus, da die Zeit drängt. Hinzu kommt, daß die Patientin sehr einfach und oberflächlich, wenig kausal-problembewußt denkt und somit diese Verfahren wenig erfolgreich sein würden. Eine familientherapeutische Intervention wird von ihr abgelehnt und wäre auch aufgrund der relativ großen räumlichen Entfernungen der einzelnen Familienmitglieder zueinander und zum Therapeuten nicht durchführbar.

- Aufbau sozialer Kompetenz
  Durch zunehmende soziale Kontakte und soziale Fähigkeiten könnte die sehr einsam lebende Patientin kleinere Probleme mit der Hilfe von Partnern lösen lernen. Weiter würden dadurch ihre Alternativmöglichkeit (in Begleitung nicht stehlen) begünstigt. Einerseits können hier durch den Therapeuten keine direkten Hilfen angeboten werden, da die Patientin sehr weit entfernt wohnt und somit Kontaktgruppen kaum zu vermitteln sind. Andererseits möchte die Patientin keinesfalls an einer Gruppentherapie teilnehmen, da sie sich als Außenseiter wahrnimmt. Aufgrund ihrer Gesundheitsprobleme und der damit verbundenen Behandlungsnebenwirkungen (orthostatische Dysregulation etc.) will sie ihre Wohnung nur selten verlassen – und schon gar nicht für Sozialkontakte.

c) Selbstkontrollstrategien

Da die Patientin in einigen Fällen erfolgreich

Selbstkontrolle ausüben konnte, ist hier eventuell ein Ausbau dieser Alternativverhaltensweisen möglich. Für die weitere Planung sollten folgende Faktoren berücksichtigt werden:

Nach Kanfer (1967) besteht das Prinzip der Selbstregulation aus drei Faktoren: Selbstüberwachung – Selbstbewertung – Selbstverstärkung. Für die erfolgreiche Durchführung der Selbstkontrolle ist unbedingt Reizdiskriminationslernen erforderlich, um unterschiedliche Auslöser schnell zu erkennen und darauf reagieren zu können (Meyer & Tilker, 1969). Zu berücksichtigen ist dabei, daß das gewünschte Endverhalten für die Patientin genau spezifiziert werden muß und ihr eine deutliche Rückmeldung während der Änderungsversuche gegeben wird (Kanfer, 1973).

Besonders wirksam scheint Selbstkontrolle zu sein, wenn imaginäre oder verbale Reaktionen z.B. als konkurrierende Verhaltensweisen selbsterzeugt werden (Homme, 1965; Davison, 1969).

Diskussion der verschiedenen Selbstkontrollstrategien

Frühe Unterbrechung:
Erfolgreich war bislang, die Verhaltenskette durch wiederholtes Sätzeschreiben zu unterbrechen. Mit der Patientin kann erarbeitet werden, daß sie weitere Kontrollstrategien bei Anspannung akzeptieren und realisieren könnte. Sie schlägt selbst vor: ins Bett zu gehen, bis die Anspannung vorbei ist; um eine vorzeitige Unterbrechung nicht zuzulassen, will sie sich wie zur Nacht entkleidet ins Bett legen. Als Belohnung kann sie dabei fernsehen, was sie besonders begrüßt. Ebenso ist das Stricken für sie angenehm; wenn sie es einmal begonnen hat, kann sie nur schwer unterbrechen. Bei Anspannungen kann sie sich durch Stricken abreagieren

Begleitung suchen: Diese Möglichkeit ist aus den oben bereits diskutierten Gründen nur schwer realisierbar. Da die Tochter nicht eingeweiht werden soll (sie weiß nichts von den Rückfällen), scheidet sie als Sozialpartner aus. Erschwerend kommt hinzu, daß die einmal begonnene Verhaltenskette wahrscheinlich nicht unterbrochen werden kann, um eine Kontaktperson über zahlreiche Zwischenziele und Umwege zu erreichen.

Diese wirkungsvolle und stets effektive Methode muß somit bislang ausscheiden, da sie zu selten, schwer einsetzbar und nicht kontingent anwendbar ist.

d) Bestrafende Verfahren
Erwogen werden könnte hier Aversionstherapie - sie wurde jedoch bereits aus theoretischen Überlegungen abgelehnt. Da jede Bestrafung meist nur dann wirksam ist, wenn sie maximal gesetzt wird, sind hier sehr schnell aus ethischen Gründen Grenzen gesetzt. Eine derartige Methode würde auch bestimmt zu einer Anspannungszunahme führen, welche wiederum Auslöser für die gesamte Verhaltenskette werden könnte.

e) Aufbau des Alternativverhaltens
Problematisch wird hier, durch welche Methoden ein kontingentes (also sofortiges) Verstärken möglich werden kann, da andere Personen nicht anwesend sein können und auch der Therapeut weit entfernt ist. Die Möglichkeit der Selbstverstärkung war bei dem Fall von Stumphauzer (1976) bei der Behandlung von wiederholtem Stehlen erfolgreich. Dies beinhaltet, entsprechende Selbstkontrollstrategien aufzubauen.

Wie deutlich wurde, bleiben nur sehr wenige konventionelle therapeutische und spezielle verhaltenstherapeutisches Verfahren übrig, welche wiederum nur unter erschwerten Bedingungen und mit Einschränkungen anwendbar sind.

31.2.12 Vorläufige Prognose (auf der Basis konventioneller Therapie)

Aus der Darstellung geht hervor, daß die Prognose insgesamt wenig günstig ist. Die juristisch-strafenden Verfahren zeigten keinerlei positive Wirkungen und werden auch späterhin – falls eine weitere Verurteilung erfolgen sollte – ineffektiv sein. Wie bereits oben dargestellt, sind gerade bei Zwangsverhaltensweisen Bestrafungen wirkungslos. Hinzu kommt, daß derartige bestrafende Maßnahmen die Anspannungen der Patientin weiter vergrößern, was dann wieder zum Auslösefaktor für weiteres Stehlen werden kann.

Da die Prognose einer Psychotherapie generell bei älteren Patienten recht ungünstig ist, ergeben sich hier weitere problematische Aspekte.

Die Prognose einer Psychotherapie von Zwangsverhaltensweisen ist sehr unterschiedlich und hängt deutlich von der Art des Zwangs und der angewandten Methode ab (Marks, 1975). Allgemein wird Zwangsverhalten als sehr behandlungsresistent beschrieben (Yates, 1970).

31.2.13 Therapiekonzepte der Hypnose

Über die Hypnosebehandlung von Zwangsproblemen lassen sich nur sehr wenige Hinweise finden; meist handelt es sich um Einzelfallstudien. So berichtet Glick (1972) von einer Behandlung mit aversiven Vorstellungsbildern. Rubin (1972) hat in seiner Behandlungsstatistik von 41 Fällen nur einen Zwangspatienten. Rothman, Carolli und Rothmann (1976) empfehlen Selbsthypnose als Hausaufgabe, um die Behandlung zu intensivieren und Selbstkontrolle zu ermöglichen, berichten hier jedoch von einem Fall von „obsessive fears", wobei fraglich ist, ob es sich hier tatsächlich um Zwangsverhalten oder um eine Art Phobie handelt. Auch Kroger und Fezler (1976) stellen nur wenige Einzelfälle vor. Das Spektrum möglicher Behandlungsverfahren ist – wie die Literatur zeigt – recht eng.

Bei der Durchsicht der gesamten Hypnoseliteratur ab 1970 konnte kein einziger Fall von Kleptomanie bzw. „compulsive shoplifting" u.ä. gefunden werden.

Wie bereits dargestellt, ist die rein verhaltenstherapeutische Behandlung des Falls relativ problematisch; durch innere und äußere Gegebenheiten sind zahlreiche Grenzen gesetzt. Zusätzlich besteht ein großes Zeitproblem, da ein Rückfall jede Prognose weiter verschlechtern würde.

Somit soll versucht werden, die Verhaltenstherapie unter Hypnose durchzuführen, da in wesentliche kognitive Prozesse und auch in Konditionierungsmechanismen eingegriffen werden muß, wie es durch Hypnose möglich ist. Außerdem muß ein Weg gefunden werden, die geplante Selbstkontrolle der Patientin realisierbar und sicher zu gestalten.

Somit galt es, aus den bestehenden Informationen ein verhaltenstherapeutisch-hypnotisches Konzept zu entwickeln, das in diesem Fall von zwanghaftem Stehlen einsetzbar ist und das gleichzeitig möglichst schnell wirkt. Hierzu mußte für die Entwicklung die weitere Grundlagenliteratur bemüht werden:

Nach Paterson (1967) sind unter Hypnose gebildete Reflexe dauerhafter als solche, die in anderen Lernsituationen erworben wurden. Dies beinhaltet, daß Lernprozesse unter Hypnose begünstigt und verfestigt werden können, wodurch das angestrebte Erlernen von Alternativverhaltensweisen durch Selbstkontrolle begünstigt werden kann. Im Analogieschluß dazu müssen dann auch Lernprozesse unter Hypnose leichter abgebaut werden können, was für den vorliegenden Fall ebenfalls wesentlich ist. Barrios (1973) konnte feststellen, daß durch posthypnotische Aufträge Generalisierung abnimmt und eine Zunahme von Diskriminationslernen erfolgt. Die Patientin könnte auf diesem Wege intensiver lernen, ihre Auslösereize zu diskriminieren.

Weiter berichtet Dengrove (1976) daß posthypnotische Aufträge dann besonders wirksam sind, wenn emotionale Bedürfnisse besonders berücksichtigt werden.

Kellerman (1981) arbeitete unter Hypnose mit Gedankenstop, während Meyer und Tilker (1969) posthypnotische Suggestionen für Selbstbelohnung geben. Weiter nutzbar gemacht können hier auch die eigenen Erfahrungen des Autors, der unter Hypnose mit verdeckter Verstärkung arbeitete (Kossak, 1983b). Cox (1978) trainierte Alternativverhalten unter Hypnose.

Eine weitere Technik, die als verdeckte Konditionierung einsetzbar sein kann, ist die von Hollander (1958), in welcher unter Hypnose eine Art Verhaltenstraining durchgeführt wird.

Herkömmliche verhaltenstherapeutische Verfahren wie z.B. Vorstellungsübungen sind zwar sehr wirkungsvoll, Imaginationen unter Hypnose sind jedoch intensiver und reichhaltiger, da hier wesentlich mehr Sinnesqualitäten und gleichzeitig auch Kognitionen angesprochen werden (Kroger & Fezler, 1976). Hypnose bietet weiter den Vorteil, durch posthypnotische Suggestionen zeitlich weitgreifende Interventionen zu ermöglichen.

Da Dissoziationsphänomene unter Hypnose zu erzeugen sind, wie z.B. der von Hilgard (1984) beschriebene „hidden observer" (s. Kap. 3, „Theorien der Hypnose"), müßte es analog dazu auch möglich sein, daß eine Person unter Hypnose sowohl sich selbst als auch eine imaginierte Begleitperson wahrnimmt. Für diesen Fall kann es dann bedeuten, daß die Patientin durch Suggestion diskriminative Reize erkennt, bzw. wahrnimmt, die sie an der Ausführung des Stehlens hindern können. Dies liegt z.B. vor, wenn die Patientin in Begleitung einer Person ist. Zu erproben ist deshalb, ob ein derartiger „hypnotischer Begleiter" ähnliche funktionale Qualitäten erwerben kann wie der reale Stimulus einer Begleitperson.

31.2.14 Durchführung der Behandlung

a) Hypnosetest

Da die Patientin bereits 65 Jahre alt ist, besteht hier das Grundproblem der Hypnotisierbarkeit; mit zunehmendem Alter läßt Hypnotisierbarkeit nach (Stocksmeier, 1972; Berg & Melin, 1975; Morgan & Hilgard, 1973; s. Kap. 11 „Suggestibilität: Definition, Korrelate").

Dies soll durch einen Hypnosetest abgeklärt werden, ebenso, auf welche Suggestionen die Patientin besonders gut reagiert, um darauf die Behandlung abzustimmen.

Da die Patientin sehr mißtrauisch und angstbesetzt ist, ja mit ihrem Getriebensein hypnotische Wirkung verbindet, wird das Verfahren als Vorstellungsübung vorgestellt. Angewandt wird die SHSS:A (Weitzenhoffer & Hilgard, 1959) in einer Übersetzung von Gabelmann und Kossak (1983; s. Kap. 12 „Tests zur Messung der Suggestibilität und Hypnotisierbarkeit").

Die Patientin reagiert in allen Testaufgaben nahezu sofort, so daß alle Punkte des Tests maximal erlangt werden. Die Halluzination „Fliegen" hält sogar noch einige Minuten nach Hypnosebeendigung an.

b) Diagnostik unter Hypnose

Da bislang immer noch relativ unklar ist, welche Art von primären Auslösern vorlagen, als das erste Mal gestohlen wurde, wird eine Altersregression für diesen Zeitpunkt erwogen. Eventuell lassen sich dadurch auch weitere Informationen über die aktuelle Situation einholen, z.B. über den Verlauf der physiologischen Begleiterscheinungen.

Als Induktionsmethode wird die auf den Lidschluß folgende Rückwärtszählmethode angewandt (Teitelbaum, 1969; s. Kap. 7 „Praxis der Hypnose-Induktion"):

> „Nachdem Sie nun die Augen geschlossen haben, werden Sie gleich laut von 65 an die Zahlen rückwärts zählen. Sie sind heute 65 Jahre alt und werden nun langsam von da an rückwärts zählen. Mit jeder Zahl, die sie dann aussprechen, werden Sie immer tiefer und tiefer in Entspannung versinken und gleichzeitig werden Sie sich jeweils um ein Jahr zurückerinnern. (Patientin zählt z.B. „50") Ja, Sie sind nun 50 Jahre alt und entspannter. Sie werden so lange weiterzählen, ganz langsam und immer entspannter. Sie werden so lange weiterzählen, bis Sie in dem Alter angekommen sind, in dem Sie erstmalig in einem Kaufhaus etwas weggenommen haben. Sie zählen immer weiter – das wird so ungefähr 20 Jahre zurückliegen ... und Sie sind jetzt bei der Zahl (z.B. 48) ... angekommen. (Die Patientin beendet bei der Zahl 44 das Zählen und wartet ab). Sind Sie nun im richtigen Alter? Ich glaube schon, daß es das Alter ist, in dem Sie erstmalig im Kaufhaus etwas weggenommen haben. Wir sehen uns das gemeinsam an, was heute da passiert ... Sie befinden sich in der Nähe des Kaufhauses und fühlen sich vielleicht etwas anders als sonst ... Erzählen Sie mir, wie Sie sich fühlen so vor dem Kaufhaus."

P.: Ich habe mich geärgert. Ich bin wütend.

T.: Ja, so richtig verärgert und sauer? Ja? ... Warum sind Sie so verärgert; können sie sich bestimmt erinnern!?

P.: Weiß nicht mehr. War eben so etwas vorhin. Bin eben wütend.

T.: Was wollen Sie jetzt tun, wo Sie da auf der Straße stehen?

P.: Ich will da rein. Ich fühle so einen Druck. Wie angezogen.

T.: Ins Kaufhaus rein? Warum?

P.: Weiß nicht, ich muß da rein, weiß nicht, warum.

T.: Wenn Sie meinen, dann gehen Sie hinein. Wie fühlen Sie sich ... Was macht das Wetter? Ist es kalt oder warm?

P.: Ich gehe rein. Mir ist ganz warm, fange an zu schwitzen. (Wischt mit dem Taschentuch den nun sichtbaren Schweiß von Gesicht und Nacken.)

T.: Hm. Und was dann? Gehen Sie dann weiter?

P.: Ich gehe rein ins Kaufhaus, muß es doch tun.

T.: Was ist denn los im Kaufhaus? Da sind doch viele Gegenstände?

P.: Ich geh an den Sachen vorbei, schau sie an. Will was mitnehmen, will es aber nicht. Das drängt mich so.

T.: Schauen Sie sich das ganz genau an. Was passiert da wohl?

P.: Weiß nicht mehr, was es ist ... Ich nehme es weg, tu es in die Tasche. (Nimmt hastig einen imaginären Gegenstand und steckt ihn hastiggetrieben in ihren Lederbeutel.)

T.: Was ist jetzt geschehen?

P.: Darf keiner sehen, habe es weggetan.

T.: Und wie fühlen Sie sich jetzt?

P.: Wesentlich besser. Ganz locker, wohl.

T.: Wie ist das Gefühl? Gibt es da Vergleiche?

P.: So, die Anspannung ist weg, wie so sexuelle Befriedigung.

T.: Was wollen Sie jetzt tun?

P.: Gehe nun raus und nach Hause.

Nun erfolgt die Rücknahme der Hypnose. Die Patientin ist danach leicht verwirrt und benommen, sucht in ihrem Lederbeutel nach etwas und spricht beunruhigt darüber, daß sie etwas weggenommen hat. Ihre Unruhe steigt zunehmend und wird verzweifelter, da sie den Gegenstand nicht findet. Es erfolgt nun die erneute Einleitung der Hypnose und Wiederaufnahme der Situation.

T.: Stimmt genau. Sie sind ja noch im Kaufhaus und haben was ganz Wichtiges vergessen. Das können Sie jetzt aber noch erledigen, wenn Sie wollen. Was könnte das sein?

P.: Ich habe da was weggenommen (beunruhigt, angespannt).

T.: Was könnte denn jetzt damit geschehen?

P.: Ich wollte das ja nicht, will es zurückgeben!

T.: Gut! Wenn Sie es wollen, dann können Sie das auch.

P.: Das fällt aber auf, wenn ich es dann in der Hand habe.

T.: Wenn Sie es schon haben, dann können Sie es auch gleich kaufen und bezahlen! Wäre das eine Möglichkeit?

P.: (Nimmt den „Gegenstand" aus der Tasche und hat ihn nun offen in der Hand, leicht ratlos).

T.: (Übernimmt die Rolle des Verkäufers) Hier ist die Kasse – ah, ich sehe, Sie wollen das kaufen. Kostet ... 3,50 DM. Kann ich das mal haben?

P.: (Holt ihre Geldbörse raus, nimmt einige Geldstücke und reicht sie herüber.) Hier!

T.: Danke. Jetzt haben Sie bezahlt. Hier ist die Ware. (Gibt ihr den „Gegenstand" in die Hand; ist nun ratlos mit dem Geld in der Hand ...)
Kleinen Moment bitte – Sie bekommen ja noch das Wechselgeld heraus. (Gibt das Geld zurück.)

P.: (Steckt das Geld weg. Steckt den „Gegenstand" ein.)

T.: Wie fühlen Sie sich nun nach dem Kauf?

P.: Gut! Ich habe es ja bezahlt.

T.: Und wie fühlen Sie sich noch?

P.: Ein gutes Gefühl, daß keiner kommen und mich festnehmen kann. Ich habe ja bezahlt.

T.: Das ist sehr gut! Dieses Gefühl werden Sie demnächst immer haben, wenn Sie bezahlen. Da das so schön war, dürfen Sie sich nun etwas gönnen und als Belohnung eine Erfrischung zu sich nehmen. Hier im Erfrischungsraum?

P.: Nein, gegenüber, dort im Cafe.

T.: Gut, dann gehen Sie gemütlich rüber und genießen den Erfolg bei einer Tasse Kaffee ... Das ist lecker?!

P.: Ja, das ist schön.

Nachdem nun die Hypnose zurückgenommen wird, ist die Patientin entspannt, sucht nicht mehr und berichtet, daß dieses Erfolgserlebnis schön war.

Aus dem Gesamtverhalten wird deutlich, daß die physiologischen Veränderungen (Schweißausbruch, motorische Unruhe) sich steigerten, bis dann der Diebstahl erfolgte.

c) Verhaltenstherapie unter Hypnose
Aus den Vorgehen ist zu erkennen, daß bereits während der zweiten Tranceerfahrung eine therapeutische Intervention erfolgte; es wurde die Möglichkeit abgetestet, inwiefern Alternativverhalten möglich ist. Gleichzeitig erfolgte verdecktes Verstärken (verbal und materiell) des angemessenen Verhaltens.

In den nächsten Sitzungen werden folgende Situationen unter Hypnose durchgearbeitet:

1. *Stufe*
Es wird die Suggestion gegeben, daß eine bestimmte (negative) Nachricht, z.B. Mieterhöhung, eintrifft. Die Patientin bekommt ein Schreiben hierzu in die Hand. Sie will daraufhin hinausgehen in den Park. Nun wird ihr das alternative Kontrollverhalten angeboten:

T.: Sie haben nun dieses Schreiben in der Hand und wollen rausgehen? Was könnten Sie denn anderes tun als nur rauszugehen?

P.: Will rausgehen!

T.: Vielleicht nachher. Sie können in Ihrer Wohnung doch auch andere Dinge tun, um Ärger loszuwerden. Das hat doch auch immer gut geholfen, wenn Sie den Satz „Du darfst nicht gehen!" geschrieben haben. Das werden Sie von nun an immer dann tun, wenn Sie ähnliche Situationen erleben werden: wenn Sie sich ärgern oder angespannt fühlen, wenn Sie wütend sind, dann werden Sie diesen Satz ganz oft schreiben – so eine Seite voll schreiben. Sie werden danach ganz entspannt sein und sich wohl fühlen. Hier! (Gibt ihr Kugelschreiber und Schreibblock.)

P.: (Schreibt nun Zeile für Zeile in die Luft ihre Sätze.)

T.: Sehen Sie, Sie fühlen sich schon besser. Immer wenn sie verärgert sind und rausgehen wollen, werden Sie in Ihrer Wohnung etwas anderes tun. Sie werden Sätze schreiben. Und Sie werden dabei sehr entspannen, bis es Ihnen wieder ganz gut geht. So wie jetzt!

Die Patientin wird nun sichtlich ruhiger. Deutlich wird, wie die alternativen diskriminativen Reize genau definiert wurden und ebenso das darauffolgende Alternativverhalten.

2. *Stufe*
Die nächste Stufe in der Verhaltenskette wird nun durchgespielt. Das nächstfolgende Alternativverhalten soll aufgebaut werden. Die Stufe von vorhin wird weiterbearbeitet. Falls die Patientin trotz des Sätzeschreibens immer noch angespannt sein sollte und weiterhin aus dem Haus gehen will, so kann sie dies tun. Sie geht dann in ihrer Imagination bis zu einer bestimmten Parkbank und setzt sich dort hin. Die Patientin arbeitet entsprechend mit und beobachtet die Natur. Hier erfolgt dann wieder die Vorgabe des nächsten Alternativverhaltens: sitzen bleiben und warten, bis sie ruhiger geworden ist.

3. *Stufe*
Darauf aufbauend folgen dann die anderen Verhaltensabschnitte, in denen in Abfolge der Verhaltenskette das gesamte Verhaltensrepertoire durchlaufen wird. Stets werden dabei Auslösereize des Alternativverhaltens genau definiert und als posthypnotische Aufträge formuliert. Darauf folgt stets die kontingente Verstärkung des positiven Verhaltens.
Da nicht angenommen werden kann, daß es der Patientin stets gelingen wird, bereits am Anfang der Verhaltenskette durch Selbstkontrolle den Abbruch der Kette zu bewirken, werden weitere Alternativsituationen geübt.

4. *Stufe*
Wesentlich ist nun, daß in der Nähe des Kaufhauses der „hypnotische Begleiter" auftritt, der von nun an den diskriminativen Reiz für das Alternativverhalten darstellen soll.

T.: Sie befinden sich nun in der Nähe eines Kaufhauses. Sie hören nun deutlich meine Stimme, die zu Ihnen spricht. Immer in dieser Situation, wenn Sie vor dem Kaufhaus sind, werden Sie deutlich meine Stimme hören. Die sagt Ihnen: „Sie haben zwei Möglichkeiten; entweder am Kaufhaus vorbeigehen oder mit mir gemeinsam in das Kaufhaus gehen und sich dabei entspannt fühlen..."

Hier wurde ein double-bind-Auftrag erteilt: Durch die beiden aufgezeigten Alternativen erhält die Patientin somit nur eine scheinbare Wahlfreiheit. Die Möglichkeit des Fehlverhaltens wird ausgelassen und es werden nur die positiven Handlungsmöglichkeiten vorgegeben. Die Patientin kann sich dieser Suggestion gemäß nur angemessen verhalten und sich positiv fühlen. Später im Kaufhaus erfolgen analoge Instruktionen:

T.: Sie sehen sich nun die Dinge im Kaufhaus an. Sie hören dabei deutlich meine Stimme, wenn Sie im Kaufhaus sind: Sie haben hier nun zwei Möglichkeiten; Sie schauen die Dinge an und legen sie dann wieder zurück an ihren richtigen Platz – oder Sie bezahlen den Gegenstand und nehmen ihn dann an sich. Sie behalten ihn sichtbar in der Hand, bis Sie ihn bezahlt haben. Was sagt die Stimme?

P.: (Wiederholt genau den Wortlaut der Stimme.)

T.: Prima, Sie machen das ausgezeichnet, denn Sie wissen, daß Sie ja immer nur diese beiden Möglichkeiten haben. Da Sie das so gut gemacht haben, wollen wir uns gleich ein paar Sachen im Kaufhaus ansehen. Da vielleicht – der Ständer mit den Garderobensachen! Was hängt da alles?

P.: Schicke Röcke. (Beschreibt sie auf Wunsch des T.)

T.: Gut, dann gehen Sie die Sachen mal durch am Kleidergestell. Wenn Sie eine Sache mal rausnehmen wollen, dann können Sie das ruhig machen, denn Sie werden ja nur immer diese beiden Möglichkeiten haben, die Ihnen die Stimme sagt. Ah, ich sehe, Sie haben einen der Röcke rausgenommen.

P.: Ja, der ist schön (beschreibt ihn).

T.: Gut, was können Sie damit machen?

P.: Nee, nee, ich hänge ihn wieder weg. Ich mach' nichts damit.

T.: Prima, Sie haben es gut gemacht; Sie haben ihn wieder weggehängt.

Nun werden in ähnlicher Weise mehrere Gegenstände betrachtet, bis schließlich auch ein Ding käuflich erworben wird. Dazwischen erscheint stets die Begleiterstimme mit der Instruktion und die posthypnotische Suggestion. Nach gezeigtem positiven Verhalten wird die Patientin stets belohnt und trinkt zu dieser warmen Jahreszeit ein imaginäres kühles Getränk. Sie fühlt sich sichtlich wohl, da sie nun weglegen oder bezahlen kann und dabei keine Angst auftritt, es könne sie jemand festhalten und verhaften.

In der nächsten Sitzung wird nach einem ähnlichen Aufbau vorgegangen. Im Anschluß daran wird von ihr als unangenehm geschildert, daß ihr nun die Beine schmerzen, da sie so eine lange Strecke von ihrer Wohnung zum Kaufhaus und zurück „gehen" mußte. Dies zeigt wieder deutlich, wie intensiv die Patientin ihre Situationen in Trance realisiert.

5. *Stufe: Hausaufgaben*

Nach diesen zahlreichen posthypnotischen Aufträgen und dem hypnotischen Verhaltenstraining erhält die Patientin die Aufgabe, außerhalb der Hypnosesitzung Notizen über Auslöser und Reaktionsweisen anzufertigen. Besonders soll bereits bei kleinen bzw. potentiellen Konflikt- oder Anspannungssituationen die Stärke dieser Spannung skaliert werden (auf einem „Thermometer" von 0 bis 100 Grad). Dadurch soll das Diskriminationslernen für die Wahrnehmung der eigenen Befindlichkeit (innere Auslöser) und der äußeren Reizkonstellation trainiert werden. Gleichzeitig wird dadurch der Effekt der Selbstkontrolle trainiert. Zur Unterstützung erhält die Patientin die Zusage, daß sie in schwierigen Versuchungssituationen den Therapeuten anrufen kann, um dies mit ihm durchzusprechen; hierdurch soll die Suggestion der

„hypnotischen Begleitperson" aufgefrischt werden. Gleichzeitig wird dadurch eine Unterbrechung der Handlungskette und somit Kontrollverhalten begünstigt.

31.2.15 Verlauf der weiteren Therapie

Nach den beiden oben skizzierten Sitzungen erfolgte eine vierwöchige Unterbrechung der Behandlung, da der Therapeut in Urlaub fuhr, und die Patientin einen anderen Therapeuten als Vertretung nicht akzeptierte. Nach dieser Pause berichtet die Patientin voller Freude, daß sie ein Kaufhaus aufgesucht habe, ohne zu stehlen. Sie konnte in mehreren Etagen des Kaufhauses herumgehen, ohne sich gefährdet zu fühlen. Nach Abschluß dieses Kaufhausbesuches hat sie sich dann eine kleine Nascherei gegönnt. Die Patientin sieht es nun wie selbstverständlich an, in den entsprechenden Situationen deutlich die Stimme ihres Begleiters wahrzunehmen.

In der darauffolgenden Sitzung kann sie berichten, daß sie nach einer Auseinandersetzung mit ihrer Tochter sehr starke Anspannung verspürte; sie mußte unbedingt das Haus verlassen und im Park spazieren gehen.

Dabei hörte sie deutlich die Begleiterstimme, verlor nun die Anspannung und ging zurück in ihre Wohnung. Als Vertiefung ihrer Selbstkontrolle schrieb sie dann noch mehrmals ihre Sätze, bis sie völlige Entspannung wahrnehmen konnte.

Als sie nach der nächsten Sitzung zur Belohnung Erdbeeren „essen" soll, wird die Patientin unruhig und fahrig. Erst als sie den ausdrücklichen Hinweis erhält, daß sie diese Beeren bezahlen kann, tut sie dies, wird entspannt und verzehrt sie mit Genuß. Der Therapeut hat hier eine unklare Suggestion gegeben. Die ursprüngliche Suggestion „zurücklegen oder bezahlen" war durchbrochen worden durch die Instruktion „Sie können sie nun essen". Dieses Beispiel zeigt deutlich, daß die Patientin die suggerierten Reizdiskriminationen internalisiert hat und sich danach eindeutig sinnvoll verhält.

In den weiteren in Wochenabstand folgenden Sitzungen wird ähnliches durchgearbeitet.

In der achten Sitzung nimmt der Therapeut eine Altersregression in frühere Zeiten vor. Dieses unsinnige Vorgehen sollte Demonstrationszwecken dienen, bewirkt bei der Patientin jedoch starke Verwirrung. Als ihr sogar die Instruktion gegeben wird, Gegenstände zu berühren, lehnt sie dies spontan ab und zitiert die Stimme ihres „Begleiters", daß sie keine Gegenstände wegnehmen darf – oder sie muß sie sonst bezahlen. Dieses überflüssige Experiment veranschaulicht wieder, wie sehr das angemessene Verhalten auch kognitiv verankert ist und keinen anderen Spielraum als den genau definierten erlaubt.

In den weiteren Sitzungen wird neben den Selbstkontrollstrategien auch die Möglichkeit von Sozialkontakten durchgesprochen. Die Patientin zeigt sich nun bereits aufgeschlossener und spricht davon, eventuell einen Seniorenclub aufzusuchen.

Die einzelnen Therapiefaktoren werden wie folgt von der Patientin realisiert:

Selbstkontrolle:
Selbststeuerung wurde vollständig erworben und ist in allen (hoffentlich auch möglichen) Situationen erfolgreich. Sowohl das verdeckte (hypnotische) als auch das offene Verhalten wie Konfliktbewältigung, entspannt ins Kaufhaus gehen, Dinge bezahlen oder weglegen etc. werden ohne Einschränkung realisiert.

Hypnotischer Begleiter:
Diese Stimme wird in den relevanten Situationen, wie in Hypnose trainiert, sofort wahrgenommen. Es ist für die Patientin selbstverständlich geworden, diese Instruktionen zu erhalten. Sie empfindet dies sogar als positiv.

Verstärkungen:
Die in Hypnose erfahrenen Verstärkungen werden ebenfalls als angenehm erlebt, besonders die kleinen „Erfrischungen" im Cafe gegenüber des Kaufhauses. Der Patientin gelingt es zunehmend, Selbstverstärkung selbst zu übernehmen. In genauer Anwendung des Verstärkungsprinzips begibt sie sich mitunter in die Nähe des Kaufhauses und betrachtet dieses, während sie eine Portion Pommes frites ißt. Sie wendet hier sinngemäß das Prinzip der Habituation an.

Sozialverhalten:
Kontakte mit Nachbarn nehmen zu. Der Wunsch nach weiteren Kontakten wächst, da sie sich nicht mehr als Außenseiter empfindet. Nach der neunten Sitzung werden keine weiteren Hypnoseinstruktionen mehr gegeben, sondern es wird nur noch das Realverhalten besprochen.

Inzwischen ist sie in mehreren Seniorengemeinschaften aktiv und pflegt intensive Kontakte zu den Familien ihrer Kinder.

31.2.16 Schlußbetrachtung und Katamnese

Von Beginn der Behandlung an hatte die Patientin nur einen einzigen Rückfall nach 3;7 Jahren, der in einer einzigen Episode bestand.
Nach der dargestellten zweimonatigen Behandlungsphase wurden die Kontakte zum Therapeuten verringert. Zur Zeit finden nur noch lockere Kontakte in großen Abständen statt, meist telefonisch, um der Patientin die hohen Fahrtkosten zu ersparen.

So wurde die Therapie langsam ausgeblendet; in vier- bis sechswöchigen Abständen ruft die Patientin an, um konstant ihr Wohlbefinden zu berichten. In der zwischenzeitlich erfolgten Gerichtsverhandlung wird die Strafe aufgrund des Gutachtens und des Therapieerfolges auf einen Bewährungszeitraum von sechs Jahren festgelegt. Auch die sehr spannungsgeladenen Wochen vor dem Gerichtsverfahren konnte die Patientin im Sinne der neu erworbenen Selbstkontrolle gut bewältigen.

Zur Drucklegung dieser Auflage ist die Patientin über 7 Jahre beschwerdefrei. Sie ist aufgeschlossener und sozial aktiver geworden, kann auftretende Spannungen allein bewältigen bzw. nun auch mit ihren Kindern besprechen. Sie hat zu ihren Kindern nun ein wesentlich besseres Verhältnis als früher und man besucht sich häufig gegenseitig. Abgesehen von ihren vielen körperlichen Erkrankungen fühlt sie sich sehr wohl.

Der betreuende Sozialarbeiter der Bewährungshilfe kann berichten, daß die Klientin ihren Bewährungszeitraum erfolgreich absolviert hat, sich in ihrer neuen Wohnung in einer Seniorenwohnanlage wohl fühlt und mit 71 Jahren noch rüstig ist.

31.3 Fall 3: Nächtliche Asthmaanfälle

Die 20 Jahre alte Patientin leidet unter nächtlichen Asthmaanfällen, die jede Nacht durch Angstträume ausgelöst werden und eine Noteinlieferung in die Klinik erfordern. Unter Hypnose erfolgt eine graduelle Annäherung an die Angstinhalte und eine kognitive Bewertungsveränderung dieser Inhalte.

31.3.1 Problemstellung

Die Patientin konsultiert den Therapeuten auf Veranlassung des Frauenhauses, in dem sie zur Zeit wohnt.

Ergebnisse aus dem Verhaltensinterview
Die intellektuell und sprachlich sehr einfach strukturierte Patientin kann anfangs kaum detaillierte Informationen zu ihrer Lebens- und Krankheitsgeschichte geben und ist sich nur ihrer häufigen Anfälle bewußt. Im Verlauf der Exploration wird folgendes Bild deutlich:

Symptomatik

Die Symptomatik besteht in sehr starken Asthmaanfällen, die sich kaum vorher ankündigen. Die Patientin hat mit starker Atemnot und Erstickungsangst zu kämpfen. Damit einher gehen Angstgefühle.

Vorausgehende und nachfolgende Bedingungen

Zunächst gibt die Patientin an, daß die Atemnot tagsüber scheinbar „ohne Grund" auftritt; durch Nachfragen wird jedoch deutlich, daß Gedanken an den Vater oder die Schwester Atemnot auslösen können: diese Gedanken können allgemeine Aspekte über Elternhaus, Vater bzw. Schwester beihalten. Sobald die Gedanken auftreten, bemerkt die Patientin körperliche Anspannungen und Erregungen „wie bei Nervosität oder Streß" und hat dann sofort Angst, sie könne keine Luft mehr bekommen, was dann wiederum zu Asthamaanfällen führen könne. Mitunter bewirken die Gedanken dann den befürchteten Asthmaanfall und die Patientin muß dringend einen Krankenwagen herbeirufen lassen.

Diese Anfälle traten in den letzten 14 Tagen ca. zehn mal auf, konnten teilweise von ihr durch positive Gedanken wie „beruhige dich", durch ruhiges Atmen oder durch Inhalationsspray zum Abklingen gebracht werden.

Als sie vor wenigen Tagen mit ihrem Vater telefonierte, trat in der Telefonzelle ein starker Astmaanfall auf, als sie seine Stimme hörte. Diesen Anfall konnte sie dann nicht mehr steuern, so daß sie in die Notaufnahme der Klinik gebracht werden mußte.

Nachts treten die Atemnotanfälle besonders stark und regelmäßig auf, mit einer Häufigkeit von ein- bis zweimal pro Nacht. Meist wird sie von der Atemnot wach, kann teilweise in diesem Zustand ihre Blase nicht mehr kontrollieren. Diese Anfälle sind für sie stets sehr überraschend, so daß sie nicht mehr gegensteuern kann und nahezu jede Nacht sofort ins Krankenhaus eingeliefert werden muß.

Nach längerem Hinterfragen erinnert sich die Patientin an nächtliche Angstträume mit stets gleichem Inhalt:

Ihre Schwester kommt aus der Küche ins Wohnzimmer auf sie zu und schlägt sie ins Gesicht. Die Patientin kann sich dabei nicht wehren, merkt deutlich ihre Angst. Sie beschreibt auf näheres Befragen hin sehr detailliert die Körperhaltung der Schwester und auch ihre Kleidung: einen grünen Nicki-Schlafanzug mit einer Schrift auf der linken Schulter, langen Ärmeln und einem runden halsnahen Kragen. Die Hosen sind ebenfalls lang, die Pantoffeln sind braun. Die Schwester hat blonde, kurz geschnittene Haare mit einem Mittelscheitel, braune Augen.

Bemerkenswert ist, daß der Traum stets identisch und ohne Variationen abläuft. Durch diesen Traum wird die Patientin sehr geängstigt und entwickelt die Atemnot, von der sie dann wach wird und die sie nicht mehr steuern kann.

Als sie davon im Explorationsgespräch berichtet, ist sie ebenfalls sehr angespannt und erregt.

Organismusvariablen

Die Atemproblematik besteht seit dem fünften Lebensjahr. Sie trat ursprünglich drei- bis viermal im Jahr im Frühjahr oder Herbst und ausschließlich bei starken Temperaturschwankungen auf. Vor wenigen Jahren wurden spezifische Allergien festgestellt: bei Verzehr von weichen Hühnereiern Bläschenbildung auf den Lippen und teilweise Atemnot; weiter eine Allergie gegen Wellensittiche. Beide sind nach ärztlicher Auskunft für die Asthmaproblematik nicht relevant. Wie die Patientin zum Ausdruck bringt, habe ihr Asthma vielmehr „nervliche Gründe".

Als Medikation erhält sie die üblichen Inhalationsmittel.

Im Krankenhaus ist sie durch die häufigen Noteinlieferungen bereits sehr bekannt. Da der Arzt der Ansicht war, daß ihre familiäre Situation zu belastend sei und ihre Krankheit mitbedinge, riet er ihr, von zuhause auszuziehen. Da sie mittellos ist, wurde ihr geraten, vorläufig im Frauenhaus zu wohnen.

Genese

Die Patientin besuchte die Sonderschule und hatte verschiedene Gelegenheitsarbeiten als Kellnerin und Aushilfsverkäuferin, die sie jedoch aufgrund ihrer Krankheit nicht beibehalten konnte. Ihren Traumberuf der Floristin kann sie durch die ständigen Temperaturwechsel (Treibhaus, Freiland) nicht ausüben. Seit mehreren Monaten ist sie arbeitslos und führte bis zum Wechseln ins Frauenhaus den elterlichen Hauhalt. Sie bezeichnet das frühere Familienleben mit ihren Eltern und ihrer zwei Jahre älteren Schwester als zufriedenstellend harmonisch – auch als der Vater durch einen Hirnschlag seit einigen Jahren sehr stark behindert war.

Als vor drei Jahren die Mutter verstarb, wurde die Schwester zunehmend aggressiver zu ihr, kommandierte sie herum. Die Patientin vermutet, daß ihre Schwester diese neue Belastung nicht verarbeiten konnte, deshalb abends immer häufiger Alkohol trank und dann die Patientin häufig schlug. Die Patientin entwickelte darauf starke Ängste und mußte immer öfter mit Atemnotsyndrom ins Krankenhaus gebracht werden.

Während die Anfälle noch vor einigen Jahren sehr selten waren (nur bei Witterungsveränderungen), wurden sie seit drei Jahren (dem Tod ihrer Mutter) und verbunden mit den Auseinandersetzungen mit der Schwester immer häufiger. Seit einigen Monaten treten sie auch nachts in Verbindung mit dem Angsttraum auf.

Als sie vor einem Jahr zur Kur war, fühlte sie sich besonders wohl; es wurden angeblich keine besonderen Interventionen vorgenommen. Allein das „Spazierengehen, Abschalten und Entspannen vom Alltag" war für sie hilfreich. Am liebsten wäre sie dort geblieben.

Alternativreaktionen, Selbstkontrolle

Tagsüber kann die Patientin ihre Atemnot teilweise steuern, wenn sie frühzeitig Anspannungen oder Atemprobleme bemerkt und dann Entspannungsgedanken und den Inhalationsspray einsetzt oder sich ablenkt.

Die Anfälle nachts sind in keiner Weise beeinflußbar, so daß sie mit Atemnot erwacht.

Soziale Situation

Die Patientin will auf keinen Fall wieder zurück in die elterliche Wohnung. Sie vermeidet es, mit Vater oder Schwester zu telefonieren. Sie fühlt sich im Frauenhaus wohl, kann dort jedoch nur befristet wohnen. Sie hat wenige Sozialkontakte, keine engeren Beziehungen. Im Frauenhaus verrichtet sie einfache hauswirtschaftliche Arbeiten. Ihre Suche nach einer Arbeit war bislang ergebnislos.

31.3.2 Verhaltensdiagnostik

Auf der organischen Disposition zur allergisch bedingten Atemnot baut sich bei der Patientin eine erworbene Symptomatik auf:

In der Lerngeschichte bewirken anfangs Anspannungen (Ärger mit der Schwester) physiologische Erregungszustände, die die Atemproblematik negativ begünstigen und dann zum konditionierten Auslöser werden. Die darauf erworbenen kognitiven Aspekte wie Angst – oder Beruhigungsgedanken können teilweise Einfluß auf die Symptomatik nehmen. Die nächtlichen Angstträume sind Konditionierungen, in denen ein kognitiver Zustand (Traum) physiologische Erregungen auslöst (Angst), der in dieser klassisch konditionierten Weise wiederum Atemnot auslöst.

Diese Angstträume und die Tatsache, daß die Anfälle auch durch akustische Reize (Telefonstimme des Vaters) ausgelöst werden können, weist auf einen hohen Generalisierungsgradienten hin.

Als Verhaltensgleichung ergibt sich die in Abb. 31.3 aufgezeigte Struktur.

Ausschließlich die Kognitionen „Traum von der Schwester" reichen aus, um das respondente Verhalten „Atemnotsyndrom" auszulösen. Operante Anteile liegen nicht vor.

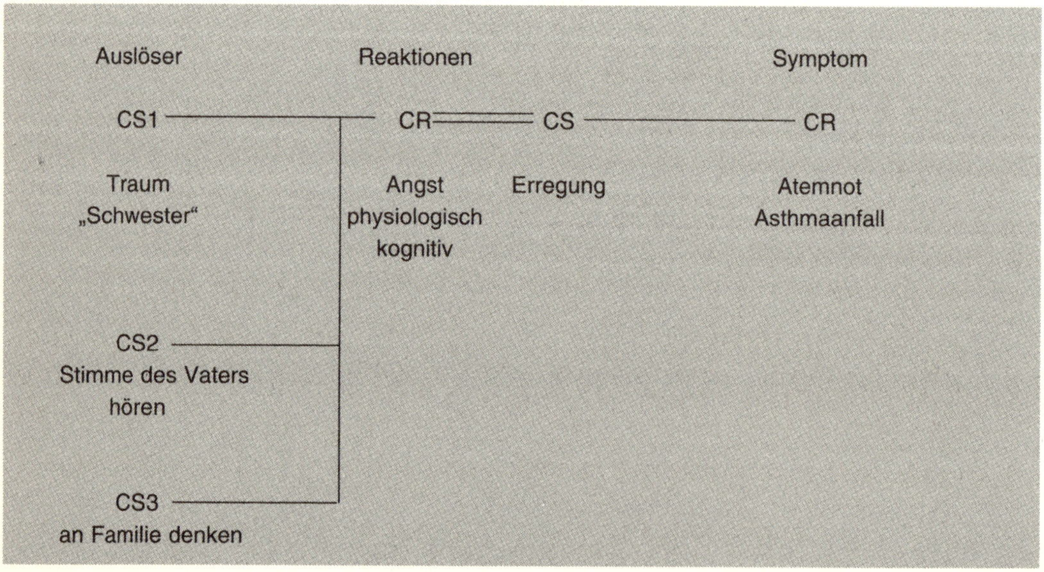

Abb. 31.3: Verhaltensgleichung der nächtlichen Asthmaanfälle

31.3.3 Therapieplanung

a) Vorüberlegungen

Bei der Patientin liegt wahrscheinlich ein endogenes Bronchialasthma vor (Miltern, 1986), das durch äußere Faktoren (z.B. Lufttemperatur), aber auch durch emotionale Faktoren auslösbar ist (Gold, Kessler & Yu, 1972; Alexander, 1981; s. Kap. 24 „Hypnose in der Medizin").

Aus der Literatur sind Besserungen bei Trennung von den Eltern bekannt (Peshkin & Friedman, 1975).

Die psychogene Auslösung, allein durch kognitive Verarbeitung (z.B. Filme, Hören der Stimme der Mutter) ist bekannt (Alexander & Solanch, 1979). In gleiche Richtung gehen die Beobachtung, daß Hypnose-Suggestion von bedrohlichen Situationen zu Atembeschwerden führen können (Luparello, Lyons, Becker & McFadden, 1968); auch direkte Suggestionen bedingen ebenfalls Atemnotzustände (Thorne & Fisher, 1978).

Wie bei der Patientin können in vielen Fällen Angstsituationen Anfälle auslösen. Wenn der Patient die ersten Anzeichen von Atembeschwerden (Unregelmäßigkeiten) bemerkt, führt dies oft zur Eskalation der Symptomatik (Sirota, 1982).

D.h., neben medizinischen sind auch emotionale und kognitive Faktoren wirksam, welche die pulmonalen Funktionen beeinträchtigen (Tal & Miklich, 1976).

Klassische wie operante Konditionierungsprozesse können ebenfalls Asthma auslösen (Dekker, Pelser & Groen, 1956; Ader, 1981; King, 1980; Feldmann, 1976).

(Näheres zur Hypnosebehandlung von Asthma, siehe Kap. 25 „Hypnose in der Psychologie, Psychotherapie und Pychiatrie".)

b) Auswahl der individuellen Behandlung

Es gilt, die klassisch bedingte CS-CR-Verbindung durch geeignete Interventionen wie z.B. Gegenkonditionierung aufzulösen.

Es handelt sich hier ausschließlich um (verdeckte) kognitive Aspekte, die zusätzlich noch im Traum auftreten. Sie sind dadurch einer direkten Intervention wie z.B. Selbstkontrolle oder verschiedene Formen der Angstbehandlung scheinbar nicht zugänglich.

Allein die am Tage auftretenden Auslöser wären von der Patientin selbst oder mittels eines bekannten Therapieprogramms steuerbar, so z.B. durch vorläufiges Vermeiden von Kontakten mit dem Elternhaus oder durch verschiedene Desensibilisierungsverfahren.

Eine familientherapeutische Intervention und damit systemische Problembearbeitung scheidet aus, da die Patientin diese Angstkonfrontation ablehnt und die Verantwortung für diese Konfrontation ärztlicherseits nicht übernommen wird. Dagegen spricht auch, daß die Anfälle stets zwingend und bereits bei kurzen Familien-Kontakten ausgelöst werden, wodurch eine gemeinsame Sitzung der Konfliktpartner entfällt.

31.3.4 Therapie unter Hypnose – Planung

Bei der aussschließlich kognitiven und somit verdeckten Auslösesituation des Angsttraumes soll ein ebenfalls verdecktes verhaltenstherapeutisches Interventionsverfahren angewandt werden. Hier bietet sich Hypnose an, weil es ein primär kognitiv-imaginatives Verfahren ist, das sehr flexibel mit unterschiedlichsten Verfahren kombinierbar ist.

Folgende Denkmodelle zur Therapie ergeben sich:

- progrediente Reizkonfrontation mit der bedrohlichen Schwester (und entsprechenden Angstinhalten) und dadurch Angstabbau im Sinne einer Desensibilisierung
- kognitive Umstrukturierung; die Patientin soll es lernen, die Angstinhalte anders zu bewerten bzw. selbst aktiv zu verändern.

Da für die Patientin jede Nacht die Gefahr eines erneuten Anfalls besteht, muß ein Verfahren gewählt werden, das möglichst schnell wirksam ist. Aus diesem Grund wird die Kombination von Verhaltenstherapie und Hypnose bevorzugt. Zur Angstbehandlung wird einerseits also die Methode der Reizkonfrontation im konventionellen Sinn und andererseits die der kognitiven Umstrukturierung benutzt.

Unter Hypnose können sehr tiefe Entspannungszustände erzeugt werden, was durch sehr starke Alpha-Anteile im EEG angezeigt wird. (London, Cooper & Engstrom, 1974; s. Kap. 15).

„Phänomene der Hypnose“). Bei der Angstkonfrontation der Desensibilisierung wirkt die Entspannung antagonistisch und dient zum Angstabbau (Wolpe, 1958). Hierdurch wird sowohl Löschung als auch Hemmung der Angst und Löschung des Vermeidungsverhaltens bewirkt. Gleichzeitig wird das Annäherungsverhalten eingeübt und eine kognitive Umbewertung vorgenommen (Birbaumer, 1973b). Nach dem kognitiv-physiologischen Modell Birbaumers sind die durch Entspannung bedingten Alpha-Aktivitäten besonders wesentlich bei der Behandlung. Er nimmt – gestützt auf die Ergebnisse von Roth, Sterman und Clemente (1967) – an, daß der jeweils auf eine Angstkonfrontation folgende Anstieg der EEG-Synchronisierung sich bekräftigend auf den Angstabbau auswirkt. Hierin liegt der Vorteil der Hypnose, die diese Synchronisierungen (Alpha-Anteile) stark begünstigt.

Zu bedenken ist weiterhin, daß das in der klassischen Form der Systematischen Desensibilisierung benutzte hierarchische Konfrontieren mit den Angstbildern nicht unbedingt erforderlich ist (Mahoney, 1977; s. Kap. 25 „Hypnose in der Psychologie, Psychotherapie und Psychiatrie“). Diese Ergebnisse sind im vorliegenden Fall besonders hilfreich, da mit dieser einfach strukturierten Patientin kaum differenziert gestufte Hierarchien erarbeitbar wären.

Die ausschließlich hypnotisch-kognitive Verarbeitung soll der Patientin Handlungsstrategien ermöglichen, damit sie sich dann selbst als „Ort der Kontrolle“ zur Steuerung ihrer Angstträume erlebt und sich ihnen nicht mehr passiv-hilflos ausgeliefert fühlt (Rotter, 1966; Jaeggi, 1979).

Zur Absicherung einer möglichst effektiven Behandlung wird die Kombination beider Methoden gewählt, was auch dem Ansatz von Birbaumer (1973b) entspricht.

Dies bedeutet in der Grundstruktur der Therapie, daß die Patientin den Traum rekonstruieren soll, wobei Hypnose hier deutliche Hilfen bieten kann. Die Patientin soll also neben einer Konfrontation mit den Angstinhalten gleichzeitig Techniken erwerben, Trauminhalte (bewußt oder unbewußt) zu verändern. Der grüne Pyjama und die erhobene Hand der Schwester wurden in der Exploration besonders angstbesetzt geschildert; deshalb sollen diese Inhalte vorläufig im Vordergrund der Behandlung stehen.

31.3.5 Planung der einzelnen Behandlungsphasen

a) Ruheszenen

Da das kritische Verhalten (Atemnot) zwingend ausgelöst werden kann, ist damit zu rechnen, daß während der Behandlung Anspannung und dadurch Atemnot auftreten können. Entsprechend müssen für diese kritischen Phasen der Therapie Interventionen geplant werden, die eine Unterbrechung der kognitiven und physiologischen Erregungen begünstigen und deutlich Entspannung bewirken. Da die Patientin bei ihrer Kur diese entspannende Situation erlebte, sollen Bilder aus diesem Bereich benutzt werden.

Aus Sicherheitsgründen werden hier verschiedene Methoden benutzt:

Ruheszene Cafe

Die Patientin befindet sich in einem Cafe und genießt dort ihren Lieblingskuchen etc.; es wird angenommen, daß hierdurch besonders plastische alternative Reize erlebt werden können, die die Angst und Anspannung verringern. Hier soll besonders auf die gustatorischen Halluzinationen geachtet werden, die mit den angstbesetzten Reizen inkompatibel sind. Es ist anzunehmen, daß eine Gegenkonditionierung erfolgt, analog zum klassischen Therapiefall von Jones (1924a).

Dissoziation Parkbank

Zusätzlich zu dieser angstinkompatiblen Konstellation soll eine Dissoziation vorgenommen werden.

In seiner Neo-Dissoziations-Theorie nimmt Hilgard (1974, 1977) an, daß während der Hypnose verschiedene kognitive Systeme parallel zueinander arbeiten, was er als „Dissoziation“ bezeichnet (s. Kap. 3 „Theorien der Hypnose“). Typisch sind die verschiedenen Auftretensformen, so z.B. die Abspaltung und Trennung der eigenen Person zwischen erlebender und beobachtender Person, oder Abspaltung von Körperteilen und die Abspaltung verschiedener Ich-Zustände und Gefühle. Aspekte dieses Phänomens wurden von Kossak (1985) bereits in einer Verhaltenstherapie angewandt.

Wahrscheinlich beinhaltet dieses Phänomen der Dissoziation Aspekte von dem, was in der Diskussion der kognitiven Verhaltenstheorie mit „Dezentrierungsphänomen“ bezeichnet wird. Es greift auf Piaget (1962) zurück und beinhaltet die Fähigkeit, eigenes Verhalten aus verschiedenen Perspektiven her zu betrachten (Feffer & Suchotliff, 1966; Looft, 1972) – so weit eine sehr kurze Darstellung. Der therapeutische Aspekt dieser Fähigkeit zur Dezentrierung ergibt sich aus einer Folgerung: ist die Person in der Lage, die Perspektiven „eines anderen“ anzunehmen oder zu antizipieren, wie „ein anderer“ auf sie reagiert, „dann folgt logischerweise, daß durch sie auch ein neues Selbstbild entsteht“ (Jaeggi, 1979, S. 113). Die Person kann sich dadurch so sehen, wie andere sie sehen möchten und wie sie gern gesehen werden möchte. In gleiche Richtung deuten die Ergebnisse der Attributionsforschung (Jones & Nisbett, 1971), wonach eine Person es lernen kann, sich anders wahrzunehmen und ihre Handlungen anders als bisher zu attribuieren. Durch Erfahrungen, die eigenen starken Emotionen auch von anderen Perspektiven her zu beobachten bzw. zu erleben, lernt es der Patient, die Ursachen und Wirkungen seiner Störungen zu differenzieren, seine Selbsterkenntnis zu erweitern und neue Verhaltens- und Bewertungsaspekte zu erkennen und zu aktualisieren.

Für die geplante Intervention mit der Patientin beinhaltet dies:

> Sie erlebt sich einerseits symptomfrei und entspannt im geliebten Kurort. Andererseits geht ein Teil von ihr spazieren und nimmt Kontakt mit dem bedrohlichen Angstinhalt auf. Sie kann sich hierbei distanziert beobachten und erleben, wodurch sie erkennen kann, daß die von ihr befürchtete angstbesetzte Konstellation „Schwester im Pyjama“ als neutral erlebt wird und damit verbunden eine Angstreduktion erfolgt. Tritt dennoch zu starke Angst auf, kann schnell auf die entspannende Situation „Parkbank“ zurückgegangen werden. Hierdurch wird dann eine Entspannungsphase in der gewohnten Methodik der Angstbehandlung eingeschoben.

b) Angstkonfrontation
Gemäß den Prinzipien der Angstkonfrontation (s. Kap. 30 „Methoden der Verhaltenstherapie – unter Hypnose“) soll eine Konfrontation mit dem Angstinhalt „Pyjama“ erfolgen, um das Atemnotsyndrom nicht aufkommen zu lassen, wobei eventuell unterschiedliche Sinneseindrücke benutzt werden (sehen, bewegen, berühren). Der zum Schlag erhobene Arm ist besonders angstauslösend und soll deshalb in der Konfrontation besonders berücksichtigt werden. Falls erforderlich, soll später die Schwester als weiterer Angstinhalt eingeführt werden (ihr Gesicht, Bewegung, Stimme etc.).

Neben der reinen Konfrontation wird weitgehend eine Dissoziation/Dezentrierung vorgenommen, welche die Therapiewirkung und -effektivität vergrößern soll.

c) Umstrukturierung
Je nach Mitarbeit der Patientin soll eine Intervention eingeführt werden, bei der sie selbst Veränderungen an den Inhalten vornimmt, die eine weitere Angstkoppelung inkompatibel machen.

Zu denken ist hier an eine Manipulation am Pyjama, selbstsicheres Gespräch mit der Schwester etc. Erreicht wird dadurch, daß die Patientin sich den Angstträumen und Inhalten nun nicht mehr passiv ausgeliefert fühlt, sondern daß sie nun aktive Bewältigungsstrategien erwirbt. Hierdurch wird ihre Attribuierung von Kausalzusammenhängen verändert und sie erlebt sich dadurch selbst als „Ort der Kontrolle“ (Rotter, 1966; Mahoney, 1974) und ihre Hilflosigkeit (i.S. von Miller & Seligman, 1973) ist reduziert.

Letztlich ist anzunehmen, daß dadurch eine wesentlich günstigere Therapieprognose zu erreichen ist (Mahoney, 1974).

d) Posthypnotischer Auftrag zur Generalisierung
Durch einen posthypnotischen Auftrag soll die Patientin bei der symptomauslösenden Reizkonstellation nun alternative Reaktionen entwickeln: Entspannung, kognitive Umstrukturierung etc. Dies bedeutet, daß mit ihr unter Hypnose ein bestimmtes (imaginiertes) motorisches, emotionales und kognitives Verhaltenskonzept erarbeitet und eingeübt wird, welches sie dann im Traum einsetzen kann. Dazu sollen genau definierte Reize benutzt werden, auf welche die Patientin dann im Schlaf mit dem neu erworbenen Verhalten reagieren soll.

Sowohl klinische Beobachtungen als auch experimentelle Studien bestätigen den Effekt des posthypnotischen Auftrags (Cheek & LeCron, 1968; Orne, Sheehan & Evans, 1968), wobei stark hypnotisierbare Personen entsprechend intensiv auf die Instruktionen reagieren.

31.3.6 Behandlung unter Hypnose

Der sehr einfach strukturierten Patientin wird das Verfahren als „Vorstellungsübung“ kurz geschildert, um sie durch mögliche negative Klischeebilder über Hypnose nicht zu beunruhigen. Aufgrund der speziellen Dringlichkeit beginnt die Behandlung sofort nach dem Explorationsgespräch.

Sie reagiert auf die ersten Suggestionen zum Augenschluß sehr schnell und zeigt bereits nach drei bis vier Minuten tiefe Entspannung. Die nachfolgenden Kurztests aus der SHSS (akustische Halluzination; Amnesie für Zahlen etc.) weisen auf sehr hohe Hypnotisierbarkeit hin.

Im folgenden ist die erste Therapiesitzung als wörtliches Transkript der Videoaufzeichnung wiedergegeben. Die eingefügten Kommentare sollen den Behandlungsablauf und die einzelnen Interventionsschritte verdeutlichen.

Die Patientin befindet sich in ihrer Vorstellung bereits auf der Parkbank im Kurort. Sie hat die verschiedenen Suggestionstest durchlaufen und gerade die Testhalluzination „Fliege“ beendet. Die Möglichkeit des Cafebesuchs ist ebenfalls angekündigt.

T.: Sie haben sie (die Fliege) jetzt verscheuchen können, sie ist weg. Nun können Sie wieder die schöne Gegend genießen. Sie schauen sich um und sind auf einmal verwundert, daß vor Ihnen etwas zu essen steht. Was könnte das sein, was da zu essen steht?
P.: Schwarzwälder Kirsch.
T.: Das ist ein Kuchen, ja?
P.: (Nickt.)
T.: Sehen Sie auch 'ne Tasse Kaffee dabei?
P.: (Nickt.) Hm.
T.: Wie sieht der aus, der Schwarzwälder Kirschkuchen?
P.: Ein Boden, Sahne, Kirschen, ein schwarzer Boden, wieder Sahne, obendrauf 'ne Kirsche und Schokolade, so geschichtet.
T.: Das hört sich ja lecker an.
P.: Ja.

Die Patientin wird hier auf die Ruheszene „Cafe“ vorbereitet, die später zum Angstabbau genutzt werden soll.

Die Unterhaltung über „Schwarzwälder Kirsch“ soll nicht nur die Deutlichkeit der Halluzinationen abfragen, sondern sicherstellen, daß die Patientin die Torte vor Augen hat und nicht das alkoholische Getränk gleichen Namens, das aufgrund eines möglichen Suchtpotentials hier keinesfalls als Verstärker eingesetzt werden dürfte.

Da sie sehr gut mitarbeitet und sehr plastische Halluzinationen produziert, wird sie selbst zur Beschreibung und Ausformung ihrer Halluzinationen aufgefordert. Sie ist dadurch aktiv an ihrer Therapie beteiligt und wird um so plastischer ihre Angstkonfrontation vornehmen können. Um so leichter wird sie später bei der erforderlichen posthypnotischen Instruktion diese Erlebnisse erinnern.

Der schnelle Szenenwechsel von der Parkbank ins Cafe zeigt hier den Vorteil der Hypnose auf, der darin besteht, daß gerade bei hochsuggestiblen Patienten sehr schnelle Veränderungen umfangreicher Situationen bewirkt werden können.

T.: Sie schauen sich das an und fangen an zu essen – wenn Sie wollen ... von diesem Kuchen zu essen an. Sie haben da einen Löffel.
P.: (Ißt mit ihrer linken Hand scheinbar genüßlich den Kuchen.)
T.: Sie spüren auch deutlich den Geschmack... ?
P.: Ja.
T.: Trinken Sie den Kaffee mit oder ohne Zucker?
P.: Mit.
T.: Also Sie können Zucker hinein tun.
P.: (Gibt Zucker hinein, rührt ungelenk um.)
T.: Noch Milch?
P.: (Nickt und gießt ein, rührt um, führt die Tasse zum Mund.) Ist aber heiß.
T.: Dann müssen Sie noch einen Moment warten, bis er kühler ist – oder wollen Sie pusten?
P.: Nee, warten.

Hier wird deutlich, wie durch sehr kurze suggestive Bemerkungen umfangreiche und wirkungsvolle Reaktionen erzielt werden. Sie sind dann besonders wirksam, wenn sie dem konkreten Erfahrungsraum sehr nahe sind. Hierbei können dann komplexe Erfahrungsmuster abgerufen werden: Als die Patientin sich am heißen Kaffee fast den Mund verbrennt, ist dies kein Fehler in der Suggestion, sondern ein Hinweis auf die hohe Hypnotisierbarkeit und Reaktionsbereitschaft der Patientin, die ein Erlebens-Gesamtkonzept reproduziert: sie erhielt frischen Kaffee, der in einem guten Cafe sofort serviert wird und deshalb selbstverständlich noch sehr heiß sein muß.

Dieses gesamtheitliche Wiedererleben einer Situation läßt auf eine plastische Bearbeitung der therapierelevanten Inhalte schließen.

T.: Ja, dann warten wir. Während dieser Zeit genießen Sie die Entspannung und schalten weiter ab. Sie freuen sich über das schöne Wetter, das so richtig schön angenehm ist, so daß Sie ganz locker sein können. Die Gedanken kommen und gehen, Gedanken an früher oder gestern oder heute und Sie merken, daß Sie mit Ihren Gedanken auch spazieren gehen können. Sie können sich jetzt vorstellen, daß Sie ein Stück weitergehen und einen Geschäftsbummel machen in Bad L. Da ist so ein kleines Modegeschäft.

Die Entspannung wurde nun weiter vertieft und es erfolgt eine zeitliche Verwirrung im Sinne Ericksons (Erickson & Rossi, 1981), welche die Dissoziation vorbereitet: Die Patientin kann einerseits im Cafe sitzen und entspannen, aber andererseits in ihren Gedanken eine Angstkonfrontation erfahren. Diese Konfrontation wird nun vorbereitet.

P.: (Nickt.)
T.: Und da schauen Sie in die Auslage und was sehen Sie da im Schaufenster?
P.: Schicke Röcke, Blusen,T-Shirts.
T.: Sehen Sie da hinten links in der Ecke auch einen Pyjama liegen?
P.: (spontan) Ja!
T.: Welche Farbe hat der?
P.: Grün.
T.: Und wie sieht der weiter aus?
P.: An der Seite oben eine Schrift.
T.: Aber Sie können das ganz entspannt ansehen?
P.: (Nickt.)

Die Patientin reagiert sofort, reproduziert das Angstobjekt „Pyjama" sehr detailliert, genau so, wie vorher in der Exploration beschrieben. Im Explorationsgespräch waren derartige Details erfragt worden, so daß eine Auffrischung der Erinnerung erfolgt, die nun spontan abgerufen werden kann. Dieses plastische Erleben erleichtert die nachfolgende Therapie. Zum Angstabbau leitet der Therapeut sofort eine Entspannungs-Instruktion ein.

T.: Ja. Und was für einen Ausschnitt hat er?
P.: (Wartet ca. drei Sekunden.) Wie der von meiner Schwester.
T.: Ist Ihnen aber ganz gleichgültig, ja!? Wenn Sie den so anschauen!
P.: (Nickt.)

Der Realitätsbezug zum Angstobjekt „Pyjama der Schwester" ist nun vollständig hergestellt. Sofort erfolgt eine Entspannungs-Instruktion. Nun ist zu erwarten, daß eventuell das gesamte Angstverhalten der Patientin gezeigt wird, verbunden mit dem Atemnotsyndrom. Aus diesem Grund wird besonders genau darauf geachtet, Entspannungs-Instruktionen einzustreuen. Wie aus der Anamnese bekannt, können verschiedene Anspannungen das Symptom auslösen, die hier durch die Imaginationen provoziert werden und deshalb gleichzeitig abzubauen sind.

T.: Und wie sieht das Unterteil aus vom Pyjama?
P.: Auch dunkelgrün.
T.: Und Sie wissen: Sie sind in der Kur in Bad L. und können sich den in aller Ruhe anschauen, den Pyjama.
P.: Ja. Gott sei Dank.

Da die Patientin die relevanten Angstinhalte so schnell reproduziert, befürchtet der Therapeut eine Anspannungszunahme. Deshalb greift er auf die Methode der Dissoziation zurück, die eine Trennung zwischen Erleben und Angst-Bewertung bewirken soll. So werden nun die CS-CR-Verbindung in den Kognitionen entkoppelt. Der kognitive Reiz des Angstgedankens wird dadurch abgetrennt von den ehemals damit verbundenen physiologischen Reaktionen. Die Patientin bemerkt bereits diese Auflösung und reagiert erleichtert.

T.: Ja, sehen Sie auch die Pantoffeln daneben?
P.: Ja.
T.: Wie sehen die aus?
P.: Braun.
T.: und… die können Sie ganz locker angukken!
P.: (Nickt.)
T.: Sie wissen, Sie sind in der Kur und sind ganz locker und entspannt ... Wollen Sie den auch mal anfassen, den Pyjama?

Nach der optischen Reizkonfrontation soll nun auch eine Kontaktdesensibilisierung erfolgen. Im Hintergrund steht dabei der Plan, daß die Patientin lernt, das Angstobjekt selbst zu manipulieren und dadurch selbst „Ort der Kontrolle“ zu werden.

P.: (Nickt, hebt spontan den Arm und macht mit der Hand Fühlbewegungen, sie betastet das Gewebe und die Form des Pyjamas.)
T.: Wie faßt er sich an?
P.: Weich. (Läßt Hand sinken.)
T.: Was für ein Stoff ist das wohl?
P.: Baumwolle.
T.: Hmhm. Und Sie heben ihn wieder hoch und schauen ihn noch einmal an?!
P.: (Nimmt den Pyjama mit beiden Händen scheinbar an den Schultern und hebt ihn in Augenhöhe)
T.: Und wie ist das so?
P.: Schön.
T.: Und schön ist auch, daß Sie da ganz entspannt sein können, ganz locker, nicht wahr! Ist es immer noch angenehm?
P.: (Nickt, läßt die Hände langsam sinken.)

Nahezu spielerisch und beiläufig auf der einfachen Verhaltensebene wird weiter die Reizkonfrontation vorgenommen. Durch das Hochheben soll langsam vorbereitet werden, daß der Pyjama mit erhobenem Arm (als ob geschlagen wird) wahrgenommen werden soll. Gleichzeitig lernt die Patientin, daß dieses bislang unangenehm besetzte Objekt auch positive Qualitäten haben kann, wodurch die S-R-Verbindung weiter abgebaut wird.

Letztlich lernt die Patientin, ihre Innenbilder über die Qualitäten des Angstobjektes und der Situation aktiv zu verändern.

T.: Vielleicht, daß Sie den Ärmel einmal hochheben an der Jacke.
P.: (Hebt die rechte Hand in Schulterhöhe, dann in Kopfhöhe.)
T.: Und wie sieht der jetzt aus, der Arm?
P.: Langärmelig.
T.: Ja!?

Nun wird der bislang angstauslösende Stimulus ‚Arm ist erhoben‘ eingeführt. Die Konfrontation erfolgt wieder abgestuft und mit aktiver Beteiligung der Patientin. Wie deutlich wird, reagiert sie ohne Anspannung, wodurch ein Unterziel der Therapie nun erreicht ist.

P.: Dunkelgrün.
T.: Hat er ein Bündchen?
P.: Nein.
T.: Aha, hmhm.
P.: (Läßt Arm sinken.)
T.: Ja, prima. Schön, daß Sie das so anfassen können, ganz locker, ganz entspannt. Ich glaube auch, inzwischen ist der Kaffee etwas kühler geworden, daß Sie ihn trinken können.
P.: (Führt die Tasse zum Mund und trinkt.)
T.: Und, hat er nun die richtige Temperatur?
P.: Ja.
T.: Wollen Sie auch noch ein bißchen von dem Kuchen essen?
P.: (Nickt, ißt mit der linken Hand.)
T.: Ja, da ist ja noch einiges auf dem Teller, ist ja auch lecker.
P.: Ja.
T.: Da ist ja auch so was Rotes zwischen.
P.: Ja, Kirschen.

Während der umfangreichen Angstkonfrontation entwickelt der Therapeut etwas Bedenken, daß es zu Atemproblemen kommen könne – obwohl keine Anzeichen dafür vorliegen. Sicherheitshalber (wohl mehr zu seiner eigenen Beruhigung) setzt er hier wieder die intensive Entspannungsszene zum Anspannungsabbau ein. Geplant ist nun eine weitere Manipulation mit dem Pyjama, besonders bei erhobenem Arm.

T.: Ja, Kirschen, die sind ja besonders lecker ... Wollen wir uns nun, nachdem Sie sich nun ganz besonders gestärkt haben, wieder den Pyjama ansehen?
P.: Ja.
T.: Nun wollen wir mal den einen Ärmel, den rechten, vom Pyjama nehmen, daß Sie den mal hochheben.
P.: (Hebt spontan denimaginierten Ärmel in Kopfhöhe.)
T.: Und damit wackeln, so als ob der auf Sie zukommt.
P.: (Führt entsprechende Winkbewegungen mit dem Ärmel aus.)
T.: Sie können auch damit schlenkern.
P.: (Tut es.)
T.: Und Sie merken, Sie sind auch weiterhin entspannt und locker.
P.: (Macht weiter die Winkbewegungen.)
T.: Sie merken, daß Sie in Gedanken mit dem Pyjama alles machen können ... Sie können alles damit machen. Sie können ihn auch umdrehen den Pyjama.
P.: (Dreht ihn herum.)
T.: Ja, und wie sieht er von innen aus?
P.: Dunkelgrün.
T.: Und, wollen Sie ihn mal auf links krempeln, den Pyjama?
P.: (Macht entsprechende Umkrempelbewegungen.)

Die Patientin krempelt den Pyjama auf links, kann also die gesamte Szene motorisch und kognitiv umstrukturieren und ist somit Beherrscher der Situation. Das Umkrempeln wird nicht rückgängig gemacht, d.h., der Pyjama verbleibt nun so zurück und wird dadurch für die Schwester noch schwerer zugänglich gemacht, denn wer kann schon einen auf links gedrehten Pyjama schnell anziehen?

T.: Sehen Sie, das können Sie auch damit machen und jetzt haben Sie ihn von der Innenseite.
P.: (Hält den Pyjama, winkt weiter mit der rechten Hand.)
T.: Und nun sehen Sie die Nähte. Und was sehen Sie noch?
P.: Die Schrift von innen und er ist dunkelgrün.
T.: Ja.
P.: (Läßt die Arme sinken.)
T.: Und nun, möchten Sie sich wieder etwas entspannen, noch einen Schluck Kaffee trinken?
P.: (Trinkt spontan ihren Kaffee.)
T.: Prima ... Kuchen ist auch noch da, oder?
P.: (Ißt noch ein Stückchen Kuchen.)

Der Realitätsgehalt des erhobenen Armes wird von der Patientin spontan kopiert. Alle Umstrukturierungsaufgaben wurden erfolgreich absolviert. Sie kann nun angstfrei mit dieser Szene und ihren eigenen Imaginationen umgehen, was gleichzeitig verstärkt wird durch die Ruheszene.

T.: Haben Sie gemerkt, daß Sie mit dem Pyjama alles machen können?
P.: Ja.
T.: Auch in Ihren Träumen können Sie demnächst diesen Pyjama verändern ... Der Pyjama wird für Sie uninteressant, der Inhalt ... wird für Sie demnächst gleichgültig werden. Auch Ihre Träume wissen das. Sie wissen das in Ihren Träumen, daß der Pyjama ganz gleichgültig wird. Er kann ruhig den Arm hoch haben, der Pyjama. Sie wird Ihnen gleichgültig und uninteressant. Sie können ihn verändern, den Pyjama und auch Ihre Schwester wird Ihnen gleichgültig und uninteressant – auch in Ihren Träumen werden Sie locker und entspannt bleiben ... Auch in Ihren Träumen werden Sie Kaffee trinken können und in Ihren Träumen werden Sie auf der Parkbank sitzen und entspannen und darüber lachen, wenn ein Pyjama auf Sie zukommt.
P.: Ja.

Die Patientin erhielt nun zahlreiche Suggestionen:

1. Die Inhalte aktiv beeinflussen zu können;
2. posthypnotische Instruktion für Entspannung und Amnesie der bisher bestehenden S-R-Verbindung „wird gleichgültig“ = „ist angstfrei“;
3. posthypnotische Instruktion, im Gesamtthema „Schwester“ entspannt zu bleiben, gleichzeitig Amnesie der Angstbeziehungen;

4. posthypnotische Instruktion, mit Entspannung oder Dissoziation zu reagieren, sobald relevante Anspannungen oder Angstinhalte auftreten können. Die bisherigen angstauslösenden Reize werden nun benutzt, um Entspannung damit zu verbinden.

T.: Der (Pyjama) ist dann ganz gleichgültig für Sie geworden, ganz uninteressant, Sie können locker damit umgehen ... Wollen wir nun noch mal einen Gag machen ... mit den Pantoffeln?
P.: (Nickt leicht.)
T.: Was können wir wohl damit machen? Mit den Pantoffeln?
P.: Angucken.
T.: Angucken, ja, dann schauen wir uns die mal an.
P.: (Nimmt die Pantoffeln in Gesichthöhe und schaut sie an.)
T.: Ja, und sollen wir nun etwas Lustiges mit den Pantoffeln machen?
P.: (Ratlos.) Ich weiß nicht.

Geplant ist nun, die Pantoffeln ebenfalls so umzustrukturieren, daß sie andere emotionale Qualitäten erhalten. Der Therapeut überfordert hier die Patientin, da sie nicht ahnen kann, daß man mit Pantoffeln auch lustige Veränderungen vornehmen kann.

T.: Es gibt doch so Papierblumen, so gelbe, daß wir die mit Tesafilm draufmachen, auf jeden Pantoffel, so gelbe Blumen, mit Tesafilm, ja?
P.: (Nickt) ja.
T.: Ach, da liegt ja gerade eine, so eine Papierblume.
P.: (Nimmt die Blume mit ihrer linken Hand auf, während sie in der rechten Hand einen Pantoffel hält und befestigt die Blume darauf. Sie reißt nun vom Tesafilm kleine Teile ab, klebt diese an ihren Unterarm und legt daraufhin die Rolle weg. Nun befestigt sie die Blume mit den einzelnen Tesastücken von ihrem Unterarm am Pantoffel.)

Die Patientin scheint auf den ersten Blick mit dem Klebeband unsinnige Handlungen zu vollziehen. Da sie früher Verkäuferin war, verhält sie sich vollkommen korrekt: die Verkäuferin reißt zuerst kleine Stücke Klebestreifen ab und heftet diese leicht nebeneinander auf den Unterarm. Packt sie nun die Ware in Papier ein, kann sie die vorbereiteten Klebestreifen sehr bequem zum Zukleben der Verpackung handhaben. Das Verhalten weist deutlich darauf hin, wie stark durch Hypnose komplexe Verhaltens- und Erfahrungsbereiche abgerufen werden können.

T.: Und, sehen die nun lustig aus, die Pantoffeln?
P.: (Nickt belustigt.) Ja.
T.: Ja, prima, gut, nun haben wir die Pantoffeln auch verändert.
P.: (Läßt die Arme sinken.)
T.: Nun können wir sie wegstellen.
P.: Ja.
T.: Und zur Belohnung können Sie noch mal Kaffee und Kuchen haben und essen und trinken, wenn Sie mögen.
P.: Habe keinen Durst mehr.

Die Reizkonfrontation ist nun erfolgreich beendet. Das letzte Beispiel zeigt deutlich, daß die Patientin durchgängig ihre Willensfreiheit besitzt und hier z.B. ihren Bedürfnissen gemäß weiteren Kaffee ablehnen kann.

Wie bereits schon einmal mit dem Pyjama durchgeführt, erfolgen nun posthypnotische Aufträge, die Inhalte im Traum aktiv zu verändern, zu entspannen etc. Darauf wird sich die Auflösung der Hypnose anschließen. Der Therapeut schließt in seine Abschlußinstruktionen einen Test zur Überprüfung der Wirkung posthypnotischer Instruktionen mit ein.

T.: Na, prima. Sie werden aber auch merken, daß Sie in Ihren Träumen die Pantoffeln ganz kalt lassen werden, im Gegenteil, Sie werden merken, daß Sie ganz entspannt sind, wo Sie jetzt die Papierblumen draufgemacht haben. Das wissen Sie. Und in den Träumen werden die Pantoffeln ganz uninteressant. In Ihren Träumen werden Sie ganz locker und entspannt sein, ganz ruhig und entspannt, so entspannt wie Sie jetzt sind, auf Ihrer Parkbank in der Kur. Nachher, wenn ich meinen Kugelschreiber in die Hand nehmen werde und auf meinen Block schreibe, werden Sie mir kurz in zwei Sätzen erzählen, von dem Brunnen in Bad L. und werden dann die Fliege verjagen, aber das ist nun gleichgültig, ich zähle nur kurz von drei bis eins und Sie werden ganz entspannt sein.

Drei – Sie hören deutlich meine Stimme und nehmen auch die Geräusche im Raum wieder wahr, hören das Ticken der Uhr und meine Bewegungen.

Zwei – Sie hören auch die Geräusche von draußen, ganz deutlich Straßenlärm und den Verkehr, die Autos, die vorbeibrausen. Sie wissen deutlich, daß Sie sich hier im Zimmer befinden auf dem Stuhl und daß Sie weiterhin ganz entspannt und locker sind, und auch den ganzen Tag und auch den nächsten Tag ganz entspannt bleiben werden.

Sie werden gleich bei eins Ihre Augen aufmachen, sich ganz locker und entspannt und wohl fühlen. Und Nummer eins – Sie können die Augen aufmachen.

P.: (Öffnet die Augen, blinzelt.)

T.: Wie fühlen Sie sich?

P.: Gut, wie neu geboren, wo war ich denn jetzt? (Schaut um sich.)

T.: (Nach einigen Sekunden zur Rückorientierung für die Patientin.) Können Sie erzählen, wo Sie waren?

P.: Ich war in Bad L., saß da auf der Bank, Parkbank, rechts war der Brunnen von Bad L., die Blumen waren am Blühen, rote, gelbe etc..

Es erfolgt nun die Nachbesprechung.

Die Reaktionen und Berichte der Patientin nach der Hypnose zeigen folgendes bzw. lassen Folgerungen zu:

1. Die Hypnoseintervention hatte für die Patientin Realitätscharakter, d.h., sie war „tatsächlich" in Bad L. und hat dort alles subjektiv als real erlebt.
2. Bedingt durch diesen subjektiven Realitätsbezug ist anzunehmen, daß die Patientin die bei der Konfrontation mit dem Angstobjekt gezeigte Entspannung ebenfalls als real erlebt hat. So erfolgte die dem Therapieziel gemäße Entkoppelung der Beziehung von Kognition (Erleben etc.) und Angst.
3. Der Test des posthypnotischen Auftrages am Ende der Therapiesitzung wird ebenfalls positiv durchlaufen. Es ist anzunehmen, daß die Patientin die ihr erteilten posthypnotischen Aufträge sinngemäß befolgen wird.
4. Bedingt durch die sehr starke Realitätsverkennung in Hypnose hat die Patientin entsprechend lange benötigt, sich rückzuorientieren, was an ihren suchenden Blicken deutlich wird. Demzufolge wird mit ihr diese Phase besonders intensiv durchlaufen. Es wird besonders darauf geachtet, ihren Bezug zur objektiven Realität wieder detailliert herzustellen, damit sie bei Abschluß der Therapie uneingeschränkt reaktions- und erlebnisfähig ist (Kossak, 1986a, 1986b).

31.3.7 Weitere Therapiemaßnahmen

Geplant sind nun weitere Therapiesitzungen im Abstand von wenigen Tagen, um den in der ersten Therapiesitzung sich abzeichnenden Erfolg zu festigen und schließlich vollkommene Symptomfreiheit zu bewirken. Hinzu kommt die Überlegung, in Zukunft eventuell mit der gesamten Familie die bestehenden Konflikte durchzuarbeiten.

Die sehr einfache Patientin ist es jedoch nicht gewohnt, Termine einzuhalten und erscheint erst zwei Wochen später auf Veranlassung des Frauenhauses.

Aus der Schilderung der Patientin und den Berichten der Sozialarbeiterin im Frauenhaus geht hervor, daß die Patientin nach der oben geschilderten ersten Sitzung sehr euphorisch ins Frauenhaus zurückgekehrt war. Sie fühlte sich entspannt, heiter und ausgeglichen. Die Betreuerinnen berichteten, daß sie häufig fröhlich vor sich hin sang. Die Patientin erzählt auch, daß ihr nur selten angstauslösende Gedanken in den Sinn kamen und daß sie solche Gedankengänge schnell abbrach oder ihnen auf die in der Hypnosesitzung gelernten Weise entgegensteuerte. Angstträume sind seitdem nicht mehr aufgetreten. Morgens wacht sie nun munter und entspannt auf. Entsprechend war in der Zwischenzeit von zwei Wochen nur ein Asthmaanfall festzustellen. Dies reichte ihr aus, die Behandlung als erfolgreich abzubrechen.

Als neue Situation stellt sich nun, daß sie sich zwischen zwei Alternativen entscheiden muß. Sie kann entweder die Behandlung (auf Anraten des Frauenhauses) weiter fortführen oder auf einer Nordseeinsel eine lang ersehnte Stelle als Küchenhilfe anzunehmen. Sie hätte endlich Arbeit, damit verbunden finanzielle Unabhängigkeit und die Möglichkeit, eine eigene Wohnung zu finanzieren.

Das Therapiegespräch ist nun auf diesen Konflikt ausgerichtet und zeigt, daß ihr die Arbeitsstelle wesentlich wichtiger ist als die Therapiefortführung. Außerdem sieht sie kaum noch die Notwendigkeit der Therapiefortführung, da sie bereits nach der ersten Sitzung eine rapide Verbesserung ihres Befindens erlebte. So erarbeiten wir, daß sie diese angebotene Arbeit aufnimmt und noch eine Behandlungsitzung erhält.

In dieser Sitzung wird sie nochmals mit ihrem Traum konfrontiert, der nun nicht mehr erregend oder angstauslösend ist. Da die Patientin auf die Hypnosebehandlung so sehr gut ansprach, wird zur Sicherheit folgende Intervention vorgenommen:

Sie erhält den posthypnotischen Auftrag, mit Entspannung zu reagieren, wenn sie entweder angstbesetzte Trauminhalte oder Gedanken hat und/oder wenn sie das Wellenrauschen hört bzw. die Meeresluft riecht. Da sie auf einer sehr kleinen Nordseeinsel sein wird, ist anzunehmen, daß sie diese beiden letztgenannten Reize stets wahrnehmen wird. Diese Reize begünstigen gewissermaßen eine dauerhafte Entspannungsreaktionen.

Weitere Behandlungen sind nicht mehr möglich, da die Patientin am übernächsten Tag zur neuen Arbeitsstelle umzieht.

31.3.8 Katamnese

Mehr als drei Jahre nach dem letzten Kontakt begegnen sich die Patientin und der Therapeut zufällig; sie erinnert sich sofort recht froh an die Behandlung.

Sie erzählt, daß seit der letzten Intervention nur noch äußerst selten Asthmaanfälle in leichtem Ausprägungsgrad auftraten.

Sie fühlt sich nun äußerst wohl, betrachtet sich als geheilt.

31.3.9 Abschließende Betrachtung

Die vorliegende Fallstudie legt folgende Schlüsse nahe:

1. Die Fallstudie kann wahrscheinlich nicht global auf andere Asthmaprobleme übertragen werden, da es sich bei vielen psychischen Problemen stets um individuelle lern- und kognitionsspezifische Störungen handelt, die immer individuell behandelt werden müssen. Entsprechend dient die Darstellung dieser Therapie als Anregung für vergleichbare Fälle mit Angstproblemen, kognitiv bedingten Störungen und Angstträumen.
2. In gleicher Weise kann dieses Vorgehen nur ein Aspekt der Angstbehandlung oder kognitiven Umstrukturierung sein. Insgesamt ist die Genese der Symptomatik und die darauf abgestimmte Therapie so individuell, daß das hier dargestellte Verfahren keineswegs als Standardvorgehen zu betrachten ist.
3. Hypnose stellt im Rahmen der Psychotherapie – hier in der kognitiven Verhaltenstherapie – eine äußerst hilfreiche Möglichkeit zur Bereicherung der Vorgehensweisen dar (Kossak, 1987a). Gerade Hypnose sollte in der kognitiven Therapie einen breiteren Raum einnehmen, da durch Hypnose umfassende Erlebnis-, Verarbeitungs- und Bewertungseinheiten erreichbar sind. Besonders die neueren Untersuchungen weisen auf, daß Hypno-

se (bei hoch hypnotisierbaren Versuchspersonen wie bei unserer Patientin) den Zugang zu ganzheitlichen (holistischen) kognitiven Strukturen und Imaginationen begünstigt (Crawford, 1983; MacLeod-Morgan & Lack, 1982).

4. Aus den Befunden kann lerntheoretisch eventuell abgeleitet werden, daß die Generalisierung eines erlernten Verhaltens unter Hypnose leichter reduzierbar ist.
5. Sowohl Reiz als auch Reaktion werden besonders in der Therapie unter Hypnose nicht isoliert betrachtet, sondern in ihrer Erlebensgesamtheit. So sind die unterschiedlichen Aspekte des Symptoms (der Lebenssituation, des Problems) durch Hypnose in der Kombination aller Aspekte *ganzheitlich* erfaßbar: ebenso wie motorische sind auch emotionale und physiologische Komponenten eingehend rekonstruierbar und dadurch sowohl diagnostisch als auch therapeutisch besser erfaßbar. Hypnose bietet weiterhin den großen Vorteil, daß auch motivationale, bewertende, imaginative, irrationale, kurz kognitive Aspekte in einem Gesamtkontext übergreifend ganzheitlich zu ergründen sind und therapeutisch nutzbar gemacht werden können (Kossak, 1987b). Dies bedeutet, daß die verhaltenstherapeutische Intervention unter Hypnose eindeutig eine Verbesserung der gesamten theapeutischen Grundbedingungen darstellt.
6. Suggestion, Hypnose (und auch Verhaltenstherapie) sind keinesfalls autoritäre Interventionen, wenn sie methodisch richtig verstanden werden.
   Ihre Grundprinzipien sind am besten wiedergegeben durch die Grundannahmen Ericksons, der u.a. folgende Ziele für wesentlich hält (nach Katzenstein, 1981; Beahrs, 1977):

Eingehen auf das Niveau des Patienten
Der Therapeut begibt sich stets auf das vom Patienten vorgegebene verbale und nonverbale Niveau des Denkens und Handelns. Auf diese Weise kann er dem Patienten am besten begegnen und so eine vertrauensvolle Beziehung aufbauen.

Übernahme des Patientensystems
Durch das starke Eingehen auf den Patienten wird der Therapeut ein Teil von dessen System. Somit kann er dessen Strukturen besser erkennen und modifizieren.

Nutzbarmachung
Die Gesamtsituation wird so strukturiert, daß die dann eintretenden Veränderungen in der gewünschten Weise und Richtung so nutzbar gemacht werden, daß sie mit den Wünschen und Intentionen des Patienten kongruent sind.

Schutz
Grundbestandteil der Behandlung ist, den Patienten zu schützen und ihm innerhalb der Behandlung ausreichend Sicherheit zu geben.

Diese Grundvariablen entsprechen den Forderungen von Rogers (1957) und Truax und Carkhuff (1967).

7. Sowohl Verhaltenstherapie als auch Hypnose sind von ihrem kommunikativen und methodischen Ansatz her nicht darauf angelegt, autoritäre Vorgaben oder Manipulationen vorzunehmen. Die hier dargestellte Interaktion zwischen Therapeut und Patient soll auch veranschaulichen, daß beide Therapiemethoden sowohl klientenzentriert als auch sehr nondirektiv sein können und dem Patienten stets den Verhaltens- und Erlebensspielraum belassen, den er für sich als Person in dieser Therapiesituation benötigt.

31.4 Fall 4: Asthmaanfälle beim Aufwachen

Der 18 Jahre alte Patient zeigt fast jeden Morgen das Atemnotsyndrom. Durch Selbsthypnose kann der Patient seine Atembedingungen neu bewerten lernen.

31.4.1 Beschreibung der Problematik

Der Patient leidet seit etwa seinem dritten Lebensjahr unter starkem Asthma bronchiale. Es tritt anfallartig starke Atemnot auf, die zu 70% Erwerbsunfähigkeit führte.

a) Fördernde Reize
Fast immer beginnen die Anfälle vor oder beim Wachwerden; der Patient hat dann ein „dumpfes Gefühl in der Lunge". Mitunter verspürt er auch ein Kitzeln im Hals oder Kratzen im Kehlkopf. Darauf entsteht panikartige Angst, daß wieder ein Anfall eintreten kann. Hier beginnt dann das Gefühl der Atemnot „als ob im Hals ein Ventil zugeht". Diese Situation ist je nach Anspannung (s.u.) fast jeden Morgen festzustellen.

Selten hilft dann in diesen Situationen das Inhalationsspray, den Anfall zu verhindern, die Atemnot steigert sich, und es kommt zu zyanotischer Gesichtsverfärbung. Er muß dann sofort den nahen Arzt konsultieren. Mitunter (ggf. dreibis viermal wöchentlich) erreicht der Anfall eine solche Stärke, daß seine Mutter den Rettungsdienst alarmiert und ihn ins Krankenhaus einliefern läßt.

Bei psychischen Anspannungen wie Ärger in der Lehre nimmt die Anfallshäufigkeit zu. Denkt er abends an die Möglichkeit, daß ein Anfall auftreten könne, so ist die Wahrscheinlichkeit des Anfalls ebenfalls erhöht. Andere Auslöser sind: allgemein Ärger z.B. mit dem Bruder, über eine Autopanne etc. und körperlichen Anstrengungen.

b) Alternative Reize und Konsequenzen
Reize, die hemmend für die Atemprobleme sind, konnten bislang nicht gefunden werden.

Konsequenzen: Meist reagiert die Umwelt (Mutter) mit Bestürzung und versucht, so schnell wie möglich Hilfe zu schaffen. Auch die Freundin reagiert in gleicher Weise.

31.4.2 Organismusvariablen

Bei wiederholten ärztlichen Untersuchungen wird Asthma bronchiale diagnostiziert. Die Allergietestung ergibt keinen eindeutigen pathologischen Befund, lediglich eine etwas erhöhte Reaktion auf Trichophyten (Fadenpilze an Haut, Haaren, Nägeln, die allergische Hautreaktionen bewirken können). Erkältungsinfekte führen zu einem vermehrten Auftreten der Atemnotanfälle. Wegen der unspezifichen Reizbarkeit des Bronchialsystems soll er größeren Temperaturwechsel, Staub, Rauch, Abgase, feuchte Inhalationen meiden. Behandelt wird mit den Medikamenten Prednisolon, Solosin, Bactrim, Euphyllin, Tavegil, Berotec, Atrovent, Sanasthmyl, Intal etc.

Durch diese Interventionen konnten nur momentane Veränderungen bewirkt werden.

31.4.3 Genese

Der Patient litt als Kleinkind unter Schuppenflechte und sollte mit Spritzen dagegen behandelt werden. Als er sich bei der Behandlung wehrte, wurde er von vier Personen festgehalten, damit die Injektionen verabreicht werden konnten. Die Schuppenflechte nahm sofort ab, es setzten jedoch die sehr häufigen Atembeschwerden ein. Von da an traten Atemnotanfälle meist auf, wenn Problemsituationen gegeben waren, z.B. wenn er Schimpfe bekam, Klassenarbeiten anstanden etc. In der gesamten Schulzeit war er mindestens einen Tag pro Woche krank geschrieben.

Während der Ferien waren Anfälle nie zu beobachten – nur einmal in Italien, als er für eine Nachprüfung arbeiten mußte.

Vom Auftreten der Krankheit an wurde der Patient zahlreichen Fachärzten für Kinderheilkunde, Lungenheilkunde, Allergologie vorgestellt. Von diesen wurden allergische Verursachungen angenommen und die oben angeführten (s. 2.) Medikamente verordnet. Auch ca. 3–4 stationäre Kuren (genauere Angaben kann der Patient hierüber nicht machen) blieben erfolglos.

31.4.4 Selbstkontrolle

Wenn der Patient Anzeichen von Atembeschwerden (dumpfes Druckgefühl in den Lungen, Kitzeln im Hals, Kratzen im Kehlkopf) bemerkt, so zieht er sich zurück und wartet ruhig ab.

Dadurch kann er sich entspannen und die Angst- und Symptomsteigerung weitgehend kontrollieren. Seine Angst vor dem Anfall kann er dadurch verringern, jedoch nicht vollkommen abbauen. Da die Atembeschwerden scheinbar grundlos beginnen, fühlt sich der Patient ihnen ausgeliefert. Dieses Gefühl führt bei ihm zu Depressionen, er fühlt sich unwert, behindert etc.

Während er früher mit starken Ängsten und Aufregung reagierte, wenn die Vorzeichen auftraten, gelingt ihm nun die Selbstkontrolle zumindest so weit, daß er sein Medikament inhalieren und dann den Arzt konsultieren kann. Ist er beim Aufstehen noch durch seine Atemprobleme benommen, so schaut er auf einen Punkt an seinem Bett und wird dadurch in den Folgeminuten ruhiger. Der Patient benutzt hier bereits eine selbsterfundene autohypnotische Intervention.

31.4.5 Soziale Situation und Schule

Der Vater war sehr autoritär und brutal, schlug seine Frau und die Kinder und verließ die Familie, als der Patient sechs Jahre alt war. Da der Vater keinen Unterhalt zahlte, mußte die Familie stets von Sozialhilfe leben und die Mutter mußte stets allein für den gesamten Haushalt sorgen. Mit Ausnahme von kleineren Unstimmigkeiten versteht der Patient sich gut mit seiner Mutter; mit seinem Bruder hat er gelegentlich Streitereien.

In der Schule war er durchgängig ein durchschnittlicher Schüler.

31.4.6 Diskussion zur Diagnostik

Die Genese legt eine respondente Komponente der Symptomatik nahe:

Durch die starke körperliche Einengung bei der Spritzenbehandlung der Schuppenflechte kommt es zu Atembeschwerden, die dann bereits durch ähnliche physiologische Zustände (Anspannung, körperliche Arbeit oder Problemsituationen) ausgelöst werden. Später reichen bereits kognitive Aspekte wie „denken an Symptom etc.“ aus, einen Anfall zu provozieren.

Diese Konditionierung ist als klassischer Fall der Symptomverschiebung vom Primärsymptom der Schuppenflechte zum Asthma hin zu interpretieren.

Die häufig in der Schule auftretenden Anfälle legen die Annahme von Schulängsten, Leistungsproblemen (unterschiedlicher Genese) und ggf. Begabungsdefizite nahe, da in den Ferien nie (nur eine Ausnahme) Anfälle zu beobachten sind. Da jedoch durchschnittliche Leistungen erbracht werden, soll die Hypothese der Minderbegabung vorerst vernachlässigt werden. Im Schulbereich ist das Symptom eventuell als operantes Vermeidungsverhalten vor Leistungsanforderungen anzusehen, dadurch negative Verstärkung.

Zusätzlich wirken wahrscheinlich die Zuwendung der Mutter und der Freundin als operante positive Verstärker.

Vorläufig scheinen also einerseits kognitive Aspekte (Gedanke an Anfall, an Atmung, Angst vor Anfall), andererseits körperliche Anstrengung und psychische Anspannung auslösend zu sein.

Diese Faktoren führen zu physiologischen Belastungen und damit zu Atembeschwerden und Atemnotanfällen. Hat der Anfall eine bestimmte Stärke erreicht, so entregelt sich das gesamte System, ist nicht mehr steuerbar. Bei Patienten mit derartigen psychologischen Auslösefaktoren erscheint nach Ross und Petermann (1987) die Prognose relativ günstig.

Die Verhaltensgleichung dieser Problematik ist in Abb. 31.4 dargestellt.

Das Verhalten ist wahrscheinlich primär respondent, da kurze und einfache Reize bereits ausreichen, um das Verhalten plötzlich auszulösen. Die kognitiven Auslöser (Gedanken etc.) scheinen hier wie konditionierte Reize zu wirken. Die teilweise gelungene Selbstkontrolle durch „Entspannung“ kann als Unterbrechung der negativen Gedankenkette angesehen werden – und damit als Unterbrechung weiterer physiologischer Reaktionen. Die teilweisen operanten Verstärkungsanteile (Zuwendung etc.) legen die Annahme einer operanten Aufrecherhaltung nahe.

Die Symptomfreiheit während der Ferien läßt operantes Vermeidungsverhalten annehmen.

31.4.7 Überlegungen zur Therapieplanung

Der bisherige Informationsstand legt nahe, die vermutete Leistungsproblematik zu behandeln z.B. durch Veränderungen von Kognitionen wie Erwartungsängste und Fehleinstellungen, Er-

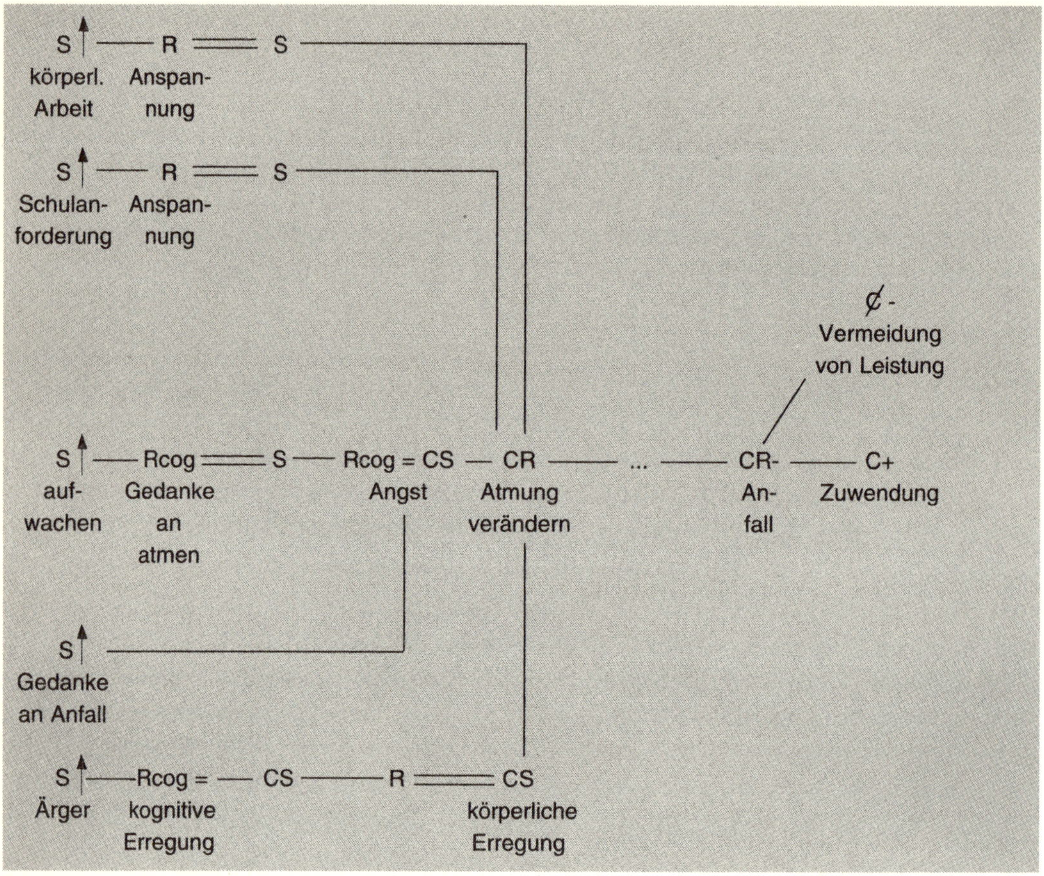

Abb. 31.4: Verhaltensgleichung der dargestellten Asthma-Problematik – vorläufiges Bedingungsmodell
Deutlich werden die unterschiedlichen Auslösebedingungen (S) der Asthmaanfälle und die kognitiven Anteile an der primär respondenten Symptomatik.

werb von Arbeitstechniken für die Berufsausbildung. Dies würde einer Reizveränderung entsprechen.

Zu überlegen ist auch, ob die operanten Verstärkungsanteile entfallen können. Da der Patient jedoch sehr schnell entregelt und lebensbedrohliche Zustände auftreten, ist diese Methode ethisch nicht vertretbar. Fraglich ist auch, ob derartig starke physiologische Veränderungen allein operant gesteuert sein können.

Der Patient erbringt in seiner Ausbildung durchaus zufriedenstellende Noten und Leistungen und verneint die nun sehr ausführlich angesprochene Leistungsproblematik (Leistungsängste etc.). Hiermit ist die Hypothese der operanten negativen Verstärkung teilweise unbrauchbar geworden, falls nicht eventuell unbewußte Komponenten aus der Vergangenheit eine Rolle spielen. So entschied ich mich, nun in der Genese nach weiteren traumatischen Erlebnissen zu suchen.

31.4.8 Hypnose zur Diagnostik

Ziel ist es, auslösende und beeinflussende Faktoren in der Lerngeschichte des Patienten ausfindig zu machen. Solche Hinweise liegen in folgenden Bedingungen:

- *Schulsituation*
  Besteht ein Unterschied in der Symptomatik zwischen der leistungsfreien Vorschulzeit und der Schulzeit?
- *Vaterproblematik*
  Besteht ein Einfluß der Vaterproblematik auf die Symptomatik?

- *Feriensituation*
  Welche Faktoren bewirken den Unterschied in der Symptomatik während der Schul- und der Ferienzeit?

Ich entschied mich mit dem Patienten zur Anwendung der Altersregression unter Hypnose, um vom Patienten nur sehr lückenhaft wiedergegebenen Erinnerungsspuren nachzugehen. Die recht intensiven symptombezogenen Imaginationen ließen mich annehmen, daß er gut hypnotisierbar ist, was durch Vortests schnell bestätigt wurde.

Einschulung
Bereits innerhalb des zweiten Kontaktes und in der ersten Hypnosesitzung wird aufgrund der guten Kooperation eine sehr plastische Altersregression bewirkt. Er erinnert sich an eine Auseinandersetzung mit seinem Bruder und einen Rollerunfall, schimpft fürchterlich über die ihm zugefügten Schmerzen am Bein (zeigt mir danach auch die Narbe). Der Schuleintritt wird problemlos erlebt. Es treten keine bemerkenswerten Leistungsprobleme auf.

Als er in der ersten Klasse addieren soll, gelingt ihm dies gut; als er die gleichen Zahlen multiplizieren soll, ist er ratlos und erwähnt etwas verdattert nach einer Pause „das kann ich doch gar nicht".

Vaterproblematik
In der gleichen Sitzung erhält er die Instruktion, eine belastende Szene mit seinem Vater aufzufrischen.

Er erzählt nun anschaulich, wie er als Sechsjähriger vor dem Haus spielt, sein Vater mit einem Koffer aus dem Haus kommt.

P.: „Der will jetzt wegfahren, uns verlassen" (hilflos, ratlos).
T.: „Und du, was tust du jetzt, was fühlst du?"
P.: „Ich seh ihm zu, er kann doch nicht wegfahren. Papa wo fährst du hin?"
T.: „Was tut er?"
P.: „Tut den Koffer in den Kofferraum, steigt ein."
T.: „Verabschiedet er sich denn oder winkt er?"
P.: „Fährt einfach los, das Schwein, ohne sich umzugucken."

Der Patient ist emotional aufgewühlt, fassungslos, atmet schwerer, zeigt jedoch keine Verkrampfungen etc.

Die bisherigen Szenen konnten die aufgestellten Hypnothesen nicht deutlich bestätigen.

Feriensituation
Der Patient soll schildern, wie es ihm in den verschiedenen Ferienorten gefallen hat.

Er fühlt sich in den Hypnose-Ferien frei, kann gut atmen. Während des Italienurlaubs war Asthma aufgetreten: der Patient mußte viel lernen, hatte starke Sonneneinstrahlung und reichlich Alkohol konsumiert. Die Hypothese der Leistungsproblematik konnte noch nicht verifiziert, aber auch noch nicht falsifiziert werden.

Es gilt nun, die Situation der symptomfreien Ferienzeit weiter zu analysieren.

Der Patient soll hier unterschiedlichen Streßsituationen im Urlaub ausgesetzt werden, so Temperaturschwankungen, die er, medizinisch empfohlen, vermeiden soll.

Am Ende der Sitzung erwähnt er erstaunt, daß er in der Hypnose ähnliche Zustände wie morgens beim Aufstehen beobachtete: er fixiert einen Punkt und gerät dann in einen dämmrig-entspannten Zustand. Die weiteren Selbstbeobachtungen und Berichte des Patienten bestätigen, daß er aufgrund von Zufallslernen morgens Autohypnose angewandt hat und dadurch das Symptom in gewissen Grenzen reduzieren kann.

Ich benutze nun zur näheren diagnostischen Abklärung der Urlaubssituation die „Berghüttenszene" (Kroger & Fezler, 1975), in der man wechselnden Wärme- und Kältereize z.B. am Körper, an den Händen, in der Atmung ausgesetzt ist. Er kooperiert sehr gut, muß sich nach der Berührung der Eisblumen an der Fensterscheibe die kalten Hände reiben. Als dann die Hütte verlassen wird und er die kalte klare Schneeluft einatmet, reagiert er sichtlich mit Wohlbefinden, bewertet das Erleben als körperlich angenehm. Auch der wiederholte Temperaturwechsel wird nicht als belastend erlebt. Nach der Hypnosesitzung erinnert er sich nun, daß ihm bei Ferien in den Bergen diese Schneeluft besonders gut gefallen habe und er sich dabei stets entspannt fühlte; auch bei sonst auslösenden Situationen (Anspannung, Ärger) war in der Bergluft kein Anfall aufgetreten.

31.4.9 Diagnostisch-therapeutische Folgerungen

Diese Informationen machen die Hypothese der Leistungsproblematik unwahrscheinlich. Operante Verstärkungsanteile sind im funktionalen Sinne nicht gegeben.

Das Verhalten wird somit ausschließlich durch CS ausgelöst und ist respondent; bei einer Reizkonstellation („Bergluft") wird das Verhalten nicht zwingend ausgelöst – auch wenn sonst bekannte Belastungen (Auslöser) vorliegen, wie in Abb. 31.5 dargestellt.

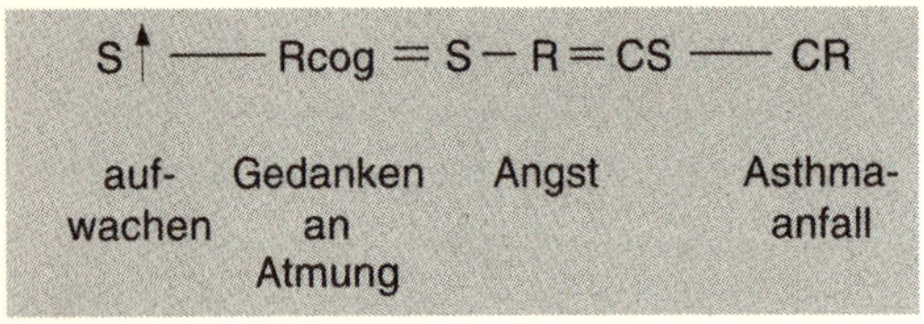

Abb. 31.5: Verhaltenskette, die beim Aufwachen zum Asthmaanfall führt.

Diese neuen diagnostischen Erkenntnisse legen logisch evident nahe, eine Reizveränderung vorzunehmen, die kein Symptomverhalten auslösen kann, so etwa durch den Aufbau von Suggestionen über Gebirgsluft im Winter. Als Methode bietet sich hier eine Selbstkontrollstrategie an, die die eigenen Entspannungserfahrungen mit einschließt.

31.4.10 Therapiedurchführung

Mit dem Patienten wird die Winterszene in den Bergen unter Hypnose geübt, so daß er relativ schnell imaginative Umstellungen von warmer Zimmerluft auf entspannende kalte Bergluft vornehmen kann. Gleichzeitig ist damit ein Differenzierungslernen verbunden, Atemluft unterschiedlich wahrzunehmen und die entspannende Wirkung als solche sicher zu erkennen; hinzu kommt auch das kognitive Differenzierungslernen, in dieser Atemsituation entspannt bleiben zu können und sogar dadurch zunehmend entspannter zu werden.

Selbstkontrolltraining
Während der Sitzung wird eine Kassettenaufnahme der Bergluftsuggestionen angefertigt und dem Patienten dann ausgehändigt. Wenn er morgens aufwacht, soll er die Entspannungsübung mit dieser Kassette beginnen, bereits bevor Atembeklemmungen oder Vorboten davon auftreten. Als Induktionsverfahren soll er die Fixation eines Punktes benutzen, wie bislang von ihm mehrfach erprobt.

Bereits nach einer Woche berichtet er von einer deutlichen Besserung; er mußte nur einmal zum Arzt gehen, als die Atembeschwerden zu unangenehm wurden. Von nun an gelingen ihm die Selbstkontrollveränderungen seiner Atemreize sehr gut und er kann sie auch tagsüber spontan herbeiführen, wenn physische oder psychische Belastungssituationen auftreten. Seit dieser Zeit treten Asthmaanfälle nur noch sehr selten auf. Nach insgesamt fünf Sitzungen bricht der Patient die weitere geplante Behandlung ab (Intensivierung der Selbstkontrolle, Verbesserung des Differenzierungslernens etc.).

31.4.11 Katamnese

In der Nachbefragung nach zwei und fünf Jahren berichtet der Patient freimütig, daß er nach diesen wenigen Sitzungen sich so wohl und beschwerdefrei fühlte, daß er eine weitere Behandlung für nicht mehr erforderlich hielt. Im Abstand von mehreren Wochen kann ein Asthmaanfall eintreten; meist, wenn der Patient zu unaufmerksam war und die Anzeichen nicht rechtzeitig als Hinweis zum Selbstkontrolltraining „Autohypnose" ernst nahm. In der Zwischenzeit ist er fast vollkommen beschwerdefrei und kann mit gutem Erfolg die Übungen anwenden.

31.5 Fall 5: Generalisierte Sozialangst

Die 49 Jahre alte Patientin leidet seit ihrer Kindheit unter generalisierter Sozialangst und Minderwertigkeitsgefühlen. Durch Altersregression unter Hypnose wird die Diagnostik abgesichert und gleichzeitig eine kognitive Umstrukturierung vorgenommen, die zentrale moralische Bewertungen verändert.

31.5.1 Beschreibung der Problematik

Frau W. ist 49 Jahre alt und Mutter von sechs Kindern im Alter von 6 bis 22 Jahren. Sie leidet seit ihrer Kindheit unter starken Sozialängsten und Hemmungen. Soll sie Bekannte besuchen, so folgt sie diesen Bitten bzw. Einladungen nicht, da sie meint, sie sei minderwertig und dürfe dort nicht hingehen. So schlägt sie laufend Einladungen aus, erfindet zahlreiche Ausreden und Vorwände, um diese Sozialkontakte nicht aufnehmen zu müssen. Da sie bei ihren Nachbarn und Bekannten dennoch sehr beliebt ist, erhält sie ziemlich häufig Einladungen und muß immer mehr Ausflüchte erfinden, was wiederum ihr Gewissen belastet. Dadurch bedingt steigen ihre Sozialängste weiter an.

Am liebsten bleibt sie zu Hause, damit sie von niemandem gesehen wird, da sie meint, andere würden sie als unangenehm empfinden, da sie sich selbst als wenig liebenswert beurteilt.

Hinzu kommt, daß sie sich aufgrund ihres enormen Übergewichts abgelehnt und von den anderen bemitleidet fühlt. Wenn sie mit mehreren fremden Menschen auf verhältnismäßig engem Raum sein soll, bekommt sie Panikgefühle. Öffentliche Verkehrsmittel empfindet sie als stark angstauslösend. Sie benutzt daher kaum öffentliche Verkehrsmittel, sondern bittet ihren Mann, sie im Auto zu fahren. Dadurch ist sie in ihrem motorischen und kognitiven Verhaltens- und Aktionsspielraum erheblich eingeengt. Diese Einengung ihres Verhaltensspielraums ist ihr bewußt. Sie weiß, daß sie durch ihre Ängste ihre Familie stark belastet, besonders auch, da sie häufig wegen ihrer Ängste über Stunden hinweg weinen muß, Magenbeschwerden hat und oft starken Brechreiz verspürt.

Den seit langem dringenden Besuch bei der Lehrerin des neu eingeschulten Kindes schiebt sie vor sich her, da sie vor diesem Kontakt sehr starke Angst hat. Obwohl sie die Lehrerin bereits kennt, fühlt sie sich auch bei ihr als minderwertig und „Untermensch".

Ihre Familie reagiert auf sie mit Bedauern, Fürsorglichkeit, nimmt ihr Besorgungen außerhalb der Wohnung ab, so daß sie das Haus nur selten verlassen muß. Teilweise kann sie Einladungen so geschickt umgehen, daß ihr Ausweichen von keinem Familienmitglied bemerkt wird. Gleichzeitig ist ihr Gewissen dadurch belastet, stets ihre Familie zu belügen. Von den Nachbarn scheint sie immer weniger akzeptiert zu werden, da sie stets Einladungen ausschlägt.

31.5.2 Medizinische Aspekte

Die Patientin hat erhebliches Übergewicht (160kg), das dringend reduziert werden muß, da neben einer erheblichen Hypertonie auch eine Überbeanspruchung der Gelenke festzustellen ist und Ödeme auftreten. Eine erforderliche Unterleibsoperation wird vom Gynäkologen und vom Chirurgen als zu risikoreich abgelehnt. Die vom Gynäkologen permanent verschriebenen Psychopharmaka zum vermeintlichen Abbau der Sozialängste führen zur Dosissteigerung und bedingen Abhängigkeitstendenzen, verändern an der psychischen Problematik jedoch nichts.

31.5.3 Vorgeschichte

Die Patientin wurde in einer ländlichen Gegend Ostpreußens geboren und erlebte als Kind mit ihrer (vor einigen Jahren verstorbenen) Mutter zusammen Kriegswirren mit allen erdenklichen Schrecken. Sie hatte dadurch eine starke Mutterbindung. Mit ihrem Mann lebte sie fast stets in Harmonie und sie erzog ihre Kinder nach ihren Darstellungen umsichtig.

Ein wesentlicher Halt ist der Patientin ihre starke religiöse Orientierung. Ihre Sozialängste bestehen seit der Kindheit und haben teilweise verschiedene Ausprägungsgrade gehabt, die von der Patientin jedoch nicht differenziert mit bestimmten Ereignissen in Verbindung gebracht werden können.

31.5.4 Bisherige Therapiemaßnahmen und Ergebnisse

Aufgrund der bisherigen Informationen stehen nun folgende Überlegungen im Vordergrund:

Aufbau sozialer Kompetenzen und dadurch Abbau von sozialen Hemmungen und Ängsten.

Gleichzeitig Gewichtsreduktion zur Verbesserung des Selbstbildes und damit verbunden Aufbau eines positiven Selbstwertgefühls und Abbau von sozialen Unsicherheiten.

Zur Bearbeitung ihrer Sozialängste empfehle ich der Patientin die Teilnahme an einer Psychodramagruppe, die sie regelmäßig und motiviert besucht. Parallel dazu wird ein Eßkontrollprogramm angeboten (Stuart & Davis, 1972; Ferstl et al., 1975), das die Patientin konsequent zu befolgen versucht, was ihr jedoch nur in geringem Umfang gelingt.

Nach mehreren Therapiemonaten bricht sie beide Therapien ab und berichtet, daß sie eigentlich nicht abnehmen möchte, kann dafür jedoch keine Begründung geben. Die in der Gruppe behandelten Themen konnten keine Verbesserung der Sozialängste erbringen.

Daraufhin wird ihr nun eine Einzeltherapie angeboten, in welcher individuell abgestimmt im Sinne einer Desensibilisierung, verbunden mit Selbstsicherheitsübungen, der Angstabbau erfolgen soll bzw. soziale Kompetenzen erworben werden sollen. Selbst als in sehr kleinen Schritten Kontakte angebahnt werden, ist sie zwar sehr bemüht, kann diese Übungen jedoch nicht realisieren, da ihre Angst zu groß ist, vor allem ihr Gedanke, von den anderen als minderwertig angesehen zu werden.

Somit vermeidet sie weiterhin soziale Kontakte.

In einigen Therapiegesprächen über die verschiedensten Verursachungsmöglichkeiten ihrer Negativgedanken werden u.a. auch möglicherweise relevante Kindheitserlebnisse angesprochen, bis die Patientin schließlich ein Kindheitserlebnis berichtet, von dem sie sehr verschwommen eine mögliche Beeinflussung annimt.

Kindheitserlebnis

Als die Patientin ca. sieben Jahre alt war, lebte die Familie in einem kleinen ländlichen Ort. Sie hielt sich in den damals schlechten Zeiten ein paar Hühner, um den kärglichen Speiseplan anzureichern.

Eines Tages konnte sie während des Spielens nahe beim Haus beobachten, wie die körperbehinderte Schwester (sie ist bucklig) ihrer so sehr verehrten Religionslehrerin sich ans Haus schlich und aus dem kleinen Hühnerstall Eier stahl. Die Patientin war darüber äußerst entrüstet und aufgebracht, wie eine so fromme Frau stehlen könne. In ihrer Empörung lief sie zu der Frau und stellte sie zur Rede. Diese war sehr erschrocken und drohte ihr mit dem Stock, worauf die Patientin rief „Hüte dich vor denen, die Gott gekennzeichnet hat!“. Die Diebin beschwerte sich bei der Mutter sofort über das freche Kind und erwartete eine Entschuldigung. Die stets auf gutes Benehmen bedachte Mutter verlangte nun, daß sich ihr Kind entschuldigen sollte. Die Patientin wehrte sich sehr dagegen, hat dann jedoch der Anordnung der Mutter Folge geleistet und ging schließlich nach zwei Tagen äußerst widerstrebend, um sich zu entschuldigen. Danach fühlte sie sich sehr deprimiert und unausgeglichen.

Bei dem Bericht der Patientin wird ihre emotionale Beteiligung deutlich sichtbar.

31.5.5 Überlegungen zur Diagnostik – kognitive Erklärungsmodelle

Die Darstellung der Patientin legt nahe, hier eine traumatische Beeinflussung anzunehmen, die in Zusammenhang mit dem dargestellten Kindheitserlebnis stehen kann. Über diese Arbeitshypothese hinausgehend sind konkrete Anhaltspunkte oder sogar Kausalbeziehungen aus den vorliegenden Informationen bislang jedoch nicht eindeutig abzuleiten.

Es galt nun, ein Verfahren zu finden, welches differenziertere Informationen zu diesem Kindheitserlebnis einzuholen erlaubt, das aber auch gleichzeitig diagnostische Informationen über die gegenwärtigen Verarbeitungs- und Bewertungsprozesse der Patientin gibt.

Aus den bislang vorliegenden Berichten der Patientin ist zu entnehmen, daß sie als Kind zu einem Verhalten gezwungen worden war, das ihrer Moral entgegengesetzt war. Sie hat die Entschuldigung nur vorgenommen, um den moralischen Vorstellungen ihrer Mutter zu entsprechen.

Als vorläufige Erklärungsversuche der Problematik können verschiedene Formen kognitiven Lernens angenommen werden:

a) Fehlwahrnehmung
Einwirkende Reize werden von der Patientin beachtet, erhalten jedoch ungenaue Bezeichnungen (Mahoney, 1979; Wooley, 1972).
Im vorliegenden Fall ist theoretisch anzunehmen, daß die Patientin heute noch immer den Anforderung ihrer Mutter entsprechen möchte, sich entschuldigen zu müssen. Da dieser Gang zur Entschuldigung jedoch sehr aversiv für sie war, vermeidet sie auch heute den Kontakt mit anderen Menschen, die potentielle Gesprächspartner für die unangemessene Entschuldigung sein könnten. So nimmt sie die Aufforderung ihrer Mutter heute noch als interen Reiz (Gedanken etc.) wahr, kann diesen jedoch nicht genau differenzieren und als irrelevant einstufen.

b) Fehlangepaßte Selbsterregung
Es werden private „Reize" (hier Gedanken, Einstellungen) erzeugt, die für das Verhalten irrelevant oder schädlich sind (Mahoney, 1979).
Durch Gedanken oder Selbstanweisungen können autonome Belastungen geschaffen werden (May & Johnson,1973; Platonov, 1959). In unserem Fall sind es Gedanken wie z.B. „ich bin minderwertig", die die physiologischen Veränderungen (Angst, Übelkeit etc.) bewirken. Diese Gedanken selbst sind jedoch wieder in der Fehlbewertung (bzw. Fehlwahrnehmung) der Patientin begründet.

c) Veränderung von Beziehungsprozessen
Hinweisreize können falsch verarbeitet werden, so daß sie innerhalb eines Beziehungsvergleiches mit relevanten Erfahrungen/Lernprozessen etc. in falsche bzw. unangemessene Beziehungen gesetzt werden (Mahoney 1979).
Hierbei können folgende „Programmstörungen" auftreten:

Klassifikationsirrtum
Ein beachteter Stimulus wird wahrgenommen, jedoch ungenau übersetzt und somit in einen falschen Beziehungszusammenhang gebracht. Hierbei kann es schnell zu absoluten Urteilen nach dem Alles-oder-Nichts-Prinzip kommen.
Bei der Patientin kann ein derartiger kategorisches Irrtum vorliegen. Sie spricht auf die angebotenen Therapieformen kaum an und scheint bei sich einen derartigen Klassifizierungsirrtum vorzunehmen, sich nach einem bestimmten internalen Hinweisreiz als absolut minderwertig und quasi irreparabel zu definieren.

Gedächtnisstörung
Hier wird angenommen, daß Reiz- und Kontextinformationen, Konsequenzen und Reaktionselemente unangemessen gespeichert werden und so Fehleinstellungen bewirken (Bandura, Jefferey & Bachicha, 1974; Zimmerman & Rosenthal, 1974).
Bei unserer Patientin kann eventuell angenommen werden, daß bestimmte Elemente ihres damaligen Verhaltens unangemessen gespeichert wurden und auf diese Weise Fehleinstellungen entstehen konnten. Die Methode der Altersregression könnte hier helfen, eine Auffrischung der Gedächtnisspuren vorzunehmen.

Schlußfolgerungs-Irrtümer
Eingehende Informationen können so rudimentär und auf die Gegenwart bezogen so minimal sein, daß aus ihnen nur durch Schlußfolgerungen Reaktionen ableitbar sind. In gleicher Weise können Kontingenzen falsch abgeleitet und somit fehlbewertet werden (Ellis, 1974a; Jahoda, 1969).
Möglicherweise hat die Patientin aus der Situation, zu einem ihr widerstrebenden Verhalten gezwungen worden zu sein, falsche Schlußfolgerungen gezogen, so z.B. „wenn ich zu anderen Leuten gehe, kann ich dort ebenfalls zu etwas gezwungen werden, was ich nicht möchte". In diesem Fall wäre ihre Sozialangst ein Vermeidungsverhalten, das nicht durch vordergründiges Üben abgebaut werden kann, sondern durch Veränderung der bedingenden falschen Schlußfolgerungen.

d) Fehler im inneren Dialog
Gleichzeitig gelange ich hier zu der Annahme eines Fehlers des inneren Dialogs. Selbstanweisungen können durchaus auf ähnliche Weise wirken wie interpersonale Anweisungen (Gagne, 1964; McKinney, 1973). Für meine Patientin könnte dies bedeuten, daß sie die Anweisungen ihrer Mutter „du mußt dich entschuldigen" internalisierte und heute noch als Selbstanweisung benutzt, dabei jedoch die Inkompatibilität zu ihren anderen Gewissens-Instruktionen nicht sinnvoll erkennt bzw. keine ausreichende Diskrimination zwischen den unterschiedlichen „inneren Anweisungen" vornehmen kann.

e) Fixierung im egozentrischen Denken
Sehr ähnlich zu den gerade genannten Hypothesen sind Überlegungen aus dem Bereich der Entwicklungspsychochologie. Die Patientin war zum Zeitpunkt ihres Kindheitserlebnisses sieben Jahre alt. In diesem Altersbereich liegt noch egozentrisches Denken vor (Piaget, 1926). Die kindliche Denkhaltung ist gekennzeichnet durch Animismus, d.h., vielen Bewegungen und Objekten wird ein Eigenleben und ein eigenes Bewußtsein zugesprochen. Als Folge kann eine finalistische Deutung von Vorgängen erfolgen, d.h., das Kind kann sich kaum vorstellen, daß etwas ohne einen gewissen Zweck oder eine bestimmte Absicht erfolgt (Piaget, 1926; Muchow, 1926). Weitere Kennzeichen des egozentrischen Denkens sind das magische Denken, bei dem noch keine vollkommene Trennung zwischen Ich und Außenwelt erfolgt. Letztlich ist noch der „Artifizialismus" (Piaget, 1926) zu erwähnen, nach dem zusammengehörende Erscheinungen als „gemacht" erlebt werden, so z.B. daß alle Dinge von Gott oder den Menschen gemacht sind, ähnlich wie Objekte herstellbar sind.
Im vorliegenden Fall kann das Kind eine Bewertung der Gesamtsituation innerhalb dieser Denkstile vorgenommen haben und, was hier als Hypothese aufgestellt

ist: Es hat aufgrund des starken äußeren Drucks und in Verbindung mit erhöhtem Erregungsniveau und unter starker emotionaler Beteiligung diesen Denkstil bis in die Gegenwart mit übernommen; hier denkbar als eine komplexe konditionierte Bewertungseinheit.

f) Attributionstheoretische Erklärung
Attributionstheoretische Aspekte zeigen auf, daß wahrgenommene Kausalitäten das Verhalten beeinflussen können. Im vorliegenden Fall liegt deutlich eine Fehlattribuierung vor, die umfangreiche Verhaltensaspekte der Patientin beeinträchtigt.
Hinzu kommt hier auch das Problem, ob die Kontrolle über das eigene Verhalten als internal oder external gelenkt erlebt wird (Rotter, 1966; Lefcourt, 1973). Die Patientin scheint anzunehmen, daß sie ihr Verhalten nicht selbst steuern kann, sondern durch „die Moral ihrer Mutter" beeinflußt wird. Da ihr in der damaligen Situation als Kind eigenständige Handlungsweisen untersagt wurden, kann darüber hinaus sogar das Konzept der erlernten Hilflosigkeit bei der Beurteilung des Falles herangezogen werden (Seligman, 1979).
Bislang ist anzunehmen, daß hier Fehlverarbeitungen und unangemessene Bewertungsprozesse vorliegen, die zu irrationalen Annahmen oder Überzeugungsstrukturen führten, fehlerhafte Denkstile und damit zusammenhängend physiologische Veränderungen erzeugen. Diese Folgerungen entsprechen teilweise den Erklärungsmodellen von Beck (1970; 1976) und Ellis (1977a; 1977b).
Danach besteht zwischen Selbstinstruktion und Emotion eine gegenseitige Rückkoppelung; gleichzeitig beeinflussen sich übergeordnete Einstellungen und Selbstwert innerhalb der kognitiven Prozesse. Letztlich wird auch die Wahrnehmung durch die Emotion verändert. So können die Angst- und Minderwertigkeitsgefühle der Patientin, ihre antizipierten Beurteilungen durch die Umwelt, ihre Selbstbewertung und die aus diesen kognitiven Prozessen resultierenden gezeigten Verhaltensweisen als ein ineinandergreifender Regelkreis, dessen Funktionieren sich selbst aufrechterhält, angesehen werden.

31.5.6 Planungen zur Diagnostik und Therapie

Zur weiteren Absicherung der Diagnostik und der oben aufgestellten Erklärungsmodelle sind ergänzende Informationen erforderlich. Sowohl gegenwärtige Bewertungs- und Verarbeitungsstrukturen der Patientin als auch differenziertere Angaben zu dem traumatischen Kindheitserlebnis sind hier näher zu explorieren.

Da die Patientin die Kindheitsszene im Explorationsgespräch sich sehr gut vorstellen konnte, ist anzunehmen, daß sie auf relevante Imaginationen unter Hypnose entsprechend lebhaft reagieren wird. Das zwischen Therapeut und Patientin bestehende gute Beziehungsverhältnis läßt auf einen guten Rapport schließen, so daß keine (offen vermutbaren) Widerstände zu erwarten sind.

Da sehr viele Informationen aus der Kindheitsszene benötigt werden, bietet sich hier die Methode der hypnotischen Altersregression an.

Gleichzeitig wurde oben (s. 31.5.5e) als eine mögliche Hypothese der kognitiven Verursachung angeführt, daß im Alter von sieben Jahren eine Form des egozentrischen Denkens angewandt wurde, die in der Gegenwart weiterhin noch wirksam ist. Um so mehr bietet sich hier eine Intervention mit Altersregression an, um dadurch diese früheren Denkstile zu reaktivieren und dann rückwirkend aufzulösen, d.h. denen der erwachsenen Patientin anzugleichen.

Bei der Anwendung der Altersregression muß jedoch stets berücksichtigt werden, daß es sich nicht unbedingt um eine „echte" Regression handelt. Es ist auch anzunehmen, daß hier die Darstellung einer angenommenen (evtl. im Kontext logischen) Rolle erfolgt oder Kontaminationen mit anderen Gedächtnisinhalten vorgenommen werden, so daß nur symbolische Informationen gegeben werden. Es können sogar diagnostisch sinnlose Inhalte vorliegen, die mehr der Erwartungshaltung der Situation entsprechen (Weitzenhoffer, 1953; Sarbin, 1950a; Foenander & Burrows, 1980; Silverman & Retzlaff, 1986).

Weiter gilt es, eine diagnostische oder therapeutische Intervention zu finden, die effektiv ist, die oben aufgestellten Hypothesen zu verifizieren bzw. zu falsifizieren.

Bei der vorliegenden Problematik scheint hier das ADAPT-Modell von Mahoney (1979, S. 203) als Grundkonzept in der therapeutischen Vorgehensweise für das vorliegende Problem angemessen zu sein:

A *Acknowledge*
Erkenne die bedrückenden Gefühle (Angst, Depression, Ärger).

D *Discriminate*
Unterscheide die gerade aufgetretenen inneren Ereignisse (sowohl Gedanken als auch bildhafte Vorstellungen, d.h. wiederhole sofort verdeckt).

A *Assess*
Schätze die logischen Grundlagen und die Anpassungsfunktion deiner bildhaften Vorstellungen und Selbstaussagen ein.

P *Present*
Stell' dir Alternativen vor (d.h. erzeuge innere Monologe oder bildhafte Vorstellungen mit angemessenerem, bewältigendem Inhalt).

T *Think praise (!)*
Denke daran, dich zu loben (d.h. belohne dich dafür, daß du die Folge durchgeführt hast).

Den Vorschlägen von Eschenröder (1978) folgend soll die Methode der kognitiven Umstrukturierung stark an der Kommunikationsstruktur der Patientin orientiert sein.

Da die Patientin eine sehr enge Mutter-Kind-Beziehung hatte, wird die verstorbene Mutter in dieser Behandlung wahrscheinlich als Hilfsperson eingesetzt werden, um der Patientin die Erlaubnis für neue Denk- und Bewertungsansätze geben zu können.

Entsprechend den oben aufgestellten Überlegungen zur möglichen Verursachung der Störung (veränderte Bewertungs- und Verarbeitungsstrukturen) soll die Patientin je nach therapeutischer Relevanz eine kognitive Umstrukturierung erfahren, indem diese Bewertungs- und Verarbeitungsstrukturen durch entsprechende Suggestionen, ggf. Halluzinationen verändert werden.

31.5.7 Kognitive Umstrukturierung unter Hypnose

Die Patientin reagiert auf die Induktion sofort sehr positiv und zeigt bereits nach 2–3 Min. starke Entspannung. Kleinere Tests (akustische und gustatorische Halluzination) lassen auf gute Hypnotisierbarkeit schließen, was auch später durch den SHSS (Weitzenhoffer & Hilgard, 1959; Gabelman & Kossak, 1983) bestätigt wird.

Der Übergang zum Kindesalter kann nahezu abrupt erfolgen, da sie durch die Explorationsgespräche über die Kindheit diese Erinnerungen gut abrufen kann.

T: „Sie sehen nun deutlich das Dorf Ihrer Kindheit vor sich, das Haus, vor dem Sie spielen … etc."

Im Dialog schildert nun die Patientin, wie sich Frau X nähert und die Eier stiehlt, und wie aufgeregt und entrüstet die Patientin bei dieser Beobachtung ist.

T: „Was meinst du denn dazu?"
P: „Das darf die doch nicht tun; das ist doch Stehlen." (entsetzt)
Sie schildert nun die Auseinandersetzung wie bereits aus er Exploration bekannt. Danach:
T: „Jetzt ist es Zeit, daß du heim gehst. Ich glaube, die Mutti hat sehr schnell von dem ganzen erfahren. Sie will vielleicht mit dir reden..."
P: „Ja, ich erzähl ihr das erst mal selbst. – Du, Mutti, die hat gestohlen; ganz schlimm."
T: „Und deine Mutti – was will die von dir?"
P: „Ich soll mich entschuldigen; wo Frau X doch das Unrecht getan hat."
T: „Das willst du nicht?"
P: „Nein. Ich kann mich nicht für etwas entschuldigen, das die getan hat und nicht ich."
T: „Dann sag das doch deiner Mutti."
P: „Mutti – ich will mich nicht bei Frau X entschuldigen."

Da die Patientin sehr gut halluziniert und wahrscheinlich – zumindest im kognitiv-emotionalen Bereich – eine Altersregression erlebt, entschließt sich nun der Therapeut, basierend auf den aufgezeigten Überlegungen, eine kognitive Umstrukturierung vorzunehmen.

An dieser Stelle wird deutlich, daß der diagnostische Rahmen bereits verlassen ist und nun die therapeutischen Interventionen einsetzen. Die Patientin soll die Möglichkeit haben, nun eventuell so zu reagieren, wie sie es schon seit über vierzig Jahren wollte.

T: „Vielleicht mußt du ihr das noch mal sagen, damit sie es genau hört."
P: „Ich will mich nicht bei ihr entschuldigen, weil die doch gestohlen hat. Bitte, Mutti zwinge mich nicht."
T: „Ist die Mutti damit einverstanden?"
P: „Nicht ganz." (zögert)
T: „Vielleicht mußt du dich doch für etwas entschuldigen...?"

P: „Ja. Ich will mich entschuldigen für meine Frechheit, aber nicht für das andere. Bitte lass' mich so, Mutti."
T: „Kann sie das so hinnehmen? Was sagt sie oder tut sie?"
P: „Sie schaut mich freundlich an und nickt."
T: „Kann sie das also hinnehmen?"
P: „Ja, sie ist gütig und versteht meine Pein."
T: „Dann kannst du ihr auch was dazu sagen."
P: „Ich bin froh, erleichtert, daß du das meinem Gewissen überläßt und mich nicht zwingst." (gelöst)
T: „Ja! Damit kannst du nun etwas tun, mit der Entspannung?"
P: „Ich gehe jetzt zu Frau X und werde ihr das sagen."

Die Patientin hat nun erreicht, daß sie sich selbst als Ort der Kontrolle erlebt. Ihre Handlungsweisen zeigen deutlich ihre große Abhängigkeit von der Bewertung ihrer Mutter, die sie nun nicht mehr vollkommen erfüllen muß. Es wird ihr hier eine Lösung angeboten, die ihrer gegenwärtigen Moral entspricht, die jedoch auch gleichzeitig nicht vollkommen konträr zur Bewertung ihrer Mutter ist. Da sie heute immer noch eine sehr enge Beziehung zu ihrer verstorbenen Mutter hat, erscheint es hier nicht angemessen, aggressive Konfrontationen vorzunehmen, die gleichzeitig Widerstände bewirken könnten.

P: (Sie beschreibt nun den Weg, den sie geht, bis sie in das Zimmer tritt, in dem Frau X steht und bügelt.)
T: „Was tut die Frau X denn noch?"
P: „Sie bügelt einfach weiter, schaut nicht hoch."
T: „Und du kannst nun zu ihr das sagen, was du sagen willst. Was du immer schon wolltest."
P: „Ja. – Frau X, ich möchte mich bei Ihnen entschuldigen, weil ich heute so frech zu Ihnen war. Das war nicht richtig, über Ihren Rücken herzuziehen. Aber Sie haben bei uns Eier gestohlen und das war viel schlimmer, weil Sie das als Schwester einer Religionslehrerin wissen müßten."
T: „Was macht sie denn jetzt?"
P: „Sie schaut gar nicht hoch und bügelt weiter."
T: „Sie hat es aber bestimmt gehört. Willst du ihr es noch mal sagen?"
P: „Ja." (Wiederholt es nun wesentlich bestimmter und selbstsicherer.)
T: „Wie fühlst du dich nun?"
P: „Viel besser. Ich konnte ja sagen, was allein *ich* für richtig hielt."

Die Patientin hat nun die Kompetenz für ihr eigenständiges Handeln gewonnen. Sie kann zwischen äußeren Ansprüchen und eigenen Wünschen differenzieren und sich entsprechend selbstsicher verhalten. Gleichzeitig wird ihr die Gelegenheit gegeben, ihr nun endlich aktualisiertes eigenbestimmtes Handeln und Bewerten einzuüben und dessen selbstverstärkende Wirkung wahrzunehmen.

T: „Und Frau X? Was tut die denn?"
P: „Die schaut nicht hoch."
T: „Die sagt nichts?"
P: „Doch: Du widerliches Kind. Du bist so schlimm; dich werden alle meiden. Egal, wo du hingehst, dich wird man immer meiden und ablehnen."

An dieser Stelle kann ein wesentlicher Verursachungspunkt der heute bestehenden Störung liegen. Frau X spricht eine Art Fluch aus, der im Sinne der sich selbsterfüllenden Prophezeiung (Rosenthal & Jacobson, 1968) befolgt wurde. Auf diese Weise wird eine bestimmte Denk- und Bewertungsstruktur unreflektiert übernommen, eventuell auf der Basis der oben diskutierten Aspekte des egozentrischen Denkens. Die Interpretation als Klassifikationsirrtum bzw. Schlußfolgerungsirrtum trifft hier ebenfalls zu. Gleichzeitig kann hier ein Fehler im „inneren Dialog" gesehen werden, da die interpersonale „Anweisung" als eigene irrationale Instruktion übernommen wird.

T: „Ich glaube, die ist ganz schön böse über die Wahrheit. Willst du es ihr noch mal sagen?"
P: „Tut gar nicht mehr not. Die hat das schon gehört. Man merkt es ja, wie die sich ärgert." (leicht triumphierend)

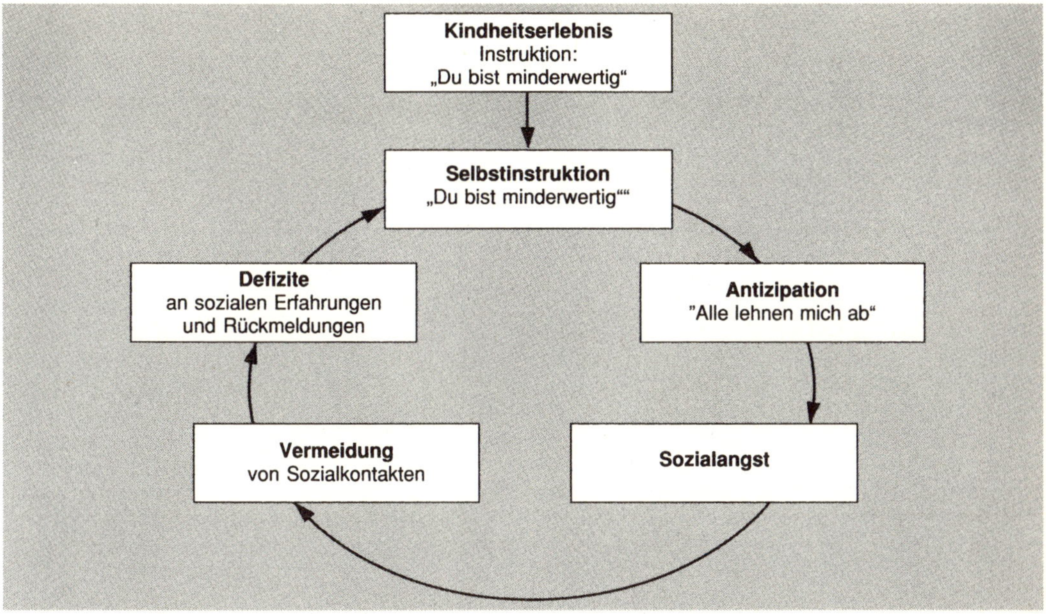

Abb. 31.6: Regelkreis von Selbstinstruktionen und Sozialverhalten bei der Patientin
Die in der Kindheit ausgesprochene Instruktion hält die Negativerwartungen und die Sozialangst der Patientin weiter aufrecht.

T: „Wenn dir das ausreicht! Was hast du dann vor?"

P: „Ich gehe jetzt einfach weg und lasse sie stehen."

T: „Gut. Du gehst also zur Tür raus und was machst du mit der Tür?" (will ihr Abreagieren durch Türeknallen o.ä. ermöglichen)

P: „Die lasse ich einfach offen stehen und beachte sie gar nicht mehr!" (triumphierend)

T: „Das genießt du nun richtig, ihr die Meinung zu sagen und sie dumm stehen zu lassen. Willst du das noch mal machen?"

P: „Brauch' ich nicht mehr. Ich habe ihr alles gesagt, was ich schon lange sagen wollte."

Die Patientin hat nun vollkommene Eigenständigkeit ihres Handeln erworben, unabhängig von externalen Bewertungen (Mutter, Frau X) und Anweisungen (Therapeut). Sie kann ihre unterschiedlichen inneren und äußeren Anweisungen deutlich voneinander diskriminieren und als solche genau bezeichnen. Die Attribution ihres Handelns kann sie nun ihren eigenen Fähigkeiten zusprechen.

T: „Siehst du, du konntest ihr endlich das sagen, was du freiwillig sagen wolltest, aus deinem eigenen Gewissen heraus."

P: „Ja, das tut gut."

T: „Und du weißt auch, daß deine Mutti das für richtig heißt!"

P: „Ja, die steht dazu, die kann das richtig heißen. Ich fühl mich wohler.

T: „Das ist schön! Du siehst, sie akzeptiert das vollkommen – deine Mutti! – Und was willst du nun tun?"

P: „Ich gehe jetzt heim."

T: „Ja, tu das; wie ist das jetzt?"

P: „Ganz erleichtert. Und ich sehe auf einmal eine Türe, da liegt ein großer Marmorstein in der Türschwelle, über den ich nie drüber konnte. Und nun scheint die Sonne ganz warm und schmilzt den Block wie Eis weg. Das ist schön, er schmilzt weg und ich kann durch die Türe gehen und fühle mich wie neu geboren."

T: „Toll. Schön so. Wo gehen Sie dann hin?"

P: „Nirgends"

T: „Wie?"

P: „Ich bin doch bei Ihnen hier jetzt im Sessel und ganz entspannt. Da brauch ich doch nicht zu gehen."

Die Rücknahme erfolgt nun durch Rückwärtszählen.

P: (entspannt und strahlend) „Ich fühle mich wie neu geboren! Ist das schön. Der Stein in der Türe ist weg und ich kann nun überall hingehen, wo ich will. Mich werden die Nachbarn doch eigentlich mögen!“

Sie nimmt sich nun gleich vor, das auch auszuprobieren.

Die Patientin hat am gleichen Tage Kontakt mit ihren Nachbarn aufgenommen und einer Einladung zum Kaffeetrinken zugestimmt. Von Anfang an fühlt sie sich dabei selbstsicher und verhält sich auch entsprechend. Am darauffolgenden Tag sucht sie die Lehrerin ihres Sohnes auf, ohne jegliche Obrigkeitsängste: „Wieso, die muß mir schließlich Auskunft über mein Kind geben; war ja schon lange fällig.“ Sie benutzt nun öffentliche Verkehrsmittel ganz selbstverständlich und ohne Beklemmungen. Interventionen zur Verbesserung sozialer Kompetenzen können vollkommen entfallen, da sie in allen vorher problematischen Situationen entspannt und selbstsicher agieren kann. Die vorher beklagten psychosomatischen Beschwerden wie Übelkeit und Erbrechen sind ebenfalls sofort nach der Therapiesitzung nicht mehr aufgetreten.

Nach weiteren wenigen therapeutischen Gesprächen zur Erfolgskontrolle beendet sie die Behandlung als erfolgreich. Auf die von mir angebotene Adipositastherapie (evtl. ebenfalls unter Hypnose) will sie später zurückkommen.

31.5.8 Katamnese

In den katamnestischen Befragungen nach einigen Monaten und nach 5 Jahren kann sie den erreichten Erfolg weiter uneingeschränkt bestätigen. Anzeichen oder Hinweise bezüglich einer Wiederkehr der Problematik waren nie zu beobachten.

31.5.9 Diskussion der Therapie

Aus gegenwärtiger Sicht läßt sich schwer verifizieren, ob sich die in der Altersregression erlebten Ereignisse in der beschriebenen Weise auch lebenshistorisch genau abspielten oder ob die Bewertung der Patientin hier aktive Veränderungen vornahm.

Wesentlich für die Kindheitsszene ist hierbei:

- Die Patientin fühlte sich zu einem inkongruenten Verhalten gezwungen.
- Sie hatte keine Alternativmöglichkeiten.
- Sie fühlte sich von Frau X zu ihrem Sozialverhalten verdammt.
- Die danach ablaufenden Verarbeitungs- und Bewertungsprozesse können im Sinne der unterschiedlichen kognitiven Erklärungsmodelle interpretiert werden als Fehlwahrnehmung, fehlangepaßte Selbsterregung, Veränderung von Beziehungsprozessen etc., wie oben in den Hypothesen formuliert.

Daraus entwickelten sich dann folgende Kognitionen:

- keiner mag mich
- alle lehnen mich ab
- ich bin minderwertig
- ich bin unfähig.

Eventuell kann diese Situation als Hilflosigkeit (i. S. Seligman, 1986) angesehen werden, da sie der ursprünglichen Kindheitssituation ohne Alternativen ausgeliefert war und auch als Erwachsene sich in ähnlicher Weise hilflos und der vermeintlichen Ablehnung der Nachbarn ausgeliefert fühlte.

Die kognitive Umstrukturierung in einer Altersregression unter Hypnose gab ihr die Möglichkeit, nun die lange gewünschten Reaktionsweisen zu aktualisieren. Sie kann dadurch wieder handlungsfähig werden. Der Therapeut bietet ihr hier mehrfach die Möglichkeit an, diese neuen aktiven Verhaltensweisen auszuagieren und durchzuerleben, damit sie ganz sicher erfahren kann, nun selbst der Verursacher ihres Verhaltens zu sein. Sie erlebt sich nun als aktiv eingreifend und als Kontrollinstanz für ihr Handeln.

Diese Form der kognitiven Umstrukturierung ermöglicht ihr, ihre Vergangenheit nun rückwirkend anders zu bewerten: sie kann sich aktiv und selbstbestimmend verhalten.

Wie sie in den Nachbesprechungen berichtet, erlebt sie ihre subjektiv historische Aufarbeitung als real, weiß jedoch durchaus, daß die objektiven historischen Ereignisse ihr keinen Handlungsspielraum ließen.

Hinzu kommt, daß sie bei ihrer starken Mutterbindung als Kind und Erwachsene von ihrer Mutter in ihren Vorstellungen und Gebeten immer noch akzeptiert wird, wenn sie sich selbstsicher verhält. Auch dieser Aspekt wurde in der Therapie berücksichtigt, da sie moralisch nicht in der Lage gewesen wäre, etwas zu tun, was von ihrer geschätzten Mutter mißbilligt worden wäre.

Durch die Hypnoseerfahrungen in der Therapie konnte teilweise geklärt werden, daß nicht durchgängig „vollkommene" Altersregression erfolgte, sondern daß aus der Gegenwart rückwirkende Erklärungsmodelle eingesetzt wurden.

Bemerkenswert ist im vorliegenden Fall, daß die eine ca. 20 Minuten dauernde Therapie unter Hypnose voll ausreichte, um eine vollkommene Umstrukturierung derartig umfassender Verarbeitungprozesse und der darauf aufbauenden psychosomatischen Störungen vorzunehmen. Daraus ist aber nicht zu schließen, Hypnose könne Wunder bewirken. Nur: die Behandlungsbeschreibung soll verdeutlichen, wie effektiv gerade die Kombination von kognitiver Verhaltenstherapie und Hypnose sein kann, gerade weil sie bei komplexer Problematik eine ganzheitliche Behandlung ermöglicht.

Das Therapiebeispiel kann eventuell auch veranschaulichen, welche Beziehung zwischen Therapeut und Patientin die Situation bestimmt: der Therapeut läßt viele Freiheiten, bietet Möglichkeiten an und gibt der Patientin durch diese nondirektive Form den von ihr stets gewünschten Freiraum (Kossak, 1987). Die gewährend-freundliche Kommunikationsform gibt ihr die Sicherheit, auch von ihm mit ihren Verhaltensweisen akzeptiert zu werden; um so leichter kann es ihr dann auch fallen, sich selbst darin zu akzeptieren.

31.6 Fall 6: Multiple Ängste und Kreislaufprobleme

Der 22 Jahre alte Patient zeigt multiple Sozial- und Lebensängste, Globusgefühl („Kloß im Hals"), Herzbeschwerden, Kreislaufprobleme. Durch Umbewertung unter Hypnose erlebt sich der Patient wieder selbst als Verursacher seiner Gefühle und Handlungen.

31.6.1 Beschreibung der Problematik

Der Patient (Bürokaufmann) leidet an multiplen Ängsten. Er hat ein Globusgefühl, damit verbunden Angst, einen Schlaganfall oder einen Herzanfall zu bekommen, Angst vor Haarausfall, anfallartige Hitzewallungen, Herzbeklemmungen. Diese Symptome sind nahezu den ganzen Tag über zu beobachten.

Unter folgenden Bedingungen treten die Symptome in geringer Stärke auf: beim Sport; wenn der Patient nicht an die Symptome denkt; nach Alkoholgenuß.

Besonders stark sind sie, wenn er an die von ihm befürchteten Krankheiten denkt. Er fühlt sich dadurch sehr beeinträchtigt, muß sich öfter deswegen krank melden.

31.6.2 Genese

Der Patient beschreibt sich als kontaktfreudig, gesellig, umgänglich. Er versäumt nicht zu erwähnen, vor allem beim weiblichen Geschlecht immer gut angekommen zu sein, auch bereits während der Schulzeit. Er erzählt, daß Mädchen gerne seine Nähe suchten und Kontakt zu ihm haben wollten. Seinen Umgang zu Mädchen schildert er als problemlos. Er erkennt während des Explorationsgespräches jedoch, daß er selbst nie aktiv auf Mädchen zugehen mußte.

Als der Patient sich in der Abendschule weiterbildete, arbeitete er tagsüber körperlich lange und schwer und besuchte an den Wochenenden seine weit entfernt wohnende Freundin. An so einem Wochenende lernte er in einer Kneipe ein anderes Mädchen kennen und traf dieses dann abends vor dem Kino wieder. Als er das Mädchen sah, fühlte er sofort Stiche im Herz und wollte lieber mit ihr gehen, ließ sich jedoch nichts anmerken und hatte seiner Freundin gegenüber Schuldgefühle. Nach ca. einer halben Stunde im Kino merkte er ein Gefühl der Kraftlosigkeit und Panik und mußte das Kino schweißnaß verlassen. Auch in der Nacht darauf hatte er zahlreiche Panikanfälle mit Herzschmerzen, die weiterhin in den folgenden Tagen auftraten.

Wenige Wochen vor diesem Erlebnis hatte er, verursacht durch kombinierte Einnahme von Medikamenten und Alkohol, eine Kreislaufschwäche erlitten, die so massiv gewesen war, daß er ins Krankenhaus eingeliefert werden mußte.

Einige Wochen nach dem Krankenhausaufenthalt fuhr er mit seiner Freundin auf der verschneiten Autobahn. Dabei wären sie beinahe mit dem Wagen verunglückt. Es überfiel ihn die Angst, sterben zu müssen, verbunden mit Herzschmerzen, und er fuhr auf einen Parkplatz. Seine Freundin holte daraufhin den Krankenwagen. Er mußte mehrere Tage im Krankenhaus verweilen. Danach beobachtete er eine deutliche Krankheitzunahme: Angst vor Haarausfall (und nicht mehr attraktiv zu sein), Angst vor anderen Menschen etc. Sein inzwischen regelmäßiger und reichlicher Alkoholgenuß konnte die Ängste etwas dämpfen.

31.6.3 Organismusvariablen

Zahlreiche ärztliche Untersuchungen bestätigen vollkommene körperliche Gesundheit. Zwischenzeitliche Medikation mit z.B. Lexotanil erbrachte keine Verbesserung der Angstsymptome.

31.6.4 Selbstkontrolle

Der Patient versucht, Sport zu betreiben und sich dadurch gedanklich abzulenken; dies gelingt ihm jedoch nur während der sportlichen Aktivitäten selbst. Bei starker Angst trinkt er Alkohol. Mitunter versucht er Entspannungsübungen, die jedoch nicht helfen.

31.6.5 Soziale Situation

Der Patient lebt allein, verbringt viel Zeit in Kneipen. Zur Zeit hat er keine Freundin, was er als sehr ungewöhnlich empfindet. Er selbst möchte kein Mädchen ansprechen, da er Angst davor hat, abgelehnt zu werden; er ist es gewohnt, von Mädchen angesprochen zu werden.

31.6.6 Diagnostische und therapeutische Überlegungen

Der erste „Herzanfall“ war durch physiologische Komponenten bedingt (Alkohol und Medikamente). In der Konfliktsituation im Kino (der Patient fühlt sich hin- und hergerissen zwischen seiner Freundin und einer neuen Bekanntschaft) treten dem ersten Anfall ähnliche Erregungsmuster auf, die dann mit den Erinnerungen an den ersten Anfall respondent gekoppelt werden.

Bei dem Schwächeanfall auf der Autobahn sind sowohl körperliche Aspekte als auch erlernte Faktoren wirksam (Aufregung, Konfliktsituation).

Es ist anzunehmen, daß es dann zu einer Reizgeneralisierung kam. Wahrscheinlich sind hier die auftretenden Gedanken an die Symptome entsprechende Auslöser. Die Genese dieses Lernvorgangs und die Beziehungen dieser Faktoren

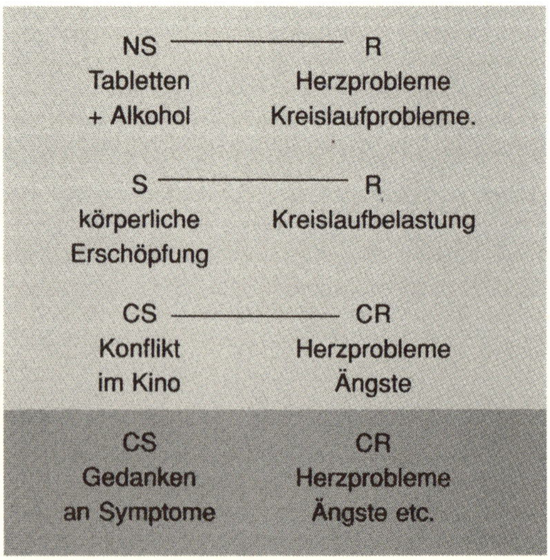

Abb. 31.7: Verhaltensgleichung der Angstproblematik. Durch respondente Konditionierung wird bewirkt, daß die Gedanken Herzbeschwerden auslösen können.

sind in Abb. 31.7 in einer Verhaltensgleichung dargestellt.

Als Therapie für dieses respondente Verhalten bietet sich die Auflösung dieser S-R-Verbindungen an, z.B. durch Systematische Desensibilisierung verbunden mit Gedankenstop. Es wird angenommen, daß Gedanken die emotionalen und physiologischen Reaktionen auslösen. Entsprechend soll ein Therapieverfahren angewandt werden, welches ganzheitlich die Kognitionen, Emotionen, motorisches und physiologisches Verhalten erkennen hilft. Als geeignete Methode der Diagnostik und Therapie bietet sich hier Hypnose an: Es sollen die ehemals kritischen Situationen unter Hypnose durchlebt werden. Davor soll die Überprüfung der Hypnotisierbarkeit mit einem Hypnosetest stehen.

31.6.7 Therapiedurchführung

Der Patient stimmt dem Behandlungsverfahren sofort zu; als die ersten Entspannungsinstruktionen gegeben werden „Sie sitzen ruhig und entspannt, ...schauen auf meine Fingerspitzen...", wird der Patient äußerst unruhig, atmet schwer und nach ein bis zwei Instruktionsminuten bittet er um Abbruch, wird deutlich blaß; ihm wird schwarz vor den Augen, hat wieder intensiv das Panikgefühl. Seine Ängste steigern sich. Der Patient wird aufgefordert, sich hinzulegen. Es wird nun eine Altersregression eingeleitet, die sich an den gerade aktualisierten Emotionen und Körpergefühlen orientiert (Affektbrücke). Er sieht plötzlich Krankenhausfenster vor sich, beschreibt sein ehemaliges Krankenhauszimmer und verbindet damit starke Beklemmungen. Ein Freund habe ihn damals besucht und habe ihm eine Entspannungs-Kassette mitgebracht.

Als er nach der Entlassung weiter Entspannungen übte, hat er dabei sofort Panik- und Globusgefühle verspürt.

Deutlich wird nun, daß hier eine sehr seltene Fehlkonditionierung mit äußerst negativer Auswirkung vorliegt (s. Abb. 31.8).

Da bereits durch die geringe Hypnose-Induktion das sehr komplexe Angstverhalten des Patienten ausgelöst wurde, soll nun ohne Auflösung der Induktionswirkung weitergearbeitet werden.

Es galt nun, schnell eine Situation zu schaffen, die nicht entspannend, sondern anregend-aktiv war und gleichzeitig therapeutische Möglichkeiten beinhaltete. Zusätzlich sollte nun eine Kon-

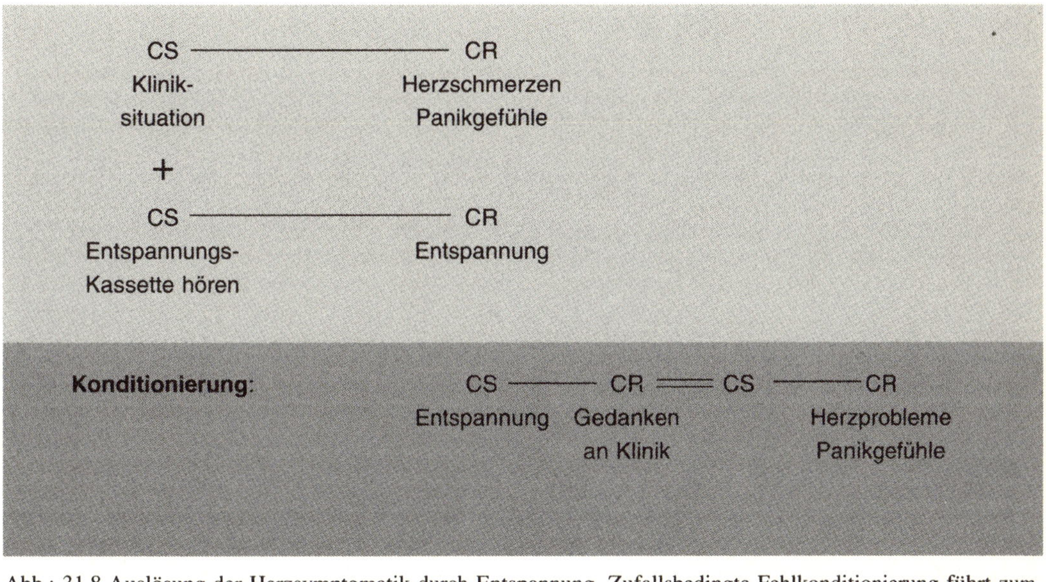

Abb.: 31.8 Auslösung der Herzsymptomatik durch Entspannung. Zufallsbedingte Fehlkonditionierung führt zum Problemverhalten.

frontation mit dem angstbesetzten Krankenzimmer erfolgen, um hier eine Entkoppelung vorzunehmen.

Der Patient wird aufgefordert, dieses Krankenzimmer zu beschreiben; es wird vorerst angenommen, daß diese verbalen Aktivitäten ausreichen, den gewohnten negativen Entspannungszustand nicht aufkommen zu lassen.

Der Patient beschreibt nun eine Winterlandschaft vor dem Fenster; alles in seinem Blickfeld ist nun achromatisch und nur schwarze Raben fliegen umher. Sie sind für ihn Totenvögel, die sein nahes Ableben ankündigen. Entsprechend beschreibt er eine Szenerie mit toten Bäumen, auf denen die Raben sitzen und auf seine Leiche warten etc. Er bemerkt nun, daß er diese Angst immer noch hat, wenn er nur an Raben denkt, obwohl er im Spätsommer kaum Raben sieht.

An dieser Stelle entschließe ich mich, eine kognitive Umstrukturierung vorzunehmen, indem diese gedanklichen Auslösereize andere Qualitäten erhalten sollen. Der Patient befindet sich immer noch in Hypnose, wird durch seine verbale Beteiligung aktiv gehalten.

T.: „Ich sehe da gerade wieder so einen Raben. Der sieht aber lustig aus. Ist ja auch gerade Karneval. Der fliegt da ganz verrückt rum und hat eine rote Pappnase auf. Hat auch knallgelbe Schuhe an."

P.: „Ja?" (neugierig, erstaunt)

T.: „Sicher. Der geht zu einem Maskenball und ist verkleidet als Clown. Deshalb die Pappnase und die Schuhe. Können Sie ihn sehen, wie der so ulkig rumfliegt?"

P.: „Ja...da ist so ein komischer Rabe mit einer Pappnase und ulkigen Schuhen. Ist ja verrückt."

T.: „Sehen Sie, so ulkig ist der. Und da kommen noch mehr an. Einer hat eine rote Perücke auf und 'ne Sonnenbrille. Hat 'nen Regenschirm mit Punkten unterm Arm. Das wird ja richtig lustig jetzt."

P.: „Ja. Ist ja ulkig, wie die alle aussehen." (belustigt)

Der Therapeut läßt nun zahlreiche ulkig verkleidete Raben erscheinen; sie wählen die schönste Verkleidung, tanzen und haben eine tolle feuchtfröhliche Feier, bis alle ermüdet heim gehen. Der Patient wird stets mit einbezogen und gestaltet dann sogar einige Figuren selbst mit aus. Ihn amüsieren diese Gestalten köstlich.

Nach ca. 15 Minuten ist er der Ansicht, daß die Raben für ihn nur noch lustige Figuren sind.

Um sicher zu gehen, werfen wir nochmals einen Blick durch das Fenster des Krankenzimmers. Unangenehm ist noch die Erinnerung, daß er den nahen Zug oft pfeifen und rattern hörte und diese Geräusche stets Panik bei ihm auslösten. Auch hier ist eine sekundäre kognitive Konditionierung anzunehmen: mit dem Hören des Zuges ist seine unangenehme Krankenhaussituation erlebensmäßig gekoppelt, so das Ausgeliefertsein, seine Ängste und Herzprobleme. Das Hören oder allein das Vorstellen des Zuges reicht hier dann aus, um die komplexen Angstsymptome auftreten zu lassen.

In analoger Weise erfolgt nun eine Umstrukturierung unter Hypnose: der Patient ist nun Landschaftsgestalter und dirigiert zahlreiche Lastwagen mit Erde an die Bahngleise, um sie zuzuschütten, bis letztlich darauf Pflanzen und Bäume geplant werden. Er hat nun eine ihm gefällige Landschaft entworfen, die einem Zug die Durchfahrt nicht mehr ermöglicht.

Der Patient erhält am Ende der Sitzung die Instruktion, sich mit Raben im Zoo und mit Zuggeräuschen zu konfrontieren.

In der darauffolgenden Sitzung erzählt er stolz, daß Raben für ihn nur noch äußerst lustige Tiere sind und Geleise für ihn vorwiegend ökologisch zu nutzende Flächen.

Die Panikattacken treten von nun an nicht mehr auf, seine Ängste und Kreislaufprobleme nehmen weiterhin ab.

In den folgenden Sitzungen wird Hypnose als Entspannungsverfahren wiederholt eingesetzt, um hier ebenfalls eine weitere Entkoppelung von alten Lernerfahrungen vorzunehmen. Ihm gelingt es nun, das Globusgefühl und seine Herzbeklemmungen durch Entspannungsübungen zu steuern, so daß sie immer seltener auftreten.

Daran schließt sich ein Selbstsicherheitstraining gegenüber Frauen an, das ihm verhilft, auch aktiv auf Frauen zuzugehen und das Risiko einzugehen, abgelehnt zu werden. Auch dies kann er relativ schnell erlernen.

31.6.8 Katamnese

Insgesamt umfaßte die Behandlung 14 Sitzungen. Die Katamnese nach einem Zeitraum von zwei und vier Jahren zeigt immer noch Symptomfreiheit ohne Rückfallperioden.

31.7 Fall 7: Blutphobie

Der 30 Jahre alte Patient leidet seit seiner Kindheit unter einer Blutphobie. Unter Hypnose erfolgt Desensibilisierung und aktive kognitive Bewältigung.

31.7.1 Beschreibung der Problematik

Wenn der Patient Blut sieht oder Berichte von entsprechenden Szenen hört (z.B. Unfallbeschreibungen), wird ihm sofort schlecht und er bemerkt Schwindelgefühle, was für seinen Dienst hinderlich ist.

Da er Verkehrspolizist ist, hat er sehr oft mit Unfällen, Verletzten und verstümmelten Toten zu tun.

Wenn er nach einem Unfall eine Sichtung vornehmen soll, treten die Gefühle und Begleiterscheinungen nicht auf, vorausgesetzt, er hat dabei viel zu tun.

Sobald er ein Krankenhaus betritt, hat er ähnliche Schwindelgefühle und es wird ihm schlecht.

31.7.2 Genese

Der Patient kann keine Angaben zur Genese machen, da die Problematik bereits seit seiner Kindheit besteht.

Die Angst vor Krankenhäusern trat zum ersten Mal auf, als er eine blutüberströmte Person dort einliefern mußte.

31.7.3 Bisherige Maßnahmen

Der Patient befindet sich in Therapie, die Behandlung mittels einer Systematischen Desensibilisierung blieb erfolglos. Die behandelnde Kollegin bittet um die Fallübernahme.

31.7.4 Diskussion zur Diagnostik

Es wird hier angenommen, daß es sich um ein respondent entstandenes Symptom handelt, das nun durch kognitive Auslöser (Gedanken) bedingt werden kann. Die Krankenhausangst ist als daraus hervorgegangene sekundäre Konditionierung anzusehen.

Die klassische Form der Auflösung einer S-R-Verbindung durch Systematische Desensibilisierung blieb erfolglos. Bei dieser Intervention war eine mehr passive Verarbeitungsstrategie vorgenommen worden; wenn der Patient jedoch aktiv verarbeiten kann, so ist er in der Lage, seine Symptomatik zu bewältigen.

Aktivität ist somit der alternative bzw. neutrale Reiz für angstfreies Verhalten, während mehr passive Situationen (z.B. zuhören) angstauslösend sind.

31.7.5 Überlegungen zur Therapie

Es gilt nun, ein Verfahren zu finden, das die S-R-Verbindung auflöst und Aktivität beinhaltet; möglichst sollten hier gedankliche Aktivitäten erfolgen, die dann ggf. keine Angstreaktionen mehr auslösen können.

31.7.6 Angsttherapie unter Hypnose

Folgende Interventionsformen werden gewählt:

a) Ruheszene
Zur Begünstigung von Entspannung und bei Eintreten starker Ängste bzw. physiologischer Reaktionen wird eine Urlaubsszene benutzt (See in Schweden, an dem er angelt).

b) Diagnosehilfe: Altersregression
Der Versuch, durch Altersregression an poten-

tielle primäre Konditionierungen in der Kindheit zu gelangen, bleibt ergebnislos. Es können keine relevanten Erinnerungen produziert werden.

c) Tätigkeit als „Held“
Der Patient ist besonders stolz, wenn er Kindern helfen kann; ihm fällt es dann leichter, seine Angst und Übelkeit zu kontrollieren.

In Hypnose findet er verunglückte Kinder vor und verbindet sie, bringt sie ins Krankenhaus etc. Sobald Anspannungen auftreten, sieht er ein Kalenderbild (z.B. im Krankenhaus), das seiner Ruheszene entspricht; dieses wechselt dann in seine Ruheszene über.

Relativ schnell kann der Patient seine Problematik überwinden.

d) Farbveränderung
In Hypnose beobachtet der Patient, wie eine Person blutet, Blutflecken auf dem Boden sind, Blut entlangrinnt etc. Er selbst kann aktiv die Farbe der Flecken verändern und sie grau etc. wahrnehmen. Er kann in Hypnose wie an einem Farbfernseher die Rotsättigung imaginativ regeln.

Zur Unterstützung übt er dies mit unterschiedlichen Horrorfilmen am heimischen Videogerät, indem er hier direkt am Gerät die Farben aktiv verändert.

e) Zooming
Der Patient betrachtet kleine Verletzungen aus unterschiedlichen Entfernungen und kann diese in Hypnose (selbst aktiv) ganz nah heranholen, sich damit konfrontieren, bei Bedarf jedoch etwas auf Distanz gehen.

f) Emotionale Distanzierung
Besonders belastende Situationen/ Szenen werden distanziert in einem imaginierten Fernsehgerät betrachtet, das der Patient aktiv mit der Fernbedienung und über den Videorecorder steuern kann (anhalten, langsam/schnell, wiederholen etc.).

In der weiteren Behandlung werden die verschiedenen Verfahren unterschiedlich kombiniert; der Patient lernt es, seine unangemessenen Gedanken selbst zu kontrollieren (Gedankenstopp); gleichzeitig lernt er, durch aktive gedankliche und körperliche Bewältigung, die Ängste abzubauen. Innerhalb von 35 Sitzungen kann er als geheilt bezeichnet werden.

31.7.7 Katamnese

Eine katamnestische Befragung konnte nicht erfolgen.

31.8 Fall 8: Examensprobleme

Die 31 Jahre alte Patientin hat, bedingt durch Denkblockaden, starke Examensprobleme. Das ursächliche Trauma aus der frühen Kindheit wird durch Habituation und alternative kognitive Bewältigungsstrategien bearbeitet.

31.8.1 Beschreibung der Problematik

Die Patientin leidet unter starken Prüfungsängsten. Da sie bereits zweimal in einer mündlichen Prüfung zum Zwischenexamen versagte, will sie nun ihre letzte Möglichkeit in zehn Wochen nutzen.

Allein bei mündlichen Prüfungen hat die Patientin stets Versagens- und Panikgefühle; in der Prüfung fühlt sie sich wie gelähmt und passiv. Ihr fällt auf die Fragen des Prüfers nichts ein bzw. hat dann das Gefühl der Leere im Kopf. Gerade bei diesem speziellen Prüfer entwickelt sie besondere Ängste. Sobald sie nur an die Prüfung denkt, bekommt sie Angstgefühle, Magenschmerzen und daraufhin Freßanfälle. Innerhalb der Exploration wird der Patientin klar, daß sie generell bei verbalen Anforderungen sehr passiv und ängstlich reagiert. Sie kann dann kaum gegensteuern und bemerkt bei sich nur diese Leere im Kopf, der sie sich ausgeliefert fühlt. Selbstkontrollmaßnahmen sind dann nicht möglich. Sie selbst faßt diese Situationen als passiven Widerstand auf, der sich aus ihrer Kindheit begründet.

31.8.2 Genese

Die Patientin war als Kleinkind von einem Kindermädchen großgezogen worden. Sie liebte dieses Kindermädchen sehr. An ihre Mutter hat sie kaum oder nur ablehnende Erinnerungen. Als sie vier Jahre alt war, heiratete ihr Kindermädchen und sie weigerte sich, Blumen vor der Kirche zu streuen, da sie wußte, daß sie nun ihr geliebtes Kindermädchen verlieren würde. Von diesem Zeitpunkt an war sie mutistisch, d.h., sie sprach nicht mehr mit anderen Menschen und nur selten mit ihren Familienangehörigen. Bis zum Alter von acht Jahren sprach sie in der Schule kein einziges Wort. Immer, wenn der Lehrer sie etwas fragte, reagierte sie mit Schweigen. Da sie so verhaltensgestört war, wurde vorübergehend sogar der Sonderschulbesuch erwogen. Nach ihrem regulären Schulabschluß absolvierte sie eine technische Lehre, machte dann später über den zweiten Bildungsweg das Abitur und begann ihr Studium. Während der gesamten Zeit war sie äußerst schweigsam und teilte sich nur sehr selten mit. In den letzten Jahren bemerkte sie ihre Defizite und bemühte sich, häufiger zu sprechen, was ihr nur teilweise gelang.

Heute sieht sie sich immer noch als potentielle Sonderschülerin und hat sehr starke negative Selbsteinschätzungen.

31.8.3 Diskussion zur Diagnostik

Das Schweigen der Patientin läßt sich aus dem traumatischen Kindheitserlebnis erklären und hat sich später auf alle verbalen Anforderungen generalisiert.

Wahrscheinlich liegt heute eine Verhaltenslücke vor, in Situationen mit Verbalanforderungen kein angemessenes Verhalten verfügbar zu haben.

Nähere Explorationen zeigen, daß das Schweigen heute vorwiegend angstbedingtes Verhalten ist: sobald sie antworten soll, erlebt sie Anspannungen und das Versagensgefühl.

Vereinfacht läßt sich dies in einer Verhaltensgleichung darstellen (s. Abb. 31.9).

Die Examensängste sind aus dieser Konstellation erklärbar: bereits durch Gedanken an die Situation können Ängste und damit verbundene physiologische Veränderungen bewirkt werden.

31.8.4 Überlegungen zur Therapie

Zur kurzfristigen Intervention soll als Ziel die Bewältigung der bald anstehenden mündlichen Prüfung gelten; langfristig soll eine Aufarbeitung der im Hintergrund wirkenden Kindheitsprobleme und der damit verbundenen Folgewirkungen (Minderwertigkeitsgefühle etc.) stehen.

Es wird hier eine Behandlung gesucht, die es der Patientin erlaubt, in entsprechenden Situationen antworten zu können. So wird einerseits eine Reizveränderung erforderlich sein (Fragen als neutral erleben), andererseits Wegfall der negativen Verstärkung, was in einer Prüfungssituation fatal wäre. Als Denkmodell soll auch gelten, eine Aufarbeitung des Kindheitstraumas zu bewirken und dadurch eventuell kognitive Umstrukturierung und veränderte Bewertung der Gesamtsituation, d.h. Wegfall der Negativbewertungen.

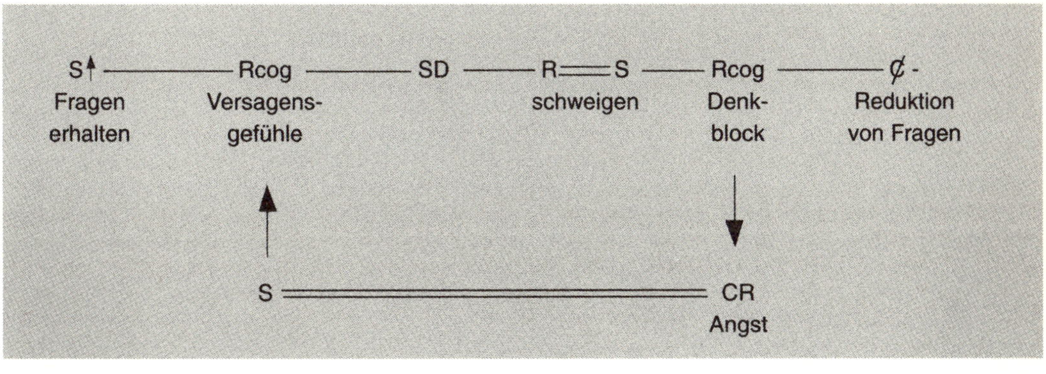

Abb. 31.9: Verhaltensgleichung bei spezifischen Examensängsten
Durch die aus der Anamnese erklärten Ursachen entstehen Denkblockaden während der Prüfung, die sich selbst aufrechterhalten.

Dies beinhaltet, daß die Patientin auf den (gleichbleibenden) Reiz „Fragen bekommen“ mit Alterativverhalten reagiert, d.h. den Reiz anders bewerten lernt.

31.8.5 Therapie unter Hypnose

a) Kindheitstrauma

In einer Altersregression wird die Patientin an Erinnerungen mit dem Kindermädchen herangeführt. Sie erlebt dann, wie sie in der Kirche die Trauung verfolgt, das Kindermädchen anschließend in das Auto steigt und die Patientin, versteckt hinter einer Säule weinend zusieht, wie ihr Kindermächen für immer wegfährt.

Diese Situation ist für sie sehr belastend, bedeutet jedoch gleichzeitig einiges an Erleichterung. Durch das intensive Wiedererleben kann sie einige ihrer negativen Emotionen aufarbeiten.

Die Examensängste sind davon jedoch nicht nennenswert verbessert.

b) Kognitive Umstrukturierung

Nun erfolgt der Versuch, die Patientin im Rahmen von Altersregressionen die Erfahrungen machen zu lassen, daß sie bei verbalen Anforderungen antworten kann.

So werden Szenen aus der Grundschulzeit reaktiviert, in denen sie vom Lehrer gefragt wird und mit der Zeit lernt, darauf zu antworten. Orientiert an diesen Erfolgen wird daraufhin das Alter weiter verändert, so daß sie auch als größeres Mädchen antworten kann.

In diese Umstrukturierungen werden nun Examensinhalte eingearbeitet: sobald sie dem Lehrer sicher und ohne Denkblockaden antworten kann, verändert sich dieser und nimmt die Gestalt des gefürchteten Prüfers ein, bei dem sie nun ebenfalls „als Kind“ die einfachen Fragen beantworten kann.

In späteren Phasen „als Zwölfjährige“ wird sie von Personen nach dem Weg gefragt und kann Antwort geben; auch hier ändert dann die fragende Person ihr Aussehen und wird zum Prüfer, dem sie angstfrei antwortet.

c) Dissoziation und kognitive Umstrukturierung

Als dann diese verschiedenen „Altersstufen“ erfolgreich durchlaufen sind, wird eine Interventionsform gewählt, die es ihr ermöglicht, ihre Examensangst weiter abzubauen und zu antworten:

Sie befindet sich in der Prüfung und kann nun mittels Dissoziation als zweite Person hinter den Prüfer treten und seinen schmutzigen Hemdkragen sehen; gleichzeitig kann sie sich beobachten, wie sie selbstsicher vor ihm sitzt und auf Fragen antworten kann.

Da sie letztlich weiterhin Angst hat, eine Denkblockade bekommen zu können, erhält sie den posthypnotischen Auftrag, auf eine Frage des Prüfers stets anworten zu können, evtl. mit Sprachfloskeln wie: „Ich muß nun überlegen“ oder „Das ist eine interessante Frage etc.“. Hierdurch soll die kognitive Verhaltenskette unterbrochen werden, die bislang zu Denkblokkaden führte.

In insgesamt zehn Sitzungen wurden diese Phasen durchlaufen. Die Patientin besteht ihre Prüfung; sie konnte stets antworten, auch wenn sie teilweise nicht wußte, was sie mitteilen sollte. Die posthypnotisch bewirkten Sprachfloskeln waren sehr hilfreich.

Von nun an erfolgt vereinbarungsgemäß die weitere Therapie, in der sie es lernt, soziale Kompetenzen zu erwerben; gleichzeitig werden ihre emotionalen Probleme mit ihren Eltern im Rahmen einer Gesprächspsychotherapie bearbeitet. Sie wird zunehmend aktiver, kann sich vor anderen mitteilen und ihre Probleme angemessen erkennen und lösen. In der insgesamt zwei Jahre dauernden Therapie absolvierte sie ihre Diplom-Hauptprüfung erfolgreich, ohne daß sie dafür spezielle therapeutische Hilfen benötigte.

31.8.6 Katamnese

In einem Nachbeobachtungszeitraum von 3 und 5 Jahren hat sie weiter ihre sozialen Kompetenzen eigenständig verbessert, ist sozial und verbal aktiv. Im inzwischen ergriffenen Beruf ist sie erfolgreich. Relevante Probleme sind nicht mehr aufgetreten.

31.9 Fall 9: Partnerprobleme

Die 35 Jahre alte Patientin lehnt ihren Partner u.a. aufgrund der Erfahrung sexuellen Mißbrauchs in der Kindheit ab. Im Rahmen einer umfangreichen Psychotherapie erfolgt eine Kurz-Intervention mit Hypnose, in der Reizdifferenzierung erworben wird. Hier erfolgt eine Kurzdarstellung der Behandlung.

Die Patientin ist seit längerer Zeit wegen Depressionen, Partnerproblemen, geringen Selbstwertgefühlen und Asthma in psychotherapeutischer Behandlung. Im Rahmen dieser Interventionen (Psychodrama, Paartherapie) tritt bei ihr das Bild ihres Vaters auf, das sich über das ihres Mannes lagert und bei ihr Ängste und Verwirrtheit bewirkt.

In einer spontanen Hypnose-Induktion berichtet sie, daß sie als Kind über einen langen Zeitraum von ihrem Vater sexuell mißbraucht worden war. Deutlich wird ihr nun folgender Zusammenhang: Wenn ihr Ehemann sich ihr nähert (sei es nun neutral oder mit Absichten der Zärtlichkeit), so nimmt sie wie bei einer Doppelbelichtung das Gesicht ihres Mannes und das ihres Vaters wahr. Sie riecht sogar den Zigarettengeruch ihres Vaters (ihr Mann raucht nicht). Sie zeigt in Hypnose deutliche Anzeichen von Ekel und Angst vor beiden Gesichtern.

Da die Patientin sehr gut imaginieren kann, erhält sie den Auftrag, diese beiden Gesichter getrennt wahrzunehmen und nun im Rahmen eines kleinen Diskriminationsprogramms abwechselnd zu sehen. Auf diese Weise kann sie einerseits zwischen den einzelnen Stimuli aus Vergangenheit und Gegenwart differenzieren – andererseits erlernt sie, ihre Imaginationen aktiv zu beeinflussen. In gleicher Weise kann sie die unterschiedlichen Gerüche differenzieren lernen.

Zusätzlich wird die aktive Bewältigung der Problematik noch dadurch begünstigt, daß sie dann letztlich das Gesicht des Vaters mit der Hand ergreifen, zur Seite schieben und auf diese Weise dauerhaft entfernen kann.

Durch diese Intervention ist ein deutlicher Fortschritt in der Therapie erfolgt, die dann weiter fortgesetzt wurde.

31.10 Fall 10: Bindungsprobleme

Der 33jährige Patient sucht häufig wechselnde außereheliche Beziehungen. Im Rahmen einer Gesprächspsychotherapie (Rogers) erfolgt eine Kurzintervention unter Hypnose, die zur Problemerkenntnis und -lösung führt.

31.10.1 Problematik

Der Patient hat starke Schuldgefühle, da er trotz guter Beziehung zu seiner Partnerin stets Außenbeziehungen eingeht und auf diese Weise keine Kontinuität und kein Vertrauen in seiner Partnerschaft über längere Zeit aufrechterhalten kann.

Im Verlauf einer Gesprächstherapie werden einige der Probleme (z.B. seine Eitelkeit, Angst vor zu enger Bindung) besprochen. Als wir an einer Stelle keine Möglichkeiten der Problemlösung und auch keine Erklärungsmodelle entwickeln können, wird die Hypnose nun als freies Suchfeld eingesetzt.

31.10.2 Hypnose-Intervention zur Problemsuche

Benutzt wird das Bild der Kahnfahrt; der Patient bewegt sich in einem kleinen Kahn und beobachtet von dort aus das Ufer, auf dem Szenen der Vergangenheit angeboten werden. Je nach Wunsch kann er anhalten und sich eine Szene näher betrachten.

Der Patient ist sehr gut hypnotisierbar, kann gut imaginieren, entwirft jedoch keine bedeutsame Szene. So wird ihm als Hausaufgabe aufgetragen, diese Kahnfahrt zu wiederholen.

In der nächsten Sitzung kann er weiterhin von keiner relevanten Erkenntnis berichten. Er äußert den unbedingten Wunsch, mit diesem Kahn einen amerikanischen Canyon zu befahren. Er kann diesen Wunsch jedoch nicht begründen.

In analoger Form werden ihm hier nun Szenen aus der Vergangenheit angeboten, die jedoch sehr vage formuliert werden, um möglichst viel an Interpretationsraum (Projektion) zu geben.

Nach Beendigung der Imaginationen beschreibt er keine besonders hervorgehobene Szenerie, erinnert sich jedoch intensiv an eine Freundin, die er in den USA kennen lernte. Er wollte sie gern heiraten, hat es sich jedoch untersagt. Von da an lebte er ständig mit dem Gefühl, etwas verpaßt zu haben: die Gelegenheit frei und unabhängig zu sein und eine Frau zu haben, die ihn liebt. Er erkennt nun, daß er durch seine wechselnden Partnerschaften eine stetige Kompensation dieses Versagensgefühles vornehmen wollte. Letztlich bemerkt er: „Amerika, Freiheit und enge Partnerschaft ist auch hier möglich, wo ich jetzt bin. Amerika ist eigentlich überall, wenn ich es nur erkenne."

Von da an ist er in der Lage, eine dauerhafte Bindung einzugehen, die auch von Fremdeinflüssen unberührt bleibt und in der er sich geborgen, aber auch frei fühlt.

31.11 Fall 11: Minderwertigkeitsgefühle

Der 30 Jahre alte Patient leidet unter Examensängsten und Minderwertigkeitsgefühlen, Selbstwertproblemen. Innerhalb einer Gesprächspsychotherapie kann er in einer Hypnose-Intervention seine Selbstbewertung verändern.

31.11.1 Problematik

Die Examensängste werden mit dem oben beschriebenen „Standard"-Programm erfolgreich behandelt (s. Kap. 25 „Examensprobleme"). Als diese Belastung vorüber ist, erfolgt die Behandlung der weiteren Probleme.

Der Patient leidet unter starken Minderwertigkeitsgefühlen, da er in einem sehr negativen Milieu groß wurde. Er hatte nie das Gefühl, akzeptiert zu werden und kann sich selbst nur wenig annehmen. So hat er mit der Zeit eine Fassade angelegt, um möglichst stark und unverletzlich zu wirken.

In der Gesprächstherapie macht er Fortschritte, hat jedoch stets Angst vor seiner Vergangenheitsaufarbeitung, sich mit seiner negativen Geschichte zu konfrontieren. Er erkennt rational, daß er sich mit den dunklen Anteilen konfrontieren muß, jedoch emotional Abneigung und Angst davor hat. Da die klientenzentrierte Gesprächspsychotherapie über einen längeren Zeitraum nur wiederkehrende Kreis-Schlüsse hervorbringt, wird eine Hypnose-Intervention angeboten, der der Patient sofort zustimmt.

31.11.2 Hypnose-Intervention: Problemerkennung

Mittels der Dissoziation wird eine Aufteilung in zwei Personen vorgenommen: das Logische und das Emotionale. Beide Personen befinden sich auf den Teilen einer Weggabelung, die irgendwo herkommt und irgendwo hinführen wird. Nach dieser vagen Vorgabe berichtet der Patient relativ schnell von einem Bild: er sieht die Emotion-Person ständig wegrennen. Als sie dann stehen bleibt und sich umsieht, sieht er einen großen Stein, der die Gestalt des Todes einnimmt. Dahinter sind viele kleine Steine, die den großen immer weiter vorwärts schieben. Es verursacht ihm große Angst, auf diese Weise stehen zu bleiben und er muß weiterlaufen.

Am liebsten möchte er die Logik-Person um Hilfe bitte, diese kann die Steine jedoch nicht sehen (d.h. er will die Probleme der Vergangenheit rational nicht wahrhaben). Da die Emotion-Person nun durch das viele Laufen sehr geängstigt ist und kaum noch weiter kann, wird ihm nahegelegt, ihr eventuell durch eine kleine Intervention zu helfen. Daraufhin begibt er sich zu ihr, nimmt sie in die Arme und tröstet sie.

An dieser Stelle wird er nun deutlich ruhiger und leicht euphorisch; das Bild wird nun für die Nachbesprechung abgeschlossen.

Der Patient erkennt die Symbolik seiner Bilder und Personen: besonders wichtig ist für ihn, daß er erleben konnte, schwache Teile von sich selbst (hier die Angst und Verzweiflung) akzeptieren zu können und ihnen gegenüber sogar Wohlwollen zu empfinden. Er erlebt nun die beiden Aspekte der Logik und der Emotion nicht mehr als Gegensätze und Ausschließlichkeiten, sondern als integrative und ganzheitliche Aspekte seiner Persönlichkeit. Die im Bild erlebte Fähigkeit, emotionale Nähe zu geben und zu erhalten, ist für ihn von zentraler Bedeutung.

An dieser Stelle wird die Therapie deutlich beschleunigt; der Patient erlebt zunehmend mehr positive Aspekte an sich und nimmt auch mehr Wertschätzung der anderen Personen ihm gegenüber wahr.

31.12 Fall 12: Aggressionen, mangelnde Sebstkontrolle

Der 15 Jahre alte Schüler T. zeigt in der Schule massive Aggressionen und geringe Selbstregulation. In Hypnose erlernt er Selbstkontrolle und Selbstverstärkung.

31.12.1 Beschreibung der Problematik

Der Schüler T. prügelt sich häufig mit anderen Kindern, oft ohne ersichtlichen Grund. Lehrern gibt er häufig aggressive Antworten oder beschimpft sie mit üblen Fäkal- und Vulgärausdrücken. Diese Verhaltensweisen erlebt er so als ob sie plötzlich über ihn hereinbrechen und er dann nicht anders reagieren kann. In seltenen Fällen konnte er sich beherrschen, was er jedoch nicht unbedingt als Erfolg wertet.

In langen Unterhaltungen wird deutlich, daß er sich stets sehr schnell angegriffen fühlt und dann meint, sich durch seine aggressiven Reaktionen verteidigen zu müssen.

Die Lehrer reagierten bislang darauf sehr verständnislos, so daß er bereits mehrmals die Schule wechseln und von der Gesamtschule verwiesen wurde. Er befindet sich nun in der Hauptschule, obwohl er nach seinem Leistungsvermögen den Anforderungen einer höheren Schule durchaus gewachsen wäre.

31.12.2 Genese

Seine jüngeren Zwillingsschwestern werden ihm gegenüber häufig vorgezogen, da sie niedlicher und angepaßter sind. Sein Vater war früher Boxer, ist sehr einfach strukturiert und regelt Konflikte primär eruptiv unreflektiert spontan mit Schlägen oder harten Bestrafungen wie Einsperren in den dunklen Keller etc. Die Mutter ist inzwischen gleichgültig geworden und läßt den Vater gewähren. Die beschriebene Symptomatik besteht von der Kindergartenzeit an.

Der Vater verspricht der Familie oft gemeinsame Ferienreisen, auf die sich T. unbändig freut, sagt sie dann jedoch aus undurchschaubaren Gründen einen Tag vorher ab. T. ist dann tagelang traurig, verärgert, wütend.

31.12.3 Bisherige Interventionen

Nur durch Druck der Schule erfolgte die Konsultation der Erziehungsberatungsstelle. Da man das Kind als den Symptomträger und gleichzeitig als Verursacher ansieht, arbeiten die Eltern nicht mit, der Vater lehnt strikt jeden Kontakt mit der Erziehungsberatungsstelle ab. Das Kind selbst möchte gern auf der Schule bleiben und ist sehr motiviert, in einer Therapie mitzuarbeiten.

Durch zahlreiche Gespräche mit ihm können seine Spontanreaktionen etwas reduziert werden, konventionelle Therapiemaßnahmen zur Selbstkontrolle und Problembewältigung waren kaum effektiv.

31.12.4 Diskussion zur Diagnostik

Das Kind hat es nicht gelernt, Konflikte angemessen zu verarbeiten; das Verhalten des Vaters wirkte hier als Modell. Die Geschwisterrivalität begünstigt die Symptomatik, da das Kind dadurch ein Mindestmaß an Zuwendung erhalten kann.

Die durch die überharte und aggressive Erziehung bedingten Einengungen führen zu Aggressionen und haben u.a. Ventilfunktion.

31.12.5 Überlegungen zur Therapie

Die in solchen Fällen notwendige Veränderung der Familienstruktur, Aufbau positiver Bekräftigungsverhältnisse durch die Eltern und damit Unterstützung von Selbstsicherheit und Selbstkontrolle sind hier nicht realisierbar, da die Eltern in keiner Weise kooperieren.

31.12.6 Therapie unter Hypnose

Da das Kind selbst sehr therapiemotiviert ist und sein Verhalten ändern will, wird versucht, Selbstkontrolle durch Hypnose zu erreichen.

Folgende Instruktionen werden gegeben:

a) Ruheszene
Gewünscht wird eine Szene am Strand von Ibiza. Da er noch nie weiter weggefahren ist, bedeutet dieser Strand für ihn in der Phantasie besonders viel an Entspannung, die er sehr gut realisiert.

b) Konfrontation und Alternativreaktion
Am Strand begegnet T. nun seiner Lehrerin, die ihn bittet, nicht so viel zu schwatzen. Nun erfolgt die Suggestion des Alternativverhaltens: T. kann die Lehrerin freundlich anlächeln, ihr zunicken und ruhig bleiben.

c) Selbstverstärkung
Am heißen Strand wird T. immer durstiger, so daß er nun, nachdem er das angemessene Verhalten zeigte, sofort ein großes Eis seines Lieblingsgeschmacks genüßlich verzehren kann.

d) Posthypnotischer Auftrag
Das Kind erhält die Instruktion, dieses Verhalten in der definierten Auslösesituation zu produzieren und dabei entspannt bleiben zu können.

Bereits nach dieser Sitzung hat sich sein Verhalten deutlich gebessert. Seinen Spielkameraden ist aufgefallen, daß er äußerst ruhig und zurückhaltend geworden ist; dies behagt ihm nicht so und er möchte etwas aktiver werden.

e) Auffrischung
Durch Wiederholung der vorherigen Schritte soll eine Festigung des Verhaltens erreicht werden. Dadurch erfolgt gleichzeitig Einüben der Selbstkontrolle.

f) Generalisierung
Nun erscheinen in Hypnose auch andere Lehrer, denen gegenüber er ebenfalls sein kontrolliertes Verhalten äußert.

Die Szenerie wird nun in die Schule verlagert und das geänderte Verhalten kann unter den (imaginierten) Original-Auslösebedingungen realisiert werden.

g) Internalisierte Selbstverstärkung
Während die Selbstverstärkung noch von außen angeregt wurde, soll T. sie sich nun automatisch selbst erteilen; dadurch wird eine wirksame kontingente Verstärkung erreicht. Dies hat er bereits ohne vorherige Absprache selbst realisiert: während er in der (imaginierten) Schule sitzt und richtig reagiert, nimmt er heimlich sein Eis unter der Bank hervor und leckt daran. Es gelingt ihm auch, diese Technik in der Realsituation mit einem vorgestellten Eis durchzuführen.

h) Aufbau externaler Verstärkung
Nun erfolgen Absprachen mit den Lehrern, das Kind auch zusätzlich für sein geändertes Verhalten zu bekräftigen; dies fällt anfangs sehr schwer, da ihm gegenüber sehr viele Vorurteile bestehen und positive Aspekte bei ihm erst langsam erkannt werden können.

T. zeigt eine zunehmende Besserung seines Verhaltens, seine Aggressionen und Beschimpfungen nehmen deutlich ab. Angesichts dieser Verbesserung ist die Mutter nun etwas kooperationsbereit und reduziert ihre Ablehnungen etwas; zur vermehrten Zuwendung ist sie jedoch nicht zu motivieren.

Durch einen dummen Zufall findet er nach einigen Wochen auf dem Schulweg eine Sprühdose mit Augenreizstoff und verletzt damit zwei Klassenkameraden. Der nun drohende Schulverweis kann durch meine Intervention abgewendet werden; dieses Negativereignis kann jedoch mehr als Ausnahme angesehen werden.

31.12.7 Katamnese

Die Nachuntersuchung wurde nach einem, zweieinhalb und fünf Jahren nach Therapieabschluß durchgeführt. Der Schüler fällt zwar weiterhin im Unterricht durch eine leicht gestörte Konzentrationsfähigkeit und unangemessene Zwischenrufe auf, seine Aggressionen haben jedoch deutlich abgenommen. Ausfälligkeiten gegenüber Lehrern sind nicht mehr aufgetreten. Er wandte die Selbstkontrolle in den ersten Monaten nach Therapieabschluß sinngemäß weiter an und hat diese nun so stark internalisiert, daß keine unangemessenen Aggressionen mehr auftreten.

Als Anekdote soll nicht unerwähnt bleiben, daß T. bei einer ungerechten und harten Auseinandersetzung mit seinem Vater so ohnmächtig und gereizt war, daß er seinen Vater mit einem einzigen Fausthieb k.o. schlug. Seitdem hat der Vater seinen Erziehungsstil deutlich verbessert und er akzeptiert nun seinen Sohn. Inzwischen ist T. nach seinem guten Schulabschluß erfolgreich in seinem erlernten Beruf tätig.

Anhang

Verzeichnis der Induktionen und Suggestionen

Zur Erleichterung für den Praktiker sind alle Induktionsformen, Suggestionen und Instruktionen hier inhaltlich und alphabetisch sortiert aufgeführt:

1. Wörtlich abgefaßte Induktioneformen, Suggestionen, Instruktionen
2. Imaginative Verfahren etc.
3. Beispiele für symptombezogene Suggestionen

1. Wörtlich abgefaßte Induktionsformen, Suggestionen, Instruktionen

2. Imaginative Verfahren

3. Beispiele für symptombezogene Suggestionen

Studienfragen

In diesem Buchabschnitt sind zu jedem der 30 Kapitel jeweils 10 Studienfragen zusammengestellt. Lediglich zum letzten Kapitel, den Falldemonstrationen, wurden keine Fragen formuliert.

Diese Studienfragen befassen sich mit den grundlegenden Inhalten, Theorien, Sichtweisen oder Anwendungsfeldern und dienen somit zur Vertiefung des Lernstoffes.

Die Darstellung in der Reihenfolge der Kapitel wurde beibehalten, um Themenkomplexe besser überschaubar zu machen.

Teil 1: Theoretische Grundlagen

Kapitel 1: Von Vorurteilen zur Hypnose

1. Nennen Sie die wesentlichen Vorurteile gegenüber Hypnose.

2. Nennen Sie kriminelle Aspekte der Hypnose, die aus Vorurteilen begründet sind.

3. Zeigen Sie die unterschiedlichen Quellen der Vorurteile gegenüber der Hypnose auf.

4. Der „Hypnotiseur" kann Vorurteile begünstigen. Durch welches Verhalten, durch welche Informationen bewirkt er dies?

5. Auf welche Weise kann ein Therapeut dazu beitragen, Vorurteile aufrechtzuerhalten bzw. abzubauen?

6. Lesen Sie die Hauptüberschriften des Inhaltsverzeichnisses durch und überlegen Sie, durch welche Kapitel und Abschnitte besonders Vorurteile gegenüber Hypnose abgebaut werden können.

7. Begründen Sie die Ängste vor dem hypnotischen Blick und geben Sie wissenschaftliche Erklärungsmodelle.

8. Nennen Sie Beispiele aus der Literatur oder aus Comics, die Vorurteile beinhalten.

9. Nennen Sie Möglichkeiten der Aufklärung und Öffentlichkeitsarbeit bei Laien und Aufklärungsmethoden für Therapeuten, die Vorurteile gegenüber Hypnose abbauen können.

10. Nennen Sie Argumente, die die breite Öffentlichkeit dazu veranlassen, Hypnose als besonderes (All-)Heilmittel anzusehen.

Kapitel 2: Geschichte der Hypnose

11. Nennen Sie Formen der Hypnose bei frühen Kulturen und Naturvölkern.

12. Zeigen Sie die unterschiedlichen Einleitungsrituale zur „Hypnose" bei Naturvölkern und bei z.B. asiatischen Priestern auf.

13. Nennen Sie religiöse Aspekte, die mit Trance verbunden sind.

14. Fassen Sie die wesentlichen Aussagen von Mesmers Theorie zusammen und begründen Sie diese Annahmen auf dem geschichtlichen Hintergrund.

15. Nennen Sie die Wirkfaktoren der Hypnose bei: Mesmer, Abbé Faria, Charcot.

16. Zeigen Sie die Verdienste Freuds um die Hypnose, die moderne Psychodiagnostik und Psychotherapie auf.

17. Stellen Sie Freuds wesentliche Urteile über Hypnose auf und nennen Sie seine Argumentation.

18. Nehmen Sie die Gegenposition zu Freud ein und widerlegen Sie die von ihm aufgestellten Urteile über die Hypnose.
Kommen Sie nach Lektüre des gesamten Buches auf diese Fragestellung zurück und beantworten Sie diese erneut.

19. Geben Sie einen Überblick: in welchen Bereichen (Diagnostik, Krankheiten, Symptome etc.) in den unterschiedlichen Kulturen und im Verlauf der Geschichte Hypnose Anwendung findet.

20. Geben Sie Erklärungsmöglichkeiten für die verzögerte Anwendung der Hypnose in Deutschland.

Kapitel 3: Theorien der Hypnose

21. Stellen Sie die Hauptrichtungen der verschiedenen Hypnosetheorien auf und bilden Sie Gegenüberstellungen.

22. Erörtern Sie kurz die jeweiligen wesentlichen Argumente der Theorien-Hauptrichtungen zur Hypnose.

23. Zeigen Sie die Entwicklung der verschiedenen sozialpsychologischen Theorien zur Hypnose auf.

24. Stellen Sie die Entwicklung der verhaltenstheoretischen Theorien der Hypnose dar.

25. Stellen Sie die Grundzüge psychoanalytischer Theorien zur Hypnose auf.

26. Nennen Sie die wesentlichen Aspekte der kognitiv-behavioralen Theorie der Hypnose.

27. Beschreiben Sie das Experiment von Hutchins und diskutieren Sie dessen Bedeutung für das relevante Erklärungsmodell.

28. Nennen Sie Prinzipien oder Gliederungen, nach denen die unterschiedlichen Theorien eingeordnet werden können.

29. Zeigen Sie Argumente für die Theorie auf, daß Hypnose Imagination sein kann.

30. Versuchen Sie, Hypnose zu definieren. Berücksichtigen Sie dabei die unterschiedlichen theoretischen Modelle.

Teil 2: Grundkurs, Übungsteil

Kapitel 4: Planung und Vorbereitung der Hypnosesitzung

31. Zeigen Sie auf, warum die Anwendung der Hypnose differenziert geplant werden muß.

32. Stellen Sie ein Ablaufschema dar, nach dem eine Hypnosesitzung meistens gegliedert ist.

33. Definieren Sie die Einleitungsgeschichte. Diskutieren Sie die Notwendigkeit der Einleitungsgeschichte – und ihre mögliche Entbehrlichkeit.

34. Diskutieren Sie die Notwendigkeit/Überflüssigkeit einer Ruheszene in der Hypnosesitzung.

35. Nennen Sie wesentliche Aspekte bei der Exploration der Ruheszene.

36. Überlegen Sie Prinzipien, nach denen die Indikation der Hypnose erfolgen sollte.

37. Nennen Sie Aspekte und Inhalte, die in einem Vorbereitungsgespräch mit einem ängstlichen Patienten zu berücksichtigen sind.

38. Nennen Sie beeinflussende Faktoren der Imagination – leiten Sie begünstigende Faktoren davon ab.

39. Nennen Sie wesentliche Aspekte zur Auflösung der Hypnose.

40. Diskutieren Sie, welche kritischen Situationen in Hypnose auftreten können und wie der Therapeut dabei reagieren sollte.

Kapitel 5: Vorbereitung der Induktion und Vorbereitungsübungen

41. Zeigen Sie Tests auf, die zur Vorbereitung des Patienten benutzt werden können.

42. Beschreiben Sie die Wirkungsweise des Chevreulschen Pendels.

43. Nehmen Sie an, daß der Handfaltetest mißlingt. Stellen Sie die Einstellung des Therapeuten dar und zeigen Sie auf, was er dem Patienten mitteilen kann.

44. Zeigen Sie die Bedeutung des Kohnstamm-Phänomens für bestimmte Patientengruppen auf.

45. Zeigen Sie die Formen der Augen-Katalepsie-Tests und ihre unterschiedliche klinische Bedeutung auf.

46. Beschreiben Sie die Wirkfaktoren des Körper-Schwing-Tests.

47. Zeigen Sie die verschiedenen Varianten des Körper-Schwing-Tests und deren klinische Relevanz auf.

48. Stellen Sie ein Schema über die Lernziele auf, die beim Erlernen der verschiedenen Vorbereitungsübungen zu beachten sind.

49. Zeigen Sie auf, nach welchen Aspekten die therapeutische Sitzung ausgewertet werden sollte, bei der die Induktion der Hypnose besonders zu beachten ist.

50. Zeigen Sie auf, durch welche Faktoren die unterschiedlichen esoterischen Pendelmethoden erklärbar sind.

Kapitel 6: Die Induktion der Hypnose – Theoretische Einführung

51. Definieren Sie den Begriff der Hypnose-Induktion.

52. Zeigen Sie auf, welche Variablen die Induktion beeinflussen.

53. Diskutieren Sie, durch welche methodischen Maßnahmen die unterschiedlichen Induktionsvariablen in die therapeutische Arbeit einfließen können.

54. Zeigen Sie auf, warum die Instruktion „Entspannung“ oft wesentlich bei der Wirkung der Hypnose ist.

55. Zeigen Sie auf, warum bei der Induktion Reaktionsfehler des Patienten uminterpretiert werden sollen.

56. Stellen Sie die möglichen Therapeutenvariablen dar, die die Induktion beeinflussen können.

57. Berichten Sie über den Einfluß von Einstellung, Motivation und Erwartungshaltung auf die Induktion.

58. Stellen Sie die Auswirkung der Imagination auf die Induktion dar.

59. Zeigen Sie die Beeinflussung der unterschiedlichen Sprachstile und Formulierungen auf die Induktion auf.

60. Geben Sie eine Übersicht über die möglichen Beeinflussungsfaktoren bei der Induktion.

Kapitel 7: Praxis der Hypnose-Induktion

61. Geben Sie eine Systematik der unterschiedlichen Induktionsverfahren.

62. Zeigen Sie die physiologischen und subjektiven Veränderungen bei der Augenfixationsmethode auf.

63. Berichten Sie über die objektiven und subjektiven Kausalwirkungen bei der Induktion.

64. Zeigen Sie die Vor- und Nachteile in der Indikation der unterschiedlichen Augenfixationsmethoden auf.

65. Treffen Sie die Unterscheidung zwischen: Ablationsmethode, fraktionierte Methode und gestufte Aktivhypnose.

66. Nennen Sie Indikationsbereiche und Grenzen der haptischen und vestibulären Induktionsmethoden.

67. Zeigen Sie die Wirkweise der verschiedenen chemischen Induktionsmöglichkeiten auf.

68. Geben Sie eine Übersicht über die Möglichkeiten der unterschiedlichen apparativen Hilfen bei der Induktion.

69. Stellen Sie die Vorteile der Augenfixationsmethoden den Vorteilen der anderen Verfahren gegenüber und diskutieren Sie sie.

70. Zeigen Sie die Vor- und Nachteile apparativer Hilfsmittel auf.

Kapitel 8: Die indirekte Methode nach Erickson

71. Nennen Sie die Grundannahmen zu den Hypnosemethoden von Erickson.

72. Zeigen sie die Unterschiede und Gemeinsamkeiten zur tradierten Hypnoseform auf.

73. Erklären Sie, warum die Erickson-Methode als „indirekt" bezeichnet wird.

74. Diskutieren Sie die Vor- und Nachteile der „Erickson-Methoden" in bezug auf unterschiedliche Problemstellungen.

75. Erklären Sie das Prinzip der Utilisation und seine Bedeutung für die Hypnose – unabhängig von jeder Schulrichtung.

76. Beschreiben Sie, was als „Folgen" und „Führen" zu bezeichnen ist.

77. Zeigen Sie experimentelle Vergleiche der indirekten und der tradierten Hypnosemethode auf.

78. Stellen Sie die Vor- und Nachteile auf, die die Anwendung von Metaphern mit sich bringen kann.

79. Stellen Sie dar, warum in jeder Hypnoseform es so sehr wichtig ist, sich auf den Patienten und sein Niveau einzustellen.

80. Versuchen Sie zu erklären, warum Hypnose in die beiden Lager „indirekt" und „klassisch" gespalten wurde. Erklären Sie die gegenwärtige therapeutische Relevanz dieser „Kluft".

Kapitel 9: Neurolinguistisches Programmieren

81. Stellen Sie die wesentlichen Grundannahmen des NLP auf.

82. Zeigen Sie den theoretischen Hintergrund der NLP-Methode.

83. Zeigen Sie den historichen Hintergrund der Entwicklung des NLP auf.

84. Stellen Sie dar, was im NLP als Repräsentationssysteme bezeichnet wird.

85. Nennen Sie die im NLP benutzten Suggestions- und Hypnose-Interventionen.

86. Erklären Sie den Begriff des „Ankerns", seine Anwendungsbreite und seinen theoretischen Hintergrund.

87. Stellen Sie die experimentell belegten Kritikpunkte am NLP auf.

88. Nennen Sie die Kritikpunkte am Theoriekonzept des NLP.

89. Zeigen Sie die Diagnostikaspekte im Konzept des NLP auf.

90. Nennen Sie die im NLP verwandten unterschiedlichen Theorien.

Kapitel 10: Die Rolle des Therapeuten in der Hypnose

91. Nennen Sie die einzelnen Erklärungsmodelle zur Interaktion von Therapeut und Patient.

92. Welche Folgerungen können aus den Modellen für die Therapeut-Patient-Beziehung getroffen werden?

93. Zeigen Sie die Anforderungen auf, die an den Therapeuten gerichtet sind, wenn er Hypnose anwendet.

94. Umreißen Sie das kommunikationstheoretische Erklärungsmodell der Hypnose.

95. Stellen Sie die verschiedenen Aspekte der Annahme dar, daß Hypnose ein Biofeedback zwischen Therapeut und Patient ist.

96. Erklären Sie, was mit „Eintreten des ausschließlich Zutreffenden" zu verstehen ist.

97. Zeigen Sie die verschiedenen Ebenen der Biofeedbackwirkungen auf und stellen Sie eine Beziehung zur Hypnose her.

98. Zeichnen Sie die inneren und äußeren Regelkreise bei der Biofeedback-Annahme der Hypnose auf.

99. Diskutieren Sie, ob Hypnose ein operantes oder ein respondentes Verhalten sein kann.

100. Stellen Sie kognitionstheoretische Erklärungsmodelle zur Induktion auf.

Kapitel 11: Suggestibilität: Definition, Korrelate

101. Erklären Sie die Schwierigkeiten, die bestehen, wenn man „Suggestion" definieren will.

102. Nennen Sie unterschiedliche Definitionen der Suggestion.

103. Treffen Sie Abgrenzungen und zeigen Sie Gemeinsamkeiten zwischen Suggestion und Hypnose auf.

104. Grenzen Sie den Placebo-Effekt gegenüber Suggestion ab.

105. Zeigen Sie auf, ob Suggestibilität ein stabiles Merkmal ist oder ob sie erlernbar ist.

106. Stellen Sie dar, inwiefern Persönlichkeitsmerkmale Einfluß auf die Suggestibilität nehmen können.

107. Stellen Sie dar, in welcher Form Hypnose ohne Suggestion anwendbar ist.

108. Stellen Sie dar, in welchen Bereichen Suggestion ohne Hypnose anzutreffen ist.

109. Geben Sie einen kurzen historischen Abriß über die Annahme eines Suggestionskonzeptes.

110. Zeigen Sie an Hand der Fabel „Die Krähe und der Fuchs" die Wirkungsfaktoren der Suggestion auf.

Teil 3: Experimentelle Grundlagen

Kapitel 12: Tests zur Messung der Suggestibilität und Hypnotisierbarkeit

111. Erklären Sie, warum Suggestibilität und Hypnotisierbarkeit voneinander abzugrenzen sind.

112. Nennen Sie die Probleme, die bei der Konstruktion von Suggestibilitätstests bestehen.

113. Nennen Sie die unterschiedlichen Einteilungsmöglichkeiten der Suggestibilitätstests.

114. Nennen Sie Unterschiede und Gemeinsamkeiten der unterschiedlichen Tests in bezug auf ihre einzelnen Aufgaben.

115. Stellen Sie die unterschiedliche Gruppierung der gebräuchlichen Testaufgaben auf – unabhängig von Alter und Testpopulation.

116. Nennen Sie die Relevanz der Tests für experimentelle Aufgabenstellungen.

117. Nennen Sie die Relevanz der Tests für klinische Fragestellungen.

118. Stellen Sie die klinisch relevanten Hypnose-Skalen dar und vergleichen Sie diese.

119. Beschreiben Sie den Begriff „Verhaltens-Skalen" und nennen Sie ihre Vorteile gegenüber anderen Meßskalen.

120. Diskutieren Sie, ob in der klinischen Praxis die Anwendung von Hypnoseskalen stets erforderlich ist.

Kapitel 13: Zum Problem der hypnotischen Tiefe

121. Nennen Sie die unterschiedlichen theoretischen Konzepte zur hypnotischen Tiefe.

122. Zeigen Sie die Unterschiede und Kontroversen der diversen Konzepte zur Hypnose-Tiefe auf.

123. Stellen Sie die Annahmen dar, die die Basis für die Messung der Hypnose-Tiefe bilden.

124. Nennen Sie die unterschiedlichen Tests zur Messung der Hypnose-Tiefe und charakterisieren Sie diese.

125. Stellen Sie die Tests gegenüber und vergleichen Sie ihre Vor- und Nachteile.

126. Diskutieren Sie die Beziehung zwischen Hypnose-Tiefe und Therapieerfolg.

127. Diskutieren Sie die unterschiedlichen Situationsvariablen, die die Hypnose-Tiefe beeinflussen können.

128. Stellen Sie die theoretische Annahme dar, die Vertiefungstechniken begründet.

129. Beschreiben Sie unterschiedliche Vertiefungstechniken.

130. Stellen Sie die Rolltreppen-Technik in ihren wesentlichen Grundzügen dar und diskutieren Sie ihre Vor- und Nachteile.

Kapitel 14: Psychoneurologie

131. Geben Sie einen Überblick über die wesentlichen Regelsysteme des Organismus.

132. Begründen Sie, warum Hypnose zu den trophotropen Verfahren gezählt wird.

133. Begründen Sie den Zusammenhang zwischen Hypnose und Psychoneurologie.

134. Diskutieren Sie die Theorie und die Kontroverse zur Hemisphärendominanz.

135. Nehmen Sie eine Gliederung des Zentralnervensystems vor.

136. Diskutieren Sie, welche Wirkung Hypnose in bezug auf „subcortikale Areale" haben kann.

137. Stellen Sie die Bedeutung und Wirkungsweise des limbischen Systems dar.

138. Diskutieren Sie die mögliche Beteiligung der Formatio reticularis an der Hypnosewirkung.

139. Stellen Sie die Wirkung von Sympathicus und Parasympathicus an den unterschiedlichen Organen dar.

140. Stellen Sie das physiologische Streßmodell dar und zeigen Sie daran die therapeutischen Möglichkeiten der Hypnoseanwendung auf.

Kapitel 15: Phänomene der Hypnose

141. Geben Sie einen Überblick über die wesentlichen Phänomene der Hypnose und beschreiben Sie diese.

142. Diskutieren Sie, ob es tatsächlich typische Phänomene der Hypnose gibt.

143. Nennen Sie theoretische Positionen und Experimente, die den „altered state of consciousness" belegen; nennen Sie auch Theorien und Experimente, die ihn widerlegen.

144. Beschreiben Sie die unterschiedlichen Erklärungsmodelle der Altersregression.

145. Geben Sie Erklärungsmodelle für die Wirkorte der hypnotischen Suggestionen.

146. Nennen Sie mögliche Anwendungsfelder für die Zeitverzerrung, Handschuhanästhesie, automatisches Schreiben etc.

147. Ist Trance-Logik simuliert oder real? Diskutieren Sie die theoretischen Positionen.

148. Zeigen Sie die unterschiedlichen Formen der Amnesie und deren mögliche praxisrelevante Bedeutung im klinischen Bereich auf.

149. Stellen Sie dar, auf welche Weise die Willkürmotorik durch Hypnose beeinflußbar ist. Grenzen Sie hierzu die ideomotorischen Signale ab (vgl. Kap. 5 „Vorbereitung der Induktion...").

150. Diskutieren Sie die Probleme bei der Erforschung der unterschiedlichen Aspekte der Wahrnehmungsveränderung und -beeinflussung durch Hypnose.

Teil 4: Praxishinweise

Kapitel 16: Imaginative Verfahren – Anwendungen

151. Zeigen Sie die theoretischen Grundkonzepte der Imagination auf.

152. Skizzieren Sie eine Systematik imaginativer Verfahren.

153. Stellen Sie die möglichen therapeutischen Wirkungen imaginativer Verfahren dar.

154. Diskutieren Sie die Möglichkeiten der optischen Veränderung von Imaginationen und ihre klinische Relevanz.

155. Diskutieren Sie die Möglichkeiten und Vorteile der Methoden der Selbstwahrnehmung.

156. Diskutieren Sie die Vor- und Nachteile der sogenannten Steigerungstechniken.

157. Zeigen Sie die Möglichkeiten des imaginativen Probehandelns auf.
Diskutieren Sie die Vorteile dieser Methode

gegenüber realen Übungen des Probehandelns.

158. Diskutieren Sie die Vor- und Nachteile der „Abfalltechnik".

159. Stellen Sie die Vor- und Nachteile der imaginativen Methode „Die Pille" dar.

160. Diskutieren Sie die Vor- und Nachteile der Methode(n) „Helfende und hemmende Personen".

Kapitel 17: Selbsthypnose

161. Diskutieren Sie die Definitionsprobleme, die sich bei der Selbsthypnose stellen.

162. Beschreiben Sie pragmatische Erklärungsansätze der Selbsthypnose.

163. Stellen Sie ein Programm zum Erlernen der Selbsthypnose auf.

164. Diskutieren Sie Indikation, Grenzen und Kontraindikationen der Selbsthypnose.

165. Zeigen Sie auf, bei welchen Problemstellungen Selbsthypnose besonders indiziert ist.

166. Zeigen Sie die Vor- und Nachteile der Anwendung von Kassetteninstruktionen auf.

167. Geben Sie einen historischen Kurzabriß zur Selbsthypnose. Diskutieren Sie, warum Selbsthypnose im historischen Verlauf erst so relativ spät eingesetzt wurde (benutzen Sie dazu auch Kap. 2 „Geschichte der Hypnose").

168. Stellen Sie die Ergebnisse der experimentellen Untersuchungen zur Selbsthypnose dar.

169. Diskutieren Sie, warum z.B. das Armabsinken beim Erlernen der Selbsthypnose besonders hilfreich ist.

170. Diskutieren Sie die Anwendung der Selbsthypnose bei Kindern und Jugendlichen – vor allem den Gebrauch von Kassetten.

Kapitel 18: Hypnose bei Kindern und Jugendlichen

171. Stellen Sie die Beziehung zwischen Lebensalter und Hypnotisierbarkeit dar.

172. Diskutieren Sie Gründe für die kurvilineare Beziehung zwischen Lebensalter und Hypnotisierbarkeit.

173. Stellen Sie die Aspekte der Indikation und Kontraindikation der Hypnose bei Kindern und Jugendlichen dar.

174. Diskutieren Sie die Anwesenheit der Eltern während der Hypnose des Kindes.

175. Welche Rolle spielt die Eigenkontrolle bei der Hypnose – und gerade bei Kindern?

176. Zeigen Sie die Notwendigkeit altersabhängiger Induktionstechniken auf und stellen Sie dazu ein Übersichtsschema auf.

177. Stellen Sie dar, unter welchen Umständen präverbale Techniken bei Kindern – und gegebenenfalls bei Erwachsenen – indiziert sind (vgl. dazu Kap. 7 „Praxis der Hypnose-Induktion").

178. Diskutieren Sie die möglichen Induktionstechniken für Jugendliche, die Möglichkeiten des Mißbrauchs durch den Jugendlichen – und entsprechende therapeutische Vereinbarungen.

179. Diskutieren Sie, warum Kinder Angst vor Hypnose haben können.

180. Diskutieren Sie, in welchen Fällen Hypnose bei Kindern nicht angewandt werden sollte.

Teil 5: Hypnose und Psychotherapie

Kapitel 19: Die Kombination von Verhaltenstherapie und Hypnose

181. Diskutieren Sie die Vorteile der Methodenkombination von Verhaltenstherapie und Hypnose.

182. Stellen Sie den Vergleich von Verhaltenstherapie und Hypnose auf.

183. Nennen Sie die Kritikpunkte gegenüber der Verhaltenstherapie unter Hypnose und widerlegen Sie diese.

184. Stellen Sie die gemeinsamen Bestimmungselemente von Verhaltenstherapie und Hypnose dar.

185. Diskutieren Sie die Relevanz des Vorstellens bei Verhaltenstherapie und Hypnose.

186. Zeigen Sie auf, inwiefern Problempatienten durch die Methodenkombination bessere Therapiemöglichkeiten angeboten werden können.

187. Diskutieren Sie den Begriff und Hintergrund der „Hypnotherapie".

188. Zeigen Sie die wesentlichen Faktoren der Sprachformulierungen auf, die für Hypnose und Verhaltenstherapie gelten.

189. Diskutieren Sie das Argument, daß Hypnose und Verhaltenstherapie Symptomverschiebungen bewirken.

190. Zeigen Sie den Stellenwert der Diagnostik in Verhaltenstherapie und Hypnose auf.

Kapitel 20: Methoden der Hypnoseanwendung in der Psychotherapie – außerhalb der Verhaltenstherapie

191. Zeigen Sie auf, welche Kombinationsmöglichkeiten von Hypnose und den unterschiedlichen Psychotherapieverfahren möglich bzw. erprobt sind.

192. Diskutieren Sie, warum Hypnose so universell mit Psychotherapieverfahren zu kombinieren ist.

193. Nennen Sie die Kritikpunkte gegenüber der Verhaltenstherapie unter Hypnose und widerlegen Sie diese.

194. Stellen Sie die Möglichkeiten der Hypnose in der Psychoanalyse dar – und diskutieren Sie hierzu die Kritik Freuds (s. Kap. 2 „Geschichte der Hypnose").

195. Überlegen Sie Möglichkeiten der Hypnose in der Gesprächspsychotherapie.

196. Zeigen Sie auf, inwiefern Hypnose in der rational-emotiven Therapie anwendbar ist – und wie sie modifizierbar ist.

197. Diskutieren Sie die Möglichkeiten der gruppentherapeutischen Anwendungen der Hypnose.

198. Stellen Sie Aspekte der Hypnoseanwendung im Psychodrama dar.

199. Diskutieren Sie die Möglichkeiten der Hypnoseanwendung in der Familientherapie. Stellen Sie hierzu den theoretischen ökosystemischen Ansatz Fouries in Bezug (s. Kap. 3 „Theorien der Hypnose").

200. Zeigen Sie die Möglichkeiten und Grenzen der Hypnose in der Paartherapie auf.

Teil 6: Abgrenzungen

Kapitel 21: Ethische und religiöse Aspekte der Hypnose

201. Zeigen Sie die ethischen Grundprinzipien auf, die man bei der Anwendung von Hypnose beachten sollte.

202. Nennen Sie die ethischen Grundanforderungen, die der Therapeut beachten sollte, der mit Hypnose arbeitet.

203. Diskutieren Sie, warum bei der Hypnoseanwendung auch religiöse Aspekte mitbedacht werden sollten.

204. Diskutieren Sie die historische (biblische) Sicht zur Hypnose und die Interpretationsmöglichkeit der Wunder.

205. Vergleichen Sie die in der Bibel dargestellten Wunder, die man evtl. als Suggestionswirkungen ansehen kann, mit den allgemeinen Variablen, die Hypnose mitbeeinflussen (s. hierzu auch Kap. 3 „Theorien der Hypnose", besonders Barbers Theorie und Kap. 6 „Induktion der Hypnose").

206. Diskutieren Sie die unterschiedlichen Einstellungen des Christentums zur Hypnose.

207. Betreiben Sie Nachforschungen, ob bestimmte Religionen Hypnose ablehnen – und bringen Sie diese Argumentationen ein.

208. Diskutieren Sie, welche Versenkungstechniken bei vielen Religionen sehr große Gemeinsamkeit mit Hypnose aufweisen (vgl. hierzu Kap. 2 „Geschichte der Hypnose").

209. Stellen Sie die Tempelheilrituale aus antiker Zeit und aus Indien in Beziehung zu den von Barber aufgestellten Variablen der Hypnose (Kap. 6 „Induktion der Hypnose").

210. Diskutieren Sie, ob die Vergleiche zwischen Hypnose und bestimmten religiösen Bräuchen (bzw. Wundern) blasphemisch sind.

Kapitel 22: Gefahren, Kontraindikationen und Grenzen

211. Nennen Sie Untersuchungen zu möglichen negativen Nebenwirkungen der Experimentellen Hypnose; berichten Sie die Ergebnisse.

212. Zeigen Sie die allgemeinen Gefahren- und Problemaspekte der Klinischen Hypnose auf.

213. Stellen Sie dar, durch welche methodische Kontrollen der Therapeut unerwünschte Nebenwirkungen weitgehend ausschließen kann.

214. Nennen Sie Symptome bzw. Krankheitsbilder, bei denen Hypnose kontraindiziert sein kann, bzw. mit großer Umsicht angewandt werden sollte.

215. Diskutieren Sie, ob Hypnose in der Psychotherapie im Vergleich zu anderen Methoden besondere oder besonders häufige Nebenwirkungen mit sich bringt.

216. Diskutieren Sie die Vor- und Nachteile der Anwesenheit dritter Personen während der Hypnose.

217. Nennen Sie Probleme der Hypnoseanwendung bei Kindern (vg. Kap. 18 „Hypnose bei Kindern und Jugendlichen").

218. Diskutieren Sie, welche Funktion Widerstände haben und wie der Therapeut damit umgehen sollte.

219. Diskutieren Sie, welche Vor- und Nachteile eine enge Therapeut-Patient-Beziehung haben kann.

220. Diskutieren Sie, welche Durchführungsfehler und Fehler in der Hypnose auftreten können und welche Auswirkungn sie haben können.

Kapitel 23: Bühnen- und Showhypnose, Tierhypnose

221. Nennen Sie die wesentlichen Prinzipien der Showhypnose.

222. Beschreiben Sie häufig verwandte Showeffekte und erklären Sie ihre Wirkweisen.

223. Beschreiben Sie die Variable „Fehlen des Gegenbeweises“ in der Showhypnose und nennen Sie Praxisbeispiele.

224. Nennen Sie theoretische Erklärungsmodelle zur Showhypnose.

225. Diskutieren Sie, warum so viele Tricks und Bühneneffekte in Shows ausgerechnet als Hypnosewirkung angekündigt werden.

226. Erklären Sie die Wirkung der kataleptischen Brücke und ihre gebräuchlichen Showvarianten.

227. Stellen Sie dar, nach welchen Prinzipien in der Showhypnose das Publikum vorbereitet wird und wie die Mitwirkenden aus dem Publikum ausgewählt werden.

228. Erklären Sie, warum der Begriff der „Tierhypnose“ verwandt wird.
Nennen Sie einige wissenschaftliche Erklärungsprinzipien der sogenannten Tierhypnose.

229. Diskutieren Sie, warum das Wissen um die Grundprinzipien der Showhypnose gerade für Therapeuten wesentlich ist.

230. Stellen Sie die unterschiedlichen Gefahrenaspekte der Showhypnose dar.

Teil 7: Anwendungsbereiche

Kapitel 24: Hypnose in der Medizin

231. Geben Sie einen Überblick über die wesentlichen Anwendungsbereiche der Hypnose in der Medizin.

232. Zeigen Sie auf, inwiefern Symptome oder Krankheiten durch Hypnose zu beeinflussen sind.

233. Diskutieren Sie die Verursachungsmodelle der Allergien und stellen Sie dazu die Anwendungsmöglichkeit der Hypnose in Bezug.

234. Stellen Sie das klassische Experiment von Ikemi und Nakagawa und seine Bedeutung für die Hypnoseforschung dar.

235. Diskutieren Sie die therapeutischen Möglichkeiten der Hypnose bei Asthma.

236. Erklären Sie die Bedeutung der Hypnose bei dermatologischen Problemen. Diskutieren Sie vor allem die möglichen Wirkmechanismen und physiologischen Systeme, die durch Hypnose angesprochen werden.

237. Stellen Sie dar, auf welche Weise bei Krebserkrankungen Hypnose sehr hilfreich eingesetzt werden kann. Diskutieren Sie vor allem die zahlreichen psychischen und psychosozialen Belastungen des Patienten und die Hilfsmöglichkeiten mit Hypnose.

238. Stellen Sie die Anwendungsmöglichkeiten der Hypnose in den Bereichen der Augenheilkunde und Hals-Nasen-Ohren-Heilkunde dar.

239. Zeigen Sie die Möglichkeiten der Hypnoseanwendung im gynäkologischen Bereich auf.

240. Stellen Sie die Anwendungsmöglichkeiten der Hypnose im Bereich der Chirurgie und Anästhesie dar. Diskutieren Sie dabei das Problem der Anwesenheit dritter Personen (vgl. dazu auch Kap. 22 „Gefahren, Kontraindikationen und Grenzen").

Kapitel 25: Hypnose in der Psychologie, Psychotherapie und Psychiatrie

241. Geben Sie einen Überblick über die wesentlichen Anwendungsbereiche der Hypnose in der Psychotherapie (Psychologie, Psychiatrie).

242. Diskutieren Sie die Anwendungsbereiche der Hypnose bei Angstproblemen.

243. Zeigen Sie auf, inwiefern Hypnose bei den unterschiedlichen Eßproblemen sinnvoll eingesetzt werden kann.

244. Diskutieren Sie, welche Aspekte bei der Therapie von Schlafstörungen zu berücksichtigen sind – und welche Möglichkeiten Hypnose bietet.

245. Diskutieren Sie, inwiefern bei den unterschiedlichen Psychosen Hypnose indiziert oder auch kontraindiziert sein kann (vgl. dazu auch Kap. 22 „Gefahren, Kontraindikationen und Grenzen").

246. Zeigen Sie die Anwendungsbreite der Hypnose bei Sexualstörungen auf.
Diskutieren Sie hier auch den Stellenwert der Diagnostik und der Psychotherapie im allgemeinen.

247. Stellen Sie die Problematik in der Diagnostik der Lern- und Leistungsstörungen dar und leiten Sie davon die unterschiedlichen Therapiekonzepte und Interventionsmodelle mit Hypnose ab.

248. Diskutieren Sie die verschiedenen Ursachen von Examensproblemen und entwerfen Sie dazu Behandlungsmöglichkeiten (mit Hypnose). – (Vgl. hierzu auch die relevanten Fälle in Kap. 31 „Falldemonstrationen.").

249. Welchen Stellenwert kann Hypnose bei der Behandlung von Jugendlichenproblemen einnehmen?
Diskutieren Sie, auf welchen Ebenen hier Hypnose indiziert und hilfreich ist – oder sogar kontraindiziert sein kann.

250. Stellen Sie die Anwendungsmöglichkeiten der Hypnose im weiten Feld der Schmerzproblematik dar.

Kapitel 26: Hypnose in der Zahnheilkunde

251. Geben Sie einen Überblick über die Anwendungsbereiche der Hypnose in der Zahnmedizin.

252. Diskutieren Sie, inwiefern die Entspannung des Patienten wichtig ist und durch welche Hypnoseverfahren Entspannung realisiert werden kann.

253. Diskutieren Sie die Vorteile der Hypnose-Anästhesie und deren Indikationsstellung.

254. Stellen Sie dar, welche Faktoren bei der Blutungsreduktion zu berücksichtigen sind und wie diese mittels geeigneter Hypnoseverfahren im Sinne des Patienten umzusetzen sind.

255. Stellen Sie die Nebenwirkungen zahnärztlicher Behandlungen dar und überlegen Sie, welche medizinischen und psychologischen Interventionen hier möglich sind.

256. Überlegen Sie, welche Art von Problempatienten in der Zahnarztpraxis besonderer Behandlungsverfahren (mit Hypnose) bedürfen.

257. Diskutieren Sie, welche Verhaltensgewohnheiten des Patienten im zahnärztlichen Bereich auftreten und welche Interventionen (mit Hypnose) möglich sind.

258. Diskutieren Sie, welche psychologischen Faktoren bei der Prothesenanpassung auftreten können und wie diesen begegnet werden kann.

259. Diskutieren Sie die Grenzen und Kontraindikationen der Hypnose im zahnärztlichen Bereich.

260. Diskutieren Sie, warum Hypnose gerade im zahnärztlichen Bereich leicht mißbraucht werden kann.
Stellen Sie klare Abgrenzungen zu den Nachbardisziplinen auf.

Kapitel 27: Hypnose im kriminologischen und forensischen Bereich

261. Geben Sie einen Überblick über die Bedeutung der Hypnose im kriminologischen und forensischen Bereich.

262. Diskutieren Sie die Möglichkeiten des kriminellen Mißbrauchs von Hypnose. Ziehen Sie hier experimentelle Beweise hinzu.

263. Zeigen Sie auf, ob jemand gegen seinen Willen hypnotisiert werden kann.
Nennen Sie dazu entsprechende experimentelle Studien.

264. Stellen Sie die Möglichkeiten der Hypnoseanwendung im gerichtspsychologischen Bereich dar.

265. Diskutieren Sie das Problem der Pseudoerinnerung.

266. Überlegen Sie, welche Rolle der Hypnotiseur bei der Befragung einer Person einnehmen sollte.
Diskutieren Sie, welche Art der Befragung hilfreich oder hemmend sein kann.

267. Stellen Sie dar, auf welche Weise die Befragung einer Person deren Antwort beeinflussen kann.
Geben Sie an, welche Strategien die antwortende Person verfolgen kann.

268. Diskutieren Sie, welche klinischen Aspekte bei der Befragung einer Person beachtet werden sollten, wenn diese Person in eine kriminelle Handlung verwickelt ist.

269. Stellen Sie dar, welche Sicherheitsmaßnahmen und ethischen Aspekte bei der Befragung unter Hypnose zu berücksichtigen sind.

270. Stellen Sie die Richtlinien dar, die bei der Anwendung der Hypnose im forensischen Bereich eingehalten werden sollten.
Zeigen Sie auch die Grenzen der Methode auf.

Kapitel 28: Hypnose im Sport

271. Diskutieren Sie die experimentellen Belege zur Verbesserung der sportlichen Leistungen.

272. Diskutieren Sie die psychologischen Faktoren, die im Leistungssport wirksam sind und leiten Sie davon Therapiemodelle oder Interventionsformen (mit Hypnose) ab.

273. Stellen Sie dar, warum es gerade im Sportbereich äußerst schwer ist, breit angelegte und allgemeingültige Therapiekonzepte anzubieten.

274. Diskutieren Sie, warum es wichtig ist, daß der Sportler sich selbst als Verursachungsort betrachtet.
Leiten Sie hierzu unterschiedliche Behandlungsmodelle mit Hypnose ab.

275. Diskutieren Sie die unterschiedlichen Angstaspekte des Sportlers und entwerfen

Sie dazu verschiedene therapeutische Interventionen (mit Hypnose).

276. Diskutieren Sie, welches optimale Erregungsniveau in den unterschiedlichen Sportarten erforderlich ist.
Überlegen Sie dazu die unterschiedlichen therapeutischen (hypnotischen) Interventionsmöglichkeiten.

277. Überlegen Sie die Möglichkeit der ich-stärkenden Suggestionen bei den verschiedenen Sportarten und psychologischen Grundsituationen des Sportlers.

278. Diskutieren Sie, inwiefern Erfolgsphantasien des Sportlers in eine Therapie einzubeziehen sind und wie diese unter Hypnose realisiert werden können.
Gibt es hierbei auch Grenzen zu beachten?

279. Diskutieren Sie die Erwartungsängste des Sportlers in bezug auf mögliche Schmerzen und überlegen Sie hierzu entsprechende Hypnosemöglichkeiten.

280. Stellen Sie die Grenzen und gegebenenfalls Kontraindikationen der Hypnose im Sport dar.

Teil 8: Aspekte der Verhaltensmodifikation

Kapitel 29: Hypnose und Lernfaktoren

281. Diskutieren Sie den Begriff des Reizes in der Lerntheorie – heben Sie besonders hervor, welche Rolle der Reiz in der Hypnoseanwendung haben kann.

282. Nennen Sie die unterschiedlichen Reizqualitäten, die bei der Hypnose angesprochen werden können.

283. Diskutieren Sie, warum es wichtig ist, zu überprüfen, ob hypnotisches Verhalten Lerngesetzen unterliegt.

284. Stellen Sie die Löschungsmöglichkeiten von konditioniertem und hypnotisch bedingtem Verhalten dar.

285. Diskutieren Sie, inwieweit Hypnose ein Verhalten dauerhaft oder nur vorübergehend beeinflussen kann.

286. Diskutieren Sie die Behauptung „Hypnose ist konditioniertes Verhalten".

287. Ist Hypnose ein absoluter Faktor oder ist sie mehr eine Komponente, die als eine Variable angesehen werden sollte, die einige Gemeinsamkeiten mit anderen psychologischen Variablen hat?

288. Diskutieren Sie, inwiefern hypnotische Suggestibilität erlernbar oder stabil ist (vgl. hierzu Kap. 11 „Suggestibilität").

289. Diskutieren Sie, welche Funktion in einer Therapie verbale Suggestionen durch den Therapeuten und Gedanken des Patienten haben können.

290. Verfolgen Sie die historische Diskussion über die Rolle des Reizes bei der Hypnose und nennen Sie relevante Argumente und Experimente.

Kapitel 30: Methoden der Verhaltenstherapie – unter Hypnose

291. Geben Sie durch die Skizzierung des Verlaufsschemas die wesentlichen Aspekte diagnostisch-therapeutischen Handelns in der Verhaltenstherapie wieder.

292. Geben Sie eine Übersicht bzw. Systematik der verschiedenen verhaltenstherapeutischen Interventionsverfahren.

293. Stellen Sie die klassische Systematische Desensibilisierung dar – und zeigen Sie im Kontrast dazu die Vorteile der Hypnoseanwendung bei dieser Methode auf.

294. Stellen Sie die verschiedenen Verfahren der Angstbehandlung und die Vorteile ihrer Kombinationsmöglichkeit mit Hypnose auf.

295. Diskutieren Sie, inwieweit Hypnose bei der Angstbehandlung eine Reaktionsverhinderung bewirken kann.

296. Stellen Sie die enge Beziehung zwischen den Verfahren der verdeckten Konditionierung und der Hypnose dar.

297. Zeigen Sie die Vorteile der Hypnose bei den unterschiedlichen verdeckten Konditionierungstechniken auf.
Nennen Sie jeweils Beispiele zu den einzelnen Techniken.

298. Stellen Sie die Möglichkeiten der Hypnose bei der kognitiven Umstrukturierung dar.

299. Diskutieren Sie, welche Vorteile bzw. Möglichkeiten bei der Kombination von Hypnose mit attributionstheoretisch orientierten Verfahren bestehen.
Nennen Sie Beispiele dazu.

300. Diskutieren Sie, inwiefern Hypnose bei den klassischen Problemlösungsverfahren hilfreich sein kann.
Nennen Sie dazu Beispiele.

Literatur

Abbé de Faria: De la cause du someil lucide, ou Etude de la nature de l'homme. Tome 1er, Paris, chez Mme. Horiac (1819)

Abraham, H.A.: Hypnosis used in the treatment of somatic manifestation of a psychiatric disorder. American Journal of Clinical Hypnosis, 10, 304-309 (1968)

Abrahams, S.: Implications of learning therapy in treatment of depression by implying hypnosis as an adjunctive technique. American Journal of Clinical Hypnosis, 6, 331 (1964)

Abrams, S.: An evaluation of hypnosis in the treatment of alcoholics. American Journal of Psychiatry, 120, 1160-1165 (1964)

Abramson, M., Heron, W.T.: An objective evaluation of hypnosis in obstetrics: Preliminary report. American Journal of Obstetrical Gynecology, 59, 1131 (1950)

Achterberg, J.: Imagery in healing. Boston: New Science Library (1985)

Acker-Levinthal, N.: The relative impact of hypnosis and suggestion on the recovery of pediatric tonsilectomy. Diss., University of Michigan (1982)

Acosta, F.: Weaning the anxious ventilator patient using hypnotic relaxation: Case reports. American Journal of Clinical Hypnosis, 29(4), 272-280 (1987)

Adamaszek, R.: Kurztherapie bei einem Fall von Angstneurose. Hypnose und Kognition, 8(2), 30-36 (1991)

Adams, P.L.: Obsessive children. A sociopsychiatric study. New York: Brunner & Mazel; London: Butterworth (1973)

Ader, R. (Ed.) Psychoneuroimmunology. New York: Academic Press (1981)

Ader, R., Cohen. N.: Conditional immunopharmacology response. In: R. Ader (Ed.) Psychoneuroimmunology. New York: Academic Press (1981)

Adler, A.: Über den nervösen Charakter. Wiesbaden: J.F. Bergmann (1912)

Adler, R., Bongar, B., Katz, E.R.: Psychogenic abdominal pain and parental pressure in childhood athletics. Psychosomatics, 23(11), 1185-1186 (1982)

Agee, L.L.: Treatment procedures using hypnosis in smoking cessation programs: A review of the literature. Journal of the American Society of Psychosomatic Dentistry and Medicine, 30(4), 111-126 (1983)

Agle, D.P.: Psychiatric studies of patients with hemophilia and related states. Archives of International Medicine, 114, 76-83 (1964)

Agras, W.S., Leitenberg, H., Barlow, D.H., Curtis, N.A., Edwards, J., Wright, D.: Relaxation in systematic desensitization. Archives of General Psychology, 25, 511-514 (1971)

Albert, G.: The analyst as hypnotherapist. Journal of Contemporary Psychotherapy, 9(2), 130 (1978)

Alberti, R.E., Emmons, M.L.: Ich behaupte mich selbst. Frankfurt: Fachbuchhandlung für Psychologie (1977)

Aldrich, K.J., Bernstein, D.A.: The effect of time of day on hypnotizability. International Journal of Clinical and Experimental Hypnosis, 35 (3), 141–145 (1987)

Alexander, A.B., Cropp, G.J.A., Chai, H.: The effects of relaxation training on pulmonary mechanics in children with asthma. Journal of Applied Behavior Analysis, 12, 27-35 (1979)

Alexander, A.B., Solanch, L.S.: Psychological aspects in the understandig and treatment of bronchial asthma. In: F.M. Ferguson, C.B. Taylor (Eds.) The comprehensive handbook of behavioral medicine. Vol. 2, Syndromes and special areas. Lancaster, Engl.: MTP Press (1981)

Alexander, A.B.: Asthma. In: S.H. Haynes, L. Gannong (Eds.) Psychosomatic disorders. A Psychophysiological approach to etiology and treatment. New York: Praeger Publishers (1981)

Alexander, L.: Hypnotically induced hallucinations. American Journal of Clinical Hypnosis, 15, 66, (1972)

Alexander, L.: Treatment of impotency and anorgasmia by psychotherapy aided by hypnosis. American Journal of Clinical Hypnosis, 17(1), 33-43 (1974)

Allen, B.L.: The use of hypnotherapy in the rehabilitation of cerebral vascular accident patients. Diss., East Texas State University (1983)

Allison, R.: Difficulties diagnosing the multiple personality syndrome in a death: penalty case. International Journal of Clinical and Experimental Hypnosis, 32(2), 102-117 (1984)

Alman, B.M.: Consequences of direct and indirect suggestions on success of post-hypnotic behavior. Diss., San Diago: California School of Professional Psychology (1979)

Altman, K., Grahs, C., Friman, P.C.: Treatment of unobserved trichotillomania by attention reflection and punishment of an apparent covariant. Journal of Behavioral Therapy and Experimental Psychiatry, 13, 337-341 (1982)

Amato, A., Hermsmeyer, E.A., Kleinmann, K.M.: Use of electromyographic feedback to increase inhibitory control of spastic muscles. Physical Therapy, 53, 1063-1066 (1973)

Ambrose, G.: Hypnosis in the treatment of children. American Journal of Clinical Hypnosis, 11, 1-5 (1968)

Ament, P.: Removing of gagging, a response to variable behaviour patterns. International Journal of Clinical and Experimental Hypnosis, 39, 1-9 (1971)

American Medical Association: Regarding hypnosis: A statement of position by the American Psychiatric Association, February, 15 (1961)

American Psychiatric Association: Diagnostisches und Statistisches Manual Psychischer Störungen: DSM-III-R. Deutsche Bearbeitung: H.-U. Wittchen, H. Saß, M. Zaudig, K. Koehler. Weinheim: Beltz (1989)

Amsel, A.: Frustration, persistence and regression. In: Kimmel, H.D. (Ed.) Experimental Psychopathology. New York: Academic Press, 51 69 (1971)

Andersen, M.L., Sarbin, T.R.: Base rate expectancies and motoric alterations in hypnosis. International Journal of Experimental Clinical Hypnosis, 12, 147-158 (1964)

Andersen, M.S.: The treatment of obesity in hypnotherapy. Diss., Florida Institute of Technology (1980)

Anderson, E.L.: Effects of hypnotic inductions on the nasal congestion of 24 hayfever sufferers. Diss., The Union for Experimenting Colleges and Universities (1982)

Anderson, J.A., Basker, M.A., Dalton, R.: Migraine and hypnotherapy. International Journal of Clinical and Experimental Hypnosis, 23, 48-58 (1975)

Anderson, J.W.: Defensive manoeuvers in two incidents involving the Chevreul pendulum: A clinical note. International Journal of Clinical and Experimental Hypnosis, 25 (1), 4-6 (1977)

Anderson, K.O., Masur, F.T.: Psychological preparation for invasive medical and dental procedures. Journal of Behavioral Medicine, 6(1), 1-40 (1983)

Andreev, B.V.: Sleep therapy in the neuroses. New York: Consultants Bureau (1960)

Ansel, E.L.: A simple exercise to enhance response to hypnotherapy for migraine headaches. International Journal of Clinical and Experimental Hypnosis, 25(2), 68-71 (1977)

Antonius, O.: Beobachtungen an einem Onagerhengst. Umwelt, 1, 299-300 (1947)

Apel, M., Bellezza, F., Lynn, S., Rhue, J.W., Weeks, J.R.: The effects of type of hypnotic induction and recall expectancy on eyewitness recall. Paper read at: 11th International Congress of Hypnosis and Psychosomatic Medicine. Den Haag (1988)

Apfelbaum, B.: Ich-analytische Sexualtherapie. In: F. Christmann (Hg.) Heterosexualität. Berlin: Springer (1988)

Appel, P.R.: Clinical applications of hypnosis in the physical medicine and rehabilitation setting: Three case reports. American Journal of Clinical Hypnosis, 33(2), 85-93 (1990)

Araoz, D.L.: Hypnosis in group therapy. International Journal of Clinical and Experimental Hypnosis, 27(1), 1-13 (1979)

Araoz, D.L.: Use of hypnotic techniques with oncology patients. Journal of Psychosocial Oncology, 1(4), 47-54 (1983a)

Araoz, D.L.: Hypnosex therapy. American Journal of Clinical Hypnosis, 26(1), 37-41 (1983b)

Araoz, D.L.: The new hypnosis. New York: Brunner/Mazel (1985)

Aravindakshan, K.K., Jenner, F.A., Souster, L.P.: A study of the effects of hypnotic regression on the auditory evoked response. International Journal of Clinical and Experimental Hypnosis, 36(2), 89-95 (1988)

Arboleda-Florez, J., Durie, H., Costello, J.: Shoplifting an ordinary crime? International Journal of Offender Therapy and Comparative Criminology, 21 (3), 201 207 (1977).

Argyle, M.: Soziale Interaktion. Köln: Kiepenheuer und Witsch (1972)

Arieti, S., Chrzanowski, G. (Eds.) New Dimensions in Psychiatry: A World View. New York: Wiley (1975)

Arnell, U., Finer, B.: Psychotherapist – hypnotherapist as cotherapists in a borderline patient. Paper read at: 11th International Congress of Hypnosis and Psychosomatic Medicine. 13.-19.8.1988, Den Haag (1988)

Arnold, B.M.: On the mechanisms of suggestion and hypnosis. Journal of Abnormal and Social Psychology, 41, 107-128 (1946)

Arnold, J.: Effects of hypnosis on the learning of two selected motor skills. Research Quarterly, 42(1), 1-6 (1971)

Arnold, M.B.: Brain function in hypnosis. International Journal of Clinical and Experimental Hypnosis, 7, 109 (1959)

Ascher, L.M., Barber, T.X., Spanos, N.P.: Two attempts to replicate the Parrish-Lundy-Leibowitz experiment on hypnotic age regression. American Journal of Clinical Hypnosis, 4, 178-185 (1972)

Ashem, B., Donner, L.: Covert sensitization with alcoholics: A controlled replication. Behavioral Research and Therapy, 6, 7-12 (1968)

Ashton, M.A., McDonald, R.D.: Effects of hynosis on verbal and non-verbal creativity. International Journal of Clinical and Experimental Hypnosis, 33(1), 15-26 (1985)

Astor, M.H.: Hypnosis and behavior modification combined with psychoanalytic psychotherapy. International Journal of Clinical and Experimental Hypnosis, 21(1), 18-24 (1972)

Auerback, A.: Attitudes of psychiatrists to the use of hypnosis. Journal of the American Medical Association, 180, 971 (1962)

Avampto, J.A.: Hypnosis: A cure for torticollis. American Journal of Clinical Hypnosis, 18(1), 60-62 (1975)

Axelrod, A., Vinciguerra, V., Brennan-O'Neill, E., Moore, T.: A preliminary report on the efficacy of hypnosis to control anticipatory nausea and vomiting caused by cancer chemotherapy. Progress of Clinical Biology Research, 278, 147-150 (1988)

Ayling, W.: The art of illusion. Bideford: Supreme Magic Company (1978)

Ayres, A.J.: Bausteine der kindlichen Entwicklung. Berlin: Springer (1984)

Azrin, N.H., Foxx, R.M.: Dry pants: a rapid method of toilet training children. Behavior Research and Therapy, 11, 435-442 (1973)

Azrin, N.H., Nunn, R.G.: Habit reversal: A method of eliminating nervous habits and tics. Behavior Research Therapy, 11, 619-628 (1973)

Azuma, N., Stevenson, I.: "Psychic surgery" in the Philippines as a form of group hypnosis. American Journal of Clinical Hypnosis, 31(1), 61-67 (1988)

Baade, F.-W., Borck, J., Koebe, S., Zumvenne, G.: Theorien und Methoden der Verhaltenstherapie. Tübingen: DGVT (1982)

Bahnsen, C.B.: Das Krebsproblem in psychosomatischer Dimension. In: T. Uexküll (Hg.) Lehrbuch der psychosomatischen Medizin. München: Urban & Schwarzenberg (1979)

Baier-Rogowski, V.: Angst, Magie, Suggestion, Hypnose und was der Anaesthesist damit zu tun hat. Anästhesie, Intensivtherapie und Notfallmedizin, 23(2), 73-76 (1988)

Baine, J.A.: Thought control in everyday life. New York: Funk Wagnals (1928)

Bakal, D.A.: Psychobiology of chronic headache. New York: Springer (1982)

Bakal, P.A.: Hypnotherapy for flight phobia. American Journal of Clinical Hypnosis, 23(4), 248-251 (1981)

Bakan, P.: Hypnotizability, laterality of eye movement and functional brain asymetry. Perceptual and Motor Skills, 28, 927-932 (1969)

Bakan, P.: Imagery, raw and cooked: A hemispheric recipe. In: J.E. Shor, G.E. Sobel, J.A. Connella (Eds.) Imagery. New York: Plenum Press (1980)

Baker, B.L.: Symptom treatment and symptom substitution in enuresis. Journal of Abnormal Psychology, 74, 42-49 (1969)

Baker, E.L.: A hypnotherapeutic approach to enhance object relatedness in psychotic patients. International Journal of Clinical and Experimental Hypnosis, 24(2), 136-147 (1981)

Baker, E.L.: Resistance in hypnotherapy of primitive states: Its meaning and management. International Journal of Clinical and Experimental Hypnosis, 31(2), 82-89 (1983)

Baker, E.L., Nash, M.R.: Applications of hypnosis in the treatment of anorexia nervosa. American Journal of Clinical Hypnosis, 29(3), 185-193 (1987)

Baker, E.L., Hulsey, T.L., Glenn, M.B.: Attitudes and practices regarding clinical hypnosis with psychotic patients - a survey: A brief communication. International Journal of Clinical and Experimental Hypnosis, 38(3), 162-167 (1990)

Baker, R.A.: The effect of suggestion on past-lives regression. American Journal of Clinical Hypnosis, 25 (1), 71-76 (1982)

Baker, S.R., Boaz, D.: The partial reformulation of a traumatic memory of a dental phobia during trance: A case study. International Journal of Clinical and Experimental Hypnosis, 31(1), 14-18 (1983)

Balaam, M.: Hypnosis: To fear or not to fear? Association of Educational Psychologists, Journal, 5(8), 15-18 (1982)

Balthazard, C.G., Woody, E.Z.: Bimodality, dimensionality, and the notion of hypnotic types. International Journal of Clinical and Experimental Hypnosis, 37(1), 70-89 (1989)

Ballinger, B.R.: Minor self-injury. British Journal of Psychiatry, 118, 535-538 (1971)

Ballinger, S.E.: "I'm not hynotized": A patient's perception of hypnosis. Australian Journal of Clinical and Experimental Hypnosis, 11(2), 111-113 (1983)

Bally, G.: Einführung in die Psychoanalyse Sigmund Freuds. Reinbek: Rowohlt (1966)

Bammer, K.: Krebs und Psychosomatik. Stuttgart: Kohlhammer (1981)

Bandler, R., Grinder, J.: The structure of magic. I. Palo Alto, CA.: Science and Behavior Books (1975)

Bandler, R., Grinder, J.: Patterns of the hypnotic techniques of Milton H. Erickson, M.D. Vol.2, Meta Publications (1977)

Bandler, R., Grinder, J.: Neue Wege der Kurzzeittherapie. Neurolinguistische Programmieren. Paderborn: Junfermann (1981)

Bandler, R., Grinder, J.: Reframing. Moab, Utah: Real People Press (1982)

Bandler, R.: Using your brain - for a change. Moab UT: Real People Press (1985)

Bandura, A., Kupers, C.J.: Transmission of patters of self-reinforcement through modeling. Journal of Abnormal Social Psychology, 69, 1-9 (1964)

Bandura, A., Grusec, J.E., Menlove, F.L.: Vicarious extinction of avoidance behavior. Journal of Personal and Social Psychology, 5, 16-23 (1967)

Bandura, A.: Principles of behavior modification. London: Holt, Rinehart & Winston (1969)

Bandura, A., Blanchard, E.B., Ritter, B.: Relative efficacy of desensitization and modeling approaches for inducing behavioral, affective, and attitudinal changes. Journal of Personality and Social Psychology, 13, 173-199 (1969)

Bandura, A., Jefferey, R.W., Bachicha, D.L.: Analysis of memory codes and cumulative rehearsal in observational learning. Unpubl. paper, Stanford University (1974)

Bandura, A.: Self-efficacy: Toward a unifying theory of behavioral change. Cognitive Therapy and Research, 1, 287-310 (1977)

Bányai, E., Hilgard, E.R.: A comparison of active-alert hypnotic induction with traditional relaxation induction. Journal of Abnormal Psychology, 85, 218-224 (1976)

Bányai, E.I., Mészáros, I., Csokay, L.: Interaction between hypnotist and subject: A social psychological approach (preliminary approach). In: D. Waxman, P.C. Misra, M. Bibson, M.A. Basker (Eds.) Modern trends in hypnosis. New York: Plenum Press (1982)

Bányai, E.: Interactional approach to understanding of hypnosis: Theoretical Background. Paper read at: 11th International Congress of Hypnosis and Psychosomatic Medicine. Den Haag (1988a)

Bányai, E.: Can interactional approach bridge the gap between clinical and experimental hypnosis? Paper read at: 11th International Congress of Hypnosis and Psychosomatic Medicine. Den Haag (1988b)

Bar-Gil, B., Eli, I., Kleinhauz, M. A.: A multidisciplinary approach to the treatment of dental phobia. Journal of the American Society of Psychosomatic Dentistry and Medicine, 30(4), 137-141 (1983)

Barabasz, A.F., Baer, L., Sheehan, D., Barabasz, M.: A three-year follow-up of hypnosis and restricted environmental stimulation therapy for smoking. International Journal of Clinical and Experimental Hypnosis, 34(3), 169-181 (1986)

Barabasz, A.F., Barabasz, M.: Effects of restricted environmental stimulation: Enhancement of hypnotizability for experimental and chronic pain control. International Journal of Clinical and Experimental Hypnosis, 37 (3), 217-231 (1989)

Barabasz, A.F., Lonsdale, C.: EEG evoked potential, hypnotic anosmia, and transient olfactory stimulation in high and low susceptible subjects. In: D. Waxman, P. Misra, M. Gibson, M. Basker (Eds.) Modern trends in hypnosis. New York: Plenum Press (1982)

Barabasz, A.F.: Restricted environmental stimulation and the enhancement of hypnotizability. International Journal of Clinical and Experimental Hypnosis, 30, 147-166 (1982a)

Barabasz, A.F.: Restricted environmental stimulation and the enhancement of hypnotizability: Pain, EEG alpha, skin conductance and temperature response. International Journal of Clinical and Experimental Hypnosis, 30, 147-166 (1982b)

Barabasz, A.F., Lonsdale, C.: Effects of hypnosis on P300 olfactory-evoked potential amplitudes. Journal of Abnormal Psychology, 92, 520-523 (1983)

Barabasz, M.: Trichotillomania: A new treatment. International Journal of Clinical and Experimental Hypnosis, 35(3), 146-154 (1987)

Barabasz, M.: Treatment of bulimia with hypnosis involving awareness and control in clients with high dissociative capacity. International Journal of Psychosomatics, 36(1-4), 58 (1989)

Barber, T.X.: The concept of „hypnosis". Journal of Psychology, 45, 115-131 (1958)

Barber, T.X., Coules, J.: Electrical skin conductance and galvanic skin response during „hypnosis". International Journal of Clinical and Experimental Hypnosis, 7, 79–92 (1959)

Barber, T.X.: Toward a theory of pain: relief of chronic pain by prefrontal leucotomy, opiates, placebos, and hypnosis. Psychological Bulletin, 56, 430-460 (1959)

Barber, T.X., Deeley, D.C.: Experimental evidence for a theory of hypnotic behavior: I. „Hypnotic" color-blindness without „hypnosis". International Journal of Clinical and Experimental Hypnosis, 9, 79-86 (1961)

Barber, T.X.: Physiological effects of „hypnosis". Psychological Bulletin, 58, 390-419 (1961)

Barber, T.X., Calverley, D.S.: „Hypnotic" behavior as a function of task motivation. Journal of Pychology, 54, 363-389 (1962)

Barber, T.X., Hahn, K.W.: Physiological and subjective response to pain producing stimulation under hypnotically–suggested and waking–imagined „analgesia". Journal of Abnormal Psychology, 65, 411–418 (1962)

Barber, T.X.: Hypnotic age regression: a critical review. Psychosomatic Medicine, 24, 286-299 (1962)

Barber, T.X., Calverley, D.S.: ‚Hypnotic like' suggestibility in children and adults. Journal of Abnormal and Social Pychology, 66, 589-597 (1963)

Barber, T.X., Hahn, K.W. Jr.: Hypnotic induction and „relaxation": An experimental study. Archives of General Psychiatry, 8, 295–300 (1963)

Barber, T.X., Chauncey, H.H., Winer, R.A.: Effect of hypnotic and nonhypnotic suggestions on carotid gland response to gustatory stimuli. Psychosomatic Medicine, 26, 374–380 (1964)

Barber, T.X.: „Hypnosis" as a causal variable in present-day psychology: a critical analysis. Psychological Reports, 14, 839-842 (1964)

Barber, T.X., Calverley, D.S.: Toward a theory of „hypnotic" behaviour: Enhancement of strength and endurance. Canadian Journal of Psychology/ Review of Canadian Psychology, 18(2), 156-157 (1964a)

Barber, T.X., Calverley, D.S.: Comparative effects on „hypnotic-like" suggestibility of recorded and spoken suggestion. Journal of Consultant Pychology, 28, 384 (1964b)

Barber, T.X., Calverley, D.S.: Experimental studies in „hypnotic" behaviour: Suggested deafness evaluated by delayed auditory feedback. British Journal of Pychology, 55, 439-446 (1964c)

Barber, T.X., Calverley, D.S.: An experimental study of „hypnotic" (auditory and visual) halluzinations. Journal of Abnormal and Social Pychology, 63, 13-20 (1964d)

Barber, T.X., Calverley, D.S.: Effects of E's tone of voice on „hypnotic-like" suggestibility. Psychological Reports, 15, 139-144 (1964e)

Barber, T.X., Calverley, D.S.: The definition of the situation as a variable affecting „hypnotic-like" suggestibility. Journal of Clinical Psychology, 20, 438-440 (1964f)

Barber, T.X., Calverley, D.S.: Toward a theory of hypnotic behavior: Effects on suggestibility of defining the situation as hypnosis and defining response to suggestion as easy. Journal of Abnormal and Social Psychology, 68, 585-592 (1964g)

Barber, T.X.: Measuring „hypnotic-like" suggestibility with and without „hypnotic induction": Psychometric properties, norms, and variables influencing response to the Barber Susceptability Scale (BSS). Psychological Reports, 16, 809-844 (1965)

Barber, T.X., Calverley, D.S.: Empirical evidence for a theory of „hypnotic" behavior: Effects on suggestibility of five variables typically included in hypnotic induction procedures. Journal of Consulting and Clinical Psychology, 29, 98-107 (1965a)

Barber, T.X., Calverley, D.S.: Empirical evidence for a theory of „hypnotic" behavior: The suggestibility enhancing effects of motivational suggestions, relaxation-sleep suggestion, and suggestions that the

subject will be effectively „hypnotized". Journal of Personality, 33, 256–270 (1965b)
Barber, T.X., Calverley, D.S.: Toward a theory of „hypnotic" behavior: Experimental analyses of suggested amnesia. Journal of Abnormal Pychology, 71, 95-107 (1966)
Barber, T.X.: The effects of hypnosis and suggestion on strength and endurance. British Journal of Social and Clinical Pychology, 5, 42-50 (1966)
Barber, T.X., Calverley, D.S.: Toward a theory of „hypnotic" behavior: Replication and extension of experiments by Barber and co-workers (1962/65) and Hilgard and Tart (19669. International Journal of Clinical and Experimental Hypnosis, 16, 179–195 (1968)
Barber, T.X., Dalal, A.S., calverley, D.S.: The subjective reports of hypnotic subjects. American Journal of Clinical Hypnosis, 11, 74–88 (1968)
Barber, T.X., Calverley, D.S.: Multidimensional analysis of „hypnotic" behavior. Journal of Abnormal Psychology, 74, 209–220 (1969)
Barber, T.X.: Hypnosis: A scientific approach. New York: Van Nostrand Reinhold (1969)
Barber, T.X.: Suggested („hypnotic") behavior: The trance paradigm versus an alternative paradigm. Medfield, Mass.: Medfield Foundation (1970a)
Barber, T.X.: LSD, Marihuana, Yoga, and hypnosis. Chicago: Aldine (1970b)
Barber, T.X., Ascher, L.M., Mavroides, M.: Effect of practice on hypnotic suggestibility: A re-evaluation of Hull's postulates. American Journal of Clinical Hypnosis, 14, 48-53 (1971)
Barber, T.X., DeMoor, W.: A theory of hypnotic induction procedures. American Journal of Clinical Hypnosis, 15, 112–135 (1972)
Barber, T.X.: Suggested hypnotic behavior: The trance paradigm vs. an alternative paradigm. In: E. Fromm, R.E. Shor (Eds.) Hypnosis: Research developments and perspectives. Chicago: Aldine Atherton (1972)
Barber, T.X.: Experimental hypnosis. In: B.B. Wolman (Ed.) Handbook of general psychology. Englewood Cliffs, N.J.: Prentice-Hall (1973)
Barber, T.X., Walker, P.C., Hahn, K.W.: Effects of hypnotic induction and suggestions on nocturnal dreaming and thinking. Journal of Abnormal Psychology, 82, 414–427 (1973)
Barber, T.X., Ham, D.W.: Hypnotic phenomena. Morriston New Jersey: General Learning Press (1974)
Barber, T.X., Spanos, N.P., Chaves, J.F.: Hypnosis, imagination, and human potentialities. New York: Pergamon Press (1974)
Barber, J., Mallin, A.H.: Hypnosis and suggestion for fitting contact lenses. Journal of the American Optometric Society, 48(3), 379-382 (1977
Barber, T.X.: Rapid induction analgesia: A clinical report. American Journal of Clinical Hypnosis, 19, 138-147 (1977)
Barber, T.X.: Maximizing the effectiveness of hypnosis through indirect suggestions. Paper, read at: American Psychological Association, Toronto (1978)
Barber, T.X.: Suggested („Hypnotic") behavior: The trance paradigm versus an alternative paradigm. In: E. Fromm, R.E. Shor (Eds.) Hypnosis: Developments in research and new perspectives. New York: Aldine (1979)
Barber, T.X., Wilson, C., Scott, D.: Effects of a traditional trance induction on response to „hypnotic-centered" versus „subject-centered" test suggestions. International Journal of Clinical and Experimental Hypnosis, 28 (2), 114–125 (1980)
Barbour, J.: Medigrams: Self hypnosis and asthma. Ermerivan Family Physician, 21, 173 (1980)
Barger, T.X., Wilson, S.c.: An experimental evaluation of the new cognitive-behavioral theory and the traditional trance-state theory of „hypnosis". Annals of the N.Y. Academy of Science, 296, 34–47 (1972)
Barlow, D.H., Leitenberg, H., Agras, W.S.: Experimental control of sexual deviation through manipulation of the noxious scene in covert sensitization. Journal of Abnormal Psychology, 74, 596-601 (1969)
Barrett, D.: The hypnotic dream: Its relation to nocturnal dreams in waking fantasies. Journal of Abnormal Psychology, 88, 584-591 (1979)
Barrett, D.: Trance-related pseudocyesis in a male. International Journal of Clinical and Experimental Hypnosis, 36(4), 256-261 (1988)
Barrios, A.A.: Posthypnotic suggestion as higher-order conditioning: A methodological and experimental analysis. International Journal of Clinical and Experimental Hypnosis, 21(1), 32-50 (1973)
Barrios, A.A.: Posthypnotic suggestion as higher-order conditioning: A methodological and experimental analysis. In: E.Dengrove (Ed.) Hypnosis and behavior therapy. Springfield: Charles C. Thomas (1976)
Barrios, M.V., Singer, J.: The treatment of creative blocks: a comparison of waking imagery, hypnotic dream, and rational discussion techniques. Imagination, Cognition and Personality, 1(1), 89-109 (1981-82)
Barry, H., MacKinnon, D.W., Murray, H.A. Jr.: Studies on personality: A. Hypnotizability as a personality trait and its typological relations. Human Biology, 13, 1-36 (1931)
Bartlett, E.E.: A proposed definition of hypnosis with a theory of its mechanism of action. American Journal of Clinical Hypnosis, 2, 69-73 (1968)
Basedow, H.: The Australian Aboriginal. Adelaide: F.W. Preece & Sons (1925)
Basker, M.A.: A hypnobehavioral method of treating agoraphobia by the clenched fist method of Calvert Stein. Australian Journal of Clinical and Experimental Hypnosis, 7(1), 27-34 (1978)
Basker, M.A.: A hypnobehavioral method of treating agoraphobia by the clenched fist method of Calvert Stein. Australian Journal of Clinical and Experimental Hypnosis, 7, 27-34 (1979)
Basker, M.A.: Hypnosis in the alleviation of the smoking habit. In: D. Waxman, P.C. Misra, M. Gibson & M.A. Basker (Eds.) Modern trends in hypnosis. New York: Plenum (1985)
Bass, M.J.: Differentiation of the hypnotic trance from normal sleep. Journal of Experimental Psychology, 14, 382-399 (1931)

Bastian, A.: Über psychische Beobachtungen bei Naturvölkern. Schriften der Gesellschaft für Experimental-Psychologie zu Berlin. Leipzig: Ernst Günther, II.Stück, S.6-9 (1890)

Bateman, P.P.: Painful erection as a cause of impotence: A case report. Australian Journal of Clinical and Experimental Hypnosis, 9(1), 13-17 (1981)

Bateman, W.: The use of hypnosis in the interrogation of witness. Australian Journal of Clinical Hypnosis, 1(2), 87-90 (1980)

Bates, B.L., Miller, R.J., Cross, H.J., Brigham, T.A.: Modifying hypnotic suggestibility with the Carleton Skills Training program. Journal of Personality and Social Psychology, 55(1), 120-127 (1988)

Bates, B.L., Brigham, T.A.: Modifying hypnotizability with the Carleton Skills Training Program: A partial replication and analysis of components. International Journal of Clinical and Experimental Hypnosis, 38(3), 183-195 (1990)

Bauer, K.S., McCanne, T.R.: An hypnotic technique for treating insomnia. International Journal of Clinical and Experimental Hypnosis, 28(1), 1-5 (1980)

Baumann, F.: Hypnosis and the adolescent drug abuser. American Journal of Clinical Hypnosis, 13, 17-21 (1970)

Baumann, F.W., Hinman, F.: Treatment of incontinent boys with non-obstructive disease. Journal of Urology, 111, 114-116 (1974)

Beahrs, J.O.: Integrating Ericksons's approach. American Journal of Clinical Hypnosis, 20(1), 55-68 (1977)

Beahrs, J.O.: Unity and multiplicity. New York: Brunner/Mazel (1982)

Beahrs, J.O.: Hypnosis can not be fully nor reliably excluded from the courtroom. American Journal of Clinical Hypnosis, 31(1), 18-27 (1988)

Bearoff, J.: An investigation and evaluation of the cognitive-behavioral theory of hypnosis. Diss., Bryn Mawr College (1984)

Beaumont, J.G.: Einführung in die Neuropsychologie. München: Psychologie Verlags Union (1987)

Becht, W.: Beobachtungen zur Lerngeschichte eines Patienten mit Zwangssymptomen. In: D. Kallinke, L.R. Lutz, R.W. Ramsay (Hg) Die Behandlung von Zwängen. München: Urban & Schwarzenberg (1979).

Bechterew, W.V.: What is hypnosis? Journal of Abnormal Psychology, 1, 18-25 (1906)

Beck, A.T., Greenberg, R.L.: Kognitive Therapie bei der Behandlung von Depressionen. In: N. Hoffmann (Hg.) Grundlagen kognitiver Therapie. Bern: Huber (1979)

Beck, A.T.: Thinking and depression: 1. Idiosyncratic content and cognitive tortions. Archives of General Psychia., 9, 324-333 (1963)

Beck, A.T.: Depression. Causes and treatment. Philadelphia: University of Pennsylvania Press (1967)

Beck, A.T.: Role of fantasies in psychotherapy and psychopathology. Journal of Nervous and Mental Disease, 150, 3-17 (1970)

Beck, A.T.: Cognitive therapy and the emotional disorders. New York: International Universities Press (1976)

Beck, E., McIntyre, S.C.: MMPI patterns of shoplifting within a college population. Psychological Reports, 41 (3), 1035 1040 (1977).

Beck, A.T. Metal.: Kognitive Therapie der Depression. München: Urban & Schwarzenberg (1979a); 2. Aufl. München: Psychologie Verlags Union (1986)

Beck, A.T.: Wahrnehmung der Wirklichkeit und Neurose. München: Pfeiffer (1979b)

Beecher, H.K.: Preanesthetic medication. Journal of the American Medical Association, 157, 242 (1955)

Begelman, D.A.: Ethical and legal issues of behavior. In: M. Hersen, P.M. Miller (Eds.) Progress in behavior modification. Vol. 1. New York: Academic Press (1975)

Beguelin, C.: The use of hypnosis at the beginning of a family therapy. Hypnos, Swedish Journal of Hypnosis, 17(2), 83-89 (1990)

Bejenke, C.: Operation room equipment: Useful hypnotic induction aids in anesthesiology. Paper read at: 11th International Congress of Hypnosis and Psychosomatic Medicine. 13.-19.8.1988, Den Haag (1988)

Belgrade, M.J.: Control of pain in cancer patients. Postgraduate Medicine, 85(4), 319-323 (1989)

Belschner, W., Droos, M., Hoffmann, M., Schulze, C.: Sozialangst und Normunsicherheit als Vorläufer von Zwangsverhalten. Ein Résumé aus der ambulanten Behandlung von Zwangsverhalten. In: D. Kallinke, R. Lutz, R.W. Ramsay (Hg.) Die Behandlung von Zwängen. München: Urban & Schwarzenberg (1979)

Bem, D.J.: Self-perception theory. In: L. Berkovitz (Ed.) Advances in Experimental Social Psychology. Vol. 6. New York: Academic Press (1967)

Bem, D.J.: Self-perception theory. Advances in Experimental and Social Psychology, 6, 1-16 (1972)

Bendefeldt, F., Miller, L.L., Ludwig, A.M.: Cognitive performance in conversion hysteria. Archives of General Psychiatry, 33, 1250-1254 (1976)

Bennett, H.L., Davis, H.S., Giannini, J.A.: Posthypnotic suggestions during general anaestesia and subsequent dissoziated behavior. Paper presented at: Society of Clinical and Experimental Hypnosis, Portland, Oregon (1981)

Bennett, H.L., Davis, H.S., Giannini, J.A.: Non-verbal response to intraoperative conversation. British Journal of Anaestesia, 57, 174-179 (1985)

Bennet, H.L., Benson, D.R., Kuiken, D.,A.: Preoperative instructions for decreased bleeding during spine surgery. Paper presented to the American Society of Anesthesiologists Annual Convention, Las Vegas (1986)

Bennett, J.H.: The Mesmeric mania of 1851, with a physiological explanation of the phenomena produced. Edinburgh: Sutherland & Knox (1851)

Bennink, C.D., Hulst, L., Benthem, J.A.: The effects of EMG-biofeedback and relaxation training on primary dysmenorrhea. Journal of Behavioral Medicine, 5, 329-341 (1982)

Bensen, V.B.: One hundred cases of post-anesthetic suggestion in the recovery room. American Coural of Clinical Hypnosis, 14, 9-15 (1971)

Benson, G.: Short-term hypnotherapy with delinquent

and acting out adolescents. British Journal of Experimental and Clinical Hypnosis, 1(3), 19-27 (1984)
Benson, H. Shapiro, D., Tursky, B., Schwartz, G.E.: Abnahme des systolischen Blutdrucks durch operante Konditionierung bei Patienten mit essentieller Hypertonie. In: H. Legewie, L. Nusselt (Hg.) Biofeedbacktherapie. München: Urban & Schwarzenberg (1975)
Benton, A.L., Bandura, A.: "Primary" and "secundary" suggestibility. Journal of Abnormal and Social Psychology, 48, 336-340 (1953)
Berendt, H., Neumärker, M., Nickel, B.: Typenanalyse bei 80 neurotischen Patienten (Zwang). Psychiatrie, Neurologie und medizinische Psychologie, 23, 40 47 (1971)
Berg, S., Melin, E.: Hypnotic susceptibility in old age: some data from residential homes for old people. International Journal of Clinical and Experimental Hypnosis. 23, 84 (1975)
Bergold, J.: Forschung in der Verhaltenstherapie. In: W. Schraml, U. Baumann (Hg.) Klinische Psychologie II, Methoden, Ergebnisse und Probleme der Forschung. Bern: Huber (1974)
Berkowitz, B., Ross-Townsend, A., Kohberger, R.: Hypnotic treatment of smoking: The single-treatment method revised. American Journal of Psychiatry, 136(1), 83-85 (1979)
Bernheim, H.: De la suggestion et de ses applications à la therapeutique. Paris: Doin (1886)
Bernheim, H.: Hypnotisme, suggestion, psychotherapie. Etudes Nouvelles. Paris: Doin (1891)
Bernheim, H.: Automatisme et suggestion. Paris: Librairie Felix Alcan (1917)
Bernheim, H. (1888): Hypnosis and suggestion in psychotherapy. New York: Aronson (1973)
Bernstein, D.A.: Situational factors in behavioral fear assessment. Behavior Therapy, 4, 41-48 (1973)
Bernstein, M.: The search for Bridey Murphy. New York: Pocket Books (1956)
Bernstein, M.P.: Significant values of hypnoanaesthetic: Three clinical examples. American Journal of Clinical Hypnosis, 7, 259-260 (1965)
Berrigan, L.P., Kurtz, R.M., Stabile, J.P., Strube, M.J.: Durability of "posthypnotic suggestions" as a function of type of suggestion and trance depth. International Journal of Clinical and Experimental Hypnosis, 39(1), 24-38 (1991)
Berwick, P.R., Douglas, R.R.: Hypnosis, exorcism and healing: A case report. American Journal of Clinical Hypnosis, 20(2), 146-148 (1977)
Best, J., Suedfeld, P.: Restricted environmental stimulation therapy and behavioral self-management in smoking cessation. Journal of Applied Social Psychology, 12, 408-419 (1982)
Bester, C.L., Grobler, J.J.: Die voorspelling van hipnotiese suggereerbaarheid op grond van persoonlikheidsveranderlikes. South African Journal of Psychology, 13 (4), 140-142 (1983)
Bethune, H.C., Kidd, C.B.: Psychophysiological mechanisms in skin diseases. Lancet, 11, 1491-1422 (1961)
Bettman, C.L.: A pictorial history of medicine. Springfield: Charles C. Thomas (1956)
Beutner, F.U.: Anatomie und Physiologie des Menschen. Frankfurt: Umschau (1980)
Beyer, L., Weiss, T., Hansen, E., Wolf, A., Seidel, A.: Dynamics of central nervous activation during motor imagination. International Journal of Psychophysiology, 9(1), 75-80 (1990)
Bibel: Altes und Neues Testament. Freiburg: Herder (1980)
Bieber, I.: The meaning of masochism. American Journal of Psychotherapy, 7, 433-448 (1953)
Bierman, S.F.: Hypnosis in the emergency department. American Journal of Emergency Medicine, 7(2), 238-242 (1989)
Billinger, M., Turk, D.C.: Selbstkontrolle: Strategien zur Schmerzbewältigung. In: W. Keeser et al. (Hg.) Schmerz. München: Urban & Schwarzenberg, 241-283 (1982)
Bilu, Y., Witztum, E., van der Hart, O.: Paradise regained: "miraculous healing" in an Israeli psychiatric clinic. Culture, Medicine and Psychiatry, 14(1), 105-127 (1990)
Binet, A., Fere, C.: Animal magnetism. New York: Appleton (1888)
Binet, A.: La suggestibilité. Paris: Schleicher Frères (1900)
Birbaumer, N.: Zur Anwendung psychophysiologischer Methoden in der Angst. In: N. Birbaumer (Hg.) Neurophysiologie der Angst. München: Urban & Schwarzenberg (1973a)
Birbaumer, N.: Angst als kognitive, physiologische und motorische Einheit. In N. Birbaumer (Hg.) Neurophysiologie der Angst. München: Urban & Schwarzenberg (1973b)
Birbaumer, N.: Die Rolle kognitiver und physiologischer Prozesse bei Angstentstehung und Angstbewältigung. In: N. Birbaumer (Hg.) Neurophysiologie der Angst. München: Urban & Schwarzenberg (1973c)
Birbaumer, N.: Biofeedback. In: L.S. Pongratz (Hg.), Handbuch der Psychologie, Bd.7; Klinische Psychologie, 2. Halbband. Göttingen: Hogrefe (1978)
Birbaumer, N.: Gastrointestinaltrakt. In: W. Miltner, N. Birbaumer, W.-D. Gerber (Hg.) Verhaltensmedizin. Berlin: Springer (1986a)
Birbaumer, N.: Schmerzen. In: W. Miltner, N. Birbaumer, W.-D. Gerber (Hg.) Verhaltensmedizin. Berlin: Springer (1986b)
Bird, C.: Wünschelrute. Die weissagende Hand oder das Mysterium. München: Heinz Moos (1981)
Bird, H.W.: Varying hypnotizability in a case of Parkinsonismus. Bulletin of the Menninger Clinic, 12, 210-217 (1948)
Bischoff, C., Traue, H.: Myogenetic headache. In: K.A. Holroyd, B. Schlote, H. Zenz (Eds.) Perspective in research on headache. Toronto: Hogrefe (1983)
Bishay, E.G., Lee, C.: Studies of the effects of hypnoanesthesia on regional blood flow by transcuntaneous oxygen monitoring. American Journal of Clinical Hypnosis, 27 (1), 64-69 (1984)
Bishay, E.G., Stevens, G., Lee, C.: Hypnotic control of

upper gastrointestinal hemorrhage: A case report. American Journal of Clinical Hypnosis, 27(1), 22-25 (1984)

Bistey, G.J.: The case of the bashful bladder. Medical Hypnoanalysis, 5(1), 42-46 (1984)

Bittel, K.: Der berühmte Hr. Doct. Mesmer, 1734-1815. Auf seinen Spuren am Bodensee, im Thurgau und in der Markgrafschaft Baden, mit einigen neuen Beiträgen zur Mesmer-Forschung. Ueberlingen: Aug. Feyel (1939)

Bjork, R.A.: Theoretical implications of directed forgetting. In: A.W. Melton, E. Martin (Eds.) Coding processes in human memory. Washington D.: V.H. Winston (1972)

Black, J.L.: Shoplifting control through feedback to sales personnel. Zit. nach: Dissertation Abstracts International, 39 (12-B), 6172 (1979)

Black, S., Wigan, E.R.: An investigation of selective deafness produced by direct suggestion under hypnosis. British Medical Journal, 2, 736-741 (1961)

Black, S.: Inhibition of immediate-type hypersensitivity response by direkt suggestion under hypnosis. British Medical Journal, 6, 925-929 (1963a)

Black, S.: Shift in the response curve of Prausnitz-Küstner reaction by direct suggestion under hypnosis. British Medical Hypnosis, 13, 990-992 (1963b)

Black, S.: Inhibition of a mediate type hypersensitivity by direct suggestion under hypnosis. British Medical Journal, 1, 925 (1963c)

Blaise, M.: „Du hast es doch gewollt!" Zum Problem ambivalenter Gefühle von Frauen, die sexuellen Übergriffen durch ihren Psychotherapeuten ausgesetzt sind. In: Verhaltenstherapie & Psychosoziale Praxis, 3/90, 361-366 (1990)

Blatt, S., Goodman, J.T., Wallington, S.A.: Is the hypnotist also being hypnotized? International Journal of Clinical and Experimental Hypnosis, 17(3), 160-166 (1969)

Bliemeister, J.: Empirische Überprüfung zentraler theoretischer Konstrukte des Neurolinguistischen Programmierens (NLP). Zeitschrift für Klinische Psychologie, 17(1), 21-30 (1988)

Bliss, E.L., Jeppsen, E.A.: Prevalence of multiple personality among inpatients and outpatients. American Journal of Psychiatry, 142(2), 250-251 (1985)

Bliss, E.L.: Multiple personality, allied disorders, and hypnosis. New York: Oxford University Press (1986)

Blitz, P.S., Hoogstraten, J., Mulder, G.: Mental load, heart rate and heart rate variability. Psychologische Forschung, 33, 277-288 (1970)

Bloch, B.: Über die Heilung von Warzen durch Suggestion. Klinische Wochenschrift, 6, 2271, 2320 (1927)

Bloch, R.: Zur Stellung der Monomanien und Süchte in der speziellen Psychiatrie. Der Nervenarzt, 40 (1) (1969)

Block, A., Kremer, E., Gaylor, M.: Behavioral treatment of chronic pain: The spouse as dicriminative cue for pain behavior. Pain, 9, 243-252 (1980)

Block, E.: Hypnosis and criminal investigation. New York: David McKay (1976)

Blom, B.E., Craighead, E.W.: The effects of situational and instrumental demands on indices of speach anxiety. Journal of Abnormal Pychology, 83, 667-675 (1974)

Blöschl, L.: Grundlagen und Methoden der Verhaltenstherapie. Bern: Huber (1969)

Blum, G., Gleiwitz, P.J., Stewart, C.G.: Cognitive arousal: The evolution of a model. Journal of Personality and Social Psychology, 5, 138-151 (1967)

Blum, G.S.: Experimental observations on the contextual nature of hypnosis. International Journal of Clinical and Experimental Hypnosis, 15, 160-171 (1967)

Blum, G.S., Gleiwitz, P.J., Stewart, C.G.: Cognitive arousal: The evolution of a model. Journal of Personal and Social Pychology, 5, 138-151 (1967)

Blum, G.S., Graef, J.R.: The detection over time of subjects simulating hypnosis. International Journal of Clinical and Experimental Hypnosis, 19, 211-224 (1971)

Blum, G.S., Nash, J.K., Jansen, R.D., Barbour, J.S.: Posthypnotic attenuation of a visual illusion as reflected in perceptual reports and cortical event-related potentials. Academical Psychological Bulletin, 251-271 (1981)

Blumenthal, R.A.: Rational suggestion therapy: A subconscious approach to RET. Medical Hypnoanalysis, 5(2), 57-60 (1984)

Bobele, M.: Nonmedical management of intractabile hiccups: A brief review of the literature. Psychological Reports, 61, 225-226 (1987)

Bobey, H.M., Davidson, P.O.: Psychological factors affecting pain tolerance. Journal of Psychosomatic Research, 14, 371-376 (1970)

Bobgan, M., Bobgan, D.: Hypnosis and the Christian. Minneapolis (Minnesota): Bethany House Publ. (1984)

Boeke, S.: Effects of sounds during anesthesia on postoperative course. Paper read at: 11th International Congress of Hypnosis and Psychosomatic Medicine. 13.-19.8.1988, Den Haag (1988)

Bogen, F.E.: The other side of the brain. II. An appositional mind. Bulletin of the Los Angeles Neurological Societies, 34, 135-162 (1969)

Boguet, H.: An examen of witches. (M. Summers, Ed. and trans.) London: J.Rocker (1929; Original 1603)

Bolocosky, D.N., Spinler, D., Coulthard-Morris, L.: Effectiveness of hypnosis as an adjunct to behavioral weight management. Journal of Clinical Pychology, 4(1), 35-41 (1985)

Bongar, B.M., London, R.W.: Reflections on Erickson and the child. Australian Journal of Clinical Hypnotherapy and Hypnosis, 4(2), 61-67 (1983)

Bongartz, B., Bongartz W.: „Nangap semengat" (Die Seele fangen): Trance bei den Schamanen der Iban in Nordborneo. Experimentelle und Klinische Hypnose, 3(1), 43-47 (1987)

Bongartz, B., Bongartz, W.: Hypnose. Wie sie wirkt und wie sie hilft. Zürich: Kreuz (1988)

Bongartz, W.: Harvard Group Scale of Hypnotic Susceptability, Form A. Deutsche Übersetzung. Konstanz: unveröff. Manuskript (1982)

Bongartz, W.: Veränderte Wahrnehmung in Hypnose: Der Einfluß von subjektiv erlebter Armverlängerung in Hypnose auf die kinästhetische Längendiskrimination. Experimentelle und Klinische Hypnose 1(1), 64-71 (1983)
Bongartz, W.: German norms for the Harvard Group Scale of Hypnotic Susceptability, Form A. International Journal of Clinical and Experimental Hypnosis, 33(2), 131-139 (1985a)
Bongartz, W.: Was ist Hypnose? In: B.Peter (Hg.) Hypnose und Hypnotherapie nach Milton Erickson. München: Pfeiffer (1985b)
Bongartz, W.: Beeinflussung des Immunsystems durch Hypnose. Vortrag, gehalten am 6.3. 1986 auf der 7. Tagung der Deutschen Gesellschaft für Hypnose e.V. (DGH) in Bochum (1986a)
Bongartz, W.: Abnahme von Plasmacortisol und weißen Blutzellen nach Hypnose. Experimentelle und Klinische Hypnose, 1(2), 101-107 (1986b)
Bongartz, W.: Beeinflussung allergischer Reaktionen durch Hypnose. Vortrag, gehalten am 25.9.1986 auf der 8. Tagung der Deutschen Gesellschaft für Hypnose e.V. (DGH) in Bad Lippspringe (1986c)
Bongartz, W.: Messung der verminderten Granulozytenzahl nach Hypnose mit dem Chemiluminiszenzverfahren. Experimentelle und Klinische Hypnose, 3(2), 101-107 (1987a)
Bongartz, W.: Selbstbildänderung in der Hypnose. Seminar, gehalten am 15.10.1987, auf der 9. Tagung der Deutschen Gesellschaft für Hypnose, Bad Lippspringe (1987b)
Bongartz, W.: Influence of hypnosis and stress on total whiteblood cell count as well as differential count. Paper presented at 38th Annual Convention of the Society of Clinical and Experimental Hypnosis, Los Angeles (1988)
Bongartz, W.: Hypnose und immunologische Funktionen. In: D. Revenstorf (Hg.) Klinische Hypnose. Springer: Berlin (1990)
Bongartz, W.: Treatment of phantom limb pain by "Animal Magnetism": Case report. Hypnos, Swedish Journal of Hypnosis, 18(3), 121-126 (1991a)
Bongartz, W.: Die Wirkfaktoren der Hypnosetherapie. Vortrag, gehalten auf der 13. Tagung der Deutschen Gesellschaft für Hypnose. Bad Lippspringe (1991b)
Bongartz, W., Lyncker, I., Rafai, I.: Der Einfluß von Hypnose und Streß auf Katecholamine, Cortisol und Blutbild. Universität Konstanz (1992)
Booraem, C.D., Flowers, J.V., Gumbiner, J.: Combined medical and psychological treatment of postchemotherapy nausea and vomiting: A case study. Psychological Reports, 65(1), 187-193 (1989)
Bornstein, P.H., Devine, D.A.: Covert modeling-hypnosis in the treatment of obesity. Psychotherapy: Theory, Research and Practice, 17(3), 272-276 (1980)
Bouchal, M.: Klinische Erfahrungen mit der Hypnose in der CSSR. In: Kriegel, G.(Hg.) Hypnosetherapie. Leipzig: S. Hirzel (1981)
Boucher, R.G., Hilgard, E.R.: Volunteer bias in hypnotic experimentation. American Journal of Clinical Hypnosis, 5, 49-51 (1962)
Boulourgouis, J.C.: Variables affecting the behaviour modification of obsessive-compulsive patients treated by flooding. In: P. Boulougouris, A.D. Rabavilas (Eds.) The treatment of phobic and obsessive-compulsive disorders. Oxford: Pergamon Press (1977)
Bourassa, M.: Hypnodontie (Hypnodontics). Journal Dentaire du Quebec, 25, 543-545 (1988)
Bourassa, M.: L'hypnose clinique. Journal of the Canadian Dentistry Association, 56(1), 59-62 (1990)
Bourgeoise, P.: De la désensibilisation systematique aux modifications cognitives sous hypnose. Annales Medico-Psychologiques, 140 (5), 509-517 (1982)
Boutin G.E.: Treatment of test anxiety by rational stage directed hypnotherapy: A case study. American Journal of Clinical Hypnosis, 22(1), 52-57 (1978)
Bower, G.H.: Contacts of cognitive psychology with social learning theory. Cognitive Therapy and Research, 2, 123-145 (1978)
Bowers, K.S.: Sex and susceptability as moderator variables in the relationship of creativity and hypnotic susceptability. Journal of Abnormal Pychology, 78, 93-100 (1971)
Bowers, K.S., van der Meulen, S.J.: A comparison of psychological and chemical techniques in the control of dental pain. Paper delivered at the Society for Clinical and Experimental Hypnosis Convention, Boston, Fall (1972)
Bowers, K.S., Bowers, P.G.: Hypnosis and creativity: A theoretical and empirical rapproachement. In: E. Fromm, R.E. Shor (Eds.) Hypnosis: Research developments and perspectives. Chicago: Aldine-Atherton (1972)
Bowers, K. S.: Hypnosis for the seriously curious. Monterey: Brooks/Cole (1976)
Bowers, K.S.: Has the sun set on the Stanford Scales? American Journal of Clinical Hypnosis, 24, 79-88 (1981)
Bowers, K.S.: The relevance of hypnosis for cognitive-behavioral therapy. Clinical Pychological Review, 2, 67-78 (1982)
Bowers, K.S., Meichenbaum, D.: The unconscious reconsidered. New York: Wiley (1984)
Bowers, K.S.: Dissociation in hypnosis and multiple personality disorder. International Journal of Clinical and Experimental Hypnosis, 29(3), 155-176 (1991)
Bowers, M.K.: The hypnotic relationship. In: M.K. Bowers (Ed.) Introductory Lectures in Medical Hypnosis. The Institute for Research in Hypnosis. New York (1958)
Bowers, M.K., Brecher-Marer, S., Polatin, A.H.: Hypnosis in the study and treatment of schizophrenia: A case report. International Journal of Clinical and Experimental Hypnosis, 9(3), 119-138 (1961)
Bowers, M., Glasner, S.: Auto-hypnotic aspects of the Jewish cabbalistic concept of kavanah. Journal of Clinical and Experimental Hypnosis, 6, 50 (1958)
Bowers, P.G., Bowers, K.S.: Hypnosis and creativity: A theoretical and empirical rapproachement. In: E. Fromm, R.E. Shor (Eds.) Hypnosis: Developments in research and new perspectives. Chicago: Aldine (1979)
Bowles, J.W., Jr., Pronko, N.H.: Reversibility of stimulus

function and hypnosis. Journal of Psychology, 27 (1948)

Bowman, D.R.: A comparison of counterconditioning and role-playing strategies in the hypnotic treatment of cigarette smoking. Diss., North State University (1985)

Brabender, V., Dickhaus, R.C.: Effect of hypnosis on comprehension of complex verbal material. Perceptual and Motor Skills, 47 (3, Pt 2) 1322 (1978)

Brady, J.P., Levitt, E.E.: Hypnotically induced visual hallucinations. Psychosomatic Medicine, 28, 351–363 (1966)

Braid, J.: Neurohypnology, or the rationale of nervous sleep considered in relation with animal magnetism. London: J. Curchill (1843)

Braid, J.: Mr. Braid on hypnotism. Lancet, 1, 627-628 (1845)

Bramwell, J.M.: Hypnosis, history, practice, and theory. London (1903)

Bramwell, J.M.: Über den sogenannten Automatismus des Hypnotisierten. Vortrag, gehalten am 3. Internationalen Congress für Psychologie, München (1896). Übersetzung in: Hypnose und Kognition, 8(1), 59-61 (1991)

Brasfield, P.A.: Unfolding patterns of the multiple personality through hypnosis. American Journal of Clinical Hypnosis, 26 (2), 146–150 (1983)

Brattberg, G.: An alternative method of treating tinnitus: Relaxation-hypnotherapy primarily through the home us of a recorded audio cassette. International Journal of Clinical and Experimental Hypnosis, 31(2), 90-97 (1983)

Braun, B.G.: Hypnosis and family therapy. American Journal of Clinical Hypnosis, 26(3), 182-186 (1984)

Braun, P., Tittelbach, E.: Verhaltenstherapie. In: L. Pongratz (Hg.) Handbuch der Psychologie, Bd. 8, Klinische Psychologie, 2. Halbband. Göttingen: Hogrefe (1978)

Bravin, M.: Role-play and direct suggestion in hypnotically induced color blindness. University of Denver: Dissertation (1959)

Breitbart, W.: Psychiatric management of cancer pain. Cancer, 63(11 Suppl), 2336-2342 (1989)

Brenman, M., Gill, M.M.: Hypnotherapy: A survey of the literature. New York: International University Press (1947)

Brinkhaus, H.: Psychodrama und Hypnose: Das Hypnodrama. Experimentelle und Klinische Hypnose, 1(1), 34-36 (1983)

British Medical Association: Medical use of hypnotism. Report of subcommittee appointed by Psychological Medicine Group Committee of the British Medical Association. British Medical Journal, 1, 1019 (1953)

Brodmann, K.: Zur Methodik der hypnotischen Behandlung. Zeitschrift für Hypnotismus, 6, 1-10, 193-214 (1897); 7, 1-35, 228-246, 266-284 (1898); 10, 314-379 (1902)

Brody, N.: Cognitively induced analgesia and semantic dissociation. Behavioral and the Brain Sciences, 9, 470 (1986)

Brom, D., Kleber, R.J., Defares, P.B.: Brief psychotherapy for posttraumatic stress disorders. Journal of Consulting and Clinical Psychology, 57(5), 607-612 (1989)

Brooker, A.E.: Functional paresis: Case report. Military Medicine, 149 (12), 647–676 (1984)

Brown, D.P., Fromm, E.: The construction of three questionnaires for the understanding of the phenomena of self-hypnosis. Paper presented at the meeting of the Society for Clinical and Experimental Hypnosis, Asheville, North Carolina, October (1978)

Brown, H.A.: Systematic desensitization: Counterconditioning or expectancy manipulation? Diss., State University of New York at Stony Brook (1970)

Brown, J.M., Chaves, J.F.: Hypnosis in the treatment of sexual dysfunction. Journal of Sex and Marital Therapy, 6 (1), 63–74 (1980)

Brown, R.J.: Hypnosis in Canadian criminal law. American Journal of Clinical Hypnosis, 27 (3), 153–158 (1985)

Browning, C.W., Quinn, L.H., Crasilneck, H.B.: The use of hypnosis in suppressing amblyopia of children. american Journal of Ophthalmology, 46, 53–67 (1958)

Brudny, J., Korein, J., Grynbaum, B.B., Friedman, L.W., Winstein, S., Sachs-Frankel, G., Belandres P.V.: EMG-Biofeedback therapy: A review. Annaly of Physical Medicine and Rehabilitation, 57, 55–61 (1976)

Brugsch, H.: Aus dem Morgenlande. Leipzig: Reclam's Universal-Bibliothek, Nr. 3151-52, S. 43-53.

Bruinsma, F.: Dissociative coping mechanisms to sexual abuse in adolescents. Paper read at: 11th International Congress of Hypnosis and Psychosomatic Medicine. 13.-19.8.1988, Den Haag (1988)

Brunner, F., Hlawacek, K.: Die Katze richtig verstanden. München: Gersheim & Sohn (1976)

Bryan, W.J.: Age regression before child birth. Journal of the American Institute of Hypnosis, 15 (1), 35–37 (1974)

Bryant, R.A., McConkey, K.M.: Hypnotic blindness: A behavioral and experiential analysis. Journal of Abnormal Psychology, 98(1), 71-77 (1989)

Bryant, R.A., McConkey, K.M.: Hypnotic blindness and the relevance of cognitive style. Journal of Personality and Social Psychology, 59(4), 756-761 (1990)

Buchkremer, G.: Anti-smoking therapy. Fortschritte der Neurologie, Psychiatre und ihre Grenzgebiete, 46 (11), 613–624 (1978)

Buchta, H.: Hypnotherapie und Stottern. Experimentelle und klinische Hypnose, 3 (2), 143–148 (1987)

Budzinkis, T.H., Stoyva, J.M.: Biofeedback-Techniken in Verhaltenstherapie und im autogenen Training. In: N. Birbaumer (Hg.), Neurophysiologie der Angst. München: Urban & Schwarzenberg (1973)

Buell, F.A., Biehl, J.P.: The influence of hypnosis on the tremor of Parkinson's Disease. Diseases of the Nervous System, 10, 210 (1948)

Bullard, P.D.: The role of verbal reinforcement in hypnosis. Journal of General Psychology, 88, 141-149 (1973)

Bullinger, M., Turk, D.C.: Selbstkontrolle: Strategien zur Schmerzbewältigung. In: W. Keeser, E. Pöppel, P.

Mitterhusen (Hg.) Schmerz. München: Urban & Schwarzenberg (1982)
Bürger-Prinz, H.: Der Nervenarzt. 17 (1) (1944)
Burk, W.: Die hypno-suggestive Angst- und Schmerzbehandlung in der zahnärztlichen Praxis. Experimentelle und klinische Hypnose, 2 (2), 129–141 (1986)
Burk, W.: Der Einfluß von (Hintergrund-) Musik auf die Trance unter besonderer Berücksichtigung der Zahnheilkunde. Experimentelle und klinische Hypnose, 5(1), 27-40 (1989)
Burr, C.W.: Reflexes of early infancy. British Journal of Children's Diseases, 18, 152–153 (1921)
Burrows, G.D., Dennerstein, L.: Handbook of hypnosis and psychomatic medicine. Amsterdam: Biomedical Press (1980)
Cady, H.M.: Minor studies from the psychological laboratory of the Northwestern University contributed by Robert H. Gault: III. On the psychology of testimony. American Journal of Psychology, 35, 110-120 (1924)
Cafio, R.: Convoluioni epilettiche spostate dalla veglia al sonno mediante ipnoterapis. Rivista Internazionale di Psicologia e Ipnosi, 23 (3–4), 300–304 (1982)
Cafiso, R.: Un caso di colite con frequenti defecazioni tratto con i'utilizzo de diverse tecniche psicoterapeutiche. Rivista Internazionale di Psicologia e Ipnosi, 23(1-2), 169-171 (1982a)
Cafiso, R.: Un caso di vaginismo risolto con l'impiego di terapia comportantale e ipnosi. Rivista Internazionale di Psicologia e Ipnosi, 23(3-4), 400-401 (1982b)
Cafiso, R.: L'omosessualita e le possibilita terapeutiche in ipnoterapia. Un caso. Rivista Internazionale di Psicologia e Ipnosi, 24(1), 49-55 (1983)
Caldwell, T.A. Stewart, R.S.: Hysterical seizures and hypnotherapy. American Journal of Clinical Hypnosis, 23(4), 294-298 (1981)
Call, J.D.: Children, parents and hypnosis: A discussion. Internat. Journal of Clinical and Experimental Hypnosis, 24, 149-155 (1976)
Callen, K.E.: Auto-hypnosis in long distance runners. American Journal of Clinical Hypnosis, 26(1), 30-36 (1983)
Calmeil, J.L.: De la folie considerée sous le point de vue pathologique, philosophique, historique, et judicaire (2 vols.) Paris: J.B. Balliére (1845)
Calof, D.L.: Hypnose in der Paartherapie: Auf dem Weg zu einem Mehrgenerationenansatz. Hypnose und Kognition 2(1), 69-85 (1985)
Campione, U.: A case of strong masturbation originated by an iatrogenic complex of guilt, resolved in three hypnotherapeutic meetings. Rivista Internazionale di Psicologia e Ipnosi 14(4), 417-422 (1973)
Carasso, R.L., Pedel, O., Kleinhauz, M., Yehuda, S.: Treatment of cervical headache with hypnosis, suggestive therapy, and relaxation techniques. American Journal of Clinical Hypnosis, 27(4), 216-218 (1985)
Carlier, W.: Hooding of Birds. Journal of Physiology, 59 (1924)
Carona, A.J.: The effects of hypnotic induction procedures, relaxation instructions, and normal wakefulness on the recall of violent and nonviolent stimuli. Diss, Texas A & M University: (1980)
Carver, C.S., Scheier, M.F.: A control-theory approach to human behavior, and implications for problems in self-management. In: P.C. Kendall (Ed.) Advances in cognitive-behavioral research and therapy. Vol. 2. New York: Academic Press (1983)
Caster, J.E., Baker, C.S.: Comparative suggestibility in the trance and waking states a further study. Journal of General Psychology, 7, 287-301 (1932)
Caswell, L.J., Eland, J.M.: "Don't bump my bed, don't touch my feet!" Journal of Pediatric Oncology Nurses, 6(4), 111-120 (1989)
Cautela, J.R.: Treatment of compulsive behavior by covert sensitization. Psychological Records, 16, 33-41 (1966)
Cautela, J.R.: Covert sensitization. Psychological Reports, 20, 459-468 (1967)
Cautela, J.R.: Behaviour therapy and selfcontrol: Techniques and implications. In: C.M. Franks (Ed.) Behaviour therapy: Appraisal and status. New York: McGraw-Hill (1969)
Cautela, J.R.: The treatment of alcoholism by covert sensitization. Psychotherapy, Theory, Research and Practice, 7, 86 (1970a)
Cautela, J.R.: Covert reinforcement. Behavior Therapy, 1, 33-50 (1970b)
Cautela, J.R.: Covert negative reinforcement. Behavior Therapy and Experimental Psychiatry, 1, 273-278 (1970c)
Cautela, J.R.: Covert conditioning. In: A. Jacobs, L.B. Sachs (Eds.) The psychology of private events: Perspectives on covert response systems. New York: Academic Press (1971)
Cautela, J.R., Wisocki, P.A.: Covert sensitization for the treatment of sexual deviations. Psychological Records, 21, 37-48 (1971)
Cautela, J.R., Walsh, K., Wish, P.: The use of covert reinforcement in the modification of attitudes toward the mentally retarded. Journal of Psychology, 77, 257-260 (1971)
Cautela, J.R.: The use of covert conditioning in hypnotherapy. International Journal of Clinical and Experimental Hypnosis, 23(1), 1-14 (1975a)
Cautela, J.R. The use of covert conditioning in hypnotherapy. International Journal of Clinical and Experimental Hypnosis, 23(1), 15-27 (1975b)
Cautela, J.R.: The use of covert conditioning in hypnosis. In: E. Dengrove (Ed.) Hypnosis and Behavior Therapy. Springfield, Ill.: Charles C. Thomas (1976)
Cerny, M., Lukasova, A., Pitha, F., Setka, O.: An attempt to influence the esophageal motility by hypnosuggestion. Activitas Nervosa Superior, 16(2), 123 (1974)
Cerny, M., Setka, J., Jarolimek, M., Tuma, P: Self-regulation of esophagal activity. Activities of the Nervous System, Suppl. (Praha), 30(3), 180-183, (1988)
Cescato, M.: Barber's view of hypnosis: A review of the evidence for. Australian Journal of Clinical Hypnotherapy, 2(1), 37-45 (1982)

Champion, R.H.: Urticaria. In: H.A. Rook, D.S. Wilkinson, J.G. Ebling (Eds.) Textbook of dermatology. Oxford: Blackwell (1972)

Chandrasena, R.: Hypnosis in the treatment of viral warts. Psychiatry Journal of the University of Ottawa, 7(2), 135-137(1982)

Channon, L.D., Diment, A.D.: Spontanous use of a „screen"-technique, Australian Journal of Clinical and Experimental Hypnosis, 7(3), 288-289 (1979)

Channon, L.D.: Resistance by „not hearing" in weight control therapy. Australian Journal of Clinical and Experimental Hypnosis, 7(3), 282-283 (1979)

Channon, L.D.: Hypnosis in a self-control behaviour modification programme for weight reduction. Australian Journal of Clinical and Experimental Hypnosis, 8(1), 31-36 (1980)

Channon, L.D.: Permission to enjoy sexuality. Australian Journal of Clinical and Experimental Hypnosis, 10(1), 73-75 (1982a)

Channon, L.D.: A case of nailpairing. Australian Journal of Clinical and Experimental Hypnosis, 10(2), 120-122 (1982b)

Channon, L.D.: Follow up data in weight control patients. Australian Journal of Clinical and Experimental Hypnosis, 11(2), 113-114 (1983a)

Channon, L.D.: The use of hypnosis in a systematic desensitization paradigm for the treatment of specific phobias: An outline and case study. Australian Journal of Clinical and Experimental Hypnosis, 11(1), 15-21 (1983b)

Channon, L.D.: A script for reluctant runners. Australian Journal of Clinical and Experimental Hypnosis, 12(2), 139-141 (1984)

Chapman, C.R., Feather, B.W.: Sensitivity to phobic imagery: A sensory decision theory analysis. Behavior Research and Therapy, 9, 161-168 (1971)

Chapman, R.R.: Verfahren der Signalerkennungstheorie und des evozierten Potentials bei der Schmerzwahrnehmung. In: W. Keeser et al. (Hg.) Schmerz. München: Urban & Schwarzenberg, 149-190 (1982)

Chappell, D.T.: Hypnosis and spasticity in paraplegia. American Journal of Clinical Hypnosis, 7(1), 33-36 (1964)

Charcot, J.M.: Oeuvres complétes. Paris: Aux Bureaus du Progres Medical (1890)

Chaves, J.F., Barber, T.X.: Hypnotism and surgical pain. In: Barber et al. (Ed.) Hypnosis, imagination and human potentials. New York: Rinehart (1974a)

Chaves, J.F., Barber, T.X.: Cognitive strategies, experimenter modelling, and expectation in the attenuation of pain. Journal of Abnormal Psychology, 83, 356-363 (1974b)

Cheek, D.B.: Use of rebellion against coercion as mechanism for hypnotic trance deepening. International Journal of Clinical and Experimental Hypnosis, 7, 223-227 (1959a)

Cheek, D.B.: The unconscious perception of meaningful sounds under surgical anaesthesia as revealed under hypnosis. American Journal of Clinical Hypnosis, 1, 101-113 (1959b)

Cheek, D.B.: Ideomotor questioning for investigation of subconscious „pain" and target organ vulnerability. American Journal of Clinical Hypnosis, 5, 30-41 (1962)

Cheek, D.B.: Some newer understandings of dreams in relation to threatened abortion and premature labor. Pacific Medical Surgery, 73, 379 (1965)

Cheek, D.B.: The meaning of continued hearing sense under general chemo-anaesthesia: A progress report and a report case. American Journal of Clinical Hypnosis, 8, 275-280 (1966)

Cheek, D.B., LeCron, L.M.: Clinical hypnotherapy. New York: Grune & Stratton (1968)

Cheek, D.B.: Sequential head and shoulder movements appearing with age-regression in hypnosis to birth. American Journal of Clinical Hypnosis, 16 (4), 261-266 (1974)

Cheek, D.B.: Short-term hypnotherapy for frigidity using exploration of early life attitudes. American Journal of Clinical Hypnosis, 9,(1), 20-27 (1976a)

Cheek, D.B.: Hypnotherapy for secondary frigidity after radical surgery for gynecological cancer: Two case reports. American Journal of Clinical Hypnosis, 19(1), 13-19 (1976b)

Cheek, D.B.: Ideomotor questioning revealing an apparently valid traumatic experience prior to birth: A clinical note. Australian Journal of Clinical and Experimental Hypnosis, 8 (2), 65-70 (1980)

Chemnitz, G., Feingold, E., Gheorghiu, V.A.: Beeinflussung kognitiver Prozesse von Schülern verschiedenen Alters und Geschlechts durch ihre Mitschüler. Psychologie in Erziehung und Unterricht, 28, 7-12 (1981)

Cherry, E.C., Sayers, B.M.: Experiments upon the total inhibition of stammering by external control, and some clinical results. Journal of Psychosomatic Research, 1, 233-246 (1956)

Chertok, L.: L'inconscient et l' hypnose. Annales Médico-Psychologiques, 138(5), 529-541 (1980)

Chertok, L.: Psychoanalysis and hypnosis theory: Comments on five case histories. American Journal of Clinical Hypnosis, 25(4), 209-224 (1983)

Chertok, L.: On the centenary of Charcot: Hysteria, suggestibilility and hypnosis. British Journal of Medical Psychology, 57(2), 111-120 (1984)

Chevreul, L.M.: Ampère sur une classe particuliére de mouvements musculaires. Revue des Deux Mondes, 2e serie, II, 258-266 (1833)

Chigbuh, A.: Psychosomatic sterility and psychosomatic infertility and hypnotic contraception. Rivista Internazionale di Psicologia e Ipnosi, 16 (1), 43–46 (1975)

Chomsky, N.: Language and mind. New York: H.B.J. (1968)

Christenson, J.A.: Dynamics in hypnotic induction. Psychiatry, 12, 37 (1949)

Christmann, F., Hoyndorf, S.: Psychotherapie funktioneller Sexualstörungen. In: Christmann, F. (Hg.) Heterosexualität. Berlin: Springer (1988)

Christmann, F., Hoyndorf, S.: Sexuelle Störungen. In: D. Revenstorf (Hg.) Klinische Hypnose. Berlin: Springer (1990)

Christmann, F.: Hypnose in der Sexualtherapie - neue Möglichkeiten oder neue Probleme? Experimentelle und klinische Hypnose, 7(2), 147-153 (1991a)

Christmann, F.: Hypnose in der Sexualtherapie. TW Neurologie Psychiatrie, 4, 193-196 (1991b)

Christmann, F.: Wie man mit Hypnose verhaltenstherapeutische Früchte erntet. Hypnose und Kognition, 8(2), 11-14 (1991c)

Cioppa, F.J., Thal, A.: Hypnotherapy in a case of juvenile rheumatoid arthritis. American Journal of Clinical Hypnosis, 18(2), 105-110 (1975)

Clarke, C.: Hypnotherapy in the treatment of alhoholism. Australian Journal of Clinical and Experimental Hypnosis, 7(1), 1-5 (1979)

Clarke, C., Jackson, A.: Hypnosis and behavior therapy. New York: Springer (1983)

Clarke, J.H., Persichetti, S.J.: Hypnosis and concurrent denture construction for a patient with a hypersensitive gag reflex. American Journal of Clinical Hypnosis, 30(4), 285-288, (1988)

Clark, J.P., Long, T.E.: On the lack of relationship between hypnotizability and the response to verbal conditioning. Psychological Reports, 72 (14), 103–105 (1964)

Clarkson, A.K.: A nervous factor in juvenile asthma. British Medical Journal, 2, 845 (1937)

Clawson, T.A., Swade, R.H.: The hypnotic control of blood flow and pain: The cure of warts and the potential for the use of hypnosis in the treatment of cancer. American Journal of Clinical Hypnosis, 17, 160-169 (1975)

Clemens, R.O.: Gilles de la Tourette's Syndrome: an overview of development and treatment of a case, using hypnotherapy, haloperidol and psychotherapy. American Journal of Clinical Hypnosis, 14, 167 (1972)

Cloquet, N.: Lancet, Vol. II, 303, p. 384. 1818-1829

Cobb, J.C., Evans, F.J., Gustafson, L.A., O'Connell, D.N., Orne, M.T., Shor, R.E.: Specific motor response during sleep to sleep-administered suggestion: An exploratory investigation. Perceptual and Motor Skills, 20, 629-636 (1965)

Cochrane. G., Friesen, J.: Hypnotherapy in weight loss. Journal of Consulting and Clinical Psychology, 54, 489- 492 (1986)

Cochrane, G.: Hypnotherapy in weight-loss treatment: Case illustration. American Journal of Clinical Hypnosis, 30(1), 20-27 (1987)

Cochrane, G.: The use of indirect hypnotic suggestions for insomnia arising from generalized anxiety: A case report. American Journal of Clinical Hypnosis, 31(3), 199-203 (1989)

Coe, W.C. Ryken, K.: Hypnosis and risk to human subjects. American Psychologist, 34 (8) 673-681 (1983)

Coe, W.C., Scharcoff, J.A.: An empirical evaluation of the neurolinguistic programming model. International Journal of Clinical and Experimental Hypnosis, 33(4), 310-318 (1985)

Coe, W.C., Sluis, A.S.: Increasing contextual pressures to breach posthypnotic amnesia. Journal of Personality and Social Psychology, 57(5), 885-894 (1989)

Coe, W.C.: Posthypnotic Amnesia: An update. In: R. Van Dyck, Ph. Spinhoven, A.J.W. Van der Does, Y.R. Van Rood & W. De Moor (Eds.) Hypnosis: Current theory, research and practice. Amsterdam: University Press (1990)

Cohen, B.B.: A combined approach using meditation-hypnosis and behavioral techniques in the treatment of smoking behavior: Case studies of five stressed patients. International Journal of Psychosomatic, 31(1), 33-39 (1984)

Cohen, N.L., Alpert, M.: Locus of control as a predictor of outcome in treatment of obesity. Psychological Reports, 42(3), 805-806 (1978)

Cohen, S.: Phobia of bovine sounds. American Journal of Clinical Hypnosis, 23, 266-268 (1981)

Cohen, S.B.: Clinical uses of measures of hypnotizability. American Journal of Clinical Hypnosis, 32(1), 4-9 (1989)

Cohen, W.: Hypnosis helps a driver obtain a licence. Australian Journal of Clinical and Experimental Hypnosis, 7 (3), 385–387 (1979)

Colgan, S.M., Faragher, E.B., Whorwell, P.J.: Controlled trial of hypnotherapy in relapse prevention of duodenal ulceration. Lancet, 1(8598), 1299-1300 (1988)

Collins, J.K.: Muscular endurance in normal and hypnotic states: A study of suggested catalepsy. Honors thesis, Department of Psychology, University of Sidney (1961)

Collins, J.K., Jupp, J.J. Krass, J.: Hypnosis and weight control: A preliminary report on the Macquairie University programme. Australian Journal of Clinical and Experimental Hypnosis, 9(2), 93-99 (1981)

Collison, D.R.: Hypnotherapy in the management of nocturnal enuresis. Medical Journal of Australia, 1, 52-54 (1970a)

Collison, D.R.: Cardiological applications of the control of the automatic nervous system by hypnosis. American Journal of Clinical Hypnosis, 12, 150 (1970b)

Collison, D.R.: Which asthmatic patient should be treated by hypnotherapy? Medical Journal of Australia, 1, 776-781 (1975)

Collison, D.R.: Hypnotherapy and clinical ecology. Australian Journal of Clinical and Experimental Hypnosis, 7(3), 215-218 (1979)

Collot, G.: Hypnotic techniques in drug adiction treatment. Hypnos. Swedish Journal of Hypnosis in Psychotherapy and Psychosomatic Medicine, 15(2), 87-92 (1988)

Condas, O., Scendicka, B.: Systematic desensitization as a method of preparation for childbirth. Journal of Behavior Therapy and Experimental Psychiatry, 3, 51–54 (1972)

Conn, J.A.: Hypno-synthesis: Hypnosis as a unifying interpersonal experience. Journal of Nervous Mental Disorders, 109, 9 (1949)

Conn, J.H., Conn, R.N.: Discussion of T.X.Barber's „Hypnosis as a causal variable in present day psychology: A critical analysis." International Journal of Clinical and Experimental Hypnosis, 15, 106-110 (1967)

Conn, J.H.: Hypnosynthesis: Psychobiologic principles in the practice of dynamic psychotherapy utilizing procedures. International Journal of Clinical and Experimental Hypnosis, 16, 1-25 (1968)

Conn, J.H.: Is hypnosis really dangerous? International Journal of Clinical and Experimental Hypnosis, 20 (2) 61-79 (1972)

Conn, J.H.: The myth of coercion through hypnosis. International Journal of Clinical and Experimental Hypnosis, 29(2), 95-100 (1981)

Conn, L.M., Mott, T.: Plethysmographic demontration of rapid vasodilatation by direct suggestion: A case of Raynaud's Disease treated by hypnosis. American Journal of Clinical Hypnosis, 26(3), 166-170 (1984)

Coons, P.M.: Misuse of forensic hypnosis: A hypnotically elicited false confession with the apparent creation of a multiple personality. International Journal of Clinical and Experimental Hypnosis, 36(1), 1-11 (1988)

Cooper, L.M., Banford, S.A., Shubot, E., Tart, C.A.: A further attempt to modify hypnotic susceptability through repeated individualized experience. International Journal of Clinical and Experimental Hypnosis, 15, 118-124 (1967)

Cooper, L.M., Erickson, M.H.: Time distorsion in hypnosis II. Bulletin of Georgetown University Medical Center, 4, 50-68 (1950)

Cooper, L.M., London, P.: The development of hypnotic susceptability: A longitudinal (convergence) study. Child Development, 42, 487-503 (1971)

Cooper, L.M., Hoskovek, J.: Hypnotic suggestions for learning during stage I REM sleep. American Journal of Clinical Hypnosis, 15, 102-111 (1972)

Cooper, L.M., London, P.: Reactivation of memory by hypnosis and suggestion. International Journal of Clinical and Experimental Hypnosis, 21, 312-323 (1973)

Cooperman, S., Schafer, M.D.: Hypnotherapy over the telephone. American Journal of Clinical Hypnosis, 25(4), 277-279 (1983)

Cooperman, S.B.: Hypnotically induced changes in visual perception. Diss., Univ. of California, Irvine (1982)

Corinda, T.: 13 Steps to mentalism. New York: Tannen Magics (1968)

Corn-Becker, F., Welch, L., Fisichelli, F.: Conditioning factors underlying hypnosis. Journal of Abnormal and Social Psychology, 44, 212-222 (1949)

Cornwell, J., Burrows, G.D. McMurray, N.: Comparison of single and multiple sessions of hypnosis in the treatment of smoking behavior. Australian Journal of Clinical and Experimental Hypnosis, 9(2), 61-76 (1981)

Cotanch, P.H., Harrison, M., Roberts, J.: Hypnosis as an intervention for pain control. Nursing Clinics of North America, 22(3), 699-704 (1987)

Cotanch, P.H., Hockenberry, M., Herman, S.: Self-hypnosis as antiemetic therapy in children receiving chemotherapy. ONF, 12, 41-46 (1985)

Coué, E.: Die Selbstbemeisterung durch bewußte Autosuggestion. Basel: Schwabe & Co (1978) Original: La Maitrise de soi par l'autosuggestion consciente. Neue Ausgabe, Nancy, Selbstverlag des Autors (1922)

Coulton, C.: Person-environment fit and rehabilitation. In: D.W. Kreuger (Ed.) Rehabilitation psychology: A comprehensive textbook. Rockville, MD: Aspen Publishers (1984)

Coulton, D.: Hypnosis in obstetrical delivery. American Journal of Clinical Hypnosis, 2, 144 (1960)

Council, J.R., Kirsch, I., Vickery, A.R., Carlson, D.: „Trance" versus „skill" hypnotic inductions: The effect of credibility, expectancy, and experimenter modeling. Journal of Consulting Clinical Psychology, 51, 432-440 (1983)

Cowen, L.W.: A fear of thunderstorms: A case report. Australian Journal Clinical and Experimental Hypnosis, 4(2), 79-82 (1983)

Cox, M.O.: Effects of hypnotherapy and relaxation training on mathematics achievement. Diss., Texas A and M University (1981)

Cox, T.H.: Post-hypnotic suggestion in behavior modification. Journal of the American Society of Psychosomatic and Dental Medicine, 25(2), 66-73 (1978)

Coyle, R.B.: A comparison of authoritarian and permissive techniques used in hypnosis. Diss., Ball State University (1982)

Craig, K.D.: Social modeling influences on pain. In: R.A. Sternbach (Ed.), The psychology of pain. New York: Raven Press (1978)

Crasilneck, H.B.: The use of hypnosis in the treatment of psychogenic impotency. Australian Journal of Clinical and Experimental Hypnosis, 7(2), 147-153 (1979a)

Crasilneck, H.B.: Hypnosis in the control of chronic low back pain. American Journal of Clinical Hypnosis, 22(2), 71-78 (1979b)

Crasilneck, H.B.: Clinical assessment and preparation of the patient. In: G.D. Burrows., L. Dennerstein. Handbook of hypnosis and psychosomatic medicine. Amsterdam: Biomedical Press (1980)

Crasilneck, H.B.: A follow-up study in the use of hypnotherapy in the treatment of psychogenic impotency. American Journal of Clinical Hypnosis, 25(1), 52-61 (1982)

Crasilneck, H.B.: Hypnotic techniques for smoking control and psychogenic impotence. American Journal of Clinical Hypnosis, 32(3), 147-153 (1990)

Crasilneck, H.B., Hall, J.A.: Clinical hypnosis: Principles and applications. New York: Grune & Stratton (1975)

Crasilneck, H.B., McCraine, E.J., Jenkins, M.T.: Special indications for hypnosis as a method for anaesthesia. Journal of the American Medical Association, 162, 1606-1608 (1956)

Crasilneck, H.B., Stirman, J.A., Wilson, B.J., McCraine, E.J., Fogelman, M.J.: Use of hypnosis in the management of burns. Journal of the American Medical Association, 158, 103-106 (1955)

Crawford, H.J.: Hypnotic susceptability as related to gestalt closure tasks. Journal of Personality and Social Psychology, 40, 376-383 (1981)

Crawford, H.J.: Enhanced visual memory during hypnosis as mediated by hypnotic responsiveness and cognitive strategies. Journal of Experimental Psychology: General, 112, 662-685 (1983)

Crawford, H.J.: Cognitive physiological flexibility: a road to hypnotic responsivity. Vortrag, gehalten am 9.7.1987, First International Symposium on Suggestion and Suggestibility. Giessen (1987)

Crawford, H.J.: Differential hemispheric involvement in waking hypnosis. Paper read at: 11th International Congress of Hypnosis and Psychosomatic Medicine. Den Haag (1988)

Crawford, H.J., Allen, S.N.: Enhanced visual memory during hypnosis as mediated by hypnotic responsiveness and cognitive strategies. Journal of Experimental Psychology: General, 112, 662-685 (1983)

Crawford, H.J., Crawford, K., Koperski, B.: Hypnosis and lateral cerebral function as assessed by dichotic listening. Biological Psychiatry, 18(4), 415-427 (1983)

Crawford, H.J., MacDonald, H., Hilgard, E.R.: Hypnotic deafness: A psychophysiological study of responses to tone intensity as modified by hypnosis. American Journal of Psychology, 92(2), 193-214 (1979)

Crawford, H.J., Macdonald, H., Hilgard, E.R.: Hypnotic deafness: A psyhophysiological study of response to tone intensity as modified by hypnosis. American Journal of Psychology, 92, 193-214 (1979)

Crockett et al. v. Haithwaite et al.: No. 297/73, (Sup. Ct., B.C. Can., unrep., February 10 (1978)

Cronin, D.M., Spanos, N.P., Barber, T.X.: Augmenting hypnotic suggestibility by providing favorable information about hypnosis. American Journal of Clinical and Experimental Hypnosis, 13, 259-264 (1971)

Crosson, B.: Control of skin temperature through biofeedback and suggestion with hypnotized college women. International Journal of Clinical and Experimental Hypnosis, 28(1), 75-87 (1980)

Crowley, R.J.: Effects of indirect hypnosis (rapid induction analgesia) for the relief of acute pain associated with minor podiatric surgical procedures. Diss., United States International University (1979)

Crowson, J.J. jr., Conroy, A.M., Chester, T.D.: Hypnotizability as related to visually induced affective reactivity: A brief communication, International Journal of Clinical and Experimental Hypnosis, 39(3), 140-144 (1991)

Culbertson, F.M.: A four-step hypnotherapy model for Gilles de la Tourette's syndrome. American Journal of Clinical Hypnosis, 31(4), 252-256 (1989)

Cunningham, P.V., Blum, G.S.: Further evidence that hypnotically induced color blindness does not mimic congenital defects. Journal of Abnormal Psychology, 91(2), 139-143 (1982)

Czermak, J.N.: Nachweis einer echten "hypnotischen" Erscheinung bei Tieren. (1872)

D'Zurilla, T.J., Goldfried, M.R.: Problem solving and behavior modification. Journal of Abnormal Psychology, 78, 107-126 (1971)

Dabney, M.E.: Hypnotic recall of sounds heard under general anesthesia. Paper read at: 11th International Congress of Hypnosis and Psychosomatic Medicine. 13.-19.8.1988, Den Haag (1988)

Damaser, E.C.: An experimental study of long term posthypnotic suggestion. Diss., Harvard University (1964)

Danaher, B.G., Thoresen, C.E.: Imagery assessment by self-report and behavioral measure. Behavioral Research and Therapy, 10, 131-138 (1972)

Dane, J.R., Rowlingson, J.C.: Hypnosis in the management of postherpetic neuralgia: Three case studies. American Journal of Clinical Hypnosis, 31(2), 107-113 (1988)

Daniels, L.K.: Treatment of urticaria and severe headache by behavior therapy. Psychosomatics,39, 417-420 (1973)

Daniels, L.K.: The treatment of grand mal epilepsy by covert and operant conditioning techniques: A case study. Psychosomatics, 39, 417-420 (1975)

Daniels, L.K.: Covert reinforcement and hypnosis in modification of attitudes toward physically disabled persons and generalization to the emotionally disturbed. Psychological Reports, 38(2), 554 (1976a)

Daniels, L.K.: Rapid in-office and in-vivo desensitization of an injection phobia utilizing hypnosis. American Journal of Clinical Hypnosis, 18(3), 200-203 (1976b)

Daniels, L.K.: The effects of automated hypnosis and handwarming: A pilot study. American Journal of Clinical Hypnosis, 19(2), 91-94 (1976c)

Danis, G.: Methodical psychotherapy in general practices: Medical hypnosis as applied in 500 cases. British Journal of Medical Hypnosis, 12, 23 (1961)

Danto, B.L.: Management of unresolved hypnotic trances as forms of acute psychiatric emergencies. American Journal of Psychiatry 124, 96-99 (1967)

Danzer-Kahan, U.: Psycholinguistik oder Pseudolinguistik als theoretische Grundlagen des NLP. Vortrag, gehalten am 20.10.1984. Kongreß für Hypnose und Hypnotherapie nach Milton H. Erickson. München (1984)

Darnton, R.: Der Mesmerismus und das Ende der Aufklärung in Frankreich. München: Hanser (1983)

Darwin, C.: The expression on emotions in man and animals. London (1872)

Das, J.P.: A theory of hypnosis. International Journal of Clinical and Experimental Hypnosis, 7, 69-77 (1959)

Dash, J.: Rapid hypno-behavioral treatment of a needle phobia in a five-year-old cardiac patient. Journal of Pediatric Psychology, 6(1), 37-42 (1981)

Dave, R.: Effects of hypnotically induced dreams on creative problem solving. Journal of Abnormal Psychology, 88(3), 293-302 (1979)

Davidson, G.C., Singleton, L.: A. Preliminary report of improved vision under hypnosis. International Journal of Clinical and Experimental Hypnosis, 15, 57-62 (1967)

Davies-Osterkamp, S., Beckmann, D.: Psychosoziale Aspekte von Schwangerschaft und Geburt. In: D. Beckmann, S. Davies-Osterkamp, J.W. Scheer (Hg.), Medizinische Psychologie. Heidelberg: Springer (1982)

Davis, L.W., Husband, R.W.: A study of hypnotic susceptability in relation to personality traits. Journal of Abnormal and Social Psychology, 26, 175-182 (1931)

Davison, G.C.: Self-control through „imaginal aversive contingency" and „one-downsmanship". In: J.D. Krumbholz, C.E. Thorensen (Hg.) Behavioral counseling: Cases and techniques. New York (1969)

DeBenedittis, C., Panerai, A.A., Villamira, M.A.: Effects of Hypnotic analgesia and hypnotizability on experimental ischemic pain. International Journal of Clinical and Experimental Hypnosis, 37(1), 55-69 (1989)

DeBenedettis, G., Sironi, V.A.: Arousal effects of electrical deep brain stimulation in hypnosis. International Journal of Clinical and Experimental Hypnosis, 36(2), 96-106 (1988)

Degun, D., Degun, G.: The use of hypnosis in the treatment of psychosexual disorders: With a case illustration of vaginismus. Bulletin of the British Society of Experimental and Clinical Hypnosis, 5, 31-36 (1982)

Deiker, T., Counts, D.K.: Hypnotic paradigm-substitution therapy in a case of hypochondriasis. American Journal of Clinical Hypnosis, 23(2), 122-127 (1980)

Dekker, E., Pelser, H.E., Groen, J.: Conditioning as a cause of asthmatic attacks. A laboratory study. Journal of Psychosomatic Research, 2, 97-108 (1957)

Delboeuf, J.: Kriminelle Suggestionen. Vortrag, gehalten am 3. Internationalen Congress für Psychologie, München (1896). Übersetzung in: Hypnose und Kognition, 8(1), 62-63 (1991)

DeLee, J.B.: Year Book of obstetrics and gynekology. Chicago: Year Book Medical Publ. (1939)

Dell, P.F.: Professional skepticism about multiple personality. Journal of Nervous and Mental Disorders, 176(9), 528-531 (1988)

Del Valle-Inclan, F., Lamas Gonzales, J.R.: Research project: Cognitive workload during hypnotic induction. Experimental Report No. 15 (1986-87)

Del Valle-Inclan, F., Lamas Gonzales, J.R.: Research project: Cognitive workload during hypnotic induction. Experimental Report No. 18 (1987)

DeMoor, W.: Reciprocal inhibition versus unreinforced response evocation in behavior therapy. Diss., Katholieke Universiteit te Leuven (1969)

Dempsey, G.L., Granich, M.: Hypno-behavioral therapy in the case of a traumatic stutterer: A case study. International Journal of Clinical and Experimental Hypnosis, 26(3), 125-133 (1978)

Dengrove, E.: The use of hypnosis in behavior therapy. International Journal of Clinical and Experimental Hypnosis, 21(1), 13-17 (1973)

Dengrove, E.: Hypnosis and behavior therapy. Springfield: C.C. Thomas (1976)

Despine, A.: De l'emploi du magnétism animal et des eaux minérales dans le traitment des maladies nerveuses, suivi d'une observation très curieuse de neuropathie. Paris: Balliere (1840).

De Haen, A.: Dissertatio theologico-physica de miraculis. Neapel: Typis Vincentii Ursini (1778)

Dennerstein, L., Burrows, G.D.: Psychosexual dysfunction: Therapy approaches. Australian Journal of Clinical and Experimental Hypnosis, 7(3), 235-245 (1979a)

Dennerstein, L., Burrows, G.D.: The role of hypnosis in the management of psychosexual dysfunction. Australian Journal of Clinical and Experimental Hypnosis, 7(3), 247-252 (1979b)

Dennis, M., Phillipius, M.J.: Hypnotic and non-hypnotic suggestions and skin response in atopic patients. American Journal of Clinical Hypnosis, 7, 342 (1965)

DePascalis, V., Imperiali, M.G.: Personality, hypnotic susceptability and EEG responses: Preliminary study. Perceptual and Motor Skills, 59 (2), 371-378 (1984)

DePascalis, V., Caddia, F.: Effect of suggestion on perception: Replication of Gheorghiu and Reyher's study. Perceptual and Motor Skills, 61, 123-130 (1985)

DePascalis, V., Palumbo, G.: EEG alpha asymmetry: Task difficulty and hypnotizability. Perceptual and Motor Skills, 62, 139–150 (1986)

DePascalis, V., Marucci, F.S., Penna, M.P., Pessa, E.: Hemispheric activity of 40 Hz EEG during recall of emotional events: Differences between high and low hypnotizables. International Journal of Psychophysiology, 5, 167–180 (1987)

DePascalis, V.: Psychophysiological correlates of the hypnotizability in waking state and hypnosis. Paper read at: 11th International Congress of Hypnosis and Psychosomatic Medicine. Den Haag (1988)

DePascalis, V., Morelli, A.: Ereignisbezogene Potentiale auf emotional positiv und negativ geladene Wörter: Unterschiede zwischen hypnotisierten, nichthypnotisierten und wachen Versuchspersonen. Experimentelle und klinische Hypnose, 5(1), 41-62 (1989)

DePascalis, V., Penna, P.M.: 40-Hz EEG activity during hypnotic induction and hypnotic testing. International Journal of Clinical and Experimental Hypnosis, 38(2), 125-138 (1990)

DePascalis, V.: Sensorische Suggestibilität und individuelle Unterschiede der alpha-Variabilität im EEG. Experimentelle und klinische Hypnose, 7(2), 91-107 (1991)

Der, D.F., Lewington, P.: Rational self-directed hypnotherapy: A treatment for panic attacks. American Journal of Clinical Hypnosis, 32(3), 160-167 (1990)

DeRoos, Z.S., Johnson, D.P.: Hypnosis and Rational-Emotive Therapy as used in teaching improved autosuggestion. College Student Journal, 17(1), 68-75 (1983)

Deseran, F., Chung, C.: Appearance, role-taking and relations to deviance: Some experimental findings. Social Psychology Quarterly, 42 (4), 426 430 (1979)

DeShazer, S.: Brief hypnotherapy of two sexual dysfunctions; The crystal ball technique. American Journal of Clinical Hypnosis, 20(3), 203-208 (1978)

DeShazer, S.: Investigation of indirect symbolic suggestion. American Journal of Clinical Hypnosis, 23(1), 10-15 (1980)

DeShazer, S.: the imagery pill technique. Journal of Strategic and Systemic Therapies, 3(1), 30–34 (1984)

Despert, J.L., Potter, H.W.: Technical approaches used in the study and treatment of emotional problems in children. Psychiatry Quarterly, 10, 619-638 (1936)

Deutsch, L.: Zur Frage der Kleptomanie. Zeitschrift für Neurologie, 152, 208 (1935)

Devine, D.A.: Hypnosis and covert modeling in the

treatment of obesity. Diss. University of Montana (1977)

DeVoge, J.T., Beck, S.: the therapist-client relationship in behavior therapy. In: M. Hersen, R.M. Eisler. P.M. Millrt (Eds.) Progress in behavior modification. vol. 6. New York: Academic Press (1978)

Deyoub, P.L., Epstein, S.: Short-term hypnotherapy for the treatment of flight phobia: A case report. American Journal of Clinical Hypnosis, 19(4), 251–254 (1977)

Deyoub, P.L.: Suggestion with and without hypnotic induction in the treatment of obesity and the relation of suggestibility to autcome. Diss., University of Kentucky (1978)

Deyoub, P.L.: Hypnotizability and obesity. Psycholigal Reports, 45(3), 974 (1979)

Deyoub, P.L.: Suggestion with and without hypnotic induction in a weight reduction program. International Journal of clinical and Experimental Hypnosis, 28(4), 33–340 (1980)

De Stefano, M.G.: The modeling of hypnotic behavior. Paper presented at the Annual Meeting of the Society of Clinical and Esperimental Hypnosis, University of Chicago, Oct. (1971)

De Vogue, J.T., Sachs, L.B.: The modification of hypnotic susceptability through imitative behavior. International Journal of clinical and Experimental Hypnosis, 21, 70–77 (1973)

de Groot, H.P., Gwynn, M.I., Spanos, N.P.: The effects of contextual information and gender on the prediction of hypnotic susceptibility. Journal of Personality and Social Psychology, 54(6), 1049-1053 (1988)

Dhanens, T.P., Lundy, R.M.: Hypnotic and waking suggestions and recall. International Journal of clinical and Experimental Hypnosis, 23, 68–79 (1975)

Diagnostisches und Statistisches Manual Psychischer Störungen: DSM-III-R. Deutsche Bearbeitung: H.-U. Wittchen, H. Saß, M. Zaudig, K. Koehler. Weinheim: Beltz (1989)

Diamant, H., Dufek, Hoscovek, Kristof, Pekarez, Roth, Velek.: An electroencephalographic study of the waking state and hypnosis with particular reference to subclinical manifestations of sleep activity. International Journal of clinical and Experimental Hypnosis, 8, 199–212 (1960)

Diamond, H.H.: Hypnosis in children: The complete cure o forty cases of asthma. American Journal of Clinical Hypnosis, 1, 124–129 (1960)

Diamond, M.J.: The use of observationally presented information to modify hypnotic susceptability. Journal of Abnormal Psychology, 79, 174–180 (1972)

Diamond, M.J.: Modification of hypnotizability: A Review. Psychological Bulletin, 81, 180–198 (1974)

Diamond, M.J.: Hypnotizability is modyfiable: An alternative approach. International Journal of Clinical and Experimental Hypnosis, 25, 147–166 (1977)

Diamond, M.J.: Accessing archaic involvement: Toward unraveling the mystery of Erickson's hypnosis. International Journal of Clinical and Experimental Hypnosis, 36 (3), 141–156 (1988)

Diehl, F., Heinicken, W.: Die Beeinflussung allergischer Reaktionen. Münchner medizinische Wochenschrift, 78, 1008 (1931)

Dieterle, E.K.: The function of the couch in stimulation altered states of consciousness in hypnosis and in psychoanalysis. Diss., Florida Institute of Technology (1983)

Dietrich, H.: Atlanta-Komplex und Kleptomanie. Monatsschrift der Kriminologie, 59 (2/3), 141–148 (1976)

Dikel, W., Olness, K.: Self-hypnosis, biofeedback, and voluntary peripheral temperature control in children. Pediatrics, 66, 335–340 (1980)

Dills, R., Grinder, J., Bandler, L.C., De Lozier, J.: Neurolinguistic programming: Vol. I. The study of the structure of subjective experience. Cupertino: META (1981)

Diment, A.D.: Hypnosis in the treatment of urinary incontinence. Australien Journal of Clinical and Experimental Hypnosis, 8 (1), 13–20 (1980)

Diment, A.D.: Fear of flying: Case study of a phobia. Astralien Journal clinical and Experimental Hypnosis, 9 (1), 5–8 (1981a)

Diment, A.D.: A use of hypnosis in a case of barbiturate dependences. Australian Journal of Clinical and Experimental Hypnosis. 9(2), 104-105 (1981b)

Diment, R.: Hypnotherapeutic treatment of socially inhibited urinary response: Two case studies. Journal of the American Society of Psychosomatic Dentistry and Medicine, 30 (1), 21–25 (1983)

Diment, A.D.: Hypnosis in the treatment of impotence in a young diabetic. Australian Journal of Clinical and Experimental Hypnosis, 12(2), 99-103 (1984)

Dimond, R.E.: Hypnotic treatment of a kidney dialysis patient. American Journal of Clinical Hypnosis, 23(4), 284-288 (1981)

Dinges, D.F., Orne, M.T., Whitehouse, W.G., Orne, E.C., Powell, J.W., Erdelyi, M.H.: Hypnotic hypermnesia: Increased memory or increased errors? Paper read at: 11th International Congress of Hypnosis and Psychosomatic Medicine. 13.-19.8.1988, Den Haag (1988)

Dixon, N.F.: Preconscious processing. New York: Wiley (1981a)

Dixon, N.F.: Psychosomatic disorder: A special case of subliminal perception. In: M.J. Christie, P.G. Mellett (Eds.) Foundations of psychosomatics. New York: Wiley (1981b)

Dobie, S.: Operant conditioning of verbal hallucinatory responses with nonverbal reinforcement. Vortrag an der Midwestern Psychological Association, Chicago, Mai (1959)

Dobkin de Rios, M., Friedman, J.K.: Hypnotherapy with Hispanic burn patients. International Journal of Clinical and Experimental Hypnosis, 35(2), 87-94 (1987)

Dogherty, R.E.: Cerebral hemispheric dominance, hypnotic trance depth, and hypnotizability. Diss., University of Texas Health Science Center at Dallas (1982)

Dolby, R.M., Sheehan, P.W.: Cognitive processing and expectancy behavior in hypnosis. Journal of Abnormal Psychology, 86, 334-345 (1977)

Donk, L.J., Vingoe, F.J., Hall, R.A., Doty, R.: The comparison of three suggestion techniques for increasing reading efficiency utilizing a counterbalanced research paradigm. International Journal of Clinical and Experimental Hypnosis, 18(2), 126-133 (1970)

Dorcus, R.M.: Modification by suggestion of some vestibular and visual responses. American Journal of Psychology, 49, 82-87 (1937)

Dorcus, R.M., Brintnall, A.K., Case, H.W.: Control experiments and their relation to theories of hypnotism. Journal of General Psychology, 24, 217-221 (1941)

Dorkus, R.M., Kirkner, F.J.: The control of hiccoughs with hypnotic therapy. Journal of Clinical and Experimental Hypnosis, 3, 104-108 (1955)

Dörner, K., Plog, U.: Irren ist menschlich oder Lehrbuch der Psychiatrie/Psychotherapie. Rehburg-Loccum: Psychiatrie-Verlag (1982)

Dorsch, F.: Psychologisches Wörterbuch. Bern: Huber (1963)

Doshay, L.J.: The psychotherapy of paralysis agitans. Journal of the American Medical Association, 172, 1347 (1960)

DSM-III Diagnostisches und statistisches Manual psychischer Störungen. Deutsche Bearbeitung: Köhler, K., Saß, H. Weinheim: Beltz (1984)

Dubin, L.L., Shapiro, S.S.: Use of hypnosis to faciliate dental extraction and hemostasis in a classic hemophiliac with a high antibody titer to factor VIII. American Journal of Clinical Hypnosis, 17, 79-83 (1974)

Duden, Bd. 5, Fremdwörterbuch. Bibliographisches Institut Mannheim (1963)

Duerr, H. P.: Nacktheit und Scham. Frankfurt: Suhrkamp (1988)

Dull, R.E.: The effects of hypnotic techniques on linguistic productivity. Diss., Wayne State University (1980)

Dunlap, K.: Habits: Their making and unmaking. New York: Liveright (1932)

Dünninger, P., Kunzelmann, K.-H.: Hypnotherapie bei psychogener Prothesenunverträglichkeit: Ein Fallbericht. Experimentelle und Klinische Hypnose, 3(2), 121-128 (1987)

Dünninger, P., Kunzelmann, K.-H., Lang, J.: Showhypnose – ein Beispiel. Experimentelle und klinische Hypnose. 4 (1), 75–79 (1988a)

Dünninger, P., Kunzelmann, K.-H.: Indirekte Kommunikationsmuster beim Zahnarzt. Experimentelle und Klinische Hypnose, 4(1), 75-79 (1988b)

Dupau, J.A.: Lettres physiologiques et morales sur le magnetisme animal. Paris (1826)

Duson, B.M.: Effectiveness of relaxation – desensitization and cognitive restructuring in teaching the self-management of menstrual symptoms to college women. Dissertation Abstract International, 37, 6322 (1977)

Düsterbehn, G., Schaumberg, K.: Bibliographie deutschsprachiger Veröffentlichungen über Hypnose, Autogenes Training und andere Versenkungsmethoden (1890-1969). Stuttgart: Hippokrates (1974)

Duus, P.: Neorologisch-topische Diagnostik. Stutgart: Thieme (1987)

Dy, A.J., Fabbri, R.: The use of hypnosis with hemodialysis patients. American Journal of Clinical Hypnosis, 14(3), 173-177 (1972)

Dynes, J.B.: An experimental study of hypnotic anesthesia. Journal of Abnormal Social Psychology, 27, 79-88 (1932)

Dywan, J., Bowers, K.: The use of hypnosis to enhance recall. Science, 222 (4620), 184-185 (1983)

Dywan, J.: The imagery factor in hypnotic hypermnesia. International Journal of Clinical and Experimental Hypnosis, 36(4), 312-326 (1988)

Easton, R.D., Shor, R.E.: An experimental analysis of the Chevreul pendulum illusion. Journal of General Psychology, 95, 111-125 (1976)

Easton, R.D., Shor, R.E.: Information processing analysis of the Chevreul pendulum illusion. Journal of Experimental Psychology: Human Perception and Performance, 1, 231-236 (1975)

Ebell, H.: Hypnotherapie bei chronischen Schmerzzuständen. In: B. Peter (Hg.) Hypnose und Hypnotherapie nach Milton H. Erickson: Grundlagen und Anwendungsfelder. München: Pfeiffer (1985)

Ebers, W.: Schizophrenie und Hypnose. Vortrag, gehalten am 17.10.1987, 9. Tagung der Deutschen Gesellschaft für Hypnose. Bad Lippspringe (1987)

Ebers, W.: Überlegungen zum Einsatz von Hypnose bei Patienten mit psychotischer Symptomatik. Experimentelle und Klinische Hypnose. 4 (2), 159–169 (1988)

Ebert, B.W.: Hypnosis and rape victims. American Journal of Clinical Hypnosis, 31(1), 50-56 (1988)

Ebert-Hampel, B.: Biofeedback und funktionelle Herzbeschwerden. Frankfurt: Peter Lang (1982)

Ebrahim, D.W.: Neuro-linguistic programming - An „alternative“ British perspective. Hypnos, Swedish Journal of Hypnosis, 15(2), 93-99 (1988)

Ebrahim, D.W.: Complications, risks and dangers of hypnotherapy with children. Hypnos, Swedish Journal of Hypnosis, 17(2), 112-115 (1990)

Eccles, J.C.: The understanding of the brain. New York: MacGraw-Hill (1973). Dt.: Das Gehirn des Menschen. München: Piper (1979)

Echterling, L.G., Emmerling, D.A.: Impact of stage hypnosis. American Journal of Clinical Hypnosis, 29(3), 149-154 (1987)

Echterling, L.G.: Contrasting stage and clinical hypnosis. American Journal of Clinical Hypnosis, 30(4), 276-284 (1988)

Echterling, L.G.: Risiken der Bühnenhypnose. Hypnose und Kognition, 8(1), 31-36 (1991)

Edelson, J., Fitzpatrick, J.L.: A comparison of cognitive-behavioral and hypnotic treatments of chronic pain. Journal of Clinical Psychology, 45(2), 316-323 (1989)

Edelstein, E.J., Edelstein, L.: Asclepius: A collection and interpretation of the testimonies. 2 Vols. Baltimore: John Hopkins (1945)

Edelstein, L.: The Hypocratic physician. In: O. Temkin, C.L. Temkin (Eds.) Ancient medicine: Selected papers of Ludwig Edelstein. Baltimore: John Hopkins (1967)

Edmonston, W.E.: An experimental investigation of hypnotic age regression. American Journal of Clinical Hypnosis, 3, 139-168 (1960)

Edmonston, W.E.: An experimental investigation of hypnotic age-regression. American Journal of Clinical Hypnosis, 3, 127-138 (1961)
Edmonston, W.E. Jr., Erbeck, J.R.: Hypnotic time distortion: A note. American Journal of Clinical Hypnosis, 10, 79-80 (1967)
Edmonston, W.E.: Stimulus-Response theory of hypnosis. In: J.E. Gordon (Ed.) Handbook of clinical and experimental hypnosis. New York: McMillan (1967)
Edmonston, W.E.: Relaxation as an appropriate experimental control in hypnosis studies. American Journal of Clinical Hypnosis, 14, 218-228 (1972)
Edmonston, W.E., Grotevant, W.R.: Hypnosis and alpha density. American Journal of Clinical Hypnosis, 17, 221-232 (1975)
Edmonston, W.E.: Hypnosis and relaxation. New York: Wiley (1981)
Edmonston, W.R. jr.: Hypnosis and social suggestibility. The Behavioral and Brain Sciences, 9, 470 (1986)
Edmonston, W.E.: Conceptual clarification of hypnosis and its relationship to suggestibility. Vortrag, 7.7.1987, First International Symposium on Suggestion and Suggestibility. Giessen (1987)
Edmonston, W.E. jr., Moscovitz, H.C.: Hypnosis and lateralized brain functions. International Journal of Clinical and Experimental Hypnosis, 38(1), 70-84 (1990)
Edwards, G.: Hypnotic treatment of asthma. British Medical Journal, 2, 492 (1960)
Edwards, G.: Hypnosis in treatment of alcohol addiction: Controlled trial, with analysis of factors affecting outcome. Quarterly Journal of Studies on Alcohol, 27, 221-241 (1966)
Edwards, W.H.: Direct versus indirect hypnosis for the relief of chronic pain in spinal cord injured patients. Diss., United States International Univerity (1979)
Eibl-Eibesfeldt, I.: Grundriß der vergleichenden Verhaltensforschung. München: Piper (1967)
Eibl-Eibesfeldt, I.: Der vorprogrammierte Mensch. Wien: Molden (1973)
Eli, I., Kleinhauz, M.: Hypnosis: A tool for an integrative approach in the treatment of gagging reflex. International Journal of Clinical and Experimental Hypnosis, 33(2), 99-108 (1985)
Eliade, J.: Yoga – Unsterblichkeit und Freiheit. Zürich: Rascher (1960)
Eliott, J. Hypnotherapy for compulsive smokers. Hypnos. Swedish Journal of Hypnosis in Psychotherapy and Psychosomatic Medicine, 15(2), 87-92 (1988)
Elkin, A.P.: Aboriginal men of high degree. Sidney: Australian Publishing Co. (1945)
Elkins, G.R., Carter, B.D.: Use of a science fiction-based imagery technique in child hypnosis. American Journal of Clinical Hypnosis, 23(4), 274-277 (1981)
Elkins, G.R.: Hypnosis in the treatment of myofibrositis and anxiety: A case report. American Journal of Clinical Hypnosis, 27(1), 26-30 (1984)
Ellen, P.: The compulsive nature of abnormal fixation. In: A.J. Yates (Ed.) Frustration and Conflict. New York: van Nostrand (1965)
Ellenberger, H.F.: Die Entdeckung des Unbewußten. (2 Bde.) Bern: Huber (1973)
Elliotson, J.: Numerous cases of surgical operations without pain in the Mesmeric state. Philadelphia: Lea and Blanchard (1843)
Elliott, J.: Hypnotherapy for compulsive smokers. Hypnos, Swedish Journal of Hypnosis, 15(2), 87-92 (1988)
Ellis, A.: Outcome of employing three techniques of psychotherapy. Journal of Clinical Psychology, 13, 344-350 (1957)
Ellis, A.: Hypnotherapy with borderline schizophrenics. Journal of General Psychology, 59, 245 (1958)
Ellis, A., Harper R.A.: A guide to rational living. Englewood Cliffs, N.J.: Prentice Hall (1961)
Ellis, A.: Rational-emotive therapy. In: R. Corsini (Ed.) Current psychotherapies. Itasca, Ill.: Peacock (1973)
Ellis, A., Grieger, R. (Eds.) Handbook of rational-emotive therapy. New York: Springer (1977)
Ellis, A.: Die Rational-Emotive Therapie. München: Pfeiffer (1977a)
Ellis, A.: Rational emotive therapy: Research data that support the clinical and personality hypothesis of RET and other modes of cognitive therapy. The Counseling Psychologist, 7, 2-42 (1977b)
Ellis, A.: Die rational-emotive Therapie. Das innere Selbstgespräch bei seelischen Problemen und seine Veränderung. München: Pfeiffer (1977c)
Ellis, A., Grieger, R.: Praxis der Rational-Emotiven Therapie. München: Urban & Schwarzenberg (1979)
Ellis, A.: A reappraisal of rational-emotive therapy's theoretical foundations and therapeutic methods: A reply to Eschenröder. Cognitive Therapy and Research, 6, 393-398 (1982)
Ellis, A.: The use of hypnosis with Rational Emotive therapy (RET). International Journal of Ecclectic Psychotherapy, 3(2), 15-22 (1984)
Ellson, D.G.: Differentiation of the hypnotic trance from normal sleep. Journal of Experimental Psychology, 28, 1-20 (1941)
Elton. D., Burrows. G.D., Stanley, G.V.: Psychological control of pain. Australian Journal of Clinical and Experimental Hypnosis, 5, 12-24 (1977)
Elton, D., Burrows, G.D.: Specific use of imagery in treatment by hypnosis: The secret room. Australian Journal of Clinical and Experimental Hypnosis, 6(1), 17-25 (1978)
Elton, D., Burrows, G.D., Stanley, G.V.: Hypnosis in the management of chronic pain. In: G.D. Burrows, D.R. Collison, L. Dennerstein (Eds.) Hypnosis. Amsterdam: Elsivier (1979)
Elton, D., Burrows, G.D., Stanley, G.V.: Hypnosis and chronic pain. Australian Journal of Clinical and Experimental Hypnosis, 8(2), 83-90 (1980)
Emmelkamp, P.M., Kwee, K.G.: Obsessional ruminations: A comparison between thought-stopping and prolonged exposure in imagination. Behavioral Research and Therapy, 14, 441-444 (1977)
Engelhard, A.: Stanford Hypnotic Susceptability Scale (SHSS: A); deutsche Übersetzung, unveröff. Manuskript. Mainz: Universität (1970)
Enneis, J.M.: The hypnodramatic technique. Group Psychotherapy, III (1), 11-54 (1950)
Enneis, J.M.: The hypnodramatic technique. In: I.

Greenberg (Ed.) Group hypnotherapy and Hypnodrama. Chicago: Nelson-Hall (1977)
Enomiya-Lassalle, H.M.: Zen Unterweisung. R. Ropers u. B. Snela (Hg.) München: Kösel (1988)
Enqvist, B., Bystedt, H., von Konow, L.: Preoperative hypnotherapy and preoperative suggestions in general anesthesia: Somatic responses in maxillo-facial surgery. Hypnos, Swedish Journal of Hypnosis, 18(2), 72-77 (1991)
Epstein, S.J.: Versuch einer Theorie der Angst. In: N. Birbaumer (Hg.) Neuropsychologie der Angst. München: Urban & Schwarzenberg (1977)
Epstein, L.H., Collins, F.L., Hannay, H.J., Looney, R.L.: Fading and feedback in the modification of visual acuity. Journal of Behavior Medicine, 1(3), 273-287 (1978)
Epstein, L.H., Katz, R.C., Zlutnick, S.: Behavioral medicine. In: H. Hersen, R.M. Eiseler, P.M. Miller (Eds.) Progress in behavior modification. New York: Academic Press (1981)
Epstein, S.J., Deyoub, P.L.: Hypnotherapy for fear of choking: Treatment implications of a case report. International Journal of Clinical and Experimental Hypnosis,127 (1981)
Epstein, S.J., Deyoub, P.L.: Hypnotherapeutic control of exhibitionism. A brief communication. International Journal of Clinical and Experimental Hypnosis, 31(2), 63-66 (1983)
Erickson, M.H.: A study of clinical and experimental findings on hypnotic deafness: I. Clinical experimentation and findings. Journal of General Psychology, 19, 127-150 (1938a)
Erickson, M.H.: A study of clinical and experimental findings on hypnotic deafness: II. Experimental findings with a conditioned response technique. Journal of General Psychology, 19, 151-167 (1938b)
Erickson, M.H.: The induction of color blindness by a technique of hypnotic suggestion. Journal of General Psychology, 20, 61-89 (1939)
Erickson, M.H.: Hypnotic psychotherapy. The Medical Clinics of North America, 571-583 (1948)
Erickson, M.H., Kubie, L.S.: Hypnotic treatment of a case of acute hysterical depression. In: R.H. Rhodes (Ed.) Therapy through hypnosis. Hollywood, Cal.: Wilshire (1952)
Erickson, M.H.: Undirect hypnotic therapy of an enuretic couple. Journal of Clinical and Experimental Hypnosis, 2, 171-174 (1954)
Erickson, M.H.: Hypnotherapy of two psychosomatic dental problems. Journal of the American Society of Psychosomatic Dentistry, 1, 6-10 (1955)
Erickson, M.H.: Hypnosis in painful terminal illness. American Journal of Clinical Hypnosis, 1, 117-121 (1958a)
Erickson, M.H.: Naturalist's techniques of hypnosis. American Journal of Clinical Hypnosis, 1, 3-8 (1958b)
Erickson, M.H.: Pediatric hypnotherapy. American Journal of Clinical Hypnosis, 1, 25-29 (1958c)
Erickson, M.H.: Psychogenic alternation of menstrual functioning: Three instances. American Journal of Clinical Hypnosis, 2, 227–231 (1960)
Erickson, M.H., Hershman, S., Secter, I.: The practical application of medical and dental hypnosis. New York: Julian Press (1961)
Erickson, M.H.: Chemo-anaesthesia in relation to learning and memory. American Journal of Clinical Hypnosis, 6, 31-36 (1963)
Erickson, M.H.: An hypnotic technique for resistant patients: the patient, the technique and its rationale and field experiments. American Journal of Clinical Hypnosis, 7, 8-32 (1964a)
Erickson, M.H.: Initial experiments investigating the nature of hypnosis. American Journal of Clinical Hypnosis, 7, 152-162 (1964b)
Erickson, M.H.: Interspersal hypnotic technique for symptom correction and pain control. American Journal of Clinical Hypnosis. 8, 198-209 (1966)
Erickson, M.H.: Advanced techniques of hypnosis. New York: Grune & Stratton (1967)
Erickson, M.H.: Law and psychiatry: A symposium. American Criminology and Law Review 10(3) (1972)
Erickson, M.H., Rossi, E.L.: Two level comunication and the microdynamics of trance. American Journal of Clincal Hypnosis, 18, 153-171 (1976)
Erickson, M.H.: Hypnotic approaches to therapy. American Journal of Clinical Hypnosis, 20, 20-35 (1977)
Erickson, M.H., Rossi, E.L., Rossi, S.L.: Hypnose: Induktion- psychotherapeutische Anwendung-Beispiele. München: Pfeiffer (1978)
Erickson, M.H., Rossi, E.L.: Hypnotherapy an exploratory casebook. New York: Irvington (1979)
Erickson, M.H.: The collected papers of Milton H. Erickson on Hypnosis, Vol. IV. Innovative Hypnotherapy. E.L. Rossi (Ed.) New York: Irvington (1980)
Erickson, M.H., Rossi, E.L.: Hypnotherapie: Aufbau-Beispiele- Forschungen. München: Pfeiffer (1981)
Erman, W.: Der tierische Magnetismus in Preußen vor und nach den Freiheitskriegen aktenmäßig dargestellt. München/Berlin: R. Oldenbourg (1925)
Eschenröder, C.: Theorie und Praxis der rational-emotiven Therapie. Integrative Therapie, 3 (91-106 (1977)
Eschenröder, C.: Die Rolle des Therapeuten und die therapeutische Beziehung in der rational-emotiven Therapie. Integrative Therapie, 3, 168-181 (1978)
Eschenröder, C.: How rational is rational-emotive therapy? A critical appraisal of its theoretical foundations and therapeutic methods. Cognitive Therapy and Research, 6, 381-392 (1982)
Eschenröder, C.: Wie rational ist die rational-emotive Therapie? Eine kritische Diskussion der theoretischen Grundlagen und der therapeutischen Methoden der RET. Hypnose und Kognition, 2(2), 57-68 (1985)
Eschenröder, C.: Hier irrte Freud. München/Weinheim: Psycholo-gie Verlags Union (1986)
Esdaile, J.: Mesmerism in India and its practical application of Mesmerism in surgery and medicine. Hartford: Silas Andrus & Son (1847)
Esdaile, J.: Hypnosis in medicine and surgery. New York: Julian Press (reprint 1957)
Esquirol, E.: Die Geisteskrankheiten in Beziehung zur Medizin und Staatsarzneikunde. Berlin (1838)

Estabrooks, G.H.: Hypnotism. New York: Dutton (1943; 1957)
Ethische Richtlinien der Internationalen Gesellschaft für Hypnose (ISH) - Verabschiedet im August 1979. Hypnose und Kognition, 8(1), 66-68 (1991)
Evans, F.J., Orne, M.T.: Motivation, performance, and hypnosis. International Journal of Clinical and Experimental Hypnosis, 13, 103-116 (1965)
Evans, F.J., Thorn, W.A.: Two types of posthypnotic amnesia: Recall amnesia and source amnesia. International Journal of clinical and Experimental Hypnosis, 14, 162–179 (1966)
Evans, F.J.: Placebo response: Relationship to suggestibility and hypnotizability. Proceedings, 77th Annual Convention of the American Psycho-logical Association, 4, 28-29 (1967)
Evans, F.J.: Suggestibility in the normal waking state. Psychological Bulletin, 67(2), 114-129 (1967)
Evans, F.J., Orne, M.T.: The disappearing hypnotist: The use of simalating subjects to evaluate how subjects perceive experimental procedures. International Journal of Clinical and Experiment Hypnosis, 19, 277–296 (1971)
Evans, F.J.: Hypnosis and sleep: Techniques for exploring cognitive activity during sleep. In: E. Fromm, R.E. Shor (Eds.) Hypnosis: Research developments and perspectives. Chicago: Aldine-Atherton (1972)
Evans, F.J., Kihlstrom, J.F.: Posthypnotic amnesia a disrupted retrieval. Journal of Abnormal Psychology, 82, 317-323 (1973)
Evans, F.J.: The placebo response in pain reduction. In: J.J. Bonica (Ed.) Advances in neurology. Vol. 4. Pain. New York: Raven Press (1974)
Evans, F.J.: Phenomena of hypnosis: 2. Posthypnotic amnesia. In: G.D. Burrows & L. Dennerstein (Eds.) Handbook of hypnosis and psychosomatic medicine. New York: Elsevier/North-Holland: Biomedical Press (1980)
Evans, F.J.: The placebo response in pain control. Psychopharmacological Bulletin, 17, 72-76 (1981)
Evans, F.J.: Expectancy, therapeutic instructions and the placebo response. In: L. White, B. Tursky, G.E. Schwartz (Eds.) Placebo: Theory, research, and mechanisms. New York: Guilford Press (1985)
Evans, F.J.: Hypnosis and behavioral compliance: Is the cup half-empty or half-full? Behavioral and the Brain Sciences, 9, 471-473 (1986)
Evans, F.J.: The independence of suggestibility, placebo response, and hypnotizability. Vortrag, 8.7.1987, First International Symposium of Suggestion and Suggestibility. Giessen (1987)
Evans, F.J.: Hypnotic amnesia and dissociative processes. Paper read at: 11th International Congress of Hypnosis and Psychosomatic Medicine. Den Haag (1988)
Evans, F.J.: Posthypnotic amnesia: Dissoziation of content and context. In: H.M. Pettinati (Ed.) Hypnosis and memory. New York: Guilford Press (1988)
Evans, F.J., Staats, J.M.: Suggested posthypnotic amnesia in four diagnostic groups of hospitalized psychiatric patients. American Journal of Clinical Hypnosis, 32(1), 27-35 (1989)
Ewin, D.M.: Emergency room hypnosis for the burnt patient. American Journal of Clinical Hypnosis, 26 (1), 5–8 (1983)
Eysenck, H.J.: Learning theory and behavior therapy. Journal of Mental Science, 105, 61–75 (1959)
Eysenck, H.J., Rachman, S.: Neurosen Ursachen und Heilmethoden. Berlin/DDR Deutscher Verlag der Wissenschaften (1968)
Eysenck, J., Arnold, W.J., Meili, R. (Hg.) Enzyklopädie der Psychologie. Herder: Freiburg (1972)
Eysenck, H.J., Furneaux, W.D.: Primary and secondary susceptability: An experimental and, 158-162 (1977)
Eysenck, H.J.: Personality, primary and secondary suggestibility, and hypnosis. In: V.A. Gheorghiu, P. Netter, H.J. Eysenck, R. Rosenthal (Eds.) Suggestion and suggestibility: Theory and Research. Springer: Berlin, 57-67 (1989)
Fabiano, G.: Un caso di omosessualita femminile risolto in 5 sedute ipnoterapeutiche. Rivista Internazionale di Psicologia e Ipnosi, 2(1), 45-48 (1981)
Fabrikant, C.S.: A comparison between hypnotic and non-hypnotic relaxation training in the moderately mentally retarded. Diss., Florida Institute of Technology (1983)
Fahy, T.A.: The diagnosis of multiple personality disorder. A critical review (see comments) (Comment in: British Journal of Psychiatry 1989 Mar; 154: 419. Comment in: British Journal of Psychiatry 1989 Jun; 154: 877. Comment in: British Journal of Psychiatry 1989 Oct; 155: 565). British Journal of Psychiatry, 153, 597-606 (1988)
Farmer, R.G., Wright, J.M.: Muscular reactivity and systematic desensitization. Behavior Therapy, 2, 1-10 (1971)
Farthing, G.W., Venturino, M., Brown, S.W.: Suggestion and distraction in the control of pain: Test of two hypothesis. Journal of Abnormal Psychology, 93(3), 266-276 (1984)
Fee, A.F.: Positive versus aversive hypnotic suggestion for smoking cessation. Diss., Texas A and M University (1981)
Feffer, M., Suchotliff, L.: Decentering implications of social interaction. Journal of Personality and Social Psychology, 4, 415-422 (1966)
Feingold, E.: Untersuchungen zur sensorischen Suggestibilität sowie zum Zusammenhang zwischen sensorischer Suggestibilität und der Placebo-Ansprechbarkeit im Schmerzbereich. Mainz: Johannes-Gutenberg-Universität, Diss. (1982)
Fekete, K.: Psychopathologie des Ladendiebstahls. Diss., Würzburg (1981)
Feldhege, F., Krauthan, G.: Verhaltenstrainingsprogramm zum Aufbau sozialer Kompetenz. Berlin: Springer (1979)
Feldman, C.S., Salzberg, H.C.: The role of imagery in the hypnotic treatment of adverse reactions to cancer therapy. Journal of South Carolina Medical Association, 86(5), 303-306 (1990)
Feldmann, G.M.: The effect of biofeedback training on respiratory resistance of asthmatic children. Psychosomatic Medicine, 38, 27-34 (1976)

Fellows, B.J.: Preliminary report on the use of hypnotic and imaginative procedures during pregnancy and childbirth in Hungary. British Journal of Experimental and Clinical Hypnosis, 1 (2), 53–54 (1984)

Femster, J.H., Brown, J.E.: Hypnotic aversion to alcohol: Three-year follow-up of one patient. American Journal of Clinical Hypnosis, 6(2), 164-166 (1963)

Ferrera, S.J., Wade, N.L.: Hypnotic testimony: To be or not to be? Medical Hypnoanalysis, 3(3), 112-117 (1982)

Ferrero, M., Fragola, G.: Hypnotic treatment of a patient affected by psycho-depressive neurosis. Rivista Internazionale di Psychologia e Ipnosi. 15 (3) 235-239 (1974)

Ferstl, R., Jokusch, U., Brengelmann, J.C.: Die verhaltenstherapeutische Behandlung des Übergewichts. Internationales Journal für Gesundheitserziehung, 18(2), 3-20 (1975)

Festinger, L., Ono, H., Burham, C.A., Bamber, D.: Efference and the conscious experience of perception. Journal of Experimental Psychology Monograph, 74(4), 637 (1967)

Feustle, G.: Hypnotisch induzierte Taubheit. Experimentelle und klinische Hypnose, 1(2), 153-165 (1985)

Fiedler, P.A.: Gesprächsführung bei verhaltenstherapeutischen Explorationen. In: D. Schulte (Hg.) Diagnostik in der Verhaltenstherapie. München: Urban & Schwarzenberg (1974)

Fiedler, P.A., Standop, R.: Stottern. Wege zu einer integrativen Theorie und Behandlung. München: Urban & Schwarzenberg (1978)

Field, E.S.: Neurolinguistic programming as an adjunct to other psychotherapeutic/hypnotherapeutic interventions. American Journal of Clinical Hypnosis, 32(3), 174-182 (1990)

Field, P.B.: An inventory scale of hypnotic depth. International Journal of Clinical and Experimental Hypnosis, 13, 238-249 (1965)

Field, P.B.: Preventing crying through desensitization. American Journal of Clinical Hypnosis, 13(2), 134-136 (1970)

Field, P.B.: Effects of tape-recorded hypnotic preparation for surgery. International Journal of Clinical and Experimental Hypnosis, 22(1), 54-61 (1974)

Fike, M.L.: Considerations and techniques in the treatment of persons with multiple personality disorder. American Journal of Occupational Therapy, 44(11), 999-1007 (1990)

Fildes, P.G.: An approach to the management of chronic pain. Australian Family Physician, 18(12), 1493-1496 (1989)

Fine, C.G.: The work of Antoine Despine: The first scientific report on the diagnosis and treatment of a child with multiple personality disorder. American Journal of Clinical Hypnosis, 31(1), 33-39 (1988)

Fine, H.J., Pollio, H.R., Simpkinson, C.H.: Figurative language, metaphor and psychotherapy. Psychotherapy: Theory, Research and Practice, 10(1), 87-91 (1973)

Finer, B., Nylen, B.O.: Cardiac arrest in the treatment of burns, and report on hypnosis as a substitute for anaesthesia. Plastic and Recontructive Surgery, 27, 49-55 (1961)

Finer, B.: Experience with hypnosis in clinical anaesthesiology. Opuscula Medica (Stockh.) 4, 1-11 (1964)

Finer, B., Sjöstrand, U. (schwedisch): The anaesthesiologist's view of physiology; value of cooperation in clinical teaching. Läkartidningen, 64, 2907-2910 (1967)

Finer, B.: Hypnosis and anaesthesia. In: G.D. Burrows., L. Dennerstein (Eds.) Handbook of hypnosis and psychosomatic medicine. Amsterdam: Biomedical Press (1980)

Finkelhor, D.: Sexually victimized children. New York: Free Press (1979)

Finkelstein, S., Greeenleaf, H.M.: Krebsverhütung- eine Drei-Jahres-Pilotstudie. Hypnose und Kognition, 1(1), 43-55 (1984)

Finley, W.W.: Operant conditioning of the EEG in two patients with epilepsy: Methodological and clinical considerations. Pavlovian Journal of Biological Science, 1, 93-111 (1977)

Fiore, A.: You have been here before. New York: Coward, McCann & Geoghegen (1978)

Fisher, S.: The role of expectancy in the performance of post-hypnotic behavior. Journal of Abnormal and Social Psychology, 49, 503-507 (1954)

Fisher, S.: Problems of interpretation and controls in hypnotic research. In: G.H. Estabrooks (Ed.) Hypnosis: Current problems. New York: Harper and Row (1962)

Fitzpatrick, L.J.: A "narcolepsy" may be a "walking zombie syndrome" in disguise. American Journal of Clinical Hypnosis, 15(2), 58-59 (1974)

Flannary, R.B. Jr.: A laboratory analogue of two covert reinforcement procedures. Journal of Behavior Therapy and Experimental Psychiatry, 3, 171-177 (1972)

Flatt, J.R.: Hypnosis in the treatment of smoking: A single session success story? Australian Journal of Clinical and Experimental Hypnosis, 12(1), 58-61 (1984)

Fliegel, S.: Zur Wirksamkeit von Selbstverbalisationen bei der Verhaltenstherapie phobischer Ängste. Ruhr-Universität Bochum, Diss. (1978)

Fliegel, S., Groeger, W.M., Künzel, R., Schulte, D., Sorgatz, H.: Verhaltenstherapeutische Standardmethoden. München: Urban & Schwearzenberg (1986)

Flor, H., Haag, G., Turk, D.C., Köhler, H.: Efficacy of EMG biofeedback, pseudotherapy, and medical treatment for chronic rheumatic back pain. Pain, 17, 21-31 (1983)

Foenander, G., Burrows, G.D., Gerschman, J., Horne, D.J.: Phobic behavior and hypnotic susceptability. Australian Journal of Clinical and Experimental Hypnosis, 8(1), 41-46 (1980)

Foenander, G., Burrows, G.D.: Phaenomena of hypnosis: 1. age regression. In: G.D. Burrows and L. Dennerstein (Eds.) Handbook of hypnosis and psychosomatic medicine. Amsterdam: Biomedical Press (1980)

Fogelman, M.J., Crasilneck, H.B.: Food intake and hypnosis. Journal of American Dietetic Associaton, 32, 519 (1956)

Foote, W., Laws, D.R.: A daily alternative procedure for

orgasmic reconditioning with a pedophile. Journal of Behavior Therapy and Experimental Psychiatry, 12, 267-273 (1981)

Ford, W.L., Yeager, C.L.: Changes in electroencephalogram in subjects under hypnosis. Disorders of the Nervous Systems, 9, 190-192 (1948)

Fordyce, W.E. u.a.: Operant conditioning in the treatment of chronic pain. Archives of Physical Medicine and Rehabilitation, 54, 399-408 (1973)

Fordyce, W.E., Steger, J.C.: Chronischer Schmerz. In: W. Keeser et al. (Hg.) Schmerz. München: Urban & Schwarzenberg (1982)

Forel, A.: Der Hypnotismus oder die Suggestion und die Psychotherapie. Stuttgart: Enke (1923)

Forel, A.: Hypnotism or suggestion and psychotherapy. New York: Allied Publishing (1927)

Forel, A.: Rückblick auf mein Leben. Zürich: Europa-Verlag (1935)

Forgione, A.G.: Hypnosis in the treatment of dental fear and phobia. Dental Clinics of North America, 32(4), 745-761 (1988)

Forster, F.M., Cleeland, C.S.: Sensory evoked epilepsy. Transactions of the American Neurological Association, 94, 268-269 (1969)

Forster, F.M.: Conditional reflexes and sensory evoked epilepsy. The nature of therapeutic process. Conditional Reflex, 2, 236-244 (1969)

Forster, T.: Nägelbeißen und Depression. In: B. Peter, C. Kraiker, D. Revenstorf (Hg.) Hypnose und Verhaltenstherapie. Bern: Huber (1991)

Försterling, F.: Attributionstherapie in der Klinischen Psychologie. München: Urban & Schwarzenberg (1986)

Fortis, Abbé Albert.: Memoire sur les penules electrometres. Societa italiana della scienze. 13. Bd. (1806)

Fortuin, A.A.: Hypnotherapy as antiemetic treatment in cancer chemotherapy. Recent Results in Cancer Research, 108, 112-116 (1988)

Fourie, D.P.: Relationship aspects of hypnotic susceptability. Perceptual and Motor Skills, 51, 1032-1034 (1980)

Fourie, D.P.: Width of the hypnotic relationship: An interactional view of hypnotic suceptability and hypnotic depth. Australian Journal of Clinical and Experimental Hypnosis, 11(1), 1-14 (1983)

Fourie, D., Lifschitz, S.: Ein ökosystemischer Ansatz der Hypnose: Rationale Kerngedanken und einige Folgerungen. Experimentelle und klinische Hypnose, 3(1), 1-22 (1987)

Fourie, D.P.: Hypnosis in dental practice: From awkward add-on to smooth integration. Tydskrift van die Tandheelkundige Vereniging van Suid Africa, 43(4), 141-146 (1988)

Fourie, D.P.: Hypnotherapie - eine ökosystemische Annäherung. Experimentelle und klinische Hypnose, 5(2), 161-180 (1989)

Fourie, D.P.: Simulation in hypnosis research: The "hidden" role of attribution of meaning. Perceptual and Motor Skills, 71(2), 560-562 (1990)

Fourie, D.P.: Family hypnotherapy: Erickson or system? Journal of Family Therapy, 13, 53-71 (1991)

Fox, J.: The systematic use of hypnosis in individual and group psychotherapy. International Journal of Clinical and Experimental Hypnosis, 8(2), 109-114 (1960)

Fragola, G.: Hypnotherapy as a method of cure and of rehabilitating a patient with cardiac infarct. Rivista Internazionale di Psicologia e Ipnosi, 15(3), 231-233 (1974)

Francesconi, H., Francesconi, M.: Augenbewegungen und funktionale Spezialisierung der Zentralhemisphären bei Normalprobanden. Zeitschrift für Klinische Psychologie, 13(2), 111-123 (1984)

Frankel, F.H.: Trance capacity and the genesis of phobic behavior. Archives of General Psychiatry, 31, 261-263 (1974)

Frankel, F.H.: Hypnosis: Trance as a coping mechanism. New York: Plenum (1976)

Frankel, F.H.: Scales measuring hypnotic responsivity: A clinical perspective. American Journal of Clinical Hypnosis, 21(2-3), 208-218 (1978-79)

Frankel, F.H.: Significant developments in medical hypnosis during the past 25 years. International Journal of Clinical and Experimental Hypnosis, 35(4), 231-247 (1987)

Franks, C.M. (Ed.) Conditioning techniques in clinical practice and research. New York: Springer Publishing (1964)

Franks, C.M. (Ed.) Behavioral therapy. Appraisal and status. New York: McGraw-Hill (1969 a)

Franks, C.M.: Introduction: Behavior therapy and its Pavlovian origins: Review and perspectives. In: C.M. Franks (Ed.) Behavior therapy: Appraisal and status. New York: McGraw-Hill (1969 b)

Frauman, D.C., Lynn, S.J., Hardaway, R., Moltani, A.: Effect of subliminal symbiotic activation on hypnotic rapport and susceptability. Journal of Abnormal Psychology, 93 (4), 481-483 (1984)

Frazier, C.E.: Alternative approaches to deviance: An experimental evaluation. Diss., Southern Illinois University (1974)

Fredericks, L.E.: The use of hypnosis in haemophilia. American Journal of Clinical Hypnosis, 10, 1, 52-55 (1967)

Fredericks, L.E.: The value of teaching hypnosis in the practice of anesthesiology. International Journal of Clinical and Experimental Hypnosis, 28(1), 6-15 (1980)

Freeman, W.B. jr., Kessler, M., Vigne, J.: Random number generation, absorption, and hypnotizability: A brief communication. International Journal of Clinical and Experimental Hypnosis, 38(1), 10-16 (1990)

Freud, A.: The ego and the mechanisms of defense. New York: International Universities Press (1946)

Freud, S.: Der Witz und seine Beziehung zum Unbewußten. G.W. Bd. 6 (1905)

Freud, S.: Die antithetische Bedeutung von Urwörtern. Gesammelte Werke. Frankfurt: S. Fischer Verlag (1910)

Freud, S.: Gesammelte Werke (18 Bände). London: Imago (1955) (Die ganze Edition seit 1960 beim S. Fischer Verlag, Frankfurt)

Freud, S.: Über den Gegensinn der Urworte. G.W., Bd. 8 (1910)

Freud, S.: Über den psychischen Mechanismus hysterischer Phänomene. G.W., Bd. 1

Frey, R.: Suggestion und Narkose. In: D. Langen, Th. Spoerri (Hg.) Hypnose und Schmerz. Basel: Karger (1968)

Friday, P.J., Kubal, W.S.: Magnetic resonance imaging: Improved patient tolerance utilizing medical hypnosis. American Journal of Clinical Hypnosis, 33(2), 80-84 (1990)

Friedlander, J.W., Sarbin, T.R.: The depth of hypnosis. Journal of Abnormal and Social Psychology, 33, 453-475 (1938)

Friedman, H., Taub, H.: The use of hypnosis and biofeedback procedures for essential hypertension. International Journal of Clinical and Experimental Hypnosis, 25, 335-347 (1977)

Friedman, H., Taub, H.: A six-month follow-up of the use of hypnosis and biofeedback procedures in essential hypertension. American Journal of Clinical Hypnosis, 20(3), 184-188 (1978)

Friedman, H., Taub, H.A.: Brief psychological training procedures in migraine treatment. American Journal of Clinical Hypnosis, 26(3), 187-200 (1984)

Friedman, H., Taub, H.A., Sturr, J.F., Monty, R.A.: Visual information processing speed in hypnotized and nonhypnotized subjects. Journal of General Psychology, 114(4), 363-372 (1987)

Friedman, S.B., Glasgow, L.A., Adler, R.: Psychosocial factors modifying host reaction to experimental infection. Annals of the New York Academy of Science, 164, 381 (1969)

Friedrichs, B.: Hypnotherapie bei psychosomatischen Hauterscheinungen: Eine Falldarstellung. Experimentelle und Klinische Hypnose, 1(2), 179-183 (1985)

Fries, M. E.: Hypnotic susceptability and cognitive organization. Diss., United States International University (1978)

Fromm, E.: Transference and countertransference in hypnoanalysis. International Journal of Clinical and Experimental Hypnosis, 16, 77-84 (1968)

Fromm, E., Oberlander, M.I., Gruenewald, D.: Perceptual and cognitive processes in different states of consciousness: The waking state of hypnosis. Journal of Projective Techniques and Personality Assessment, 34 (5), 375-387 (1970)

Fromm, E., Lichtman, J., Brown, D.: Similarities and differences between hetero-hypnosis and self-hypnosis: A phenomenological study. Paper presented at the 25th meeting of the Society for Clinical and Experimental Hypnosis, Newport Beach, November (1973)

Fromm, E.: Dissoziative and integrative processes in hypnoanalysis. In: E. Dengrove (Ed.) Hypnosis and behavior therapy. Springfield: C. Thomas (1978)

Fromm, E.: Quo vadis hypnosis? Predictions of future trends in hypnosis research. In E. Fromm & R.E. Shor (Eds.) Hypnosis: Developments in research and new perspectives. New York: Aldine Publishing (1979)

Fromm. E.: Values in hypnotherapy. Psychotherapy: Theory, Research and Practice, 17 (4), 425-430 (1980)

Fromm, E., Brown, D.P., Hurt, S.W., Oberlander, J.Z., Boxer, A.M., Pfeifer, G.: The phenomena and chracteristics of self-hypnosis. International Journal of Clinical and Experimental Hypnosis, 24(3), 189-246 (1981)

Fromm, E., Gruenwald, D. A.: Psychoanalytic view of hypnosis. American Journal of Clinical Hypnosis, 24(3), 185-190 (1982)

Fromm, E.: Hypnoanalysis with particular emphasis on the borderline patient. Psychoanalytic Psychology, 1(1), 61-76 (1984)

Fromm, E.: Significant developments in clinical hypnosis during the past 25 years. International Journal of Clinical and Experimental Hypnosis, 35(4), 215-230 (1987)

Frumkin, L.R., Ripley, H.S., Cox, G.B.: Changes in cerebral hemisperic lateralization with hypnosis. Biological Psychiatry, 13(6), 741-750 (1978)

Fuchs, B.: Die Hypnose von Zeugen in polizeilichen Ermittlungsverfahren. Kriminalistik, 1, 2-7 (1983)

Fuchs, K., Hoch, A., Paldi, E., Abramivici, H., Brandes, J.M., Timor-Tritsch, I., Kleinhaus, M.: Hypno-desensitization therapy of vaginismus. Part I. "In vitro" method. Part II. "In vivo" method. International Journal of Clinical and Experimental Hypnosis, 21, 144-156 (1973)

Fuchs, K., Zaidse, I., Peretz, B.A., Paldi, A.: Hypnotherapy in male impotence. In: D. Wachsman, P.C. Misra, M. Gibson, M.A. Basker (Eds.) Modern trends in hypnotherapy. New York: Plenum Press (1982)

Fuchs, K., Zimmer, E.Z., Eyal, A., Paldi, E., Peretz, B.A.: Influence of maternal hypnosis on fetal well being in uterus. Hypnos. Swedish Journal of Hypnosis in Psychotherapy and Psychosomatic Medicine, 14(4), 190-194 (1987)

Fuchs, K., Zimmer, E.Z., Eyal, A., Paldi, E., Peretz, B.A.: Existiert ein Einfluß von mit der Mutter durchgeführten Hypnosesitzungen auf das Wohlbefinden des Fötus innerhalb des Uterus. Experimentelle und klinische Hypnose, 6(1), 1-6 (1990)

Fuller, R.C.: American cure of souls. Philadelphia: University of Pennsylvania Press (1982)

Gaarder, K., Chase, Ch.: Control of states of consciousness I. Attainment through control of psychophysiological variables. Archives of General Psychiatry, 25, 429-435 (1971)

Gabelmann, B., Kossak, H.-C.: Stanford Hypnotic Susceptability Scale (SHSS: A); deutsche Überarbeitung. Unveröff. Manuskript, Bochum (1984)

Gabert-Varga, U., Schmid, M., Revenstorf, D.: Einstreutechnik und therapeutische Anekdoten zur Behendlung akuter Schmerzen - Eine empirische Untersuchung. Experimentelle und klinische Hypnose, 7(2), 109-146 (1991)

Gabriel, J.J.: The therapeutic effectiveness of hypnotherapy and systematic desensitization in the treatment of obesity as an anxiety disorder. Diss., Florida Institute of Technology (1981)

Gagne, R.M.: Problem solving. In: A. W. Melton (Ed.)

Categories of human learning. New York: Academic Press (1964)

Gakkebush, V.M., Polinkovskii, S.L., Fundiller, R.L.: Experimental study of personality development by hypnotic induction. The John Hopkins University Applied Physics Laboratory, Library Bulletin (Translation Series), Report No. TG-230-T-152. Translation from Trudy Instituta Psikhonevrologiia, Kiev 2, 236-272 (1960)

Galbraith, G.C., Cooper, L.M., London, P.: Hypnotic susceptability and the sensory evoked response. Journal of Comparative and Physiological Psychology, 80, 509-514 (1972)

Galbraith, G.C., London, P., Leibovitz, M.P., Cooper, L.M., Hart, J.T.: EEG and hypnotic susceptability. Journal of Comparative and Physiological Psychology (1970)

Galin, D.: Implications for psychiatry of left and right cerebral specialization. Archives of General Psychiatry, 31, 572-583 (1974)

Gall, J.: The difficult dental patient. In: D. Waxman, P.C. Misra, M. Gibson, M.A. Basker (Eds.) Modern trends in hypnosis. New York: Plenum Press (1982)

Galski, T.J.: The adjunctive use of hypnosis in the treatment of trichotillomania: A case report. American Journal of Clinical Hypnosis, 23(3), 198-201 (1981)

Gandolfo, R.L.: The role of expectancy, amnesia and hypnotic induction in the performance of posthypnotic behavior. Journal of Abnormal Psychology, 77, 324-328 (1971)

Gannon, L.: Psychological and physiological factors in the development, maintenance, and treatment of menstrual disorders. In: S.N. Hayes, L. Gannon (Eds.) Psychosomatic disorders. New York: Praeger (1981)

Ganong, W.F.: Review of Medical Physiology. Los Altos, A.: Lange Medical Publ. (1967)

Gard, B., Kurtz, R.M.: Hypnotic age regression and cognitive perceptual task. American Journal of Clinical Hypnosis, 21, 270-277 (1979)

Gardner, G.G., Lubman, A.: Hypnotherapy for children with cancer: Some current issues. American Journal of Clinical Hypnosis, 25(2-3), 1st: The use of simulating subjects to evaluate how subjects perceive experimental procedures. International Journal of Clinical and Experimental Hypnosis, 19, 277-296 (1971)

Gardner, G.G.: Use of hypnosis for psychogenic epilepsy in a child. American Journal of Clinical Hypnosis, 15, 166-169 (1973)

Gardner, G.G.: Hypnosis with children. International Journal of Clinical and Experimental Hypnosis, 22, 20-38 (1974)

Gardner, G.G.: Dramatized storytelling in child psychotherapy. Acta Paedopsychiatrica, 41(3), 110-116 (1975)

Gardner, G.G.: Childhood, death, and human dignity: Hypnotherapy for David. International Journal of Clinical and Experimental Hypnosis, 24(2), 122-139 (1976)

Gardner, G.G.: Hypnosis with infants and preschool children. American Journal of Clinical Hypnosis, 19, 158-162 (1977)

Gardner, G.G.: Hypnotherapy in the management of childhood habit disorders. Journal of Pediatrics, 92, 838-840 (1978a)

Gardner, G.G.: Hypnotherapy in the management of childhood habit disorders. Journal of Pediatrics, 92, 838-840 (1978b)

Gardner, G.G.: The use of hypnotherapy in a pediatric setting. In: E. Gellert (Ed.) Psychosocial aspects of pediatric care. New York: Grune and Stratton (1978c)

Gardner, G.G.: The use of hypnotherapy in a pediatric setting. In: E. Gellert (Ed.) Psychosocial aspects of pedirows and L. Dennerstein (Eds.) Handbook of hypnosis and psychosomatic medicine. Amsterdam: Biomedical Press (1980)

Gardner, G.G., Hinton, R.M.: Hypnosis with children. In: G.D. Burrows and L. Dennerstein (Eds.) Handbook of hypnosis and psychosomatic medicine. Amsterdam: Biomedical Press (1980)

Gardner, G.G., Olness, K.: Hypnosis and hypnotherapy with children. New York: Grune & Stratton (1981)

Gardner, G.G.: Teaching self-hypnosis to children. International Journal of Clinical and Experimental Hypnosis, 29(3), 300-312 (1981)

Gardner, G.G., Lubman, A.: Hypnotherapy for children with cancer: Some current issues. American Journal of Clinical Hypnosis, 25(2-3), 135-142 (1982-1983)

Gardner, R.: Techniques for involving the child with MBD in meaningful psychotherapy. Journal of Learning Disabilities. 8(5), 272-282 (1975)

Gardner, R.: Therapeutic communication with children: The mutual storytelling technique. New York: Aronson (1977)

Garver, R.B.: Eight steps to self-hypnosis. American Journal of Clinical Hypnosis, 26(4), 232-235 (1984)

Gaston, C.D., Hutzell, R.R.: Hypnosis to reduce smoking in a deaf patient. American Journal of Clinical Hypnosis, 19(2), 125–127 (1976)

Gauthier, J., Pelerinn, D.: Management of compulsive shoplifting through covert sensitization. Journal of behavior Therapy and Experimental Psychiatry, 13 (1), 73–75 (1982)

Gehm, Th., Appel, J., Apsel, D.: Parameters of suggestive speech. Vortrag, gehalten am 10.7.1987, International Symposium on Suggestion and Suggestibility, Giessen (1987)

Gelber, H., Meyer, V.: Behavior therapy and encopresis: The compexities involved in treatment. Behavior Research and Therapy. 2, 227–231 (1965)

Gellhorn, E., Loofbourrow, G.N.: Emotions and emotional disorders. New York: Harper and Row (1963)

Gendlin, E.T.: Imagery is more powerful with focusing: Theory and practice. In: I.E. Shor et al. (Eds.) Imagery: Its many dimensions and applications. New York: Plenum Press (1979)

Gentry, W.D., Bernal, G.A.: Chronic pain. In: R.B. Williams, W.D. Gendry (Eds.) Behavioral approaches to medical treatment. Cambridge, Mass.: Ballinge (1977)

Gerber, W.-D., Mayer, K., Ostendorf, U.: Sensorische Feedbacktherapie bei Torticollis Spasticus. In: Kongreßband des Neurologenkongresses. Hamburg (1983)

Gerber, W.-D.: Die Migräne: Ergebnisse und Perspektiven verhaltensmedizinischer Forschung. Weinheim: Edition Medizin (1985)

Gerber, W.-D.: Chronische Kopfschmerzen. In: W. Miltner, N. Birbaumer, W.-D. Gerber (Hg.) Verhaltensmedizin. Berlin: Springer (1986)

Gerber, W.-D.: Verhaltensmedizin gynäkologischer Erkrankungen. In: W. Miltner, N. Birbaumer, H.-D. Gerber (Hg.), Verhaltensmedizin. Berlin: Springer (1986)

Gerl, W.: Zum Verhältnis von Beziehung und Technik in der psychologischen Krebstherapie. In: B. Peter (Hg.) Hypnose und Hypnotherapie nach Milton H. Erickson: Grundlagen und Anwendungsfelder. München: Pfeiffer (1985)

Gerschman, J.A., Burrows, G.D., Reade, P.C.: oro-facial pain. Astralian Familiy Physician, 6, 10, 1219 (1977)

Gerschman, J.A., Reade, P.C., Burrows, G.D.: Hypnosis and dentistry. In: G.D. Burrows, L. Dennerstein (Eds.) Handbook of hypnosis and psychosomatic Medicine. Amsterdam: Biomedical Press (1980)

Gerschman, J.A., Burrows, G.D., Fitzgerald, P.J.: Hypnosis in the control of gagging. Australian Journal of Clinical and Experimental Hypnosis, 9 (2) 53–59 (1981)

Gerschman, J.A., Burrows, G.D., Reade, P.C.: Hypnotizability and dental phobic disorders. International Journal of Psychosomatics, 34(4), 42-47 (1987)

Gerschman, J.A.: Dental fears and phobias. Australian Family Physician, 17(4), 261-263, 266 (1988)

Gfeller, J.D., Lynn, S.J., Pribble, W.E.: Enhancing hypnotic susceptibility: Interpersonal and rapport factors. Journal of Personality and Social Psychology, 52(3), 586-595 (1987)

Gheorghiu, V.A.: On suggestion and suggestibility. Scientia, 107 (1972)

Gheorghiu, V.A., Hodapp, V., Ludwig, C.M.: Attempt to construct a scale for measurement of the effect to suggestion on perception. Educational and Psychological Measurement, 35, 341–352 (1975)

Gheorghiu, V.A.: An Attempt to control for compliance behavior in the measurement of sensory suggestibility. International Journal of Clinical and Experimental Hypnosis, 24(3), 362 (1976)

Gheorghiu, V.A.: One of the „Cinderellas" of psychology and medicine: The suggestion. Svensk Troscrift for Hypnos, 5 (1980)

Gheorghiu, V.A., Orleanu, P.: Dental implant under hypnosis. American Journal of Clinical Hypnosis, 25 (1), 68–70 (1982)

Gheorghiu, V.A., Reyher, J.: The effect of different types of influence on an "indirect-direct" form of a scale of sensory suggestibility. American Journal of Clinial Hypnosis, 24(3), 191-199 (1982)

Gheorghiu, V.A.: Beziehungen zwischen Suggstion und Hypnose: Kritische Betrachtungen. Experimentelle und klinische Hypnose. 1 (2), 167–179 (1985)

Gheorghiu, V.A.: The difficulty to explain and define suggestion. Vortrag, gehalten am 8.7.1987. International Symposium on Suggestion and Suggestibility, Giessen (1987)

Gheorghiu, V.A., Bloh, E.: Vergleich zwischen „objektiven" und „subjektiven" Meßwerten des Harvard Hypnosetests für Gruppen, Form a. Experimentelle und Klinische Hypnose, 3 (1), 49–59 (1987)

Gheorghiu, V.A., Gehm, T., Hehl, F.J., Vaitl, D.: Objektive und vorgetäuschte Stimulation: Eine empirische Untersuchung zur Wirkung indirekter Suggestion auf Motorik. Archive für Psychologie, 141(2), 127-137 (1989)

Gheorghiu, V.A., Netter, P., Tichi, H.-J.: A test of sensory suggestibility. In: A.F. Bennett, K.M. McKonkey (Eds.) Cognition in Individual and Social Contexts. Elsevier Science Publishers, North Holland (1989)

Gheorghiu, V.A.: Suggestion und sich selbsterfüllende Prophezeiungen. Vortrag, gehalten an 12. Tagung der Deutschen Gesellschaft für Hypnose. Bad Lippspringe (1990)

Gheorghiu, V.A., Kruse, P.: The psychology of suggestion: An integrative perspective. In: J.F. Schumaker (Ed.) Human suggestibility: Advances in theory, research, and practice. Ne York: Routledge, Chapman and Hall, Inc. (1991)

Giacalone, A.V.: Hysterical dysphonia: Hypnotic treatment of a ten-year-old female. American Journal of Clinical Hypnosis, 23 (4), 289–293 (1981)

Gibbons, D.: Beyond hypnosis: Explorations in hyperempiria. South Orange N.J.: Power Publishing (1973)

Gibbson, D., Kilbourne, L., Saunders, A., Castles, C.: The cognitive control of behavior: A comparison of systematic desensitization and hypnotically-induced „directed experience" techniques. American Journal of Clinical Hypnosis, 12, 141–145 (1970)

Gibson, H.B.: The application of hypnotic techniques to therapy. Some problems of theory and practice. British Journal of Experimantal Psychology, 52 (2), 141–145 (1979)

Gibson, H.B.: The use of hypnosis in police investigations. Bulletin of British Psychology Society. 35, 135–142 (1982)

Gibson, M.: Comments on Benson's „hypnotherapy with delinquent and acting out adolescents. „British Journal of Experimental and Clinical Hypnosis, 1 (3), 41–42 (1984)

Gibson, W.B.: The key to hypnotism. new York: Key Publishing (1956)

Gibson, W.B.: Secrets of the great magicians. Glasgow: Collins (1976)

Gill, M.M., Brenman, M.: Hypnosis and related states. New York: International Universities Press (1959; 1961)

Gill, M.M., Brenman, M.: The metapsychology of regression in hypnosis. In: J.E. Gordon (Ed.) The handbook of clinical and experimental hypnosis. New York: Cromwell-Collier and Macmillan, Inc. (1967)

Gilmore, L.G.: Hypnotic metaphor and sexual dysfunction. Journal of Sex and Marital Therapy, 13(1), 45-57 (1987)

Gindes, B.C.: Concepts of hypnosis. New York: Julian Press (1951)
Ginhart, L.R.: The use of serial metaphor in therapy: A case report. Journal of Stretegic ans Systemic Therapies, 2 (1), 15–22 (1983)
Gittleson, H.L.: Depressive psychosis in the obsessional neurotic. British Journal Psychiat. 112, 883–887 (1966)
Glaros, A.G., Rao, S.M.: Bruxismus: A critical review. Psychological Bulletin, 84, 767-781 (1977)
Glasgow, L.A., Adler, R.: Psychosocial factors modifying host reactions to experimental infection. Annals of the New York Academy of Science, 164, 381 (1969)
Glasner, S.: A note on allusions to hypnosis in the Bible and Talmud. Journal of Clinical and Experimental Hypnosis, 3, 34 (1955)
Glick, B.S.: Critical evaluations: Conditioning, a partial success story. International Journal of Psychiatry, 44, 504-507 (1969)
Glick, B.S.: Some limiting factors in reciprocal inhibition theory. Psychiatric Quarterly, 44, 223-230 (1970)
Glick, B.S.: Aversive imagery therapy using hypnosis. American Journal of Clinical Hypnosis, 26 (3), 432-436 (1972)
Glick, B.S.: Aversive imagery therapy using hypnosis. In: E. Dengrove (Ed.) Hypnosis and behavior therapy. Springfield: Charles C. Thomas (1976)
Glosser, C.R.: The effect of direct hypnotherapeutic intervention on locus of control. Diss., Univ. of Pittsburgh. (1979)
Glowatzki, G.: Der Mesmerismus seine Spuren in der heutigen Medizin. Zeitschrift für Allgemeine Medizin, 59, 1360-1366 (1983)
Gmelin, H.: Über den tierischen Magnetismus. Tübingen: Heerbrandt (1787)
Godec, C.J.: Inhibition of hyperreflexic bladder during hypnosis: A case report. American Journal of Clinical Hypnosis, 22(3), 170-172 (1980)
Goggins, R.: Hypnotherapeutic treatment of socially inhibited urinary response: Two case studies. Journal of the American Society of Psychosomatic Dentistry and Medicine, 30(1), 21-25 (1983)
Golan, H.P.: Control of fear reaction in dental patients by hypnosis: 3 case studies. American Journal of Clinical Hypnosis, 13, 279-284 (1971)
Golan, H.P.: Further case reports from Boston City Hospital. American Journal of Clinical Hypnosis, 18, 55-59 (1975)
Golan, H.P.: Temporomandibular joint disease treated with hypnosis. American Journal of Clinical Hypnosis, 31(4), 269-274 (1989a)
Golan, H.P.: The role of hypnosis. Journal of the Massachusetts Dental Society, 38(2), 92-93 (1989b)
Gold, W.M., Kessler, G.R., Yu, D.Y.C.: Role of vagus nerves in experimental asthma in allergic dogs. Journal of Applied Psychology, 33, 719-725 (1972)
Goldberg, G.: Suggestion as a general structure and a specific strategy in the behavioral treatment of vaginismus. Australian Journal of Clinical and Experimental Hypnosis, 11(1), 39-47 (1983)
Golden, W.L.: Rational-Emotive Hypnotherapy: Principles and techniques. British Journal of Cognitive Psycho-therapy, 1(1), 47-56 (1983)
Goldenberg, G.: Neurologische Grundlagen bildlicher Vorstellungen. Wien: Springer (1987)
Goldfarb, D. A.: Classical conditioning as a means in increasing hypnotic susceptability. Diss., Hofstra University (1985)
Goldfine, I.D., Abraira, C., Gruenwald, D. et al.: Plasma insulin levels during imaginery food ingestion under hypnosis. Proceedings of the Society of Experimental Biology and Medicine, 13, 274-276 (1970)
Goldfried, M.R.: Systematic desensitization as a training in self-control. Journal of Consulting and Clinical Psychology, 37, 228-234 (1971)
Goldfried, M.R., Merbaum, M.: Mechanismen und Selbstkontrolle. In: F. Petermann, C. Schmook (Hg.) Grundlagentexte der Klinischen Psychologie. Bd. 2. Bern: Huber (1973)
Goldfried, M.R.: Anxiety reduction through cognitive-behavioral intervention. In: D.S. Kendall, S.D. Hollon (Eds.) Cognitive-behavioral interventions: Theory, research, and procedures. New York: Academic Press (1979)
Goldmann, L., Ogg, T.W., Levey, A.B.: Hypnosis and daycase anaesthesia. A study to reduce pre-operative anxiety and intra-operative anaesthetic requirements. Anaesthesia, 43(6), 466-469 (1988)
Goldmann, L., Shah, M.V., Hebden, M.W.: Memory of cardiac anaesthesia. Psychological sequelae in cardiac patients of intra-operative suggestion and operating room conversation. Anaesthesia, 42(6), 596-603 (1987)
Goldstein, L.: Some recent advances in hypnosis: introductory remarks. Research Communications in Psychology, Psychiatry and Behavior, 7(2), 145-147 (1982)
Goodman, L.S., Gilman, A.: Pharmacological basis of therapeutics. 5.th ed. New York: Macmillan (1975)
Goodwin, D.W., Guze, S.B., Robins, E.: Follow-up studies in obsessional neurosis. Archives of General Psychiatry, 20, 182-187 (1969)
Gordon, D.: Therapeutic Metaphors. Cupertino: Meta Publications. (1978)
Gordon, M.C.: Age and performance differences of male patients on modified Stanford Hypnotic Susceptability Scales. International Journal of Clinical and Experimental Hypnosis, 20, 152-155 (1972)
Görz, K.: Rehabilitation von Schädelhirnverletzten durch Hypnose - Fallberichte. Experimentelle und klinische Hypnose, 6(2), 137-156 (1990)
Gössi-Greguss, A.C., Bányai, E.I., Vágó, P., Varga, K., Horváth, R.: Interactional approach to the understanding of hypnosis: Electrophysiological indices. Paper read at: 11th International Congress of Hypnosis and Psychosomatic Medicine. Den Haag (1988)
Gottesfeld, M.L.: Treatment of vaginismus by psychotherapy with adjunctive hypnosis. American Journal of Clinical Hypnosis, 20(4), 272-277 (1978)
Gottschall, L.D.: A comparative study of hypnosis and religion. Journal of the American Institute of Hypnosis, 15(5), 231-238 (1974a)

Gottschall, L.D.: Western religions and hypnosis. Journal of the American Institute of Hypnosis, 15(6), 271-273 (1974b)

Gould, S.S., Tissler, T.M.: The use of hypnosis in the treatment of herpes simplex II. American Journal of Clinical Hypnosis, 26(3), 171-174 (1984)

Grabitz, H.-J.: Die Theorie der Selbst-Wahrnehmung von Bem. In: D. Frey (Hg.) Kognitive Theorien der Sozialpsychologie. Bern: Huber (1978)

Grabowska, M.J.: The effect of hypnosis and hypnotic suggestion on the blood flow in the extremities. Polish Medical Journal, 10, 1044-1051 (1971)

Graham, C.: On the mechanism of suggested suppression of myopia: Relationship to relative accomodation. Proceedings of the Annual Convention of the American Psychological Association, 6(2), 779-780 (1971)

Graham, C., Leibowitz, H.W.: The effect of suggestion on visual acuity. International Journal of Clinical and Experimental Hypnosis, 20, 169-186 (1972)

Graham, C., Evans, F.J.: Hypnotizability and the development of waking attention. Journal of Abnormal Psychology, 86, 631-638 (1977)

Graham, D.T., Wolf, S.: Pathogenesis of urticaria: Experimental study of life situations, emotions and cutaneous vascular reactions. Journal of the American Medical Association, 143, 1396 (1950)

Graham, G.W.: Hypnotic treatment of migraine headaches. Journal of Clinical and Experimental Hypnosis, 3, 165-171 (1975)

Graham, K.R., Patton, A.: Retroactive inhibition, hypnosis and hypnotic amnesia. International Journal of Clinical and Experimental Hypnosis. 16, 68-74 (1968)

Graham, K.R.: Perceptual processes and hypnosis: Support for a cognitive-state theory based on laterality. In: W.E. Edmonston (Ed.) Hypnosis and relaxation: Modern verification of an old equation. New York: Wiley-Interscience (1981)

Grant, R.T., Bruce-Pearson, R.S., Comeau, W.J. Observations on urticaria provoked by emotions, by exercise and by warming the body. Clinical Science, 2, 253 (1936)

Gräser, H.: Spontane Reversionsprozesse in der Figural-Wahrnehmung. Trier, Diss. (1977)

Gravitz, M.A.: Hypnotherapeutic management of epileptic behavior. American Journal of Clinical Hypnosis, 21, 282-284 (1979)

Gravitz, M.A.: Non-verbal hypnotic techniques in a centrally deaf brain-damaged patient. International Journal of Clinical and Experimental Hypnosis, 29 (2), 110-116 (1981a)

Gravitz, M.A.: The production of warts by suggestion as a cultural phenomenon. American Journal of Clinical Hypnosis, 23(4), 281-283 (1981b)

Gravitz, M.A., Gerton, M.: Polgar as Freud's hypnotist? Contrary evidence. American Journal of Clinical Hypnosis, 24(4), 272-276 (1982)

Gravitz, M.A.: Two centuries of hypnosis specialty journals. International Journal of Clinical and Experimental Hypnosis, 35(4), 265-276 (1987)

Gravitz, M.A.: Early uses of hypnosis as surgical anesthesia. American Journal of Clinical Hypnosis, 30(3), 201-208 (1988)

Greenberg, I.: Hypnodrama and group hypnosis. In: I. Greenberg (Ed.) Group Hypnotherapy and Hypnodrama. Chicago: Nelson Hall (1977)

Greenberg, R.P., Land, J.M.: Influence of some hypnotist and subject variables on hypnotic susceptability. Journal of Consultant and Clinical Psychology, 37(1), 11-115 (1971)

Greene, M.C.L.: The voice and its disorders. London: Pitman (1972)

Greene, R.J.: Combining rational-emotive and hypnotic techniques: Treating depression. Psychotherapy, Theory, Research and Practice, 10(1), 71-73 (1973)

Greenfield, S.M.: The return of Dr. Fritz: Spiritist healing and patronage networks in urban, industrial Brazil. Social Sciences and Medicine, 24(12), 1095-1108 (1987)

Greenleaf, E.: Developmental-stage regression through hypnosis. American Journal of Clinical Hypnosis, 12 (1), 20-36 (1969)

Greenwald, M.M.: Applications of hypnosis in patient management. New York State Dental Journal, 55(10), 34-36 (1989)

Greger, J., Popella, E.: Zur forensisch-psychiatrischen Beurteilung motivisch unklarer Diebstähle. Psychiatrie, Neurologie und medizinische Psychologie, 20, 302 (1968)

Gregory, J., Diamond, M.J.: Increasing hypnotic susceptability by means of positive expectancies and written instructions. Journal of Abnormal Psychology, 82, 363-367 (1973)

Greuel, H.: Suggestion bei akutem Hörsturz. HNO, 31, 136 (1984)

Griffiths, R.A., Touyz, S.W., Mitchell, P.B., Bacon, W.: The treatment of bulimia nervosa. Australian and New Zealand Journal of Psychiatry, 21(1), 5-15 (1987)

Grimes, F.V.: An experimental analysis of the nature of suggestibility and of its relation to other psychological factors. Studies in Psychology and Psychiatry at the Catholic University of America, 7, (1948)

Grinder, J., Bandler, R.: Therapie in Trance. Stuttgart: Klett-Cotta (1981)

Gross, H.N., Posner, N.A.: An evaluation of hypnosis for obstetric delivery. American Journal of of Obstetrics and Gynecology, 87, 912-920 (1963)

Gross, M.: Hypnoanalytic age regression based on Piaget's cognitive developments theory. Medical Hypnoanalysis, 3(2), 73-77 (1982)

Gross, M.: Correcting perceptual abnormalities, anorexia nervosa and obesity by use of hypnosis. Journal of the American Society of Psychosomatic Dentistry and Medicine, 30(4), 142-150 (1983)

Gross, M.: Hypnosis in the therapy of anorexia nervosa. American Journal of Clinical Hypnosis, 26(3), 175-181 (1984)

Grosse, S.: Bettnässen. Diagnostik, Therapie. München/ Weinheim: Psychologie Verlags Union (1986)

Großmann, K.: Die Bedeutung der hypnotischen Suggestion als Heilmittel. Berlin (1894)

Grosz, H.J., Zimmerman, J.: Experimental analysis of

hysterical blindness: A follow-up report and new experimental data. Archives of General Psychiaty, 13, 255-260 (1965)

Groth-Marnat, G., Schumaker, J.F.: Hypnotizability, attitudes toward eating, and concern with body size in a female college population. American Journal of Clinical Hypnosis, 32(3), 194-200 (1990)

Gruenewald, D.: Transference and countertransference in hypnosis. International Journal of Clinical and Experimental Hypnosis, 19, 71-82 (1971a)

Gruenewald, D.: Hypnotic techniques without hypnosis in the treatment of dual personality: A case report. Journal of Nervous and Mental Disease, 153(1), 41-46 (1971b)

Gruenewald, D., Fromm, E., Oberlander, M.I.: Hypnosis and adaptive regression: An ego-psychological inquiry. In: E. Fromm, R.E. Shor (Eds.) Hypnosis: Research developments and perspectives. Chicago: Aldine/ Atherton (1972)

Gruenewald, D.: Failures in hypnotherapy: A brief communication. International Journal of Clinical and Experimental Hypnosis, 29 (4) 345-350 (1981)

Gruenwald, D.: A psychoanalytic view of hypnosis. American Journal of Clinical Hypnosis, 24(3), 185-190 (1982)

Gruenewald, D.: On the nature of multiple personality: Comparison with hypnosis. International Journal of Clinical and Experimental Hypnosis, 32(2), 170-190 (1984)

Gruenewald, D.: Ein Überblick über Gefahren und Komplikationen bei der klinischen Hypnose. Hypnose und Kognition, 8(1), 13-19 (1991)

Gruhle, H.W.: Gutachtentechnik. Berlin (1955)

Guazzo, F.M.(1608): Compendium malefiziarum. New York: Barnes and Noble (1970)

Gudjonsson, G.H.: Suggestibility, intelligence, memory recall and personality: An experimental study. British Journal of Psychiatry, 143, 35-37 (1983)

Gudjonsson, G.H., Lister, S.: Interrogative suggestibility and its relationship with self-esteem and control. Journal of the Forensic Science Society, 24, 99-110 (1984)

Gudjonsson, G.H.: Theoretical and empirical aspects of interrogative suggestibility. Vortrag, 9.7.1987, First International Symposium on Suggest-ion and Suggestibilty. Giessen (1987)

Guensberger, E., Bardos, M.: Einige methodische Hinweise zur Einleitung und Führung der Hypnose. In: A. Katzenstein, Suggestion und Hypnose in der psychotherapeutischen Praxis. Jena: G. Fischer (1978)

Guilleminault, C.: Disorders of arousal in children: Somnambulismus and night terrors. In C. Guilleminault (Ed.) Sleep and its disorders in children. New York: Raven, 243-252 (1987)

Gunnison, H., Renick, T.F.: Hidden hypnotic patterns: Implications for counseling and supervision. Counselor Education and Supervision, 25(1), 5-11 (1985)

Gunnison, H.: Rachel, remorse, and hypnocounseling. In: E.M. Stern (Ed.) Psychotherapy and the remorseful patient. New York: Haworth (1989)

Gunnison, H.: Hypnocounseling: Ericksonian hypnosis for counselors. Journal of Counseling and Development, 68(4), 450-453 (1990)

Gunnison, H.: Merging the fantasy door approach with hypnocounseling. Hypnos, Swedish Journal of Hypnosis, 18(3), 153-162 (1991)

Gur, R.C., Gur, R.E.: Handedness, sex, and eyedness as moderating variables in the relation between hypnotic susceptability and functional brain asymmetry. Journal of Abnormal Psychology, 83, 635-643 (1974)

Gustavson, J.L., Weight, D.G.: Hypnotherapy for a phobia of slugs: A case report. American Journal of Clinical Hypnosis, 23(4), 258-262 (1981)

Gutzman, H.: Das Stottern: eine Monographie für Ärzte, Pädagogen und Behörden. Frankfurt: Rosenheim (1898)

Haberman, M.A.: Complications following hypnosis in a psychotic patient with sexual dysfunction treated by a lay hypnotist. American Journal of Clinical Hypnosis, 29(3), 166-170 (1987)

Hagbarth, K.E., Finer, B.: The plasticity of human withdrawal reflexes to noxious skin stimuli in lower limps. Progresses in Brain Research, 1, 65-78 (1963)

Hageman-Wenselaar, L.H.: Hypnosis for pain control during lumbar puncture and bone marrow aspirations in children with cancer. Hypnose ter pijnbestrijding tijdens de lumbaalpunctie en beenmergpunctie bij kinderen met een oncologische aandoening. Tijdschrift for Kindergeneeskunde, 56(3), 120-123 (1988)

Hahn, K.W., Jr., Barber, T.X.: Hallucinations with and without hypnotic induction: An extension of the Brady and Levitt study. Harding, Mass.: Medfield Foundation (1966)

Hajek, P., Jakoubek, B., Radil, T., Adamovska, E.: Pain threshold in patients with atopic eczema influenced by hypnosis. Acta Nerverosa Super, Praha, 31(3), 222-223 (1989)

Hajek, P., Jakoubek, B., Radil, T.: Gradual increase in cutaneous threshold induced by repeated hypnosis of healthy individuals and patients with atopic eczema. Perceptual and Motor Skills, 70(2), 549-550 (1990)

Halama, P.: Die Veränderung der corticalen Durchblutung vor und in Hypnose. Experimentelle und klinische Hypnose, 6(1), 19-26 (1989a)

Halama, P.: Oskar Vogt: Hirnforscher und Hypnose-Arzt. Ein Vorbild auch für den heutigen Hypnotherapeuten. Schleswig-Holsteinisches Ärzteblatt, 12, (1989b)

Halama, P.: Neurophysiologische Untersuchungen vor und in Hypnose am menschlichen Cortex mittels SPECT-Untersuchung - Pilotstudie. Experimentelle und klinische Hypnose, 6(1), 65-73 (1990)

Halama, P.: Erfahrungen mit der Hypnose-Therapie bei ambulanten Patienten, die unter Tinnitus leiden - vergleichende Pilotstudie. Experimentelle und klinische Hypnose, 8(2), in Vorbereitung (1992).

Halder, P., Junuers, G., Latka, H.: Die Stanford Skala zur Erfassung der hypnotischen Suszeptibilität. Diagnostica, 18, 141-159 (1972)

Hale, E.E., Hale, E.E., Jr.: Franklin in France: From

original documents, most of which are now published for the first time. Vol. II. Boston: Robert Brothers (1888)

Haley, J.: Gemeinsamer Nenner Interaktion-Strategien der Psychotherapie. München: Pfeiffer (1978)

Hall, H., Minnes, L.: Psychological modulation of auditory responses. International Journal of Psychosomatics, 36(1-4), 59-63 (1989)

Hall, H.R.: Hypnosis and the immune system: A Review with implications for cancer and the psychology of healing. American Journal of Clinical Hypnosis, 25(2-3), 92-103 (1983)

Hall, J.R., McGill, J.C.: Hypno-behavioral treatment of self-destructive behavior: Trichotillomania and bilimia on the same patient. American Journal of Clinical Hypnosis, 29(1), 39-46 (1986)

Hall, R.D., Bloom, F.E., Olds, J.: Neuronal und neurochemical substrates of reinforcement. Neuroscience research Program Bulletin. Cambridge, Mass.: MIT Press (1979)

Ham, M.W., Spanos, N.P.: Suggested auditory and visual hallucinations in task-motivated and hypnotic subjects. American Journal of Clinical Hypnosis, 17, 94-101 (1974)

Hammer, A.G., Evans, F.J., Bartlett, M.: Factors in hypnosis and suggestion. Journal of Abnormal and Social Psychology, 67, 15-23 (1963)

Hammer, A.G.: Relationship of factors in hypnosis and in personality. Paper read at American Psychological Association, Miami Beach, Fla. (1970)

Hammond, D.C.: Mythen um Erickson und die Ericksonsche Hypnose. Experimentelle und Klinische Hypnose, 2(1), 5-16 (1986)

Hammond, D.C. (Ed.): Hypnotic Suggestions and metaphors. American Society of Hypnosis. New York: Norton & Comp., Inc. (1990)

Händel, K.: Aus dem Jahresbericht 1980 der Polizei von Los Angeles. Kriminalistik, 3, 162-163 (1982)

Handler, L.: Utilization approaches and psychodynamic psychotherapy in a case of hospital phobia: An integrated approach. American Journal of Clinical Hypnosis, 31(4), 257-263 (1989)

Harano, K., Ogawa, K, Naruse, G.: A study of plethysmography and skin temperature during active concentration and autogenic exercise. In: W. Luthe (Ed.) Autogenic Training. New York: Grune & Stratton, 55-58 (1965)

Hariman, J.: An illustration of the use of eclectic procedures in short-term hypnotherapy. Australian Journal of Clinical and Experimental Hypnosis, 6(1), 59-62 (1978)

Hariman, J.: An integration of hypnoanalysis, hypnosynthesis and rational emotive therapy. Australian Journal of Clinical and Experimental Hypnosis, 8(2), 97-100 (1980)

Hariman, J.: The bearing of the „concentration" theory of hypnosis on the Freudian concept of the uncon-scious. Australian Journal of Clinical Hypnotherapy, 3(2), 85-90 (1982a)

Hariman, J.: Suggestions in the non-directive approach to overall growth and development of a healthy psyche. International Journal of Eclectic Psychotherapy 1(1), 63-69 (1982b)

Hariman, J.: A kung fu derived hypnotic psychotherapy. International Journal of Hypnotic Psychotherapy, 1(2), 67-68 (1982c)

Hariman, P.L.: Hypnotic induction of color vision anomalies: I. The use of Ishihara and the Jensen tests to verify the acceptance of suggested color blindness. Journal of General Psychology, 26, 289-298 (1942)

Harmon, T.M., Hynan, M.T., Tyre, T.E.: Improved obstetric outcomes using hypnotic analgesia and skill mastery combined with childbirth education. Journal of Consulting and Clinical Psychology, 58(5), 525-530 (1990)

Harrington, A.: Metals and magnets in medicine: Hysteria, hypnosis and medical culture in fin-de-siècle Paris. Psychol-Med., 18(1), 21-38 (1988)

Harrison, M., Cotanch, P.H.: Pain: Advances and issues in critical care. Nursing Clininics of North-America, 22(3), 691-697 (1987)

Harrison, S.H.: The use of EMG biofeedback and hypnosis in treatment of tension headaches. Diss., Texas A and M University (1979)

Hart, R.R.: The influence of a taped hypnotic induction treatment produced on the recovery of surgery patients. International Journal of Clinical and Experimental Hypnosis, 28 (4), 324-332 (1980)

Hartig, M.: Selbstkontrolle: Lerntheoretische und verhaltenstherapeutische Ansätze. München: Urban & Schwarzenberg (1973)

Hartmann, H.: Ego psychology and the problem of adaption. New York: International Universities Press (1958)

Hartman, B.J.: Group hypnotherapy in a university counseling center. American Journal of Clinical Hypnosis, 12(1), 16-19 (1969)

Hartland, J.: The value of "ego strengthening" procedures prior to direct symptom-removal under hypnosis. American Journal of Clinical Hypnosis, 8, 89-93 (1965)

Hartland, J.: Medical and dental hypnosis and its clinical applications. (2nd ed.) Baltimore: Williams & Wilkins (1971a)

Hartland, J.: The approach to hypnotherapy: "Permissive" or otherwise? American Journal of Clinical Hypnosis, 13 (3), 153-154 (1971b)

Hartland, J.: Further observations on the use of "ego-strengthening" technique. American Journal of Clinical Hypnosis, 14(1), 1-8 (1971c)

Hartland, J.: Medical and dental hypnosis. London: Bailiere Tindall (1973; 1975)

Harvey, R.F., Hinton, R.A., Gunary, R.M., Barry, R.E.: Individual and group hypnotherapy in treatment of refractory irritable bowel syndrome. Lancet, 1(8635), 424-425 (1989)

Häuser, W.: Hypnotherapeutische Verfahren und "Leistungsversagen". Hypnose und Kognition, 8(2), 37-46 (1991)

Hautkappe, H.J., Bongartz, W.: Herzfrequenzvariabilität als physiologischer Indikator der posthypnotischen Amnesie. Experimentelle und klinische Hypnose, 6(2), 115-135 (1990)

Haynes, S.N., Wilson, C.C., Jaffe, P.G., Britton, B.V.: Biofeedback treatment of atopic dermatitis. Controlled case studies of eight cases. Biofeedback and Self-Regulation, 4, 195-209 (1979)

Heap, M.: Neuro-Linguistic programming - A British perspective. Hypnos, Swedish Journal of Hypnosis, 15(1), 4-13 (1988)

Heath, F.S., Hoaken, P.C., Sainz, A.A.: Hypnotizability in state-hospitalized schizophrenics. Psychiatric Quarterly, 34, 65-68 (1960)

Heath, H.A., Orbach, J.: Reversibility in the Necker cube: IV. Responses of elderly people. Perceptual and Motor Skills, 17, 625-626 (1963)

Heckhausen, H.: Relevanz der Psychologie als Austausch zwischen naiver und wissenschaftlicher Verhaltenstheorie. Psychologische Rundschau, 27, 1-11 (1976)

Heckhausen, H.: Motivation und Handeln. Berlin: Springer (1980)

Hefferline, R.F., Keenan, B.: Amplitude-induction gradient of a small-scale (covert) operant. Journal of Experimental Analysis Behavior, 6, 307-315 (1963)

Heidenhain, R.: Der sog. thierische Magnetismus; physiologische Beobachtungen. Leipzig: Breitkopf & Härtel (1880).

Heider, F.: The psychology of interpersonal relations. New York: Wiley (1958)

Heimel, A.: The use of hypnosis in pediatric clinical practice: A report of 68 patients. Proceedings of Northwestern Pediatric Society, Sept. 28 (1978)

Hekebush, F., Blinkowski, D., Foundillerre, N.: An attempt at a study of development of personality with the aid of hypnosis. Trud. Inst. Psikhoveur, Kiev, 2, 236-272 (1930)

Helig, H., Hoff, R.: Über psychogene Entstehung des Herpes labialis. Medizinische Klinik, 24, 1472 (1928)

Helle, T.: Hypnose für die Gesprächsführung: Suggestive Methoden in Theorie und Praxis. Tübingen: Attempo (1990)

Helmkamp, N.: Psychosomatische Krebsforschung. Bern: Huber (1984)

Hennig, C.W., McIntyre, J.F., Moriarty, D.D. jr., Picerno, J.M., Allen, J.L.: Differential cholinergic influences on the immobility response in various strains of domestic fowl. Pharmacology, Biochemistry and Behavior, 30(3), 625-634 (1988)

Hering, E.: Grundzüge der Lehre vom Lichtsinn. Berlin (1905)

Hermanns, M.: Mythen und Mysterien der Tibeter. Stuttgart: Magnus Verlag (1955)

Hernandez-Peon, R., Sheher, H., Jouvet, M.: Science, 123, 331 (1956)

Hernstein, R.J., Sidmann, M.: Avoidance conditioning as a factor in the effects of unavoidable shocks on foodreinforcement behavior. Journal of Comparative and Physiological Psychology, 51, 380 385 (1958)

Herod, J.W., Smith, J.: A review of Senoi dream principles: Adaptation to hypnoanalysis. Medical Hypnoanalysis, 3(3), 96-107 (1982)

Herod, J.W.: Dream your impossible dreams: A taped suggestion. Medical Hypnoanalysis, 5(4), 157-158 (1984)

Hersen, M.: Aversive techniques. In: A.S. Belack & M. Hersen (Eds.) Behavior modification: An introductory textbook. Baltimore: Williams & Wilkins (1978)

Hershman, S.: Hypnosis in the treatment of obesity. Journal of Clinical and Experimental Hypnosis, 3, 136-139 (1955)

Hershman, S.: Hypnosis and excessive smoking. Journal of Clinical and Experimental Hypnosis, 4, 27-29 (1956)

Hess, W.R.: The functional organization of the dienzephalon. In: J.R. Hughes (Ed.) New York: Grune & Stratton (1957)

Heusinger, J., Krause, W.-D.: Ambulante Behandlung der Adipositas durch Hypnose. Die Heilkunst, 104 (7), (1991)

Heyden, T., Reinecker, H., Schulte, D., Sorgatz, H.: Verhaltenstherapie: Theorien und Methoden. DGVT (Hg.) Tübingen: Deutsche Gesellschaft für Verhaltenstherapie (1986)

Heyne, C.: Tatort Couch. Sexueller Mißbrauch in der Therapie - Ursachen, Fakten, Folgen und Möglichkeiten der Verarbeitung. Zürich: Kreuz (1991)

Heyneman, N.E.: The role of imagery in hypnosis: An information processing approach. International Journal of Clinical and Experimental Hypnosis, 38(1), 39-59 (1990)

Hibbard, W.S., Worring, R.W.: Forensic hypnosis. Springfield: C. C. Thomas (1981)

Hibler, N.S.: Forensic hypnosis: To hypnotize, or not to hypnotize, that is the question? American Journal of Clinical Hypnosis, 27(1), 52-57 (1984)

Higgs, C.M.: Chronic asthma and hypnotherapy (letter; comment). Journal of the Royal Society of Medicine, 82(7), 446 (1989)

Hilgard, E.R., Weitzenhoffer, A.M., Landes, J., Moore, R.K.: The distribution of susceptability to hypnosis in a student population: A study using the Stanford Hypnotic Susceptability Scales. Psychological Monographs, 75 (8, whole No. 512) (1961)

Hilgard. E.R.: Hypnotic susceptibility. New York: Harcourt, Brace & World (1965)

Hilgard, E.R., Tart, C.T.: Responsiveness to suggestions following waking and imagination instructions and following induction of hypnosis. Journal of Abnormal Psychology, 71, 196-208 (1966)

Hilgard, E.R.: Individual differences in hypnotizability. In: J.E. Gordon (Ed.) Handbook of clinical and experimental hypnosis. New York: Macmillan, 391-443 (1967)

Hilgard, E.R.: Altered states of awareness. Journal of Nervous and Mental Disease, 149, 68-79 (1969)

Hilgard, E.R.: A critique of Johnson, Maher, and Barber's „Artifact in the ‚essence of hypnosis': An evaluation of trance logic": With a recomputation of their findings. Journal of Abnormal Psychology, 79(2), 21-233 (1972)

Hilgard, E.R.: A neodissociation interpretation of pain reduction in hypnosis. Psychological Review, 80, 396-411 (1973)

Hilgard, E.R.: Toward a neodissociation theory: Multiple cognitive controls in human functioning. Perspectives in Biology and Medicine, 17, 301-316 (1974)

Hilgard, E.R., Hilgard, J.R.: Hypnosis in the relief of pain. Los Altos, CA: William Kaufmann (1975)
Hilgard, E.R.: Hypnosis. Annual Review of Psychology, 26, 19-44 (1975)
Hilgard, E.R.: The problem of divided consciousness: A neodissociation interpretation. Annals of the New York Academy of Sciences, 296, 48-59 (1977a)
Hilgard, E.R.: Devided consciousness. Multiple controls in human thought and action. New York: Wiley (1977b)
Hilgard, E.R.: The problem of divided consciousness: A neo-dissociation interpretation. In: W.E. Edmonston jr. (Ed.) Annals of the New York Academy of Sciences: Conceptual and investigative approaches to hypnosis and hypnotic phenomena. New York: N.Y. Academy of Sciences, V. 296 (1977c)
Hilgard, E.R., Hilgard, J.R., MacDonald, H., Morgan, A.H., Johnson, L.S.: Covert pain in hypnotic analgesia: Its reality as tested by the real-simulator design. Journal of Abnormal Psychology, 87, 655-663 (1978)
Hilgard, E.R.: The Stanford Hypnotic Susceptability Scales as related to other measures of hypnotic responsiveness. American Journal of Clinical Hypnosis, 21, 68-82 (1978/79)
Hilgard, E.R., Crawford, H.J., Wert, A.: The Stanford Hypnotic Arm Levitation Induction and Scale (SHALIT): A six minute hypnotic induction and measurement scale. International Journal of Clinical and Experimental Hypnosis, 27, 111-124 (1979)
Hilgard, E.R., Loftus, E.F.: Effective interrogation of the eyewitness. International Journal of Clinical and Experimental Hypnosis, 27(4), 342-357 (1979)
Hilgard, E.R.: Divided consciousness in hypnosis: The implications of the hidden observer. In: E. Fromm, R.E. Shor (Eds.) Hypnosis: Developments in research and new perspectives. New York: Aldine (1979a)
Hilgard, E.R.: A saga of hypnosis: Two decades of Stanford Laboratory of Hypnosis research, 1957-1979, unpubl. paper, Stanford University (1979b)
Hilgard, E.R.: Hypnotic susceptability scales under attack: An examination of Weitzenhoffer's criticism. International Journal of Clinical and Experimental Hypnosis, 29, 24-41 (1981a)
Hilgard, E.R.: The eye roll sign and other scores of the Hypnotic Induction Profile (HIP) as related to the Stanford Hypnotic Susceptability Scales. Form C (SHSS:C) – A critical discussion of a study by Frischholz and others. American Journal of Clinical Hypnosis, 24, 89-97 (1981b)
Hilgard, E.R.: The hidden observer and multiple personality. International Journal of Clinical and Experimental Hypnosis, 32, 248 253 (1984)
Hilgard, E.R.: Research advances in hypnosis: Issues and methods. International Journal of Clinical and Experimental Hypnosis, 35(4), 248-264 (1987)
Hilgard, E.R.: Milton Erickson as playwright and director. International Journal of Clinical and Experimental Hypnosis, 36(3), 128-140 (1988)
Hilgard, E.R.: Eine Neo-Dissoziationstheorie des geteilten Beobachters. Hypnose und Kogntion, 6(2), 3-22 (1989)
Hilgard, J.R., Hilgard, E.R., Newman, M.: Sequalae to hypnotic induction with special references to earlier chemical anaesthesia. Journal of Nervous and Mental Disease, 133 , 461-478 (1961)
Hilgard, J.R.: Personality and hypnosis: A study of imaginative involvement. Chicago: University of Chicago Press (1970)
Hilgard, J.R.: Imaginative involvement: Some characteristics of the highly hypnotizable and the non-hypnotizable. International Journal of Clinical and Experimental Hypnosis, 22, 138-156 (1974a)
Hilgard, J.R.: Sequalae to hypnosis. International Journal of Clinical and Experimental Hypnosis, 22, 281-298 (1974b)
Hilgard, J.R.: Personality and hypnosis: A study of imaginative involvement. 2nd ed. Chicago: University of Chicago Press. (1979)
Hilgard, J.R., LeBaron, S.: Relief of anxiety and pain in children and adolescents with cancer: Quantitative measures and clinical observations. International Journal of Clinical and Experimental Hypnosis, 30(4), 417-442 (1982)
Hilgard, J.R., LeBaron, S.: Linderung von Angst und Schmerz bei krebskranken Kindern und Jugendlichen. Hypnose und Kognition, 7(1), 7-29 (1990)
Hill, R.W.: Hypnosis: A group treatment for smoking, obesity and the perception of stress. Diss., Virginia Commonwealth University (1981)
Hinman, F., Jr., Baumann, F.W.: Complications of vesicoureteral operations from incoordination of micturition. Journal of Urology, 116, 638-643 (1976)
Hinton, R.A., Wardle, P.G., Pike, D.C., Meadowcroft, J.: Hypnosis and infertility. Paper read at: 11th International Congress of Hypnosis and Psychosomatic Medicine. Den Haag (1988)
Hirschmann, J.: Die Kleptomanie. Vorträge der 6. Lindauer Psychotherapiewoche 1955. Stuttgart: Thieme (1956)
Hitchcock, H.W.: A "shotgun" attack on extreme shyness. Medical Hypnoanalysis, 165-168 (1981)
Hobbie, C.: Relaxation techniques for children and young people. Journal of Pediatric Health Care, 3(2), 83-87 (1989)
Hobbs, M.: A treatment programme for agoraphobia with emphasis upon hyper-suggestibility and sensitization. Australian Journal of Clinical and Experimental Hypnosis, 3(2), 111-114 (1982)
Hock, R.A., Rodgers, C.H., Reddi, C., Kennard, D.W.: Medico-psychological intervention in male asthmatic children: An evaluation of psychological change. Psychosomatic Medicine, 40, 210-215 (1977)
Hockenberry-Eaton, M.J., Cotanch, P.H.: Evaluation of a child's perceived self-competence during treatment for cancer. Journal of Pediatric Oncology Nurses, 6(3), 55-62 (1989)
Hodge, J.R.: Contractual aspects of hypnosis. International Journal of Clinical and Experimental Hypnosis, 24(4), 391-399 (1976)
Hodge, J.R.: Can hypnosis help psychosis? American Journal of Clinical Hypnosis, 30(4), 248-256 (1988)
Hoefle, K.-H.: Selbstübende Methoden beim primären

Raynaud-Syndrom. Psychotherapie, Psychosomatik, Medizinische Psychologie, 30(4), 174-179 (1980)
Hoencamp, E.: Therapy or interrogation - The use of hypnosis in a police investigation. Hypnos, Swedish Journal of Hypnosis, 15(2), 68-74 (1988)
Hoencamp, E.: Sexual abuse and the abuse of hypnosis in the therapeutic relationship. International Journal of Clinical and Experimental Hypnosis, 38(4), 283-297 (1990)
Hoff, D.G.: Unterstützung problemrelevanter anamnestischer Arbeit durch hypnotische Trance. Seminar, gehalten anläßlich der Fortbildungsveranstaltung der Deutschen Gesellschaft für Hypnose (DGH) vom 10.-11.3.1984 in Bad Lippspringe (1984)
Hoff, P.: "Mesmerismus" - ein Vorläufer der Psychotherapie. Nervenarzt, 60(12), 732-739 (1989)
Hoffman, M.: Hypnotic desensibilization for the management of anticipatory emesis in chemotherapy. American Journal of Clinical Hypnosis, 25 (2-3), 173-176 (1982/1983)
Hoffmann, A., Menescal de Oliveira, L.: Electrical activity of the toad telencephalon during tonic immobility (animal hypnosis). Brazilian Journal of Medical and Biological Research, 21(1), 141-145 (1988)
Holdivici, I.: Hypnose bei der psychologischen Vorbereitung von Hochleistungssportlern. Experimentelle und klinische Hypnose, 6(1), 21-30 (1990)
Holland, J.G., Skinner, B.F.: Analyse des Verhaltens. München: Urban & Schwarzenberg (1971)
Hollander, M.B.: Excoriated acne controlled by posthypnotic suggestion. American Journal of Clinical Hypnosis, 1, 122-123 (1958)
Holloway, E.L., Donald, K.L.: Self-hypnosis to self-improvement: A group approach. Journal for Specialists in Group Work, 7(3), 199-208 (1982)
Holmes, T.S., Burish, T.G.: Effectiveness of biofeedback for training migraine and tension headaches: A review of the evidence. Journal of Psychosomatic Reseach, 27, 515-532 (1983)
Holroyd, J.: Hypnotic treatment for smoking: An evaluative review. International Journal of Clinical and Experimental Hypnosis, 28(4), 341-357 (1980)
Holroyd, J.: Counterintuitive findings on the hypnotizability of state and nonstate theorists: A brief communication. International Journal of Clinical and Experimental Hypnosis, 37(3), 189-191 (1989)
Holroyd, J., Maguen, E.: And so to sleep: Hypnotherapy for lagophthalmos. American Journal of Clinical Hypnosis, 31(4), 264-268 (1989)
Holroyd, J., Hill, A.: Pushing the limits of recovery: Hypnotherapy with a stroke patient. International Journal of Clinical and Experimental Hypnosis, 37(2), 120-128 (1989)
Holroyd, J.: The uncertain relationship between hypnotizability and smoking treatment outcome. International Journal of Clinical and Experimental Hypnosis, 39(2), 93-102 (1991)
Holroyd, K.A., Penzien, D.B.: EMG-biofeedback and tension headache: Therapeutic mechanisms. In: K.A. Holroyd, B. Schlote, H. Zenz (Eds.) Perspectives in research on headache. Toronto: Hogrefe (1983)
Holst, E. von: Relations between the central nervous system and the peripheral organs. British Journal of Animal Behavior, 2, 89-94 (1954)
Holst, J.: Hypnotic treatment in the levator ani spasm syndrom. Journal of Psychosomatic Obstetrics and Gynaecology, 2(2), 111-115 (1983)
Holtz, K.L.: Entwicklungspsychologische Überlegungen zur Hypnotherapie bei Kindern und Jugendlichen. Hypnose und Kognition, 7(1), 50-66 (1990)
Homme, L.E.: Perspectives in psychology. XXIV. Control of coverants, the operants of the mind. Psychological Records, 15, 501-511 (1965)
Homme, L.E.: Contiguity theory and contingency mangement. Psychological Record, 16, 233 241 (1966)
Hoogduin, C.A.L.: Die Behandlung einer Patientin mit einer halbseitigen hyperkinetischen Störung: Fallbericht. Experimentelle und klinische Hypnose, 6(1), 57-64 (1990a)
Hoogduin, C.A.L.: Katalepsie-Induktion bei einem Konversions-Syndrom. Experimentelle und klinische Hypnose, 6(2), 107-114 (1990b)
Hoogduin, C.A.L., Schaap, C.: Hypnosetherapie bei einer Frau mit Angst vor Gesellschaftsessen. Experimentelle und klinische Hypnose, 7(2), 155-159 (1991)
Hoogduin, K.: Hypnotizability in obsessive-compulsives. Hypnos, Swedish Journal of Hypnosis in Psychotherapy and Psychosomatic Medicine, 15(1), 14-19 (1988)
Hoppe, F.: Schmerzbeeinflussung mit der hypnotischen Einstreutechnik: Eine Untersuchung zur Verarbeitung eingestreuter Suggestionen bei chronischen Schmerzpatienten. Zeitschrift für experimentelle und angewandte Psychologie, 30(2), 232-262 (1983)
Hoppe, F.: Hypnotische Schmerzlinderung durch therapeutische Anekdoten: Eine Untersuchung zur Verarbeitung von Mikro- und Makro-Suggestionen bei chronischen Schmerzpatienten. Zeitschrift für Klinische Psychologie, 13(4), 300-321 (1984)
Hoppe, F.: Direkte und indirekte Suggestionen in der hypnotischen Beeinflussung chronischer Schmerzen. Frankfurt: Peter Lang (1986)
Horowitz, M.J.: Image formation and cognition. New York: Appleton (1970)
Horsley, I.A.: Hypnosis and self-hypnosis in the treatment of psychogenic dysphonia: A case report. American Journal of Clinical Hypnosis, 24(4), 277-283 (1982)
Horvath, R., Banyai, E.I., Varga, K., Gössi-Gregus, A.C., Vago, P.: Interactional approach to the understanding of hypnosis: Relational dimensions. Paper read at: 11th International Congress of Hypnosis and Psychosomatic Medicine. Den Haag (1988)
Hoskovek, N.: Hypnopedia in the Soviet Union. A critical review of recent major experiments. International Journal of Clinical and Experimental Hypnosis, 14, 308-315 (1966)
Houben, M.-E.: Hypnose bei Schlafstörungen. Vortrag, 15.10.1987, 9. Tagung der Deutschen Gesellschaft für Hypnose, Bad Lippspringe (1987)
Houle, M., McGrath, P.A., Moran, G., Garrett, O.J.: The efficacy of hypnosis- and relaxation-induced analge-

sia on two dimensions of pain for cold pressor and electrical tooth pulp stimulation. Pain, 33(2), 241-251 (1988)

Howard, W.L., Reardon, J.P.: Changes in the self concept and athletic performance of weight lifters through a cognitive-hypnotic approach: An empirical study. American Journal of Clinical Hypnosis, 28(4), 248-257 (1986)

Hsu, L.K.G.: Outcome of anorexia nervosa: A review of the literature (1954-1978). Arch. Gen. Psychiat., 37, 1041-1046 (1980)

Hudgins, C.V.: Conditioning and the voluntary control of the pupillary light reflex. Journal of General Psychology, 8, 3-51 (1933)

Hughes, H.M., Di Brezzo, R.: Physical and emotional abuse and motor development: A preliminary investigation. Perceptual and Motot Skills, 64(2), 460-470 (1987)

Hull, C.L., Huse, B.: Comparative suggestibility in the trance and waking states. American Journal of Psychology, 42, 279-286 (1930)

Hull, C.L.: Hypnosis and suggestibility: An experimental approach. New York: Appleton-Century-Croft (1933)

Hull, C.L.: Essentials of behavior. New Haven: Yale University Press (1951)

Hull, C.L.: A behavior system. New Haven: Yale University Press (1952)

Humphreys, A.: The use of hypnosis to enhance covert sensitization: A response to Heap and Spector. British Journal of Experimental and Clinical Hypnosis, 1(2), 19-20 (1984)

Hungerford, L.E.: Direct and indirect hypnotic induction techniques and individual characteristics. Diss., Texas A and M University (1984)

Hunter, M.E.: Problems and pitfalls for therapists of multiple personality disorder patients. Hypnos, Swedish Journal of Hypnosis, 15(2), 75-80 (1988a)

Hunter, M.E.: The irritable bowel syndrome (letter). Canadian Medical Association Journal, 139(1), 15 (1988b)

Hunter, M.E.: Sexuality and the senior citizen. Hypnos, Swedish Journal of Hypnosis, 17(2), 116-118 (1990)

Hutchins, D.: The value of suggestion given under anesthesia. American Journal of Clinical Hypnosis, 4, 26-29 (1961)

Hynes, J.V.: Hypnotic treatment of five adult cases of trichotillomania. Australian Journal of Clinical and Experimental Hypnosis, 10(2), 109-116 (1982)

ICD 300,3: Zwangsneurose. Aus: Diagnoseschlüssel und Glossar psychiatrischer Krankheiten. Berlin: Springer (1973)

Ihaleinen, O., Rosberg, G.: Relaxing and encouraging suggestions given to hospitalized chronic schizophrenics. International Journal of Clinical and Experimental Hypnosis, 24(3), 228-237 (1976)

Ikemi, J., Nakagawa, J.: A psychosomatic study of courageous dermatitis. Kyushu Journal of Medical Sciences, 13, 335-350 (1962)

Ikemi, Y.: Instant Zen. Clinical Psychiatry News, 4, 23 (1976)

Illowsky, J., Fredman, N.: Group suggestion in learning disabilities of primary grade children: A feasibility study. International Journal of Clinical and Experimental Hypnosis, 24, 87-97 (1976)

Imber, S.D., Frank, J.D., Gliedman, L.H., Nash, E.H., Stone, A.R.: Suggestibility, social class, and the acceptance of psychotherapy. Journal of Clinical Psychol., 12, 341-344 (1956)

Ingersoll, B.D., Ingersoll, T.G., McCutcheon, W.R., Seime, R.J.: Behavioral dimensions of dental practice: A national survey. Unpubl. manuscript, West Virginia University School of Dentistry (1979)

Ingersoll, B.D.: Ein Überblick über die psychologischen Aspekte der Zahnmedizin. In.: B.D. Ingersoll (Hg.) Psychologische Aspekte der Zahnheilkunde. München: Quintessenz (1987)

Inglis, S.: Hypnotic treatment of obesity in a general practice. Australian Journal of Clinical and Experimental Hypnosis, 10(2), 35-42 (1982)

Issacson, R.L.: The limbic system. New York: Plenum Press (1974)

Ivanov, N.V.: Theory and practice of group hypnosis, or collective hypnosis in the USSR. In: I.A. Greenberg (Ed.) Group hypnotherapy and hypnodrama. Chicago: Nelson-Hall (1977)

Iversen, S.D., Iversen, L.L.: Behavioral pharmacology. New York: Oxford University Press (1977)

Jackson, J.A., Middleton, W.R.: The use of hypnosis for analgesia in upper gastrointestinal endoscopy. Australian Journal of Clinical and Experimental Hypnosis, 6(1), 27-33 (1978)

Jackson, J.A.: Hypnosis in the treatment of a hypertensive patient: A longitudinal study. Australian Journal of Clinical and Experimental Hypnosis, 7(3), 199-206 (1979)

Jackson, J.A., Gass, G.C., Camp, E.M.: The relationship between posthypnotic suggestion and endurance in physically trained subjects. International Journal of Clinical and Experimental Hypnosis, 27(3), 278-293 (1979)

Jackson, J.A., Merrington, H.N.: Hypnosis in family medicine. In: G.D. Burros, L. Dennerstein (Eds.) Handbook of hypnosis and psychosomatic medicine. Amsterdam: Biomedical Press (1980)

Jackson, N.D.: The personality research form manual. Goshen, N.Y.: Research Psychology Press (1974)

Jackson, T.L., Hastings, J.E.: Hypnosis and oral temperature: Not correlated. American Journal of Clinical Hypnosis, 23(4), 278-280 (1981)

Jacobs, L., Jacobs, J.: Hypnotizability of children as related to hemispheric reference and neurological organization. American Journal of Clinical Hypnosis, 8, 269-274 (1966)

Jacobsen, P.B., Redd, W.H.: The development and management of chemotherapy-related anticipatory nausea and vomiting. Cancer Investigations, 6(3), 329-336 (1988)

Jacobson, A.M., Silverberg, E., Hackett, T., Manschreck, T.: Treatment of Raynaud's disease: Evaluation of a behavioral approach. Psychiatric Clinics II, 125-131 (1978)

Jacobson, E.: Electrical measurement of neuromuscular

states during mental activities. American Journal of Physiology, 91, 567 (1930)
Jacobson, E.: Electrophysiology of mental activities. American Journal of Psychology, 44, 677-694 (1932)
Jacobson, E.: Progressive relaxation. Chicago: University of Chicago Press (1938)
Jacoby, J.D.: Statistical report on general practice hypnodontics: Tape-recorder conditioning. International Journal of Clinical and Experimental Hypnosis, 8, 115-119 (1960)
Jaeggi, E.: Kognitive Verhaltenstherapie. Weinheim: Beltz (1979)
Jahoda, G.: Social contexts of „suggestion". Paper read on 7.11.1987, First International Symposium on Suggestion and Suggestibility, Giessen (1987)
Jahoda, G.: The psychology of superstition. Baltimore: Penguin (1969)
Jahoda, G.: Trance, possession and affliction. Paper read at: 11th International Congress of Hypnosis and Psychosomatic Medicine. 13.-19.8.1988, Den Haag (1988)
James, W.: What is emotion? Mind, 2, 188-205 (1884)
James, W.: Automatic writing. Proceedings of the American Society of Psychical Research, 1, 548-564 (1889)
James, W.: Principles of psychology. Vol.II. New York: Holt (1890)
Jana, H.: Cardiovascular and respiratory changes in suggested smoking. Journal of the American Institute of Hypnosis, 12(3), 143-146 (1971)
Janas, C.: Family violance and child abuse. Medical Hypnoanalysis, 4(2), 68-76 (1983)
Janet, P.J.M.: Les actes inconscients et la memoire pendant le somnambulisme. Revue Philosophique. 25, 238-279 (1888).
Janet, P.J.M.: L'automatisme psychologique. Paris: Alcan (1889)
Janet, P.J.M.: Charcot, son oeuvre psychologique. Revue Philosophique, 39, 569-604 (1895)
Janet, P.J.M.: L'Amnésie et la dissociation des souvenirs par l'émotion. Journal de Psychologie Normale et Pathologique, 1, 417-453 (1904)
Janet, P.J.M.: Psychological healing: A historical and clinical study (Transl.: Paul, E. and C.) New York: Crowell-Collier and Macmilan Inc. (1925).
Jänig, W.: Das vegetative Nervensystem. In: R.F. Schmidt, G. Thews (Hg.) Physiologie des Menschen. Berlin: Springer (1980)
Janouch, P.: Prüfungsangst - Kurzberatung mit hypnotischen Techniken. Hypnose und Kognition, 8(2), 53-56 (1991)
Jasper, H.H., Criukshank, R.M.: Electro-encephalograph II. Visual stimulation and the after-image as affecting the occipital alpha rhythm. Journal of General Psychology, 17, 29-48 (1937)
Jay, S.: Hypnosis and pain in pediatrics. Paper read at: 11th International Congress of Hypnosis and Psychosomatic Medicine, 13.-19.8.1988, Den Haag (1988)
Jean, R.S.: Hypnotic time distorsion and learning: Another look. Journal of Abnormal Psychology, 89(1), 20-24 (1980)
Jeglic, A., Roskar, E., Pajntar, M., Vodovnik, I., Drugovic, M., Stefancic, M., Zajec, J.: Hypnosis in the rehabilitation of peripheral nerve lesion II. Zdrav. Vestn., 46, 225-228 (1977)
Jeglic, A., Roskar, E., Pajntar, M., Vodovnik, L.: The influence of hyper-suggestion on the fatigue of electrically stimulatead muscles. In: M. Pajntar, E. Roskar, N. Lavric (Eds.) Hypnosis in Psychosomatic Medicine., Slovenic Society of Clinical and Experimental Hypnosis, 127-132 (1980)
Jelicic, M., Bonke, B.: Auditory perception during general anesthesia: Psychologic consequences. Southern Medical Journal, 82(10), 1220-1223 (1989)
Joffe, R. I.: The relationship of hypnotic susceptability to cerebral asymmetry, susceptibility to perceptual illusion, and field-dependence. Diss., Washington University (1982)
Johnson, D.W., Matross, P.P.: Methoden der Einstellungsänderung. In: F.H. Kanfer, A.P. Goldstein (Hg.) Möglichkeiten der Verhaltensänderung. München: Urban & Schwarzenberg (1977)
Johnson, G.M., Hallenbeck, C.E.: A case of obsessional fears treated by brief hypno-imagery intervention. American Journal of Clinical Hypnosis, 27(4), 232-236 (1985)
Johnson, K., Korn, E.R.: Hypnosis and imagery in the rehabilitation of a brain-damaged patient. Journal of Mental Imagery, 4(2), 35-39 (1980)
Johnson, L., Dawson, S.L., Clark, J.L., Sikorski, K.: Self-hypnosis versus hetero-hypnosis: Order effects and sex differences in behavioral and experimental impact. International Journal of Clinical and Experimental Hypnosis, 31(3), 139-154 (1983)
Johnson, L.S.: Self-hypnosis: Behavioral and phenomenological comparisons with heterohypnosis. International Journal of Clinical and Experimental Hypnosis, 27(3), 240-264 (1979)
Johnson, R.F., Barber, T.X.: Hypnosis, suggestions, and warts: An experimental investigation implicating the importance of "believed-in efficacy". American Journal of Clinical Hypnosis, 20(3), 165-174 (1978)
Johnson, R.F., Maher, B.A., Barber, T.X.: Artifact in the „essence of hypnosis": An evaluation of trance logic. Journal of Abnormal Psychology, 79(2), 212-220 (1972)
Johnson, R.L., Johnson, H.C.: Effects of anxiety-reducing hypnotic training on learning and reading-comprehension tasks. Journal of the National Medical Association, 76(3), 233-235 (1984)
Johnson, W.R.: Body movement awareness in the non-hypnotic and hypnotic states. Research Quarterly, 32, 263-264 (1961)
Johnson, W.R.: The problem of aggression and guilt in sport. In: F.A. Antonelli (Ed.) Proceedings, First International Congress of Sport Psychology, Rome (1965)
Joisten, H.: Hypnotherapeutische Ansätze beim komplexen chronischen Tinnitus. In: G. Goebel (Hg.) Der komplexe chronische Tinnitus. München: Quintessenz (1992)
Jones, C.W.: Hypnosis and spinal fusion by Harrington

instrumentation. American Journal of Clinical Hypnosis, 19, 155-157 (1977)
Jones, E.: Das Leben und Werk von Sigmund Freud. Bern: Huber (3 Bde.) (1960)
Jones, E., Nisbett, R.E.: The actor and the observer: Divergent perceptions of the causes of behavior. In: E. Jones et al. (Eds.) Attribution: perceiving the causes of behavior. Morristown, NJ: General Learning Press (1971)
Jones, M.C.: Elimination of children's fears. Journal of Experimental Psychology, 7, 382 (1924a)
Jones, M.C: A laboratory study of fear. The case of Peter. Paedagogical Seminar, 31, 308-315 (1924b)
Jovanovic, U.J.: Methodik und Theorie der Hypnose. Stuttgart: G.Fischer (1988)
Jovanovic, U.J.: Historische Entwicklungen der Hypnose. In: D. Revenstorf (Hg.) Klinische Hypnose. Berlin: Springer (1990)
Kaffman, M.: Hypnosis as an adjunct to psychotherapy in child psychiatry. Archives of General Psychiatry, 18, 725-738 (1968)
Kahle, W., Leonhard, H., Platzer, W.: Nervensystem und Sinnesorgane. Stuttgart: Thieme (1986)
Kaiser, A., Pöppel, E., Schwender, D.: Hypnosis in the exploration of auditory perception during general anaesthesia. Hypnos, Swedish Journal of Hypnosis, 18(3), 148-152 (1991)
Kakar, S.: Schamanen, Heilige und Ärzte. München: Biederstein (1984)
Kallinke, D., Lutz, R., Ramsay, R.W.: Die Behandlung von Zwängen. Eine verhaltenstherapeutische Kontroverse. München: Urban & Schwarzenberg (1979)
Kallinke, D., Lutz, R.: Verhaltensdiagnostik und interventionsorientierte Klassifikation von zwanghaften Störungen. In: D. Kallinke, R. Lutz, R.W. Ramsay (Hg.) Die Behandlung von Zwängen. München: Urban & Schwarzenberg (1979)
Kallinke, D.: Die Bedeutung von psychologischen Folgen für Genese, Verlauf und Rehabilitation von rheumatischen Erkrankungen. In: J.F. Scholz (Hg.) Rehabilitation als Schlüssel zum Dauerarbeitsplatz. Heidelberg: Springer (1979)
Kaminski, G.: Verhaltenstheorie und Verhaltensmodifikation. Stuttgart: Klett (1970)
Kampmann, R., Ihaleinen, O.: A changing dream in the hypnoanalytic treatment of a spastic torticollis patient. American Journal of Clinical Hypnosis, 16, 206-209 (1974)
Kampman, R., Kauppila, A.: Severe vaginismus as the cause of unconsummated marriage: A case report of hypnoanalytic treatment. Psychiatrica Fennica, 179-181 (1978)
Kaneko, Z., Takaishi, N.: Psychosomatic studies on chronic urticaria. Folia Psychiatrica et Neurologica Japonica, 17, 16-24 (1963)
Kanfer, F.H., Saslow, G.: Behavioral analysis. Archives of General Psychiatry, 529-538 (1965)
Kanfer, F.H.: Self-Regulation: Research, Issues and Speculations. Paper presented at the Ninth Annual Institution for Research in Clinical Psychology University of Kansas (1967)
Kanfer, F.H.: Vicarious human reinforcement. A glimpse into the black box. In: L. Krasner, L.P. Ullman (Eds.) Research in behavior modification. New developments and implications. New York: Appleton-Century-Crofts (1969)
Kanfer, F.H., Saslow, G.: Behavioral diagnosis. In: C.M. Franks (Ed.) Behavior therapy: Appraisal and status. New York: McGraw-Hill (1969a)
Kanfer, F.H., Saslow, G.: Behavioral diagnosis. Archives of General Psychiatry, 12, 529-538 (1969b)
Kanfer, F.H., Phillips, J.S.: Learning foundations of behavior therapy. New York: Wiley (1970)
Kanfer, F.H.: Die Aufrechterhaltung des Verhaltens durch selbsterzeugte Stimuli und Verstärkung. In: M. Hartig (Hg.) Selbstkontrolle. München: Urban & Schwarzenberg (1973)
Kanfer, F.H., Karoly, P.: Selbstkontrolle: Ein behavioristischer Ausflug in die Höhle des Löwen. In: F. Petermann, C. Schmook (Hg.) Grundlagentexte der Klinischen Psychologie. Bd. 2. Bern: Huber (1977)
Kanfer, F.H.: Selbst-Management-Methoden. In: F.H. Kanfer, A.P. Goldstein (Hg.) Möglichkeiten der Verhaltensänderung. München: Urban & Schwarzenberg (1977)
Kanfer, F.H.: The limitations of animal models in understanding human anxiety. In: A.H. Tuma, S.D. Maser (Eds.) Anxiety and the anxiety disorders. Hillsdale, N.J.: Erlbaum (1985)
Kantor, S.D.: Stress and psoriasis. Cutis, 46(4), 321-322 (1990)
Kapelis, L.: Use of the Experimental Analysis Technique in hypnotherapy. Australian Journal of Clinical and Experimental Hypnosis, 8(2), 100-103 (1980)
Kaplan, E.A.: Hypnosis and pain. Archives of General Psychiatry, 2, 567-568 (1960)
Kaplan, J.M., Deabler, H.L.: Hypnotherapy with a severe dissociative hysterical disorder. American Journal of Clinical Hypnosis, 18(2), 83-89 (1975)
Kapmhuis, R.P.: Diskussionsbeitrag. 11th International Congress of Hypnosis and Psychosomatic Medicine. 13.-19.8.1988, Den Haag (1988)
Karim, M., Hillier, K.: The role of prostaglandines in myometrical contraction. In: J.B. Josimovich (Ed.) Uterine contraction: Side effects of steroidal contractives. New York: Wiley (1973)
Karlin, R., Morgan, D., Goldstein, L.: Hypnotic analgesia: A preliminary investigation of quantitated hemispheric electroencephalographic and attentional correlates. Jornal of Abnormal PSychology, 89, 591-594 (1980)
Karlin, R.A.: Hypnotizability and attention. Journal of Abnormal Psychology, 88, 92-95 (1979)
Karlin, R.A.: Forensic hypnosis – Two case reports: A brief communication. International Journal of Clinical and Experimental Hypnosis, 31(4), 227-234 (1983)
Kaschel, R., Friedrich, B.: Dermatosen und Hauterscheinungen. In: D. Revenstorf (Hg.) Klinische Hypnose. Berlin: Springer (1990)
Kaschel R., Revenstorf, D., Görz, B.: Hypnose und Haut: Trends und Perspektiven. Experimentelle und klinische Hypnose, 7(1), 65-82 (1991)

Kasper, W.: Jesus der Christus. Mainz: Matthias Grünewald-Verlag (1977)
Kaszab, Z., Flam, Z.: Hypnotherapy in the complex treatment of children with malignant diseases. Paper read at the 11th International Congress of Hypnosis and Psychosomatic Medicine. Den Haag (1988)
Katcher, A., Segal, H., Beck, A.: Comparison of contemplation and hypnosis for the reduction of anxiety and discomfort during dental surgery. American Journal of Clinical Hypnosis, 17(1), 14-21 (1984)
Katkin, E.S., Murray, E.N.: Instrumental conditioning of automatically mediated behavior: Theoretical and methodological issues. Psychological Bulletin, 70, 52-68 (1968)
Katz, E.R., Kellerman, J., Ellenberg, L.: Hypnosis in the reduction of acute pain and distress in children with cancer. Journal of Pediatric Psychology, 12(3), 379-394 (1987)
Katz, N.W.: Hypnosis and the addictions: A critical review. Addictive Behavior, 5(1), 41-47 (1980)
Katzenstein, A. (Hg.) Suggestion und Hypnose in der psychotherapeutischen Praxis. Jena: G. Fischer (1978)
Katzenstein, A.: Neuere Entwicklung der Hypnosetherapie im englisch-amerikanischen Sprachbereich. In: G. Klumbies (Hg.) Hypnosetherapie. Leipzig: S. Hirzel (1981)
Kaye, J.M.: Hypnotherapy and family therapy for the cancer patient: A case study. American Journal of Clinical Hypnosis, 27(1), 38-41 (1984)
Kazdin, A.E.: Self-monitoring in behavior change. In: M.J.Mahoney, C.E.Thoresen (Eds.) Self-control: Power to the person. Monterey, CA: Brooks-Cole (1974)
Kelemen, Z.: Hypno-behavioral therapy for the treatment of stuttering. Australian Journal of Clinical Hypnotherapy, 1(1), 17-23 (1980)
Keley, G.: Hypnosis as anesthesia. In: Medico-moral problems. Chapt. 32. St. Louis: Hospital Association of the U.S. and Canada (1958)
Keller, S., Battegay, R., Rauchfleisch, U., Haenel, T.: Diebstähle bei Depressiven. Monatsschrift für Kriminologie, 64 (6), 342-352 (1981)
Kellerman, J.: Hypnosis as an adjunct to thought-stopping and covert reinforcement in the treatment of homicidal obsessions in a twelve-year-old boy. International Journal of Clinical and Experimental Hypnosis, 29 (2), 128-135 (1981)
Kellerman, J., Zeltzer, L., Ellenberg, L.: Adolescents with cancer: Hypnosis for the reduction of the acute pain and anxiety associated with medical procedures. Journal of Adolescent Health Care, 4(2), 85-90 (1983)
Kelley, G.: The psychology of personal constructs. Vol. II. New York: Norton (1955)
Kelley, G.: Hypnosis as anesthesia. In: Medico-moral Problems. Chap. 32. St. Louis: Catholic Hospital Association of the U.S. and Canada (1958)
Kellog, E.R.: Duration of the effects of post-hypnotic suggestion. Journal of Experimental Psychology, 12, 502-514 (1929)
Kelly, C.R.: Psychological factors in myopia. Diss., New School for Social Research (1958)
Kelly, C.R.: Psychological factors in myopia. American Psychological Association, New York, Aug. 31 (1961)
Kelly, M.A., McKinty, H.R., Carr, R.: Utilization of hypnosis to promote compliance with routine dental flossing. American Journal of Clinical Hypnosis, 31(1), 57-60 (1988)
Kelly, P.J.: The relationship between hypnotic ability and hypnotic experience. Diss., University of Waterloo, Waterloo, Ontario, Canada (1984)
Kelly, P.J.: The relationship between hypnotic ability and hypnotic experience. Waterloo, Ontario, Canada: University of Waterloo, Diss. (1985)
Kelly, S. F.: Measured hypnotic response and phobic behavior: A brief communication. International Journal of Clinical and Experimental Hypnosis, 32(1), 1-5 (1984)
Kelsey, J.H., Barron, R.R.: Hypnosis in plastic surgery. British Medical Journal, 1, 756 (1958)
Kenne, B.: Suggestion - Hypnosis in symptomatic treatment of oral aphthe - A clinical study. Hypnos, Swedish Journal of Hypnosis, 17(2), 106-111 (1990)
Khan, A.U., Staerk, M., Bonk, C.: Role of counter-conditioning in the treatment of asthma. Journal of Psychosomatic Research, 17, 389-392 (1973)
Khan, A.U.: Effectiveness of biofeedback and counter-conditioning the treatment of bronchial asthma. Journal of Psychosomatic Research, 21, 97-113 (1977)
Kidd, C.B.: Congenital ichtyosiform erythroderma treated by hypnosis. British Journal of Dermatology, 78, 101 (1966)
Kiene, P.F.: Alarm! Okkultismus. Gefährliche Unwissenheit über Aberglaube und Wahrsagerei. Zürich: Beröa (1991)
Kihlstrom. J.F., Shor, R.E.: Recall and recognition during posthypnotic amnesia. International Journal of Clinical and Experimental Hypnosis, 26, 292-306 (1978)
Kihlstrom, J.F., Evans, F.J.: Memory retrieval process during posthypnotic amnesia. In: J.F. Kihlstrom, F.J. Evans (Eds.) Functional disorders of memory. Hillsdale: Erlbaum (1979)
Kihlstrom, J.F.: Factors entering into judgements of hypnotic depth. Paper presented at the 33rd Annual Meeting of the Society of Clinical and Experimental Hypnosis, Portland, Oct. (1981)
Kihlstrom, J.F.: Self-appraisals of hypnotic „depth". Paper presented at the 34th Annual Meeting of the Society of Clinical and Expiermental Hypnosis, Oct. (1982)
Kihlstrom, J.F., Easton, R.D., Shor, R.E.: Spontaneous recovery of memory during posthypnotic amnesia. International Journal of Clinical and Experimental Hypnosis, 31, 309-323 (1983)
Kihlstrom, J.F.: Instructed forgetting: Hypnotic and nonhypnotic. Journal of Experimental Psychology: General, 112(1), 73-79 (1983)
Kihlstrom, J.F., Register, P.A.: Optimal scoring of amnesia on the Harvard Group Scale of Hypnotic Susceptability, Form A. International Journal of Clinical and Experimental Hypnosis, 32 (1), 51-57 (1984)
Kihlstrom, J.F.: Hypnosis. Annual Review of Psychology, 36, 385-418 (1985)

Kihlstrom, J.F.: Strong inference about hypnosis. The Behavioral and Brain Sciences, 9, 474 (1986)

Kihlstrom, J.F., Wilson, L.: Rejoinder to Spanos, Bertrand, and Perlini. Journal of Abnormal Psychology, 97(3), 381-383 (1988)

Kihlstrom, J.F. Register, P.A., Hoyt, I.P., Albright, J.S., Grigorian, E.M., Heindel, W.C., Morrison, C.R.: Dispositional correlates of hypnosis: A phenomenological approach. International Journal of Clinical and Experimental Hypnosis, 37(3), 249-263 (1989)

Kilmann, P.R., Auerbach, R.: Treatments of premature ejaculation and psychogenic impotence: A critical review of the literature. Archives of Sexual Behavior, 8(1), 81-100 (1979)

King, N.J.: The behavioral management of asthma and asthma related problems in children: A critical review of literature. Journal of Behavioral Medicine, 3, 169-189 (1980)

King, R.B.: Concerning the management of pain associated with herpes zoster and of postherpetic neuralgia. Pain, 33(1), 73-78 (1988)

Kingsbury, S.J.: Hypnosis in the treatment of posttraumatic stress disorder: An isomorphic intervention. American Journal of Clinical Hypnosis, 31(2), 81-90 (1988)

Kinney, J.M., Sachs, L.B.: Increasing hypnotic susceptability. Journal of Abnormal Psychology, 83, 145-150 (1974)

Kinsbourne, M.: Direction of gaze and distribution of cerebral thought processes. Neuropsychologia, 12, 279-281 (1974)

Kirby, M.D.: Hypnosis and law. Criminal Law Journal, 8, 152-165 (1984)

Kirchener, H., Hogan, R.A.: The therapist variable in the implosion of phobias. Psychotherapy: Theory, Research and Practice, 3, 102-104 (1969)

Kircher, A.: Ars magna lucis et umbrae. Rom: Libr. II, Pars. I. (1646)

Kircher, A.: Magnes sive de arte magnetica. Colonia Agrippina (1671)

Kirkner, F.J., West, P.J.: Hypnotic treatment of persistent hiccup: A case report. British Journal of Medical Hypnotism, 1, 1-5 (1950)

Kirkner, F.J.: Torticollis. In: R.M. Dorcus (Ed.) Hypnosis and its therapeutic applications. New York (1956)

Kirmayer, L.J.: Word magic and the rhetoric of common sense: Erickson's metaphors for mind. International Journal of Clinical and Experimental Hypnosis, 36(3), 157-172 (1988)

Kirsch, I., Council, J.R., Wickless, C.: Subjective scoring for the Harvard Group Scale of Hypnotic Susceptibility, Form A. International Journal of Clinical and Experimental Hypnosis, 38(2), 112-124 (1990)

Kleber, R.J., Brom, D.: Psychotherapy and pathological grief controlled outcome study. Israel Journal of Psychiatry and Related Sciences, 24(1-2), 99-109 (1987)

Klee, S., Meyer, R.C.: Alleviation of performance deficits of depression through thermal biofeedback training. Journal of Clinical Psychology, 3(37), 515-518 (1981)

Klein, K.B., Spiegel, D.: Modulation of gastric acid secretion by hypnosis. Gastroenterology, 96(6), 1383-1387 (1989)

Klein, M.H., Dittman, A.T. Parloff, M.B., Gill, M.M.: Behavior therapy: Observations and reflections. Journal of Consultant and Clinical Psychology, 33, 259-266 (1969)

Kleinhauz, M., Horowitz, I, Tobin, Y.: The use of hypnosis in police investigation: A preliminary communication. Journal of the Forensic Science Society, 17, 77-80 (1977)

Kleinhauz, M., Dreyfuss, D.A., B. Beran et al.: Some after-effects of stage hypnosis: A case study of psychopathological manifestation. The International Journal of Clinical and Experimental Hypnosis, 27(3) 219-226 (1979)

Kleinhauz, M., Beran, B.: Missuses of hypnosis: A medical emergency and its treatment. International Journal of Clinical and Experimental Hypnosis, 29 (2), 148-164 (1981)

Kleinhauz, M., Beran, B.: Hypnosis in criminal investigation: Ethical and practical implications. In: D. Waxman, P.C. Misra, M. Gibson, M.A. Basker (Eds.) Modern trends in hypnosis. New York: Plenum Press (1982)

Kleinhauz, M., Eli, I., Rubinstein, Z.: Treatment of dental and dental-related behavioral dysfunctions in a consultative outpatient clinic: A preliminary report. American Journal of Clinical Hypnosis, 28(1), 4-9 (1986)

Kleinhauz, M., Eli, I.: Potential deleterious effects of hypnosis in the clinical setting. American Journal of Clinical Hypnosis, 29(3), 155-159 (1987)

Kleinhauz, M., Manor, N., Inbar, A.: Hypnotische Verfahren in einer Gruppentherapie für Kinder mit behinderten Geschwistern. Hypnose und Kognition, 7(1), 67-75 (1990)

Kleinhauz, M., Eli, I.: Hypnotic induction in dentistry - coping with the fear of losing control (autonomy): A brief communication. International Journal of Clinical and Experimental Hypnosis, 39(3), 125-128 (1991)

Kleinhauz, M.: Negative Reaktionen bei der Anwendung von Hypnose: Handhabung, Vorsichtsmaßnahmen und das israelische Hypnose-Gesetz. Hypnose und Kognition, 8(1), 1-12 (1991)

Kleinknecht, D.: Strafprozeß. München (1979)

Kleinsorge, H.: Hypnose: Methodik und Indikation. Stuttgart: G. Fischer (1987

Kliman, G., Goldberg, E.L.: Improved visual recognition during hypnosis. Archivs of General Psychology, 7, 155-162 (1962)

Kline, M.V.: Situational cardiovascular symptomatology and hypnosis. British Journal of Medical Hypnosis, 1, 33 (1950)

Kline, M.V., Guze, H.: The use of a drawing technique in the investigation of hypnotic age regression and progression. British Journal of Medical Hypnotism, Winter, 1-12 (1951)

Kline, M.V.: Hypnotic age regression and intelligence. Journal of Genetic Psychology, 77, 129-132 (1951a)

Kline, M.V.: A measure of mental masculinity and

feminity in relation to hypnotic age progression. Journal of Genetic Psychology, 78, 207-215 (1951b)
Kline, M.V.: A note on primate-like behavior induced through hypnosis. Journal of Genetic Psychology, 81, 125-131 (1952)
Kline, M.V.: Hypnotic retrogression: a neuropsychological theory of regression and progression. Journal of Clinical and Experimental Hypnosis, 1, 21 (1953)
Kline, M.V., Guze, H., Haggerty, A.D.: An experimental study of the nature of hypnotic deafness: Effects of delayed auditory feedback. Journal of Clinical and Experimental Hypnosis, 2, 145-156 (1954)
Kline, M.V.: Psoriasis and hypnotherapy: A case report. Journal of Clinical and Experimental Hypnosis, 2, 318 (1954)
Kline, M.V.: A scientific report on the search for Bridey Murphy. New York: Julian Press (1956)
Kline, M.V.: Freud and Hypnosis. New York: The Julian Press Inc. (1958)
Kline, M.V.: Discussion. In: M.V. Kline (Ed.) The nature of hypnosis. New York: Institute for Research in Hypnosis, 88-91 (1962)
Kline, M.V.: Clinical correlations of experimental hypnosis. Springfield: Charles C. Thomas (1963)
Kline, M.V.: Freud and hypnosis. New York: Matrix House (1966)
Kline, M.V.: The production of antisocial behavior through hypnosis: New clinical data. International Journal of Clinical and Experimental Hypnosis, 20, 80-94 (1972)
Kline, M.V.: The effect of hypnosis on conditionability. In: E. Dengrove (Ed.) Hypnosis and behavior therapy. Springfield: Charles C. Thomas (1976a)
Kline, M.V.: Emotional flooding: A technique in sensory hypnoanalysis. In: P. Olsen (Ed.) Emotional flooding. New York: Human Sciences (1976b)
Kline, M.V.: Defending the mentally ill: The insanity defense and the role of forensic hypnosis. International Journal of Clinical and Experimental Hypnosis, 27(4), 375-401 (1979)
Kline, M.V.: Emotionales Überfluten eine Technik der sensorischen Hypnoanalyse. In: P. Olsen (Ed.) Emotionale Stimulation und Überflutung der Gefühle in der Psychotherapie. München: Reinhardt (1980)
Kline, M.V.: Multiple personality: Facts and artifacts in relation to hypnotherapy. International Journal of Clinical and Experimental Hypnosis, 32(2), 210-221 (1984)
Klinge, J.E.: Atopic dermatitis. Journal of the American Insitute of Hypnosis, 12(3), 128-131 (1971)
Klinger, B.: Effect of peer model responsiveness and length of induction procedure on hypnotic responsiveness. Journal of Abnormal Psychology, 75(1), 15-18 (1970)
Klinger, E.: Therapy and the flow of thought. In: J.E. Shor, G.E. Sobel, P Robin, J.A. Connella (Eds.) Imagery: Its many dimensions and applications. Vol. 1. New York: Plenum Press (1979)
Klinger, E.: The central place of imagery in human functioning. In: E. Klinger (Ed.) Imagery: Concepts, results and applications. Vol. 2. New York: Plenum Press (1981)
Klintmann, H.: Original thinking and ambiguous figure reversal rates. Bulletin of the Psychosomatic Society, 22, 129-31 (1984)
Kluft, R.P.: Hypnotherapy of childhood multiple personality disorder. American Journal of Clinical Hypnosis, 27(4), 201-210 (1985)
Kluft, R.P.: First-rank symptoms as a diagnostic clue to multiple personality disorder. American Journal of Psychiatry, 144(3), 293-298 (1987a)
Kluft, R.P.: The simulation and dissimulation of multiple personality disorder. American Journal of Clinical Hypnosis, 30(2), 104-118 (1987b)
Kluft, R.P.: Unsuspected multiple personality disorder: An uncommon source of protracted resistance, interruption, and failure in psychoanalysis. Hillside Journal of Clinical Psychiatry, 9(1), 100-115 (1987c)
Kluft, R.P.: Autohypnotic resolution of an incipient relapse in an integrated multiple personality disorder patient: A clinical note. American Journal of Clinical Hypnosis, 31(2), 91-96 (1988a)
Kluft, R.P.: On treating the older patient with multiple personality disorder: "Race against time" or "make haste slowly"? American Journal of Clinical Hypnosis, 30(4), 257-266 (1988b)
Klumbies, G.: Ablationshypnose. Zeitschrift für Psychotherapie und medizinische Psychologie, 2, 221-229 (1952)
Klumbies, G.: Die Behandlung schwerer Schmerzzustände mit hypnotischer Analgesie. In: A. Katzenstein (Hg.) Suggestion und Hypnose in der psychotherapeutischen Praxis. Jena: G. Fischer (1978)
Klumbies, G.: Die Entwicklung der Hypnosetherapie in Europa. In: G. Klumbies (Hg.) Hypnosetherapie. Leipzig: S. Hirzel (1981)
Knölker, U., Friese, H.J.: Traumatisch ausgelöste, psychogen fixierte Torticollis. Chirurgische Praxis, 28, 15-19 (1981)
Knox, V.J., Morgan, A.H., Hilgard, E.R.: Pain and suffering in ischemia: The paradox of hypnotically suggested anaesthesia as contradicted by reports from the „hidden observer". Archives of General Psychiatry, 30, 301-316 (1974)
Knox, V.J., Gekoski, W.L., Shum, K.: Analgesia for experimentally induced pain: Multiple sessions of acupuncture compared to hypnosis in highand low-susceptible subjects. Journal of Abnormal Psychology, 90(1), 28-34 (1981)
Kobos, R.: Hypnotische Betäubung in der ästhetischen Chirurgie. Hypnose und Psychosomatische Medizin, 21, 161-166 (1970)
Kocel, K. Galin, D., Ornstein, R., Merrin, E.: Lateral eye movement and cognitive mode. Psychosomatic Sciences, 27, 223-224 (1973)
Kockenberry, M.J.: Relaxation techniques in children with cancer. Journal of the Association of Pediatric Oncology Nurses, 5(1-2), 7-11 (1988)
Koe, G.G.: An experimental investigation of the effects of hypnotically induced suggestions on self concept and reading performance. Diss., The University of British Columbia (1981)
Koe, G.G., Oldridge, O.A.: The effect of hypnotically

induced suggestions on reading performance. International Journal of Clinical and Experimental Hypnosis, 36(4), 275-283 (1988)

Koe, G.G.: Hypnotic treatment of sleep terror disorder: A case report. American Journal of Clinical Hypnosis, 32(1), 36-40 (1989)

Kohen, D., Olness, K., Colwell, S., Heimel, A.: 500 pediatric behavior problems treated with hypnotherapy. Paper presented at the annual meeting of the American Society of Clinical Hypnosis, Minneapolis, Nov. (1980)

Kohen, D.P., Botts, P.: Relaxation-imagery (self-hypnosis) in Tourette syndrome: Experience with four children. American Journal of Clinical Hypnosis, 29(4), 227-237 (1987)

Kohen, D.P.: A biobehavioral approach to managing childhood asthma. Child Today, 16(2), 6-10 (1987)

Kohen, D.P., Olness, K.N., Colwell, S.O., Heimel, A.: Entspannung und mentales Vorstellungstraining in der pädiatrischen Sprechstunde. Hypnose und Kognition, 7(1), 30-40 (1990)

Kok, L.P.: Hypnotic susceptibility in kavadi carriers in Singapore. Annals of the Academy of Medicine, Singapore., 18(6), 655.657 (1989)

Kolbe, O.: Hypnotische Erfahrung und Vorstellungsvermögen. Experimentelle und klinische Hypnose, 2(1), 5-16 (1986)

König, W.: Die Indikation zur Hypnotherapie bei äthiopathogenetischen unterschiedlichen Neuroseformen. In: A. Katzenstein (Hg.) Suggestion und Hypnose in der psychotherapeutischen Praxis. Jena: G.Fischer (1978)

Kopp, J.: Er sitzt auf der Matte und tut nichts. In: G. Stachel (Hg): Übungen der Kontemplation. Christen gehen den Zen-Weg. Mainz: Matthias Grünewald-Verlag (1988)

Kossak, H.-C.: Komplexe verhaltenstherapeutische Ansätze zur Behandlung des Stotterns. Unveröfftl. Manuskript, Bochum (1972)

Kossak, H.-C.: Behandlung des Bettnässens. Videofilm zur Elternberatung. Kath. Beratungsstelle für Erziehungsund Familienfragen, Bochum (1980)

Kossak, H-.C.: Enuresis. Therapiebegleitinformationen für Eltern. Unveröff. Manuskript, Kath. Beratungsstelle für Erziehungs- und Familienfragen, Bochum (1981)

Kossak, H.-C.: Praxis der Erziehungsberatung: Hausaufgabenprobleme. Unveröff. Seminarskript, Bochum: Ruhr-Universität WS 82/83. Bochum (1983a)

Kossak, H.-C.: Integration der Hypnose in das Konzept der Verhaltenstherapie: Eine Fallstudie. Experimentelle und Klinische Hypnose, 1(1), 45-56 (1983b)

Kossak, H.-C.: Praxis der Erziehungsberatung: Genese und Therapie der Enuresis. Unveröff. Seminarmanuskrit. Bochum: Ruhr-Universität, SS 84 (1984)

Kossak, H.-C.: Verhaltenstherapie unter Hypnose Selbstkontrolltraining mit dem ‚hypnotischen Begleiter'. Experimentelle und Klinische Hypnose, 1(2), 113-142 (1985a)

Kossak, H.-C.: Diagnostik und Therapie des Stotterns. Univeröff. Seminarmanuskript. Bochum: Ruhr-Universität, WS 84/85 (1985b)

Kossak, H.-C.: Verhaltenstherapie unter Hypnose: Angstbehandlung. Vortrag, gehalten am 6.3.1986, 7. Tagung der Deutschen Gesellschaft für Hypnose. Bad Lippspringe (1986a)

Kossak, H.-C.: Gefahren, Kontraindikationen und Grenzen der Hypnose (1). Experimentelle und Klinische Hypnose, 2(1), 17-32 (1986b)

Kossak, H.-C.: Gefahren, Kontraindikationen und Grenzen der Hypnose (2). Experimentelle und Klinische Hypnose, 2(2), 109-124 (1986c)

Kossak, H.-C.: Verhaltenstherapie generalisierter Sozialängste. Experimentelle und Klinische Hypnose, 3(1), 13-28 (1987a)

Kossak, H.-C.: Verhaltenstherapie nächtlicher Asthmaanfälle kognitive Umstrukturierung unter Hypnose. Hypnose und Kognition, 4(1), 41-57 (1987b)

Kossak, H.-C.: Verhaltenstherapie unter Hypnose: Lernprobleme und Examensängste. Seminar, gehalten am 15.10.1987, 9. Tagung der Deutschen Gesellschaft für Hypnose. Bad Lippspringe (1987c)

Kossak, H.-C.: Showhypnose: Realität oder Illusion? Vortrag, gehalten am 17.10.1987, 9. Tagung der Deutschen Gesellschaft für Hypnose. Bad Lippspringe (1987d)

Kossak, H.-C.: Praxis der Verhaltensanalyse – Kurzschema zur Verhaltensexploration und schriftlichen Dokumentation. Bochum: unveröff. Manuskript (1987e)

Kossak, H.-C.: Verhaltenstherapeutische Selbstkontrollmethoden unter Hypnose. Psychosoziale Praxis, 2/90, 199-224 (1990a)

Kossak, H.-C.: Behavior therapy and hypnosis: Methods of self-management. Lecture and seminar heald at: 5th European Congress of Hypnosis in Psychotherapy and Psychosomatic Medicine, Constance (1990b)

Kossak, H.-C.: Brechdurchfälle, Depressionen und Examensprobleme: Falldarstellung. In: B. Peter, C. Kraiker und D. Revenstorf (Hg.) Hypnose und Verhaltenstherapie. Stuttgart: Huber (1991a)

Kossak, H.-C.: Hypnose-Behandlung bei Colitis Ulcerosa. Ein Fallbericht. Psychomed, 3(3), 170-171 (1991b)

Kossak, H.-C.: Hypnose - Modetrend oder berechtigte Renaissance? Psychomed, 3(3), 151-155 (1991c)

Kossak, H.-C.: Historische Entwicklung der Hypnose. Psychomed, 3(3), 157-159 (1991d)

Kossak, H.-C.: Selbstkontrolle durch Hypnose bei schulischen Lern- und Leistungsstörungen. Ein Fallbericht. Experimentelle und klinische Hypnose, 8(1), in Vorbereitung (1992a)

Kossak, H.-C.: Studium und Prüfungen bewältigen: Neue Wege, mit Lern- und Leistungsproblemen in Schule und Studium umzugehen. München: Quintessenz (1992b)

Kraft, T., Al-Issa, I.: The use of methohexitone sodium in the systematic desensitization of premature ejaculation. British Journal Psychiat. 114, 351 (1968)

Kraft, T.: Injection phobia: A case study. British Journal of Experimental and Clinical Hypnosis, 1(3), 13-18 (1984)

Kraiker, C.: Bemerkungen über die empirischen und theoretischen Grundlagen der Verhaltenstherapie. In:

Ch. Kraiker (Hg.) Handbuch der Verhaltenstherapie. München: Kindler (1974)

Kraines, S.H.: Sodium amythal, hypnosis, and psychotherapy. International Journal of Neuropsychiatry, 3, 248-256 (1967)

Kraines, S.H.: Hypnosis: Physiologic inhibition and excitation. Psychosomatics, 10, 36-41 (1969)

Kraines, S.H.: Hypnosis: Physiologic inhibition and extinction. In: E. Dengrove (Ed.) Hypnosis and behavior therapy. Springfield: Charles C. Thomas (1976)

Kramer, E.: Hypnotic susceptability and previous relationship with the hypnotist. American Journal of Clinical Hypnosis, 11, 175-177 (1969)

Kramer, R.L.: The treatment of childhood night terrors through the use of hypnosis - a case study: A brief communication. International Journal of Clinical and Experimental Hypnosis, 37(4), 283-284 (1989)

Krasner, L.: The therapist as a social reinforcement machine. In: H.H. Strupp, L. Luborsky (Eds.) Research in Psychotherapy. Vol.II. Washington: APA, 61-94 (1962)

Krause, P.J., Herson, V.C., Boutin-Lebowitz, J., Eisenfeld, L., Block, C., LoBello, T., Maderazo, E.G.: Polymorphnouclear leukocyte adherence and chemotaxis in stressed and healthy neonates. Pediatric Researches, 20, 296-300 (1986)

Krause, W.-R.: Beeinflussung von Lernleistungen durch Hypnose und Suggestion unter besonderer Berücksichtigung des autogenen Trainings. Diss. Halle (1979)

Krause, W.-R.: Hypnose Scharlatanerie oder medizinische Behandlungsmaßnahme? Heilberufe, 38(9), 350-351 (1986)

Krause, W.-R., Staats, J., Götzel, F.: Hypnose in der Zahnheilkunde. In: Jahbuch der Psychologie und Psychosomatik in der Zahnheilkunde. Bd.1. Berlin: Quintessenz, 161-165 (1990)

Krauss, H.K., Katzell, R., Krauss, B.J.: Effect of hypnotic time distorsion upon free-recall learning. Journal of Abnormal Psychology, 83, 140-144 (1974)

Kravis, N.M.: James Braid's psychophysiology: A turning point in the history of dynamic psychiatry. American Journal of Psychiatry, 145(10), 1191-1206 (1988)

Krefting, S., Mehlmann, R.: Hypnose und Kommunikationswahrnehmung aus der Sicht des Klienten. Hypnose und Kommunikationswahrnehmung aus der Sicht des Therapeuten. Unveröff. Diplomarbeit. Bochum: Ruhr-Universität (1986)

Krenz, E.M.: Improving competitive performance with hypnotic suggestions and modified autogenic training: Case reports. American Journal of Clinical Hypnosis, 27(1), 58-63 (1984)

Kretschmer, E.: Über gestufte aktive Hypnoseübungen und den Umbau der Hypnosetechnik. Deutsche medizinische Wochenschrift, 71, 281-283 (1946)

Kriegel, E., Graefke, I.: Hypnose als Technik zur indirekten Verhaltensbeeinflussung. In: A. Katzenstein (Hg.) Suggestion und Hypnose in der psychotherapeutischen Praxis. Jena: G. Fischer (1978)

Krippner, S.: The use of hypnosis with elementary and secondary school children in a summer reading clinic. American Journal of Clinical Hypnosis, 8, 261-266 (1966)

Krippner, S.: Individual hypnosis, group hypnosis, and the improvement of academic achievement. In: I.A. Greenberg (Ed.) Group Hypnotherapy and Hypnodrama. Chicago: Nelson-Hall (1977)

Kris, E.: Psychoanalytic explorations in art. New York: International Universities Press (1962)

Kroger, W.S.: The conditioned reflex treatment of alcoholism. Journal of American Medical Association, 120, 714 (1942)

Kroger, W.S., DeLee, S.T.: The use of hypnoidal state as an amnesic, analgesic and anesthetic agent in obstetrics. American Journal of Obstetrics, 46, 655-661 (1943)

Kroger, W.S., Freed, S.C.: Psychosomatic treatment of functional dysmenorrhea by hypnosis. American Journal of Obstetrics und Gynecology, 46, 817 (1943)

Kroger, W.S., Freed, S.C., Psychosomatic gynecology: Including problems of obstetrical care. Philadelphia: W.B. Saunders (1951)

Kroger, W.S., Freed, S.C.: Psychosomatic Gynecology: Including problems of obstetrical care. Philadelphia: Saunders (1951)

Kroger, W.S.: Evaluation of personality factors in the treatment of infertility. Fertility and Sterilization, 3, 542 (1952)

Kroger, W.S.: Natural childbirth. Medical Times, 80, 152 (1952)

Kroger, W.S.: Hypnotherapy in obstetrics and gynecology. Journal of Clinical and Experimental Hypnosis, 1, 61 (1953)

Kroger, W.S., DeLee, S.T.: Use of hypnoanesthesia for cesarean section and hysterectomy. Journal of the American Medical Association, 163, 442 (1957)

Kroger, W.S., Schneider, S.A.: An electronic aid for hypnotic induction: A preliminary report. International Journal of Clinical and Experimental Hypnosis, 7, 93-98 (1959)

Kroger, W.S.: An integrated approach to infertility. Journal of Psychosomatics, 3, 1 (1962)

Kroger, W.S.: Clinical and experimental hypnosis: In medicine, dentistry, and psychology. Philadelphia: Lippincott (1963a)

Kroger, W.S.: Hypnotic pseudo-orientation in time for determining psychologic effects of vasectomy and sterilization in the female. Fertility and Sterility, 14, 535 (1963b)

Kroger, W.S.: Current status of hypnosis in allergy. Annals of Allergy, 22: 123 (1964)

Kroger, W.S.: Hypnotherapy for intractable postsurgical hiccups. American Journal of Clinical Hypnosis, 12, 1–4 (1969)

Kroger, W.S.: Comprehensive management of obesity. American Journal of Clinical Hypnosis, 12, 165-176 (1970)

Kroger, W.S.: Help the impotent male to help himself. Consultant, 10, 37-39 (1972)

Kroger, W.S., Fezler, W.: Hypnosis and Behavior Modification: Imagery Conditioning. Philadelphia: Lippincott (1976)

Kroger, W.S.: Clinical and experimental hypnosis in medicine, dentistry, and psychology. Philadelphia: Lippincott (1977; 1979)

Kroger, W.S., Douce, R.G. Hypnosis in criminal investigation. International Journal of Clinical and Experimental Hypnosis, 27(4), 358-374 (1979)

Kroger, W.S.: Hyppnotherapy and behavior modification. In G.D. Burrows and L. Dennerstein (Eds.) Handbook of hypnosis and psychosomatic medicine. Amsterdam: Biomedical Press (1980)

Krojanker, R.: Training of the unconscious by hypnodramatic re-enactment of dreams. In: I. Greenberg (Ed.) Group hypnotherapy and hypnodrama. Chicago: Nelson-Hall (1977)

Krol, A.J.: A new approach to the gagging problem. Journal of Prothetic Dentistry, 29, 611-616 (1963)

Kröner, B., Sachse, R.: Biofeedbacktherapie. Stuttgart: Kohlhammer (1981)

Krop, H., Calhoon, B., Verrier, R.: Modification of the „self-concept" of emotionally disturbed children by covert reinforcement. Behavior Therapy, 2, 201-204 (1971)

Krueger, R.G.: The influence of repetition and disuse upon rate of hypnotization. Journal of Experimental Psychology, 14, 260-269 (1931)

Kruse, P.: Some suggestions about suggestion: A radical constructive view. Paper, read on 8.7.1987, First International Symposium on Suggestion and Suggestibility, Giessen (1987a)

Kruse, P.: Hypnose und Suggestion aus radikal konstruktivistischer Sicht. Vortrag, gehalten am 17.10.1987, 9. Tagung der Deutschen Gesellschaft für Hypnose, Bad Lippspringe (1987b)

Kruse, P.: Individuelle Wirklichkeitskonstruktion und Krankheitsverlauf bei AIDS: Möglichkeiten (hypno-)therapeutischer Unterstützung. Vortrag, gehalten auf der 13. Tagung der Deutschen Gesellschaft für Hypnose e.V. Bad Lippspringe (1991)

Kruse, P., Roth, M., Stadler, M.: Ordnungsbildung und psychophysische Feldtheorie. In: Gestalt Theory 9, 150-167 (1987)

Kruse, P., Stadler, M., Pavelkovic, B., Gheorghiu, V.A.: Instability and cognitive order formation: Self-organization principles, psychological e, xperiments, and psychotherapeutic interventions. In: G. Schiepek, W. Tschacher, E.J. Brunner, H. Haken (Eds.), Self-Organization and Clinical Psychology. Berlin: Springer (1992)

Kubiak, R.V.: Hypnosis: Anesthetic agent in major surgery: A case report. Medical Hypnoanalysis, 4(1), 46-48 (1983)

Kuhlwein, G., Latka, H.: Stanford Hypnotic Susceptability Scale (SHSS: A); deutsche Überarbeitung. Unveröff. Manuskript. Freiburg (1971)

Kukla, A.A.: Foundations of an attributional theory of performance. Psychological Review, 79 (6), 454-470 (1972)

Kumar, V.K., Pekala, R.J.: Hypnotizability, absorption, and individual differences in phenomenological experience. International Journal of Clinical and Experimental Hypnosis, 36(2), 80-88 (1988)

Kunzelmann, K.-H., Dünninger, P.: Kann man Funktionsstörungen mit hypnosuggestiver Therapie behandeln? Zahnärztliche Mitteilungen, 77(18), 1991-1995 (1987)

Kunzelmann, K.H., Dünninger, P.: Stomatognathes System: Kann man Funktionsstörungen mit hypnosuggestiver Therapie behandeln? Zahnärztliche Mitteilungen, 77(18), 19991-1992, 1994-1995, (1987)

Kunzelmann, K.-H., Dünninger, P., Hurka, G.: Suggestive Schmerzkontrolle, Fallbeschreibung und Übersicht Experimentelle und klinische Hypnose, 5 (1), 79–85 (1989)

Kuper, H.I.: Psychic concomitants in wartime injuries. Psychosomatic Medicine, 7, 15-21 (1945)

Kuplicki, F.P.: Fifth, sixth, and fourteenth amendments - A constitutional paradigm for determining the admissibility of hypnotically refreshed testimony. Journal of Criminal Law & Criminology, 78, 853-876 (1988)

Kurlycheck, R.T., Morgenstern, K.P.: The use of self-control procedures in the treatment of chronic shoplifting. Corrective and Social Psychiatry and Journal of Behavior Technology, Methods and Therapy, 24 (2), 86 87 (1978)

Kuttner, L.: Favorite stories: A hypnotic pain-reduction technique for children in acute pain. American Journal of Clinical Hypnosis, 30(4), 289-295 (1988)

Kuttner, L.: Management of young children's acute pain and anxiety during invasive medical procedures. Pediatrician, 16(1-2), 39-44 (1989)

Kutz, I., Garb, R., David, D.: Post-traumatic stress disorder following myocardial infarction. General Hospital Psychiatry, 10(3), 169-176 (1988)

LaBaw, W., Christopher, K.L., LaBaw, J.L., McCarthy, D., Carlson, B.: Hypnotic control of vocal cord dysfunction simulating asthma. Paper read at: 11th International Congress of Hypnosis and Psychosomatic Medicine. 13.-19.8.1988, Den Haag (1988)

LaBaw, W., Holton, C., Tewell, K., Eccles, D.: The use of self-hypnosis by children with cancer. American Journal of Clinical Hypnosis, 17(4), 233-238 (1975)

LaBaw, W.L.: Auto-hypnosis in hemophilia. Hematologia, 9, 103–110 (1975)

Labelle, L., Laurence, J.R., Nadon, R., Perry, C.: Hypnotizability, preference for an imagic cognitive style, and memory creation in hypnosis. Journal of Abnormal Psychology, 99(3), 222-228 (1990)

Labero, J.: Wundermänner, ich enthülle eure Geheimnisse. Berlin-Steglitz: Oroschin and Co. (1936)

Lacey, J.L., Lacey, B.C.: Some autonomic-central nervous relationships. In: P. Black (Ed.) Physiological correlates of emotion. New York: Academic Press (1970)

LaClave, L.J., Blix, S.: Hypnosis in the management of symptoms in a young girl with malignant astrocytoma: A challenge to the therapist. International Journal of Clinical and Experimental Hypnosis, 37(1), 6-14 (1989)

Lachnit, H., Kuhmann, W.: Über den Einfluß von Erwartungen auf das Verhalten in Leistungssituationen. Zeitschrift für experimentelle und angewandte Psychologie, 33(3), 447-457 (1986)

Lader, M.H., Wing, L.: Physiological measures, sedative drugs, and morbid anxiety. London: Oxford University Press (1966)

Lader, M.H., Mathews, A.M.: A psychophysiological model of phobic anxiety and desensitization. Behavior Research and Therapy, 6, 411-421 (1968)

Laguaite, J.K.: The use of hypnosis with children with deviant voices. International Journal of Clinical and Experimental Hypnosis, 24(2), 98-104 (1976)

Lait, V.S.: A case of recurrent compulsive vomiting. American Journal of Clinical Hypnosis, 14(3), 196-198 (1972)

Lamas, J.R., del Valle Inclan, F., Blanco, M.J., Diaz, A.A.: Spanish norms for the Harvard Group Scale of Hypnotic Susceptibility, Form A. International Journal of Clinical and Experimental Hypnosis, 37(3), 264-273 (1989)

Lamaze, F.: Painless childbirth. London: Burke (1958)

Lamb, C.S.: Negative hypnotic imagery/fantasy: Application to two cases of „unfinished business". American Journal of Clinical Hypnosis, 24(4), 266-271 (1982)

Lancaster, D.W.: Hypnotizability and the effects of hypnotic suggestions on the cognitive style, behavior patterns, and mood states of hospitalized schizophrenics. Diss., The University of Mississippi (1983)

Lang, P.J.: Learned control of human heart rate in a computer directed environment. In: P.A. Obst et al. (Eds.), Cardiovascular psychophysiology. Chicago: Aldine (1974)

Lange, C.G.: The emotions. In: K. Dunlap (Ed.) The emotions. Baltimore: Williams and Wilkins (1922)

Langen, D.: Die gestufte Aktivhypnose. Stuttgart: Thieme (1961)

Langen, D.: Die gestufte Aktivhypnose. Stuttgart: Thieme (1961; 1967)

Langen, D.: Kompendium der medizinischen Hypnose. Basel: S. Karger (1972)

Lankton, C.H.: Generative Veränderung: Über die bloße Symptombesserung hinaus. Hypnose und Kognition, 2(1), 42-67 (1985)

Lankton, C.H.: Task assignments: Logical and otherwise. Hypnos, Swedish Journal of Hypnosis, 15(3), 112-127 (1988)

Lankton, S.R., Lankton, C.H.: The answer within. A clinical framework of Ericksonian hypnotherapy. New York: Brunner/Mazel (1983)

Lankton, S.R.: Klientenspezifische Formulierung therapeutischer Metaphern oder: Für jeden Klienten die richtige Story. Hypnose und Kognition, 2(1), 87-93 (1985)

Lansky, P.: Possibility of hypnosis and an aid in cancer therapy. Perspectives in Biology and Medicine, 25 (3), 496–506 (1982)

Lanyon, R.I., Giddings, J.W.: Psychological approaches to myopia: A review. American Journal of Optometry and Physiological Optics, 51, 271-281 (1974)

Large, R.G., James, F.R.: Personalized evaluation of self-hypnosis as a treatment of chronic pain: A repertory grid analysis. Pain, 35(2), 155-169 (1988)

Larsen, S.: Strategies for reducing phobic behavior. Diss., Stanford University: (1965)

LaScola, R.L.: Hypnosis with children. In: D.B. Cheek, L.M. LeCron (Eds.) Clinical hypnotherapy. New York: Grune and Stratton (1968)

Laurence, J.-R., Perry, C.: The "hidden observer" phenomenon in hypnosis: Some additional findings. Journal of Abnormal Psychol, 90, 334-344 (1981)

Laurence, J.-R., Perry, C.: Forensic hypnosis in the late nineteenth century. International Journal of Clinical and Experimental Hypnosis, 31(4), 266-283 (1983)

Laurence, J.-R., Perry, C., Kihlstrom, J.: "Hidden observer" phenomenon in hypnosis: An experimental creation. Journal of Personality and Social Psychology, 44(1), 163-169 (1983)

Laurence, J.-R., Nadon, R.: Reports of hypnotic depth: Are they more than mere words? International Journal of Clinical and Experimental Hypnosis, 34(3), 215-233 (1986)

Laurence, J.-R., Nadon, R., Nogrady, H., Perry, C.: Duality, dissociation, and memory creation in highly hypnotizable subjects. International Journal of Clinical and Experimental Hypnosis, 34(4), 295-310 (1986)

Laurinaitis, E.: The use of hypnosis in the cardiac surgery department- a report. Hypnos, Swedish Journal of Hypnosis, 17(3), 118-120 (1991)

Lavoie, G., Sabourin, M., Langlois, L.: Hypnotic susceptibility, amnesia, and IQ in chronic schizophrenia. International Journal of Clinical and Experimental Hypnosis, 21, 157-168 (1973)

Lavoie, G.: Hypnose et psychoanalyse. Paper presented at the Psychoanalytic Laboratory of Professor Jean Laplanche, Université de Paris (1978)

Lavoie, G., Liebermann, J., Sabourin, M., Brisson, A.: Individual and group assessment of hypnotic responsity in coerced volunteer chronic schizophrenics. In: F.H. Frankel, H.S. Zamansky (Eds.) Hypnosis at its Bicentennial: Selected Papers. New York: Plenum (1978)

Lavoie, G., Sabourin, M.: Hypnosis and schizophrenia: a review of experimental and clinical studies. In: G.D. Burrows, L. Dennerstein (Eds.) Handbook of hypnosis and psychosomatic medicine. Amsterdam: Elsevier (1980)

Lawlor, E.D.: Hypnotic intervention with „school phobic" children. International Journal of Clinical and Experimental Hypnosis, 24(2), 74-86 (1976)

Laws, D.R.: Treatment of bisexual pedophilia by a biofeedback-assisted self-control program. Behavior Research and Therapy, 18, 207-211 (1980)

Lazar, B.S.: Hypnotic imagery as a tool in working with a cerebral palsied child. International Journal of Clinical and Experimental Hypnosis, 25, 78-87 (1977)

Lazar, B.S., Jedliczka, Z.T.: Utilization of manipulative behavior in a retarded asthmatic child. American Journal of Clinical Hypnosis, 21(4), 287-292 (1979)

Lazar, B.S., Dempster, C.R.: Operator variables in successful hypnotherapy. International Journal of Clinical and Experimental Hypnosis, 32 (1), 28–40 (1984)

Lazarus, A.A., Ambramovitz, A.: The use of „emotive imagery" in the treatment of children's phobias. Journal of Mental Science, 108, 191-195 (1962)

Lazarus, A.A.: Behavior therapy and beyond. New York: McGraw-Hill (1971)

Lazarus, A.A.: „Hypnosis" as a faciliator in behavior therapy. International Journal of Clinical and Experimental Hypnosis, 21(1), 25-31 (1973)

Lazarus, A.A.: Verhaltenstherapie im Übergang. München: Ernst Reinhardt Verlag (1978).

Lazarus, A.A.: Innenbilder: Imagination in der Therapie als Selbsthilfe. München: Pfeiffer (1980)

Lazarus, R.S.: Streß und Streßbewältigung - ein Paradigma. In: S.-H. Filipp (Hg.) Kritische Lebensereignisse. München: Urban & Schwarzenberg (1981)

Lazwar, B.: Hypnotic imagery as a tool in working with a cerebral palsied child. International Journal of Clinical and Experimental Hypnosis, 25(2), 78-87 (1977)

LeBaron, S., Zeltzer, L.K.: Research on hypnosis in hemophilia: Preliminary success and problems: A brief communication. International Journal of Clinical and Experimental Hypnosis, 32(3), 290-295 (1984)

LeBaron, S., Zeltzer, L.K.: The role of psychotherapy in the treatment of children with cancer. Psychotherapy in Private Practice, 2(3), 45-49 (1984)

Lebzeltern, G.S.: Freud und die Theorie der Hypnose. Zeitschrift für Klinische Psychologie und Psychotherapie, 29 (3) 28-237 (1981)

Lebzeltern, G.S.: S. Freud als Hypnotiseur. Experimtelle und Klinische Hypnose, 3(2), 85-100 (1987)

LeCron, L.M.: Experimental Hypnosis. New York: Macmillan (1948)

LeCron, L.M.: The loss during hypnotic age regression of an established conditioned reflex. Psychiatric Quarterly, 26, 637-662 (1952)

LeCron, L.M.: A method of measuring the depth of hypnosis. International Journal of Clinical and Experimental Hypnosis, 1, 4-7 (1953)

LeCron, L.M.: Techniques of hypnotherapy. New York: Julian Press (1961)

LeCron, L.M.: Fremdhypnose, Selbsthypnose. Genf: Ariston (1973)

LeCron, L.M.: Fremdhypnose, Selbsthypnose. Genf: Ariston (1973; 1982)

Lefcourt, H.M.: Internal versus external control of reinforcement: A review. Psychological Bulletin, 65, 206-220 (1966)

Leff, J.A.: An initial induction of hypnosis by telephone with treatment of anxiety. In: E. Stern (Ed.) Psychotherapy in nonpsychiatric specialities. Springfield: Thomas (1969)

Legewie, H., Nusselt, H. (Hg.) Biofeedbacktherapie. München: Urban & Schwarzenberg (1975)

Legewie, H., Nusselt, L.: Grundlagen und Ergebnisse der Biofeedback-Forschung. In: H. Legewie, L. Nusselt (Hg.) Biofeedback-Therapie. München: Urban & Schwarzenberg (1975)

LeHew, J.L.: Use of hypnosis in the treatment of long standing spastic torticollis. American Journal of Clinical Hypnosis, 14(2), 124-126 (1971)

Leitenberg, H., Agras, W.S., Barlow, D.H., Oliveau, D.C.: Contribution of selective positive reinforcement and therapeutic instructions to systematic desensitization therapy. Journal of Abnormal Psychology, 74, 113-118 (1969)

Lemmon, K.M.: Hypnoanalytic art therapy with victims of rape and incest. Medical Hypnoanalysis, 6(3), 104-108 (1984)

Lenk, W.: Hypnose und Krebs. Vortrag, gehalten am 17.10.1987, 9. Tagung der Deutschen Gesellschaft für Hypnose. Bad Lippspringe (1987)

Lenk, W.: Behandlung von Sprachproblemen eines bilingualen Griechen. Hypnose und Kognition, 7(2), 34-42 (1990)

Leonard, A.S. et al.: Treatment of post-gastrectomy dumping syndrome by hypnotic suggestion. Journal of the American Medical Association, 165, 1957 (1957)

LePage, K.E., Goldney, R.D.: The use of hypnosis in the retrieval of memory loss due to post-traumatic retrograde amnesia. Hypnos. Swedish Journal of Hypnosis in Psychotherapy and Psychosomatic Medicine, 15(2), 47-52 (1988)

LeShan, L.: Psychotherapie gegen den Krebs. Stuttgart: Klett-Cotta (1977)

Leuba, C., Dunlap, R.: Conditioning imagery. Journal of Experimental Psychology, 41, 352-355 (1951)

Leuba, C.: Images as conditioned sensations. Journal of Experimental Psychology, 26, 345-351 (1940)

Leuner, H.: Katathymes Bilderleben. Grundstufe. Stuttgart: Thieme (1981)

Levendula, D.: Principles of Gestalttherapy in relation to hypnotherapy. American Journal of Clinical Hypnosis, 6(1), 22-26 (1963)

Levi, L. (Ed.) Emotions. Their parameters and measurements. New York: Raven Press, Publ. (1975)

Levine, E.S.: Indirect suggestions through personalized fairy tales for treatment of childhood insomnia. American Journal of Clinical Hypnosis, 23(1), 57-63 (1980)

Levine, J.L. Kurtz, R.M., Lauter, J.L.: Hypnosis and its effects on left and right hemisphere activity. Biological Psychiatry, 19(10), 1461-1475 (1984)

Levinson, B.W.: States of awareness during general anaesthesia. In: J. Lassner (Ed.) Hypnosis and psychosomatic medicine. New York: Springer-Verlag (1967)

Levit, H.I.: Marital crisis intervention: Hypnosis in impotence/frigidity cases. American Journal of Clinical Hypnosis, 14(1), 56-60 (1971)

Levitan, A.A.: Hypnotic death rehearsal. American Journal of Clinical Hypnosis, 27(4), 211-215 (1985)

Levitt, E.E., Brady, J.P.: Muscular endurance under hypnosis and in the motivated aching state. International Journal of Clinical and Experimental Hypnosis, 12, 21-27 (1964)

Levitt, E.E., Baker, E.L.: The hypnotic relationship another look at coercion, compliance and resistance: A brief communication. International Journal of Clinical and Experimental Hypnosis, 31(3), 125-131 (1983)

Levitt, E.E., Baker, E.L., Fish, R.C.: Some conditions of compliance and resistance among hypnotic subjects. American Journal of Clinical Hypnosis, 32(4), 225-236 (discussion 237-249) (1990)

Levy-Suhl, M.: Die hypnotische Heilweise und ihre Technik. Stuttgart: Enke (1922)

Lewenstein, L.N.: Hypnosis as an anesthetic in pediatric ophtalmology. Anesthesiology, 49, 144-145 (1978)

Liébeault, A.: Du somneil et des etats analogues, considérés surtout au point de vue du moral sur le physique. Paris: Masson (1866)

Liébeault, A.A.: Le sommeil provoqué et les etats analogues. Paris: Doin (1889)

Lieberman, J. Lavoie, G., Brisson, A.: Suggested amnesia and order of recall as a function of hypnotic susceptability and learning conditions in chronic schizophrenic patients. International Journal of Clinical and Experimental Hypnosis, 26 (4) 268-280 (1978)

Liebhart, E.H.: Dissonanz, Attribution und Zuschreibung von Verantwortlichkeit. Ein Diskussionsbeitrag. Zeitschrift für Sozialpsychologie, 6, 80-87 (1975)

Lienert, G.A.: Testaufbau und Testanalyse. Weinheim: Beltz (1967) 4. Aufl. München: Psychologie Verlags Union

Lindner, H.: Hypnoanalysis: Methods and techniques. In: R.M. Dorcus (Ed.) Hypnosis and its therapeutic applications. New York: McGraw-Hill (1956)

Lindner, H., Stevens, N.: Hypnotherapy and psychosomatics in the syndrome of Gilles de la Tourette. International Journal of Clinical and Experimental Hypnosis, 15, 151 (1967)

Lindsley, O.R., Skinner, F.B.: A method for the experimental analysis of psychotic patients. American Psychologist, 9, 419-420 (1954)

Lindsley, O.R.: Direct measurement and prothesis of retarded behavior. Journal of Education, 147, 62-81 (1964)

Linehan, M.M.: Supervision of behavior therapy. In A.K. Hess (Ed.) Psychotherapy supervision: Theory, Research, and Practice. New York: Wiley (1980)

Linssen, A.C.: Research on treatment of chronic pain using hypnosis. Vortrag, gehalten am 15.10.1987, 9. Tagung der Deutschen Gesellschaft für Hypnose. Bad Lippspringe (1987)

Litvak, S.B.: Hypnosis and the desensitization behavior therapies. Psychological Reports, 27, 787-794 (1970)

Livshits, L.S.: The investigation of the higher nervous activity of man in hypnosis in relation to chronic alcoholism. Journal of Higher Nervous Activity, 9, 745–753 (1959)

Locke, S.E, Heisel, J.S.: The influence of stress and emotions on the human immune response. Biofeedback and Selfregulation, 22, 320 (1977)

Loewenfeld, L.: Der Hypnotismus. Wiesbaden: Bergmann (1901)

Loftus, E.F., Palmer, J.C.: Reconstruction of automobile destruction: An example of the interaction between language and memory. Journal of Verbal Learning and Verbal Behavior, 13, 585-589 (1974)

Loftus, E.F., Zanni, G.: Eyewitness testimony: The influence of the wording of a question. Bulletin of Psychosomatic and Sociology, 5, 86-88 (1975)

Loftus, E.F.: Eyewitness testimony. London: Harvard University Press (1979)

Loftus, E.F.: Eye witness memory. Cambridge, Mass.: Harvard University Press (1979)

Lohmann, H.: Wirkung eines Entspannungsverfahrens unter Berücksichtigung ausgewählter Persönlichkeitsfaktoren. Diplom-Arbeit, Universität Giessen, Psychol. Institut (1987)

Lombard, L.S., Kahn, S.P., Fromm, E.: The role of imagery in self-hypnosis: Its relationship to personality characteristics and gender. International Journal of Clinical and Experimental Hypnosis, 38(1), 25-38 (1990)

Lomont, J.F., Edwards, J.E.: The role of relaxation in systematic desensitization. Behavior Research and Therapy, 5, 11-25 (1967)

London, P., Fuhrer, M.: Hypnosis, motivation, and performance. Journal of Personality, 29, 321-333 (1961)

London, P.: The Children's Hypnotic Susceptability Scale. Palo Alto, CA: Consulting Psychologists Press (1963)

London, P., Hart, J., Leibovitz, M.: EEG alpha rhythms and hypnotic susceptability. Nature, 219, 71-72 (1968)

London, P., Cooper, L.M.: Norms of hypnotic susceptability in children. Developmental Psychology, 1, 113-124 (1969)

London, P., Cooper, L.M.: The development of hypnotic susceptability: A longitudinal (convergence) study. Developmental Psychology, 42, 487-503 (1971)

London, P., Cooper, L.M., Engstrom, D.R.: Increasing hypnotic susceptability by brain wave feedback. Journal of Abnormal Psychology, 83, 554-560 (1974)

Lonk, A.F.: A manual of hypnotism and psychotherapeutics. (Rev. 3rd ed.) Palatine, Ill.: Author (1947)

Looft, W.: Egocentrism and social interaction across the life span. Psychological Bulletin, 78, 73-92 (1972)

Look, Y.K., Choy, D.C., Kelly, J.M. Jr.: Hypnotherapy in strabismus. American Journal of Clinical Hypnosis, 7, 335-341 (1965)

Loomis, A.L., Harvey, E.N., Hobart, G.: Electrical potentials of the human brain. Journal of Experimental Psychology, 19, 249-279 (1963)

Lopez, C.-A.: Mon cher papa: Franklin and the ladies of Paris. New Haven CT: Yale Univ. Press (1966)

Lopez, C.-A., Herbert, E.W.: The private Franklin: The man and his family. New York: Norton (1975)

Loth, N., Kahan, M.: Tonsillektomie (Rachenmandeloperation) unter Hypnose. Experimentelle und klinische Hypnose, 2(2), 125-128 (1986)

Löwe-Rosenberg: Die Strafprozeßordnung und das Gerichtsverfassungsgesetz. Großkommentar. 24. Aufl. Berlin: W.deGruyter (1989)

Löwe-Rosenberg, E.W., Dünnebier, H., Geier, F.W., Jagusch, H., Kohlhaas, M., Sarstedt, W., Schäfer, K. (Hg.) Die Strafprozeßordnung und das Gerichtsverfassungsgesetz mit Nebengesetzen. Großkommentar. Berlin: deGruyter (1963)

Lubin, B., Gardiner, S.H., Roth, A.: Mood and somatic symptoms during pregnancy. Psychosomatic Medicine, 37, 136–146 (1975)

Lucas, O.N., Tocantins, L.M.: Problems in haemostasis in haemophiliacs undergoing dental extraction. Annals of the New York Academy of Sciences, 115, 470-480, 158, 163 (1964)

Ludwig, A.M., Lyle, W.H.: Tension induction and the hyperalert trance. Journal of Abnormal and Social Psychology, 69, 70-76 (1964)

Ludwig, A.M., Williams, H.L., Miller, J.S.: Group hypnotherapy techniques with drug addicts. International Journal of Clinical and Experimental Hypnosis, 12, 53-66 (1964)

Ludwig, A.M.: The psychobiological functions of dissociation. American Journal of Clinical Hypnosis, 26 (2), 93-99 (1983)

Ludwig, A.O.: Rheumatoid arthritis. In: E. Wittkower, R.A. Cleghorn (Eds.) Recent development in psychosomatic medicine. Philadelphia: Lippincott (1954)

Lundholm, H.: An experimental study of functional anesthesia as induced by suggestions in hypnosis. Journal of Abnormal and Social Psychology, 23, 337-355 (1928)

Lundholm, H.: A harmonic theory of hallucinations. British Journal of Medical Psychology, 11, 269-282 (1932)

Lundy, R.: Hypnosis and the ability to ignore. Hypnos, Swedish Journal of Hypnosis, 18(1), 35-38 (1991)

Lundy, R.M.: The internal confirmation of personal constructs: Why suggestions are not accepted. In: V.A. Gheorghiu, P. Netter, H.J. Eysenck, R. Rosenthal (Eds.): Suggestion and suggestibility: Theory and research. Berlin: Springer (1989).

Luparello, T., Lyons, H.A., Becker, E.R., McFadden, E.R. jr.: Influences of suggestion on airway reactivity in asthmatic subjects. Psychosomatic Medicine, 30, 819-825 (1968)

Lupica, V.P.: Hypnosis therapy for ciliary spasm. Journal of the American Optometric Association, 47 (1), 102 (1976)

Lupica, V.P.: Hypnosis therapy for ciliary spasm. Journal of the American Optometric Association, 47(1), 102 (1976)

Luria, A.: The role of speech in the regulation of normal and abnormal behavior. New York (1961)

Lustig, D.J.: You, too, can bea hypnotist. Philadelphia: Kanter's Magic Shop (1956)

Luthe, W., Schultz, J.H.: Medical applications. Vol.2. W.Luthe (Ed.) Autogenic therapy (1969)

Luthe, W.: Autogenic therapy. Vol. I-V. New York: Grune and Stratton (1969)

Lutz, R., Windheuser, J.: Therapiebegleitende Diagnostik. In: D. Schulte (Hg.) Diagnostik in der Verhaltenstherapie. München: Urban & Schwarzenberg (1974)

Lyman, B., Bernardi, S., Thomas, S.: Frequency of imagery in emotional experience. Perceptual and Motor Skills, 50, 1159-1162 (1980)

Lynn, S.J., Nash, M.R., Rhue, J., Frauman, D., Sweeney, C.: Nonvolition, expectancies, and hypnotic rapport. Journal of Abnormal Psychology, 93 (3), 295-303 (1984)

Lynn, S.J., Neufeld, V., Matyi, C.L.: Inductions versus suggestions: Effects of direct and indirect wording on hypnotic responding and experience. Journal of Abnormal Psychology, 96(1), 76-79 (1987)

Lynn, S.J., Snodgrass, M., Rhue, J.W., Nash, M.R., Fraumann, D.C.: Attributions, involuntariness, and hypnotic rapport. American Journal of Clinical Hypnosis, 30(1), 36-43 (1987)

Lynn, S.J., Weekes, J.R., Matyi, C.L., Neufeld, V.: Direct versus indirect suggestions, archaic involvement, and hypnotic experience. Journal of Abnormal Psychology, 97(3), 296-301 (1988)

Lytle, R.A., Lundy, R.M.: Hypnosis and the recall of visually presented material: A failure to replicate Stager and Lundy. International Journal of Clinical and Experimental Hypnosis, 36(4), 327-335 (1988)

Macalpine, I.: A critical evaluation of psychosomatic medicine in relation to dermatology. In: R.M. McKenna (Ed.) Modern trends in dermatology. London: Butterworth (1954)

MacDonald, R.L.: The role of emotional factors in obstetric complications: A review. Psychosomatic Medicine, 30, 222–237 (1986)

Macfarlane, F.K., Duckworth, M.: The use of hypnosis in speech therapy: A questionnaire study. British Journal of Disorders of Communication, 25(2), 227-246 (1990)

MacHovec, F.: Hypnosis complications: Six cases. American Journal of Clinical Hypnosis, 29(3), 160-165 (1987)

MacHovec, F.: Hypnosis complications, risk factors, and prevention. American Journal of Clinical Hypnosis, 31(1), 40-49 (1988)

MacHovec, F.: Komplikationen bei der Hypnose: Das Risiko verringern. Hypnose und Kognition, 8(1), 21-29 (1991)

MacHovec, F.J. The cult of Asklepios. Amerian Journal of Clinical Hypnosis, 2, 85-90 (1979)

Mackintosh, N.J.: Kognitive Lerntheorien. In: H. Zeier (Hg.) Die Psychologie des 2o. Jahrhunderts. Bd. IV. Pawlow und die Folgen. München: Kindler (1977)

MacLeod-Morgan, C., Lack, L.: Hemispheric specifity: A physiological concomitant of hypnotizability. Psychophysiology, 19, 687-690 (1982)

MacLeod-Morgan, C.: Hemispheric specifity and hypnotizability: An overview of ongoing EEG research in South Australia. In: D. Waxman, P. Misra, M. Gibson, M. Basker (Eds.) Modern trends in hypnosis. New York: Plenum Press (1982)

MacVaugh, G.S.: Frigidity. What you should know about its cure with hypnosis. New York: Pergamon (1979)

Madden, D.J., Lion, J.R.: Rage, hate, assault and other forms of violence. New York: Spectrum (1976)

Mahabharata: Indiens großes Epos. (nach d. Sanskrit übers. u. zusammengefaßt von B. Roy) Düsseldorf: Diederichs (1978)

Maher-Loughnan, G.P.: Hypnosis and autohypnosis in the treatment of asthma. International Journal of Clinical and Experimental Hypnosis, 18, 1-14 (1970)

Mahoney, M.J.: Cognition and behavior modification. Cambridge, Mass.: Ballinger Publ. Co. (1974)

Mahoney, M. J.: Kognitive Verhaltenstherapie. München: Pfeiffer (1977)

Mahoney, M.J.: Kognitive Verhaltenstherapie: Neue Entwicklungen und Integrationsschritte. München: Pfeiffer (1979)

Maier, S.R., Drugan, R., Grau, J. et al.: Learned helplessness, pain inhibition and the endogenious opiates. In: M.D. Zeiler, P. Harzem (Eds.) Advances in analysis of behavior. Vol. 2. New York: Wiley (1982)

Majolino, A.: Preparazione di gruppo al parto in autoipnosi. Rivista Internazionale di Psicologia e Ipnosi, 23 (1–2), 71–74 (1982)

Maletzki, B.M.: Assisted covert sensitization in the treatment of exhibitionismus. Journal of Consultant and Clinical Psychology, 42, 34-40 (1974)

Maletzki, B.M.: Booster sessions in aversion therapy. Behavior Therap., 8, 460-463 (1977)

Malmo, C.: Ego state therapy: A model for overcoming childhood trauma. Hypnos, Swedish Journal of Hypnosis, 18(1), 39-44 (1991)

Malon, D.W., Berardi, D.: Hypnosis with self-cutters. American Journal of Psychotherapy, 41(4), 531-541 (1987)

Malone, M.D., Kurtz, R.M., Strube, M.J.: The effects of hypnotic suggestion on pain report. American Journal of Clinical Hypnosis, 31(4), 221-230 (1989)

Malony, H.N.: A theology for hypnosis: A beginning inquiry. Journal of Psychology and Christianity, 2(1), 2-11 (1983)

Mangan, J.T.: Hypnosis: A medico-moral evaluation. Linacre Q., 26, 39 (1959)

Manganiello, A.J.: A comparative study of hypnotherapy and psychotherapy in the treatment of methadone addicts. American Journal of Clinical Hypnosis, 26(4), 273-279 (1984)

Mangold, E., Eckstein, A.: Ein Apparat für tierische Hypnose. Zeitschrift für biologische Technik und Methodik, 3, (1913)

Mangold, E.: Schlaf und schlafähnliche Zustände bei Mensch und Tieren. Berlin: Paul Parey (1929)

Mann, H.: Hypnotherapy in habit disorders. American Journal of Clinical Hypnosis, 3, 123-126 (1961)

Mann, T.: Mario und der Zauberer. Berlin: Fischer (1983, Erstaufl. 1930)

Marchesan, M.: Autoipnoanalisi e autoipnocatalessi. Un caso feminale complicatio. Rivista Internazionale di Psicologia e Ipnosi, 21(1-4), 57-65 (1980)

Marcuse, F.L.: Hypnosis: Facts and fiction. Baltimore: Penguin (1959)

Marcuse, N.: Role of hypnosis and suggestion in dentistry. Journal of the American Dental Association, 59, 1149-1154 (1959)

Margolis, C.G., Domangue, B.B., Ehleben, C., Shrier, L.: Hypnosis in the early treatment of burns: A pilot study. American Journal of Clinical Hypnosis, 26(1), 9-15 (1983)

Mariott, J.: The non-directive state of hypnosis and subsequent dream-work in resolving a long-standing fear/anxiety state: A case study. Australian Journal of Clinical Hypnotherapy, 1 (1), 12–16 (1980)

Mariott, J.: Hypnotic regression and past lives therapy: Fantasy or reality? Australian Journal of Clinical Hypnotherapy and Hypnosis, 5(2), 65-72 (1984)

Marks, D.F., Baird, J.M., McKellar, P.: Replication of trance logic using a modified experimental design: Highly hypnotizable subjects in both real and simulator groups. International Journal of Clinical and Experimental Hypnosis, 37(3), 232-248 (1989)

Marks, I.M., Gelder, M.G.: Common ground between behavior therapy and psychodynamic methods. British Journal of Medical Psychology, 39, 11-23 (1966)

Marks, I.M., Gelder, M.G., Edwards, G.: Hypnosis and desensitization for phobias: A controlled prospective trial. British Journal of Psychiatry, 114, 1263-1274 (1968)

Marks, I.M.: Behavioral treatment of phobic and obsessive-compulsive disorders. A critical appraisal. In: M. Hersgen, R. Meisler, P.M. Miller (Hg.) Progress in behaviour modification. New York: Academic Press, 1, (1975)

Marks, L.W.: Breaking up a homosexual fixation by the conditioned reaction technique: A case study. Psychological Bulletin, 32, 734 (1935)

Marks, N.J., Karl, H., Onisipharou, C.: A controlled trial of hypnotherapy in tinnitus. Clinical Otolaryngology, 10, 43-46 (1985)

Marmer, M.J.: Hypnosis in anaesthesiology. Springfield: C.C Thomas (1959).

Marquis, K.H., Marshall, J., Oskamp, S.: Testimony validity as a function of questionform, atmosphere, and item difficulty. Journal of Applied Social Psychology, 2, 167-186 (1972)

Marshall, W.L., Gautier, J., Gordon, A.: The current status of flooding therapy. In: M. Hersen, R.M. Eisler, P.M. Miller (Eds.) Progress in behavior modification. Vol. 7. New York: Academic Press (1979)

Martin, M.: Zeitprogression und Utilisation bei Raucherentwöhnung. Hypnose und Kognition, 8(2), 15-22 (1991)

Martiny, A.: Wer nicht kämpft, hat schon verloren: Frauen und der Mut zur Macht. Reinbek: Rowohlt (1986)

Mason, A.A.: A case of congenital ichthyosiform erythroderma of Brocq treated by hypnosis. British Medical Journal, 2, 422 (1953)

Mason, A.A.: Ichthyosis and hypnosis. British Medical Journal, 2, 57 (1955)

Mason, A.A., Black, S.: Allergic skin responses abolished under treatment of asthma and hay-fever by hypnosis. The Lancett, 2, 877-880 (1958)

Mason, A.A., Watts, K.D.: Hypnosis in dentistry. International Dental Journal, 9, 477-492 (1959)

Massey, R.K.: Journey. New York: Knopf (1975)

Masson, J.M. (Hg.) Briefe an Wilhelm Fließ. Frankfurt: S. Fischer (1986)

Master, W.H., Johnson, V.B.: Impotenz und Anorgansmie. Frankfurt (1973)

Masters, W.H., Johnson, V.E.: Human sexual response. Boston: Little, Brown (1966)

Mathai, J.: An acute anxiety state in an adolescent prescipitated by viewing a horror movie. Journal of Adolescence, 6(2), 197-200 (1983)

Mather, M.D.: The treatment of an obsessive-compulsive patient by discrimination learning and reinforcement of decisionmaking. Behavior Research and Therapy 8, 315 318 (1970)

Matheson, G., Shue, K.L., Bart, C.: A validation study of a short-form hypnotic-experience questionnaire and its relationship to hypnotizability. American Journal of Clinical Hypnosis, 32(1), 17-26 (1989)

Matheson, G., Drever, J.M.: Psychological preparation of the patient for a breast reconstruction. Annals of Plastic Surgery, 24(3), 238-247 (1990)

Mathieson, A.: The healing power of dreams. Hypnos, Swedish Journal of Hypnosis, 18(2), 85-89 (1991)

Matson, J.L., Helsel, W.J., LaGrow, S.J.: Training visual efficiency in myopic persons. Behavior Research and Therapy, 21(2), 115-118 (1983)

Matthews, W.J., Davis, J., Stanitis, M.: The use of therapeutic metaphor in family therapy with an encopretic boy. Journal of Strategic and Systemic Therap. 4(1), 24-32 (1985)

Matthews, W.J., Langdell, S.: What do clients think about the metaphors they receive? An initial inquiry. American Journal of Clinical Hypnosis, 31(4), 242-251 (1989)

Mattson, A., Gross, S.: Social and behavioral studies on hemophiliac children and their families. Journal of Pediatry, 68, 952-964 (1966)

Mattson, A., Agle, D.P.: Psychophysiological aspects of adolescence: Hemolytic disorders. Adolescent Psychiatry, 7, 269-280 (1979)

Maturana, H.R.: The organization of living. A theory of the living organization. International Journal of Man-Machine-Study, 7, 313-332 (1975)

Maturana, H.R., Varela, F.J. Autopoiesis and cognition: The realization of the living. Boston: Reidel (1980)

Maturana, H.R.: Erkennen: Die Organisation und Verkörperung von Wirklichkeit. Braunschweig: F. Vieweg & Söhne (1982)

May, J.R., Johnson, H.J. Physiological activity to internally elicited arousal and inhibitory thoughts. Journal of Abnormal Psychology, 82, 239-245 (1973)

Mayer, E.: Hypnose in der Psychosomatik am Bespiel der Beeinflußbarkeit von Magen-Darm-Funktionen. In: B. Peter (Hg.) Hypnose und Hypnotherapie nach Milton H. Erickson: Grundlagen und Anwendungsfelder. München: Pfeiffer (1985)

Mayer, H., Petermann, F.: Physiologische Methoden in der Klinischen Psychologie. In: F. Petermann, C. Schmook (Hg.) Grundlagentexte der Klinischen Psychologie, Bd. 1. Bern: Huber (1977)

Mayer, L.: Die Technik der Hypnose. München: J.F. Bergmann (1980)

McAmmond, D.M., Davidson, P.O., Kovitz, P.M. A comparison of the effects of hypnosis and relaxation training on stress reactions in a dental situation. American Journal of Clinical Hypnosis, 13, 233-242 (1971)

McCann, T., Sheehan, P.W.: Hypnotically induced pseudomemories - sampling their conditions among hypnotizable subjects. Journal of Personality and Social Psychology, 54(2), 339-346 (1988)

McCann, T., Sheehan, P.W.: Memory distorsion and confidence in hypnosis: Cognitive and social influences. Paper read at: 11th International Congress of Hypnosis and Psychosomatic Medicine. 13.-19.8.1988, Den Haag (1988)

McCollom, A.B. A study of the relationship between hemispheric preference, hemisphere of input, and hypnotic susceptability. Diss., St. John's Univerity (1981)

McConkey, K.M., Sheehan, P.W.: The impact of videotape playback of hypnotic events on posthypnotic amnesia. Journal of Abnormal Psychology, 90 (1), 46–54 (1981)

McConkey, K.M., Perry, C.: Benjamin Franklin and Mesmerism. International Journal of Clinical and Experimental Hypnosis, 33 (2), 122-130 (1985)

McCord, H.: Hypnosis as an aid to the teaching of a severely mentally retarded teen-age boy. International Journal of Clinical and Experimental Hypnosis, 21 (4) (1956)

McCord, H.: Hypnotizing the mentally retarded child. British Journal of Medical Hypnosis, 8, 17 (1956-57)

McCord, H. The "image" of the trance. International Journal of Clinical and Experimental Hypnosis, 9, 305-307 (1961)

McCord, H., Sherrell, C.I.: A note on increased ability to do calculus post-hypnotically. American Journal of Clinical Hypnosis, 4, 124 (1962)

McCraine, E.J., Crasilneck, H.B., Teter, H.R.: The EEG in hypnotic regression. Psychiatric Quarterly, 29, 85-88 (1955)

McCraine, E.J., Crasilneck, H.B.: The conditioned reflex in hypnotic age regression. Journal of Experimental and Clinical Psychopathology, 16, 120-123 (1955)

McCue, E.C., McCue, P.A.: Hypnosis in the elucidation of hysterical aphonia: A case report. American Journal of Clinical Hypnosis, 30(3), 178-182 (1988)

McDowell, F., Lee, J., Sweet, R.D.: Extrapyramidal disease. In: A.B. Baker & P.J. Baker (Eds.) Clinical Neurology. Vol.2. Philadelphia: Harper & Row (1971)

McGill, O.: The encyclopedia of the stage hypnotism. Colon, Mich.: Abbot's Magic Novelty Co. (1947)

McGlashan, T.H., Evans, F.J., M.T. Orne: The nature of hypnotic analgesia and placebo response to experimental pain. Psychosomatic Medicine, 31, 227-246 (1969)

McGlynn, F.D., Mealiea, W.L., Nawas, M.M.: Systematic desensitization of snake-avoidance under two conditions of suggestion. Psychological Reports, 25(1), 220-222 (1969)

McGraw, M.B.: Development of the plantar response in young infants. American Journal of the Disabled Child, 61, 1215-1221 (1941)

McGuiness, T.P.: Hypnosis in the treatment of phobias: A review of the literature. American Journal of Clinical Hypnosis, 26 (4), 261-272 (1984)

McIntosh, I.B., Hawney, M.: Patient attitudes to hypnotherapy in a general medical practice: A brief communication. International Journal of Clinical and Experimental Hypnosis, 31(4), 219-223 (1983)

McKay, W.C.: Effects of hypnotic suggestion and biofeedback training upon the control of heart rate. Diss., Texas Tech University (1979)

McKelvie, S.J., Pullara, M.: Effects of hypnosis and level of processing on repeated recall of line drawings. Journal of General Psychology, 115(3), 315-329 (1988)

McKinney, J.: Problem solving strategies in impulsive and reflective second grader. Developmental Psychology, 8, 145 (1973)

McLemore, C.W.: Imagery in desensitization. Behavior Research and Therapy, 10, 51-57 (1972)

McPeake, J.D.: Factors effecting test anxiety in two year college students. Diss., Boston College (1975)

Mead, M.: Male and female: A study of sexes in a changing world. New York: William Morrow (1949).

Meares, A.: Non-verbal suggestion in the induction of hypnosis. British Journal of Medical Hypnosis, 5 (2) (1954a)

Meares, A.: Extra-verbal suggestion in the induction of hypnosis. British Journal of Medical Hypnosis, 6 (1) (1954b)

Meares, A.: Mind and cancer. Lancet, 8123, 978 (1979)

Meares, A.: Shapes of sanity. A study in the therapeutic use of modelling in the waking and hypnotic state. Springfield: Charles C. Thomas (1960)

Meares, A.: The atavistic theory of hypnosis in relation to yoga and pseudo trance states. Proceedings of the third World Congress of Psychiatry, Montreal. 1, 172-174 (1961)

Meares, A.: A system of medical hypnotism. Philadelphia: Saunders (1980)

Meares, A.: Regression of recurrence of carcinoma of the breast of mastectodomy site associated with intensive meditation. Australian Family Physician, 10, 218-219 (1981)

Meares, A.: Eine Form intensiver, mit dem Rückgang von Krebs verbundener Meditation. Hypnose und Kognition, 1(1), 27-35 (1984)

Meares, R.: Behavior therapy and spasmodic torticollis. Archives of General Psychiatry, 28, 104-107 (1973)

Meeker, W.B., Barber, T.X.: Toward an explanation of stage hypnosis. Journal of Abnormal Psychology, 77, 61-70 (1971)

Meichenbaum, D.H., Goodman, J.: Reflection, impulsivity, and verbal control of motor behavior. Child Development, 40, 785-797 (1969)

Meichenbaum, D.H.: Toward a cognitive theory of selfcontrol. Research Report No.48, Ontario/ Can. (1975)

Meichenbaum, D.H.: Cognitive behavior modification. Morristown, N.J.: General Learning Press (1974)

Meichenbaum, D.H., Turk, D.C.: The cognitive-behavioral management of anxiety, depression, and pain. New York: Brunner/Mazel (1976)

Meichenbaum, D.H.: Toward a cognitive theory of self-control. In: G. Schwartz, D. Shapiro (Eds.) Consciousness and self regulation. Vol. 1. New York: Plenum Press (1976)

Meichenbaum, D.H., Turk, D.: The cognitive-behavioral management of anxiety, anger and pain. In: P. Davidson (Ed.) The behavioral management of anxiety, depression and pain. New York: Bruner Mazel (1977)

Meichenbaum, D.H.: Kognitive Verhaltensmodifikation. München: Urban & Schwarzenberg (1977)

Meichenbaum, D.H.: Why does imagery in psychotherapy lead to change? In: J.L. Singer, K.S. Pope (Eds.) The power of human imagination: New methods in psychotherapy. New York: Plenum Press (1978)

Meichenbaum, D.H.: Cognitive-behavior modification. New York: Plenum Press, 1977 (dt. Kognitive Verhaltensmodifikation. München: Urban & Schwarzenberg, 1979)

Meichenbaum, D.H.: Stress inoculation training. New York: Pergamon Press (1985)

Meiss, O.: Zeitprogression in der Behandlung von Ängsten vor einem Bewerbungsgespräch. Hypnose und Kognition, 7(2), 26-33 (1990)

Meldman, M.J.: Personality decompensation after hypnotic symptom suppression. Journal of the American Medical Association, 172, 359-361 (1960)

Melei, J.P., Hilgard, E.R.: Attitudes toward hypnosis, self-predictions, and hypnotic susceptability. International Journal of Clinical and Experimental Hypnosis, 12, 99-108 (1964)

Mellet, P.G.: The clinical problem. Chapter 3 In: H.R. Beech (Ed.) Obsessional States. London: Methuen (1974)

Mellor, N.H.: Hypnosis in juvenile delinquency. General Psychology, 22, 83-87 (1960)

Melzak, R., Dennis, S.G.: Neurophysiological foundations of pain. In: R.A. Sternbach (Ed.) The physiology of pain. New York: Raven Press (1978)

Merkur, D.: The nature of the hypnotic state: A psychoanalytic approach. International Review of Psycho-Analysis, 11(3), 345 (1984)

Merrington, H.N.: Sexual affect in the hypnotic situation. Australian Journal of Clinical and Experimental Hypnosis. 9(1), 9-12 (1981)

Meskin, B.B., Singer, J.L.: Daydreaming, reflective thought, and laterality of eye movements. Journal of Personality and Social Psychology, 30, 64-71 (1974)

Mesmer, F.A.: Mesmerismus. Oder System der Wechselwirkungen, .Theorie und Anwendung des thierischen Magnetismus als die allgemeine Heilkunde zur Erhaltung des Menschen. In: K.C. Wolfart (Hg.) Berlin: Nicolaische Buchhandlung (1814)

Messerschmidt, R.: The suggestibility of boys and girls between the ages of six and sixteen years. Journal of Genetic Psychol., 43, 422-437 (1933)

Mészáros, I., Crawford, H.: Hypnotic susceptability and cerebral hemisphere preponderance. Vortrag gehalten am 9.7.1987, First International Symposium on Suggestion and Suggestibility. Giessen (1987)

Metzger, W.: Psychologie. Darmstadt: Steinkopf (1954)

Metzger, W.: Frühkindlicher Trotz. Basel: Karger (1967)

Metzger, W.: Gesetze des Sehens. Frankfurt: Waldemar Kramer (1954; 1975)

Meyer, A.-E., Richter, R., Grawe, K., Garf v.d.Schulenburg, J.-M., Schulte, B.: Forschungsgutachten zu Fragen des Psychotherapeutengesetzes; im Auftrag des Ministeriums für Jugend, Familie, Frauen und Gesundheit. Hamburg-Eppendorf: Universitäts-Krankenhaus (1991)

Meyer, H.K., Giebel, K., Diehl, B.J.M., Beltz, J.: Tellegens Absorption-Skala und Kurserfolg beim Autogenen Training. Experimentelle und klinische Hypnose, 3(2), 109-120 (1987)

Meyer, H.K., Diehl, B.J., Ulrich, P.T., Meinig, G.: Änderungen der regionalen kortikalen Durchblutung unter Hypnose. Zeitschrift für Psychosomatische Medizin und Psychoanalyse, 35(1), 48-58 (1989)

Meyer, R.G., Tilker, H.A.: The clinical use of direct hypnotic suggestion: A traditional technique in the light of current approaches. International Journal of Clinical and Experimental Hypnosis, 17, 81-88 (1969)

Meyer, V., Crisp, A.H.: Some problems in behavior therapy. British Journal of Psychiatry, 112, 367-381 (1966)

Meyer, V., Levy, R., Schnurer, A.: The behavioral treatment of obsessive-compulsive disorders. In: H.R. Beech (Ed.) Obsessional States. London: Methuen (1974)

Meyer, W.-U.: Leistungsmotiv und Ursachenerklärung von Erfolg und Mißerfolg. Stuttgart: Klett (1973)

Michels, P.J., Adams, D.B., McBride, P.: Chronic pain. Journal of Family Practice, 17(4), 591-610 (1983)

Middendorf, D.: Hypnose im amerikanischen Ermittlungsverfahren. Kriminalistik, 6, 330-331 (1982)

Migály, P.: Music and hypnotherapy. Paper read at The American Society of Clinical Hypnosis, 31th Annual Scientific Meeting, Nashville, TN (1989)

Migály, P.: Hypnotic pain control and patient management in dentistry. Hypnos, Swedish Journal of Hypnosis, 18(3), 127-132 (1991)

Mihalyka, E.E., Whanger, A.D.: Objective tinnitus aurium hypnotically treated. American Journal of Clinical Hypnosis, 2, 85 (1959)

Miklich, D.R., Renne, C.M., Creer, T.M., Alexander, A.B., Chai, H., Davis, M.H., Huffman, H., Danken-Brown, P.: The clinical utility of behavior therapy as an adjunctive treatment for asthma. Journal of Allergy and Clinical Immunology, 5, 285-294 (1977)

Milgram, S.: Some conditions of obedience to authority. Human Relat., 18, 57-76 (1965)

Miller, G.A., Galanter, E., Pribram, K.H.: Plans and the structures of behavior, 1960. Deutsch: Pläne und Strukturen des Verhaltens. Stuttgart: Klett (1973)

Miller, J.A.: Hypnosis in a boy with leukemia. American Journal of Clinical Hypnosis, 22(4), 231-235 (1980)

Miller, N.E. et. al.: Biofeedback and self-control. An Aldine Annual. Chicago: Aldine (1974)

Miller, N.E., DiCara, L.V., Solomon, H., Weiss, J.M., Dworkin, B.: Erlernte Modifikation vegetativer Funktionen: Eine Übersicht und einige neue Ergebnisse. In: H. Legewie, L. Nusselt (Hg.) Biofeedbacktherapie. München, Wien: Urban & Schwarzenberg (1975)

Miller, R.J.: Response to the Ponzo illusion as a reflection of hypnotic susceptability. International Journal of Clinical and Experimental Hypnosis, 23, 148-157 (1975)

Miller, R.J., Leibowitz, H.W.: A signal detection analysis of hypnotically induced narrowing of peripheral visual field. Journal of Abnormal Psychol., 85, 446-454 (1976)

Miller, W.A. jr.: The recovering addicted patient and the use of hypnosis. Hypnos, Swedish Journal of Hypnosis, 18(3), 133-141 (1991)

Miller, W.R., Seligman, M.E.: Depression and learned helplessness in man. Journal of Abnormal Psychol., 84, 228-238 (1975)

Milne, G.: Hypnotic treatment of a cancer patient. Australian Journal of Clinical and Experimental Hypnosis, 10(2), 123-125 (1982)

Milner, B.: Interhemispheric differences in the localization of psychological processes in man. British Medical Bulletin, 27, 272-277 (1971)

Milt, B.: Franz Anton Mesmer und seine Beziehung zur Schweiz. Zürich: Leemann (1952)

Miltner, W.: Hauterkrankungen und Verbrennungen. In: W. Miltner, N. Birbaumer, W.-D. Gerber (Hg.) Verhaltensmedizin. Berlin: Springer (1986)

Miltner, W., Birbaumer, N., Gerber, W.D. (Hg.): Verhaltensmedizin. Berlin: Springer (1986)

Miltner, W.: Buchbesprechung: B. Peter, C. Kraiker & D. Revenstorf (Hg.) Hypnose und Verhaltenstherapie. Bern: Huber (1990). Hypnose und Kognition, 8(2), 74-77 (1991)

Minuchin, S.: Familien und Familientherapie. Freiburg: Lambertus (1977)

Mirvish, I.: Hypnotherapy for the child with chronic eczema: A case report. South African Medical Journal, 54, 410-412 (1978)

Mirza, D.G., Petrusinsky, V.V., Doroshenko, V.A.: Electrophysiological correlates of rapport in hypnosis. PSI Research, 3 (3-4), 103-108 (1984)

Mischel, M.: Introduction to personality. New York: Academic Press (1971)

Misra, P.C.: Hypnosis and sexual disorders. In: D. Waxman, P.C. Misra, M. Gibson, M.A. Basker (Eds.) Modern trends in hypnosis. New York: Plenum Press (1982)

Mitscherlich, M.: Zur Theorie und Therapie des Torticollis. In: H.H. Studt (Hg.) Psychosomatik in Forschung und Praxis. München, Wien: Urban & Schwarzenberg (1983)

Mittelmann, B., Wolff, H.G.: Affective state and skin temperature. Psychosomatic Medicine, 1, 271 (1939)

Moan, E.R.: GSR biofeedback assisted relaxation training and psychosomatic hives. Journal of Behavior Therapy and Experimental Psychiatry, 10, 157-158 (1979)

Mohlman, H.J.: Thumbsucking. In: A syllabus on hypnosis and a handbook of therapeutic suggestion. Des Plaines, Ill.: American Society of Clinical Hypnosis Education and Research Foundation (1973)

Moldawski, R.J.: Hypnosis as an adjunctive treatment in Huntington's Disease. American Journal of Clinical Hypnosis, 26(4), 229-231 (1984)

Molinski, H.: Psychologische Probleme in der modernen Geburtshilfe. Archives of Gynecology, 228, 33–42 (1979)

Moll, A.: Hypnotism. London: Walter Scott (1894)

Montecchi, F.: Psicoterapia ipnotica della depressione. Rivista Internazionale di Psicologia e Ipnosi, 23(1-2), 75-79 (1982)

Monteiro, K.P., Zimbardo, P.G.: The path from classroom seating to hypnotizability – a dead line. International

Journal of Clinical and Experimental Hypnosis, 35(2), 83-86 (1987)
Moody, H.: An evaluation of hypnotically induced relaxation for the reduction of peptic ulcer symptoms. British Journal of Medical Hypnotism, 5, 23 (1953)
Moon, H., Moon, T.: Hypnosis and childbirth: Self-report and comment. British Journal of Experimental and Clinical Hypnosis, 1 (2), 49–52 (1984)
Moore, L.E., Kaplan, J.Z.: Hypnotically accelerated burn wound healing. American Journal of Clinical Hypnosis, 26 (1), 9–15 (1983)
Moore, L.E., Kaplan, J.Z.: Hypnosis and healing; pilot study, implications, and retrospect. Hypnos, Swedish Journal of Hypnosis, 18(1), 26-34 (1991)
Moore, W.E.: Hypnosis in a system of therapy for stutterers. Journal of Speech Disorders, 11, 117-122 (1946)
Morand, J.S.: Le magnetisme animal: Etude historique et critique. Paris: Garnier et Freres (1889)
Morel, B.A.: Traite des maladies mentales. Paris: Masson (1860)
Moreno, J.L.: Group psychotherapy. A Symposium. New York (1945)
Moreno, J.L.: Hypnodrama and psychodrama. Groups Psychotherapy, 3 (1), 1–10 (1950)
Moreno, J.L.: Psychodrama, Vols. I-III. Neacon, N.Y.: Beacon House Inc. (1959)
Moreno, J.L.: Hypnodrama and Psychodrama. In: I. Greenberg (Ed.) Group Hypnotherapy and Hypnodrama. Chicago: Nelson-Hall (1977)
Morey, B.S.: Helping the non-hypnotizable. Australian Journal of Clinical Hypnosis, 1(2), 119-121 (1980)
Morgan, A.H.: The heritability of hypnotic susceptability in twins. Journal of Abnormal Psychology, 82,55-61 (1973)
Morgan, A.H., Hilgard, E.R.: Age differences in susceptability to hypnosis. International Journal of Clinical and Experimental Hypnosis, 21, 78–85 (1973)
Morgan, A.H., Johnson, D.L., Hilgard, E.R.: The stability of hypnotic susceptability: A longitudinal study. International Journal of Clinical and Experimental Hypnosis, 22, 249–257 (1974)
Morgan, A.H., Macdonald, H., Hilgard, E.R.: EEG alpha: Lateral asymmetry related to task and hypnotizybility. Psychophysiology, 11, 275-282 (1974)
Morgan, A.H., Hilgard, E.R.: The Stanford Hypnotic Clinical Scale for Adults. American Journal of Clinical Hypnosis, 21, 134–147 (1978–1979a)
Morgan, A.H., Hilgard, E.R.: The Stanford Hypnotic clinical Scale for Children. American Journal of Clinical Hypnosis, 21, 148–169 (1978–1979b)
Morgan, D.C.: Hypnotic analgesia and quantitated hemispheric EEG. Diss., Tutgers Univ. The State Univ. of New Jersey (1980)
Morgan, W.P., Coyne, L.L.: The effect of experimenter oriented autosuggestion on the expression of muscular strength and endurance. Paper presented at the meeting of the American Congress of Physical Medicine and Rehabilitation. Philadelphia (1965)
Morrill, M.M.: An investigation on the joint effects of hypnotherapy treatment and cognitive treatment on selected aspects of functioning of hemodialysis patients. Diss. Abstracts. 39(2-b) 959 (1978)
Morris, B.A.: Hypnotherapy of warts used in the Simonton visualization technique: A case report. American Journal of Clinical Hypnosis, 27(4), 237-240 (1985)
Morris, D.: Catwatching. Körpersprache der Katze. München: Heyne (1987)
Morris, D.M., Nathan, R.G., Goebel, R.A., Blass, N.H.: Hypnoanesthesia in the morbidly obese. Journal of the American Medical Association, 253, 3292-3294 (1985)
Morrison, J.B.: Chronic asthma and improvement with relaxation induced by hypnotherapy (see comments). (Comment in Journal of the Royal Society of Medicine, 1989 Jul; 82(7): 446). Journal of the Royal Society of Medicine, 81(12), 701-704 (1988)
Morrison, J.B.: Chronic asthma and hypnotherapy (letter). Journal of the Royal Society of Medicine, 83(2), 128-129 (1990)
Morse, D.R. et al.: Stress, relaxation and saliva: A follow-up study involving clinical endodontic patients. Journal of Human Stress, 7(3), 19-26 (1981)
Morse, D.R., Hancock, R.R., Cohen, B.B.: In vivo desensitization using meditation-hypnosis in the treatment of tactile-induced gagging in a dental patient. Journal of Psychosomatics, 31(3), 20-23 (1984)
Moss, A.A.: Hypnodondics. New York: Dental Items of Interest Publ. Co. (1952)
Moss, B.F., Magaro, P.A.: Personality types and hetero- versus auto-hypnosis. Journal of Personality and Social Psychology, 57(3), 532-538 (1989)
Moss, C.S., Bremer, B.: Exposure of a "Medical modeler" to behavior modification. International Journal of Clinical and Experimental Hypnosis, 21(1), 1-12 (1973)
Mott, T., Roberts, J.: Obesity and hypnosis: A review of the literature. American Journal of Clinical Hypnosis, 22(1), 3-7 (1979)
Mott, T.: The clinical importance of hypnotizability. American Journal of Clinical Hypnosis, 21(4), 263-269 (1979)
Mount, G.R. et al.: The effects of relaxation techniques on normal blood pressure. Behavioral Engineering, 5(1), 1-4 (1978)
Mountcastle, V.B. (Ed.) Medical Physiology. Band I. Saint Louis: Mosby (1974)
Mowrer, O.H., Mowrer, W.A.: Enuresis: A method for its study and treatment. American Journal of Orthopsychiatry, 8, 436-447 (1938)
Mowrer, O.H.: Learning theory and personality dynamic. New York: Ronald Press (1950)
Moya, F., JamesL.S.: Medical hypnosis for obstetrics. Journal of the American Medical Association, 174, 2026-2032 (1975)
Mrochen, S.: Zum Stand der Forschung in der Kinderhypnose. Hypnose und Kognition, 7(1), 41-49 (1990a)
Mrochen, S.: Die Ansätze von M.H. Erickson und F. Baumann in der hypnotherapeutischen Arbeit mit Kindern und Jugendlichen. Hypnose und Kognition, 7(1), 76-80 (1990b)
Mrochen, S.: Morbus Crohn. In: B. Peter, C. Kraiker, D.

Revenstorf (Hg.) Hypnose und Verhaltenstherapie. Bern: Huber (1991)

Muchow, M.: Beiträge zur psychologischen Charakteristik des Kindergartenund Grundschulalters. Pädagogisch-psychologische Schriftenreihe des Allgemeinen Deutschen Lehrervereins, Berlin: Herbig, Heft 3 (1926)

Muellner, S.R.: Development of urinary control in children: A new concept in cause, prevention and treatment of primary enuresis. Journal of Urology, 84, 714-716 (1960)

Mulholland, T., Evans, C.: Occulomotor function and the alpha-activation cycle. Nature, 211, 1278-1279 (1966)

Mullen, R.H.: The treatment of dysmenorrhea by behavior therapy techniques. Journal of Nervous and Mental Disease, 147, 371–367 (1968)

Müller, H., Sax, W.: Kommentar zur Strafprozeßordnung und zum Gerichtsverfassungs- und Ordnungswidrigkeitengesetz. Darmstadt: Stoytscheff (1966)

Müller. H., Sax, W., Paulus, R.: KMR Kommentar zur Strafprozeßordnung. Darmstadt: Stoytscheff, 7. Lieferung, Mai (1991)

Mullins, J.G.: An investigation of communication in hypnosis. Diss., University of Georgia (1980)

Murphy, A.I., Lehrer, P.M., Karlin, R., Swartzman, L., Hochron, S., McCann, B.: Hypnotic susceptibility and its relationship to outcome in the behavioral treatment of asthma: Some preliminary data. Psychological Reports, 65(2), 691-698 (1989)

Murphy, M.A., Tosi, D.J., Pariser, R.F.: Psychological coping and the management of pain with cognitive restructuring and biofeedback: A case study and variation of cognitive experiential therapy. Psychological Reports, 64(3 Pt 2), 1343-1350 (1989)

Murray, E.J.: Learning theory and psychotherapy: Biotopic versus sociotropic approaches. Journal of Counseling Psychology, 10, 250-255 (1963)

Murray-Jobsis, J.: Exploring schizophrenic experience with the use of hypnosis. American Journal of Clinical Hypnosis, 28(1), 34-42 (1985)

Murry, J.M.: The use of hypnotherapy in treating tongue thrusting problems in dentistry. Journal of the American Society of Psychosomatic Dentistry and Medicine, 29(2) 43-43 (1982)

Muscio, B.: The influence of the form of a question. British Journal of Psychology, 8, 351-389 (1916)

Mutke, P.H.C.: Increased reading comprehension through hypnosis. American Journal of Clinical Hypnosis, 9(2), 262-266 (1967)

Mutter, C.B.: Posttraumatic stress disorder: Hypnotherapeutic approach in a most unusual case. American Journal of Clinical Hypnosis, 30(2), 81-86 (1987)

Mutter, C.B.: Hypnosis and post-traumatic stress disorder. Paper read at: 11th International Congress of Hypnosis and Psychosomatic Medicine. 13.-19.8.1988, Den Haag (1988)

Mutter, C.B.: Hypnosis with defendants: Does it really work? American Journal of Clinical Hypnosis, 32(4), 257-262 (1990)

Myers, S.A.: Vivid fantasy and imaginative abilities as related to hypnotic responsiveness. American Journal of Clinical Hypnosis, 26(1), 45-52 (1983)

Nace, E.P., Orne, M.T., Hammer, G.: Posthypnotic amnesia as an active process. Archives of General Psychology, 31, 257-260 (1974)

Nadon, R., D'Eon, J., McConkey, K.M., Laurence, J.R., Perry, C.: Posthypnotic amnesia, the hidden observer effect, and duality during hypnotic age regression. International Journal of Clinical and Experimental Hypnosis, 36(1), 19-37 (1988)

Nadon, R., Laurence, J.R., Perry, C.: Multiple predictors of hypnotic susceptibility. Journal of Personality and Social Psychology, 53(5), 948-960 (1987)

Narbutovich, I.: The possibility of the producing of hypnotic sleep and dehypnosis in man by the indifferent stimulation of conditioned reflexes. Archives of Biological Sciences, 34 (1933)

Nardi, T.J.: Treating sleep paralysis with hypnosis International Journal of Clinical and Experimental Hypnosis, 29 (4), 358–365 (1981)

Naruse, G.: Applying of hypnosis in sports. Reasearch Bulletin of Edicational Psychology, Fa, Educ., Kyusu Univ., 18(1), 17-22 (1974)

Nash, M.R., Lynn, S.J., Stanley, S., Carlson, V.: Subjectively complete hypnotic deafness and auditory priming. International Journal of Clinical and Experimental Hypnosis, 35(1), 32-40 (1987)

Nash, M.R., Minton, A., Baldridge, J.: Twenty years of scientific hypnosis in dentistry, medicine, and psychology: A brief communication. International Journal of Clinical and Experimental Hypnosis, 36(3), 198-205 (1988)

Nash, M.R., Spinler, D.: Hypnosis and transference: A measure of archaic involvement. International Journal of Clinical and Experimental Hypnosis, 37(2), 129-144 (1989)

Nathan, R.G., Morris, D.M., Goebel, R.A., Blass, N.H.: Preoperative and intraoperative rehearsal in hypnoanaesthesia for major surgery. American Journal of Clinical Hypnosis, 29(4), 238-241 (1987)

Nauta, W.J.H.: Hypothalamic regulation of sleep in rats: An experimental study. Journal of Neurophysiology, 9, 285-316 (1946)

Neale, D.H.: Behavior therapy and encopresis in children. Behavior Research and Therapy, 1, 139-149 (1963)

Neffe, J.: Die entzauberte Nacht. Geo Wissen. Gehirn, Gefühl, Gedanken. 1, 115-126 (1987)

Neiburger, E.J.: Waking hypnosis through sensory confusion: 302 cases of dental prophylaxis. Journal of the American Society of Psychosomatic Dentistry and Medicine, 23, 88-98 (1976)

Neiburger, E.J.: Child response to suggestion: Study of age, sex, time, and income level during dental care. Journal of Dentistry for Children, 45, 396-402 (1978)

Neisser, U.: Kognitive Psychologie. Stuttgart: Klett (1974)

Nelms, H.: Magic and showmanship. New York: Dover Publ. (1969)

Nelson, R.A.: A complete course in stage hypnotism. Columbus, Ohio: Nelson Enterprises (1965).

Netherton, M., Shiffrin, N.: Past lives therapy. New York: William Morrow and Co., Inc. (1978)

Neufeld, V., Lynn, S.J.: A single-session group self-hypnosis smoking cessation treatment: A brief communication. International Journal of Clinical and Experimental Hypnosis, 36(2), 75-79 (1988)

Neuhäuser, G.: Klinische Aspekte der Zerebralparesen. In: G. Bachmann (Hg.) Pädiatrie in Praxis und Klinik. Stuttgart: Thieme (1980)

Neustatter, W.L.: The Early treatment of nervous and mental disorders. London: Churchill (1949)

Newman, M.: Hypnotic handling with the chronic bleeder in extraction: A case report. American Journal of Clinical Hypnosis, 14, 126-127 (1971)

Newman, M.: Hypnosis and haemophiliacs. Journal of the Australian Dental Association, 88, 273 (1974)

Newton, B.W.: Hypnose in der Behandlung von Krebspatienten. Hypnose und Kognition, 1(1), 5-16 (1984a)

Newton, B.W.: The use of hypnosis in the treatment of cancer patients. Seminar 15.-16.10.1984. Kongress für Hypnose und Hypnotherapie nach Milton H. Erickson. München (1984b)

Newton, B.W.: Der Hypnotherapeut und sein Krebspatient. In: B. Peter (Hg.) Hypnose und Hypno--therapie nach Milton H. Erickson: Grundlagen und Anwendungsfelder. München: Pfeiffer (1985)

Nicholls, J.G.: Causal attributions and other achievement-related cognitions: Effects of task outcome, attainment value, and sex. Journal of Personality and Social Psychology, 31 (3), 379-389 (1975)

Nietzel, M.T.: The effects of assessment and treatment mediated demand characteristics in a psychotherapy analogue study. Diss., University of Illinois (1973)

Nilsson, K.M.: The effect of subject expectations of "hypnosis" upon vividness of visual imagery. International Journal of Clinical and Experimental Hypnosis, 38(1), 17-24 (1990)

Nisbett, R.E., Schachter, S.: Cognitive manipulation of pain. Journal of Experimental and Social Psychology. 2, 227–236 (1966)

Nisbett, R.E., Wilson, G.T.: Telling more than we can know: Verbal reports on mental process. Psychological Review, 84, 231-259 (1977)

Nolan, M.: A combination of hypnotherapy, megavitamins and „folk" medicine in the treatment of arthritis. Australian Journal of Clinical and Experimental Hypnosis, 4(1), 21-25 (1983)

Noll, R.B.: Hypnotherapy of a child with warts. Journal of Developmental and Behavioral Pediatrics, 9(2), 89-91 (1988)

Norwich, J.J., Sitwell, R.: Mount Athos. New York: Harper and Row (1966)

Nuland, W., Field, P.B.: Smoking and hypnosis: A systematic clinical approach. International Journal of Clinical and Experimental Hypnosis, 18(4), 290-306 (1970)

Nusselt, L.H., Legewie, H.: Biofeedback und Systematische Desensibilisierung bei Parkinson-Tremor. Zeitschrift für Klinische Psychologie, 4, 112–123 (1975)

O'Brien, C.P., Weisbrot, M.M.: Behavioral and physiological components of pain management. National Institute on Drug Abuse: Research Monographs Series, Mono 45, 36-45 (1983)

O'Brien, R., Cooley, L.E., Ciotti, J., Henninger, K.M.: Augmentation of systematic desensitization of snake phobia through posthypnotic dream suggestion. American Journal of Clinical Hypnosis, 23(4), 231-238 (1981)

O'Connell, D.N., Shor, R.E., Orne, M.T.: Hypnotic age regression: An empirical and methodological analysis. Journal of Abnormal Psychology Monograph, 3, Part 2 (76), 1-32 (1970)

O'Connell, D.N.: An experimental comparison of hypnotic depth measured by self-ratings and by an objective scale. International Journal of Clinical and Experimental Hypnosis, 12, 34-46 (1964)

O'Donnell, J.M.: Implosive therapy with hypnosis in the treatment of cancer phobia: A case report. Psychotherapy: Theory, Research and Practice, 15(1), 8-12 (1978)

Obler, M.: A comparison of hypnoanalytic/behavior modification technique and a cotherapist-type treatment with primary orgasmic dysfunction females: Some preliminary results. Journal of Sex Research, 18(4), 331-345 (1982)

Obstoj, I., Sheehan, P.W.: Aptitudes for trance, task generalizability, and incongruity response in hypnosis. Journal of Abnormal Psychology, 86, 543-553 (1977)

Ohberg, H.G., Haring, G.F., Marsh, R.F.: Embezzlement and multiple personality. Medical Hypnoanalysis, 3(4), 153-163 (1982)

Ohm, D.: Entspannungstraining und begleitende Hypnosetherapie bei Koronarpatienten mit hohen internalen Kontrollüberzeugungen. Zeitschrift für Klinische Psychologie, 19(3), 256-267 (1990)

Oker-Blom, N. et al.: Psychical factors in infectious diseases and immunological response. Psychiatria Fennica, Suppl. 195-196 (1981)

Oldridge, O.B.: Positive suggestions: It helps LD students learn. Academic Therapy, 17(3), 279-287 (1982)

Oliveau, D.C., Agras, W.S., Leitenberg, H., Moore, R.C., Wright, D.E.: Systematic desensitization, therapeutically oriented instructions and selective positive reinforcement. Behavior Research and Therapy, 7, 27-33 (1969)

Olivier, L.: The use of hypnosis as a therapeutic technique by traditional African healers. Hypnos. Swedish Journal of Hypnosis in Psychotherapy and Psychosomatic Medicine, 14(4), 174-182 (1987)

Olness, K.: Autohypnosis in functional megacolon in children. American Journal of Clinical Hypnosis, 19, 28-32 (1976)

Olness, K.: Comparison of hypnotherapy and biofeedback in management of fecal soiling in children. Paper presented at the annual meeting of the Society for Clinical and Experimental Hypnosis, Los Angeles (1977)

Olness, K., Gardner, G.G.: Some guidelines for uses of hypnotherapy in pediatrics. Pediatrics, 62, 228-233 (1978)

Olness, K.: Imagery (self-hypnosis) as an adjunct therapy in childhood cancer: Clinical experience with 25 patients. American Journal of Pediadric, Hematology and Oncology, 3, 313-321 (1981)

Olness, K., MacDonald, J.T., Uden, D.L.: Comparison of self-hypnosis and propranolol in the treatment of juvenile classic migraine. Pediatrics, 79(4), 593-597 (1987)

Olness, K., Culbert, T., Uden, D.: Self-regulation of salivary immunoglobulin A by children. Pediatrics, 83(1), 66-71 (1989)

Olness, K.: Hypnotherapy: A cyberphysiologic strategy in pain management. Pediatric Clinics of North America, 36(4), 873-884 (1989)

Omer, H.: A hypnotic relaxationtechnique for the treatment of premature labor. American Journal of Clinical Hypnosis, 29(3), 206-213 (1987)

Oppelt, W.: Der Automat - das Denkmodell des Ingenieurs für menschliches Verhalten. Elektrotechnische Zeitschrift, Bd. 99 105-108, 152-155, 206-210 (1978)

Oppelt, W.: Signalfluß-Bilder als Hilfsmittel bei der Beschreibung hypnotischer Trancezustände. Biologische Cyberntetik, 60, 247-260 (1989)

Oppelt, W.: Eine Schichtenanordnung zur Darstellung der hypnotischen Trancezustände. Experimentelle und klinische Hypnose, 6(1) 31-55 (1990)

Orian, C.: Self-injurious behavior as a habit and its treatment. American Journal of Clinical Hypnosis, 32(2), 84-89 (1989)

Orme, G.C.: Hypnosis, pain control and personality change in rheumatoid arthritic patients. Diss., Utah State University (1981)

Orne, M.T., Dinges, D.F., Orne, E.C.: Rock v. Arkansas: Hypnosis, the defendant's privilege. International Journal of Clinical and Experimental Hypnosis, 38(4), 250-265 (1990)

Orne, M.T.: The mechanisms of hypnotic age regression: An experimental study. Journal of Abnormal and Social Psychology, 46, 213-225 (1951)

Orne, M.T.: The nature of hypnosis: Artifact and essence. Journal of Abnormal and Social Psychology, 58, 277-299 (1959)

Orne, M.T.: Antisocial behavior and hypnosis: Problems of control and validation in empirical studies. In: G.H. Estabrooks (Ed.) Hypnosis: Current problems. New York: Harper and Row (1962)

Orne, M.T.: A note on the ocurrence of hypnosis without conscious intent. International Journal of Clinical and Experimental Hypnosis, 12, 75-77 (1964)

Orne, M.T., Evans, F.J.: Social control in the psychological experiment: Antisocial behavior and hypnosis. Journal of Personality and Social Psychology, 1, 189-200 (1965)

Orne, M.T.: Undesirable effects of hypnosis: The determinants and management. International Journal of Clinical and Experimental Hypnosis, 13, 226-237 (1965)

Orne, M.T., Evans, F.J.: Inadvertant termination of hypnosis with hypnotized and simulating subjects. International Journal of Clinical and Experimental Hypnosis, 14, 61-78 (1966)

Orne, M.T.: Hypnosis, motivation and compliance. American Journal of Psychiatry, 122, 721-726 (1966)

Orne, M.T., O'Connell, D.N.: Diagnostic ratings of hypnotizability. International Journal of Clinical and Experimental Hypnosis, 15, 125-133 (1967)

Orne, M.T., Sheehan, P.W., Evans, J.F.: Occurence of posthypnotic behavior outside the experimental setting. Journal of Personality and Social Psychology, 9, 189-196 (1968)

Orne, M.T.: Demand characteristics and the concept of quasi-controls. In: R. Rosenthal, R.L. Rosnow (Eds.) Artifacts in behavioral research. New York: Academic Press, 143-179 (1969)

Orne, M.T.: On the simulating subject as a quasi-control group in hypnosis research: What, why, and how? In: E. Fromm, R.E. Shor (Eds.) Hypnosis: Research developments and perspectives. Chicago, Illinois: Aldine-Atherton, 399-443 (1972)

Orne, M.T.: Pain suppression by hypnosis and related phenomena. In: J.J. Bonica (Ed.) Advances in neurology: International symposion on pain. New York, 4, 563-572 (1974)

Orne, M.T.: The construct of hypnosis: Implications of the definition for research and practice. Annals of the New York Academy of Sciences, 196, 14-33 (1977)

Orne, M.T., Hilgard, E.R., Spiegel, H., Spiegel, D., Crawford, H.J., Evans, F.J., Orne, E.C., Frischholz, E.J.: The relation between the Hypnotic Induction Profile and the Stanford Susceptability Scales, Forms A and C. International Journal of Clinical and Experimental Hypnosis, 27, 85-102 (1979)

Orne, M.T.: The use and misuse of hypnosis in court. International Journal of Clinical and Experimental Hypnosis, 27(4), 311-341 (1979a)

Orne, M.T.: On the simulation subject as a quasi-control group in hypnosis research: What, why and how. In: E. Fromm, R.E. Shor (Eds.) Hypnosis: Developments in research and new perspectives. New York: Aldine (1979b)

Orne, M.T.: On the construct of hypnosis: How its definition affects research and its clinical application. In: G.D. Burrows, L. Dennerstein (Eds.) Handbook of hypnosis and psychosomatic medicine. New York: Elsevier/North-Holland Biomedical (1980)

Orne, M.T.: Kann man unter Hypnose jemanden zwingen, etwas zu tun, was er sonst nicht tun würde? Experimentelle und klinische Hypnose, 1(1), 19-33, (1983)

Orne, M.T. Dinges, D.F., Orne, E.C.: The differential diagnosis of multiple personality in the forensic court. International Journal of Clinical and Experimental Hypnosis, 32(2), 118-169 (1984)

Orne, M.T.: The reality of hypnosis. Paper read at: 11th International Congress of Hypnosis and Psychosomatic Medicine. 13.-19.8.1988, Den Haag (1988)

Ornstein, R.E.: On the experience of time. Baltimore: Penguin Books (1970)

Ornstein, R.E.: The psychology of consciousness. San Francisco: W.H. Freeman (1972)

Osborn, A.E.: Applied imagination: Principles and procedures of creative problem-solving. New York: Scribers (1963)

Ostendorf-Massing, U.: Verhaltensmedizinische Un-

tersuchungen zum Torticollis Spasmodicus. Diss., Universität Tübingen (1984)
Ostuni, F.: A case study: Violence suffered at the hands of others suspected and identified by using handwriting psychology II. Rivista Internazionale di Psicologia e Ipnosi, 24 (2), 195-201 (1981)
Otani, A.: The confusion technique untangled: Its theoretical rationale and preliminary classification. American Journal of Clinical Hypnosis, 31(3), 164-172 (1989)
Otto, J.: Attribuierungsproblematik und kognitive Therapie. In: N. Hoffmann (Hg.) Grundlagen kognitiver Therapie. Bern: Huber (1979)
Oudshoorn, D:. Hypnoseanwendungen bei Bettnässern. Experimentelle und klinische Hypnose, 4(1), 59-73 (1988)
Owens, D.: A study in the viability of the hypnotic process with institutionalized adult mentally retarded males. Diss., The Ohio State University (1980)
Owens, H.E.: Hypnosis and psychotherapy in dentistry: Five case histories. International Journal of Clinical and Experimental Hypnosis, 3, 181-193 (1970)
Owens, N.E., Bliss, E.L., Jeppsen, E.A.: Phobias and hypnotizability: A reexamination. International Journal of Clinical and Experimental Hypnosis, 37(3), 207-216 (1989)
Pagano, R.R., Akots, N.J., Wall, T.W.: Hypnosis, cerebral laterality and relaxation. International Journal of Clinical and Experimental Hypnosis, 36(4), 350-358 (1988)
Page, R.A., Handley, G.W.: An attempt to induce lower moral reasoning under hypnotic and task-motivated age regression. Journal of Psychology, 122(2), 119-131 (1988)
Page, R.A., Handley, G.W.: Psychogenic and physiological sequelae to hypnosis: Two case reports. American Journal of Clinical Hypnosis, 32(4), 250-256 (1990)
Pajntar, M., Jeglic, A., Stefancic, M., Vodovnik, L., Zajec, J., Roskar, E., Drugoviv, M.: Restoration of peripheral nerve lesions by hypnosis. Zdravstveni Vestnik, 46, 159-162 (1977)
Pajntar, M., Jeglic, A., Stefancic, M., Vodovnik, L.: Improvements of motor response by means of hypnosis in patients with peripheral nerve lesions. International Journal of Clinical and Experimental Hypnosis, 28, 16-26 (1980a)
Pajntar, M., Roskar, E., Vodovnik, L., Gros, N., Rudel, D.: Further experience with hypnosis in hemiparetic patients. In: M. Pajntar, J. Roskar, L. Lavric (Eds.) Hypnosis in psychotherapy and psychosomatic medicine. Slovenic Society of Experimental Hypnosis, Kranj, 242-248 (1980b)
Pajntar, M., Roskar, E., Vodovnik, L.: Some neuromuskular phenomena in hypnosis. In: D. Waxman, P.C. Misra, M. Gibson, M.A. Basker (Eds.) Modern trends in hypnosis. New York: Plenum Press (1982)
Pajntar, M., Roskar, E., Vodovnik, L.: Some neuromuscular phaenomena in hypnosis. In: D. Waxman et al. (Eds.) Modern trends in hypnosis: Proceedings of the 9th International Congress of Hypnosis and Psychosomatic Medicine, held August 22-27, 1982, in Glasgow, Scotland. New York: Plenum Press (1985)
Palan, B.M., Chandwani, S.: Coping with examination stress through hypnosis: An experimental study. American Journal of Clinical Hypnosis, 31(3), 173-180 (1989)
Paracelsus: Areolus Philipus Theophrastus Bombastus v. Hohenheim, gen. Paracelsus. Werke. Herausgegeben von G. Huser, Bd. I-VI (1589-1591)
Parejko, J., Gaines, G., Katarzynski, D.: 100 cases of reincarnation? II. Journal of the American Institute of Hypnosis, 16 (5), 206-207 (1975)
Parker, J.L.: The use of hypnosis to reinstate a child's impaired writing performance resulting from neurological damage. Australian Journal of Clinical and Experimental Hypnosis, 7(3), 225-230 (1979)
Parris, W.C.V.: Management of postherpetic neuralgia. Journal of the Tennessee Medical Association, 77, 575-578 (1984)
Parrish, M., Lundy, R.M., Leibowitz, H.W.: Hypnotic age regression and the magnitudes of the Ponzo and Poggendorf illusions. Journal of Abnormal Psychology, 74, 693-698 (1969)
Patel, C.H., Datey, K.: Relaxation and biofeedback techniques in the management of hypertension. Lancet, 27, 401-405 (1977)
Paterson, A.S., Bracchi, F., Passerini, D.: A comparison of learning by conditioning and learning by suggestion under hypnosis. C.R. Congress of Psychiatry and Neurology, 63, 490-497 (1965)
Paterson, A.S., Bracchi, F., Passerini, D., Spinelli, D., Black, S.: In: J. Lassner (Ed.) Hypnosis and psychosomatic medicine. Proceedings of the International Congress of Hypnosis and Psychosomatic Medicine, Paris, 1965. Berlin: Springer (1967)
Paterson, A.S.: Acquisition of cortical over autonomic malfunction in psychosomatic medicine through hypnosis. Presented on July 13, International Congress of Hypnosis and Psychosomatic Medicine. Kyoto, Japan (1967)
Patten, E.F.: The duration of posthypnotic suggestion. Journal of Abnormal and Social Psychology, 25, 319-334 (1929)
Patterson, D.R., Questad, K.A., de Lateur, B.J.: Hypnotherapy as an adjunct to narcotic analgesia for the treatment of pain for burn debridement. American Journal of Clinical Hypnosis, 31(3), 156-163 (1989)
Patterson, G.: Soziales Lernen in der Familie. München: Pfeiffer (1975)
Pattie, F.A.: A report of attempts to produce uniocular blindness by hypnotic suggestion. British Journal of Medical Psychology, 15, 230-241 (1935)
Pattie, F.A.: The genuiness of unilateral deafness produced by hypnosis. American Journal of Psychology, 3, 84-86 (1950)
Pattie, F.A.: Theories of hypnosis. In: R.M. Dorcus (Ed.) Hypnosis and its therapeutic applications. New York: McGraw-Hill (1956)
Pattie, F.A.: A brief history of hypnotism. In: J.E. Gordon

(Ed.) Handbook of clinical and experimental hypnosis. New York: MacMillan (1967)

Pattie, F.A.: Mesmer-Paradis myth dispelled. American Journal of Clinical Hypnosis. 22 (1) 29-31 (1979)

Paul, G.L.: The production of blisters by hypnotic suggestion: Another look. Psychosomatic Medicine, 25, 233 (1963)

Pauleikhoff, B., Hoffmann, D.: Diebstähle ohne Bereicherungstendenz als psychopathologisches Syndrom. Fortschritte in der Neurologie und Psychiatrie, 43, 254–271 (1975)

Pausanias: Beschreibung Griechenlands. Zürich (1954)

Pawlow, I.P.: The identity of inhibition with sleep and hypnosis. Scientfic Monographs, 17, 603-608 (1923)

Pawlow, I.P.: Versuch einer physiologischen Interpretation der Symptomatologie bei der Hysterie. In: Pawlow (Hg.) Zwanzigjährige Erfahrungen mit dem objektiven Studium der höheren Nerventätigkeiten (des Verhaltens) der Tiere. Leningrad (1938)

Pawlow, I.P.: Sämtliche Werke. Berlin: Akademie-Verlag (1953)

Pawlow, I.P.: Experimental Psychology. New York: Philosophical Library (1957)

Pawlow, I.P.: Anwendung der Ergebnisse unserer Tierexperimente auf den Menschen. Vortrag auf dem Lehrstuhl für Physiologie der Militärmedizinischen Akademie (1924). In: I.P.Pawlow: Die bedingten Reflexe. München: Kindler (1972)

Pawlow, I.P.: Die bedingten Reflexe (Auswahlübersetzungen). München: Kindler (1972)

Payne, D. S.: The effects of person variables, type of induction, and type of experience on hypnotizability. Diss., University of Georgia (1982)

Pearson, P.: Practical applications of hypnosis in sporting performance. Australian Journal of Clinical and Experimental Hypnosis, 4(1), 13-19 (1983)

Pearson, R.E.: Response to suggestions given under general anesthesia. American Journal of Clinical Hypnosis, 4, 106-114 (1961)

Pederson, L.L., Scrimgeour, W.G., Lefcoe, N.M.: Variables of hypnosis which are related to success in a smoking withdrawal program. International Journal of Clinical and Experimental Hypnosis, 27(1), 14-20 (1979)

Pena, F.: Perceptual isolation and hypnotic susceptability. Diss., Washington State University (1963)

People v. Barbosa: No. 2211183 (Super. Ct., Fresno Co., Cal., December 13, 1977)

People v. McDowell: 103 Misc.2d 831, 427 N.Y.S.D. 181 (N.Y.S.C.) 1980

People v. Ritchie: No. C-36932 (Super. Ct., Orange Co., Cal. April 7, (unrep. 1977)

People v. Woods, et al.: No.63187ABNC (Alameda Co., Cal., December 15, 1977)

Peper, E., Mulholland, Th.: Methodische und theoretische Probleme bei der willkürlichen Kontrolle des okzipitalen Alpha-EEG. In: H. Legewie, L. Nusselt (Hg.) Biofeedbacktherapie. München: Urban & Schwarzenberg (1975)

Peretz, B.A., Zaidse, I., Fuchs, K., Paldi, E.: Hypnotherapy of male impotence. Paper read at: 11th International Congress of Hypnosis and Psychosomatic Medicine. 13.-19.8.1988, Den Haag (1988)

Perini, G.I., Fornasa, C.V., Cipriani, R., Bettin, A., Zecchino, F., Peserico, A.: Life events and alopecia areata. Psychotherapy and Psychosomatic, 41, 48-52 (1984)

Perloff, M.M., Spiegelman, J.: Hypnosis in the treatment of a child's allergy to dogs. American Journal of Clinical Hypnosis, 15, 269-272 (1973)

Perls, F.S., Hefferline, R.F., Goodman, P.: Gestalttherapy. New York: The Julian Press (1951)

Perry, C., Mullen, G.: The effects of hypnotic susceptability on reducing smoking behavior treated by an hypnotic technique. Journal of Clinical Psychology, 31(3), 498-505 (1975)

Perry, C.: Is hypnotizability modifiable? International Journal of Clinical and Experimental Hypnosis, 25, 125-146 (1977)

Perry, C. Walsh, B.: Inconsistencies and anomalies of response as defining characteristic of hypnosis. Journal of Abnormal Psychology, 87, 574-577 (1978)

Perry, C.: Hypnotic coercion and compliance to it: A review of evidence presented in a legal case. International Journal of Clinical and Experimental Hypnosis, 27(3), 187-218 (1979)

Perry, C., Laurence, J.-R.: Hypnosis, surgery, and mind-body interaction: A historical evaluation. Canadian Journal of Behavior Science, 15(4), 351-371 (1983)

Perry, C.: Dissoziation und Hypnose: Geschichte der Untersuchungsergebnisse. Experimentelle und Klinische Hypnose, 1(2), 81-90 (1985)

Perry, C., Laurence, J.R.: Hypnosis with a criminal defendant and a crime witness: Two recent related cases. International Journal of Clinical and Experimental Hypnosis, 38(4), 266-282 (1990)

Pesci, G.: Il raporto sessuale come terrore e disgosta. Rivista Internazionale di Psichologia e Ipnosi, 24(3-4), 341-343 (1983)

Peshkin, M.M., Friedman, I.: Residential asthma treatment centers in the United States and problems in relation to them. Journal of Asthma Research. 12, 129-175 (1975)

Peter, B., Gerl, W.: Hypnotherapie in der psychologischen Krebsbehandlung. Hypnose und Kognition, 1(1), 56-69 (1984)

Peter, B.: Einführung in das Leitthema: Hypnotherapie bei Krebserkrankungen. Hypnose und Kognition, 1(1), 1-4 (1984)

Peter, B.: Milton H. Ericksons Weg der Hypnose. Experimentelle und Klinische Hypnose, 3(2), 129-142 (1987)

Peter, B.: Symptomsubstitution bei einem Fall von chronischer Migräne. Hypnose und Kognition, 7(2), 1-6 (1990)

Peter, B.: Prüfungsversagen. In: B. Peter, C. Kraiker & D. Revenstord (Hg.) Hypnose und Verhaltenstherapie. Bern: Huber (1991a).

Peter, B.: Komplikationen in der Hypnose-Ausbildung. Hypnose und Kognition, 8(1), 37-49 (1991b)

Peter, B.: Stimmen aus der Vergangenheit: Bramwell, Delboeuf, Janet (1896). Hypnose und Kognition, 8(1), 51-58 (1991c)

Peter, B.: Hypnose und Verhaltenstherapie: Was Hypnotherapeuten von der Verhaltenstherapie lernen können. In: B. Peter, C. Kraiker, D. Revenstorf (Hg.) Hypnose und Verhaltenstherapie. Bern: Huber (1991d)

Peter, B.: So laßt uns denn an Mesmers Grab versammeln und Erickson gedenken. Hypnose und Kognition, 8(1), 69-82 (1991e)

Peter, B.: Stimmen aus der Vergangenheit: Bramwell, Delboeuf, Janet (1896) - Editorische Vorbemerkungen. Hypnose und Kognition, 8(1), 51-58 (1991f)

Petermann, F., Schmook, C. (Hg.) Grundlagentexte der Klinischen Psychologie, Bd. 1. Bern: Huber (1977)

Petermann, F., Bruns, G.: Theoretische Suchrichtungen in der Schizophrenieforschung unter besonderer Beachtung psychologischer Erklärungsmodelle. Zeitschrift für Klinische Psychologie, 10(1), 27-50 (1981)

Petermann, F.: Einzelfalldiagnose und klinische Praxis. Stuttgart: Kohlhammer (1982)

Petermann, U.: Training mit sozial unsicheren Kindern. 2. Aufl. München: Psychologie Verlags Union (1986)

Petermann, F., Petermann, U.: Training mit aggressiven Kindern. 3. Aufl. München:Psychologie Verlags Union (1986)

Petermann, F., Petermann, U.: Training mit Jugendlichen: Förderung von Arbeitsund Sozialverhalten. München: Psychologie Verlags Union (1987)

Petermann, F., Noeker, M., Bode, U.: Psychologie chronischer Krankheiten im Kindes- und Jugendalter. München: Psychologie Verlags Union (1987)

Petermann, F., Noeker, M., Bochmann, F., Bode, U., Grabisch, B., Herlan-Criado, H.: Beratung von Familien mit krebskranken Kindern: Konzeption und empirische Ergebnisse. Frankfurt: Peter Lang (1988)

Peters, F.: Neuronale Aktivitäten im Mittelhirn des Kaninchens bei "Tierhypnose". Göttingen, Diss. (1971)

Peters, N.: Strafprozeßordnung. Heidelberg (1981)

Petrow, P.: Die Psychotherapie in der Behandlung stomatologischer Erkrankungen. (Vorläufige Mitteilung). Psychiatrie, Neurologisch-medizinische Psychologie, Beiheft 3 (1964)

Pettinati, H.M., Evans, F.J.: Repression or enhancement and the selective recall during posthypnotic amnesia of passed and failed experiences. Paper read at Social, Clinical and Experimental Hypnosis. Philadelphia (1976)

Pettinati, H.M., Evans, F.J., Orne, E.C., Orne, M.T.: Restricted use of success cues in retrieval during posthypnotic amnesia. Journal of Abnormal Psychology, 90(4), 345-353 (1981)

Pettinati, H.M., Horne, R.J., Staats, J.M.: Hypnotizability in patients with anorexia nervosa and bulimia. Archives of General Psychiatry, 42, 1014-1016 (1985)

Pettinati, H.M., Horne, R.L., Staats, J.M.: Hypnotizability in patients with anorexia nervosa and bulimia. Archives of General Psychiatry, 42(10), 1014-1016 (1985)

Pettinati, H.M., Kogan, L.G., Evans, F.J., Wade, J.H., Horne, R.L., Staats, J.M.: Hypnotizability of psychiatric inpatients according to two different scales. American Journal of Psychiatry, 147(1), 69-75 (1990)

Pettit, G.A.: Retarded ejaculation in the context of sex therapy. Australian Journal of Clinical and Experimental Hypnosis, 10(2), 89-98 (1982)

Petty, G.L.: Desensitization of parents to temper tantrum behavior. American Journal of Clinical Hypnosis, 19, 95-97 (1976)

Petzold, C.: Erickson and Ellis: An elegant integration based on the innovative techniques on both. Corrective and Social Psychiatry and Journal of Behavior Technology, Methods and Therapy, 27(1), 27-34 (1981)

Pfeiffer, D.: Karlsruher Kommentar zur Strafprozeßordnung und zum Gerichtsverfassungsgesetz mit Einführungsgesetz. München: Beck (1987)

Pfungst, 0.: Clever Hans. The horse of Mr. van Osten. Ed by R. Rosenthal New York: Holt, Rinehart and Winston (1965)

Phelbs, L.A.: Clinical hypnosis for the smoking habit: A study. American Journal of Clinical Hypnosis, 28 (4), 199 (1986)

Phillips, E.I.: Counseling and psychotherapy: A behavioral approach. New York: Wiley (1977)

Piaget, J.: La presentation du monde chez l'enfant. Neuchatel: Delachaux et Niestle (1926)

Piaget, J.: Play, dreams, and imitation in childhood. New York: Norton (1962)

Piaget, J.: The moral judgement of the child. New York: Collier Books (1928; 1962)

Piaget, J., Inhelder, B.: The psychology of the child. New York: Basic Books (1969)

Piaget, J.: The child and reality. New York: Grossman (1972)

Pichler, E., Richter, R.: Unser Kind hat Krebs. Stuttgart: Thieme (1985)

Pickenhain, L.: Methodologische Probleme der Untersuchung biologischer Faktoren bei psychiatrischen Erkrankungen. In: L. Pickenhain, A. Thom (Hg.) Beiträge zu einer allgemeinen Theorie der Psychiatrie. Jena: G. Fischer (1968)

Pickering, J.D.: Age regression using ideomotor signals. Australian Journal of Clinical and Experimental Hypnosis, 11 (1), 49-51 (1983)

Piedmont, R.L.: Effects of hypnosis and biofeedback upon the regulation of peripheral skin temperature. Perceptual and Motor Skills, 53(3), 855-862 (1981)

Pinel, P.: Philosophisch-medizinische Abhandlung über Geistesverwirrungen o. Manien. Wien (1801)

Pissione, C.: The effects of structured hypnotic imagery on the perception and reduction of ischemic pain by hypnotizable female students grouped as high and low imagers. Diss., University of Montana (1980)

Plapp, J.M., Edmonston, W.E. Jr.: Extinction of a conditioned motor response following hypnosis. Journal of Abnormal Psychology, 70(5), 378-381 (1965)

Platonow, K.I.: On the objective proof of the experimental personality age regression. Journal of Genetic Psychology, 9, 190-209 (1933)

Platonow, K.I.: The word as a physiological and therapeutic factor. Moscow: Foreign Languages Publishing House (1959)

Plunkett, R.J.: Medical use of hypnosis: Council on

Mental Health Report. Journal of the American Medical Association, 168, 186 (1958)
Pohler, G., Bilek, H.P., Merkinger, E.: Zur Bewertung des Simonton Trainings in der ambulanten Behandlung von Krebskranken. Hypnose und Kognition. 8(2), 68-73 (191)
Polgar, F.J.: The story of a hypnotist. New York: Hermitage House (1951)
Polk, W.M.: Treatment of exhibitionism in a 38-year-old male by hypnotically assisted covert sensitization. International Journal of Clinical and Experimental Hypnosis, 31(3), 132 138 (1983)
Pollack, S.: Pain control of suggestion. Journal of Oral Medicine, 21, 89-95 (1966)
Pond, R.: Hypnotherapy: A history. Omt-Dentistry, 66(7), 20-21 (1989)
Pope, K., Bouhoutsos, J.: Sexual intimacy between therapists and patients. New York: Praeger (1986)
Porro, C.A., Carli, G.: Immobilization and restraint effects on pain reactions in animals. Pain, 32(3), 289-307 (1988)
Porter, J.: Pleasuring enhanced by suggestive therapy for frigidity. Psychotherapy and Psychosomatic, 30(1), 37-46 (1978)
Porter, J.W., Woddward, J.A., Bisbee, C.T., Fenker, R.M.: Effect of hypnotic age regression on the magnitude of Ponzo illusion. Journal of Abnormal Psychology, 79, 189-194 (1972)
Powell, D.K.: Helping habitual smokers using flooding and hypnotic desensitization technique: A brief communication. International Journal of Clinical and Experimental Hypnosis, 28(3), 192-196 (1980)
Powers, E.M.: The effect of experimenter attitude, type of instruction, and method of representation on the performance of hypnotic behavior. Master thesis, University of New Hempshire (1972)
Prado, F.N.: Hypnosis history in Mesopotamia archaeology. Paper read at: 11th International Congress of Hypnosis and Psychosomatic Medicine. 13.-19.8.1988, Den Haag (1988)
Premack, D.: Reinforcement theory. In: D. Levine (Ed.) Nebraska Synposium on Motivation. Lincoln: University of Nebraska Press (1965)
Price, R.: Hypnotherapy in the control of cataplexy in a narcoleptic subject. American Journal of Clinical Hypnosis, 29(3), 201-205 (1987)
Prior, A., Colgan, S.M., Whorwell, P.J.: Changes in rectal sensitivity after hypnotherapy in patients with irritable bowel syndrome. Gut, 31(8), 896-898 (1990)
Prior, M.: Die therapeutische Nutzung des Symptoms als Zielbild- und Ressourcengenerator. Hypnose und Kognition, 7(2), 41-50 (1990a)
Prior, M.: Ericksonian hypnosis in the treatment of clients with examination panic. Hypnos, Swedish Journal of Hypnosis, 17(2), 91-105 (1990b)
Prior, M.: Ericksonsche Hypnose in der Behandlung von Klienten mit Prüfungsangst. Hypnose und Kognition, 8(2), 57-67 (1991)
Pritchard, R.: Stabilized images on the retina. Scientific American, 6, 680-687 (1961)
Pronko, N.J., Hill, H.: A study of differential stimulus function in hypnosis. In: M.V. Kline (Ed.) Clinical correlations of experimental hypnosis. Springfield: Charles C. Thomas (1963)
Protinsky, H., Kersey, B.: Hypnotic intervention in strategic family therapy. International Journal of Family Psychiatry, 4(2), 83-93 (1983)
Protinsky, H.: The strategic use of hypnosis in family therapy. Journal of Strategic and Systemic Therapy, 2(1), 23-30 (1983)
Pschyrembel: Klinisches Wörterbuch mit klinischen Syndromen und Nomica Anatomica. Berlin: de Gruyter (1986; 255. Aufl.)
Putnam, W.H.: Hypnosis and distorsion in eye witness memory. International Journal of Clinical and Experimental Hypnosis, 27(4), 437-448 (1979)
Qualls, P.J.: On the physiological measurement on imagery: An overview. In: J.E. Shorr, G. Sobel-Whittington, P. Robin, J.A. Conella (Eds.) Imagery. Vol. 3. New York: Plenum (1983)
Quinsey, V.L. Chaplin, T.C., Carrigan W.F.: Biofeedback and signaled punishment in the modification of inappropriate sexual age preference. Behavior Therapy, 11, 567-576 (1980)
Rabkin, S.M., Boyko, E., Shane, F., Kaufert, J.: A randomized trial comparing smoking cessation programs utilizing behaviour modification, health education or hypnosis. Addictive Behavior, 9(2), 157-173 (1984)
Rachman, S.: The role of muscular relaxation in desensitization therapy. Behavior Research and Therapy, 6, 159-166 (1968)
Rachman, S., Hodgson, R., Marzillier, J.: Treatment of an obsessional-compulsive disorder by modelling. Behavior Research and Therapy, 8, 385 392 (1970)
Rachman, S.: Die Modifikation von Zwangsgedanken: Eine neue Formulierung. In: L. Kallinke, R. Lutz, R.W. Ramsay (Hg.) Die Behandlung von Zwängen. München: Urban & Schwarzenberg (1979)
Radil, T., Snydrova, I., Hacik, L., Pfeiffer, J., Votava, J.: Attempts to influence movement disorders in hemiparetics. Scandinavian Journal of Rehabilitation Medicine. Supplement, 17, 157-161 (1988)
Radtke, H.L., Spanos, N.P.: Was I hypnotized? A socialpsychological analysis of hypnotic depth reports. Psychiatry, 44, 359-376 (1981)
Radtke, H.L., Spanos, N.P.: The effect of rating scale descriptors on hypnotic depth reports. Journal of Pychology, 3, 235-245 (1982)
Radtke, H.L., Stam, H.J.: The relationship between absorption, openness to experience, anhedonia, and susceptibility. International Journal of Clinical and Experimental Hypnosis, 39(1), 39-56 (1991)
Rafi, A.A.: Learning theory and the treatment of tics. Journal of Psychosomatic Research, 6, 71-76 (1962)
Raginsky, B.B.: In: J.M. Schneck (Ed.) Hypnosis in modern medicine. Sprinfield: Charles C. Thomas (1959)
Raginsky, B.B.: Temporary cardiac arrest induced under hypnosis. International Journal of Clinical and Experimental Hypnosis, 8, 181-194 (1960)
Raginsky, B.B.: The sensory use of plasticine in

hypnoanalysis (Sensory hypnoplasty). International Journal of Clinical and Experimental Hypnosis, 9, 233-247 (1961)
Raginsky, B.B.: Rapid regression to the oral and anal levels through sensory hypnoplasty. International Journal of Experimental and Clinical Hypnosis, 17, 1-19 (1967)
Ramelli, E., Mapelli, G.: Melancholia and kleptomania. Acta Psychiatrice Belgica, 79 (1), 56 74 (1979)
Randi, J.: Flim Flam - Psychics, ESP, unicorns, and other delusions. Buffalo, N.Y.: Prometheus (1987)
Rapaport, D. (Ed.) Organization and pathology of thought. New York: Columbia University Press (1951)
Rapaport, D. (Ed.): Organization and pathology of thought. New York: Columbia University Press (1951)
Rapkin, D.A., Straubing, M., Holroyd, J.C.: Guided imagery, hypnosis and recovery from head and neck cancer surgery: An exploratory study. International Journal of Clinical and Experimental Hypnosis, 39(4), 215-226 (1991)
Raskin, N.H., Appenzeller, O.: Kopfschmerz. Stuttgart: Fischer (1982)
Ratner, H., Gross, L., Casas, J., Castells, S.: A hypnotherapeutic approach to the improvement of compliance in adolescent diabetics. American Journal of Clinical Hypnosis, 32(3), 154-159 (1990)
Rausch, V.: Hypnosis in dentistry. Ontario Dentist, 66(7), 26-33 (1989)
Rawlings, D.E.: The effect of the interaction of subject and treatment locus of control upon smoking cessation for a hypnotic treatment program. Diss., California School of Professional Psychology (1984)
Razran, M.G.: The observable unconscious and the inferable conscious in current Soviet psychology: Interoceptive conditioning, semantic conditioning, and the orienting reflex. Psychological Review, 68, 81-147 (1961)
Reaney, J., Cnag, P., Olness, K.: The use of relaxation and visual imagery in children with asthma. Proceedings of the Ambulatory Pediatric Association (1978)
Redd, W.H., Andresen, G.V.: Conditioned aversion in cancer patients. Behavior Therapist, 4(2), 3-4 (1981)
Redd, W.H., Andresen, G.V., Minagawa, R.Y.: Hypnotic control of anticipatory emesis in patients receiving cancer chemotherapy. Journal of Consultant and Clinical Psychology, 50(1), 14-19 (1982)
Redd, W.H. Andrykowsky, M.A.: Behavioral intervention in cancer treatment: Controlling aversion reactions to chemotherapy. Journal of Consultant and Clinical Psychology, 50(6), 1018-1029 (1982)
Redd, W.H.: Behavioral approaches to treatment-related distress. CA., 38(3), 138-145 (1988)
Rees, L.: An aetiological study of urticaria and angioneurotic oedema. Journal of Psychosomatic Research, 2, 172 (1957)
Register, P.A., Kihlstrom, J.F.: Hypnotic effects on hypermnesia. International Journal of Clinical and Experimental Hypnosis, 35(3), 155-170 (1987)
Reich, B.A.: Non-invasive treatment of vascular and muscle contraction headache: A comparative longitudinal clinical study. Headache, 29(1), 34-41 (1989)
Reid, W.H., Ahmed, I., Levie, C.A.: Treatment of sleepwalking: A controlled study. American Journal of Clinical Hypnosis, 25(1), 27-37 (1981)
Reiff, R., Scheerer, M.: Memory and hypnotic age regression. New York: International Universities Press (1959)
Reinders, M.J., Hansen, A.M.D.: Hypnosis in the treatment of writer's cramp. Hypnos, Swedish Journal of Hypnosis, 18(1), 45-51 (1991)
Reindl, V.: Selbsthypnose in der Zahnmedizin. Experimentelle und klinische Hypnose, 2(2), 143-147 (1986)
Reinecker, H.: Methoden der Verhaltenstherapie. In: T. Heyden, H. Reinecker, D. Schulte, H. Sorgatz (Hg.) Verhaltenstherapie Theorien und Methoden. Tübingen: Deutsche Gesellschaft für Verhaltenstherapie (1986)
Reiser, M.: Handbook of investigative hypnosis. Los Angeles: LEHI (1980)
Rekola, J.K.: Rheumatoid arthritis in the family. Psychiatrica Fennica, 313-316 (1976)
Remschmidt, H., Danner, I.: Lerntheoretische Aspekte zur Genese von Zwangsphänomenen. Acta Paedopsychiatrica, 37, 154 160 (1970)
Renaud-Smulders, M., Hoencamp, E.: Therapy or interrogation the use of hypnosis in a police investigation. Hypnos. Swedish Journal of Hypnosis in Psychotherapy and Psychosomatic Medicine, 15(2), 68-74 (1988)
Revenstorf, D.: Psychotherapeutische Verfahren, Band II: Verhaltenstherapie. Stuttgart: Kohlhammer (1982)
Revenstorf, D.: Psychotherapeutisches Verhalten. Bd. III: Humanistische Therapien. Stuttgart: Kohlhammer (1983)
Revenstorf, D.: Kritik der "Struktur der Magie". In: B. Peter (Hg.) Hypnose und Hypnotherapie nach Milton Erickson: Grundlagen und Anwendungsfelder. München: Pfeiffer (1985)
Reyher, J., Pottinger, J.: The significance of the interpersonal relationship in the induction of hypnosis. American Journal of Clinical Hypnosis, 19(2), 103-107 (1976)
Reyher, J.: Clinical and experimental hypnosis: Implications for theory and methodology. Annals of the New York Academy of Science, 296, 69-85 (1977)
Rhue, J.W, Lynn, S.J.: Storytelling, hypnosis and the treatment of sexually abused children. International Journal of Clinical and Experimental Hypnosis, 39(4), 198-214 (1991)
Richet, C.: L'Homme et l'Intelligence. Fragments de Philosophie. Paris: Alcan (1884)
Richter, J.W.: Der Siderismus. Tübingen (1808)
Richter, P.: Das Stottern und seine Heilung durch hypnotische Suggestion. Dresden: Rudolph (1928)
Rickard, H.C., Mundy, M.B.: Direct manipulation of stuttering behavior: An experimental-clinical approach. In: L.P. Ullmann, L. Krasner (Eds.) Case studies in behavior modification. New York: Holt, Rinehart and Winston (1965)
Riebensahm, H.: Hypnotherapie bei einem Fall von

überhöhtem Alkoholkonsum. Hypnose und Kognition, 7(2), 51-60 (1990)

Rimm, D.C., Masters, J.C.: Behavior therapy. Techniques and empirical findings. New York: Academic Press (1979)

Ritter, J.W.: Der Siderismus. Tübingen (1808)

Ritterman, M.K.: Hemophilia in context: Adjunctive hypnosis for families with a hemophiliac member. Family Process, 21(4), 469-476 (1982)

Ritterman, M.K.: Hypno-strukturelle Familientherapie. Hypnose und Kognition, 2(1), 27-41 (1985).

Ritzman, T.A.: Pain as assurance of life. Medical Hypnoanalysis, 4(1), 223-30 (1983)

Roberts, A.H., Kewman, D.G., Macdonald, H.: Voluntary control of skin temperature: Unilateral changes using hypnosis and feedback. Journal of Abnormal Psychology, 82, 163-168 (1973)

Roccella, L.: Sviluppo e ingrosemento delle memmelle a mezzo ipnosi. Rivista Internazionale di Psicologia e Ipnosi, 24 (3–4), 345–350 (1983)

Rock, N.L., Shipley, T.: Ability to „fake" color blindness in the waking state: A control of suggested color blindness under hypnosis. Philadelphia: Department of Psychiatry, Temple University Medical Center (1961)

Rockstroh, B., Elbert, T., Birbaumer, N., Lutzenberger, W.: Slow brain potentials and behavior. Baltimore: Urban & Schwarzenberg (1982)

Roden, R.G.: Threatening homosexuality: A case treated by hypnosis. Medical Hypnoanalysis, 4(4), 166-169 (1983)

Rodolfa, E.R., Kraft, W., Reilley, R.R.: Etiology and treatment of dental anxiety and phobia. American Journal of Clinical Hypnosis, 33(1), 22-28 (1990)

Roehrs et al.: Eligibility requirements in hypnotic trials. Sleep, 8(1), 34-39 (1985)

Rogers, C.R., Dymond, R.F. (Eds.) Psychotherapy and personality change; coordinated studies in the client-centered approach. Chicago: University of Chicago Press (1954)

Rogers, C.R., Skinner, B.F.: Some issues concerning the control of human behavior: A symposium. Science, 124, 1057-1066 (1956)

Rogers, C.R.: The necessary and sufficient conditions of therapeutic personality change. Journal of Consultant Psychology, 22, 95-103 (1957)

Rogers, C.R., Gendlin, E.I., Kiesler, D.J., Truax, C.B.: The therapeutic relationship and its impact: A study of psychotherapy with schizophrenics. Madison: University of Wisconsin Press (1967)

Rogers, C.R.: Die Entwicklung der Persönlichkeit. Stuttgart: Klett (1961; 1973)

Rogers, C.R.: Die klientenbezogene Gesprächspsychotherapie. München: Kindler (1951; 1973)

Ronnestad, M.H.: Hypnosis and autonomy: A moderator analysis. International Journal of Clinical and Experimental Hypnosis, 37(2), 154-168 (1989)

Rooth, F.G., Marks, I.M.: Persistent exhibitionism: Short-term response to aversion, self-regulation, and self-relaxation treatment. Archives of Sexual Behavior, 3, 227-243 (1974)

Rosen, H.: Hypnotherapy in clinical psychiatry. New York: The Julian Press (1953)

Rosen, H.: Hypnosis, metal hygiene and the dentist-hypnotist. Presented at the annual meeting of the American Dental Association meeting, N.J. (1956)

Rosen, H.: Hypnosis: Applications and misapplications. Journal of the American Medical Association, 240, 711 (1960)

Rosen, H.: Hypnosis and drug abuse in sports. In: T.T. Craig (Ed.) The humanistic and mental health aspects of sports, exercise and research. American Medical Association, Chicago (1976)

Rosen, R.C., Schiffman, H.R., Cohen, A.S.: Behavior modification and the treatment of myopia. Behavior Modifikation, 8(2), 131-154 (1984)

Rosen, S.: The psychotherapeutic and hypnotherapeutic approaches of Milton H. Erickson. American Journal of Psychoanalysis, 44(2), 133-145 (1984)

Rosen, S.: Philosophie und Wertsystem Milton H. Ericksons. In: B.Peter (Hg.) Hypnose und Hypnotherapie nach Milton H. Erickson: Grundlagen und Anwendungsfelder. München: Pfeiffer (1985)

Rosenthal, R., Jacobson, L.: Pygmalion in the classroom: Teacher expectation and pupil's intellectual development. New York: Holt, Rinehart and Winston (1968)

Roskar, E. Pajntar, M., Vodovnik, L. Gros, N.: Neuromuscular activity of hemiparetic extremity in hypnosis. Report, 1st European Congress of Hypnosis in Pyychotherapy and Psychosomatic Medicine, Malmo, Abstracts, 35-36 (1978a)

Roskar, E., Pajntar, M., Vodovnik, L., Gros, N.: Improved neuromuscular activity of hermiparetic extremity due to hypnosis, In: Advances in external control of human extremities, 257-268 (1978b)

Roskar, E., Pajntar, M.: Treatment of urinary incontinence by means of hypnosis. Paper of 9th International Congress on Hypnosis and Psychosomatic Medicine, Glasgow (1982)

Ross, A.O.: Psychische Störungen bei Kindern. Stuttgart: Hippokrates (1982)

Ross, A.O., Petermann, F.: Verhaltenstherapie mit Kindern und Jugendlichen. Stuttgart: Hippokrates (1987)

Ross, C.A.: Diagnosis of multiple personality during hypnosis: A case study. International Journal of Clinical and Experimental Hypnosis, 32(2), 222-235 (1984)

Ross, C.A., Anderson, G.: Phenomenological overlap of multiple personality disorder and obsessive-compulsive disorder. Journal of Nervous and Mental Disorders, 176(5), 295-299 (1988)

Ross, C.A., Gahan, P.: Techniques in the treatment of multiple personality disorder. American Journal of Psychotherapy, 42(1), 40-52 (1988)

Ross, C.A., Norton, G.R.: Effects of hypnosis on the features of multiple personality disorder. American Journal of Clinical Hypnosis, 32(2), 99-106 (1989)

Ross, C.A., Miller, S.D., Reagor, P., Bjornson, L., Fraser, G.A., Anderson, G.: Schneiderian symptoms in multiple personality disorder and schizophrenia. Comprehensive Psychiatry, 31(2), 111-118 (1990)

Rossi, E.L., Sharp, F.A., Ryan, M.O.: Healing in hypnosis. The seminars, workshops, and lectures of Milton H. Erickson, Vol I. New York: Irvington (1983)

Rossi, E.L., Ryan, M.O.: Life reframing in hypnosis. The seminars, workshops, and lectures of Milton H. Erickson, Vol. II. New York: Irvington (1985)

Rossi, E.L., Ryan, M.O.: Mind-body communications in hypnosis. The seminars, workshops, and lectures of Milton H. Erickson, Vol. III. New York: Irvington (1986)

Rossi, E.L.: The psychobiology of mind-body healing. New concepts of therapeutic hypnosis. New York: W.W. Norton (1986)

Rossi, E.L.: Die Geist/Körper-Kommunikation und die neuen Möglichkeiten ihrer Nutzbarmachung. In: J. Zeig (Hg.) Psychotherapie: Entwicklungslinien und Geschichte. Tübingen: Deutsche Gesellschaft für Verhaltenstherapie (1991)

Roth, B.: Narkolepsie und Hypersomnie. Berlin: Verlag Volk und Gesundheit (1966)

Roth, S.R., Sterman, M.B., Clemente, C.D.: Comparison of EEG correlates of reinforcement, internal inhibition and sleep. Electroencephalograph and Clinical Neurophysiology, 23, 509-520 (1967)

Rothman, L., Carrolli, M., Rothmann, F.D.: Homework and selfhypnosis: The conditioning therapies in clinical practice. In: E. Dengrove (Hg.) Hypnosis and behavior therapy. Springfield: C. C. Thomas (1976)

Rotter, J.B.: Generalized expectancies for internal versus external control of reinforcement. Psychological Monographs, 80(1), (1966)

Rowen, R.: Hypnotic age regression in the treatment of self-destructive habit: Trichotillomania. American Journal of Clinical Hypnosis, 23(3), 195-197 (1981)

Rowland, L.W.: Will hypnotized persons try to harm themselves or others? Journal of Abnormal and Social Psychology, 34, 114-117 (1939)

Roy, B.: Mahabharata (nach d. Sanskrit-Texte übers. und zusammengefaßt von B. Roy. Aus dem Engl. übertr. von E. Roemer.) Düsseldorf: Diederichs (1978)

Rubenstein, R., Newaman, R.: The living out of "future" experiences under hypnosis. Science, 119, 472-473 (1954)

Rubin, M.R.: Verbally suggested responses for reciprocal inhibition of anxiety. Journal of Behavior Therapy and Experimental Psychiatry, 3, 273 277 (1972)

Rubin, M.R.: Verbally suggested responses for reciprocal inhibition of anxiety. In: E. Dengrove (Ed.) Hypnosis and behavior therapy. Springfield: Charles C. Thomas (1978)

Ruch, J.C.: Self-hypnosis: The result of hetero-hypnosis or vice versa. International Journal of Clinical and Experimental Hypnosis, 23, 282-304 (1975)

Ruggieri, V., Capozzi, R., Clavenzani, G.: Perceptual styles in chromatic rivalry, suggestibility, and cerebral dominance. Paper read at „First International Symposion on Suggestion and Suggestibility". 7.11.7. 1987. Gießen (1987)

Ruggieri, V., Capozzi, R., Clavenzani, G.: Perceptual styles in chromatic rivalry, suggestibility, and cerebral dominance. Vortrag, gehalten am 9.7.1987, First Symposium on Suggestion and Suggestibility. Giessen (1987)

Rupp, H.-G.: Soziale Kompetenz im Alter: Selbstsicherheit und Selbstsicherheitstraining bei alleinstehenden Frauen. Münster: Lit Verlag (1984)

Rupp, H.-G.: Hypnose und Hochleistungssport. Vortrag, gehalten am 17.10.1987, 9. Tagung der Deutschen Gesellschaft für Hypnose. Bad Lippspringe (1988)

Russell, D.: The incidence and prevalence of intrafamilia and extrafamilia sexual abuse of female children. Child Abuse and Neglect, 7, 133-146 (1983)

Russel, R.A.: The efficacy of hypnosis in the treatment of learning problems in children. International Journal of Psychosomatics, 31(1), 23-32 (1984)

Russell, D.D., Kennard, D.W.: Urticaria. Journal of Psychosomatic Research, 8, 203 (1964)

Sacerdote, P.: An analysis in induction procedures in hypnosis. American Journal of Clinical Hypnosis, 12, 236-253 (1970)

Sacerdote, P.: Theory and practice of pain control in malignancy and other protracted or recurring painfull illness. International Journal of Clinical and Experimental Hypnosis, 18(3), 160-180 (1970)

Sacerdote, P.: Book Review: Barber, T.X, Spanos, N.P., Chaves, J.F. Hypnosis, imagination and human potentialities. New York: Pergamon, 1974. International Journal of Clinical and Experimental Hypnosis, 24, 38-43 (1976)

Sacerdote, P.: Application of hypnotically celicited mystical states to the treatment of physical and emotional pain. International Journal of Clinical and Experimental Hypnosis, 25(4), 309-324 (1977)

Sacerdote, P.: Teaching self-hypnosis to patients with chronic pain. Journal of Human Stress, 4, 18-21 (1978)

Sacerdote, P.: Teaching self-hypnosis to adults. International Journal of Clinical and Experimental Hypnosis, 29(3), 282-299 (1981)

Sachs, B.C.: Hypnosis in psychiatry and psychosomatic medicine. Psychosomatics, 23(5), 523-525 (1982)

Sachs, L.B., Anderson, W.L.: Modification of hypnotic susceptability. International Journal of Clinical and Experimental Hypnosis, 15, 172-180 (1967)

Sackheim, H.A., Nordlie, J.W., Gur, R.C.: A model of hysterical and hypnotic blindness: Cognition, motivation, and awareness. Journal of Abnormal Pychology, 88 (5), 474-489 (1979)

Sackheim, H.A., Paulus, D., Weiman, A.L.: Classroom seating and hypnotic susceptability. Journal of Abnormal Pychology, 88, 81-84 (1979)

Safer, M.A., Levental, H.: Ear differences in evaluating emotional tones of voice and verbal content. Journal of Experimental Pychology: Human Perception and Performance, 3, 75-82 (1977)

Sajwaj, T., Libet, J., Agras, S.: Lemon-juice therapy: The control of life-threatening rumination in a six-month-old infant. Journal of Applied Behavior Analysis, 7, 557-563 (1974)

Salk, L, Hilgartner, M., Grannick, G.: The psychosocial impact of hemophilia on the patient and his family. Social Science and Medicine, 6, 491-505 (1972)

Salter, A.: Conditioned reflex therapy. New York: Capricorn (1961)
Salter, A.: What is hypnosis? Studies in conditioning including the techniques of autohypnosis. New York: Farrar, Straus and Giraux (1972)
Sampson, R.N.: Hypnotherapy in a case of pruritus and Guillain-Barre syndrome. American Journal of Clinical Hypnosis, 32(3), 168-173 (1990)
Sanders, B.L.: An examination of the relationship between hypnosis and functional brain asymmetry in dichotic listening tasks. Diss., Georgia State Univ., College of Arts and Science (1979)
Sanders, L.B., Reyher, J.: Sensory deprivation and the enhancement of hypnotic susceptability. Journal of Abnormal Pychology, 74, 373-381 (1969)
Sanderson, K.V., Hall-Smith, P.: Tonsure trichotillomania. British Journal of Dermatology, 82, 343-350 (1970)
Sarbin, T.R.: Contributions to role-taking theory: I. Hypnotic behavior. Psychological Review, 57, 255-270 (1950a)
Sarbin, T.R.: Mental age changes in experimental regression. Journal of Personality, 19, 221-228 (1950b)
Sarbin, T.R.: Physiological effects of hypnotic stimulation. In: R.M. Dorcus (Ed.) Hypnosis and its therapeutic applications. New York: McGraw-Hill (1956)
Sarbin, T.R., Lim, D.T.: Some evidence in support of the role taking hypothesis in hypnosis. International Journal of Clinical and Experimental Hypnosis, 11, 98-103 (1963)
Sarbin, T.R., Juhasz, J.B.: Toward a theory of imagination. Journal of Personality, 38, 52-76 (1970)
Sarbin, T.R.: Imagining as muted role-taking: A historical-linguistic analysis. In: P. Sheehan (Ed.) The function and nature of imagery. New York: Academic Press (1972)
Sarbin, T.R., Coe, W.C.: Hypnosis: A social psychological analysis of influence communication. New York: Holt, Rinehart and Winston (1972a)
Sarbin, T.R., Coe, W.C.: Hypnotic behavior: The psychology of influence communication. New York: Holt (1972b)
Sarbin, T.R., Slagle, R.: Hypnotic and psychophysiological outcomes. In: E. Fromm, R.E. Shor (Eds.) Hypnosis: Developments in research and new perspectives. New York: Aldine (1979, 2nd rev. ed.)
Satir, V.: Conjoint familiy therapy. Palo Alto: Science and Behavior Books (1967)
Scagnelli, J.: A case of hypnotherapy with an acute schizophrenic. American Journal of Clinical Hypnosis, 17(1), 60-63 (1974)
Scagnelli, J.: Hypnotherapy with schizophrenic and borderline patients. American Journal of Clinical Hypnosis, 19 (1), 33-38 (1976)
Scagnelli, J.: Hypnotic dream therapy with a borderline schizophrenic: A case study. American Journal of Clinical Hypnosis, 20(2), 136-145 (1977)
Scagnelli, J.: Hypnotherapy with psychotic and borderline patients: The use of trance by patient and therapist. American Journal of Clinical Hypnosis, 22 (3), 164-169 (1980)
Scagnelli-Jobsis, J.: Hypnosis with psychotic patients: A review of the literature and presentation of a theoretical framework. American Journal of Clinical Hypnosis, 25(1), 33-45 (1982)
Schachter, S.T., Singer, J.E.: Cognitive, social and physiological determinants of emotional states. Psychological Review, 69, 379-399 (1962)
Schachter, S.T.: The interaction of cognitive and physiological determinants of emotional state. In: C. Spielberger (Ed.) Anxiety and behavior. New York: Academic Press (1966)
Schachter, S.T.: Emotion. Obsession and crime. New York: Academic Press (1971)
Schädel, B., Weber, J.: Zur interaktiven Behandlung pathologischer Angst und angstbedingter psychosomatischer Beschwerden mit Stereo-Tiefensuggestion und Buspiron. Unveröff. Manuskript, Recklinghausen (1987)
Schafer, D.W.: The recognition and hypnotherapy of patients with unregocnized altered states. American Journal of Clinical Hypnosis, 23(3), 176-183 (1981)
Schafer, D.W.: The hypnotherapy of irresistible impulse disorder - a case of pedophilia. Hypnos, Swedish Journal of Hypnosis, 18(1), 4-7 (1991)
Scharf, B., Zamansky, H.S.: Reduction of word-recognition threshold under hypnosis. Perceptual and Motor Skills, 17, 499-510 (1963)
Scherr, M.S., Crawford, P.L., Sergent, C.B., Scherr, C.A.: Effect of biofeedback techniques on chronic asthma in a summer camp environment. Annals of Allergy, 35, 289-295 (1975)
Schilder, P., Kauders, O.: The nature of hypnosis, and a textbook of hypnosis. New York: International Universities Press (1956)
Schillebeeckx, E.: Jesus. Die Geschichte von einem Lebenden. Freiburg: Herder (1975)
Schirado, W.C.: The effects of standardized and personalized hypnotic induction techniques on depth of trance. Diss., Western Michigan University (1979
Schirmer, A.: Respiratorische Störungen: Asthma. In: D. Revenstorf (Hg.) Klinische Hypnose. Berlin: Springer (1990)
Schirmer, A.: Hypnose bei Asthma. Vortrag, gehalten auf der 13. Tagung der Deutschen Gesellschaft für Hypnose e.V., Bad Lippspringe (1991)
Schmidt, F.K., Timens, L.J.: Drawings triggered during hypnosis sessions - Improve treatment suggestions. Hypnos, Swedish Journal of Hypnosis, 18(3), 142-147 (1991)
Schmidt, K.P., Inger, R.F.: Knaurs Tierreich in Farben: Reptilien. München: Droemersche Verlagsanstalt (1957)
Schmidt, R.F.: Somato-viscerale Sensibilität. In: R.F. Schmidt (Hg.) Grundriß der Sinnesphysiologie. Heidelberg: Springer (1977)
Schmidt, R.F.: Integrative Funktionen des Zentralnervensystems. In: R.F. Schmidt, G. Thews (Hg.) Physiologie des Menschen. Berlin: Springer (1980)
Schmierer, A.: Analgesie bei zahnärztlichen Eingriffen durch Hypnose. Experimental und klinische Hypnose, 2(1), 87-91 (1986)

Schmierer, A., Kunzelmann, K-H.: Hypnose in der Zahnheilkunde. In: D. Revenstorf (Hg.) Klinische Hypnose. Berlin: Springer (1990)
Schmierer, A.: Lehrbuch der Zahnärztlichen Hypnose. München: Quintessen (1992)
Schneck, J.M.: The psychological component in a case of herpes simplex. Diseases of the Nervous System, 15, 211 (1954a)
Schneck, J.M.: Ichthyosis treated with hypnosis. Diseases of the Nervous System, 15, 211 (1954b)
Schneck, J.M.: Relationship between hypnotist-audience and hypnotist-subject interaction. Journal of Clinical and Experimental Hypnosis 6, 171–181 (1958)
Schneck, J.M.: Personality component in patients with sleep paralysis. Psychiatry Quarterly, 43, 343–348 (1969)
Schneck, J.M.: Psychogenic impotence with a hypnotherapy illustration. Psychosomatics, 11, 352 (1970)
Schneck, J.M.: Sleep paralysis and microsomatognosia with pecial reference to hypnotherapy. International Journal of Clinical and Experimental Hypnosis, 25, 72–77 (1977)
Schneck, J.M.: Hypnotherapy for narcolepsy. International Journal of Clinical and Experimental Hypnosis, 28(2), 95-100 (1980)
Schneider, J., Smith, C.W., Whithers, S.: The relationship of mental imagery to white blood cell (neutrophil) function: Experimental studies of normal subjects. Uncirculated Mimeograph, Michigan State University, College of Medicine, East Lensing, Mich. (1983)
Schneider, N.: Sprich mit deiner Gebärmutter. Brigitte, No. 5, 129–130 (1985)
Schneiderman, M.J., Leu, R.H., Glazeski, R.C.: Use of hypnosis in spasmodic torticollis: A case report. American Journal of Clinical Hypnosis, 29(4), 260-263 (1987)
Schöbel, R.: Historischer Beitrag zur Anwendung der Hypnose in der Zahnheilkunde. Zahnärztliche Rundschrift, 46, 213-217 (1937)
Schreiner, W.: Theorie der posthypnotischen Amnesie. Experimentelle und klinische Hypnose, 1(1), 57-63 (1983)
Schrötter, K.: Experimentelle Träume. Zentralblatt für Psychoanalyse, 2, 638-646 (1912)
Schubert, D.K.: The comparison of hypnotherapy with systematic relaxation in the treatment of cigarette habituation. Diss., University of Colorado, Boulder (1979)
Schulte, D.: Verhaltenstherapeutische Diagnostik. In: T. Heyden, H. Reincker u.a. (Hg.): Verhaltenstherapie: Theorien und Methoden. Tübingen: Deutsche Gesellschaft für Verhaltenstherapie (1986)
Schulte, D., Eller, F., Meermann, R., Windheuser, J.: Einführung in die Grundlagen der Verhaltenstherapie: Eine Anleitung zum Selbststudium. Unveröff. Manuskript, Universität Münster (1972)
Schulte, D.: Ein Beitrag zur Verständigung? Eine Antwort auf Toman: Klinische Psychotherapie vs. Verhaltenstherapie. Psychologische Rundschau, 24, 128-133 (1973)
Schulte, D., Kemmler, L.: Systematische Beobachtung in der Verhaltenstherapie. In: D. Schulte (Hg.) Diagnostik in der Verhaltenstherapie. München: Urban & Schwarzenberg (1974)
Schulte, D.: Diagnostik in der Verhaltenstherapie. München: Urban & Schwarzenberg (1974a)
Schulte, D.: Der diagnostisch-therapeutische Prozeß in der Verhaltenstherapie. In: D. Schulte (Hg.) Diagnostik in der Verhaltenstherapie. München: Urban & Schwarzenberg (1974b)
Schulte, D.: Ein Schema für Diagnose und Therapieplanung in der Verhaltenstherapie. In: D. Schulte (Hg.) Diagnostik in der Verhaltenstherapie. München: Urban & Schwarzenberg (1974c)
Schulte, D.: Theoretische Grundlagen der Verhaltenstherapie. In: L.J. Pongratz (Hg.) Handbuch der Psychologie, Bd. 8,1. Göttingen: Hogrefe (1977)
Schulte W., Tölle, R.: Psychiatrie. Berlin: Springer (1975)
Schultz, J.H.: Gesundheitsschädigungen durch Hypnose. Halle: Marhold (1922)
Schultz, J.H.: Über selbsttätige (autogene) Umstellung der Wärmestrahlung der menschlichen Haut im Autosuggestiven Training. Deutsche medizinische Wochenschrift, 14, 571-572 (1926)
Schultz, J.H.: Das Autogene Training. Leipzig-Stuttgart: Thieme (1932)
Schultz, J.H.: Das Autogene Training. Stuttgart: Thieme (1956)
Schultz, J.H.: Hypnose-Technik. 8. Auflage, überarbeitet von R. Lohmann. Stuttgart: G.Fischer (1983)
Schütz, E.: Physiologie. München: Urban & Schwarzenberg (1963)
Schuyler, B.A., Coe, W.C.: More on volitional experiences and breaching posthypnotic amnesia. International Journal of Clinical and Experimental Hypnosis, 37(4), 320-331 (1989)
Schwanenberg, E.: Suggestion as a social biasing of „meaning tests": A Heiderian extension of the Miller, Galanter, and Pribram paradigm. Paper read at: First International Symposium on Suggestion and Suggestibility. Gießen (1987)
Schwartz, B.E., Bickford, R.G., Rasmusen, W.C.: Hypnotic phaenomena, including hypnotically activated seizures, studied with EEG. Journal of Nervous and Mental Disease, 122, 564-574 (1955)
Schwarz, O., Dreher, E.: Strafgesetzbuch und Nebengesetze (Becksche Kurzkommentare). München (1966)
Scott, D.L.: Hypnoanalgesia und analgesia in surgery. Paper read at: 11th International Congress of Hypnosis and Psychosomatic Medicine. 13.-19.8.1988, Den Haag (1988)
Scott, D.L.: Treatment of a severe phobia for birds by hypnosis. American Journal of Clinical Hypnosis, 12(3), 146-149 (1970)
Scott, E.M.: Combining the roles of priest and physician: A clinical case. Journal of Religion and Health, 18(2), 160-163 (1979)
Scott, E.M.: Delinquent females: In-depth therapy and some theoretical opinions. International Journal of Offender Therapy and Comparative Criminology, 26(3), 215-222 (1982)

Scott, E.M.: Hypnosis without conscious intent in an alcoholic. Quarterly Journal of Studies on Alcohol, 29, 709–711 (1968)

Scott, E.M.: When psychodrama can slip into hypnosis. In: I. Greenberg (Ed.) Group Hypnotherapy and hypnodrama. Chicago: Nelson-Hall (1977)

Scott, H.D.: Hypnosis and the conditioned reflex. Journal of General Pychology, 4, 113-130 (1930)

Scott, J.A., Scott, J.A. jr.: Age regressions to birth. Medical Hypnoanalysis, 5 (1), 17-33 (1984)

Scrignar, C.B.: Rapid treatment of contamination phobia with hand-washing compulsion by flooding with hypnosis. American Journal of Clinical Hypnosis, 23(4), 252-257 (1981)

Secter, I.I.: Considerations in resistance to initial inductions of hypnosis. Journal of Clinical and Experimental Hypnosis, 5, 77-81 (1957)

Sedlacek, K., Heczey, Y.M.: A specific treatment for dysmenorrhea. Proceedings of the Biofeedback Research Society, 8, 26 (1977)

Seif, B.: Hypnosis in a man with fear of voiding in public facilities. American Journal of Clinical Hypnosis, 24(4), 288-289 (1982)

Selbst, S.M.: Managing pain in the pediatric emergency department. Pediatric Emergency Care, 5(1), 56-63 (1989)

Seligman, M.E.P.: Helplessness. On depression, development, and death. San Francisco: Freeman, 1975 (dt.: Erlernte Hilflosigkeit. München: Urban & Schwarzenberg, 1979; 2. Aufl. 1983)

Semmer, N., Frese, M.: Handlungstheoretische Implikationen für kognitive Therapie. In: N. Hoffmann (Hg.) Grundlagen kognitiver Therapie. Bern: Hans Huber (1979)

Serlin, F.R.: Techniques for the use od hypnosis in group therapy. American Journal of Clinical Hypnosis, 12(3), 177-202 (1970)

Sexton, R., Maddock, R.C.: Age regression and age progression in psychotic and neurotic depression. American Journal of Clinical Hypnosis, 22(1), 37-41 (1979)

Shapiro, B., Spitz, H.: Problems in the differential diagnosis of narcolepsy versus chizophrenia. American Journal of Psychiatry, 133, 1321–1323 (1976)

Shapiro, M.K.: Hypno-play therapy with adults: Theory, method, and practice. American Journal of Clinical Hypnosis, 31(1), 1-10 (1988)

Shapiro, S., Shannon, J.: Bruxismus as an emotional reactive disturbance. Psychosomatics, 6, 427-430 (1965)

Sharav, Y., Tal, M.: Masseter inhibitory periods and sensations evoked by electrical tooth-pulp stimulation in subjects under hypnotic anesthesia. Brain Research, 479(2), 247-254 (1989)

Shaw, W.A.: The relation of muscular action potentials to imaginal weight lifting. Archives of Psychology, 247-250 (1940)

Sheehan, D.V.: Influence of psychosocial factors on wart remission. American Journal of Clinical Hypnosis, 20(3), 160-164 (1978)

Sheehan, D.V., Surman, O. S.: Follow-up study of hypnotherapy for smoking. Journal of the American Society of Psychosomatic Dentistry and Medicine, 29, 6-16 (1982)

Sheehan, D.V., Surman, O.S.: Follow-up study of hypnotherapy for smoking. Journal of the American Society of Psychosomatic Dentistry and Medicine, 19(1), 8-16 (1982)

Sheehan, P.W.: Countering perceptions about hypnosis: An objective index of involvement with the hypnotist. Journal of Abnormal Psychology, 78(3), 299-322 (1971)

Sheehan, P.W.: Hypnosis and the manifestation of „imagination". In: E. Fromm, R.E. Shor (Eds.) Hypnosis: Research developments and perspectives. Chicago: Aldine-Atherton (1972)

Sheehan, P.W., Dolby, R.M.: Artifact and Barber's model of hypnosis: A logical-empirical analysis. Journal of Experimental and Social Psychology, 10, 171-187 (1974)

Sheehan, P.W., Obstoj, I., McConkey, K.M.: Trance logic and cue structure as supplied by the hypnotist. Journal of Abnormal Psychology, 85, 459-472 (1976)

Sheehan, P. W., McConkey, K.M.: Australian norms for the Harvard Group Scale of Hypnotic Susceptability, Form A. International Journal of Clinical and Experimental Hypnosis, 27, 294-304 (1979)

Sheehan, P.W.: Factors influencing rapport in hypnosis. Journal of Abnormal Psychology, 89, 263-281 (1980)

Sheehan, P.W., McConkey, K.M.: Hypnosis and experience: The explanation of phenomena and process. Hillsdale, N.J.: Erlbaum (1982)

Sheehan, P.W.: Response to suggestions of memory distorsion: sampling cognitive and social factors. Paper read on 10.7.1987, First International Symposium on Suggestion and Suggestibility. Giessen (1987)

Sheehan, P.W.: Memory distortion in hypnosis. International Journal of Clinical and Experimental Hypnosis, 36(4), 296-311 (1988)

Sheehan, P.W., Statham, D.: Hypnosis, the timing of its introduction, and acceptance of misleading information. Journal of Abnormal Psychology, 98(2), 170-176 (1989)

Shekelle, R.B., Raynor, W.J., Ostfeld, A.M., Garron, D.C., Bielauskas, L.A., Liu, C., Maliza, C., Paul, O.: Psychological depression and 17-year risk of death from cancer. Psychosomatic Medicine, 43, 117-125 (1981)

Shepperson, V.L.: Paradox, parables, and change: One approach to Christian hypnotherapy. Journal of Psychology and Theology, 9(1), 3-11 (1981)

Shepperson, V.L., Henslin. E.R.: Hypnosis and metaphor in Christian context: History, abuse, and use. Journal of Psychology and Theology, 12(2), 100-108 (1984)

Sherif, M.: A theory of some social factos in perception. Archives of Psychology, 187, 60 (1935)

Shertzer, C.L., Lookingbill, D.P.: Effects of relaxation therapy and hypnotizability in chronic urticaria. Archives of Dermatology., 123(7), 913-916 (1987)

Shipman, W.G., Shoemaker, R.J., Levine, M.I., Mally, M.A.: The problem of psychosomatic specifity in

chronic urticaria: A case study. Journal of Clinical Psychology, 15, 133 (1959)
Shor, R.E.: Hypnosis and the concept of the generalized reality-orientation. American Journal of Psychotherapy, 3, 582-602 (1959)
Shor, R.E., Orne, M.T.: Harvard Group Scale of Hypnotic Susceptability, Form A. Palo Alto, CA.: Consulting Psychologists Press (1962)
Shor, R.E.: Three dimensions of hypnotic depth. International Journal of Clinical and Experimental Hypnosis, 10, 23-28 (1962)
Shor, R.E., Orne, M.T: Norms on the Harvard Group Scale of Hypnotic Susceptability, Form A. International Journal of Clinical and Experimental Hypnosis, 11, 39-47 (1963)
Shor, R.E., Orne, M.T., O'Connell, D.N.: Psychological correlates of plateau hypnoticability in a special volunteer sample. Journal of Personality and Social Psychology, 3, 80-95 (1966)
Shor, R.E., Thackray, R.I.: A program of research in „highway hypnosis": A preliminary report. Accident Analysis and Prevention, 2(2), 103-109 (1970)
Shor, R.E.: The three factor theory of hypnosis as applied to the bookreading fantasy and to the concept of suggestion. International Journal of Clinical and Experimental Hypnosis, 18, 89-98 (1970)
Shor, R.E., Easton, R.D.: A preliminary report on research comparing self- and hetero-hypnosis. American Journal of Clinical Hypnosis, 16, 37-44 (1973)
Shor, R.E.: A phenomenological method for the measurement of variables important to an understanding of the nature of hypnosis. In: E. Fromm, R.E. Shor (Eds.) Hypnosis: Developments in research and new perspectives. New York: Aldine (1979, 2nd rev. ed.)
Shor, R.E., Pistole, D.D., Easton, R.D., Kihlstrom, J.F.: Relationship of predicted to actual hypnotic responsiveness, with special reference to posthypnotic amnesia. International Journal of Clinical and Experimental Hypnosis, 32(3), 376-387 (1984)
Shorr, E.J.: An overview of psycho-imaginative therapy. Hypnos, Swedish Journal of Hypnosis, 15(3), 131-151 (1988)
Shulik, A.M.: Right versus left hemispheric communication styles in hypnotic inductions and the faciliation of hypnotic trance. Diss., California School of Professional Psychology (1979)
Shvarts, A.: Semantics and sonorics as a result of conditioned stimulation. Bulletin of Experimental Biology and Medicine, 6 (27), (1949)
Siegel, E.F.: Control of phantom limb pain by hypnosis. American Journal of Clinical Hypnosis, 21(4), 285-286 (1979)
Silber, S.:Encopresis: Rectal rebellion and analy anarchy? Journal of the American Society of Psychosomatic Dentistry and Medicine, 15, 97-106 (1968)
Silverman, P.S., Retzlaff, P.D.: Cognitive stage regression through hypnosis: Are earlier cognitive stages retrievable? International Journal of Clinical and Experimental Hypnosis, 34 (3), 192-204 (1986)
Simon, M.J., Salzberg, H.C.: The effect of manipulated expectancies on posthypnotic amnesia. International Journal of Clinical and Experimental Hypnosis, 33(1), 40-51 (1985)
Simonov, P.V.: "Reflexes of purpose and freedom" in the comparative physiology of higher nervous activity. Neurosciences, Behavior and Physiology, 20(3), 230-235 (1990a)
Simonov, P.V.: Animal hypnosis. Paper read at: 5. Europäischer Kongress für Hypnose in der Psychotherapie und Psychosomatischen Medizin. Konstanz (1990b)
Simonton, O.C., Matthews-Simonton, S., Creighton, J.L.: Getting well again. Los Angeles: Tarcher-St.Martins (1978)
Simonton, O.C., Mathews-Simonton, S., Sparks, T.F.: Psychological intervention in the treatment of cancer. Psychosomatics, 21, 226-233 (1980)
Simonton, O.C., Mathews-Simonton, St., Creighton, H.: Wieder gesund werden. Reinbek: Rowohlt (1982)
Sinclair-Gieben, A.H., Chalmers, D.: Evaluation of treatment of warts by hypnosis. Lancet, 2, 480 (1959)
Singer, J.L.: Imagery and daydream methods in psychotherapy and behavior modification. New York: Academic Press (1974)
Singer, J.L: Phantasie und Tagtraum: Imaginative Methoden in der Psychotherapie. München: Pfeiffer (1978)
Singer, J.L., Pope, K.S.: Daydreaming and imagery skills as predisposing capacities for self-hypnosis. International Journal of Clinical and Experimental Hypnosis, 28(3), 271-281 (1981)
Sinn, P.: Empirische Untersuchungen zu Konzepten des Neurolinguistischen Programmierens, Teil 3: Das Augenbewegungsmodell. Unveröff. Diplomarbeit, Psychologisches Institut der Universität, Tübingen (1984)
Sirota, A.D.: Assessment of asthma. In: F.J. Keefe, J.A. Blumenthal (Eds.) Assessment strategies in behavioral medicine. New York: Grune and Stratton (1982)
Siuta, J.: Normative and psychometric characteristics of a Polish version of the Creative Imagination Scale. International Journal of Clinical and Experimental Hypnosis, 35(1), 51-58 (1987)
Skinner, B.F.: Science and human behavior. New York: MacMillan (1953)
Skinner, B.F.: Wissenschaft und menschliches Verhalten. München: Kindler (1973)
Skinner, F.B.: The behavior of organisms: An experimental analysis. New York: Appleton-Century (1938)
Skinner, F.B.: „Superstition" in the pigeon. Journal of Experimental Psychology 38, 168 172 (1948)
Sletvold, H., Jensen, G.M., Gotestam, K.G.: The effect of specific hypnotic suggestions on blood pressure in normotensive subjects. Pavlovian Journal of Biological Sciences, 25(1), 20-24 (1990)
Slotnik, R.S., Liebert, R.M., Hilgard, E.R.: The enhancement of muscular performance in hypnosis through exhortation and involving instructions. Journal of Personality, 33, 37-45 (1965)
Slotnik, R.S., Liebert, R.M., Hilgard, E.R.: The

enhancement of muscular performance in hypnosis through exhortation and involving instructions. Journal of Personality, 33, 37-45 (1965)

Slotnik, R.S., London, P.: Influence of instructions on hypnotic and non hypnotic performance. Journal of Abnormal Psychology, 70, 38-46 (1965)

Small, M.M., Kramer, E.: Hypnotic susceptability as a function of the prestige of the hypnotist. International Journal of Clinical and Experimental Hypnosis, 17(4), 251-256 (1969)

Smedley, P., Barnes, W.R.: Post-operative use of hypnosis on a cardio-vascular service: Termination of persistent hiccups in a patient with an aortorenal graft. Journal of the American Medical Association, 197, 149-150 (1966)

Smith, C.G., Crasilneck, H.B., Browning, C.W.: A follow-up study of suppression amblyopia in children previously subjected to hypnotherapy. American Journal of Ophthalmology., 52, 690-693 (1961)

Smith, C.H.: Acute pregnancy-associated hypertension treated with hypnosis: A case report. American Journal of Clinical Hypnosis, 31(3), 209-211 (1989)

Smith, D.K.: Hypnosis for smoking control: A comparison of aversive and positive/motivational imagery and suggestions in group and individual settings. Diss., Fuller Theological Seminar, School of Psychology (1982)

Smith, H.D.: The use of hypnosis in treating inorgasmic sexual response in women: The report of five cases. Journal of the American Institute of Hypnosis, 16(3), 119-125 (1975)

Smith, J.M., Burns, C.L.: The treatment of asthmatic children by hypnotic suggestions. British Journal of Diseases of the Chest, 54, 78-81 (1960)

Smith, M.C.: Hypnotic memory enhancement of witness: Does it work? Psychological Bulletin, 94(3), 387-407 (1983)

Smith, M.S.: Acute psychogenic stridor in an adolescent athlete treated with hypnosis. Australian Journal of Clinical and Experimental Hypnosis, 61-63 (1984)

Smith, M.S., Womack, W.M.: Stress management techniques in childhood and adolescence. Relaxation training, meditation, hypnosis, and biofeedback: Appropriate clinical applications. Clinical Pediatrics of Philadelphia, 26(11), 581-585 (1987)

Smith, M.S., Womack, W.M., Chen, A.C.: Hypnotizability does not predict outcome of behavioral treatment in pediatric headache. American Journal of Clinical Hypnosis, 31(4), 237-241 (1989)

Smith, W.H.: Antecedents of posttraumatic stress disorder: Wasn't being raped enough? International Journal of Clinical and Experimental Hypnosis, 39(3), 129-133 (1991)

Smolenskii-Ivanoy, A.G.: Works of the Institute of Higher Nervous Activity. Pathophysiological series, Vol. 1. Moscow: The Academy of Sciences of the U.S.S.R. (1955)

Snaith, R.P.: Results of anxiety control training in the treatment of compulsive disorders. In: D. Waxman, P.C. Misra, M. Gibson, M.A. Basker (Eds.) Modern trends in hypnosis. New York: Plenum Press (1982)

Snellgrove, D.: Himalayan pilgrimage. Oxford (1961)

Snider, G.L.: The treatment of asthma. The New England Journal of Medicine, 298, 397-399 (1987)

Snodgrass, M., Lynn, S.J.: Music absorption and hypnotizability. International Journal of Clinical and Experimental Hypnosis, 37(1), 41-54 (1989)

Sokel, B., Lansdown, R., Kent, A.: The development of a hypnotherapy service for children. Child: Care, Health and Development, 16(4), 227-233 (1990)

Solberg, W.K., Flint, R.T., Brantner, J.P.: Tempomandibular joint pain and dysfunction: A clinical study of emotional and occlusal components. Journal of Prosthethic Dentistry, 28, 412-422 (1972)

Solms, M.: A previously-untranslated review by Freud of a monograph on hypnotism. International Journal of Psychoanalysis, 70(3), 401-403 (1989a)

Solms, M.: Three previously-untranslated reviews by Freud from the Neue Freie Presse. International Journal of Psychoanalysis, 70(3), 397-400 (1989b)

Solomon, G.F., Armkraut, A.A.: Psychoneuroendocrinological effects of the immune response. Annual Review of Microbiology, 35, 155-184 (1981)

Somer, E.: Brief simultaneous couple hypnotherapy with a rape victim and her spouse: A brief communication. International Journal of Clinical and Experimental Hypnosis, 38(1), 1-5 (1990)

Somer, E.: Hypnotherapy in the treatment of the chronic nocturnal use of a dental splint prescribed for bruxism. International Journal of Clinical and Experimental Hypnosis, 39(3), 145-154 (1991)

Sorsby, A., Sheridan, M., Leary, G.A.: Refraction and its components in twins. Medical Research Council Special Report. (London) 303 (1962)

Soskis, D.A., Orne, E.C., Orne, M.T., Dinges, D.F.: Self-hypnosis and meditation for stress management: A brief communication. International Journal of Clinical and Experimental Hypnosis, 37(4), 285-289 (1989)

Spaletta, G.: L'ipnosi in obstetricae genecologia. Rivista Internazionale di Psicologia e Ipnosi, 23 (1–2), 101–108 (1982)

Spanos, N.P., Chaves, J.F.: Hypnosis research: A methodological critique of experiments generated by two alternative paradigms. American Journal of Clinical Hypnosis, 13, 108-127 (1970)

Spanos, N.P., Chaves, J.F.: Hypnotismus: Barbers empirische und theoretische Neuformulierung. In: A. Katzenstein (Hg.) Hypnose: Aktuelle Probleme in Theorie, Experiment und Klinik. Jena: G. Fischer (1971)

Spanos, N.P., Kosloff, M., Chaves, J.F.: Cognitive activity during systematic desensitization. Medfield, Mass.: Medfield Foundation (1971)

Spanos, N.P.: Goal-directed fantasy and the performance of hypnotic test suggestions. Psychiatry, 34, 86-96 (1971)

Spanos, N.P., Barber, T.X.: Cognitive activity during „hypnotic" suggestibility: Goal-directed fantasy and the experience of non-volition. Journal of Personality, 40, 510-534 (1972)

Spanos, N.P., DeMoor, W., Barber, T.X.: Hypnosis and

behavior therapy: Common denominators. American Journal of Clinical Hypnosis, 16, 45-64 (1973)

Spanos, N.P.: Hypnosis: A sociological and phaenomenological perspective. Diss., Boston Univerity, (1973)

Spanos, N.P., Ham, M.L.: Involvement in imagining and the „hypnotic dream." American Journal of Clinical Hypnosis, 15, 191-198 (1973a)

Spanos, N.P., Ham, M.L.: Cognitive activity in response to hypnotic suggestion: Goal-directed fantasy and selective amnesia. American Journal of Clinical Hypnosis, 15, 191-198 (1973b)

Spanos, N.P., Barber, T.X., Lang, G.: Cognition and self-control: Cognitive control of painful sensory input. In: H. London, R.E. Nisbett (Eds.) Thought and feeling: Cognitive alterations of feeling states. Chicago: Aldine (1974)

Spanos, N.P., Barber, T.X.: Toward a convergence in hypnosis research. American Psychologist, 29, 500-511 (1974)

Spanos, N.P., McPeake, J.D.: Involvement in suggestion-related imaginings, experienced involuntariness, and credability assigned to imaginings. Journal of Abnormal Psychology, 83, 687-690 (1974)

Spanos, N.P., McPeake, J.D.: Involvement in everyday imaginative activities, attitudes toward hypnosis and hypnotic susceptability. Journal of Personality and Social Psychology, 31, 594-598 (1975)

Spanos, N.P., McPeake, J.D.: Involvement in everyday imaginative activities, attitudes toward hypnosis, and hypnotic suggestibility. Journal of Personality and Social Psychology, 31, 594-598 (1975 a)

Spanos, N.P., McPeake, J.D.: The interaction of attitudes toward hypnosis and involvement in everyday imaginative activities on hypnotic suggestibility. American Journal of Clinical Hypnosis, 17, 247-252 (1975 b)

Spanos, N.P., Barber, T.X.: Behavior modification and hypnosis. In: M. Hersen, R.M. Eisler, P.M. Miller (Eds.) Progress in behavior modification, Vol. 3. New York: Academic Press (1976)

Spanos, N.P., Bodorik, H.L.: Suggested amnesia and disorganized recall in hypnotic and task-motivated subjects. Journal of Abnormal Psychology, 86, 295-305 (1977)

Spanos, N.P., Ansari, F., Stam, H.J.: Hypnotic age regression and eidetic imagery: A failure to replicate. Journal of Abnormal Psychology, 88 (1), 88-91 (1979)

Spanos, N.P., Gottlieb, J.: Demonic possession, Mesmerism, and hysteria: A social psychological perspective on their historical interrelations. Journal of Abnormal Psychology, 88 (5) 527-546 (1979)

Spanos, N.P., Hewitt, E.C.: The hidden observer in hypnotic analgesia: Discovery or experimental creation? Journal of Personality and Social Psychology, 39, 1201-1214 (1980)

Spanos, N.P., Brown, J.M., Jones, B., Horner, D.: Cognitive activity and suggestions for analgesia in the reduction of reported pain. Journal of Abnormal Psychology, 90, 554-561 (1981)

Spanos, N.P., Radtke, H.L.: Hypnotic visual hallucinations as imaginings: A cognitive-social psychological perspective. Imagination, Cognition and Personality, 1, 147-170 (1981)

Spanos, N.P., Stam, H.J., Brazil, K.: The effects of suggestion and distraction on coping ideation and reported pain. Journal of Mental Imagery, 5, 75-90 (1981)

Spanos, N.P.: A social psychological approach to hypnotic behavior. In: G. Weary, H. Mirels (Eds.) Integration of clinical and social psychology. New York: Oxford University Press (1982)

Spanos, N.P., Bridgeman, M., Stam, H.J., Glynn, M., Saad, C.L.: When seeing is not believing: The effects of contextual variables on the reports of hypnotic hallucinators. Imagination, Cognition and Personality, 2(3), 195-209 (1982-83)

Spanos, N.P., Bridgeman, M., Stam, H.J., Glynn, M., Saad, C.L.: When seeing is not believing: The effects of contextual variables on the reports of hypnotic hallucinators. Imagination, Cognition and Personality, 2(3), 195-209 (1982-1983)

Spanos, N.P., et al.: The Carlton University Responsiveness to Suggestion Scale: Relationship with other measures of hypnotic susceptability. Psychological Reports, 53 (3, Pt. 1), 723–734 (1983)

Spanos, N.P., Radtke, H.L., Hodgins, D.C., Bertrand, L.D., Stam, H.J., Moretti, P.: The Carleton University Responsiveness to Suggestion Scale: Relationship with other measures of susceptability, expectancies, and absorption. Psychological Reports, 53, 723-734 (1983)

Spanos, N.P., Dubruil, D., Saad, C.L., Gorassini, D.: Hypnotic elimination of prism-induced aftereffects: Perceptual effect or response to experimental demand? Journal of Abnormal Psychology, 92, 216-222 (1983a)

Spanos, N.P., McNeil, C., Gwynn, M.I., Stam, H.J.: Effects of suggestion and distraction on reported pain in subjects high and low on hypnotic susceptability. Journal of Abnormal Psychology, 93(3), 277-284 (1984)

Spanos, N.P., Radtke, H.L., Bertrand, L.D.: Hypnotic amnesia as a strategic enactment: Breaching amnesia in highly susceptible subjects. Journal of Personality and Social Psychology, 47(5), 1155-1169 (1984)

Spanos, N.P., Tkachyk, M.E., Bertrand, L.D.: The dissipation hypothesis of hypnotic amnesia: More disconfirming evidence. Psychological Reports, 55(1), 191-196 (1984)

Spanos, N.P.: Hypnotic behavior: A social-psychological interpretation of amnesia, analgesia, and „trance logic". Behavior and Brain Sciences, 9, 449-502 (1986)

Spanos, N.P., Brett, P.J., Menary, E.P, Cross, W.P.: A measure of attitudes toward hypnosis: Relationships with absorption and hypnotic susceptibility. American Journal of Clinical Hypnosis, 30(2), 139-150 (1987)

Spanos, N.P., De Groh, M., De Groot, H.: Skill training for enhancing hypnotic susceptability and word list amnesia. British Journal of Experimental and Clinical Hypnosis, 4, 15-23 (1987)

Spanos, N.P., Menary, E., Brett, P.J., Cross, W., Ahmed,

Q.: Failure of posthypnotic responding to occur outside the experimental setting. Journal of Abnormal Psychology, 96(1), 52-57 (1987)

Spanos, N.P.: The modification of hypnotic suggestibility. Vortrag, gehalten am 9.7.1987, International Symposium on Suggestion and Suggestibilty, Giessen (1987)

Spanos, N.P., Bertrand, L.D., Perlini, A.H.: Reduced clustering during hypnotic amnesia for a long word list: Comment on Wilson and Kihlstrohm. Journal of Abnormal Psychology, 97(3), 378-380 (1988)

Spanos, N.P., Gwynn, M.I., Della Malva, C.L., Bertrand, L.D.: Social psychological factors in the genesis of posthypnotic source amnesia. Journal of Abnormal Psychology, 97(3), 322-329 (1988)

Spanos, N.P.: Hypnotic and suggestive procedures in wart removal. Paper read at: 11th International Congress of Hypnosis and Psychosomatic Medicine. 13.-19.8.1988, Den Haag (1988)

Spanos, N.P., Katsanis, J.: Effects of instructional set on attributions of nonvolition during hypnotic and non-hypnotic analgesia. Journal of Personality and Social Psychology, 56(2), 182-188 (1989)

Spanos, N.P., Perlini, A.H., Robertson, L.A.: Hypnosis, suggestion, and placebo in the reduction of experimental pain. Journal of Abnormal Psychology, 98(3), 285-293 (1989)

Spanos, N.P., Flynn, D.M., Gwynn, M.I.: Entgegnung der Autoren: Kontext-Anforderungen und der von neuem beobachtete Geheime Beobachter. Hypnose und Kognition, 6(2), 44-47 (1989a)

Spanos, N.P., Flynn, D.M., Gwynn, M.I.: Kontext-Anforderungen, negative Halluzinationen und die Geheime-Beobachter-Reaktion: Drei Geheime Beobachter beobachtet. Hypnose und Kognition, 6(2), 33-40 (1989b)

Spanos, N.P., James, B., de Groot, H.P.: Detection of simulated hypnotic amnesia. Journal of Abnormal Psychology, 99(2), 179-182 (1990)

Spanos, N.P., Williams, V., Gwynn, M.I.: Effects of hypnotic, placebo, and salocylic acid treatments on wart regression. Psychosomatic Medicine, 52(1), 109-114 (1990)

Spellacy, F., Wilkinson, R.: Dichotic listening and hypnotizability: variability in ear preference. Perceptual and Motor Skills, 64(3 Pt 2), 1279-1284 (1987)

Sperry, R.W., Gazzaniga, M.S., Bogen, N.: Language following surgical disconnection of the hemispheres. In: F.L. Darley (Ed.) Brain Mechanisms underlying speech and language. New York: Grune and Stratton (1967)

Spiegel, D., Cutcomb, S., Ren, C., Pribram, K.: Hypnotic hallucination alters evoked potentials. Journal of Abnormal Psychology, 94, 249-255.

Spiegel, D.: Vietnam grief work using hypnosis. American Journal of Clinical Hypnosis, 24(1), 33-40 (1981)

Spiegel, D., Frischholz, E.J., Maruffi, B.: Hypnotic responsivity and the treatment of flying phobia. American Journal of Clinical Hypnosis, 23(4), 239-247 (1981)

Spiegel, D.: Painstaking reminds of forgotten trance logic. The Behavior and the Brain Sciences, 9, 484-485 (1986)

Spiegel, D., Barabasz, A.F.: Effects of hypnotic instructions on P300 event-related-potential amplitudes: Research and clinical implications. American Journal of Clinical Hypnosis, 31(1), 11-17 (1988)

Spiegel, D., Hunt, T., Dondershine, H.E.: Dissociation and hypnotizability in posttraumatic stress disorder. American Journal of Psychiatry, 145(3), 301-305 (1988)

Spiegel, D., Bierre, P., Rootenberg, J.: Hypnotic alteration of somatosensory perception. American Journal of Psychiatry, 146(6), 749-754 (1989)

Spiegel, D., Bloom, J.R., Kraemer, H.C., Gottheil, E.: Effect of psychosocial treatment on survival of patients with metastatic breast cancer (see comments). Lancet, 2(8668), 1209-1210 (1989)

Spiegel, D.: Hypnosis in the treatment of victims of sexual abuse. Psychiatric Clinics of North America, 12(2), 295-305 (1989)

Spiegel, D., Cardena, E.: New uses of hypnosis in the treatment of posttraumatic stress disorder. Journal of Clinical Psychiatry, 51, 39-43 (discussion 44-46) (1990)

Spiegel, D.: Facilitating emotional coping during treatment. Cancer, 66(6 Suppl), 1422-1426 (1990)

Spiegel, H., Bridger, A.A.: Manual for hypnotic induction profile. New York: Soni Medica Inc. (1970)

Spiegel, H.: A single-treatment method to stop smoking using ancilary self-hypnosis. International Journal of Clinical and Experimental Hypnosis, 18, 235-250 (1970)

Spiegel, H.: Manual for Hypnotic Induction Profile. New York: Soni Medica (1974)

Spiegel, H.: An eye-roll-test for hypnotizability. In: I. Wickramasekera (Ed.) Biofeedback, behavior therapy, and hypnosis. Chicago: Nelson Hall (1976a)

Spiegel, H.: A single-treatment method to stop smoking using ancillary self-hypnosis. In: I. Wickramasekera (Ed.) Biofeedback, behavior therapy and hypnosis. Chicago: Nelson Hall (1976b)

Spiegel, H., Spiegel, D.: Induction techniques. In: G.D. Burrows, L. Dennerstein (Eds.) Handbook of hypnosis and psychosomatic medicine. Elsevier: Biomedical Press (1980)

Spiegel, H., Spiegel, D.: Trance and treatment: Clinical uses of hypnosis. New York: Basic Books (1978; 1987)

Spinhoven, P.: Similarities and dissimilarities in hypnotic and nonhypnotic procedures for headache control: A review. American Journal of Clinical Hypnosis, 30(3), 183-194 (1988)

Spinthoven, P.: Hypnosis and behavior therapy: A Review. International Journal of Clinical and Experimental Hypnosis, 35(1), 8-31 (1987)

Spinthoven, P., Baak, D., van Dyck, R., Vermeulen, P.: The effectiveness of an authoritative versus permissive style of hypnotic communication. The International Journal of Clinical and Experimental Hypnosis, 36(3), 182-191 (1988)

Squire, L.R., Moore, R.Y.: Dorsal thalamic lesion in a

noted case of human memory dysfunction. American Neurologist, 6, 503-506 (1979)
Stafano, W.A.: A case of sexual malfunction. Medical Hypnoanalysis, 3(4), 164-168 (1982)
Staib, A.R., Logan, D.R.: Hypnotic stimulation of breast growth. American Journal of Clinical Hypnosis, 19, 201 (1977)
Stam, H.J., Spanos, N.P.: Experimental designs, expectancy effects, and hypnotic analgesia. Journal of Abnormal Psychology, 89(6), 751-762 (1980)
Stam, H.J., Spanos, N.P.: The Asclepian dream healings and hypnosis: A critique. International Journal of Clin and Experimental Hypnosis. (30) 1, 9-22 (1982)
Stampfl, T.G.: Implosive therapy: A learning theory derived from psychodynamic therapeutic technique. In: Lebarba, Tent (Eds.) Critical issues in clinical psychology. New York: Academic Press (1967)
Stampone, D.: The History of obstetric anesthesia. Journal of Perinatal and Neonatal Nursery, 4(1), 1-13 (1990)
Stankler, L.: A critical assessment of the cure of warts by suggestion. Practitioner, 198, 690 (1967)
Stanley, R.O.: Exhibitionism: A three phase intervention. Australian Journal of Clinical and Experimental Hypnosis, 12(1), 31-36 (1984)
Stanton, H.E.: Weight loss through hypnosis. American Journal of Clinical Hypnosis, 18(1), 34-38 (1975a)
Stanton, H.E.: Weight loss through hypnosis. American Journal of Clinical Hypnosis, 18(2), 94-97 (1975b)
Stanton, H.E.: Fee-paying and weight loss: Evidence for an interesting interaction. American Journal of Clinical Hypnosis, 19(1), 47-49 (1976)
Stanton, H.E.: The utilization of suggestions derived from rational-emotive therapy. International Journal of Clinical and Experimental Hypnosis, 25(1), 18-26 (1977)
Stanton, H.E.: Hypnotherapy at a distance through use of the telephone. American Journal of Clinical Hypnosis, 20 (4), 278-281 (1978a)
Stanton, H.E.: A one-session hypnotic approach to modifying smoking behavior. International Journal of Clinical and Experimental Hypnosis, 26(1), 22-29 (1978b)
Stanton, H.E.: Short-term treatment of enuresis. American Journal of Clinical Hypnosis, 22, 103-107 (1979)
Stanton, H.E.: Hypnotherapy and the inner game. Australian Journal of Clinical and Experimental Hypnosis, 10(1), 67-71 (1982)
Stanton, H.E.: Helping sportsmen to help themselves. Australian Journal of Clinical and Experimental Hypnosis, 11 (1) 33-38 (1983)
Stanton, H.E.: Writing block? Try self-hypnosis. College teaching, 34, 75-79 (1985)
Stanton, H.E.: The relationship beween hypnotic susceptability and smoking behavior. International Journal of Psychosomatics, 32, 33-35 (1986a)
Stanton, H.E.: Improving exam performance with the clenched fist technique. College Teaching, 36(3), 107-109 (1986b)
Stanton, H.E.: "Executive stress: A hypnotic answer?" Hypnos, Swedish Journal of Hypnosis, 14(4), 183-189 (1987a)
Stanton, H.E.: Alcoholism and hypnosis: three case studies. Australian Journal of Clinical and Experimental Hypnosis, 15(1), 39-46 (1987b)
Stanton, H.E.: Using the "clenched fist" technique in the treatment of phobias. British Journal of Experimental and Clinical Hypnosis, 5(3), 125-129 (1988a)
Stanton, H.E.: Relaxation, deepening, and ego-enhancement: A stress reduction "Package". Australian Psychologist, 23(3), 315-321 (1988b)
Stanton, H.E.: Treating phobias rapidly with Bandler's theatre technique. Australian Journal of Clinical and Experimental Hypnosis, 16(2), 153-160 (1988c)
Stanton, H.: Hypnotic relaxation and insomnia: A simple solution? Hypnos, Swedish Journal of Hypnosis, 16(2), 63-72 (1989a)
Stanton, H.E.: Stressreduktion durch Rational-Emotive Therapie und Hypnoseinduktion. Experimentelle und klinische Hypnose, 5(1), 83-90 (1989b)
Stanton, H.E.: Applying neuro-linguistic techniques in higher education. Journal of Higher Education Studies, 4(1), 19-22 (1989c)
Stanton, H.E.: Hypnosis and Rational-Emotive Therapy - a de-stressing combination. International Journal of Clinical and Experimental Hypnosis, 37(2), 95-99 (1989d)
Stanton, H.E.: Hypnosis and rational-emotive therapy - a de-stressing combination: A brief communication. International Journal of Clinical and Experimental Hypnosis, 37(2), 95-99 (1989e)
Stanton, H.E.: Hypnotic relaxation and the reduction of sleep onset insomnia. International Journal of Psychosomatics, 36(1-4), 64-68 (1989f)
Stanton, H.E.: Brief Report: Using ego-enhancement to increase assertiveness. British Journal of Experimental and Clinical Hypnosis, 7(2), 133-137 (1990a)
Stanton, H.E.: Impotence: A short-term treatment. Australian Journal of Clinical and Experimental Hypnosis, 18(2), 107-118 (1990b)
Stanton, H.E.: Submodalities and hypnotherapy: Two ways of increasing happiness? Hypnos, Swedish Journal of Hypnosis, 17(4), 20-25 (1990c)
Stanton, H.E.: Brief Report: The reduction in secretarial stress. Contemporary Hypnosis, 8(1), 45-50 (1991)
Staples, L.M.: Thumbsucking. In: A syllabus on hypnosis and handbook of therapeutic suggestion. Des Plaines, Ill.: The American Sociaty of Clinical Hypnosis, Education and Research Foundation (1973)
Starker, S.: Effects of hypnotic induction upon visual imagery. Journal of Nervous and Mental Disease, 159, 433-437 (1974)
State v. Douglas: Ind. No. 692-77 (Union Co., N.J., vac. 5/23/78
State v. Papp: No.78-02-0029 (C.P., Summit Co., Ohio, Lorain Co. No.16862. March 23, 1978; unrep.); Appeal, U.S. Sup. Ct. No. 79-5091, cert.den 10/1/79
Staufacher, J.C.: Recovery from paranoid delusions following hypnotic uncovering of repressed episodes. Journal of Clinical Psychology, 14, 328 (1958)
Stava, L.: The use of hypnotic uncovering techniques in

the treatment of pedophilia: A brief communication. International Journal of Clinical and Experimental Hypnosis, 32(4), 350-355 (1984)

Stedrak, J.A.: The relationship between personality and hypnotic susceptability. Diss., George Peabody College for Teachers of Vanderbilt University (1981)

Steffen, J.: Covert reinforcement with hospitalized patients. Paper presented at the Meeting of the Association of Advisory Behavior Therapy, Washington, D.C. (1971)

Stegat, H.: Enuresis. Berlin: Springer (1973)

Steger, J.S., Fordyce, W.E.: Behavioral health care in the management of chronic pain. In: R. Milton, C. Green, R. Meagher (Eds.) Handbook of clinical health psychology. New York: Plenum Press (1982)

Stein, A.: Stereo-Tiefensuggestion: Ein neuartiges Selbsthilfe-Verfahren gegen psychosomatische Krankheiten. Gesünder leben, 64(6) (1987)

Stein, A.: Idealgewicht ohne Diät. Stereo-Tiefensuggestion. Iserlohn: Verlag für therapeutische Medien (1987a)

Stein, C.: The clenched fist technique as a hypnotic procedure in clinical psychotherapy. American Journal of Clinical Hypnosis, 6, 113-119 (1963)

Stein, V.T.: Hypnotherapy of involuntary movements in an 82 year old man. American Journal of Clinical Hypnosis, 23, 128-131 (1980)

Steiniger, F.: Die Biologie der sogenannten tierischen Hypnose. In "Ergebnisse der Biologie" Berlin: Springer, S. 348-460 (1936)

Stekel, W.: Störungen des Trieb und Affektwesens. Berlin-Wien (1922)

Stengel, I.: Sprachschwierigkeiten bei Kindern. Stuttgart: Klett-Cotta (1977)

Sterman, M.B.: Neurophysiologische und klinische Studien zum sensomotorischen EEG-Biofeedback-Training: Effekte bei Epilepsie. In: H. Legewie, L. Nusselt (Hg.) Biofeedbacktherapie. München: Urban & Schwarzenberg (1975)

Stern, R.: Treatment of a case of obsessional neurosis using thought-stopping techniques. British Journal of Psychiatry, 117, 441 442 (1970)

Sternbach, R.A.: Psychologische Verfahren in der Behandlung von Schmerz. In: W. Keeser et al. (Hg.) Schmerz. München: Urban & Schwarzenberg (1982)

Sternlicht, M., Wanderer, Z.W.: Hypnotic susceptability and mental deficiency. International Journal of Clinical and Experimental Hypnosis, 11, 104-111 (1963)

Stevens, M.R.: Cognitive therapy and hypnosis as treatment modalities with overweight individuals. Diss., Texas A and M University (1982)

Stewart, W.J.: Hypnosis in study improving. Australian Journal of Clinical Hypnosis, 1(2), 91-94 (1980)

Stierlin, H.: Delegation und Familie: Beiträge zum Heidelberger Familiendynamischen Konzept. Frankfurt: Suhrkamp (1982)

Stocksmeier, U.: Lehrbuch der Hypnose. Basel: Karger (1984)

Stockvis, B.: Hypnose in der ärztlichen Praxis. Basel: Karger (1955)

Stokvis,, B., Langen, D.: Lehrbuch der Hypnose. Basel: Karger (1965)

Stone, J.A.: Direct and indirect suggestions with hypnotized and nonhypnotized subjects. Diss., The Pennsylvania State University (1980)

Storms, M.D., Nisbett, R.E.: Insomnia and the attribution process. Journal of Personality and Social Psychology. 16, 319–329 (1970)

Stowasser, J.M.: Der kleine Stowasser. Lateinisch-deutsches Schulwörterbuch. Wien: Hölder-Pickler-Tempsky G. Freytag (1987)

Straatmeyer, A.J.: Hypnotic aversive and positive imagery in the cessation of smoking and the maintainance of nonsmoking behavior. Journal of Mental Imagery, 8(2), 57-66 (1984)

Strauss, B.S.: The use of a multimodal image, the apple technique, to facilitate clinical hypnosis: A brief communication. International Journal of Clinical and Experimental Hypnosis, 39(1), 1-5 (1991)

Stricherz, M.E.: Social influence, Ericksonian strategies and hypnotic phenomena in the treatment of sexual dysfunction. American Journal of Clinical Hypnosis, 24(3), 211-218 (1982)

Stromberg, B.: The use of subjective questioning in hypnotic psychotherapy. Journal of Clinical Psychology, 31(1), 110-115 (1975)

Strunz, F., Seeger-Strunz, B.: Der hypnotische Traum. Experimentelle und Klinische Hypnose, 2(1), 63-76 (1986)

Strupp, H.: Psychologists in action. New York: Grune and Stratton (1960)

Strupp, H.: On the technology of psychotherapy. Archives of General Psychiatry, 26, 270-278 (1972)

Stuart, R.B., Davis, B.: Slim chance in a fat world: Behavioral control of obesity. Champaign, Ill.: Research Press Company (1972)

Stukát, K.G.: Suggestibility: A factorial and experimental analysis. Stockholm: Almquist and Wiksell (1958)

Stumphauzer, J.S.: Elimination of stealing by self-reinforcement of alternative behavior and family contracting. Journal of Behavior and Experimental Psychiatry, 7, 265 268 (1976)

Stutman, R.K., Bliss, E.L.: Posttraumatic stress disorder, hypnotizability, and imagery. American Journal of Psychiatry, 142, 741-743 (1985)

Süllwold, L.: Wenig beschreibende Details bei der Anwendung der Methode der Reaktionsverhinderung. In: D. Kallinke, R. Lutz, R.W. Ramsany (Hg.) Die Behandlung von Zwängen. München: Urban & Schwarzenberg (1979)

Supple, L.K.: Hypnodrama, a synthesis of hypnosis and psychodrama, a progress report. In: I. Greenberg (Ed.) Group hypnotherapy and hypnodrama. Chicago: Nelson-Hill (1977)

Surman, O.S.: Postnoxious desensitization: Some clinical notes on the combined use of hypnosis and systematic desensitization. American Journal of Clinical Hypnosis, 22(1), 54-60 (1979)

Surman, O.S., Tolkoff-Rubin, N.: Use of hypnosis in patients receiving hemodialysis for end stage renal disease. General Hospital Psychiatry, 6(1), 31-35 (1984)

Surman, O.S., Crumpacker, C.: Psychological aspects

of herpes simplex viral infection: Report of six cases. American Journal of Clinical Hypnosis, 30(2), 125-131 (1987)
Surwit, R.S., Williams, R.B., Shapiro, D.: Behavioral approaches to cardivascular disease. New York: Academic Press (1982)
Susen, G.: Therapeutische Hypnose. Melsungen: Bibliomed (1990a)
Susen, G.: Die Behandlung eines Plasmozytoms (Knochenkrebs) mit hypnotherapeutischen Verfahren - Ein Fallbericht. Experimentelle und klinische Hypnose, 6(2), 157-163 (1990b)
Susen. G.: Hypnose und Krebs: Methode und Philosophie einer therapeutischen Grundkonzeption. Experimentelle und klinische Hypnose, 8(1), in Vorbereitung, (1992)
Susiscka, L., Taus, L.: A contribution to the discussion of possibilities and limitations of treatment of functional disorders by training methods and hypnotherapy. Ceskoslovenska Psychiatry, 76(1), 64-68 (1980)
Susskind, D.: The idealized self-image (ISI): A new technique in confidence training. Behavior Therapy, 1, 538-541 (1970)
Susskind, D.: The idealized self-image and the development of learned resourcefulness. In: E. Dengrove (Ed.) Hypnosis and behavior therapy. Springfield: Charles C. Thomas (1976)
Suttcliffe, J.P.: „Credulous“ and „skeptical“ views of hypnotic phenomena: Experiments on esthesia, hallucination, and delusion. Journal of Abnormal Psychology and Social Psychology, 62, 189-200 (1961)
Sutton, P.H.: A trial of group hypnosis and autohypnosis in asthmatic children. British Journal of Clinical Hypnosis, 1, 1 (1969)
Svoboda, T.: Kognitive Verhaltenstherapie(en) und Hypnose. Diss., Universität Würzburg (1979)
Svoboda, T.: Das Hypnosebuch. München: Kösel (1984)
Svoboda, M.: Czechoslovak norms of the Harvard Group Scale of Hypnotic Susceptibility, Form A. Ceskoslovenska Psychiatry, 85(2), 89-96 (1989)
Swiercinsky, D., Coe, W.: Hypnosis, hypnotic responsiveness, and learning meaningful material. International Journal of Clinical and Experimental Hypnosis, 3, 217-222 (1970)
Swiercinsky, D., Coe, W.C.: The effect of „alert" hypnosis and hypnotic responsiveness on reading comprehension. International Journal of Clinical and Experimental Hypnosis, 19(3), 146-153 (1971)
Swiersky-Sacchetti, T., Margolis, C.G.: The effects of a comprehensive self-hypnosis training programm on the use of Factor VIII in severe hemophilia. International Journal of Clinical and Experimental Hypnosis, 34(2), 71-83 (1986)
Syriananda, C.: Medical hypnosis in Thailand. British Journal of Medical Hypnosis, 10, 41 (1948)
Szaz, T.: The myth of mental illness. New York: Hoeber-Harper (1961)
Szczepanski, R., Könning, J.: "Luftiku(r)s" - Ein Asthmakurs für Kinder und deren Familien. In: F. Petermann und J. Lecheler (Hg.) Asthma bronchiale im Kindes- und Jugendalter. München: Quintessenz (1991)
Taboada, E.L.: Night terrors in a child treated with hypnosis. American Journal of Clinical Hypnosis, 17, 270-271 (1975)
Takeyama, K.: Hypnotic therapy for stuttering. The Study of Hypnosis (Japan), 7, 246-247 (1963)
Tal, A., Miklich, D.R.: Emotionally induced decreases in pulmonary flow rates in asthmatic children. Psychosomatic Medicine, 38, 190-200 (1976)
Talan, M.I., Felderbaum, R.A., Chernigovsky, V.N.: Voluntary control of the heart rate in humans. Fiziologicheskii Zhurnal SSR, 64(11), 1581-1591 (1978)
Tart, C.T.: Hypnotic depth and basic skin resistance. International Journal of Clinical and Experimental Hypnosis, 11, 81-92 (1963)
Tart, C.T., Hilgard, E.R.: Responsiveness to suggestions under „hypnosis" and „waking imagination“ conditions: A methodological observation. International Journal of Clinical and Experimental Hypnosis, 14, 247-256 (1966)
Tart, C.T., Dick, L.: Conscious control of dreaming. I. The posthypnotic dream. Journal of Abnormal Psychology, 76, 302-315 (1970)
Tart, C.T.: Measuring the depth of an altered state of consciousness, with particular reference to self-report scales of hypnotic depth. In: E. Fromm, R.E. Shor (Eds.) Hypnosis: Developments in research and new perspectives. Hawthorne, N.Y.: Aldine (1979)
Tasini, M.F., Hackett, T.P.: Hypnosis in the treatment of warts in immunodeficient children. American Journal of Clinical Hypnosis, 19(3), 152-154 (1977)
Tasto, D.L., Chesney, M.A.: Muscle relaxation for primary dysmenorrhea. Australian Journal of Clinical and Experimental Hypnosis, 12 (2), 137–139 (1984)
Tausch, R., Tausch, E.: Erziehungspsychologie. Göttingen: Hogrefe (1970)
Taylor, A.: The differentiation between simulation and true hypnotic regression by figure drawings. Unpubl. masters thesis, The City University of New York (1950)
Taylor, J.G.: A behavioral interpretation of obsessive compulsive neurosis. Behavior Research and Therapy, 1, 237-244 (1963)
Taylor, R.E.: Imagery for the treatment of obsessional behavior: A case study. American Journal of Clinical Hypnosis, 27(3), 175-179 (1985)
Teitelbaum, M.: Induction techniques of hypnosis. Springfield: Charles C. Thomas (1969)
Tellegen, A., Atkinson, G.: Openness to absorbing and self-altering experience ("Absorption"), a trait related to hypnotic susceptability. Journal of Abnormal Psychology, 83, 268-277 (1974)
Tellegen, A., Atkinson, G.: Openness to absorbing and self-altering experiences („absorption"), a trait relates to hypnotic susceptability. Journal of Abnormal Psychology, 83, 268-277 (1974)
Tellegen, A.: On measures and conceptions of hypnosis.

American Journal of Clinical Hypnosis, 21, 219-236 (1979)
Tenzel, J.H., Taylor, R. L.: An evaluation of hypnosis and suggestions as treatment of warts. Psychosomatics, 10, 252 (1969)
Tepperwein, K.: Die hohe Schule der Hypnose. Genf: Ariston (1977)
Thesaurus exorcismorum. Köln (1626)
Thews, G.: Atem Transport und Säure-Basen-Status des Blutes. In: R.F. Schmidt, G. Thews (Hg.) Physiologie des Menschen. Berlin: Springer (1980)
Thiery, M.: Historical aspects of pain relief during normal parturition. Verhandelingen, Koninklijke Asademie voor Geneeskunde van Belgie, 51(5), 445-483 (1989)
Thomae, H., Schmidt, H.D.: Psychologische Aspekte der Schuldfähigkeit (im Sinne des § 51 StGB bzw. 24/25 E 1962). In: U. Undeutsch (Hg.) Handbuch der Forensischen Psychologie. Göttingen: Hogrefe (1967)
Thomas, C.B., Greenstreet, R.L.: Psychobiological characteristics in youth as predictors of 5 disease states: Suizide, mental illness, hypertension, coronary heart disease and tumor. John Hopkins Medical Journal, 117, 251-270 (1974)
Thomas, C.B., Grennstreet, R.L.: Psychobiological characteristics in youth as predictors of 5 disease states: Suizide, mental illness, hypertension, coronary heart disease and tumor. John Hopkins Medical Journal, 117, 251–270 (1974)
Thomas, K.: Praxis der Selbsthypnose des Autogenen Trainings. Stuttgart: Thieme (1972)
Thomas, K.: Persönlichkeitsveränderungen junger Menschen in destruktiven Kulten. Von der Idee bis zur hypnotischen Gehirnkontrolle. In: K.G. Karbe, M. Müller-Küppers (Hg.) Destruktive Kulte. Göttingen: Vandenhoeck und Ruprecht (1983)
Thomas, K.: Hypnose und destruktive Kulte. In: Familie und destruktive Kulte: Menschenwürde, Recht und Freiheit. Bonn: Arbeitsgemeinschaft der Elterninitiative e.V. (1984)
Thompson, C.: Psychoanalysis: Its evolution and development. New York: Hermitage House (1950)
Thorn, W.A.: The placebo reactor. Australasian Journal of Pharmacy, 43, 1035-1037 (1962)
Thorndike, E.L.: Animal intelligence. Psychological Review, Monographs, Suppl. 2, No.8 (1898)
Thorndike, E.L.: The psychology of learning. Educational Psychology, Vol. II. New York: Mason-Henry (1913)
Thorne, D.E., Fisher, A.G.: Hypnotically suggested asthma. International Journal of Clinical and Experimental Hypnosis, 26, 92-103 (1978)
Thouvenel, P.: Memoires de la baquette divinatoire, du magnetisme animal de l'electricite. Paris (1781)
Thuillier, J.: Die Entdeckung des Lebensfeuers. Franz Anton Mesmer. Wien: Paul Zsolnay (1990)
Thurber, S., Snow, M.: Sings may prompt antisocial behavior. Journal of Social Psychology, 112 (2), 309 310 (1980)
Tietze, H.: Kräfte der Hypnose. München: Heyne (1980)
Tihansky, T.B.: Narcolepsy. Medical Hypnoanalysis, 3(2), 56-59 (1982)
Tilton, P.: The hypnotic hero: A technique for hypnosis with children. International Journal of Clinical and Experimental Hypnosis, 32(4), 366-375 (1984)
Timm, H.W.: An examination of the effects of forensic hypnosis. In: D. Waxman, P.C. Isra, M. Gibson, M.A. Basker (Eds.) Modern trends in hypnosis. New York: Plenum Press (1982)
Timney, B.N., Barber, T.X.: Hypnotic induction and oral temperature. International Journal of Clinical and Experimental Hypnosis, 17(2), 121-132 (1969)
Tinbergen, N.: Die Übersprungsbewegung. Zeitschrift für Tierpsychologie, 4, 1-40 (1940)
Tinkler, F.: The use of hypnosis in dental surgery. In: J. Hartland (Ed.) Medical and dental hypnosis. London: Bailliere, Tindall and Cassell (1966)
Tinterow, M.M.: Foundations of hypnosis from Mesmer to Freud. Springfield: Charles C. Thomas (1970)
Todd, F.J., Kelly, R.J.: The use of hypnosis to faciliate conditioned relaxation responses: A case report of three cases. In: E. Dengrove (Ed.) Hypnosis and behavior therapy. Springfield: Charles C. Thomas (1976)
Tolman, E.C.: Purposive behavior in animals and men. New York: Appleton-Century (1932)
Tomkins, S.: Affect, imagery, and consciousness. Vol I, Vol.II. New York: Springer (1962-1963)
Torem, M.S.: Ego-state therapy for eating disorders. American Journal of Clinical Hypnosis, 30(2), 94-103 (1987)
Torem, M.S.: Hypnosis and eating disorders. Seminar, held at: 11th International Congress of Hypnosis and Psychosomatic Medicine. Den Haag (1988)
Tosi, D.J., Henderson, G.M.: Rational stage-directed therapy: A cognitive experiential system using hypnosis, imagery, cognitive restructuring, and developmental staging. Journal of Rational-Emotive Therapy, 1(1), 15-19 (1983)
Tracy, D.F.: Hypnosis. New York: Sterling Publishing (1952)
Traphagen, V.: A survey of attitudes toward hypnotherapy with children. American Journal of Clinical Hypnosis, 2, 138-142 (1959)
Tremonti, J.B.: The utilization of waking hypnosis for the improvement of reading and comprehension skills. Reading Horizons, 9(3), 109-120 (1969)
Trenkle, B., Schmidt, G.: Ericksonsche Psychotherapie und Familientherapie: Möglichkeiten der Integration. Hypnose und Kognition, 2(1), 5-26 (1985)
Trenkle, B.: Die deutsche Nationalhymne und andere Symbolisierungen. Hypnose und Kognition, 7(2), 16-25 (1990)
Trodella, R.A.: The susceptability to direct versus indirect hypnotic suggestion of individuals exhibiting an autocratic type of management style. Diss., United States International University (1982)
Truax, C.B.: Reinforcement and nonreinforcement in Rogerian psychotherapy. Journal of Abnormal and Social Psychology, 71, 1-9 (1966)
Truax, C.B., Carkhuff, R.R.: Toward effective counseling

and psychotherapy: Training and practice. Chicago: Aldine-Atherton (1967)

Truax, C.B., Mitchell, K.M.: Research on certain therapist interpersonal skills in relation to process and outcome. In: A. Bergin, S.L. Garfield (Eds.) Handbook of psychotherapy and behavioral change. New York: Wiley (1972)

Trube-Becker, E.: Gewalt gegen Kinder. Heidelberg: Kriminalistik Verlag (1987)

True, R.M., Stephenson, C.W.: Controlled experiments correlating EEG, pulse and plantar reflexes with hypnotic age regression and induced emotional states. Journal of Personality, 1, 252-263 (1951)

Trylch, C.W.: A study of hypnotic age regression using the Rorschach scored by the Exner Comparative System. Diss., Western Michigan University (1982)

Tsushima, W.T.: Current psychological treatments for stress-related skin disorders. Cutis, 42(5), 402-404 (1988)

Tubbs, W., Carnahan, C.: Clinical biofeedback for primary dysmenorrhea. Proceedings of the Biofeedback Research Society, 1, 85 (1976)

Tulving, E.: Cue-dependent forgetting. American Scientist 62, 74–82 (1974)

Tunner, W.: Experimentelle Analogien neurotischer Zwangshandlungen. In: D. Kallinke, R. Lutz, R.W. Ramsay (Hg.) Die Behandlung von Zwängen. München: Urban & Schwarzenberg (1979)

Turco, R.N.: Regrief treatment faciliated by hypnosis. American Journal of Clinical Hypnosis, 24(1), 62-64 (1981)

Udolf, R.: Rock v. Arkansas: A critique. International Journal of Clinical and Experimental Hypnosis, 38(4), 239-249 (1990)

Ulett, G.A., Akpinar, S., Turan, M.: Investigations of hypnosis utilizing induction by video tape. Psychosomatics, 12 (4), 250-255 (1971)

Ullman, L.P., Krasner, L.A.: A psychological approach to abnormal behavior. Englewood Cliffs, N.J.: Prentice-Hall (1969)

Ullman, L.P.: On cognition and behavior therapy. Behavior Therapist, 1, 201-204 (1970)

Ullrich de Muynck, R., Ullrich, R.: Das Assertiveness-training-Programm ATP. Einübung von Selbstvertrauen und sozialer Kompetenz. Teil 1. München: Pfeiffer (1976)

Ullrich, R., Ullrich de Muynck, R.: Einübung von Selbstvertrauen und sozialer Kompetenz. Bd. I-III. München: Pfeiffer (1976)

Ulrich, Ü., Meyer, H.J., Diehl, B., Meinig, G.: Cerebral blood flow in autogenic training and hypnosis. Neurosurgery Review, 10(4), 305-307 (1987)

United States v. Andrews: General Court-Martial No. 75-14 (N.E. Jud. Cir. Navy-Marine Corps Judiciary, Phila., Pa. Oct. 6, 1975

Uribe-de-Fazzona, C.: Effectiveness of hypnosis in the treatment of migraine: The role of hypnotizability. Diss., The University of Vermont and State Agricultural College (1980)

Vágó, P., Bányai, E.I., Gergely-Nagy, I., Gössi-Greguss, A.C., Varga, K., Horváth, R.: Interactional approach to the understanding of hypnosis: Behavioral manifestations. Paper read at: 11th International Congress of Hypnosis and Psychosomatic Medicine. 13.-19.8.1988, Den Haag (1988)

Vaitl, D.: Entspannungstechniken. In: L.J. Pongratz (Hg.) Klinische Psychologie, 2. Halbband. Göttingen: Hogrefe (1978)

Vaitl. D.: Stanford Hypnotic Susceptability Scale (SHSS: A); deutsche Überarbeitung. Unveröfftl. Manuskript, Gießen (1980)

Vaitl, D.: Essentielle Hypertonie. Heidelberg: Springer (1982)

Valdiserri, E.V., Byrne, J.P.: Hypnosis as emergency treatment for a teen-age rape victim. Hospital and Community Psychiatry, 33(9), 767-769 (1982)

Valente, S.M.: Clinical hypnosis with school-age children. Archives of Psychiatric Nursing, 4(2), 131-136 (1990)

Valins, S., Nisbett, R.E.: Attribution process in the development and treatment of emotional disorders. In: E.E. Jones et al. (Eds.) Attribution: Perceiving the causes of behavior. Morristown, N.J.: General Learning Press (1971)

Van Denburg, E.J.: Hypnotic age regression and the autokinetic effect. American Journal of Clinical Hypnosis, 33(1), 50-55 (1990)

Vanderlinden, J., Vandereycken, W.: Directive family therapy in adult patients with severe or chronic anorexia nervosa. International Journal of Familiy Psychiatry, 6, 235-248 (1984)

Vanderlinden, J., Vandereycken, W.: The influence of family-oriented treatment on individual and family factors in eating disorders. An outcome study. In: W. Huber (Ed.) Progress in psychotherapy research. Louvain-la-Neuve, Belgium: Press Universitaires de Louvain, 409-420 (1987)

Vanderlinden, J.: Hypnosis and bulimia and anorexia nervosa. Vortrag, gehalten am 17.10.1987, 9. Tagung der Deutschen Gesellschaft für Hypnose. Bad Lippspringe (1987)

Vanderlinden, J., Vandereycken, W.: Hypnosis in the treatment of eating disorders (anorexia nervosa and bulimia). Hypnos, Swedish Journal of Hypnosis, 17(2), 64-70 (1990a)

Vanderlinden, J., Vandereycken, W.: The use of hypnosis in the treatment of bulimia nervosa. International Journal of Clinical and Experimental Hypnosis, 38(2), 101-111 (1990b)

Van der Does, A.J., Van Dyck, R., Spijker, R.E.: Hypnosis and pain in patients with severe burns: A pilot study (published erratum appears in Burns Incl Therm Inj 1989 Feb; 15(1):67). Burns Inclusive Thermal Injuries, 14(5), 399-404 (1988)

Van der Does, A.J., Van Dyck, R.: Does hypnosis contribute to the care of burn patients? Review of the evidence. General Hospital Psychiatry, 11(2), 119-124 (1989)

Van Dyck, R., Hoogduin, K.: Hypnosis and conversion disorders. American Journal of Psychotherapy, 43(4), 480-493 (1989)

van Dyck, R., Zitman, F.G., Linssen, A.C.G., Spinhoven, P.: Autogenic training and future oriented hypnotic imagery in the treatment of tension headache: Outcome and progress. International Journal of Clinical and Experimental Hypnosis, 39(1), 6-23 (1991)

Van Dyke, P., Harris, R.B.: Phobia: A case report. American Journal of Clinical Hypnosis, 24(4), 284-287 (1982)

Van Egeren, L.F.: Psychophysiology of systematic desensitization: Individual differences and the habituation model. Journal of Behavior Therapy and Experimental Psychiatry, 1, 249-255 (1970)

Vanek, M.: Psychological problems of superior athletes some experiences from the Olympic Games in Mexico City, 1968. In: G.S. Kenyon (Ed.) Contemporary psychology of sport. Chicago: Athletic Institute (1970)

van der Hart, O.: Treatment of a phobia for dead birds. American Journal of Clinical Hypnosis 23, 263-265 (1981)

van der Hart, O.: Metaphoric hypnotic imagery in the treatment of functional amenorrhea. American Journal of Clinical Hypnosis, 27 (3), 159–165 (1985)

van der Hart, O.: An imaginary leave-taking ritual in mourning therapy: A brief communication. International Journal of Clinical and Experimental Hypnosis, 36(2), 63-69 (1988)

van der Hart, O., Brown, P., Turco, R.N.: Hypnotherapy for traumatic grief: Janetian and modern approaches integrated. American Journal of Clinical Hypnosis, 32(4), 263-271 (1990)

van der Hart, O., Brown, P., van der Kolk, B.A.: Pierre Janet's treatment of posttraumatic stress. Hypnos, Swedish Journal of Hypnosis, 18(2), 60-71 (1991)

Van Nuys, D.: Meditation, attention, and hypnotic susceptability: A correlational study. International Journal of Clinical and Experimental Hypnosis, 21, 59-69 (1973)

Van Pelt, S.J.: Migraine, emotion and hypnosis. Journal of the American Instititute of Hypnosis, 16(6), 35-36 (1975)

Van Rieper, C.: Adventures in stuttering therapy. In: J. Eisenson (Ed.) Stuttering: A symposium. New York: Harper and Row (1958)

Van Rieper, C.: The nature of stuttering. Englewood-Cliffs: Prentice-Hall (1973)

Van Rooyen, E.J.: Hypnotherapy of a neurotic reading problem. American Journal of Clinical Hypnosis, 24(2), 124-127 (1981)

Van Sky, J.M.: Effects of a self-administered hypnotic-cognitive treatment on depression. Diss., United States International University (1983)

Varga, K., Bányai, E.I., Vágó, P., Gössi-Greguss, A.C., Horváth, R.: Interactional approach to the understanding of hypnosis: Subjective experiences. Paper read at: 11th International Congress of Hypnosis and Psychosomatic Medicine. 13.-19.8.1988, Den Haag (1988)

Vas, J.: Hypnosetherapie bei Psychosen. München: Quintessenz (1992)

Vas, J.: Primitive defensive mechanisms in the hypnotherapy of a borderline patient. Paper read at: 11th International Congress of Hypnosis and Psychosomatic Medicine. 13.-19.8.1988, Den Haag (1988)

Venn, J.: Hypnosis and Lamaze method an exploratory study: A brief communication. International Journal of Clinical and Experimental Hypnosis, 35(2), 79-82 (1987)

Venn, J.: Hypnotic intervention with accident victims during the acute phase of posttraumatic adjustment. American Journal of Clinical Hypnosis, 31(2), 114-117 (1988)

Venn, J.: Misuse of hypnosis in sexual contexts: Two case reports. International Journal of Clinical and Experimental Hypnosis, 34(1), 12-18 (1988)

Verworn, M.: Tonische Reflexe. Pflügers Arch. 65 (1897), Beiträge zur Physiologie des Zentralnervensystems I. "Die sogenannte Hypnose der Tiere. Jena (1889)

Vickie Lorene Rock, petitioner v. Arkansas on writ of certiorari to the Supreme Court of Arkansas (June 22, 1987). International Journal of Clinical and Experimental Hypnosis, 38(4), 219-238 (1990)

Vogel, V.H.: Stuttering cured by hypnotism. Scientific American, 151, 311-313 (1934)

Vogler, E., Revenstorf, D. (Hg.) Aspekte zukünftiger Forschung und Therapie. In: E. Vogler, D. Revenstorf (Hg.) Alkoholmißbrauch. München: Urban & Schwarzenberg (1978)

Vogt, I.: Neues zum "Sex in der Therapie". Verhaltenstherapie & Psychosoziale Praxis, 1/90, 104-105 (1990a)

Vogt, M.: Hypnosetherapie mit Kindern und Jugendlichen nach M.H. Erickson ohne klassische Tranceinduktion. Experimentelle und klinische Hypnose, 6(1), 7-19 (1990b)

Vogt, O.: Zur Kenntnis des Wesens und der psychologischen Bedeutung des Hypnotismus. Zeitschrift für Hypnotismus, 3, 277-340 (1895)

Vogt, O.: Zur Kenntnis des Wesens und der psychologischen Bedeutung des Hypnotismus. Zeitschrift für Hypnotismus, 4, 32, 122, 229 (1899)

Völgyesi, F.A.: Die Seele ist alles. Zürich: Orell Füssli Verlag (1967)

von Dedenroth, T.E.: The use of hypnosis with „tabaccomaniacs". American Journal of Clinical Hypnosis, 6, 326-331 (1964a)

von Dedenroth, T.E.: Further help for the „tabaccimaniacs". American Journal of Clinical Hypnosis, 6, 332-336 (1964b)

Von Schrenck, H.: Der medico-forensische Aspekt der Suggestion. Archiv für Criminal-Anthropologie und Criminalstatistik, Aug. (1900)

von Kirchenheim, C., Persinger, M.A.: Time distortion - A comparison of hypnotic induction and progressive relaxation procedures. International Journal of Clinical and Experimental Hypnosis, 39(2), 63-66 (1991)

Wadden, T.A., Penrod, J.H.: Hypnosis in the treatment of alcoholism. A review and appraisal. American Journal of Clinical Hypnosis, 24 (1) 41-47 (1981)

Wadden, T.A., Penrod, J.H.: Hypnosis in the treatment of alcoholism: A review and apraisal. American Journal of Clinical Hypnosis, 24(1), 41-47 (1981)

Wagenfeld, J., Carlson, W.A.: Use of hypnosis in the

alleviation of reading problems. American Journal of Clinical Hypnosis, 22(1), 51-53 (1979)
Wagner, I.: Aufmerksamkeitstraining mit impulsiven Kindern. Stuttgart: Klett (1976)
Wagner, M.K., Bragg, R.A.: Comparing behavior modification approaches to habit decrement-smoking. Journal of Consultant and Clinical Psychology, 34, 257-263 (1970)
Wagstaff, G.F.: Hypnosis and recognition of a face. Perceptual and Motor Skills, 55, 816-818 (1982)
Wagstaff, G.F.: A comment on McConkey's „Challenging hypnotic effects: The impact of conflicting influences on response to hypnotic suggestion". British Journal of Experimental and Clinical Hypnosis, 1, 11-15 (1983)
Wagstaff, G.F.: The enhancement of witness memory by „hypnosis": A review and methodological critique of the experimental literature. British Journal of Experimental and Clinical Hypnosis, 2(1), 3-12 (1984)
Wagstaff, G.F.: State versus nonstate paradigms of hypnosis: A real or a false dichotomy? The Behavior and the Brain Sciences, 9, 486-487 (1986)
Wain, H.J., Amen, D.G., Oetgen, W.J.: Cardiac arrhythmias and hypnotic intervention: Advantages, disadvantages, precautions, and theoretical considerations. American Journal of Clinical Hypnosis, 26(1), 1-4 (1983)
Wain, H.J., Amen, D.G., Oetgen, W.J.: Hypnotic intervention in cardiac arrhythmias: Advantages, precautions, and theoretical considerations. American Journal of Clinical Hypnosis, 27(1), 70-75 (1984)
Wain, H.J., Amen, D., Jabbari, B.: The effects of hypnosis on a Parkinsonian tremor: Case report with polygraph/EEG recordings. American Journal of Clinical Hypnosis, 33(2), 94-98 (1990)
Wakeman, R.J., Kaplan, J.Z.: An experimental study of hypnosis in painful burns. American Journal of Clinical Hypnosis, 21, 3-12 (1978)
Wakeman, R.J.: Hypnotic desensitization of job-related heat intolerance in recovered burn victims. American Journal of Clinical Hypnosis, 31(1), 28-32 (1988)
Walch, S.L.: The red balloon technique of hypnotherapy: A clinical note. International Journal of Clinical and Experimental Hypnosis, 24(1), 10-12 (1976)
Walker, B.B.: Treating stomach disorders: Can we reinstate regulatory processes? In: R. Hölzl, W.E. Whitehead (Eds.) Psychophysiology of the gastrointestinal tract. New York: Plenum (1983)
Walker, D.L.: Hypnosis and religion. Australian Journal of Clinical Hypnotherapy and Hypnosis, 5(2), 87-96 (1984)
Walker, M.K., Bragg, R.A.: Comparing behavior modification approaches to habit decrement-smoking. Journal of Consulting and Clinical Psychology, 34, 257–263 (1970)
Walker, N.S., Garrett, J.B., Wallace, B.: Restoration of eidetic imagery via hypnotic age regression: A preliminary report. Journal of Abnormal Psychology, 85 (3), 335-337 (1976)
Walker, W.-L.: The secret room for problem solving. Australian Journal of Clinical and Experimental Hypnosis, 9(2), 102-103 (1981)
Walker, W.-L., Collins, J.K., Krass, J.: Four hypnosis scripts from the Macquaire Weight Control Program. Australian Journal of Clinical and Experimental Hypnosis, 10(2), 125-133 (1982)
Walker, W.-L.: Hypnosis before an anesthetic, tranquillity after. Australian Journal of Clinical and Experimental Hypnosis, 12(2), 137-139 (1984)
Walker, W.L.: Problems in hypnotically elicited evidence. Hypnos, Swedish Journal of Hypnosis, 18(1), 19-25 (1991)
Wallace, B., Garrett, J.B., Anstadt, S.P.: Hypnotic susceptability, suggestion, and reports of autokinetic movement. International Journal of Clinical and Experimental Hypnosis, 87, 117-123 (1974)
Wallace, B., Knight, T.A., Garrett, J.B.: Hypnotic susceptability and frequency reports to illusory stimuli. Journal of Abnormal Psychology, 85, 558-563 (1976)
Wallace, B.: Restauration of eidetic imagery via hypnotic age regression: More evidence. Journal of Abnormal Psychology, 87 (6), 673-675 (1978)
Wallace, B., Patterson, S.L.: Hypnotic susceptability and performance on various attention-specific cognitive tasks. Journal of Personality and Social Psychology, 47 (1), 175-181 (1984)
Wallace, B., Patterson, S.L.: Hypnotic susceptability and performance on various attention-specific cognitive tasks. Journal of Personality and Social Psychology, 47(1), 175-181 (1984)
Wallace, B.: Hypnotic susceptibility, visual distraction, and reports of Necker cube apparent reversals. Journal of General Psychology, 115(4), 389-396 (1988)
Wallace, B.: Hypnotizability and the modification of cognitive search strategies. International Journal of Clinical and Experimental Hypnosis, 38(1), 60-69 (1990a)
Wallace, B.: Imagery vividness, hypnotic susceptibility, and the perception of fragmented stimuli. Journal of Personsality and Social Psychology, 58(2), 354-359 (1990b)
Wallace, I., Wallace, A., Wallechinsky, D., Wallace, S.: Rowohlts indiskrete Liste. Reinbek bei Hamburg: Rowohlt (1985)
Wallace, L.M.: Hypnosis and pain control on an English burns unit. Intensive Care Nursing, 3(2), 50-55 (1987)
Wallace, R.K.: Physiological effects of tanscendental meditation. Science, 167, 1751-1754 (1970)
Wallnhöfer, H.: Was ist Hypnose? Musik und Medizin, 9, 7-15 (1981)
Walter, H., Podreka, I., Steiner, M., Suess, E., Benda, N., Hajji, M., Lesch, O.M., Musalek, M., Passweg, V.: A contribution to classification of hallucinations. Psychopathology, 23(2), 97-105 (1990)
Walter, S.R.: A comprehensive behavioral treatment for hypertension. Diss., Texas Woman's University (1983)
Walters, G.C., Grusec, J.E.: Punishment. San Francisco: W.H. Freeman (1977)
Walton, D.: The application of learning theory to the treatment of a case of neurodermitis. In: H.J. Eysenck (Ed.) Behavior therapy and the neuroses. Elmsford, New York: Pergamon Press (1960)

Wambach, H.: Life before life. New York: Bantam Books, (1979)

Wark, D.M.: Effects of autohypnosis on reading behavior. Paper read at: 11th International Congress of Hypnosis and Psychosomatic Medicine. 13.-19.8.1988, Den Haag (1988)

Wark, D.M., la Plante, P.M.: Reading in alert trance: Effects on comprehension. Hypnos, Swedish Journal of Hypnosis, 18(2), 90-97 (1991)

Warman, W.A.: The use of aversive therapy to treat kleptomania. Psychophatologie Africaine, 16 (1) 77 82 (1980)

Watkins, J.: The affect bridge: A hypnoanalytic technique. International Journal of Clinical and Experimental Hypnosis, 19, 21-27 (1971)

Watkins, J.G.: The Bianchi (L.A. hillside strangler) case: Sociopath or multiple personality? International Journal of Clinical and Experimental Hypnosis, 32(2), 67-101 (1984)

Watkins, J.G., Watkins, H.H.: Dissociation and displacement: Where goes the "ouch?". American Journal of Clinical Hypnosis, 33(1), 1-10 (1990)

Watson, D.L., Tharp, R.G., Krisberg, J.: Case study in self-modification of inflammatory scratching while awake and asleep. Journal of Behavior Therapy and Experimental Psychiatry, 3, 213-215 (1972)

Watson, J.B., Rayner, P.: Conditioned emotional reactions. Journal of Experimental Psychology, 3, 1 (1920)

Watson, P.N., Evans, R.J.: Postherpetic neuralgia: A review. Archives of Neurology, 43, 836-840 (1986)

Watzlawick, P.: The language of change: Elements of therapeutic communication. New York: Grune & Stratton (1978)

Watzlawik, P., Weakland, J.H., Fisch, R.: Change. Principles of problem formation and problem resolution. New York: Norton (1974)

Waxman, D.: The irritable bowel: A pathological or a psychological syndrome? Journal of the Royal Society of Medicine, 81(12), 718-720 (1988)

Webb, R.A.: The postural sway measurement of suggestibility: A methodological and reliability study. International Journal of Clinical and Experimental Hypnosis, 10, 155-161 (1962)

Weber, R.: Mehrfach eingebettete Metaphern - Ein Behandlungsbericht. Hypnose und Kognition, 8(2), 23-29 (1991)

Webster, R.L., Dorman, M.F.: Decreases in stuttering frequency as a function of continuous and contingent forms of auditory masking. Journal of Speech and Hearing Research, 13, 82-86 (1970)

Weekes, J.R., Lynn, S.J.: Hypnosis, suggestion type, and subjective experience - the order-effects hypothesis revisited: A brief communication. International Journal of Clinical and Experimental Hypnosis, 38(2), 95-100 (1990)

Weerts, T.C., Lang, P.J.: Psychophysiology of fear imagery: Differences between focal phobia and social perfomance anxiety. Journal of Consultant and Clinical Psychology, 46(5)1159 (1978)

Weiner, B. et al.: Perceiving the causes of success and failure. In: E.E. Jones et al. (Eds.) Attribution: perceiving the causes of behavior. New York: General Learning Press, Morristown (1972)

Weinstein, E.A.: Attentional capacities have neurological basis. Behavior and the Brain Sciences, 9, 487-488 (1986)

Weishaar, B.B.: A comparison of Lamaze and hypnosis in the management of labor. American Journal of Clinical Hypnosis, 228 (4), 214–217 (1986)

Weisman, A.D., Worden, J.W.: Psychosocial analysis of cancer death. Omega, Journal of Death and Dying, 6, 61-75 (1975)

Weiss, J.M.: Psychological and behavioral influences on gastrointestinal lesions in animal models. In: S.D. Maser, M.E. Seligman (Eds.) Psychopathology. San Francisco: Freeman (1977)

Weiss, K.: Die Vergewaltigung und ihre Opfer. Stuttgart: Enke (1982)

Weiss, R.L., Ullman, L.P., Krasner, L.: On the relationship between hypnotizability and response to verbal operant conditioning. Psychological Reports, 6, 59–60 (1960)

Weiss, R.L.: Operante Methoden in der psychologischen Diagnostik. In: D. Schulte (Hg.) Diagnostik in der Verhaltenstherapie. München, Wien: Urban & Schwarzenberg (1974)

Weissenberg, M.: Schmerz und Schmerzkontrolle. In: W. Keeser u.a.(Hg.) Schmerz. München: Urban & Schwarzenberg (1982)

Weitbrecht, H.J.: Psychiatrie im Grundriß. Berlin: Springer (1973)

Weitz, R.D.: Psychological factors in the prevention and treatment of cancer. Psychotherapy in Private Practice, 1(4), 69-76 (1983)

Weitzenhoffer, A.M., Hilgard, E.R.: Stanford Hypnotic Susceptability Scale, Forms A and B. Palo Alto, Cal.: Consulting Psychologists Press (1959)

Weitzenhoffer, A.M., Hilgard, E.R.: Stanford Hypnotic Susceptability Scale, Form C. Palo Alto, Cal.: Consulting Psychologists Press (1962)

Weitzenhoffer, A.M.: Hypnotism: An objective study on suggestibility. New York: Wiley (1953; 1963a)

Weitzenhoffer, A.M.: General techniques of hypnosis. New York: Grune and Stratton (1957; 1963b)

Weitzenhoffer, A.M.: The nature of hypnosis. Part I. American Journal of Clinical Hypnosis, 5, 295-321 (1963c)

Weitzenhoffer, A.M., Hilgard, E.R.: Revised Stanford Profile Scales of Hypnotic Susceptability, Forms I and II. Palo Alto, Cal.: Consulting Psychologists Press (1967)

Weitzenhoffer, A.M.: Hypnosis and eye movements. I. Preliminary report on a possible slow eye movement correlate of hynosis. American Journal of Clinical Hypnosis, 11, 221-227 (1969)

Weitzenhoffer, A.M.: Behavior therapeutic techniques and hypnotic methods. American Journal of Clinical Hypnosis, 15 (2), 71-82 (1972)

Weitzenhoffer, A.M.: What did he (Bernheim) say? A postscript and an addendum. International Journal of Experimental and Clinical Hypnosis, 18 (3) 252-260 (1980)

Weitzenhoffer, A.M.: The unconscious in hypnotic behavior. Discussion at: 11th International Congress of Hypnosis and Psychosomatic Medicine. Den Haag (1988)

Weitzenhoffer, A.M.: Betrachtung der Hypnotisierbarkeit - Mehr als dreißig Jahre später. Experimentelle und klinische Hypnose, 5(1), 63-73 (1989a)

Weitzenhoffer, A.M.: The practice of hypnotism. New York: Wiley & Sons (1989b)

Weitzman, B.: Behavior therapy and psychotherapy. Psychological Review, 74, 300-317 (1967)

Welch, L.A.: A behavioristic explanation of the mechanism of suggestion and hypnosis. Journal of Abnormal and Social Psychology, 42, 359-364 (1947)

Wells, W.R.: Expectancy versus performance in hypnosis. Journal of General Psychology, 35, 99-119 (1934; 1946)

Wendt, H.: Indikationen und Kautelen für die Hypnose, Kombinationen mit anderen Verfahren. In: A. Katzenstein (Hg.) Suggestion und Hypnose in der psychotherapeutischen Praxis. Jena: G.Fischer (1978)

Wenniger, K., Ehlers, A., Gieler, U.: Kommunikation von Neurodermitis-Patienten mit ihren Bezugspersonen: Eine empirische Analyse. Zeitschrift für Klinische Psychologie, 20(3), 251-264 (1991)

Werbel, C.S., Mulhern, T.J., Dubi, M.: The use of hypnosis as therapy for the mentally retarded. Education and Training of the Mentally Retarded, 18(4), 321-323 (1983)

Werner, H., Kaplan, B.: Symbolic realization. New York: Wiley (1963)

Wertheimer, M.: Produktives Denken. Frankfurt: Verlag Waldemar Kramer (1945; 1964)

West, L.J., Deckert, G.H.: Dangers of hypnosis. Journal of the American Medical Association, 192, 9-12 (1965)

Wester, W.C., Robinson, J.A.: Hypnosis for smoking cessation: A personalized approach with 100 patients. Hypnos, Swedish Journal of Hypnosis, 18(2), 98-106 (1991)

Wetzel, R.: Use of behavioral techniques in a case of compulsive stealing. Journal of Consultant and Clinical Psychology 30, 367 374 (1966)

Wexler, D.B.: Hypnotic susceptability as measured by direct vs. indirect inductions and its relation to psychological differentiation. Diss., California School of Professional Psychology (1982)

Wheatley, D., Links, J.G.: Der Mord im Landhaus. DuMont's Criminal-Rätsel. Köln: Dumont (1984)

White, D.M.: Ericksonian hypnotherapeutic approaches: A case study of the treatment of obesity using indirect forms of suggestion. Diss., United States International University (1979)

White, R.W.: Two types of hypnotic trance and their personality correlates. (1937) In: R.E. Shor, M.T. Orne (Eds.) The nature of hypnosis: Selected basic writings. New York: Holt, Rinehart and Winston (1965; Erstveröffentlichung 1937).

White, R.W., Fox, G.F., Harris, W.W.: Hypnotic hypermnesia for recently learned material. Journal of Abnormal and Social Psychology, 35, 88-103 (1940)

White, R.W.: A preface to the theory of hypnotism (1941). Journal of Abnormal and Social Psychology, 36, 477-505 (1941)

White, R.W.: A preface to the theory of hypnotism. In: R.E. Shor, M.T. Orne (Eds.) The nature of hypnosis: Selected basic writings. New York: Holt, Rinehart and Winston (1965).

Whitehouse, W.G., Dinges, D.F., Orne, E.C., Orne, M.T.: Hypnotic hypermnesia: Enhanced memory accessibility or report bias? Journal of Abnormal Psychology, 97(3), 289-295 (1988)

Whitlock, F.A.: Psychophysiologische Aspekte bei Hautkrankheiten: Zum psychosomatischen Konzept in der Dermatologie. Erlangen: Verlagsgesellschaft mbH (1976)

Whitlow, J.A.: A rapid method for the induction of hypnosis. In: L. LeCron (Ed.) Experimental Hypnosis. New York: Macmillan (1948)

Whorwell, P.J., Prior, A., Colgan, S.M.: Hypnotherapy in severe irritable bowel syndrome: Further experience. Gut, 28(4), 423-425 (1987)

Wickam, N.E.: Hypnosis in dentistry. New Zealand Dental Journal, 56, 84–91 (1960)

Wickramasekera, I.: The effects of sensory restriction on susceptability to hypnosis: A hypothesis, some more preliminary data, and theoretical speculation. International Journal of Clinical and Experimental Hypnosis, 17, 217-224 (1969)

Wickramasekera, I.: Effects of sensory restriction on susceptability to hypnosis: A hypothesis and more preliminary data. Journal of Abnormal Psychology, 76, 69-75 (1970)

Wickramasekera, I.: Effects of „hypnosis" and task motivational instructions in attempting to influence the "voluntary" self-deprivation of money. Journal of Personality and Social Psychology, 19, 311-314 (1971)

Wickramasekera, I.: Effects of electromyographic feedback on hypnotic susceptability. Journal of Abnormal Psychology, 82, 74-77 (1973)

Wickramasekera, I.: Effects of sensory restriction on susceptability to hypnosis: A hypothesis and more preliminary data. In: I. Wickramasekera (Ed.) Biofeedback, behavior therapy and hypnosis. Chicago: Nelson-Hall (1976a)

Wickramasekera, I.: The modification of hypnotic behavior or extending the verbal control of complex human behavior. In: I. Wickramasekera (Ed.) Biofeedback, behavior therapy and hypnosis. Chicago: Nelson-Hall (1976b)

Wickramasekera, I.: The effects of hypnosis and control procedure on verbal conditioning: A hypothesis, some preliminary data, and theoretical spectaculations. In: I. Wickramasekera (Ed.) Biofeedback, behavior therapy, and hypnosis. Chicago: Nelson Hall (1976c)

Wickramasekera, I.: Effects of „hypnosis" and task motivational instructions in attempting to influence the „voluntary" self-deprivation of money. In: I. Wickramasekera (Ed.) Biofeedback, behavior therapy, and hypnosis. Chicago: Nelson Hall (1976d)

Wickramasekera, I.: Reinforcement and/or transference in hypnosis and psychotherapy: A hypothesis. In: I.

Wickramasekera (Ed.) Biofeedback, behavior therapy, and hypnosis. Chicago: Nelson Hall (1976e)
Widdifield, G.E.: The hysterical personality. Medical Hypnoanalysis, 3(4), 140-145 (1982)
Wiener, N.: Cybernetics. Or control and communication in the animal and the machine. Cambridge (Mass.) M.I.T. Press (1967)
Wijesinghe, B.: A case of frigidity treated by short-term hypnotherapy. International Journal of Clinical and Experimental Hypnosis, 25(2), 63-67 (1977)
Wikström, P.O.: Why not also Mozart and Mesmer? The combination of imagery and other techniques in clinical practice. Hypnos, Swedish Journal of Hypnosis, 17(2), 90-96 (1990)
Wilbur, C.B.: Treatment of multiple personality. Psychiatric Annals, 14(1), 17-31 (1984)
Wilcoxon, H.C.: „AbnormalFixation" and learning. Journal of Experimental Psychology, 44, 324 333 (1952)
Wilkins, L.G., Field, P.B.: Helpless under attack: Hypnotic abreaction in hysterical loss of vision. American Journal of Clinical Hypnosis., 10, 271 (1974)
Wilkinson, J.B.: Chronic asthma and hypnotherapy (letter). Journal of the Royal Society of Medicine, 82(11), 694-695 (1989)
Willard, R.D.: Breast enlargement through visual imagery and hypnosis. American Journal of Clinical Hypnosis, 19, 195 (1977)
Williams, D.T., Singh, M.: Hypnosis as a faciliating therapeutic adjunct in child psychiatry. Journal of the American Academy of Child Psychiatry, 15, 326-342 (1976)
Williams, G.W.: Difficulty in dehypnotizing. The Journal of Clinical and Experimental Hypnosis, 1 (1) 3-12 (1953)
Williams, G.W.: Suggestibility in the normal and hypnotic state. Archives of Psychology, 122 (1930)
Williamsen, J.A., Johnson, H.J., Eriksen, C.W.: Some characteristics of posthypnotic amnesia. Journal of Abnormal Psychology, 70, 123-131 (1965)
Williams, J.E.: Stimulation of breast growth by hypnosis. Journal of Sex Research, 10, 316 (1974)
Williams, J.M., Hall, D.W.: Use of single session hypnosis for smoking cessation. Addictive Behaviours, 13(2), 205-208 (1988)
Williamson, D.A., Blanchard, E.B.: Heart rate and blood pressure biofeedback I. A review of recent experimental literature. Biofeedback and Selfregulation, 4, 1-34 (1979)
Wilson, G.T., Tomas, M.G.: Self versus drug-produced relaxation and the effects of instructional set in standardized systematic desensitization. Behavior Research and Therapy, 11, 279-288 (1973)
Wilson, S.C., Barber, T.X.: The Creative Imagination Scale as a measurement of hypnotic responsiveness: Applications to experimental and clinical hypnosis. American Journal of Clinical Hypnosis, 20(4), 235-249 (1978)
Wilson, T.E., Mob, D., Hunt, R.D.: Reparenting young schizophrenic people. International Child Welfare, 55, 31-38 (1982)
Winchell, S.A., Watts, R.A.: Relaxation therapies in the treatment of psoriasis and possible pathophysiologic mechanisms. Journal of the American Academy of Dermatology, 18(1 Pt 1), 101-104 (1988)
Winer, D.: Anger and dissociation: A case study of multiple personality. Journal of Abnormal Psychology, 87(8), 368-372 (1978)
Winje, D.: Hypnosis and psychoanalysis: A discussion of Freud's and orthodox psychoanalytic arguments against hypnosis as a therapeutic tool. Tidsskrift for Norsk Psykologforening. 18 (5) 241-248 (1981)
Wink, C.A.: Congenital ichthyosiform erythroderma treated by hypnosis. British Medical Journal, 2, 741 (1966)
Wisocki, P.A.: An application of covert reinforcement to the treatment of test anxiety. Diss., Boston College (1971)
Wittels, F.: Some remarks on kleptomania. Journal of Nervous Diseases, 69, 241 (1929)
Wolberg, L.R.: Medical Hypnosis: The practice of hypnotherapy (2 Vols.) New York: Grune and Stratton (1948)
Wolberg, L.R.: Current practices in hypnotherapy. In: E. Fromm-Reichmann, J.L. Moreno (Eds.) Progress in Psychotherapy. New York: Grune and Stratton (1956)
Wolberg, L.R.: The technique of psychotherapy (3rd ed.) New York: Grune and Stratton (1977)
Wolf, M.: Social validity: The case of subjective measurement or how applied behavioral analysis is finding its heart. Journal of applied Behavior Analysis, 11, 203–214
Wolf, S.: Effects of suggestion and conditioning on the action of chemical agents in human subjects – the pharmacology of placebos. Journal of Clinical Investigation, 29, 100–109 (1950)
Wolf, T.J., Klein, F.: Ericksonian hypnosis and strategic interventions for sexual orientation confusion. Journal of Homosexuality, 14(1-2), 67-76 (1987)
Wolff, L.V.: The response to plantar stimulation in infancy. American Journal of Diseases of Children, 39, 1176–1185 (1930)
Wolpe, J.: Reciprocal inhibition as the main basis of psychotherapeutic effects. Archives of Neurology and Psychiatry, 72, 205-226 (1954)
Wolpe, J.: Psychotherapy by reciprocal inhibition. Stanford, CA: Stanford University Press (1958)
Wolpe, J.: The systematic desensitization treatment of neuroses. Journal of Nervous and Mental Diseases, 112, 189 (1961)
Wolpe, J.: The isolation of a conditioning procedure as the crucial psychotherapeutic factor: A case study. Journal of Nervous and Mental Disease, 134, 316–329 (1962)
Wolpe, J., Salter, A., Reyna, L.J.: The conditioning therapies. New York: Holt (1964)
Wolpe, J., Lazarus, A.A.: Behavior therapy techniques: Guide to the treatment of neurosis. New York: Pergamon (1966)
Wolpe, J.: The practice of behavior therapy. Oxford: Pergamon (1969)
Wolpe, J., Flood, J.: The effect of relaxation on the galvanic skin response to repeated phobic stimuli in

ascending order. Journal of Behavior Therapy and Experimental Psychiatry, 1, 195-200 (1970)
Wolpe, J.: Praxis der Verhaltenstherapie. Bern: Huber (1972)
Wolpin, M., Raines, J.: Visual imagery, expected roles and extinction as possible factors in reducing fear and avoidance behavior. Behavior Research and Therapy, 4, 25–37 (1966)
Wong, S.E., Gaydos, G.R., Fuqua, R.W.: Operant control of pedophilia: Reducing approaches to children. Behavior Modification, 6, 73–84 (1982)
Wood, A.: Contributions towards the study of certain phenomena, which have recently dominated experiments in electro-biology. Monthly Journal of Medical Science, 12, 407-435 (1851)
Woods, S.C., Kulkosky, P.J.: Classically conditioned changes of blood glucose level. Psychosomatic Medicine, 38, 201-219 (1976)
Woody, R.H., Shauble, P.G.: Desensitization of fear by video tapes. Journal of Clinical Hypnosis, 25, 102-103 (1969)
Woody, R.H., Billy, H.T.: Influencing the intelligence scores of retarded and non-retarded boys with clinical suggestion. American Journal of Clinical Hypnosis, 12, 268–271 (1970)
Woody, R.H.: Clinical suggestion and systematic desensitization. American Journal of Clinical Hypnosis, 15, 250–257 (1973)
Wooley, S.C.: Physiologic versus cognitive factors in short term food regulation in the obese and nonobese. Psychosomatic Medicine, 34, 62–68 (1972)
Wooley, S.C., Blackwell, B., Winget, C.A.: A learning theory model of chronic illness behavior: Theory, treatment, and research. Psychosomatic Medicine, 40, 179–401 (1978)
Worpel, D.: Hypnotherapy with hallucinating schizophrenics. American Journal of Clinical Hypnosis, 16(2), 134-137 (1973)
Wright, A.D., Humphreys, A.: The use of hypnosis to enhance covert sensitization: Two case studies. British Journal of Experimental and Clinical Hypnosis, 1(2), 3-10 (1984)
Wright, R.C.: Trance and confusion in Gestalt therapy. Journal of Contemporary Psychotherapy, 13(1), 70-76 (1982)
Wygotski, L.S.: Denken und Sprechen (1934) Frankfurt: (1969)
Wyss, D.: Die tiefenpsychologischen Schulen von den Anfängen bis zur Gegenwart. Göttingen: Vandenhoeck & Ruprecht (1966)
Yamauchi, K.T.: Dental fear in a chronic schizophrenic: A case report. American Journal of Clinical Hypnosis, 24(2), 128-131 (1981)
Yanchar, R.J., Johnson, H.J.: Absorption and attitude towards hypnosis: A moderator analysis. International Journal of Clinical and Experimental Hypnosis, 29, 375-382 (1981)
Yapko, M.: Hypnotic and strategic interventions in the treatment of anorexia nervosa. American Journal of Clinical Hypnosis, 28(4), 224-232 (1986)
Yates, A.: Behavior therapy. New York: Wiley (1970)
Yerkes, R.M., Dodson, J.D.: The relation of strength of stimulus to rapidity of Lakit-formation. Journal of Comparative Neurology of Psychology, 18, 459-482 (1908)
Yetter, J.G.: The role of hypnotherapy and hypnotizability in the treatment of obesity as part of a comprehensive weight reduction program. Diss., New Mexico State University (1985)
Ylikorkola, O., Dawod, Y.: New concepts in dysmenorrhea. American Journal of obstetrics and Gynecology, 1, 833–847 (1978)
Young, P.C.: Hypnotic regression: Fact and artifact. Journal of Abnormal and Social Psychology, 35, 273-278 (1940)
Young, P.C.: Antisocial uses of hypnosis. In: L.M. LeCron (Ed.) Experimental hypnosis. New York: Macmillan (1952)
Young, W.C.: Emergence of a multiple personality in a posttraumatic stress disorder of adulthood. American Journal of Clinical Hypnosis, 29(4), 249-254 (1987)
Younger, D.: The magnetic and botanic family physician. The Wellcome Institute (1887)
Yuille, J.C., McEwan, N.H.: Use of hypnosis as an aid to eyewitness memory. Journal of Applied Psychology, 70(2), 389-400 (1985)
Zachariae, R., Bjerring, P., Arendt-Nielsen, L.: Modulation of type I immediate and type V delayed immunoreactivity using direct suggestion and guided imagery during hypnosis. Allergy, 44(8), 537-542 (1989)
Zahm, D.N.: A clinical outcome study of hypnosis treatment upon the tics associated with Gilles de la Tourette syndrome. Diss., University of Cincinnati (1982)
Zakrzewski, K., Szelenberger, W.: Visual evoked potentials in hypnosis: A longitudinal approach. International Journal of Clinical and Experimental Hypnosis, 29(1), 77-86 (1981)
Zamansky, H.S., Bartis, S.P.: The dissociation of an experience: The hidden observer observed. Journal of Abnormal Psychology, 94(3), 243-248 (1985)
Zamansky, H.S.: Diskussionskommentar zu Spanos et al.: Kontext-Anforderungen, negative Halluzinationen und die Geheime-Beobachter-Reaktion: Drei Geheime Beobachter beobachtet. Hypnose und Kognition, 6(2), 41-43 (1989)
Zamore, N., Barrett, D.: Hypnotic susceptibility and dream characteristics. Psychiatric Journal of the University of Ottawa, 14(4), 572-574 (1989)
Zeier, H.: Wörterbuch der Lerntheorien und der Verhaltenstherapie. München: Kindle (1976)
Zeig, J.K.: Hypnotherapy techniques with psychotic inpatients. American Journal of Clinical Hypnosis, 17(1), 56-59 (1974)
Zeig, J.K.: Symptom prescription and Ericksonian principles of hypnosis and psychotherapy. American Journal of Clinical Hypnosis, 23(1), 16-22 (1980)
Zeig, J.K.: The grammar of change: An Ericksonian orientation. Hypnos, Swedish Journal of Hypnosis, 15(3), 106-111 (1988)
Zelling, D.A.: Acceptance of death and dying. Medical Hypnoanalysis, 5(2), 66-69 (1984)

Zeltzer, L., Kellerman, J., Elenberg, L.: Hypnosis for reduction of vomiting associated with chemotherapy and disease in adolescents with cancer. Journal of Adolescent Health Care, 4(2), 77-84 (1983)

Zeltzer, L., LeBaron, S.: Hypnotische und nicht-hypnotische Interventionen zur Linderung von Schmerz und Angst unter schmerzhaften Eingriffen bei krebskranken Kindern und Jugendlichen. Experimentelle und klinische Hypnose, 1(1), 1-8 (1983)

Zeltzer, L.K., Fanurik, D., LeBaron, S.: The cold pressor pain paradigm in children: Feasibility of an intervention model (Part II). Pain, 37(3), 305-313 (1989)

Zeltzer, L.K., Jay, S.M., Fisher, D.M.: The management of pain associated with pediatric procedures. Pediatric Clinics of North America, 36(4), 941-964 (1989)

Zema, V., Canevari, M.: Indagine su 100 bambini nati de parto in ipnosi. Rivista Internazionale di Psicologia e Ipnosi, 22 (2), 239–244 (1981)

Zimbardo, P.G., Rapaport, C. Baron, J.: Pain control by hypnotic induction of motivational states. In: P.G. Zimbardo (Ed.) The cognitive control of motivation. Glenview, Ill.: Scott, Foresman and Company (1969)

Zimbardo, P.G., Marshall, G., Maslach, C., White, G.: Objective assessment of hypnotically induced time distorsion. Science, 181 (6), 282-284 (1973)

Zimmer, E.Z., Peretz, B.A., Eyal, E, Fuchs, K.: The influence of maternal hypnosis on fetal movements in anxious pregnant women. European Journal of Obstetrics, Gynecology, and Reproductive Biology, 27(2), 133-137 (1988)

Zimmerman, B.J., Rosental, T.L.: Observational learning of rule-governed behavior by children. Psychological Bulletin, 81, 29-42 (1974)

Zimmermann, M.: Somato-viscerale Sensibilität: Die Verarbeitung im Zentralnervensystem. In: R.F. Schmidt, G. Thews (Hg.) Physiologie des Menschen. Berlin: Springer (1980)

Zlotogorski, Z., Anixter, W.L.: The use of hypnosis in the treatment of reflux esophagitis: A case report. American Journal of Clinical Hypnosis, 25(4), 232-234 (1983)

Zlotogorski, Z., Hahnemann, L.E., Wiggs, E.A.: Personality characteristics of hypnotizability. American Journal of Clinical Hypnosis, 30(1), 51-56 (1987)

Zlutnik, S., Mayville, W.J., Moffat, S.: Modification of behavioral chains. Journal of Applied Behavior Analysis, 8, 1-12 (1975)

Zorick, F., Salis, P., Roth, T., Kramer, M.: Narcolepsy and automatic behavior: A case report. Journal of Clinical Psychiatry, 40 (4), 194 197 (1979)

Zweig, S.: Die Heilung durch den Geist. Frankfurt: Fischer (Erstaufl. 1931; 1983)

Zysman, S.A., Zysman, S.H.: Hypnosis as a primary anesthetic in reconstructive and cosmetic facial surgery. Journal of the American Society of Psychosomatic Dentistry and Medicine, 30(3), 102-105 (1983)

Personenregister

H

Y

Z

Sachregister

D

E

F

G

H

O

P

Q

R

S

T